翻译此书，对学科意义深远。

我很赞赏译者的眼光和努力……

张侃

学术经典权威著作

古世澍

整形外科学

Plastic Surgery: Craniofacial, Head and Neck Surgery, Pediatric Plastic Surgery

颅面、头颈外科及小儿整形外科卷

第4版

人民卫生出版社
·北 京·

版权所有，侵权必究！

图书在版编目（CIP）数据

整形外科学 . 颅面、头颈外科及小儿整形外科卷 /
（美）爱德华多·D. 罗德里格斯（Eduardo D. Rodriguez），
（美）约瑟夫·E. 洛西（Joseph E. Losee）主编；范巨
峰，穆雄铮，宋建星主译 . —北京：人民卫生出版社，
2024.4

ISBN 978-7-117-36211-5

Ⅰ. ①整… Ⅱ. ①爱… ②约… ③范… ④穆… ⑤宋
… Ⅲ. ①头部–整形外科学②颈–整形外科学③小儿疾病
–整形外科学 Ⅳ. ①R62②R625.1③R726.2

中国国家版本馆 CIP 数据核字（2024）第 076173 号

人卫智网	www.ipmph.com	医学教育、学术、考试、健康，购书智慧智能综合服务平台
人卫官网	www.pmph.com	人卫官方资讯发布平台

图字：01-2020-5491 号

整形外科学：颅面、头颈外科及小儿整形外科卷
Zhengxing Waikexue: Lumian、Toujing Waike ji
Xiaoer Zhengxing Waike Juan

主　　译：范巨峰　穆雄铮　宋建星
出版发行：人民卫生出版社（中继线 010-59780011）
地　　址：北京市朝阳区潘家园南里 19 号
邮　　编：100021
E - mail：pmph @ pmph.com
购书热线：010-59787592　010-59787584　010-65264830
印　　刷：天津市光明印务有限公司
经　　销：新华书店
开　　本：889 × 1194　1/16　　印张：62
字　　数：2480 千字
版　　次：2024 年 4 月第 1 版
印　　次：2024 年 5 月第 1 次印刷
标准书号：ISBN 978-7-117-36211-5
定　　价：650.00 元

打击盗版举报电话：**010-59787491**　E-mail：**WQ @ pmph.com**
质量问题联系电话：**010-59787234**　E-mail：**zhiliang @ pmph.com**
数字融合服务电话：**4001118166**　E-mail：**zengzhi @ pmph.com**

总主编 Peter C. Neligan
总主译 范巨峰

整形外科学

Plastic Surgery: Craniofacial, Head and Neck Surgery, Pediatric Plastic Surgery

颅面、头颈外科及小儿整形外科卷

第4版

主　　编　Eduardo D. Rodriguez　Joseph E. Losee
多媒体主编　Daniel Z. Liu
主　　译　范巨峰　穆雄铮　宋建星
副 主 译　唐世杰　薛红宇　徐海淞
主　　审　李世荣　江　华　范巨峰

人民卫生出版社
·北 京·

Elsevier (Singapore) Pte Ltd.

3 Killiney Road

#08-01 Winsland House I

Singapore 239519

Tel : (65) 6349-0200

Fax : (65) 6733-1817

注　意

总 主 译

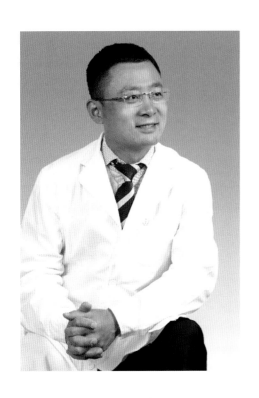

范巨峰，教授，主任医师，博士研究生导师。中国协和医科大学博士，美国哈佛大学医学院博士后。

中国医学科学院整形外科医院博士（硕士师从岳纪良教授，博士师从李森恺教授），美国哈佛大学医学院博士后（师从 Michael Yaremchuk 教授），美国宾夕法尼亚大学附属医院访问学者（师从 Linton Whitaker 教授），美国纽约大学医学院访问学者（师从 Joseph McCarthy 教授），以及美国哈佛大学医学院附属波士顿儿童医院、附属麻省眼耳医院、附属布列根和妇女医院及美国费城儿童医院访问学者。

现任北京朝阳医院整形美容中心主任，首都医科大学博士研究生导师，国家远程医疗与互联网医学中心整形美容专家委员会主任委员，中华医学会医学美学与美容学分会常务委员、美容技术学组组长，中国医师协会美容与整形医师分会副会长、新技术学组组长，北京医学会医学整形外科学分会副主任委员，北京医学会医学美学与美容学分会副主任委员，中国整形美容协会脂肪医学分会副会长、抗衰老分会副会长，《中国美容整形外科杂志》副主编等职。

从事整形外科工作 30 年，主要擅长面部年轻化综合治疗，脂肪移植，面部埋线提升，眼部、鼻部、乳房美容整形等。作为课题负责人与课题组主要成员，主持并参加国家自然科学基金项目、卫健委临床学科重点项目、教育部博士点基金等多个科研项目。入选北京市"215"高层次卫生技术人才项目、北京市科技新星计划、北京市优秀人才计划、首都医学发展科研基金项目、北京市"十百千"卫生人才"百"级项目。获北京市科学技术奖三等奖。发表 SCI 论文和国内核心期刊论文 40余篇。

主编、主译人民卫生出版社专著 14 部：总主译第 3 版《麦卡锡整形外科学》（共 6 卷），总主译第 4 版《整形外科学》（共 6 卷），主译第 2 版《整形外科学：核心技术卷》；主编《注射美容外科学》，主编《埋线美容外科学》，主编《简明美容外科手术精要》，主编《医学抗衰老》。

译者名录

主　译　范巨峰　穆雄铮　宋建星

副主译　唐世杰　薛红宇　徐海淞

主　审

李世荣　中国人民解放军陆军军医大学　　　　范巨峰　首都医科大学附属北京朝阳医院

江　华　同济大学附属东方医院

译　者

曾　东　中国人民解放军南部战区总医院　　　薛红宇　北京大学第三医院

范巨峰　首都医科大学附属北京朝阳医院　　　徐海淞　上海交通大学医学院附属第九人民医院

陈晓芳　首都医科大学附属北京朝阳医院　　　林　力　上海交通大学医学院附属第九人民医院

曹　迁　首都医科大学附属北京朝阳医院　　　陈骁俊　上海交通大学医学院附属第九人民医院

朱　琳　首都医科大学附属北京朝阳医院　　　张卫星　上海交通大学医学院附属第九人民医院

陈　静　首都医科大学附属北京朝阳医院　　　金秉燮　上海交通大学医学院附属第九人民医院

穆雄铮　复旦大学附属华山医院　　　　　　　张素珊　上海交通大学医学院附属第九人民医院

陈凌枫　复旦大学附属华山医院　　　　　　　邵纯旭　上海交通大学医学院附属第九人民医院

潘思姐　复旦大学附属华山医院　　　　　　　陶　然　中国人民解放军总医院第一医学中心

郭范立　复旦大学附属华山医院　　　　　　　熊　师　中国科学院大学宁波华美医院

乔　静　复旦大学附属华山医院　　　　　　　黎行宙　海南省妇女儿童医学中心

王道和　复旦大学附属华山医院　　　　　　　王国宝　同济大学附属同济医院

汤梁峰　复旦大学附属华山医院　　　　　　　郎　林　上海国际医学中心

万　柔　复旦大学附属华山医院　　　　　　　肖治刚　上海国际医学中心

宋建星　同济大学附属上海市第四人民医院　　陈海珍　上海国际医学中心

唐世杰　汕头大学医学院第二附属医院　　　　王鼎瑞　波士顿大学医学院

编者名录

各卷主编团队

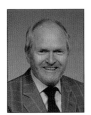

Editor-in-Chief
Peter C. Neligan, MB, FRCS(I), FRCSC, FACS
Professor of Surgery
Department of Surgery, Division of Plastic Surgery
University of Washington
Seattle, WA, USA

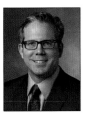

Volume 1: Principles
Geoffrey C. Gurtner, MD, FACS
Johnson and Johnson Distinguished Professor of
Surgery and Vice Chairman,
Department of Surgery (Plastic Surgery)
Stanford University
Stanford, CA, USA

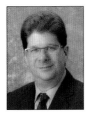

Volume 2: Aesthetic
J. Peter Rubin, MD, FACS
UPMC Professor of Plastic Surgery
Chair, Department of Plastic Surgery
Professor of Bioengineering
University of Pittsburgh
Pittsburgh, PA, USA

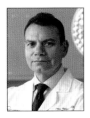

Volume 3: Craniofacial, Head and Neck Surgery
Eduardo D. Rodriguez, MD, DDS
Helen L. Kimmel Professor of Reconstructive
Plastic Surgery
Chair, Hansjörg Wyss Department of Plastic
Surgery
NYU School of Medicine
NYU Langone Medical Center
New York, NY, USA

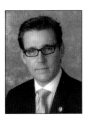

Volume 3: Pediatric Plastic Surgery
Joseph E. Losee, MD
Ross H. Musgrave Professor of Pediatric Plastic
Surgery
Department of Plastic Surgery
University of Pittsburgh Medical Center;
Chief Division of Pediatric Plastic Surgery
Children's Hospital of Pittsburgh
Pittsburgh, PA, USA

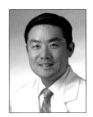

Volume 4: Lower Extremity, Trunk, and Burns
David H. Song, MD, MBA, FACS
Regional Chief, MedStar Health
Plastic and Reconstructive Surgery
Professor and Chairman
Department of Plastic Surgery
Georgetown University School of Medicine
Washington, DC, USA

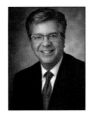

Volume 5: Breast
Maurice Y. Nahabedian, MD, FACS
Professor and Chief
Section of Plastic Surgery
MedStar Washington Hospital Center
Washington, DC, USA;
Vice Chairman
Department of Plastic Surgery
MedStar Georgetown University Hospital
Washington, DC, USA

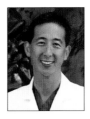

Volume 6: Hand and Upper Extremity
James Chang, MD
Johnson & Johnson Distinguished
Professor and Chief
Division of Plastic and Reconstructive Surgery
Stanford University Medical Center
Stanford, CA, USA

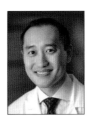

Multimedia editor
Daniel Z. Liu, MD
Plastic and Reconstructive Surgeon
Cancer Treatment Centers of America at Midwestern Regional Medical Center
Zion, IL, USA

颅面、头颈外科及小儿整形外科卷编者

Neta Adler, MD
Senior Surgeon
Department of Plastic and Reconstructive
Surgery
Hadassah University Hospital
Jerusalem, Israel

Ahmed M. Afifi, MD
Assistant Professor of Plastic Surgery
Department of Surgery
University of Wisconsin
Madison, WI, USA;
Associate Professor
Department of Plastic Surgery
Cairo University
Cairo, Egypt

Marta Alvarado, DDS, MS
Department of Orthodontics
Facultad de Odontología
Universidad de San Carlos de Guatemala
Guatemala

Eric Arnaud, MD
Pediatric Neurosurgeon and Co-Director
Unité de Chirurgie Craniofaciale
Hôpital Necker Enfants Malades
Paris, France

Stephen B. Baker, MD, DDS
Associate Professor and Program Director
Co-Director Inova Hospital for Children
Craniofacial Clinic
Department of Plastic Surgery
Georgetown University Hospital
Georgetown, WA, USA

Scott P. Bartlett, MD
Professor of Surgery
Surgery
University of Pennsylvania;
Chief Division of Plastic Surgery
Surgery
Children's Hospital of Philadelphia
Philadelphia, PA, USA

Bruce S. Bauer, MD
Chief
Division of Plastic Surgery
NorthShore University HealthSystem
Highland Park;
Clinical Professor of Surgery
Department of Surgery
University of Chicago Pritzker School of
Medicine
Chicago, IL, USA

Adriane L. Baylis, PhD
Speech Scientist
Section of Plastic and Reconstructive Surgery
Nationwide Children's Hospital
Columbus, OH, USA

Mike Bentz, MD, FAAP, FACS
Interim Chairman
Department of Surgery
University of Wisconsin;
Chairman Division of Plastic Surgery
Department of Surgery
University of Wisconsin
Madison, WI, USA

Craig Birgfeld, MD, FACS
Associate Professor, Pediatric Plastic and

Craniofacial Surgery
Seattle Children's Hospital
Seattle, WA, USA

William R. Boysen, MD
Resident Physician, Urology
University of Chicago Medicine
Chicago, IL, USA

James P. Bradley, MD
Professor and Chief
Section of Plastic and Reconstructive Surgery
Temple University
Philadelphia, PA, USA

Edward P. Buchanan, MD
Division of Plastic Surgery
Baylor College of Medicine
Houston, TX, USA

Michael R. Bykowski, MD, MS
Plastic Surgery Resident
Plastic Surgery
University of Pittsburgh Medical Center
Pittsburgh, PA, USA

Edward J. Caterson, MD, PhD
Director of Craniofacial Surgery
Division of Plastic Surgery
Brigham and Women's Hospital
Boston, MA, USA

Rodney K. Chan, MD
Chief Plastic and Reconstructive Surgery
Clinical Division and Burn Center
United States Army Institute of Surgical
Research
Joint Base San Antonio, TX, USA

Edward I. Chang, MD
Assistant Professor
Department of Plastic Surgery
The University of Texas M. D. Anderson Cancer
Center
Houston, TX, USA

Constance M. Chen, MD, MPH
Director of Microsurgery
Plastic and Reconstructive Surgery
New York Eye and Ear Infirmary of Mt Sinai;
Clinical Assistant Professor
Plastic and Reconstructive Surgery
Weil Medical College of Cornell University;
Clinical Assistant Professor
Plastic and Reconstructive Surgery
Tulane University School of Medicine
New York, NY, USA

Yu-Ray Chen, MD
Professor of Surgery
Plastic and Reconstructive Surgery
Chang Gung Memorial Hospital
Taoyuan City, Taiwan

Philip Kuo-Ting Chen, MD
Professor
Craniofacial Center
Chang Gung Memorial Hospital
Taoyuan City, Taiwan

Ming-Huei Cheng, MD, MBA
Professor
Division of Reconstructive Microsurgery
Department of Plastic and Reconstructive

Surgery
Chang Gung Memorial Hospital
Taoyuan City, Taiwan

Gerson R. Chinchilla, DDS MS
Director
Department of Orthodontics
Facultad de Odontología
Universidad de San Carlos de Guatemala
Guatemala

Peter G. Cordeiro, MD
Chief
Plastic and Reconstructive Surgery
Memorial Sloan Kettering Cancer Center;
Professor of Surgery
Surgery
Weil Medical College of Cornell University
New York, NY, USA

Alberto Córdova-Aguilar, MD, MPH
Attending Plastic Surgeon
Surgery
Faculty of Medicine Ricardo Palma University
Lima, Peru

Edward H. Davidson, MA(Cantab), MBBS
Resident Plastic Surgeon
Department of Plastic Surgery
University of Pittsburgh
Pittsburgh, PA, USA

Sara R. Dickie, MD
Clinician Educator
Surgery
University of Chicago Hospital Pritzker School of
Medicine;
Attending Surgeon
Section of Plastic and Reconstructive Surgery
NorthShore University HealthSystem
Northbrook, IL, USA

Risal S. Djohan, MD
Microsurgery Fellowship Program Director
Plastic Surgery
Cleveland Clinic;
Surgery ASC Quality Improvement Officer
Plastic Surgery
Cleveland Clinic
Cleveland, OH, USA

Amir H. Dorafshar, MBChB, FACS, FAAP
Associate Professor
Plastic and Reconstructive Surgery
Johns Hopkins Medical Institute;
Assistant Professor
Plastic Surgery
R Adams Cowley Shock Trauma Center
Baltimore, MD, USA

Jeffrey A. Fearon, MD
Director
The Craniofacial Center
Dallas, TX, USA

Alexander L. Figueroa, DMD
Craniofacial Orthodontist
Rush Craniofacial Center
Rush University Medical Center
Chicago, IL, USA

Alvaro A. Figueroa, DDS, MS
Co-Director
Rush Craniofacial Center
Rush University Medical Center
Chicago, IL, USA

David M. Fisher, MB, BCh, FRCSC, FACS
Medical Director Cleft Lip and Palate Program
Plastic Surgery
Hospital for Sick Children;
Associate Professor
Surgery
University of Toronto
Toronto, Ontario, Canada

Roberto L. Flores, MD
Associate Professor of Plastic Surgery
Director of Cleft Lip and Palate
Hansjörg Wyss Department of Plastic Surgery
NYU Langone Medical Center
New York, NY, USA

Andrew Foreman, B. Physio, BMBS(Hons), PhD, FRACS
Consultant Surgeon, Department of
Otolaryngology - Head and Neck Surgery
University of Adelaide,
Royal Adelaide Hospital,
Adelaide, SA, Australia

Patrick A. Gerety, MD
Assistant Professor of Surgery
Division of Plastic and Reconstructive Surgery
Indiana University and Riley Hospital for
Children
Philadelphia, PA, USA

Jesse A. Goldstein, MD
Chief Resident
Department of Plastic Surgery
Georgetown University Hospital
Washington, DC, USA

Arun K. Gosain, MD
Chief
Division of Plastic Surgery
Ann and Robert H. Lurie Children's Hospital of
Chicago
Chicago, IL, USA

Lawrence J. Gottlieb, MD
Professor of Surgery
Department of Surgery
Section of Plastic and Reconstructive Surgery
University of Chicago
Chicago, IL, USA

Arin K. Greene, MD, MMSc
Department of Plastic and Oral Surgery
Boston Children's Hospital;
Associate Professor of Surgery
Harvard Medical School
Boston, MA, USA

Patrick J. Gullane, MD, FRCS
Wharton Chair in Head and Neck Surgery
Professor of Surgery, Department of
Otolaryngology - Head and Neck Surgery
University of Toronto
Toronto, Ontario, Canada

Mohan S. Gundeti, MB, MCh, FEBU, FRCS(Urol), FEAPU
Associate Professor of Urology in Surgery and
Pediatrics, Director Pediatric Urology, Director
Centre for Pediatric Robotics and Minimal
Invasive Surgery
University of Chicago and Pritzker Medical
School Comer Children's Hospital
Chicago, IL, USA

Eyal Gur, MD
Professor of Surgery, Chief
Department of Plastic and Reconstructive
Surgery
The Tel Aviv Sourasky Medical Center
Tel Aviv, Israel

Bahman Guyuron, MD, FCVS
Editor in Chief, Aesthetic Plastic Surgery
Journal;
Emeritus Professor of Plastic Surgery
Case School of Medicine
Cleveland, OH, USA

Matthew M. Hanasono, MD
Associate Professor
Department of Plastic Surgery
The University of Texas MD Anderson Cancer
Center
Houston, TX, USA

Toshinobu Harada, PhD
Professor in Engineering
Department of Systems Engineering
Faculty of Systems Engineering
Wakayama University
Wakayama, Japan

Jill A. Helms, DDS, PhD
Professor
Surgery
Stanford University
Stanford, CA, USA

David L. Hirsch, MD, DDS
Director of Oral Oncology and Reconstruction
Lenox Hill Hospital/Northwell Health
New York, NY, USA

Jung-Ju Huang, MD
Associate Professor
Division of Microsurgery
Plastic and Reconstructive Surgery
Chang Gung Memorial Hospital
Taoyuan, Taiwan

William Y. Hoffman, MD
Professor and Chief
Division of Plastic and Reconstructive Surgery
UCSF
San Francisco, CA, USA

Larry H. Hollier Jr., MD
Division of Plastic Surgery
Baylor College of Medicine
Houston, TX, USA

Richard A. Hopper, MD, MS
Chief
Division of Craniofacial Plastic Surgery
Seattle Children's Hospital;
Surgical Director
Craniofacial Center
Seattle Children's Hospital;
Associate Professor
Department of Surgery
University of Washington
Seattle, WA, USA

Gazi Hussain, MBBS, FRACS
Clinical Senior Lecturer
Macquarie University
Sydney, Australia

Oksana Jackson, MD
Assistant Professor
Plastic Surgery
Perelman School of Medicine at the University
of Pennsylvania;
Assistant Professor
Plastic Surgery
The Children's Hospital of Philadelphia
Philadelphia, PA, USA

Syril James, MD
Clinic Marcel Sembat
Boulogne-Billancourt
Paris, France

Leila Jazayeri, MD
Microsurgery Fellow
Plastic and Reconstructive Surgery
Memorial Sloan Kettering Cancer Center
New York, NY, USA

Sahil Kapur, MD
Assistant Professor
Department of Plastic Surgery
University of Texas - MD Anderson Cancer
Center
Houston, TX, USA

Henry K. Kawamoto Jr., MD, DDS
Clinical Professor
Surgery Division of Plastic Surgery
UCLA
Los Angeles, CA, USA

David Y. Khechoyan, MD
Division of Plastic Surgery
Baylor College of Medicine
Houston, TX, USA

Richard E. Kirschner, MD
Section Chief
Plastic and Reconstructive Surgery
Nationwide Children's Hospital;
Senior Vice Chair
Plastic Surgery
The Ohio State University Medical College
Columbus, OH, USA

John C. Koshy, MD
Division of Plastic Surgery
Baylor College of Medicine
Houston, TX, USA

Michael C. Large, MD
Urologic Oncologist
Urology of Indiana
Greenwood, IN, USA

Edward I. Lee, MD
Division of Plastic Surgery
Baylor College of Medicine
Houston, TX, USA

Jamie P. Levine, MD
Chief of Microsurgery
Associate Professor
Plastic Surgery
NYU Langone Medical Center
New York, NY, USA

Jingtao Li, DDS, PhD
Consultant Surgeon
Oral and Maxillofacial Surgery
West China Hospital of Stomatology
Chengdu, Sichuan, People's Republic of China

Lawrence Lin, MD
Division of Plastic Surgery
Baylor College of Medicine
Houston, TX, USA

Joseph E. Losee, MD
Ross H. Musgrave Professor of Pediatric Plastic
Surgery
Department of Plastic Surgery
University of Pittsburgh Medical Center;
Chief, Division of Pediatric Plastic Surgery
Children's Hospital of Pittsburgh
Pittsburgh, PA, USA

David W. Low, MD
Professor of Surgery
Division of Plastic Surgery
Perelman School of Medicine at the University
of Pennsylvania;
Clinical Associate
Department of Surgery
Children's Hospital of Philadelphia
Philadelphia, PA, USA

Ralph T. Manktelow, MD, FRCSC
Professor of Surgery,
The University of Toronto,
Toronto, Ontario, Canada

Paul N. Manson, MD
Distinguished Service Professor
Plastic Surgery
Johns Hopkins University
Baltimore, MD, USA

David W. Mathes, MD
Professor and Chief of the Division of Plastic
and Reconstructive Surgery
Surgery Division of Plastic and Reconstructive
Surgery
University of Colorado
Aurora, CO, USA

Frederick J. Menick, MD
Private Practitioner
Tucson, AZ, USA

Fernando Molina, MD
Director
Craniofacial Anomalies Foundation A.C.
Mexico City;
Professor of Plastic Reconstructive and
Aesthetic Surgery
Medical School
Universidad La Salle
Mexico City, Distrito Federal, Mexico

Laura A. Monson, MD
Division of Plastic Surgery
Baylor College of Medicine
Houston, TX, USA

Reid V. Mueller, MD
Associate Professor
Plastic Surgery
Oregon Health and Science University
Portland, OR, USA

John B. Mulliken, MD
Professor
Department of Plastic and Oral Surgery
Boston Children's Hospital
Harvard Medical School
Boston, MA, USA

Gerhard S. Mundinger, MD
Assistant Professor
Craniofacial, Plastic, and Reconstructive Surgery
Louisiana State University Health Sciences
Center
Children's Hospital of New Orleans
New Orleans, LA, USA

Blake D. Murphy, BSc, PhD, MD
Craniofacial Fellow
Plastic Surgery
Nicklaus Children's Hospital
Miami, FL, USA

**Peter C. Neligan, MB, FRCS(I), FRCSC,
FACS**
Professor of Surgery
Department of Surgery, Division of Plastic
Surgery
University of Washington
Seattle, WA, USA

M. Samuel Noordhoff, MD, FACS
Emeritus Professor in Surgery
Chang Gung University
Taoyuan City, Taiwan

Giovanna Paternoster, MD
Unité de chirurgie crânio-faciale du departement
de neurochirurgie
Hôpital Necker Enfants Malades
Paris, France

Jason Pomerantz, MD
Assistant Professor
Surgery
University of California San Francisco;
Surgical Director
Craniofacial Center
University of California San Francisco
San Francisco, CA, USA

Julian J. Pribaz, MD
Professor of Surgery
University of South Florida, Morsani College of
Medicine
Tampa General Hospital
Tampa, FL, USA

Chad A. Purnell, MD
Division of Plastic Surgery
Lurie Children's Hospital of Northwestern
Feinberg School of Medicine
Chicago, IL, USA

Russell R. Reid, MD, PhD
Associate Professor
Surgery/Section of Plastic and Reconstructive
Surgery
University of Chicago Medicine
Chicago, IL, USA

Eduardo D. Rodriguez, MD, DDS
Helen L. Kimmel Professor of Reconstructive
Plastic Surgery
Chair, Hansjörg Wyss Department of Plastic
Surgery
NYU School of Medicine
NYU Langone Medical Center
New York, NY, USA

Craig Rowin, MD
Craniofacial Fellow
Plastic Surgery
Nicklaus Children's Hospital
Miami, FL, USA

Ruston J. Sanchez, MD
Plastic and Reconstructive Surgery Resident
University of Wisconsin
Madison, WI, USA

Lindsay A. Schuster, DMD, MS
Director Cleft-Craniofacial Orthodontics
Pediatric Plastic Surgery
Children's Hospital of Pittsburgh of UMPC;
Clinical Assistant Professor of Plastic Surgery
Department of Plastic Surgery
University of Pittsburgh School of Medicine
Pittsburgh, PA, USA

Jeremiah Un Chang See, MD
Plastic Surgeon
Department of Plastic and Reconstructive
Surgery
Penang General Hospital
Georgetown, Penang, Malaysia

Pradip R. Shetye, DDS, BDS, MDS
Assistant Professor (Orthodontics)
Hansjörg Wyss Department of Plastic Surgery
NYU Langone Medical Center
New York, NY, USA

Roman Skoracki, MD
Plastic Surgery
The Ohio State University
Columbus, OH, USA

Mark B. Slidell, MD, MPH
Assistant Professor of Surgery
Department of Surgery
Section of Pediatric Surgery
University of Chicago Medicine Biological
Sciences
Chicago, IL, USA

Michael Sosin, MD
Research Fellow
Department of Plastic Surgery Institute of
Reconstructive Plastic Surgery
NYU Langone Medical Center
New York, NY, USA;
Research Fellow
Division of Plastic Reconstructive and
Maxillofacial Surgery
R Adams Cowley Shock Trauma Center
University of Maryland Medical Center
Baltimore, MD, USA;
Resident
Department of Surgery
Medstar Georgetown University Hospital
Washington, DC, USA

**Youssef Tahiri, MD, MSc, FRCSC, FAAP,
FACS**
Associate Professor
Pediatric Plastic & Craniofacial Surgery
Cedars Sinai Medical Center
Los Angeles, CA, USA

Peter J. Taub, MD
Professor
Surgery Pediatrics Dentistry and Medical
Education
Surgery Division of Plastic and Reconstructive
Surgery
Icahn School of Medicine at Mount Sinai
New York, NY, USA

Jesse A. Taylor, MD
Mary Downs Endowed Chair of Pediatric
Craniofacial Treatment and Research;
Director, Penn Craniofacial Fellowship;

Co-Director, CHOP Cleft Team
Plastic, Reconstructive, and Craniofacial Surgery
The University of Pennsylvania and
Children's Hospital of Philadelphia
Philadelphia, PA, USA

Kathryn S. Torok, MD
Assistant Professor
Pediatric Rheumatology
University of Pittsburgh
Pittsburgh, PA, USA

Ali Totonchi, MD
Assistant Professor
Plastic Surgery
Case Western Reserve University;
Medical Director Craniofacial Deformity Clinic
Plastic Surgery
MetroHealth Medical Center
Cleveland, OH, USA

Kris Wilson, MD
Division of Plastic Surgery
Baylor College of Medicine
Houston, TX, USA

S. Anthony Wolfe, MD
Plastic Surgery
Miami Children's Hospital
Miami, FL, USA

Akira Yamada, MD, PhD
Professor of Plastic Surgery
World Craniofacial Foundation
Dallas, TX, USA;
Clinical Assistant Professor
Plastic Surgery
Case Western Reserve University
Cleveland, OH, USA

Peirong Yu, MD
Professor
Plastic Surgery
M. D. Anderson Cancer Center;
Adjunct Professor
Plastic Surgery
Baylor College of Medicine
Houston, TX, USA

Ronald M. Zuker, MD, FRCSC, FACS, FRCSEd(Hon)
Professor of Surgery
Department of Surgery
University of Toronto;
Staff Plastic and Reconstructive Surgeon
Department of Surgery
SickKids Hospital
Toronto, Ontario, Canada

中文版序

世界整形外科历经了 2 600 多年的发展历程。"plastic" 一词出现于 1818 年,标志着整形外科的正式开始。"plastic" 起源于希腊语的 *plastikos*,由德国外科医师 Karl Fedlinand von Graefe(1787—1840 年)在 1818 年出版的专著 *Rhinoplasty* 中首先使用了这一术语。1914—1939 年是现代整形外科发展的初始阶段,这个时期奠定了今天整形外科的基本概念;而 1939 年及其以后的时代则是整形外科稳步发展的时期。

Plastic Surgery 是世界整形外科的经典教材和权威著作,原名 *Reconstructive Plastic Surgery*,它总结了之前已出版的各整形专科著作,第 1 版出版于 1964 年,主编 John Converse。1977 年,Converse 主编出版了第 2 版 *Reconstructive Plastic Surgery*。1990 年,Joseph McCarthy 担任了这套书的主编,并改书名为 *Plastic Surgery*,丛书共 8 卷,这套巨著无论对国际整形外科还是对中国整形外科,都产生了巨大的影响。2006 年,Stephen J. Mathes 主编出版了第 2 版 *Plastic Surgery*。遗憾的是,当时尚无中文译本,语言成了中国医生阅读这套巨著的障碍!

2013 年,Peter C. Neligan 主编出版了第 3 版 *Plastic Surgery*。同年,首都医科大学附属北京朝阳医院整形外科的范巨峰主任作为总主译,组织了全国 120 多位专家开始翻译这套巨著。至 2019 年,这套 6 卷、共 3 000 多万字的中文译本终于由人民卫生出版社全部出版,取名为《麦卡锡整形外科学》,以纪念本套书中最著名、影响力最大的由 McCarthy 主编的 1990 年版本。中译版的译者们不仅为中国医生解决了语言问题,而且在翻译中融入了自身经验和理解,非常有助于年轻医生对经典著作的学习和理解,为帮助中国医生走向国际整形外科学术殿堂搭起了桥梁。

2018 年,Peter C. Neligan 主编出版了第 4 版 *Plastic Surgery*,范巨峰教授于第一时间组织了全国最优秀的整形外科专家们开始翻译。

如果仅仅从章节标题来看,第 4 版和第 3 版的区别并不大,但是,由于原著一些分卷主编和部分章节作者发生了变更,内容自然会有相应变化。而且即便是一些没有变动的作者,近年来观念的更新也体现在了一些章节的核心内容里。医学翻译工作的特点是:"越是核心的内容越在细微处,越是细微的差别越见专家真功夫"。这就需要中文译者们花费大量的时间和精力去理解、分析、鉴别这些变化和更新。"新观念不一定就是对的,老观念经过了时间检验,也未必是错的"。不要小看这部分工作,翻译专家只有花费大量的时间去检索和阅读文献,并且结合自己的临床经验,才能准确翻译,当译者质疑原作观点时,中译版有时还会附上主流观点,以供读者参考。为了精益求精,第 4 版中译版很多章节内容,先后邀请了国内 4~5 组专家反复翻译和审校,这比第 3 版的翻译标准高出许多(第 3 版每章请一组专家翻译,另一组审校,共两组)。

中译版的翻译和审校工作非常有特色,集中了国内近年来整形美容领域优秀且活跃的一批大专家、大教授们。他们的个人临床经验丰富、专业水平非常高;都有国外留学经历,英文水平高;最重要的是,他们对中国整形外科事业有着强烈的责任感和使命感。正是由于参与翻译和审校的专家们投入了巨大的心血和努力,才呈现给了我们这套学术经典和权威著作。个人感觉本书的翻译水平较上一版上了一个更高的台阶。当然,最终的评价取决于广大读者。

从第 4 版 *Plastic Surgery* 开始,中译版更名为《整形外科学》。

　　我为第 4 版《整形外科学》高水平的翻译质量感到高兴和欣慰。希望这部新版经典著作能在上一版的基础上，进一步帮助更多的中国医生打开眼界、了解世界、学到知识、提高技术，从而与世界接轨，更好地提高医术、更好地为患者服务。

　　我很荣幸为第 4 版《整形外科学》作序。

李世荣

中国人民解放军陆军军医大学　三级教授　主任医师　博士生导师

中华医学会医学美学与美容学分会　主任委员

《中华医学美学美容杂志》主编

中华医学会医学美容教育学院　院长

2024 年 1 月

译　　序

Plastic Surgery 是国际经典的整形外科学著作,被誉为"整形外科学的圣经"。然而受语言的影响,国内真正能够通读整套英文原著的医生并不多,这大大限制了国内医生对世界整形外科学先进技术和理念的学习,从而限制了中国整形外科整体医疗水平的发展。我一直有一个想法,如果能把这套 Plastic Surgery 翻译成中文,该有多好!这个念头,最早开始于我读研究生时。当 2006 年我在纽约大学见到当时 Plastic Surgery 的主编 Dr. McCarthy 本人时,这个想法变得更为强烈,直到 2013 年人民卫生出版社的一位老师鼓励我把理想变为现实。

2013 年,刚好 Elsevier 出版社出版了第 3 版 Plastic Surgery。Elsevier 出版社和人民卫生出版社都非常支持我的想法,翻译此书的事情一拍即合。我们邀请到了全国 120 余位专家参与翻译工作。邀请的专家都有着共同的特点:博士学位,丰富的临床工作和手术实践经验,扎实的英文及中文功底,最重要的是对这项工作都有着极大的热情和使命感。大家倾注了大量的心血,历经数载,至 2019 年 6 月,终于为读者完整呈现了 6 卷的第 3 版《麦卡锡整形外科学》。正是由于参与翻译工作的专家们极高的专业水平和认真的工作态度,第 3 版《麦卡锡整形外科学》出版后收获了很好的反响,证明了 Plastic Surgery 著作本身的权威性和中文翻译专家们的高超水平。Plastic Surgery 中译版为中国整形外科医生们提供了宝贵的学习资源。

第 3 版《麦卡锡整形外科学》的翻译和出版受到了整形外科学界前辈们的悉心关怀和大力支持。张涤生院士于去世前两个月在病榻上为本书题词"翻译此书,对学科意义深远。我很赞赏译者的眼光和努力……"中华医学会医学美学与美容学分会李世荣主任委员为多部分卷作序,并为全书题词"学术经典,权威著作"。最重要的是,每当听到一位医生或在读研究生告诉我,他从该丛书中学到了知识、更新了观念时,我都倍感欣慰和喜悦。

所以,当第 4 版 Plastic Surgery 出版后,人民卫生出版社又与我商讨继续翻译新版著作时,我毫不犹豫地答应了。

比起上一版,第 4 版更新和补充了不少内容,增加了新的整形美容的知识和观点,对于我们参与翻译的医生而言,也是最好的学习和更新知识的机会。至少就我个人而言,深感受益良多。

在翻译和审校的过程中,也发现了一些问题。这些年,随着国内外学术界的频繁交流,国内专家的很多认识和观念已经与世界同步。在第 4 版的翻译过程中,译者们发现原著中个别作者的观点与主流的国际前沿观点存在差异,我们本着充分尊重原著的精神进行了翻译,但同时标注了学术界的主流观点,以此希望提醒广大国内读者,对于一些学术观点差异,要兼收并蓄,既要重视原著,也要坚持自己的独立思考。

第 4 版,与第 3 版相比,内容粗看大致相似,但是一些分卷的主编更换了,同时新增和更换了部分章节作者。相对于第 3 版,有些章节虽然篇幅变化不大,但是核心内容明显存在更新迭代,而一旦参与翻译和审校的国内专家没有与时俱进地更新观念或者知识面不够宽广,就会出现用"老思维解释新概念"的问题。有些内容更新虽然看起来似乎只有一点点,但是失之毫厘谬以千里,甚至可能出现南辕北辙的理解和翻译错误。为了精益求精,第 4 版中译版的部分章节先后邀请了国内 4~5 组专家多次反复翻译和审校,这比第 3 版的翻译标准高出许多。

从第 4 版开始,中译版更名为第 4 版《整形外科学》。

衷心感谢所有参与第 3 版《麦卡锡整形外科学》、第 4 版《整形外科学》翻译和审校的专家们! 衷心感谢所有为《整形外科学》顺利出版作出贡献的朋友们! 衷心感谢一直喜欢和支持《整形外科学》的读者同道们!

范巨峰

首都医科大学附属北京朝阳医院整形外科 主任

首都医科大学 教授 主任医师 博士生导师

国家远程医疗与互联网医学中心整形美容专家委员会 主任委员

中华医学会医学美学与美容学分会 常务委员、美容技术学组组长

中国医师协会美容与整形医师分会 副会长、新技术学组组长

2024 年 1 月

原　　序

　　我在写本书第 3 版序言的时候提到,能够成为这个伟大系列著作的总主编,我感到无比荣幸和惊喜。这一次,对于能够参与这个系列的更新工作,我同样感到无比感激。当 Elsevier 出版社给我来电话,建议我开始准备第 4 版的时候,我的第一反应是为时过早。从 2012 年第 3 版出版到现在,整形外科领域能发生什么变化呢? 而事实上,该领域在过去几年已经取得了长足的发展,我也希望本版著作能够将新的知识纳入其中。

　　我们的专业领域可谓意义非凡。最近,Chadra 和两位 Agarwal 在 *Plastic and Reconstructive Surgery—Global Open* 杂志中发表了一篇题为《整形外科学细分》(*Redefining Plastic Surgery*)的文章,并在文中提出了以下定义:"整形外科学是外科学的一个专业分支,它解决的是器官在感观、活动与保护身体外向通道方面的畸形、缺陷和异常问题,方法包括但不限于组织的再造、植入、回植与移植,目的是恢复和改善器官的形态与功能,并使其更加美观。"这是一个包罗万象却又十分恰当的定义,体现了本专业领域所涉的范围之广。①

　　在第 3 版中,我介绍了每一位分卷主编。事实上,整形外科所涉及的分支领域已经十分多元,一个人已无法成为所有分支领域的专家,我本人自然也不是这样的专家。我认为这次的编写工作能够顺利进行,是因为各个分卷的主编不仅能凭借其专业知识成为各个分支领域的代表,并且十分熟悉各自领域的新进展和推动其发展的人物。我们在新版著作中延续了这样的合作模式。上一版著作的 7 位主编中的 4 位继续为本版做出了贡献,带来了全新、专业的内容。Gurtner、Song、Rodriguez、Losee 和 Chang 负责各自分卷的更新工作,对部分内容作了保留,部分作了大范围修改,部分作了补充,还有部分作了删减。Peter Rubin 接替了 Rick Warren,负责《美容卷》的编写工作。美学分支在整形外科领域的地位有些特别,但同样十分重要。Warren 出色地完成了第 3 版《美容卷》的编写工作。然而,尽管他十分热爱这样的工作,但再次接受这一任务超出了他本人的意愿。与之类似,Jim Grotting 也出色地完成了上一版《乳房卷》的编写工作,但他决定,在新版中对该卷内容作大量修改的工作应该由一位观点新颖的人来担任。于是,Maurice Nahabedian 接过了这一任务。我希望读者会喜欢这两卷中修改的内容。

　　Allen Van Beek 是上一版的视频主编,他汇总了大量优质的视频资料,作为文本的补充。这一次,我们希望更进一步。虽然我们对正文相关的视频已经作了大量补充(视频总数超过了 170 个),但我们同时还补充了与所选章节相关的讲座视频。我们筛选出了关键的章节,并将章节中所用的图片加入讲座视频中,制作了章节的口述展示版本,并在线上发布。Daniel Liu 接替了 Van Beek,担任了本版的多媒体主编(非视频主编),对本书的出版做出了巨大的贡献。本书各关键章节的展示视频一共超过 70 个,最大程度上方便了各位读者以最简单的方式获取知识。其余展示由 Liu 教授和我根据各章节内容进行汇编。希望这些内容能够对读者有所帮助。

　　读者或许想知道这一系列工作都是如何完成的。在对本版进行规划期间,由 Belinda Kuhn 带领的 Elsevier 团队和我在旧金山进行了一次面对面会谈。各分卷的主编以及在伦敦工作的编辑团队也都参加了会议。我们花了整整 1 周的时间,把第 3 版著作逐卷、逐章审阅了一遍。随后,我们决定了哪些内容需

---

　　①　Chandra R, Agarwal R, Agarwal D. Redefining Plastic Surgery. *Plast Reconstr Surg Glob Open*. 2016; 4(5): e706.

要保留，哪些需要补充，哪些需要修订，哪些需要改写。我们同时还决定了各章节的作者，保留了许多现有的作者，也让一些新作者接替了原作者，这样做的目的是让著作能够真实反映该领域所发生的变化。此外，我们还决定要对著作进行一些务实的改动。例如，读者会注意到，我们省略了总共 6 个分卷中的第二到第六分卷的全部索引，只突出了这几个分卷的目录。这让我们得以为每个分卷省下几百页的篇幅，降低了出版成本，并将这部分成本用于升级的网络内容的制作。

自第 3 版出版以来，我走遍了世界各地，见证了这一版著作对该领域产生的巨大影响，尤其是人才培养方面的影响，并对此深感触动。无论我走到哪里，都有人告诉我，这部著作是他们重要的教学资源，是知识的源泉。第 3 版著作已被译成葡萄牙语、西班牙语和中文，我对此倍感欣慰，也得到了极大的鼓励。我希望此次出版的第 4 版能够继续为该领域作出贡献，为执业外科医生提供宝贵资源，也能够让正在接受培训的人员做好准备，迎接未来在整形外科领域的职业生涯。

Peter C. Neligan
于美国华盛顿州西雅图市
2017 年 9 月

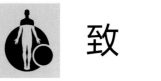

致　　谢

我的妻子 Gabrielle Kane 一直是我的坚强后盾。在工作中,她不仅给予我鼓励,还依据她本人在医学领域的工作和教育经验,对我提出了建设性的批评意见。对此,我无以为报。本系列著作得以付梓,得益于 Elsevier 出版社的编辑团队。感谢 Belinda Kuhn 带领的团队,成员包括 Alexandra Mortimer, Louise Cook, Sam Crowe。Elsevier 出版社的加工团队在本项目的推进过程中同样发挥了关键作用。Geoff Gurtner, Peter Rubin, Ed Rodriguez, Joe Losee, David Song, Mo Nahabedian, Jim Chang 和 Dan Liu 作为分卷主编,对本版著作进行了编写和修订,对保持本系列著作的专业性和时效性作出了重要贡献。Nick Vedder 带领的、我在华盛顿大学的同事团队为我提供了持续不断的鼓励与支持。最后,也是最重要的,感谢参与了本项目的各位住院医师和实习医师,是他们让我们保持专注,并为他们提供很好的解决方案。

Peter C. Neligan, MB, FRCS(I), FRCSC, FACS

受持续创新的精神所驱动,颅面与头颈外科领域在过去几十年不断发展,取得了令人瞩目的进步。作为该领域的知名人士,本书的各位作者利用其广泛的专业经验,为读者提供了最新的临床证据与手术技术,这些内容将有助于医生的决策过程,并最终改善与先天性、肿瘤性、外伤性和获得性畸形相关病症的患者的治疗结果。本分卷可为各级别医生提供全面的学习资源。我很荣幸能和如此卓越的专家团队共事,他们都愿意分享自己在各自领域的丰富经验与深刻见解。我要衷心感谢本书的各位作者所付出的宝贵时间、对卓越的孜孜追求、对教育的奉献精神,以及对该领域的推动作用。

Eduardo D. Rodriguez, MD, DDS

本分卷代表了当代小儿整形外科领域领军人物的专业经验,我要感谢他们的敬业精神和辛勤努力,完成了这项源自热爱的工作,并制定了行业标准。本书献给我身边的人们——包括工作中和生活中遇到的人——它也是我实现工作与生活结合的生动例证。我要感谢在工作中和我共事的人们——同事、机构员工、患者及其家属;我还要感谢我的家人——Franklyn P. Cladis 和我们的儿子 Hudson。自始至终,我的人生都因为他们而充满意义。

Joseph E. Losee, MD, FACS, FAAP

目 录

![] 视频目录

献给未来的整形医生们。
接过火炬，带领我们前进吧！

Dedicated to future plastic surgeons.

Take up the torch and lead us forward!

第一部分

颅面、头颈外科

第 1 章

头颈部解剖

Ahmed M. Afifi，Ruston J. Sanchez and Risal S. Djohan

概要

■ 面部和颈部的浅筋膜层形成颈浅筋膜（内附颈阔肌）、面浅筋膜［也被称为表浅肌腱膜系统（superffcial musculo-aponeurotic system，SMAS）］、颞浅筋膜（通常被称为颞筋膜）及帽状腱膜。

■ 面部和颈部的深层筋膜层由颈深筋膜（或包围颈部的大体筋膜）、面深筋膜（也称为腮腺咬肌筋膜）和颞深筋膜组成。颞深筋膜是颅骨骨膜的延续。

■ 颞深筋膜眶上缘水平分成两层，分别插入颧弓的浅面和深面。

■ 面神经起于深筋膜深面，最终穿透深筋膜到达浅筋膜表面。在颞深浅筋膜之间填充脂肪和结缔组织是一个颇具争议的话题。它的重要性在于面神经的颞支在该层从深面穿出。

■ 大多数外科医生认为，填充该空间的是颞浅脂肪垫。也有人认为，在该区域存在一个明显的筋膜层，被称为腮腺咬肌筋膜。

■ 面神经在颧弓上方区域损伤的风险非常高。

■ Pitanguy 线描述面神经分支中最大的颞支的走形。

■ 下颌神经边缘支可以位于下颌骨的上方或下方水平。它通常位于颈阔肌和颈深筋膜之间，并且总是位于面部血管的浅面。

■ 面部有多种脂肪垫，或位于 SMAS 筋膜浅面，或位于 SMAS 和深筋膜之间，或位于深筋膜深面。

■ 熟悉感觉神经的相关知识非常重要，在评估与治疗偏头痛时尤为关键。

头部和颈部的美容与重建手术基于面颈部的三维解剖结构和在功能及美学层面重新安排不同的组织结构的方法。本章将不会在有限的篇幅中详细描述头颈部解剖，而是从全新的角度讲解与整形外科密切相关的解剖，重点介绍重要或

有争议的解剖区域。

头颈部筋膜与面部神经

头部和颈部解剖的一个奇特的特点是一层层面部的软组织呈同心分布。从头部和颈部一个区域到其他的区域，这些层次具有不同的名称和特征，但是它们保持着跨边界的连续性（图 1.1）。然而，不同的文献描述这些层次采用了不一致的命名方法，导致读者产生混淆。面神经常通过位于这些层次之间的固定空间，在已被详细描述的区域中从一层穿到另一层。如果整形外科医生要安全地设计头颈部的软组织和骨结构的解剖入路，这些与面神经相关层次的知识对于他们至关重要[1,2]。在下文的讨论中，作者不仅会描述大多数人达成一致的，关于这些层次的解剖结构和命名，也会尽量在关键解剖描述上阐明命名的渊源和混淆的来源[3]。

颈部、面颊（下面部）、额部和头皮由下颌骨下缘、颧弓和颞线区分界限。一般存在两层筋膜，一个位于浅层，一个位于深层，这两层筋膜覆盖这些区域并延伸到其他的结构，如眼睑和鼻部（见图 1.1）。

浅层筋膜由颈浅筋膜（颈阔肌）、面浅筋膜（SMAS）、颞浅筋膜（颞筋膜）和帽状腱膜组成（图 1.1、图 1.2）。更准确地说，这层浅筋膜进一步深浅分裂，包围了许多面部肌肉。这种组成形式遍及头部和颈部区域；例如，颈浅筋膜分裂成深浅两层来包围颈阔肌，面筋膜分裂包围的中面部的肌肉，而帽状腱膜分开来包围额肌。浅筋膜分裂成两层以后在肌肉的另一端重新联合，直到再次分开包围下一块肌肉。

深筋膜由颈深筋膜、面深筋膜（腮腺咬肌筋膜）、颞深筋膜及骨膜形成。该层次位于咀嚼肌、唾液腺和主要神经血管结构的浅面（见图 1.1、图 1.2）。在骨性区域（如颅骨和颧

弓），深筋膜与骨膜相延续。

　　面部脂肪垫是存在于筋膜层下方的集中的局部脂肪，与存在于皮肤和浅筋膜之间的皮下脂肪在解剖学和组织学上完全不同。这些脂肪垫包括颞浅脂肪垫、帽状腱膜脂肪垫、眼轮匝肌下脂肪垫（suborbicularis oculi fat pad, SOOF）、眼轮匝肌后脂肪垫（retro-orbicularis oculi fat pad, ROOF）和眼睑眶膈前脂肪。深筋膜的深面还有其他一些脂肪垫，如颞深脂肪垫、颊脂垫及眶隔后眼睑脂肪垫[4]。

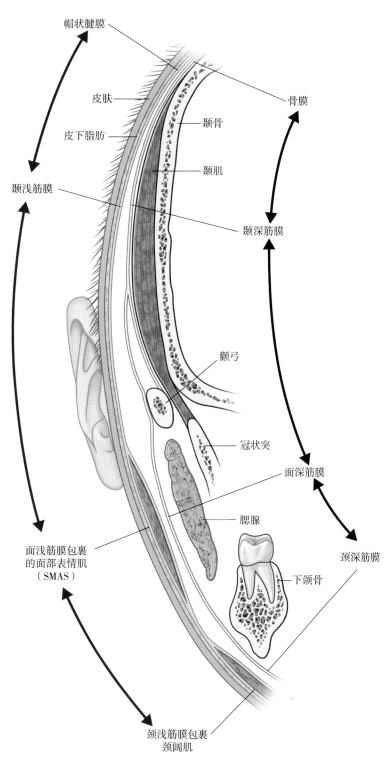

图 1.1　头皮、面部与颈部层次

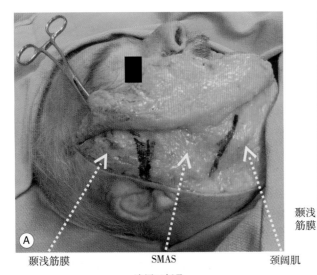

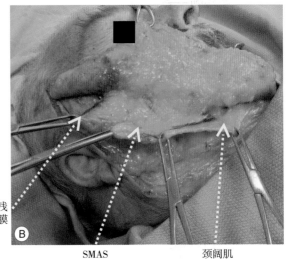

颞浅筋膜

SMAS   颈阔肌

颞浅筋膜   SMAS   颈阔肌

浅层已折叠

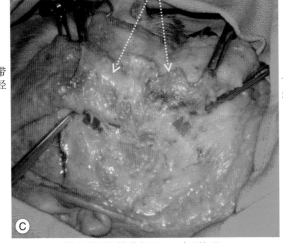

颧韧带和神经

下颌韧带和颊神经

神经穿过深筋膜支配SMAS与颈阔肌

图 1.2　面部和颈部不同筋膜层。（A）在皮肤和浅筋膜之间的浅平面解剖。（B）浅筋膜层升高，形成颈浅筋膜（颈阔肌）、面浅筋膜（SMAS）和颞浅筋膜（颞顶筋膜）。（C）注意神经（蓝色背景）靠近颧韧带和下颌韧带（分别在左右手术器械的尖端）

面部筋膜

外科医生打开面部皮肤后见到的第一个层次和该层表面的皮下脂肪是SMAS（见图1.1、图1.2）[5]。SMAS的厚度及成分因人而异，从一个区域到另一个区域也有所不同，它可以是脂肪、纤维或肌肉[6]。面部表情肌（如眼轮匝肌、口轮匝肌、颧大肌、颧小肌、额肌、颈阔肌）被SMAS包绕，或组成部分SMAS。SMAS常被称为面浅筋膜。事实上，面浅筋膜覆盖了肌肉的浅面和深面尽管层次在术中很难分离（除非在某些领域，如颈部）。在面浅筋膜浅面分离（仅在皮肤深面）一般可以避免损伤到深层的面神经，但可能破坏皮瓣的血供。通常情况下，外科医生可以安全地在下面部和颈部作浅筋膜（无论是颈阔肌或SMAS）下的分离，使其与表面皮肤成为一个安全的双层的封闭空间，保持皮肤的血供（如实施颈淋巴结清扫术时）。在前（内侧）面部，面神经分支变得更表浅，位于SMAS层内津贴SMAS下方。

在面部的下一层是面深筋膜，也被称为腮腺咬肌筋膜

（见图1.1、图1.2）。在腮腺，这层筋膜黏附在腺体的包膜上。面神经穿出腮腺后即行于面深筋膜的深面。大部分面部表情肌位于面神经层次的浅面，神经分支穿过深筋膜从表情肌的深面入肌支配这些表情肌（颏肌、提口角肌和颊肌除外）（见图1.2）。这3块肌肉在面神经的深面，面神经由肌肉的浅面入肌支配肌肉。

颞区筋膜

面颊和下面部与颞区域分界是颧弓。在颞区（头骨颞线之下）有两层筋膜：颞浅筋膜（又称颞顶筋膜）（temporoparietal fascia，TPF）和深颞筋膜（图1.3、图1.4A）[7-9]。深颞筋膜位于颞肌的外表面。浅层和深层颞筋膜之间是一个相对乏血供和易分离、松散的间隙。然而，面部神经额支浅筋膜内或紧贴其下表面走行（见图1.4A）[5]。因此，于该间隙分离时应严格保持在亮白色质地坚韧的颞深筋膜表面。为确保医生在正确的平面上操作，可以尝试使用 Adson 镊在深颞筋膜表面去夹捏间隙组织；如果操作平面正确，将夹不到任

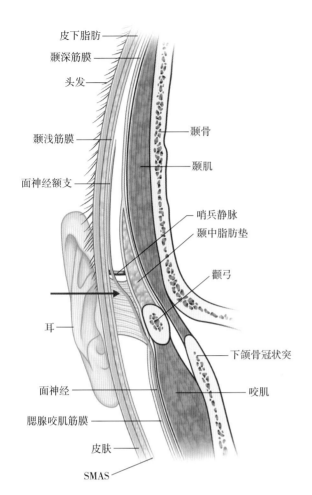

图 1.3　颞区面部层次。筋膜下平面的脂肪 / 筋膜（箭头；颞筋膜和颞深筋膜之间）与面神经密切相关。一些作者认为在这个空间有一个单独的筋膜层，被称为腮腺咬肌筋膜

标注（从上到下、左侧）：
皮下脂肪
颞深筋膜
头发
颞浅筋膜
面神经额支
耳
面神经
腮腺咬肌筋膜
皮肤
SMAS

标注（右侧）：
颞骨
颞肌
哨兵静脉
颞中脂肪垫
颧弓
下颌骨冠状突
咬肌

何组织。到达足够深的正确的颞深筋膜后，使用骨膜剥离子可以迅速地在颞深筋膜表面进行分离（图 1.5）。

在颧弓正上方的区域，颞浅筋膜和深颞筋膜之间的间隙（有时被称为腱膜下间隙）及其包含的脂肪 / 筋膜是一个有争议的重要问题（见图 1.4）。其重要性源于面神经在颧弓正上方从这个间隙由深到浅。筋膜的第三层在这个间隙中已描述（表层和深层之间），并且是称为咬肌颞筋膜，帽状腱膜下筋膜，或无名筋膜[10, 11]"筋膜层"一词是泛指，因为没有普遍共识，必须有多厚的结缔组织，才可以被认为是一个"筋膜层"。有些作者称之为"疏松结缔组织"也可以被称为"筋膜层"或"脂肪垫"。作者进行的尸体解剖研究表明，该第三筋膜层往往可以被识别。它在颧弓表面向上方和下方短距离延伸。面神经由深至浅穿过该层，它在颧弓头侧1~2cm变得更浅表（见下文）。

颧弓以上，眶上缘水平面，深颞筋膜分成两层：深颞筋膜的浅层（有时被称为中间颞筋膜，中间筋膜，或无名筋膜）和深颞筋膜深层（见图 1.3）[7]。深颞筋膜深层和浅层附着于颧弓的深面和表面。在这一区域有 3 个脂肪垫[7, 12]。浅层脂肪垫位于颞浅筋膜和颞深筋膜浅层之间，且如上所述，也被称为腮腺颞筋膜、帽状腱膜下筋膜和 / 或颞筋膜深浅之

间的疏松结缔组织。中间脂肪垫位于颧弓上方颞深筋膜的浅层和深层之间。最后，深层脂肪垫（也被称为颊脂垫）是在颞深筋膜深层的深面，颞肌的浅层并延伸至颧弓的深面。它被认为是颊脂垫的延伸。

大多数关于颞区筋膜层的争论源于描述颞浅筋膜和颞深筋膜浅层的混淆。这是一个值得澄清的概念，因为面神经是位于前者的深面、后者的浅面。第二个值得注意的观点是颞深筋膜位于颞肌的表面。还有另一筋膜层位于肌肉的深面，这并不是颞深筋膜，在外科学上也没有太大意义。最后一个的争议点在于无名筋膜究竟是什么？这个术语通常用来描述颧弓上方的颞深筋膜浅层。其他医生保留该术语用于描述的颞深和浅筋膜层表面之间的疏松组织（即无名筋膜作为腮腺颞筋膜或帽状腱膜下筋膜或颞浅表脂肪垫的同义词）[13]。

在颞区域分离的平面取决于手术的目的（见图 1.4）。在一般情况下，外科医生应避免在颞浅筋膜分离，因为这可能损伤面神经的额支。在暴露眼眶和额肌的手术过程中，应该在颞浅筋膜和颞深筋膜之间的平面分离（见图 1.4A）。为了暴露颧弓，打开颞深筋膜的浅层并在它与中间脂肪垫之间的间隙进行分离（颞深筋膜浅层将作为保护神经的一个额外层次）（见图 1.4B）。最后，当使用冠状切口入路而颧弓可不必暴露时，可在颞肌深面进行解剖分离（见图 1.4B）。使用这个缺乏血供的平面进行解剖可避免额神经受到牵拉或损伤，可以防止脂肪萎缩或颞肌的回缩，获得良好的美学效果。

位于颞部区域的筋膜层已得到详尽描述，有争议的更多是颧弓表面的筋膜层和面神经的解剖和变异[12, 14, 15]。面浅筋膜（SMAS）与颞顶筋膜连续，但目前尚不清楚面深筋膜和颞深筋膜是彼此连续还是黏附并分别起源于颧弓的骨膜。此外，软组织从骨膜到皮肤的厚度非常小，组织之间粘连紧密，在这一区域试图分离面筋膜和面神经是相当危险的[16]。面神经额支穿过颞深筋膜，在临近颧弓上缘水平到达表浅部位，该区域是面部危险区之一（见下文）。

颈部筋膜

用于描述颈部不同筋膜层的命名也存在混淆和争议。在颈部有两个筋膜层：颈浅筋膜和颈深筋膜（图 1.3、图 1.6）。后者由 3 个不同层次组成：①颈深筋膜浅层，又名封套筋膜；②中层，通常被称为气管前筋膜；③深层，或椎前筋膜（见图 1.3、图 1.6）。气管前筋膜环绕气管、甲状腺和食管，椎前筋膜包围椎前肌肉并形成的颈后三角的底面。从整形外科实用性的角度出发，颈浅筋膜和颈深筋膜的表层较为常用[17, 18]。

颈浅筋膜包围颈阔肌并与皮下脂肪有密切关系。在颈阔肌及其周围的颈浅筋膜说明它是 SMAS 在颈部的延续。在一般情况下，当在颈部分离皮瓣时（如实施颈清扫术时），保持颈阔肌与皮肤连续，以提高其血液的供应。然而，在颈部拉皮手术时进行皮肤和颈阔肌之间的分离后可进行颈阔肌塑形和皮肤的修剪。颈部的组织扩张器可以放在放置在颈阔肌深面或表面。把他们颈阔肌表面时会产生更薄的皮瓣，更适合于面部的重塑，而把他们放置深面则可以使扩张器有更为安全的软组织覆盖[19, 20]。

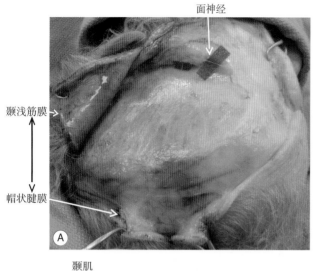

面神经

颞浅筋膜

帽状腱膜

Ⓐ

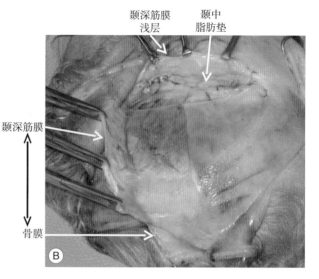

颞深筋膜
浅层

颞中
脂肪垫

颞深筋膜

骨膜

Ⓑ

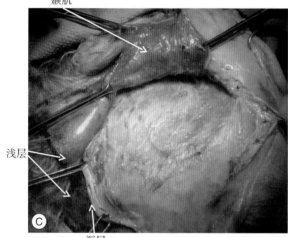

颞肌

浅层

深层

Ⓒ

图 1.4　颞区不同剥离面。(A)分离颞浅筋膜(颞顶筋膜)和颞深筋膜。在该平面上,外科医生应该尽量保持在颞深筋膜上。(B)剥离至颞深筋膜。这是一个安全平面,可以通向颧骨弓。面神经会受到颞深筋膜浅层的保护。(C)颞肌深部解剖。这块肌肉可以作为皮瓣的一部分保留下来。如果不需要暴露颧弓,这是一个安全而简单的平面

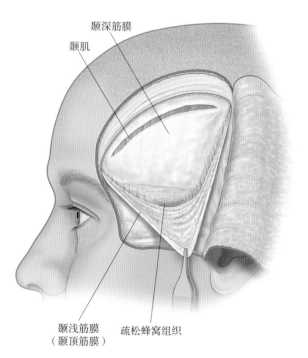

颞深筋膜

颞肌

颞浅筋膜
(颞顶筋膜)

疏松蜂窝组织

图 1.5　颞部剥离层次

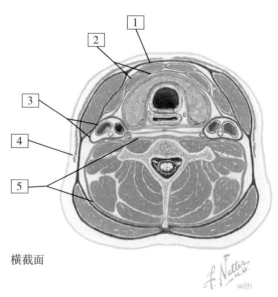

横截面

图 1.6　颈部筋膜层。1,颈深筋膜封套层;2,气管前筋膜;3,颈动脉鞘;4,浅筋膜;5,椎前筋膜

颈深筋膜浅层，又被称为颈深筋膜的封套层，整形外科医生通常将其简称为"颈深筋膜"。它环绕整个颈部，黏附在颈椎骨棘突和后方项韧带的附件。它分开包围胸锁乳突肌与斜方肌。它还向上包围腮腺和颌下腺。面部深筋膜，或腮腺咬肌筋膜，因此被认为是颈深筋膜在面部的延续。

面部支持韧带与黏附

面部的韧带将皮肤和软组织固定在它们的正常位置，抵抗重力变化。基于以下几个原因，相关的解剖知识对于颅面和美容外科非常重要。对于美容外科医生，这些韧带将面部脂肪保持在适当位置，起着重要的作用。众多医生建议通过松解韧带进行面部皮肤和软组织的复位。对于颅面外科医生，黏附区代表不同的筋膜层之间的合并区域，可能引导外科医生分离解剖到一个错误的平面。在面部重建或面部移植，为实现功能和美学效果，需要重建或加强这些韧带，以防止软组织下垂。

有各种术语来描述这些黏附。Moss 等将其划分为韧带（连接深筋膜 / 骨膜到真皮）、粘连（深筋膜与浅筋膜之间纤维连接）及隔（层与层之间的纤维性壁）[21]。

在眶周和颞部，各种韧带和粘连曾被反复命名和描述（图 1.7）。沿颞骨颅部的颞线为颞部融合线，也被称为颞上隔，是为颞筋膜与颅骨骨膜的融合。这些粘连止于眉外侧 1/3 的颞韧带附着（temporal ligamentous adhesions, TLA）[21]。颞韧带附着起于眶上缘头侧 10mm，高约 20mm，宽约 15mm。颞部融合线和颞韧带附着两者有时统称为颞部粘连。颞韧带附着向后下至颧骨上缘在颞深筋膜的表面上延伸为颞下隔，将颞区分为上颞区和下颞区，同时形成腮腺咬肌筋膜的上界[22]。颞韧带附着沿着眉毛方向向内延伸形成眶上韧带附着。眼轮匝肌支持韧带（orbicularis retaining ligament, ORL）位于眼眶下缘、外缘和上缘，从眶缘外侧骨膜延伸至眼轮匝肌深面（图 1.8）[23, 24]。眼轮匝肌支持韧带将眼轮匝肌固定在眶缘上。眼轮匝肌直接附着在泪前嵴至虹膜内侧缘在眶上缘的投影点。位于该投影点上的眼轮匝肌支持韧带与皱眉肌的起点相延续，绕眶缘向外

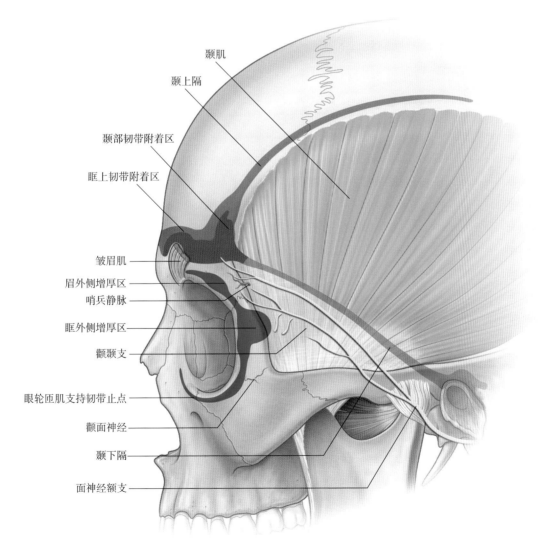

颞肌
颞上隔
颞部韧带附着区
眶上韧带附着区
皱眉肌
眉外侧增厚区
哨兵静脉
眶外侧增厚区
颧颞支
眼轮匝肌支持韧带止点
颧面神经
颞下隔
面神经额支

图 1.7　眶周韧带

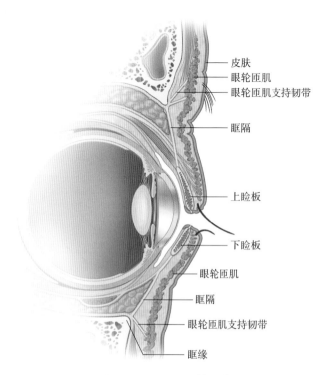

图 1.8　眼轮匝肌支持韧带

标注（从上到下）：
皮肤
眼轮匝肌
眼轮匝肌支持韧带
眶隔
上睑板
下睑板
眼轮匝肌
眶隔
眼轮匝肌支持韧带
眶缘

延伸。该韧带最初较细，其最大宽度位于中心，在角膜外缘至眶上缘垂直投影点的附近[25]。韧带向外逐渐变细，直到最后融合与眶外侧增厚区（lateral orbital thickening，LOT）。眶外侧增厚区是颧骨额突和相邻的颞深筋膜处浅筋膜和深筋膜的结合区。眼轮匝肌支持韧带和眶隔都附着于弓状缘（眼眶边缘增厚的骨膜结构）[24]。眼轮匝肌支持韧带也被称为眶周隔，其下部被称为眶颧韧带。眼轮匝肌支持韧带在睑板前与眶的交界处附着于眼轮匝肌的底面。

在中面部，固定韧带划分为直接韧带（或骨韧带）和间接韧带。直接韧带起自骨膜止于真皮，包括颧韧带及下颌韧带。间接韧带代表浅筋膜和深筋膜之间的联合，包括腮腺和咬肌皮韧带（图 1.9；见图 1.2C）。这类韧带将相对移动的皮肤及其密切相关的浅筋膜（SMAS）间接固定于相对固定的深筋膜及其深部结构（咬肌和腮腺）。

颧韧带和咬肌皮韧带一起构成一个倒 L 形，颧弓韧带形成 L 形的角（图 1.9，见图 1.2C）。颧弓韧带通常约为 5~15mm 宽，位于耳屏前 4.5cm、颧小肌后 5~9mm[26-30]。此韧带的前方为多束韧带形成倒 L 的水平肢，这些韧带被不同的作者以不同的标准命名为不同的结构，分布在整个颧弓长度上[30]。L 形的垂直肢由咬肌韧带构成，其上端止点处（颧韧带附近）较为强壮，向下沿着整个咬肌前缘向下颌骨下缘延

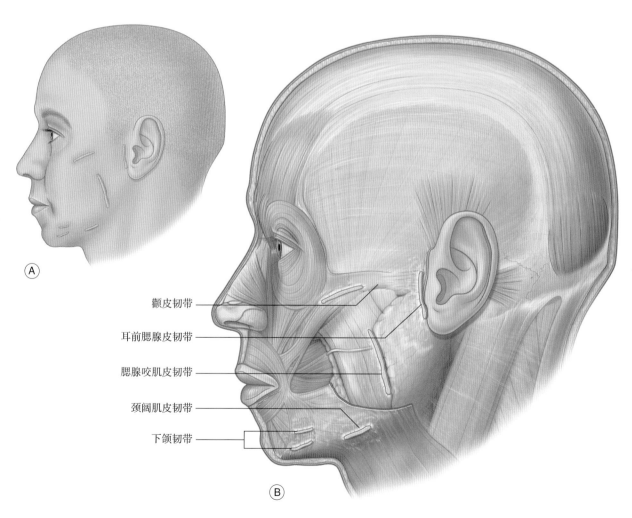

标注（从上到下）：
颧皮韧带
耳前腮腺皮韧带
腮腺咬肌皮韧带
颈阔肌皮韧带
下颌韧带

图 1.9　面部支持韧带

伸[5, 31]。腮腺韧带，也被称为耳前韧带，代表深浅筋膜之间另一个牢固黏附的区域[26, 28, 29]。下颌韧带起自下颌骨旁正中区下颌骨下缘上方 1cm 处[28, 29]。文献中还有关于几个其他面部固定韧带的描述，如下颌隔和眶隔[32, 24]。

颧前间隙

颧前间隙位于颧骨体部和眼轮匝肌及眼轮匝肌下脂肪之间，是一个滑动的扁平空间（见图 1.8）[33]。其底面由覆盖颧骨的筋膜层和提唇肌（即颧大肌、颧小肌和提上唇肌）形成。该筋膜层延伸至肌肉的尾侧，逐渐变薄，显露肌肉。颧骨前间隙的上界是眼轮匝肌支持韧带，再向上即为眶前间隙。下界较为坚实，由筋膜覆盖底面反折后与眼轮匝肌底面的筋膜相融合而成，由颧支持韧带进一步增强。该间隙内侧被提上唇边缘和起源于内侧眶缘的眼轮匝肌包围。最后，外侧界上方为颧骨额突表面的眶外侧增厚区，下方为颧弓韧带[34]。面部神经分支在该间隙的顶面（即浅层）横跨。唯一横穿颧前间隙的结构是面神经颧支，它穿出的孔道正好于眼轮匝肌支持韧带尾端。

颧脂肪垫与面部皮下脂肪室

Rohrich 和 Pessa 在对面部皮下脂肪的广泛研究中发现，脸颊在浅筋膜处被分割成多个独立的解剖腔室[35]。这些皮下脂肪室（也被称为脂肪垫）由不同的面部致密结构分隔开来，这些致密结构起源于浅筋膜并进入真皮[36-38]。上述浅表脂肪垫包括：鼻唇、下颌、颧部或颊部（分为内、中、外颊区）；眶周（分为下、上、外侧区）；额部（分为中央和内侧区）[36]。这种解剖结构很重要，因为面部衰老的因素可能与这些腔室随时间在位置和体积上的相对变化有关[38]。颧脂肪垫呈三角形，基部在鼻唇沟处，顶端向颧骨侧面延伸，该结构的提升对于面部年轻化和面瘫手术中非常重要[39]。在拉皮术中，这些浅表脂肪室之间的间隔移行区是对深层结构的潜在损伤风险区域，包括面神经和耳大神经的分支[38]。

颊脂垫

颊脂垫是创伤后面部畸形和面部老年化一个容易被忽视的因素，也是面部很好的皮瓣或移植供区[40, 41]。老年性松弛使得脂肪垫横向脱垂，形成方脸的外观[42]。许多创伤导致颊脂垫疝出，或向浅层，或向内侧的口腔黏膜突出，甚至向上进入上颌窦[25, 43-45]。这种脂肪是在解剖学和组织学与皮下脂肪不同，在婴儿时期非常发达，以防止脸颊在吸乳期间内凹，随着年龄增大颊脂垫逐渐减小[46]，填补咀嚼肌肉之间的滑行平面。

它通常被描述为一个中心体部和颊、翼、颞深和颞浅四个方向上的突起。体部位于上颌骨后部的骨膜外（包绕上颌内动脉的分支的周围），覆盖颊肌，向前延伸到口腔前庭上颌第二磨牙的水平。颊部的突起是最表浅的，包绕腮腺导管沿咬肌的前缘延伸。体部和颊突位于颊肌表面和面深筋膜（咬肌 - 颊筋膜）深面，并与面神经分支和腮腺管道密切相关。颊脂垫颊突在与面动脉位于同一层次，面动脉是颊突前界的标志。颊脂垫翼突通过下颌升支深面向后、向下延伸，包围翼内肌。颊脂垫的颞深突起向上通过颞肌和颧弓之间。颞浅突起实际上与体部完全分离，位于颧弓上方的两层颞筋膜之间[47]。

面神经

大多数面部整形手术（无论是治疗先天性畸形、重建或美容手术）或多或少存在一个或多个面神经分支损伤的风险。虽然有大量文献描述面部神经的解剖分支，大多数出版物描述了二维解剖，描绘面神经体表投影与面部解剖标志之间的关系（见图 1.3）[9, 16, 48-55]，然而，三维结构，即面神经相对于面部层次的深度，才是与手术医生最为相关。尽管分支的模式有显著的变异，面神经通常在固定的平面通过，在既定的区域内从一个层次穿越到另一个层次[1]。正是在这些"危险区"应避免或谨慎进行分离。在其余的面部区域，沿着特定的层次，在面神经的浅面或深面，可以相对快速地进行解剖。

面神经核位于脑桥下部，负责支配所有从第二鳃弓演化而来的肌肉。一些源于孤束的感觉纤维加入面神经，支配外耳道的皮肤。面神经从脑桥的下缘穿出，横向通过小脑脑桥角并进入内耳道。然后面神经穿过颞骨（在颞骨骨折时容易损伤）通过茎乳孔出颅。出孔后，由与颅骨骨膜连续的一厚层筋膜包围，周围由脂肪小粒聚集，通常与一支小血管交叉。这使得它在这个区域中难以辨识。几种用于识别面神经主干的方法如下：

1. 如果遵循耳屏软骨其深部终点，它终止于一个点。面神经在耳屏软骨点深面和下方 1cm 处。在耳屏的前方表面有一个乏血管平面，这可以安全快速剥离到耳屏软骨的指示点。
2. 沿着二腹肌的后腹的后方探查，可以在肌肉后端的上缘深面发现向外侧穿行的面神经。
3. 如果从乳突的前缘向上方探查，乳突前缘与颞骨鼓部形成夹角。面神经平分两骨之间形成的夹角（在鼓室乳突缝处）。
4. 在乳突骨和下颌骨的后缘之间扪及茎突。面神经在茎突的外侧。
5. 沿着面神经终末支向近端探查。

面神经随后向前下穿过腮腺。在腮腺内神经分为颞颈支和颈面支，然后再转分为面神经的五个末端分支：额、颞、颊、下颌缘和颈支（图 1.10）。颞支和颊支的位置和分支方式有显著变异，它们支配的肌肉也有明显的重叠，有时它们组合时被称为"颞颊支"。颞支和下颌缘支的医源性损伤风险最高，尤其因为它们支配的肌肉几乎没有任何交叉神经支配，这些分支的损伤表现更为明显。

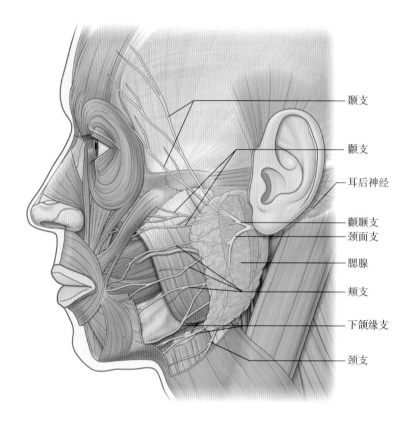

颞支
颧支
耳后神经
颞颧支
颈面支
腮腺
颊支
下颌缘支
颈支

图 1.10　面神经

额（颞）支

额颞支包括支配眼轮匝肌、皱眉肌和额肌的 3~4 个分支。描述它们的表面解剖有几个解剖标志。最常见的描述是 Pitanguy 线：耳屏以下 0.5cm 至眉的外侧缘以上 1cm（或外眦外侧 1cm）[9, 56]。Ramirez 描述面神经于外眦部后方 4cm 跨过颧弓[57]。也有外科医生称跨越颧弓内侧 2/3 的区域为神经区域。Gosain 等发现额神经分支出现在颧弓的下缘、外耳道前方 10mm 和眶外侧缘后方 19mm[16]。最后，Zani 等在 300 具尸体的解剖报告中描述，面神经额支限制在分开两条直线之间的区域：第一条线从耳屏上界线额部区域的最头侧的皱纹，第二条线是耳屏下边界至额部皱纹最尾侧的区域[51]。虽然额支与面神经其他分支之间没有联系，但额支内部有交叉[16]。此外，额支后部的分支相比前支具有较少的临床意义，前支的损伤将导致明显的眉畸形[16]。从外耳屏至眉毛外侧上 1cm 或外眦外侧 1.5cm 的连线，是额支的最大分支走行的一个相当精确的标记。

由于额支的表面解剖的变化很大，神经平面（深度）更为重要（见图 1.4）。从腮腺穿出后，神经由位于咬肌表面的面深筋膜（腮腺咬肌筋膜）保护。在中面部进行手术操作时（如面部提升术），通常在面深筋膜表面进行分离（从而保护其深面的神经）。在颞区，神经走行于颞浅筋膜的底面（见图 1.5）。这里分离通常在神经深面进行，可以直接在颞深筋膜的浅面或深面（或颞浅筋膜的浅层）。额支在颧弓附近穿出到浅表是一个有争议的问题，主要是因为颧弓相关筋膜解

剖的混乱。在颧弓正上方，面部各层是牢固黏附着的（骨与皮肤之间只有较薄的组织）。学界目前认为 SMAS 是颞顶筋膜跨越颧弓的延续，但面深筋膜是颞深筋膜的延续，还是分别黏附在颧弓骨膜的分开的两层，目前尚无定论[7, 8, 58, 59]。在颧弓下边界，面神经贴近骨膜[60-63]，依旧位于 SMAS/颞顶筋膜深面和颞顶筋膜与颞深筋膜（如前所述，有时是作为一个单独的筋膜层被称为腮腺咬肌筋膜）之间的疏松组织的深面。此处较深的神经位置保障了面部提升术时在颧弓的水平横断 SMAS 的安全性[13, 63, 64]。面神经在颧弓正上方的区域由深部穿出到达颞浅筋膜[13]。在该区域中，筋膜层黏附更加紧密，此时应警惕面神经近在咫尺。在这一过渡区分离范围超过颧弓至颧弓上方 2~3cm 时，应仔细进行操作（见图 1.3）。

颧支和颊支

颧支和颊支出腮腺后在咬肌表面腮腺咬肌（面深）筋膜下的向前发散，在咬肌前缘的附近不特定的点穿出。支配中面部肌肉的上分支（颧支）在耳屏的前方约 4cm，紧靠（下方周围 1cm）颧弓韧带穿过深筋膜（见图 1.2C）。这些分支由颧大肌深面入肌支配颧大肌。咬肌支持韧带和颧支持韧带有助于识别这些神经分支。如前所述，颧弓韧带位于耳屏前方 45mm 处（在进行面部提升手术之前，在皮肤上标记该位置可能会有帮助）。该韧带的内侧是颧大肌和上面的颧前间隙，在该韧带下方是面神经的颧上支。这些分支在此处位于面深筋膜深面。面神经的颧下支位于咬肌上韧带

下方，与 SMAS 较近。因此，颧弓韧带和上咬肌韧带的松解都应紧贴 SMAS 进行，以保护面神经分支[30]。颊支在腮腺导管同一平面（腮腺咬肌筋膜深面）穿出腮腺。它们在咬肌前缘的穿过深筋膜，靠近咬肌皮肤韧带（见图 1.2C）。总体而言，颧支和颊支支配眼轮匝肌、中面部肌、口轮匝肌和颊肌。不像下颌缘分支和额分支，颊支和颧支之间有大量的交通支，因此这些神经的单支的损伤后果通常不明显。外眦垂直水平以内的面部撕裂伤通常不适于探查或修复面神经。

下颌缘支

下颌缘支是最常遇到的面神经分支，在多种手术操作中均易损伤，包括颈部淋巴结清扫、颌下腺切除术和下颌骨的暴露[65]。关于神经的损伤及面部的层次（深度）的变异有大量描述，在下面部和下颌下三角解剖时尤其需要注意[2,50,66-70]。下颌缘神经支可以表现为单分支到 3 个或 4 个分支[2,67,71,72]。

下颌缘支在腮腺下界附近穿出后，弧形向下，往往低于下颌骨下缘。神经穿过下颌边界后是否进入下颌三角因人而异[2,66,73]。尽管一些尸体研究发现下颌缘支更常出现在下颌骨下缘的上方，但临床经验表明，它经常出现在下颌三角，位于下颌骨下方 3cm 甚至 4cm 处[2,50,66,74-76]。下颌缘支的位置还有可能随颈部体位的变化而改变，因此外科医生在分离时必须考虑到神经的位置有很大的可变性[2]。然后，下颌缘支向上经过下颌角至颏隆突的中线返回面部。下颌缘支一旦跨过面部血管后，主干常高于下颌骨下缘，同时有较小的分支在颈部继续支配颈阔肌[2]。

自腮腺穿出后，下颌缘支行走于腮腺咬肌筋膜的深面。在下颌三角，下颌缘支通常位于颈阔肌和颈深筋膜之间。然而偶尔会在下颌下腺表面附近的深筋膜深面发现该神经。该神经全程位于颈阔肌深面和面部血管的表面，反折进入下面部时颈阔肌变得菲薄，此处进行皮下分离时可能会造成损伤。

下颌缘支支配下唇肌肉、降口角肌、颏肌和颈阔肌的上部[67,71]。下颌缘支损伤后会导致明显的畸形[77-79]，因此涌现了一些可以保护神经的手术方法[80,81]。暴露下颌骨前，外科医生可以在颈阔肌下常见的位置找到面神经下颌缘支。但是，进入更深层次后再进行分离可能更安全快捷，可以通过在深筋膜和 / 或面部血管束的下方进行分离以保护神经。在颈阔肌浅层向外解剖也可避免神经的损伤。

颈支

面神经颈支主要支配颈阔肌。在文献中它很少受到关注，因为颈支的损伤的后果并不明显。然而，颈支的损伤可能导致降下唇肌肌力的减弱，可能被误认为是下颌缘支的损伤（下颌缘支神经假性瘫痪）[82,83]。通过检查额肌功能可加以鉴别，颈支损伤时额肌不受影响。

颈支神经出腮腺后和经过下颌角后方 1~15mm。然后在下颌骨下缘下方 1~4.5cm 在颈阔肌下平面向前穿行[84]。颈支神经通常由一支以上组成，可能与下缘分支有交通（这或许可以解释其损伤后导致下唇的不对称），并一贯与颈横神经连通，尽管后者在目前来看意义不大[66,85]。

与感觉神经的联系

几位作者已经注意到面神经分支与感觉神经之间的联系，包括眶下神经、颏神经和颈横神经[72,84,86-88]。此发现的确切临床意义尚未体现。

头皮

头皮的 5 层结构记忆口诀就是它的英文 SCALP：

● 皮肤（Skin）
● 结缔组织（Connective tissue）
● 帽状腱膜（Galea Aponeurotica）
● 疏松间隙组织（Loose areolar tissue）
● 颅骨膜（Pericranium）

帽状腱膜面部 SMAS 相延续。头皮的奇特之处在于由紧密的结缔组织纤维网络从皮肤连接到帽状腱膜。这使得皮肤与帽状腱膜难以分离（类似于手掌），且分离时容易出血。由于纤维结缔组织的网格结构支撑着血管，有利于保持血管的通畅，加上头皮的血管丰富，容易导致大出血。

帽状腱膜是一个活动的结构，前方由额肌控制，后方由枕肌控制。皮肤与帽状腱膜由于其两者的紧密连接一起移动。这在眉部年轻化治疗时有一定意义，术中弱化了皱眉肌，使得头皮腱膜向后移动可导致眉头抬高。

帽状腱膜和骨膜之间的疏松间隙组织也被称为帽状腱膜下筋膜。这层筋膜在头皮的顶部非常疏松，可以快速解剖且出血较少。它在接近眶上缘处变得致密。大多数医生将该层次作为一个潜在的解剖"平面"，而不是一个独立"层次"[8,89]。然而，它已被证明是一个独立的层次，可以作为带血管的组织瓣被单独分离[90]。尤其在接近颧弓和眶上缘时较为厚实。其在组织学上由多个层次组成，其中大部分的血管沿其浅表层和深层走行[33,91,92]。

颅骨膜既头颅的骨膜，其与骨缝紧密地连接，在颅骨上非常容易分离。它可以分离形成独立组织瓣用于各种用途，但需注意分离后会出现明显的回缩[93,94]。

5 条动脉供应头皮。正面是眶上动脉和滑车上动脉（来源颈内动脉的眼动脉分支），侧面是颞浅动脉背面是耳后动脉和枕动脉（后者 3 条动脉发自颈外动脉）。一般而言，这些血管沿帽状腱膜走行进入头皮周边，然后发出多个穿支到达更深的帽状腱膜下筋膜。接近顶点时，大部分血管变得更加表浅，并与对侧血管吻合。这就解释了为什么头皮皮瓣（由皮肤、帽状腱膜形成，具有完整真皮下血管丛）可以安全地跨越中线，而单纯的帽状腱膜瓣则不能[95]。

支配头皮前部的神经是由 5 个三叉神经分支：滑车上神经（supratrochlear nerve，STN）、眶上神经（supraorbital nerve，SON）、颧颞神经（zygomaticotemporal nerve，ZTN）及耳颞神经。头皮的后部（大致耳廓后面的水平）由颈椎神经的 4 个分支（C2 和 C3）支配：耳大神经、枕小神经、枕大神经和第三枕神经。

肌肉

一般情况下，额部和眉部的肌肉排列在 3 个层面：皮肤下平面由额肌、降眉间肌和眼轮匝肌形成；深平面由通过皱眉肌形成；中间的平面由降压眉肌构成（图 1.11）。

第1层
1. 降口角肌
2. 颧小肌
3. 眼轮匝肌

第2层
4. 降下唇肌
5. 笑肌
6. 颈阔肌
7. 颧大肌
8. 提上唇鼻翼肌

第3层
9. 口轮匝肌
10. 提上唇肌

第4层
11. 颏肌
12. 提口角肌
13. 颊肌

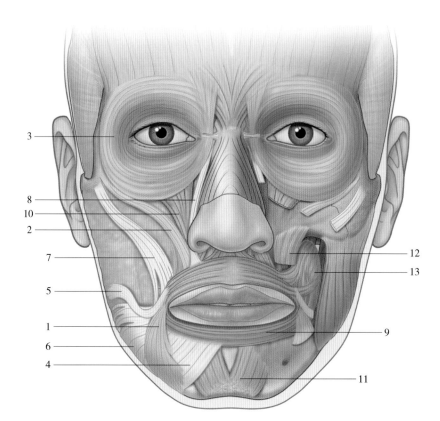

图 1.11　面部表情肌

额部、帽状腱膜脂肪垫和滑动平面

额肌起源帽状腱膜的和远端（下方）进入眉部皮肤，与降眉间肌，皱眉肌和眼轮匝肌交错。在鼻根的正上方，两侧额肌彼此邻接。在眶上缘水平以上（1.5~6cm 不等）的位置，肌肉在此发散，内侧边缘与帽状腱膜相延续[96]。该分离点位置在女性中更高，在注射肉毒毒素治疗额部皱纹时值得注意。

在眉水平的额肌深面为帽状腱膜脂肪垫，是一片在提眉过程中经常遇到的纤维脂肪组织带[97]。这种脂肪垫延伸到眶上缘以上 2~2.5cm，与皱眉肌密切相关。帽状腱膜脂肪垫与骨膜之间是滑动平面间隙，使得眉毛可以在颅骨上方移动。类似于面部的 SMAS，头皮上的帽状腱膜分开后覆盖额肌的深面和浅面。在眶上缘水平，筋膜覆盖额肌的深面并与骨膜相延续，将帽状腱膜脂肪垫和滑动间隙与下方的眼睑分隔开。这些黏附如果薄弱可导致眉下垂，尤其在眉外侧[98,99]。

皱眉肌

随着人们对提眉术、偏头痛手术和额部皱纹的治疗中对皱眉肌作用的深入认识，皱眉肌的解剖近来逐渐受到重视。该认知的复兴促成了多个关于皱眉肌解剖的研究，发现皱眉肌的范围实际上超过了之前的描述[100,101]。皱眉肌起源于眶上脊，并向上外倾斜进入眉部的皮肤。通常描述此肌肉的组成包括一个横头和一个斜头，Park 等发现该区分并不明确，他们认为皱眉肌由 3 个或 4 个平行的肌肉群组成，之间以疏松结缔组织分隔[100]。Janis 等同样发现，两头部在发出后不久即相互融合，无法分辨[102]。目前学界一致认为，皱眉肌肌纤维向外走行并混合在一起，同时越向外越表浅。在眶上神经的内侧，皱眉肌与额肌 / 眼轮匝肌解剖界限明确。当它向外行至表浅在止点附近与额肌融合。皱眉肌与眼轮匝紧密交错结合可以解释不同作者之间关于此区域解剖学描述的差异。术中，皱眉肌可以通过其斜行的纤维、较深的颜色和更深的位置来辨认，眼轮匝肌的位置相对更加表浅和靠下，颜色更淡，并具有环形方向的纤维。

皱眉肌的起点宽度约为 2.5cm，高度为 1cm，在中线旁几毫米开始几乎到达眶上神经的水平[100]。然后，肌肉向外上穿入眉部的皮肤，达到眉毛的外侧 1/3 附近。Janis 等发现，该肌肉向外侧延伸的最大距离为距中线 43mm,向内侧延伸的最大距离为距外侧眶缘内侧 7mm,而向上方延伸最高到鼻根水平头侧约 33mm。

皱眉肌由两侧面神经的额支(颞支)和颧支支配[72,76,102,103]。额神经分支从外侧入肌,因此,切除皱眉肌时需完整切除眶上神经外侧的肌肉以免残留保眉神经支配的肌肉。颧(或上颊)区的面神经 发出的神经分支沿在侧鼻向颅顶走行并发出分支依次支配鼻肌、降眉间肌和皱眉肌[72,103]。

降眉间肌

这块小巧的肌肉源自鼻骨和上外侧软骨,向上升插入到眉间皮肤,在眉毛内侧与额肌融合[104]。降眉间肌收缩产生印堂处的横向皱纹。

降眉肌

降眉肌位于眼轮匝肌和皱眉肌之间,尽管一些学者认为是前者或后者的一部分[99,105-107]。它起于上颌骨额突,额上颌缝下方 2~5mm,泪后嵴微微向后和向上的位置[105]。Daniel 和 Landon 将其形容为在更表浅的圆形眼轮匝肌和更深层面横向棕色的皱纹肌之间垂直走行[106]。它最后插入到眉内侧的真皮层中。

中面部肌群

从外侧向内侧,颧大肌、颧小肌和提上唇肌起自从上颌骨的前表面(图 1.11)。肌群的起点排列成弯曲线,向下凸出,内侧高于外侧。这些肌肉形成颧前间隙的底面,表面包被一层上端较为坚实的筋膜,约 2~3mm 厚。这层筋膜呈灰白色,粗分叶。提上唇肌的起源达到眶下缘而颧大肌起自颧骨体前方。该 3 块肌肉插入到上唇的实质内。

提上唇鼻翼肌起自上颌骨额突。它的纤维向外下侧插入到鼻下外侧软骨和上唇。

提口角肌起自上颌骨眶下孔的下方提上唇肌深面。它是少数几块面神经经肌肉表面入肌的面部肌肉之一。

降下唇肌和降口角肌与颈阔肌连续,收缩时向下方和外侧牵拉唇部。

颏肌是一块厚厚的小肌肉,是暴露下颌骨和颏部手术中的重要解剖结构。它起于下前牙根部的下颌骨的颏面,止于颏部。颏肌切开后的解剖复位对防止颏部的下垂至关重要。

咀嚼肌

咀嚼肌有四块:颞肌、咬肌、翼外肌和翼内肌,大部分位于颞区和颞下窝,在言语和咀嚼时控制下颌骨的运动。它们均是第一咽弓的衍生物,都由三叉神经的下颌分支支配。

颞肌

颞肌起自颞窝,黏附在颞深筋膜深面,经过颧弓深面插入到下颌骨的冠突和下颌骨升支前缘,几乎达到第三磨牙水平。它的血供来自源于上颌动脉的颞深前、后动脉,并通过肌肉深面供应肌肉[108]。它的次要血供来自颞中动脉,其源于颧弓附近的颞浅动脉和沿颞深筋膜行走。基于它的主要深部蒂,肌肉可沿颧弓方向旋转,形成皮瓣覆盖眼眶、上颊部和耳[109,110]。该肌还经常被用于面部年轻化治疗。

咬肌

咬肌为起自颧弓下缘和内表面,由两个头组成的强壮肌肉:一个表浅的头起自颧弓前 2/3,深头形成颧弓后 1/3。浅表头向下向后走行,而深头下垂直向下走行。然后,这两个头合并一起都插入在下颌骨的外表面和下表面。

翼内肌

翼内肌起自两个头:表浅的小头起自最后磨牙后面的上颌结节,深部大头起源于翼内侧表面。两个头向下和向后走行止于下颌角的内表面。在下颌骨骨折时翼内肌收缩导致下颌骨后部骨块的向上和向前移位。

翼外肌

翼外肌也有两个头,较小的上头部起自颞下表面和蝶骨大翼脊,而较大的下头部起自翼板的外侧表面。该纤维向后行走插入到下颌骨颈部的前表面和颞下颌关节关节囊。一些纤维穿过关节囊黏附到关节内的关节盘上。在髁状突折中,翼外肌收缩导致下颌骨髁状突的移位,而在 Le Fort 骨折中,肌肉向下向后牵拉上颌骨骨块,导致磨牙早接触和开𬌗。

咀嚼肌运动

咀嚼肌群控制下颌骨大部分的运动。下颌骨的上升由颞肌和咬肌完成,而翼状肌牵拉下颌骨,并使其向对侧移动。

翼咬肌悬带

咬肌和翼内肌分别插入下颌角附近下颌骨下缘外侧和内侧的表面。这些插入处由翼咬肌悬带相联系,翼咬肌悬带是一个相互连接的纤维带,位于下颌骨边缘周围连接两个肌肉止点[111]。该悬带的破坏会导致咬肌向上回缩而不美观,尤其在咬合时最明显[112]。

颞肌与咬肌的美学意义

无论是咬肌还是颞肌的萎缩、肥大或移位可导致外形不佳。咬肌肥大增加了下颌角间角度,虽然大多数情况下咬肌良性肥大（benign masseteric hypertrophy, BMH）实际上是由下颌升支的横向位置而非肌肉肥大造成的。更常见的是颞肌的畸形，通常医源性原因是在缝合冠状切口前不当悬吊颞肌起点，导致肌肉向下方收缩。这就导致了颧骨上方一个明显的隆起和肌肉起点附近的凹陷。咬肌或颞肌的萎缩或移位的修复常常需要使用假体，因为肌肉本身通常不能被拉伸到其原始长度。

感觉神经支配

感觉神经的解剖和它们与周围肌肉之间的关系由于其在偏头痛的病因作用中得到重视[113, 114]。感觉神经的解剖结构知识在避免医源性损伤和局部麻醉阻滞中也具有重要意义[115, 116]。总体而言，面部感觉由三叉神经的三个分支支配（每一分支又分成三个小分支），而头皮额外获得颈椎脊髓浅表神经的支配（见图1.12、图1.9）。

三叉神经的前支分为眶上神经、滑车上神经和滑车下神经，提供上睑、额部与大部分头皮的感觉支配支配（图1.13A、图1.12）。眶上神经和滑车上神经可触发额叶偏头痛，并在额部及眉部年轻化手术时可能受到损伤[114]。此外，阻滞眶上神经能有效麻醉大部头皮区域。

眶上神经在位于角膜内侧缘垂直水平的眶上孔出眶[117]。眶上孔的在不同个体有显著变异[114, 117-123]，可以是一个凹口、一个孔或一条沟。该出口点离中线大约25~30mm。通常它在眶缘上方几毫米的位置，但也可以达到19mm以上[118-121]。眶上神经进一步分为浅（内侧）支和深（外侧）支。浅表分支经过额肌表面支配额头的皮肤[114]。较大的

深支在帽状腱膜和骨膜之间从外侧上升，更容易出现医源性的损伤[122, 123]。它通过颞骨缝内侧1cm和支配额顶的头皮感觉。额部皮瓣分离在骨膜下平面相对于帽状腱膜下平面更加安全，后者存在眶上神经深支损伤的风险[124]。

滑车上神经由眶内侧缘滑车上方距中线约1cm处穿出，通常由多个分支组成，支配额部中央。滑车下神经是一支较小的神经，它支配眼睑内侧和一小部分上鼻部内侧的感觉。

上颌支分为三个分支支配头部的感觉：颧颞神经，颧面神经，以及眶下神经（见图1.13B、图1.12）。颧颞神经穿过颞肌、外眦外侧17mm头侧7mm穿出颞深筋膜，支配的颞区额部的感觉[125]。它也被认为与颞部偏头痛有关。颧面神经从颧骨颧面孔出眶，支配颧骨下方脸颊皮肤的感觉。眶下神经是上颌神经的直接延续，在眶下缘以下1cm与眶上神经和颏神经同一垂直平面（大致沿瞳孔中线）的眶下孔进入面颊[121]。它支配脸颊和下眼睑皮肤的感觉。

下颌支也分出了3个分支支配面部感觉：耳颞神经、颊神经和颏神经（见图1.13C、图1.12）。在暴露下颌骨时存在颏神经损伤的风险。颏神经是下牙槽神经的延续，下颌第一前磨牙（在儿童为第一恒磨牙）下方的颏孔穿出下颌骨。穿出后即分成2~3个分支支配下唇和下巴的感觉。

耳颞神经绕过下颌骨颈部及颧弓的后根上升，发出一分支支配颞下颌关节感觉。耳颞神经如其名，支配耳廓（和外耳道和鼓膜）和颞区的皮肤感觉。它还带有副交感神经节后纤维到腮腺，由此可解释其在Frey综合征（味觉出汗综合征）的发病机制。耳颞神经阻滞最佳位置是耳轮脚前方10~15mm[118]。

颊神经走行在颊肌深表面。它穿入颊肌前发出分支支配颊部的皮肤感觉，穿过颊肌后支配颊黏膜感觉。

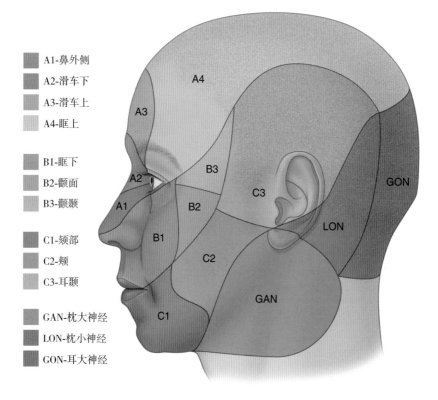

A1-鼻外侧
A2-滑车下
A3-滑车上
A4-眶上

B1-眶下
B2-颧面
B3-颧颞

C1-颏部
C2-颊
C3-耳颞

GAN-枕大神经
LON-枕小神经
GON-耳大神经

图1.12 面部感觉分布

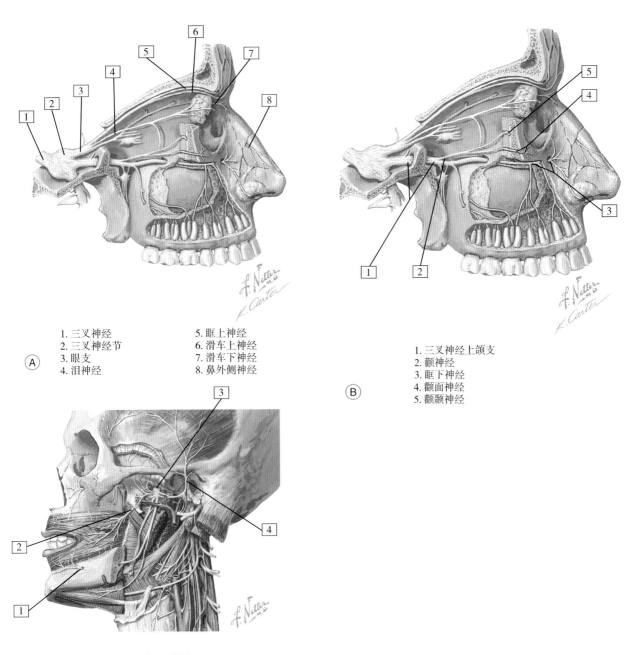

1. 三叉神经　　5. 眶上神经
2. 三叉神经节　6. 滑车上神经
3. 眼支　　　　7. 滑车下神经
4. 泪神经　　　8. 鼻外侧神经

Ⓐ

1. 三叉神经上颌支
2. 颧神经
3. 眶下神经
4. 颧面神经
5. 颧颞神经

Ⓑ

Ⓒ　1. 颊神经　　　3. 三叉神经下颌支
　　2. 颏神经　　　4. 耳颞神经

图 1.13　（A~C）面部感觉神经

　　在所有的颈部皮神经中,耳大神经对于整形外科医生而言最为重要[126]。它支配耳外下 2/3、颊后部和下部、乳突区的皮肤感觉。它在胸锁乳突肌后缘中点周围出现,然后朝着下颌角斜向上走行。然而,沿着肌腹中点,它缓缓弯曲,改变其对耳垂方向。它通过胸锁乳突筋膜的浅表或深面[127],通常在胸锁乳突肌肌腹中线点、外耳道尾端 6.5cm 处出现[126]。

耳解剖

　　每只耳外观都是独一无二的。其形状与轮廓由一个由很薄的皮肤和软组织覆盖的软骨框架决定。一般情况下,外耳由 3 部分组成:耳轮 - 对耳轮复合体、耳甲复合体和耳垂。每个复合物都有自身复杂的结构,形成特定的体表标志[128]。

　　耳的这 3 个部分与胚胎发育的过程密切相关。耳源于第一和第二鳃弓,与下颌和舌骨同源。这些鳃弓在妊娠的第 3 和第 6 周之间继续发育成小丘。位于前方的第一鳃弓形态分为 3 个小丘:耳轮脚、耳屏和上耳轮。位于后方的第二鳃弓产生了其他 3 个小丘:对耳轮、对耳屏和耳垂。它们在第 4 个月完全形成组织结构,沿外耳道口的周围不断生长,28 周时形成外耳道。中耳源于第一咽弓,在第 4 周形成砧骨和锤骨。镫骨源于第二咽弓[128,129]。

　　软组织覆盖框架包括耳部退化的固有肌肉,如耳轮大、小肌,耳屏肌和对耳屏肌,以及横肌和斜肌。覆盖耳的外在肌肉主要是耳肌(耳前肌,耳上肌,和耳后肌)。所有这些结构由从颞浅和耳后动脉分出的树枝状血管供应。耳朵的前表面大部分和耳轮边缘由耳后动脉的穿支供应。颞浅动脉的分支仅供应耳轮上部、三角窝和耳舟脉络。这些脉管相互吻合,单独保留任一系统都可以保障耳的血供[128-130]。

耳的感觉神经包括脑神经和颅外神经分支。耳后和耳垂由耳大神经(C2,C3)和枕小神经(C2)支配。前耳和耳屏是由三叉神经(V3的耳颞支)支配。下耳和耳前区的部分由耳大神经支(C2,3)支配。耳的上部分和乳突区是由枕小神经(C2)支配。

眼睑解剖

学界目前对“理想”的眼睑美学标准尚无共识,多个因素(如年龄、种族和周边骨骼结构)均会导致正常眼睑的标准存在广泛差异。一般情况下,睑裂水平向长29~32mm,垂直向宽9~12mm,外眦比内眦高1~2mm。上眼睑通常覆盖虹膜上部1~2mm(大概在瞳孔边缘和角膜之间的中点),而下

眼睑大致在角膜下缘水平。上眼睑最高点在瞳孔的中心垂直水平的鼻侧。在眶周手术后,需要确保眼睑位置正常,尤其是当眦腱被打断后。

眼睑可以分成皮肤和眼轮匝肌组成的前层,和睑板和结膜形成的后层(图1.14)。

眼睑的皮肤是人体皮肤中最薄的,主要是由于其真皮层薄,并且相对更有弹性。当皮肤跨越眼眶边缘,突然变厚。眼睑切口愈合时,通常迅速愈合形成不明显的瘢痕。

眼轮匝肌位于皮肤的深面,两者之间仅有极薄皮下脂肪层,并分为睑板前,眶膈前(都在眼睑内)和眶部(眼睑周围)。睑板前肌的两个头起源于内侧,围绕泪囊和附着到前后泪嵴。深头也被称为Horner肌,也附着于在泪囊筋膜上。这种特别的结构有利于泪液泵出[131]。眶膈前眼轮匝肌起于内眦韧带,止于眶缘外侧的颧骨。眼轮匝肌的眶部起自于内眦韧带和邻近的上颌骨和额骨,并入眶膈前部一同进入睑裂外侧(见下文)。

睑板为眼皮提供支撑和刚性,由胶原蛋白、聚合素软骨素组成。上睑板宽10~12mm,下睑板宽4~5mm[132]。睑板的边缘被牢固地连接在眼睑边缘,而对缘边凸起使睑板成半月形。睑板腺嵌入睑板内,它们的管道开口位于睫毛后的睑

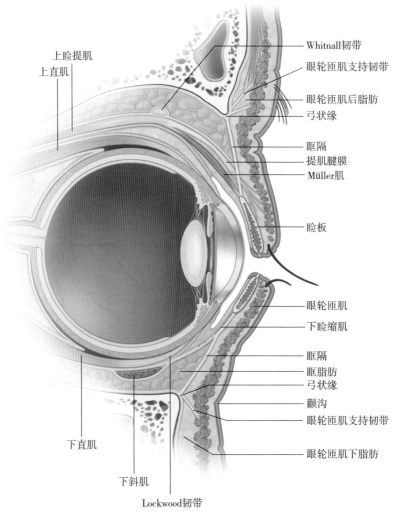

图1.14　眼睑矢状面

缘。腺管开口和睫毛之间是"灰线"，这可以被看作一个微小的灰色线或槽。这条线对应于眼轮匝肌延伸的末端被称为 Riolan 肌肉[133]。灰线是一个重要的标志，即眼睑前层和后层之间的平面。

眶隔从睑板边缘延伸到眶缘，除下方以外黏附到眶边缘，向眶下缘前表面延伸 1~2mm，与眼轮匝保持韧带共享一个共同的起源（见上文）。隔膜的深面是眶脂肪和上眼睑、下眼睑的牵缩肌。

提上睑肌对上眼睑提升至关重要；该肌肉损伤或弱化都可导致上睑下垂。提上睑肌起自眶的后部，其肌纤维通过上直肌上方向前穿行。然后，他们变成纤维状提肌腱膜，弯曲向下方到上眼睑。这个过渡通过 Whitnall 韧带的包围完成。Whitnall 韧带向内侧和外侧发出侧角向外黏附到颧骨，向内黏附到内眦韧带和泪后嵴。这些黏附在眼球运动时保持眼睑位置。提上睑肌腱膜进入睑板前表面，发送纤维黏附到眶隔及眼轮匝肌皮肤形成重睑皱褶。提上睑肌的深部是 Müller 肌，它受交感神经支配[134]。在甲亢，过敏的 Müller 肌导致上睑退缩和假性突眼。另一方面，在霍纳综合征这种肌肉功能的损失导致眼睑下垂。Müller 肌也发出肌纤维包围泪腺向外延伸和有促进泪液排泄的作用[135]。

眼睑囊筋膜有助于下睑回缩和协助眼球的运动。它起自下直肌的延伸，终于下睑板的下缘和附近的眶隔[136]。

内侧和外侧眦韧带在支持和塑造眼睑形状有重要的作用。关于外眦韧带的解剖和成分存在大量不同的描述[23,137-141]。大体解剖和组织学研究表明，外眦韧带由浅层的腱性结构和深层的韧带组成[23,141]。睑板的外侧在外眦韧带浅层和深层黏着眼眶边缘。相对强壮的深部黏附在位于眶外侧壁深面眶缘后方 3mm 的 Whitnall 结节[138,141,142]。浅部腱性结构由眼轮匝肌腱部（Riolan 肌）、睑板前眼轮匝肌和眶隔延续而成，附着到外侧眶缘的前表面，与相邻的颞筋膜和眶外侧增厚区相延续[138,141]。眼轮匝肌位于睑板和韧带的表面，沿眼睑弧形走向和相互交织在一起，形成眶外侧缝，位于外眦韧带浅部的浅层[139]。内眦韧带起源于睑板内侧缘的前部和后部，同样形成前后支，附着在泪嵴的前后肢上。

鼻部解剖

鼻部的解剖位置优越，位于面中央的三维投影形成错综复杂的解剖。鼻的解剖可分为 3 个部分：外层皮肤和软组织包被，骨和软骨的框架，以及内衬。前两部分错综复杂的关系构成鼻的外形轮廓，从而形成独特的鼻外观[143-145]。

覆盖鼻的皮肤和软组织的厚度、质地和组分因人而异。鼻部头侧 2/3 相对较薄，特别是在骨与软骨结合（鼻缝点）。鼻的第三部分覆盖有较厚的皮肤和皮下组织，与不同程度的皮脂腺分布，形成鼻尖的形态[146]。神经和血管定植在皮下组织。鼻肌位于皮下组织之下，部分覆盖骨和软骨。

鼻的框架由鼻骨和软骨构成。它们确定各种鼻的构造和形状。自上而下，首先由成对的鼻骨桥接上颌骨的额突和

额骨。鼻骨的下部与上外侧软骨的上部分之间重叠的区域，被称为键石区。该框架的最尾部由一个形状独特的下外侧（鼻翼）软骨支持。该软骨的内下侧部分被称为内侧脚。内侧脚向上延伸变为居中或中间小脚，并继续向外弯曲成为外侧脚。该中间和外侧脚之间的接合被称为穹窿，也是鼻部折角最大的结构，在形成鼻尖点有重要的作用。除此之外还存在副软骨，其穿入连接外侧脚和梨状孔的腱膜中[147-149]。

鼻内衬大多覆盖薄黏膜，形成气道。薄薄的黏膜层的破坏或重建不当可引起气道狭窄。

鼻部表面的解剖包括皮肤和软组织包膜与框架下的组织结构解剖。鼻最头侧部被称为鼻根。沿中线以一个倾斜向下部分持续到尾部，被称为鼻背。鼻尖有几个具有标志的解剖结构。鼻尖上方的区域被称为鼻尖上端区域或鼻尖上凹。这是下外侧软骨的表面上方的穹窿（外膝）的标志。每个下侧软骨的穹窿标志了鼻尖点，该点尾侧区域构成尖鼻尖下小叶和鼻小柱。鼻部外侧弯曲部被称为鼻翼小叶，形成开放的鼻孔。这些表面结构形成鼻的亚单位，用于描述光线下形成明显边界的解剖标志：鼻背、侧壁、鼻槛、鼻尖、软组织三角和小叶[150]。

鼻部由双重血管供血。上端由眼动脉分支、筛前动脉、鼻背动脉和鼻外动脉供应鼻的近端部分。鼻的下部和鼻尖主要是由面动脉分支供应，其中包括上唇支和角支[145]。

参考文献

1. Owsley JQ, Agarwal CA. Safely navigating around the facial nerve in three dimensions. *Clin Plast Surg.* 2008;35:469–477.
2. Baker DC, Conley J. Avoiding facial nerve injuries in rhytidectomy: Anatomical variations and pitfalls. *Plast Reconstr Surg.* 1979;64:781–795.
3. Jamieson G, Morgan RG. Head and neck incisions. In: Jamieson G, ed. *The Anatomy of General Surgical Operations.* London: Elsevier; 2006.
4. Dumont T, Simon E, Stricker M, et al. Facial fat: descriptive and functional anatomy, from a review of literature and dissections of 10 split-faces. *Ann Chir Plast Esthet.* 2007;52:51–61.
5. Stuzin JM, Baker TJ, Gordon HL. The relationship of the superficial and deep facial fascias: relevance to rhytidectomy and aging. *Plast Reconstr Surg.* 1992;89:441. *The authors performed cadaveric dissections and made intraoperative observations to clarify the relationships between the muscles of facial expression, the facial nerve, and fascial planes. It is confirmed that the facial nerve branches in the cheek lay deep to the deep facial fascia.*
6. Gosain AK, Yousif NJ, Madiedo G, et al. Surgical anatomy of the SMAS: a reinvestigation. *Plast Reconstr Surg.* 1993;92:1254–1263.
7. Stuzin JM, Wagstrom L, Kawamoto HK, et al. Anatomy of the frontal branch of the facial nerve: the significance of the temporal fat pad. *Plast Reconstr Surg.* 1989;83:265.
8. Abul-Hussan HS, von Drasek Ascher G, Acland RD. Surgical anatomy and blood supply of the fascial layers of the temporal region. *Plast Reconstr Surg.* 1986;77:17–28.
9. Furnas DW. Landmarks for the trunk and the temporofacial division of the facial nerve. *Br J Surg.* 1965;52:694–696.
10. Tolhurst DE, Carstens MH, Greco RJ, et al. The surgical anatomy of the scalp. *Plast Reconstr Surg.* 1991;87:603–612.
11. Trussler AP, Stephan P, Hatef D, et al. The frontal branch of the facial nerve across the zygomatic arch: anatomical relevance of the high-SMAS technique. *Plast Reconstr Surg.* 2010;125:1221–1229.
12. Beheiry EE, Abdel-Hamid FA. An anatomical study of the temporal fascia and related temporal pads of fat. *Plast Reconstr Surg.* 2007;119:136–144.
13. Agarwal CA, Mendenhall SD 3rd, Foreman KB, et al. The course of the frontal branch of the facial nerve in relation to fascial planes: an anatomic study. *Plast Reconstr Surg.* 2010;125:532–537.
14. Accioli de Vasconcellos JJ, Britto JA, Henin D, et al. The fascial

planes of the temple and face: an en bloc anatomical study and a plea for consistency. *Br J Plast Surg.* 2003;56:623–629.

15. Ishikawa Y. An anatomical study on the distribution of the temporal branch of the facial nerve. *J Craniomaxillofac Surg.* 1990;18:287–292.

16. Gosain AK, Sewall SR, Yousif NJ. The temporal branch of the facial nerve: how reliably can we predict its path? *Plast Reconstr Surg.* 1997;99:1224–1236.

17. Jennings C. Surgical anatomy of the neck. In: Gleeson M, Browning G, Burton M, et al., eds. *Otorhinolaryngology, Head and Neck Surgery.* 7th ed. London: Hodder Arnold; 2008.

18. Medina J. Neck dissection. In: Newlands S, Calhoin K, Curtin H, et al., eds. *Head and Neck Surgery.* 4th ed. Philadelphia: Lippincott Williams and Wilkinson; 2006.

19. Neale HW, Kurtzman LC, Goh KB, et al. Tissue expanders in the lower face and anterior neck in pediatric burn patients: limitations and pitfalls. *Plast Reconstr Surg.* 1993;91:624–631.

20. MacLennan SE, Corcoran JF, Neale HW. Tissue expansion in head and neck burn reconstruction. *Clin Plast Surg.* 2000;27:121–132.

21. Moss CJ, Mendelson BC, Taylor GI. Surgical anatomy of the ligamentous attachments in the temple and periorbital regions. *Plast Reconstr Surg.* 2000;105:1475–1490. *The authors report consistent deep attachments of the superficial fascia in the temporal and periorbital regions. The clinical relevance of predictable relationships between neurovascular structures and this connective tissue framework is discussed.*

22. O'Brien JX, Ashton MW, Rozen WM, et al. New perspectives on the surgical anatomy and nomenclature of the temporal region: literature review and dissection study. *Plast Reconstr Surg.* 2013;131:510–522.

23. Muzaffar AR, Mendelson BC, Adams WP Jr. Surgical anatomy of the ligamentous attachments of the lower lid and lateral canthus. *Plast Reconstr Surg.* 2002;110:873–884.

24. Ghavami A, Pessa JE, Janis J, et al. The orbicularis retaining ligament of the medial orbit: closing the circle. *Plast Reconstr Surg.* 2008;121:994–1001.

25. Neder A. Use of buccal fat pad of grafts. *Oral Surg Oral Med Oral Pathol.* 1983;55:349.

26. Furnas DW. The retaining ligaments of the cheek. *Plast Reconstr Surg.* 1989;83:11.

27. Owsley JQ. Superficial musculoaponeurotic system platysma face lift. In: Dudley H, Carter D, Russell RC, eds. *Operative Surgery.* London: Butterworth; 1986.

28. Furnas DW. Strategies for nasolabial levitation. *Clin Plast Surg.* 1995;22:265.

29. Ozdemir R, Kilinç H, Unlü RE, et al. Anatomicohistologic study of the retaining ligaments of the face and use in face lift: retaining ligament correction and SMAS plication. *Plast Reconstr Surg.* 2002;110:1134–1147.

30. Alghoul M, Bitik O, McBride J, Zins JE. Relationship of the zygomatic facial nerve to the retaining ligaments of the face: the Sub-SMAS danger zone. *Plast Reconstr Surg.* 2013;131:245e–252e.

31. Mendelson BC. SMAS fixation to the facial skeleton: rationale and results. *Plast Reconstr Surg.* 1997;100:1834.

32. Reece EM, Pessa JE, Rohrich RJ. The mandibular septum: anatomical observations of the jowls in aging-implications for facial rejuvenation. *Plast Reconstr Surg.* 2008;121:1414–1420.

33. Gamboa GM, de La Torre JI, Vasconez LO. Surgical anatomy of the midface as applied to facial rejuvenation. *Ann Plast Surg.* 2004;52:240–245.

34. Mendelson BC, Muzaffar AR, Adams WP Jr. Surgical anatomy of the midcheek and malar mounds. *Plast Reconstr Surg.* 2002;110:885–896.

35. Rohrich RJ, Pessa JE. The subcutaneous fat compartments of the face: anatomy and clinical implications for cosmetic surgery. *Plast Reconstr Surg.* 2007;119:2219.

36. Furnas DW. The retaining ligaments of the cheek. *Plast Reconstr Surg.* 1989;83:11–16.

37. Stuzin JM, Baker TJ, Gordon HL. The relationship of the superficial and deep facial fascias: relevance to rhytidectomy and aging. *Plast Reconstr Surg.* 1992;89:441–449.

38. Rohrich RJ, Pessa JE. The retaining system of the face: histological evaluation of the septal boundaries of the subcutaneous fat compartments: anatomy and clinical implications for cosmetic surgery. *Plast Reconstr Surg.* 2008;121:1804–1809.

39. Owsley JQ. Elevation of the malar fat pad superficial to the orbicularis oculi muscle for correction of prominent nasolabial folds. *Clin Plast Surg.* 1995;22:279–293.

40. Dean A, Alamillos F, Garcia-Lopez A, et al. The buccal fat pad flap in oral reconstruction. *Head Neck.* 2001;23:383–388.

41. Jackson IT. Anatomy of the buccal fat pad and its clinical significance – cosmetic follow-up. *Plast Reconstr Surg.* 1999;103:2059–2060.

42. Yousif NJ, Gosain A, Sanger JR, et al. The nasolabial fold: a photogrammetric analysis. *Plast Reconstr Surg.* 1994;93:70–77.

43. Baumann A, Ewers R. Application of the buccal fat pad in oral reconstruction. *J Oral Maxillofac Surg.* 2000;58:389–393.

44. Marano PD, Smart EA, Kolodny SC. Traumatic herniation of buccal fat pad into maxillary sinus: report of case. *J Oral Surg.* 1970;28:531–532.

45. Zipfel TE, Street DF, Gibson WS, et al. Traumatic herniation of the buccal fat pad: a report of two cases and a review of the literature. *Int J Pediatr Otorhinolaryngol.* 1996;38:175–179.

46. Loukas M, Kapos T, Louis RG Jr, et al. Gross anatomical, CT and MRI analyses of the buccal fat pad with special emphasis on volumetric variations. *Surg Radiol Anat.* 2006;28:254–260.

47. Stuzin JM, Wagstrom L, Kawamoto HK, et al. The anatomy and clinical applications of the buccal fat pad. *Plast Reconstr Surg.* 1990;85:29–37. *The clinical importance of the buccal fat pad is discussed. Anatomical dissection and clinical experience inform recommendations for surgical modification of the structure to maximize aesthetic outcomes.*

48. Owsley JQ. SMAS-platysma face lift. *Plast Reconstr Surg.* 1983;71:573–576.

49. Owsley JQ. SMAS-platysma face lift: a bidirectional cervicofacial rhytidectomy. *Clin Plast Surg.* 1983;10:429–440.

50. Dingman RO, Grabb WC. Surgical anatomy of the mandibular ramus of the facial nerve based on the dissection of 100 facial halves. *Plast Reconstr Surg Transplant Bull.* 1962;29:266–272.

51. Zani R, Fadul R Jr, Da Rocha MA, et al. Facial nerve in rhytidoplasty: anatomic study of its trajectory in the overlying skin and the most common sites of injury. *Ann Plast Surg.* 2003;51:236–242.

52. Seckel BR. *Facial Danger Zones: Avoiding Nerve Injury in Facial Plastic Surgery.* St. Louis: Quality Medical; 1994.

53. Myckatyn TM, MacKinnon SE. A review of facial nerve anatomy. *Semin Plast Surg.* 2004;18:5–12.

54. Wilhemi BJ, Mowlavi A, Neumeister MW. The safe face lift with bony anatomic landmarks to elevate the SMAS. *Plast Reconstr Surg.* 2003;111:1723–1726.

55. Campero A, Socolovsky M, Martins C, et al. Facial-zygomatic triangle: a relationship between the extracranial portion of facial nerve and the zygomatic arch. *Acta Neurochir (Wien).* 2008;150:273–278.

56. Pitanguy I, Ramos AS. The frontal branch of the facial nerve: the importance of its variations in face lifting. *Plast Reconstr Surg.* 1966;38:352–356.

57. Ramirez OM. Endoscopic subperiosteal browlift and facelift. *Clin Plast Surg.* 1995;22:639–660.

58. Hwang K, Kim DJ. Attachment of the deep temporal fascia to the zygomatic arch: an anatomic study. *J Craniofac Surg.* 1999;10:342–345.

59. Ramirez OM, Maillard GM, Musolas A. The extended subperiosteal face lift: a definitive soft-tissue remodeling for facial rejuvenation. *Plast Reconstr Surg.* 1991;88:227–236.

60. Connell BF, Semlacher RA. Contemporary deep layer facial rejuvenation. *Plast Reconstr Surg.* 1997;100:1513–1523.

61. Alpert B, Nahai F. *Protecting the facial nerve frontal branch in the "High SMAS" face lift operation.* Presented at the American Society for Aesthetic Plastic Surgery Meeting, Vancouver, April, 2004.

62. Heinrichs HL, Kaidi AA. Subperiosteal face lift: a 200-case, 4-year review. *Plast Reconstr Surg.* 1998;102:843–855.

63. Byrd HS, Andochick SE. The deep temporal lift: a multiplanar, lateral brow, temporal, and upper face lift. *Plast Reconstr Surg.* 1996;97:928–937.

64. Barton FE Jr, Hunt J. The high-superficial musculoaponeurotic system technique in facial rejuvenation: an update. *Plast Reconstr Surg.* 2003;112:1910–1917.

65. Ichimura K, Nibu K, Tanaka T. Nerve paralysis after surgery in the submandibular triangle: review of University of Tokyo Hospital experience. *Head Neck.* 1997;19:48–53.

66. Ziarah HA, Atkinson ME. The surgical anatomy of the mandibular distribution of the facial nerve. *Br J Oral Surg.* 1981;19:159–170.

67. Nelson DW, Gingrass RP. Anatomy of the mandibular branches of the facial nerve. *Plast Reconstr Surg.* 1979;64:479–482.

68. Katz AD, Catalano P. The clinical significance of the various anastomotic branches of the facial nerve: Report of 100 patients. *Arch Otolaryngol Head Neck Surg.* 1987;113:959–962.

69. Kim DI, Nam SH, Nam YS, et al. The marginal mandibular branch of the facial nerve in Koreans. *Clin Anat.* 2009;22:207–214.

70. Basar R, Sargon MF, Tekdemir Y, et al. The marginal mandibular branch of the facial nerve. *Surg Radiol Anat.* 1997;19:311–314.

71. Freilinger G, Gruber H, Happak W, et al. Surgical anatomy of the mimic muscle system and the facial nerve: importance for reconstructive and aesthetic surgery. *Plast Reconstr Surg.* 1987;80:686–690.

72. Tzafetta K, Terzis JK. Essays on the facial nerve: Part I. Microanatomy. *Plast Reconstr Surg.* 2010;125:879–889.

73. Rodel R, Lang J. Studies of the course of the marginal branch of the facial mandibular nerve. *Laryngorhinootologie.* 1996;75:368–371. [in German].

74. Davis RA, Anson BJ, Budinger JM, et al. Surgical anatomy of the facial nerve and parotid gland based upon a study of 350 cervicofacial halves. *Surg Gynecol Obstet.* 1956;102:385–412.

75. Savary V, Robert R, Rogez JM, et al. The mandibular marginal ramus of the facial nerve: an anatomic and clinical study. *Surg Radiol Anat.* 1997;19:69–72.

76. Knize DM. Transpalpebral approach to the corrugator supercilii and procerus muscles. *Plast Reconstr Surg.* 1995;95:52–62.

77. Conley J, Baker DC, Selfe RW. Paralysis of the mandibular branch of the facial nerve. *Plast Reconstr Surg.* 1982;70:569–577.

78. Moffat DA, Ramsden RT. The deformity produced by a palsy of the marginal mandibular branch of the facial nerve. *J Laryngol Otol.* 1977;91:401–406.

79. Tulley P, Webb A, Chana JS, et al. Paralysis of the marginal mandibular branch of the facial nerve: treatment options. *Br J Plast Surg.* 2000;53:378–385.

80. Potgieter W, Meiring JH, Boon JM, et al. Mandibular landmarks as an aid in minimizing injury to the marginal mandibular branch: a metric and geometric anatomical study. *Clin Anat.* 2005;18: 171–178.

81. Woltman M, Fauri R, Sgrott EA. Anatomical study of the marginal mandibular branch of the facial nerve for submandibular surgical approach. *Braz Dent J.* 2006;17:71–74.

82. Daane SP, Owsley JQ. Incidence of cervical branch injury with "marginal mandibular nerve pseudo-paralysis" in patients undergoing face lift. *Plast Reconstr Surg.* 2003;111:2414–2418.

83. Ellenbogen R. Pseudo-paralysis of the mandibular branch of the facial nerve after platysmal face-lift operation. *Plast Reconstr Surg.* 1979;63:364–368. *The clinical importance of injury to the cervical branch of the facial nerve is addressed. In platysmal facelifts, diminished modiolus retrusion may be secondary to an injury to the cervical, rather than the marginal mandibular, branch of the facial nerve.*

84. Salinas NL, Jackson O, Dunham B, et al. Anatomical dissection and modified Sihler stain of the lower branches of the facial nerve. *Plast Reconstr Surg.* 2009;124:1905–1915.

85. Domet MA, Connor NP, Heisey DM, et al. Anastomoses between the cervical branch of the facial nerve and the transverse cervical cutaneous nerve. *Am J Otolaryngol.* 2005;26:168–171.

86. Hwang K, Han JY, Battuvshin D, et al. Communication of infraorbital nerve and facial nerve: anatomic and histologic study. *J Craniofac Surg.* 2004;15:88–91.

87. McCord S, Codner M, Nahai F, et al. Analysis of the nerve branches to the orbicularis oculi muscle of the lower eyelid in fresh cadavers. *Plast Reconstr Surg.* 2006;118:556–557.

88. Odobescu A, Williams HB, Gilardino MS. Description of a communication between the facial and zygomaticotemporal nerves. *J Plast Reconstr Aesthet Surg.* 2012;65:1188–1192.

89. Upton J, Rogers C, Durham-Smith G, et al. Clinical applications of free temporoparietal flaps in hand reconstruction. *J Hand Surg Am.* 1986;11:475–483.

90. Carstens MH, Greco RJ, Hurwitz DJ, et al. Clinical applications of the subgaleal fascia. *Plast Reconstr Surg.* 1991;87:615–626.

91. Chayen D, Nathan H. Anatomical observations on the subgaleotic fascia of the scalp. *Acta Anat (Basel).* 1974;87:427–432.

92. Tremolada C, Candiani P, Signorini M, et al. The surgical anatomy of the subcutaneous fascial system of the scalp. *Ann Plast Surg.* 1994;32:8–14.

93. Fonseca JL. Use of pericranial flap in scalp wounds with exposed bone. *Plast Reconstr Surg.* 1983;72:786–790.

94. Wolfe SA. The utility of pericranial flaps. *Ann Plast Surg.* 1978;1:147–153.

95. Har-Shai Y, Fukuta K, Collares MV, et al. The vascular anatomy of the galeal flap in the interparietal and midline regions. *Plast Reconstr Surg.* 1992;89:64–69.

96. Spiegel JH, Goerig RC, Lufler RS, et al. Frontalis midline dehiscence: an anatomical study and discussion of clinical relevance. *J Plast Reconstr Aesthet Surg.* 2009;62:950–954.

97. Knize DM. The importance of the retaining ligamentous attachments of the forehead for selective eyebrow reshaping and forehead rejuvenation. *Plast Reconstr Surg.* 2007;119:1119–1120.

98. Lemke BN, Stasior OG. The anatomy of eyebrow ptosis. *Arch Ophthalmol.* 1982;100:981–986.

99. Knize DM. An anatomically based study of the mechanism of eyebrow ptosis. *Plast Reconstr Surg.* 1996;97:1321–1333.

100. Park JI, Hoagland TM, Park MS. Anatomy of the corrugator supercilii muscle. *Arch Facial Plast Surg.* 2003;5:412–415.

101. Janis JE, Ghavami A, Lemmon JA, et al. Anatomy of the corrugator supercilii muscle: part I. Corrugator topography. *Plast Reconstr Surg.* 2007;120:1647–1653.

102. Ellis DA, Bakala CD. Anatomy of the motor innervation of the corrugator supercilii muscle: clinical significance and development of a new surgical technique for frowning. *J Otolaryngol.* 1998;27:222–227.

103. Caminer DM, Newman MI, Boyd JB. Angular nerve: new insights on innervation of the corrugator supercilii and procerus muscles. *J Plast Reconstr Aesthet Surg.* 2006;59:366–372.

104. Macdonald MR, Spiegel JH, Raven RB, et al. An anatomical approach to glabellar rhytids. *Arch Otolaryngol Head Neck Surg.* 1998;124:1315–1320.

105. Cook BE Jr, Lucarelli MJ, Lemke BN. Depressor supercilii muscle: anatomy, histology, and cosmetic implications. *Ophthal Plast Reconstr Surg.* 2001;17:404–411.

106. Daniel RK, Landon B. Endoscopic forehead lift: anatomic basis. *Aesthet Surg J.* 1997;17:97–104. *Forehead anatomy as it relates to endoscopic rejuvenation is discussed.*

107. Abramo AC. Anatomy of the forehead muscles: the basis for the videoendoscopic approach in forehead rhytidoplasty. *Plast Reconstr Surg.* 1995;95:1170–1177.

108. Cheung LK. The blood supply of the human temporalis muscle: a vascular corrosion cast study. *J Anat.* 1996;189:431–438.

109. Cordeiro PG, Wolfe SA. The temporalis muscle flap revisited on its centennial: advantages, newer uses, and disadvantages. *Plast Reconstr Surg.* 1996;98:980–987.

110. Birt BD, Antonyshyn O, Gruss JS. The temporalis muscle flap for head and neck reconstruction. *J Otolaryngol.* 1987;16: 179–184.

111. Bastidas N, Zide BM. The treachery of mandibular angle augmentation. *Ann Plast Surg.* 2010;64:4–6.

112. Thomas MA, Yaremchuk MJ. Masseter muscle reattachment after mandibular angle surgery. *Aesthet Surg J.* 2009;29:473–476.

113. Mosser SW, Guyuron B, Janis JE, et al. The anatomy of the greater occipital nerve: implications for the etiology of migraine headaches. *Plast Reconstr Surg.* 2004;113:693–700.

114. Janis JE, Ghavami A, Lemmon JA, et al. The anatomy of the corrugator supercilii muscle: part II. Supraorbital nerve branching patterns. *Plast Reconstr Surg.* 2008;121:233–240.

115. Salam GA. Regional anesthesia for office procedures: part I. Head and neck surgeries. *Am Fam Physician.* 2004;69:585–590.

116. Randle HW, Salassa JR, Roenigk RK. Know your anatomy. Local anesthesia for cutaneous lesions of the head and neck – practical applications of peripheral nerve blocks. *J Dermatol Surg Oncol.* 1992;18:231–235.

117. Cuzalina AL, Holmes JD. A simple and reliable landmark for identification of the supraorbital nerve in surgery of the forehead: an in vivo anatomical study. *J Oral Maxillofac Surg.* 2005;63: 25–27.

118. Andersen NB, Bovim G, Sjaastad O. The frontotemporal peripheral nerves. Topographic variations of the supraorbital, supratrochlear and auriculotemporal nerves and their possible clinical significance. *Surg Radiol Anat.* 2001;23:97–104.

119. Beer GM, Putz R, Mager K, et al. Variations of the frontal exit of the supraorbital nerve: an anatomic study. *Plast Reconstr Surg.* 1998;102:334–341.

120. Webster RC, Gaunt JM, Hamdan US, et al. Supraorbital and supratrochlear notches and foramina: anatomical variations and surgical relevance. *Laryngoscope.* 1986;96:311–315.

121. Gupta T. Localization of important facial foramina encountered in maxillo-facial surgery. *Clin Anat.* 2008;21:633–640.

122. Knize DM. A study of the supraorbital nerve. *Plast Reconstr Surg.* 1995;96:564–569.

123. Fatah MF. Innervation and functional reconstruction of the forehead. *Br J Plast Surg.* 1991;44:351–358.

124. Knize DM. Anatomic concepts for brow lift procedures. *Plast Reconstr Surg.* 2009;124:2118–2126.

125. Totonchi A, Pashmini N, Guyuron B. The zygomaticotemporal branch of the trigeminal nerve: an anatomical study. *Plast Reconstr Surg*. 2005;115:273–277.

126. McKinney P, Katrana DJ. Prevention of injury to the great auricular nerve during rhytidectomy. *Plast Reconstr Surg*. 1980;66:675–679.

127. McKinney P, Gottlieb J. The relationship of the great auricular nerve to the superficial musculoaponeurotic system. *Ann Plast Surg*. 1985;14:310–314.

128. Beahm EK, Walton RL. Auricular reconstruction for microtia: part I. Anatomy, embryology, and clinical evaluation. *Plast Reconstr Surg*. 2002;109:2473–2482.

129. Hackney FL, Snively SL. Plastic surgery of the ear. Selected Readings in *Plastic Surgery*. 1997;8:1–26.

130. Anson BJ, Donaldson JA. *Surgical Anatomy of the Temporal Bone*. 3rd ed. Philadelphia: Saunders; 1981.

131. Becker BB. Tricompartment model of the lacrimal pump mechanism. *Ophthalmology*. 1992;99:1139–1145.

132. Wesley RE, McCord CD, Jones NA. Height of the tarsus of the lower eyelid. *Am J Ophthalmol*. 1980;90:102–105.

133. Lipham WJ, Tawfik HA, Dutton JJ. A histologic analysis and three-dimensional reconstruction of the muscle of Riolan. *Ophthal Plast Reconstr Surg*. 2002;18:93–98.

134. Kuwabara T, Cogan DG, Johnson CC. Structure of the muscles of the upper eyelid. *Arch Ophthalmol*. 1975;93:1189–1197.

135. Haddock NT, Saadeh PB, Boutros S, et al. The tear trough and lid/cheek junction: anatomy and implications for surgical correction. *Plast Reconstr Surg*. 2009;123:1332–1340.

136. Hawes MJ, Dortzbach RK. The microscopic anatomy of the lower eyelid retractors. *Arch Ophthalmol*. 1982;100:1313–1318.

137. Codner MA, McCord CD, Hester TR. The lateral canthoplasty. *Oper Tech Plast Surg*. 1998;5:90–98.

138. Knize DM. The superficial lateral canthal tendon: anatomic study and clinical application to lateral canthopexy. *Plast Reconstr Surg*. 2002;109:1149–1157.

139. Hwang K, Nam YS, Kim DJ, et al. Anatomic study of the lateral palpebral raphe and lateral palpebral ligament. *Ann Plast Surg*. 2009;62:232–236.

140. Rosenstein T, Talebzadeh N, Pogrel MA. Anatomy of the lateral canthal tendon. *Oral Surg Oral Med Oral Pathol Oral Radiol Endod*. 2000;89:24–28.

141. Kang H, Takahashi Y, Ichinose A, et al. Lateral canthal anatomy: a review. *Orbit*. 2012;31:279–285.

142. Anastassov GE, van Damme PA. Evaluation of the anatomical position of the lateral canthal ligament: clinical implications and guidelines. *J Craniofac Surg*. 1996;7:429–436.

143. Hewell TS, Tardy ME. Nasal tip refinement. *Facial Plast Surg*. 1984;1:87.

144. Janeke JB, Wright WK. Studies on the support of the nasal tip. *Arch Otolaryngol*. 1971;93:458–464.

145. Gunter JP, Rohrich RJ, Adams WP Jr, eds. *Advanced Rhinoplasty Anatomy*. Dallas Rhinoplasty, Vol. 1. St Louis: Quality Medical; 2002.

146. Rohrich RJ, Muzaffar AR. Primary rhinoplasty. In: Achauer E, Eriksson B, Guyuron B, et al., eds. *Plastic Surgery – Indications, Operations, and Outcomes*. Philadelphia: Mosby; 2000;5:2631.

147. Lessard ML, Daniel RK. Surgical anatomy of septorhinoplasty. *Arch Otolaryngol*. 1985;111:25–29.

148. Daniel RK. The nasal tip: anatomy and aesthetics. *Plast Reconstr Surg*. 1992;89:216–224.

149. Daniel RK, Letourneau A. Rhinoplasty: nasal anatomy. *Ann Plast Surg*. 1988;20:5–13.

150. Burget GC, Menick FJ. Aesthetic, visual perception, and surgical judgement. In: *Aesthetic Reconstruction of the Nose*. St Louis: Mosby; 1994:10.

第2章

面部外伤：软组织损伤

Reid V. Mueller

概要

- 注意皮下潜在的损伤。
- 彻底清洁以避免污渍留下印记（外伤文身）。
- 保守性清创。
- 仔细的解剖对位和缝合技术。

简介

人类生活在一个复杂的社会结构中——它不仅依靠人们用语言交流来维系，面部表情所涵盖的情感潜台词也使得人们的语言具有更大的意义。人脸能够表达一系列的微妙的情感和无声的信息。脸在协调人们日常生活中复杂的社会互动时发挥着非常重要的作用，因此仔细的修复和功能的恢复是一个不可掉以轻心的重要任务。前人积累了修复面部的广大软组织损伤的知识，让人们可以进一步仔细考虑损伤的性质，制订周详的重建计划。

在创伤患者的诊治过程中经常遇到软组织损伤。其中大部分是直接缝合即可的单纯的浅表撕裂伤，而有些看起来不复杂的伤口可能会暗含其他结构的损伤。了解损伤的性质，制订相应的治疗计划，这个过程将决定将来会否出现外观畸形或功能障碍。所有的伤口都受益于清洁、冲洗、保守性清创和最小张力缝合。一些伤口适合局部或区域性皮瓣转移来缝合，少数伤口需要通过组织扩张或游离组织移植从而达到功能和外观的完全恢复。

历史回顾

作者对颌面部创伤的治疗的理解来自古人千百年来积累的知识和经验。苏美尔人（公元前 5000 年）和埃及人（公元前 3500 年）的古代文字提供了多种颌面部创伤治疗的具体建议。他们特别讨论了软组织损伤可能对骨或脑造成其他更深的损伤，外科医生应该利用自己的手指去探索伤口来感受那些损伤[1,2]。来自欧洲和墨西哥文艺复兴的文字中记载了治疗危及生命的创伤及不能忽视外观恢复的重要性："面部的伤口……治疗应该格外小心，因为脸是一个人的荣耀。"[3] 他们还懂得，面部伤口的感染很罕见，但四肢伤口的感染很常见。正因为如此，他们通常建议用放置棉灯芯以引流伤口，面部伤口缝合却不需要。他们同样懂得缝线应该在早期拆除，以防止在脸上留下缝合的印记。

今天，人们对过去经验知识的科学有了更好的了解，但描述了千百年的基本原理仍然成立：寻找潜在的损伤、清洗伤口、最小的清创、仔细的解剖定位和缝合技术。

基础科学

面部软组织创伤的病因学有很大差异，因为年龄、性别和地理位置而有所不同。许多面部软组织损伤相对较小，可以直接由急诊处理，不需要专科转诊。关于需要转诊的面部创伤的病因数据非常少，从经验角度，更严重的创伤（如道路事故和袭击斗殴）倾向于转诊。根据致病机制，面部软组织创伤的位置趋向于发生在头部的特定区域。当把面部外伤的所有病因学考虑在内时，分布区域集中在一个 T 形区，包括额部、鼻部、嘴唇和下颏。横向眉弓和后枕骨也属于较高的风险区域[4]。面对各种对面部打击（无论是袭击、跌落或意外事故），这些区域更容易受到伤害，因为这些区域的软组织主要覆盖骨性突起（图 2.1）。

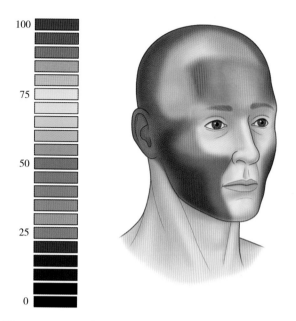

图 2.1   700 例面部软组织损伤分为不同面部区域的损伤数量,用颜色表示。注意在额部、鼻部、嘴唇和下颌的 T 形分布。另外注意眉两侧的损伤集中

一般注意事项

几乎所有的头部的软组织损伤都在某种方式上牵涉到皮肤。头部的皮肤在厚度、弹性、活动度和质地方面相较于身体其他部分的皮肤显示出更多的多样性。例如,厚实、缺乏弹性、生有毛发的头皮和菲薄、富有弹性、易移动的眼睑,这二者之间存在的巨大区别;又例如,面部皮肤到眼眶、鼻腔和口腔衬里的移形部。面部皮肤在不同区域的结构显著差异需要用不同的方法去修复和重建。此外,许多面部结构层叠有外皮肤层、中央软骨支撑或肌肉层、内黏膜层或第二皮肤层(例如眼睑、鼻部、嘴唇、耳)。

任何曾经遭受过唇部或头皮切割伤的人都知道面部的血供异常丰富。面部侧支血管网的密集的相互联系意味着虽然受伤组织可能看似供血不足,实际上仍可存活,而在身体的其他区域,同样的损伤会导致组织坏死。这意味着更多的(潜在而珍贵的)组织仍可以利用。这对于有很少或没有多余的组织修复的区域,或者众所周知的非常难以重建的区域尤为重要(如口角)。修复面部时,医生通常采取保守清创术。如果部分组织区段存活机会不大,但是从重建的角度来看必不可少,应轻拉拢缝合,并在 24~48 小时后重新检查。届时划定那些组织能存活,哪些会坏死。没有再生能力的组织可在二次检查过程中清除。

由于面部良好的血流灌注,其抗感染能力比身体的其他部位更好。手被人咬后在没有抗生素治疗的情况下感染风险大约是 47%,而如果人们无意中咬到自己的脸颊、嘴唇或舌头,几乎从来不会发生感染[5]。面部的较低的感染风险在面部软组织损伤的治疗中有实际应用。许多医学专业的学生曾被告知,任何已经开放伤口过 6 小时后就不能一期缝

合。这种观念是基于传统经验而非科学。毫无疑问,虽然开放性伤口时间越长伤口就越有可能被污染,但并不存在决定是否进行一期缝合的固定的时间节点[6]。由于面部容貌的深刻的重要性,一期缝合的美学效果中的获益将胜过延迟缝合造成的感染风险的增加。作者建议面部伤口尽早缝合,在不会干预其他更严重损伤的治疗的前提下,不要让时间因素阻碍一期缝合。

诊断与患者表现

由于面部软组织损伤的外观改变明显,医生的注意力经常放在其明显的外部表现上,但也不应该忽略对其他损伤的系统性检查。看起来简单的伤口可能包含着面部骨骼、牙齿、神经、腮腺导管、眼睛或脑部的损伤。

危及生命的紧急损伤评估

评估一个受伤的患者应该是以建立气道、通气、容量复苏、出血控制,以及稳定其他主要损伤为首——这是初步创伤评估的基本知识。虽然整形外科医生很少在"一线"进行创伤治疗,他们也不能直接自满地认为急诊或创伤医生已经完成了所有的创伤评估。

当排除直接威胁生命的伤害之后,便可以开始患者检查。根据受伤的性质进行面部损伤的评估。相对于机动车的碰撞伤、热灼伤的处理将大不相同。如果了解受伤的病史,往往能够提供一些线索来找到可能预料到的其他伤害。儿童摔倒在一个咖啡桌旁边不可能会发生骨折。而一个足球运动员的潜在骨折概率却有 17%。医生都会有自己的检查风格,但一定要形成常规,以减少忘记检查的某项内容的可能性。作者检查时倾向于从外到内,从头到脚。

头颈部系统评估

初步的观察、视诊和触诊一般会提供给医生大部分所需要的信息。理想的情况是,检查应具有足够的麻醉和无菌技术,还需要良好的照明条件,冲洗及吸引器。

皮肤检查会发现擦伤、外伤文身、单纯或"干净"的撕裂伤、复杂或挫伤型撕裂伤、咬伤、撕脱伤或烧伤。仔细检查面部的对称性可能会发现潜在的骨损伤。应该系统地触诊颅骨、眶周、颧弓、上下颌骨,感觉其不对称、骨错位、捻发音或潜在的面部骨折的其他证据。伤口内触诊可识别明显的骨折或异物。通过轻初诊进行面部感觉的检查,而面神经检查应在施用局部麻醉剂之前进行。如果施用局部麻醉药,则施用的具体时间部位及麻醉剂的成分在病历中有据可查很重要,以便后续检查不会混淆。

眼部检查

眼眶区域或颧骨突出处的外伤应警惕相关的眼眶外伤。可以通过让患者阅读或数手指来粗测视力。骨错位、复视、

眼球运动受限、眼球内陷，或垂直异位的存在提示眼眶爆裂性骨折。牵引眼皮可用于测试内侧和外侧眼角的完整性。当应用牵引时该眼角应该有一个可辨别的凹陷的端点。圆钝或松弛的眼角提示眼角的损伤或鼻 - 眶 - 筛（naso-orbital-ethmoidal，NOE）骨折。任何靠近鼻部内侧 1/3 的裂伤都应警惕泪小管损伤。如果怀疑眼球损伤，应立即进行眼科会诊。

耳部检查

应检查耳部是否存在血肿，如有血肿，耳廓的皮肤下会出现大面积的肿胀（图 2.2）。记录所有的撕裂伤。行耳镜检查以寻找裂伤或耳道、鼓膜损伤、鼓室积血。

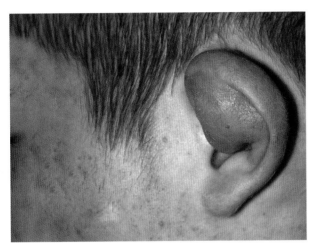

图 2.2　摔跤运动损伤后耳血肿。淤积的血液必须引流，以防止血肿的组织化和钙化。血肿未经治疗会导致"菜花耳"

鼻部检查

检查鼻部是否有任何不对称，或偏向一侧或另一侧的现象。触诊鼻骨和软骨看是否有骨折或捻发音现象。在良好光线下用鼻窥器检查鼻内部，检查是否存在黏膜裂伤、暴露的软骨或骨、鼻中隔的偏移或屈曲、鼻中隔血肿（鼻中隔黏膜的蓝色泥沼样凸起）现象。

颊部检查

靠近面神经分支或沿腮腺导管走行的任何脸颊列上都需要仔细检查。让患者抬高眉部、紧闭双目、露出牙齿或微笑，当出现不对称或缺乏运动时，表明面神经损伤。连接耳屏到人中中央的假想线就是腮腺导管的走行（图 2.3）。这条线上中 1/3 部分的任何损伤都有损伤腮腺导管的风险。如果不确定导管是否损伤，可以进行 Stensen 管的插管并灌注液体，观察伤口是否有液体流出。

口腔和嘴

检查口腔有无松动或缺失的牙齿。任何失踪的牙齿都可能嵌在伤口里，可能在现场丢失，或被吸入气道。如果发现无法解释的缺失的牙齿，则应进行头部和胸部的 X 线检查。应检查口腔内是否有撕裂伤，同时也应该检查咬合关系。触诊上颌弓和下颌骨可能会发现骨折。舌下血肿提示下颌骨骨折。

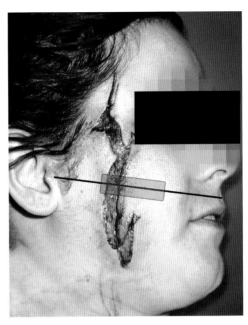

图 2.3　耳屏与上唇中部连线的中间 1/3 是腮腺导管的路径。如果面神经颧支或颊支有损伤迹象，或者在绿色阴影区域附近有撕裂迹象，则应怀疑腮腺导管损伤

颈部检查

评估颈部的软组织损伤时首先是评估气道损伤。如果患者胡言乱语，发声困难，声音嘶哑，口咽部持续性出血，或是烦躁，呼吸困难，则应该检查患者的气道[7]。确认气道通畅且未受损后，准备好充足光线和吸引器，检查软组织损伤以排除颈阔肌的穿通伤。如果软组织损伤穿透颈阔肌，则应请创伤外科医生会诊，以评估颈部穿通伤。

诊断研究

所有诊断研究都是用于确定深层结构的受伤情况。大多数软组织损伤本身并不需要任何特殊的诊断研究，但是对异物、丢失的牙齿或相关面部骨折的检查应该有影像学评估的支持。

X 线片

X 线片被用于诊断异物或明确深部的面部骨折。在多数机构里，面部创伤的 X 线片在很大程度上是已被计算机断层扫描（computed tomography，CT）所取代。

CT

颌面 CT 主要用于评估脑损伤和深部的面部骨折，在识别或定位软组织内的异物方面也有一定作用。

其他专科检查

眼科

任何颧上颌骨骨折、鼻筛骨骨折、眼眶爆裂性骨折、泪小管损伤，或提示眼外伤的患者都应该由眼科医生进行评估。

牙科 / 口腔颌面外科

牙齿损伤通常与面部软组织创伤有关，很少出现紧急情况。患者从最初的伤病中恢复后，牙医应评估其牙齿的损伤（如牙齿的断裂或缺失）。如果患者有牙齿撕脱，需要紧急会诊，尽可能补种牙齿。

治疗与手术技巧

治疗前麻醉

好的麻醉对患者的舒适感以及完成综合评估所需的配合度很有必要。很多头部和颈部的软组织损伤可以用单纯浸润麻醉或局部麻醉阻滞来处理。对于因年龄、中毒或头部损伤而无法配合的患者可能需要全身麻醉。损伤广泛导致需要复杂的重建的患者，或者需要具有潜在毒性剂量的局部麻醉剂的患者同样需要全身麻醉。

除可卡因外，所有局部麻醉剂可造成一定程度的血管舒张。通常在麻醉剂溶液中加入肾上腺素来抵消这种效果，以引起血管收缩，降低出血，减缓吸收和增加麻醉作用的持续时间。患有嗜铬细胞瘤、甲状腺功能亢进、严重高血压、严重的周围血管疾病或服用普萘洛尔的患者不应该使用肾上腺素。每一位医学生在学校里都学过"禁止注射肾上腺素到手指、足趾、阴茎、鼻部或耳部。"这条训诫是基于传闻或者单纯的假设，并没有数据支持这一概念，整形外科医生经常在面部（包括耳部和鼻部）注射肾上腺素，而并发症罕见。

局部麻醉

局部麻醉剂已经在治疗儿童面部浅表伤口和减少注射疼痛等方面得到了很好的应用。应用最广泛的表面麻醉剂是含利多卡因和普鲁卡因混合的 5% 局部麻醉剂（eutectic mixture of local anesthetics，EMLA）[8,9]。EMLA 可以为中厚皮片移植[10] 及体表小手术如切除活检和电切除[11] 提供充足的麻醉。EMLA 起效需要 60~90 分钟，以获得足够的麻醉。最常见的导致麻醉失败的原因是没有留出足够的时间进行扩散和麻醉。一些角质层较薄的部位（如面部）麻醉起效更快。

局部浸润

局部麻醉适用于大多数单纯面部软组织损伤的修复。皮内或皮下浸润将使麻醉快速起效，并且如果添加了肾上腺素，还可以控制出血。然而，注射可能会造成一些准确对位和修复所需的面部标志（如唇缘的朱红边界）的扭曲，因此，解剖标志应当在注射前辨认和标记。

面部区域阻滞

面部区域阻滞可以为较大面积的部位提供麻醉，并能减少患者的不适与穿刺次数。当需要含肾上腺素溶液的局部浸润时，区域阻滞可让患者更好地耐受局部麻醉的多次疼痛的注射。使用区域阻滞具有一定难度，并需要一段时间才能生效。没有耐心的外科医生常常不能等待足够的时间（至少 10~15 分钟），直至大部分阻滞生效。

额部、头皮前部到头顶、上眼睑、眉间（眶上神经、滑车上神经、滑车下神经）

解剖：眶上神经位于上内侧眶缘，瞳孔中线内侧约一指宽。滑车上神经位于眶上神经内侧约 1.5cm 靠近眉内侧缘处。滑车下神经位于内侧眼角上方。

方法：沿眶上缘确定眶上孔或切迹，外侧穿刺。向内侧进针，至内侧眼角的内侧（约 2cm）。退针同时注射 2ml（图 2.4）[12]。

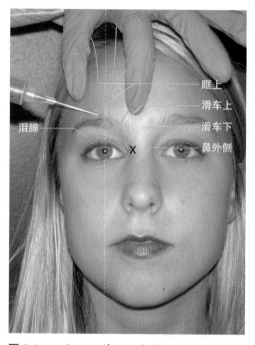

图 2.4　阻断三叉神经眼支（CN V₁）可麻醉额部、上眼睑内侧和眉间的大部分区域。通过触诊识别眶上切迹，并在该点外侧靠近瞳孔中线处进入皮肤。瞄准内眼角内侧的一个点（用 × 标记），将针向前推进约 2cm。退针时注射 2~3ml

鼻外侧、上唇、上齿、下眼睑、内侧脸颊的大部分（眶下神经）

解剖：眶下神经出眶下孔的点位于瞳孔中线的内侧，眶下缘以下 6~10mm。

方法：沿眶下缘触诊确定眶下孔。口内注射的方法有更好的耐受性，并能减少疼痛（图 2.5）。将辅助手的中指放在孔上，并用拇指和示指提起上嘴唇。于尖牙牙根上方的上龈颊沟向中指方向进针并注射 2ml。也可以通过经皮注射在瞳孔中线内侧眶下缘下方约 1cm 处的眶下孔。垂直进入皮肤，向上颌骨方向进针，注射约 2ml（图 2.6）[12]。

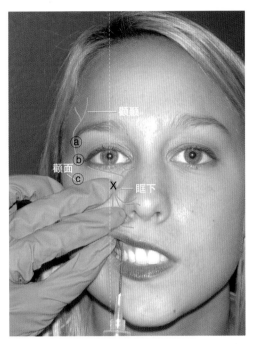

图 2.5　眶下神经阻滞可麻醉下眼睑、脸颊内侧和下鼻。眶下孔可在眶缘以下约 1cm 处扣及，仅在瞳孔中线（X）内侧。对大多数患者而言，口内入路疼痛和焦虑较少。将非惯用手的中指放在眶下孔的眶缘上。抓住并提起上唇。将针插入尖牙根上方的上龈颊沟，指向医生本人的中指和眶下孔，同时注射 2~3ml

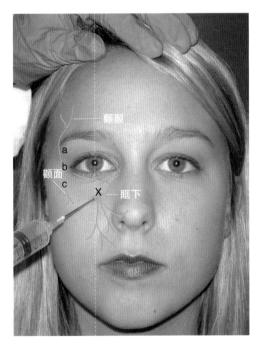

图 2.6　眶下神经阻滞可麻醉下眼睑、脸颊内侧和下鼻。眶下孔可在眶缘下方约 1cm 处扣及，仅在瞳孔中线（X）的中间位置。直接从可扣及或预期的眶下孔上方进入皮肤，并向前推进至上颌骨。注射约 2ml 麻醉剂。颧骨前区麻醉可以通过阻断颧颞神经来实现。从外侧眼角上方的侧眶缘后方进入（标记 a），并向下颌推进至与外侧眼角同一水平位置（标记 b）。抽针时注射 2~3ml。颧面神经支配外侧颧突。为了阻断这条神经，从一个指宽的点进入眶下缘和眶外侧缘的交叉点。将针插入颧骨，注射 1~2ml

下唇和下颏（颏神经）

解剖：颏神经于第二前磨牙的牙槽嵴下方 2cm 处的颏孔穿出。当下唇和下颏牵拉时，经常可以在下龈颊黏膜看见颏神经。其分支向上向内支配下唇和下颏。

方法：辅助手的拇指和示指拉开下唇，并且在第二前臼齿的顶点插入针头。向前进针 5~8mm，注射 2ml（图 2.7）。也可通过经皮的方式，在口角和下颌骨边界之间连线的中点进针至下颌骨，当稍微抽出针时注射 2ml（图 2.8）[12]。

耳后、下颌角、前颈（颈丛：耳大神经和颈横神经）

解剖：耳大神经和颈横神经都从的胸锁乳突肌后缘中点的欧勃氏点穿出。耳大神经平行于颈外静脉朝耳的方向向上走行。颈横神经位于欧勃氏点下方约 1cm，并平行于锁骨，后走行弯向下颏。两者都在胸锁乳突肌的筋膜浅层。

方法：通过让患者对抗阻力屈曲颈部来定位欧勃氏点。标记胸锁乳突肌的后缘并定位锁骨和乳突之间的中点。在欧勃氏点上方约 1cm 插入针和朝向前缘横向穿过肌肉的表面注射。第二针需要垂直方向注射，以阻滞颈横神经[12]。

耳 [耳颞神经、耳大神经、枕小神经和迷走神经（Arnold 神经）耳支]

大多数耳部损伤不需要阻滞整个耳部，可以用局麻药局部浸润进行治疗。当在任何末梢附器（医学院学生所学的"手指、脚趾、阴茎、鼻和耳"）上使用肾上腺素时，理论上会有组织坏死的风险，但没有好的数据来支持这一点。大多数整形外科医生经常在局部麻醉药使用 1：100 000 的肾上腺素对耳浸润麻醉。其优点是延长麻醉的持续时间、减少出血。局部麻醉引起的并发症极为罕见。

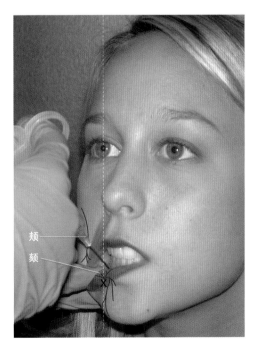

图 2.7　神经阻滞可麻醉下唇和下颏（CN V₃）。用非惯用手的拇指和示指提起下唇。在第二前磨牙根尖附近的下颌牙龈颊沟下经常可见颏神经。针插入第二前磨牙根尖处，向前 5~8mm，注射 2ml

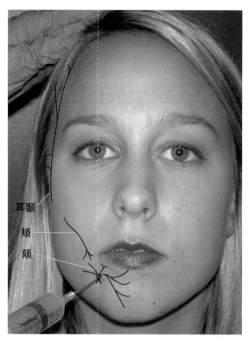

图 2.8　神经阻滞可麻醉下唇和下颏（CN V3）。颏孔位于口角和下颌边界的连线的中点附近。从这里进入皮肤，达到下颌骨。轻微抽针时注射 2~3ml。耳颞神经出现在颞下颌关节的后部，与颞血管伴行，供应颞部头皮、太阳穴外侧和前耳廓。触诊颞下颌关节和颧弓基部。就在耳廓前面进入颧弓上方的皮肤。抽吸确保不在颞血管内，然后注射 2~3ml

解剖：耳的前半部是由耳颞神经支配，耳颞神经是三叉神经下颌支（CN V3）的分支。耳的后半部是由耳大与枕小神经支配，它们都是颈丛（C2, C3）的分支。迷走神经耳支（Arnold 神经）（CN X）支配部分耳甲和外耳道。

方法：用一个 1.5 英寸（约 3.81cm）的针从耳垂和头部的交界处插入，向耳屏方向进针并注射 2~3ml 麻醉剂（图 2.9）。回针沿耳后沟处向后再次注射 2~3ml。在耳边和头的上部交界处重新进针。针沿耳前沟朝向耳屏方向注射 2~3ml。回针和重新沿着耳后沟注射。可能需要第三次进针，沿后沟完成一个环状阻滞。沿着耳前沟进针时应注意避开颞动脉。如果动脉被无意刺穿，压迫 10 分钟，防止形成血肿。

如果耳甲或外耳道需要麻醉，则需阻滞迷走神经（Arnold 神经）耳支。

一般治疗注意事项

最终的治疗目标是要以最小的并发症去恢复外貌和功能。功能一般优先于外貌，但在情感表达和社会交往中间起着基础性的作用，因此面部美观与功能是密不可分的。

冲洗和清创

麻醉生效后，就应清洗伤口的异物，并去除确定失活的组织。这一过程会将不整齐的伤口处理成整齐的伤口。清理锐器造成的撕裂伤通常造成轻微的附带组织损伤或污染，

而由沥青路面撞击造成的创伤将具有显著异物的和软组织损伤。可以先用冲洗球冲洗伤口，或用 60ml 注射器连接 18 号留置针强力冲洗伤口。严重污染的伤口用脉冲冲洗系统可能有用。

冲洗后，应该进行止血，以便检查伤口。在局部麻醉时使用的肾上腺素会引起某种程度的血管收缩可以帮助止血。电凝止血应该应用达到凝血的最低设置，并作用在特定的血管。大面积滥用电灼会导致不必要的组织坏死。在可能有重要神经的部位请谨慎使用电灼以避免医源性损伤。需记住，神经常常位于血管附近。

对于明显无法存活的组织，可行有限的切除清创术。在松弛度较低的组织，或者组织结构缺损难以修补的部位（如鼻尖、口角），应行最小限度的清创，如需要可进行瘢痕后期的修复。而组织松弛的颊面或口唇部，则可进行更彻底的清创。

初步清创和冲洗结束后，应系统地寻找异物。汽车玻璃小碎片可通过极小的外部小伤口嵌入体内。通过 X 射线、CT 或仔细的触诊通常可以明显发现。从车辆中抛出的患者往往会有尘土、石子或植物嵌入在伤口中。枪支或烟火造成的爆炸性伤的患者体内可能会有纸片、絮状物或子弹碎片。不要为探查子弹碎片而做大范围的解剖，但是应该确保除去其他被确认的异物。如果不这样做，可能会导致之后的感染。

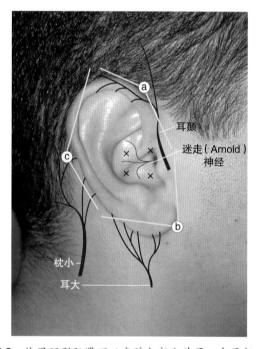

图 2.9　使用环形阻滞可以麻醉大部分外耳。在耳部与头颅上接处（a）处插入一 1.5 英寸（约 3.81cm）的针，沿耳前沟向耳屏方向注射 2~3ml，后沿耳后沟方向注射。在耳垂与头部交界处（b）重新插入针，并向耳屏皮下推进，同时注射 2~3ml 麻醉剂。将针向后拉回，再沿耳后沟向后方注射 2~3ml。可能需要在（c）处第三次插入针，沿着耳后沟完成环状阻滞。如果需要对耳甲或外耳道进行麻醉，则需要对迷走神经（Arnold 神经）耳支进行局部浸润（用 × 标记）麻醉

擦伤

擦伤源于切线方向受到的损伤,导致上皮和真皮部分缺损,造成疼痛明显的皮肤损伤。这种类型的损伤通常是由于在路面或尘土上滑擦,导致细小颗粒异物嵌入真皮内。如果不及时清除尘土和碎屑,真皮和上皮细胞会生长并包裹颗粒,形成日后难以修复的创伤文身。局麻药如果应用得当,并基于足够的时间起效,可以为简单擦伤的清理提供良好的麻醉。然后用手术刷完成清洗并使用大量的冲洗(图 2.10)。如果需要范围更广的彻底的清创,以全身麻醉为宜。

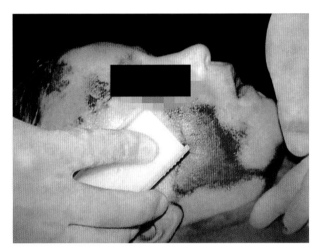

图 2.10　面部磨损处应大量冲洗,并用手术刷轻轻地擦洗,以清除所有污垢和碎屑

创伤文身

有两种基本类型的创伤文身:爆炸伤及擦伤。两种类型均可由包含灰尘、沥青、砂、碳、焦油、炸药组成的细小颗粒,或其他颗粒物质嵌入到真皮中。

擦伤文身比较常见。例如,一个人从车辆中被甩出,或从自行车上被抛出,随后面部撞击在路面上,这将同时引起表皮及真皮浅层的创伤性磨损和(灰尘)色素的嵌入。如果不及时治疗,含色素的真皮和表皮愈合后将形成永久文身(图 2.11)。

爆炸伤常在军事伤亡、民用火药灼伤以及烟花、炸弹事故中出现,事故中产生无数灰尘颗粒、污垢、金属、燃烧产物、未点燃的火药,以及其他异物像数以百计的小型导弹穿透伤口到达身体不同深度。颗粒穿透伤周围的组织坍塌闭合,使颗粒物困于真皮中。

无论损伤机制如何,尽早去除颗粒异物的预后要明显优于延迟清除异物。一旦皮肤愈合,就失去了用简单的冲洗和擦洗除掉颗粒的机会。首先用手术刷或纱布彻底擦洗并大量冲洗[13-17]。24 小时内处理的伤口与延迟处理的伤口的美学效果有天壤之别[15],尽管有些改善一直要到 10 天后才能看出来[18]。较大的颗粒应该用细镊子或针、放大镜来寻找,并大量冲洗[19]。这一程序烦琐费时,可能需要几天的反复手术才能完成,尽管如此,对于急性损伤细致的清创最有机会获得最佳预后。

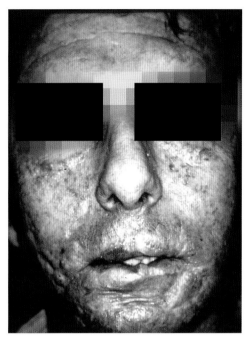

图 2.11　创伤文身。防止这种结果的最佳机会是在受伤时进行细致的清创。创伤性文身的二次治疗非常困难,方法包括磨皮、切除和激光治疗

创伤文身的治疗在整形外科一直是一个难以解决的问题,因此,虽然方法众多但都不够完美。一些治疗方案包括了手术切除、显微外科技术[20,21]、磨皮法[22-25]、磨削术[26]、各种溶液如二乙醚洗涤[16]、冷冻手术、电外科、二氧化碳激光治疗、氩激光[13,14,16,27]、调 Q Nd:YAG 激光[28,29]、铒激光[30]、调 Q 紫宝石激光[31,32]和调 Q 红宝石激光[33,34]。学界尚未完全理解激光祛文身的作用机制,目前认为的机制涉及色素粒子的分散、包含细胞的色素分子的破裂及色素被吞噬[35,36]。激光治疗色素文身比去除专业文身需要略高的频率[34]。

值得注意的是爆炸伤文身。一些作者指出在激光治疗过程中,遗留的火药复燃会导致文身的扩大或者明显的真皮凹陷的产生[25,34]。若激光治疗一旦发现真皮中存在未燃的火药,应停止激光治疗,改用其他如擦皮法或显微外科手术去除较大的粒子。

单纯裂伤

锐器切割组织通常会造成单纯的或者"干净的"裂伤。窗户或机动车玻璃、刀具所致的伤口是典型的例子(图 2.12)。即便患者的伤口已经延迟几天未缝合,单纯裂伤经过冲洗和清创也可以一期愈合。如果无法立即关闭伤口,应充分冲洗后用生理盐水敷料保持湿润。修复前应清除如玻璃碴等异物。此类伤口一般仅需要非常保守的清创。几处 4-0 或 5-0 可吸收线有助于对齐组织,减小皮肤闭合处的张力。应避免过度缝合皮肤,因为过多的缝合材料会引起炎症反应,影响伤口的愈合修复。皮肤应使用 5-0 或 6-0 尼龙线间断或连续缝合;另外,可以用 5-0 尼龙线或单股可吸

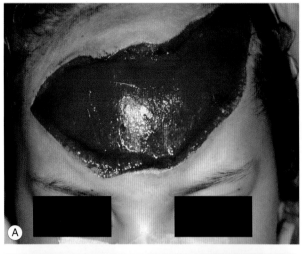

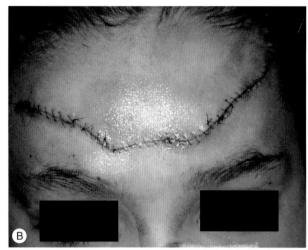

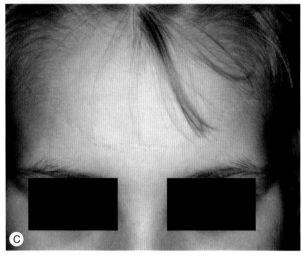

图 2.12　车祸伤导致的一个干净的额部撕裂伤 (A) 只需要冲洗和闭合 (B)。几个月后,可以预期一个好的结果 (C)

收丝线进行连续皮内缝合。面部穿透表皮的缝线应在 4~5 天内拆除。如果拆线时间超过缝线处表皮形成的时间,就会形成永久的缝线印记—轨道印记。头皮的缝线可以维持 7~10 天。连续皮内缝合拆线遵循同样的原则以降低出现永久性缝线瘢痕的风险。注意快吸收肠线或普通肠线可能在短时间内无法吸收,也应按时拆除以免留下 "轨道印记" 瘢痕。

复杂裂伤

　　当软组织在突出的骨面和某物体之间受到挤压时会破裂造成复杂裂伤和组织挫伤。此类裂伤的典型范例是儿童摔倒碰到咖啡桌造成的额头裂伤及在车祸中被甩出撞上其他物体的乘车人员 (图 2.13)。对许多伤口给人的第一印象是有组织缺损,但经过冲洗、小清创、仔细地把组织碎片一一放回原位后会发现,大部分组织仍然存在 (图 2.14)。应清除严重挫伤和明显无法存活的组织。挫伤但仍有活性的组织应放回解剖位置。用 Z 成形术精心重建,保留适当的组织用于在一期愈合之后进行二次重建。适当的皮下分离有助于减小张力,闭合伤口。谨慎进行广泛皮下分离。相比于过度皮下分离存在组织坏死的风险,保留适当的部分区域进

行二期愈合及后期的瘢痕修复更为稳妥。

撕脱伤

　　许多伤口在最初检查时看似组织缺损,但进一步检查后发现,这些组织只是单纯的回缩或折叠。以蒂相连的撕脱组织通常可以存活,存活的可能性取决于以蒂相连的组织是否有血液供应。幸运的是,面部极好的血流灌注使得以极小的蒂相连的撕脱组织也能存活。如果撕脱组织有存活的可能,则应该缝回原位以观后效。如果出现静脉堵塞,应使用医用水蛭来治疗,直至血管通畅。坏死的部分可以二期进行重建修复,但切除弃去的部分不可能重回面部。

　　如果患者没有合并潜在的严重损伤和疾病,尚可耐受冗长的手术,则许多撕脱游离的组织结构可以通过再植手术得以恢复。面部以成功实施再植手术的例子包括头皮、鼻部、嘴唇、耳部和面颊。完成再植常常需要静脉移植,而静脉瘀滞是一种常见的并发症,可以用水蛭或放血疗法治疗处理。

　　如果组织确定丢失,致使无法进行一期修复,就需要皮瓣移植或其他重建术等更加复杂的修复。特定部位的重建技巧将在后续章节介绍。

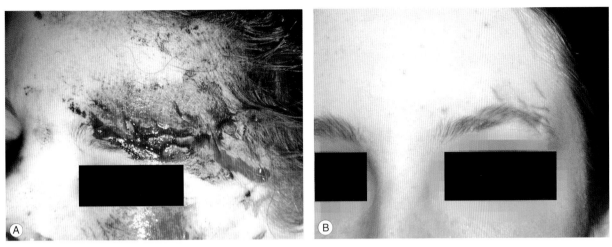

图 2.13　眉毛撕裂伤的初步清创应尽量少做。即使是严重挫伤的组织也能存活下来，而且通常比任何移植、皮瓣或头发移植的效果都要好

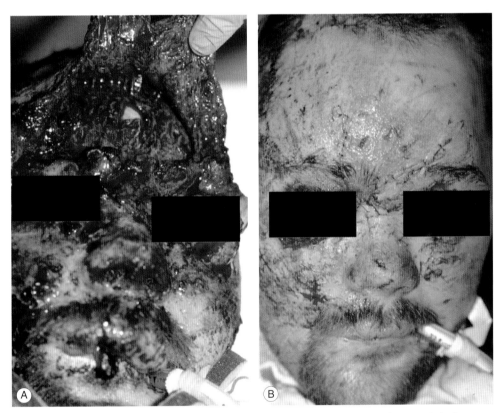

图 2.14　机动车碰撞后面部复杂撕裂伤（A），似乎显示明显的组织损失。冲洗、微创清创和小心复位组织碎片——"拼图完成"——表明大多数组织是存在且可用的（B）

二期愈合

　　一些有组织缺损的伤口适合通过二期愈合，而非更加复杂的重建术。二期愈合的优点包括：简单，无需手术，伤口收缩对患者有益，美学效果与其他闭合伤口的方法相当。能获得最佳美学效果的部位是鼻部、眼睛、耳部和颞部等凹面部位（NEET 区域），而鼻部、嘴唇、面颊和下颏，以及耳廓等凸面部位二期愈合效果较差，经常会留下伤疤。大多数伤口可以用半封闭辅料或凡士林软膏来保持湿润。常见并发症包括色素改变、不稳定瘢痕、肉芽增殖、疼痛、感觉迟钝及瘢痕挛缩[38, 39]。

特殊部位的治疗

头皮

　　大多数头皮损伤由交通事故、袭击和摔倒中的钝性损伤导致。大多数撕脱伤由机动车事故造成，而头皮完全撕脱常发生在工农业事故中头发被卷入转动齿轮机器中时。

　　头皮损伤通常可以通过视诊和触诊来评估。应通过伤口的触诊和 X 线检查确定是否有潜在的颅骨或额窦的骨折。

　　头皮的皮肤厚度范围为 3~8mm，这使其成为身体上皮肤最厚的部位[40]。帽状腱膜是坚韧而相对缺乏弹性的一层结构，其在头皮伤口的修复中起到重要作用，可以保护颅骨和骨膜免受浅表皮下感染，缝合时保证强度，避免头皮弹性回缩，同时也会增加缝合难度。

　　帽状腱膜下间隙是存在于帽状腱膜和骨膜之间的一层薄层疏松网状结缔组织，该间隙的存在赋予头皮移动性。穿静脉穿过这层间隙与颅内静脉窦相通，将头皮静脉血流引流至颅内。尽管发生率很低，帽状腱膜下脓肿的细菌可能通过这个潜在的入口进入颅内，导致脑膜炎和脓毒性静脉窦血栓形成[41-44]。

　　除了头皮出血，其他危及生命的创伤的治疗都优先于头皮损伤。头皮动脉的外膜紧密附着到周围致密结缔组织，因此血管的断端不会闭合，并会导致持续扩张和出血。此外，丰富的血流供应可使头皮显著和持续性地失血[45]。加压包扎或快速缝合可将头皮的治疗延至 24 小时后处理，为其他更紧急的伤情争取时间。

　　如擦伤和挫伤等闭合头皮损伤，无需手术干预即可痊愈。小头皮血肿很常见，并不需要进行早期抽除。大血肿可引起填塞止血，在患者情况稳定的情况下穿刺抽除比较有利。未抽除的大血肿有纤维化或钙化的可能。这在长有毛发部位的头皮无伤大雅，但在额部可能会导致容貌畸形。

　　伴有组织缺损的全层头皮损伤可用非手术疗法治疗，作为以后重建的铺垫。如果希望其上有肉芽组织生长或二期愈合，骨或骨膜必须一直保持湿润。如果骨头变干，组织就会死亡。肉芽组织床一经形成，就可以采用皮片移植，或者伤口可以从边缘上皮化。二期愈合时伤口通常会收缩，使得后期瘢痕的切除和相关的脱发美容较易完成（图 2.15）。一些人主张在伤口周围做一个荷包缝合，以加快头皮伤口的愈合[46]。

　　首先应彻底冲洗伤口，用电灼或缝线结扎完成大血管的止血。清除所有的异物，如泥土、玻璃、石头、毛发、植物、油脂和小碎骨片。检查伤口查找之前忽视的颅骨骨折。由于血供丰富，很少有需要对头皮进行彻底清创。大段的头皮组织可以在相对小的血管蒂上生存，因此对于存活概率看似渺茫的头皮组织也应予以保留。备皮在非急诊神经外科被证明对减少伤口感染没有任何益处[47-50]。剃掉一定的头发以便清楚地看到损伤处是合理的。备皮对于简单干净的撕裂伤大概率并没有好处。

　　一般情况下，头皮缝合时先缝合帽状腱膜和皮下组织以控制出血并提供一定的强度，然后进行皮肤缝合。用可吸收 3-0 缝线连续或间断缝合帽状腱膜和皮下组织。皮肤可以用皮钉或缝线缝合。儿童通常采用迅速吸收的缝线，以避免拆线。

　　头皮的修复取决于损伤的性质，是否有组织损失，以及底层骨膜和骨的情况。锐器切割伤单纯缝合即可。袭击、摔伤及交通事故对头部的击打伤往往将头皮软组织碾于头骨之上，造成参差不齐的伤口。这类损伤给人的第一印象可能是出现了组织损失，但经过仔细检查，及组织的仔细重置（完成拼图）后往往会发现只有很少的组织缺损。碎片应被重新拼接，任何不确定的是否能生存的区域应给予时间来确定。他们往往可以存活下来。

　　3cm 或直径更小的缺失，通常可以在周围帽状腱膜层广泛游离后缝合[51]。众所周知头皮缺乏弹性，因此通常需要在拉伸方向的垂直方向上用多个帽状腱膜切口来辅助头皮的延伸。最好采用低功率电刀或手术刀进行。应注意仅切断帽状腱膜，不要损伤皮下组织和血管（图 2.16）。头皮缺损较大而无法一期缝合时，可以用湿布包扎，修复方法可参考本书其他章节描述的常规头皮重建技术。

　　全头皮撕脱伤最好用显微再植疗法（图 2.17、图 2.18）。长头发缠绕在工农业机械的旋转零件上是引起撕脱伤最常见的原因。头皮在帽状腱膜平面分离，同时皮肤在眶上、颞区和耳部等部位断裂。许多作者都认为头皮再植效果极佳，

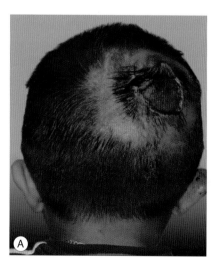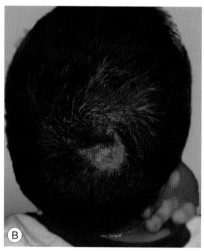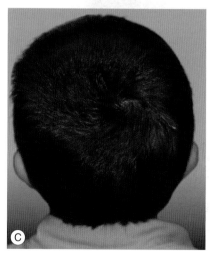

图 2.15　一名儿童被狗咬头皮导致撕脱伤，骨膜完整（A）。使用杆菌素软膏和油脂纱布敷料进行 1 个月二次愈合后，创面收缩，明显上皮化（B）。几个月后创面完全上皮化，简单的瘢痕切除和一期缝合取得了良好的美学效果（C）

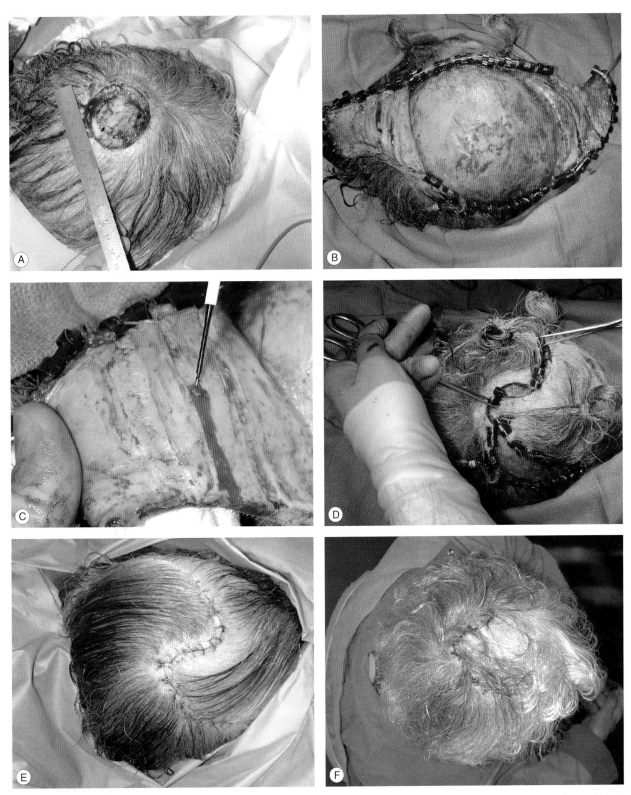

图 2.16　头皮缺损超过 2cm。（A）通常需要头皮皮瓣（B）来闭合。用电灼（C）或手术刀对帽状腱膜进行划痕，可使皮瓣（D）向前推进，并使伤口愈合（E）。在修复头皮伤口时，无须将头皮备皮作为常规，除非影响伤口暴露。头皮往往愈合得很好。缝线在大约 14 天拆除（F）

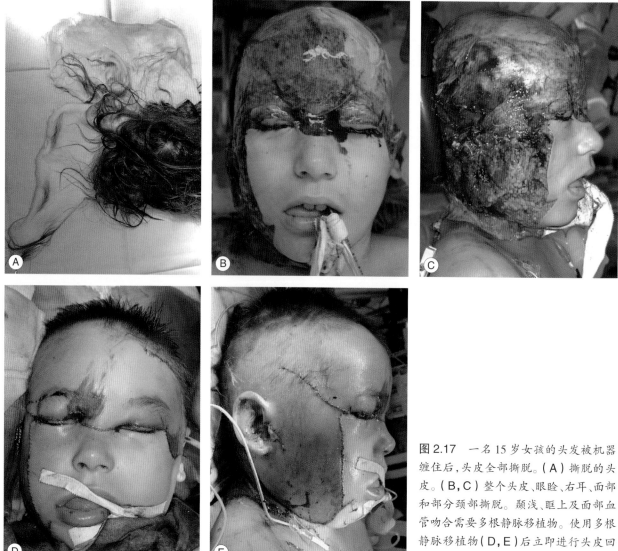

图 2.17　一名 15 岁女孩的头发被机器缠住后，头皮全部撕脱。（A）撕脱的头皮。（B，C）整个头皮、眼睑、右耳、面部和部分颈部撕脱。颞浅、眶上及面部血管吻合需要多根静脉移植物。使用多根静脉移植物（D，E）后立即进行头皮回植。右侧脸充血，水蛭治疗 6 天

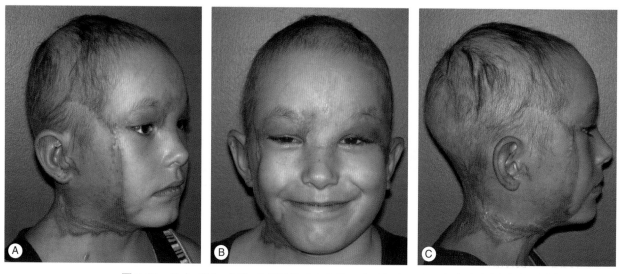

图 2.18　头皮、眼睑、右脸、耳部再植后 2 个月。后颈部有一块区域需要植皮

即便只有一组动静脉参与血运重建[52-74]。头皮可承受 18 小时冷缺血。由于损伤在本质上是撕脱，再植的静脉和动脉通常已承受显著内膜牵拉损伤。因此，经常需要静脉移植去连接损伤的区域。颞头皮撕脱伤失血显著，常常需要输血。静脉吻合应尽可能在动脉吻合前完成，以尽量减少不必要的失血[60]。头皮尽管可以依靠单个血管生存，其他血管也应尽可能吻合修复。

眉部

灵活的眉毛是面部重要的容貌组成结构，也是交流和面部表情的非言语器官[75-78]。对该部位软组织损伤的治疗有几个值得注意的解剖学要点。眉毛最显著的特点是其相关毛囊的分布和方向。眉毛的毛囊深深地伸入皮下脂肪，过于表浅的皮下分离会有损伤眉毛的风险。毛发从下内侧向上外侧生长；因此，设计沿着眉下方的切口可能会无意中切断位于眉边界下方的毛囊。眉部切口应该倾斜沿着平行于发干的轴线，以避免伤害毛囊或发干。

眉部区域外侧裂伤很常见，并有损伤面神经颞支的风险。局部麻醉会造成颞神经功能的阻滞，表现与神经损伤相似，因此应在使用麻醉药之前检查颞支损伤。然后在充分的麻醉和冲洗后，检查和触诊下层结构。特别注意检查伤口是否潜在的额窦骨折，眶缘骨折及异物。

眉毛的重建是很困难，因为眉部短而浓密的眉毛和发干的独特方向几乎不可能准确再现。因此，应尽力保护和修复现有的眉部组织，尽可能减小组织的扭曲。测试面神经额支的完整性后，在大多数情况下局部浸润和局部麻醉将提供良好的麻醉。尽管一代又一代医学生被告诫眉毛不应该被剃光，因为它们不会再长出来，但没有科学证据来支持这一说法[79]。事实上，很少需要剃眉，况且剃眉可能使眉毛修复时更加难以对齐。如果眉毛阻碍正常视线，可以稍作修剪。

冲洗后应对深层的结构进行视诊和触诊。特别是检查伤口是否有潜在的额窦骨折，眶缘骨折和异物。伤口的清创应该非常保守。具有潜在存活能力的所有组织都应仔细缝合对位。如果有明显失活的组织必须去除，则切口应平行于发干以减少底层毛囊的损伤。缝合不宜过紧，因为过紧的缝线可能会损坏毛囊，导致眉毛脱落（见图 2.13）。

大多数眉部的伤口是单纯裂伤，因此深部肌层可用细的可吸收缝线缝合，皮肤用 5-0 或 6-0 尼龙线单纯缝合。眉部的全层缺失（可达 1cm），而周围区域很少或未损伤可以原位修复，主要用一些局部推进皮瓣包括 Burow 楔形推进皮瓣[80]、双推进皮瓣[81]和 O-Z 形修复[82]（图 2.19）。较大缺陷的一期缝合可能会过度扭曲眉部的剩余组织。内侧一半的眉毛较粗，在美学上更为重要，因此如果内侧眉的形态得以保持，容易获得视觉上的对称。因此，通常向内侧推进外侧眉以完成缝合更好[80]。不适合一期缝合的小面积的组织缺损应进行二期愈合。由二期愈合产生的瘢痕或畸形可在伤后 6~12 个月即当组织已经软化时进行修复。伤口挛缩和时间的流逝可以使得最初不可能修复的缺损通过局部皮瓣重建以修复。较大的缺陷可能需要应用各类头皮带蒂

皮瓣[83-91]重建或单个毛囊移植[92,93]。

局部皮瓣

各种局部的眉推进瓣已被证明可用于眉部较小缺陷的重建。眉部美容的重点在其内侧的一半，那里生长的眉毛最厚。如有可能，通常优选向内推进外侧眉毛，而非向外推进内侧眉头来缝合缺损。这在眉毛中部缺陷中尤为重要。Burow 楔形推进皮瓣适用于这类缺陷（见图 2.19）。翻起推进皮瓣时，应在足够深度的层次进行以保证脆弱的毛囊不被损伤。外侧眉的缺损的缝合可以用两个推进皮瓣从两个方向（即所谓的 A-T 缝合）推进，只要保证内侧眉没有过度变形。

使用两个矩形瓣缝合的双推进皮瓣的方法与 Burow 楔形旋转皮瓣适应证类似但需要四个切口（见图 2.19）。如对齐唇红缘般精确地对齐带毛发皮肤的边缘非常重要。修复不准确会导致不美观的错位。Burow 楔形旋转皮瓣和双推进皮瓣的缝合都能让眉毛边缘的对合相对容易。

局部移植

更大的眉毛缺损将需要涉及各种移植和皮瓣。这些技术将会在其他章节中讨论。

眼睑

眼睑损伤的治疗对保留眼睑的主要功能非常重要，包括保护眼球、预防干燥和维持外貌。

眼睑由非常薄的皮肤、蜂窝组织、眼轮匝肌、睑板、眶隔、睑板腺和结膜组成（图 2.20）。在眼睑边缘处，结膜在灰线处连接皮肤。睫毛的毛囊嵌入眼睑边缘处的。睑板是致密的结缔组织，为眼睑提供支撑，助于形成眼睑的形状，并协助维持结膜与眼球的位置。眼睑是层状结构，每层都应单独修复。眼睑解剖的详细介绍可见其他章节。

检查是否存在眼睑下垂（提示提上睑肌损伤），眼角的圆钝（提示眼角受伤或鼻 - 眶 - 筛骨折）。可以用手指或镊子提拉眼睑，以检查眼角的完整性。正常时应该明显感觉到一个固定的末端（读者可亲自尝试）。溢泪提示泪小管损伤。应同时检查眼球裂伤或面部骨折。

对于任何眼睑损伤，都应该怀疑是否伴随眼球损伤。如果对眼外伤有任何疑问，务必请眼科会诊。

一般情况下，非手术治疗眼睑受伤或周围组织的缺失并不可取，因为二期愈合后组织自然收缩可扭曲眼睑，导致眼睑闭合不全、眼睑外翻或眼睑变形（图 2.21）。尽管如此，有些伤口适合进行非手术治疗[38,39,94]，特别是内眦的伤口不涉及该眼睑或泪器时，往往会愈合很好（尤其是老年人，因为其拥有皮肤内在松弛度更大）。在大多数情况下，二期愈合的非手术治疗适用于因组织缺失不可能直接缝合的伤口，或二期愈合效果优于植皮或其他重建的情况。

简单的眼睑撕裂伤不涉及眼睑边缘或更深层次的组织结构时，可以最低限度地清创和原位缝合。眼睑是层状结构，因此全层损伤应层层修复。一般而言，结膜、睑板和皮肤分别修复即可。结膜较小的外伤不要求闭合，但较大的撕裂伤应使用 5-0 或 6-0 肠线缝合修复。睑板修复应使用 5-0 可吸收缝合线，而皮肤则用 6-0 尼龙线。

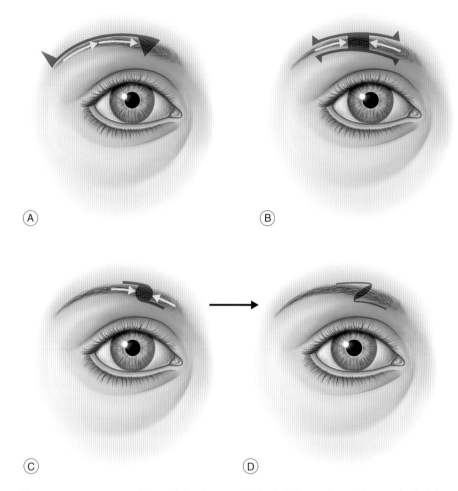

图 2.19　Burrow 楔形三角形闭合（A）适用于向内移动外侧眉部。它提供了容易对齐的毛发边缘和一个宽带的皮瓣设计。在 Burrow 楔形三角形切除术的帮助下，两个相对的矩形皮瓣可以向前移动（B）。这种皮瓣也可以方便地对齐眉缘，但瘢痕负担更重。O-Z 形切除（C）和闭合（D）导致眉毛方向的扭曲

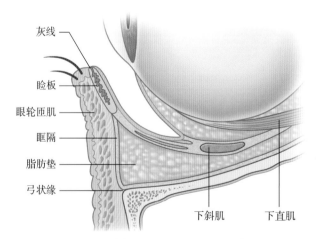

图 2.20　下眼睑的横截面显示了眼睑的层状特征。全层眼睑撕裂伤应包括结膜、睑板和皮肤的修复。睫线或灰线应作为解剖标志，以确保修复时眼睑边缘的正确对齐

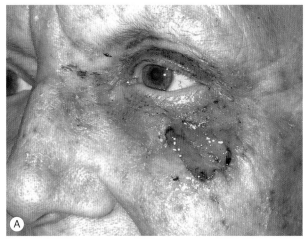

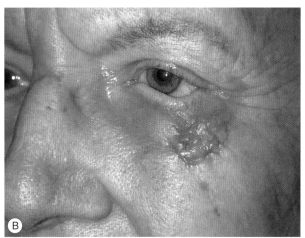

图 2.21　浅表颊撕脱伤（A）经二期愈合（B）产生瘢痕外翻。眼睑或上脸颊的任何损伤都有可能由于正常的愈合收缩力使眼睑扭曲

涉及睑缘的撕裂伤需要仔细的闭合，预防眼睑的下凹和对合不齐畸形。此技巧需要几针 "关键点"，使用 6-0 尼龙线在眼睑边缘将灰线和睫毛线缝齐。这些缝合最初不打结，作为牵引和校正使用，待结膜和睑板修复后将这些 "关键点" 打结。缝合线应留长，随后的皮肤缝合从睑缘开始。打结时，临近睑缘的缝合线打结后应将其末端置于随后缝合线下方，这样可以防止松弛的缝合线末端上移进而刺激角膜（图 2.22）。仅涉及眼睑皮肤层的撕脱伤可采用耳廓后部区域或对侧上眼睑的全厚皮片移植进行修复。眼睑交互旗形瓣也是一种选择。涉及眼睑全层且面积达 25% 的损伤可同其他全层撕裂伤一样进行清创和闭合[95]。大于 25% 的眼睑缺损需要更复杂的眼睑相关重建，将在其他章节中进行讨论。

任何伤及内 1/3 眼睑的撕裂伤应考虑是否存在泪小管的损伤（图 2.23）。泪小管为一白色的管状结构，在放大 3 倍镜下更容易看见。如果泪小管的近端不能找到，可使用泪道探针插入泪点并穿行至管腔的另一端。特别重要的是要记住的是泪小管垂直于睑缘穿行 2mm，之后向内转为与睑缘平行。

下泪小管的末端可通过注入盐水同时缓缓打入气流至另一个（完整的）泪小管中进行定位。气泡将显露末端泪小管的位置。不要使用亚甲蓝等组织染色剂，以免造成周围组织的染色，影响泪小管的辨认。找到泪小管后，可采用一个小的双头的硅橡胶管或聚乙烯泪道支架置入，并用 8-0 可吸收缝合线吻合断端，支架需留置 2~3 个月。除非对此过程有特别的经验，术前建议咨询眼科医生。大部分拥有一个完整泪小管的患者一般不会溢泪[96,97]，然而如果可以在不伤及完好泪小管的同时修复受损泪小管，大部分术者通常会选择修复它。通过支架进行修复一般会有好的预后[98,99]。

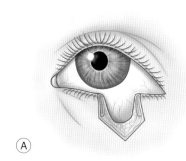

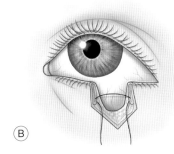

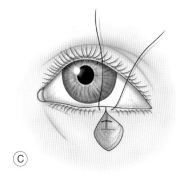

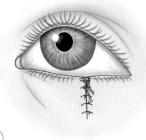

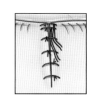

图 2.22　全层眼睑损伤包括皮肤、睑板和结膜（A）。修复从结膜和睑板开始（B）；在睫线处进行 "关键" 缝合，使眼睑边缘对齐，防止不美观的台阶（C）。修复从眼睑边缘向外进行。每条缝线的末端保持较长，以便在随后的缝线（D）下固定。这可以防止松散的缝线末端向上移动，刺激眼睛

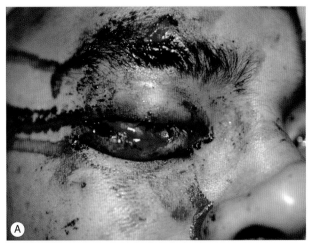

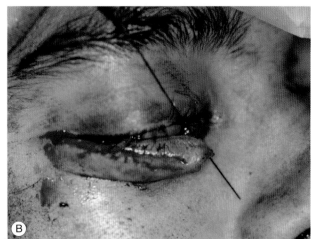

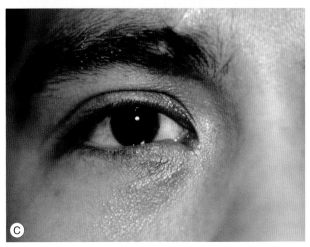

图 2.23　眼睑内侧 1/3 撕裂伤（A）。泪道探针穿过下泪点状以识别泪小管的近端（B）。在定位远端小管后,在硅胶支架上修复小管,分层修复眼睑（C）

耳

耳部创伤可由机械性创伤造成,如机动车碰撞、拳击、扭打、运动、工业损伤、穿耳孔以及动物或人咬伤。超过 90%的头颈烧伤患者伴有耳部烧伤[100]。耳部损伤风险较高,因其薄且两侧暴露。

解剖

耳前的皮肤紧密地连接于其下的耳部纤维软骨上,决定了外耳的形态。耳后部皮肤稍厚且具有较好的移动性。耳部前表面形态复杂多变而后表面相对单一。如同面部大部分其他区域,耳部血供同样丰富。

诊断耳外伤通常只需要临床检查。应检查耳廓查看是否有组织缺损或耳廓软骨的损伤。在钝器伤或手术治疗后,患者可能出现耳部血肿,此软骨膜下血肿,通常需要数小时积累形成,表现为耳部胀痛伴有耳部正常外观消失（见图 2.2）。

治疗的目标在于恢复耳部美容外观,维持耳上沟的形态适应眼镜的放置,减少继发的感染和纤维化等并发症发生的风险。

血肿

耳部钝挫伤的最常见的并发症为耳部血肿的形成。钝挫伤可能引起引起剪切力,使得软骨从覆盖的软组织和软骨膜上分离。这会不可避免地导致出血集聚于此间隙中,并进一步分离软骨和软骨膜,临床表现为局部外耳部分肿胀凸起伴正常外观的消失（见图 2.2）。如果放任不处理,血块将凝集并最终发展为纤维性肿块,其可以导致耳部正常外观的消失。随着时间推移（以及重复的损伤）,纤维性肿块可能发展为不规则的钙化畸形肿块,导致所谓的"菜花耳"。耳软骨依赖邻近软组织的血供,因此软骨从软骨膜上分离有导致坏死和感染的风险。

耳部血肿的治疗是通过清除血肿、控制出血、加压预防血液的累积和促进软骨与软组织的粘连。损伤后几小时进行单一的抽吸血肿能够清除血肿,但若无其他治疗出血措施,血肿将会复发[101,102]。一些术者主张使用小的吸脂导管进而更有效的清除血肿[103]。吸引治疗并进行加压包扎可有效地治疗血肿[104,105]。大部分作者推荐外科手术以进行可靠的粘连性纤维组织的去除,以避免软组织与软骨黏膜的延迟[101,104,106-115]。

外科清创采用对耳轮内侧切口,因其可隐藏而不影响外观。皮肤和软骨膜瓣被轻柔地抬起后可采用小号吸引器清除血肿。如果存在黏附纤维蛋白组织残留,可使用镊子移除。伤口冲洗后,应进行检查是否有出血点以便进行烧灼止血。加压包扎有很多方法,一些作者使用盐水棉球置于耳后和耳前进行塑形[107],之后进行头部的加压包扎。其他作者使用热塑型夹板塑形后置于耳部[116]。作者更倾向于使用 Xeroform 纱布（凡士林胶状物、三溴酚铋浸渍）折叠后置于耳廓,并通过数针 3-0 尼龙线褥式缝合固定支撑（图 2.24）,之后进行头部加压包扎,缝合线和支撑物于术后 1 周去除。

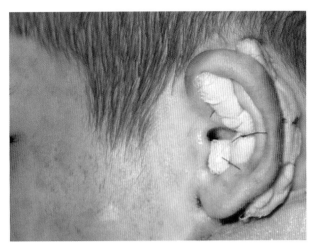

图 2.24　清除耳廓血肿后，应打一个贯穿式支撑垫并固定在耳廓上，以防止血肿再次积聚

撕裂伤

单纯的撕裂伤应该冲洗并进行最小限度的清创。如面部其他部位一样，耳部的血供极其丰富，小的基底即可提供耳部大部分的血供(图 2.25)。软骨依赖于软骨膜和软组织，只要一侧软骨与活体组织接触，软骨即可存活。明显的解剖标志，如耳轮边缘或对耳轮，应该先用几针关键的缝合对合。使用 5-0 或 6-0 尼龙缝合线缝合皮肤以完成修复[112]。重要的是闭合要精确，保持创缘轻微的外翻，必要时可以使用垂直褥式缝合。任何内翻将会于愈合后持续存在，造成耳部不美观的凹沟[117]。一般不必缝合软骨，大部分作者倾向于仅进行软组织修复[107,114,118-122]。目前对于缝合软骨尚存忧虑[123]，有导致坏死和增加感染的风险。如果软骨必须缝合，5-0 可吸收缝合线为最佳选择[124]。

目前尚无有力证据支持术后抗生素使用，然而，一些作者推荐一段时间的预防性抗生素使用，预防化脓性的软骨炎，尤其较大的损伤或伴有脱套或灌注不良的软骨损伤[125-131]。在单纯的耳部撕脱伤修复后使用抗生素目前尚无指征。

外耳道狭窄

当损伤累及外耳道，瘢痕形成和挛缩可能导致腔道的狭窄或阻塞。腔道损伤应该放置支架以预防狭窄[114]。如果一部分腔道内的皮肤从骨性腔道上撕脱，最好置于支架上作为全厚皮片移植物进行复位。

宽蒂的部分撕脱伤

图 2.25 显示一例部分截断创伤，其截断部分连带宽蒂。因此蒂相对较大，其可以提供足够的血液灌注和区域静脉回流，在进行保守性的清创和仔细的缝合后预后很好。因为尚未有定量评估静脉回流是否充分的方法，故术后起初 4~6 小时着重观察有无静脉充血的表现，若有则表明静脉回流不充分。若存在静脉瘀滞，应使用水蛭疗法。

若蒂部很窄，无充分灌注或无灌注，被撕脱的部分应如完全撕脱伤一样处理，或使用邻近组织皮瓣扩大支持灌注[121,132-139]。有多种类型的局部或区域皮瓣被设计用来进行耳部创伤的补救，均依赖带有真皮层的皮瓣与裸露软骨的对合。有人提倡剥离一个乳突的皮瓣，使之与撕脱部分表面的外侧[135]或内侧[121]真皮部分接触；而其他人通过剥离撕脱部分，将其置于耳后皮下的腔隙内。2~4 周后，撕脱部分从腔隙中移出并促使其自发性上皮化[114,123,136,140-142]。这些技术比较简单且提供一段时间的营养支持直至伤口愈合和患耳自持。它还进一步保持软骨与真皮的微妙的联系，此外在维持耳部塑形相关结构中也很重要，保持微妙的皱褶和外貌。

一些人推荐类似的技术，移除整个真皮层并将裸露的软骨置于在耳后皮肤下[143]，或置于颈部皮瓣下[144]或皮管下[145,146]。有作者使用颞筋膜瓣覆盖裸露软骨，之后使用皮片移植物覆盖其上[147]。另有人提出从撕脱部分的后面移除皮肤，之后在剩余的软骨部分开窗，使用乳突皮瓣铺于软骨后方的部分[148]。软骨开窗法的做法有利于血管从后表面向前表面生长并增加存活的可能性。这些覆盖裸露软骨的方法的缺点是会丢失耳部微妙的外形结构，形成一个歪曲增厚的板状物[149]。

存在可利用撕脱部分的完全或部分撕脱伤

耳部截断部分很难重建，缺损的部分越大，重建带来的挑战和所花费的时间将会更多。面部撕脱的复合组织移植物的回植可以追溯到 1551 年[150]。同时期的报告中描述了

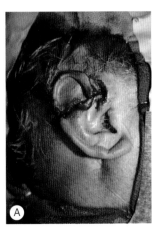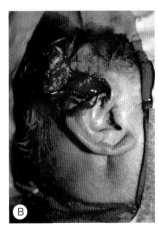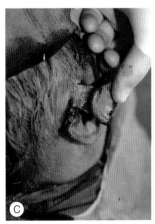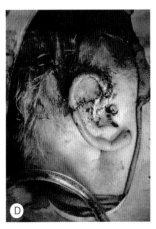

图 2.25　机动车碰撞造成的上耳撕裂(A)由后皮肤桥连接(B,C)。由于耳廓的血液供应充足，上耳廓得以存活。首先缝合耳轮边缘进行对齐，其余皮肤用 6-0 尼龙线缝合(D)

一些偶然的成功和众多失败的案例[125, 136, 148-152]。使用复合材料移植物进行简单回植后好的预后一般是偶然现象而非规律。最终的结果往往伴有瘢痕、过度色素沉着、局部的缺失和畸形[114]。Spira 和 Hardy[153]曾说："被撕脱部分一旦超出了耳垂或部分耳轮，重置注定失败"。

为尽力抢救软骨部分，许多人提出在腹部造皮下袋[153-156]或耳廓后埋置软骨[143]。Mladick 改良了这些技术，在埋置皮下袋之前磨去皮肤层，而非完全移除皮肤[123, 142, 157, 158]。通过保护真皮和软骨之间的联系，达到维持耳部精妙的外形的效果。

对于不伴合并伤和合并症、可以耐受长时间手术治疗的患者应考虑显微回植术。耳部的代谢相对的低，就其本身而言可以忍受长时间的局部缺血，有在冷缺血 33 小时后成功移植的报道[159]。在锐利的外伤后，颞浅动脉或耳后动脉的分支是可以找到并修复的。一些病例中，小束颞浅动脉分支可分离后用于吻合。类似的，静脉可以直接修复或使用静脉移植。神经若辨认得出也可以进行修复。令人意外的是，一些再植的患耳即使没有修复神经，也可恢复较好的感觉[160]。术后采用保护性的敷料包扎，以便观察术后动脉和静脉的情况。

鼻

鼻部在面部突出的位置使其具有重复创伤的风险。许多外伤会导致鼻骨骨折，而不伴有软组织的创伤。鼻部外伤如不能及时恰当地处理，可能导致外形的扭曲或鼻塞，原因不外乎软组织的缺失、瘢痕的形成或正常组织的对合不良。

鼻部的结构层次可简单分为外层的软组织包被，由皮肤、皮下脂肪和鼻部肌肉构成；支撑结构包括软骨和骨，形成鼻骨外观；以及内部的黏膜层，具有滤过颗粒物、改变热度和湿度的功能。

当检查鼻部时，最基本的 3 部分应该考虑，包括软组织层、支撑结构、鼻黏膜。观察外部的软组织部分可以迅速地评估撕裂伤或软组织损伤。鼻部的支撑结构可以通过观察对称性、鼻背部有无偏移进行评估。骨折可以通过触诊到台阶和骨擦感进行确诊。明显的鼻骨骨折通过临床检查就可以诊断，X 线很难提供更有价值的信息。若存在裂伤，可以通过裂口观察皮下下面鼻部骨性结构。充分的麻醉和冲洗后，开放性创伤应该检查是否合并上外侧及下外侧的软骨的撕裂或骨折。

鼻腔内部的检查需要窥鼻器、良好的光源和吸引（若存在活动性的出血）。检查黏膜是否存在鼻中隔血肿、黏膜撕裂伤、鼻中隔软骨外露或骨折。鼻中隔血肿表现为梭形、青白色宽大肿胀鼻中隔黏膜。充分的麻醉和冲洗后，可以清楚辨别创伤对鼻部支撑结构和黏膜的损伤。

鼻骨骨折很常见，在鼻部钝挫伤后应该高度怀疑。单纯的鼻创伤后进行彻底的临床检查就可以诊断，再行做放射线 X 线片意义不大。若怀疑其他面部的骨折或鼻旁的骨折，行面部的 CT 平扫可以进行评估。中面部骨折中眶骨骨折的伴发率据报道可高达 59%[161]。

治疗的主要目标是重新恢复正常鼻部外形和改善鼻塞。复杂性小的鼻部创伤治疗可以在局麻下进行，而较大的鼻部创伤最好在全麻下进行。鼻部裂伤尽可能一期修复。鼻背头端 1/3 处小的撕脱伤可以通过二期愈合痊愈，因为该处的皮肤具有活动度和松弛度。鼻部剩余部分的撕脱伤若依靠二期愈合进行愈合，将会因愈合过程中的收缩力而引起鼻外形的扭曲[94]。

擦伤

鼻部的擦伤一般会很快痊愈，主要因为丰富的血供和富余的皮肤附属器可以促进快速的上皮化。鼻尾侧半的皮肤具有丰富的皮肤附属器，从而可以促进快速的上皮化。鼻部擦伤后的创伤文身并不少见。对伤口进行脉冲性灌洗、显微镜下移除嵌入的异物及非常保守性的清创很重要。有时往往会很难做决定是否进一步清创、保持完整的伤口厚度，或留置一些异物和真皮组织。总体而言，当面临此决定时，最好停止清创，日后若有需要的话，为了美学效果可以进行手术的切除和重建。

中隔血肿应该进行引流预防继发的感染和脓毒性鼻中隔坏死或凝结成软骨膜下的纤维化钙化肿块。若凝块在血肿中尚未形成，可以使用大口径的针抽吸。在鼻中隔血肿上切一小口可进行充分引流。通过小的切口和小型吸引器清除血液和凝块，并用 4-0 肠线进行贯穿鼻中隔的褥式缝合，进而封闭无效腔并预防血肿重新形成。

撕裂伤

一般而言，鼻部创伤应该从鼻黏膜向外部进行依次修复：先是鼻黏膜，再是支撑结构，最后是皮肤。

鼻黏膜

鼻黏膜最好使用细的可吸收缝线，如 5-0 肠线。因空间相对局限，具有小曲率半径的缝合针有利于缝合。打结方向应面向鼻腔。鼻中隔骨折或黏膜撕脱伤导致的小区域软骨暴露不会产生很大的问题，只要对侧黏膜完整。若鼻黏膜在两侧均有缺失，应使用黏膜瓣至少覆盖一侧。

鼻支撑结构

骨折的鼻中隔应复位，若鼻中隔脱离上颌鼻嵴，应进行复位使之趋向于中间。上下侧面的软骨的撕裂伤若损伤显著，应该解剖修复。一般使用 5-0 可吸收或透明的不可吸收缝合线。伤口内脱位的骨折碎片应该进行解剖复位，若不需要用于支撑结构或塑造外形时可以进行移除。如果重要的支撑结构存在缺失，鼻支撑结构的重建应该在几天内进行。延迟重建可能由于鼻部软组织的塌陷和收缩导致之后进行重建几乎不可能。这类重建一般涉及骨或软骨移植。若不确定移植软骨或骨区域的鼻腔黏膜或表面覆盖区域的黏膜是否能够存活，重建可以延迟几天，直到明确表面软组织存活的范围，或直接进行二期重建。

皮肤覆盖

鼻腔黏膜和骨架修复之后，可以进行鼻部的皮肤的修复。使用 6-0 尼龙缝合针线先对合鼻翼缘的皮肤进行关键的缝合，确保与周围组织恰当的黏合。鼻部头侧的皮肤相对宽裕，可以进行皮下分离并向下动员，以关闭一些小的撕脱伤[162]。

撕脱伤

撕脱性损伤往往由机动车碰撞，以及动物或人咬伤所致。此类损伤往往仅涉及皮肤，但也可能累及下面的软骨部分。需要通过局部皮瓣或暂时性的皮片移植物进行修复。鼻背部头端和两侧区域的小的缺损可通过二期愈合痊愈，而不产生显著的解剖扭曲。鼻背尾端、鼻尖和鼻翼的皮肤与皮下组织黏附紧密且移动性较差，难以一期缝合。二期愈合将导致瘢痕挛缩和鼻部外形扭曲，这时最好使用耳后皮片移植物治疗（图 2.26）。耳后全厚皮片移植物具有与鼻部皮肤相匹配的颜色和纹理。皮片移植物可以减少伤口的收缩；若仍需要二次重建，可以切除皮片移植物后使用局部皮肤瓣治疗。

截断伤

小的截断伤部分可以按照复合组织移植物重新接附[163, 164]，然而一些作者警告过咬伤后重新接附不良结局和感染风险的[162, 165]。Davis 和 Shaheen[166] 报道，即便在理想情况下，复合组织移植物失败率也高达 50% 左右。他们建议复合组织移植物仅在以下情况时考虑采用：切缘锐性切断、感染风险低、损伤即刻延迟、移植组织与伤口边缘之间最远不超过 0.5cm 以及出血完全控制。其他作者认为行高压氧治疗[163]或冷却治疗[167]可以改善组织存活率。显微手术再植可在较大的鼻部截断伤[168]或鼻唇复合再植时使用[169]。

面颊

当修复面颊的撕裂伤时，最主要的顾虑是创伤下面的结构：面神经、面部肌肉、腮腺导管和骨。

面颊部分的血供主要源自面横动脉和颞浅动脉。大量的交通支和丰富的真皮丛在损伤和重建后能够提供充分的灌注。

面神经从茎乳孔中穿出，在腮腺中分出 5 个主要分支。颞支和颧支跨越颧弓上方，颊支在咀嚼肌表面伴行腮腺导管穿行，下颌支往往绕过下颌骨的下缘，但一般很少超过 2cm，之后向上跨越面动静脉至下颌骨缘上方[170-176]。颧支和颊支在颊部撕裂伤中损伤的风险很高，颊支往往有一些相互吻合的部分，因此一侧颊部分支的撕裂伤可能没有明显的症状。

腮腺为一单叶腺体，由穿行其中的面神经分为深浅两部分，腺体浅叶位于面神经的外侧面并向前延伸至咀嚼肌的边界。腮腺导管从腺体前面发出，越过咀嚼肌的表浅部分，穿过颊肌进入口腔，开口于上颌第二磨牙相对的颊黏膜。腮腺的走形可以通过面部外在的结构定位，从耳屏向上唇中点划线，中 1/3 部分即为腮腺部分（见图 2.3）。腮腺导管穿行邻近面神经颊支，若颊部撕裂伤伴随颊支麻痹，应高度怀疑腮腺导管损伤。

相关临床查体针对骨骼、面神经和腮腺导管的损伤情况。面神经分支的功能应在局部麻醉之前应进行检测。有时患者表现出面部运动的不对称性，仅仅因为疼痛和水肿，而非因为任何面神经损伤。

若高度怀疑腮腺导管损伤，使用 22 号的导管插入 Stensen 管中，进而注入少量盐水或亚甲蓝。也可以使用道探针。但必须注意不要过分刺探以避免损伤导管。若观察到液体从伤口中涌出，可以诊断导管损伤。

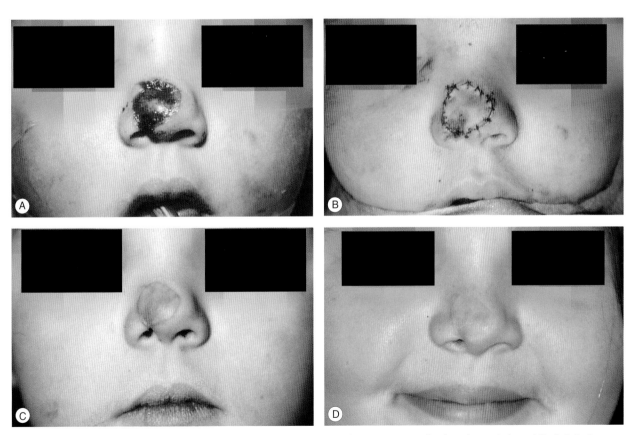

图 2.26　鼻全层狗咬撕脱伤（A）采用全厚耳后皮片移植（B）。（C）移植后 6 周。（D）两年后，有良好的轮廓和颜色匹配

腮腺导管损伤的修复

腮腺撕裂伤而没有导管损伤可能导致唾液腺囊肿,但很少导致长期的问题。若怀疑腺体损伤,覆盖的软组织应该进行修复,同时放置引流。若唾液腺囊肿形成,经过数次穿刺抽吸和压迫包扎即可痊愈(图2.27)。

面神经损伤

面神经损伤应进行一期修复。较好光线和止血环境下采用放大3倍的显微镜进行外科探查将更有利于定位神经

断端。在伴有挫伤和卫星灶的撕脱伤中找到神经的末端更为困难。损伤48小时内采用神经刺激仪可以定位远端神经片段。48小时后撕脱的远端神经将不再传导脉冲至相应的肌肉,使得刺激器不具有诊断作用。若面神经的近端不能定位,可以沿着未受损伤的近侧神经干向远端解剖找到断端。神经应使用9-0尼龙缝合线进行一期修复。如果损伤较大导致一期修复无法完成,可以采用神经移植物,或者将近端和远端神经使用不可吸收缝合线标记,利于定位和后续的修复。

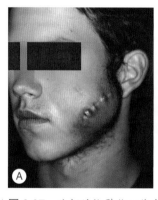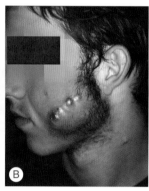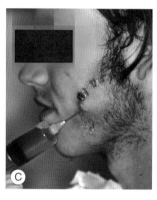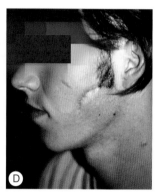

图2.27 脸颊的撕裂伤可能会损伤腮腺实质,导致皮肤下的唾液积聚或唾液腺囊肿(A,B)。如果在受伤时发现,可留置引流管,并加压包扎。当一期修复后出现唾液腺囊肿时,连续的穿刺抽液(C)和压力包扎可解决问题(D)

口腔

嘴唇为面部下1/3最突出的部分,且对于口腔的功能、清晰发音、情绪的表达、亲吻、吮吸和使用各种乐器非常重要,且为美的象征。此外,嘴唇为重要的感觉器官,可以提供愉悦感并保持口腔免于摄取不可接受的热或冷的物质。嘴唇最主要的功能是括约作用,这由口轮匝肌动作完成。其他的面部肌肉对于面部表情和清洁齿槽很重要,但对于维持口腔的功能不太重要。口腔查体时应仔细查看牙齿、牙槽、口腔肌肉、舌头及上腭损伤情况。

唇的损伤修复时应注意恢复口腔的功能、足够的开口度、感觉、完成的皮肤覆盖、口腔黏膜和唇色[177]。修复鼻唇线、颏唇沟、人中以及精确地对齐唇红边缘对于维持美观非常重要。嘴唇为层状结构,包含内在黏膜层、口轮匝肌及外部表浅组织和皮肤。嘴唇的撕裂伤闭合时应注意修复这些组织。

小的面颊部黏膜或齿龈撕裂伤不修复便可愈合。对于大型(>2cm)撕裂伤,食物可能嵌入撕裂组织中或处于牙齿咬合表面的组织瓣应积极修复;在牙齿之间小的组织瓣应该清创。

大部分的嘴唇撕裂伤在使用肾上腺素局麻药后可以在门诊处理。若撕裂伤涉及白色的卷曲部分或唇红缘部分,局麻前使用浸泡亚甲蓝的细针进行标记或许有帮助,因为后续血管收缩可能影响唇红的边界[178]。

处理顺序原则是从口腔的内侧向外进行处理。为达此目的,紧迫的牙齿或牙槽损伤应首先处理,这样被修复好的软组织在进行深部结构修复的时候不会因牵拉而被破坏,伤口应该进行轻缓的冲洗移除任何疏松异物和残留物。在大部分病例中,可以使用30ml注射器、18号的留置针和生理

盐水进行充分的冲洗。若有迹象表明牙齿断裂,残留碎片不能得到解释,应进行X线检查确定是否有牙齿断端包埋在软组织中。坏死的或确定不能存活的组织应该进行清创处理。此外,应该强调的是,面部(尤其是唇部)的组织可以在较小的蒂上存活,尽管这么小的蒂对于身体其他部分不够充分。此外,嘴唇部具有充足的弹性,嘴唇25%~30%的组织缺失可进行一期闭合。这也意味着嘴唇不像面部的其他区域,可以进行更积极的清创。

口腔

舌部血供丰富,其损伤会引起显著的失血。此外,较大损伤后的舌肿胀可引起口咽的阻塞。大部分舌部撕裂伤(如摔倒、癫痫发作后的舌损伤)一般具有小型、线性和表浅的特点,不需要任何治疗。大型撕裂伤、裂口张开或持续出血应该进行修复。后续的舌部水肿可能很显著,因此,应进行宽松的缝合以适应后来的水肿。

修复舌部对于医生和患者而言都具有一定的挑战性。若需要局麻下患者的配合,获取患者的信心非常重要。使用4%利多卡因纱布在舌部区域5分钟,这将提供一些麻醉效果,进而利于局部麻醉或舌部神经阻滞。当对儿童撕裂伤进行修复的时候往往需要全麻。可以使用4-0、5-0肠线或聚乙醇酸进行闭合。

口腔黏膜修复

颊黏膜修复基本接近单层的闭合,可以使用4-0、5-0内脏缝合线或聚乙醇酸间断缝合,仅仅进行最低限度的缝合。有时,较大的撕脱的牙龈瓣也需要修复。可能很难缝合这些伤口,因为牙龈组织穿针后容易撕裂。可以通过绑缚在邻近牙齿上进行缝合重附这些皮瓣[178]。

嘴唇

对于嘴唇裂伤，如不进行精细和恰当的治疗，会导致显著的美学缺陷。尤其白色卷曲部分或唇红边缘部分的小的对位不良将会导致很明显的缺陷，甚至在非专业人士眼中也显而易见。

唇部的伤口麻醉最好采用区域神经阻滞结合最小的局部浸润。这有利于预防对于准确修复关键的显著解剖标记扭曲或肿胀。眶下神经阻滞用于上唇处理，颏神经麻醉用于下唇处理。

当修复简单表浅的涉及唇红边缘的唇部撕裂伤时，首先进行唇红边缘部的缝合，利于对合伤口。剩余的部分使用6-0 不可吸收缝合线进行闭合。若撕裂伤涉及湿唇时，最好选择 5-0 或 6-0 肠线，因为湿润环境下此线较为柔软，对于患者而言也较为舒适。

全层的唇部撕裂伤应从内向外进行三层修复。首先使用 5-0 含铬或普通肠线应进行口腔黏膜的修复。若口腔黏膜和齿龈从牙槽骨撕脱，软组织通过在套绕邻近牙齿进行缝合贴附。一般而言，从颊窝部向唇部进行修复。肌肉层可使用 4-0 或 5-0 可吸收缝合线修复。口轮匝肌修复失败或后续的裂开将导致不美观的凹陷性瘢痕。此层缝合时最好在肌肉周围涵盖一些纤维组织，有利于支撑和缝合。使用 5-0 或 6-0 尼龙缝合线于唇红部分进行关键的缝合，然后剩余部分进行外部的缝合。

保留较小蒂部的唇部撕脱伤通常可以存活。一般建议将活性较低的组织保留，因为存活的可能性很大（图 2.28 图 2.29 ）。

颈部

颈部软组织损伤首要的考虑是排除颈部深达颈阔肌下方的创伤和气道受损的情况。一旦排除这些情况后，伤口一般可以直接闭合。因为颈部皮肤移动性好，有一定的皮肤赘余，颈部损伤一般可以进行一期缝合。下颌神经边缘支于下颌骨边缘走行于颈阔肌深面，在修复过程中应该谨记。

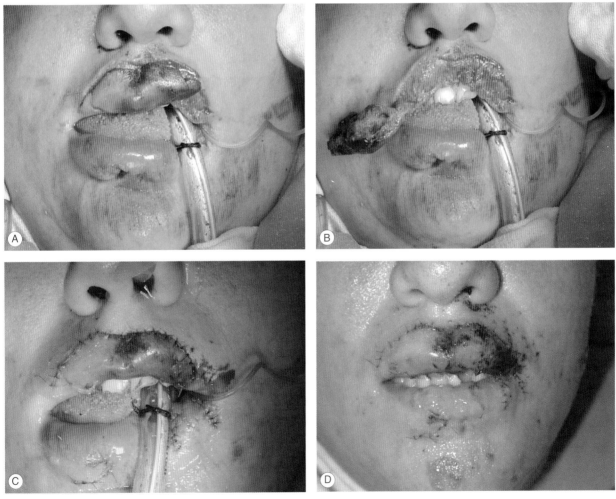

图 2.28　机动车碰撞后的上唇撕脱（A）由一个小的侧蒂附着（B）。（C）保守清创后对合标志物并闭合伤口。（D）4 天后出现灌注不良区域，导致小范围坏死。

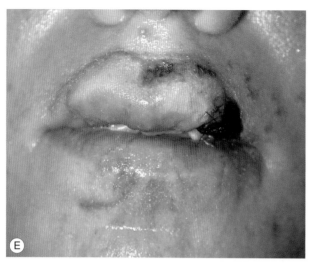
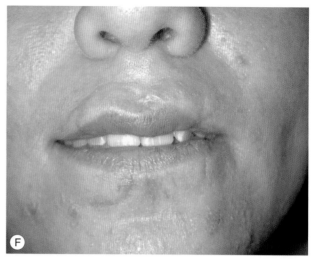

图 2.28(续) 坏死区域二期愈合(E),形成最终愈合的伤口(F)

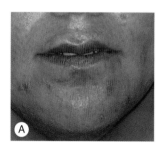
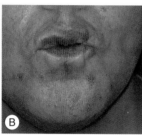
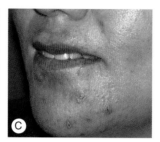
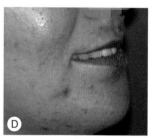

图 2.29 撕脱性唇创面修复后 3 个月(A)有良好的口轮匝肌功能和口腔功能(B),美学效果可接受(C,D)

总结

面部创伤的软组织修复对于患者和医生而言效果都很不错。诊断和及时修复潜在的损伤治疗可以最大限度减少并发症。仔细清除颗粒物质将使患者一生免于创伤带来的面部色素沉着。进行最低限度的清创将会挽救一些不可替代的软组织结构。仔细对合重要的体表标记可以减少不美观的错位。此外,细致的缝合技巧和及时的拆线将给予患者最好的美学效果。

参考文献

1. Rowe NL. The history of the treatment of maxillo-facial trauma. *Ann R Coll Surg Engl*. 1971;49:329–349.

2. Sanchez GM, Burridge AL. Decision making in head injury management in the Edwin Smith papyrus. *Neurosurg Focus*. 2007;2:E5.

3. Chico-Ponce de Leon F, Ortiz-Monasterio F, Tutino M. The dawn of plastic surgery in Mexico: XVIth century. *Plast Reconstr Surg*. 2003;111:2025–2031.

4. Hussain K, Wijetunge DB, Grubnic S, Jackson IT. A comprehensive analysis of craniofacial trauma. *J Trauma*. 1994;36:34–47. *Craniofacial soft tissue injuries occur most often on the forehead, nose, lips, and chin in a "T"-shaped zone. There is significant variability in the common causes of craniofacial trauma that can be stratified by sex and age. Falls are the most common cause in children and the elderly. Interpersonal violence and alcohol are associated with the majority of injuries in young men. Sports are a common cause of injury among youth. This article is a detailed review of craniofacial trauma patterns.*

5. Zubowicz VN, Gravier M. Management of early human bites of the hand: a prospective randomized study. *Plast Reconstr Surg*. 1991;88:111–114.

6. Leach J. Proper handling of soft tissue in the acute phase. *Facial Plast Surg*. 2001;17:227–238. *An excellent overview of basic techniques for management of craniofacial soft tissue injuries, starting with initial evaluation, wound preparation, and anesthetic techniques. The management of wound contamination and steps to reduce the risk of infection are discussed. Planning of difficult closures by respecting the resting skin tension lines is discussed. Wound undermining and specific suture techniques are discussed in detail.*

7. Kesser BW, Chance E, Kleiner D, Young JS. Contemporary management of penetrating neck trauma. *Am Surg*. 2009;75:1–10.

8. Friedman PM, Mafong EA, Friedman ES, Geronemus RG. Topical anesthetics update: EMLA and beyond. *Dermatol Surg*. 2001;27:1019–1026.

9. Chen BK, Eichenfield LF. Pediatric anesthesia in dermatologic surgery: when hand-holding is not enough. *Dermatol Surg*. 2001;27:1010–1018.

10. Ohlsen L, Englesson S, Evers H. An anaesthetic lidocaine/prilocaine cream (EMLA) for epicutaneous application tested for cutting split skin grafts. *Scand J Plast Reconstr Surg*. 1985;19:201–209.

11. Gupta AK, Sibbald RG. Eutectic lidocaine/prilocaine 5% cream and patch may provide satisfactory analgesia for excisional biopsy or curettage with electrosurgery of cutaneous lesions. A randomized, controlled, parallel group study. *J Am Acad Dermatol*. 1996;35:419–423.

12. Eaton JS, Grekin RC. Regional anesthesia of the face. *Dermatol Surg*. 2001;27:1006–1009. *Successful regional blocks for facial trauma repair can often provide anesthesia for repair of larger facial wounds and provide initial anesthesia for later widespread infiltration of vasoconstricting agents. Successful regional anesthesia is based on a clear understanding of the anatomy. This article provides a detailed guide for success.*

13. Agris J. Traumatic tattooing. *J Trauma*. 1976;16:798–802.

14. Apfelberg DB, Manchester GH. Decorative and traumatic tattoo biophysics and removal. *Clin Plast Surg*. 1987;14:243–251.

15. Bohler K, Muller E, Huber-Spitzy V, et al. Treatment of traumatic tattoos with various sterile brushes. *J Am Acad Dermatol*. 1992;26:749–753.

16. Parsons RW. The management of traumatic tattoos. *Clin Plast Surg*. 1975;2:517–522.

17. Zook EG. Care of the traumatic tattoo. *Med Times*. 1974;102:90–92, 1–5.

18. Hohenleutner U, Landthaler M. Effective delayed brush treatment of an extensive traumatic tattoo. *Plast Reconstr Surg.* 2000;105:1897–1899.

19. Furnas DW, Somers G. Microsurgery in the prevention of traumatic tattoos. *Plast Reconstr Surg.* 1976;58:631–633.

20. Kurokawa M, Isshiki N, Taira T, Matsumoto A. The use of microsurgical planing to treat traumatic tattoos. *Plast Reconstr Surg.* 1994;94:1069–1072.

21. Sun B, Guan W. Treating traumatic tattoo by micro-incision. *Chin Med J.* 2000;113:670–671.

22. Cronin ED, Haber JL. A new technique of dermabrasion for traumatic tattoos. *Ann Plast Surg.* 1996;36:401–402.

23. Horowitz J, Nichter LS, Stark D. Dermabrasion of traumatic tattoos: simple, inexpensive, effective. *Ann Plast Surg.* 1988;21:257–259.

24. Notaro WA. Dermabrasion for the management of traumatic tattoos. *J Dermatol Surg Oncol.* 1983;9:916–918.

25. Peris Z. Removal of traumatic and decorative tattoos by dermabrasion. *Acta Dermatovenerol Croat.* 2002;10:15–19.

26. Neely JL, Kovach RF. Traumatic tattoos treated by salabrasion. *W V Med J.* 1986;82:5–6.

27. Dufresne RG Jr, Garrett AB, Bailin PL, Ratz JL. CO2 laser treatment of traumatic tattoos. *J Am Acad Dermatol.* 1989;20:137–138.

28. Fusade T, Toubel G, Grognard C, Mazer JM. Treatment of gunpowder traumatic tattoo by Q-switched Nd:YAG laser: an unusual adverse effect. *Dermatol Surg.* 2000;26:1057–1059.

29. Suzuki H. Treatment of traumatic tattoos with the Q-switched neodymium:YAG laser. *Arch Dermatol.* 1996;132:1226–1229.

30. Kunzi-Rapp K, Krahn GM, Wortmann S, Peter RU. Early treatment of traumatic tattoo by erbium-YAG laser. *Br J Dermatol.* 2001;144:219–221.

31. Alster TS. Successful elimination of traumatic tattoos by the Q-switched alexandrite (755-nm) laser. *Ann Plast Surg.* 1995;34:542–545.

32. Chang SE, Choi JH, Moon KC, et al. Successful removal of traumatic tattoos in Asian skin with a Q-switched alexandrite laser. *Dermatol Surg.* 1998;24:1308–1311.

33. Achauer BM, Nelson JS, Vander Kam VM, Applebaum R. Treatment of traumatic tattoos by Q-switched ruby laser. *Plast Reconstr Surg.* 1994;93:318–323.

34. Ashinoff R, Geronemus RG. Rapid response of traumatic and medical tattoos to treatment with the Q-switched ruby laser. *Plast Reconstr Surg.* 1993;91:841–845.

35. Taylor CR, Anderson RR, Gange RW, et al. Light and electron microscopic analysis of tattoos treated by Q-switched ruby laser. *J Invest Dermatol.* 1991;97:131–136.

36. Taylor CR, Gange RW, Dover JS, et al. Treatment of tattoos by Q-switched ruby laser. A dose-response study. *Arch Dermatol.* 1990;126:893–899.

37. Taylor CR. Laser ignition of traumatically embedded firework debris. *Lasers Surg Med.* 1998;22:157–158.

38. Zitelli JA. Wound healing by secondary intention. A cosmetic appraisal. *J Am Acad Dermatol.* 1983;9:407–415.

39. Zitelli JA. Secondary intention healing: an alternative to surgical repair. *Clin Dermatol.* 1984;2:92–106. *This article reminds us that in cases of tissue loss secondary intention healing may produce acceptable outcomes in certain anatomic areas. The best cosmetic results are obtained on concave surfaces of the nose, eye, ear, and temple (NEET areas), while those on the convex surfaces of the nose, oral lips, cheeks and chin, and helix of the ear (NOCH areas) often heal with a poor-quality scar. Most wounds can be dressed with a semi-occlusive dressing or petrolatum ointment to prevent desiccation. Common complications include pigmentation changes, unstable scar, excessive granulation, pain, dysesthesias, and wound contracture.*

40. Dingman RO, Argenta LC. The surgical repair of traumatic defects of the scalp. *Clin Plast Surg.* 1982;9:131–144.

41. Chillag S, Chillag KL, Bhanot VK. Self-mutilation resulting in bacterial meningitis. *W V Med J.* 1991;87:115–116.

42. Freedman RM, Baltimore R. Fatal Streptococcus viridans septicemia and meningitis: relationship to fetal scalp electrode monitoring. *J Perinatol.* 1990;10:272–274.

43. Jonkhoff-Slok TW, Weyerman ME. Scalp electrode associated neonatal Escherichia coli meningitis–a case report. *J Perinat Med.* 1991;19:217–219.

44. Luo CB, Teng MM, Chen SS, et al. Pneumocephalus secondary to septic thrombosis of the superior sagittal sinus: report of a case. *J Formos Med Assoc.* 2001;100:142–144.

45. Paff G. *Anatomy of the Head and Neck.* Philadelphia: Saunders; 1973.

46. Cruz AP, Campbell RM, Perlis CS, Dufresne RG Jr. Double purse-string closure for scalp and extremity wounds. *Dermatol Surg.* 2007;33:369–373.

47. Horgan MA, Piatt JH Jr. Shaving of the scalp may increase the rate of infection in CSF shunt surgery. *Pediatr Neurosurg.* 1997;26:180–184.

48. Kumar K, Thomas J, Chan C. Cosmesis in neurosurgery: is the bald head necessary to avoid postoperative infection? *Ann Acad Med Singapore.* 2002;31:150–154.

49. Ratanalert S, Saeheng S, Sripairojkul B, et al. Nonshaved cranial neurosurgery. *Surg Neurol.* 1999;51:458–463.

50. Siddique MS, Matai V, Sutcliffe JC. The preoperative skin shave in neurosurgery: is it justified? *Br J Neurosurg.* 1998;12:131–135.

51. Oishi SN, Luce EA. The difficult scalp and skull wound. *Clin Plast Surg.* 1995;22:51–59.

52. Alpert BS, Buncke HJ Jr, Mathes SJ. Surgical treatment of the totally avulsed scalp. *Clin Plast Surg.* 1982;9:145–159.

53. Biemer E, Stock W, Wolfensberger C, et al. Successful replantation of a totally avulsed scalp. *Br J Plast Surg.* 1979;32:19–21.

54. Borenstein A, Yaffe B, Seidman DS, Tsur H. Microsurgical replantation of two totally avulsed scalps. *Isr J Med Sci.* 1990;26:442–445.

55. Buncke HJ, Rose EH, Brownstein MJ, Chater NL. Successful replantation of two avulsed scalps by microvascular anastomoses. *Plast Reconstr Surg.* 1978;61:666–672.

56. Chater NL, Buncke H, Brownstein M. Revascularization of the scalp by microsurgical techniques after complete avulsion. *Neurosurgery.* 1978;2:269–272.

57. Chen IC, Wan HL. Microsurgical replantation of avulsed scalps. *J Reconstr Microsurg.* 1996;12:105–112.

58. Cheng K, Zhou S, Jiang K, et al. Microsurgical replantation of the avulsed scalp: report of 20 cases. *Plast Reconstr Surg.* 1996;97:1099–1106, discussion 107–108.

59. Eren S, Hess J, Larkin GC. Total scalp replantation based on one artery and one vein. *Microsurgery.* 1993;14:266–271.

60. Frank IC. Avulsed scalp replantation. *J Emerg Nurs.* 1979;5:8–11.

61. Gatti JE, LaRossa D. Scalp avulsions and review of successful replantation. *Ann Plast Surg.* 1981;6:127–131.

62. Hentz VR, Palma CR, Elliott E, Wisnicki J. Successful replantation of a totally avulsed scalp following prolonged ischemia. *Ann Plast Surg.* 1981;7:145–149.

63. Juri J, Irigaray A, Zeaiter C. Reimplantation of scalp. *Ann Plast Surg.* 1990;24:354–361.

64. Khoo CT, Bailey BN. Microsurgical replantation of the avulsed scalp. *Ann Acad Med Singapore.* 1983;12:370–376.

65. McCann J, O'Donoghue J, Kaf-al Ghazal S, Johnston S, Khan K. Microvascular replantation of a completely avulsed scalp. *Microsurgery.* 1994;15:639–642.

66. Miller GD, Anstee EJ, Snell JA. Successful replantation of an avulsed scalp by microvascular anastomoses. *Plast Reconstr Surg.* 1976;58:133–136.

67. Nahai F, Hester TR, Jurkiewicz MJ. Microsurgical replantation of the scalp. *J Trauma.* 1985;25:897–902.

68. Nahai F, Hurteau J, Vasconez LO. Replantation of an entire scalp and ear by microvascular anastomoses of only 1 artery and 1 vein. *Br J Plast Surg.* 1978;31:339–342.

69. Rivera ML, Gross JE. Scalp replantation after traumatic injury. *AORN J.* 1995;62:175–180, 82, 84.

70. Sakai S, Soeda S, Ishii Y. Avulsion of the scalp: which one is the best artery for anastomosis? *Ann Plast Surg.* 1990;24:350–353.

71. Stratoudakis AC, Savitsky LB. Microsurgical reimplantation of avulsed scalp. *Ann Plast Surg.* 1981;7:312–317.

72. Tantri DP, Cervino AL, Tabbal N. Replantation of the totally avulsed scalp. *J Trauma.* 1980;20:350–352.

73. Van Beek AL, Zook EG. Scalp replantation by microsurgical revascularization: case report. *Plast Reconstr Surg.* 1978;61:774–777.

74. Zhou S, Chang TS, Guan WX, et al. Microsurgical replantation of the avulsed scalp: report of six cases. *J Reconstr Microsurg.* 1993;9:121–125, discussion 5–9.

75. Boucher JD, Ekman P. Facial areas and emotional information. *J Commun.* 1975;25:21–29.

76. Kirkpatrick SW, Bell FE, Johnson C, et al. Interpretation of facial expressions of emotion: the influence of eyebrows. *Genet Soc Gen Psychol Monogr.* 1996;122:405–423.

77. Prkachin KM, Mercer SR. Pain expression in patients with shoulder pathology: validity, properties and relationship to sickness impact. *Pain.* 1989;39:257–265.

78. Sullivan LA, Kirkpatrick SW. Facial interpretation and component consistency. *Genet Soc Gen Psychol Monogr.* 1996;122:389–404.

79. Fezza JP, Klippenstein KA, Wesley RE. Cilia regrowth of shaven eyebrows. *Arch Facial Plast Surg.* 1999;1:223–224.

80. Gormley DE. Use of Burow's wedge principle for repair of wounds in or near the eyebrow. *J Am Acad Dermatol.* 1985;12:344–349.

81. Albom MJ. Closure of excisional wounds with "H" flaps. *J Dermatol Surg.* 1975;1:26–27.

82. Hammond RE. Uses of the O-to-Z-plasty repair in dermatologic surgery. *J Dermatol Surg Oncol.* 1979;5:205–211.

83. Brent B. Reconstruction of ear, eyebrow, and sideburn in the burned patient. *Plast Reconstr Surg.* 1975;55:312–317.

84. Goldman BE, Goldenberg DM. Nape of neck eyebrow reconstruction. *Plast Reconstr Surg.* 2003;111:1217–1220.

85. Juri J. Eyebrow reconstruction. *Plast Reconstr Surg.* 2001;107:1225–1228.

86. Kim KS, Hwang JH, Kim DY, et al. Eyebrow island flap for reconstruction of a partial eyebrow defect. *Ann Plast Surg.* 2002;48:315–317.

87. Mantero R, Rossi F. Reconstruction of hemi-eyebrow with a temporoparietal flap. *Int Surg.* 1974;59:369–370.

88. McConnell CM, Neale HW. Eyebrow reconstruction in the burn patient. *J Trauma.* 1977;17:362–366.

89. Pensler JM, Dillon B, Parry SW. Reconstruction of the eyebrow in the pediatric burn patient. *Plast Reconstr Surg.* 1985;76:434–440.

90. Sloan DF, Huang TT, Larson DL, Lewis SR. Reconstruction of eyelids and eyebrows in burned patients. *Plast Reconstr Surg.* 1976;58:340–346.

91. Sutterfield TC, Bingham HC. Reconstruction of the eyebrow and eyelid following traumatic deformity. Case report. *Mo Med.* 1971;68:259–261.

92. Goldman GD. Eyebrow transplantation. *Dermatol Surg.* 2001;27:352–354.

93. Van Droogenbroeck JB. Eyebrow transplantation. *Int J Lepr Other Mycobact Dis.* 1971;39:629–630.

94. Goldwyn RM, Rueckert F. The value of healing by secondary intention for sizeable defects of the face. *Arch Surg.* 1977;112:285–292.

95. Beadles KA, Lessner AM. Management of traumatic eyelid lacerations. *Semin Ophthalmol.* 1994;9:145–151.

96. Canavan YM, Archer DB. Long-term review of injuries to the lacrimal drainage apparatus. *Trans Ophthalmol Soc UK.* 1979;99:201–204.

97. Ortiz MA, Kraushar MF. Lacrimal drainage following repair of inferior canaliculus. *Ann Ophthalmol.* 1975;7:739–741.

98. Dortzbach RK, Angrist RA. Silicone intubation for lacerated lacrimal canaliculi. *Ophthalmic Surg.* 1985;16:639–642.

99. Shafer D, Bennett J. Associated soft tissue injuries. *Atlas Oral Maxillofac Surg Clin North Am.* 1994;2:47–63.

100. Dowling JA, Foley FD, Moncrief JA. Chondritis in the burned ear. *Plast Reconstr Surg.* 1968;42:115–122.

101. Butt WE. Auricular haematoma–treatment options. *Aust N Z J Surg.* 1987;57:391–392.

102. Schuller DE, Dankle SD, Strauss RH. A technique to treat wrestlers' auricular hematoma without interrupting training or competition. *Arch Otolaryngol Head Neck Surg.* 1989;115:202–206.

103. Krugman ME. Management of auricular hematomas with suction assisted lipectomy apparatus. *Otolaryngol Head Neck Surg.* 1989;101:504–505.

104. Cochran JH Jr. "How I do it"–otology and neurotology. A specific issue and its solution. Treatment of acute auricular hematoma. *Laryngoscope.* 1980;90:1063–1064.

105. Kelleher JC, Sullivan JG, Baibak GJ, Dean RK. The wrestler's ear. *Plast Reconstr Surg.* 1967;40:540–546.

106. Davis PK. An operation for haematoma auris. *Br J Plast Surg.* 1971;24:277–279.

107. Elsahy NI. Acquired ear defects. *Clin Plast Surg.* 2002;29:175–186, v–vi.

108. Giffin CS. Wrestler's ear: pathophysiology and treatment. *Ann Plast Surg.* 1992;28:131–139.

109. Lee D, Sperling N. Initial management of auricular trauma. *Am Fam Physician.* 1996;53:2339–2344.

110. Liston SL, Cortez EA, McNabney WK. External ear injuries. *JACEP.* 1978;7:233–236.

111. O'Donnell BP, Eliezri YD. The surgical treatment of traumatic hematoma of the auricle. *Dermatol Surg.* 1999;25:803–805.

112. Punjabi AP, Haug RH, Jordan RB. Management of injuries to the auricle. *J Oral Maxillofac Surg.* 1997;55:732–739.

113. Starck WJ, Kaltman SI. Current concepts in the surgical management of traumatic auricular hematoma. *J Oral Maxillofac Surg.* 1992;50:800–802.

114. Templer J, Renner GJ. Injuries of the external ear. *Otolaryngol Clin North Am.* 1990;23:1003–1018.

115. Zohar Y, Strauss M. A technique to treat wrestler's auricular hematoma. *Arch Otolaryngol Head Neck Surg.* 1990;116:359.

116. Henderson JM, Salama AR, Blanchaert RH Jr. Management of auricular hematoma using a thermoplastic splint. *Arch Otolaryngol Head Neck Surg.* 2000;126:888–890.

117. Grabb WC, Smith JW. Basic techniques of plastic surgery. In: *Plastic Surgery.* Boston: Little, Brown; 1973:3–4.

118. Holmes RE. Management of traumatic auricular injuries in children. *Pediatr Ann.* 1999;28:391–395.

119. Kirsch JP, Amedee RG. Management of external ear trauma. *J La State Med Soc.* 1991;143:13–16.

120. Lacher AB, Blitzer A. The traumatized auricle–care, salvage, and reconstruction. *Otolaryngol Clin North Am.* 1982;15:225–239.

121. Powers M, Bertz J, Fonseca R. Management of soft tissue injuries. In: Fonseca R, Walker R, eds. *Oral and Maxillofacial Trauma. 1.* Philadelphia: WB Saunders; 1991:616–650.

122. Turbiak TW. Ear trauma. *Emerg Med Clin North Am.* 1987;5:243–251.

123. Mladick RA. Salvage of the ear in acute trauma. *Clin Plast Surg.* 1978;5:427–435.

124. Humber P, Kaplan I, Horton C. Trauma to the ear: hematoma, laceration, amputation, atresia, and burns. In: Stark R, ed. *Plastic Surgery of the Head and Neck.* New York: Churchill Livingstone; 1987.

125. Bardsley AF, Mercer DM. The injured ear: a review of 50 cases. *Br J Plast Surg.* 1983;36:466–469.

126. Brandt FA. Human bites of the ear. *Plast Reconstr Surg.* 1969;43:130–134.

127. Chidzonga MM. Human bites of the face. A review of 22 cases. *S Afr Med J.* 1998;88:150–152.

128. Earley MJ, Bardsley AF. Human bites: a review. *Br J Plast Surg.* 1984;37:458–462.

129. Scheithauer MO, Rettinger G. [Bite injuries in the head and neck area]. *HNO.* 1997;45:891–897.

130. Stierman KL, Lloyd KM, De Luca-Pytell DM, et al. Treatment and outcome of human bites in the head and neck. *Otolaryngol Head Neck Surg.* 2003;128:795–801.

131. Tomasetti BJ, Walker L, Gormley MB, et al. Human bites of the face. *J Oral Surg.* 1979;37:565–568.

132. Ariyan S, Chicarilli ZN. Replantation of a totally amputated ear by means of a platysma musculocutaneous "sandwich" flap. *Plast Reconstr Surg.* 1986;78:385–389.

133. Chun JK, Sterry TP, Margoles SL, Silver L. Salvage of ear replantation using the temporoparietal fascia flap. *Ann Plast Surg.* 2000;44:435–439.

134. Cotlar SW. Reconstruction of the burned ear using a temporalis fascial flap. *Plast Reconstr Surg.* 1983;71:45–49.

135. Elsahy NI. Ear replantation combined with local flaps. *Ann Plast Surg.* 1986;17:102–111.

136. Pribaz JJ, Crespo LD, Orgill DP, et al. Ear replantation without microsurgery. *Plast Reconstr Surg.* 1997;99:1868–1872.

137. Tegtmeier RE, Gooding RA. The use of a fascial flap in ear reconstruction. *Plast Reconstr Surg.* 1977;60:406–411.

138. Turpin IM, Altman DI, Cruz HG, Achauer BM. Salvage of the severely injured ear. *Ann Plast Surg.* 1988;21:170–179.

139. Weston GW, Shearin JC, DeFranzo AJ. Avulsion injuries of the external ear. *N C Med J.* 1985;46:51–53.

140. Clayton JM, Friedland JA. Ear reattachment by the pocket principle. *Ariz Med.* 1980;37:91–92.

141. Lehman JA Jr, Cervino AL. Replantation of the severed ear. *J Trauma.* 1975;15:929–930.

142. Mladick RA. Letter: replantation of severed ear parts. *Plast Reconstr Surg.* 1976;57:374.

143. Sexton RP. Utilization of the amputated ear cartilage. *Plast Reconstr Surg (1946).* 1955;15:419–422.

144. Conroy WC. Salvage of an amputated ear. *Plast Reconstr Surg.* 1972;49:564.

145. Converse JM. Reconstruction of the auricle. II. *Plast Reconstr Surg Transplant Bull.* 1958;22:230–249.

146. Converse JM. Reconstruction of the auricle. I. *Plast Reconstr Surg Transplant Bull.* 1958;22:150–163.

147. Jenkins AM, Finucan T. Primary nonmicrosurgical reconstruction

following ear avulsion using the temporoparietal fascial island flap. *Plast Reconstr Surg*. 1989;83:148–152.

148. Baudet J. Successful replantation of a large severed ear fragment. *Plast Reconstr Surg*. 1973;51:82.

149. Elsahy NI. Ear replantation. *Clin Plast Surg*. 2002;29:221–231, vi–vii.

150. Grabb WC, Dingman RO. The fate of amputated tissues of the head and neck following replacement. *Plast Reconstr Surg*. 1972;49:28–32.

151. Gifford GH Jr. Replantation of severed part of an ear. *Plast Reconstr Surg*. 1972;49:202–203.

152. Godwin Y, Allison K, Waters R. Reconstruction of a large defect of the ear using a composite graft following a human bite injury. *Br J Plast Surg*. 1999;52:152–154.

153. Spira M, Hardy SB. Management of the injured ear. *Am J Surg*. 1963;106:678–684.

154. Conway H, Neumann CG, et al. Reconstruction of the external ear. *Ann Surg*. 1948;128:226–239.

155. Spira M, Gerow FJ, Hardy SB. Subcutaneous pedicle flaps on the face. *Br J Plast Surg*. 1974;27:258–263.

156. Tanzer RC. The reconstruction of acquired defects of the ear. *Plast Reconstr Surg*. 1965;35:355–365.

157. Mladick RA, Carraway JH. Ear reattachment by the modified pocket principle. Case report. *Plast Reconstr Surg*. 1973;51:584–587.

158. Mladick RA, Horton CE, Adamson JE, Cohen BI. The pocket principle: a new technique for the reattachment of a severed ear part. *Plast Reconstr Surg*. 1971;48:219–223.

159. Shelley OP, Villafane O, Watson SB. Successful partial ear replantation after prolonged ischaemia time. *Br J Plast Surg*. 2000;53:76–77.

160. Nath RK, Kraemer BA, Azizzadeh A. Complete ear replantation without venous anastomosis. *Microsurgery*. 1998;18:282–285.

161. Holt GR. Management of soft-tissue trauma. *Ear Nose Throat J*. 1983;62:393–402.

162. Stucker FJ, Hoasjoe DK. Soft tissue trauma over the nose. *Facial Plast Surg*. 1992;8:233–241.

163. Rapley JH, Lawrence WT, Witt PD. Composite grafting and hyperbaric oxygen therapy in pediatric nasal tip reconstruction after avulsive dog-bite injury. *Ann Plast Surg*. 2001;46:434–438.

164. Wynn SK. Immediate composite graft to loss of nasal ala from dog bite: case report. *Plast Reconstr Surg*. 1972;50:188–191.

165. Stucker FJ, Shaw GY, Boyd S, Shockley WW. Management of animal and human bites in the head and neck. *Arch Otolaryngol Head Neck Surg*. 1990;116:789–793.

166. Davis P, Shaheen O. Soft tissue injuries of the face. In: Rowe N, Williams J, eds. *Maxillofacial Injuries*. Edinburgh: Churchill Livingstone; 1985.

167. Fuleihan NS, Natout MA, Webster RC, et al. Successful replantation of amputated nose and auricle. *Otolaryngol Head Neck Surg*. 1987;97:18–23.

168. Hussain G, Thomson S, Zielinski V. Nasal amputation due to human bite: microsurgical replantation. *Aust N Z J Surg*. 1997;67:382–384.

169. Mueller R. Microsurgical replantation of amputated upper lip and nose. *Personal communication*. 2003.

170. Davis RE, Telischi FF. Traumatic facial nerve injuries: review of diagnosis and treatment. *J Craniomaxillofac Trauma*. 1995;1:30–41.

171. Dingman RO, Grabb WC. Surgical anatomy of the mandibular ramus of the facial nerve based on the dissection of 100 facial halves. *Plast Reconstr Surg*. 1962;29:266–271.

172. Furnas DW. Landmarks for the trunk and the temporalfacial division of the facial nerve. *Br J Surg*. 1965;52:694–696.

173. Gosain AK, Matloub HS. Surgical management of the facial nerve in craniofacial trauma and long-standing facial paralysis: cadaver study and clinical presentations. *J Craniomaxillofac Trauma*. 1999;5:29–37.

174. Grabski WJ, Salasche SJ. Management of temporal nerve injuries. *J Dermatol Surg Oncol*. 1985;11:145–151.

175. Pitanguy I, Ramos AS. The frontal branch of the facial nerve: the importance of its variations in face lifting. *Plast Reconstr Surg*. 1966;38:352–356.

176. Stuzin JM, Wagstrom L, Kawamoto HK, Wolfe SA. Anatomy of the frontal branch of the facial nerve: the significance of the temporal fat pad. *Plast Reconstr Surg*. 1989;83:265–271.

177. Tobin GR, O'Daniel TG. Lip reconstruction with motor and sensory innervated composite flaps. *Clin Plast Surg*. 1990;17:623–632.

178. Armstrong BD. Lacerations of the mouth. *Emerg Med Clin North Am*. 2000;18:471–480, vi.

第3章

面部损伤

Eduardo D. Rodriguez, Amir H. Dorafshar, and Paul N. Manson

概要

- 面部创伤通常包括骨和软组织的损伤,应及时进行精准的处理。
- 软组织损伤包括挫伤、撕裂伤、血肿和撕脱伤。
- 骨损伤即骨折,面部骨折根据解剖区域分类,表现为脱位和粉碎。
- 骨损伤通过开放或闭合复位来治疗,通常采用坚固内固定来稳定骨块。面部骨骼较厚的区域以及骨块之间接缝或关节的边缘称为 "面部支撑带(buttresses)" ;这些区域引导固定装置的位置。通过美容切口达到面部支架位置放置内固定。复位和内固定的顺序取决于骨折的位置、位移以及邻近的骨折。
- 切口的解剖复位、恢复软组织与骨的相对关系,软组织的复位对于美学恢复也至关重要。
- 最后,枪弹伤或高能量创伤造成的骨和软组织的严重挫伤、撕脱和缺失必须通过既定的一系列骨和软组织的损伤修复序列进行即刻的处理。

简介

在美国,每年有超过一千万因车祸受伤的患者[1]。基于不同的社会、经济和地域因素,面部损伤患者的数量变化很大。在美国,导致面部损伤的原因包括车祸、暴力袭击、打架斗殴、家庭意外事故、工伤、家庭暴力、运动损伤以及老年人的摔倒[2]。车祸是严重面部损伤最常见的原因,伴有头部、面部、颈椎的损伤占受害者的一半以上[3,4]。安全带和安全气囊减少了面部损伤的发生率及严重性。但是相关法律的强制性在不同种族、地理和教育背景下效力

不同[5-7]。

面部损伤治疗原则中特殊的地方在于美学效果可能是治疗的首要适应证。对于其他情况,损伤需要手术来恢复功能,但是对于面部损伤,这两个目的同样重要。虽然面部急症较少,文献还是强调迅速确切地重建、早期进行手术干预以获得最好的美容和功能结果的优势。在这个竞争激烈的社会,经济、社会和心理因素要求对患者进行充分设计的有利的矫正手术,使他们重新回到正常的生活,最大程度地降低伤残。

历史回顾

20世纪80年代,颅颌面外科手术入路的发展使得整个面部的骨骼可以通过手术暴露(图3.1)。当时的技术水平的缺点包括软组织和神经的损伤以及术后面部软组织的相对骨骼的移位。如今的面部损伤治疗最大程度上减少了潜在的额外损伤。切开复位内固定、即刻骨移植以及显微外科组织移植技术使得各种复杂损伤得以修复。治疗的原则是即刻解剖复位和坚固内固定。如此,软组织体积和位置得以保留,以免造成软组织萎缩、移位和挛缩。这些技巧提高了面部骨折的美学和功能恢复。在过去的30年,移动交通工具的标准提高和改良、交通规则的完善限制使得面部损伤大大减少。安全带、安全气囊、多层挡风玻璃、后视镜和方向盘的改良设计都减少了面部损伤的频率和严重程度[8]。摩托车仍然是严重面部创伤的重要因素。在马里兰大学创伤中心,枪弹伤和毒品交易同步增加。枪弹伤近年来也由大面积损伤性武器更多的转变为小口径武器。

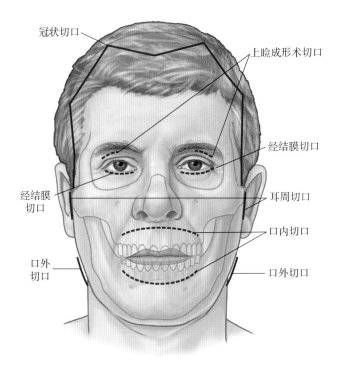

图 3.1　皮肤切口（实线）可用于面部骨折切开复位和内固定。结膜入路（虚线）可以进入眶底和上颌骨的前部，通过外眦切开术可进一步扩大暴露范围。口内切口（虚线）适用于上颌骨 Le Fort Ⅰ型水平和下颌骨前部的暴露。对于单纯的颧额线暴露，如果不使用冠状切口，则首选上睑成形术切口的外延线。对于鼻根部的暴露，直接水平切口是一种选择，但是这种鼻表面的局部切口需要患者可以接受，通常冠状切口是首选，除非患者头发很短或秃顶

初步评估

手术前首先要进行初步的体格检查，然后通过 CT 扫描进行放射学评价。CT 扫描必须看到软组织和骨骼[9]。获得特定的 X 线平片，如下颌骨全景片、牙片，通常不再是必须的或经济的。地区的一级和二级创伤中心可以为严重的或多发伤的创伤患者提供早期的安全的治疗。

面部临床检查

详细的病史询问和细致的临床检查是所有面部外伤诊断的基础。即使是轻微的伤口或在擦伤，也应该进行周密的检查。

临床检查首先检查面部对称性和畸形，仔细观察对比双侧面部。按顺序触诊所有骨表面：额部、眼眶、鼻部、眉毛、颧弓、颧突、下颌骨缘（图 3.2）。通过窥鼻器仔细观察鼻内部是否存在撕裂伤或血肿。仔细检查口内是否存在撕裂、出血、松动的牙齿或牙列的异常（图 3.3）在视诊后触诊牙弓，是否存在牙和牙槽的松动。上颌骨和下颌骨的牙弓都仔细检查是否存在任何骨性不规则、松动的牙齿、口内的撕脱伤、

淤青、血肿、肿胀、活动、压痛和骨擦感。中面部和下颌的活动性需要用特殊手法来检查（图 3.4、图 3.5）。

然后进行感觉和运动神经功能检查。沿眶上神经、眶下神经或颏神经分布的感觉减退或感觉消失需警惕这些感觉神经穿行的颅骨的骨折。面部撕裂伤也可导致神经皮支分支的断裂。

对于清醒合作的患者，可以检查眼外肌运动（脑神经Ⅲ、Ⅳ和Ⅵ）和面部表情肌（脑神经Ⅶ）的功能。记录瞳孔大小和对称性、瞳孔对光反射的速度、眼球饱满度、眼球和眼睑的弧度、视物重影、视敏度和视力缺失情况。需进行检眼镜和眼压检查。眼前房出血、角膜损伤、视野缺失、视力下降、复视、视力减退或失明都应记录在案并寻求专科会诊。

计算机断层扫描（CT）

具有决定性的影像学评价方法为包含骨窗和软组织窗的轴位、冠状位、矢状位颅面部 CT 扫描[10,11]。CT 扫描可发现骨折，软组织窗可提示骨折区域。三维 CT 扫描[12]可以比较两侧面骨的对称性和体积[12]。特殊角度，如眶尖位，可以显示放大特殊部位。

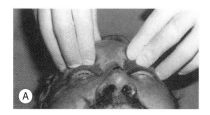

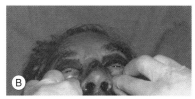

图 3.2　触诊眶上、眶下缘。（A）用指腹触诊上眼眶缘。（B）触诊眶下缘。应该感觉边缘骨的不连续性和水平差异，评估下眼眶的前位和垂直位置，比较面部两侧颧骨隆起的突出程度

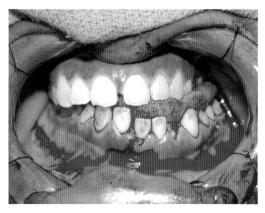

图 3.3　口腔内检查显示骨折、牙龈撕裂及牙列间隙。这些牙槽和牙龈撕裂伤有时会沿着口腔的底部或顶部延伸相当长的距离

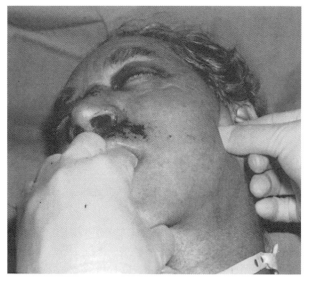

图 3.4   髁突检查。用一只手握住下颌骨,另一只手的一根手指在耳道,另一根手指在髁状突上方,双手触摸髁状突区域。异常的运动或捻发感表明髁状突骨折。在没有髁突骨折的情况下,髁突头的运动应与下颌骨前部同步发生,且不应触及捻发感。在没有骨折的情况下,髁突韧带的断裂会导致髁突头脱位

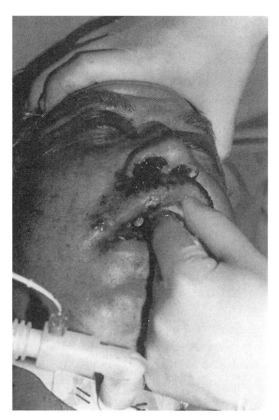

图 3.5   牢固地握住头部,通过移动牙列来评估中面部的运动情况。不应将松动的牙齿、假牙或桥接与上颌的松动混淆。一般而言,如果 Le Fort 骨折以大碎片,尤其是"单个碎片"的形式存在,则其活动度要低于低位 Le Fort 骨折。严重的粉碎性 Le Fort 骨折表现出极端的活动度("松散的"上颌骨折)

治疗时机

时间对于面部损伤的优化处理非常重要。只要患者的一般情况许可,面部的骨和软组织损伤应该尽快处理。作者的印象是,争分夺秒,早期、熟练的面部损伤处理减少永久性面部缺陷和严重的功能损害[13,14]。这并不意味着医生可以随意决定谁可以耐受早期手术干预。事实上,颅面外科医生必须像了解面部损伤一样认真地掌握患者其他损伤的情况。传统上,面部骨、软组织损伤不是外科急症,但是为了得到良好结果,最好还是尽早处理。进行必要的软组织剥离,简单的骨复位即可完成简单的骨折修复。不能在短时间处理的复杂骨折的患者毕竟较少。急诊意外包括活动性或大出血(如骨盆骨折)、颅内压增高、凝血障碍、肺通气压力异常[15]。对于撕裂伤,常常在局麻下清创缝合,应用齿间固定,减少大的骨折移位[16]。轻度脑损伤或多系统损伤不是手术的绝对禁忌证。对此类患者,在控制其他损伤后,即可处理面部损伤。事实上,在马里兰大学休克与创伤中心,处理涉及多解剖部位的创伤并不一定需要多个外科小组一起进行手术。

上面部骨折

额骨和额窦损伤模式

额窦为成对结构,在出生时只有筛骨原基,并无额骨成分。在 3 岁时可被检测到,大约 7 岁后,才会开始出现明显的气动膨胀,18~20 岁时额窦发育完成。额窦内衬呼吸道上皮,由具有黏液分泌腺的纤毛膜组成。黏蛋白的覆盖对于正常功能至关重要,纤毛在鼻额管方向上拍打黏蛋白。学界目前尚未能完全了解鼻旁窦的所有功能。额窦出现损伤时容易被感染,尤其是在导管功能受损的情况下。鼻旁窦的结构可以吸收冲击性能量,保护颅内组织。

额窦最主要的损伤形式是骨折。累及额窦的骨折占所有颅骨骨折的 2%~12%,严重的骨折占颅部或脑外伤的 0.7%~2%。

近 1/3 的额窦骨折仅涉及前壁,而 60% 的额窦骨折涉及前壁、后壁和 / 或导管。其余的(7%)累及后壁。40% 的额窦骨折伴有硬脑膜撕裂伤。

临床检查

撕裂伤、淤青、血肿和挫伤是额骨和额窦骨折最常见的体征。"熊猫眼血肿"是前颅底骨折的表现,出现这些体征必须怀疑是否有颅骨和额窦的骨折。可能会出现眶上神经分布区麻木和脑脊液鼻漏,注意有无结膜下或眶周淤血,伴或不伴眼睑内或颅内积气。有时会看到额窦区下陷,但是受伤后的前几天,表现以肿胀为主,可能会掩盖下方的骨畸形。

额窦的微小损伤很难发现,尤其在没有骨折移位时。因

此,有时,额窦骨折的最初表现可能是额窦阻塞或感染,例如黏液囊肿或脓肿形成[17]。额窦感染可能因为其特殊位置而引起严重的并发症。感染包括脑膜炎、硬膜外、硬膜下脓肿、脑脓肿、额骨骨髓炎、死骨骨炎[18-22]。

鼻额流出道

额窦黏液囊肿形成与鼻额流出道梗阻有关,额窦损伤所致的骨折 50% 累积鼻额流出道。鼻额流出道从筛骨迷路前方走行,至筛漏斗。鼻额流出道堵塞使正常的黏膜分泌物引流不畅,易于形成梗阻性上皮囊肿或黏液囊肿。黏液囊肿的形成也可能是因为黏膜腺体被限制在骨折线瘢痕组织中,损伤后腺体试图生长,产生梗阻的黏液囊性结构[23]。

当额窦清除内衬黏膜,骨质打磨后并消除 Breschet 小孔[24](黏膜沿静脉长入窦壁的结构),额窦才完全封闭。再生黏膜会出现在额窦的任何部分,尤其在黏膜未完全清除的情况。据报道,原发性损伤与继发额窦黏液囊肿形成的平均时间间隔为 7.5 年。

影像学

CT 扫描可以很好地显示额骨和额窦骨折[25]。额窦内血肿或气液平以及鼻额流出道的潜在损伤均可看到。持续性气液平提示鼻额流出道功能丧失或额窦内侧壁的骨折移位。

手术治疗

冠状切口能使额骨的主要骨折获得最佳暴露,并允许颅内和颅外入路,尽可能观察到所有区域。可以修复硬膜裂伤、清除任何坏死的额叶组织、修复骨折。

额窦骨折应该描述其骨折的解剖部位和骨折移位特点。额窦骨折的手术指征包括:前壁凹陷;影像学提示骨折累及鼻额流出道,怀疑其将来会无功能;伴持续性气液平提示的鼻额流出道梗阻;黏液囊肿形成;后壁骨折伴移位,怀疑硬膜裂伤[26,27]。一些作者建议对任何前壁骨折和可见气液平的骨折进行探查。其他作者选择谨慎,只在后壁骨折移位超过后壁宽度时进行探查。这个距离提示硬膜裂伤[28,29]。对于前壁的线性骨折和无移位的后壁骨折,许多临床医生建议密切观察。

任何前壁凹陷的额窦骨折都可能需要在解剖位置进行探查和复位,以防轮廓畸形。这些患者大多无鼻额流出道功能障碍,对于有鼻额流出道功能障碍的患者,需要行额窦去功能化治疗。前壁的暴露可通过局部小切口或冠状切口或如今的内镜入路。提升前壁,固定于正确的位置。如果鼻额流出道[30,31]和额窦因损伤需要被清除,则其内的黏膜必须清除干净,包括窦内隐蔽凹陷处的黏膜,鼻额流出道用精密设计的形状合适的颅骨片封堵(图 3.6)。如果大部分后壁

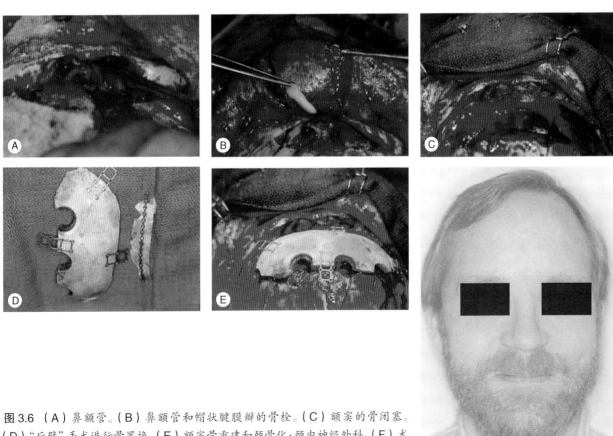

图3.6 (A)鼻额管。(B)鼻额管和帽状腱膜瓣的骨栓。(C)额窦的骨闭塞。(D)"后壁"手术进行骨置换。(E)额窦骨重建和颅骨化;颅内神经外科。(F)术后效果

完整,额窦腔可以用脂肪组织或松质骨完全填充。髂嵴富含松质骨,是良好的来源[32]。此外,窦腔也可旷置,通过"骨再生"过程,窦腔慢慢地被骨和结缔组织填充。但据作者经验,窦腔旷置比填充更容易感染[33]。

如果后壁缺失或明显移位,应将鼻窦"颅骨化"。在颅骨化过程中,额窦的后壁会被去除,有效地使额窦成为颅腔的一部分。"无效腔"可用松质骨填充或保持开放状态。通过鼻额流出道或筛窦至鼻腔的通道必须用精细设计的移植骨封堵。眶顶通过薄的移植骨置于眶腔外进行初步重建,对于较大的眶顶缺损,在重建过程中常常需要暴露颅内。

而对于较大的额骨缺损,可以用带眶上或滑车上动脉或颞浅动脉血管蒂的帽状腱膜瓣来修复。

并发症

额骨和额窦骨折的并发症包括:
1. 脑脊液鼻漏。
2. 颅腔积气和眼眶气肿。
3. 眶顶缺如和搏动性眼球突出。
4. 颈动脉 - 海绵窦瘘。

眼眶骨折

眼眶骨折可为眼眶内孤立性骨折(单纯性),也可累及内侧眼眶和眶缘(非单纯性)[34,35](图 3.7)。

眼眶相关外科解剖

眼眶从前向后分为 3 个部分。眼眶前缘由厚骨组成,眼眶中 1/3 由薄骨组成,骨骼结构在后 1/3 处再次增厚。因此,眶骨结构类似于"减震"装置,其中眼眶的中部先断裂,然后是边缘断裂,以保护后方的结构。

视神经孔位于眼眶后外侧和内侧壁的交界处,远高于眼眶底水平面。视神经孔位于眶下缘后 40~45mm。

眼眶的体格检查

最重要的体格检查是分别检查每只眼睛的视敏度。视敏度可通过患者阅读报纸的能力评估或进行眼科检查卡片如 Rosenbaum® Pocket 卡评估。仔细检查检查视野可以发现有无水肿、角膜擦伤、裂伤、挫伤和血肿。同时存在的结膜下血肿和局限于眶隔的眶周血肿为累及眼眶的面部骨折的有力证据,除非影像学证实为其他原因(图 3.8)。注意有无复视和眼球活动受限。必须在术前、术后频繁地检查所有患者光感和瞳孔反射。用眼压计测量眼压,眼压必须低于15mm。必须记录眼底检查的结果。光感消失提示视神经损伤或眼球破裂[36]。有光感但不能成像提示视神经损伤、视网膜剥脱、前房积血、玻璃体积血或前房、后房损伤。眼球损伤需要请有经验的眼科医生会诊。

骨折的影像学证据

行轴位、冠状位、矢状位 CT 扫描,同时扫描骨窗和软组织窗,用来评估眼眶壁的解剖情况,软组织结构,眼外肌和骨折的关系。

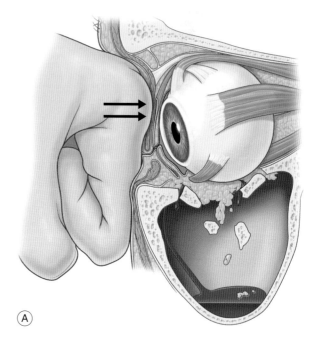

Ⓐ

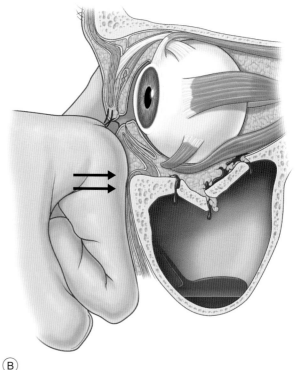

Ⓑ

图 3.7 (A)眼球本身向眶底移位导致爆裂性骨折的机制。眼球向后移位,撞击眶底并迫使眶底向外移动,对眶底造成眼球大小的"冲击"性骨折。(B)眶底的"间接暴力"性骨折

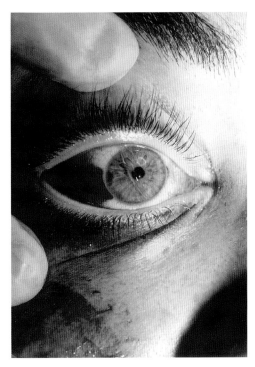

图 3.8　眼睑合并结膜下血肿,提示眶内某处骨折。当这些症状被证实时,通常存在颧骨或眶底骨折

手术适应证

手术适应证包括:
1. 由肌肉或韧带嵌顿引起的复视,通过被动牵拉试验检查并行 CT 扫描。
2. 广泛骨折的影像学证据,如发生眼球内陷。
3. 眼球内陷或眼眶容积改变引起的眼球突出(严重的眼球位置改变)。
4. 视力减退,增加且对药物剂量的类固醇无反应,提示需要视神经管减压(目前争议越来越大)[36]。
5. 累及眼眶内侧或外侧壁的"爆裂"性眼眶骨折,眼眶容积严重收缩,导致眶内压升高。

眼眶底的爆裂骨折

眼眶爆裂性骨折是由于暴力施加于眶缘、眼球或软组织上。爆裂骨折通常伴随眼内压突然增加[37]。

眶内侧壁骨折

眶内侧壁骨折可单独发生或合并其他骨折[38]。位于内侧壁和下壁之间的内下侧眶支柱(与中鼻甲相连)受损后,眼眶容量和形状难以维持。通过尸骨移植或人工移植物可以重建该处眼眶向内凸起的形状。可以通过经泪阜或泪阜后入路结合经结膜切口暴露内侧壁和下壁以进行修复手术[39]。冠状切口可以最大限度暴露内侧壁。

发生于年轻患者的爆裂骨折

在儿童中,这种机制更类似于活板门,而非在成年人中观察到的"爆裂"性骨折。与邻近下直肌的脂肪嵌顿相反,儿童更常出现"剪刀"或直接在骨折部位发生肌肉嵌顿。此时当患侧尝试向上凝视时,眼球几乎不活动(图 3.9)。有肌肉嵌顿的活板门骨折是一种紧急情况,需要立即释放嵌顿的肌肉以恢复其血液循环[40-42]。一些作者最近强调,如果及早释放肌肉,预后可能较好。尽管更新的数据表明手术技巧比修复的时间更为重要[43]。

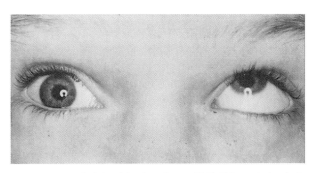

图 3.9　由雪球击打引起的儿童眼眶爆裂骨折。注意,患者眼球几乎完全无法活动,并伴有眼球内陷。这种严重的活动障碍提示可能存在肌肉嵌顿,这种损害在儿童中比在成年人中更为常见。此类骨折需要立即手术,松解嵌顿的眼外肌系统。尝试旋转眼球时通常会伴有疼痛,有时还会出现恶心和呕吐。这些症状在没有真正的肌肉嵌顿的眼眶底骨折中并不常见

手术治疗

眼眶骨折的手术治疗有 3 个目的:
1. 脱离嵌压的结构并恢复眼球旋转功能。
2. 将眼眶内容物替换为正常骨性眼腔的常规范围,包括恢复眼眶的体积和形状。
3. 恢复眶腔壁,实际是将组织替换到适当的位置,并决定软组织可能会形成瘢痕的形状。

治疗时机

除非出现真性眼外肌嵌顿,单纯的爆裂骨折无须紧急手术。当有严重的水肿、视网膜剥脱、严重的眼球损伤(如前房积血)时,最好过几天等眼球情况稳定后再行手术。

严重的眼眶骨折最好进行早期手术。作者坚信早期手术可以矫正眼眶容积和肌肉紊乱,在功能上和美学上获得较好的结果。

眼眶骨折的手术技巧

内镜入路治疗眶底骨折

通过上颌窦的内镜检查可直接观察和修复眶底,且无需眼睑切口即可操作修复软组织[44-46]。

皮肤切口

进入眶底的皮肤切口有很多：

1. 下眼睑下切口：发生睑外翻的概率最小，但往往最为明显，且容易形成淋巴水肿[47-49]。

2. 睫下皮肌瓣入切口：切口位于下睑上缘，瘢痕不明显[50-51]。眼睑回缩的发生率最高。下睑中切口入路造成眼睑回缩的可能较小，但如果设计在瞳孔垂直水平外侧则瘢痕较为明显，且容易造成水肿。

3. 经结膜切口：可在眶隔前或眶隔后平面进行，不形成眼睑皮肤瘢痕，除非需同时行外眼角切开术。

手术技巧

通常，应用角膜保护器以避免手术过程中损伤眼球和角膜。下直肌、眶脂肪以及所有的眼眶软组织结构必须小心地从爆裂骨折区充分游离。必须在所有移位的爆裂骨折的边缘周围找到所有完整在位的眶壁，疝出眼眶的组织也应充分复位。

有时需要将骨折扩大以便取出嵌顿的组织。应沿眶底向后探查至缺损后缘的正常结构。有许多人称之为突起，其可能是颚骨的眶突，位于下眶缘后 35~38mm。将骨膜剥离子置于上颌窦内，感受其后壁并向上探得一个向前的突起，可以确定"突起"的位置。可通过 CT 检查确定"突起"的完整性[52,53]。"突起"可作为重建眶底完整性置入假体材料的解剖标志。

被动牵拉试验

眼球强迫转动是否受限的检查称为被动牵拉试验（图 3.10）。此试验可检测眼外肌是否减弱、瘫痪或受损。应在以下情况下进行：①分离软组织前；②分离软组织后；③置入每个用于重建眶壁的材料后；④关闭切口前。通过

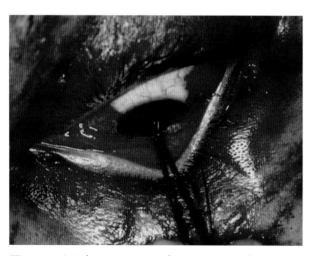

图 3.10　被动牵拉试验。被动牵拉试验。镊子在离角膜缘约 7~10mm 的下直肌插入处抓住眼球。术前先往结膜囊中滴一滴局部麻醉药

对这些检查结果进行比较以判断卡压的原因。任何重建材料的置入都不应影响眼球的运动，从而在恢复眼球位置的同时确保其活动自如。

重建眶底的连续性

骨移植或非生物活性的假体置入来恢复眶底的完整性的目的在于恢复眼眶的体积和形状。替代眶内软组织内容，使得瘢痕形成在解剖允许的范围内（图 3.11）。

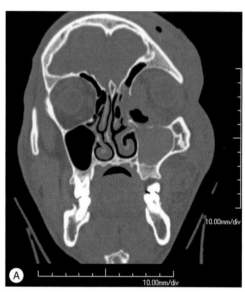

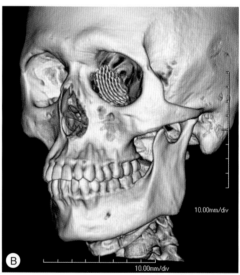

图 3.11　眶壁内侧骨折。（A）冠状位 CT 扫描显示眶壁内侧骨折。（B）术后三维 CT 扫描显示使用异体钛网置入修复眶内侧壁

骨移植重建眶底

颅骨、髂骨、肋骨提供了重建眶内骨折的理想的移植材料[54]。虽然确切的临床证据尚不足，经验认为骨移植比假体能更好地抵抗细菌定植。骨移植体目前认为有 50%~80% 存活。

无生物活性的假体

假体的优势在于不需要进行额外的手术获取骨材料。钛网适用于局限的眼眶骨折,钛网联合聚乙烯适用于较大的缺损。

迟发感染的发生率小于 2%,若固定良好,很少发生假体移位。暴露在鼻窦的人工材料或骨移植物有极小的概率可能无法黏膜化,可造成反复的软组织感染。

术后护理

术前、术后经常性检查患者的光感。瞳孔反应必须在眼眶术后进行评估,术后前几天每天至少 2 次。记录是否存在复视并与之前的情况进行比较。失明和复视有时发生在眼眶骨折治疗后 24 小时后,但大多发生于受伤当时或术后即刻。

眼眶骨折的并发症

复视

眼外肌失衡和主观的复视常常是眼外肌受损的结果,也可以是肌肉或其毗邻软组织的卡压,或者脑神经 III、IV 和 VI 损伤的结果[55-59]。

眼球内陷

眼球内陷是[60,61]爆裂骨折的第二大并发症,可有多种原因。主要的原因是眼眶体积的扩大伴有眼眶软组织结构疝入增大的眶腔。移位的软组织自行塑造成一个球体。另一个假设的眼球内陷的机制为肌间的锥形脂肪团疝出至肌外间隙,使得眼球位置改变,并由瘢痕固定于回缩位。还有一个流行的看法认为原因是脂肪萎缩,但是数字化研究显示仅在 10% 的眼眶骨折病例中出现明显的脂肪萎缩。

球后血肿

在严重的创伤,球后血肿可能会使眼球移位。球后血肿的体征为眼球突出、充血和水肿的结膜水肿下垂。可通过 CT 扫描软组织窗进行诊断,球后血肿通常较弥散,很难进行充分的引流。伴球后血肿的眼眶骨折治疗风险较高,因为出血量增加和血管痉挛可影响眼球的血液循环。重建需在血肿、肿胀、充血消退、视力稳定后进行。

眼球损伤和失明

眼眶骨折后眼球损伤的发生率为 14%~30%。发生率的差异取决于检查的仔细程度和对微小病变如角膜擦伤等的识别能力。眼球损伤的严重程度不定,有角膜擦伤,视觉丧失,眼球破裂,视网膜脱离,玻璃体积血,视神经管损伤

等[62]。基于眼眶的"吸能"结构,失明或眼球缺失比较罕见,在有些严重创伤中也鲜有发生。面部骨折后急性视力下降的平均发生率为 1.7%[63],面部骨折修复后失明发生率为 0.2%[64]。

假体移位、假体周围迟发出血和假体固定

如果假体没有固定在眶底或连于眶缘的钛板上,则在受到挤压时可能发生移位。自发性迟发眼球突出可能由出血、假体周围长期的轻微感染或鼻窦或泪道的慢性感染引起[65]。

上睑下垂

真性上睑下垂应与眼球凹陷患者的眼球向下移位所致的假性上睑下垂相鉴别。真性上睑下垂因上睑提肌作用丧失。眼球内陷所致的下垂需在眼球位置得到矫正后进一步治疗。

巩膜显露、睑内翻、睑外翻:下睑垂直缩短

下睑的垂直缩短将暴露眼球异色边缘下的巩膜(巩膜显露),可能源于眶下缘骨折的向下向后移位。眶隔和下睑为"定长"结构,他们连接于受损眶缘时将被向下牵拉。眼睑前层(皮肤或眼轮匝肌)的短缩将导致巩膜显露或睑外翻;眼睑后层(眶隔、下睑缩肌和结膜)的短缩将导致睑内翻。只有在术中仔细解剖后才能确定受损的性质,解除粘连、纠正短缩、采用适当的移植物稳定眼睑位置[66]。手术矫正的幅度一般不超过 3mm。

眶下神经麻痹

眶下神经麻痹极其令人不安,尤其是在麻痹的初期。感觉缺失区包括下睑、面颊中部、鼻外侧部包括鼻翼、同侧上唇。如果眶下神经在上颌骨前壁部分损伤,可累及上颌前部牙齿。在即刻或骨折治疗后可进行眶下神经减压术解除骨碎片对眶下孔的压力,尤其在颧弓中部骨折移位累及眶下孔卡压神经时。

眶上裂综合征和眶尖综合征

严重的眶顶骨折向后延伸可累及眶上裂和视神经孔。眶上裂结构的损伤产生复合的症状,称作眶上裂综合征。损伤包括部分或全部以下结构:损伤脑神经 III 的上下两个分支,产生上睑提肌、上直肌、下直肌、下斜肌瘫痪;损伤脑神经 IV 引起上斜肌瘫痪;损伤脑神经 VI 引起外直肌瘫痪;损伤三叉神经眼支引起眉部、上睑内侧部、鼻上部内侧、同侧额部感觉障碍。眶上裂综合征的所有症状为部分或全部神经分支损伤所致[67]。如果伴有视敏度或失明,则损伤累及眶上裂(脑神经 III、IV、V 和 VI)和视神经孔(脑神经 II)。如果同时损伤视神经和眶上裂,则称为眶尖综合征[76]。

中面部骨折

鼻骨骨折

鼻骨骨折的部位和分型

　　侧向力[68]为绝大多数鼻骨骨折的成因,不同的患者年龄、力量强度和方向,形成各种畸形。年轻患者倾向于形成大的骨折碎片伴骨折错位,老年患者因骨头易碎,而常常表现为粉碎性骨折。从外侧的中等强度的直接的外力使单侧鼻骨骨折并向鼻腔内移位(平面Ⅰ)。当力量增加,对侧鼻骨发生移位,形成不全骨折或青枝骨折,使鼻突向中间汇聚(平面Ⅱ)。在较强烈的正面碰撞(平面Ⅲ),上颌骨额突发生骨折,一侧塌陷。这种塌陷首先出现在梨状孔,然后累及全部上颌骨额突,事实上为单侧鼻筛骨折,向下和向后移位(平面Ⅲ侧向碰撞形成的骨折和Ⅰ型单侧鼻筛骨折完全相同)(图3.12A~C)。这些骨折伴额骨内部角突的青枝骨折,常常向下移位。一侧鼻侧壁向下,鼻中隔缩短并移位,因鼻侧壁和鼻中隔相对因为致同侧的鼻气道完全堵塞。严重情况下,鼻中隔由前向后塌陷,粉碎程度增加。

　　正面冲击导致鼻向后移位进入鼻腔,伴或不伴有侧面冲击。也有3种严重程度:平面Ⅰ,涉及鼻骨的远端部分;平面Ⅱ,累及整个鼻骨和背侧鼻中隔;平面Ⅲ,从鼻部延伸到上颌骨的额突的粉碎性骨折;同样,后一种损伤是真正的鼻眶筛骨折。严重鼻骨骨折,鼻中隔"折叠望远镜状缩短",高度下降,鼻梁下降。猛烈的打击导致鼻骨、上颌骨额突、泪骨、鼻中隔软骨和筛骨区(即真正的鼻筛骨眶骨折)等的多处骨折。

鼻中隔的骨折和移位

　　鼻中隔的骨折和移位可以单独发生或者伴随远端鼻骨骨折。多数情况下,两种损伤同时发生,而且正面撞击产生的鼻骨骨折预后较差,保存原来的鼻部高度很难(图3.13)。由于鼻骨和鼻软骨、骨性鼻中隔的关系密切,临床上很难见到只累及一种结构而不伤及其他结构的骨折。尤其是鼻中隔的尾侧或软骨部,在鼻骨骨折中经常受到损伤[81]。

　　鼻中隔尾侧部有一定弹性,可以吸收中等强度的撞击。鼻中隔的第一阶段的损伤为出现裂痕和弯曲,下一阶段的损伤为碎片相互重叠,鼻高度降低。中等程度的损伤,鼻中隔骨折早期呈C形或S形,鼻中隔骨折,从犁骨沟和前鼻棘脱离。骨折碎片的移位伴鼻气道的不全阻塞。严重的鼻中隔骨折伴有缩短移位,形成Z形的塌陷重叠和鼻中隔移位[69]。鼻中隔缩短,从侧面看,鼻背高度的轻度减低形成在鼻骨和鼻中隔连接处的反驼峰样外观,鼻软骨和鼻小柱呈现缩短上翘的外观。

鼻骨骨折的治疗

　　多数鼻骨骨折仅需闭合复位(图3.14A~E)。严重的正面撞击,出现鼻部高度和长度改变,特别是平面Ⅱ或鼻眶筛骨折,应用开放复位和一期骨或软骨移植有利于重建鼻部支持结构,恢复原来的体积,原位软组织填充预防软组织挛缩(图3.15)。

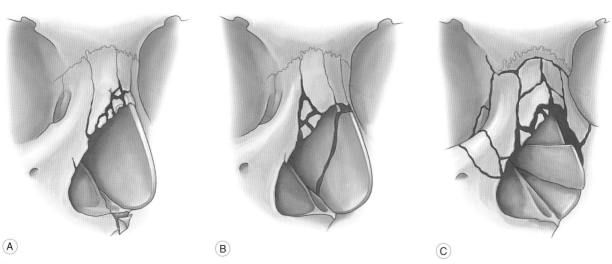

Ⓐ　　　　　　　　　　Ⓑ　　　　　　　　　　Ⓒ

图3.12　正面碰撞与侧面鼻骨折均按移位程度分类。(A)平面Ⅰ:正面撞击性鼻部骨折。仅鼻骨和鼻中隔远端受伤。(B)平面Ⅱ:正面撞击性鼻部骨折。损伤较广泛,累及整个鼻骨的远端部分和梨状孔处上颌骨额突。鼻中隔被粉碎,高度降低。(C)平面Ⅲ:正面撞击性鼻部骨折累及上颌骨的一侧或双侧额突,且骨折延伸至额骨。这些骨折实际上是鼻-眶-筛骨折,因为它们累及了眶内侧缘的下2/3(鼻-眶-筛骨折的中央碎片)以及鼻骨

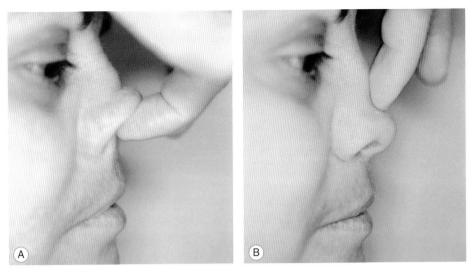

图 3.13　（A）鼻小柱和（B）鼻背触诊可检测到鼻中隔上旋和缺乏鼻背支撑。该患者无鼻小柱支撑和背侧鼻中隔支撑

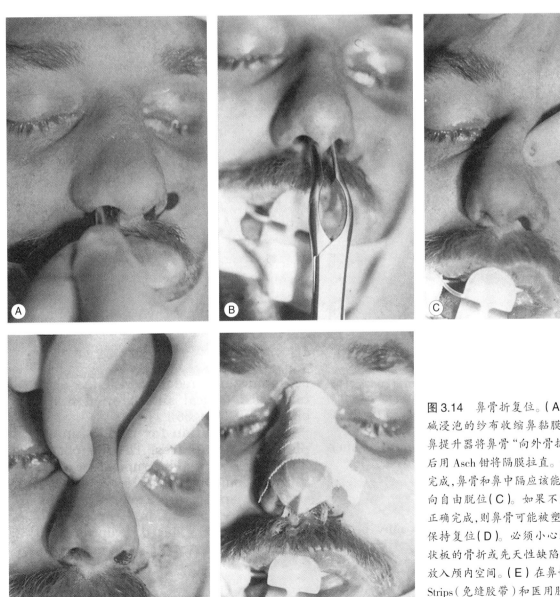

图 3.14　鼻骨折复位。（A）用伪麻黄碱浸泡的纱布收缩鼻黏膜后，用 Boies 鼻提升器将鼻骨"向外骨折"。（B）然后用 Asch 钳将隔膜拉直。如骨折已经完成，鼻骨和鼻中隔应该能够在每个方向自由脱位（C）。如果不完全骨折已正确完成，则鼻骨可能被塑造回中线并保持复位（D）。必须小心避免通过筛状板的骨折或先天性缺陷将复位器械放入颅内空间。（E）在鼻部使用 Steri-Strips（免缝胶带）和医用胶带，并在胶带上放置夹板。Doyle 夹板放置于鼻内，以减少鼻远端血块和血肿

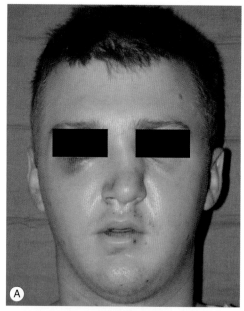

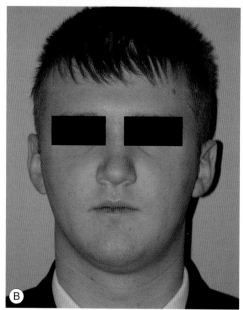

图 3.15　一名 20 岁男性在摔跤比赛中发生鼻眶筛骨折术前（A）和术后（B）

开放复位和支持性克氏针的应用

对于严重的鼻骨骨折（如平面 II 鼻骨损伤），常常需要开放复位联合骨或软骨移植重建鼻的高度。半封闭式复位[71]通过应用限制性切口和小的克氏针固定鼻骨有效性和准确度均较低[72]。可能需要内部夹板（Doyle 夹板）固定[72]。一些鼻骨骨折完全移位，必须进行开放的鼻成形复位术进行骨或软骨的移植固定[73]。

在实践过程中，多数鼻骨骨折的闭合复位需推迟至水肿部分消除，此时能通过视诊和触诊确定复位的准确性。而又需要在部分愈合和纤维化限制复位之前。实际工作中，大多数治疗发生在骨折的 5~7 天，此时水肿部分消退，视诊和触诊均可证实复位的准确性。2 周后，由于发生部分错位愈合和软组织挛缩，骨折复位将很难完成。鼻部软组织缩小以适应缩小的骨组织，使得解剖学复位更难完成。

鼻中隔骨折和移位的治疗

鼻中隔的矫直和复位需在损伤后尽早进行。鼻骨和鼻中隔骨折经常同时发生，重要的是要确保复位时鼻骨和鼻中隔碎片能向两侧自由移动，以确保部分骨折或"青枝"骨折形成完全骨折。不完全性骨折会导致鼻骨和鼻中隔"弹回"到原先的位置，从而导致移位的早期复发。鼻骨复位时，它们与上外侧软骨和下外侧软骨的密切关系也会使上中隔软骨复位，除非软骨被撕裂或从附着处撕脱。鼻中隔软骨从犁骨沟中移位不能单独通过鼻骨复位实现，必须用 Asch 钳手动完成，鼻中隔碎片用鼻内夹板（Doyle 夹板）保持在原位（见图 3.14）。在鼻中隔与前鼻棘脱位的病例中，应将鼻中隔缝合或钢丝固定至前鼻棘[74]，鼻中隔血肿抽吸并经黏膜全层缝线固定以缩小。

当鼻骨骨折在受伤后较晚进行治疗时，通过闭合复位或单一手术可能无法获得理想的结果。愈合可能使移位或重叠的碎片只能通过开放鼻成形术、鼻中隔切除和复位以及 / 或骨或软骨移植，并在陈旧骨折的每个区域进行截骨。有些人提倡急性期鼻中隔切开修复术，即切除鼻中隔的伸缩部分，但可能造成额外的黏膜和软骨损伤，导致进一步的鼻高下降。因此鼻中隔重建术通常最好是二次进行。所有鼻骨骨折的患者都应该知晓，为了矫正鼻偏曲、不规则、鼻高丢失或鼻气道阻塞，可能需要进行晚期鼻整形。

鼻骨骨折的并发症

鼻中隔血肿虽然不常见，但可导致软骨膜下纤维化和增厚，并伴有部分鼻气道阻塞。这些病例的隔膜可能有 1cm 厚，可能需要修剪。在反复损伤的情况下，鼻中隔软骨大部分可能被钙化或软骨化的物质取代。可能需要对鼻中隔的增厚部分进行黏膜切除，并且在许多患者中，鼻甲外侧骨折或部分切除扩大的鼻甲是可取的。

粘连可在软组织撕裂后相互接触的鼻中隔和鼻甲之间形成。治疗方法是切开粘连并放置 Doyle 夹板，为期 10~14 天。

鼻前庭梗阻可能是由于梨状缘骨折不愈合造成的，特别是如果发生移位并向内侧重叠，或鼻中隔重叠或向同侧气道移位造成的。

骨碎片截骨术可矫正移位性骨折。对于软组织衬里的收缩或丢失导致的挛缩可能需要切除瘢痕，并在鼻腔前庭内用黏膜或复合组织移植，在某些情况下利用重建皮瓣进行修复。

残余骨炎或骨或软骨的感染偶见于鼻复合骨折。这些情况通常通过重复保守清创治疗，直到感染病灶完全清除。二期软组织移植可以修复缺失的组织。慢性疼痛较为罕见，通常影响三叉神经的外鼻支[75]。

鼻骨折畸形愈合是闭合复位后常见的并发症，因为仅通过触诊很难确定或达到骨碎片的确切解剖位置，而且由于软骨内"交锁应力"的释放，闭合夹板不一定能防止复发性偏位[76,77]。任何明显的外部或内部畸形可能需要矫正鼻整形术。

鼻眶筛骨折

鼻眶筛骨折是中面部骨骼中 1/3 的严重骨折。他们粉碎了鼻部，内侧眼眶和梨状孔。1/3 的鼻筛骨骨折是孤立的，1/3 的病例发生扩展，累及额骨、颧骨或上颌骨。1/3 为单侧，2/3 为双侧。

鼻眶筛骨折的主要特征是眶内侧缘下 2/3 的移位，该处提供了内侧眦韧带的附着。任何将上颌骨额突的这部分与承载内眦的肌腱分开的骨折都可能导致内眦移位。

外科病理学

当受到强烈的冲击力时，形成鼻部骨架的骨头会在眼眶之间向后形变。这些骨头形成了头盖骨、眶骨和鼻腔的连接处。鼻筛窦眶部骨折的典型原因是鼻梁上部受到钝性撞击，导致上中面部挤压。冲击或穿透损伤的严重程度可能使软组织破裂，形成开放性、复合性、粉碎性损伤。当发生上鼻部和额部窦移位时，眼眶间隙微妙的"火柴盒状"结构无法再提供进一步的阻力；也就是说，这些结构将"分崩离析"。

眶间间隙

"眶间间隙"一词是指眼眶之间和颅前窝底以下的区域。"眶间间隙"包括两侧的筛窦迷路，由筛窦气室、上鼻甲和中鼻甲、骨性鼻中隔和筛窦垂直板组成。

创伤性眦距增宽和眶距增宽症

外伤性眦距增宽是指内侧眦韧带之间的距离增加。患者具有典型的眦距增宽外观，内侧眦韧带比正常距离更远。眼睛可能看起来更远，模拟眼睛超远视[78,79]。创伤性眶距增宽症[80]（相对于眦距增宽）是一种以双侧眼窝及眼球之间距离增加为特征的畸形[81]，除双侧鼻眶筛骨折外，还需要双侧颧骨移位骨折。

临床检查

鼻眶筛骨折患者的临床表现较为典型。普遍存在明显的前端撞击鼻骨折，鼻部扁平，似乎已被推到两眼之间。鼻背隆起消失，嘴唇和鼻小柱之间呈钝角。手指压在鼻部可能扪及远端鼻中隔或近端骨支撑不足。内眦区肿胀变形，伴有眼睑和结膜下血肿。瘀斑和结膜下出血是常见的表现。当外部深压力直接施加于眦韧带时，可触及捻发音或运动。如果诊断不确定，可对眶内侧缘进行"双指检查"：将一根手指置于一根内眦韧带上加压触诊，在鼻内置一血管钳，钳尖正对手指指腹。如果上颌骨额突骨折，可以在食指和钳夹之间移动，表明不稳定，由此可确认诊断和开放复位的必要性。如果血管钳置于鼻骨下方太靠前的位置（而不是位于眶内侧缘至内眦韧带附着处），则会错误地将鼻骨折认定为内眦不稳定。

影像学检查

CT 扫描是记录损伤的必要手段。影像学上诊断鼻眶筛骨折至少需要四处将上颌骨额突与相邻骨隔开的骨折。这些骨折包括：①鼻部骨折；②上颌额突与额骨交界处骨折；③眶内侧（筛窦区）骨折；④眶下缘延伸至梨状孔和眶底骨折。因此，这些骨折线将承载内眦韧带的骨"中央碎片""游离"，并根据骨膜完整性，可能存在眶内侧缘移位。

鼻眶筛骨折的分类

依据 Markowitz 和 Manson[82] Ⅰ~Ⅲ型鼻眶筛骨折的模式，通过双手检查和 CT 扫描进行鼻眶筛骨折的分类[83]。

Ⅰ型是不完全性骨折，多数为单侧，偶尔双侧，仅在眶下缘和梨状缘向下方移位。手术仅需要采用单纯下入路（龈颊沟 +/– 下眼窝）（图 3.16）。

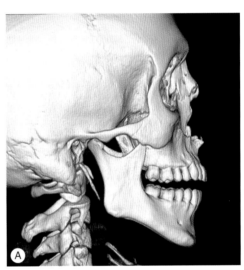

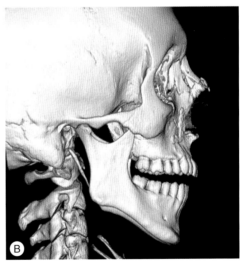

图 3.16 （A，B）使用单纯下入路对中面部骨折切开复位内固定前后的 Ⅰ 型鼻 - 眶 - 筛骨折损伤模式进行三维颅面 CT 侧面图像

Ⅱ型鼻眶筛骨折是粉碎性的鼻筛窦骨折，骨折局限在眦韧带止点区域外。中央碎片可以作为一个相当大的骨碎片处理，并通过穿鼻钢丝与另一侧的眦韧带承重碎片连接复位。鼻眶筛骨折的剩余部分复位后用连接板和螺钉固定在额骨、眶下缘和上颌骨的 Le Fort Ⅰ 水平。Ⅱ型骨折可为单侧或双侧（图 3.17）。

Ⅲ型鼻眶筛骨折可发生眦韧带撕脱（不常见），也可发生在眦韧带止点下方。骨折碎片较小，复位需要剥离眦角来完成骨复位。此时，眦韧带的再附着需要作为一个单独的步骤，通过穿鼻钢丝完成眶内侧缘的每一块碎骨片的复位固定后进行。一般情况下，眦间的骨复位后距离应每侧小于所需软组织距离5~7mm（图3.18）。

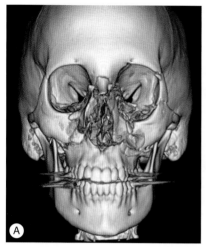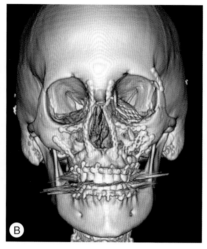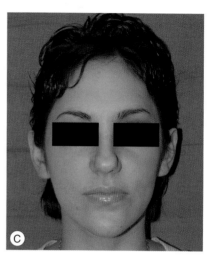

图3.17　（A，B）一名23岁女性的Ⅱ型鼻-眶-筛骨折损伤模式的正面三维颅面CT扫描图，该患者在步行时被机动车撞伤后遭受颅面损伤，图示中面部骨折切开复位内固定前后。（C）术后约12个月的患者正面照

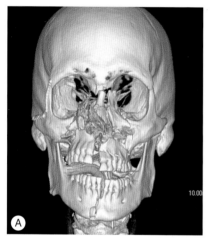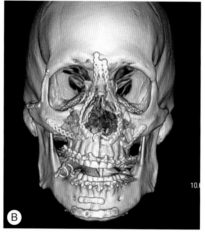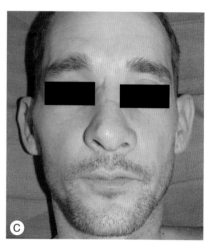

图3.18　（A，B）一名33岁患者的Ⅲ型鼻眶筛和Le Fort Ⅱ型损伤模式的正面三维颅面CT扫描图，该患者在未佩戴头盔的情况下被甩出摩托车后遭受颅面损伤，图示中面部和下颌骨骨折切开复位内固定前后。（C）术后6个月的患者正面照

鼻眶筛骨折的治疗

治疗包括通过3个以内的切口彻底暴露鼻眶区域：冠状切口或适当的撕裂伤口或局部上鼻切口（中线或横鼻根），下睑缘切口和龈颊沟切口[84]。鼻部和额部撕裂伤很常见，但不应扩大，因为扩大后的瘢痕畸形往往比单独切口更严重。

开放治疗鼻眶筛骨折的首要原则是保留所有的骨碎片并精确地重新组合。尽管鼻骨碎片在解剖学上可以复位，但为了提高鼻高和提供平滑的背侧轮廓，通常需要一期植骨。眦韧带附着的骨（如果粉碎）可能也需要用骨移植物替换。

鼻眶筛骨折中"中央碎片"的重要性

首先，识别并分类承受内眦附着的内侧眶缘骨上的情况，因为这和手术技术、手术的复杂性和治疗结果之间有直接关系。

鼻-眶-筛复位最基本的特征是通过放置在内眦韧带止点后方和上方的钢丝经鼻复位眶内。首先将眶内侧缘及其附着的眦骨段向前和外侧脱位，使外科医生能清楚地看到其外侧和靠近鼻骨的位置，此时其位置浅表允许碎片转动；在这个位置，钻孔和钢丝穿过一个"中央"碎片。鼻骨碎片可以暂时脱位或移除，以便更好地暴露眶内侧缘节段。移除鼻骨尤其有助于从一个"中央"碎片（眶内缘眦骨碎片）的后部和上部向对侧"中央"碎片（眶内缘眦骨碎片）通过穿鼻钢丝。然后解剖位置重置眶内侧缘，然后用细钢丝将其与相邻的鼻骨和额骨碎片连接。在放置两根穿鼻金属丝后，每侧应再通过一根金属丝，以使软组织复位重新靠近骨。碎片间钢丝拧紧后，在这些重组碎片的周围使用连接钢板和螺钉固定。需要强调的是，经鼻复位钢丝必须通过泪沟的后方和上方，以便提供适当的作用力方向，重建中心骨折块伤前的位置。经鼻复位术不是"经鼻眦固定术"，因为它本身不涉及眦韧带。它仅复位了鼻眶筛骨折的"中央骨碎片"。

内眦再附着

如果眦韧带需要再附着（眦肌腱很少直接从骨上脱离），眦肌腱[85]可通过一至两针 2-0 不可吸收缝线，通过直接在眦韧带上方皮肤作 2~3mm 的水平切口[86]，然后将 2-0 不可吸收缝线穿过水平切口，连接到另一组 28 号穿鼻钢丝，钢丝在预期内眦水平的后上方穿鼻固定。

穿鼻眦韧带钢丝仅作为骨复位后的最后一步，待眶内侧、鼻内侧植骨完成后再拧紧。每一组钢丝在用镊子将眦复位到骨后轻轻收紧，以减少眦缝合线对韧带的压力。然后将每对眦复位钢丝分别拧在额骨螺钉上。

泪器损伤

泪器连续性的中断需要特殊的处理。大多数泪器阻塞是由于骨碎片卡压或泪囊或泪管的损伤[87]。最有效的治疗方法是一期将骨折段精确地复位。如果泪器系统的软组织部分发生了横断，应在放大镜下在精细硅胶管上进行修复[88]。

鼻眶筛骨折的并发症

鼻眶筛骨折的早期诊断和适当的治疗可获得最佳的美容效果，同时减少晚期并发症。根据初期治疗的质量和愈合的结果，在某些情况下可能需要进一步的重建手术。晚期并发症，如额窦阻塞，发生在不到 5% 的孤立性鼻筛窦眶骨折即额窦前壁未损伤的情况下。

畸形和鼻功能障碍是晚期的并发症，早期诊断和适当的早期切开复位可减少晚期并发症的发生。鼻眶筛骨折的存在可能被肿胀所掩盖，无法被发现。伤后数周内，鼻畸形和眼球内陷逐渐明显[89]。

颧骨骨折

颧骨是中面部骨骼的主要支撑。它形成颧隆，赋予脸颊立体感，并组成眼眶的外侧和下部。颧骨呈四边形，有几处凸起，延伸到额骨、上颌骨、颞骨（颧弓）以及蝶骨和上颌骨的眶突。

颧骨骨折的临床表现和外科病理

虽然颧骨是坚固的骨骼，但由于其突出的位置，它经常受伤。中度的击打力由颧突传导到基底的拱形支撑。严重的打击可能导致颧骨体在其关节面的分离；这种高能量损伤可造成中面部宽度显著增加。当颧骨连续性被破坏时，通常会向下、内侧和后方向移位，而高能量损伤则会导致骨折的同时造成韧带的断裂，使颧骨向后、外侧方向移位。位移的方向随受伤力的方向和肌肉的牵拉而变化，如咬肌的牵拉。

眶周和结膜下血肿是眼眶骨折伴有完全性颧骨骨折最准确的临床症状。眶下神经麻木也是一种常见的症状。眶下神经在眶后部的沟槽中走行，并在眶前 1/3 处进入的眶下神经管[90]。当发生向内移位的眶缘骨折时，由于骨折出现在神经管穿出的薄弱部位，可能造成眶下神经的损伤。

在颧骨及其关节未发生骨折的情况下，对侧脸的直接作用力可能导致颧骨颞部延伸（颧弓）和颞骨颧突的孤立性骨折。

孤立性弓骨折往往发生内侧移位，可能卡压颞肌和下颌骨冠突，导致下颌骨运动受限。颧弓后部的骨折可进入关节窝，由于关节或肌肉的肿胀而产生僵硬或咬合改变。在高能损伤或枪伤中，骨碎片可能穿过颞肌，与冠突接触，形成纤维性或骨性强直，必须二期手术将冠突骨和瘢痕组织切除。

颧骨骨折移位时，如果颧突发生相当程度的向后移位，可造成冠突撞击。眶下缘骨折移位时，通常可触诊到眶下缘的水平差异或台阶状畸形。颧骨骨折如累及上颌窦外侧壁和上壁，上颌窦内壁撕裂可导致单侧鼻出血。外眦附着于 Whitnall 结节的方向，位于颧额缝以下约 10mm 处，它是颧骨额突内侧的一个浅隆起。当颧骨向下移位时，通过外眦韧带的眼睑外侧附着也向下移位，产生睑裂的下斜。骨折移位后，眼球跟随颧骨下移（向下向外）。单纯的颧骨骨折，复视通常是短暂的，通常是骨折累及眶底的表现。当骨折较广泛时，特别是当眶底粉碎性骨折时，复视可能持续。复视可由肌肉挫伤、肌肉周围软组织嵌顿、肌肉嵌顿（颧骨骨折中少见）或肌肉悬带下垂引起。

前入路

前入路分为部分或全部，可能涉及 3 个切口，分别对应：①颧额缝；②下眶缘；③颧上颌复合体、前上颌和颧突。

25% 的颧骨完全骨折是无移位的，或有轻微移位，不能从切开复位中获益。35% 的颧骨骨折移位导致颧额缝处青枝骨折，此类骨折可以通过龈颊沟切开来复位，不必暴露骨折线。40% 的颧骨骨折移位导致颧额缝完全分离，可以通过眶上外侧缘的触诊扪及。此种骨折需要直接通过骨折处的切口暴露，即上睑成形切口的外侧半。根据术前 CT 扫描显示的骨折类型，按需暴露眶缘和眶底[91]。

无颧额缝分离的颧骨骨折的"极简"入路

在该入路中，经龈颊沟切口，剥离上颌和颧骨前表面。从下方向可见眶下缘和眶下神经。在解剖上颌骨和颧骨时，用手指保护眶缘避免剥离子进入眼眶。在剥离出口角提肌后立即可见眶下神经，应剥离保护。颧骨通常可以通过将骨膜剥离子的尖端放置在上颌窦外侧、颧突后方，先向外再向前撬起颧骨体来进行复位。此外，一个 Carroll-Girard 螺钉可以通过经皮切口钉入颧突用于移动骨折块。在龈颊沟入路中，复位操作完成后，颧骨稳定性取决于颧骨额缝处的不完全骨折。内镜可通过上颌窦检查眶底。也可以从术前 CT 判断眶底粉碎的程度。伴有眶底粉碎和明显移位的骨折需要额外的眶下入路。

骨折伴颧额（Z-F）缝分离

如果 Z-F 缝分离，可通过上睑成形术切口的外侧部分（<1cm）暴露颧额缝实现复位固定，该切口直接在 Z-F 缝上方、外侧眦上方 8~10mm 处。将颧骨额突置于拇指与示指之间，可在眼睑皮肤上准确标记颧骨与额骨交界处。切口应短，不宜向眼睑外侧的皮肤延伸，避免留下明显的瘢痕。另

外,Z-F缝合也可以通过撕裂的伤口或通过下睑睫毛下或经结膜切口向上剥离。可以通过经睑板、睫毛下或结膜切口进入眼眶下部。结膜穹窿切口产生的皮肤瘢痕最少,但

暴露可能受到脂肪脱垂的限制。如今,颧骨骨折的治疗趋于精准,仅针对需要仔细复位和固定的部位进行切开暴露(图3.19)。

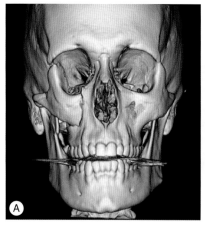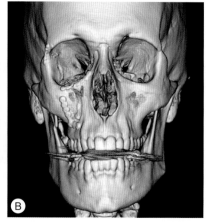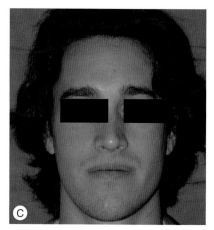

图3.19 (A,B)一名22岁男性右颧骨上颌骨骨折的正面三维颅面CT扫描图,该患者为运动相关损伤,图示右侧颧上颌骨复合体及眶底骨折切开复位内固定前后。(C)术后3个月患者正面照

冠状切口(后入路)

对于骨折极度的后移位和颧弓侧位移位可增加冠状切口,这类情况发生于5%的孤立性颧骨骨折。冠状切口可以暴露整个颧弓、关节窝、Z-F缝和眶外侧壁,眶外侧壁的暴露有助于确定颧弓正确对齐和向内固定的位置(图3.20)。

颧骨骨折的治疗

闭合复位

颧骨的闭合复位是一门古老的技术,曾用于大部分颧骨骨折。在实践中,许多骨折仍可以通过闭合复位进行有效的治疗,特别是在需要节约治疗成本的情况下,应考虑选择这种术式。闭合复位的适应证包括内侧移位孤立颧弓骨折、向内后方移位的连接点未粉碎的单纯大节段或单块颧骨骨折、Z-F缝处不完全骨折或无移位骨折。在颧突下方置一个剥离子,可以使颧骨"弹"回原位。触诊可作为复位的指导,如眶下缘。闭合复位的稳定性取决于骨膜附着体的完整性,主要是Z-F缝处的"青枝骨折"。咬肌的收缩力可引起术后移位[92]。

Z-F缝处的移位[93]、下眶缘或Z-M支撑带的粉碎、颧弓和颧骨体的侧向移位是预测闭合复位不良结果的特征。

完全开放复位的连接点关节和对齐

完整的颅面暴露可确定骨折块与相邻骨对齐的6个点:Z-F缝、眶下缘、颧上颌连接、蝶骨大翼、眶底和颧弓。眶底可能需要用骨或人造材料如Medpor或钛网重建。

复位方法

完全切开复位的第一步应该考虑的是在暴露Z-F缝后插入一个骨凿,撬动并彻底完成所有骨折。这一步是颧骨切开复位内固定(open reduction internal fixation, ORIF)中最容易被忽视的一步,常规使用可以简化其余复位。

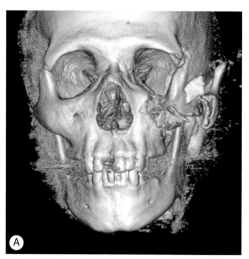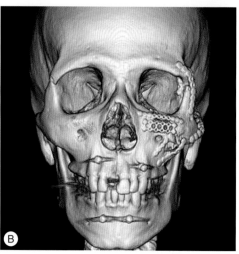

图3.20 (A)一名33岁的Le Fort Ⅱ型损伤患者的正面三维颅面CT扫描图,该患者在高速机动车辆碰撞后遭受颅面损伤。(B)通过前、后(冠状)入路进行左眼眶和颧上颌复合体切开复位内固定前后

通过上颌窦复位

接下来，颧骨体通过侧向移位、完全骨折、实现自由移位。Carroll-Girard 螺钉可经皮或从口腔内入路固定后，提供操作颧骨的杠杆。该入路适用于不完全骨折的患者。

颞部入路

Gilles 描述了一种颞部入路复位颧骨骨折的方法。根据需要复位的区域，沿颧弓后或颧突下的肌肉间滑入一个剥离子。一个 2cm 的小切口垂直放置在颞部毛发区域，愈合后不形成明显的瘢痕。剥离子必须放置在颞深筋膜的深处，以显示颞肌。可以用一只手触诊骨以保证复位的准确性，另一只手则引导剥离子就位，施加力纠正移位。轻柔的抬高通常会"咔哒"一声使颧弓复位。前后移动剥离子，反复施力复位，可能会破坏将骨片包裹的骨膜，此时需要进行切开复位。该方法也可用于颧骨体的复位。

达到稳定所需的固定

有人研究了切开复位后颧骨的稳定性。Rinehart 和 Marsh[94] 通过尸体解剖实验，使用 1、2 或 3 个微型连接板，在静态和振荡载荷下观察非粉碎性颧骨骨折的稳定性，以模拟咀嚼对术后骨折块移位的影响。单个微型钢板或三重钢丝固定都不足以稳定颧骨对抗模拟咬肌力；而 3 个微型板足够稳定 Z-F、Z-M 和眶下缘区域。

Del Santo 和 Ellis 认为，Rinehart 和 Marsh 高估了咬肌可能产生的术后力，并建议根据颧骨骨折治疗后人类咬合力的实际测量，小于 3 个钢板的稳定是可能的[92]。

复位后固定的手术技术

作者的入路根据颧骨骨折类型的复杂性和眶底受累程度而有所不同，这可以通过术前 CT 扫描进行评估[95]。

如果极少累及眶底，且在 Z 缝处未发生分离，则从口内入路经颧上颌支撑带暴露颧骨。可以使用前述的一种技术进行复位，在颧上颌支撑带使用一枚 L 形钛板进行固定便足够。如果在 Z-F 缝骨折线有分离，则通过一个短的（1cm）上睑成形术切口暴露 Z-F 骨折线、部分眶侧壁和颧蝶缝。颧骨与蝶骨的大翼有最宽的关节，因此直接观察可能有助于确认颧骨的解剖复位。由于一次只能从一个切口看到，所以在 Z-F 骨折线上使用钢丝进行临时的碎片间固定，同时将颧骨在颧骨-蝶骨骨折线上、眶下缘和颧上颌支撑带的正确解剖复位，使颧骨骨折可以据此进行进一步的复位。颧上颌支撑带和 Z-F 骨折线可以依次被固定。

根据作者的经验，是否打开下眼睑的判断取决于：①颧骨骨折中是否有较大的眶底骨折成分需要更换，或②骨折复位后眶下缘仍有明显的粉碎性塌陷。下眼睑经结膜切口，无需外眦成形术，可使用较软的下眶缘板 +/- 眶底板复位和固定。采用眼睑切口时，下眼睑和面颊的骨膜再悬吊非常重要[96]。

颧骨骨折延迟治疗

两周后进行复位经常需要截骨以使得颧骨分离松动。在截骨完成后，应对每个骨折部位进行检查，以去除最初不存在的纤维强直或增生性骨，因为它的存在可能会妨碍正确的对齐。很少发生需要植骨的骨吸收。钢板和螺钉固定将骨折段连接起来。在治疗较晚的骨折时，咬肌可能需要从颧突和颧弓的下表面分离或活动，以便将骨向上复位。在骨折复位不当的情况下，咬肌的短缩可能会阻碍复位。延迟治疗的骨折采用截骨术比用钝力强行分离更安全，钝力分离可能导致新的不理想的骨折线放射到眶尖，导致脑神经损伤（失明）。

颧骨骨折的并发症

出血和上颌窦炎

上颌窦出血通常持续时间短。应谨慎冲洗窦腔的血凝块，同时清除从眶底脱落并坠入上颌窦的骨碎片。很少发生上颌窦骨被骨折阻塞的情况，此时需要鼻内镜手术。在那些已存在鼻窦疾病的患者中，急性加重可能是一个并发症发生的因素。

晚期并发症

颧骨骨折的晚期并发症包括骨不连、畸形愈合、复视、眶下神经麻木或感觉迟钝以及慢性上颌窦炎。瘢痕可能是由撕裂伤或切口设计不当造成的。一般情况下，轻度的下睑外翻和巩膜露红可自行消退。颧骨明显向下移位导致复视和眼眶畸形。通常情况下，超过 5mm 的眼球下移才能产生复视。治疗包括截骨和复位固定，当颧骨突出度不足时，采用植骨来恢复眼部的突出度[97]。眼的位置必须用眶内植骨或异体材料来恢复。感染并不常见，通常对抗生素治疗和鼻窦或泪道引流有反应。

紧贴冠突的颧弓嵌顿骨折可导致强直。枪伤尤其容易出现这个问题。如果颧弓不能复位，通过口内途径进行冠状突切除术通常可解除下颌强直，恢复正常功能。重要的是，术后 6 个月内患者应积极运动以保持和改善手术获得的活动范围。

眼眶并发症

眼眶并发症包括复视、视力丧失、眼球损伤、眼球内陷或突出、眼睑位置异常。

麻木

眶下神经分布的持续性麻醉或感觉减退通常只持续很短的时间。如果感觉丧失持续超过 6 个月，则神经可能严重受损或切断。如果神经受到骨碎片卡压，特别是在向内向后嵌顿的颧骨骨折，应复位或减压眶下神经管并松解神经。应去除神经管的骨刺及压迫部位，使神经有足够的机会再生并减轻压力。必须探查整个眶下壁段的神经，使其免受骨碎片、瘢痕组织、增生骨质的压迫。该手术在缓解疼痛方面的效果尚不清楚。

感觉丧失对患者而言很烦人，尤其是在受伤后。患者一般能部分适应神经缺陷。一些自发的神经再生可能发生在邻近的面部区域，以及通过眶下神经轴突的再生。通常会出现一些模糊的感觉。

口腔 - 上颌窦瘘

口腔 - 上颌窦瘘需要进行骨和黏膜清创，确认上颌窦引流入鼻内，并用黏膜瓣移位进行封堵。需进行 2 层封闭。骨移植物可以放置在软组织层之间。颊脂垫可以在黏膜闭合之前被移动并缝合到缺损处。对于罕见的难治性持续性瘘管,可能需要远位皮瓣移植术。

连接板相关的并发症

并发症包括螺钉松动或外露,钛板暴露,以及螺钉穿透牙根。颧骨弓上方突出的钛板是直接由于相关的软组织萎缩(颞肌)和颧弓外侧复位不良造成的。大约有10%的Le Fort Ⅰ水平的钛板由于暴露、伤口不愈合或冷敏感而需要移除。Z-F缝处钛板突出是由于软组织闭合不充分和钛板选择不佳造成的[98]。

中面部支撑系统

中面部是一个窦腔系统,由一些较厚的区域(支撑带)提供相当大的结构支持。重要的中面部支撑骨架由水平和垂直的结构支撑以薄骨板连接组成。在骨折治疗中,对较厚的支撑区域进行解剖重建,以恢复损伤前的面部的骨结构。垂直支撑包括中线的鼻中隔、鼻上颌、颧上颌和翼状突支撑带(图3.21)。鼻上颌支撑带沿梨状孔延伸至上颌骨额突上至额骨内角突。颧上颌支撑带由颧骨体的骨块经颧骨的额突到达额骨的外角突。在后方,翼板提供了后侧中面部垂直高度至颅底的稳定[99]。中面部的水平支撑带包括眶下缘、眶底、颧弓和上颌牙槽水平的上颚[100]。

临床检查

视诊

鼻出血、双侧淤血(眶周、结膜下、巩膜)、面部水肿和皮下血肿提示骨折累及上颌骨。肿胀通常是中度到重度,与骨折的严重程度相关。前开𬌗和上颌旋转表明上颌骨折。上颌段常向下和向后移位,导致Ⅲ类错𬌗和前开𬌗后牙早接触。口内检查时,嘴唇或上颚的唇前庭可能有撕裂的软组织,表面可能存在牙槽或上颚骨折。血肿可出现在颊部或腭部黏膜。几天后,面部可能会出现拉长、后缩的外观,即所谓的"驴脸",暗示着颅面分离。可见中面部长度增加。

触诊

用指尖在外部皮肤和内部口腔进行骨骼的触诊。双侧对称触诊可能发现颧上颌缝台阶状畸形,提示眶下缘骨折。该发现也表明上颌骨锥体骨折,并可能是更复杂损伤如Le Fort Ⅲ骨折的颧部成分。口内触诊可显示上颌前部骨折或牙槽骨骨折段。

手法移动

对上颌骨的移动操作可以确认整个面部中部1/3的活动,包括鼻梁。用一只手牢靠地扶住头部,用另一只手移动上颌骨(见图3.5)。在松动骨折中移动上颌骨时可能会听到碎裂。上颌松动的操作测试不能完全诊断上颌骨折,因为嵌顿骨折或绿枝骨折可能没有活动,但仍然有骨移位和错𬌗。

牙齿错𬌗

如果下颌骨是完整的,牙齿错𬌗高度提示上颌骨折。然而,错𬌗可能与受伤前的情况有关。深入研究患者的牙列和牙齿模型,参考受伤前的牙齿记录和照片是有帮助的。

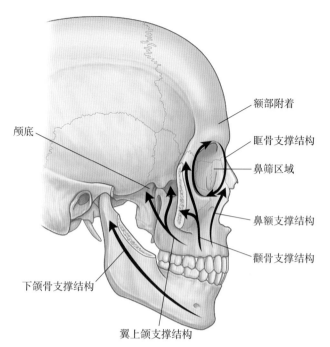

图3.21 中面部骨骼的垂直支撑。在前部,鼻面部支撑在下方绕过梨状孔,向上组成内侧眶缘,在其内角突处到达额骨。在侧面,颧上颌支撑从额骨的颧突通过颧骨的侧面延伸到上颌牙槽。颧上颌支撑的一部分横向延伸穿过颧弓到达颞骨。在后方可以看到翼上颌支撑结构,它从上颌骨后部和翼骨窝延伸到颅底结构。在骨折治疗中,下颌骨支撑结构为中下面部提供了强有力的结构支撑。这种对上颌骨骨折复位的支撑在概念上必须通过双颌上颌间固定来实现。其他"横向"上颌支撑结构包括上颚、眶下缘和眶上缘。眶上缘和额窦下部在眶上区也称为额骨,从学术上讲是额骨,而不是上颌骨的一部分。(From Manson PN, Hoopes JE, Su CT. Structural pillars of the facial skeleton: an approach to the management of Le Fort fractures. Plast Reconstr Surg. 1980; 66: 54.)

图中标注:
- 颅底
- 额部附着
- 眶骨支撑结构
- 鼻筛区域
- 鼻额支撑结构
- 颧骨支撑结构
- 下颌骨支撑结构
- 翼上颌支撑结构

脑脊液鼻漏或耳漏

在高位Le Fort骨折中,脑脊液可能从颅前窝或中颅窝漏出,然后经鼻或耳道流出。脑脊液漏表明硬脑膜瘘管从颅内蛛网膜下腔经颅骨延伸到鼻、咽或耳[101]。在损伤后的第一时间,脑脊液漏经常被带血的分泌物掩盖[102,103]。

影像学检查

上颌骨折在颅面CT扫描中很容易被发现,但创伤较小的轻微移位的骨折线不甚明显。双侧上颌窦积液往往提示上颌骨折的可能。

上颌骨折的治疗

上颌骨折的治疗最初是为了建立气道、控制出血、闭合撕裂的软组织和放置上颌间固定(intermaxillary fixation, IMF)。颌间固定可手动复位骨折,减少活动和出血,是上颌骨折治疗中最重要的一个步骤。在上颌大段骨折切开复位固定后,术后上颌间固定可能是不必要的,但在粉碎性骨折治疗后的几周内,以及在难以获得刚性稳定性的泛面骨折或腭部骨折中,术后上颌间固定非常有效[104]。

牙槽骨折

上颌部分涉及牙槽突和牙齿的简单骨折通常可以手动复位,并使用牙弓夹板对这些牙齿进行固定。牙齿的位置可以通过使用牙弓夹板和牙间结扎技术将骨折段的牙齿与相邻的牙齿连接起来来维持。牙槽段的固定至少要保持6~12周,直到达到临床固定为止[105]。

面部骨折的 Le Fort 分类

Le Fort(1901)通过实验,确定了上颌骨的结构薄弱区域,他将这些区域称为"薄弱线",即容易发生骨折的地方。弱线之间是"强区"。这种分类最终形成了 Le Fort 对上颌骨折的分类,该分类确定了中面部骨折的类型(图 3.22)[106]。应该强调的是,通常的 Le Fort 骨折由这些类型的组合组成,而纯双侧 Le Fort Ⅰ、Le Fort Ⅱ或 Le Fort Ⅲ骨折比组合类型更少见[107]。一侧骨折的程度通常高于另一侧,而且通常在直接损伤一侧骨折粉碎性更高,范围更广。

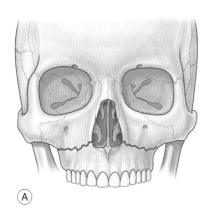
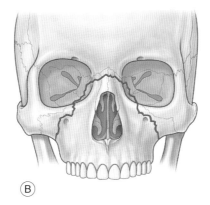
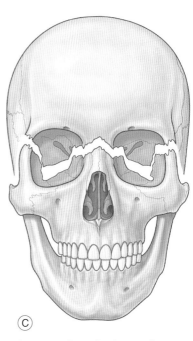

图 3.22　中面部骨折的 Le Fort 分型。(A)上颌骨 Le Fort Ⅰ型(水平或横向)骨折,又称 Guerin 骨折。(B)上颌骨 Le Fort Ⅱ型(或锥体)骨折。在这类骨折中,上颌中央和颧骨区分开。骨折线可通过鼻软骨或鼻骨中区穿过鼻部,也可通过鼻和额窦交界处将鼻骨和额骨分开。(C)Le Fort Ⅲ型骨折(或颅面分离)。在这类骨折中,整个面骨块由穿过颧骨鼻筛骨和鼻额骨连接处的骨折线与额骨分离。(From Kazanjian VH, Converse J. Surgical Treatment of Facial Injuries, 3rd edn. Baltimore MD: Williams & Wilkins; 1974.)

Le Fort 骨折的治疗目标

Le Fort 骨折的治疗目标包括:
1. 恢复面部中部高度和突出度。
2. 实现正确的咬合。
3. 恢复鼻部和眼眶的完整性。

修复支撑系统和上颌牙槽之间的结构支撑,以提供适当的软组织轮廓支架。

横向(Guerin)骨折或 Le Fort Ⅰ型骨折

在上颌牙根尖水平上方穿过上颌骨的骨折将上颌的牙槽突、将上颌骨的整个牙槽突、颚穹窿和翼突的下端从上颅面骨骼中分离出来。这种类型的损伤被称为横向骨折、Le

Fort Ⅰ型骨折或 Guerin 骨折。水平骨折横贯上颌窦底部,通常为双侧骨折。骨折水平从颧骨眶缘下方到上颌窦底部和梨状孔下缘上方不等(图 3.23)。

锥体骨折或 Le Fort Ⅱ型骨折

对上颌中央的打击,特别是涉及正面撞击的打击,经常导致上颌骨中央段呈锥形的骨折。这是 Le Fort Ⅱ型"上颌中央段"骨折,该骨折在颧上颌支撑中起始于上颌牙根尖水平之上的侧后方,并以与 Le Fort Ⅰ型骨折相同的方式通过翼板延伸。骨折线向内上方延伸,穿过眶下缘的内侧部分,并延伸至鼻部,将上颌中央段与上颅和中面部结构分离成锥形。中间的骨折线可以高穿过上鼻骨,低穿过鼻软骨,将上颅与中面部结构分开(图 3.24)。

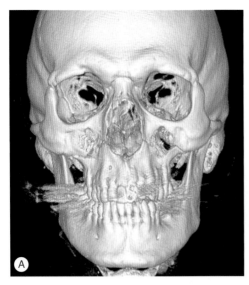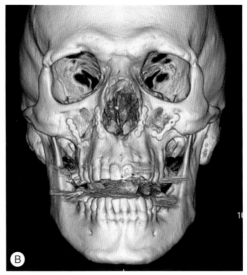

图 3.23   Le Fort I 型损伤切开复位内固定前后正面三维颅面 CT 扫描图

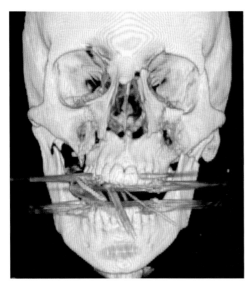

图 3.24   Le Fort II 型损伤切开复位内固定前后正面三维颅面 CT 扫描图

颅面分离或 Le Fort III 型骨折

颅面分离可能发生于骨折通过颧额线和鼻额线并穿过至眶底时,有效分离所有中面部结构与颅骨。在这类骨折中,上颌骨通常与颧骨分离,但偶尔(占所有 Le Fort III 骨折的 5%)整个中面部可能是一个大的单一碎片,通常只轻微移位。这些骨折表现为"黑眼圈"和轻微的错颌。Le Fort III 型骨折的骨折线可能通过鼻结构,也可能不通过鼻结构。在这类骨折中,整个中面部骨骼与颅底不完全分离("青枝"骨折)(图 3.25)[108]。在不切开复位的情况下,用牙弓夹板和弹性牵引治疗可能有效。

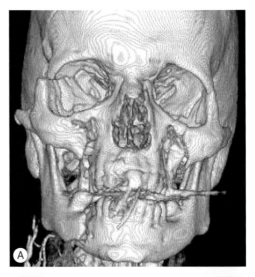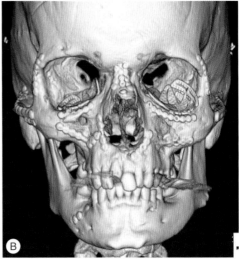

图 3.25   Le Fort III 型损伤切开复位内固定前后正面三维颅面 CT 扫描图

手术技术

Le Fort Ⅰ型骨折

在 Le Fort Ⅰ型骨折中，偶然遇到仅最小移动且无移位的骨折，只需要将患者置于颌间固定即可治疗。然而，在大多数情况下，Le Fort Ⅰ水平需通过双侧牙龈颊沟切口打开，并在双侧鼻上颌和颧骨上颌支撑带通过钛板和螺钉固定复位稳定骨折。Le Fort Ⅰ型骨折治疗的首要考虑是重建正常的𬌗关系。适当的下正中面部高度和凸度需通过切开复位实现。

Le Fort Ⅱ型骨折

在单纯 Le Fort Ⅱ节段骨折的病例中，患者首先进行上颌间固定。骨折应通过牙龈颊沟切口在 Le Fort Ⅰ水平切开，并通过双下眼睑切口，在眼眶、颧上颌和鼻上颌支撑带以及眶下缘进行复位和固定。需要通过 CT 扫描和鼻额交界处的移位来评估穿过鼻部的开放性骨折。下鼻骨折通常不需要暴露。

Le Fort Ⅲ型骨折

Le Fort Ⅲ骨折的切开复位通常包括在 Le Fort Ⅰ、Le Fort Ⅱ和颧骨水平同时进行的联合手术，在一次手术中进行切开复位和固定。

上颌骨折的术后护理

上颌骨骨折的术后处理包括每日 3 次口腔卫生、唇部润滑、漱口、皮肤护理（清洗擦伤和撕裂伤）以及肥皂和抗生素软膏的润滑。通过流质或泥质饮食提供足够的营养，鼻胃管或经皮胃造口术来完成进食。在上颌间固定时一般可以采用液体或泥质饮食，上颌间固定解除后可采用软食。

鼻腔和口腔的清洁和抽吸非常重要。面部骨折患者出现发热，如果发热不能由其他原因解释，同时还存在窦腔内气 - 液平时，即提示应评估鼻窦。如果鼻部或呼吸中有臭异味，出现任何口腔异味都需要检查、清洁和 / 或返回手术室进行冲洗，并对鼻腔和口腔进行彻底检查。

上颌骨折的并发症

气道

在几乎所有广泛骨折的病例中，骨折碎片的后部移位以及鼻、口、喉和口腔底软组织的水肿和肿胀都会部分阻塞气道。鼻咽通气道可以帮助建立通气路径，有些情况下也可能需要插管或气管切开术。

出血

出血可通过仔细识别和结扎皮肤撕裂伤处的血管，并通过填塞闭合性中面部损伤和前后鼻咽填塞，手动复位移位的上颌和放置牙齿间的上颌间固定来处理。极少数情况下如有必要，可进行血管造影栓塞、颈外动脉和颞浅动脉联合结扎。

感染

与下颌骨骨折相比，上颌骨折伤口感染较少。然而，它们在受伤时由于进入邻近的鼻窦、牙齿骨折和开放的口腔内伤口而受到污染。经过鼻窦的骨折通常不会导致感染，除非已有鼻或鼻窦疾病，或移位的骨折或血凝块导致鼻窦口持续阻塞。如果上颌窦阻塞，可能需要一个鼻 - 窦窗或通过内镜扩大窦口引流上颌窦。

脑脊液漏

高位 Le Fort（Ⅱ & Ⅲ）级骨折可能合并颅底或筛状区骨折，这些骨折可产生脑脊液鼻漏和 / 或气颅，并可能与死亡有关[109]。对于这类骨折主治医生可酌情使用抗生素治疗。虽然预防性抗生素使用在脑脊液鼻漏已被广泛应用，但很难证明长期使用抗生素能显著降低脑脊液鼻漏时脑膜炎的发生率。应避免擤鼻涕和放置鼻填塞物，鼻内管的放置应避开上鼻部。

失明

失明是任何眼眶骨折的罕见并发症，可能发生于 Le Fort Ⅱ和Ⅲ型骨折。视神经被骨碎片切断是罕见。最常见的失明病因是神经创伤性休克或视神经管段神经肿胀，或因肿胀、水肿干扰球后视神经毛细血管血供。

晚期并发症

与上颌有关的特殊并发症包括骨不连、骨连接不良、骨板外露、泪器系统阻塞、眶下和上唇感觉减退或麻木以及牙齿失活。可能存在面部中部高度和凸度的不同，或面部横向宽度的不同，以及错𬌗，因此改变面部外观[110]。

骨不连和植骨

真正的上颌骨不愈合罕见，最基本的上颌间固定或切开复位也无法完成时方可能出现。如果发生骨不连，治疗包括暴露骨折部位，切除骨折部位的纤维组织，复位移位的节段，去除任何增生的骨边缘，在所有现有骨间隙中放置植骨片，并通过钛板和螺钉固定进行稳定。

骨连接不良

在多发性（复杂）全面部骨折中，骨连接不良可能由诊断不充分、复位不充分或固定不充分引起。当损伤粉碎性较为严重时，需延长颌间固定和观察的时间。

咬合不正

如果发现错𬌗，可能对弹性牵引有反应。一旦发生了部分愈合，尝试用弹性材料重新建立咬合只是挤压或松动牙齿。应在取出内固定装置或新的截骨术后修正复位。当需要新的（二次）截骨时,通常首选 Le Fort Ⅰ 截骨术来重新定位上颌承牙段,而不是采用更高水平的截骨术。有时,上颌弓的节段截骨可能是必要的,以达到最佳的牙齿关系。

鼻泪管损伤

鼻泪管可能被 Le Fort Ⅰ 和 Le Fort Ⅲ 节段之间横跨面骨中间 1/3 的骨折横断或阻塞。解剖复位的骨折碎片的内侧部分的上颌骨和鼻眶筛区提供了最好的保护,以防止阻塞。泪系统阻塞导致泪囊炎,可能需要外引流。

下面部骨折

下颌骨骨折

下颌骨的突出、位置和解剖结构决定了其是最常受伤的面骨之一。在汽车事故后,下颌骨是许多主要创伤中心最常见的骨折。下颌骨是一个可移动的,主体是 U 形的骨,由水平和垂直部分组成。水平部分由下颌骨体部和中央联合组成。垂直节段由下颌角和下颌升支组成,通过髁突和颞下颌关节与颅骨相连。下颌骨通过肌肉、韧带和关节与其他面骨相连,通过牙齿与上颌骨相咬合。

下颌骨是较为坚固的骨骼,但有几个容易骨折的薄弱区域。下颌骨主要由致密的皮质骨和少量松质骨组成,松质骨内有血管、淋巴管和神经通过。下颌骨在体部与升支连接处很薄弱,如果有第三颗白齿未萌出或之前拔过牙,下颌骨会进一步薄弱[111]。

下颌骨在髁颈、尖牙根（最长的根）和颏孔（颏神经和血管通过颏孔延伸到下唇软组织）也很薄弱。骨折的薄弱部位是髁下区、下颌角、下颌骨体远端和颏孔[112-114]。

下颌运动是由附着在骨骼上的肌肉的相互作用决定的。发生骨折时,骨折段的移位受附着在骨折段上的肌肉牵拉的影响。骨折线的方向可能对抗这些肌肉产生的作用力。

牙间结扎和固定技术

牙弓夹板

用 24 或 26 号钢丝缠绕在牙弓夹板和牙颈上,将预制的牙弓夹板连接固定至牙弓的外表面。金属丝紧紧地缠绕在每颗牙齿上,以保持牙弓的形状。如果部分牙齿缺失,或者需要牙弓夹板的前支撑来平衡前面弹性牵引产生的力,可以通过从牙弓夹板到骨质的附加钢丝来稳定牙弓夹板。悬吊钢丝可通过梨状边缘的钻孔或缠绕螺钉实现。这尤其适用于儿童,因为儿童的牙齿结构往往使夹板不够稳定。下颌牙弓夹板也可以通过下颌骨边缘的螺丝固定或通过环下颌骨体进行固定。骨折复位的稳定性和对齐程度在很大程度上取决于最初使用牙弓夹板时牙齿的对齐程度,这十分值得强调。

新型的牙弓夹板使用较少的接触点和固定点,或将螺钉置入骨内作为上颌间固定的锚定物。它们的术后效果永远不会比全牙弓夹板更好,而且通常对骨折碎片的定位/控制不准确度相对较低。术后,如果骨折愈合稳定,患者可以实现正常咬合,则可以解除上颌间固定。作者的随访至少是每周一次,直到完全愈合（6~8 周）,观察咬合情况以及是否存在感染,鼓励患者增加活动范围。

上颌间固定螺钉（IMF 螺钉）

这是一种快速固定牙齿咬合的方法,适用于良好的牙列和不复杂的骨折类型[115]。IMF 螺钉的数量和位置取决于骨折类型、骨折位置和术者的偏好。螺钉的位置必须定位在上颌牙根上方和下颌牙根下方,否则可能发生穿牙根的固定[116]。

下颌骨骨折分类

根据下颌骨骨折的位置（图 3.26）、牙齿状况、骨折方向和治疗的有利程度、是否存在通过皮肤或黏膜的复合损伤以及解剖骨折类型进行分类。

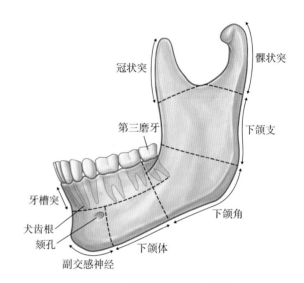

图 3.26　下颌骨骨折的分型

临床检查和诊断

疼痛和压痛通常在骨折移动时出现,并在受伤立即出现。沿下牙槽神经走行发生的骨折可在神经分布上产生麻木,表现为同侧下唇（颏神经）及同侧牙的麻木。患者可能无法张开嘴或使牙齿进入正确的咬合（牙关紧闭）。患者可能会拒绝进食或刷牙,从而导致不适和不正常的、恶臭的气味（口臭）。过量的唾液（流口水）通常是由于局部刺激而产生的。小的牙龈或黏膜撕裂或牙齿间出血表明骨折的可能性。这些缝隙使骨折物进入口腔。

双手操作检查下颌骨可使骨折部位的活动或撑开,特别是当骨折发生在体部或旁正中区域时。一只手应该稳定上颌升支,而另一只手触诊下颌骨旁正中或下颌骨体区域。骨折会表现为异常的运动,并引发不适主诉和症状。以一只手向前拉下颌骨,另一只手一指置于耳道,一指置于髁突上（见图 3.4）。活动异常或捻发感表明髁突/髁下区域骨折或韧带松弛,颞下颌关节损伤可能。在无牙颌患者的下颌骨骨折中,最可靠的发现是错𬌗。通常,即使是最微小的错𬌗对患者而言也相当明显。患者可能无法移动颌部（功能障碍），仅可进食流质食物以减少下颌运动。下颌骨运动时疼痛可造成说话困难。在骨折部位触诊可明显观察到捻发感。通常，这些检查会产生相当的不适，检查时追求引出这些生理症状是不明智的。肿胀通常很明显，常伴有淤血和血肿。口腔内撕裂往往出现在下颌骨水平部分的骨折上。经常有向一侧或另一侧的偏移，这一发现支持骨折的诊断。骨折部位有压痛，特别是颞下颌关节部位。这种局部压痛很可能是骨折。

骨折线的角度和方向

Kelsey Frye[117] 根据其位移方向和斜度将骨折线描述为"有利型"和"不利型"两类（图 3.27）。"有利型"骨折碎片上的肌肉力与骨折线的方向和斜度相反。因此，在一些骨折中，肌肉的力量会将碎片拉到有利于愈合的位置，而"不利型"骨折中，骨折碎块的分离是由肌肉力量的作用发生的，肌肉的拉力是不利的。由于咀嚼肌后肌群和前肌群向对抗方向牵引，有利于骨折部位的稳定性，因此向下和向前方向的下颌骨骨折被归类为水平有利骨折。从上方、向下方和后方发生的骨折被归类为水平不利骨折。骨折的斜度也可能影响骨折块的内侧移位。如果骨折从后向前内侧发生，由于咀嚼的提升肌的内侧拉力（垂直不利型），将发生骨折块内侧方向的移位。由后向前外侧的骨折是一种有利的骨折，因为肌肉牵拉往往防止移位。它被称为垂直有利型骨折。

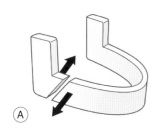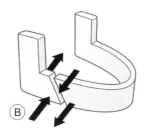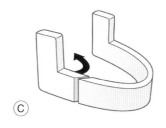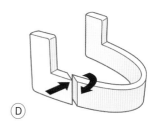

图 3.27 （A，C）骨折线的方向和斜面不能抵抗肌肉作用引起的位移。箭头表示肌肉牵拉的方向。（B，D）骨折线的斜面和方向抵抗了位移，并对抗肌肉的作用。沿该方向倾斜的骨折中，肌肉牵拉的方向往往会影响骨折的骨端

下颌骨骨折切开复位内固定的适应证

1. 要求稳定性的 I 类骨折
2. II 类骨折和 III 类骨折
3. 粉碎性骨折
4. 移位骨折或旋转骨折
5. 无牙颌骨折
6. 希望在术后避免行 IMF 的骨折
7. 上下颌联合骨折
8. 不合作（头部受伤）的患者

I 类骨折治疗

I 类骨折是指骨折的每一侧都有牙齿。虽然对于"有利型"骨折，许多此类骨折可以单独通过上颌间固定进行治疗，但如果考虑到术后的功能和防止治疗后再移位，内固定也是首选。如果仅使用上颌间固定，固定期限为 6 周[118,119]。许多下颌骨骨折，即使是有利型，最好的处理仍然是 ORIF。微型钛板适用于非粉碎性、非骨间隙骨折，其中骨端嵌塞承担了骨折稳定的很大一部分负荷（分担负荷）的骨折[120,121]。这种技术防止位移，并允许一定的口腔功能。ORIF 对患者特别友好，因为牙齿不需要保持咬合固定，允许摄入软性食物，易于保持口腔卫生，并促使患者尽早返回工作岗位。但如果骨折部位特殊，需要可能会产生永久性的瘢痕的外部切口，则不宜选择 ORIF[122]。

复位固定的总体原则

所有下颌骨骨折治疗的基本原则是保持上、下缘稳定。一般的骨折固定方法包括放置牙弓夹板和使用上缘单皮质无压迫微型钛板。下缘用稳定板对齐并拉拢。粉碎性骨折（图 3.28）需要更大的固定板，因为存在"骨丢失"或多个

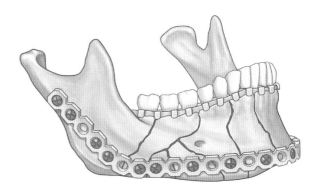

图 3.28　大重建板跨越全下颌骨骨折

碎片的骨折，钢板本身承担整个骨折或缺失骨的固定负荷（承重）。

II 类骨折治疗

在 II 类骨折中，牙齿仅存在于骨折部位的一侧，这类骨折需要切开复位。这种类型的骨折可能发生在水平下颌骨的任何部分，经常是在下颌角处。根据骨折的方向和斜度、牙齿的位置、周围肌肉的位置以及有无粉碎，控制非牙承载骨折段和骨折位移所需的钢板的类型和强度会有所不同。

根据骨折类型的复杂性，可以使用多种技术治疗下颌角骨折[123,124]。对于下颌骨角的单纯骨折，作者首选的入路是在下颌骨斜嵴或上缘单皮质放置 Champy 板。

粉碎性骨折

粉碎对稳定性有负面影响，通常会增加断裂位移的程

度。在整个骨折缺损的两侧,用 3 或 4 枚螺钉来固定未骨折的骨。在下颌骨水平段,上下边缘是固定位置的首选。垂直段下颌骨中也首选两块钛板进行固定。

Ⅲ类骨折

Ⅲ类骨折两侧均无牙齿。无移位的、固定的骨折概念上可以通过软性饮食和密切随访来治疗。然而,大多数Ⅲ类骨折应采用下颌骨上、下缘坚固内固定。

切开复位的口外入路

下颌外切口的位置应始终根据面神经下颌缘支的位置决定(图 3.29)。骨膜下剥离时也应注意神经血管结构,如颏神经。仔细的骨膜下剥离确定骨折的范围和类型,与 CT 所示相对照。骨折下缘的碎片用巾钳对齐。此时应检查咬合复位,拧紧预留的牙弓夹板钢丝。然后进行上颌间固定。通常,在下颌骨的上缘使用上缘钛板,并用单皮质螺钉固定。再次检查咬合,再次确认骨折对齐,应用下缘钛板和螺钉。此时可以使用较大的钛板。一般而言,较大的钛板最初是"过度弯曲"的,其中心距离骨折中心部位 2~3mm。螺钉长度可由深度计确定,首选双皮质。当拧紧双皮质螺钉时,过弯的钛板紧贴下颌骨外缘而变平,同时适当地使舌侧皮质骨复位。固定牢固后,取出任何初始定位钢丝并修复肌肉组织。在缝合时必须注意避免面神经的下颌缘分支,该分支位于下颌骨下边缘以下 1~2cm 处[125]。颈阔肌和皮肤分层缝

合,并放置引流管。皮肤伤口用角质层下缝线分层缝合,以避免针脚痕迹。

切开复位的口内入路

通常任何水平或垂直的下颌骨骨折都可以通过口内途径治疗[126]。

这是联合、伴发和非粉碎性下颌角骨折的首选暴露方法。下颌体部位也能通过这种入路复位,但可能需要使用经皮穿刺器入路进行钻孔和螺钉放置。在口内入路中,通过适当设计的黏膜切口暴露骨折部位。切口一般在黏膜的颊面向沟外约 1cm 处,分别切开黏膜层和肌层。

下颌骨骨折内固定装置的选择:多少固定是足够的

Edward Ellis Ⅲ[123, 127] 澄清了关于下颌骨骨折内固定装置选择的问题。正常咬合力最初必须通过固定装置来抵消;然而,下颌骨骨折的患者在受伤后的几个月里不会产生正常的咬合力。刚性固定是指内固定足够稳定,在正常功能下防止骨碎片运动。人们已经认识到,在功能负荷下骨折愈合并不需要骨碎片的绝对刚性。Ellis 认为,"功能稳定固定"不是"刚性固定",而是满足维持碎片对齐的目标,并允许骨折端在有限的下颌活动期间进行愈合。Ellis 将"承重(load-bearing)"固定描述为足够的强度和刚性,使内固定装置在功能活动时能够承受施加在下颌骨节段上的全部负荷,而不会影响骨端。载荷分担(load-sharing)固定依靠骨折两侧骨的

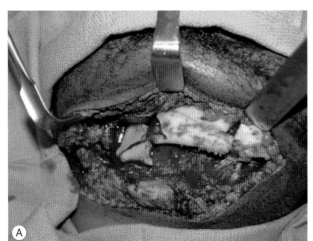

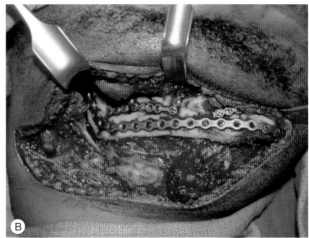

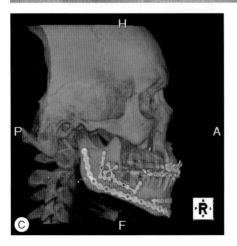

图 3.29 (A,B)一名 23 岁男性遭受面部枪伤后下颌骨粉碎性骨折的术中照片,图示口外入路进行切开复位和使用多块接骨板固定前后。(C)下颌骨粉碎性骨折切开复位内固定术后侧位三维颅面 CT 扫描图

接触来承担大部分的功能载荷,用小钛板将骨折断端用一定力固定在一起。

锁定板和螺钉系统作为"内外固定器",通过将螺钉锁定在连接板上实现稳定性[128]。这些固定装置的潜在优点是不需要连接板对下位骨的精确适应。当螺钉被拧紧时,它们会"锁定"在连接板上,这样就可以在不需要将骨头压到钢板上的情况下稳定节段。这使得螺钉插入无法改变当前复位。从理论上讲,这使得良好的钛板弯曲变得不那么重要,因为非锁定的大连接板必须完全适应骨的轮廓。从理论上讲,这种装置不太容易发生由松动引起的炎症并发症,因为松动的内固定可激活炎症反应,降低稳定性,并促进感染。

Champy 或微型内固定系统

Champy 提倡使用更小的"迷你钛板"进行下颌内固定,其优点是减少剥离范围、加快暴露速度、对下颌形状和咬合有更大的容适性,螺钉拧紧时比普通连接板适应性更强[129,130]。可塑形板最大限度地减少了硬性板材常见的"板材弯曲误差"。这种技术并不能达到大连接板能达到的最大刚性,但足以固定多数骨折。

小连接板比刚性的连接板更易于操作,目前越来越流行,超过了刚性连接板的使用。Champy 建议在下颌骨前部（前联合和旁正中）部分使用两块钛板（上缘和下缘）,在下颌角的上缘或升支远端上缘使用一块钢板（图 3.30）。仔细评估额外固定的需要。在粉碎性骨折和下颌骨多发骨折中应避免使用该技术。该技术只能用于骨折部位的接触面足够宽,可以被钛板压缩以承受骨折的大部分"负荷"。有人建议术后保持 IMF 经过一个短暂（1 周）的休息期用于软组织的"休息"和咬合的维持和恢复,在此期间骨折和口腔内伤口和软组织所受到的压力较小。

拉力螺钉技术

该技术适用于可耐受较长螺钉长度的非粉碎性伴发骨折或联合骨折[131,132]（图 3.31）。一般而言,这些螺钉的长度需要 35~45mm。沿所需路径将第一段骨折段的骨皮质以螺钉的大直径（螺纹宽度）钻透。第二骨皮质段以螺杆的小直径（核心宽度不包括胎面）钻头。螺钉头在第一部分中只与骨结合,当螺钉被拧紧进入骨折的第二部分时,螺钉头部则向骨折部位将皮质压紧。一般情况下,每个骨折处建议使用两个拉力螺钉来保持稳定,因为如果其中一个松动,骨折处将由于旋转而变得不稳定。套管或导钻用于保护软组织。斜的体部或下颌角骨折可采用 2~3 颗螺钉固定。在放置螺钉时,骨与螺钉方向的夹角应呈 45°。

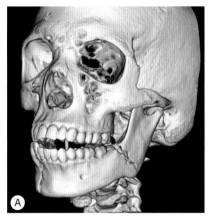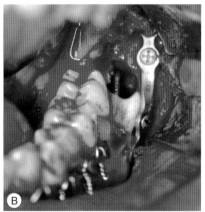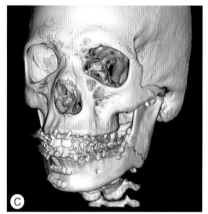

图 3.30 （A）16 岁男性,左下颌角骨折和右下颌旁正中骨折,术前三维颅面 CT 扫描的 3/4 视图。（B）Champy 技术左下颌角骨折切开复位内固定术中照片。（C）术后三维颅面 CT 扫描 3/4 视图

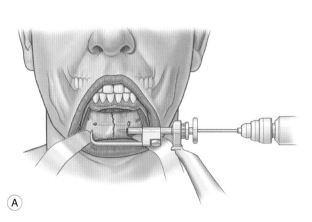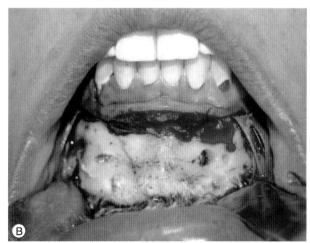

图 3.31 （A）使用套管针装置放置两个水平方头螺钉以减轻和稳定伴发骨折。（B）下颌骨联合骨折切开复位拉力螺钉内固定术中照片

下颌角骨折中第三磨牙的处理

拔除阻生第三磨牙必须仔细考虑。在某些情况下,当第三磨牙部分隆起并发生炎症时,应在骨折治疗时将第三磨牙拔掉,以避免潜在的并发症(图 3.32)[111]。

否则,移除骨头来取出完全阻生的第三磨牙几乎没有意义,因为这会削弱骨质,损害骨折区域的黏膜,可能会使骨折暴露在口腔内环境中,导致骨不稳定和感染。采用骨膜剥离法去除第三磨牙后,骨折部位的血管化程度较低。完全阻生的第三磨牙如不阻碍骨折复位,可以在骨折愈合完成后选择性切除[133-135]。

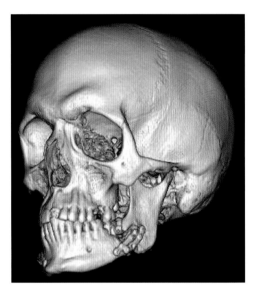

图 3.32 三维颅面 CT 扫描的 3/4 视图显示左下颌角骨折畸形愈合和连续性缺损,牙齿位于骨折线上

抗生素

建议围手术期静脉注射抗生素,特别是在治疗延迟、手术时间较长、软组织严重挫伤导致骨折治疗延迟、组织严重污染以及存在多发口腔内撕裂伤的患者[136,137]、对医疗条件差、营养状况差或全身性疾病、局部口腔卫生条件差、牙周或口腔感染增加细菌并发症机会的患者有益。

下颌骨骨折的治疗原则

1. 建立适当的咬合。
2. 从解剖学角度将骨折复位到正常位置。
3. 利用固定技术使骨折段保持在咬合状态以及正常位置,直至愈合。切开复位内固定在治疗过程中往往会限制功能。
4. 控制感染。

骨折治疗后的并发症

错殆

错殆通常是不充分或不准确的初始对齐的结果。上颌间固定松动或放置不当是最常见的原因,以及复位不充分、钢板尺寸、长度、强度、形状或固定失败(松动)。螺丝松动最常见的原因是钻孔时骨过热。尽管轻微的错殆有时可以通过弹性牵引、磨牙或正畸矫正来纠正,但任何严重的错殆都需要再骨折和 / 或截骨。

置入物感染与螺钉移位

松动的置入物通常会刺激软组织,产生异物反应和感染,需要移除。很多时候骨折已经愈合,不需要重复接骨。偶尔会发生松动的置入物移位到远离骨折部位的软组织[138]。

增加面宽和下颌骨旋转

下颌角之间距离的扩大是由于在牙齿咬合面上向舌侧旋转下颌外侧节段产生的[139]。随着下颌的旋转,下颌角之间的距离增加,下面部变宽。这种旋转(由过紧的 IMF 和髁下骨折的存在而加重)导致磨牙的腭尖和舌尖(可能只能从舌侧位置看到)错殆(开咬)。脸的特征性变宽和变圆,这在审美和功能上都是不受欢迎的。它不能用正畸治疗改善,而需要再骨折[140],使用一个长而坚固的重建板(10~12 孔)来保持下颌角不旋转,维持下颌角狭窄处的宽度。

骨不连

连接板和螺钉固定后发生骨不连和假关节并不常见[141-143]。可能被刚性固定掩盖。去除钢板时可能会发现骨折愈合不良,需要在骨折愈合不良的部位彻底清创后再进行骨折固定,并对缺损进行骨移植。

骨髓炎

下颌骨骨折治疗后,软组织感染是常见的,但真正的骨感染即骨髓炎却不常见。局部感染几乎总是通过引流和抗生素来处理。必须确认固定充分,检查口腔内伤口的情况,注意并纠正骨折固定中的任何不稳定。较少的情况是,坏死或暴露的软组织和骨碎片必须进行清创。应该拔掉松动或感染的牙齿。应通过拆除现有的固定装置,重新应用更长的、更坚固的重建板来提高骨折稳定性,重建板可以在骨折区域外健康的未受损伤骨内固定 3~4 颗螺钉。在不常见的持续性感染中,外科医生可能希望将所有内固定装置拆除后改用外固定架,但大多数病例可通过清创和应用长重建板来稳定病情。不应将螺钉放置在有问题的骨区域。可能需要对失活的骨和软组织进行连续清创,以确认无感染和清创充分。当软组织和局部已通过清创、引流、抗生素和黏膜封闭等方法清除感染时,可进行一期或二期的骨移植[144]。

髁突和髁下骨折

注意骨折脱位、骨折碎片间成角、骨折重叠(这意味着支垂直长度缩短)、骨折成角和碎片之间的骨间隙。对儿童而言,与成年人不同的是需要考虑其生长[145]、再生和重塑的能力[146,147]。成人仅能产生部分重建性恢复。

高髁突(囊内)骨折(关节头和上颈部)通常采用闭合复位,术后短期(2 周)上颌间固定复位,然后早期"控制下"活动,利用弹性材料在休息位置重建咬合。对齐良好,骨折断端的接触合理,和保存升支垂直高度、没有关节头位错的大多数的髁突颈及低髁下骨折可采用上颌间固定 4~6 周,解除固定后进行轻微的功能锻炼和弹性牵引,每周观察咬合至少 4 周[148,149]。髁突 / 髁下骨折闭合治疗时,升支高度的缩短几乎不可避免[150-152],这可能导致同侧磨牙咬合

时过早接触,对侧前牙咬合时轻微开咬。在中位或低位髁下骨折时,骨折块成角超过 30°,骨端之间的骨折间隙超过 4~5mm,侧位覆盖,骨折碎片末端缺乏接触,应考虑切开复位(图 3.33)[153-157]。

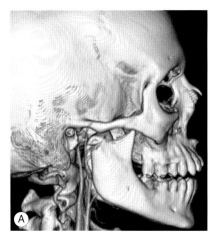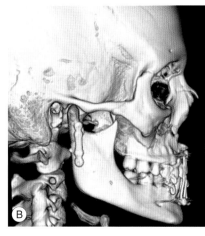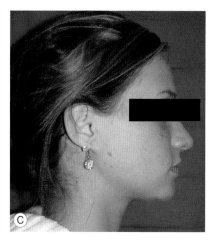

图 3.33 (A,B)一名 20 岁女性的三维颅面 CT 扫描的侧视图,该患者在机动车辆碰撞中遭受颅面损伤,图示通过下颌后口外入路进行右下颌髁突下骨折的切开复位内固定手术前后。需要注意的是,患者还有 Le Fort Ⅱ型骨折,采用闭合复位和齿间固定治疗。(C)患者术后 1 年的侧位照片

无齿的下颌骨骨折

这些骨折占下颌骨骨折的不到 5%[158-160]。骨折通常发生在最萎缩的部位,那里的骨头最为薄弱。不同于有牙颌患者的下颌骨骨折通常发生在下颌角和髁下区域,无牙患者下颌骨体部是骨折的常见部位[161]。许多骨折是双侧或多发性的,双侧无牙体骨折移位严重,治疗极具挑战。水平下颌骨的骨折可能是闭合性或开放性的。显示最小移位的闭合性骨折可以采用软食和避免使用义齿治疗;然而,在这些情况下,观察是至关重要的,以确保骨折几周内愈合,且不会出现进一步位移。在实践中,大多数骨折用承重板治疗效果更好。无牙颌的特征是牙槽嵴和牙齿的缺失[162]。如果下颌骨有足够的高度(超过 20mm)可以确保良好的骨愈合,骨萎缩往往不严重。在中度萎缩的病例中,下颌体的高度在 10~20mm 之间,愈合通常令人满意,但不像高度大于 20mm 那样确定。少螺钉和小连接板往往会失败,因为没有足够的骨来提供"负荷分担"的支撑。该连接板必须承受骨折的全部载荷,建议在健康骨中使用每侧 3~4 颗螺钉的大型重建("锁定")板(图 3.34)。在下颌高度小于 10mm(严重萎缩)的情况下,可以认为患者患有"骨愈合不良"病。下颌无牙颌骨折的并发症与下颌萎缩的程度相平行。Obwegeser 和 Sailer[163] 在 1973 年的文献中指出,20% 的无牙颌骨折并发症发生在 10~20mm 的下颌高度组,80% 的并发症(即骨愈合差或不满意)发生在下颌高度小于 10mm 的病例中。高度超过 20mm 的下颌骨骨折几乎没有并发症。这一经验促使一些作者[164,165] 推荐对严重萎缩的无牙下颌骨(高度小于 10mm)进行一期植骨。

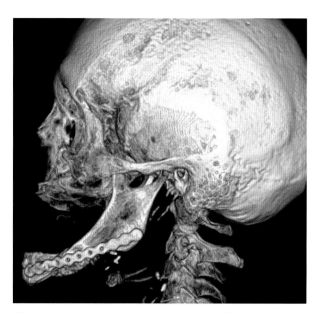

图 3.34 一名 64 岁无齿女性患者的三维颅面 CT 扫描侧视图,该患者有成骨不全的病史,被转诊接受了左下颌骨骨折畸形愈合的治疗,术后通过口外入路使用承重下颌骨接骨板进行切开复位内固定和髂骨移植

全面部损伤

从概念上,全面部骨折涉及面部的全部 3 个区域:额骨、中面部和下颌骨。在实践中,当涉及这 3 个领域中的 2 个时,就会使用"全面部骨折"这个术语。

全面部骨折的治疗

这些损伤的最佳治疗时间和最简单的方法在事故发生后的数小时内,在出现大规模水肿、软组织污染和僵硬之前。如果其他系统没有受伤或评估排除显著的生命体征不稳定,早期治疗是可能的。然而,无论患者受伤的程度有多严重,皮肤伤口都应清理和闭合,去除失去活性的组织,并将患者置入上颌间固定。这是对严重的上颌或下颌骨损伤的最低限度的紧急治疗,无论患者的情况如何,都应及时完成。

目前,颅面骨骼结构的一期修复是治疗全面部外伤的首选方法,全面部外伤以严重粉碎和多发面骨骨折为特征。

所有骨折部位切开复位采用连接板和螺钉固定,对骨缺损进行植骨。虽然局部切口在某些病例中可能有用,但区域切口,如冠状切口、经结膜切口、上下牙龈颊沟和下颌后切口,可提供彻底的暴露。当适当的撕裂已经存在时,可能可以避免额外切口。

在面部的每个亚单位中,面部宽度是首先要考虑的重要维度。在不太严重的骨折中,面宽的矫正非常简单,采用"前"入路即可。在更严重的损伤中,面部宽度的控制需要更完整的解剖,并利用所有周围标志和颅底标志对每个骨折碎片进行对齐。强调面部宽度控制的重建,实际上同时也是对面部凸度进行恢复。

软组织复位的时机和技术是关键。在软组织对未还原骨形态形成显著记忆(内部瘢痕)之前,必须完成骨的重新定位,并将软组织回复到骨的正确解剖位置。软组织复位需要:①对软组织进行分层闭合;②并将闭合的软组织在解剖组装好的颅面骨骼上的几个点上精确地与面部骨骼重新连接。

手术顺序

人们提出了各种手术顺序,如"从上到下""从下到上""从外到内"或"从内到外"。实际上,只要顺序合理,并且能实现可重复的、解剖学上准确的骨骼重建,顺序如何无甚影响。根据作者的经验,通过将上颌骨与下颌骨联合起来使咬合稳定的效果比将上颌骨下部与上颌骨上部联合更可预测。需对任何脑损伤和额骨首先进行处理,然后是上中面部,从中央鼻筛区开始,进展到颧骨,强调对面部宽度的控制。其次处理下颌骨,通过所需暴露的部分暂时用钢丝连接起来,然后通过将其与解剖复位和稳定的上颌牙弓对合起来,恢复下颌骨的宽度。

全面部骨折的并发症

面部骨折的并发症包括与骨和软组织有关的并发症。面部中部骨折治疗后最常见的骨性面部畸形与缺乏突出度、眼球内陷、错𬌗和面部宽度增加有关(图 3.35)。

最常见的软组织畸形有下垂、分离、脂肪萎缩、睑外翻、组织增厚和僵硬。由于颧骨额突骨膜切开剥离后如缺乏缝合复位,导致颧额缝和颞腱膜间存在间隙,造成颞肌萎缩的表现(图 3.36)。用于暴露颧弓的高位切口导致切开颞深筋

膜的位置较高,需要通过脂肪剥离到达颧弓,可引起直接脂肪损伤(干扰颞中血供)导致脂肪萎缩。

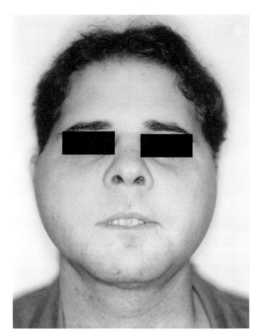

图 3.35　未恢复损伤前外观,即便底层骨骼最终被复位到其合适的解剖位置,该外观是软组织瘢痕挛缩的结果。软组织僵硬伴随复位不良骨折的例子包括眼球内陷、内眦韧带错位、短睑裂、圆形眦、颧软组织垫下移位。下唇的颏部附着被破坏。这类情况的二期治疗比一期重建更具挑战性,效果也较差。因此,在骨折即刻治疗中存在一个独特的机会来维持软组织包膜的扩张形状和位置,并通过提供解剖对齐的面部骨骼作为支撑来确定软组织纤维化的几何形状。良好的外观恢复有赖于一期软组织复位

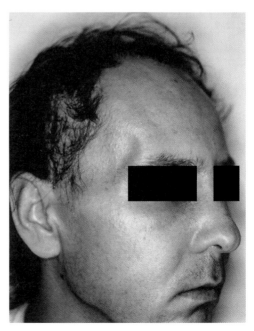

图 3.36　颧骨额突因额突颧骨筋膜与眶骨膜未能闭合而导致"骨化"凸显

术后护理

大段骨折可通过连接板和螺钉固定充分稳定,可以早期解除颌间固定。粉碎性中面部或全面部骨折的患者,除了连接板和螺钉固定外,最好的治疗方法是术后颌间固定3~4 周。

面部枪弹伤

虽然一些作者主张面部枪伤和猎枪伤的延迟重建,但立即重建和通过连续的"二次观察"程序立即闭合软组织是目前的护理标准[166,167]。最近的经验证明了在解剖正确的位置上立即软组织闭合和骨重建的安全性和有效性[168]。这两个原则可以防止软组织萎缩和软组织位置的丧失,并在较短的残疾时间内提供更好的功能和美学结果,提高功能和美学康复的潜力。延迟愈合这些困难伤口的理念不再合适,会造成额外的软组织畸形,并延迟患者的有效康复,引起其中一些患者的自杀意图。

弹道伤分为低、中和高能量沉积损伤[169]。在制订弹道损伤的治疗方案时,识别子弹的进出伤口、子弹的假定路径、评估子弹的质量和速度,对于弹道损伤的治疗计划制订十分有帮助,可以预测组织损伤的内部区域的范围。从概念上,软组织损伤和骨损伤,以及软组织丢失和骨丢失都必须单独评估(共 4 个独立的组成部分)。损伤区域和缺失区域都被精确地勾勒出来,这使得医生可以制订治疗计划,对下、中、上面部进行早期和中继的治疗。

低能枪弹伤

低能量沉积弹道武器通常包括质量有限、速度低于每秒 1 000 英尺(约 304.8m)的射弹。一般而言,低速枪伤涉及的软组织和骨丢失很少,在子弹确切路径之外的相关

软组织损伤也很有限。因此,适当的治疗是立即明确骨稳定性并行一期软组织闭合,必要时行损伤控制的清创。少量骨可能需要清除,一期用骨移植物替代,主要在上面部进行。由于明显的相关软组织损伤较轻,几乎不存在进展性死亡或进展性软组织坏死的可能性,这些损伤在概念上和实践上都可以作为"面部骨折伴上覆软组织撕裂伤"来治疗。

中能和高能面部枪弹伤

霰弹丸质量较大,被认为是中能弹药。它们的移动速度约为每秒 1 200 英尺(约 365.76m),如果聚集在一起,在近距离内密集分布,就能造成巨大的伤害。在平民实践中,这些伤害中有许多是猎枪伤或高能步枪伤,通常是自杀意图和袭击造成的。面部中高速弹道伤的特征是广泛的软组织和骨破坏。

中间和高速弹道造成的面部受伤必须通过特定的治疗计划进行管理,包括在解剖位置稳定现有的骨和软组织,在软组织挛缩期间维持这种稳定,并最终进行骨和软组织重建。中高能导弹造成的创伤通常表现为软组织和骨质流失,以及软组织和骨质损伤。重要的是尽可能完整地重新组装现有的骨和软组织,然后进行连续的外科清创"二次检查"程序,重新打开软组织以确定额外的软组织坏死区域,引流血肿和 / 或出现积液或感染,并确认骨完整性。如果要进行一期重建,这些"二次检查"程序是非常必要的。因此,重点是在一期进行软组织"皮肤到皮肤"或"皮肤到黏膜"闭合,并在解剖位置稳定现有的骨碎片。间隔 48 小时再次探查进行额外的清创术,或间隔至软组织停止坏死、伤口血肿和积液得到控制。此时,立即进行重建。

在发生骨和软组织复合丢失的情况下,骨和软组织游离组织移植技术是首选(图 3.37A~F)[170,171]。可采用局部组织推进逐渐覆盖替代游离皮瓣的皮肤,最终提供最佳的皮肤美学效果[172]。

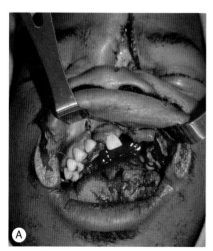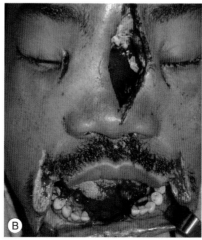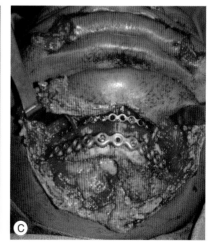

图 3.37 (A,B)一名 34 岁男性开枪自残后的正面照片,图示严重的中面部和下颌骨骨折。(C)经口外入路使用承重下颌骨接骨板和单皮质微型接骨板对下颌骨骨折行切开复位内固定的术中照片

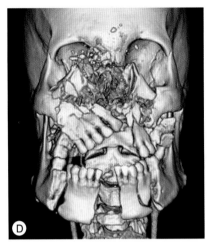
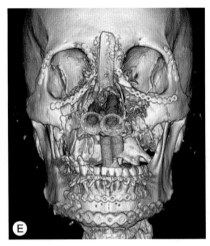
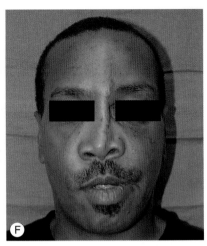

图3.37（续）（D，E）中面部和下颌骨骨折切开复位内固定前后患者的正面三维颅面CT扫描图。（F）术后1年照片

参考文献

1. <http://www.census.gov/compendia/statab/2012/tables/12s1103.pdf>.

2. Zelken JA, Khalifian S, Mundinger GS, et al. Defining predictable patterns of craniomaxillofacial injury in the elderly: analysis of 1,047 patients. *J Oral Maxillofac Surg.* 2014;72:352–361.

3. Mithani SK, St-Hilaire H, Brooke BS, et al. Predictable patterns of intracranial and cervical spine injury in craniomaxillofacial trauma: analysis of 4786 patients. *Plast Reconstr Surg.* 2009;123:1293–1301.

4. Elahi MM, Brar MS, Ahmed N, et al. Cervical spine injury in association with craniomaxillofacial fractures. *Plast Reconstr Surg.* 2008;121:201–208.

5. Stacey DH, Doyle JF, Gutowski KA. Safety device use affects the incidence patterns of facial trauma in motor vehicle collisions: an analysis of the National Trauma Database from 2000 to 2004. *Plast Reconstr Surg.* 2008;121:2057–2064.

6. Davis JW, Bennick L, Kaups K, Parks SN. Motor vehicle restraints: primary versus secondary enforcement and ethnicity. *J Trauma.* 2002;53:225–228.

7. Murphy RX Jr, Birmingham KL, Okunski WJ, Wasser T. The influence of airbag and restraining devices on the patterns of facial trauma in motor vehicle collisions. *Plast Reconstr Surg.* 2000;105:516–520.

8. Lee R, Robertson B, Manson P. Current epidemiology of facial injuries. *Semin Plast Surg.* 2003;16:283.

9. Dediol E. The role of three-dimensional computed tomography in evaluating facial trauma. *Plast Reconstr Surg.* 2012;129:354e–355e.

10. Rowe LD, Brandt-Zawadzki M. Spatial analysis of midfacial fractures with multidirectional and computed tomography: clinicopathologic correlates in 44 cases. *Otolaryngol Head Neck Surg.* 1982;90:651.

11. Gentry LR, Manor WF, Turski PA, Strother CM. High-resolution CT analysis of facial struts in trauma: (1) normal anatomy (2) osseous and soft tissue complications. *AJR AM J ROENTGENOL.* 1983;140:523, 542.

12. Luka B, Brechtelsbauer D, Gellrich N, Konig M. 2-D and 3-D reconstruction of the facial skeleton: an unnecessary option or a diagnostic pearl? *Int J Oral Maxillofac Surg.* 1995;21:99–103.

13. Manson PN, Crawley WA, Yaremchuk MJ, et al. Midface fractures: advantages of immediate extended open reduction and bone grafting. *Plast Reconstr Surg.* 1985;76:1.

14. Manson P, Iliff N. Management of blowout fractures of the orbital floor: early repair of selected injuries. *Surv Ophthalmol.* 1991;35:280–291.

15. Bellamy JL, Mundinger GS, Flores JM, et al. Facial fractures of the upper craniofacial skeleton predict mortality and occult intracranial injury after blunt trauma: an analysis. *J Craniofac Surg.* 2013;24:1922–1926.

16. Derdyn C, Persing JA, Broaddus WC, et al. Craniofacial trauma: an assessment of risk related to timing of surgery. *Plast Reconstr Surg.* 1990;86:238–245, discussion 246–247.

17. Schenck NL. Frontal sinus disease. III Experimental and clinical factors in failure of the frontal osteoplastic operation. *Laryngoscope.* 1975;85:76.

18. Hybels RL, Newman MH. Posterior table fractures of the frontal sinus: I. An experimental study. *Laryngoscope.* 1977;87:171.

19. Gerbino G, Roccia F, Benech A, Caldarelli C. Analysis of 158 frontal sinus fractures: current surgical management and complications. *J Craniomaxillofac Surg.* 2000;28:133–139.

20. Jacobs JB. 100 years of frontal sinus surgery. *Laryngoscope.* 1997;107:1–36.

21. Rohrich R, Hollier L. Management of frontal sinus fractures: changing concepts. *Clin Plast Surg.* 1992;19:219–232.

22. Bellamy JL, Molendijk J, Reddy SK, et al. Severe infectious complications following frontal sinus fracture: the impact of operative delay and perioperative antibiotic use. *Plast Reconstr Surg.* 2013;132:154–162.

23. Bordley JE, Bosley WR. Mucocoeles of the frontal sinus: causes and treatment. *Ann Otol Rhinol Laryngol.* 1973;82:696.

24. Donald PJ. The tenacity of frontal sinus mucosa. *Otolaryngol Head Neck Surg.* 1979;87:557–566.

25. Stanwix MG, Nam AJ, Manson PN, et al. Critical computed tomographic diagnostic criteria for frontal sinus fractures. *J Oral Maxillofac Surg.* 2010;68:2714–2722.

26. Burstein F, Cohen S, Hudgins R, Boydston W. Frontal basilar trauma: classification and treatment. *Plast Reconstr Surg.* 1997;99:1314.

27. Chen KT, Chen CT, Mardini S, et al. Frontal sinus fractures: a treatment algorithm and assessment of outcomes based on 78 clinical cases. *Plast Reconstr Surg.* 2006;118:457–468.

28. Choi M, Li Y, Shapiro SA, et al. A 10-year review of frontal sinus fractures: clinical outcomes of conservative management of posterior table fractures. *Plast Reconstr Surg.* 2012;130:399–406.

29. Bell RB, Dierks E, Brar P, et al. Protocol for the management of frontal sinus fractures with emphasis on preservation. *J Oral Maxillofac Surg.* 2007;65:825–839.

30. Heller EM, Jacobs JB, Holliday RA. Evaluation of the nasofrontal duct in frontal sinus fractures. *Head Neck.* 1989;11:46.

31. Stanley RB, Becker TS. Injuries of the nasofrontal orifices in frontal sinus fractures. *Laryngoscope.* 1987;97:728–731.

32. Kakibucci M, Fukada K, Yamada N. A simple method of harvesting. A thin iliac bone graft for reconstruction of the orbital wall. *Plast Reconstr Surg.* 2003;111:961.

33. Rodriguez ED, Stanwix MG, Nam AJ, et al. Twenty-six-year experience treating frontal sinus fractures: a novel algorithm based on anatomical fracture pattern and failure of conventional techniques. *Plast Reconstr Surg.* 2008;122:1850–1866. *Landmark article describing the longest experience with treating frontal sinus fractures provides an algorithm for its treatment based on their outcomes, to minimize long-term complications.*

34. Barkowski SB, Krzystkowa KM. Blowout fracture of the orbit. Diagnostic and therapeutic considerations, and results in 90 patients treated. *J Maxillofac Surg.* 1982;10:155–164.

35. Collins A, McKellar G, Momnsour F. Orbital injuries: a historical

overview. *Oral Maxillofac Surg Clin North Am.* 1993;5:409–418.

36. Sosin M, De La Cruz C, Mundinger GS, et al. Treatment outcomes following traumatic optic neuropathy. *Plast Reconstr Surg.* 2016;137:231–238.

37. Erling B, Iliff N, Robertson B, Manson P. Footprints of the globe: a practical look at the mechanism of orbital blowout fractures, with a revisit to the work of Raymond Pfeifer. *Plast Reconstr Surg.* 1999;103:1313–1316.

38. Burm JS, Chung CH, Oh SJ. Pure orbital blowout fracture: new concepts and importance of medial orbital blowout fracture. *Plast Reconstr Surg.* 1999;103:1839–1849.

39. Woo KS, Cho PD, Lee SH. Reconstruction of severe medial orbital wall fractures using titanium mesh plates by the pericaruncular approach. *J Plast Surg Hand Surg.* 2014;48:248–253.

40. Manson P, Iliff N, Robertson B. The hope offered by early surgical treatment to those patients whose blowout fractures demonstrate tight muscle restriction or true muscle incarceration. *Plast Reconstr Surg.* 2002;109:490–495.

41. Wachler BSB, Hold JB. The missing muscle syndrome in blowout fractures: an indication for surgery. *Ophthal Plast Reconstr Surg.* 1998;14:17–19.

42. Jordan DR, Allen LH, White J, et al. Intervention within days for some orbital floor fractures: the white-eyed blow-out fracture. *Ophthal Plast Reconstr Surg.* 1998;14:379–390.

43. Yang JW, Woo JE, An JH. Surgical outcomes of orbital trapdoor fracture in children and adolescents. *J Craniomaxillofac Surg.* 2015;43:444–447.

44. Chen CT, Chen YR. Application of the endoscope in orbital fractures. *Semin Plast Surg.* 2002;16:241–251.

45. Sandler N, Carran R, Ochs M, Beatty R. The use of maxillary sinus endoscopy in the diagnosis of orbital floor fractures. *J Oral Maxillofac Surg.* 1999;57:399–403.

46. Saunders CJ, Whetzel TP, Stokes RB, et al. Transantral endoscopic orbital floor exploration: a cadaver and clinical study. *Plast Reconstr Surg.* 1999;900:575–581.

47. Bales N, Baganlisa F, Schlegel G. A comparison of transcutaneous incisions used for exposure of the orbital rim and orbital floor: a retrospective study. *Plast Reconstr Surg.* 1992;90:85.

48. Converse JM. Discussion: a randomized comparison of 4 incisions for orbital fracture treatment. *Plast Reconstr Surg.* 1981;67:736, 737.

49. Holtman B, Wray RC, Little AG. A randomized comparison of 4 incisions for orbital fractures. *Plast Reconstr Surg.* 1981;67:731–735.

50. Heckler FR. Subciliary incision and skin muscle flap for orbital fractures. *Ann Plast Surg.* 1983;10:309–313.

51. Manson P, Ruas E, Iliff N, Yaremchuk M. Single eyelid incision for exposure of the zygomatic bone and orbital reconstruction. *Plast Reconstr Surg.* 1987;79:120.

52. Ball JB Jr. Direct oblique sagittal CT of orbital wall fractures. *AJR Am J Roentgenol.* 1987;148:601–608.

53. Manson P, Iliff N, Vander Kolk C, et al. Rigid fixation of orbital fractures. *Plast Reconstr Surg.* 1990;86:1103–1109.

54. Jackson IT, Pellett C, Smith JM. The skull as a bone graft donor site. *Ann Plast Surg.* 1983;11:527.

55. Rubin MM. Trochlear nerve palsy simulating an orbital blowout fracture. *J Oral Maxillofac Surg.* 1992;50:1238–1239.

56. Rutman MS, Harris GJ. Orbital blowout fracture with ipsilateral fourth nerve palsy. *Am J Ophthalmol.* 1985;100:343–344.

57. Wojno TH. The incidence of extraocular muscle and cranial nerve palsy in orbital floor blowout fractures. *Ophthalmology.* 1987;94:682–687.

58. Biesman BS, Hornblass A, Lisman R, Kazlas M. Diplopia after surgical repair of orbital floor fractures. *Ophthal Plast Reconstr Surg.* 1996;12:9–16, discussion 17.

59. Iliff N, Manson P, Katz J, et al. Mechanisms of extraocular muscle injury in orbital fractures. *Plast Reconstr Surg.* 1999;103:787–799. *A comprehensive human, cadaveric, and animal study into the effects of orbital fractures on extraocular muscles and their intramuscular vasculature to help understand mechanisms of diplopia and muscle injury.*

60. Kawamoto HK Jr. Late posttraumatic enophthalmos: a correctable deformity? *Plast Reconstr Surg.* 1982;69:423.

61. Mathog R, Hlustrom R, Nesi F. Surgical correction of enophthalmos and diplopia: a report of 38 cases. *Arch Otolaryngol Head Neck Surg.* 1989;115:169.

62. Vaca EE, Mundinger GS, Kelamis JA, et al. Facial fractures with concomitant open globe injury: mechanisms and fracture patterns associated with blindness. *Plast Reconstr Surg.* 2013;131:1317–1328.

63. Magarakis M, Mundinger GS, Kelamis JA, et al. Ocular injury, visual impairment, and blindness associated with facial fractures: a systematic literature review. *Plast Reconstr Surg.* 2012;129:227–233.

64. Girotto J, Gamble B, Robertson B, et al. Blindness following reduction of facial fractures. *Plast Reconstr Surg.* 1998;102:1821–1834. *Landmark article to define the incidence of blindness following facial fracture repair.*

65. Kohn R. Lacrimal obstruction after migration of an orbital floor implant. *Am J Ophthalmol.* 1976;82:934.

66. Raschke GF, Rieger UM, Bader RD, et al. Standardized anthropometric evaluation of ectropion repair results. *J Craniofac Surg.* 2012;23:1032–1037.

67. Chen CT, Wang TY, Tsay PK, et al. Traumatic superior orbital fissure syndrome: assessment of cranial nerve recovery in 33 cases. *Plast Reconstr Surg.* 2010;126:205–212.

68. Stranc MF, Robertson LA. Classification of injuries to the nasal skeleton. *Ann Plast Surg.* 1979;2:468.

69. Motomura H, Muraoka M, Tetsuji Y, et al. Changes in fresh nasal bone fractures with time on computed tomographic images. *Ann Plast Surg.* 2001;47:620–624.

70. Pollack RA. Nasal trauma. *Clin Plast Surg.* 1992;19:133–147.

71. Burm JS, Oh SK. Indirect open reduction through cartilaginous incisions and intranasal Kirschner wire splinting in comminuted nasal fractures. *Plast Reconstr Surg.* 1998;102:342–349.

72. Won Kim S, Pio Hong J, Kee Min W. Accurate firm stabilization using external pins: a proposal for closed reduction of unfavorable nasal bone fractures and their simple classification. *Plast Reconstr Surg.* 2002;110:1240–1246.

73. Yabe T, Muroka M. Treatment of saddle type nasal fracture injury Kirshner wire fixation of the nasal septum. *Ann Plast Surg.* 2004;53:89–92.

74. Rohrich RJ, Adams WP Jr. Nasal fracture management: minimizing secondary nasal deformities. *Plast Reconstr Surg.* 2000;106:266–273.

75. McNeil RA. Traumatic nasal neuralgia and its treatment. *Br Med J.* 1963;2:536–537.

76. Fry HJH. Interlocked stresses in human nasal septal cartilage. *Br J Plast Surg.* 1966;19:276–278.

77. Fry HJH. The importance of the septal cartilage trauma. *Br J Plast Surg.* 1967;20:392–402.

78. Mulliken JB, Kaban LB, Ezvans CA, et al. Facial skeletal changes following hypertelorbitism correction. *Plast Reconstr Surg.* 1983;62:116.

79. Tessier P, Guiot G, Rougerie J, et al. [Cranio-naso-orbito-facial osteotomies. Hypertelorism]. *Ann Chir Plast.* 1967;12:103–118. *An article by the father of craniofacial surgery describing the possibilities of an intracranial approach for orbital reconstructive surgery.*

80. Markowitz B, Manson P, Yaremchuk M, et al. High-energy orbital dislocations: the possibility of traumatic hypertelorism. *Plast Reconstr Surg.* 1991;88:20–29.

81. Converse JM, Smith B, Wood-Smith D. Orbital and naso-orbital fractures. In: Converse JM, ed. *Reconstructive Plastic Surgery.* Vol. 2. 2nd ed. Philadelphia: W.B. Saunders; 1977:748–793.

82. Markowitz B, Manson P, Sargent L, et al. Management of the medial canthal tendon in nasoethmoid orbital fractures: the importance of the central fragment in treatment and classification. *Plast Reconstr Surg.* 1991;87:843–853. *Landmark article on the classification types of nasoethmoid-orbital region. Knowledge of this fracture pattern classification assists with the treatment of this complex surgical condition.*

83. Robinson TJ, Stranc MF. The anatomy of the medial canthal ligament. *Br J Plast Surg.* 1970;23:1–7.

84. Sargent LA. Nasoethmoid orbital fractures: diagnosis and treatment. *Plast Reconstr Surg.* 2007;120:16S–31S.

85. Anderson RL. The medial canthal tendon branches out. *Arch Ophthalmol.* 1977;95:2051–2052.

86. Rodriguez RI, Zide BM. Reconstruction of the medial canthus. *Clin Plast Surg.* 1988;15:255–262.

87. Gruss JS, Hurwitz JJ, Ink NA, Kasei E. The pattern and incidence of nasolacrimal injury in naso-ethmoidal orbital fractures: the role of delayed assessment and dacryocystorhinostomy. *Br J Plast Surg.* 1985;38:116–121.

88. Anderson RL, Edwards JJ. Indications, complications and results with silicone stents. *Ophthalmology.* 1979;86:1474–1487.

89. Manson P, Iliff N. *Posttraumatic orbital repositioning.* p. 108–201, Keating-Stewart, WB, Martin-Dunitz, London, 1999.

90. Hwang K, Suh MS, Chung IH. Cutaneous distribution of the infraorbital nerve. *J Craniofac Surg.* 2004;15:3–5.

91. Kelley P, Hopper R, Gruss J. Evaluation and treatment of zygomatic fractures. *Plast Reconstr Surg.* 2007;120:5S–15S.

92. Del Santo F, Ellis E, Throckmorton GS. The effects of zygomatic complex fracture on masseteric muscle force. *J Oral Maxillofac Surg.* 1992;50:791–799.

93. Larson OD, Thompson M. Zygomatic fracture: a simplified classification for practical use. *Scand J Plast Reconstr Surg.* 1978;12:55–58.

94. Rinehart G, Marsh J, Hemmer K. Internal fixation of malar fractures: an experimental biophysical study. *Plast Reconstr Surg.* 1989;84:21–25.

95. Ellis E 3rd, Perez D. An algorithm for the treatment of isolated zygomatico-orbital fractures. *J Oral Maxillofac Surg.* 2014;72:1975–1983.

96. Phillips JH, Gruss JS, Wells MD, Chollet A. Periosteal suspension of the lower eyelid and cheek following subciliary exposure of facial fractures. *Plast Reconstr Surg.* 1991;88:145–148.

97. Longakre M, Kawamoto H. Evolving thoughts on correcting posttraumatic enophthalmos. *Plast Reconstr Surg.* 1998;101:889–906.

98. Francel TJ, Birely BC, Ringelman PR, Manson PN. The fate of plates and screws after facial fracture reconstruction. *Plast Reconstr Surg.* 1992;90:568–573.

99. Manson PN, Su CT, Hoopes JE. Structural pillars of the facial skeleton. *Plast Reconstr Surg.* 1980;66:54–62.

100. Manson P, Clark N, Robertson B, et al. Subunit principles in midface fractures: the importance of sagittal buttresses, soft tissue reductions and sequencing treatment of segmental fractures. *Plast Reconstr Surg.* 1999;103:1287–1306. *Landmark article describing the authors' extensive experience in the treatment of midfacial injuries and the importance of correct realignment of bone and soft tissues to improve facial fracture treatment.*

101. Raaf J. Post-traumatic cerebrospinal fluid leaks. *Arch Surg.* 1967;95:648–651.

102. Lewin W. Cerebrospinal fluid rhinorrhea in closed head injuries. *Br J Surg.* 1954;42:1–18.

103. Morley TP, Hetherington RF. Traumatic cerebrospinal fluid rhinorrhea and otorrhea, pneumocephalus and meningitis. *Surg Gynecol Obstet.* 1957;104:88–98.

104. Chen CH, Wang TY, Tsay PK, et al. A 162-case review of palatal fracture: management strategy from a 10-year experience. *Plast Reconstr Surg.* 2008;121:2065–2073.

105. Manson PN, Shack RB, Leonard LF, et al. Sagittal fractures of the maxilla and palate. *Plast Reconstr Surg.* 1983;72:484–489.

106. LeFort R. Etude experimentale sur les fractures de la machoire superieur. *Rev Chir Paris.* 1901;23:208, 360, 479. *Original article describing the various fracture patterns associated with traumatic craniofacial injury. We associate the author's name to the different types of fracture patterns recognized.*

107. Manson PN. Some thoughts on the classification and treatment of Le Fort fractures. *Ann Plast Surg.* 1986;17:356–363.

108. Romano JJ, Manson PN, Mirvis WE, et al. LeFort fractures without mobility. *Plast Reconstr Surg.* 1990;85:355–362.

109. Bellamy JL, Mundinger GS, Reddy SK, et al. Le Fort II fractures are associated with death: a comparison of simple and complex midface fractures. *J Oral Maxillofac Surg.* 2013;71:1556–1562.

110. Girotto J, Makenzie E, Fowler C, et al. Long term physical impairment and functional outcomes following complex facial fractures. *Plast Reconstr Surg.* 2001;108:312–328.

111. Lee J, Dodson T. The effect of mandibular third molar risk and position on the risk of an angle fracture. *J Oral Maxillofac Surg.* 2000;58:394–398.

112. Hagan EH, Huelke DF. An analysis of 319 case reports of mandibular fractures. *J Oral Surg.* 1961;19:93–104.

113. Huelke DF, Burdi AR. Location of mandibular fractures related to teeth and edentulous regions. *J Oral Surg.* 1964;22:396–405.

114. Huelke DF, Burdis AR, Eugene CE. Association between mandibular fractures and site of trauma, dentition and age. *J Oral Surg.* 1962;20:478–481.

115. Cornelius CP, Ehrenfeld M. The use of MMF screws: surgical technique, indications, contraindications, and common problems in review of the literature. *Craniomaxillofac Trauma Reconstr.* 2010;3:55–80.

116. Borah GL, Ashmead D. The fate of teeth transfixed by osteosynthesis screws. *Plast Reconstr Surg.* 1996;97:726–729.

117. Frye WK, Sheppard PR, McLeod AC, Parfitt GJ. *The Dental Treatment of Maxillofacial Injuries.* Oxford: Blackwell Scientific Publications; 1942.

118. Amaratunga NA. Mouth opening after release of maxillomandibular fixation in fracture patients. *J Oral Maxillofac Surg.* 1987;45:383.

119. Amaratunga NA. The relation of age to the immobilization period required for healing of mandibular fractures. *J Oral Maxillofac Surg.* 1987;45:111–113.

120. Edwards TJC, David DJ, Simpson DA, Abbott AH. The relationship between fracture severity and complication rate in miniplate osteosynthesis of mandibular fractures. *Br J Plast Surg.* 1994;47:210–211.

121. Tuovinen V, Norholt SE, Pedersen SS, Jensen J. A retrospective analysis of 279 patients with isolated mandible fractures treated with titanium miniplates. *J Oral Maxillofac Surg.* 1994;52:931–935.

122. Finn RA. Treatment of comminuted mandibular fractures by closed reduction. *J Oral Maxillofac Surg.* 1996;54:320–327.

123. Ellis E 3rd. Treatment methods for fractures of the mandibular angle. *Int J Oral Maxillofac Surg.* 1999;28:243–252.

124. Haug RH, Serafin BL. Mandibular angle fractures: a clinical and biomechanical comparison-the works of Ellis and Haug. *Craniomaxillofac Trauma Reconstr.* 2008;1:31–38.

125. Dingman RO, Grabb WC. Surgical anatomy of the mandibular ramus of the facial nerve based on the dissection of 100 facial halves. *Plast Reconstr Surg.* 1962;29:266–272.

126. Chuong R, Donoff RB, Guralnick WC. A retrospective analysis of 327 mandibular fractures. *J Oral Maxillofac Surg.* 1983;41:305–309.

127. Ellis E. Selection of internal fixation devices in mandibular fractures: How much fixation is enough? *Semin Plast Surg.* 2002;16:229–241.

128. Herford AS, Ellis ES. Use of locking reconstruction bone plate for mandibular surgery. *J Oral Maxillofac Surg.* 1998;56:1261–1265.

129. Champy M, Lodde JP, Schmidt R, et al. Mandibular osteosynthesis by miniature screwed plates via a buccal approach. *J Maxillofac Surg.* 1978;6:14–21. *Original article describing the use of monocortical plates for the treatment of mandibular fractures; lines of osteosynthesis are defined.*

130. Champy M, Kahn JL. Fracture line stability as a function of the internal fixation system (Discussion). *J Oral Maxillofac Surg.* 1995;53:801.

131. Forrest C. Application of minimal access techniques in lag screw fixation of fractures of the anterior mandible. *Plast Reconstr Surg.* 1994;104:2127–2134.

132. Niederdellmann H, Schili W, Duker J, Akuamoa-Boateng E. Osteosynthesis of mandibular fractures using lag screws. *Int J Oral Surg.* 1976;5:117–121.

133. Amaratunga NA. The effect of teeth in the line of mandibular fractures on healing. *J Oral Maxillofac Surg.* 1987;45:312, 314.

134. Neal DC, Wagner WF, Alpert B. Morbidity associated with teeth in the line of mandibular fractures. *J Oral Surg.* 1978;36:859–862.

135. Shetty V, Freymuller R. Teeth in the fracture line. *J Oral Maxillofac Surg.* 1989;47:1303–1306.

136. Mundinger GS, Borsuk DE, Okhah Z, et al. Antibiotics and facial fractures: evidence-based recommendations compared with experience-based practice. *Craniomaxillofac Trauma Reconstr.* 2015;8:64–78.

137. Zallen RD, Curry JT. A study of antibiotic usage in compound fractures. *J Oral Surg.* 1975;33:431–434.

138. Francel T, Birely B, Ringleman P, Manson PN. The fate of plates and screws after facial fracture reconstruction. *Plast Reconstr Surg.* 1992;90:505–573.

139. Ellis E III, Tharanon W. Facial width problems associated with rigid fixation of mandibular fractures. *J Oral Maxillofac Surg.* 1992;50:87–94.

140. Manson PN. Facial fractures. In: *Perspectives in Plastic Surgery.* St Louis: Quality Medical Publishing; 1988:1–36.

141. Haug R, Schwimmer A. Fibrous union of the mandible: a review of 27 patients. *J Oral Maxillofac Surg.* 1994;52:832–839.

142. Bochlogryos PN. A retrospective study of 1,521 mandibular fractures. *J Oral Maxillofac Surg.* 1985;43:597–599.

143. Bochlogryos PN. Non-union of fractures of the mandible. *J Maxillofac Surg.* 1985;13:189.

144. Benson PD, Marshall MK, Engelstad ME, et al. The use of immediate bone grafting in reconstruction of clinically infected mandibular fractures: bone grafts in the presence of pus. *J Oral Maxillofac Surg.* 2006;64:122–126.

145. Cascone P, Sassano P, Spalcaccia F. Condylar fractures during growth: a followup of 16 patients. *J Craniofac Surg.* 1999;10:87–92.

146. Hoving J, Boering G, Stegenga B. Long-term results of nonsurgical management of condylar fractures in children. *J Oral Maxillofac Surg.* 1999;28:429–440.

147. Norholt SE, Krishnan V, Sindet-Pederson S, Jensen I. Pediatric condylar fractures. A long term follow up of 55 patients. *J Oral Maxillofac Surg*. 1993;51:1302–1310.

148. Baker AW, McMahon J, Moos KF. Current consensus on the management of fractures of the mandibular condyle. *Int J Oral Maxillofac Surg*. 1998;27:258–266.

149. Zide MF, Kent JN. Indications for open reduction of mandibular condyle fractures. *J Oral Maxillofac Surg*. 1983;41:89–98.

150. Assael L. Open versus closed reduction of adult mandibular condyle fractures: an alternative interpretation of the evidence. *J Oral Maxillofac Surg*. 2003;61:1333–1339.

151. Ellis E. Complications of mandibular condylar fractures. *Int J Oral Maxillofac Surg*. 1998;27:255–257.

152. Haug RH, Assael L. Outcomes of closed versus open treatment of mandibular condylar process fractures. *J Oral Maxillofac Surg*. 2001;59:370–375.

153. Ellis E III, Throckmorton GS. Treatment of mandibular condylar process fractures: biological considerations. *J Oral Maxillofac Surg*. 2005;63:115–134.

154. Al-Moraissi EA, Ellis E 3rd. Surgical treatment of adult mandibular condylar fractures provides better outcomes than closed treatment: a systematic review and meta-analysis. *J Oral Maxillofac Surg*. 2015;73:482–493.

155. Zachariades N, Mezitis M, Mourouzis C, et al. Fractures of the mandibular condyle: a review of 466 cases. Literature review, reflections on treatment and proposals. *J Craniomaxillofac Surg*. 2006;34:421–432.

156. Haug RH, Brandt MT. Closed reduction, open reduction and endoscopic assistance: current thoughts on the management of mandibular condyle fractures. *Plast Reconstr Surg*. 2007;120:90S–102S.

157. Chen CT, Lai JP, Tung TC, Chen YR. Endoscopically assisted mandibular subcondylar fracture repair. *Plast Reconstr Surg*. 1999;103:60–65.

158. Barber HD. Conservative management of the fractures atrophic edentulous mandible. *J Oral Maxillofac Surg*. 2001;59:789–791.

159. Buchbinder D. Treatment of fractures of the edentulous mandible, 1943 to 1993: a review of the literature. *J Oral Maxillofac Surg*. 1993;51:1174–1180.

160. Marciani RD. Invasive management of the fractured atrophic mandible. *J Oral Maxillofac Surg*. 2001;59:392–395.

161. Amaratunga NA. A comparative study of the clinical aspects of edentulous and dentulous fractures. *J Oral Maxillofac Surg*. 1988;46:3–5.

162. Halazonetis JA. The "weak" regions of the mandible. *Br J Oral Surg*. 1968;6:37.

163. Obwegeser HL, Sailer HF. Another way of treating fractures of the atrophic edentulous mandible. *J Oral Maxillofac Surg*. 1982;40:23.

164. Eyrich GKH, Gratz KW, Sailer HF. Surgical treatment of fractures of the edentulous mandible. *J Oral Maxillofac Surg*. 1997;55:1081–1087.

165. Faeone PA, Haedicke GJ, Brooks G. Maxillofacial fractures in the elderly: a comparative study. *Plast Reconstr Surg*. 1990;83:443–448.

166. Gruss JS, Phillips JH. A early definitive bone and soft tissue reconstruction of major gunshot wounds of the face. *Plast Reconstr Surg*. 1991;87:436–450.

167. Clark N, Birely B, Manson PN, et al. High-energy ballistic and avulsive facial injuries: classification, patterns, and an algorithm for primary reconstruction. *Plast Reconstr Surg*. 1996;98:583–601.

168. Robertson B, Manson P. The importance of serial debridement and second look procedures in high-energy ballistic and avulsive facial injuries. *Oper Tech Plast Reconstr Surg*. 1998;5:236–246.

169. Goodman JM, Kalsbeck J. Outcome of self-inflicted gunshot wounds of the head. *J Trauma*. 1965;5:636–642.

170. Rodriguez E, Martin M, Bluebond-Langner R, et al. Microsurgical reconstruction of post-traumatic high-energy maxillary defects: establishing the effectiveness of early reconstruction. *Plast Reconstr Surg*. 2007;120:103S–117S.

171. Rodriguez E, Bluebond-Langner R, Park J, Manson P. Preservation of contour in periorbital & midfacial craniofacial microsurgery: reconstruction of the soft tissue elements and skeletal buttresses. *Plast Reconstr Surg*. 2008;121:1738–1747.

172. Fisher M, Dorafshar A, Bojovic B, et al. The evolution of critical concepts in aesthetic craniofacial microsurgical reconstruction. *Plast Reconstr Surg*. 2012;130:389–398.

第4章

偏头痛的手术治疗

Ali Totonchi and Bahman Guyuron

概要

- 大约 3 千万美国人承受着偏头痛的痛苦,终生发病率约为 11%~32%,其中女性为 18%,男性为 6%。
- 药物控制是首选治疗。但药物控制不佳或无法控制的偏头痛可以选择手术治疗,尤其对严重头痛导致失能的患者。
- 在考虑手术治疗之前,需要神经内科医生进行诊断和药物治疗。
- 手术评估偏头痛患者时,用 A 型肉毒毒素或神经阻滞来确认触发点。如果病史或 CT 扫描结果强烈指向具体的触发点,该步骤可以省略。
- 4 个主要的触发点为额部、颞部、枕部和鼻部。
- 在额部触发点,眶上、滑车上神经可能被周围结构刺激,如皱眉肌、血管、眶上切迹周围的卡压和骨管,通过解除所有可能的约束和卡压来治疗,并用脂肪移植物填充。
- 颞部触发点通过三叉神经颧颞支从深筋膜穿出处的消融或减压来治疗。
- 枕部触发点位于颈后,枕大神经通过头半棘肌、斜方肌筋膜并跨过枕动脉,治疗包括切除部分肌肉筋膜、用皮下脂肪瓣缓冲神经刺激、切除神经旁动脉。
- 鼻源性触发点背后的理论是,包含丰富的神经供应的鼻黏膜可能会受到接触点或黏膜间气泡的压力的刺激。鼻部触发点用鼻中隔成形术治疗,去除鼻甲和鼻中隔间的

接触点,去除部分增大的鼻甲,鼻甲泡或中隔泡减压。
- 不太常见的触发点,如耳颞神经、枕小神经、枕第三神经,或上述神经的任何远端分支,都可能由于血管或筋膜束的刺激而成为触发点。

简介

偏头痛是美国门诊医疗中排第 7 位的主要症状[1]。有大概 3 千万美国人受偏头痛的折磨,终生患病率大概 11%~32%。女性为 18%,男性为 6%,2/3 的偏头痛患者无法通过非处方药物治疗。女性中,偏头痛比哮喘(5%)和糖尿病(6%)的总发病率还要高。很多预防性药物存在副作用,如镇静、皮肤感觉异常、体重增加、认知能力减退、性功能障碍。与偏头痛相关的头痛治疗和误工时间的花费对患者和社会是个主要的经济负担,总计超过 130 亿美元[1-11]。

基础科学 / 疾病进程

偏头痛的诊断标准见表 4.1。头痛有 2 个亚型:伴随先兆和不伴随先兆。先兆显现过程 5~20 分钟,但持续少于 60 分钟,然后出现头痛。1/3 的偏头痛患者经历过先兆的情

表 4.1 有助于偏头痛触发点诊断的成组症状

	额源性	颞源性	鼻源性	枕源性
疼痛起始部位	额部	颞部	眼后	位于枕大神经从半棘肌的穿出点(枕骨粗隆尾侧 3.5cm,中线旁开 1.5cm)
时间	通常在下午	患者通常在早上痛醒	患者通常在早上或晚上痛醒	无特定时间

续表

	额源性	颞源性	鼻源性	枕源性
检查, 观察	日常状态下皱眉肌强烈运动导致的较深皱纹 从皱眉肌或孔中发出的眶上和滑车上神经对触摸敏感点的出现 患者通常在疼痛时患侧有上睑下垂 按压这些部位在早期阶段可以停止头痛 冷敷或热敷这些部位通常减轻或停止疼痛 疼痛通常有汇聚性 心理压力相关	有时与颞肌或咬肌的敏感有关 咬牙 / 磨牙 早期按摩或按压三叉神经额颞支从深筋膜的穿出点可以止痛 冷敷或热敷这些部位可能减轻或停止疼痛 疼痛有汇聚性 心理压力相关	通常由天气改变而触发 患侧流鼻涕 过敏相关 激素相关, 月经周期相关 疼痛通常有汇聚性	肌肉紧张 高强度运动相关 早期按压这些部位可以止痛, 后期这些部位敏感 冷敷或热敷这些部位可能改善疼痛 心理压力相关
CT			鼻甲泡、中隔偏曲,鼻甲和中隔相连,中隔泡	

CT, 计算机断层扫描。

况。偏头痛通常发生在额颞部, 尤其是单侧, 表现为反复发作的搏动性剧烈疼痛, 伴随恶心、畏光。传统上, 偏头痛的非手术治疗包括非药物治疗和药物治疗。非药物治疗包括避免刺激, 通常包括避免刺激因素, 包括人工甜味剂、谷氨酸钠、含有硝酸盐的食物和酒类, 有时也有压力、冷、热的刺激可以减缓或中止头痛。

药物治疗可进一步分为急性期治疗和预防性治疗。

- 急性期治疗包括简单的镇痛药, 如对乙酰氨基酚、非甾体抗炎药和偏头痛特异性药物, 包括曲坦或麦角胺。一线急性期治疗是使用曲坦类药物或非甾体抗炎药, 或同时使用, 但静脉止吐药和麦角胺也可以使用。

- 预防性治疗包括抗高血压药物(β 受体阻滞剂、Ca^{2+} 受体阻滞剂)、抗抑郁药物(三环抗抑郁药或 5- 羟色胺 - 去甲肾上腺素再摄取抑制剂)和抗癫痫药物(如托吡酯、丙戊酸)[12,13]。

含阿片类止痛药不推荐用于偏头痛的治疗。偏头痛患者也应避免使用含有巴比妥酸盐的止痛剂。这两类药物都极有可能引起"药物过度使用引起的头痛"。

根据国际头痛学会(International Headache Society)的定义, 药物滥用性头痛有时也被称为"反弹性"头痛, 是指每月发生 15 天以上的头痛, 是由于经常使用治疗性头痛药物造成的。所有偏头痛治疗性药物, 包括简单的止痛药和偏头痛特异性药物(曲坦和麦角衍生物), 如果经常使用超过 3 个月, 都可能导致药物滥用性头痛。

在实践中, 阿片类药物和巴比妥类止痛剂是药物滥用引起头痛的最常见原因。在不同的三级头痛诊所, 药物滥用的发生率报告在 50%~70% 之间。一般而言, 这类患者并不是偏头痛手术治疗的理想对象, 除非他们已经停止服用这些药物, 并得到神经科医生的批准进行手术, 或者在手术后有明确的停药计划。

历史回顾

治疗偏头痛的手术尝试可以追溯到 1931 年。Walter Dandy 切除了 2 例患者的下颈交感神经节和第一胸椎交感神经节[14]。有趣的是, 他能够消除这两位患者的偏头痛。然而, 由于患者样本量小、没有对照组、随访时间极短, 这项开创性的工作缺乏科学意义。

Gardner 等[15] 于 1946 年提出切除岩浅神经以治疗各种类型的单侧头痛。26 例患者接受了手术, 其中 9 例患有单侧偏头痛, 其中 7 例为女性, 2 例为男性。所有偏头痛患者均被观察到完全消除或显著改善。2 例患者最初有所改善, 但 7~8 个月后偏头痛复发。然而据报道, 这些患者出现了眼泪分泌减少, 鼻部干燥。一些患者出现了角膜溃疡。

颅底内三叉神经全切除(三叉神经切除术)也被提倡。患者在如此复杂的手术之后面临同侧半面麻木、角膜干燥、角膜溃疡和丧失视力的可能。

Murillo 于 1969 年引入颞神经血管束切除术以控制偏头痛[16]。该手术包括颞浅动脉和耳颞神经的切除。34 例患者中的 30 例有效地消除了偏头痛。然而, 该报告既没有包括随访时间, 也没有该临床试验的对照组。

Murphy 于 1969 年建议对枕骨偏头痛及神经炎患者行枕骨神经切除术[17]。结果极佳者 18 例, 良好者 7 例, 一般者 3 例, 差者 2 例。然而, 许多患者的随访时间不到 1 年。墨菲的报告没有指出枕骨区域发生麻醉或感觉异常, 也没有概述手术导致的任何其他不良反应。

两例经内镜下额部年轻化切除皱眉肌的患者消除了偏头痛后, 促使作者团队对经内镜下额部提升的患者进行了回顾性研究[18]。249 名患者中有 39 名符合国际头痛学会偏头痛标准(框 4.1)。29 例(74.4%; 所有女性)均为无先兆偏头痛, 10 例患者(25.6%; 1 男 9 女)患有先兆偏头痛。39 例患者中有 31 例(79.5%)术后偏头痛完全消除或改善。平均随访 47 个月(5~122 个月)。

通过回顾一些已发表的关于 BTX-A 对偏头痛作用的研究[19-22], 结合上述研究, 作者得出的结论是, 皱眉肌在消除 / 减少偏头痛治疗中一定具有重要作用, 因为失活肌肉是这些观察中唯一的共同点。因此, 作者进行了一项前瞻

框 4.1　偏头痛诊断标准

无先兆偏头痛

A. 至少 5 项发作满足标准 B~D

B. 头痛发作持续 4~72 小时（未治疗或未成功治疗）

C. 头痛至少有以下两个特点：

　　a. 单侧发生

　　b. 搏动性

　　c. 中度或重度疼痛强度

　　d. 日常活动加重或导致无法进行日常活动（如走路或爬楼梯）

D. 头痛时至少有以下 1 项：

　　a. 恶心和 / 或呕吐

　　b. 畏光和畏声

E. 不是由其他疾病导致

有先兆偏头痛

A. 至少 2 项发作满足标准 B~D

B. 先兆至少包括以下 1 项，并且没有运动无力表现：

　　a. 完全可逆的视觉症状，包括阳性特征（如闪电、暗点、暗线）和 / 或阴性特征（如失明）

　　b. 完全可逆的感觉症状，包括阳性特征（如发麻和针刺感）和 / 或阴性特征（如麻木）

　　c. 完全可逆的发音困难性言语紊乱

C. 至少以下两点：

　　a. 同侧视觉症状和 / 或单侧感觉症状

　　b. 至少 1 项先兆症状持续超过 5 分钟和 / 或不同先兆症状连续发生超过 5 分钟

　　c. 每个症状持续超过 5 分钟，小于 60 分钟

D. 头痛满足标准 B~D，无先兆偏头痛在先兆发生时出现或在先兆发生后 60 分钟内出现

E. 不是由其他疾病导致

性初步研究[23]，29 例确诊为偏头痛（每月 2~12 次偏头痛）的患者在每个皱眉肌内注射 25U 肉毒杆菌：16 例观察到偏头痛完全消除，8 例注意到显著改善，5 例应答极小或无应答。24 名患者中有 22 人对注射肉毒杆菌毒素有良好应答；手术减压眶上神经和滑车上神经的方法是去除皱眉肌和降眉肌。这一组包括 18 名女性和 4 名男性，年龄从 24 岁到 58 岁不等。三叉神经颧颞支也被离断。在 22 例接受手术的患者中，21 例（95.5%，P<0.001）观察到偏头痛改善，10 例（45.5%，P<0.01）观察到偏头痛消除，11 例（50.0%，P<0.004）观察到显著改善。整个手术组的偏头痛平均强度从 8.9 降低到 4.1（P<0.04），频率从每月 5.2 降低到平均 0.8（P<0.001）。当只对改善组进行分析时，强度从 9.0 降至 7.5，频率从 5.6 降至 1.0。只有一名患者未出现病情好转。不久后，作者发现在注射 BTX-A 后未完全消除偏头痛的患者中，鼻源性和枕大部位是主要的触发点，这使得主要触发点达到 4 个。此外，作者进行了解剖学研究[24, 25]，也确定了

次要触发点[26]。

在一项前瞻性随机研究中[27]，125 例偏头痛患者中的 100 例被随机分配至治疗组，25 例作为对照组。治疗组患者注射 BTX-A 以识别触发点。在 89 名完成研究的治疗组患者中，有 82 名（92%）患者的偏头痛频率、持续时间或强度较基线数据至少降低了 50%；在平均 396 天的随访期间，31 人（35%）报告消除，51 人（57%）有改善。相比之下，19 例对照组患者中有 3 例（15.8%）在 1 年随访期间偏头痛下降（P<0.001），没有患者观察到消失。

2009 年，作者团队完成了一项安慰剂对照研究[28]，75 名中度至重度偏头痛患者被随机分配在其主要的单个触发点接受实际手术或假手术。假手术组 26 人中的 15 人（57.7%）和手术 49 人中的 41 人（83.7%）至少经历了偏头痛减少 50%。此外，实际手术组 28 例（57.1%）报告完全消除偏头痛；相比之下，假手术组只有 1 例（3%）（P<0.001）。与对照组相比，实际手术组在术后 1 年内所有验证的偏头痛测量指标均显示了统计学上显著的改善。

在另一项来自奥地利维也纳的研究中[29]，作者遵循其最初研究[24]，通过经睑切口切除皱眉肌。这份报告的主要作者是一位患有偏头痛的整形外科医生，他说服了另一位同事按照作者小组最初开发的方法给他完成手术。在享受了成功的成果后，他开始了此项研究。在入组的 60 例患者中，在至少 6 个月的随访期后 17 例（28.3%）报告偏头痛完全缓解，24 例（40%）显著改善，19 例（31.6%）偏头痛变化不大或没有变化。在发现其他触发点之前，这项研究只包括了一个单部位（眉部）手术。这些报道后来被 Poggi 等证实[30]。2011 年，Guyuron 等发表了一份 5 年随访报告，显示 88% 的患者在 5 年后对手术有良好的效果。29% 的人报告偏头痛完全消除，59% 的人注意到显著减少，8% 的人没有显著变化[49]。从上述研究可以明显看出，当外周至中央三叉神经通路被阻断时，大多数患者的偏头痛都有望得到缓解。

诊断与患者表现

术前病史与检查

偏头痛的手术治疗应该在偏头痛诊断经神经病学医生确定并排除其他导致头痛的重要原因后进行。适合手术治疗的患者是其头痛无法用传统药物控制，并且患者接受手术风险。孕妇和哺乳期女性是典型的手术禁忌人群。成组出现的症状可以让检查者估计潜在的刺激部位（见表 4.1），并通过进一步的体格检查确认[28, 32]。这个重要信息可以帮助医生确定触发点就是疼痛开始的部位。患者需完成偏头痛表格中的关键问题。术前坚持 1 个月的偏头痛日记可能提供更可靠的信息。

皱眉肌的过度增生常伴随纵向皱纹的产生，这可能在有额部触发点的患者中更明显（图 4.1）。鼻部检查包括通过内镜或不通过内镜的体格检查，内镜用于发现鼻中隔偏

曲和鼻甲肥大,及鼻中隔和鼻甲间、鼻甲泡和鼻中隔泡之间的连接点,这些情况可通过鼻中隔、鼻窦 CT 扫描来明确(图 4.2)。

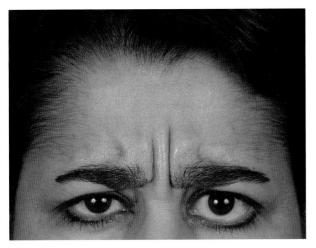

图 4.1 皱眉肌肥大的表现

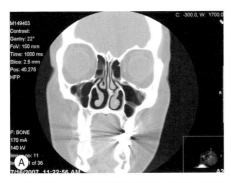

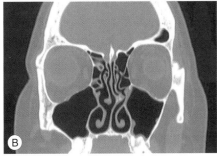

图 4.2 (A)大的突起突入左侧下鼻甲、右侧中鼻甲泡、广泛的窦腔疾病的联合表现。(B)鼻中隔偏向左侧,触及鼻腔侧壁,左侧中鼻甲合并轻度上颌窦疾病。双侧中鼻甲泡和 Haller 气房

患者选择

触发点

目前已经明确了 4 个常见的触发点:①额部触发点:眉间肌或者血管压迫滑车上和眶上神经,随之释放的 P 物质和神经节细胞因子导致了额部头痛;②颞部触发点:颞肌收缩

导致的三叉神经额颞支压迫引起神经炎,从而导致颞部头痛;③枕部触发点:半棘肌和枕动脉可以压迫枕神经,导致枕部头痛;④鼻中隔触发点:鼻内结构压迫三叉神经末端分支,导致鼻旁、球后头痛。

还有几个少见的触发点,部分位于神经和动脉的交叉处,例如颞浅动脉和耳颞神经。枕小神经和第三枕神经也可能表现为触发点[26,27]。此外,前面讨论过的神经末梢分支也可能被血管或筋膜刺激,形成触发点。

肉毒毒素的作用

BTX-A 或 abobotulinumtoxin A 可阻断神经肌肉接头乙酰胆碱的释放。由肉毒梭状芽孢杆菌产生的神经毒素对偏头痛的治疗应用在过去 20 年流行起来[22,23]。

BTX-A 在 30 年前首次用于治疗斜视[32-35],从此之后用于很多神经肌肉相关的疾病,包括口下颌肌张力障碍、喉肌张力障碍、颈部肌张力障碍、书写痉挛、半侧颜面痉挛,也用于美容[36,37]。

从最初对 BTX-A 应用于头痛治疗的报道[19-21],以及随后对触发点诊断应用的报道[23]来看,其成功率在神经病学文献回顾上存在矛盾,可能的原因是这些研究对注射部位没有很明确[38-41]。最近使用 BTX-A 预防偏头痛治疗的实践是基于 PREEMPT Ⅰ 和 PREEMPT Ⅱ 双盲安慰剂对照随机试验存在严重缺陷,因为缺乏对神经和肌肉解剖的关注,使用 1/2 英寸(约 1.27cm)长的针头进行注射,但未能到达预期的深层解剖结构[50-51]。

当 BTX-A 用于明确触发点时,可在这些部位进行系统的注射,基于患者的症状和体格检查,从最常见和最严重的触发点开始。最常见的是皱眉肌。首先将 12.5U 的 BTX-A 用长的 30G 针头注射于眉间肌。接下来,患者坚持写头痛日记,并保持不服用预防性的偏头痛药物,除非有禁忌证。之后的 4 周时间里根据注射的反应决定下一步治疗。如果头痛完全消失,意味着注射部位可能是唯一的触发点。如果头痛改善但未消除,意味着患者有其他触发点。如果患者对注射无应答,意味着头痛的触发点不太可能是最初的注射部位(图 4.3)。不同触发点注射间隔 1 个月,最多 3 个注射部位。那些有触发点的患者如果观察到头痛强度和频率至少降低 50%,可以考虑手术干预[28]。神经阻断的方法类似,但注射时间很难把握,因为只能用于偏头痛发作时,并且作用维持时间很短。对神经阻滞或 BTX-A 缺乏积极反应并不意味着患者不适合手术。当患者有异位性疼痛或患者已经确立(集中)偏头痛发作时,对神经阻滞的反应可能是阴性的。

BTX-A 注射于颞部的主要副作用是颞肌萎缩,可导致颞部的凹陷,并有沙漏样畸形的报道[42]。这种失用性萎缩是暂时的,应该适当告知患者。上睑下垂是第二常见的并发症。理论上,在颞部或眉部高剂量和过深注射可能导致斜视。一些患者产生了 BTX-A 的抗体,表现为相对无效。据估计,7% 的患者有这种情况[35,43]。非 A 型肉毒毒素用于抗 A 型肉毒毒素患者的研究正在进行中[35]。

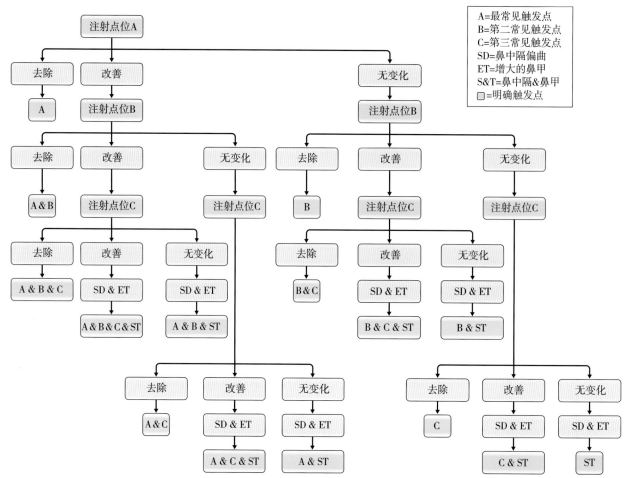

图 4.3　肉毒毒素诊断偏头痛流程图。用 1 英寸（约 2.5cm）30G 针头在触发点注射 12.5U 的 A 型肉毒毒素。在操作中头痛强度或频率 4 周内比基线降低 50% 定义为改善。（ Redrawn from Guyuron B, Kriegler JS, Davis J, et al. Comprehensive surgical treatment of migraine headaches. Plast Reconstr Surg 2005; 115: 1-9. ）

虽然 BTX-A 在发现触发点上起到很大的作用，并曾在术式发展的初级阶段用于预测手术效果，但医生仍不常应用，因为在照顾区域外患者时，注射过程变得不实际，且增加了成本，推迟了那些本可以从手术中获益的患者的痊愈。如果在患者偏头痛发作的早期阶段注射神经阻滞，也会起到类似的作用。在对触发点的检测中，这些症状组合可以像 BTX-A 一样可靠[52]。

手术技术

额部触发点失活

在额部触发点，眶上神经和滑车上神经穿过眉间肌肉，包括皱眉肌、降眉肌和降眉间肌。这组肌肉、与神经一同通过骨性眶上孔或眶上切迹下的筋膜带的血管均可造成神经的激惹。手术的目的是防止所有这些结构对神经的刺激，建议完全彻底地切除肌肉以获得良好的效果[19]。这种方法可以经睑[44,45]或内镜入路。于额部和颞部触发点，内镜入路是更好的选择。

眼睑入路

静脉镇静或常规麻醉，面部铺巾。标记每侧上睑板沟，切口长度约 1 英寸（约 2.5cm）。眼睑局部浸润麻醉（0.5% 利多卡因加 1∶100 000 肾上腺素）后，用 10 号刀片切开皮肤与眼轮匝肌。确认眼轮匝肌和眶隔间层次，眼科剪继续向头侧分离。首先可见降眉肌。该肌肉的颜色比皱眉肌浅，容易识别。接着尽可能将该肌肉切除干净。然后可见其旁的皱眉肌，位于眶上缘，颜色较眼轮匝肌和降眉肌深。在肌肉深面通常可见眶上血管和滑车上血管间的一支小交通静脉。皱眉肌的去除用电刀从外侧向内侧进行，尽可能完全去除。有时用多齿镊去除神经周围的肌肉更有效，更彻底，从而保留眶上和滑车上神经。从上睑内侧区取脂肪移植到去除肌肉的部位。脂肪移植物起到 3 个目的：①使得去除肌肉后的外观畸形程度最低；②保护暴露的神经；③减少复发。移植物用 6-0 可吸收线固定，皮肤切口用 6-0 普通羊肠线缝合[44,45]。

患者术后 1 天可进行少量活动，术后 7 天可行日常活动，术后 3 周可行大量活动。患者会有适度的水肿和淤青，10~14 天可消退。

并发症

此入路最常见的并发症是额部和额顶部持续的皮肤感觉异常。每位患者术后即刻都会经历部分麻木或感觉异常，包括整个额部和头皮前部。如果神经得到保留，感觉异常基本会恢复。如果肌肉没有完全去除以及两侧去除的不均匀，也会有不对称和活动性不对称的风险。

内镜入路

镇静状态下，在适当的面部备皮后，标记切口部位。总共需要 5~6 个切口，根据头皮厚度，每个切口长度为 1~1.5cm，1~2 个额部切口，每侧颞部距离中线 7cm 和 10cm 处做 2 个切口，都置于发际线内。对于额部正常或较短的患者，中线 1 个切口，对于额部较长或弧形额部的患者，中线需 2 个切口。含有 1∶100 000 肾上腺素的利多卡因注射于不含毛发的皮下，含 1∶200 000 肾上腺素的利多卡因注射于有头发的皮下。内镜入路装置（Endoscopic Access Device，EAD；Applied Medical Technology，Cleveland，OH）被用于隔离头发。在骨膜下进行分离，至眶上缘、外侧眶缘和颧弓。三叉神经额颞支的切除步骤将在下文描述，需要暴露颧弓。对于皱眉肌的去除，应注意眉间区域。暴露眶上、滑车上神经和皱眉肌群，松解外侧骨膜，保留眉间中间部分完整，防止内侧眉毛过度提升。沿着降眉肌内侧纤维尽可能去除皱眉肌和降眉肌，操作时，外科医生的非惯用手指从外面对抗拉钩压住软组织。用作者团队的技术 [45,46] 将颞部获得的脂肪移植于皱眉肌部位。找到颧弓与上颌骨体的连接处，在颧弓头侧颞深筋膜做一小切口，获取脂肪时由助手按压颊部。

3-0 PDS 可吸收线缝合筋膜来悬吊颞部，如有需要，进一步在外侧和头侧悬吊，以达到提升眉部的作用，并在外侧离断神经远端。缝线悬吊颞浅筋膜于颞深筋膜。在切口处放置负压吸引管，用 5-0 平滑肠线固定。切口用 5-0 Vicryl（薇乔）可吸收线和 5-0 平滑肠线缝合 [24]。内镜切口可作为进入颞部和额部这两个常见触发点的入路。

并发症

切口周围可能发生脱发，但概率很小。每位患者术后即刻都有完全的麻木感，但持续的感觉异常和麻木很少见。肌肉切除不足可能导致症状的复发和额部运动不协调。做表情时可能出现小凹陷 [47]。面神经颞支在解剖时可能损伤，但越来越罕见，且通常表现为一过性的瘫痪。

颞部触发点失活

颞部头痛主要由三叉神经颧颞支周围的颞肌收缩触发，可能因血管刺激神经而加重。

面部适当备皮后，标记 5 或 6 个 1~1.5cm 长的切口，每侧颞部各 2 个，通常位于距中线 7cm 和 10cm 处，仅当需处理眉间触发点时在中线处做 1 个切口。额部、颞部、颧部注射含 1∶100 000 肾上腺素的 1% 利多卡因。含毛发头皮注射含 1∶200 000 肾上腺素的 0.5% 利多卡因。用 15 号刀片做切口，直至颞深筋膜，用 Metzenbaum 小剪刀分离。用 Obwegezer 骨膜剥离器继续分离，插入 EAD 装置，开始内镜下分离。在后侧和头侧分离骨膜。右侧分离完成后，左侧同样处理。

内镜影像导引下，在眶上缘、外侧眶缘、颧骨、颧弓处进行骨膜下分离。继续深筋膜浅层分离，直到暴露三叉神经额颞支（图 4.4）。该步骤对于安全性和分离的成功非常关键，避免过深或过浅分离颞深筋膜；脂肪不能附着于颞深筋膜。用手术钳或长止血钳分离和撕断神经。尽可能撕断足够长的神经来预防神经再连接对于手术的成功至关重要。作者通常去除至少 2cm 长的神经。电凝充分止血，神经近端缩回颞肌内来降低神经瘤形成的风险。作者最近的研究已证明，神经减压的结果与神经撕脱相同 [53]。减压方式包括移除伴随神经的血管，以及行神经周围颞肌筋膜切开术。

对于 35 岁以上的患者，在眶外侧和眶上区，松解骨膜和弓状缘有助于年轻化 [23]。去除内镜装置，单钩置于切口尾侧部分的两侧。3-0 PDS 缝线用来将浅层和中层颞筋膜固定于深筋膜外侧。放置 10 号引流管，皮肤切口用 5-0 monocryl（单乔）缝线和 5-0 平滑肠线缝合间断缝合。

引流通常在术后 2 天去除，患者第 2 天可以进行轻度活动，7 天后进行日常活动，3 周后可进行高强度活动。

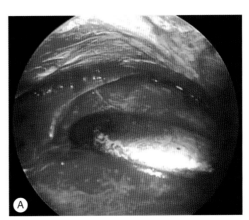
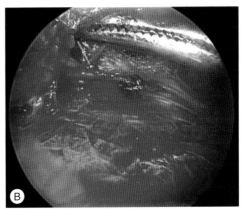

图 4.4　三叉神经额颞支内镜观。（A）用骨膜剥离子分离。（B）可见神经在颞深筋膜浅面，刚好在组织钳下

并发症

每位患者都经历过术后短暂的麻木感和皮肤感觉异常。幸运的是,这些都是暂时的。持续的麻木和感觉异常很罕见。切口周围可能发生脱发,通常都是暂时的。斑秃可能和注射含肾上腺素的局麻药有关,概率很低。这种情况通常是暂时的。面神经颞支的损伤很罕见,可能导致额肌麻痹。这种并发症通常持续时间很短。尽管撕断神经后可能发生神经瘤,但术后还没发现这种情况发生。

枕部触发点失活

在枕部尾侧有毛发区中线设计长 4cm 的切口线,患者取坐位。麻醉诱导后,患者俯卧位,肩部用凝胶垫垫高,保持颈部稳定。切口周围区域约 3cm 的宽度备皮。切口用 1:100 000 肾上腺素的 1% 利多卡因浸润麻醉(图 4.5A)。皮肤切口用 10 号刀片切开,电凝止血。切口切至中线脊(图 4.5B),在中线右侧约 0.5cm 处切开斜方肌筋膜(图 4.5C)。斜方肌很少到达中线,肌纤维斜行,如果遇到,分离并向外侧拉开;半棘肌纤维可根据其垂直走向判断,位置在筋膜下。在牵拉斜方肌后进一步暴露半棘肌,继续在筋膜下分离。枕大神经干很容易在中线旁 1.5cm 左右、枕骨隆突尾侧 3cm 左右处发现(图 4.5D)。Munion 钳用于分离神经。血管线圈绕过神经用来牵引(图 4.5E)。在神经内侧分离 1 英寸(约 2.5cm)长的全厚肌肉,用电凝模式在头侧和尾侧切断。肌肉应切除完全,至神经内侧无肌肉纤维为止(图 4.5F、G)。去除小部分神经上方的斜方肌筋膜和肌肉(图 4.5H、I)。在外侧追踪神经,保证神经浅面没有筋膜带残留,其导致的压迫类似于腕管松解。神经偶尔会在肌肉内分支。这种情况下,有必要去除分支间的肌肉纤维。

沿着神经方向向侧面、上方继续解剖,直到神经到达皮下脂肪。枕动脉或其分支如果与神经有接触,用双极电凝止血。将第三枕神经撕断,如果看得见,让断端缩回肌肉。基于尾侧的 2cm × 2cm 的皮下瓣置于神经下以隔离神经和肌肉(图 4.5J、K)。

另一侧同样步骤,如果患者有症状,可采用距中线 0.5cm 的切口。这样可以保持 1cm 宽中线脊的完整。左侧步骤完成后,两个皮下瓣缝合于中线脊最深的部位(图 4.5L、M)。将一个引流管通过小孔置于左侧,并通过中线脊到右侧(图 4.5N)。将 0.5ml 的 40mg 曲安奈德注射于神经外膜和两侧的神经旁。伤口冲洗后用 5-0 单乔缝线缝合皮下并将皮肤缝合于中线脊处(图 4.5O)。

并发症

感染或出血在术后很少见。将皮肤在中线处缝合减少了神经瘤的形成的概率。暂时的麻木和感觉异常会发生。持续的麻木和感觉异常不太可能出现。每位患者都在去除肌肉的部位出现轻度凹陷。

鼻中隔触发点

若在其他触发点注射 BTX-A 却没有改变,疼痛有所减轻但未去除,或者主要是眼后疼痛,并常因天气或激素改变而触发,尤其是每天都疼痛,早上加剧时应考虑为鼻中隔触发点。主要触发因素包括:①鼻中隔偏曲,有突起与一个鼻甲相连;②鼻甲泡;③中隔泡;④Haller 气房。手术的主要目的是消除接触点或缓解鼻甲泡或鼻中隔泡的压力。

面部消毒,常规麻醉诱导后铺单。鼻腔填充可卡因浸泡过的纱布,开始用 1:200 000 肾上腺素 0.5% 利多卡因浸润麻醉,几分钟后用 1:100 000 肾上腺素的 0.5% 利多卡因浸润麻醉。在鼻中隔左侧做 L 形切口,分离黏膜骨膜。对侧黏膜骨膜通过切开软骨进入并分离。如果患者有鼻中隔泡,去除鼻中隔头侧后部骨骼来暴露蝶窦。去除软骨和骨性鼻中隔的偏曲部分,直的软骨放回原处。移除任何存在的突起和消除鼻甲和鼻中隔任何的连接点是手术的关键步骤。黏膜骨瓣用 5-0 铬线连续缝合回原位。Doyle 夹板支撑鼻腔,用 4-0 Prolene 缝线固定。

Doyle 支撑在 3~8 天后去除。患者术后 1 天可行轻度活动,术后 7 天可行重度活动。

有些情况下,下鼻甲增大,需要缩小。下鼻甲用 1:200 000 肾上腺素 0.5% 利多卡因浸润麻醉,几分钟后用 1:100 000 肾上腺素的 0.5% 利多卡因浸润麻醉。用鼻甲剪小心切除下鼻甲。行部分不全骨折,并电凝术区。有鼻甲泡或中鼻甲扩大的患者需要部分或全部去除中鼻甲。用中隔剥离子的锋利尖端,切开鼻甲上的黏膜,并在鼻甲的内侧半部分分离。切除鼻甲泡的内侧壁,电凝边缘,置入 Doyle 支架。

并发症

作者 12% 的患者鼻腔有暂时的干燥。作者目前未观察到持续的干鼻。粘连和窦腔感染很少见。少量患者经历术后鼻出血,如果很严重,可用加压素治疗,根据患者体重,按照 0.3μg/kg 的剂量溶解在 50ml 生理盐水中,输注 45 分钟以上,无须填充鼻腔[48]。

少见触发点

耳颞神经、枕小神经、枕第三神经以及头皮和颞区其他主要神经的终末支均可作为触发部位。血管是神经刺激最常见的原因,虽然筋膜束也可以作为触发部位。

头皮或外侧颞区触发点的评估方法是要求患者将指尖放在疼痛起始点或最大压痛点上。标记该部位,使用手持多普勒机,识别血管信号。在压痛点有血管信号表明周围神经分支与血管之间有密切的关系。

上述外周触发点可以在局部麻醉下处理。在准备和覆盖该区域后,在与多普勒信号相对应的压痛点上做一个小切口,向下剥离,通常可以在该区域发现某种类型的神经血管交叉。将血管从神经上剥离,烧灼后切除。偶尔,在该区域也可以发现值得释放的筋膜束(图 4.6)。小的神经分支被切除以增加治愈的机会。

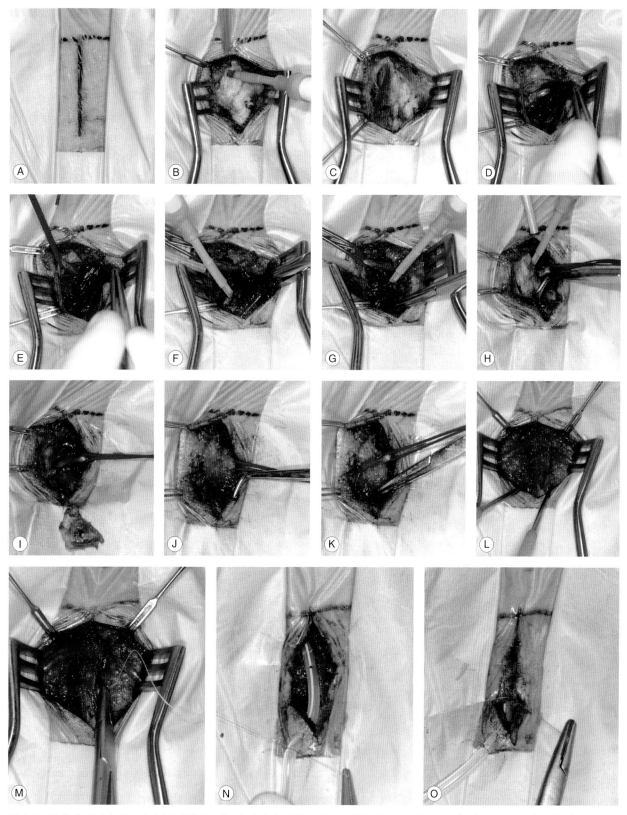

图 4.5 枕部偏头痛枕神经松解手术技术。(A) 在枕部尾侧设计 1.6 英寸(约 4cm)切口。(B) 切口切至中线脊,(C) 然后稍偏离中线切开斜方肌筋膜;半棘肌纤维可根据其垂直走向判断。(D) 继续在筋膜下、肌肉浅层分离,枕大神经干可在中线旁 0.6 英寸(约 1.5cm)左右、枕骨隆突尾侧 1.2 英寸(约 3cm)左右处发现。(E~G) 在神经内侧分离 1 英寸(约 2.5cm)长的肌肉并切断。(H~L) 设计一个皮瓣置于神经下来保护神经。(M) 肌肉缝合于中线脊,(N) 并放置引流管。(O) 切口分层缝合,将皮下瓣缝合于中线脊上

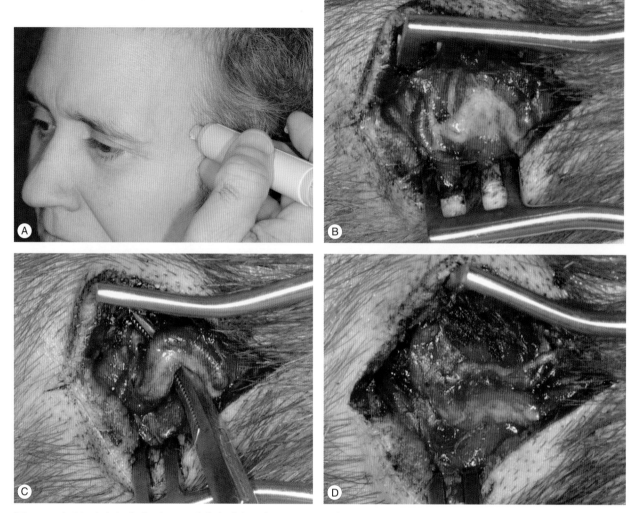

图 4.6   外周触发点探查：(A) 使用手持多普勒设备检查压痛点；(B) 动脉与神经的关系；(C) 剥离过程；(D) 切除动脉后的神经

并发症

出血和感染罕见。该区域可能会暂时麻木。出现神经瘤的可能性不大，治疗的方法是将其切除后将神经断端埋在肌肉中。

结论

接受手术治疗的偏头痛患者应进行彻底的头痛评估。然后通过症状表现、周围窦腔的 CT 和多普勒信号来确定触发点。对额触发点行皱眉肌切除术。对于颞部触发点，行三叉神经颞颞支撕脱。对于枕骨触发点，切除枕骨大神经内侧的头半棘肌。鼻中隔成形术和鼻甲切除术适用于有鼻中隔偏曲和造成接触点的增大的鼻甲，且其临床表现提示与鼻中隔和鼻甲相关。

参考文献

1. Lipton RB, Stewart WF, Diamond S, et al. Prevalence and burden of migraine in the United States: Data from the American Migraine Study II. *Headache*. 2001;41:646–657.
2. Lipton RB, Bigal ME, Diamond M, et al. Migraine prevalence, disease burden, and the need for preventive therapy. *Neurology*. 2007;68:343–349.
3. Lipton RB, Steward WF, Diamond S, et al. Prevalence and burden of migraine in the United States: Data from the American Migraine Study II. *Headache*. 2001;41:646–657.
4. Stewart WF, Shechter A, Rasmussen BK. Migraine prevalence: A review of population-based studies. *Neurology*. 1994;44(suppl 4):S17–S23.
5. Henry P, Auray JP, Gaudin AF, et al. Prevalence and clinical characteristics of migraine in France. *Neurology*. 2002;59:232–237.
6. Patel NV, Bigal ME, Kolodner KB, et al. Prevalence and impact of migraine and probable migraine in a health plan. *Neurology*. 2004;63:1432–1438.
7. Adeney KL, Flores JL, Perez JC, et al. Prevalence and correlates of migraine among women attending a prenatal care clinic in Lima, Peru. *Cephalalgia*. 2006;26:1089–1096.
8. Mattsson P, Svardsudd K, Lundberg PO, et al. The prevalence of migraine in women aged 40–74 years: a population-based study. *Cephalalgia*. 2000;20:893–899.
9. Rozen TD. Migraine prevention: What patients want from medication and their physicians (a headache specialty clinic perspective). *Headache*. 2006;46:750–753.
10. Young WB, Hopkins MM, Shechter AL, et al. Topiramate: A case

series study in migraine prophylaxis. *Cephalalgia*. 2002;22:659–663.

11. Hu XH, Markson LE, Lipton RB, et al. Burden of migraine in the United States: Disability and economic costs. *Arch Intern Med*. 1999;159:813–818.

12. Peres MFP, Silberstein S, Moreira F, et al. Patients' preference for migraine preventive therapy. *Headache*. 2007;47:540–545.

13. Lim C. Headache, migraine. In: Ferri F, ed. *Ferri's Clinical Advisor 2007: Instant Diagnosis and Treatment*. 9th ed. Philadelphia: Mosby Elsevier; 2007.

14. Dandy WE. Treatment of hemicrania (migraine) by removal of the inferior cervical and first thoracic sympathetic ganglion. *Johns Hopkins University Bull*. 1931;48:357–361.

15. Gardner WJ, Stowell A, Dutlinger R. Resection of the greater superficial petrosal nerve in the treatment of unilateral headache. *J Neurol*. 1947;4:105–114.

16. Murillo CA. Resection of the temporal neurovascular bundle for control of migraine headache. *Headache*. 1968;8:112–117.

17. Murphy JP. Occipital neurectomy in the treatment of headache. *Md State Med J*. 1969;18:62–66.

18. Guyuron B, Varghai A, Michelow BJ, et al. Corrugator supercilii muscle resection and migraine headaches. *Plast Reconstr Surg*. 2000;106:429–434, discussion 435–437. *In this retrospective review, migraine headache status was assessed in patients undergoing forehead rejuvenation procedures involving resection of the corrugator supercilii. A strong correlation between corrugator removal and relief of migraine headaches was demonstrated.*

19. Binder W, Brin MF, Blitzer A, et al. Botulinum toxin type A (BTX-A) for migraine: An open label assessment. *Mov Disord*. 1998;13(suppl 2):241.

20. Wheeler AH. Botulinum toxin A: Adjunctive therapy for refractory headaches associated with pericranial muscle tension. *Headache*. 1998;38:468.

21. Jankovic J, Brin MF. Botulinum toxin: Historical perspective and potential new indications. *Muscle Nerve Suppl*. 1997;6:S129.

22. Behmand R, Tucker T, Guyuron B. Single site botulinum toxin injection for elimination of migraine trigger points. *Headache*. 2003;43:1085–1089.

23. Guyuron B, Tucker T, Davis J. Surgical treatment of migraine headaches. *Plast Reconstr Surg*. 2002;109:2183–2189. *This is a prospective trial evaluating a surgical approach (corrugator resection, transection of the zygomaticotemporal branch of the trigeminal nerve, and temple soft-tissue repositioning) to managing migraine headaches. A significant improvement in symptomatology was demonstrated with surgery, and preoperative Botox injection was demonstrated to be useful in predicting this response.*

24. Totonchi A, Pashmini N, Guyuron B. The zygomaticotemporal branch of the trigeminal nerve: an anatomical study. *Plast Reconstr Surg*. 2005;115:273–277.

25. Mosser SW, Guyuron B, Janis JE, et al. The anatomy of the greater occipital nerve: implications for the etiology of migraine headaches. *Plast Reconstr Surg*. 2004;113:693–697, discussion 698–700. *It is theorized that trigger points along the greater occipital nerve may contribute to migraine headache symptomatology. This anatomic study assesses the course of the greater occipital nerve to enhance the efficacy of chemodenervation procedures.*

26. Dash KS, Janis JE, Guyuron B. The lesser and third occipital nerves and migraine headaches. *Plast Reconstr Surg*. 2005;115:1752–1758, discussion 1759–1760.

27. Guyuron B, Kriegler JS, Davis J, et al. Comprehensive surgical treatment of migraine headaches. *Plast Reconstr Surg*. 2005;115:1–9. *In this randomized prospective clinical trial, Botox injections were used to identify migraine headache trigger sites in diagnosed migraine sufferers. Site-specific surgical releases were shown to reduce migraine symptoms significantly compared to controls.*

28. Guyuron B, Reed D, Kriegler JS, et al. A placebo-controlled surgical trial of the treatment of migraine headaches. *Plast Reconstr Surg*. 2009;124:461–468. *This is a double-blind, sham surgery-controlled clinical trial that demonstrates the efficacy of trigger-point-specific surgical management of migraine headaches.*

29. Dirnberger F, Becker K. Surgical treatment of migraine headaches by corrugator muscle resection. *Plast Reconstr Surg*. 2004;114:652–657.

30. Poggi JT, Grizzell BE, Helmer SD. Confirmation of surgical decompression to relieve migraine headaches. *Plast Reconstr Surg*. 2008;122:115–122.

31. Guyuron B, Tucker T, Kriegler JS. Botulinum toxin A and migraine surgery. *J Plast Reconstr Surg*. 2003;112(suppl):171S–173S, discussion 174S-176S.

32. Scott AB, Rosenbaum A, Collins CC. Pharmacologic weakening of extraocular muscles. *Invest Ophthalmol*. 1973;12:924–927.

33. Scott AB. Botulinum toxin injection into extraocular muscles as an alternative to strabismus surgery. *J Pediatr Ophthalmol Strabismus*. 1980;17:21–25.

34. Scott AB. Botulinum toxin injection of eye muscles to correct strabismus. *Trans Am Ophthalmol Soc*. 1981;79:734–770.

35. Brin MF. Botulinum toxin: chemistry, pharmacology, toxicity, and immunology. *Muscle Nerve Suppl*. 1997;6:S146–S168.

36. Carruthers A, Carruthers J. Cosmetic uses of botulinum A exotoxin. *Adv Dermatol*. 1997;12:325–347.

37. Guyuron B, Huddleston SW. Aesthetic indications for botulinum toxin injection. *Plast Reconstr Surg*. 1994;5:913–918.

38. Mathew NT, Jaffri SF. A double-blind comparison of onabotulinumtoxina (Botox) and topiramate (Topamax) for the prophylactic treatment of chronic migraine: a pilot study. *Headache*. 2009;49:1466–1478.

39. Silberstein SD. Preventive migraine treatment. *Neurol Clin*. 2009;27:429–443.

40. Cady RK. OnabotulinumtoxinA (botulinum toxin type-A) in the prevention of migraine. *Expert Opin Biol Ther*. 2010;10:289–298.

41. Shuhendler AJ, Lee S, Siu M, et al. Efficacy of botulinum toxin type A for the prophylaxis of episodic migraine headaches: a meta-analysis of randomized, double-blind, placebo-controlled trials. *Pharmacotherapy*. 2009;29:784–791.

42. Guyuron B, Rose K, Kriegler JS, et al. Hourglass deformity after botulinum toxin type A injection. *Headache*. 2004;44:262–264.

43. Greene P, Fahn S, Diamond B. Development of resistance to botulinum toxin type A in patients with torticollis. *Mov Disord*. 1994;9:213–217.

44. Guyuron B, Michelow BJ, Thomas T. Corrugator supercilii muscle resection through blepharoplasty incision. *Plast Reconstr Surg*. 1995;95:691–696.

45. Guyuron B, Knize DM. Corrugator supercilii resection through blepharoplasty incision. *Plast Reconstr Surg*. 2001;107:604–607.

46. Guyuron B, Rose K. Harvesting far from infratemporal fossa. *Plast Reconstr Surg*. 2004;114:245–249.

47. Guyuron B. Endoscopic forehead rejuvenation: limitations, flaws, and rewards (reply). *Plast Reconstr Surg*. 2007;119:1116–1119.

48. Totonchi A, Eshraghi Y, Beck D, et al. Von Willebrand Disease: Screening, Diagnosis, and Management. *Aesthet Surg J*. 2008;28:189–194.

49. Guyuron B, Kriegler JS, Davis J, Amini SB. Five-year outcome of surgical treatment of migraine headaches. *Plast Reconstr Surg*. 2011;127(2):603–608.

50. Diener HC, Dodick DW, Aurora SK, et al.; PREEMPT 2 Chronic Migraine Study Group. OnabotulinumtoxinA for treatment of chronic migraine: results from the double-blind, randomized, placebo-controlled phase of the PREEMPT 2 trial. *Cephalalgia*. 2010;30(7):804–814.

51. Aurora SK, Dodick DW, Turkel CC, et al.; PREEMPT 1 Chronic Migraine Study Group. OnabotulinumtoxinA for treatment of chronic migraine: results from the double-blind, randomized, placebo-controlled phase of the PREEMPT 1 trial. *Cephalalgia*. 2010;30(7):793–803.

52. Liu MT, Armijo BS, Guyuron B. A comparison of outcome of surgical treatment of migraine headaches using a constellation of symptoms versus botulinum toxin type A to identify the trigger sites. *Plast Reconstr Surg*. 2012;129(2):413–419.

53. Guyuron B, Harvey D, Reed D. A Prospective Randomized Outcomes Comparison of Two Temple Migraine Trigger Site Deactivation Techniques. *Plast Reconstr Surg*. 2015;136(1):159–165.

第5章

头皮与额部重建

Julian J. Pribaz and Edward J. Caterson

概要

- 头皮与额部是头部最上面部分的特殊部分。虽然它们第一眼看起来很不一样,头皮是静态的带有毛发的组织,而额部是没有毛发的,具有显著的表情功能,但它们都有一个类似的"SCALP"分层结构。
- 颅骨的凸面性导致其上覆软组织的紧绷性增加,损伤后修复时张力增加,使皮瓣修复更加复杂。
- 颈外动脉系统和颈内动脉系统的分支都有丰富的血液供应,这使得伤口以适度的张力闭合,并在保证血管供应的前提下可以安全进行皮瓣转移。
- 影响头皮与额部的病理过程包括一些独特和特定的疾病,以及其他一般的良性和恶性疾病。
- 所有重建的目标都是获得最好的可能结果,理想情况下应使用"类似"组织,但这类组织供应有限。这对于较小的病变是可行的,可以通过局部组织转移进行重建。较大的伤口有一些区域性皮瓣的选择,但会留下供区缺损,需要进行皮片移植。对于非常大或复杂的缺陷,游离组织移植是最好的解决方案。
- 理想的重建方法应符合亚单位原则,以达到最佳效果。具有毛发特征的头皮是它自己的广泛亚单位,而额部最好被视为几个不同的亚单位,这取决于软组织的位置和活动度。
- 在额部重建时,应注意避免周围的表情或活动解剖特征发生移位,特别是眉毛、上眼睑和眉间下部。
- 按需要计划二次手术,以最大限度地改善头皮与额部重建的美学效果。对于头皮,这主要涉及承载毛发的组织的恢复,通常使用连续的组织扩张法;对于额部,这包括恢复周围任何移位的解剖标志,并获得平滑均匀的表面。

简介

头皮与额部是头部和颈部上方的一个非常特殊和独特的组成部分。它呈穹顶状,覆盖着颅骨和下方的大脑。虽然第一眼看上去额部和头皮有很大的不同,主要是由于头皮的毛发特征,但其底层结构非常相似,并且存在一些区域差异,影响了重建的方法。它暴露在外的天性使它特别容易受到各种形式的创伤,阳光直接照射带来的长期后遗症,以及一些独特的疾病,这些疾病会引起病理状况,导致难以修复的缺陷。修复难度在一定程度上是由于头皮与额部的凸出加上了组织的紧致。

幸运的是,头皮具有非常丰富的血液供应,这使得坚固的皮瓣能够承受中等的张力,这在凸表面非常常见。尽管如此,仔细分析每个缺陷、健全的解剖学知识,特别是血液供应,以及模板和模式的使用,对于设计合适的皮瓣、获得令人满意的结果具有重要价值。

本章将回顾相关的解剖学、病理、患者选择和重建方法选择,旨在开发一些法则来帮助这一过程。作者将先考虑头皮与额部重叠的相似性,然后分别考虑重建方案。

基础科学 / 疾病进程

解剖

头皮与额部构成了头部和颈部的一个重要区域,在比例上,儿童比成年人更大。彻底了解头皮与额部的外科解剖对整形外科医生至关重要。该复合单元从前面的眶上缘延伸到后面的颈线。从侧面看,它从颧骨前部的额突和颧弓前部,向后向耳和乳突延伸。头皮最明显的特征在于它会长出头发。额部是典型的无毛发区域,最好被视为一个独立的单元,位于两侧鬓角之间,眶上脊和眉间之上。向上,额部和头皮之间的界限即发际线,发际线随年龄和性别而变化。

头皮

由于头皮与额部的组织层组成相似,通常被视为一个整体的单元。头皮的五层结构可以通过辅助记忆口诀"SCALP"来记住,其中 S 是皮肤(skin),C 是皮下组织(subcutaneous tissue),A 是腱膜层(aponeurotic layer),L 是疏松结缔组织(loose areolar tissue),而 P 是骨膜(pericranium)(图 5.1)[1-3]。

头皮的最外层是皮肤。该层内包含的毛囊、汗腺和皮脂腺,深达真皮,在颞部紧贴颞顶筋膜之上。皮下层的结缔组织隔将真皮牢固地连接到其下层的肌肉腱膜层。

帽状腱膜是一种纤维性腱膜,延伸并连接枕后肌和额肌。在外侧,颞顶筋膜是帽状筋膜的延伸,在前外侧,帽状筋膜与面部浅肌筋膜系统(SMAS)汇合[4]。该层的肌肉由成对的额肌和眼轮匝肌以及横向的耳肌组成。额肌起于帽状腱膜,在眉弓水平止于真皮下。额肌的收缩可使眉毛抬高,并形成横向额纹。额肌在其最前下方与降眉间肌,皱眉肌,和眼轮匝肌融合。成对的皱眉肌源自附近中上眶缘额骨,肌肉在止于中部眉毛皮肤真皮下之前浅浅地穿过眼轮

匝肌和额肌的肌纤维。皱眉肌拉动眉毛内侧和下方,使眉毛下降,生产纵向的眉间纹。降眉间肌是一层插入到眉间和额部中下部的肌肉,它也可使眉毛下降,形成横向鼻根皱纹。

在头皮后方,成对的枕肌起于上项线和乳突,插入到头皮。在头皮的每一侧各有 3 组耳部的肌肉:耳前肌、耳上肌、耳后肌。它们共同起源于颞筋膜和乳突,止于外耳的软骨膜(图 5.2)。

帽状腱膜下层在头皮下是一个疏松的结缔组织层。此组织在颅顶部位很薄,在颞区逐渐增厚。头皮撕脱伤发生在这一疏松的结缔组织层。在历史上,头皮被当作战争的战利品,但在现代,类似的头皮伤害也会发生在头发被工业机械缠住的时候。头皮最深处的一层是颅骨膜或颅骨的骨膜,其血运良好,在颅骨缝处与颅骨牢固地黏附在一起。

头皮的颞区具有额外的层次和特有的属性(图 5.3)。带有毛发的皮肤通常是雄性脱发中最后失去头发。颞顶筋膜(temporoparietal fascia, TPF)是帽状腱膜的延伸,与皮肤和毛囊紧密相连,在其深层有丰富的血液供应。在前面,面神经的额支穿过这一层。颞顶筋膜深面有一个较薄的筋膜层,可从颞顶筋膜中剥离,可用于扩大带血管的筋膜覆盖宽度,例如适用于耳软骨构建中的软组织覆盖。

颞浅筋膜脂肪垫下是颞深筋膜,这是围绕颞肌的一层

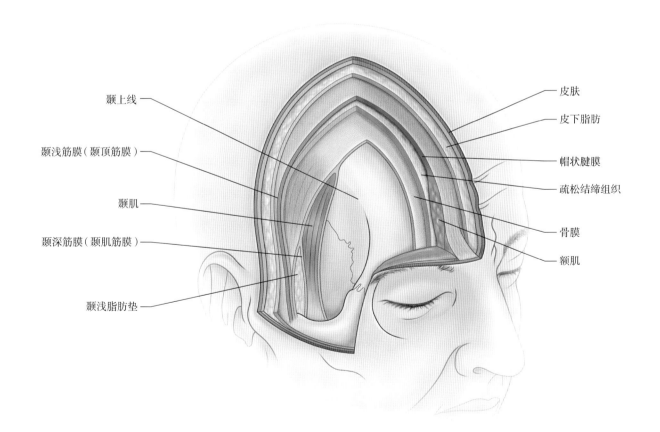

图 5.1　头皮的层次:S,皮肤;C,皮下组织;A,腱膜层;L,疏松结缔组织;P,骨膜。(Reproduced from TerKonda RP, Sykes JM. Concepts of scalp and forehead reconstruction. Otolaryngol Clin North Am.1997; 30: 519-539.)

厚的筋膜层,它在颞肌上方与骨膜相融合。在其下方,它在颧额缝水平分成两层。颞深筋膜浅层附着于颧弓外侧缘,深层与颧弓的内表面相连。在颧骨骨折中采用 Gillies 入路需通过该层次到达颧弓,双侧冠状切口下也可以通过该层次暴露颅面部骨骼。因为面神经在颧弓前面穿过该筋膜,在该层次深面进行分离可以避免对面神经额支的损伤(图 5.4)。

颞肌是一种大而有力的扇形咀嚼肌,起源于颞筋膜和颅骨,插入下颌骨冠突。它的血液供应来自于上颌内动脉的颞深分支。它通常用于提供中等大小的肌肉瓣,可用于眼眶,上颌和脸颊的重建,以及用于面部表情重建的功能瓣(这在本卷的其他章节中有描述)。

额部

额部从眶上嵴和眉间向下延伸并被两侧和上方的发际线所包围。额部的确切高度取决于前发际线,并随年龄和性别而变化。它具有与头皮相似的头皮分层成分,但在不同的区域有一些差异。

1957 年,Gonzalez-Uloa 提出了面部美学单位的概念,在他看来,整个额部被视为一个单一的亚单位[5]。后来的作者进一步修改和细化了这一概念,将额部细分为额外的亚单

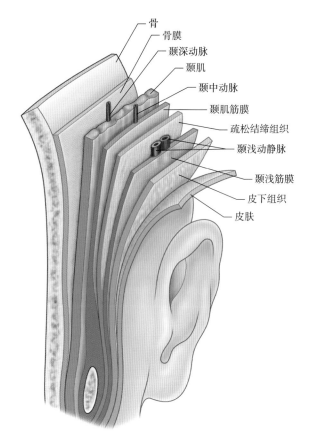

图 5.3 颞区解剖

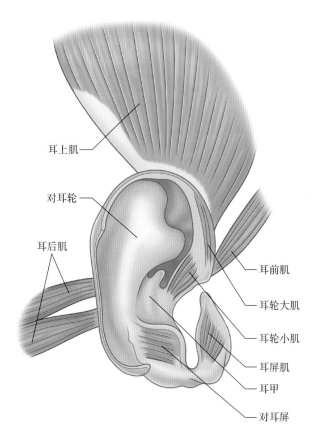

图 5.2 耳的外部肌肉:耳前肌、耳上肌和耳后肌。(Reproduced from Agarwal CA, Mendenhall SD, Foreman KB, et al. The course of the frontal branch of the facial nerve in relation to fascial planes: an anatomic study. Plast Reconstr Surg. 2012;125:532-537.)

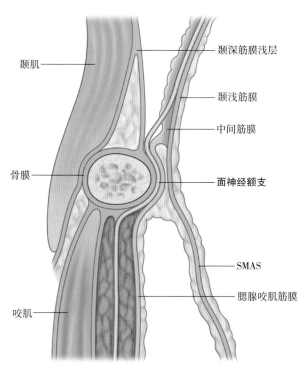

图 5.4 面神经额支的分布。颧弓水平的横截面。(Reproduced from Agawal CA, Mendenhall SD, Foreman KB, et al. The course of the frontal branch of the facial nerve in relation to fascial planes: an anatomic study.Plast Reconstr Surg. 2012;125:532-537.)

位。作者认为，Ian Jackson 的描述是迄今为止最好的[6]。他将额部分为中央亚单位（可以进一步分为旁正中和外侧部分）、眶上和眉间亚单位和颞亚单位（图 5.5）。虽然这些不同亚单位的基本解剖结构相似，但组织层的厚度和灵活性存在局部差异，使得不同亚单位适合不同的重建策略和皮瓣选择，以提高额部重建的手术效果。重建的目标是避免解剖标志和额部边界的扭曲，特别是下面的眉毛以及上面和侧面的发际线[7,8]。

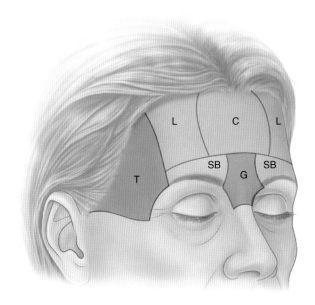

图 5.5　额部区域的美学亚单位。L，外侧；C，中央；SB，眉上；G，眉间；T，颞部。（ Redrawn from Jackson IT. In：Local Flaps in Head and Neck Reconstruction，2nd edn. St. Louis：Quality Medical Publishing；2007.）

血液供应

　　头皮与额部的血液供应丰富，来自 5 对动脉，在皮下平面形成了丰富的网络。颈内动脉系统和颈外动脉系统都有供血。在前方，成对的眶上和滑车上血管起源于颈内动脉系统。外侧颞浅血管、耳后血管和枕动脉是颈外动脉系统的分支。

　　眶上和滑车上血管起源于眼动脉，这是颈内动脉的第一分支，它们从眶上边缘进入额部穿过额肌在皮下平面运行。它们与颞浅动脉的前支侧向吻合。

　　颞浅动脉是最大的头皮血管，是颈外动脉的终末分支。它穿过耳前的腮腺浅叶和耳颞神经一起运行。这些血管位于颞浅筋膜内，分为前支和后支。它在颞部和中央头皮供血，在前部与眶上和滑车上血管吻合，在后部与耳后血管和枕部血管吻合。

　　枕动脉为项线以上的头皮后部提供血液供应。它是颈外动脉的一个分支，穿过椎旁肌肉后在斜方肌和胸锁乳突肌之间进入枕肌并分为内侧支和外侧支。乳突和耳后区域由耳后动脉供应，这是头皮主要血管中最小的血管（图 5.6）。

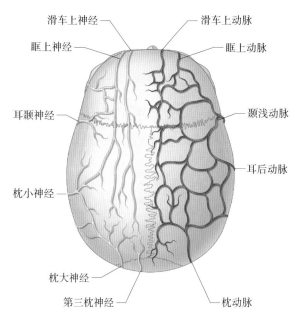

图 5.6　头皮的动脉和神经支配

　　头皮的静脉引流通过平行于大动脉并伴随大动脉的静脉进行。静脉血也从穿通静脉穿过颅骨板障汇入硬脑膜窦。滑车上静脉和眶上静脉流入眼静脉。向外，静脉引流经过腮腺并与上颌静脉汇合形成下颌后静脉。耳后静脉与下颌后静脉后段汇合形成颈外静脉。枕静脉流入颈深静脉丛。

　　头皮淋巴管位于真皮下和皮下层。头皮区没有淋巴结。淋巴引流通向腮腺，进入耳前和耳后淋巴结，以及颈上和枕淋巴结[9]。

神经支配

　　额部肌肉的运动神经支配来自面神经（脑神经Ⅶ）的额支（也称为颞支）。通常有几个分支，它们起源于腮腺，位于耳屏前 2.5cm 处，在疏松的乳晕平面中刚好位于 SMAS 层的深处，穿过颧弓中部，然后沿眶缘外侧 1.5cm 到达额肌的下方[10]。皱眉肌的肌肉也由面神经颞支支配，而降眉间肌由面神经颊支的深支支配。枕骨肌受面神经耳后支支配。它在面神经穿出茎突乳突孔处发出。颞肌由三叉神经第三分支（下颌分支）的两个分支支配。

　　支配头皮前部和额部的感觉神经来自滑车上神经和眶上神经，它们来自三叉神经的第一分支（眼神经）。滑车上神经在上斜肌滑车和眶上孔之间。它穿过皱眉肌的下方并支配额部内侧，上眼睑和结膜。眶上神经从额部穿过眶上孔然后分为浅支和深支。浅支穿过额肌并在皮下平面上走行至头皮顶点。深支外侧穿过骨膜和额肌深部，供应颞顶头皮（图 5.7）[11]。

　　眶外侧、颞部和头皮由颧面和颧颞神经支配，它们由三叉神经的上颌分支或第二分支发出。耳前头皮是由耳颞神经支配，它是三叉神经的第三分支（下颌神经）的分支。

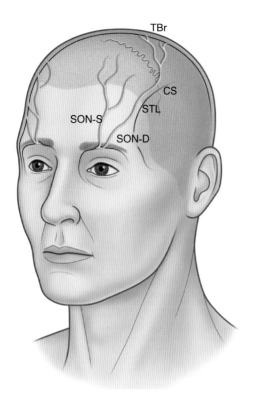

图 5.7　眶上神经深支和浅支的走行。深支向上或斜跨额部的帽状腱膜和骨膜之间,在额部中央水平距离颞上嵴 0.5~1cm。它在冠状缝前方穿透帽状腱膜。浅支穿过额肌下半部,走行于肌肉表面。TBr,终末分支;CS,帽状腱膜;STL,颅骨颞上线;SON-S,眶上神经浅支;SON-D,眶上神经深支。(Reproduced from Knize DM. A study of the supraorbital nerve. Plast Reconstr Surg. 1995;96:564-569.)

头皮与额部的病变

　　头皮与额部的缺陷可能由各种先天性和后天的病因引起。这些问题可能是急性的(撕裂伤、烧伤、撕脱等),需要即刻处理;也可能是择期处理,需要完善检查和仔细的计划。头皮的血管非常多,可能造成失血过多,需要快速的闭合伤口,这通常是获得止血的最佳方法。

　　缺损区域可或小或大,或部分或全厚,并可能伴随下方颅骨的缺失(框 5.1)。

先天性疾病

　　这些包括先天性皮肤发育不全、血管瘤和血管畸形,以及外渗性损伤和其他罕见的情况。

　　先天性皮肤发育不全是一种病因不明的罕见的先天性畸形,目前认为是生命早期胚胎畸形的神经管的分化导致皮肤的部分或全部缺失,可能伴随潜在的脂肪、颅骨、硬脑膜,甚至大脑的缺失。在大多数情况下,缺损位于颅顶,所形成的溃疡可能是一个或多个。在出生时,这些缺陷通常被一层薄而脆弱的膜覆盖,通常通过换药进行保守治疗,如果缺损

框 5.1　头皮与额部的病变

先天性
A. 先天性表皮发育不全
B. Jadassohn 皮脂腺痣
C. 痣样基底细胞癌综合征
D. 先天性黑色素瘤
E. 发育不良痣综合征
F. 多毛巨痣
G. 色素性干皮病
H. 线性硬皮病(军刀征)
I. 血管畸形
J. 自身免疫性
K. 硬皮病

肿瘤
A. 恶性
　　1. 基底细胞癌
　　2. 鳞状细胞癌
　　3. 恶性黑色素瘤
　　4. 肉瘤
B. 良性
　　1. 脂肪瘤
　　2. 皮肤纤维瘤
　　3. 角化棘皮瘤
　　4. 神经纤维瘤
　　5. 表皮样囊肿
　　6. 毛发上皮瘤
　　7. 血管瘤
　　8. 汗管瘤

感染
A. 局部
　　1. 细菌
　　　　a)脱发性毛囊炎
　　　　b)麻风
　　2. 病毒
　　3. 真菌
　　　　a)脓癣
　　　　b)头癣
B. 系统性

获得性
A. 创伤
　　1. 物理性
　　2. 烧伤
　　　　a)热
　　　　b)化学
　　　　c)电气
　　　　d)辐射

较小,可以继发愈合。较大的涉及深层结构的缺损,容易发生感染、脑膜炎、矢状窦血栓形成和出血,可能危及生命,需要积极采用皮瓣闭合。如果采用继发愈合,会导致萎缩性的无毛瘢痕,可在患儿长大后切除。对于这类患儿需要仔细随访,关注是否存在延迟愈合和反复破溃,因为慢性伤口可能在多年后发生恶性,需要进行广泛切除并结合复杂的修复重建(图 5.8)[12,13,14]。

血管瘤和血管畸形也可能发生在头皮上,可导致非常具有挑战性的重建问题[15]。临床表现和处理将在其他章节中描述。

由于在新生儿中使用头皮静脉给液,静脉液体外渗也相当常见,尤其是新生儿。一般情况下,对这些小伤口采取保守治疗。

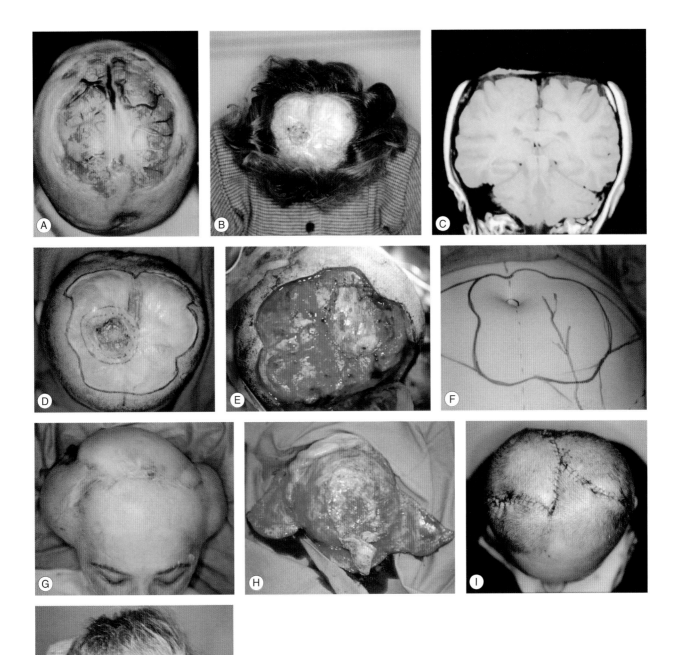

图5.8 先天性表皮发育不全:在新生儿期(A)和30年后(B),鳞状细胞癌在不稳定的皮肤中发生。CT扫描显示头皮和颅骨缺失(C)。神经外科切除了鳞状细胞癌和不稳定的皮肤(D)——病灶累及硬脑膜并靠近矢状窦。硬脑膜的补丁用于修复硬脑膜(E)游离横行腹直肌(transverse rectus abdominis,TRAM)肌皮瓣设计用于修复广泛的缺陷(F)。游离 TRAM 瓣愈合良好,两个组织扩张器置于邻近正常长出毛发头皮之下(G),扩张后皮瓣去表皮(H)和扩大推进皮瓣覆盖中央脱发。图示术中(I)和术后(J)全毛发覆盖效果

外伤性缺损

常见的外伤性损伤范围涵盖从简单的撕裂伤到头皮撕脱伤，也包括热、电和辐射烧伤。对于撕裂伤，应遵循基本的治疗原则，获取详细的病史和完善体格检查，以确定可能的相关损伤，如颅骨骨折。伤口需通过冲洗、清创和止血进行初步的处理。清创术后，缝合可能很困难，可能需要通过帽状腱膜松解来实现一期闭合。较小的缺陷可以通过换药等保守处理达到二期愈合。然而，止血的最佳方法是伤口闭合。较大的缺陷可能需要皮片移植或局部或远处的皮瓣转移。复杂的局部皮瓣重建最好不要在急性期进行。

头皮部分和全部撕脱是非常具有挑战性的，但自从显微外科的出现以后，如果条件允许，最好的选择是回植头皮。撕脱通常发生在帽状腱膜和骨膜之间的平面上，可能包括部分额部、眉毛、上眼睑和耳部[16]。1976 年，Miller 等报道了第一例成功的微血管吻合全头皮再植[17]。应该首选尝试显微外科再植，因为这是恢复"正常"的唯一方法；没有其他方法可以完全替代这一片非常特殊的毛发组织。

再植是非常烦琐和费力的，而且可能会有相当大的失血，特别是在皮瓣最初进行了血管重建之后。必须有足够的血液，同时为了加快处理速度，尽量采用两组同时进行的方法，一个小组解剖撕脱部分以确定动脉（一个颞浅动脉可以灌注整个头皮），另一个小组准备受体部位和通常需要的静脉移植。在头皮撕脱部位很难识别塌陷的静脉，但一旦头皮血管重建，静脉变得非常明显，大量出血。至少要修复一条动脉和两条静脉，如果合适的话可以修复更多[18]。毛囊非常容易受到缺血性损伤，即使血管重建成功，头发的恢复也可能会延迟（图 5.9）。

如果不能再植，急性治疗包括伤口清创和局部伤口护理；暂时的皮肤替代品如猪皮、尸体同种异体移植、Integra等都可以使用，然后行延迟的皮片移植。

头皮与额部的烧伤也很常见，可能是由于热、电或辐射引起的。大多数烧伤是由于热损伤，但更深层和更严重的伤害可能是由电流造成的。在电烧伤中，由于下层颅骨对电流的阻力增加，大量的局部热量产生，增加了表层皮肤的损伤。Achauer 根据损伤的程度将头皮烧伤分为轻度（少于头皮的

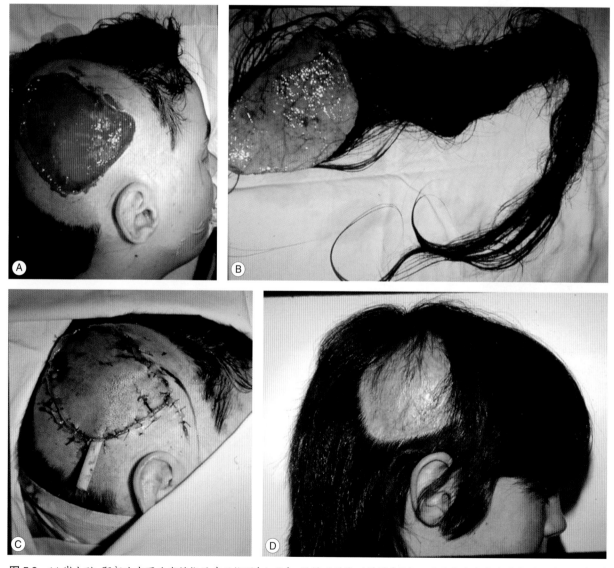

图 5.9 14 岁女孩，颞部头皮因头发缠绕风扇而撕脱（A，B）。再植后的即时结果（C），以及头发尚未完全生长的后期结果（D）

15%）、中度、广泛但未累及大脑、全层颅骨或大脑烧伤损伤的治疗[19]。方法包括早期失活组织清创和局部创面治疗。清除表层焦痂可采用切向切除头皮法，尝试保存深层毛囊和深层真皮结构。涉及颅骨外表的烧伤可采取保守治疗，更换湿润的敷料，等待可能来自颅骨穿通静脉滋养的肉芽形成。虽然这可能需要一些时间，但这可能是这些有多重相关损伤的患者最合适的治疗方法。另一种方法是，可以轻轻研磨颅骨外板，以加速肉芽组织的形成，然后进行皮片移植[20,21,22]。

瘢痕性头皮秃发常见于烧伤损伤后，如果秃发相对较小，可通过连续切除秃发区来二期处理，或者更常见的方法是对残留的毛发皮肤进行组织扩张，然后将皮瓣移至头皮（图 5.10A~C）[23]。

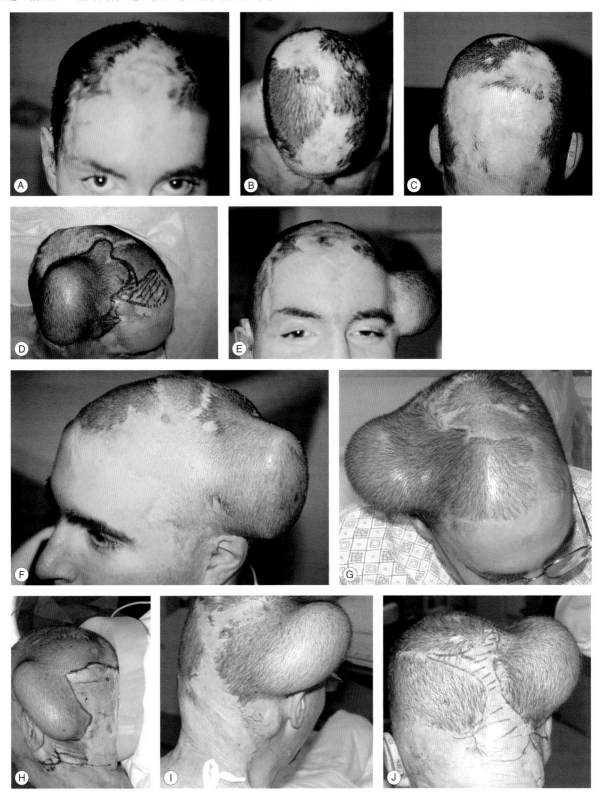

图 5.10　年轻男性大面积烧伤性脱发患者（A~C），第一轮左右颞前区组织扩张器扩张（D,E）。第二轮左右颞后区组织扩张（F~J）

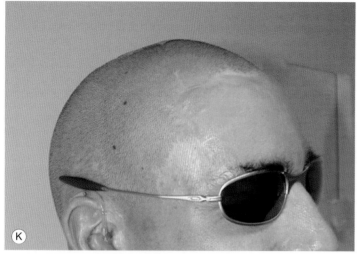

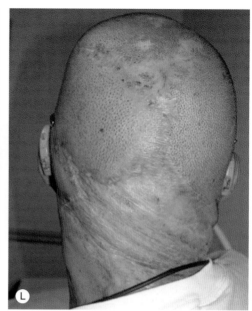

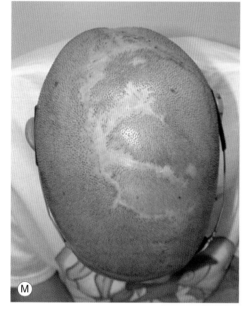

图 5.10（续） 带毛发头皮推进恢复前后发际线术后（K~M）

面神经额支损伤在额部外侧创伤性撕裂伤中很常见。额支从额肌的下表面支配额肌，在距眶外侧缘 1.5~2.5cm 处可见。然而，随着分支越远，其解剖变异越大，因此，对于任何穿透额肌组织的损伤都应进行充分的体格检查（图 5.11）。额支损伤的修复是可能的，至少在瞳孔外侧缘之前是可能的，颞浅动脉的前支对额支远端部位的具体位置是一个很好的指导。

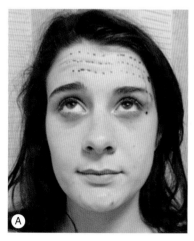

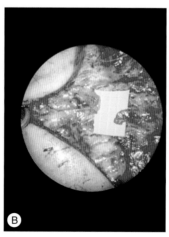

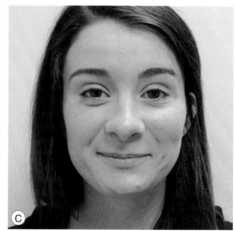

图 5.11 面神经额支损伤（A）。修复与功能恢复（B，C）

肿瘤

累及颅骨和额部的良性和恶性肿瘤,一旦切除可呈现许多具有挑战性的缺损。

发育不良痣

发育不良痣是细胞和结构发育不良的复合痣。可以是平的或凸起的,大小不等,颜色各异。非典型痣可能出现在身体的任何部位,也常见于头皮。非典型痣可遗传或散发。已报道白人人群中的非典型痣患病率高达 10%。家族性非典型痣可以呈常染色体显性遗传。此家族性发育不良痣也被称为家族性非典型多发痣黑色素瘤综合征(familial atypical multiple mole melanoma,FAMMM)[24]。黑色素瘤可能由非典型痣发展而来,但罕见。单个痣转变为黑色素瘤的风险为 20 万分之一。家族性非典型多发痣黑色素瘤综合征患者非典型痣转化为黑色素瘤的风险要高。这些患者通常由皮肤科医生定期对其进行跟踪,并对其变化或可疑的病变进行及时切除[25]。

先天性多毛痣(先天性痣性黑素细胞痣)

先天性多毛痣(congenital nevomelanocytic nevi,CNN)是在出生时即有的痣黑素细胞构成的病变。它是由成黑素细胞衍生而来。此病变可分为 3 种类型:小型(<1.5cm),中型(1.5~19.5cm),巨型(>20cm,青少年和成人或预计至成年达到 20cm)。CNN 随着孩子的生长而增大。

黑色素瘤发展的风险和先天性痣的大小成正比。

在文献中对于大型先天性痣可能发展为恶性病变,曾经进行过各种讨论。一生中发生率介于在 6%~12% 之间。在巨痣中,50% 的恶性肿瘤从 5 岁开始,由童年开始的占 60%,开始于青春期的占 70%。恶性黑色素瘤的儿童经观察大约 40% 发生于巨型先天性痣。如有局灶性生长、疼痛、出血、溃疡以及显著的色素变化,应高度怀疑恶性肿瘤[26]。

预防性切除仍然是治疗的重要手段。手术切除可以减少恶变的可能性,并改善患者外观,尤其对于额部及眼周区域的病损。手术通常分期进行,对于小型 CNN,需要连续切除,或者切除并植皮。巨型 CNN 的切除重建较为复杂,通常需要组织扩张和随后的皮瓣转移完成修复[27]。

Jadassohn 皮脂腺痣

Jadassohn 皮脂腺痣可发生在头皮与额部,是一种界限清楚、淡黄色、无毛、斑块样病变,在出生时就出现。随着患儿的成长,到青春期,由于表皮乳头状瘤性增生,它变得更加明显的结节状。组织学上,它是一个错构瘤,由皮脂腺、发育不良的毛囊和异位顶泌汗腺组成。恶性变性的风险,主要是基底细胞肿瘤,据报道为 10%~15%,这是切除病变的指征。这种错构瘤的其他细胞成分也可引起其他良性和恶性肿瘤,其中成毛细胞瘤是最常见的良性肿瘤[28,29]。

表皮囊肿

表皮囊肿非常常见,起源于毛囊的成分,特别是毛囊的漏斗部。它们可以逐渐增大,可能是多个,在梳头时可能产生阻碍,并可能导致感染。表皮囊肿非常易于切除。

其他肿瘤

大多数头皮肿瘤来源于上皮细胞,包括基底细胞癌[30,31]、鳞状细胞癌[32,33]和黑色素瘤[34,35]。治疗与身体其他部位相同,病理学的详细描述将在其他章节中介绍。对局部有重要意义的是了解头皮恶性肿瘤可能的淋巴扩散。有两层:在额部和额顶区,淋巴管流向腮腺浅淋巴结和下颌后淋巴结。在后方,病变引流至枕淋巴结,偶尔也流至颈后三角淋巴结。

其他原发肿瘤可来自皮肤附属器和结缔组织成分,可能是良性或恶性的。它们包括肉瘤(纤维肉瘤、隆突皮肤纤维肉瘤、恶性纤维组织细胞瘤、平滑肌肉瘤、横纹肌肉瘤)、皮肤 T 细胞淋巴瘤和原发性汗管癌。

由于血供丰富,头皮也可能发生转移性肿瘤。转移性肿瘤也可发生在颅骨,扩展并继发累及头皮。脑膜瘤也可能侵蚀穿透骨皮质。

感染

局部和全身感染均可影响头皮与额部。这可能是由于细菌、真菌和病毒感染。局部伤口护理、脓肿引流和适当的全身抗生素是治疗这类疾病的主要手段。感染都可能导致继发性瘢痕和脱发。细菌感染可导致毛囊炎,可发展为慢性炎症,需要切除和修复。更严重的感染包括坏死性筋膜炎也会发生,但很少发生。适当的治疗包括广泛的清创,这导致广泛的软组织缺损,需要复杂的重建修复。

真菌感染,如脓癣和毛囊癣,通常由皮肤科医生处理,但可能导致永久性脱发,将由整形外科医生重建。脓癣是宿主对真菌癣菌感染(皮肤真菌病)的反应的结果,表现为头皮上布满脓疱的厚厚的糊状区域[36]。黄斑是一种慢性炎症性皮肤癣(头癣)感染,通常由毛癣菌引起,它导致毛囊周围形成一层厚厚的黄色痂。当它被去除时,会产生湿润的红斑基底,随着最后的愈合,会产生广泛的瘢痕和脱发[37]。

线性硬皮病(军刀征)——Parry-Romberg 综合征

军刀征是一种相对常见的畸形,见于额部和前部头皮。它表现为单侧额部皮肤上的垂直方向的锯齿状线性萎缩畸形。它可能开始于儿童或青少年时期,并在 3~5 年后才稳定下来。病因尚不清楚,认为是局部硬皮病的表现。目前最广为接受的理论是,它是额部和头皮外胚层衍生物的自身免疫反应的表现。这可能与 Parry-Romberg 综合征有关,该综合征有更广泛的萎缩,包括一侧面部和身体其他部位的萎缩[38]。

如果是局部的病变,切除凹陷的瘢痕,局部组织推进,真皮脂肪移植或结构性脂肪移植可用于修复缺损。脂肪移植物往往存活欠佳,需要反复移植。如 Parry-Romberg 病例所见,较大畸形的患者可能需要游离组织移植来充分修复缺损。治疗应被推迟到病情稳定后进行(图 5.12)[39]。

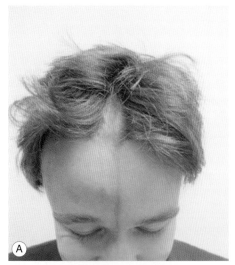
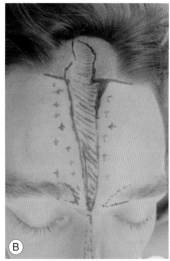
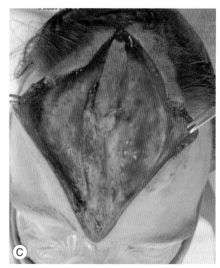

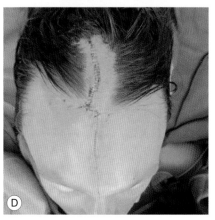
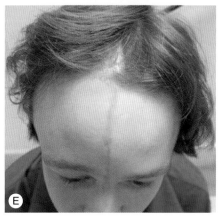

图 5.12   1 例年轻人额部和头皮的线性硬皮病（A）。手术包括凹陷瘢痕去表皮，留下深层的真皮，由相邻的正常额部和头皮推进覆盖（B，C）。头皮与额部之间的瘢痕采用 Z 成形术打断。术后即刻（D）和术后远期（E）外观

诊断与患者表现

全面的病史和体格检查至关重要，其中应包括相关的个人史和系统回顾，如吸烟史、冠状动脉疾病、糖尿病、放疗、免疫抑制和其他疾病。在恶性肿瘤的病例中，缺陷的病因也很重要，必须对局部浸润和局部及远端转移的征象进行检查。损伤或缺损需要对不同的个体仔细分析。可能用于修复的周围组织也应该进行评估。

计算机断层扫描（computed tommography，CT）、骨扫描、磁共振和正电子发射断层扫描（positron emission tomography，PET）分别有适合的指征。还可以进行切取或切除性活组织检查，以协助诊断和制定计划治疗。对恶性肿瘤患者，需进行头颈部的前哨淋巴结定位[40,41]。因此，在开始治疗之前，全面了解损伤或缺损的原因，无论是恶性的还是创伤性的，对于预测术中缺损的大小，预测潜在疾病的自然史，以及患者的手术处理和最终预后非常重要。

患者选择

在制定重建头皮与额部缺损的治疗方案时，需要考虑许多因素。表 5.1 根据 Temple 和 Ross 的原始出版物修改，总结了缺损分析中重要的因素[42]。

表 5.1   缺损分析

创面因素	注意事项
缺损位置	头皮 额部 头皮与额部
美学亚单位	额正中 / 旁正中 / 侧额部 颞部 / 顶部 / 枕部头皮
暴露结构	皮下组织 骨膜 骨 硬膜 异体材料
周围软组织	发际线位置 眼睑和眉毛 脱发区 瘢痕 / 既往手术 烧伤 电离辐射
创面大小	小 中 大
轮廓	无效腔区域

缺损

评估缺损的大小、形状、方向和深度都是需要考虑的重要因素，因为这些因素将决定闭合所需的组织数量。缺陷的位置也很重要。头皮的顶叶区域允许头皮组织推进的活动度最大，该部位的缺损容易通过周围头皮下分离和缝合一期关闭。而枕部的头皮活动度最小。

在头皮撕裂的情况下，伤口的深度也是一个重要的因素。撕裂伤可向下至或穿过帽状腱膜，但通常是较浅的撕裂伤出血较多，因为皮下丰富的血管可能被完整的帽状腱膜撑开保持开放状态。出血可能会非常严重，但可以通过简单的全层缝合来纠正。如果帽状腱膜也撕裂，则缝合时应包括腱膜。

如果考虑皮片移植，必须有一个完整的骨膜以提供足够的移植物血管重建和存活。在涉及下方颅骨的缺损中，所有暴露的失活骨都需要在覆盖前进行清创。暴露的硬脑膜通常需要某种形式的颅骨成形术来保护下方的大脑，然后用血管化良好的皮瓣覆盖。

在选择皮瓣进行重建时，缺损的大小和位置将决定初始重建时需要使用哪一个局部、区域或游离皮瓣。

理想情况下，这也值得提前思考并设想可能的最佳长期审美结果。正如 Millard 所提倡的，这最好通过"类似"组织来实现重建[43]。在头皮中，恢复"正常"包括重新建立有头发的头皮；在相邻的额部，有一个自然的额部和颞部发际线，和完整的均一的亚单位，没有不同类型的组织重建造成的"补丁"效应。对于额部，不要扭曲眉毛和眼睑等周围活动的结构也很重要。这可能会影响皮瓣的初始选择，也会影响分期的二次手术，以最大限度地改善美学效果。

周围组织

周围组织的活性和质量非常重要。应注意组织的质量、厚度和血管状况，以及以前手术留下的瘢痕。先前的损伤、瘢痕和辐射损伤可能会降低局部皮瓣的可用性。在尝试用皮瓣或插入组织扩张器缝合伤口之前，应控制所有感染。同样，如果可能的话，在设计旋转皮瓣和计划扩张头皮组织时，应尽量减少周围关键区域的变形，如发际线，这可能会因过度破坏而扭曲。

对于肿瘤缺陷，在开始重建之前需要明确的恶性边缘。当肿瘤切除时不能确定切缘清除时，可考虑局部伤口护理或用同种异体、异种移植物或真皮基质临时重建。

患者因素

在考虑复杂的重建之前，评估患者的整体健康状况、功能水平、依从性和个人偏好非常重要。严重共患病患者可能不适合进行长时间、多期的手术。肿瘤科患者需要特别考虑。术前应注意化疗，因为化疗可能会影响创面愈合。此外，患者的营养状况也很重要[7,8]。

治疗 / 手术技术

A. 重建选择——头皮与额部：通用方法

作者将首先考虑适用于头皮与额部的简单技术，然后根据这两个部位特定的局部考虑区域皮瓣重建选择，最后，考虑通过自由组织转移来重建跨越两个部位的更复杂的缺损。

1. 二期愈合

小型缺损可二期愈合。在头皮上，这将导致一个没有头发的瘢痕。在额部，首选的方法是允许最初不能闭合的残余缺损（例如，使用额旁皮瓣进行鼻重建后）二期愈合。人们一致认为，由此产生的瘢痕要优于通过皮片移植获得的瘢痕。如果采用这种重建方法，应每日更换湿敷料，直至伤口愈合。额部供区在完成额部皮瓣鼻再造术时仍未愈合的情况很罕见，此时丢弃的额部皮瓣的蒂部皮肤可取全厚皮片移植修复额部缺损，可以获得令人满意的结果，这并不奇怪，因为它是由类似组织进行的替代修复[44]。

2. 负压吸引辅助闭合

负压吸引辅助闭合（vacuum-assisted closure，VAC）系统已经成为治疗困难伤口的一种有用的辅助设备。首先对伤口进行治疗以消除感染，并对所有无法存活的组织进行清创，直到伤口干净。然后可以应用 VAC。虽然笨重，但它作为一种只需要隔几天更换一次的临时敷料，患者耐受性很高。VAC 促进愈合，是基于对伤口表面施加负压，这有助于消除水肿，增加局部血液流动，并增强肉芽组织和伤口愈合。间歇或循环治疗似乎比连续治疗更有效。当使用 VAC 时，细菌计数下降（图 5.13）[45]。

VAC 系统可用于完成愈合，或作为一种辅助治疗，使干净的肉芽伤口能够接受皮片移植[46]。然而，必须注意不要使用超过毛细血管闭合压力的压力，特别是在骨表面，因为这可能导致上覆骨膜缺血。VAC 也被用作皮片移植后的敷料，因为它的好处是对移植物施加均匀和温和的压力。然而，确保这种压力不过大，对于避免移植物丢失和额外的更深的组织坏死也非常重要[47]。

3. 一期闭合

能够一期闭合的头皮缺损的最大直径可达 2~3cm。需要对周围头皮组织进行广泛的皮下分离。由于血管丰富，一定程度的张力是允许的。然而，由于帽状腱膜层相对缺乏弹性，为了进行一期闭合，通常需要对帽状腱膜进行电刀切开，但应谨慎操作，以避免损伤软组织的血液供应。在腱膜切开后必须进行细致的止血[48]。

在头皮，秃发区域可以用头皮复位技术治疗。该技术由 Unger 推广，包括切除椭圆形无毛发皮肤，并通过包括帽状腱膜在内的分层修复，对正常有毛发的头皮进行广泛的分离和推进，以最大限度地减少瘢痕的拉伸[49,50]。

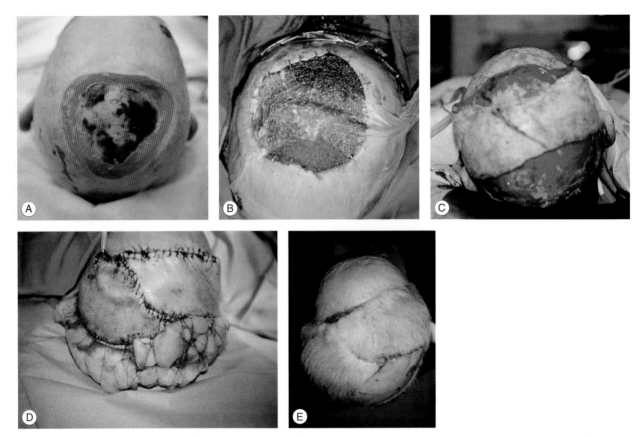

图 5.13　头皮创伤后的老年患者,暴露无骨膜的中央颅骨(A)。首先采用负压吸引治疗(B)。随后采用基于左右颞浅动脉的大型轴向双蒂皮瓣,用于覆盖裸露的骨(C)。该皮瓣对角切开,并向矢状方向移动以覆盖所有裸露的不可植皮的骨(D)。供区继发缺损皮片移植,最后的外观显示(E)

对于额部,初次闭合缺陷不应扭曲周围的活动结构,特别是眉毛。因此,对于较大的缺陷,主要是那些垂直方向的缺陷,可以用这种方式关闭。

4. 组织扩张

组织扩张是再造头皮与额部的另一种非常有用的方法。这需要一个分阶段的重建,将硅质扩张器放置在邻近的健康组织下。扩张器带有连接到注入口的管道,通常置于距离扩张器一定距离的皮下(在儿童中可能外露),用于注入液体。最近也出现了带有集成注射口的组织扩张器[51-55]。

在扩张器置入时注入少量液体以消除无效腔,在一段愈合期(通常为 10~14 天)后,连续扩张该正常组织,随后可用于重建邻近的瘢痕区域。对于任何开放性伤口或任何感染迹象时,应避免立刻采用这种技术。建议的皮瓣设计应在放置组织扩张器之前确定[55]。最好的效果是用转位或旋转皮瓣,而不是简单地推进皮瓣。通常需要 2~3 个月来充分扩大组织以进行重建(图 5.8、图 5.10、图 5.14)。

头皮与额部的组织扩张也不是没有问题。并发症的发生率高达 48%。常见的并发症包括血肿、假体外露、感染、皮瓣坏死、脱发、瘢痕增宽。在颅骨缝融合之前,扩张器的压力可能会使下面的颅骨变形。同时使用多个扩张器可通过皮肤/头皮包膜的血管损伤增加并发症的发生率。此外,仔细规划扩张器的位置,避免睡眠时的外部压力,可以减少挤压和其他并发症的可能性[56,57]。

5. 皮片移植

一期行分层或全厚皮片移植可作为一种快速闭合伤口的方法,特别是在身体条件较差的患者中。肿瘤切除后复发风险高的地方,也可以选择这种方法,以便更好地监测伤口。为使皮片移植有效存活,必须使用血管床。如果有暴露的骨,通常需要皮瓣修复。或者,可以在外层皮质向下钻多个孔,直到板障层,然后等待组织完全肉芽形成[58]。在恶性肿瘤的病例中应谨慎使用,特别是在复发的肿瘤和放射床中,因为外皮质钻孔可能会将恶性细胞植入骨和硬脑膜。作者遇到过这种并发症,强烈建议在这些病例中不要使用钻孔。

在这些情况下,使用真空负压敷料有助于肉芽组织的形成和随后的皮片移植创面覆盖。

植皮的优点是相对简单;然而,缺点是在头皮重建中不含毛发。在额部,皮片移植缺乏正常的颜色和周围组织的纹理,它不能恢复轮廓,导致不美观的拼接外观。

由于有不同的重建选择和重建目标,对于头皮与额部的其他重建选择,即局部、区域和游离皮瓣将分别进行讨论。

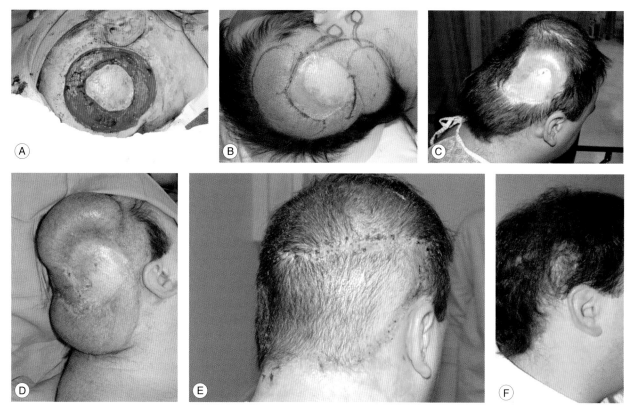

图 5.14　组织扩张：患者进行隆突性皮肤纤维肉瘤切除术后，需要更广泛的切除和额外的皮片移植（A）。两个新月形组织扩张器插入（B），慢慢扩张 6 周（C），并最终用于弥补切除植皮区后的缺损（D,E），实现完整的头发恢复（F）

B. 重建选择——头皮：局部和区域皮瓣

Leedy 等开发了一套非常有用的思路来重建获得性头皮缺损，不仅能实现伤口闭合，而且能获得最佳的美学效果[59]。

局部皮瓣

图 5.15 简要说明了头皮（和额部）重建中常用的不同局部皮瓣选择。直接周围组织的动员可关闭小到中等缺损。皮瓣通过旋转、转位和推进完成创面闭合，通常这 3 种因素都影响组织运动。小风车皮瓣（"阴阳"双瓣和"人"字三瓣）通常用于小缺陷（图 5.15~ 图 5.17）。更大的旋转皮瓣与适当的后切也可以使用。对于纵向缺损，可采用双蒂转位皮瓣。与身体的其他部位不同，因为头颅的突出曲面和组织的紧绷性，头皮瓣供区的继发缺损无法一期闭合，通常需要对皮瓣转移产生的供体缺损进行皮片移植（图 5.18）。

在设计皮瓣时，轴向，即已知的优势血管蒂穿过皮瓣的长度，可以确保更大的安全性，并避免远端尖端坏死（通常是皮瓣修复所需的最关键部分），从而导致重建的整体失败（图 5.18）。多普勒超声通常用于绘制主要血管血供。一般而言，更安全的做法是使用大而长的皮瓣，并根据头皮的曲率仔细规划重建。Orticochea 是第一个提出使用多个大皮瓣的人之一，广泛调动皮瓣来关闭中央头皮的大缺损。尽一切努力保证皮瓣的轴向性以确保更好的灌注（图 5.19）[60-63]。

作者发现，模板的使用和模拟转移在皮瓣设计中是无价的—设计往往造成皮瓣第一眼看上去比需要的大，但由于颅骨曲率的因素，它最终是刚刚好。

有报道使用带毛发皮瓣，如 Juri 皮瓣，重建前发际线[64,65]。该皮瓣基于颞浅动脉后顶支，由于需要长有毛发的皮瓣来恢复发际线，因此对于非常长的皮瓣应用延迟技术会更为安全[66]，在皮瓣转移之前，可能需要两个初步的延迟（图 5.20、图 5.21）。Juri 皮瓣的缺点是它改变了头发的自然生长方向，因为头发是直接向上生长的，而正常的头发是向下生长的。为了纠正这一问题，作者将 Juri 皮瓣作为游离皮瓣移植并与对侧颞血管吻合，以最大限度地提高美学效果。

头皮皮瓣在腱膜下分离，保留下面的骨膜，以便对继发缺损进行皮片移植。猫耳畸形在皮瓣的枢轴点很常见，由于下面硬的颅骨弯曲度而更加突出。最好不要激进地处理它，因为可能会影响血供，且通常会自动平复，或者可以很容易地进行二次矫正。避免过度张力也很重要，因为这会导致脱发。脱发也发生在缝线处，可能需要二次修复。

头皮的部分分离，通常使用单独的腱膜瓣修复由神经外科和颅面入路造成的缺损，是整形外科医生治疗方案中另一个有用的选择。最常用于额区，腱膜和附着的额肌常用于修复额窦和前颅缺损[67]。

此前也有过基于颞浅血管的颞顶筋膜瓣用于耳部和眶部重建的报道[68,69]。

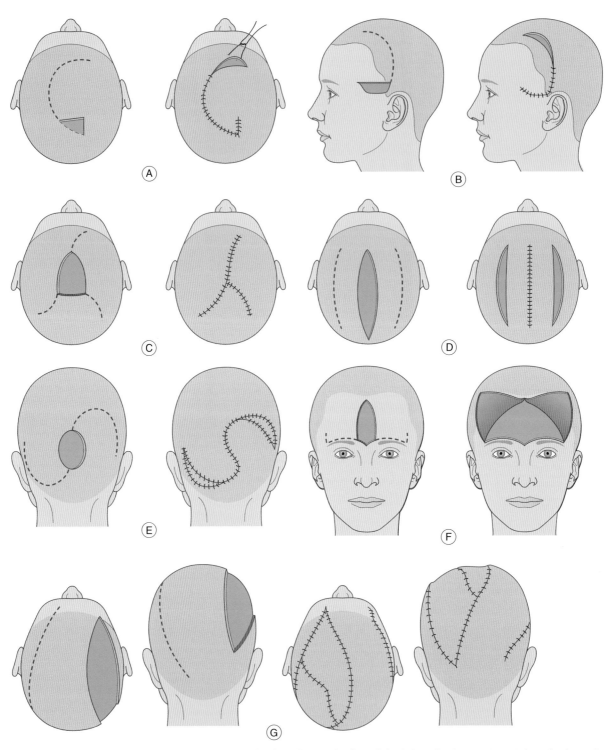

图 5.15　局部头皮皮瓣。（A，B）头皮旋转皮瓣；（C）风车皮瓣；（D）双蒂推进皮瓣；（E）双反向旋转皮瓣；（F）YT 皮瓣；（G）双蒂额枕皮瓣。（Reproduced from Marchac D. Deformities of the forehead, scalp, and cranial vault. In：McCarthy JG（ed）. Plastic Surgery. Philadelphia：WB Saunders；1990：1538.）

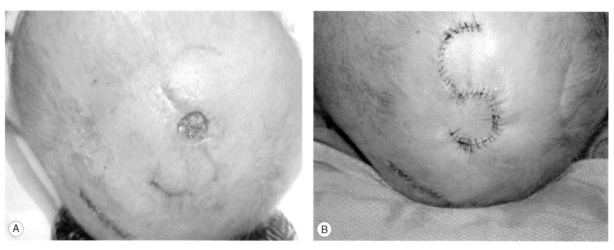

图 5.16 "阴阳"皮瓣修复头皮颅骨暴露小缺损

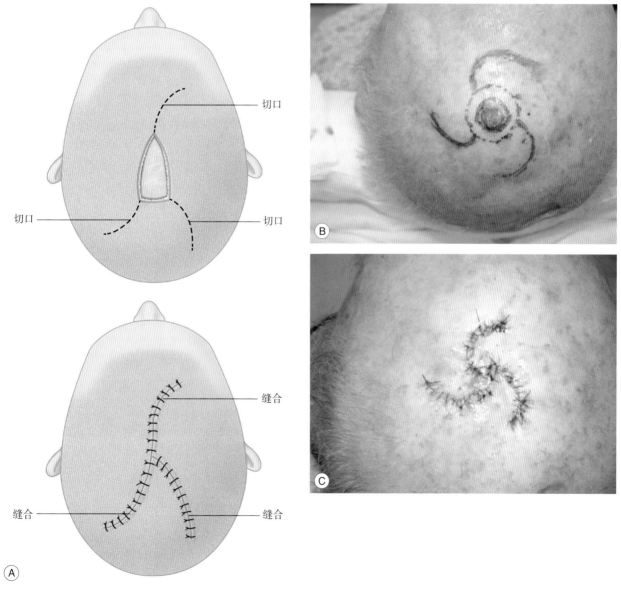

图 5.17 采用风车轮("人"字)皮瓣修复头皮小缺损。

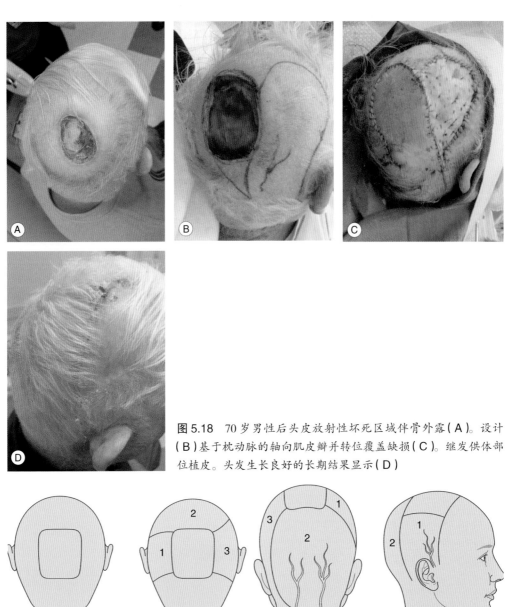

图5.18 70岁男性后头皮放射性坏死区域伴骨外露(A)。设计(B)基于枕动脉的轴向肌皮瓣并转位覆盖缺损(C)。继发供体部位植皮。头发生长良好的长期结果显示(D)

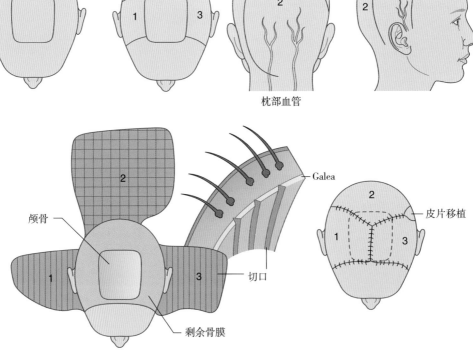

枕部血管

Galea

颅骨

切口

皮片移植

剩余骨膜

图5.19 Orticochea三瓣法。以双侧颞浅动脉为基础的两枚皮瓣修复缺损,以枕部血管为基础的后侧皮瓣用于填补供体缺损。(Reproduced from Arnold PG, Rangarathnam CS. Multiple flap scalp reconstruction: Orticochea revisited. Plast Reconstr Surg. 1982; 69: 607.)

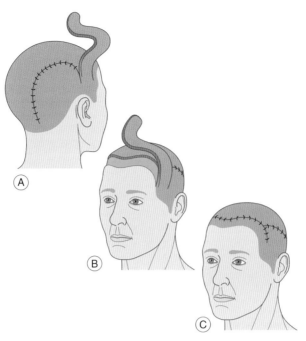

图 5.20 Juri 皮瓣。经过两次初步的延迟手术（A），
掀起颞顶枕皮瓣（B），并用于重建前发际线缺损（C）

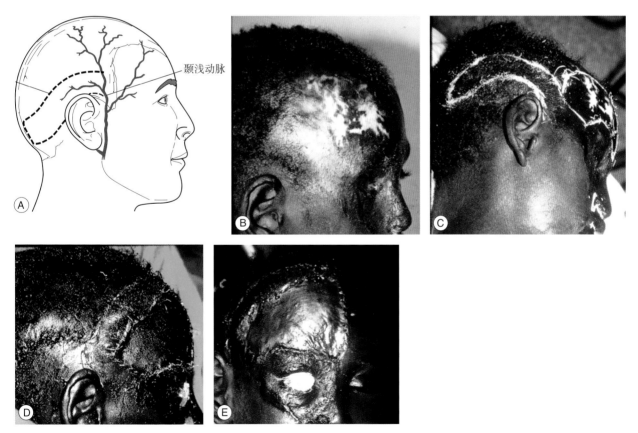

颞浅动脉

图 5.21 10 岁男孩烧伤性脱发累及前发际线,行 Juri 皮瓣及额部全厚植皮修复

局部皮瓣

可用于头皮重建的局部皮瓣非常少。常用基于颈横血管蒂的横支或降支的斜方肌肌皮瓣[70]。该肌皮瓣可用于后耳廓和后部头皮缺损,最大可达上枕骨区。必须注意保持副神经对肌肉上部的支配,以防止肩下垂(图5.22)[71]。

胸肌肌皮瓣、背阔肌肌皮瓣和颏下扩展的颈阔肌带蒂皮瓣也被描述缺陷的修复颞部、耳后、外围的头皮缺陷,但很少使用,因为大多数这些皮瓣远端部分(最差的血液供应)用于修复缺损的关键部分,通常会导致失败[72]。背阔肌肌皮瓣更常用作游离瓣,如下文所述。

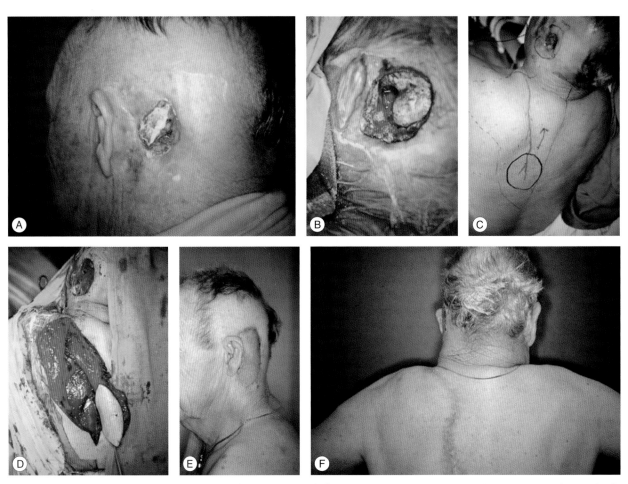

图 5.22　老年男性后头皮放射后坏死(A)。清创(B),设计带蒂斜方肌肌皮瓣(C),掀起皮瓣(D),转移以修复缺损(E)。术后外观和耸肩能力(由于副神经的保存)如图(F)所示

C. 重建选择——额部: 局部和区域皮瓣

额部占了面部的上1/3,对面部审美很重要。额部最上面的瘢痕可以通过适当的发型来部分隐藏。在额部中部和下部,与横向皱纹(由额肌收缩产生)平行的瘢痕会随着时间的推移而逐渐变得不那么明显。在额部较低的中央部分,垂直方向的瘢痕也与自然皱纹对齐,这是由于下方的皱眉肌和降眉间肌的作用,随着时间的推移变得不那么明显。

然而,伤口和缺损可能在许多不同的部位,有不同的方向和形状,修复的结果可能会导致瘢痕不在"理想"位置。更重要的是,修复时不能扭曲额部下缘和发际线的活动结构,因为瘢痕会随着时间的推移而褪色,变得不那么明显,但移位的标志会造成持久的畸形。一般而言,保持正常轮廓和正常结构标志远比相关瘢痕重要,这应该是选择最合适的额部缺损修复方法的主要指导原则之一。

正如前文所讨论的,虽然额部似乎是一个单一的亚单位,但通过更仔细的分析,首先基于区域血液供应,其次基于组织活动性和不同部位组织的紧致程度的变化,使将额部细分为更小的亚单位更实用,最初由 Ian Jackson 提出,现作者对其稍加修改。这些细分在皮瓣选择时可以提供更好的思路。

在血液供应方面,额部的血液供应非常丰富且独特,颈内动脉系统和颈外动脉系统各分支之间有着丰富的连接。在中央,有两条成对的,垂直方向的眶上和滑车上血管来自颈内动脉,在外侧,有来自颈外系统的颞浅血管的横行的前支。由此形成的丰富的血管丛使得在这些血管上的任何一条都可以支持整个额部。这使得额部成为重建额部外邻近组织的非常有用的供体部位,尤其是鼻重建,偶尔也用于面颊、眼睑、上颌和口腔内重建。由于本章的重点是额部重建,作者将重点讨论如何最好地使用"类似"的轴向皮瓣闭合额部内的各种缺损。

在组织活动性和紧致成功度方面,额部中部较颞区、眉间和额上区域的组织紧致,皮下组织较少。最易活动的是眉间和眉上区域,除了皮下组织外,这里还有波纹肌和降眉间肌,它们增加了这些部位的活动能力。这些区域的差异有助于选择用于修复的皮瓣。因此,虽然 VY 推进皮瓣在眉间、眉上和颞部的活动区域效果良好,但在额部中部无效,如果使用,可能导致皮瓣部分或全部坏死。

以下是作者使用局部皮瓣重建额部缺损的思路方法:

1. 颞部亚单位

该亚单位的活动性是源于皮下组织的相对增加,这既适用于有毛发的颞部头皮,也适用于形成额部外侧的前无毛发的额部皮肤。血液供应丰富,来自颞浅血管。不扭曲周围组织的推进皮瓣效果最好:VY(图 5.23A、B)、扩展 VY 和双扩展 VY 皮瓣都被有效地使用(图 5.24)[73]。这些扩展皮瓣可以设计成移动有毛组织和无毛组织,作为同一推进皮瓣的一部分(图 5.25A、B)。推进通常是垂直或斜向上或向前

的方向,因此造成最小的组织扭曲。在推进扩展型 VY 皮瓣时,皮瓣的延伸部分作为转位皮瓣在推进瓣的顶部移动。如果该转位部分有毛发,它将导致毛发生长方向的一些改变(图 5.25B)。大的转位、菱形或双叶瓣容易扭曲自然解剖标志结构,因此不推荐使用。

2. 眉上和眉间亚单位

该处组织甚至比颞侧亚单位更灵活,因此推进皮瓣效果很好。同样,重要的是不要扭曲眉毛,所以 V-Y 皮瓣的设计紧邻眉毛正上方,根据它的皮下组织来移动。双反向 VY 皮瓣也可用于较大的缺陷(图 5.26)。

内侧眉上区较大的缺损需要垂直方向的转位皮瓣,可从邻近的眉间分离。该眉间瓣是基于角血管的末端分支(图 5.27)。

对于眉间的较大缺损,可以使用滑车上血管为基础的额旁正中皮瓣(图 5.28)。所有这些策略都能有效地将"类似"组织移到缺损部位,并使眉部的变形降到最低。

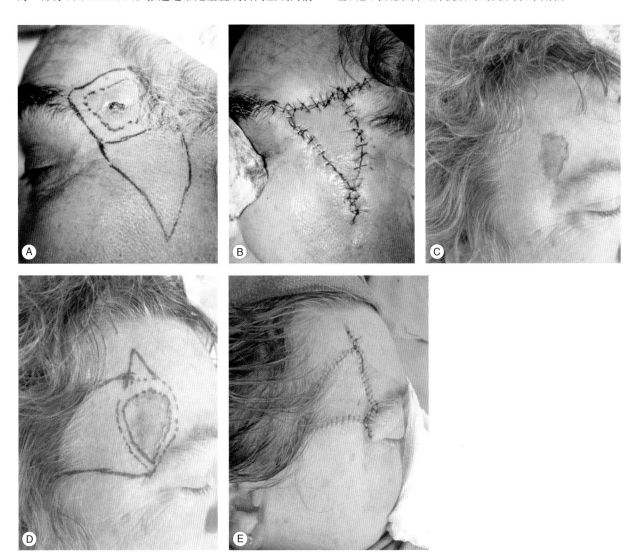

图 5.23 （A）额部颞亚单位:男性基底细胞癌患者切除,VY 推进皮瓣修复,从上颊向上移动。(B）额颞亚单位:额侧 VY 皮瓣修复基底细胞癌切除后的缺损。(C）61 岁女性伴颞部基底细胞癌。(D）切口和无毛扩张 VY 推进皮瓣的设计。(E）推进皮瓣闭合术后即刻效果

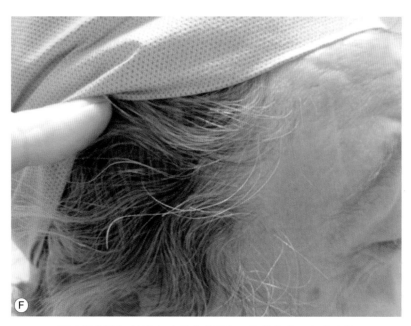

图 5.23（续）（F）切除并重建颞部亚单位术后 3 个月随访

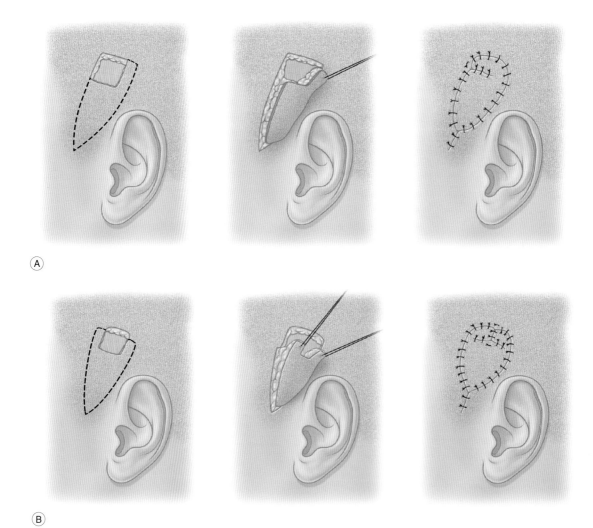

图 5.24 颞区 VY 扩展皮瓣和双扩展皮瓣设计。这些可以用来修复有毛和无毛的缺陷，根据头发的需要适当的设计扩展部分，以保持正常的发际线。（Adapted from Pribaz JJ, Chester C, Barrall DT. The extended V-Y Flap. Plast Reconstr Surg. 1992; 90: 275-80.）

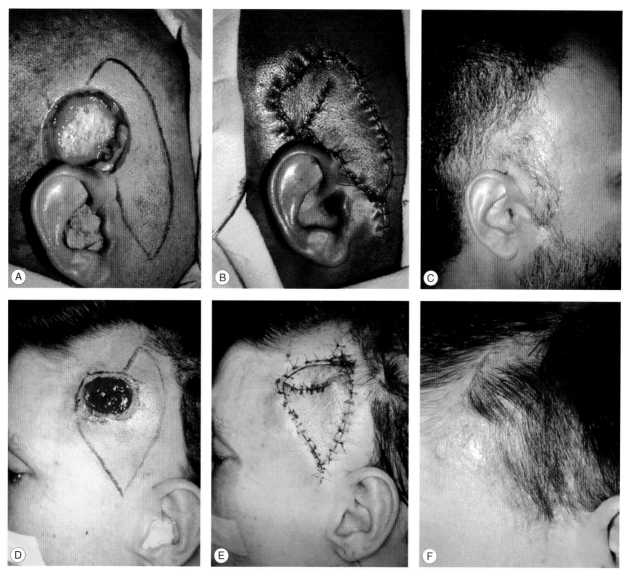

图 5.25 （A）53 岁男性，丛状汗管瘤切除后，颞部有毛发缺损。（B）用扩展 VY 带毛发皮瓣修复。（C）重建后 1 年的长期随访。（D）19 岁男性，额颞部肉芽肿及缺损。（E）扩展带毛发 VY 皮瓣修复。（F）修复后 3 个月随访，注意头发方向的变化

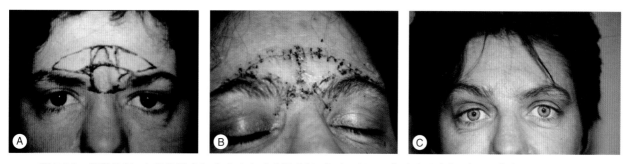

图 5.26 眉间缺损：皮脂腺增生切除术后出现眉间缺损，采用双侧 VY 推进皮瓣修复，自然眉部解剖标志不变形

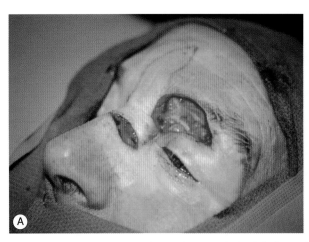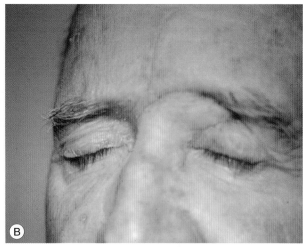

图 5.27　眉间眉上缺损：眉间 / 眉区缺损较大的患者，以角动脉末端分支为基础，采用垂直向眉间皮瓣转移修复横向
缺损

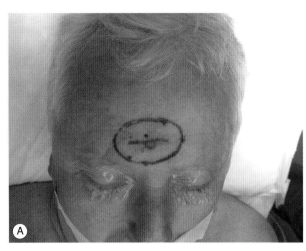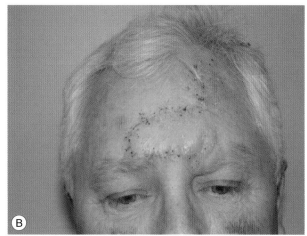

图 5.28　额部正中：黑色素瘤切除术后，额部正中横向缺损患者，采用垂直方向的额部旁皮瓣修复，避免了眉毛等自然解
剖标志的扭曲

3. 额部

最好将额部主体分为（a）中央区和（b）外侧区。中央区由滑车上血管和眶上血管供血，外侧区由颞血管和眶上血管之间的分水岭区域供血。

3（a）. 中央区

额旁皮瓣移植后，窄的、中央、垂直方向的缺损可以直接垂直闭合。通常很容易在下方闭合，在上方张力更大（见图 5.28）。

更大的垂直方向缺损可通过双侧额部（+/- 和头皮）皮瓣移位修复，可按需进行腱膜切开和皮瓣回切，结果形成中央垂直瘢痕（图 5.29）。

对于中心部位偏横向的缺损，可以使用旁正中转位皮瓣，因为任何形式的直接闭合都会导致眉部向上的牵拉（见图 5.28）。皮瓣转移后不能闭合的较小区域可以采用全厚皮片移植修复，该全厚皮片移植可取自皮瓣动员时猫耳畸形切除的一部分，或允许二期愈合。较大的植皮面积在外观和功能上都不理想（图 5.30A）。移植的部分皮肤凹陷、苍白、有光泽、容易皮奎。皮片移植物可以通过分次切除或借助组织

扩张进行切除（图 5.30A，B）。

对于涉及眉间区更大的中心缺损，需要仔细评估以决定进行局部组织移植或游离组织移植的修复。如果可能，首选使用大的局部移位和推进皮瓣，因为其结果将比自由组织移植获得更好的颜色、轮廓和纹理匹配。图 5.31 展示了在使用扩展的额部 / 头皮皮瓣，并将远端部分转位，以关闭 Mohs后广泛切除的基底细胞癌（basal cell carcinoma，BCC）。此外，一个上基鼻唇唇瓣用于修复眉间区域，与转移部分胡须区域用于修复缺失的内侧眉。术前后照片显示了减薄和修正鼻唇唇瓣后的最终结果，也显示了眉重建良好的毛发生长。

3（b）. 外侧区

小的缺陷可以通过不扭曲眉毛和上眼睑的侧方推进皮瓣闭合。较大的缺损采用基于眶上和滑车上血管的大型轴向旋转 / 推进皮瓣修复（图 5.32）。由此产生的继发缺损，虽然常在图片中描述为一期闭合，但通常需要植皮。随后可以分次切除或借助组织扩张来切除。

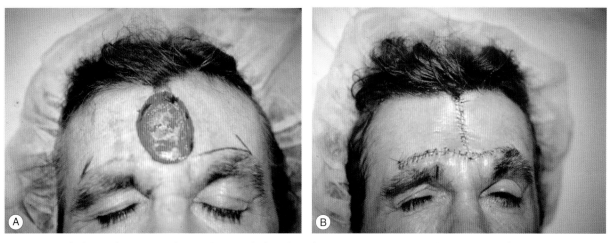

图 5.29　额部中央：莫氏法切除基底细胞癌后，患者额部正中垂直方向缺损，双侧额部皮瓣推进修复，采用背切和腱膜切开

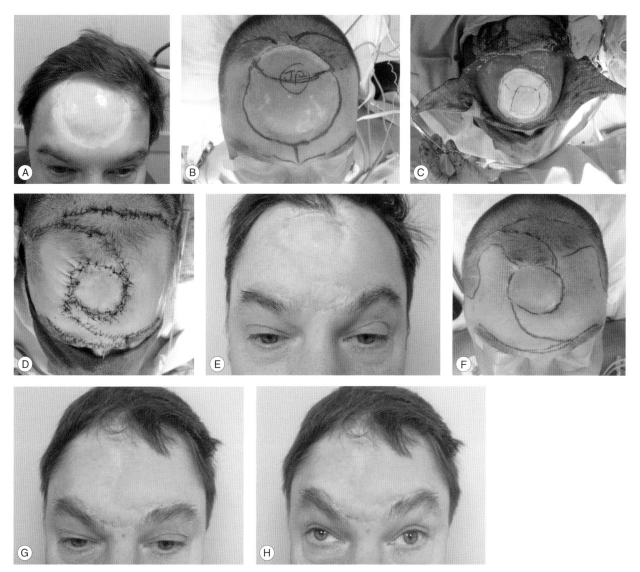

图 5.30　（A）1 例 59 岁的隆突性皮肤纤维肉瘤切除后行植皮修复造成大面积额部中央畸形患者。（B，C，D）分次切除第一次切除术前、术中、术后照片。（E，F）6 个月后剩余的植皮被切除。（G，H）术后早期结果显示额部连续性，重建后额肌功能完整

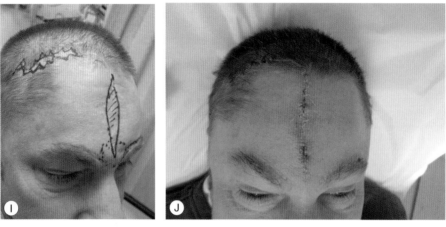

图 5.30（续）（I，J）几个月后，再次对额部进行轻微瘢痕修正，并对头皮进行 W 形成形术，以纠正瘢痕脱发的区域

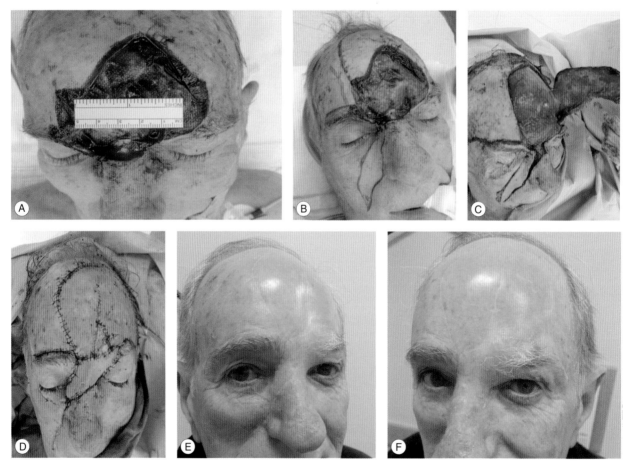

图 5.31 涉及额部多个亚单位的复杂缺损：1 例患者在莫氏法切除基底细胞癌后，形成非常广泛的额部中央、眉上、眉间和眉内侧缺损。作者用一个大的头皮／额部转位推进皮瓣加上一个鼻唇沟皮瓣（用鼻唇沟带毛发区重建眉毛）修复该缺损。分离皮瓣、缝合、鼻唇沟皮瓣减容后如图所示

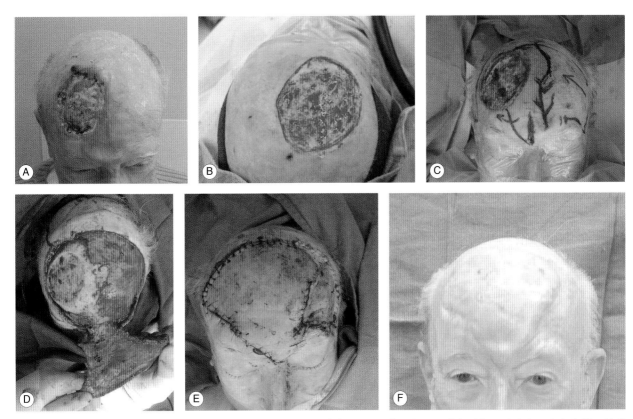

图 5.32　1 例侧额缺损:92 岁患者,既往基底细胞癌和鳞状细胞癌切除后,出现大面积放射性坏死的右额/头皮缺损。该患者此前曾进行过 11 次手术试图闭合伤口,包括植皮、Integra、负压吸引治疗、高压氧治疗等,均以失败告终。清理伤口并检查边缘是否为恶性肿瘤。以滑车上血管和眶上血管为基础,掀起大面积的额部轴向伸展皮瓣以修复缺损,并在继发缺损区域植皮。图示术后长期结果

D. 游离皮瓣显微外科重建

大型复杂缺损、重要结构暴露,最好采用游离组织移植修复。报告的成功率,即使是在合并重大疾病的患者和老年人中,也超过 95%。历史上,第一个使用游离皮瓣的头皮重建是由 McLean 和 Buncke 使用游离大网膜皮瓣[74]。由大网膜提供了良好的血管床,覆盖所有重要结构,随后接受皮片移植。目前,游离大网膜瓣不常用于头皮重建,因为它们相对较薄,无法恢复轮廓,而且由于需要腹腔内手术获取大网膜,因此其并发症发生率风险较高[75,76]。此后,随着游离皮瓣移植后皮肤和肌肉血管解剖学研究的复兴,重建外科医生如今有了更多的选择[77]。治疗的重点已经从利用尽可能少量的皮瓣来确保皮瓣存活,转移到更好的皮瓣选择和改良。通过仔细的术前和术中评估缺损,确定重建要求,然后选择最佳的供体组织,以获得最佳的功能和美学效果,从而实现精细化。

用于头皮重建的游离皮瓣的主要包括肌瓣、肌皮瓣和筋膜皮瓣,其中筋膜皮瓣更少用于头皮重建,而更常用于额部重建。每一种方法都有其优点和适应证,选择一种特定的游离皮瓣方法取决于缺损的大小、创面情况、可行性、受体血管以及外科医生和患者的偏好(图 5.33、图 5.34)。

受体血管

头皮与额部游离皮瓣重建的受体血管相似[78-80]。

理想情况下,受体血管应该有足够的口径,在损伤区之外,但距离足够近,以便进行一期吻合。然而,在头皮与额部重建中,缺损附近的血管缺乏,下一组可用的血管距离较远,常常需要使用静脉移植。颞浅血管是唯一一靠近头皮与额部的血管。然而,这些血管可能受之前手术时的损伤或放疗辐射的影响而无法使用。虽然动脉,特别是靠近腮腺的动脉,通常有足够的口径,但静脉也可能很细、薄壁且脆弱。最好在相似的位置进行动静脉吻合,以防止蒂部扭曲和错位。因此,外科医生必须准备将切口延伸到颈部,并分离颈外动脉系统的其他分支(或颈外动脉本身),以及流入颈外系统或颈内系统的相邻静脉。二腹肌后腹的切断可以方便受体动脉的分离。

虽然在颈部有更多的受体血管可供选择,但距离缺损较远的地方应选择带较长蒂的皮瓣或使用静脉移植[81]。由于动脉和静脉都需要桥接移植,使用动静脉袢是解决这一问题的常用方法[82]。最好将其作为重建的一部分进行规划,而不是在游离皮瓣断蒂后临时决定,以减少移植物缺血时间(见图 5.33)。

枕动脉有时可作为头皮后部缺损重建的受体血管。

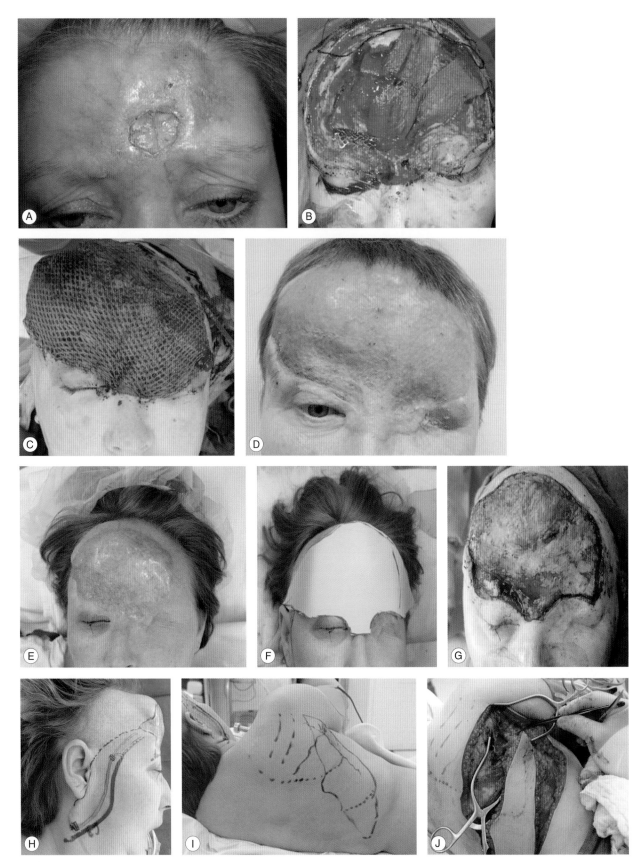

图 5.33 （A）肾移植患者发生侵袭性鳞状细胞癌，累及额部、额窦、左眶内壁颅骨内板。（B）通过神经外科和颅面外科彻底切除，留下大面积额骨、眶顶骨缺损和明显的软组织缺损。（C）钛网修复眶顶/颅底和额骨缺损，背阔肌肌瓣植皮覆盖软组织。（D）皮瓣移植后额部愈合。（E）放疗完成6个月后，计划进一步手术改善外观。（F）手术设计及模板，（G）整个额部亚单位去上皮，为额部软组织置换做准备。（H，I，J）使用个性化肩胛骨/肩胛旁皮瓣修复额部，取大隐静脉动静脉移植吻合来桥接颈部的受体血管

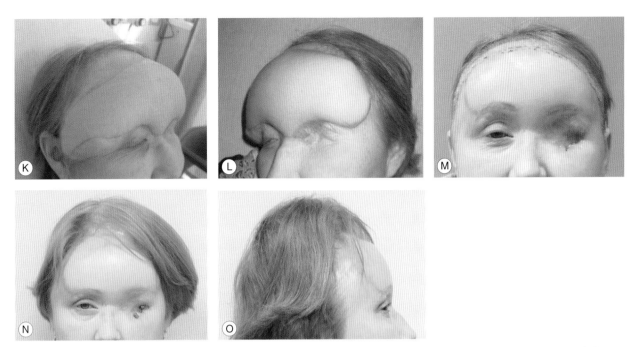

图 5.33（续）（K，L，M，N，O）这一系列图像显示了副肩胛骨皮瓣的臃肿的早期外观以及皮瓣直接切除和抽脂减容后的最终外观

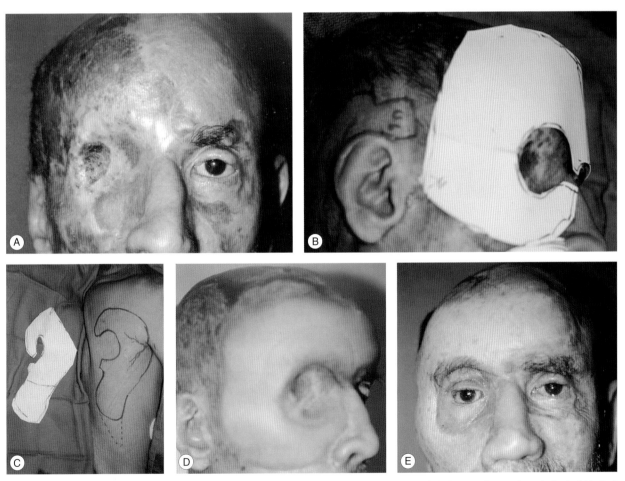

图 5.34　额部及右眼眶周围大面积烧伤瘢痕，直接骨上植皮后。制作缺损的图式并在背部设计肩胛 / 肩胛旁皮瓣并转移到上面部。后期，由 Alfonso Barrera 用毛囊毛发移植重建右眉，Elof Eriksson 行眼周假体置入

端端吻合是最常用的修复方法，但如果选择较大的静脉，如颈外静脉或颈内静脉作为受体血管，则可以采用端侧吻合。一些作者认为，吸气时颈内静脉较高的负压可以将皮瓣的血液"吸"出来，从而减少静脉血栓形成的机会。Chalian 等比较了使用颈内静脉和颈外静脉分支的游离皮瓣失败情况，发现使用颈内静脉血栓形成风险降低（156 例游离皮瓣中分别为 1% 和 8%）[83]。

在一些极端的情况下，颈部已经进行了根治性淋巴清扫，并因放疗辐射而受损，以致"冻结"，受体血管的选择就变得更加困难。这些患者可能已经有过游离皮瓣，因此可以利用游离皮瓣的蒂进行新的皮瓣移植[84-86]。或者，为了脱离损伤区域，策略可能包括使用对侧颈部的血管，或锁骨上区域的颈横血管（甲状腺颈干的分支）[79-81]。由于使用这些远位血管源，必须使用长静脉移植物或动静脉袢。罕见地，或在抢救情况下，没有可用静脉，可考虑使用头静脉。它位于胸三角沟，可向下游离至上臂，并向上旋转至颈部[87]。

皮瓣选择

皮瓣的选择取决于缺损的位置、面积、需要蒂的长度、患者术中体位、重建的最初和最终目标以及外科医生对特定皮瓣的经验和熟悉程度[88-93]。

在缺损的位置方面，对于头皮重建，更常用的是肌瓣或肌皮瓣；对于额部，最好使用筋膜皮瓣。

到目前为止，最常用于头皮重建的皮瓣是背阔肌肌瓣，基于胸背血管蒂。它的优点是血管蒂较长、可靠，而且体积大，可以覆盖广泛的头皮缺损。肌瓣植皮后，随着时间的推移会萎缩，导致软组织的厚度与原生头皮非常相似。打孔、非拉网的皮片移植物通常缝在肌肉表面，其外观优于网状皮片移植物（见图 5.33）[94,95]。

对于较小的缺损，可以摘取一个量身定做的较小的背阔肌，或者在相同（甚至更长的胸背）血管蒂的基础上，使用前锯肌较低的 3~4 个头。只应使用前锯肌的下部避免翼状肩胛形成。

对于较大的缺损，可以使用背阔肌加上前锯肌，再加上前方的皮肤岛（延伸到背阔肌的前缘之外，但仍然基于胸背血管的前穿支）。对于全头皮缺损，可能需要双侧背阔肌游离皮瓣。

在大多数情况下，作者更倾向于采用带有皮岛的背阔肌肌瓣（即背阔肌肌皮瓣），原因有几个：皮岛更容易监测皮瓣血运，造成最小的供体区缺损，并减少皮片移植的需要。此外，如果计划最终扩张邻近的带毛发头皮并恢复发际线，最好将推进的头皮皮瓣缝合到皮肤上，而不是植皮上。诚然，皮岛的厚度大于头皮的厚度；这很容易在随后或头皮头发修复阶段修薄。

其他肌瓣和肌皮瓣（包括腹直肌肌皮瓣）也常用，因为它们易于从头颈部远处掀起，允许两组手术人员同时手术。

虽然它是一个更厚的皮瓣，但这有时可适用于重建颅骨切除后需要额外体积来恢复轮廓的复合缺损（见图 5.8）。该皮瓣的血管蒂较长，如果掀起腹壁下动脉穿支（deep inferior epigastric perforator, DIEP）皮瓣，蒂甚至更长[96]。

筋膜皮瓣尤其适用于重建较大的额部缺损。如果考虑对额部进行游离皮瓣，采用亚单位原则替换整个亚单位可以获得最好的美学效果（见图 5.33）。如果最终的目标是恢复头皮毛发，也可以考虑使用筋膜皮瓣进行头皮重建，如上文所述，与皮片移植物相比，分阶段进行组织扩张和将带毛发头皮瓣缝合到皮肤更容易（见图 5.8）。

最常用的皮瓣包括前臂桡侧皮瓣[97,98]、肩胛骨和肩胛旁皮瓣[99]，和大腿前外侧筋膜皮瓣[100-104]。所有这些皮瓣耐受性好，易于掀起，且血管蒂较长（见图 5.33、图 5.34）。

前臂桡侧和大腿前外侧筋膜皮瓣的优点是远离头颈部，便于两组手术更快速进行。肩胛骨和肩胛旁瓣的入路与背阔肌的入路相似，可能涉及术中体位的改变。

尽管在过去许多人列举了游离组织转移的潜在弊端，注重操作和麻醉的时间，它在技术和经济上要求较高，并且有皮瓣失败的风险。但毫无疑问的是在指征明确时，这是最好的解决问题的方式。目前，作者的住院医师培训项目的大多数毕业生已经广泛接触了游离组织移植，据报道，事实上，即使是在晚期疾病患者中，成功率也很高[90,91,93,105]。

面部移植

尽管在过去的 30~40 年里，重建手术取得了很大的进步，但将严重受损的部分恢复到"正常"的能力仍然盛名难副。例如，如果整个头皮已经脱落，无法进行再植，就无法恢复正常的头皮[106,107]。近年来，复合组织移植治疗复杂面部畸形的出现，为最终用"类似"重建"类似"提供了一个新的、令人兴奋的选择。事实上，它为重建的阶梯增加了一个新的台阶。随着面部移植，人们见证了修复范式的转变，从"重建"的概念转变到"恢复"的概念。

到目前为止，作者已成功进行了 7 例面部移植手术，其中 4 例移植了额部，其中 2 例移植了前头皮[108,109]。所有病例均仅基于面血管进行转移，最终额前和头皮灌注充足（其他部位如侧颊、上颌骨、下颌骨前、颈部也获得了良好灌注）。在作者的病例中，额部和前部头皮没有直接的轴向血液供应，但通过面动脉末端分支和眶周血管之间的连接进行灌注（图 5.35）。血液供应充足，可使转移头皮长期保持正常外观和正常毛发生长。这可以通过应用 Taylor 等的血管小体概念来理解，该概念预测人们可以成功地将相邻的血管小体转移到原轴向血管小体上[110]。在这种情况下，轴向面部血管小体充分灌注下一个血管小体，即额部、上颌骨、下颌骨和颈部。这在作者的解剖研究和病例的临床结果中得到了证实。作者不知道仅靠面部供血可以成功转移多少头皮，但前 5~6cm 肯定可以。作者预测如果移植较大 / 全头皮，则可能需要颞浅血管供应。

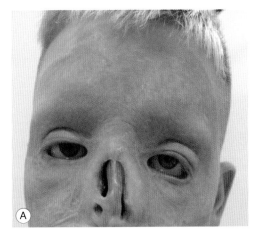
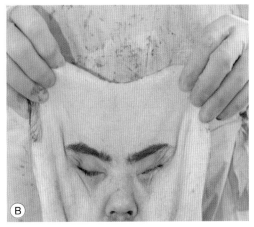
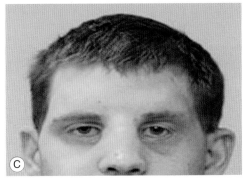

图 5.35 患者接受全面部移植重建重大电烧伤后的面部,显示额部和上 1/3 的面部术后效果

术后护理

术后管理的方式取决于所治疗的情况和治疗的类型。

抗生素的使用视情况而定,但如果预防性使用,只在围手术期使用。感染、受损严重的伤口、硬脑膜外露或使用过外来材料和移植物的患者,需进行全疗程的抗生素治疗。

二期愈合的创面需要局部伤口护理直到愈合。

皮片移植物通过打包敷料或负压吸引装置固定;对于这两种情况,不应施加过大的压力,因为这可能会导致移植物丢失和之前血管化组织的坏死,这将导致更复杂的修复。打包或负压吸引装置在 5~6 天移除(见图 5.13)。

当使用组织扩张器时,扩张器部分膨胀以消除无效腔,通常还留置引流管,以避免由于广泛的剥离和损伤引起的浆液肿。引流通常在几天后拔除。扩张过程大约在 10~14 天之后开始,根据患者和组织的耐受情况,每周一次或两次将少量药物注入注射端口。通常需要至少 8 周的时间,直到扩张到足够的组织。注射端口与组织扩张器保持一定距离非常重要,这样扩张器在扩张时不会被注射器损坏。另一种选择是有一体化的端口,或外置的端口,一些外科医生常在儿科患者中使用,通常由父母在经过适当的训练后进行扩张。

局部和区域皮瓣监测其血管分布,并保护其免受直接压力,这在某些位置可能很困难,特别是在枕骨上方。有时,可能需要一个临时的支撑装置来避免对重要皮瓣产生压力[111]。这些患者也有供体区缺损皮片移植区,需要前述的护理。

游离皮瓣需要与局部皮瓣或区域皮瓣同样的预防措施,如上所述,此外,应密切监测以检测血管血栓形成。这需要经常监测皮瓣的颜色和毛细血管回流状况,可以使用外部多普勒和使用可植入设备,如 Cook 导管或近红外光谱组织血氧测定[112]。植皮游离肌瓣常用于头皮重建,临床上较有皮岛的肌皮瓣更难监测,植入式多普勒装置最为安全。

结果、预后及并发症

- 任何手术都可能导致伤口裂开,尤其是在头皮与额部修复中普遍存在的紧密缝合情况下。裂开的伤口通过局部伤口护理治疗,必要时进行清创,稳定后进行二次修复。

- 术后伤口感染也可能发生,特别是对于受损组织如放疗后的伤口。由于头皮与额部有充足的血液供应,与身体其他部位相比,感染相对较少。对问题伤口进行抗生素预防,根据敏感性使用适当的抗生素进行治疗,以及局部伤口护理,通常有效。

- 在头皮上,所有的伤口,尤其是二期愈合的伤口,都会有一定程度的脱发,这可能需要转移带毛发皮瓣进行二次修复。

- 当使用负压吸引装置时,无论是用于临时伤口处理还是固定植皮,避免过度的压力、保持底层骨膜床活性非常重要。

- 组织扩张器扩张高度特化的头皮组织已经成为产生"类似"的组织来恢复头发的一种非常有价值的方法,但在漫长的扩张过程中应非常小心,以减少并发症。在一些患者中,如果组织特别紧绷或组织扩张过快,可能发生伤口裂开和扩张器暴露。如果程度轻微,局部伤口护理和抗生素,再加上扩张器的轻微收缩,可能会让扩张过程继续下去,尽管会更慢。如果发生在后期,可以加快进入第二阶段,取出扩张器,转移扩张皮瓣。如果在充分扩张之前发生暴露或感染,就需要取出扩张器,使用抗生素,伤口愈合几个月后才能再次扩张。

- 如果使用多个扩张器,并发症更常见,部分问题可能与睡眠时的外部压力影响等有关。作者通常不会同时使用两个以上的扩张器。

- 常见的原因,如血肿、感染和剪切力的机械效应等,可能导致植皮失败,应采取适当的措施尽量减少这些可能性。然而,在头皮,最常见的原因可能是血管缺乏。这可以通过最初使用负压吸引来刺激肉芽新生和其他技术来改善,例如在颅骨外皮质钻孔,以及使用米勒德所支持的"吊车"原理等更复杂的方法都已成功使用。"吊车"原理包括血管的临时转移皮瓣至血管条件很差的地方,然后经过一段时间的新血管形成,皮瓣掀起转回原处,但留下的最深的部分皮瓣血管(此时能够进行皮片移植术)。这种技术对未被严重放射照射的伤口很有效,后者需要永久性的皮瓣覆盖[113]。

- 局部和局部皮瓣移植后的常见并发症包括远端坏死,如果不暴露重要结构,可以采用保守治疗。使用局部皮瓣后出现的重大问题通常是由于判断错误和皮瓣选择和设计不当造成的。如果皮瓣设计中没有考虑到头皮的曲率,这尤其成问题,因为这将导致皮肤紧致闭合,从而损害远端皮瓣循环,导致坏死和开裂。外科医生必须对皮瓣解剖有透彻的了解,并坚持细致的技术原则,以减少这些问题。

- 其他并发症,如血肿和血清肿也可能发生,但可以通过适当的技术和使用引流管等方法减少并发症的发生。

- 游离组织移植手术时间较长,通常在伴有其他并发症的患者和老年患者中进行,因此他们可能会有任何长期的麻醉和手术过程中可能出现的一般并发症。为减少并发症,术前应优化患者的整体健康和营养状况。头颈部游离组织移植的并发症发生率高于择期乳腺游离皮瓣重建[114]。尽管如此,大多数机构报告头颈部游离皮瓣的成功率非常高,超过95%。在整个手术过程的各个阶段都要注意细节,特别是要注意血管蒂,以避免头部运动时可能发生的扭曲,并在离开手术室前确保良好的皮瓣灌注是确保良好结果的关键。术后,仔细的皮瓣监测,尤其是前24小时,任何血管损伤都应立即返回手术室纠正问题。在 Khouri 等对微血管游离皮瓣手术结果进行的一项大型前瞻性研究(作者也参与了该研究)中,皮瓣抢救成功率根据不同的病例序列在54%~100%之间变化[115]。

二期手术

　　头皮与额部常常需要进行二期手术,以达到满意和美观的结果。他们可能是解决伤口愈合并发症,移位的自然解剖标志结构的重新定位,或计划中的第二、第三(或更多)阶段的复杂重建,以恢复到尽可能接近"正常"。

- 修复因张力缝合而导致的增宽瘢痕,这在头皮与额部重建中很常见。在头皮上,这些瘢痕通常缺少毛发,而且很难完全纠正脱发,因为毛囊很容易受到张力的影响,虽然瘢痕可能会更窄,但仍然可能有一些脱发。使用 W 成形术和 Z 成形术可以帮助打破长脱毛瘢痕,使其变得不那么明显(见图5.30B)。手术过程一定要仔细,不要损伤毛囊。微毛囊毛发移植也被使用,尽管瘢痕通常不是可以确保移植存活的最"肥沃"的地方[116]。

- 轮廓畸形,如皮瓣转折处的猫耳畸形,通过简单的切除和缝合是很容易解决的。小的猫耳畸形可以自行平复。其他由厚皮瓣引起的轮廓畸形也很容易通过抽脂或直接切除减容来治疗。

- 凹陷可以用真皮脂肪移植和结构性脂肪移植来矫正。脂肪移植可能需要多次手术以恢复正常轮廓。

- 额部重建时,眉毛、上睑等活动结构容易移位,造成明显的不对称。为了将其替换到正常位置,可以通过 Z 成形术进行局部组织重组、全厚皮片移植或一期使用组织扩张器等方法。

- 如果初期治疗采用了皮片移植,会在头皮上造成大面积脱发,如果在额部使用,由于颜色不匹配和轮廓畸形,可能会很难看。在头皮,二期组织扩张是处理脱发最常见的方法。在额部,试图改善颜色不匹配和轮廓异常的方法包括对移植物进行皮肤磨削后头皮上取中厚皮片进行移植,也可以使用分次切除或组织扩张。

- 修复作为亚单位边界的发际线,也是二期重建的一个常见目标。颞侧鬓角可由耳后区域的上蒂的转位皮瓣代替。对于男性,可以通过对下鬓角和胡须区域的 VY 推进来重建鬓角的下部(图5.36)[117]。有时可以同时使用上述两种方法。前发际线可用 Juri 转位皮瓣修复,但会导致毛发生长方向异常[64-66]。或者,它可以结合头皮扩张器进行修复,通过一系列组织扩张来纠正大面积脱发。

- 如果额部因先前的重建而不美观、不平整、瘢痕严重,则可能需要大的亚单位游离组织移植来替代整个额部。为了更好的颜色匹配,作者使用埋置血管蒂的颈部皮肤进行皮瓣预制扩张[118]。

- 对于颅骨切除的病例,二期重建可能需要同时进行植骨或同种异体或合成钛网和颅骨成形术。在这类病例中,稳定和充分血流灌注的皮肤覆盖骨缺损区域对成功的结果至关重要。

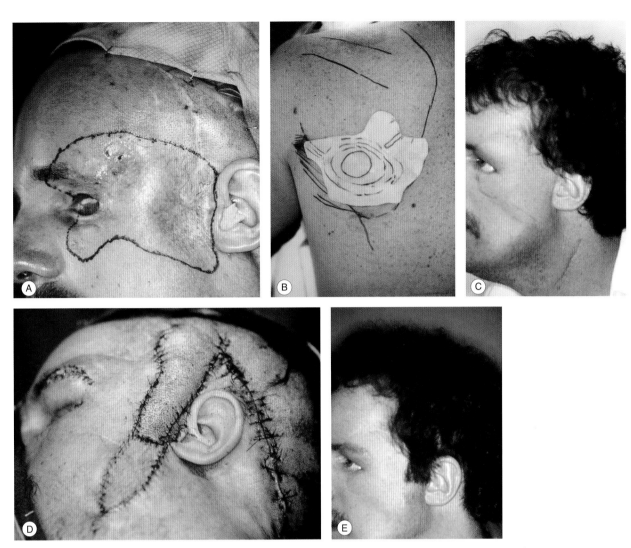

图 5.36 1 例 25 岁的患者，由于婴儿期视网膜母细胞瘤的放疗导致额部和眼眶周围皮肤不稳定。作者将不稳定的皮肤切除，并用肩胛骨皮瓣来修复该区域。术后应用头皮转位皮瓣及 VY 带毛发颊部皮瓣重建颞部发际及鬓角，并应用毛囊毛发移植重建眉部

参考文献

1. Seitz IA, Gottlieb LJ. Reconstruction of scalp and forehead defects. *Clin Plast Surg*. 2009;36:355–377. *Techniques in scalp and forehead reconstruction are detailed in this review.*

2. TerKonda RP, Sykes JM. Concepts in scalp and forehead reconstruction. *Otolaryngol Clin North Am*. 1997;30:519–539. *Anatomy and technical versatility are stressed in this primer on scalp reconstruction. The roles of diverse methods in achieving optimal coverage are discussed.*

3. Tolhurst DE, Carstens MH, Greco RS, et al. The surgical anatomy of the scalp. *Plast Reconstr Surg*. 1991;87:603–612.

4. Mitz V, Peyronie M. The superficial musculo-aponeurotic system (SMAS) in the parotid and cheek area. *Plast Reconstr Surg*. 1976;58:80–88.

5. Gonzalez-Ulloa M. Regional aesthetic units of the face. *Plast Reconstr Surg*. 1987;79:489–490.

6. Jackson IT. Forehead Reconstruction. In: *Local Flaps in Head and Neck Reconstruction*. 2nd ed. St Louis: Quality Medical Publishing; 2007. *An extensive summary of local flap options especially for forehead reconstruction by a master surgeon.*

7. Sood R, Coleman JJ III. Scalp and calvarial reconstruction. In: Achauer BM, Eriksson E, Guyuron B, et al., eds. *Plastic Surgery Indications, Operations and Outcomes, Vol. 3: Head and Neck Surgery*. St. Louis: Mosby; 2000.

8. Swelstad MR, Bentz M. Scalp, calvarial and forehead reconstruction. In: Serletti JM, Taub PJ, Wu LC, Stutsky DJ, eds.

Current Reconstructive Surgery. New York: McGraw-Hill Education; 2012:369–378.

9. Gor DM, Langer JE, Loevner LA. Imaging of cervical lymph nodes in head and neck cancer: the basics. *Radiol Clin North Am*. 2006;44:101–110, viii.

10. Stuzin JM, Wagstrom L, Kawamoto HR, et al. Anatomy of the frontal branch of the facial nerve. *Plast Reconstr Surg*. 1989;83:265.

11. Knize DM. A study of the supraorbital nerve. *Plast Reconstr Surg*. 1995;96:564–569.

12. Argenta LC, Dingman RO. Total reconstruction of aplasia cutis congenital involving the scalp, skull and dura. *Plast Reconstr Surg*. 1986;77:650.

13. Ribuffo D, Costantini M, Gullo P, Houseman ND, Taylor GI. Aplasia cutis congenita of the scalp, the skull, and the dura. *Scand J Plast Reconstr Surg Hand Surg*. 2003;37(3):176–180.

14. Schnabl SM, Horch RE, Ganslandt O, et al. Aplasia cutis congenital – plastic reconstruction of three scalp and skull defects with two opposed scalp rotation flaps and split-thickness skin grafting. *Neuropediatrics*. 2009;40(3):134–136.

15. Kohout MP, Hansen M, Pribaz JJ, Mulliken JB. Arterovenous malformations of the head and neck. *Plast Reconstr Surg*. 1998;102:634–654.

16. McGrath M. Scalping: the savage and the surgeon. *Clin Plast Surg*. 1983;10:569–688.

17. Miller GD, Anstee EJ, Snell JA. Successful replantation of an avulsed scalp by microvascular anastomoses. *Plast Reconstr Surg*. 1976;58:133–136.

18. Cheng K, Zhou S, Jiang K, et al. Microsurgical replantation of the avulsed scalp: report of 20 cases. *Plast Reconstr Surg*. 1996;97:1099.

19. Achauer BM. Scalp reconstruction. In: Achauer BM, ed. *Burn Reconstruction*. New York: Thieme Medical Publishers; 1991:13.

20. Spies M, McCauley RL, Mudge BP, et al. Management of acute calvarial burns in children. *J Trauma*. 2003;54:765–769.

21. Labow BI, Rosen H, Pap SA, et al. Microsurgical reconstruction: a more conservative method of managing large scalp defects? *J Reconstr Microsurg*. 2009;25:465–474.

22. Luce EA, Hoopes JE. Electrical burn of the scalp and skull. Case report. *Plast Reconstr Surg*. 1974;54:359–363.

23. Headington JT. Cicatricial alopecia. *Dermatol Clin*. 1996;14:773–782.

24. Czajkowski R, Placek W, Drewa G, et al. FAMMM syndrome: pathogenesis and management. *Dermatol Surg*. 2004;30:291–296.

25. Fusaro RM, Lynch HT. The FAMMM syndrome: epidemiology and surveillance strategies. *Cancer Invest*. 2000;18:670–680.

26. Arneja JS, Gosain AK. Giant congenital melanocytic nevi. *Plast Reconstr Surg*. 2007;120:26e–40e.

27. Marghoob AA, Borrego JP, Halpern AC. Congenital melanocytic nevi: treatment modalities and management options. *Semin Cutan Med Surg*. 2007;26:231–240.

28. Eisen DB. Sebaceous lesions and their associated syndromes: part I. *J Am Acad Dermatol*. 2009;61:549–560.

29. Ball EA, Hussain M, Moss AL. Squamous cell carcinoma and basal cell carcinoma arising in a naevus sebaceous of Jadassohn: case report and literature review. *Clin Exp Dermatol*. 2005;30:259–260.

30. Fattah A, Pollock J, Maheshwar A, et al. Big bad BCCs: craniofacial resection and reconstruction for atypical basal cell carcinomata. *J Plast Reconstr Aesthet Surg*. 2010;63:e433–e441.

31. Naumann IC, Cordes SR. Giant basal cell carcinoma of the forehead with extensive intracranial involvement. *Ann Otol Rhinol Laryngol*. 2007;116:663–666.

32. Cassarino DS, Derienzo DP, Barr RJ. Cutaneous squamous cell carcinoma: a comprehensive clinicopathologic classification. Part one. *J Cutan Pathol*. 2006;33:191–206.

33. O'Brien CJ, McNeil EB, McMahon JD, et al. Significance of clinical stage, extent of surgery, and pathologic findings in metastatic cutaneous squamous carcinoma of the parotid gland. *Head Neck*. 2002;24:417–422.

34. Garbe C, Eigentler TK. Diagnosis and treatment of cutaneous melanoma: state of the art 2006. *Melanoma Res*. 2007;17:117–127.

35. Lang PG. Current concepts in the management of patients with melanoma. *Am J Clin Dermatol*. 2002;3:401–426.

36. Larralde M, Gomar B, Boggio P, et al. Neonatal kerion Celsi: report of three cases. *Pediatr Dermatol*. 2010;27:361–363.

37. Ilkit M. Favus of the scalp: an overview and update. *Mycopathologia*. 2010;170:143–154.

38. Holland KE, Steffes B, Nocton JJ, et al. Linear scleroderma en coup de sabre with associated neurologic abnormalities. *Pediatrics*. 2006;117:e132–e136.

39. Yu-Feng L, Lai G, Zhi-Yong Z. Combined treatments of facial contour deformities resulting from Parry-Romberg syndrome. *J Reconstr Microsurg*. 2008;24:333–342.

40. Carlson GW, Murray DR, Lyles RH, et al. Sentinel lymph node biopsy in the management of cutaneous head and neck melanoma. *Plast Reconstr Surg*. 2005;115:721–728.

41. Eicher SA, Clayman GL, Myers JN, et al. A prospective study of intraoperative lymphatic mapping for head and neck cutaneous melanoma. *Arch Otolaryngol Head Neck Surg*. 2002;128:241–246.

42. Temple CL, Ross DC. Scalp and forehead reconstruction. *Clin Plast Surg*. 2005;32:377–390, vi–vii. *The authors propose an algorithm for scalp reconstruction. Surgical anatomy of the scalp is reviewed.*

43. Millard R. *Principalization of Plastic Surgery*. Boston: Little, Brown; 1986.

44. Angelos PC, Downs BW. Options for the management of forehead and scalp defects. *Facial Plast Surg Clin North Am*. 2009;17:379–393. *This review covers methods in scalp wound management ranging from allowing for secondary healing to performing free tissue transfer.*

45. Venturi ML, Attinger CE, Mesbahi AN, et al. Mechanisms and clinical applications of the vacuum-assisted closure (VAC) device: a review. *Am J Clin Dermatol*. 2005;6:185–194.

46. Marathe US, Sniezek JC. Use of the vacuum-assisted closure device in enhancing closure of a massive skull defect. *Laryngoscope*. 2004;114:961–964.

47. Molnar JA, DeFranzo AJ, Marks MW. Single-stage approach to skin grafting the exposed skull. *Plast Reconstr Surg*.

48. Raposio E, Nordstrom RE, Santi PL. Undermining of the scalp: quantitative effects. *Plast Reconstr Surg*. 1998;101:1218–1222.

49. Raposio E, Santi PL, Nordstrom RE. Serial scalp reduction: a biomechanical approach. *Dermatol Surg*. 1999;25(3):210–214.

50. Unger MG. Scalp reduction. *Clin Dermatol*. 1992;10:345–355.

51. Argenta LC, Watanabe MJ, Grabb WC. The use of tissue expansion in head and neck reconstruction. *Ann Plast Surg*. 1982;11:31.

52. Manders EK, Schendler MJ, Furrey JA, et al. Skin expansion to eliminate large scalp defects. *Plast Reconstr Surg*. 1984;74:493–507.

53. Antonyshyn O, Gruss JS, Zuker R, et al. Tissue expanders in head and neck reconstruction. *Plast Reconstr Surg*. 1988;82(1):58–68.

54. Gürlek A, Alaybeyoğlu N, Demir CY, et al. Aesthetic reconstruction of large scalp defects by sequential tissue expansion without interval. *Aesthetic Plast Surg*. 2004;28:245–250.

55. Joss GS, Zoltie N, Chapman P. Tissue expansion technique and the transposition flap. *Br J Plast Surg*. 1990;43:328–333.

56. Austad ED. Complications in tissue expansion. *Clin Plast Surg*. 1987;14:549–550.

57. Antonyshyn O, Gruss JS, Mackinnon SE, et al. Complications of soft tissue expansion. *Br J Plast Surg*. 1988;41:239–250.

58. Furlanetti LL, de Oliveira RS, Santos MV, et al. Multiple cranial burr holes as an alternative treatment for total scalp avulsion. *Childs Nerv Syst*. 2010;26:745–749.

59. Leedy JE, Janis JE, Rohrich RJ. Reconstruction of acquired scalp defects: an algorithmic approach. *Plast Reconstr Surg*. 2005;116:54e–72e. *A multifaceted algorithm for scalp reconstruction is presented. The reconstructive surgeon is urged to achieve not only wound closure, but also an aesthetically optimal result.*

60. Orticochea M. Four flap scalp reconstruction technique. *Br J Plast Surg*. 1967;20:159–171.

61. Orticochea M. New three-flap reconstruction technique. *Br J Plast Surg*. 1971;24:184–188.

62. Arnold PG, Rangarathnam CS. Multiple flap scalp reconstruction: Orticochia revisited. *Plast Reconstr Surg*. 1982;69:605–613.

63. Lesavoy MA, Dubrow TJ, Schwartz RJ, et al. Management of large scalp defects with local pedicle flaps. *Plast Reconstr Surg*. 1993;91:783–790.

64. Juri J. Use of parieto-occipital flaps in the surgical treatment of baldness. *Plast Reconstr Surg*. 1975;55:456–460.

65. Juri J, Juri C. Aesthetic aspects of reconstructive scalp surgery. *Clin Plast Surg*. 1981;8:243.

66. Juri J. TPO and TPOP scalp flaps. In: Strauch B, Vasconez L, Hall-Findlay E, eds. *Grabb's Encyclopedia of Flaps*. 2nd ed. Philadelphia: Lippincott-Raven; 1998.

67. Hussain W, Mortimer NJ, Salmon PJ, et al. Galeal/periosteal flaps for the reconstruction of large scalp defects with exposed outer table. *Br J Dermatol*. 2010;162:684–686.

68. Kim JY, Buck DW II, Johnson SA, et al. The temporoparietal fascial flap is an alternative to free flaps for orbitomaxillary reconstruction. *Plast Reconstr Surg*. 2010;126:880–888.

69. Carstens MH, Greco RJ, Hurwitz DJ, et al. Clinical applications of the subgaleal fascia. *Plast Reconstr Surg*. 1991;87:615–626.

70. Mathes ST, Nahai F. Trapezius flap. In: Mathes ST, Nahai F, eds. *Reconstructive Surgery – Principles, Anatomy, Technique*. New York: Churchill-Livingston; 1997.

71. Haas F, Weiglein A, Schwarzl F, et al. The lower trapezius musculocutaneous flap from pedicled to free flap: anatomical basis and clinical applications based on the dorsal scapular artery. *Plast Reconstr Surg*. 2004;113:1580–1590.

72. Liu R, Gullane P, Brown D, et al. Pectoralis major myocutaneous pedicled flap in head and neck reconstruction: retrospective review of indications and results in 244 consecutive cases at the Toronto General Hospital. *J Otolaryngol*. 2001;30:34–40.

73. Pribaz JJ, Chester C, Barrall DT. The extended VY flap. *Plast Reconstr Surg*. 1992;90:275–280. *Details on VY, extended and double extended VY flaps that are very useful in forehead reconstruction.*

74. McLean DH, Buncke HJ. Autotransplant of omentum to a large scalp defect with microsurgical revascularization. *Plast Reconstr Surg*. 1972;49:268–274.

75. Ikuta Y. Autotransplant of omentum to cover large denudation of the scalp. *Plast Reconstr Surg*. 1975;55(4):490–493.

76. Losken A, Carlson GW, Culbertson JH, et al. Omental free flap reconstruction in complex head and neck deformities. *Head Neck*. 2002;24:326–331.

77. Ohmori K. Free scalp flap surgery. *Ann Plast Surg*. 1980;5:17–23.

78. Mullholland S, Boyd JB, McCabe S, et al. Recipient vessels in head and neck microsurgery: radiation effect and vessel access. *Plast*

Reconstr Surg. 1993;92(4):628–632.

79. Takamatsu A, Harashina T, Inoue T. Selection of appropriate recipient vessels in difficult microvascular head and neck reconstruction. J Reconstr Microsurg. 1996;12(8):499–513.

80. Yazar S. Selection of recipient vessels in microsurgical free tissue reconstruction of head and neck defects. Microsurgery. 2007;27:588–594.

81. Miller MJ, Schusterman MA, Reed GP, et al. Interposition vein grafts in head and neck reconstructive microsurgery. J Reconstr Microsurg. 1993;9(3):245–251.

82. Ethunandan M, Cole R, Flood TR. Corlett loop for microvascular reconstruction in a neck depleted of vessels. Br J Oral Maxillofac Surg. 2007;45:493–495.

83. Chalian AA, Anderson TD, Weinstein GS, et al. Internal jugular vein versus external jugular vein anastomosis: implications for successful free flap transfer. Head Neck. 2001;23(6):475–478.

84. Amin AAW, Baldwin BJ, Miller MJ, et al. Secondary free flap in head and neck reconstruction. J Reconstr Microsurg. 1998;14(6):365–369.

85. Nakayama B, Kamei Y, Toriyama K, et al. Usefulness of a first transferred free flap vascular pedicle for secondary microvascular reconstruction in the head and neck. Plast Reconstr Surg. 2002;109(4):1246–1253.

86. Wells MD, Luce EA, Edwards AL, et al. Sequentially linked free flaps in head and neck reconstruction. Clin Plast Surg. 1994;21:59–67.

87. Horng SY, Chen MT. Reversed cephalic vein: a lifeboat in head and neck free flap reconstruction. Plast Reconstr Surg. 1993;92(4):752–753.

88. Neligan PC, Mullholland S, Irish J, et al. Flap selection in cranial base reconstruction. Plast Reconstr Surg. 1996;98:1159–1166.

89. McCombe D, Donato R, Hofer S, et al. Free flaps in treatment of locally advanced malignancy of the scalp and forehead. Ann Plast Surg. 2002;48:600–606.

90. Pennington DG, Stern HS, Lee KK. Free flap reconstruction of large defects of the scalp and calvarium. Plast Reconstr Surg. 1989;83:655–661.

91. Furnas H, Lineweaver WC, Alpert BS, et al. Scalp reconstruction by microvascular free flap transfer. Ann Plast Surg. 1990;24(5):431.

92. Lutz BS, Wei FC, Chen HC, et al. Reconstruction of scalp defects with free flaps in 30 cases. Br J Plast Surg. 1998;51:186–190.

93. van Driel AA, Mureau MA, Goldstein DP, et al. Aesthetic and oncologic outcome after microsurgical reconstruction of complex scalp and forehead defects after malignant tumor resection: an algorithm for treatment. Plast Reconstr Surg. 2010;126:460–470.

94. Gordon L, Buncke HJ, Alpert BS. Free latissimus dorsi muscle flap with split-thickness skin graft cover: a report of 16 cases. Plast Reconstr Surg. 1998;70(2):173–178.

95. Lipa JE, Butler CE. Enhancing the outcome of free latissimus dorsi muscle flap reconstruction for scalp defects. Head Neck. 2004;26:46–52.

96. Borah GC, Hidalgo DA, Wey PD. Reconstruction of extensive scalp defects with rectus free flaps. Ann Plast Surg. 1995;34:281–285.

97. Cicarelli ZN, Ariyan S, Cuomo CB. Single stage repairs of complex scalp and cranial defects with free radial forearm flap. Plast Reconstr Surg. 1986;77:577–585.

98. Santamaria E, Granados M, Barrera-Franco JL. Radial forearm free tissue transfer for head and neck reconstruction: versatility and reliability of a single donor site. Microsurgery. 2000;20:195–200.

99. Chiu DTW, Sherman JE, Edgerton BW. Coverage of calvarium with large parascapular flap. Ann Plast Surg. 1989;42:60.

100. Song YG, Chen GZ, Song YL. The free thigh flap: a new free flap concept based on the septocutaneous artery. Br J Plast Surg. 1984;37:149–159.

101. Pribaz JJ, Orgill DP, Epstein MD, Sampson CE, Hergrueter CA. Anterolateral thigh free flap. Ann Plast Surg. 1995;34:585–592.

102. Ozkan O, Coskunfirat OK, Ozgentas HE, et al. Rationale for reconstruction of large scalp defects using the anterolateral thigh flap: structural and aesthetic outcomes. J Reconstr Microsurg. 2005;21:539–545.

103. Amin A, Rifaat M, Civantos F, et al. Free anterolateral thigh flap for reconstruction of major craniofacial defects. J Reconstr Microsurg. 2006;22:97–104.

104. Lutz BS. Aesthetic and functional advantages of the anterolateral flap in reconstruction of tumor-related scalp defects. Microsurgery. 2002;22:258–264.

105. Weinzweig N, Davies B, Polley JW. Microsurgical forehead reconstruction: an aesthetic approach. Plast Reconstr Surg. 1995;95:647–651.

106. Pribaz JJ, Caterson EJ. The evolution and limitations of conventional autologous reconstruction of the head and neck: one perspective and a comparison of conventional reconstruction with face transplantation. J Craniofac Surg. 2013;24(1):99–107. A summary of the advances and inadequacies in conventional reconstruction and the implications of the dawn of a new era of allotransplantation.

107. Hui-Chou HG, Nam AJ, Rodriguez ED. Clinical facial composite tissue allotransplantation: a review of the first four global experiences and future implications. Plast Reconstr Surg. 2010;125:538–546.

108. Pomahac B, Lengele B, Ridgway EB, et al. Vascular considerations in composite midface allotransplantation. Plast Reconstr Surg. 2010;125(2):517–524.

109. Pomahac B, Pribaz JJ, Eriksson E, et al. Three patients with full facial transplantation. N Engl J Med. 2012;366:715–722.

110. Taylor GI, Palmer JH. The vascular territories (angiosomes) of the body: experimental study and clinical application. Br J Plast Surg. 1987;40:113.

111. Wooden WA, Curtsinger LJ, Jones NF. The four-poster halo vest for protection of a microvascular free-tissue transfer reconstruction of the scalp. Plast Reconstr Surg. 1995;95(1):166–167.

112. Smit JM, Zeebregts CJ, Acosta R, et al. Advancements in free flap monitoring in the last decade: a critical review. Plast Reconstr Surg. 2010;125:177–185.

113. Millard DR. The crane principle for the transport of subcutaneous tissue. Plast Reconstr Surg. 1969;43:451–462.

114. Singh B, Cordeiro PG, Santamaria E, et al. Factors associated with complications in microvascular reconstruction of head and neck defects. Plast Reconstr Surg. 1999;103:403–411.

115. Khouri RK, Cooley BC, Kunselman AR, et al. A prospective study of microvascular free-flap surgery and outcome. Plast Reconstr Surg. 1998;102:711–721.

116. SRousso DE, Presti PM. Follicular unit transplantation. Facial Plast Surg. 2008;24:381–388.

117. Ridgway E, Pribaz JJ. The reconstruction of male hair-bearing facial regions. Plast Reconstr Surg. 2011;127(1):131–141. A good summary of options for restoration of the hairline which is important in scalp and forehead reconstruction.

118. Mathy J, Pribaz JJ. Prelamination and prefabrication in current aesthetic facial reconstruction. Clin Plast Surg. 2009;36:493–505.

第6章

鼻部美容重建

Frederick J. Menick

概要

- 整形外科源于早期对面部重建的尝试,尤其是鼻部的重建。
- 面部轮廓向外界展示了一个人的形象,并实质上影响着自身形象的变化范围。
- 恢复鼻部正常的形态、建立舒适的通气功能是鼻修复重建的目的。
- 治疗方式的选择取决于外科医生对鼻畸形和创面修复的理解,对缺损的解剖层次、可供选择的供区和手术方式的评估,以及对组织重塑的能力、技术的优劣和局限性及该技术取得期望结果的可能性。

简介

鼻部的主要功能是视觉上看起来正常,以及便于通气。

鼻重建手术的成功取决于缺损的部位、大小和深度,供区的选择,最重要的是医生在材料、方法和入路的选择。需要从解剖和美学两个层面评估缺损、创面愈合以及移植组织的修复方法。必须理解每种材料、每种技术和不同阶段都存在优缺点和局限性。缺损的组织必须被修复——鼻部皮肤色泽、质地与周围局部组织相一致,具有软组织、骨、软骨和衬里多层支撑。被覆的皮肤需比较薄,贴合好并有良好的血供。衬里也需要薄、质地柔软、血供良好,既不能阻塞气道,也不能因为组织过量或过厚造成外鼻形态的改变。坚强的中层肌肉组织需有良好的支撑、塑形及修复后的抗重力、抗张力和预防瘢痕收缩的能力,从而防止坍塌和变形。医生需选择与缺损相似的组织来修复。但是,即使供区组织在一些特性上与待修复的组织相同,所有的供区组织也需要调整、修薄和塑形,以成为真正"相似"的组织。平坦的额部皮肤、耳廓或肋软骨以及传统的衬里替代物与"正常"鼻部相同点还是很少。

历史回顾

面部和鼻腔重建的历史就是整形外科的历史[1]。

覆盖物

早期的外科医生专注于更换外部皮肤。虽然软骨、骨和黏膜在较大的缺损中缺失,但皮肤的缺损是最明显的。

额部鼻整形术(印度方法)的起源尚不清楚[2]。早在公元400年,印度的《启示录》(Samhita Susruta)就描述了鼻腔修复术,很可能是在基督出生之前进行的。意大利外科医生Branca和Tagliocozzi在15世纪后期用上臂的皮肤重建了鼻部[3,4]。

关于印度中额部鼻整形术的第一个书面英文记录出现在1793年的《马德拉斯公报》上,1年后在《伦敦绅士杂志》上重新发表。1816年,英国外科医生Carpue[5]发表了他对两次成功手术的描述。这种经典的、垂直方向的额部正中皮瓣设计于1946年由Kazanjian[6]在美国推广。皮瓣基底由成对的滑车上血管供血,覆盖额部中线组织并扭曲180°。其蒂部位于眉毛上方。

早期的修复是没有衬里的。所以鼻的外部形状及其气道被外部皮瓣下的原始表面的收缩瘢痕扭曲了[7]。

直到1840年至第一次世界大战期间,衬里置换的重要性才变得清晰[8]。鼻内黏膜残留似乎不足。Petralli大约在1842年将皮瓣的远端折叠作为其自身衬里。然而,由于经典的正中皮瓣在眉毛上方的高支点,其长度不足以产生一个长小柱,形成令人满意的突起,也不允许在不转移皮瓣远端有毛皮肤的情况下折叠衬里。

1850年,Auvert为了增加皮瓣远端长度,将皮瓣设计为斜向穿过额部。德国外科医生设计了水平的额部皮瓣,由一侧的眶上血管供应。1935年,Gillies[8]描述了一个上下皮瓣,它以一个眶上蒂为中心,到有头发的头皮,向下延伸到额部。1942 年,Converse[9, 10]根据头皮的外侧血液供应,对上下皮瓣进行了改良,创造了一个长蒂,以伪装头发皮肤内的瘢痕。其他设计包括 New 镰状皮瓣[11](基于同侧颞浅血管从太阳穴隐窝转移皮肤)或 Washio 皮瓣[12](基于耳后和颞浅血管的吻合从耳后转移皮肤)。

反向头皮皮瓣将其远端折叠到自身或通过预置皮瓣,成为 20 世纪后期最常用的方法。

然而,这些改良造成了一个更难闭合的额部缺损。

为了避免额部正中皮瓣高支点所造成的限制,其他外科医生通过修改蒂部的切口来延长其设计。1829 年,Lisfranc 在蒂的基底将一个切口延长到比另一个切口低的位置。Dieffenbach 延长了一个切口,直达缺损处。Labat 弯曲切口近端,皮瓣以一侧眉内侧和眼角为中心,形成单侧垂直皮瓣。

这些创新减少了蒂部的扭曲,并通过降低其旋转点使皮瓣更接近受区。该垂直旁正中皮瓣为单侧蒂供血的额部转移组织,位于内眦附近。McCarthy[13]和 Reece[14]的解剖研究表明,额部是由眶上、滑车上、眶下、鼻背、面动脉角分支和颞浅动脉分支供应的拱状血管灌注的。以内眦为中心的丰富的血管丛可靠地灌注单侧皮瓣。

为减少供体畸形,学界进行了持续改良。1828 年,Velpech 将他的皮瓣设计成一个颠倒的黑桃 A,其主干形成小柱,其尖端逐渐变细作为蒂。1834 年,Labat 设计了一个类似的三脚架形状的皮瓣,四肢斜伸过额部。Millard[15]在 20 世纪 60 年代使用了海鸥形状的皮瓣,中间有一个垂直的部分,覆盖了鼻背、鼻尖和鼻小柱,水平侧翼水平延伸重新覆盖鼻翼。相邻创面边缘的缺损允许部分缝合和相对不明显的中线 T 形瘢痕,即使在较大的缺陷中也是如此。

目前,带单侧滑车上血管蒂的垂直旁正中额部皮瓣因其血管丰富、大小、覆盖范围、可靠性和相对低的发病率而成为鼻修复的首选。重要的是,因为单侧垂直皮瓣不侵犯对侧额部,因此第二个垂直皮瓣可以相对容易地收获。

在现代,当由于发际线低或先前的额部瘢痕导致额部尺寸在高度或宽度上受到限制时,额部扩张已被用于增加额部的可用表面积,缓解闭合,并最大限度地减少供体畸形。

内衬

正如 Harold Gillies 在 1920 年所说的那样,"人们主要是对所有黏液腔都需要内衬膜的认识不足而感到震惊。事实上,除了额部皮肤和鼻部皮肤最相似外,覆盖物的来源是最不重要的。"[16, 17]

至少 2000 年来,外科医生在全层缺损上放置皮瓣,但保留其未愈合的下表面,让其二期愈合。然而,鼻子和气道的外部形状会因收缩瘢痕而扭曲。在 18 世纪,Petralli 将皮瓣的末端折叠起来,形成了某种意义上的鼻尖、鼻翼和小柱。1873 年,Volkman 拒绝将缺损附近的组织作为铰链瓣。1879 年,Thiersch 从面部其他部位移植了皮瓣[7]。在 20 世纪,Millard[15]将双侧鼻唇瓣翻转到鼻翼和鼻小柱上。

1898 年,Loosen 在皮瓣转移期间将皮肤移植物应用于覆盖皮瓣的下垫原始表面。然而,"采取"是不一致的,晚期挛缩是常见的。其他人在初次手术中在额部皮瓣的深层表面放置了一个中厚或全厚皮片。几周后,一旦移植物确认存活,移植的皮肤皮瓣被转移以提供覆盖和衬里。1943 年,Gillies[18]推广了复合软骨皮肤移植物预制额部皮瓣。1956 年,Converse[19, 20]推荐鼻中隔黏膜软骨膜软骨移植。然而,这些预制(以前被称为预加工)的方法,延迟了正式修复,造成了一个相对无支撑和无形状的鼻部。

Gillies[21]开发了用于治疗梅毒和麻风病的鞍鼻畸形的植皮镶嵌法。如果衬里和支撑物丢失,但覆盖的鼻皮肤完好无损,他会在外皮下表面释放瘢痕,并在下方的原始表面进行皮肤移植。使用永久性内假体夹板固定移植物,维持鼻形和气道通畅。

Burget[22]意识到额部是由皮肤、皮下脂肪和额肌组成的,他在全厚额部皮瓣的皮下脂肪的带血管的腔隙中植入了软骨移植物。额肌深层下表面植皮作衬里。埋入深部的软骨植入物"支架"在皮肤移植衬里,很像 Gillies 的外夹板。

Burget 和 Menick[23]推广了以轴向血管为基础的残余鼻内衬里皮瓣,用于治疗侧鼻、半鼻和近全鼻缺损。由于这种鼻内衬里皮瓣较薄且相对可靠,因此可以同时采用初级软骨移植物来建立一个精致的硬组织层,在重建的初始阶段支持和塑造鼻部。

Menick[24, 25]改进了传统的折叠皮瓣和衬里皮肤移植方法。由于折叠的额部皮瓣或内衬皮肤移植物的远端在 3~4 周内愈合到邻近的残余鼻内衬里,因此新的重建衬里不依赖于皮瓣的蒂存活。折叠皮瓣的远端(从近端皮瓣中切除)或皮肤移植(最初从额部皮瓣的深层表面重建血管)存活,即使覆盖皮瓣完全重新升高。这允许在断蒂之前,在新血管化的内膜上放置延迟的初级支撑框架。

过去 10 年,远处的组织作为游离皮瓣被移植作衬里。直到最近,显微外科技术的简练程度还无法与制作正常鼻部所需的艺术性相媲美。然而,Burget 和 Walton[26]的最新进展——采用多个单独的前臂皮肤皮瓣和二期额部皮瓣,中间是压实的穿窿,以及 Menick 和 Salibian 的折叠单叶桡前臂皮瓣,结合三期额部皮瓣,已经产生了很好的效果。

支撑

从历史上看,衬里坏死、感染或体积过大阻碍了早期软骨移植的放置。用于鼻缘的预制复合软骨皮肤移植物或固定于鼻骨的大悬臂骨移植物最初提供不完全支撑。没有主要的支撑放置,不受控制的愈合力会导致瘢痕挛缩、边线矫正和气道塌陷。附加的支撑移植物有时是次要的,但由于塌陷和瘢痕挛缩后软组织成形的困难,结果受到限制。

Burget 和 Menick[22, 23]意识到必须尽早放置完整的软骨和骨框架来支撑、塑形和支撑修复,他们将一期软骨移植物与薄的血管内瓣结合起来。Menick[25]推荐三期全厚额部皮瓣入路,结合一期和延迟一期软骨移植,并在中间手术中分阶段软组织减压,然后进行断蒂。

基础科学 / 疾病进程与手术时机

鼻畸形可源于先天性鼻畸形、外伤（包括烧伤）、皮肤肿瘤切除或放疗引起的并发症、感染或免疫性疾病[25]。

通常重建手术常推延数周或几年以等待创面的稳定、成熟，并确认疾病得到控制。

根据临床的判断或已颁布的"经验法则"，可以目测估计肿瘤的范围，并可扩大切除正常组织。在缝合切口之前，可以通过永久组织切片或术中冰冻切片来评估切缘，以判断是否完整切除病灶。然而，切除大病灶的多个切缘评估，对于医院病理医生而言是繁重的、耗时的工作，并且也会扰乱手术计划。

为了更好地评估四周及底部切缘，可以使用边缘检测技术。根据体格检查、组织学和临床判断病灶完整切除。然后，切除整个横向和深层切缘的另外 1~2mm 长条，供医院病理医生使用，并包扎切口。二期修复手术需计划在 24~72 小时后进行，等候确认肿瘤完整切除。

Moh 显微手术通常在门诊进行，利用独特的连续水平切片和映射技术来最大限度地提高治愈率。它对疑难肿瘤特别有用——大于 2cm 的皮肤癌、复发性皮肤癌、边界不清的肿瘤、局灶性硬皮病或硬化性基底细胞癌，以及位于鼻、耳或眼等手术难度较高部位的肿瘤，这些部位的正常组织需要最大限度的保留。

分期切除延期修复尤其适用于面积广泛需要复杂重建的肿瘤。最好是肿瘤切除手术前就开始接诊患者介入修复。医生明确诊断，对可能切除的程度和重建的方法予以讨论，并简要介绍治疗方式的选择。如有必要，需要进行术前的体格检查。安排未来的手术时间。实施手术并安排术后随访以评估肿瘤切除后的缺损。在术后就诊中，真正缺损的程度、解剖和美学亚单位缺失的范围得以确定。48~72 小时内进行重建手术。因为缺损的程度在修复前已经确定，患者能够理解重建的需要，并知晓手术情况，积极配合手术。

这种协调性的切除和修复使得患者在进入手术室前有机会去思考、计划并与患者在轻松的环境下讨论治疗方案的选择。术前作好手术方案，降低了患者和术者的焦虑情绪，保证了最佳的疗效。因为修复前已确定肿瘤彻底切除，麻醉和手术时间也将大大缩短。最重要的是，更改手术计划或者术中临时决策的可能性也大为降低。

诊断 / 患者表现 / 患者选择

术前咨询能够明确诊断，确定解剖和美容亚单位的缺损，保证健康的创面和心智健全的患者，提供患者教育，增强患者的自信心和主动参与度，从而形成手术方案，确定合适的供区、手术方法和分期。了解患者既往病史，进行体格检查特别关注鼻损伤的病因、疾病的缓解期或肿瘤完全切除情况。面部照片结合面部标准化摄像和测量，可以确定具体解剖缺损，美学单位损伤、陈旧性瘢痕，解剖标志点错位，可供

选择的供区损伤，提供对术中有价值的测量数据。在复杂的三维损伤病历，术前获取面部石膏模型以及设计预期效果的泥塑模型，能够让医生直观地观察需要修复缺损的三维轮廓。原来的病理检查和过去的手术记录采集检查。当重建鼻部和面颊部复合缺损是偶尔需要进行面部 X 线摄片，CT 扫描或者核磁共振检查以了解中面部骨性和软组织损伤的程度。

设计鼻美容重建

传统方法

传统上，外科医生主要是想办法"补疮"取得伤口愈合[22,25]。修复方法取决于缺损本身。皮片或皮瓣的设计和大小是由明显但通常变形的缺损决定的。会优先考虑产生的瘢痕和附带的供区损伤。多元的、独立和三维缺损缺乏统计考量。重点放在组织移植（皮片或皮瓣）、血供和解剖层次的替代修复（被覆、衬里、支撑）。若缺乏主要的支撑，不受控制的愈合应力一定会导致瘢痕挛缩、局部组织突出和气道阻塞。

这种传统的方法未能考虑到患者希望恢复到原来面貌的强烈愿望，只遵循"少即多"的谨慎思路，很少期盼恢复到正常形态。

错误的原则

按缺损的模样设计皮瓣

传统上，皮片或皮瓣用来修复存在的缺损。但是缺损并非真正反映缺失和需要修复的组织结构。新鲜的创面可能因为水肿、局麻、组织张力和重力作用而扩大。陈旧性创面会因为二期伤口愈合、前期损伤或既往不成功的修复手术而挛缩。

成功的面部修复一定是明察"真正"的组织缺损并予以彻底修复。外科医生再创造一个"真实"的缺损范围，让正常的结构复原到正常位置，然后对产生的缺损予以精确测量修复。

多使用转位组织以保证安全

转移额外的组织作为"添加"或者担心血供欠佳只会使重建手术复杂化。如果转移过多的组织，邻近的解剖标志会向外移位。需要后续的额外手术切除多余的组织，恢复鼻部单位的轮廓。

缩小皮瓣以保存供区

从组织丰富的区域将组织共享到缺损区域是一种基本的手术技术，但必须避免为了保存供区而影响受区形态。

中面部的特征（例如鼻部或唇部）体现为具有精确的边缘轮廓和位置。缺损的组织必须准确地进行定量替换，避免通过把缺损区域向内拖动边缘靠拢小的供区组织，导致鼻亚单位的大小、形状和位置变形。

使用组织扩张器保存额部供区

额部是一种宽大的面部结构，而鼻部是一种非宽大的面

部结构。虽然在发际线特别低或额部有瘢痕或先前被割伤的情况下，额部使用组织扩张器很有用，但一般是不必要的。鼻部是最重要的，额部供区是次要的。只有实施全鼻修复时才需要使用组织扩张器。

不丢弃任何组织

外科医生被教导保留组织。但是，如果转移的皮肤仅重新显示面貌的一部分，则它可能看起来像一个由瘢痕勾勒出来的明显的补丁。在修复之前改变缺损并弃去额外的皮肤组织，虽然这会使缺陷更大，但通常是会有帮助的。丢弃的组织也可用于其他目的——铰链皮瓣的内层、皮下填充物或转移到邻近损伤的表面。

瘢痕的存在和数量决定了手术效果。在现有的瘢痕上做切口，尽量减少瘢痕，恐惧瘢痕

面部修复不佳是通过修复区域不正确的尺寸、体积、位置和轮廓来识别的，而不是通过瘢痕来分辨。可将瘢痕定位在各亚单位之间的连接处，可有效地伪装瘢痕。

在软组织愈合和成熟后再二期放置支架和修薄多余组织

传统上，被覆和衬里修复后可以不做支架支撑以避免支架外露和感染。偶尔，也将薄弱的软骨条置于预购皮瓣内，其下植皮覆盖。数月后，骨和软骨移植物作为粗制的支架用来支撑鼻尖和鼻背。

然而，未得到支撑的软组织很快因为重力和张力作用而变形，并被瘢痕固定。后期的再次软骨移植再扩张和"修薄手术"不易成功。

一处缺损、一个皮瓣和（通常）一次手术

使用一个皮瓣很难再造多个面部单位的三维精细特征。单一皮瓣不能提供足量的皮肤再造三维轮廓。皮瓣下瘢痕床内的成纤维细胞收缩使单个皮瓣成穹窿样块状突起。因此，通常优先选择采用精确大小、比例和皮瓣质地的不同皮瓣或移植物来修复面部各单位的缺损。

现代鼻修复重建的方法

伤口愈合、组织存活或解剖层的更换对于恢复正常的外观和功能是必要的，但还不够。美容修复的效果依赖于医生和患者的选择[22,25]。目前方法需从解剖和美学两方面构画"正常"的轮廓，并决定缺失的部分[27]。区域单位的修复理念强调审慎的抉择，调整供、受区比例达到面部单位的精确修复。面部重建的原则已由传统的创面修复认知（大小、深度、解剖和皮瓣的血供）转移到视觉美学的高度。创面愈合、组织成活、解剖层次修复是必要的，但不足以恢复正常的形态和功能。一个训练有素、经验丰富的成熟外科医生可以"预知未来"，能够从可用的术式选择中想象出哪些方法有效，同时构思出期待的结果。依次制订手术计划，提出修复的基本原则，选择修复的技术和方法。

幸运的是，虽然每一缺损都存在差异，但所有修复手术因为"正常"是恒定的而得以简化。通常对侧正常作为参照标准，若对侧不正常，则理想的形态作为标准。"正常"的鼻形视觉上的定义包括大小、比例、体积、位置、突出度、基底、不对称性以及期望的皮肤质地、边界轮廓和三维形态。以面部主要解剖标志作为面部分区的依据，各形态分区彼此相邻，各具特征性的皮肤质地、外形和三维轮廓。以单位修复帮助医生构思修复目标，界定修复内涵，平衡选项和评估手术的成功。理想的正常形态了然于心使修复目的、优先选择、手术分期、材料的使用和组织转移的方法等更加明确（图 6.1 和框 6.1）。

20 世纪后半叶，Gonzalez-Ulloa 等[28]基于面部皮肤的厚度将面部分成不同的区域。Millard[29]设想面部主要标志区域作为各分区"单位"，建议采用"相似"的组织按单位整体修复，使之具有相同的色泽和质地，避免补丁样外观。Burget and Menick[30]依据鼻的皮肤质地、边界外形和三维形态将鼻部分为不同的亚单位。

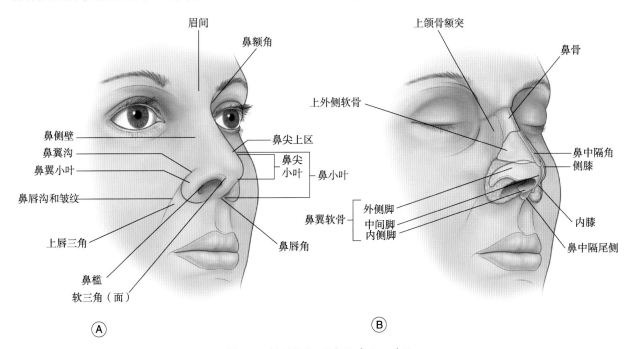

图 6.1　解剖结构，面部轮廓和亚单位

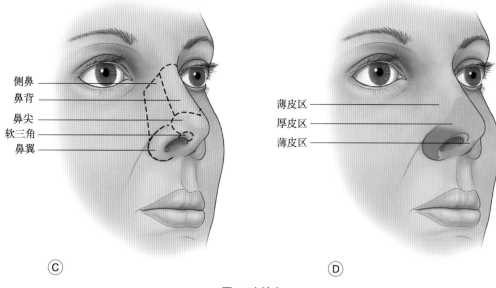

图 6.1（续）

框 6.1　Gillies 和 Millard 的整形外科基本原则

- 缜密观察是诊断的基础
- 治疗前须明确诊断
- 做缺损的模板，并制定诊疗计划
- 将正常组织归位并稳定保持
- 做正能量之事
- 治疗原发性损伤至上，勿让继发性缺损殃及最终结果
- 拆东墙补西墙，但前提是东墙够用
- 缺损一定需要相同组织修复
- 除非确认不需要，否则绝对不要丢弃任何组织
- 切勿让常规方法成为主宰
- 能体面延迟到明天的手术，就绝不在今天做。如有任何疑问，千万不要做

周围和中央面部单位的概念

面部基于其皮肤特征、边界和三维形态分为不同的区域，可大体分为中央区和周围区。从实践上讲，面部分区概念为临床观察和治疗选择提供了合理的解释[22,25]。

周围单位

额部和颊部是面部周围单位，像"画框"一样，它们位于面部周边区域，不太引人注目。其表面大体平坦、面阔，边界因为发际线和眉的位置高低而不同。由于额部和面颊部的边界不是从所有的视野都能观察到，因此一般其边界不能与对侧正常部位比较对称性和轮廓。因为面部周围单位的特征不像中央单位那么精细和恒定，其修复要求没有那么严格，也居于次要考量。其成功修复取决于确切恢复皮肤质量，而不是边界和三维特征。

中度额部缺损可允许其自行愈合。最终形成的光洁、平坦的额部瘢痕因为其下有坚硬的额骨支撑，与额部正常光亮、紧致的皮肤浑然一体，不会造成明显畸形和邻近解剖标志错位。罕见需要全额部或侧面亚单位植皮修复，若有，一般是切除单位内剩余的皮肤。植皮的均一光泽特征模拟了整个额部单位或亚单位所期望的皮肤质地和形态，将其周围瘢痕隐藏在发际线和眉，轮廓线置于额部中、外亚单位交界处。

最常见的是用面颊部松弛、多余的邻近皮肤以非亚单位旋转、推进皮瓣修复缺损。扩大创面以达到整个额部和面颊部用单一皮瓣修复是不现实的，因为缺乏局部充裕的供区皮肤来源和可靠的皮瓣血供。

中央单位

包括鼻、唇和眼睑的面部中央单位需要不同的重建方法。局部亚单位重建的原则主要适用于面部中央单位缺损的修复，而不是周围单位。

鼻部具有固定的边界、三维形态，以及必须保持的两侧对称性。虽然恢复皮肤缺损很重要，但鼻的轮廓标志、形态和对称性更重要。中央单位为第一眼所见的部位，需要放到修复重要性性的首位。

鼻部创面的尺寸和轮廓可以通过丢弃亚单位内的残存的多余皮肤来修整，以此可以将缺损恢复成亚单位。大的鼻部缺损采用精确大小、形态的局部转移皮瓣修复，避免张力、塌陷和邻近可移动的解剖标志变形。被覆的外层皮肤须具有三维结构形态，辅以软骨支架作为支撑维持外形。

区域亚单位修复原则[25,27]

- 人们希望拥有正常的外貌。
- 正常以三维形态、边界、皮肤特征所界定，被称为区域单位。它们并不与皱纹或静态皮肤引力线相关。
- 鼻部单位包括鼻尖、鼻背、鼻小柱和一对鼻翼、侧鼻和软三角亚单位。

- 恢复缺损的单位,不是仅仅填充缺损。
- 位于中央单位的缺损若不顾亚单位的外形单纯修补,补充的组织会成为亚单位里一个显眼的补丁。重建的目的必须是恢复亚单位的特征而不是简单地补"缺"。
- 在位置、大小、形状和深度上调整创面,摒弃突出的鼻亚单位内的正常组织以提高手术效果。

当鼻部中央区部分缺损时,通常会实施整个单位或者亚单位的修复,而不是简单地修补缺损。创面的大小、形状和深度会做些修整。亚单位内的残存正常组织可能需要予以切除扩大创面。亚单位修复可以将瘢痕置于隐蔽的亚单位交界处。最重要的是,皮瓣下受床的成纤维细胞收缩,使转移的皮瓣高出周围正常皮肤。如果进行整个突出的亚单位修复,则突起的皮瓣紧贴其下方的软骨支架收缩,结果是使突出的亚单位轮廓抬高而非变形,这符合亚单位的期望形态。或者通过局部旋转推进皮瓣以减小创面,或通过组织切除和再分配相结合改变创面边缘形状。

亚单位原则[22,30]

如果是中央突出的亚单位缺损,如鼻尖和鼻翼超过50%亚单位面积,则把亚单位内残存的正常组织切除,做整个亚单位的修复,而非仅仅是"补疮"。

亚单位修复原则的结果是:

1. 缺损可能被扩大,供区的组织量增加。缺损扩大后不可能应用局部皮瓣关闭伤口,需要区域皮瓣转移修复。
2. 手术分期和修复的复杂性会提高。
3. 需要支撑软组织的软骨量会增加。
4. 如果需要转移区域皮瓣和软骨,患者的供区损伤可能会增加。

但是如果这些原则应用适当,最终的修复结果会大大改善。然而需要强调的是,好的手术效果并不能依赖于单一手术操作。它反映了一系列术式选择、手术方法和组织处理,使医生得以转移被正确修薄的被覆皮瓣,其与周围组织相匹配,并重建鼻三维形态,达到精确的大小、比例和外形修复缺损部位。按照面部单位修复面部缺损是有益的,不过它只是单一工具。

使用正常的对侧或者理想的形态作为参照

明显的外观缺损并不一定是反映真实的组织缺失。由于水肿、张力、重力、瘢痕或既往修复手术,创面可能会增大、缩小,或者性状发生改变。外科医生常采用正常的对侧——对侧鼻翼、半侧鼻尖、半鼻和半唇亚单位以设计反映缺失亚单位的大小、形状的箔片模板。如果正常的对侧也不存在,则可以依照患者面部印模,从一个理想形状的黏土模型设计模板,或者从另外一个正常人面型设计模板。

以精确的大小、比例和外形作组织修复

如果皮瓣大于缺损创面,其多余的组织量推动邻近的解剖标志外移,造成移位和不对称。多余的皮块也会掩盖其下支架结构形成的精细体表标志,使其不能显示。如果皮瓣小于创面,邻近结构则会向内牵拉,造成的张力会使下面的软骨支架塌陷。设计精确的三维模板适应"真实"的组织缺损需要,而不是因为水肿、张力、瘢痕和既往修复所导致的已变形的创面。

应用模板

以正常的对侧或者理想形态做出来的精确箔片模板用于皮瓣和支架材料设计。这类模板决定了皮瓣的大小、边界和形态,面部解剖标志的位置(鼻翼基底、鼻唇沟或鼻翼沟)。

选择供区和应用理想的组织转移方法

Millard 的"以牙还牙"(相似修复相似)的箴言同样适用于鼻修复。唇部修复唇部,颊部修复颊部,额部皮瓣或鼻唇沟皮瓣修复鼻部。远位组织用来做衬里,充填无效腔,创建面部基底平台,或者为缺血、污染或放疗后的创面提供血运。但是远位皮肤与面部皮肤特点不匹配,不能用来修复面部。局域皮瓣可用来替代面部皮肤。

理解创面愈合和组织移植

传统上,组织移植方式的选择基于缺损的血供和深度。植皮适用于覆盖良好血供的浅表创面,且仅有皮肤和少量的皮下组织缺失。皮瓣用来为深部缺损提供组织量,或覆盖缺乏良好血供的受区,以及有重要结构外露的创面,或者存在骨、软骨暴露包括移植修复的骨、软骨。

植皮术后显示典型的发亮、营养不良、脱色素或者色素沉着。然而,即便供区皮肤色泽、质地与受区匹配,与植皮成活相关的短暂的组织缺血会导致不确定性的皮肤色泽和质地的改变。不过,全厚皮片移植较少回缩,且不会呈现"陷阱门"样外观。

与此相对,皮瓣保留了原有的血供,也保有了供区皮肤的质地。但皮肤与受床之前的瘢痕挛缩导致局部突起的外观。

皮瓣一般呈现凸起的外观,因此,植皮最好用于覆盖平坦或者略有凹陷的受床,如侧鼻;而皮瓣常用于修复突出的表面结构,如鼻尖或鼻翼,尤其是当整个突出的单位或亚单位作整体修复时。这样,外科医生利用创面愈合和组织移植最大限度地发挥优势,为己所用。

创建一个稳定的基底

然而,由于水肿消退、后期重力作用、张力和瘢痕挛缩,唇部/面颊术后会发生移位。创面愈深大,其发生的风险越高。若唇部/面颊部不稳定,而鼻部是同一手术过程重建,那么鼻可能会随着时间向内、外侧牵拉。

虽然鼻、颊部和唇部较小面积的浅表缺损可以一期重建,但创伤较深、面积偏大的颊部、唇部创伤比较可靠的方法是先行修复创造一个稳定的平台,然后二期行鼻再造。

再造软组织和硬组织皮下支架结构

因为呈现弧形,所以鼻部看起来正常。一期或延迟放置支架移植物以支撑、塑形或者加固皮肤被覆组织和衬里预防塌陷和收缩。虽然鼻翼和软三角区不包含软骨,鼻孔缘一定需要放置软骨支撑。鼻翼条状移植物为鼻翼缘提供支撑,防止向内、外回缩和鼻孔气道塌陷。一旦软组织精确切除有助于塑造三维形态,改善整体鼻形态。一旦软组织被瘢痕收缩,软骨移植物的二期放置效果较差。

忽略旧瘢痕

为避免额外的切口瘢痕,在后期修复过程中,通过将皮瓣的外缘边界瘢痕抬高,厚重的皮瓣通常可以"变薄"。但

是,通常最好忽略旧瘢痕并增加额外的切口。

可以根据健侧正常或理想的外观作为模版使用,并用墨水标记鼻翼角或鼻唇沟三维凹痕。一旦上述标志性位置被切开,则"新"切口两侧的伤口边缘会凸起。在直视下,下面的软组织被雕刻成三个维度,平坦的侧鼻、弧形的鼻翼、饱满的内侧脸颊等。然后用缝合线将覆盖的皮肤重新固定在新轮廓的皮下。伤口是闭合的。虽然产生了新的切口瘢痕,但它隐藏在新轮廓亚单位的边缘轮廓中。在视觉上,新瘢痕隐藏在亚单位之间预期的轮廓凹陷内。

合理利用手术分期

每一期手术都有机会改造创面使之符合修复原则,将正常组织归位,保证组织成活,把多余组织准备他用(翻转衬里皮瓣,软组织充填),延迟手术,预置、转移和通过时间间隔修薄组织或组织塑形来修整组织,增加或者调整支撑移植物,改善不完美之处,或者处理并发症以及后续其他手术。

考虑初期手术

通常,畸形的程度被原来二期创面愈合或过去的植皮或皮瓣移植的效果所掩盖。将创面改造,残留的组织回归到其正常的位置。这样缺损的大小、位置就会得到更好的评估,需要移植的组织更准确地确定。虽然既往病史、体检、原来的手术记录或者 X 线照片能提供一些信息,但其真正缺损的程度只有创面扩创后才会清楚。瘢痕或肿胀时的软组织切除可以打开因此阻塞的气道。残存的局部组织或邻位皮瓣可被放置备后期使用或者延迟以增加血供。尤其瘢痕位于皮瓣区域或者怀疑对皮瓣蒂有损伤时。缺血或有慢性感染的组织需要清创。不成熟的组织让其再血管化,软化并稳定。缺损的唇部和颊部优先修复,建立一个稳定的平坦基底以便在其基础上进行鼻再造。如果指征需要,须进行创面活检以保证肿瘤切除完全,免疫性疾病在缓解期。

当缺损复杂,患者可能焦虑,医生也不能确定所需要的组织或可供选择的治疗方案。需要明确诊断,创面需要备皮,也需要分析问题,以制订详细的治疗计划。

缺损分类

鼻缺损分为小面积、表浅、大面积、深层或复合缺损[22,25]。缺损的位置、大小和深度决定了修复的难度。

小缺损直径小于 1.5cm。尽管植皮可用来覆盖大创面,但如果缺损大于 1.5cm,则局部皮瓣不适用,因为在不产生过度缝合张力和解剖标志移位的情况下,局部皮肤不足以"匀开"覆盖整个鼻部。

表浅缺损是包括皮肤和少量皮下脂肪组织和肌肉组织。良好血运的软组织居于创面深层,适于植皮成活或者皮瓣覆盖。如果存在骨膜和软骨膜缺失,尽管小创面可以自行愈合,但不适于植皮,而常要具备有良好血运的皮瓣。

位置不佳的缺损是指其位置需要邻位皮瓣修复。如果缺损距离鼻孔边缘小于 0.5~1.0cm,局部皮瓣会导致鼻尖和鼻孔变形。局部皮瓣不能覆盖到鼻尖下部或者鼻小柱。邻位皮瓣用来修复这些位置不佳的创面,即使创面并不是很大。

大缺损是指大小超过 1.5cm 的创面。鼻部残存的皮肤不足以设计局部皮瓣,需要植皮或者以面颊部或额部转移剩余皮肤增加组织量。

深部缺损是指深面的支撑结构或衬里缺乏。

如果需要软骨移植或衬里缺乏,则不能使用皮片移植或者局部皮瓣。如果大面积的鼻翼皮肤和其致密的纤维脂肪层缺损,则需要放置软骨支撑。

游离植皮于裸露的软骨上不能成活。排除局部皮瓣修复是因为与其相关的伤口综合张力会造成脆弱的软骨支架塌陷,原因是鼻背表面皮肤剩余组织不足以设计无张力的局部皮瓣。

因此,虽然一个小的鼻翼缘缺损能用复合皮肤组织移植修复,但全层组织缺损需要血供良好的邻位皮瓣修复。

复合组织缺损[31]从鼻部累及邻近的面颊部和上唇。鼻部、颊部和唇部在视觉上、解剖上和功能上不同。每个面部亚单位其皮肤质地、外形和轮廓也迥异。组织缺失的程度单位与单位不同,需要的组织覆盖、衬里、支撑和软硬组织也有差异。

对于医生而言,最简单的办法是"补疮",即用一块皮瓣修复所有的皮肤和软组织缺损。但是很难用一块皮瓣重现负荷缺损的三维结构特点。几何上,两点之间最短的距离是直线,单一皮瓣常是"外科手术的捷径",但不能提供足够的皮肤来重建三维结构。包括多个亚单位缺损的瘢痕收缩常致使一个皮瓣穹形突起,周边为补丁样的瘢痕包绕。每一个面部亚单位分别植皮或皮瓣修复能使瘢痕比较好隐藏于亚单位标志的连接处,有助控制皮瓣针垫样突出。

鼻部缺损修复——治疗方式选择

尽管看起来简单,但小型缺损和表浅缺损修复同样困难。医生和患者不能充分理解鼻形态的复杂性,缺乏多余的组织在颜色和皮肤质地上与其余皮肤相匹配,可能导致鼻尖和鼻孔缘变形的风险。所花费的时间、付出的辛劳、不良的效果、供区瘢痕、手术次数、创面愈合的时间和花费都应综合考虑平衡,以防止继发畸形的可能性。有多种治疗方式可供选择。

鼻部皮肤质地

鼻部被皮肤、皮下脂肪和鼻部肌层覆盖,肌层位于坚硬的具有弹性的软骨支架之上,并有纤维脂肪支撑,但是鼻部皮肤的质地并不是均一的,除非皮肤因为年龄老化、阳光照射损伤或者放射性损伤。正常鼻部可分为光滑的薄皮肤区和厚的存在毛孔的区域。注意皮肤质地区域并不与鼻亚单位分区一致,鼻亚单位是靠轮廓区分的。

上半部鼻背和侧鼻的皮肤薄、光滑、具有延展性和活动性。皮肤相对松弛,常能直接缝合伤口或者局部皮瓣应用闭合小创面而不会造成相邻组织变形。也可以从面颊部动员皮肤闭合侧鼻,鼻翼的较小创面。对于大鼻部患者的小创面,虽然曾有人推荐通过同期鼻整形减小鼻支架的大小,以期相对增加鼻皮肤量,但作用非常有限。

下半鼻区域皮肤较紧,富含皮脂腺,且存在小凹坑,与深层结构紧密联络。皮肤开始于鼻翼沟,约鼻尖上区5~10mm,向下到鼻尖部边缘和鼻翼亚单位。大约在鼻翼上缘2~3mm,鼻尖最突出点下几毫米到鼻小柱,皮肤变薄没有皮脂腺。下半部鼻尖下小叶,包括软三角和鼻小柱皮肤较薄,并与深层组织连接紧密。鼻尖和鼻翼缘活动变大,瘢痕挛缩或者不适当的组织转位很容易变形。

修复鼻部皮肤缺损

小型、浅表缺损

二期愈合

机体对损伤的反应是上皮化,肉芽组织形成以及肌纤维细胞收缩。整个过程比较简单,花费少,只是过程有点缓慢,但效果通常比较满意。

二期愈合适用于不能一期缝合的毁损伤,包括电灼伤、剐蹭伤或者伤口不连、感染或者坏死。为避免由干燥或创伤导致的进一步损伤,如果有对生命至关重要的深层结构暴露于创伤基底时不适用二期愈合。

二期愈合没有组织量的增加,创面收缩使周围组织向缺损部位牵拉。剩余部分创面胶原纤维填充上面由一光亮的薄层表皮覆盖,包含少量的黑色素细胞和皮肤附属器。最终形成光洁、平滑的灰白色瘢痕。

二期愈合可适用于位于鼻旁皮肤表面平坦或凹陷的创面,距离可移位的标志部位有一定距离,最适于受阳光损伤或放射损伤的皮肤区域内,在此处因为自发愈合产生不完美的皮肤质地不是很明显。

鼻背、侧鼻和深在的鼻翼沟的小创面可通过二期愈合获得满意效果。然而,色泽、质地不匹配或者轮廓凹陷在鼻尖、鼻翼厚的皮肤区域就比较明显。容易移位的鼻尖、鼻孔边缘会因瘢痕挛缩而变形。虽然有一些局限性,如果因为内科疾病、费用、生活方式或者缺乏患者治疗医院不能更正式地修复,几乎所有创面都能自行愈合。

一期伤口缝合

在鼻上 2/3 比较松弛存在多余的皮肤,如果缺损小于5~6mm,则一期缝合伤口是可行的。在鼻尖和鼻翼区皮肤厚且比例固定,缺乏多余皮肤,一期伤口缝合会导致变形和比较宽的凹陷性瘢痕。

皮片移植术

皮片移植存在诸多优点[22,25]。鼻背表面不增添新的瘢痕,不受局部可利用的组织量限制。供皮区通常取自耳前、耳后或者锁骨上区域。鼻尖和鼻翼区域最适合取用额部皮肤。

但是,皮片移植需置于有良好血供的受床上才能保证成活,在裸露的软骨或者软骨移植物上成活是不可靠的。植皮在狭窄的软骨移植物上可以依靠桥梁作用再血管化。软骨移植物必须限制到比较小,可能会发生部分或全部皮片移植坏死。

皮片移植的美学效果是不可控的。因为伴随皮片移植过程的暂时性缺血会使供区皮肤的质地退化。所植皮片会变得苍白、光滑和挛缩状态。耳后皮肤可能一直泛红,锁骨上皮肤显示棕褐色光亮。全厚皮片移植鼻背和侧鼻薄皮肤区域与之吻合度较好,因为本身鼻上部皮肤相对光滑、不厚。

但是将其移植到鼻尖和鼻翼这些厚皮肤区域,会表现凹陷,光亮和明显色差的补片,除非受区皮肤因为阳光照射或者放疗损伤造成萎缩。

耳前耳后皮片移植

无毛发的耳前皮肤是一个很好的供区。能在该部位获得宽 2~2.5cm 的皮片。当选择较大面积皮片移植的供体时,女性可选择有微小毫毛的皮肤,而男性可选择长有胡须的皮肤。能从耳后和乳突部分(包括耳后褶缝)获得可供移植的耳后皮肤。特殊情况下,整个耳后部位的皮肤均可成为供体,与更远部位的皮肤一起被用于皮片移植。耳后皮肤可保持红色。耳屏和鬓角之间的耳前无毛皮肤更适用,特别是应用于鼻背部、侧壁或鼻小柱。锁骨上皮肤呈棕色,有光泽。

全厚额部皮片移植(图 6.2、图 6.3)

尽管额部皮肤不是传统的皮片移植供体,但额部皮肤在小浅表缺损修复上用处很大,特别是被用于修复鼻尖和鼻翼的小浅表缺损。额部皮肤被认为是鼻部皮肤最好的移植匹配皮肤。额部皮肤以及其皮下紧凑的皮下纤维脂肪层比其他供区更厚更硬。大量的软组织可以被用于移植,能被用于深层软组织的更换。额部皮片移植的血管重塑情况正常,移植处的颜色逐渐从白色变为蓝色,最后变为粉色。一般情况下,移植都会与预期一样成功。然而,当出现明显移植失败时,与从其他供区获得的移植皮片不同,额部皮片移植失败时不会发生早期分离。移植部位会发展为一个硬而紧紧附着的焦痂。焦痂会在下层组织上附着 4~6 周。焦痂与下层组织自然分离后,医生常发现伤口愈合、被填充并且最后表象较为美观。能从额部发际线下方轻易获得 1~1.5cm 的移植皮片,供区能原发性闭合。瘢痕通常愈合良好,并且容易被头发遮盖。

皮片移植技术

皮片移植需在血管床上操作,以确保成功获取皮片移植供体。如果被移植的皮片浮于缺损表面或者被血肿或血清肿隔离,则皮片移植不成功。被移植的皮片必须被固定在移植处,以保证血管连接到受区。

为了避免受区过度凝结,通常将皮片移植延迟 10~14天,以确保电灼伤焦痂的自然脱落以及生成肉芽组织。每天用肥皂、水以及多种抗生素或凡士林保持软组织、骨膜或软骨膜湿润,以防止受区干燥。随后进行皮片移植,这种移植为延迟原发性移植,在移植准备清创过程中,需避免下层软骨的暴露。

该模式由缺损造成,创造一个干净的、不圆滑的直角皮肤边缘,以及一个血管床,清除旧伤疤、皮片移植或肉芽组。

用弯形手术剪清除移植皮片下的脂肪,但移植皮片的皮下厚度不一定要薄至真皮层。移植皮片的厚度以及其皮下脂肪的厚度需与受区的深度相符。移植皮片被放置于处理好的伤口表面,修剪移植皮片,移入移植皮片,并用单层细缝

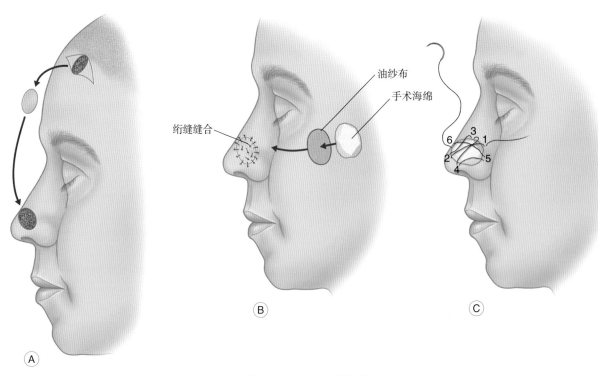

图 6.2 额部皮片移植术

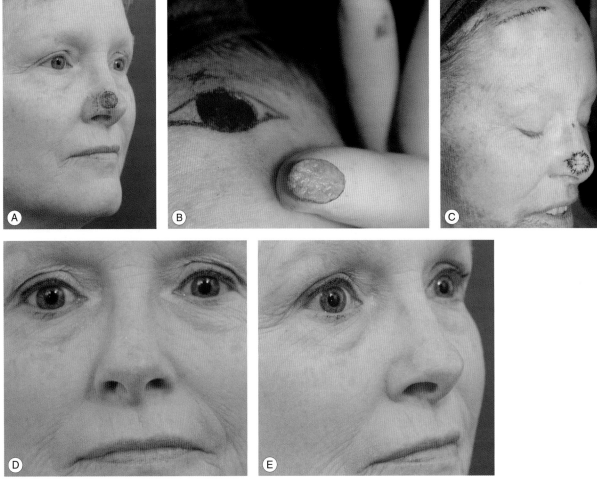

图 6.3 （A~E）额部全厚皮片修复鼻尖缺损

线在移植皮片外周进行缝合。为防止皮片横向位移,绗缝缝线穿过移植皮片,将移植皮片与受区一起缝合。在修复处涂抹一层抗生素软膏,用细纱布覆盖。接着,用一个软质泡沫填塞物填充。

传统上,伤口表面固定单个缝线上的填塞物,并且每个填塞物敷料相互包压固定。然而,更快更有效的缝合方法是将单 4-0 或 5-0 丙纶缝线从伤口边缘约 5~10mm 处打结,然后在填塞物上十字形来回交叉缝合。每次交叉,从伤口边缘几毫米处进针,最后缝线再打结。外科医生只需在一个或两个区域缝合缝线,以便以后能轻易去除敷料。术后,用塑模敷料固定移植皮片,并加强了绗缝缝线。然而,它不是一个"压力"敷料,不能用于止血或预防血肿。

最初,移植皮片呈现白色,几日后,血流灌注增加,移植皮片的颜色从蓝色变为肉眼可见的粉色。尽管填塞物可以被早早移除,但是最好保持填塞一周。如果用无张力细缝线修补缺损,则无缝线痕迹。

局部皮瓣

与移植皮片不同,血管化皮瓣移植保持了皮瓣的颜色和质地。皮瓣比移植皮片厚,能更好地提供丢失的皮下组织。

鼻尖和鼻翼处没有多余的"厚"皮区域。但是鼻部背面和侧面有多余的活动性较好的上"薄"皮肤区域。

局部瓣没有添加新表皮,仅有可被分享的,但数量有限的皮瓣,这些皮瓣从上鼻区移至缺乏的区域。

下述指南适用于所有鼻部就近瓣,应仔细遵守:

- 如果缺损部位尺寸大于 1.5cm,剩余皮肤表面因没有多余皮瓣被用于闭合缺口部位,表皮不能重新分布、覆盖鼻骨,导致塑形失败。
- 局部皮瓣适用于小浅表缺损,缺损位于鼻孔边缘 5~10mm 外,鼻尖上方。通常描述的就近瓣不适用于鼻尖以下部位。

然而,为避免局部皮瓣的病变或分期,这些规则经常被打破,导致鼻塌陷,鼻尖和鼻翼边缘错位。在这种情况下,最好是让伤口二次愈合或采取制皮手段。

单叶移位皮瓣(图 6.4)

上鼻部有大量多余的可移动的松垂皮肤。单叶移位皮瓣,即 Banner 皮瓣或 Romberg 皮瓣,被用作小开放式缺损部位的修复[32,33]。这些皮瓣以 90° 弧度翻转皮肤,截取该轴的多余部分来填补另一个轴的部分。因为上鼻部的皮肤相对可移动、可用,并且远离鼻孔边缘,这些小型就近瓣不会扭曲鼻尖或鼻翼边缘。然而,如果皮瓣供体的瘢痕横穿鼻梁,则会产生一个肉眼可见的凹陷瘢痕。单叶皮瓣不适用于修补鼻尖或鼻翼部的不可弯曲的厚皮肤,该处皮肤转移不良。常用变形猫耳缝合或邻近可移动表皮替代修补。

鼻背皮瓣

鼻背皮瓣提升软骨膜、骨膜上的皮肤,皮下组织以及肌肉,可将眉间多余的部分表皮移至鼻尖。鼻背皮瓣最适合用于修补鼻背和鼻上部鼻尖亚单位[34-36]。鼻背皮瓣从面部血管和角血管沿着鼻侧壁和内眦分化血管。向上提升面颊皮肤至鼻侧壁来促进缺损部位的闭合。可用鼻背皮瓣局部表皮重塑鼻尖和鼻背以及部分鼻翼或部分鼻侧壁的表面。然而,当向下移动厚眉间皮肤以及软组织至靠近内眦的鼻侧壁时,若皮肤厚度不匹配,则可能导致医源性内眦赘皮的褶皱。鼻根的深度可能被消除,可能会导致鼻根消失。最近修改的标准已经删除使用眉间部位供体的建议。因鼻背皮瓣似尾巴般滑动,猫耳缝合被轻度干扰。理论上,计划沿着鼻侧壁的交界处缝合鼻背皮瓣的边缘。鼻背皮瓣边界的上部可能看上去穿过鼻尖光滑表面的凹陷瘢痕。像所有就近瓣,鼻孔边缘的缺损部位尺寸越大,离鼻孔边缘的距离越近,鼻尖或鼻翼越容易因为张力或不良设计的移植修复而变形。

几何双叶皮瓣

双叶瓣被推荐用于修复下鼻部厚且硬的皮肤缺损部位。应用双叶原理[37-39]。第一叶皮瓣,将有多余表皮部位的皮肤移至靠近鼻尖或鼻翼缺损处。第二叶皮瓣是远离缺损的鼻上部可用组织,第二叶皮瓣有着连续的轮廓。第一叶皮瓣修复缺损部位,第二叶皮瓣在第一叶皮瓣的基础上重塑缺损部位的表面。第二叶皮瓣的第三缺损部位原发性闭合,表皮供区也原发性闭合。

传统上,双叶瓣被设计为 180° 旋转。这种旋转导致较大的猫耳痕迹。猫耳切除使皮瓣血管基底变窄,妨碍血液供应。Macgregor 及后来的 Zitelli 提出一个几何设计方案,将皮瓣旋转的角度缩小至 90°~100°,并且施行猫耳切除。这种设计方案不妨碍血液供应。该方法适用于下鼻部 0.5~1.5cm 尺寸的缺损部位修复。

旋转推进的皮瓣可以被定位至缺损周围任意位置,但是皮瓣的蒂底必须远离鼻孔边缘以防失真。第二叶也必须位于鼻上侧壁或鼻背松弛多余表皮里。它能被作为内侧基础或随后修复的基础。修复不应延伸至面颊或下眼睑。

适用规则:

1. 皮瓣的支点位于距离缺损部位一半缺损直径(或缺损半径)的地方。皮瓣位于鼻尖缺损侧面,以及鼻翼小叶中间。皮瓣支点距离缺损部位越远,皮瓣面积越大。在鼻部皮肤上画两个同心圆,一个小内圆,一个大外圆。外圆的外周距离缺损部位三倍缺损半径远。第二个小内圆标记位置离缺损部位的距离等于从支点到初始缺损中心的距离(缺损的直径)。因为鼻表面是圆的,不平,不能用直尺作为模板,需用一个箔条或弯曲的纸尺作为模板。将模板围绕支点旋转,就像车轮的单个辐条一样旋转,直到确定两个同心圆的周长。

2. 圆形鼻缺损的精确修复模式被立即定位于缺损旁,沿着外同心圆。第一叶需完全修复缺损部位,防止鼻尖或鼻翼边缘因伤口闭合而变形。因为第二叶位于上鼻部移动的表皮内,所以能将第二叶的大小设计得比缺损大小较小。第二缺损因上鼻部相邻缺损部位的松弛表皮的补充而闭合。延伸至外圆的横向猫耳切除,被添加到第二叶。

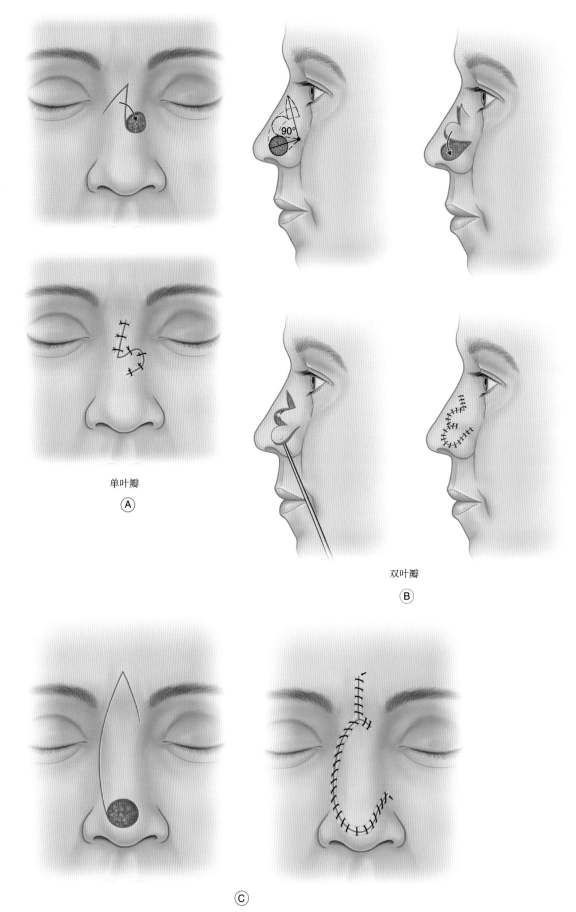

单叶瓣

Ⓐ

双叶瓣

Ⓑ

Ⓒ

图 6.4 （A~C）单叶瓣、双叶瓣与鼻背皮瓣

从缺损至支点标记猫耳切除部位,为旋转和推进皮瓣提供空间。皮瓣旋转角度小于 100°,底部宽,以维持皮瓣血液供应。

3. 切除支点处缺损部位延伸的猫耳。第一叶和第二叶皮瓣,包括末端的猫耳,被提升至骨膜上。这些皮瓣,包括表皮、皮下脂肪和鼻肌。软骨膜和骨膜上残留的正常鼻表皮被逐渐破坏。

4. 重要的针垫层很少有双叶瓣,如果它被仔细修复,针垫层分层分布。位于较活动的上鼻部的第三缺损是层层闭合的。它推动皮瓣向下,防止皮瓣有回归其供体位置的倾向。适当地"修薄"第一叶皮瓣后,第一叶的表皮表面匹配邻近正常表皮水平。第一叶皮瓣被移至原发性缺损处。第二叶皮瓣被用来填补第一叶皮瓣制造的缝隙。

然而,术后鼻尖或鼻孔变形很常见,尤其是当缺损位于鼻尖或鼻翼内时。尽管计划为一期修复,但修复瘢痕、重建已消失的鼻翼皱褶或重新定位鼻孔边缘的情况并不少见。

几何双叶瓣是有效的,但应仅限于鼻尖部的缺损,每个皮瓣被固定在直径 1.5cm 的地方,固定的地方离鼻孔边缘超过 1cm。该方法不适用于鼻翼缺损的修复。尽管鼻翼缺损尺寸相对较小,但修复十分耗时,需剥离的地方多,瘢痕多,肿胀明显,并且常伴随修复失真。

一期鼻唇沟皮瓣(图 6.5)

一期鼻唇沟皮瓣能重塑鼻侧壁和鼻翼的缺损的表面,可重塑的缺损大小达到 2cm。面颊中间、鼻唇沟皱侧部多余的皮肤被转移,以一种推进面颊皮瓣的随机模式延展方式转移。不像局部皮瓣,局部皮瓣重新分布残留的鼻部表皮,该技术"添加"局部面颊表皮至鼻部表面。该技术能使修复边界失真的风险最小化,确保鼻翼支撑移植物不因过度张力而塌陷。

1. 用笔标出鼻侧壁和鼻翼亚单位。移除鼻翼亚单位表皮,该表皮位于鼻孔下缘,缺损部位中间,清除缺损部位中间

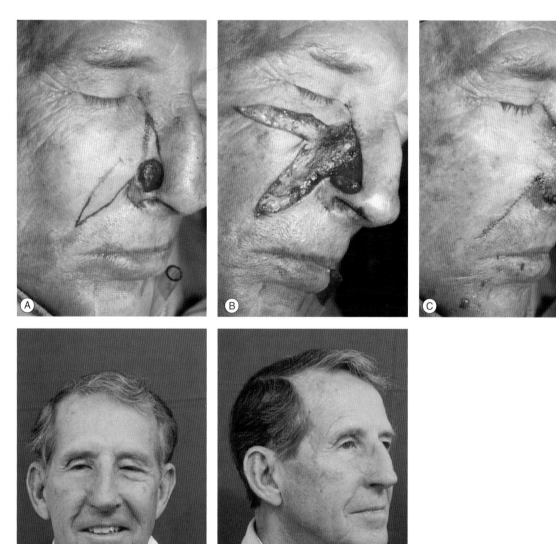

图 6.5 (A~E)一期鼻唇沟皮瓣修复内鼻翼及鼻尖基底细胞癌术后的鼻缺损。无需修整

的表皮有助于扩大鼻孔下缘的缺损面积。这样使瘢痕位于鼻孔边缘，增加受区皮瓣的混合。底层衬里用鼻中隔或耳软骨移植物支撑，预防鼻孔边缘塌陷或收缩。软骨移植物末端埋入鼻翼底部边缘的皮下口间隙中，用经皮的 5-0 丙纶缝线缝合。软骨移植物被埋至下衬层来固定支撑移植物，以支撑鼻孔边缘。

2. 标记鼻唇沟。缺损位于鼻唇沟附近，所以手术后瘢痕位于鼻唇沟中。下方标记猫耳切除部位，标记远离模板。确保面颊皮瓣有足够的长度来摆动，使面颊皮瓣能被正确地放置于鼻唇沟，使鼻唇沟延伸至鼻缺损处。皮瓣最重要的尺寸是皮瓣的宽度，皮瓣的宽度需等于缺损的宽度。皮瓣末段将在伤口愈合时被修剪，这种修剪根据当时情况而定，无需预先确定。提高皮瓣，保持皮瓣与远端猫耳的连续性。鼻翼或鼻侧壁上，侧壁切口的皮瓣延伸不应高于鼻翼残留部分，皮瓣应"越过"鼻翼残留部分到达受体位置。不需要较高的切口，且较高的切口影响血液供应。

3. 鼻唇表皮延伸和面颊皮瓣逐渐被破坏，皮下脂肪厚度为几毫米，横向宽度为 3~5cm。面颊被提升，沿着鼻面沟固定面颊底层原始表面，将其固定至深层组织。该缝合固定推进面颊皮瓣，使供体缺损部位闭合，恢复鼻唇沟。鼻唇延展处横向和纵向的张力消除，面颊皮瓣重新覆盖原始缺损。随机延展的血管分布良好，但血管分布可能受张力的负面影响。

4. 多余的皮下脂肪被切除，使皮瓣的厚度匹配受区的深度。如果保留了血管，用可吸收缝线轻轻地将皮瓣深面固定至理想鼻翼褶皱下的软组织。如有必要，褶皱可被二次构型。轻轻地放置末端皮瓣于鼻部伤口下，并修剪末端皮瓣至合适的尺寸。层层缝合切口。

最终的瘢痕融入鼻侧壁或位于鼻唇沟中。该无亚单元皮肤会出现针垫层置换，但如果鼻翼被原软骨移植物支撑，控制鼻孔边缘形状和位置，能最大限度避免这种置换。

一期鼻唇沟适用于鼻侧壁和鼻翼处缺损部位的修复，而鼻侧壁和鼻翼处缺损不能被其他就近瓣有效修复。

同样，在修复鼻、唇和面颊复合缺损时，一期鼻唇沟也被用于重塑上唇和鼻槛表面[40-42]。它经常与 Millard 脂肪翻转皮瓣一起[15,16]，铰链翻转侧部多余的皮下脂肪，来修复缺失的皮下软组织伤口。

大型、深层及位于不利位置的缺损

上部二期亚单位鼻唇沟皮瓣（图6.6、图6.7、图6.8）

二期鼻唇沟皮瓣[22,43]转移自内侧颊部多余皮肤（仅在鼻唇沟外侧），二期鼻唇沟皮瓣由源自面部和角部下动脉血管供血，穿过皮下组织，位于提肌上方和下方。尽管狭窄的表皮蒂有适度的随机血液供应，该皮瓣仍是一个皮下底层岛状皮瓣。如果皮下血管完整，即使在鼻翼表皮有瘢痕或鼻翼表皮被清除的情况下，皮瓣仍可用。皮下蒂允许简易的换位，狭窄的表皮消除了上部的猫耳，并且消除了伤口闭合时，延伸至鼻侧壁的伴随瘢痕。设计二期鼻唇沟皮瓣的内侧缘正好沿着鼻唇沟，最后的瘢痕正好在鼻唇折痕处。年轻患者

或鼻唇沟被不明显的患者的鼻唇折痕可能不清晰，需在手术前镇静或全身麻醉前将鼻唇折痕标识出来。

二期鼻唇沟皮瓣是重塑凸起鼻翼亚单位表面最好的供体。切除残留皮肤以及鼻翼亚单位，重塑整个亚单位表面，而不是仅仅修补缺损处。

一期

标记鼻亚单位和鼻唇沟。根据对侧的鼻翼，设计精确的修复模板。模板位于鼻唇沟旁，与口结合处相邻，以确保有足够的翻转弧度。皮瓣上蒂逐渐变细，最后皮瓣固定点刚好位于鼻唇沟的上部末端位置。在鼻唇沟侧面远端处设计一个三角形的猫耳切除。

丢弃鼻翼亚单元残余表皮。根据对侧鼻翼，设计一个尺寸合适，鼻孔边缘轮廓正确的软骨支撑移植物——通常用耳廓软骨作为移植物。移植物的中沿和侧面被埋入皮下间隙，经皮缝合至软三角骨和鼻翼根部。移植物被缝合至下层衬里。

用 2~3mm 脂肪从表皮皮瓣远端至皮瓣近端提升表皮皮瓣。

为了保护皮瓣的根部，下刀要深，皮瓣比近端表皮蒂有着更大范围的皮下脂肪。清除皮下纤维带。逐渐扩大清除范围，直至皮瓣能被顺利地移植至缺口部位。切除远端猫耳后，面颊被向前推进，供区层层闭合。用一单层表皮缝合覆盖皮瓣。用抗生素药膏覆盖裸露的肉蒂。

二期

3 周后断蒂。用 2~3mm 的皮下脂肪重新提升表皮，表皮覆盖鼻翼侧部。切除皮下脂肪和瘢痕。皮瓣重新靠近受区。鼻唇、面颊瘢痕上部被重新打开，清除表皮和软组织，面颊闭合。

实际上，鼻唇皮瓣在鼻部重塑上的用处不大。因为中间面颊可用的多余部分很少，该部位的鼻唇组织仅可修复约 2cm 宽的缺口。尽管鼻唇皮瓣是可靠的皮瓣，但过度减积或拉伸可能导致皮瓣坏死。如果折叠鼻唇皮瓣，将折叠后的鼻唇皮瓣用于表面覆盖和铺衬，则皮片移植物不一定能再次形成血管，不一定能维持皮片移植物的血供。鼻唇皮瓣翻转的弧度有限，并且它能达到的范围有限。鼻唇皮瓣能被移植至鼻翼、鼻小柱，或被用于重塑上唇表面，但是不能被安全地延伸至鼻尖或鼻背。然而鼻唇部瘢痕能被藏在鼻唇沟中，面颊变得平坦，可能需要切除对侧面颊组织、提升对侧面颊，得到一个对称的面部。修复男性患者时，常在胡须部位获取鼻唇皮瓣。

二期鼻唇皮瓣被用于整个鼻翼表面的重塑，如鼻翼亚单位或在鼻翼褶上延伸数毫米至鼻侧壁的鼻翼部位缺口。然而，如果缺口延伸至鼻侧壁，鼻翼沟将被消除，将施行第二次手术来修复鼻翼褶。二期鼻唇皮瓣也能重塑鼻小柱或唇部非鼻部缺口或鼻底平面的表面。

额部皮瓣

额部因其优越的颜色、质地、大小、可至范围、血管、衬里应用以及较大的供体范围等优点，成为大多数鼻部修复的首选受体获取部位。额部为多层结构，由表皮、皮下脂肪、额肌和一层与前骨膜隔离的薄薄的结缔组织层组成。尽管额部表皮与鼻部在颜色、质地和厚度方面匹配，但是额部皮瓣比

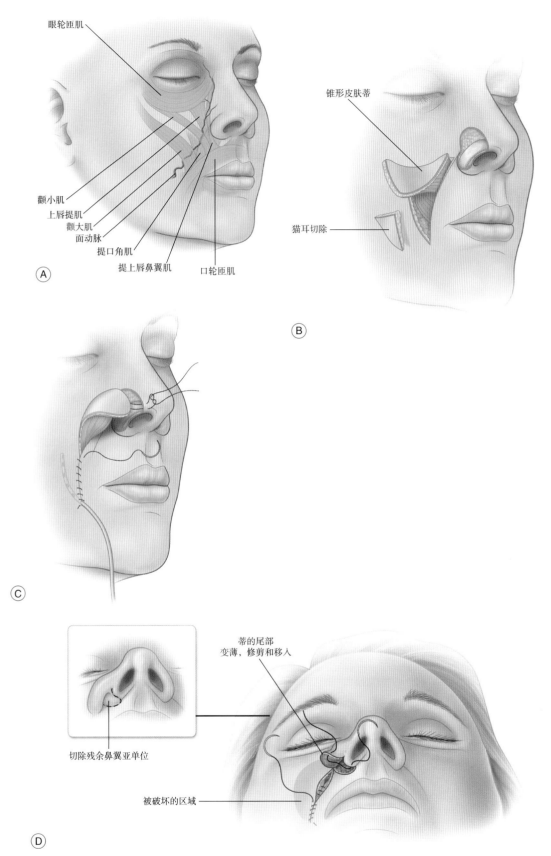

眼轮匝肌

颧小肌
上唇提肌
颧大肌
面动脉
提口角肌
提上唇鼻翼肌
口轮匝肌

(A)

锥形皮肤蒂

猫耳切除

(B)

(C)

蒂的尾部
变薄, 修剪和移入

切除残余鼻翼亚单位

被破坏的区域

(D)

图6.6 （A~D）二期的鼻唇沟皮瓣用于重建鼻翼亚单位。一期先在缺损周围切除残留的正常皮肤,并将整个缺损按照完整的亚单位进行重建。好的基础二期鼻唇沟皮瓣有血管灌注,轴血管通过下面的面部肌肉组织为近端皮瓣基部供血。必须放置初级软骨来支撑和加固鼻孔边缘。1个月后,离断近端蒂,软组织雕刻完成鼻翼移入,缝合脸颊供区,使供区瘢痕准确定位于鼻唇沟内

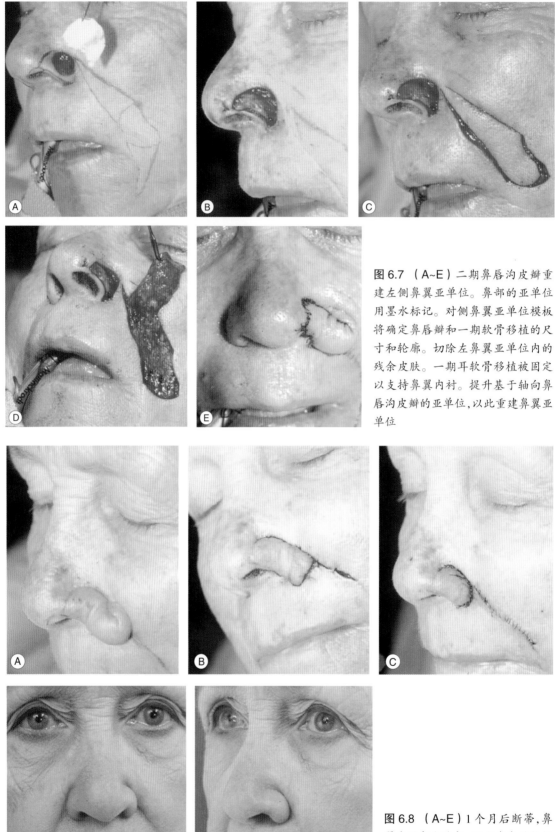

图 6.7 （A~E）二期鼻唇沟皮瓣重建左侧鼻翼亚单位。鼻部的亚单位用墨水标记。对侧鼻翼亚单位模板将确定鼻唇瓣和一期软骨移植的尺寸和轮廓。切除左鼻翼亚单位内的残余皮肤。一期耳软骨移植被固定以支持鼻翼内衬。提升基于轴向鼻唇沟皮瓣的亚单位，以此重建鼻翼亚单位

图 6.8 （A~E）1 个月后断蒂，鼻翼嵌段部分隆起，下方多余的软组织被切除，形成凸出的鼻翼轮廓和深鼻翼皱褶。切除多余的皮肤并完成皮瓣移入。脸颊切口缝合，正好位于鼻唇沟内。无须修整

鼻部表皮厚。需清除多余的额肌和皮下脂肪,使额部皮瓣变薄,使额部皮瓣的厚度与相邻面部表皮厚度一致。

额部由眼眶上动脉、滑车上动脉、浅表颞动脉和耳后动脉灌注。额部皮瓣的蒂可以是这些皮瓣的蒂——正中额部皮瓣、水平额部皮瓣、上下额部皮瓣或头皮瓣。

现如今,人们常使用旁正中额部皮瓣。它来源于滑车上血管,沿着单侧垂直轴供应移植物血流。旁正中额部皮瓣的旋转支点是旁正中额部皮瓣下方至内眦的中间点。MacCarthy 等[13] 和 Reece 等[14] 的解剖学研究表明,旁正中额部皮瓣被来自滑车上动脉、眼窝上动脉、眼眶下动脉、鼻背动脉和面动脉角分支的吻合口灌注。

旁正中额部皮瓣因其血管、尺寸、可至范围、可靠性和相对最小发病率,成为鼻部表面重塑的首选皮瓣[22,25,45,46]。旁正中额部皮瓣从额部高点获取表皮,获取部位在发际线下,获取的表皮有一个狭窄的下蒂根,获取的表皮包含眉毛内侧表皮或眉毛下表皮。供区的下方能原发性闭合。如果间隙较大,则允许施行二次修复。伤口收缩和上皮再形成闭合了上部残留缺口。因为间隙常远离移动的眉毛,眉毛不会失真。因为皮瓣近端蒂窄,眉毛被医学处理的痕迹不会太明显。

旁正中额部皮瓣能重塑任何鼻部缺口表面,并且供体不会明显变形。旁正中额部皮瓣蒂位于右或左侧滑车上血管上方。中心鼻部缺口能用左侧皮瓣或右侧皮瓣修复,但是除非同侧皮瓣上有旧瘢痕,需用单侧鼻部缺口修复同侧的皮瓣,来减少皮瓣支点到缺口的距离。如果发际线很低或者额部有瘢痕,考虑皮瓣预扩张,但是这种做法是非常规做法[47-50]。

二期额部皮瓣(图 6.9、图 6.10)

在解剖学上,滑车上血管经过眼眶边缘,位于骨膜外,位于皱眉肌和额肌中间。血管垂直向上进入额肌。在天庭水平面上,血管穿过肌肉,位于发际线浅表皮皮下。

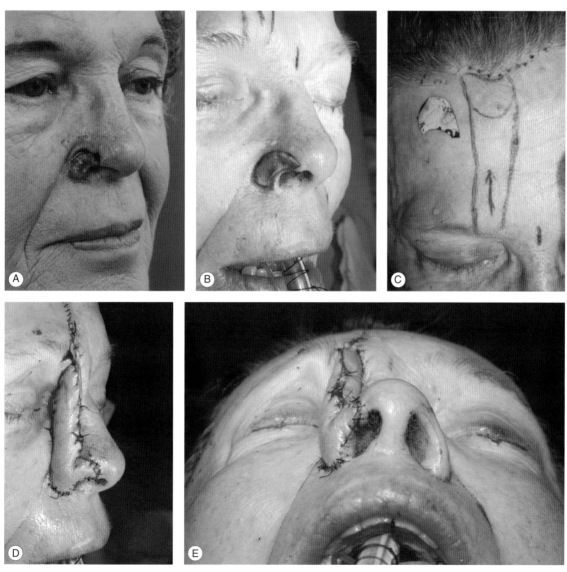

图 6.9 (A~E)二期额部旁正中皮瓣作为亚单位重建鼻翼。基底细胞癌 Mohs 切除后,超过 50% 的左鼻翼皮肤缺失。用墨水标记鼻部亚单位。修除鼻翼亚单位内多余的皮肤。衬里由初级耳软骨移植支撑。右 - 旁正中额部皮瓣垂直设计在滑车上血管上方。其远端修薄并转移到缺损处

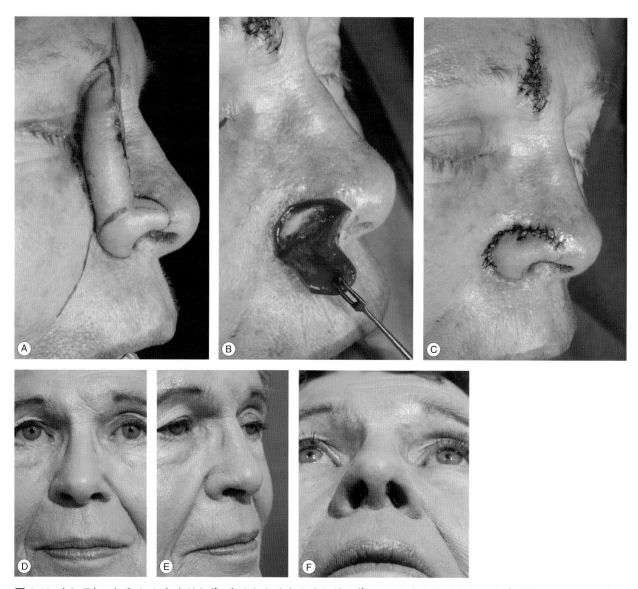

图 6.10　（A~F）1 个月后,额部皮瓣断蒂,受区上方的皮肤被抬得很薄,下面的皮肤脂肪和初级软骨移植物被切除,以雕刻出凸的鼻翼和深的鼻翼折痕。多余的皮肤病史和插图在单层精细外周缝合线中使用褥式缝合完成。无需修整

一期额部皮瓣可被当作为岛状皮瓣移植[44],但是一期额部皮瓣的多余部分自紧致的眉间表皮下经过,可能会阻碍皮瓣血液供应或扭曲鼻根。最重要的是,一期移植很少获得美观的修复效果。

传统上,额部皮瓣通过两期移植[22]。一期,皮瓣被提升至骨膜上方。切除皮瓣远端 1~2cm 范围内额肌和皮下脂肪。远侧薄皮瓣被移植至受区,穿过皮瓣较厚的近端。二期,即术后 3 或 4 周,当受区的远端皮瓣已经生成血管,断蒂。皮瓣上部被重新抬高,被减积,完成表皮移入。

然而,在移植前阶段,切除皮瓣下肌肉和皮下脂肪,去除皮瓣肌肉皮肤的血液供应,可能减少血管的形成。尽管,二期额部皮瓣移植相对安全,但是如果皮瓣被拉伸,吸烟患者可能出现皮瓣坏死的情况,或者对于修复需求大、需广泛初始软组织减积或需多个狭窄延伸至鼻翼或鼻小柱的皮瓣的患者,可能出现皮瓣坏死的情况。最重要的是,尽管一期可能放置软骨支撑鼻尖和鼻翼,鼻远端表皮——鼻尖和鼻翼——不能被重新抬高。不能在断蒂前改变鼻部最漂亮的部位。

尽管二期额部皮瓣被常规应用于半鼻缺口和全鼻缺口的修复中,这两期手术均需要积极的手术减积。手术减积对皮瓣有些危害,导致偶尔的皮瓣坏死,特别是吸烟患者,皮瓣坏死的情况经常发生。当缺口面积大,或者缺口创面深时,很难重建多个亚单位的三维轮廓,需要复杂的支撑物和衬里更换。

二期额部皮瓣技术（见图 6.9、图 6.10）

步骤一：皮瓣转移

用墨水标记鼻亚单位。清除鼻尖凸起亚单位或鼻翼部位(亚单位原则)残留的正常表皮,不清除鼻背或鼻侧壁残留的正常表皮。定位主要软骨移植物,如果必要,在血管衬里上放置软骨移植物。在发际线下,根据对侧正常部位或理想模板,标记缺口的精确模板。模板位于滑车上动脉正上方,紧贴眉头皱外侧。可以用彩超确定位置。下移皮瓣近端蒂,移至缺口,穿过内侧眉头。眉毛处皮瓣蒂的宽度大约为

1.2~1.5 cm。验证皮瓣是否到达预期位置的方法是简单纱布法，用纱布测量眉毛下旋转支点到额部皮瓣远端的距离。皮瓣能被相对延长至发际线，或常见情况是，皮瓣蒂被向下延伸穿过眉毛直达内眦。

切除皮瓣远端 1.5~2cm 范围内的额肌和多余的皮下脂肪，并制备一个有 2~3mm 厚脂肪层远侧的表皮皮瓣，该表皮皮瓣可能将会被应用于鼻部缺口下部的修复。在眉内侧的额肌下、骨膜上进行解剖操作，直至皮瓣无张力地到达缺口。将皮瓣与受区缝合，自皮瓣远端至皮瓣近端。缝合为单层细缝。如果皮瓣变白，停止缝合，让未缝合侧皮瓣边缘在受区二次愈合。为避免过度渗出、结痂，皮瓣蒂裸露的表面可植皮。额部广泛潜行至两边颞部，层层闭合。头皮猫耳被切除。发际线下任何留存的缝隙，被凡士林纱布覆盖一周，使伤口二次愈合。如果需要，稍后修饰瘢痕。

步骤二

3~4 周后，断蒂，皮瓣的近端部位用 2~3mm 的脂肪垫高，并且切除受区皮下多余软组织（脂肪、额肌和瘢痕），修复缺口上部的外形。通过移入皮瓣远端，皮瓣保持着良好的血供。上部移入完成。皮瓣近端蒂无血管，并将皮瓣近端返回内侧眉毛处，使皮瓣形成一个倒置的"V"状，切除多余部分（框 6.2）。

框 6.2　二期额部皮瓣完美地适用于小缺口修复

- 受限于一个或两个软骨亚单元
- 需要适度的软骨替换
- 完整的衬里
- 低局部缺血风险——不吸烟者，额部无旧瘢痕，有限的复杂远端皮瓣延伸

三期全厚额部皮瓣（图 6.11）

20 世纪 70 年代 Millard[29] 及 20 世纪 90 年代 Burget[26] 在传统二期额部皮瓣的移植步骤和分割步骤之间添加了一项中间步骤，提高血管安全性，允许更积极的软组织外形修

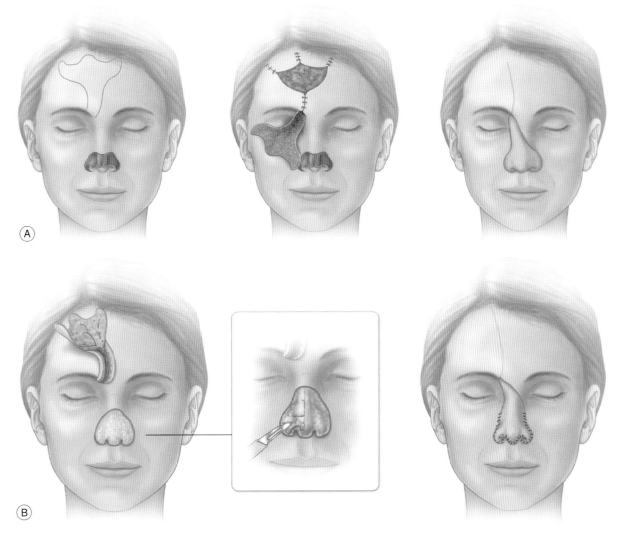

图 6.11　（A,B）三期法旁正中全厚额部皮瓣。额部皮瓣远端无需减积。用皮下组织和额肌填补鼻部复杂缺损。1 个月后，中间操作中，皮瓣再从受区完全提升 2~3mm 皮下组织。切除多余的皮下组织和额肌，建立正确的三维轮廓。软骨移植可通过雕琢、重置和增大来修饰。皮瓣回到供区。1 个月后（带蒂转移 2 个月后），断蒂

复。在移植步骤中,他们减积皮瓣远端,但是三周后,将该皮瓣从其固定位置提高,跨过中鼻。皮瓣近端蒂保持不变,远端移入处向左牵拉,附着在鼻尖、鼻翼边缘和鼻小柱处。清除鼻背和鼻中穹隆轮廓下的脂肪和肌肉。

尽管该办法很管用,但是鼻背中央的切除处被皮瓣近端蒂和远端移入遮挡。更重要的是,一旦皮瓣在一期被应用于鼻翼和鼻尖,不能施行进一步软组织塑形和软骨修改操作。

20 世纪 90 年代末期,Menick[25,71] 改良了修复方法,用3 个步骤来移植全厚皮瓣。这 3 个阶段的中间步骤是完整皮瓣重提升,并在整个鼻表面完成三维硬组织和软组织塑形。额部是多层的,额部由表皮、皮下脂肪和额肌组成。它由肌筋膜血管、轴向血流以及随机血流灌注。最初的皮瓣远端减容操作是去除深部内容物,创造一个创面深的软组织表面,该表面收缩倾向大,承受张力的能力低。然而,如果皮瓣全厚移植,血管被最大限度地保留,只要全厚皮瓣皮下平面没有受损或额肌被切除,甚至移植后数月,都没有发生预期的结痂。移植后 1 个月,因延迟术(全厚皮瓣周围切口、提升和移植),全厚皮瓣的血流增大。额部表皮有 2~3mm 厚的皮下脂肪,能被完整地从整个鼻部移入处提升,提升过程中保留皮瓣近端蒂。额部表皮下多余的皮下脂肪和额肌,事前固定的软骨移植物以及衬里愈合在一起。三维轮廓精修步骤均为完全可视操作:组织切除,软骨移植物塑形、复位或增强。随后薄而柔软的额部表皮被用于鼻部表面重塑。1 个月后进行断蒂操作。

尽管该全厚皮瓣三期方法在断蒂前添加了一个额外的操作,该操作确保了皮瓣在每个操作阶段最大的血流供应。一个薄而均匀覆盖皮瓣,不妨碍手术暴露,在断蒂前控制软组织形成,维持软骨移植物位于整个鼻表面上方。外科医生能在每个阶段进行术中修饰,能在皮瓣分离前进行"修饰"。提高了修复结果的美观性,最小化后期外形修饰需求。

有中间步骤的三期全厚额部皮瓣技术被应用于重塑部分或全层鼻部缺口,并且不用考虑缺口的大小和深度。该技术特别适用于吸烟患者。当吸烟患者的皮瓣有瘢痕或鼻部缺口面积大需大面积薄覆盖皮瓣时,特别是有鼻翼和鼻小柱延伸的情况时,该技术很适用。然而,在小缺口和浅表缺口修复中,如独立的鼻翼或鼻尖修复,二期皮瓣叶也能重塑鼻部表面。

三期全厚额部皮瓣技术(图 6.12~ 图 6.18)
一期

用墨水标记局部单位、旧瘢痕以及规划的血管蒂位置。在适当的情况下,切除亚单位残留的正常组织。标记用于鼻部表面缺口修复的精确模板,模板位于额部发际线,下穿眉内侧,位于滑车上蒂上,有 1.2~1.5cm 厚近端蒂。如果存在血管化鼻内衬里,或已经用鼻内皮瓣、铰链翻转皮瓣或游离皮瓣修复,放置主要软骨移植物。如果计划用折叠的额部皮瓣或皮片移植 - 衬里技术修复全层缺口,一期不放置主要软骨移植物,软骨移植物在二期放置,放置位置为随后的主塑形位置。

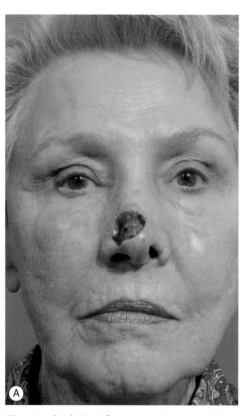
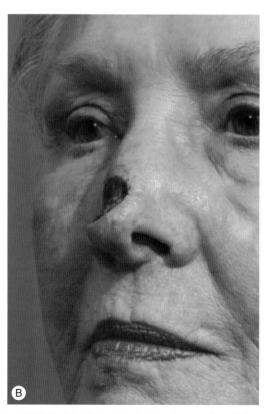

图 6.12 (A)新的鼻尖 Mohs 缺损位于先前用皮片移植和左侧复合皮瓣覆盖和内衬重建的鼻部。左边缘挛缩。(B)新的鼻尖 Mohs 缺损位于先前用皮片移植和左侧复合皮瓣覆盖和内衬重建的鼻上。左边缘挛缩

皮瓣被全部提升于骨膜上。穿过内侧眉毛至内眦切割皮瓣，直至皮瓣远端能无牵拉地到达缺口处。通常，不用切除额肌或皮下脂肪。如果皮瓣僵硬明显，沿着鼻孔边缘或远端鼻翼裁剪额肌，将额肌填充至皮瓣下。一层皮瓣被缝合至受区。广泛破坏后，额部供区闭合。上部的间隙，不能自我修复的部位，允许进行二次修复。

二期：中间操作

四周后，额部皮瓣在受体处的愈合被生理延迟。整个鼻部移入处的额部表皮用 2~3mm 脂肪（鼻厚度）抬高。皮下表面脂肪中的轴向皮下血管被留下来，血管附着于表皮皮

瓣，操作过程中应避开皮下表面脂肪中的轴向皮下血管。皮瓣被完全重新抬高，被放置在面部一侧，维持滑车上蒂。

皮瓣下支撑框架和衬里中残留的皮瓣下多余皮下脂肪和额肌愈合在一起，形成一个存活的硬结构，该结构易出血。随着完全暴露，整个暴露的鼻下表面被三维塑形，突出鼻背线，鼻翼褶以及鼻尖轮廓。通过塑形、复位或扩大范围，移除事先放置的主软骨移植物。通过折叠皮瓣或皮片移植技术，在衬里上重置延迟主要软骨移植物。放置额部表皮皮瓣于受区，纡缝缝合无效区，使其与轮廓等高。

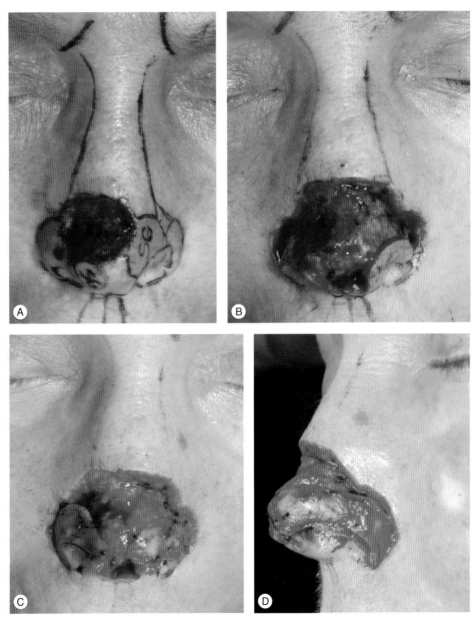

图 6.13　（A，B）鼻部的亚单位被标记。进行鼻尖和两个鼻翼的亚单位切除，但不切除鼻背的亚单位。旧复合皮片移植物的皮肤被铰接在左侧鼻缘衬里。耳软骨的初级软骨移植物被放置以支撑、扩张和塑形衬里和二期的覆盖。（C，D）鼻部的亚单位被标记。进行鼻尖和两个鼻翼的亚单位切除，但不切除鼻背的亚单位。旧复合皮片移植物的皮肤被铰接在左侧鼻缘衬里。耳软骨的初级软骨移植物被放置以支撑、扩张和塑形衬里和二期的覆盖物

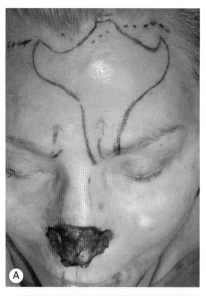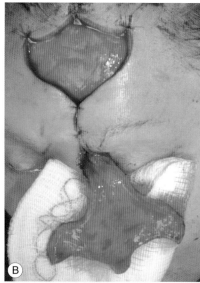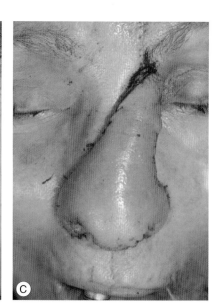

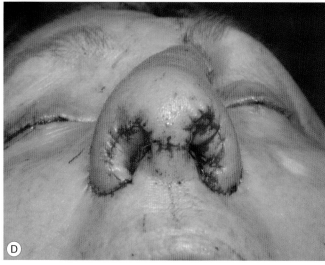

图 6.14 （A，C，D）额肌下方有一个全厚旁正中额部皮瓣。额部皮瓣包含皮肤、皮下脂肪及其所有额肌层。它被转移到鼻部用于再造而不变薄。（B）额肌下方有一个全厚旁正中额部皮瓣。额部皮瓣包含皮肤、皮下脂肪及其所有额肌层。它被转移到鼻部用于再造而不变薄

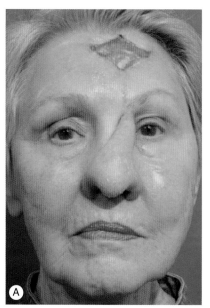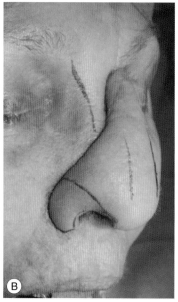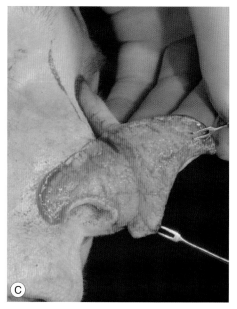

图 6.15 （A，C）1 个月后，额部皮瓣的被皮下组织提升 2~3mm。多余的皮下组织和额肌被暴露出来。皮瓣暂时置于额部。（B）1 个月后，额部皮瓣的被皮下组织提升 2~3mm。多余的皮下组织和额肌被暴露出来。皮瓣暂时置于额部

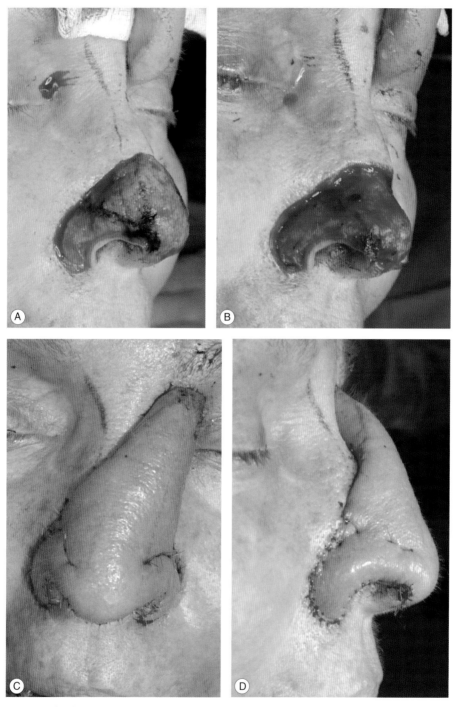

图 6.16 （A）剩余的皮下脂肪和额肌此时被切除，以塑造鼻形。先前的初级软骨移植物愈合到下面的衬里并且可以修整。将均匀薄的额部皮瓣送回受区部位。它用外围缝合线固定到适当位置，并用褥式缝合线塑形到轮廓表面。（B,C,D）剩余的皮下脂肪和额肌此时被切除，以塑造鼻形。先前的初级软骨移植物愈合到下面的衬里并且可以修整。将均匀薄的额部皮瓣送回受区部位。它用外围缝合线固定到适当位置，并用褥式缝合线塑形到轮廓表面

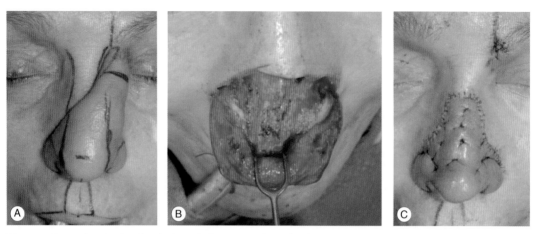

图 6.17 （A~C）1 个月后（额部皮瓣转移 2 个月后），断蒂，并将远端皮瓣轻微抬高，以便在皮下进一步雕刻鼻背、侧壁和鼻翼

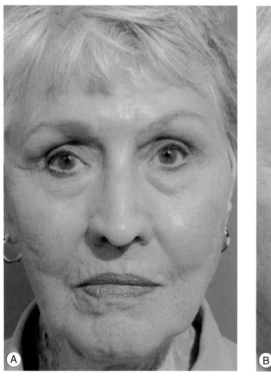
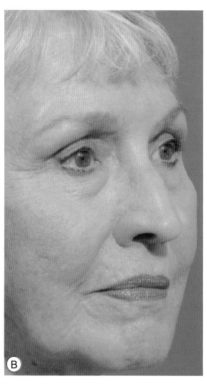

图 6.18 （A，B）术后效果无需修整；额部缺损二期愈合

　　尽管额部皮瓣通常被提升至整个移入面上，但仍要额部皮瓣维持附着于鼻小柱和鼻孔边缘，以维持二蒂血液供应，额部皮瓣在额部和远端移入处暂挂。该技术在以下情况下对于重度吸烟者适用：当皮瓣有一处旧瘢痕时；当皮瓣要经过非常复杂的牵伸时；如果从鼻小柱延伸至鼻根高处的缺口需大面积减积；如果考虑初始移植的血管。该技术很少有施行的必要。在非常罕见的情况下，施行两次中间操作可能更有用。皮瓣在远端被重新提升，保持皮瓣近端移入鼻梁，在塑形鼻尖和鼻小柱时或放置延迟主要软骨时提供血

管。在第二步中间操作中，皮瓣被提升，跨过鼻梁中间和鼻根，如同一个二蒂皮瓣，保持鼻小柱和鼻边缘的移入。如果皮瓣近端有明显的瘢痕，或外科医生考虑血管时，该方法适用。如果修复的最后结果良好且修复操作不复杂，修复施行的操作期数并不重要。

三期：断蒂

　　4 周后（初始皮瓣移植 8 周后），断蒂，鼻部移入完成，通过二期技术将近端皮瓣返回至眉部（图 6.19~ 图 6.22，框 6.3）。

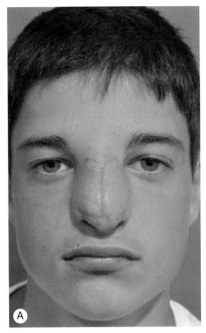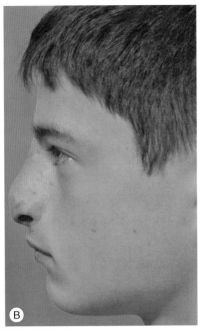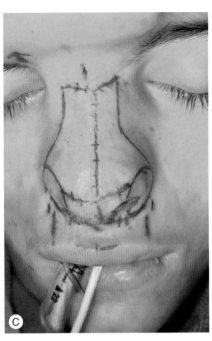

图 6.19　（A~C）这位十几岁男孩的鼻部由于先天性额鼻发育不良而严重扭曲。之前曾尝试用渗透扩张器和局部皮瓣重建鼻部，但手术失败。鼻部体积庞大，不成形，鼻尖支撑不足，鼻根突出。患者额部很短

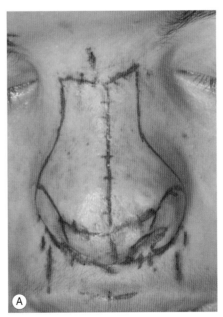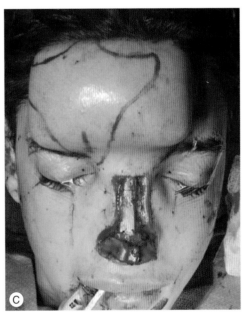

图 6.20　（A，C）初步的手术是放置额部扩张器，并进行开放入路鼻整形术，以降低鼻根，缩小鼻骨，收集鼻中隔软骨以备将来的手术，并将旧瘢痕推进到鼻亚单位。2 个月后，将鼻尖和鼻翼作为一个亚单位切除，并将鼻背和侧壁瘢痕全部切除。外侧皮肤几乎被推进到背侧线以修正缺损。带有残留内侧脚和耳软骨翼板推进的小柱支撑着鼻尖。鼻中隔软骨移植形成了鼻背。一个全厚额部皮瓣被转移，以重建缺损。鼻翼边缘的位置和对称性在术中似乎是正确的

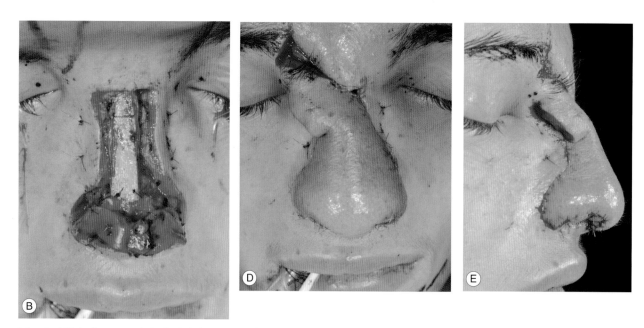

图 6.20（续）（B,D,E）初步的手术是放置额部扩张器，并进行开放入路鼻整形术，以降低鼻根，缩小鼻骨，收集鼻中隔软骨以备将来的手术，并将旧瘢痕推进到鼻亚单位。2 个月后，将鼻尖和鼻翼作为一个亚单位切除，并将鼻背和侧壁瘢痕全部切除。外侧皮肤几乎被推进到背侧线以修正缺损。带有残留内侧脚和耳软骨翼板推进的小柱支撑着鼻尖。鼻中隔软骨移植形成了鼻背。一个全厚额部皮瓣被转移，以重建缺损。鼻翼边缘的位置和对称性在术中似乎是正确的

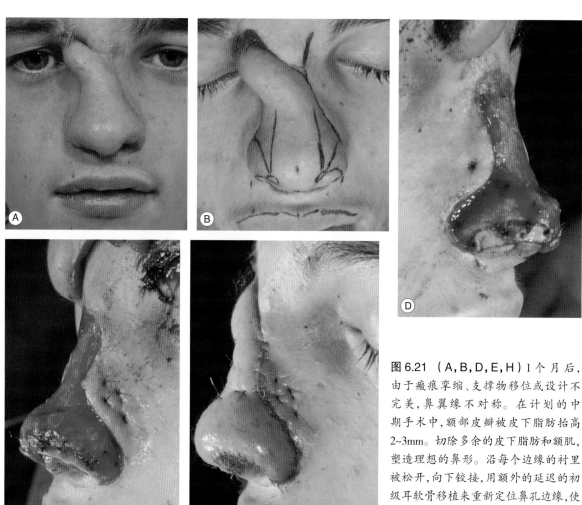

图 6.21 （A,B,D,E,H）1 个月后，由于瘢痕挛缩、支撑物移位或设计不完美，鼻翼缘不对称。在计划的中期手术中，额部皮瓣被皮下脂肪抬高 2~3mm。切除多余的皮下脂肪和额肌，塑造理想的鼻形。沿每个边缘的衬里被松开，向下铰接，用额外的延迟的初级耳软骨移植来重新定位鼻孔边缘，使其保持对称。将修薄额瓣送回受区。1 个月后切断额部皮瓣蒂

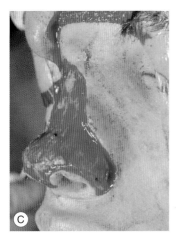
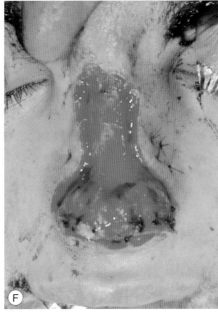
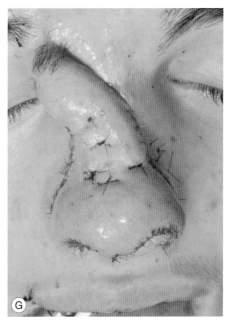

图 6.21（续）（C, F, G）1 个月后，由于瘢痕挛缩、支撑物移位或设计不完美，鼻翼缘不对称。在计划的中期手术中，额部皮瓣被皮下脂肪抬高 2~3mm。切除多余的皮下脂肪和额肌，塑造理想的鼻形。沿每个边缘的衬里被松开，向下铰接，用额外的延迟的初级耳软骨移植来重新定位鼻孔边缘，使其保持对称。将修薄额瓣送回受区。1 个月后切断额部皮瓣蒂

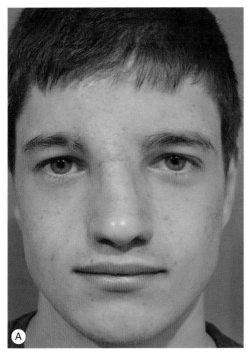
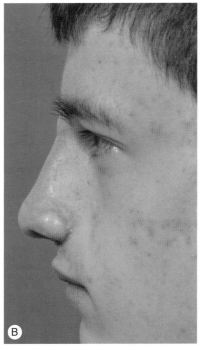

图 6.22 （A, B）鼻翼褶皱进一步细化 10 天后，正常鼻部已恢复，鼻孔边缘对称

框 6.3　全厚三期额部皮瓣适应证

- 需大范围皮瓣减积或轮廓重建的大面积缺口或深缺口
- 全厚缺口
- 皮瓣上有明显的瘢痕
- 重度吸烟者

处理额部供区

额部具有不同的高度、宽度、松弛度、瘢痕、旧伤或过去额部皮瓣获取的情况。

额部主要闭合

额部是一个适用范围很广的供区——额部范围大、血管丰富、可自我修复，并能为第二次修正供给材料。通常不需

要初步延迟术或扩张操作。

旁正中额部皮瓣位于滑车上血管上，表皮来源于发际线下。皮瓣蒂宽 1.2~1.5cm，允许额部下原发性闭合，在额头有一个单线瘢痕。因为是根据眉毛位置回近端皮瓣位，眉毛不会变歪曲或中断。用一些关键的平头钉缝线制造适中的压力，使额部伤口分层愈合。切除上部猫耳部分。如果留有间隙，允许间隙二次愈合。用凡士林绷带覆盖裸露的骨膜，并用缝线暂时缝合 1 周。开放伤口区域因上皮的形成和继发性收缩而愈合。邻近正常额头自动扩张。通常，在断蒂时或皮瓣修改时，可切除二次愈合的部位，前移相邻的额部部位。少数情况下，如果缺口向上延伸至鼻根或向两边的内眦横向延伸，在最初的皮瓣移植过程中，下额部供区不能闭合。该部位维持打开状态或者暂时用皮片移植物覆盖。断蒂时，未使用的近端皮瓣被返回至供区，恢复内眦，重塑下额部缺口表面。上述所有缺口维持暴露在外的状态，使这些缺口二次愈合。

额部瘢痕

如果计划使用的皮瓣上有一个瘢痕，确定该瘢痕的位置、方向、深度和长度。

横向瘢痕增大皮瓣移植失败的风险。既往手术报告可能阐明该损伤是否仅在浅表面延展，损伤是否仅有随机表皮血流供应，损伤是否深达额肌，或者损伤是否直接与血管蒂连接。彩超检查能确认滑车上是否有动脉。

如果皮瓣上的瘢痕短、呈纵向分布、位于浅表位置或彩超确定了滑车上动脉，则可以忽略该瘢痕。或者，外科医生可以通过转移额部对侧蒂上的表皮来完全避开该瘢痕区域。通过皮瓣延迟术来增大皮瓣血液供应。皮瓣能像全厚皮瓣一样提升，维持所有血管源。可扩张相邻的无瘢痕区域来避免旧瘢痕区域。在罕见情况下，当两侧滑车上血管已脱落，下额部被严重创伤，其他未受伤的额部表皮能被移植至继发血管蒂上——头皮或镰刀状皮瓣。

额部皮瓣延迟术

如有以下情况可考虑额部皮瓣延迟术：
- 计划使用的皮瓣区域有明显的旧瘢痕
- 皮瓣蒂的血流供应已经被损坏
- 需要异常复杂的皮瓣延展（罕见）
- 患者为终末期吸烟者或患者接受过高电压放疗
- 非旁正中皮瓣穿过血管部位伸展进入其他皮瓣位置（如：镰刀状皮瓣）。（滑车上血管确实灌注额部和头皮，让旁正中皮瓣能被设计成任意尺寸或长度而不用延迟）
- 如果皮瓣供血不足，或者因其他原因需要对皮瓣血管进行初步操作（衬里预制、铰链翻转皮瓣延迟）。

然而，除非需要，否则应该避免延迟。延迟增加了额外的手术阶段，增加成本并且延长了整个鼻部重建的时间。直到最终的修复，才能确定缺口精确的要求。一旦为施行延迟术切割下的皮瓣，不能改变其尺寸和轮廓。

延迟术技术

模板位于发际线下，计划皮瓣的轮廓切割深至骨膜。确

保完整暂时地保留鼻小柱和鼻翼尖表皮 2~4mm 的血管。随后分割这些皮桥。因为所有额部供应的血流主要来自于周围轴向血管供应，所以不需要提升皮瓣，并且因皮瓣深表面的瘢痕而减少皮瓣的柔韧性。3~4 周内，皮瓣底部的血管扩展，总血管分布增加。

额部扩张

尽管不经常用，但是预扩张能扩大移植至鼻部的额部皮瓣可用表面面积。

如有以下情况，则考虑额部扩张：
1. 一个特别紧的额部，额部上因瘢痕的存在或前期额部皮瓣截取，其可用表面面积小。扩张能增加计划皮瓣可用表皮的长度和宽度。
2. 偶然情况下，特别是对于短额部（额部高度小于 3~4cm），增加皮瓣长度，最大限度地较少移植至鼻部的头发数量。
3. 扩张计划皮瓣相邻的供体额部，促进非扩张额部皮瓣移植后额部缺口的闭合。

然而，扩张有很多缺点——修复延迟、增加操作期数、增加费用、门诊回访量上升、有感染和移植物挤出风险以及皮瓣弹回风险。扩张的表皮，如果没有硬组织支撑框架刚性支撑，扩张部位回缩，导致修复部位收缩，鼻部变短。扩张不能临床上增加皮瓣血流供应。

扩张和延迟

扩张和填充后，可在填充后的扩张部位画出计划额部皮瓣的轮廓。分期切开皮瓣的边界，穿过表皮和皮下组织，切割至下层扩张囊，延迟皮瓣。随后，调换皮瓣，拆除扩张器。

额部扩张技术

在皮瓣蒂范围内标志出扩张器放置范围。穿过头皮远距离辐射切口或穿过旧瘢痕制造一个亚额肌间隙。放置引流后，插入排气扩张器，闭合头皮切口后，在扩张器中注满盐水。几周后，每周向扩张器注入盐水，该操作施行时间超过 6~10 周。测量扩张器顶部距离，直至扩张器顶部距离足够覆盖缺口。如果皮瓣因旧瘢痕而供血不足，应在扩张后分期对皮瓣施行延迟术。移植时，在扩张后的表皮上选定模板。必须抬高皮瓣，跨越眼窝边缘，在皮瓣底部横切扩张囊，以调换皮瓣，使皮瓣有足够的长度。切除扩张囊。皮瓣平面立即出现回弹，必须用硬质鼻软骨框架来避免皮瓣收缩和表皮回缩。

多额部皮瓣获取指南

- 检查旧瘢痕的位置和长度。
- 确定可用的额部表面区域，并将可用的额部表面区域与受体需求面积相比较。考虑是否使用对侧皮瓣蒂。
- 使用全厚额部皮瓣移植来增加血管的安全性，或延迟皮瓣横跨旧瘢痕。
- 考虑皮瓣组织扩张。
- 考虑使用非旁正中额部皮瓣。
- 扩张残留额部，使额部供体处更容易闭合。
- 如果供区不能在发际线下原发性闭合，让间隙二次愈合。
- 如果下额部因为鼻部缺口的尺寸和位置而不能原发性闭

合,要将未用的近端皮瓣蒂返回至下额部,促进下额部缺口闭合,维持眉毛的形状。

■ 在极端情况下,当额部有旧伤或额部因多皮瓣截取而被广泛破坏时,切除皮瓣上的瘢痕和残余表皮,用一片扩张的全厚锁骨上皮片移植物重塑整个单元表面。

恢复鼻外观和支撑:重建表面下结构

三维轮廓和鼻梁轮廓定义"正常"鼻部外观。"不正常"鼻部外观有着错误的尺寸、外形、位置、突度或对称性。这些不正常鼻部大多数表现为有一个尺寸不合适、畸形或位置不对的骨骼(图 6.23)。

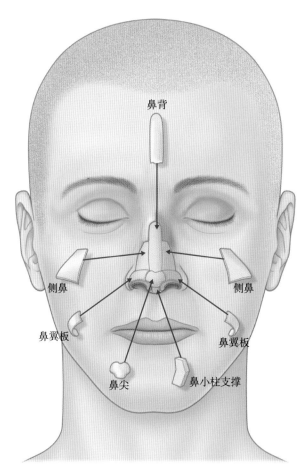

鼻背

侧鼻　　　　　　　　　　　　侧鼻

鼻翼板　　　　　　　　　　　鼻翼板

鼻尖　　　　　鼻小柱支撑

图 6.23　亚单位支撑。鼻部重建的表面和衬里都必须有支持、塑形和支撑以对抗伤口挛缩、张力和重力。中间层必须被替换。尽管鼻翼没有软骨,修复过程中鼻孔边缘必须被支撑起来。如果遗漏,鼻背、鼻尖、鼻翼、鼻小柱和鼻侧壁的骨性或软骨移植物需设计成正常的形状和尺寸。当放置在薄软的皮肤下时,能形成正常的表面轮廓,从而保持鼻孔正常位置、形状和气道

鼻部中间平面位于鼻面和衬里之间,由两层组成。表面一层为由脂肪、鼻肌、纤维韧带和蜂窝组织组成的可变厚度的三维软组织层。深层为硬软骨和骨架,包括鼻骨、上外侧软骨、鼻翼软骨、鼻小柱和鼻中隔分区以及鼻翼紧密的硬纤维脂肪组织。外部表皮和内部衬里只为鼻部提供最小强度的支撑,形成鼻部框架。鼻翼骨骼、软骨和紧密的纤维脂肪软组织确定鼻部轮廓。

必须牢记鼻部位于唇部和面颊的骨骼和软组织平面上。鼻部的重建必须对称定位和对称设计,并且鼻部大小应与其他面部特征成比例。所以如果面部骨骼和软组织缺少,必须在重建鼻部前,恢复面部平面,鼻部必须在一个稳定的基底上重建。

硬组织支持物更换

如果软组织和硬组织的中间层缺失、变脆或变形,必须恢复软组织和硬组织之间的中间层。一个完整的软骨和骨骼框架,在水平方向,从鼻骨下延伸至鼻小柱基底,在垂直方向,从一侧鼻翼基底和侧壁延伸至另一边。尽管鼻翼通常只含有软组织,但必须添加软骨支撑位来防止鼻部塌陷和回缩。软骨移植物支撑鼻部及其腔道,塑造鼻部外观,并且支持修复,对抗重力作用、张力作用和伤口收缩作用。与正常的鼻部不同,受伤的鼻部有水肿、血肿、张力和纤维化的情况,这些不自然的增厚、僵硬覆盖物以及衬里更换负面影响了鼻部的重建。重建鼻部使用的框架的硬度一定要比正常鼻部的框架硬度大[22,25,51-55]。

放置时机

理想情况下,如果底层骨或软骨结构缺失,在皮瓣移植过程的中间操作中或断蒂时,放置主要支撑移植物和延迟主要支撑移植物。尽管在后续的修改中放置支撑物替代了传统的二次闭合,一旦瘢痕收缩,很难对上部和衬里进行倒模。

设计

每个支撑移植物都按照将要替换的亚单位的形状和尺寸进行设计。对侧正常或理想的模板被用来确定软骨移植物合适的长度、宽度和边界轮廓。移植物在尺寸上比模板要小几毫米,这样能通过薄薄的表面支撑物看到移植物,这些移植物重建底层亚单位的三维轮廓。

当重塑非亚单位缺口表面时,仅需部分亚单位软骨置换(框 6.4)。

框 6.4　硬组织框架功能

● 支撑上部和衬里,创造突度,防止塌陷
● 塑形软组织
● 支撑软组织以防回缩或挛缩

材料

恢复鼻支撑物形状的操作比选择支撑物组织更重要。但是选用的材料必须有正确的尺寸、体积、外形、轮廓以及硬度来满足缺口修复的需求。

在鼻整术中,避免使用异质移植物,因为异质移植物常引发感染,并且常被排出。

隔膜可以提供适量的（2~3cm×2~3cm）、薄的（2~3mm）、平的、软硬适中的软骨。在开放入路鼻整形术中，通过一个Killian切口或鼻背途径来获取移植物。隔膜软骨尤其有用，它能成为一个单层或分层的高嵌体鼻背移植物，能成为一个鼻尖移植物，能成为一个鼻侧壁支撑物，或者它能成为鼻小柱支撑物，它能被弯曲，并且可被缝线固定形成解剖学上的鼻尖移植物或鼻翼撑条移植物。

耳软骨是鼻尖修复的主要移植材料。整个外耳能作为供区，从耳前或耳后途可获取基本不变形的移植物。在大多数情况下，整个外耳被切除，根据模板，照着缺口的精确大小和轮廓来设计理想的移植物。像隔膜和肋骨软骨一样，通过水平褥式缝线塑形来增加或减少耳软骨突度。其杯状形能被合并至鼻翼撑条移植物的曲线中，或被合并至解剖学鼻尖移植物曲线中。很难用耳软骨创建一个直鼻小柱、直鼻背或鼻侧壁高嵌体移植物。

传统上，肋软骨从第6、第7、第8肋的软骨结合部位中获取。肋软骨获取遵守平衡雕刻的Gibson原则。然而，浮动的第9和第10肋因其固有长度、宽度和曲率成为肋软骨移植物的最佳供体。肋骨软骨移植物可被用作鼻尖移植物、鼻小柱支撑物、鼻背移植物或鼻翼撑条移植物。如果鼻背移植物由一半骨一半软骨组成，则后期变形的风险最小。然而，从肋骨部位获取移植物的过程比从其他部位获取移植物的过程更痛苦。

获取移植物

根据一个亚单位模板，检查移植物，确定移植物获取的理想区域，该理想区域能最好地提供适当轮廓和尺寸的移植物。随后从供体材料上切下精确的移植物。放回皮肤或胸部表皮下的软组织间隙内的剩余移植物或供区的剩余移植物。

移植物固定

精确定位主要和延迟主要移植物，用缝线将移植物固定至残留的正常骨骼上，用缝线将移植物相互固定，并用缝线将移植物固定至衬里。晚期二级软骨移植物能被放置于闭合的皮下间隙中，或周围切除或直接切除后，抬高皮瓣，放置晚期二级软骨移植物。

从悬臂鼻背移植物中分化高嵌体移植物是很重要的操作步骤。如果保留中央支持物，在保留的固体基座放置一个形状和厚度合适的嵌体移植物来替代鼻背高度。如果鼻中隔丢失或坍塌，必须固定一个硬鼻背移植物，像一个悬臂，移植物根部用螺钉或平板固定，来支撑鼻背外形。如果残余的鼻中隔留在鼻前孔中，其可能被旋转至鼻部外，就像鼻中隔复合皮瓣一样，在鼻中隔血管根部来提供中央鼻支撑。添加高嵌体皮瓣来进一步塑形鼻背亚单位。

软组织支撑和外形修复

正常的皮下软组织能为所有鼻部单位提供塑形和一定强度的支撑。它在底层支撑，并且帮助外部皮肤形成轮廓。紧密的软组织是鼻翼和软三角的主要支撑物，软组织通常不含硬组织。

分期减积全层额部皮瓣，在中间操作中进行软组织塑形，在断蒂阶段对近端移入部位进行外形修复，形成明显的鼻部三维轮廓[25]。

恢复鼻部衬里

在鼻部修复过程中，很容易忽略衬里的重要性。如果裸露的区域随后愈合，鼻部的外形因为瘢痕和气道收缩而扭曲。鼻部需要尽可能多的表皮来覆盖其裸露的表面（图6.24）。

应系统地审查所有衬里物，并且为每种情况都准备一个清单，防止遗漏任何方法。

衬里可用如下材料替换：

1. 复合皮片移植物
2. 前移的剩余衬里
3. 预制的额部皮瓣
4. 远端额部皮瓣褶皱
5. 亚皮瓣（额部皮瓣、鼻唇皮瓣、面动脉黏膜皮瓣或任何可用的被丢弃的多余局部组织）
6. 铰链翻转衬里皮瓣
7. 鼻内衬里皮瓣
8. 衬里的皮片移植物
9. 远端组织的微血管移植

复合皮片移植物

皮片和软骨的复合皮片移植物从耳部获取，它能修复软三角和鼻孔边缘表皮和软骨缺失或修复鼻孔底单独的缺口[56,57]。大多数情况下，从耳轮根、耳轮边缘或小叶处获得一个两层或三层的皮片，皮片包括软骨或脂肪。如果皮片被置于一个有良好血管环境的受区，小心地用缝线缝合、固定，则皮片能存活。如果皮片大小小于1.5cm，则皮片移植更安全。已有研究建议使用较大面积的皮片，但是没有皮片移植后的预测结果。这些较大的移植物由重塑相邻浅表缺口的大全厚皮片移植物以及沿着鼻孔边缘为修复全厚丢失缺口而向远端适度复合延伸的全厚移植物组成。

检查鼻部缺口和耳部。创建一个形状、大小和轮廓合适的精确模板。找到与缺口轮廓最匹配的区域。通常从耳轮根部获取移植物。如果出现明显的凝固损伤，允许伤口粒化7~14天。

再建缺口，将移植物移植至清洁的伤口。在患者局部麻醉、局部麻醉镇静或全身麻醉后，施行修复操作。获取移植物，避免压力性损伤，单层缝合移植物至受区。通过缝合耳轮外表皮修复耳部的缺口，或者用皮瓣上蒂或下蒂上局部耳前或耳后调换的皮瓣修复耳部缺口。

最初，这些皮瓣发白。24~72小时后，皮瓣渐渐变蓝，随着血管生成，皮瓣变粉。已推荐在最开始的48小时内，使用冷冻湿敷技术来降低移植物的新陈代谢需求，虽然该方法的临床意义仍值得商榷。

复合移植物的"获取"、颜色和质地是不可预测的。然而，复合移植物对于沿着鼻孔边缘或软三角中的小缺口（0.5~1.0cm）的修复很有用，因为这些地方的修复操作简单，并且复合移植物足够应对这些地方的修复。复合移植物光泽萎缩的外观能匹配"薄皮区"。

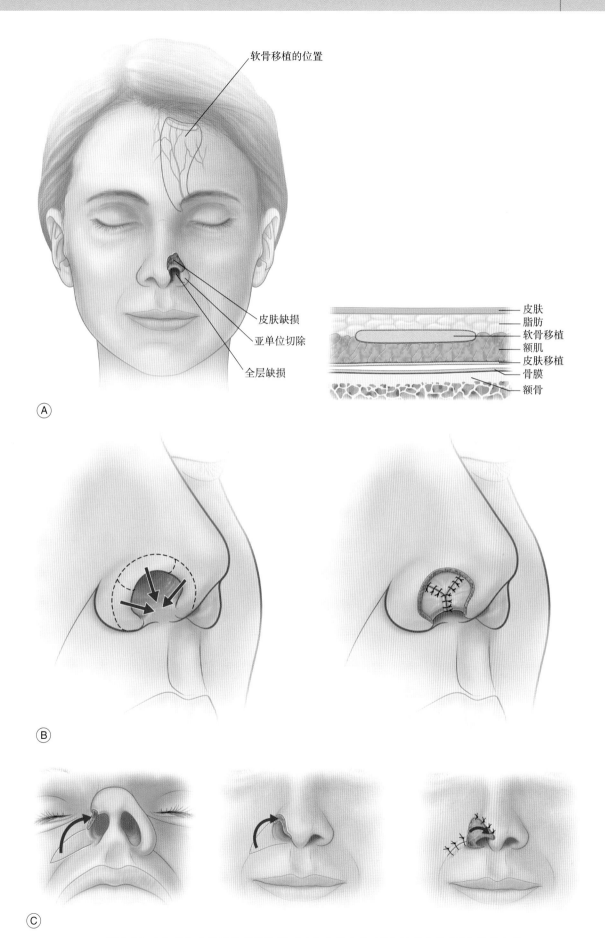

软骨移植的位置

皮肤缺损

亚单位切除

全层缺损

皮肤

脂肪

软骨移植

额肌

皮肤移植

骨膜

额骨

Ⓐ

Ⓑ

Ⓒ

图 6.24 （A~C）传统的鼻衬里选择：（A）分层皮瓣；（B）铰链皮瓣；（C）鼻唇皮瓣

剩余衬里的前移

偶尔,鼻孔边缘的表面缺口伴随适度的衬里缺失。如果缺失的衬里面积很小,从残余的血管衬里上覆的附件中,延伸残余的血管衬里至鼻翼软骨,并向下拉伸直至它能达到理想鼻孔边缘水平。当残余的血管衬里前移距离达 2~3mm 时,需保留一个刚性主要软骨移植物支撑来防止回缩。用带血管的覆盖皮瓣来取代外表表皮缺失缺口。

预制的额部皮瓣

预制技术(以前被称为预制)中,鼻部被"建于额部上"[58-60,76]。预备操作中,将全厚皮瓣放置于额部额肌的深窄表面上,为鼻翼边缘提供 1~1.5cm 的远端衬里。仅适度提高皮瓣来定位皮片移植物,皮片移植物用一个小海绵填塞物固定。在额肌和上覆表皮间的皮下间隙中埋一个单独的软骨移植物,来支撑未来的远端鼻孔边缘。沿着外侧皮瓣边缘切口埋种该软骨移植物。如果需要,取自耳部或隔膜的复合移植物能被用来替代单独皮片和软骨移植物。

愈合 6 周后,移植复合额部皮瓣来覆盖缺口、衬里以及单组支撑。尽管预制添加了一个预备的过程,但皮片和软骨移植物的放置操作,以及随后皮瓣移植与分割都是温和的程序,这些程序可以在生病的光镇静患者上操作。该移植避免了过多的鼻内操作。

传统上,预制操作被用于修复明显单侧或两侧全层缺口,并且预制皮瓣与旧全层缺口边缘瘢痕上的铰链翻转皮瓣相结合。缺口远端部位成为预制皮瓣的衬里,翻转的衬里替代缺口上部。然而,预制皮瓣的软骨移植物没有鼻部的形状,并且软骨移植物在额部愈合,被移植物周围的瘢痕固定。这些软骨条有限的大小、形状以及位置仅对鼻孔边缘提供支撑。不完全支撑的皮片移植物衬里缩短,边缘回缩,缩小鼻孔。

预制的额部皮瓣在修复全层缺口上作用有限,但是能被应用于以下情况:
- 小尺寸 - 中尺寸缺口
- 老年患者或衰弱患者,最大限度减小麻醉用量,降低发病率
- 在没有其他选择的抢救情况。

铰链翻转衬里皮瓣

当创造一个全层缺口,无论是初步缝合缺口或让缺口二次愈合,残留的覆盖物和衬里在缺口边缘位置相邻。6~8 周后,外在的表皮,该旧皮片移植物被应用于相邻表面表皮缺失缺口的表面重塑,或者与愈合边缘相邻的瘢痕能被铰链翻转,将外部覆盖物翻转至内部衬里[15]。尽管外部表皮数量不够,但是被用作覆盖物的额部皮瓣近端蒂能轻易提供表皮,用于重塑近端鼻表面。

伤口边缘翻转的皮瓣生成横跨瘢痕的血管。由于它们相对的乏血管性,当皮瓣长度超过 1~1.5cm 时,皮瓣不可用。铰链翻转瘢痕不可能存活。甚至一个较小的远端缺失能导致感染,特别是如果同时放置有其他软骨支撑移植物时,

易造成感染。为改善这些皮瓣有限的血管分布,建议修复初期的 3~4 周,施行初步延迟操作。切割铰链翻转皮瓣,抬高皮瓣下层,然后返回皮瓣至皮瓣自己的底部来增进生理上的血液供应。然而,在这种情况下,手术延迟的有用性值得怀疑。它增加了附加的手术阶段,增加纤维化,并不一定能提高生存率。

铰链翻转皮瓣厚、僵硬、不柔软,不易被主要软骨移植物塑形,并且铰链翻转皮瓣的厚度可能使鼻部外观变形。

铰链翻转衬里皮瓣指征
- 当伤口边缘的表面和衬里已经愈合至一起时,铰链翻转衬衬里皮瓣被用于铺衬小全层缺口。
- 抢救情况下,鼻部塌陷和收缩,鼻内所有层次组织均可能受损。该情况多见于多次鼻部整形失败,伴随鼻内衬里坏死,软骨感染和塌陷(如可卡因鼻),或先前失败的鼻部重建后能遇到这种情况。这些情况下,极少衬里仍然存在。因为有疤的外部表皮将被一个皮瓣替代,有疤的表皮能被翻转,成为变形部位远端边缘的衬里,而不是被丢弃。
- 儿科鼻部重建:应避免触碰鼻部生长中心的损伤,直到身体发育接近成熟。残留表皮的铰链翻转皮瓣,使缺口的边缘变宽,能提供衬里,防止幼儿患者额外的鼻内损伤。铰链翻转皮瓣仍然是小全层缺口衬里修复的有用工具。
- 对于幼儿患者,能用复合表皮皮瓣修复的小缺口。
  铰链翻转皮瓣的缺点:
- 不适用于新鼻损伤的修复。至少需要 6~8 周的时间来让鼻部内外表面愈合,并且形成横跨瘢痕的血管连接。
- 铰链翻转皮瓣厚、僵硬,不能根据软骨移植物塑形。
- 如果最初的缺口包绕大多数气道周围,如瘢痕收缩,气道变得狭窄。虽然翻转外部表皮,使外部表皮成为衬里的操作可能使重塑的鼻孔边缘变大,需损伤铰链翻转皮瓣血管基底才能初步打开内部狭窄。后期打开鼻部深部收缩部位进行修订的工作非常困难。在这些情况下,在正式修复鼻部前,先打开其收缩的部位。一旦气道被打开,在后期操作中,翻转相邻外部表皮形成衬里。然而,这进一步推迟鼻部的正式修复。

第二皮瓣作为衬里的使用

如果上覆物缺失,外部表皮能被额部皮瓣替代。第二皮瓣能替代缺乏的衬里,并且第二皮瓣拥有独立的血流供应。

鼻唇皮瓣

Millard[15] 普及了面颊表皮随机鼻唇皮瓣成为衬里的修复应用。对于鼻部大缺口,包括一半鼻中穹窿和一半鼻部下部缺口,他将鼻部上部残留的表皮铰合成为鼻中穹窿衬里,并且翻转鼻唇沟中的表皮和脂肪至缺口远端部位成为衬里。对于次全鼻缺口,延迟术后,两边的鼻唇皮瓣向内翻转,成为每侧鼻翼和一半鼻中穹窿的衬里,将两侧鼻唇皮瓣远端中心缝合至一起,成为鼻小柱衬里。

如果使用鼻唇皮瓣作为鼻翼外侧小缺口衬里,则鼻唇皮

瓣长度不能超过 1.5cm,这样鼻唇皮瓣能存活,这仅适用于鼻前孔周围的瘢痕。较长的鼻唇衬里皮瓣应包含角动脉和面部动脉在底层的瘘孔。然而,这些皮瓣厚且僵硬,并且不能对这些皮瓣减积,否则危害血液供应。主要软骨移植通常因多余的软组织体积和感染坏死的风险而被排除。需要后续的修复来使鼻孔边缘变薄,开放气道,修复鼻表面轮廓。这些皮瓣增加面中心的瘢痕,这些皮瓣不能被恰好放置于鼻唇沟皱折处。现如今该技术很少被使用。

第二额部皮瓣[25]

根据对侧滑车上血管或颞浅动脉,用第二额部皮瓣做鼻部的衬里。应截取重建鼻部需要的任何额部表皮。然而,额部表皮最适用于覆盖。如果可能,应避免损伤剩余的额部表皮,以减少瘢痕,为将来二次鼻部重建获取第二皮瓣提供条件。

面部动脉黏膜(facial artery myomucosal, FAMM)皮瓣

FAMM 皮瓣[61]是轴向的口腔肌黏膜皮瓣,位于面部动脉上,能作为嘴巴和鼻部的衬里。它由口腔内黏膜、黏膜下层、小量颊肌、口轮匝肌深丛以及面动脉和静脉丛组成。以鼻翼根部和面部动脉中心为基础,从远端到近端提高口腔黏膜以及下层面部动脉,然后在鼻根部进入鼻腔。皮瓣长

8~9cm,宽 1.5~2.0cm,可以为可卡因损伤或 Wegener 病继发的鼻中穹窿衬里缺失提供衬里。其主要优点是它的血管分布以及在不需要增加面外表肉眼可见的瘢痕情况下提供鼻内衬里。两侧面部动脉黏膜皮瓣均可被使用。

鼻内衬里皮瓣

鼻内多层扁平上皮和鼻粘软骨膜由面部动脉和角动脉支流,上唇动脉间隔支或下筛骨血管灌注[62-68]。

鼻侧面由来自面部动脉和角动脉的支流灌注,该支流为同侧鼻翼根部和鼻中穹窿供应血液。中央放置的隔膜由上唇动脉的两侧间隔支下层灌注,该分支从面部动脉分支分流而来。上唇动脉沿着上唇唇红缘从口轮匝肌中间穿过。间隔支恰好位于人中嵴侧面,血流垂直向上移动,鼻脊侧面,供应同侧隔膜黏膜软骨膜。间隔支位于鼻小柱底部,鼻脊内 1.0~1.2cm 处,上唇前平面和鼻前孔下缘之间。整个隔膜,包含鼻中隔软骨,内衬双侧黏膜软骨膜,由两侧上唇血管灌注。鼻背背部由部分前筛骨血管灌注,这些部分的前筛骨血管从鼻骨下穿过,灌注两边的鼻中隔黏膜软骨膜背侧(图 6.25)。

如 Burget 和 Menick 所描述,根据缺口和皮瓣蒂的位置、大小、尺寸以及到达每个衬里皮瓣的距离,残余的鼻内黏膜

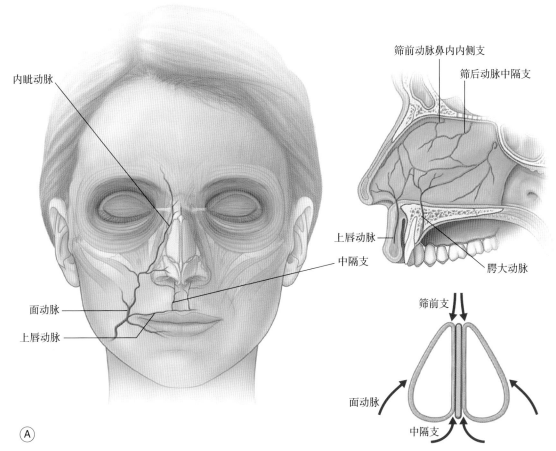

图 6.25　血管供应和鼻衬里皮瓣设计

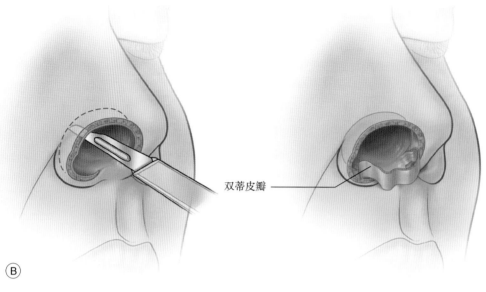

双蒂皮瓣

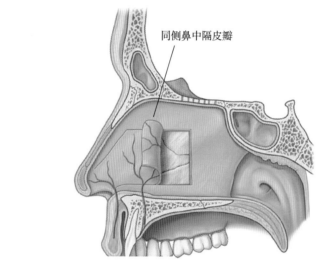

同侧鼻中隔皮瓣

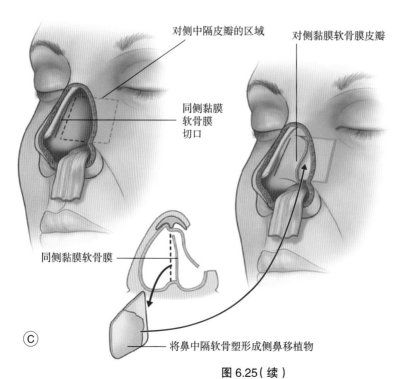

对侧中隔皮瓣的区域

对侧黏膜软骨膜皮瓣

同侧黏膜
软骨膜
切口

同侧黏膜软骨膜

C

将鼻中隔软骨塑形成侧鼻移植物

图 6.25（续）

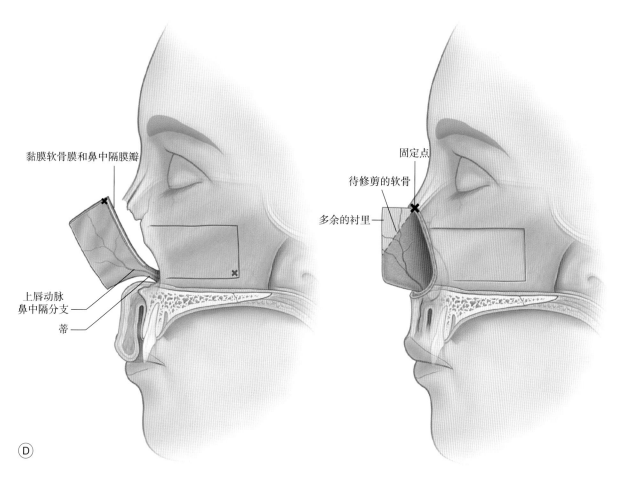

黏膜软骨膜和鼻中隔膜瓣

上唇动脉
鼻中隔分支

蒂

固定点

待修剪的软骨

多余的衬里

⒟

图 6.25（续）

能被移动,被用来做衬里缺乏处的衬里[22,25,69,70]。如果前期手术或外伤阻断了它们相应的血管或黏膜表面,则皮瓣有可能不可用。

■ 如果残余的前庭表皮在一个边缘缺口上残留,则可用双蒂前庭表皮皮瓣。它在软骨间空间被完美切割,在鼻中隔中间和鼻底侧面创造一个双蒂皮瓣。其中间由上唇动脉间隔支灌注,其由面部角动脉分支横向灌注。皮瓣被向下拉,如同裙子的下摆,成为鼻孔缘的衬里。推进双蒂皮瓣产生的上层缺口,用同侧鼻中隔皮瓣,表皮皮瓣或对侧面膜软骨膜皮瓣填充。

　　位于右侧或左侧上唇动脉的同侧鼻中隔黏膜软骨膜皮瓣,它能从鼻中隔软骨上被抬起,横向、向下移动,成为前庭和横侧壁的衬里。

■ 位于鼻中隔的对侧黏膜软骨膜皮瓣,由同侧筛骨血管灌注,能被横向转动成为对侧鼻中拱的衬里。如 Quervain 最初描述的那样,同侧鼻中隔黏膜被丢弃,软骨皮瓣和鼻中隔黏膜层通过一个大鼻中隔瘘被横向摆动。去除鼻中隔软骨的操作更实用,维持了鼻中隔 L 形支撑,并通过同侧鼻中隔黏膜传递皮瓣,维持对侧鼻中隔黏膜。截取到的鼻中隔软骨被重新应用于移植后的黏膜修复,促进黏膜造型和定位。该对侧鼻背鼻中隔皮瓣能作为鼻中穹窿、鼻中穹窿独立缺口、双蒂前庭皮瓣上间隙的衬里,或

在同侧鼻中隔皮瓣上转移成为鼻下部衬里。但是它大小不合适,不能达到鼻孔边缘或鼻翼根部下方成为衬里。

■ 一对上唇动脉的鼻中隔分支紧紧相邻靠近鼻脊。这允许整个鼻中隔能像下皮瓣蒂根部复合鼻中隔皮瓣一样被抬高。它被摆出鼻前孔,替代支撑物和面平面前两侧衬里之间的“隔膜夹层”,来恢复基本的中间支撑以及两侧前庭衬里、鼻小柱和鼻中穹窿和鼻背。它没有合适的长度来到达鼻翼根部,必须用其他皮瓣横向补充,这些补充的皮瓣最常来自残留鼻翼或鼻唇沟。

根据鼻内衬里皮瓣的位置和尺寸,其能被应用于各种缺口

1. 鼻中穹窿独立单侧缺口——对侧鼻中隔黏膜皮瓣
2. 鼻下 1/3 部分的单侧缺口——双蒂前庭皮瓣和同侧鼻中隔皮瓣
3. 鼻上 1/2 部分的单侧缺口——双蒂前庭皮瓣和对侧鼻中隔皮瓣
4. 前庭、鼻中穹窿中部和上部的单侧缺口——同侧和对侧鼻中隔皮瓣
5. 鼻背和鼻尖中心缺口——鼻中隔复合皮瓣
6. 中心缺口合并对侧面鼻翼衬里丢失——鼻中隔复合和翻转鼻翼残余物或鼻唇皮瓣

虽然鼻内衬里皮瓣能提供重要的衬里,但是该衬里无形状,无结构,易坍塌。然而,这些皮瓣薄、柔软、有血管,该皮瓣与主要软骨移植物一起能立即被用于支撑物的修复操作。这种鼻内衬里皮瓣和主要软骨移植物相结合的修复手法是鼻再造术的一个重要进展。最开始,这种可靠的、薄的、柔软的、有血管的衬里,因不会堵塞气道或使外观变形而被应用于修复。并且在修复初期,主要软骨移植物能作为支撑物支撑、塑形软组织。

然而,必须了解鼻内皮瓣的局限性,以确保其正确的应用。鼻内衬里皮瓣在尺寸和可用性受限于鼻内衬里皮瓣的尺寸,到达位置,或因创伤或以前的操作导致的血供旧伤。尽管鼻内皮瓣富有血管,但吸烟患者的修复预后不可预测,并且当多个皮瓣被拉撑至极限后被用作为大缺口衬里时,修复预后不可预测。较小软骨暴露可能导致严重的感染和组织丢失。

鼻内衬里皮瓣脆弱,应该提高其下周围软骨来保护皮瓣的血液供应。这些皮瓣应用主要软骨皮瓣支撑和塑形。获取鼻内衬里皮瓣的过程是一个损伤鼻部的过程,因为短暂的出血、结痂和阻塞增加了鼻部修复的整体发病率。幸运的是,手术瘘自发地沿着边缘愈合,鼻部会自行清洁。因瘘管尺寸大,患者呼吸时不会发出嘘嘘的口哨声。鼻内皮瓣相对复杂并且操作耗时。最后可能因后期收缩、外部变形或气道狭窄而导致修复结果受损。鼻内衬里皮瓣缺乏刚性,并且尺寸有限,多缝合固定移植物的相对不稳定软骨结构、无效腔以及瘢痕挛缩限制了最后的修复结果。可能发生晚期鼻孔狭窄。但是,在独立鼻中穹窿修复或大单侧全层缺口修复中,当其他方法不太适用时,鼻内衬里皮瓣仍为一个有用的工具。

鼻内皮瓣技术(图 6.26~ 图 6.29)

独立的单侧鼻中穹窿衬里丢失

为修复鼻中穹窿,从全层缺口中截取对侧鼻中隔黏膜软骨膜。或者如果鼻翼保持完好但是因瘢痕或旧切除已错位,全层切割暴露对侧正常鼻侧相应的剩余鼻下部。鼻背上同侧鼻中隔黏膜软骨膜被横向切除,暴露鼻中隔软骨。抬高同侧的黏膜。保持 8~10mm 上部鼻背支撑,下部鼻中隔软骨被沿着前鼻背边缘横向切除,截取鼻中隔软骨作为移植物材料。保留对侧黏膜,保护前筛骨血管。切割对侧鼻中隔黏膜的鼻背基础皮瓣,保留鼻背的血液供应。对侧皮瓣穿过同侧鼻背处,侧拉至鼻中穹窿衬里缺失缺口周围。与对侧气道一起暴露的同侧皮瓣的裸露表面自行愈合。截取的鼻中隔软骨和骨头被塑形为鼻侧支撑物,来支撑和塑形鼻中穹窿,确保术后鼻翼不向上收缩。拉伸面颊表皮来补上缺失的外部表皮,或者从额部获取表皮来重塑外部表皮丢失部位表面。

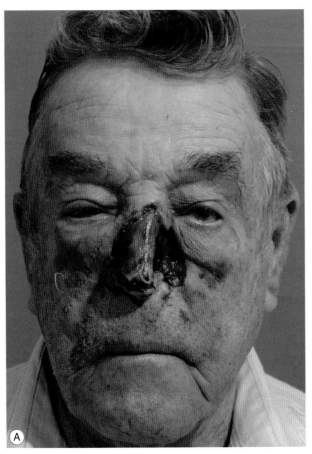
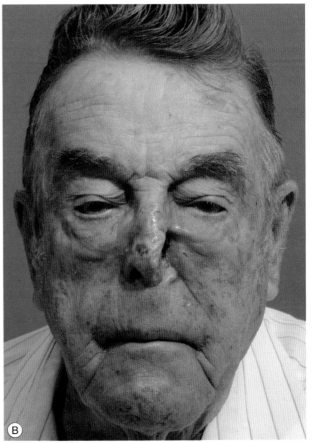

图 6.26 (A,B)用三期全厚度额部皮瓣和鼻内衬里皮瓣重建复杂的全层鼻缺损。在皮肤癌切除后出现一个大的全层缺损。背尖、左侧壁和脸颊内侧皮肤缺失。鼻尖软骨和左上侧鼻软骨缺失。左鼻翼和侧壁内衬缺失。内侧颊部缺损最初用脂肪翻转皮瓣修复,并在稳定的平台上进行重建。这将用鼻内衬里皮瓣和三期全厚额部皮瓣修复

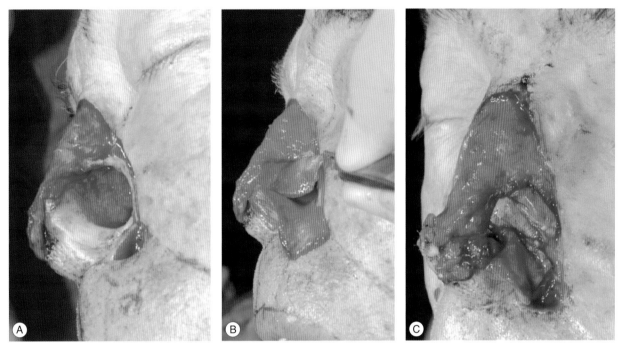

图 6.27 （A~C）6 周后，同侧鼻中隔软骨膜剥离下的鼻中隔软骨，向下和外侧铰接在左唇上动脉的鼻中隔分支上。获取暴露的鼻中隔软骨，维持背侧和尾侧的鼻中隔支撑。切开对侧鼻中隔，保持由筛前动脉灌注的上基部。将同侧鼻中隔瓣从侧面固定以固定鼻孔边缘和鼻翼，对侧鼻中隔瓣转置以提供鼻侧壁的衬里。由于缺损包括部分右鼻翼，在残留的右鼻翼内的额外皮肤被丢弃，以使鼻部作为一个亚单位重新表面

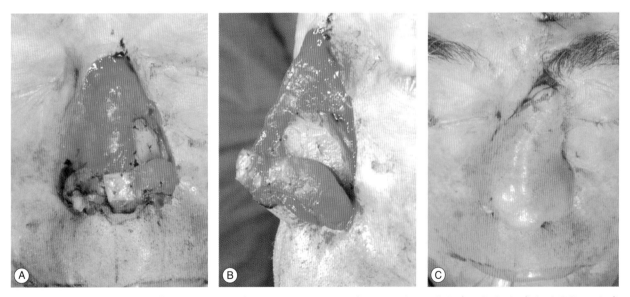

图 6.28 （A~C）将初级耳和鼻中隔软骨移植来塑造、扩展和支撑重建。这些移植物包括鼻小柱支撑、鼻尖移植物、双侧鼻翼缘移植物和侧壁支架。用全厚额部皮瓣将鼻缺损作为一个鼻亚单位重新表面。随后进行了修薄额部皮瓣和雕刻软组织和蒂分割的中间手术

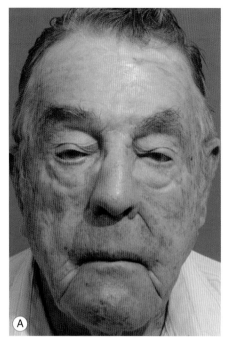
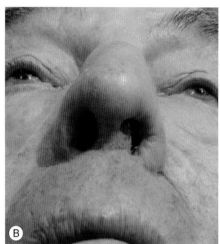
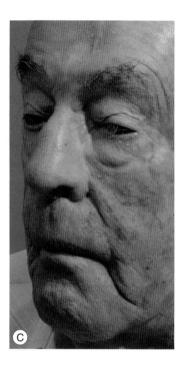

图 6.29 （A~C）术后效果，无需修整

如果鼻孔边缘的单层缺口高度小于 1cm，残留的分层鳞状上皮仍保留在缺口上方。残留的前庭皮瓣的双蒂皮瓣，位于缺口边缘和内鼻瓣之间，向后移动成为鼻孔边缘的衬里。鼻中隔黏膜比血管皮瓣的干分层鳞状上皮更易受损，鼻中隔黏膜术后若被磨损，则术后会出现不正常红色、分泌黏液、出血的情况。在内侧，皮瓣通过与鼻中隔角同侧鼻中隔衬里连接而被血管灌注。在外侧，该皮瓣的血管来自于鼻翼基底面部角动脉多个分支。

一个 8mm 宽的双蒂皮瓣被设计成包含现存衬里，位于缺口上方。从前庭获得的皮瓣上缘切口（类似于鼻整形术中的软骨间切口）成为上覆软组织的衬里。鼻翼软骨内侧脚可能需要被分割，以能充分适当地调动皮瓣。皮瓣从上覆的皮下组织中分离，在中间和横向铰链转动，如同双蒂皮瓣，至计划的鼻孔边缘水平。双蒂皮瓣推进后留在表面的次缺口，被同侧鼻中隔皮瓣填充。同侧鼻中隔皮瓣，尺寸为 3cm×3cm，穿过内眦，鼻背下约 6~8mm，然后直角移动，移至鼻底，向前回到鼻脊。用直行剪纵向切割皮瓣。其远端尾部用直角剪切割。鼻脊附近保留一个 1.2cm 软组织皮瓣蒂来维持上唇动脉的同侧鼻中隔分支。从鼻中隔软骨和骨头处提升黏膜软骨膜，并横向摆动。它被缝合至缺口上部，沿着鼻前孔横向缝合，并且在双蒂皮瓣前为单侧鼻部缺口创造一个完整的衬里套。皮瓣的大小主要由医生在鼻前孔范围切割的能力限制。皮瓣能向上延长至内眦及鼻底前。留下一个坚固的 L 形鼻中隔，截取中心鼻中隔软骨为移植材料。

在大缺口处，二级缺口变得太大，而不能用同侧鼻中隔皮瓣替换，同侧鼻中隔皮瓣的长度被扭曲的皮瓣蒂限制。皮瓣的宽度可能不能填补残留缺口的高度。在这种情况下，使用对侧鼻中隔皮瓣。首先，前庭表皮和黏膜的双蒂皮瓣被向前摆动。鼻背下同侧鼻中隔黏膜被切割，并且沿着鼻桥提高下层黏膜。鼻中隔下部分软骨被切割，保护对侧黏膜。截取

鼻中隔软骨，留下坚固的 L 形支撑物。定向平行切割两次，鼻背黏膜被完整留存，然后与鼻底连接。在前庭上部，沿着鼻中穹窿，皮瓣被拉至同侧黏膜处，双蒂皮瓣修复鼻孔边缘。皮瓣相互缝合，并用鼻翼撑条和主要软骨移植物的侧壁物支撑皮瓣。鼻背上的对侧鼻中隔皮瓣能被设计成拉伸至鼻底的皮瓣，来增加皮瓣长度，让其能达到横跨鼻前孔侧部中线的皮瓣。能沿着整个鼻背设计一个宽皮瓣，确保皮瓣有适当的垂直尺寸来填充缺口的高度。然而，对侧鼻中隔皮瓣没有足够的长度或宽度来达到鼻孔边缘前部。对侧鼻中隔皮瓣仅适用于适度的鼻中穹窿侧部鼻部缺口的修复。

如果衬里缺口从鼻孔边缘延伸至鼻骨，同侧鼻中隔黏膜皮瓣能被用于铺衬鼻孔边缘前部，对侧鼻中隔黏膜皮瓣能被同时摆动去铺衬鼻中穹窿和下穹窿。该技术创造了一个永久的、通常能被忍受的鼻中隔瘘。黏膜软骨膜，如在黏膜下层切除术中，被从整个同侧鼻中隔上剥离。皮瓣被侧向摆动，暴露鼻中隔骨和软骨，这是移植材料取材的地方，保留鼻背和鼻尾支撑的 L 形支撑软骨。然后切除鼻背和前筛骨血管上的一个对侧皮瓣，保留皮瓣鼻背皮瓣蒂，并且横向摆动皮瓣来铺衬鼻中穹窿。同侧鼻中隔皮瓣横向垂至鼻翼根部，铺衬前庭。对侧鼻中隔皮瓣穿过鼻中隔瘘，被缝合至鼻部缺口侧缘，然后被缝合至同侧皮瓣。同侧皮瓣的蒂可能部分阻塞气道，需要随后对其进行分割来打开气道。

中央衬里丢失

在浅表鼻背缺损中，如果鼻上部有一个适当的中央缺口，上部和中部穹窿的高的、收缩的内侧和侧面，可能允许侧向鼻侧壁黏膜和鼻中隔内侧简单的边对边接近。这可能使鼻拱高度降低，但不会明显减少鼻功能。用软骨移植物修复鼻桥的高度。

鼻下方中央鼻部缺口能被分为大部分缺口（留下鼻根部分凸出的鼻中隔和骨头）或完全缺口（所有软组织结构，

前鼻中隔和鼻骨以及同平面颚骨额骨缺失）。幸运的是，前鼻中隔的很大一部分可能仍凸出于面部平面或隐藏在鼻前孔中。该残留鼻中隔能被拉出来为鼻部凸出部分提供衬里，其鼻中隔软骨能被用作于鼻背支撑的基础。鼻骨的缺失有着特别重要的意义，因为鼻骨通常为悬臂鼻背支撑移植物提供支点。这些情况下，Millard 完成了一个重建鼻根骨基底的预手术，他用局部铰链翻转衬里和一个骨移植物来重建鼻根骨基底，用正中额部皮瓣初步覆盖。在其他情况下，他用鼻前孔铰链翻转的上层 L 形全厚鼻中隔皮瓣来重建有限的鼻背和鼻尾鼻中隔支撑物和衬里。随后，局部组织铰链翻转的皮瓣以及鼻唇皮瓣向内翻转，铺衬鼻中穹窿、鼻翼和鼻小柱。一个悬臂骨移植物被固定至预定的支点处，来建立鼻背支撑物，第二额部皮瓣覆盖。然而，由于血管、体积或不充分的支撑，这种传统方法并不可靠。

鼻中隔复合皮瓣，位于两侧上唇动脉上，从鼻腔中调动整个鼻中隔，将鼻中隔前凸于面部。放置一个垂直骨片和软骨片来支撑鼻背。鼻背对侧肋骨移植物能被放置于硬组织底上，被固定至残留的鼻骨上，或者用一个平板和螺钉固定硬组织于鼻根部。两侧多余的鼻中隔黏膜被横向铰链翻转来铺衬缺口侧部。

鼻中隔全层被上下切割。远侧，用直角剪切断。保留鼻脊和上唇部黏膜，来保留右和左鼻中隔，来分割含 1.2cm 软组织皮瓣蒂的上唇动脉。在皮瓣根部，两侧的鼻中隔软骨黏膜软骨膜被分离，在鼻脊上去除一小块骨头和软骨。这允许在软组织边界鼻前孔中的鼻中隔复合皮瓣被抽出。皮瓣深部被固定至上侧软骨残端，或永久性缝合或金属丝固定的鼻骨上。鼻内供区用黏膜修复闭合。制造出一个大的永久的鼻中隔瘘。

如果缺口仅限于鼻上部或鼻中穹窿部，用复合皮瓣修复中央骨平面，而鼻中隔左右两侧黏膜横向折叠，被缝合至缺口侧缘，来提供完整的穹窿衬里。放置主要亚单位软骨移植物，来支撑和塑形覆盖的额部皮瓣。在大部或全部鼻部重建中，当鼻尖和鼻翼也丢失，安全的做法是移动和固定鼻中隔复合皮瓣至鼻根或上侧部软骨。确保血管生成后，血管与残留鼻根愈合，6~8 周后，暴露的鼻背黏膜边缘在其中央被分离，两侧皮瓣被横向翻转。在上方，鼻中隔黏膜能充足地铺衬上穹窿和中穹窿。然而，在下方，其将达不到鼻翼根部。它将不能横向铺衬整个前庭和鼻翼。铰链翻转皮瓣提供额外的鼻翼衬里，从剩余的鼻翼残留处向上翻出或者从鼻唇皮瓣向上翻出。这些局部皮瓣的外科手术前延迟可能增加皮瓣的血管生成。

改良折叠式额部皮瓣在衬里中的应用（图 6.30~图 6.38）

传统方法中，折叠额部皮瓣远端，使额部皮瓣既能提供外部覆盖物，也能提供内侧衬里[7]。然而，因其软组织体积以及有限的暴露面积，很难在折叠额部皮瓣上固定软骨或骨骼移植物。重建的鼻部较厚，没有形状并且气道塌陷阻塞。然而，全厚额部皮瓣的移植有三个阶段的操作，在移植和断蒂两个操作之间有一个中间操作，该中间操作已经为用改良折叠方法混合主要和延迟主要软骨移植物和皮下软组织雕

塑提供了机会。它已经成为了一个简单有效的方法，适用于多种衬里缺口的修复（视频 6.1）。

如 Menick 描述[25,71-73]，一个延长的全厚旁正中额部皮瓣，根据衬里缺口的正确模板，向内折叠，因为供体位置位于额部区域，该区域通常作为猫耳部分被丢弃，所以取该部位的皮瓣作为移植物，能最大限度地降低额部的损伤。如果衬里模板必须延长至发际线，任何移植的小囊模仿鼻内纤维侧，能在术后被修剪。

皮瓣，如一个简单的覆盖和衬里单位，如全厚皮瓣，从远端提升至皮瓣近端底部。拉伸远端衬里（能被局部减积，如果全厚皮瓣特别僵硬且难于向内翻折），向内折叠，并被缝合至缺口残余黏膜衬里。更多的皮瓣近端部分被折回至皮瓣本身上，来提供鼻覆盖物，创建一个外表皮层，皮下脂肪和额肌，这些替代丢失的衬里靠在额肌、皮下脂肪和表皮的内层上。折叠的皮瓣无主要软骨移植物。然而，主要软骨移植物被放置于更浅表损伤附近区域，这些区域有完整的血管衬里。

在 4 周后的第二期，根据对侧正常鼻翼边缘或理想鼻孔边缘标记计划的鼻孔边缘。在折叠区域切割鼻孔边缘，将近端覆盖表皮从其远端衬里延伸物中分离开来。用 2~3mm 皮下脂肪抬高覆盖皮瓣近端部分。因为移植过程中，没有切除额肌，或没有损伤皮瓣皮下脂肪，覆盖和衬里的表皮柔软且不收缩。更重要的是，折叠的远端延伸部分，被设计为鼻修复的铺衬物，愈合并且整合至残余正常衬里中。它不再依赖附近的额部皮瓣，以及为额部皮瓣供应血流的滑车上蒂。软组织下两层——残余的皮下脂肪和额肌被切除，暴露出薄的、支撑的、血管丰富的衬里。放置延迟主要皮瓣来创建一个完整的亚单位支撑框架。近端皮瓣薄的、支撑的、无瘢痕的表皮被放回至受区（视频 6.2）。在第三期，即 4 周后（鼻部修复开始后 6~8 周）断蒂。

该改良折叠额部皮瓣衬里技术是一个可靠、有效、修复单侧和双侧全层缺口的方法。它被用于尺寸高达 3.0cm 的衬里缺口修复，并且适用于所有小到中度的全层缺口的修复。它避免了复杂的鼻内操作，使术后出血或鼻部阻塞的风险降到最低，经常与其他技术联系在一起。手术的时间被缩短，鼻内并发症少。如果缺口从鼻翼延伸至鼻底，可以添加一个附加的远端延伸，在鼻翼衬里延伸的直角处，铺衬鼻翼，重塑鼻孔底表面。这种复杂表皮延伸的安全性体现在全厚额部皮瓣的血管分布上。

尽管所有可用的衬里应该都适用于任何特殊缺口，但是改良折叠额部衬里技术已经被每天应用于复杂鼻问题的修复中，这是鼻重建的主要技术。因改良折叠额部衬里的血管分布，改良折叠额部衬里特别适用于吸烟者的鼻修复。因为该技术缩短了手术时间，并且鼻内操作有限，所以该技术适用于无相关疾病的老年患者或衰弱患者的鼻修复。当重新打开一个愈合了的缺口，将正常的组织放置于正常的位置，该操作提高了外科医生定义缺口的能力，提高了外科医生立即提供与新创缺口相适的尺寸、位置和轮廓血管化衬里的能力，改良折叠额部衬里皮瓣不像预制皮瓣或铰链翻转皮瓣那样需要延迟操作或鼻内衬里皮瓣，不受血管基底损伤或缺口位置的影响。它是一个简单的方法，但也是一个高度有效的方法。

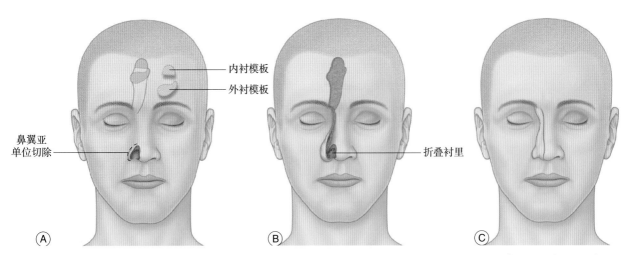

图 6.30 （A~C）折叠的额部皮瓣作为衬里——设计和转移。基于精确的模板，全厚额部皮瓣没打薄会被抬高，提供外面的皮肤覆盖，二远端延长向内折叠覆盖缺损的鼻衬里。没有软骨移植

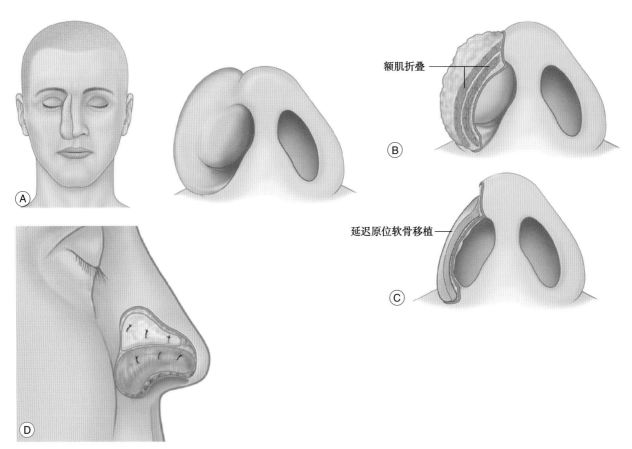

图 6.31 （A~D）改良折叠额部皮瓣的中间手术步骤。1 个月后，折叠的额部皮瓣衬里延长部分与邻近正常鼻衬里愈合在一起，而不再受滑车上血管供血。用墨水标记区域单位和理想的鼻孔边缘。沿鼻孔边缘切开额部皮瓣的外覆和衬里。外覆皮瓣被皮下脂肪抬高 2~3mm。这样就暴露了下层无支撑的皮下脂肪和额肌，然后从折叠的额部皮瓣上切除。延迟软骨移植支撑鼻翼（如果需要还可以支撑侧壁）。打薄的额部皮瓣重新覆盖受区。1 个月后（从最开始皮瓣转移 2 个月后）断蒂

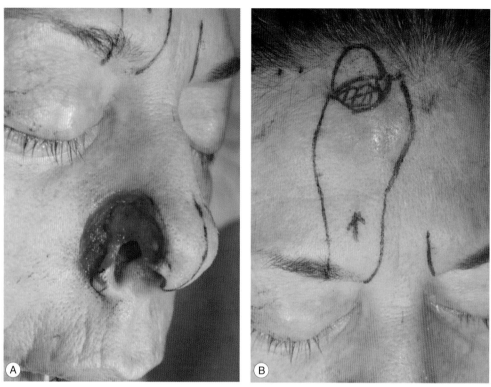

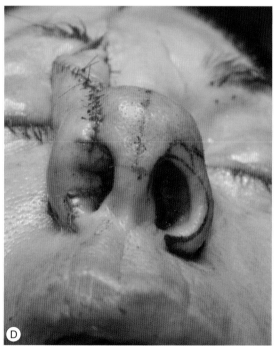

图 6.32 （A~D）Mohs 切除术后出现右翼和侧壁全层缺损。以对侧正常上唇模板为基础，用墨水标记出鼻部的区域单位和理想的鼻翼基底位置。设计模版来代替缺失的封面和衬里的尺寸和边框轮廓。将全厚额部皮瓣抬高，并将其折叠以替代缺失的鼻衬，将更近的远端皮瓣翻转，以重新修复缺损。未进行软骨移植。将额部皮瓣的生蒂进行皮片移植以保持清洁

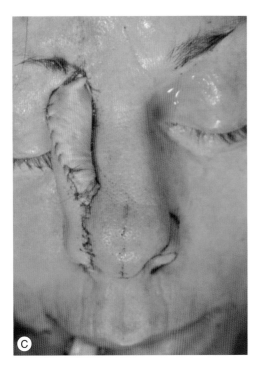

图 6.32（续）（C）

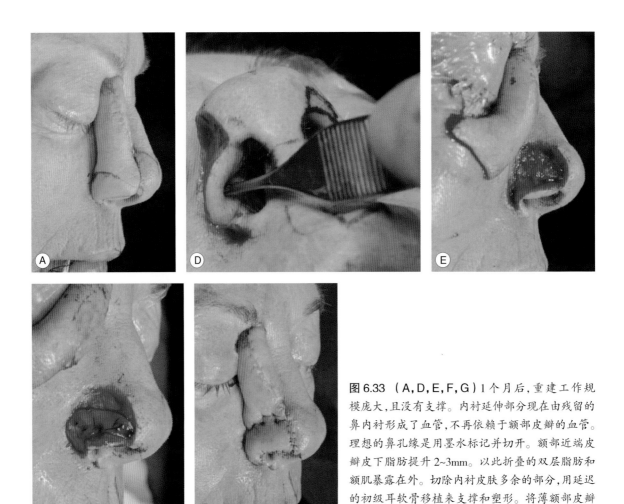

图 6.33 （A,D,E,F,G）1 个月后，重建工作规模庞大，且没有支撑。内衬延伸部分现在由残留的鼻内衬形成了血管，不再依赖于额部皮瓣的血管。理想的鼻孔缘是用墨水标记并切开。额部近端皮瓣皮下脂肪提升 2~3mm。以此折叠的双层脂肪和额肌暴露在外。切除内衬皮肤多余的部分，用延迟的初级耳软骨移植来支撑和塑形。将薄额部皮瓣送回缺损处，用褥式缝合和周围缝线固定

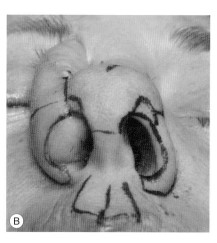

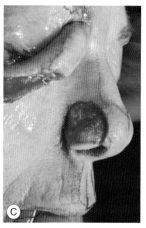

图 6.33（续）（B,C）

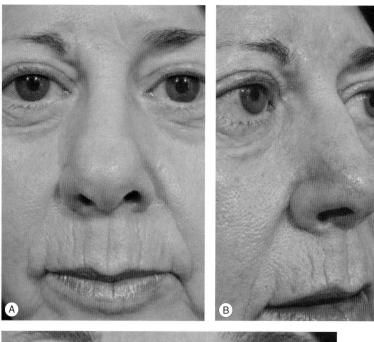

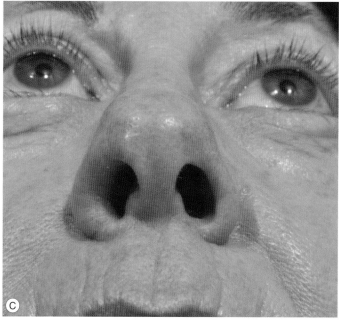

图 6.34（A~C）断蒂及右侧鼻翼沟的术后效果

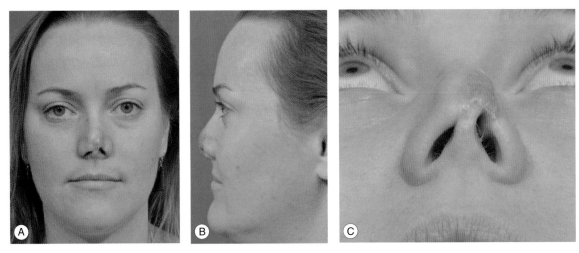

图 6.35 （A~C）被狗咬伤后鼻尖中央缺损愈合。两个前庭的覆盖皮肤、尖端支撑和衬里均已丢失

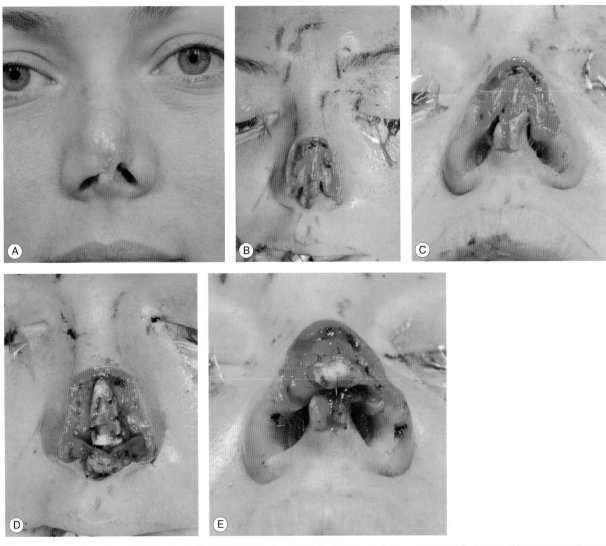

图 6.36 （A~E）重建缺陷创面。切除鼻尖的亚单位，但不切除鼻背部的亚单位。通过延长鼻中隔软骨、侧向撑开移植物、鼻小柱支柱和尖端移植物来恢复鼻尖支撑，以延长鼻部突度并塑造鼻尖。耳软骨移植物被放置在每个鼻翼残余物内的皮下软组织间隙中，并固定到尖端修复以塑造和支撑鼻孔边缘。在侧壁缺损中，除非使用扩大的额部皮瓣，否则在转移折叠的额部皮瓣以覆盖和衬里时，不会形成鼻翼的初级支撑。当缺损位于中央时，在中间手术之前不对称边缘回缩的风险很大，并且在额部皮瓣转移时放置初级软骨移植物以支撑鼻尖和鼻孔边缘。全厚折叠额部皮瓣设计有双边延伸，以排列左右鼻前庭

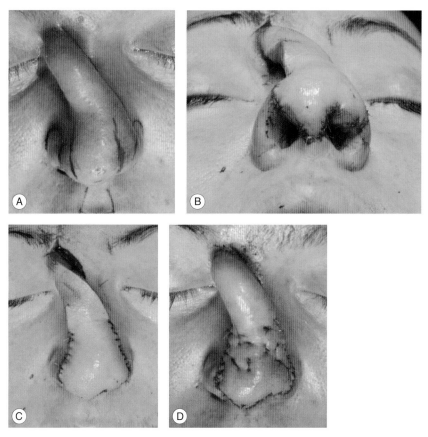

图 6.37 （A,D）1个月后,覆盖层和衬里皮瓣沿着理想的鼻孔边缘分离,多余的皮下脂肪和额肌被修整,以改善鼻部形状。然后将额部瓣返回到受区。(B,C)1个月后,覆盖层和衬里皮瓣沿着理想的鼻孔边缘分离,多余的皮下脂肪和额肌被修整以改善鼻部形状。然后将额部瓣返回到受区

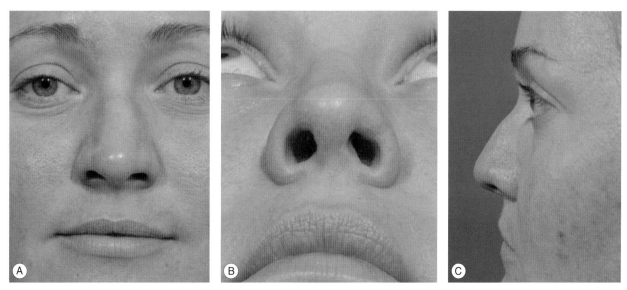

图 6.38 （A~C）无修整的术后效果

作为衬里的皮片移植物

在移植时,皮片移植物已经被用于铺衬二期额部皮瓣。然而,虽然皮片移植物薄且柔软,却不可再生血管。更常见的情况是,在转移前6周的初步预层压(预制)期间,在转移前将皮片移植物应用于额部皮瓣。随后,一旦"获取"皮瓣,预制的额部和额部下皮片移植物被移植至受区。支撑不良的鼻部移植物皱缩,也是该技术的一部分。

Gillies发明了一项皮片移植物移入方法[16]。如果衬里和支撑物丢失,但是上表皮完整存在(如梅毒鼻或麻风鞍状鼻),瘢痕暴露于外表皮的下表面,用一个皮片移植物来修复暴露的下表面。一个永久的鼻内假体,从颊瘘穿过,并固定至齿列,固定移植物来维持气道开放以及鼻部形状。

最近,Burget[22]隧穿旁正中额部皮瓣额肌和外部表皮间的含皮下脂肪的软骨移植物,修复鼻孔边缘和鼻翼适度的鼻缺口。软骨因有良好的血管软组织而存活,并且支撑鼻孔边缘。全厚耳后表皮皮瓣被缝合至衬里缺口的向外裸露的表面上。额肌深表面为下部皮片移植物供应血流。埋入的软骨移植物"伸展"皮片移植物衬里,就像Gillies的外部夹板。

在小单侧缺口的修复中,他结合衬里皮片移植物和鼻内皮瓣进行修复。当缺口上明显残留表皮时,残余前庭皮瓣的双蒂皮瓣,位于鼻中隔中间以及鼻翼根部侧面,双蒂皮瓣被切除,并移至计划的鼻翼边缘下方。因为边缘的双蒂皮瓣有自己的血供,一个主要软骨移植物被固定至它生成的血管的外表面。前庭皮瓣上继发的衬里缺口被全厚皮片移植物修复。该区域没有主要软骨。全厚额部皮瓣重塑整个缺口表面,并且再血管化衬里皮片移植物。3~4周后,皮片移植物衬里被合为一体,并从附近残余衬里生成血管,断蒂时,鼻翼上部和侧部由延迟主要软骨移植物支撑。额部皮瓣,沿着鼻孔边缘,保留了一个从眉毛到远端皮瓣的皮瓣蒂,在中间操作中,也能被抬高至鼻中隔上方,为延迟原发性支撑提供条件。偶尔伴随有内表面附近的瘢痕,导致鼻阻塞,很难矫正。

这些皮片移植物保留了大部分原始尺寸。有些移植物出现挛缩,导致较小的鼻部修复部位变形。操作简单是该方法的主要优点,使得该方法得以用于年老患者或衰弱患者的鼻部缺口修复中,当鼻内衬里皮瓣不可用时,避免了更复杂的鼻内操作,或者对于低要求患者,该患者不需要太复杂的精致修复,该方法适用于这种情况。

根据与改良额部皮瓣技术相似的原则,三期全厚额部皮瓣已经扩大了衬里皮片移植物的应用范围。

如Menick所描述[25,74],全厚额部皮瓣高度血管化,并且在全厚额部皮瓣深裸露表面常规"获取"皮片移植物。标记出衬里缺口的精确模型,并将全厚下皮片移植物缝合至衬里缺口边缘。清除皮片移植物和皮瓣底面之间的主要软骨移植物。在全层丢失缺口旁的完整的衬里上放置软骨支撑物。它被缝合至覆盖皮瓣中,为衬里皮片移植物提供血管。同时也用海绵填塞物固定,放置于鼻孔3~4天,固定修复,并提供轻微压力。全厚额部皮瓣重塑鼻部表面。不将支撑移植物放置于额部皮瓣的软组织通道中,来避免形成厚鼻孔边缘或者产生软组织损伤和瘢痕。很难设计、放置或固定打开的软骨移植物。

4周后,皮片移植物愈合至相邻正常残留衬里,并不再依赖覆盖皮瓣的血供。在第二期,有着2~3mm厚皮下脂肪的覆盖表皮被完全地从鼻上抬高。皮片移植物上的多余的皮下脂肪和额肌被切除,切口直达新重建衬里。皮片移植物薄,相对柔软,由相邻残余衬里血管灌注。一个延迟的主要鼻翼边缘撑条移植物被固定,以支撑鼻孔边缘,并且在鼻中穹隆上放置一个侧壁支撑物来防止鼻孔边缘向上回缩。薄覆盖皮瓣被延迟主要软骨移植物替代,并且恢复皮片移植衬里。4周后(额部皮瓣移植8周后),断蒂。

有时会出现皮片移植失败。在这种情况下,延迟中间步骤,完全清除额部皮瓣底面的造粒床,并应用第二移植物移植。额部皮瓣不需要被抬高。皮片移植被简单地应用于其裸露的深表面。因为不切除额肌,或全厚额部皮瓣皮下平面受损,覆盖皮瓣没有出现纤维化或挛缩。虽然需要一个附加的操作阶段来替代皮片移植操作,整体修复结果没有受到负面影响。

衬里技术中的改良皮片移植物是可靠的、有效的、修复小到中等全层鼻缺口的移植物。瘢痕适度的挛缩和继发变形,并创造了一个精致的鼻翼边缘。该技术仅限应用于0.5~1.5cm大小的衬里缺口的修复。皮片移植的"获取"是常规操作,虽然20%~30%的病例需要二次移植。然而,初始皮片移植物丢失预计延迟断蒂8~12周的时间。不良皮片移植物获取的风险以及挛缩的风险随衬里缺口尺寸的增加而增加。如要最小化鼻内衬里皮瓣暂时阻塞鼻部的风险,或旧鼻部损伤阻止鼻内衬里皮瓣的使用,该方法特别适用于无相关疾病的老年患者或衰弱患者的鼻修复。总体而言,衬里的折叠皮瓣技术发病率最低。

因为能在折叠额部皮瓣衬里技术中获得相同的结果或更佳的结果,没有皮片移植物丢失的风险,它是皮片移植衬里的首选方法,并且能被应用于大衬里缺口的修复。大衬里缺口最大能达到3cm。然而,两种方法都可靠,不复杂,操作时间短,并且发病率最低。

在抢救情况下,当用任何衬里技术修复后,缺乏额部皮瓣移植衬里,这时改良皮片移植技术起关键作用。与其接受一个缺乏的气道,还不如在断蒂操作前进行衬里皮片移植操作,来增大衬里表面尺寸。如果已经在修复初期使用全厚额部皮瓣,在中间操作中,皮瓣被提升,切断一侧或两侧鼻翼根部缺乏的衬里。用全厚皮片移植物填充衬里皮瓣。全厚皮瓣不用减积就可以再应用于皮片移植的再血管化操作中。一旦愈合到位,在第二期中间操作中,额部皮瓣被微微抬高,切除多余的软组织,放置延迟主要移植物去提供永久支撑,并且在扩大的皮片移植衬里上塑形。

远端组织微血管衬里

特别"难修复"的面部伤口的定义依据伤口位置、大小、深度和伤口特征(血管、污染、辐射、免疫抑制以及重要结构曝光)。这种复杂的缺口常伴随相邻面颊和唇部损伤,可能导致鼻部修复局部组织缺乏或不可用。不能忽略丢失组织的体积需求以及表面面积的需求。将需要大量的健康血管组织来保证伤口原发性愈合。需要借用远端组织，通过微血管移植，重建面部中部平面或提供鼻部衬里[75]。局部额部皮瓣能提供覆盖的表皮，但是远端组织，如微血管移植物，能提供衬里。

在鼻修复前需要一个初步操作，将正常组织放回正常位置，建立一个稳定的平面，或延迟或重新放置残余组织。

游离皮瓣鼻部再建原则

1. 如果患者无鼻，应该在鼻部重建前重建中面部平面。当有疑问时，先重建唇部和面颊，后重塑鼻部。鼻部必须被放置于中面部的正确位置上，鼻部宽度正确。

2. 不恢复鼻中隔，避免鼻内体积过大，避免鼻阻塞。接受鼻中隔瘘。

3. 鼻小柱衬里仅被用于提供软组织间隙，来放置软骨支持物，并"返回"将来覆盖额部皮瓣的裸露表面。未修复深鼻中隔。

4. 必须确定丢失的鼻衬里的位置和尺寸。鼻穹窿从一侧鼻翼底横跨至另一侧鼻翼底，并从缺口上部横跨至鼻小柱根部。如果鼻穹窿完全消失，测量的范围从鼻到唇，尺寸为横向 7~8cm，纵向 4cm，另有 3cm 的鼻小柱。直接重建鼻穹窿衬里，因为鼻穹窿衬里必须简单地垂悬跨过一个中间支撑，防止鼻穹窿衬里塌陷至鼻前孔。鼻小柱必须足够长，以保护鼻部，也应足够窄，以维持患者气道。鼻底或鼻槛是鼻部必须被放置的位置上的表皮平面。很多情况下，在建立鼻平面的预操作中，鼻底保持完整或已经被重建。也可以在游离皮瓣与局部组织或部分游离皮瓣一起移植时重建鼻底。切除或外伤后，鼻底缺乏可能明显，特别是有开放创口或既往唇部受到大范围损伤时，鼻底缺乏可能明显。该情况很少发生在可卡因或其他鼻内操作损伤后。临床上，上唇被向后上方拉伸，通过位移以及唇上部后方嘴角形成上唇形状。必须解决组织缺乏的问题，表皮放置于未来鼻翼和鼻小柱的位置下。

5. 计划分进行鼻重建操作。尽管 Gillies 劝告使用"像"组织，然而衬里远表皮、支撑用大块肋骨移植物或一个外部覆盖的厚脂肪额部皮瓣"不像"正常组织。将这些不同的供体材料改良至"鼻样组织"并将这些材料整合至一起是一项挑战，恢复每个解剖层来再创造一个外观和功能正常的鼻部。最初的目的是在预操作中，为鼻部内表面提供衬里。一旦被放置到位，远端衬里有效地将一个复杂全层缺口转变为一个浅表缺口，转变来的浅表缺口仅需支撑和覆盖，通过传统方法用局部和分区组织来支撑和覆盖缺口。

6. 远端组织能闭合无效腔，填充腔体，保护重要结构，在中枢神经系统和口腔之间形成屏障，闭合瘘，或创建一个稳定的平面。微血管远端皮瓣被用来提供鼻衬里和血管。多余的微血管远端皮瓣被用于伤口再填充，并为其他需要提供材料——软组织大面颊皮瓣、上唇表皮、鼻底等等。然而，当远端组织在残余正常面部表皮内部时，远端

组织总是不协调的、褪色的。游离皮瓣无面部形状。面部皮瓣，作为额部皮瓣转移，必须提供具有正确颜色和质地的匹配覆盖皮肤。

不充分平面的中面部缺口

通常局部或区域组织不足以修复鼻部、唇部和脸颊的缺陷。在较小的复合损失中，较小的唇部和面颊缺口可能被局部组织替代，或被延展的游离衬里皮瓣替代。较大的缺损常从躯干截取远处组织，提供创面充足软组织和表皮——肩胛皮瓣、肩胛周围皮瓣、背阔肌皮瓣或直肌皮瓣。

手术的直接目的是提供足够体积和凸起的多余组织，如有必要，需抹去开放上颌窦。最初只恢复面部平面。可提供骨头和软组织。延迟鼻重建直至重建一个稳定的平面。

用游离皮瓣恢复鼻部衬里

如果中面部平面稳定，直接开始鼻部修复。

单一的鼻中部穹窿缺损

如果缺损仅限于鼻穹窿，则在一期只需要完成穹窿衬里和初步中央支撑。首选桡骨前臂皮瓣，由于其较薄且血管蒂较长。

如果鼻中隔膜完好且缺损仅包括中间穹窿，则可以用游离皮瓣替换衬里缺损，皮肤向内成衬里。它的外表面是皮片移植的。如果残留的鼻中隔膜完好且高度足够，它将暂时支撑衬里皮瓣，直到将来确定放置额外的软骨移植物和覆盖额部皮瓣。

如果鼻中隔保留但被部分切除，则可以在一期手术期间将作为下基复合鼻中隔皮瓣从鼻腔取出。然后，一旦复合皮瓣的血管分布得到保证，游离皮瓣就被转移用于衬里。

如果鼻中隔的大部分缺失，则不会进行重建。局部或远处组织太厚，无法在不造成气道阻塞的情况下更换鼻中隔膜。外科医生只为穹窿提供衬里，为小柱提供支撑。接受永久性中隔瘘。皮瓣沿着未来的鼻孔边缘折叠起来。这允许放置自体背侧悬臂骨移植物以提供即时中央支撑。随后，在最终的鼻修复期间，外部皮片移植物或折叠的皮肤被切除。放置一个完整的亚单位支撑框架，并用额部皮瓣重建鼻部。

次全鼻缺口和全鼻缺口——鼻穹窿、鼻小柱和鼻底衬里

远端组织已被应用为表皮的游离皮瓣，复合螺旋的游离皮瓣，骨膜游离皮瓣或预制游离皮瓣——限制了其应用和成功率[59,60]。Burget 和 Walton[26,77-79] 开拓性地使用复合的、纵向前臂表皮皮片来修复鼻部缺口。放置 2 或 3 片独立表皮皮瓣，表皮向内，单独地铺衬鼻穹窿、鼻小柱和鼻底。每个皮瓣从下层桡侧血管处形成血管，就像一个"串珠"。其外部裸露表面被全厚皮片移植物覆盖，不需主要软组织支撑。随后，单个表皮皮片被缝合至一起，减积，用软骨移植物支撑，并用远端减积的二期额部皮瓣重塑表面。如 Millard 描述，断蒂前，额部表皮被提高至鼻中穹窿上方，鼻部上 2/3 部分的软组织被切除。施行第二个中间操作来减积气道。然后，断蒂并校正。6 次或更多次的修复操作后，获得好的修复结果（图 6.39）。

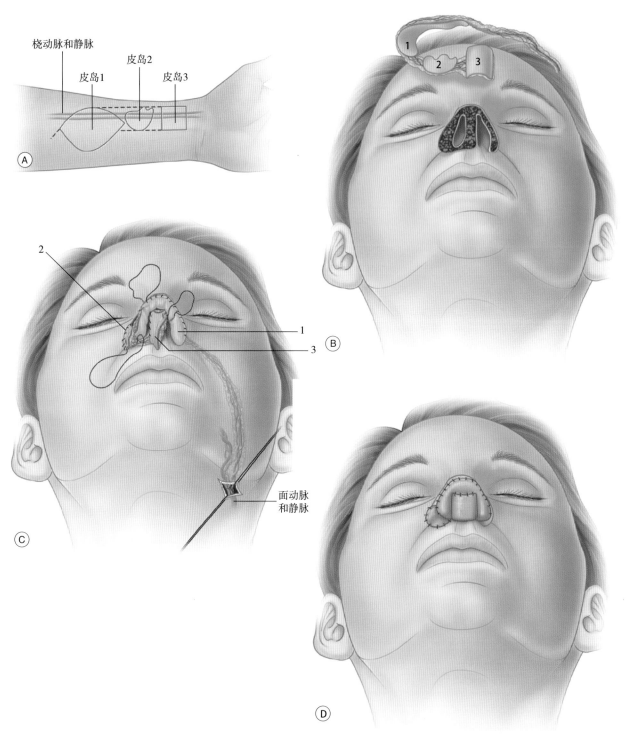

图 6.39 Burget 和 Walton 的微血管鼻内衬方法。设计单个前臂桡侧皮瓣,可单独更换鼻穹窿、鼻小柱和鼻腔衬里。每个皮岛都由桡动脉灌注,其被设计成"一串珠子",为鼻穹窿、鼻小柱和鼻底提供衬里。它们无支撑的外表面暂时覆盖有全厚皮片移植物。之后,皮片移植物被切除,多余的前臂皮下脂肪被切除,将各个皮岛缝合在一起以完成衬里,放置初级软骨移植物,鼻部用远端薄的额部皮瓣重建。在中间手术过程中,皮瓣被抬高到穹窿中部,以允许局部软组织减容,将皮瓣远端插入物的近端滑车上血管蒂保持到小柱尖端和鼻翼

然而,该方法有明显的局限性[9]。提升鼻穹窿、鼻小柱和鼻底三个分开皮片的技术是繁琐的,并且为连接留下了一个短近端血管皮片。提升过程中血管皮片受损或这些复合皮瓣放置过程被扭曲,负面影响血流。随后的操作中,每个皮片的血管蒂也被暴露受损,影响血供,血供已经被皮片移植之间的瘢痕限制。每个皮片之间的表皮瘢痕可能导致表皮收缩,并限制衬里的柔软度。因为主要支撑物不能被放置于最初的外部皮片移植物下,可能出现软组织塌陷和表皮收缩。最重要的是,没有多余的组织去抢救皮瓣的设计缺陷或修复后并发症。

使用二期额部皮瓣的建议由 Millard 于 1974 年首次提出,该方法有一个中间操作过程[66]。他在断蒂操作前,将传统额部皮瓣的远端减积操作与一个附加操作结合。额部皮瓣被提高至鼻中穹窿上方,成为一个双蒂皮瓣,保留鼻尖、鼻翼和鼻小柱移入部分。重新塑形鼻上 2/3 的部位。然而,这种额部皮瓣方法将额部皮瓣初期远端减积与随后的鼻中穹窿抬高相结合,有很多缺点。初期额肌远端切除可能降低额部皮瓣的整体血供。当分期减积额部皮瓣,很难创造一个薄的、均匀的表皮皮瓣。双蒂瓣妨碍鼻中穹窿的精确外形修复,限制了暴露面积。最重要的,远端移入物的轮廓——鼻部最有美感的部位——被固定。不能在初期额部皮瓣移植后改变鼻尖、鼻翼和鼻小柱的形状。

Menick 和 Salibian[80] 最近已经描述了一种折叠的单皮片前臂皮瓣方法,与上覆的三期全厚额部皮瓣相结合,是一个可靠有效的微血管设计,适用于各种缺口的修复(图 6.40~图 6.46)。

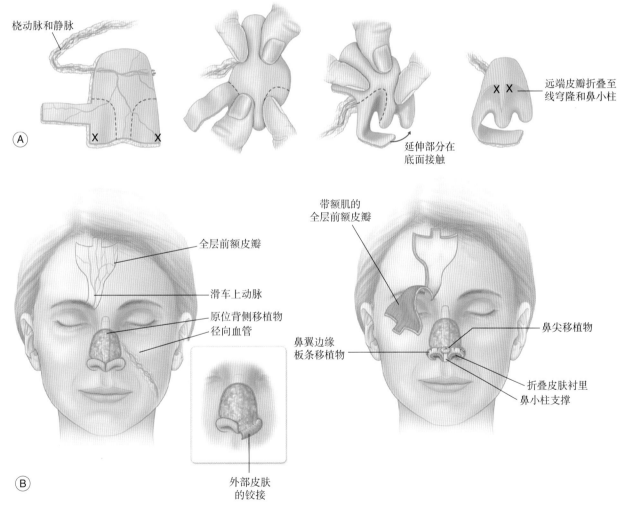

图 6.40　Menick 和 Sallbian 的微血管衬里方法。鼻衬里设计成延长的远端单皮岛的桡侧前臂皮瓣来修补鼻底。皮瓣折叠向下到鼻小柱和鼻穹窿,延长部自然旋转覆盖鼻底。近端皮肤转回覆盖表面,形成一个软组织间隙给鼻背初级支撑。然后,外部桡侧皮肤可以绞转向下到鼻翼基底的鼻孔边缘。多余的桡侧前壁皮下组织切掉,保留完整的桡动脉蒂。完整的亚单位支撑结构需要添加以成形鼻小柱,鼻尖鼻翼边缘和侧壁。这是用全厚额部皮瓣来修补的。在接下来的中间手术步骤中,额部皮肤被完全抬高,保留滑车上血管蒂。切除下方软组织形成三维结构覆于整个鼻表面,以放置或调整软骨移植物。修薄的皮瓣重新覆盖受区,之后再断蒂

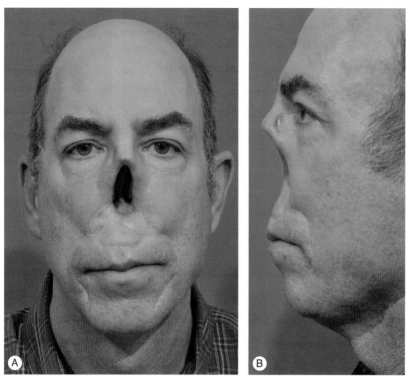

图 6.41 （A,B）癌症切除术后的次全鼻部缺损和一期的双侧鼻唇瓣修复上唇

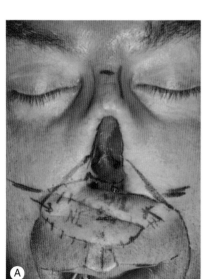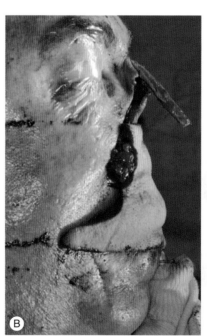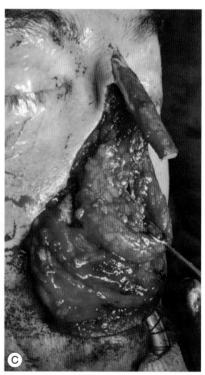

图 6.42 （A,B,C）肋软骨移植物固定在残留的鼻骨上,以提供主要的背部支撑,并防止软组织挛缩和塌陷。因为缺失的鼻底已经用鼻唇瓣修复,所以医生设计了一个微血管前臂桡侧皮瓣,没有鼻底的远端延伸。它的尺骨边缘向内折叠以形成鼻小柱和牵引线。皮肤延伸使鼻底重建。更近端的前臂皮肤和桡动脉被折回以提供临时覆盖并允许放置初级背侧骨软骨移植物

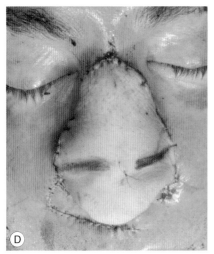

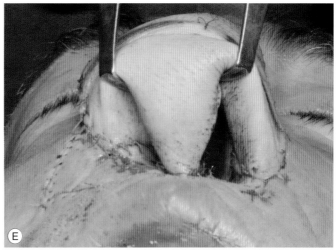

图6.42（续）（D,E）

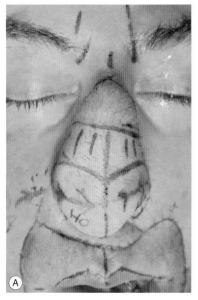

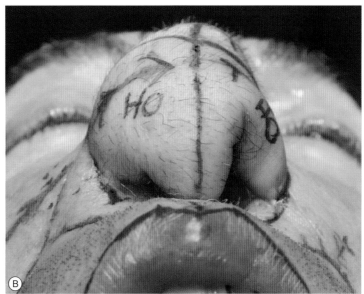

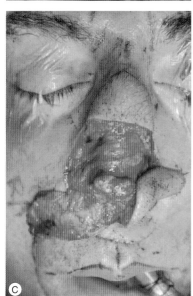

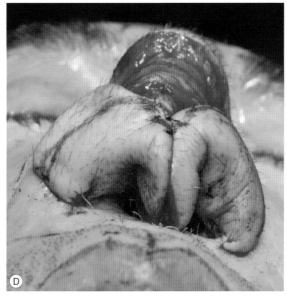

图6.43（A,C）2个月后，外部桡侧皮肤铰链向下。重建的鼻小柱在中线裂开。调整鼻孔边缘和鼻翼基底。桡血管粘连与下层的折叠衬里。多余的软组织切除，修剪衬里。（B,D）2个月后，外部桡侧皮肤铰链向下。重建的鼻小柱在中线裂开。调整鼻孔边缘和鼻翼基底。桡血管粘连与下层的折叠衬里。多余的软组织切除，修剪衬里

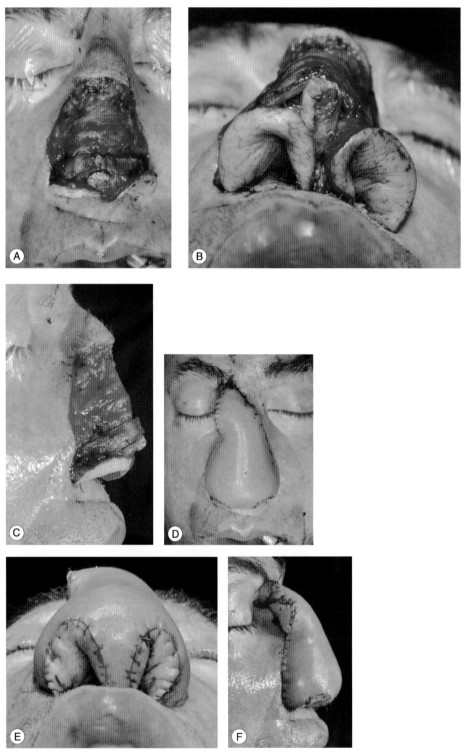

图 6.44 （A~F）支撑亚单位由鼻小柱，鼻尖移植物及双侧鼻翼边缘肋骨移植完成。用全厚额部皮瓣重新覆盖

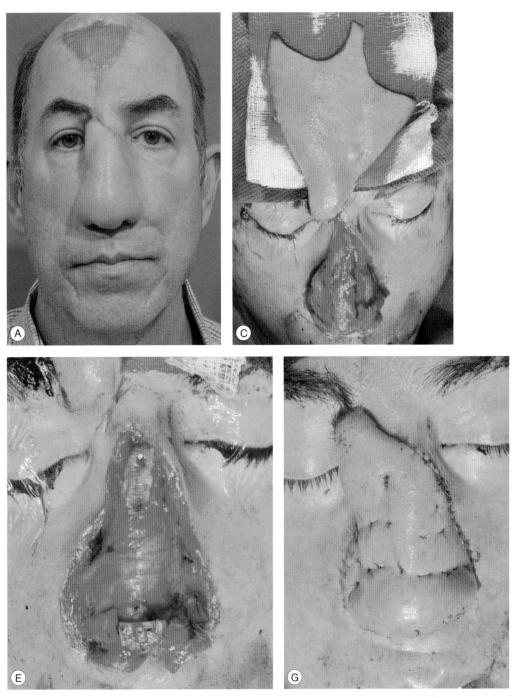

图 6.45 （A，C，E，G）在接下来的中间步骤操作中，额部皮肤及 2~3mm 的皮下脂肪在整个鼻部是抬高的，保留了近端滑车上血管蒂。切除下层多余的额部皮下脂肪和额肌，重塑鼻部形状。修薄的额部皮瓣重新覆盖受区

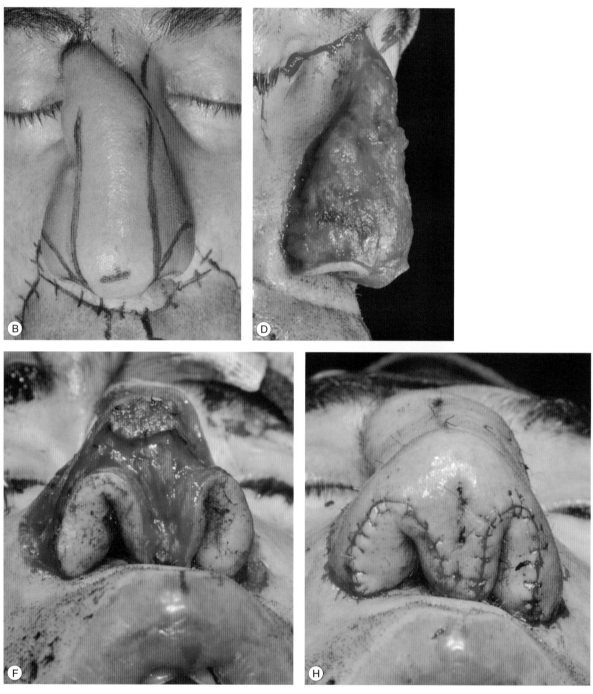

图 6.45（续）（B,D,F,H）

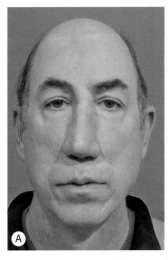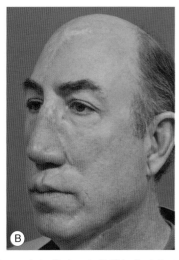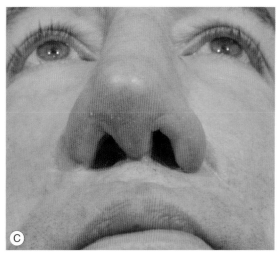

图 6.46　（A~C）断蒂并形成鼻翼折痕的术后效果,形成一个鼻孔和鼻部的形状

操作 1

在前臂和面颊上标记修复衬里缺口的皮片,来检验皮片的尺寸、轮廓、方向、蒂长、折叠区域以及为修复鼻底延伸表皮的位置。

为修复鼻底,从远端前臂标记一个单个的、水平方向的前臂表皮皮片（宽 8~10cm,长 6~9cm）,皮片近端延伸或不延伸。

前臂皮瓣能像表皮皮瓣一样被抬高,仅留筋膜皮肤与桡侧血管相连。然而,为保留最大血供,限制主要筋膜切除是安全的。垂直设计鼻底延伸,与主皮瓣相连,仅远离未来内折位置。当主皮瓣被向内翻折成为衬里,这固定了延伸皮瓣的位置,重塑鼻底表面。因为单个表皮皮片位于浅表远端,可用一个 12~15cm 动脉蒂和一个长静脉蒂（从头部并行的静脉通过相连的静脉延展）。首选大血管、高流量血管,选择的血管能与接受的第一支颈外动脉和颈内静脉或颈外静脉吻合。当患者颈部短而肥时,使用颞表面动脉和颈外静脉或面部血管。

前臂皮瓣薄的远端尺骨边缘在中间捏在一起,缝合其后端裸露的表面,"制造"一个表皮鼻小柱,表皮鼻小柱随后为额部皮瓣鼻小柱延长提供后侧内衬。未修复鼻中隔分区。

折叠远端表皮至更近端表皮皮瓣下,来铺衬两侧鼻穹窿。皮瓣横向的远端尖部被固定至衬里缺口正中,然后向鼻翼根部缝合,从中间缝合至侧面,完全移入衬里。调节鼻小柱高度和鼻穹窿尺寸,通过改变内折范围,轻微扩张。当皮瓣向内翻折来铺衬鼻穹窿时,延展的表皮自发地向内旋转,来重塑鼻底表面。避免张力、紧密的塑形缝合或过度减积。

近端桡侧表皮,有血管蒂,被翻回至折叠衬里上。这将血管蒂外覆于鼻中穹窿上,位于修复部位的外表面,气道外,远离鼻下 1/3 部分。缝合外部表皮,将外部表皮缝合至鼻缺口周围来提供遮盖。需要一个衬里外膜的、光滑的、无缝的、无瘢痕的拱形覆盖物重新创造了鼻穹窿、鼻小柱以及鼻底。

次全鼻和全鼻缺口需要鼻背支撑,首先将骨软骨肋骨移植物固定至残余鼻骨,或固定至外部及内部前臂表皮的

软组织间隙内的前部骨头上。残余的肋骨软骨在面颊上"堆放"。

操作 2

如出现皮瓣设计错误、折叠的鼻孔边缘位置不正、鼻翼根部不对称、瘢痕挛缩或其他并发症（如边缘坏死或裂开）,均不可避免地需要进行纠正。两个月后,丢弃多余的外层表皮,或将外层表皮向下翻转来调节鼻长度,修饰鼻尖边缘,修饰鼻翼根部位置和鼻翼对称性。外部前臂表皮,皮下有几毫米厚脂肪,被抬高并向下翻转。如果需要,精修铰链翻转表皮,或者重新放置鼻孔边缘或鼻翼底。鼻小柱表面外部表皮中间裂开。如果初期鼻穹窿设计中不包含鼻小柱衬里,或因组织丢失或伤口回缩分离,鼻小柱衬里不可用,在未延迟修复阶段或不影响最后修复结果的阶段,能翻转多余的外部穹窿来提供鼻小柱或鼻翼衬里。

血管蒂没有升高,仍然附着在下面的衬里。桡侧血管通过折叠皮瓣的外皮肤表面灌注,有效地"预制"到下面的衬里。在桡骨外部皮肤抬高后,衬里仍然通过桡骨蒂和其外周插入物灌注到受区。

切除皮下脂肪和筋膜,保护桡骨血管。这暴露了薄的、柔软的、没有瘢痕的衬里。延迟的初级肋骨支撑（鼻小柱支撑、鼻尖移植、鼻翼软骨和侧壁软骨移植）彼此固定,并与先前定位的背侧移植固定,以完成亚单位支持框架。鼻小柱支柱的基部通过颊部切口与鼻脊缝合。完全性额部皮瓣,无论是否扩张,且远端不变薄,用于永久性的鼻覆盖。

操作 3

1 个月后,额部皮瓣被生理上延迟。含 2~3mm 皮下脂肪的额部表皮被从受区完整地抬高,保留完整的滑车上蒂。在完全暴露的情况下,下层暴露的皮下脂肪和额肌在整个鼻部表面美化切割,包括鼻尖和鼻翼。事先放置的软骨移植物被塑形、被重新放置或被增大来形成一个理想的三维支撑框架。额部表皮与薄鼻表皮一起被放置于受体位置。

操作 4

1 个月后,额部皮瓣断蒂。

通过切除衬里和软骨移植物之间多余软组织,穿过断蒂

时鼻孔边缘切口进一步进行气道减积,或在后期修订中,进行进一步气道减积。

操作5

4个月后,施行修正操作来改善额部瘢痕,通过直接切开,增加第二鼻尖移植物,或修整鼻孔边缘或鼻小柱来定义鼻翼褶。

任何重建结果取决于供体材料的选择、移植方法、皮瓣设计以及外科医生根据缺口需求改良组织的能力。调节每个解剖层的尺寸和外形,纠正缺陷或并发症急救的能力是关键。这种远端折叠前臂桡侧衬里、同步支撑肋骨移植物以及覆盖的局部三期全厚额部皮瓣三种物质的混合,允许"不像"组织的整合,能恢复鼻部正常的外观和功能。该方法可靠、有效并且可再现。好的修复结果——有明显气道的迷人鼻部——能在复杂半鼻、次全鼻损伤和全鼻损伤的修复中获得。

鼻内膜损伤的原因:

- 鼻内可卡因
- Wegener 肉芽肿病
- 杀手 "T" 细胞淋巴瘤
- 传染病——梅毒、利什曼病、雅司病、麻风病、结核病、放线菌病
- 创伤——s/p 鼻中隔成形术、鼻筛骨骨折、鼻内癌切除和放疗、儿科异物插入、医源性导管插入术损伤或腐蚀性吸入

原发性鼻内膜损伤

鼻黏膜可能因免疫疾病、感染、外伤或可卡因而受损。病理生理学是相似的——黏膜炎、内膜坏死、底层软骨和骨骼的丧失,随后是瘢痕收缩。

黏膜损伤可能与中隔隔离,形成中隔瘘,随后导致背部和尖端塌陷以及小柱回缩。它可能会延伸到鼻穹顶并沿圆周延伸到鼻底,破坏下面的骨骼和软骨,分别导致环状瘢痕挛缩和严重的鼻部缩短和唇部牵拉。由于血管切断和感染,外部皮肤损伤可能发展为全层鼻坏死。该过程也可能延伸到上唇、硬腭和软腭、上颌骨、咽部和颅底。

孤立的外伤(医源性鼻内压破或化学损伤)会导致更多的局部破坏。

临床畸形是由损伤的部位、程度和深度决定的,这些决定了修复的技术途径,而不是损伤的病因。手术矫正需要准确的术前诊断,以确定每一个美学、功能和解剖缺陷。

间隔瘘的大小、残留的背侧和尾侧支柱的范围和强度(通过触诊确定)、内衬挛缩和外部皮肤瘢痕形成的程度(通过软组织操作重新定位软组织的能力来明确)和必须评估全层鼻坏死的存在。内衬的广泛坏死和随后的瘢痕收缩,而不是隔膜的结构损害,是严重畸形的主要原因。

如果穹隆和鼻底衬里损伤很小,单独恢复中央支撑可能会恢复背部轮廓和尖端突出。广泛的穹隆和底部衬里损失需要松解挛缩瘢痕,修复内衬缺损,并用复合移植物、微血管皮瓣或瘢痕外皮的铰链衬里皮瓣替换缺失的穹隆和/或底部衬里。如果外鼻皮肤由于瘢痕收缩或缺失而无法重新扩张,则可能需要使用额部皮瓣来修复鼻部。由于其大小和残留的黏膜瘢痕,广泛的中隔瘘无法被修复。

按照临床表现分类:

1. 失去支撑——轻度鞍鼻、鼻小柱回缩和唇回缩是由于缺乏正常的覆盖和内衬的支撑。这种畸形只能通过支架置换来矫正。如果残余的背侧和鼻中隔支撑仍然存在,则高嵌背侧移植和小柱支撑是足够的。在更严重的病例中,悬臂式肋骨移植固定在鼻骨上,并用固定在鼻脊柱上的小柱支撑。这重建了一个坚固的鼻中隔L形,残留的鼻尖软骨可以通过或不通过鼻尖移植来推进并固定在上面。上唇的轻微后缩主要是由于尾隔支撑的丧失,可通过上颌矫治来纠正。

2. 内衬坏死——随着损伤的严重程度和程度的增加,内衬会发生二次坏死并愈合。损伤通常是不对称的。当与鼻穹隆分离时,鼻部会逐渐塌陷、缩短和失去突出,并且鼻孔边缘缩回。如果它延伸到地板上,对气道黏膜进行环360°破坏,则上唇会被向上拉并后退。

虽然失去支撑会导致畸形,但松解瘢痕挛缩和替换缺失的内衬是最重要的。

如果上唇畸形较轻,可以单独通过前上颌骨移植矫正,则可以单侧或双侧复合皮片移植矫正穹隆衬里缺陷。同时,通过开放式鼻整形术放置悬臂骨移植物和鼻小柱支撑。当损伤同时涉及鼻穹隆和鼻底时,还必须解除鼻底瘢痕挛缩以重建上唇。衬里缺陷用带有初级背侧软骨和小柱支撑移植物的微血管前臂桡侧皮瓣进行环状重建。

3. 外部皮肤破坏——如发生外部鼻皮肤严重挛缩或全层坏死,则必须重建全鼻。通常,皮肤缺损是广泛的,但也但可能孤立于鼻小柱或鼻翼。塌陷和收缩可能导致鼻塞,伴有或不伴有鼻孔边缘的真正狭窄。必须丢弃带有瘢痕的外部皮肤,并在重建衬里和支架后用额部皮瓣重建鼻部。

如果鼻孔大小足以让呼吸顺畅,鼻短缩适中,可以通过软组织填充矫正上唇位置,无需更换内衬,沿鼻孔边缘翻转外鼻皮肤铰链瓣排列远端鼻部。通过对鼻背、小柱和鼻翼的重建移植物来恢复支撑。额部皮瓣分三期重建鼻部。

如果穹隆和底部的内衬必须沿环形更换,或者鼻孔狭窄并且必须打开以保持呼吸道通畅,则瘢痕和收缩的鼻部将被弃去,并将折叠的前臂皮瓣放置在穹隆、小柱和底部之间。皮瓣自行打开,以暂时覆盖外鼻并包裹主要的背侧骨移植物。随后,放置额外的鼻翼和鼻柱支撑,用额部皮瓣替换缺失的外部皮肤,以重建鼻次全或孤立的鼻翼或鼻小柱缺损。

重建方法和材料必须可靠、有效和可用,并尽量减少面部瘢痕和并发症。最重要的是该手术必须解决患者特定畸形的各个方面。有些患者需要简单的支撑;其他需要局部或环状衬里;其他人需要单独或完整的皮肤覆盖更换和完整的重建支架移植(图6.47~图6.55)。

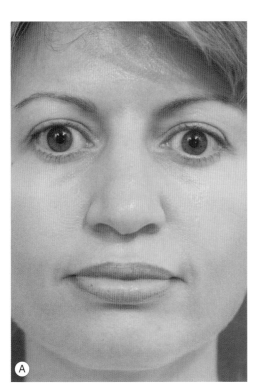
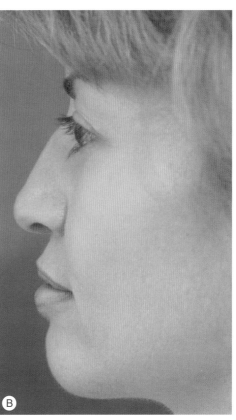

图6.47 （A,B）原发性鼻内衬损伤可导致鼻中隔瘘、鼻腔支撑丧失、明显的鼻腔塌陷和因瘢痕挛缩而缩短，以及上唇后缩。在这种情况下，会形成一个巨大的中隔膜瘘，中隔膜被破坏，背侧和鼻尖支撑缺失。上唇后缩，但对穹窿和底部衬里的伤害很小，外部覆盖的皮肤正常

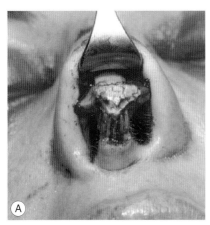
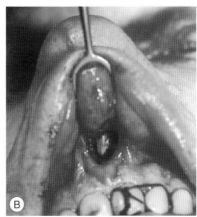
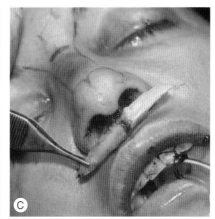

图6.48 （A,B,C）通过开放入路鼻整形术，抬高鼻外皮肤，放置悬臂肋软骨移植物以支撑鼻桥，并与通过颊部切口固定在鼻脊上的小柱结合。上唇后缩用肋软骨支撑加强

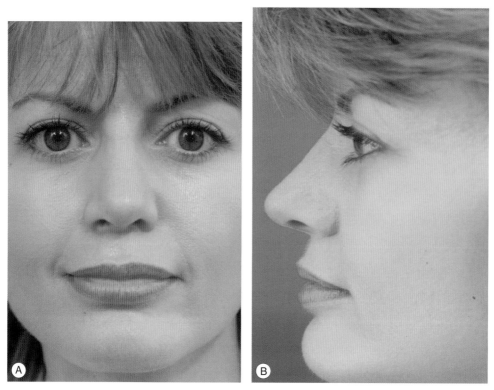

图 6.49 （A，B）恢复支撑后的术后效果。鼻中隔瘘仍然存在

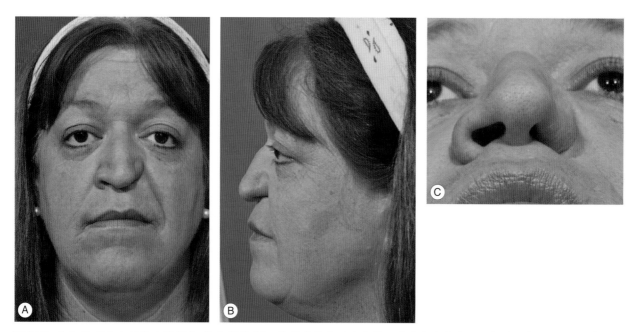

图 6.50 （A，B，C）由于鼻内衬损伤，鼻中隔被破坏，鼻梁和鼻尖没有支撑。鼻底和穹窿内衬的相对局部损伤，左侧有明显的瘢痕收缩，导致明显的鼻孔塌陷和回缩

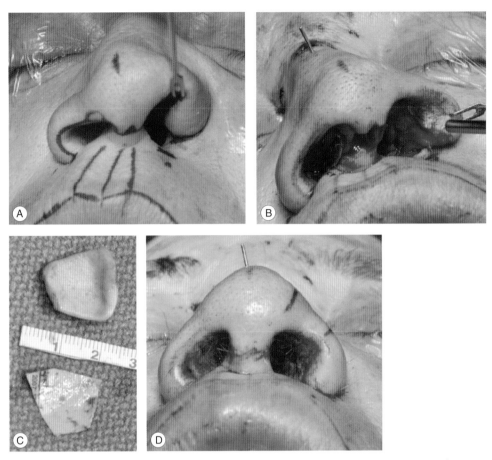

图 6.51　（A，B，C，D）进行开放入路鼻整形术。用悬臂背肋移植物和鼻小柱重新支撑鼻部。残留的鼻尖软骨被推进到小柱支柱上。采用原切口瘢痕和用 2cm×2cm 复合皮片填充缺损同时重建左侧鼻翼内的衬里缺损

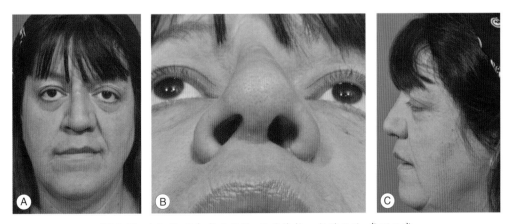

图 6.52　（A，B，C）术后效果，无需修整。气道开放，鼻形正常

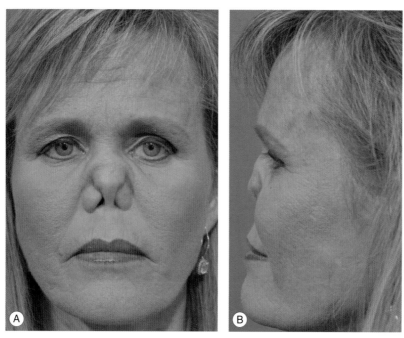

图 6.53 （A，B）严重的鼻中隔、鼻穹窿和鼻底内衬损伤伴后期的瘢痕挛缩，鼻部已经明显塌陷并缩短。存在巨大的中隔瘘。覆盖的外鼻皮肤相对正常

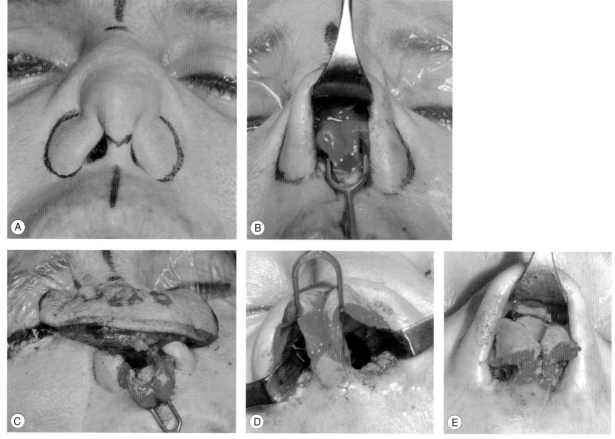

图 6.54 （A~E）通过开放入路鼻整形术，暴露出支撑不良但未受伤的鼻尖软骨。中间穹窿瘢痕在背部横向切除，沿每个鼻穹窿向外侧延伸，然后沿鼻底向四周形成 360° 环状松解畸形。放置一个 2.5cm×7cm 的微血管前臂径向皮瓣以环形替换缺失的衬里。医生还放置了初级悬臂背侧移植物和小柱支柱

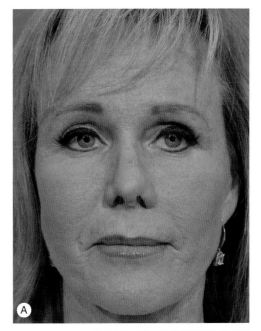

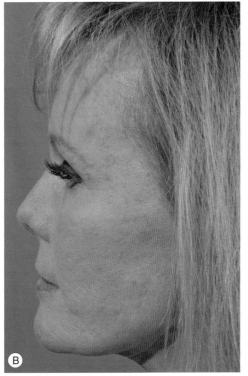

图 6.55 （A，B）术后效果

结果、预后及并发症

并发症很少见[22,25,81]。幸运的是，面部丰富的血供减轻了缺血或感染。然而，伤痕累累的组织、多次手术病史、既往异体置入或既往感染增加了并发症的风险。

如果发生并发症，修复结果几乎都可以被抢救过来。全

厚额部皮瓣软组织血管分布丰富，分三期移植，可能减少并发症发病风险，并允许更可靠的治疗得到施行。然而，应重视宝贵重建材料丢失的风险以及患者和外科医生情绪上的压力。校正可能延长重建时间，增加操作步骤。患者可能不得不忍受未断蒂皮瓣挂在面部，直至问题解决，直至组织成熟，直至未计划操作的施行。这可能需要一个早期再手术或推迟预定手术。但是必须处理并发症。最重要的是，保住修复结果。如果保不住修复结果，则要限制损伤程度。至少在其他时间保持可用的供体材料。警惕涂抹抗生素或不涂抹抗生素情况下，组织丢失或感染的转化，这种情况下鼻修复很少成功。

额部皮瓣坏死少见。受区皮瓣的不恰当尺寸或过度缝合，未确定皮瓣区域旧瘢痕或血管蒂损伤，移植物过度减积或断蒂时受体上皮瓣过度抬高，导致过度的伤口闭合。为避免下层软骨感染，在明显的覆盖皮瓣坏死处（大于几毫米）施行早期局部清创术，并且直接用第二血管化皮瓣（通常为亚单位）重塑表面，观察等待，警惕严重软组织变形的发生，严重软组织变形导致需进行二次重建，或导致慢性软骨感染和继发软骨破坏。

爆发性急性感染极少见，但是在不规范无菌操作或衬里坏死后，可爆发急性感染。如果在总感染前确定衬里有限的坏死，应尽早清理坏死的衬里，去除上覆主要软骨移植物，移植表皮修复衬里缺口。替换额部皮瓣。1 个月后，皮片移植物从相邻衬里再次生成血管，抬高额部皮瓣，并用延迟主要移植物再支撑。如果感染严重，积极清除感染以及坏死鼻组织，将额部皮瓣放回供体，为后期修复维持额部皮瓣的生命活性。

慢性软骨感染呈局部红肿，在术后流脓数周。如发生感染，应快速再次抬高有限的皮瓣并清创。感染处简单的抗生素涂抹处理方式不奏效。一旦控制感染，6~8 周后，放置第二软骨移植物，重新支撑缺口区域。

修整

复杂的鼻重建通常需要进行修整手术，以重建理想鼻部形状和功能[83]。根据对侧正常部位或理想鼻部来制定精确的模板引导修订，修订操作在全身麻醉下进行，不施行局部麻醉，避免修复部位术中扭曲和供血不足（图 6.56~图 6.62）。

修整可被分为如下几类[25,82,83]：

- 小型修整：基本特性、外形以及轮廓已经被修复，但鼻部立体感不强。
- 大型修整：鼻部尺寸、体积、轮廓、对称性或功能修复失败。
- 重新手术：覆盖物和衬里严重不足。正常组织必须被放回正常位置，并用第二局部皮瓣重新修复。

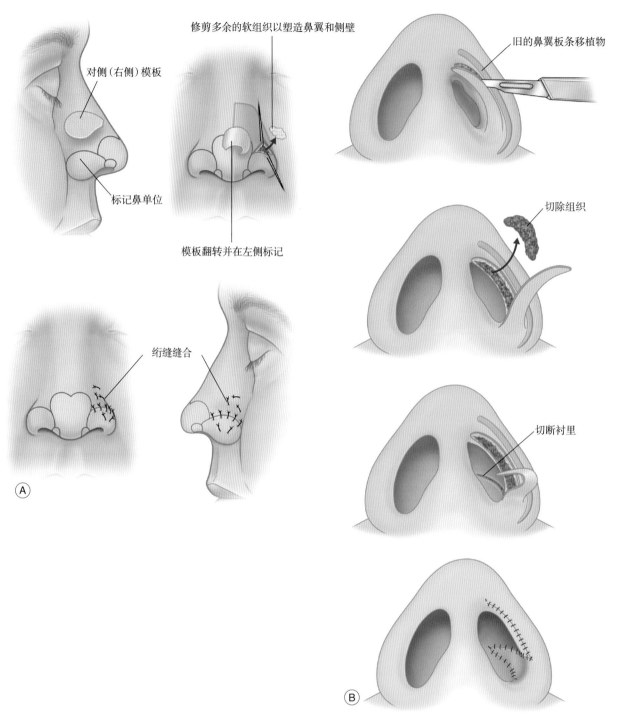

图 6.56 重建后的轮廓和功能可以通过二期修整来提升。重建后 4~6 个月，软组织可被修整并二期软骨移植。如果鼻部的最大尺寸，位置和体积合适，可以直接切开进行修整，建立良好的外形标志。如果不合适，在边缘部位重新抬高转移皮瓣，这是基于插入受区血供的位置。切除软组织，增加二期软骨移植，皮瓣重新覆盖受区。二期修整可能是进一步确定鼻翼反折的需要。鼻翼反折可以通过直接起开重新形成，这要根据对侧正常模板或理想形状。除了旧瘢痕，切口需在理想的鼻翼反折的位置，薄皮瓣向上抬高，向下修整，保留鼻翼凸起的形状，挺括的反折和平直的侧壁。厚的鼻翼边缘和狭窄的鼻孔可以改善，理想的鼻翼边缘能被修整，衬里薄薄地抬高。衬里和旧鼻翼边缘支撑移植物深面的多余皮下组织可以切除，以使衬里和鼻孔边缘变薄。狭窄的衬里修成与鼻孔边缘成直角。鼻孔边缘下缘多余皮肤可以转化为上方或下方的皮瓣填补衬里间隙，增加鼻孔尺寸

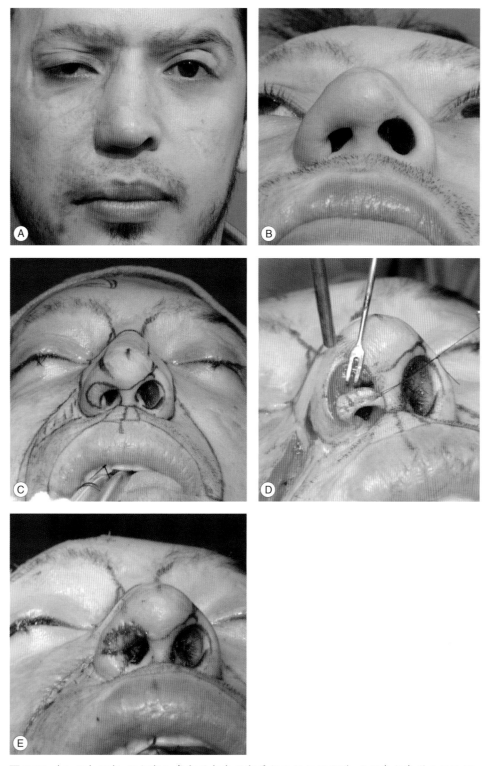

图 6.57 （A~E）额部、面颊部和鼻部的复杂面部骨折和软组织撕裂，右侧鼻尖鼻翼全层缺损，用颈部管状皮瓣和软骨移植进行修复。右侧鼻翼缘较厚，鼻孔较小，鼻孔边缘对称，鼻翼反折和鼻唇反折缺失。按照对侧正常的模板标记理想的鼻翼反折，鼻唇反折和鼻孔。鼻孔边缘修饰，衬里微微抬高。去除衬里与先前位置的鼻翼边缘支撑移植物之间的多余组织。鼻翼基底的衬里外侧横断，较厚的鼻孔边缘多余组织转至下方基底填充衬里缺损

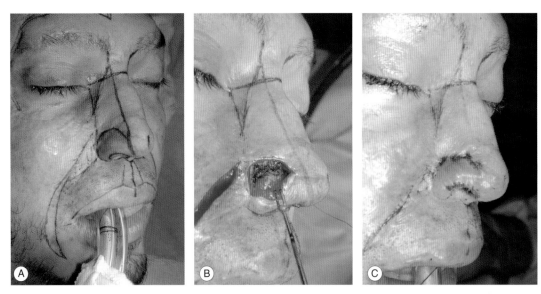

图6.58 （A~C）同时，根据对侧正常模板直接切开成形理想的鼻翼反折和鼻唇反折。皮瓣抬高，切除多余软组织塑形成圆形鼻翼，平直的侧壁和平滑的上唇三角

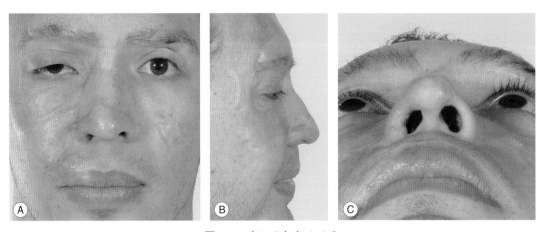

图6.59 （A~C）术后效果

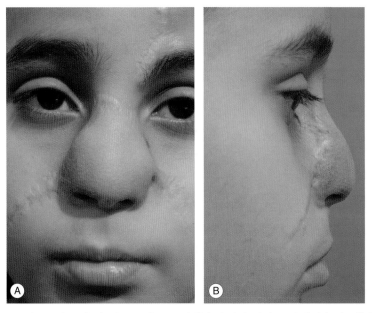

图6.60 （A,B）几年前，这名8岁男孩的鼻部和脸颊的先天性痣被切除，鼻部用二期额部皮瓣修复重建。未放置鼻翼边缘支撑。鼻尖和鼻翼边缘塌陷且没有支撑

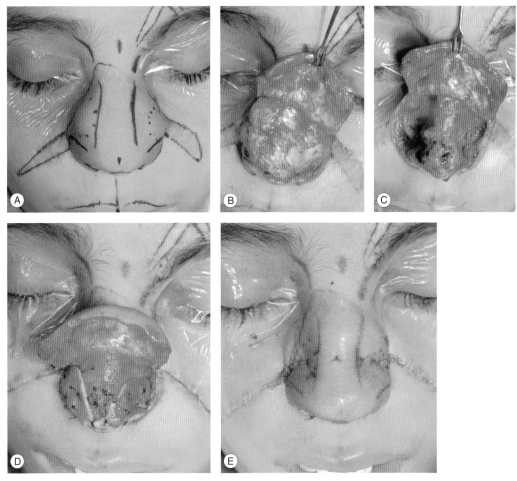

图 6.61 （A~E）旧的额部皮瓣在原基础上被抬高。大约 80% 的皮瓣移入物被重新提升,以暴露多余的大块软组织和包涵囊肿。切除软组织以塑造鼻形,并放置辅助耳软骨移植物以支撑鼻翼边缘和突起的鼻尖。然后将额部皮瓣通过外周缝线褥式缝合回到受区

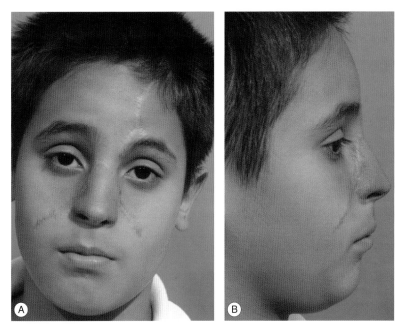

图 6.62 （A,B）无修整的术后效果。旧的额部皮瓣可被广泛重新抬高,雕刻皮下的软组织,添加二次软骨移植物。覆盖的皮瓣可通过软组织雕刻和二次软骨移植重新支撑和塑形

小型修整

当鼻部的整体尺寸和体积正确时,可以忽略旧瘢痕,通过亚单位之间隐藏的直接切口来施行"小型修整"。定义鼻翼褶或鼻唇折,放置第二支撑物。小型修整往往是一期完成。

鼻孔边缘和鼻小柱可能厚,且气道狭窄。切割鼻孔边缘,分割覆盖物和衬里。轻轻抬高衬里进入气道。切除事先放置的支撑移植物衬里层和深表面之间的多余皮下脂肪和瘢痕,使气道变窄。从前庭和/或鼻底的衬里向鼻孔边缘直角切开。从厚的重建鼻翼边缘和鼻小柱或者从唇部、鼻底下方可以得来可丢弃的多余材料,这些多余材料(如小皮瓣)被移位用于填充缝隙,增加衬里差量,开放气道。

大型修整

当鼻部形状不美观,体积很大时,沿皮瓣边缘的周围切口进行"总减积"。旧皮瓣的随机血供允许重新抬高至少80%移入物,允许广泛暴露。通过塑形切除技术和二次软骨移植技术改良下层软组织以及支撑物。

当所有解剖层结痂时,额部皮瓣用几毫米厚的皮下脂肪重新抬高。完全切除结痂的软组织和不良设计的支撑物。切除瘢痕后,减积的覆盖物以及衬里经常被重新扩张,并用一个新的、完全坚固的支撑物重新塑形。

在改善鼻部的立体感时通常需要应用通过直接切口的第二个技巧修整。

重新再造

如果组织严重不足,必须用另外一个局部皮瓣重新修复。重新创建缺口,组织被放回至其本身正常位置,在预制操作或随后确定的二次重建中,重新修复缺少覆盖物、衬里,重新确定支撑物以及重建计划。

参考文献

1. McDowell F. *The Source Book of Plastic Surgery*. Baltimore: Williams & Wilkins; 1977. *The modern surgeon differs from his ancient predecessors because of the knowledge that developed over time. This book combines reproductions of the early literature in plastic surgery with biographies and modern commentary. The origins of skin grafting, rhinoplasty, cleft lip, and palate, cross lip flaps, otoplasty, and facial fractures contributors are provided. Such history provides perspective and insight.*
2. Bhishagratna KKL. *Sushruta Samhita*. Calcutta: Bose; 1907–1916.
3. Gnudi M, Webster J. *The Life and Times of Gaspare Tagliacozzi*. New York: Herbert Reichner; 1988.
4. Miller TA. The Tagliacozzi flap as a method of nasal and palatal reconstruction. *Plast Reconstr Surg*. 1985;76:870.
5. Carpue J. *An Account of Two Successful Operations for Restoring a Lost Nose*. London: Longman, Hurst, Rees, Orme, and Brown; 1816.
6. Kanzanjian VH. The repair of nasal defects with the median forehead flap: primary closure of the forehead wound. *Surg Gynecol-Ostet*. 1946;83:37.
7. Mazzola RF, Marcus S. History of total nasal reconstruction with particular emphasis on the folded forehead flap technique. *Plast Reconstr Surg*. 1983;72:408.
8. Gillies HD. *Plastic Surgery of the Face*. London: Oxford Medical Publishers; 1920. *Gillies, the modern father of plastic surgery, clearly describes his experience caring for the massive facial injuries which followed the trench warfare of WW1. The modern principles of facial reconstruction developed and are presented through clear case analysis with excellent photography. His results are superior. Historical but pertinent today.*
9. Converse JM. New forehead flap for nasal reconstruction. *Proc R Soc Med*. 1942;35:811.
10. Converse JM. Reconstruction of the nose by the scalping flap technique. *Surg Clin North Am*. 1959;39:335.
11. New G. Sickle Flaps for Nasal Reconstruction Surgery. *Gynecol Obstet*. 1945;80:497.
12. Washio H. Retroauricular temporal flap. *Plast Reconstr Surg*. 1969;43:162.
13. MacCarthy J, Lorenc T, Cutting C, et al. The median forehead flap revisited: the blood supply. *Plast Reconstr Surg*. 1985;76:866.
14. Reece E, Schaverien M, Rohrich R. The paramedian forehead flap: a dynamic anatomical vascular study verifying safety and clinical implications. *Plast Reconstr Surg*. 2008;121:1956.
15. Millard DR. *A Rhinoplasty Tetralogy*. New York: Little Brown; 1996.
16. Gillies HD, Millard DR. *The Principles and Art of Plastic Surgery*. Boston: Little Brown; 1957. *Gillies and his student, Millard, present a comprehensive overview of principle and treatments between WW1 and WW2 into the early 1950s. Core principles and ingenious solutions remain pertinent to any surgeon interested in facial reconstruction.*
17. Keegan DF. *Rhinoplastic Operations with a Description of Recent Improvements in the Indian Method*. London: Balliere, Tindall, and Cox; 1900.
18. Gillies HA. New Free Graft Applied to the Reconstruction of the Nostril. *Br J Surg*. 1943;30:305.
19. Converse JM. Composite graft from the septum in nasal reconstruction. *Trans Lat Am Congr Plast Surg*. 1956;8:281.
20. Kanzanjian VH, Converse JM. *The Surgical Treatment of Facial Injuries*. Baltimore: Williams & Wilkins Co.; 1974.
21. Gillies HD. *Plastic Surgery of the Face*. London: Oxford Medical Publishers; 1920.
22. Burget G, Menick F. *Aesthetic Reconstruction of the Nose*. St. Louis: Mosby; 1993. *The first modern text dedicated to nasal reconstruction. The principles of facial repair are presented with in depth details of varied cases and solutions for small and superficial defects and large deep defects. The indications and use of local and regional flaps, intranasal lining, and primary support are illustrated. The treatment of complications and secondary late revision are detailed. This book is comprehensive, yet useful, as an atlas for the surgeon looking for a solution to a specific clinical problem.*
23. Burget G, Menick F. Nasal support and lining: the marriage of beauty and blood supply. *Plast Reconstr Surg*. 1989;84:189. *The use of thin supple intranasal lining, combined with primary cartilage grafts, and subunit resurfacing with a two-stage forehead flap revolutionized nasal reconstruction in the 1980s. This paper illustrates the technique with superb clinical case presentations.*
24. Menick FJ. The use of skin grafts of nasal lining in head and neck reconstruction. In: Kroll S, ed. *Clinics in Plastic Surgery*. Philadelphia: WB Saunders; 2001.
25. Menick FJ. *Nasal Reconstruction: Art and Practice*. Philadelphia: Saunders–Elsevier; 2008. *This text complements and expands the fundamental principles and approaches described in Burget and Menick's Aesthetic Reconstruction of the Nose. Analysis, principles, materials, and recently introduced techniques are presented to repair simple or the most complex defects to with both traditional and more recently developed techniques. The use of the full-thickness forehead flap for nasal resurfacing of more difficult defects, the modified folded flap lining and skin graft lining techniques, the treatment of complications, and late surgical revision are presented in depth. The "table of cases", (a compendium of patient photographs repaired by case example within the text) provides a quick reference to specific problems and their solutions within the text to help the reader find the information needed to treat their patient's presenting defect.*
26. Burget GC, Walton R. Optimal use of microvascular free flaps, cartilage grafts and a paramedian forehead flap for aesthetic reconstruction of the nose and adjacent facial units. *Plast Reconstr Surg*. 2007;120:1228.
27. Menick FJ. Artistry in facial surgery: aesthetic perceptions and the subunit principle. In: Furnas D, ed. *Clinics in Plastic Surgery*. Vol. 14. Philadelphia: WB Saunders; 1987.
28. Gonzalez-Ulloa M, Castillo A, Stevens E, et al. Preliminary study of the total restoration of the facial skin. *Plast Reconstr Surg*. 1954;1:151.
29. Millard DR. *Principalization of Plastic Surgery*. Boston: Little Brown; 1986. *Millard outlines an approach to both cosmetic and reconstruction based on principles. Every clinical problem or defect is different. Principles*

provide a tool to analyze the difficult problem and guide repair. Millard describes his approach, based on these principles, with wide and varied case examples that can be applied to clinical problems and how to live life in general.

30. Burget GC, Menick FJ. Subunit principle in nasal reconstruction. Plast Reconstr Surg. 1985;76:239.

31. Menick FJ. Defects of the nose, lip, and cheek: rebuilding the composite defect. Plast Reconstr Surg. 2007;120:887.

32. Limberg AA. Mathematical Principles of Local Plastic Surgery Procedures on the Surface of the Human Body. Leningrad: Medgis; 1946.

33. Elliot RA Jr. Rotation flaps of the nose. Plast Reconstr Surg. 1969;44:1a47.

34. Marchac D, Toth B. The axial frontonasal flap revisited. Plast Reconstr Surg. 1985;76:686.

35. Reiger RA. A local flap for repair of the nasal tip. Plast Reconstr Surg. 1967;40:147.

36. Rohrich RJ, Muzaffar AR, Adams WP Jr, et al. The aesthetic unit dorsal nasal flap: rationale for avoiding a glabellar incision. Plast Reconstr Surg. 1999;104:1289.

37. Zimany A. The bilobed flap. Plast Reconstr Surg. 1953;11:424.

38. McGregor JC, Soutar DS. A Critical Assessment of the Bilobed Flap. Br J Plast Surg. 1981;34:197.

39. Zitelli JA. The bilobed flap for nasal reconstruction. Arch Dermatol. 1989;125:957.

40. Herbert DC, Harrison RG. Nasolabial subcutaneous pedicle flaps: 1) Observations on their blood supply. Br J Plast Surg. 1975;28:85.

41. Herbert DC. A subcutaneous pedicle cheek flap for reconstruction of alar defects. Br J Plast Surg. 1978;31:79–92.

42. Hofer S, Posch N, Smit X. Facial artery perforator flaps for reconstruction of perioral defects. Plast Reconstr Surg. 2005;115:996.

43. Menick F. The two-stage nasolabial flap for subunit reconstruction of the ala. In: Cordeiro P, ed. Operative Techniques in Plastic and Reconstructive Surgery. Vol. 5. Hoboken: John Wiley; 2006.

44. Converse JM, Wood-Smith D. Experiences with the forehead island flap with a subcutaneous pedicle. Plast Reconstr Surg. 1963;31:521.

45. Menick FJ. Nasal Reconstruction – The Paramedian Forehead Flap. www.emedicine.com, Nose Section; 2001.

46. Menick FJ. Nasal Reconstruction. Plast Reconstr Surg. 2010;125:138e–150e.

47. Radovan C. Tissue expansion in soft tissue reconstruction. Plast Reconstr Surg. 1993;91:624.

48. Manders K, Schenden MJ, Furrey JA, et al. Soft tissue expansion: concepts and complications. Plast Reconst Surg. 1984;74:493.

49. Keskin M, Kelly CP, Yavuzer R, Miyawaki T, Jackson IT. External filling ports in tissue expansion confirming their safety and convenience. Plast Reconstr Surg. 2006;117:1543.

50. Adler N, Dorafshar AH, Bauer BS, Hoadley S, Tournell M. Tissue expansion infection in the pediatric patient: management and outcome. Plast Reconstr Surg. 2009;124:484.

51. Burget G, Menick F. Nasal support and lining: the marriage of beauty and blood supply. Plast Reconstr Surg. 1989;84:189.

52. Gibson T, Davis WB. The distortion of autogenous grafts: its cause and prevention. Br J Plast Surg. 1958;10:257.

53. Tessier P. Autogenous bone grafts taken from the calvarium for facial and cranial applications. Clin Plast Surg. 1982;9:531.

54. Posnick JC, Seagle MB, Armstrong D. Nasal reconstruction with full-thickness cranial bone grafts and rigid internal skeleton fixation through a coronal incision. Plast Reconstr Surg. 1990;86:894–902.

55. Menick FJ. Anatomic reconstruction of the nasal tip cartilages in secondary and reconstructive rhinoplasty. Plast Reconstr Surg. 1999;104:2187.

56. Gillies HD. A new free graft applied to the reconstruction of the nostril. Br J Surg. 1943;30:305.

57. Barton FE Jr. Aesthetic aspects of nasal reconstruction. Clin Plast Surg. 1988;15:155–166.

58. Pribaz J, Fine N, Orgill D. Flap prelamination in the head and neck: a 10 year experience. Plast Reconstr Surg. 1999;103(3):808–820.

59. Guo L, Pribaz J. Clinical flap prefabrication. Plast Reconstr Surg. 2009;124:e340–e350.

60. Pribaz J, Weiss DD, Mulliken JB, Eriksson E. Prelaminated free flap reconstruction of complex central facial defects. Plast Reconstr Surg. 1999;104(2):357–365.

61. Pribaz J, Stephens W, Crespo L, Gifford G. A new intraoral flap: facial artery musculomucosal (FAMM) flap. Plast Reconstr Surg. 1993;91:1170.

62. Kanzanjian VH. Reconstruction of the ala using septal flap. Trans Am Acad Ophthalmol Otolaryngol. 1937;42:338.

63. Millard DR. Versatility of the chondromucosal flap in the nasal vestibule. Plast Reconstr Surg. 1972;50:580–587.

64. Millard DR. Total reconstructive rhinoplasty and a missing link. Plast Reconstr Surg. 1966;37:167.

65. Millard DR. Hemirhinoplasty. Plast Reconstr Surg. 1967;40:440–445.

66. Millard DR. Reconstructive rhinoplasty for the lower half of the nose. Plast Reconstr Surg. 1974;53:133.

67. Millard DR. Reconstructive rhinoplasty for the lower two-thirds of the nose. Plast Reconstr Surg. 1976;57:722.

68. Millard DR. Aesthetic reconstructive rhinoplasty. Clin Plast Surg. 1981;8:169.

69. Burget G, Menick F. Nasal support and lining: the marriage of beauty and blood supply. Plast Reconstr Surg. 1989;84:189.

70. Burget GC, Menick FJ. Nasal reconstruction: seeking a fourth dimension. Plastic Reconstr Surg. 1986;78:145.

71. Menick FJ. Ten-year experience in nasal reconstruction with the three-stage forehead flap. Plast Reconstr Surg. 2002;109:1839.

72. Menick FJ. Options in nasal lining. In: Jurkiewicz M, Culbertson J, eds. Operative Techniques in Plastic and Reconstructive Surgery. Vol. 8. New York: Appleton and Lange; 1999.

73. Menick FJ. A new modified method for nasal lining: the Menick technique for folded lining. J Surg Oncol. 2006;94:509–514.

74. Menick FJ. The use of skin grafts of nasal lining. Clin Plast Surg. 2001;28:311.

75. Menick FJ. Facial Reconstruction with local and distant tissue: the interface of aesthetic and reconstructive surgery. Plast Reconstr Surg. 1999;102:1424.

76. Guo L, Pribaz J. Clinical flap prefabrication. Plast Reconstr Surg. 2009;124:e340–e350.

77. Burget GC, Walton R. Microsurgical reconstruction of nasal lining. Plast Reconstr Surg. 2005;115:1813.

78. Menick FJ. Optimal use of microvascular free flaps, cartilage grafts, and a paramedian forehead flap for aesthetic reconstruction of the nose and adjacent facial units. Plast Reconstr Surg. 2007;120:1171. Composite defects of the midface are those which combine nasal, cheek, and lip. Their repair is especially difficult due to the complex aesthetics and tissue requirements. The basic principles of repair and current approaches are presented to satisfy the unique needs of these defects.

79. Burget GC, Walton R. Optimal use of microvascular free flaps, cartilage grafts and a paramedian forehead flap for aesthetic reconstruction of the nose and adjacent facial units. Plast Reconstr Surg. 2007;120:1228.

80. Menick F, Salibian A. Microvascular repair of heminasal, subtotal, and total nasal defects with a folded radial forearm flap and a full-thickness forehead flap. Plast Reconstr Surg. 2011;127(2):637–651.

81. Menick FJ. Nasal and facial reconstruction. In: Goldwyn R, Cohen M, eds. The Unfavorable Result in Plastic Surgery – Avoidance and Treatment. 3rd ed. Boston: Little Brown; 2001.

82. Menick F, Salibian A. Primary intranasal lining injury – Cause, deformity and treatment plan. Plast Reconstr Surg. 2014;134:1045. Nasal mucous membranes may be injured by immune disease, infection, trauma, or cocaine. The pathophysiology is similar – mucositis, lining necrosis, loss of underlying cartilage and bone, followed by scar contraction.
The mucosal damage may be isolated to the septum, creating a septal fistula, or may extend onto the nasal vault and floor, leading to circumferential scar contraction and severe nasal shortening and lip retraction. External skin injury may progress to full-thickness nasal necrosis. The clinical deformity is determined by the site, extent, and depth of injury which dictate the technical approach to repair.

83. Menick F. An Approach to the Late Revision of a Failed Nasal Reconstruction. Plast Reconstr Surg. 2012;129:92e. Many nasal repairs with local and regional tissues require a late revision to improve appearance and function. "Minor" deformities, in which the overall dimension and position are correct, require finesse landmark recreation and airway debulking. "Major" deformities fail to restore the basic nasal character due to significant bulk and contour inadequacies. Revisions are performed employing peripheral border scars, new incisions, soft tissue sculpting excision, secondary cartilage grafts, and local lining replacement to open the airway.

第7章

耳廓重建

Akira Yamada and Toshinobu Harada

概要

- 最常见的后天耳廓畸形是部分缺损。
- 除后天耳廓畸形外,先天性小耳也是最常见和最复杂的耳廓重建手术之一。
- 先天性小耳患者通常可能合并其他相关畸形。
- 重建手术需分期进行。
- 重建手术成功的关键是在于塑造适宜的软骨支架。

简介

　　耳廓重建的目的是什么?"创造一个看起来自然的耳廓"。耳廓位于面部侧面,远离面部三角(眼-鼻-眼),而其他人的注意力主要集中在面部三角。因此,理想的耳廓应该是光滑、自然、安静、不太引人注意的。另一方面,畸形(如过度突出、菜花状耳、不自然的耳轮曲线和错位)可能会引起其他人的注意。突出的耳可能需要手术,因为它们可能会引起注意。如果人们没有注意到所构建的耳廓是人造的,那么整形外科医生的目标就达到了。如果患者继续隐藏构建的耳廓超过伤口愈合的时间,这很可能是由于未能实现上述目标。问题在于,医生如何才能构建一个看起来自然的、平衡和谐的耳廓。本章旨在描述实现该目标的策略。

耳的5个特征

　　Tolleth[1]说过:"一个合适的耳需要5个特征才会获得令人满意的外观:向后方倾斜的轴,0.6:1的宽高比,以及3条勾勒轮廓形状的曲线,即耳屏、对耳屏、外耳,并拥有一个起自外耳的耳轮"。这个思维过程可以解释为:①轴线;②比例;③关键线;④细节(图7.1)。

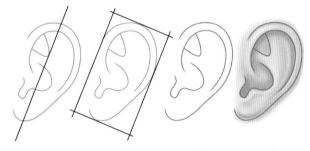

轴 ⟶ 比例 ⟶ 关键线条 ⟶ 细节

图7.1 一个合适的耳需要5个特征才能获得令人满意的外观:向后倾斜的轴、0.6:1的宽高比和3条曲线勾勒出它的形状,即耳屏、对耳屏和外耳,并拥有一个起自外耳的耳轮

解剖

　　耳廓难以通过手术重建,因为它包含具有复杂沟回结构的弹性软骨支架,其外部被菲薄的皮肤所覆盖(图7.2)。和内耳一样,外耳也有一个耳轮结构(图7.3),将基底层连接到顶层。耳廓丰富的血管供应来自前面的颞浅动脉(superficial temporal artery, STA)和后面的耳后血管。作者经常观察到半侧面部肢体发育不良患者有颞浅动脉病程异常。耳廓感觉主要由走行于耳廓下方的耳大神经支配,其上部则由枕小神经和耳颞神经支配,耳甲区感觉由迷走神经的分支支配。了解上述解剖结构有利于实施耳廓局部麻醉,首先通过注射皮丘阻断耳垂下方的耳大神经,等待药效发作的同时,术者在耳廓上方沿颅耳沟,从耳顶部到对耳屏注射麻药。最后,针头从已麻醉的颅耳沟穿过外耳甲软骨,并在外耳道正后方形成皮丘,从而将迷走神经分支阻滞,且患者并无不适。

正常耳部的胚胎学

中耳和外耳源于第一（颌弓）和第二（舌弓）鳃弓。耳廓由位于鳃弓之间的 6 个 "突起" 所形成，最早可见于 5 周龄胚胎（图 7.4）。许多小耳畸形患者有耳道和鼓膜闭锁，中耳听小骨有不同程度的畸形。小耳症患者可表现为听道残留和未闭或狭窄。少数情况下（尤其是半侧面部肢体发育不良的小耳畸形），患者可能出现前 - 下脱位的残留物和耳道（图 7.5）。

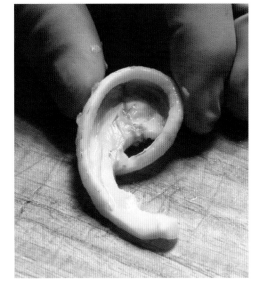

图 7.3　创建的耳框架显示耳轮连接到基础框架的底部（第一级），像一个耳轮楼梯爬到框架的顶部（第二级）

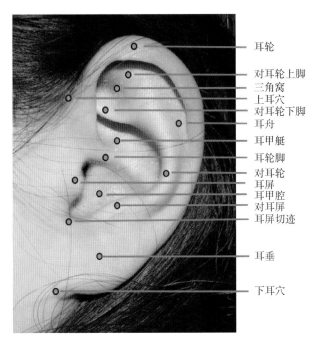

耳轮
对耳轮上脚
三角窝
上耳穴
对耳轮下脚
耳舟
耳甲艇
耳轮脚
对耳轮
耳屏
耳甲腔
对耳屏
耳屏切迹
耳垂
下耳穴

图 7.2　耳廓的正常解剖

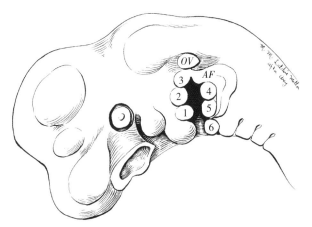

图 7.4　5 周人类胚胎的耳廓发育：1~6，下颌和舌骨弓的隆起（丘）；OV，耳囊泡；AF，耳阔褶皱。（Modified from Arey LB. Developmental Anatomy, 7th edn. Philadelphia: WB Saunders; 1974.）

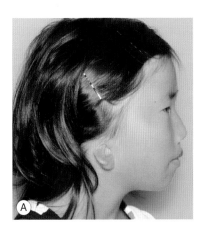
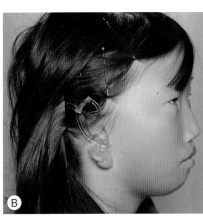
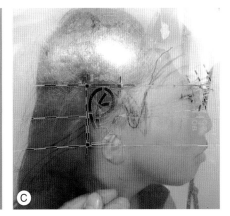

图 7.5　半侧面部肢体发育不良；（A）残留皮肤 / 不完整的耳道下脱位。（B）正确的耳部位置大多被毛发覆盖。（C）13 次激光治疗完全消除了正确耳部的毛发

先天性耳异常的分类

Tanzer[2]使用与胚胎发育相关的系统,根据手术矫正所需的方法对先天性耳缺陷进行分类(框7.1)。

框7.1　耳廓畸形的临床分类(Tanzer)

Ⅰ. 无耳
Ⅱ. 完全性发育不良(小耳)
　　A. 伴有外耳道闭锁
　　B. 不伴有外耳道闭锁
Ⅲ. 耳廓中1/3发育不良
Ⅳ. 耳廓上1/3发育不良
　　A. 环缩耳(杯状耳和垂耳)
　　B. 隐耳
　　C. 整个上皮层全部发育不良
Ⅴ. 招风耳

小耳症

临床特点

小耳畸形从完全缺失的耳组织(无耳畸形)到带有耳道的小耳不等。Nagata[3-5]将小耳虫分为3种类型:耳垂型、小耳甲型和耳甲型。男性小耳畸形的发病率为女性的两倍,右侧、左侧、双侧发病之比约为6:3:1。大约1/3到1/2的患者表现出颅面小耳症的特征。Brent[6]发现,他的1 000名患者中有15%患有面神经麻痹。Dellon[7]的研究已表明,在该综合征中,腭肌很少幸免[7]。

手术时机

耳廓重建的手术时机受到心理和身体的双重制约。从心理角度,患者应在学龄前完成耳廓重建,但手术应推迟至肋骨可提供足够软骨以供塑造一个质量更好的耳支架。Brent[6]认为,患者6岁时,正常耳廓的垂直高度与成年后相比,其差别在6~7mm之内,并且软骨量足以构建Brent型框架。Nagata[3-5]从10岁开始构建耳廓,胸围在剑突水平增长超过60cm。这两个不同的时机可以用所需软骨量的差异来解释:Nagata型三维框架需要较多数量软骨的6~9肋。换言之,外科医生不太可能在患者6岁时制造Nagata型框架。

小耳症的流行病学与遗传学特征

小耳症(即小耳朵)是一种先天性疾病,病因不明。小耳畸形的患病率在各民族之间差异显著(每10 000名新生儿中有0.83~17.4人)[8],而且由于未知原因,亚洲国家的患病率更高。80%~90%的小耳畸形为单侧,10%~20%为双侧。有超过18

种不同的小耳畸形相关综合征与单基因或染色体畸变有关;然而,目前尚无证实有因果性的基因突变[9]。与小畸形相关的相对常见的症状是半侧面部肢体发育不良和Treacher-Collins综合征。单纯的小耳畸形很少遗传。常染色体显性遗传的Treacher-Collins综合征,常表现为双侧小耳畸形。

中耳问题

小耳畸形理想的治疗包括重建外耳和恢复正常听力。小耳畸形的听力障碍与异常的耳道、鼓膜和中耳有关。问题在于传导。典型的小耳畸形患者患侧听力阈值为40~60分贝。相比之下,耳功能正常的人可以听到0到20分贝的声音。

关于听力恢复,目前大多数外科医生认为,单侧小耳畸形中耳整形手术的潜在受益被潜在的风险和并发症所抵消,应该保留双侧病例[6]。谨慎选择闭锁手术方案对获得最佳手术效果至关重要,更重要的是避免不必要的手术及其并发症。Jahrsdoerfer标准[10]在选择闭锁手术时被广泛接受。图7.6显示的是一例在一期耳廓重建同时进行支架置入和闭锁手术的患者。V形皮肤切口是小耳畸形重建和闭锁手术所采用的主要方法。一旦准备好皮瓣,进行骨膜下剥离,通过小耳皮肤切口进入中耳。耳鼻喉(ear, nose and throat, ENT)外科医生在显微镜下进行闭锁手术时,整形外科医生在其后进行耳廓支架制作。

骨锚式助听器(bone-anchored hearing aid, BAHA)从1977年开始使用,它不需要功能正常的中耳或通畅的耳道[11]。在小耳症患者中,BAHA最初用于治疗双侧传导性听力损失的双侧小耳症:通常放置单侧BAHA,因为单个辅助会同时刺激双侧耳蜗。虽然传统的教学认为单侧听力对于语言发展和教育而言是有效的,但有证据表明,BAHA治疗单侧传导听力在听力学和主观上都有好处[12-14]。适应证在不断发展,重建外科医生和耳科医生应该共同努力,以实现长期成功的听力恢复和耳廓重建。

自体耳重建的历史

Sushruta(公元前6年)可能是最早进行耳廓构造的外科医生:用颊部皮瓣修复耳垂。Tagliacozzi描述了用耳后皮瓣修复耳畸形[15]。1845年,Dieffenbach报道了用推进皮瓣修复耳廓的中1/3[16]。该技术可能在今天仍有应用(图7.7)。早期的手术重点主要集中在外伤性畸形上。然而,到19世纪末,外科医生开始解决先天性缺陷,尤其是突出的耳部(Ely, 1881)[17]。小耳畸形修复的概念始于1920年,当时Gillies将雕刻的肋软骨埋在椅杆皮肤下,并用颈部皮瓣将其抬高[18]。Gillies(1937)[19]还使用母耳软骨制作了30多个微型耳,随后发现这些物质已逐渐被吸收。Peer于1948年[20]将自体肋骨软骨切成了丁,并将其放置在腹部下方的Vitallium耳模中。5个月后,他取回了储存的模具,将其打开,获取了耳部框架,用于修复小耳畸形。1955年,Steffensen[21]尝试使用保存的软骨,这导致移植的软骨逐渐吸收。

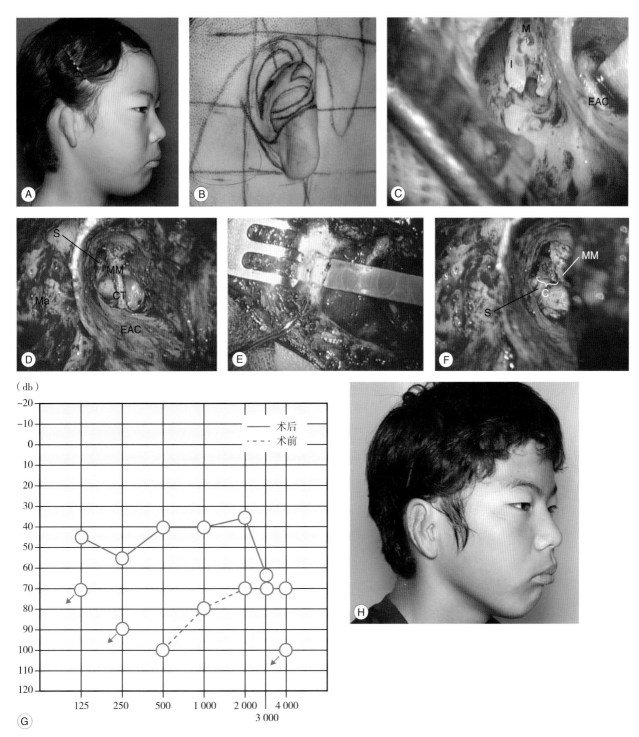

图 7.6　联合小耳畸形 / 耳道闭锁手术作为一期重建进行。闭锁手术由 Shinichi Haginomori 医生进行。(A) 一名 10 岁男性耳甲型小耳畸形的术前视图。(B) Concha 型皮肤切口用于小耳畸形重建和闭锁手术。(C) 进行了管壁向上乳突切除术。锤骨 (M) 和砧骨 (I) 形成复合体。EAC，外耳道；MA，乳突腔。(D) 锤骨 - 砧骨复合体被移除。镫骨 (S) 的活动性良好。MM，锤骨柄；CT，鼓索神经；EAC，外耳道；MA，乳突腔。(E) 小柱 (3mm 长) 由皮质骨制成。(F) 小柱 (C) 插入锤骨 (MM) 和镫骨 (S) 的柄之间。(G) 听觉检查，一年后；患者能听到患侧耳语。(H) 术后 1 年外观

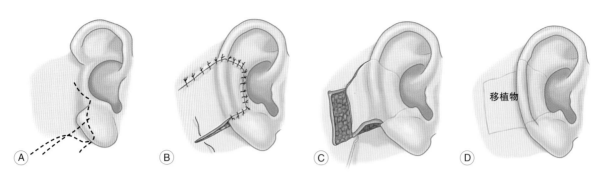

图 7.7　Dieffenbach 法修复耳廓中 1/3 缺损，根据其本人描述绘制（1829—1834）。（A）耳廓缺损及皮瓣设计;（B）皮瓣推进后覆盖缺损处;（C, D）二期手术时，将皮瓣断蒂后翻转，覆盖耳后创面，头皮供区创面以植皮覆盖

Tanzer 被认为是现代耳廓结构之父。Tanzer 在 1959 年[22]的出色结果确定了自体肋软骨结构在耳重建手术中的主导地位。来自世界各地的外科医生访问了 Dartmouth-Hotchhock 医疗中心，自体肋软骨结构随之传播。在美国，Brent 在 20 世纪 70 年代初期接替了 Tanzer，Brent 的技术[23]影响了重建外科医生 40 多年，直至今日（图 7.8）[6]。日本的 Nagata（Fukuda 的学生，Fukuda 于 1963 年访问了 Tanzer）出现在 20 世纪 90 年代，Nagata（两期）[3-5]方法逐渐流行起来，成为 Brent（4 期）方法的最佳替代技术。迄今为止，自体软骨仍然是最可靠的材料，能够以最少的并发症产生令人满意的结果。

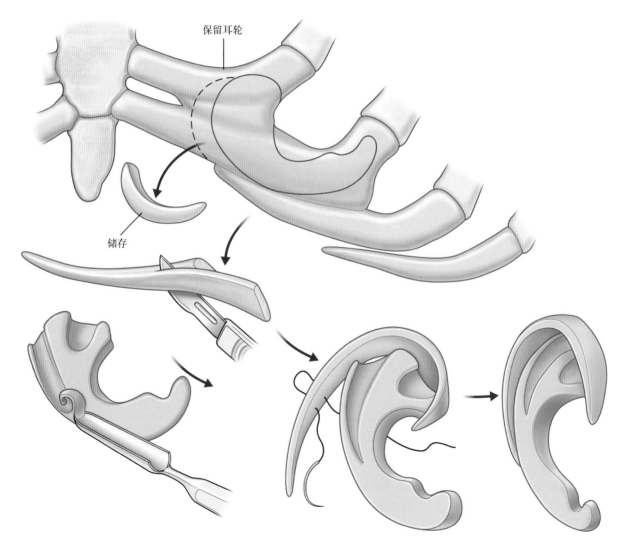

保留耳轮

储存

移植物

图 7.8　肋软骨获取用于耳框架制造。请注意，保留了第 6 软骨的上边界;随着孩子的成长，这将有助于防止随后的胸部畸形。整个上提软骨通过在其外凸表面上减薄覆盖物，使其朝有利方向弯曲。细化的耳轮通过 4-0 透明尼龙水平褥式缝合线固定在主雕塑块上;线结被放置在框架下表面的框架上

异体置入物

尽管硅胶乳房假体至今仍然存在，但硅胶耳框支架很少使用。Cronin 于 1966 年推出的硅胶框架[24]与任何其他类型的合成材料一样，会被挤压，引起感染，并且从长远来看会失去清晰度。PPE 框架是一种较新的合成材料，由 Reinisch[25]于 1991 年首次推出。PPE 相对于自体结构的优势在于它可以应用于肋软骨不太成熟且尚未准备好进行自体重建的年幼儿童。Medpore 框架的缺点包括使用颞顶筋膜瓣、异体置入物暴露或丢失的长期风险，以及对未来自体结构选择的损伤。尽管 Reinisch 报告并发症发生率低，但 Firmin（欧洲冠军耳制造商）、Ortiz-Monasterio 和 Brent 强烈反对 PPE 框架，因为 PPE 框架并发症后进行二次转诊：PPE 框架可能会随着时间的推移变得坚硬。一旦发生挤压，由于初次手术时已经使用了颞顶筋膜，因此修复将变得困难。

假体

关于严重耳畸形患者的适当治疗选择仍然存在争议[9]。对于严重的创伤病例尤其如此，例如大面积三度面部烧伤。正如作者在二期重建部分所述，如果医生遵循二期重建的原则，即使严重烧伤，也可以自然地进行自体重建[26]。另一方面，骨结合的耳廓修复重建是对其他方法的补充，并为较差的自体选择和较差的自体预后提供了合理的替代方案。假体的缺点包括间歇性软组织问题、长期维护、每 2~5 年更换一次假体、持续成本、未来自体选择的可能妥协以及患者医从性的需求[9]。图 7.9 显示了一名由于三度烧伤导致其耳廓损失 95% 的患者。对于患者情况特殊，很多外科医生可能会认为假体将是该患者的首选，但作者进行了自体重建，并在重建后 8 年保持良好[27]。

小耳症的全耳再造

作者的方法

患者评估

20%~60% 的小耳畸形儿童有相关的异常或可识别的综合征；因此，应检查小耳畸形患者的其他畸形特征。小耳畸形是半侧面部肢体发育不良、下颌骨发育不良（如 Treacher-Collins 和 Nager 综合征）和 Townes-Brocks 综合征的共同特征；在评估小耳畸形个体时，应在鉴别诊断中考虑这些情况[8]。

面部对称性

面部不对称会使耳部位置的定位变得复杂。残留皮肤的位置有时会产生误导，它会影响外科医生的决策。即使对于专业的外科医生，它也在尝试根据残留皮肤的当前位置制作耳廓，因此外科医生可以立即应用他们的典型技术。整形外科医生在半侧面部肢体发育不良患者的错误位置创建耳廓的情况并不少见。下文将讨论医生应该先矫正骨骼还是先矫正小耳畸形。作者更倾向于先解决骨骼矫正问题；大多数人同意这一观点，因为这样可以更容易地确定最佳耳廓位置（图 7.10）。

被覆皮肤

评估可用的柔软、有弹性的皮肤至关重要，因为它将决定所需耳部框架的三维结构的体积、范围和大小。如果可用弹性可覆皮肤的数量有限，医生可能无法放置与正常侧尺寸匹配的框架。被覆皮肤和框架之间的不平衡可能会使耳廓的定型不佳。外科医生还需要检查耳廓周围和头发内部是否有任何瘢痕。瘢痕会干扰柔软的被覆皮肤的正常拉伸，并可能妨碍对耳廓的良好定型[28-29]。沿着颞浅动脉走行的瘢痕可能是颞浅动脉切断的迹象，颞顶皮瓣的蒂，这是一个耳廓重建的重要修复工具[30]。这对于患有颅面畸形（如 Treacher-Collins 综合征）的小耳畸形患者尤其重要。由于先前的骨骼重建，这些患者可能有双冠状瘢痕（图 7.11）。外科医生应了解既往病史，例如特应性皮炎或敏感皮肤，因为特应性皮炎皮肤屏障较弱，这可能是围手术期感染的潜在来源，尤其是耐甲氧西林金黄色葡萄球菌（methicillin-resistant Staphylococcus aureus，MRSA）。

残余皮肤

由于小耳畸形具有固有的被覆皮肤缺陷，外科医生对于残留皮肤的使用将显著影响新耳廓的定型。外科医生首先需要评估残留物的位置、形状和体积。这些因素会影响皮肤切口的设计和手术策略。如果残留皮肤位于耳廓矩形内部或附近，则该残留皮肤已准备好用于耳廓重建。如果残留物远离耳廓矩形，则可能需要在框架放置程序之前对残留皮肤进行分期移位。残留皮肤的体积会影响软骨骨架的体积和大小；如果残留的体积 / 尺寸非常小，则无论医生创建多深的耳廓框架，耳甲腔都会变浅。如果残留物的体积 / 尺寸相对较大，医生将有更多机会使用耳垂分裂技术创建深耳甲[3]。

发际线

外科医生需要在初始评估时识别低发际线的存在，以制定手术策略（图 7.12）。低发际线的程度影响手术程序的选择。如果低发际线超过耳廓上 1/3 处，则可能需要术前激光脱毛或术中在去除带毛皮肤后覆盖框架的筋膜瓣。作者经常使用照片分析进行手术计划（图 7.13）；它有助于定位正确的耳部新位置（耳廓矩形）及其与周围解剖结构的关系。照片分析表明了低发际线的存在、残留的位置以及它与耳部的关系，所有这些都会强烈影响手术治疗的选择。如果低发际线的程度较轻（图 7.14）并且头发覆盖到肩胛骨窝，则可以在二期手术（耳部抬高）中去除头发[31,103]。图 7.5 显示了一位 11 岁的半侧面部肢体发育不良患者，其低发际线超过 70%。在软骨框架植入前进行激光脱毛[6]。图 7.15 显示了一位 100% 低发际线患者，患有 Pruzansky 2A 型 HFM。严重 HFM 中的低发际小耳畸形病例在广泛重建后可能会出现新耳廓萎缩[32]。

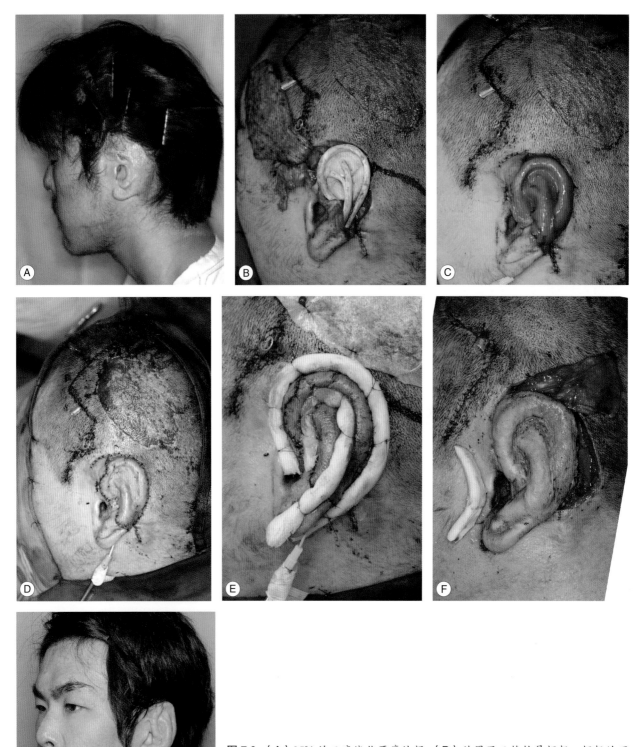

图 7.9 （A）95% 的三度烧伤耳廓缺损。（B）放置了三维软骨框架。框架的下 1/3 覆盖有局部皮瓣。（C）软骨框架的上 2/3 覆盖有颞顶筋膜瓣。（D）在颞顶筋膜瓣上移植分裂的头皮皮肤。（E）放置支撑缝合线以防止血肿形成。然后移除临时抽吸管。（F）第二期（俯视图）。为了覆盖耳的后部，在放置肋软骨块后，使用了深颞筋膜瓣。（G）患者术后 8 年视图

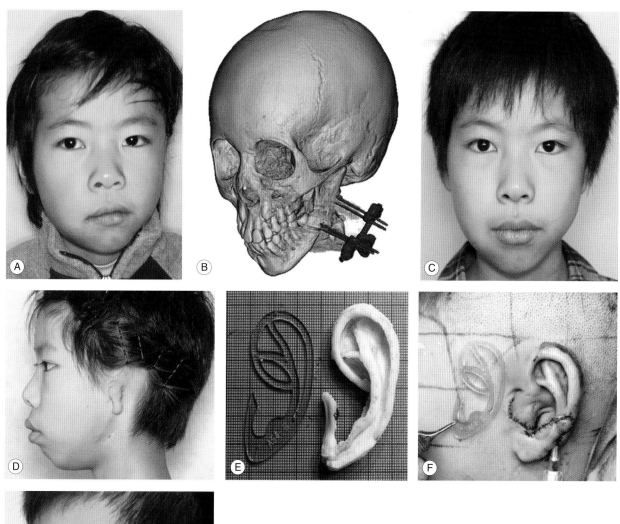

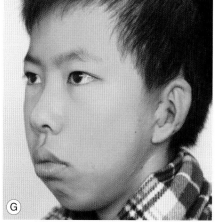

图 7.10　小耳畸形患者伴半侧面部肢体发育不良。首先进行下颌牵引成骨，然后进行小耳畸形重建。（A）术前视图。（B）三维 CT 重建显示牵引销之间下颌骨的新骨生成。（C）下颌牵引成骨后患者的正面视图。连合的倾斜得到矫正。（D）全耳廓构造前患者的剖面图。（E）A-2 型模板和三维框架（F）术后即刻视图。（G）全耳廓重建 2 年后患者的视图

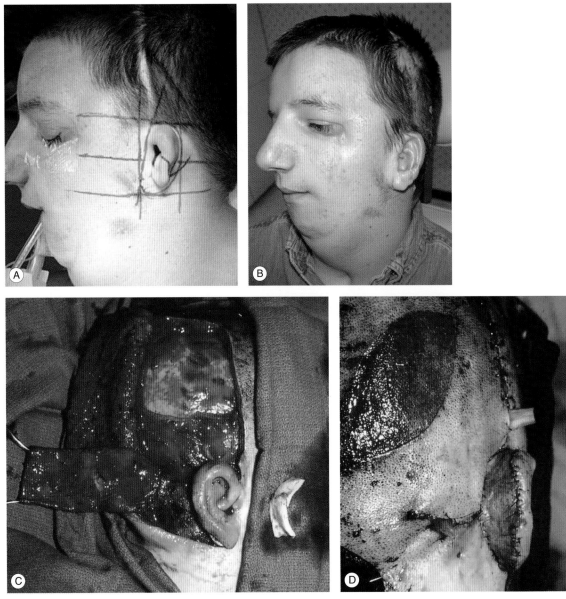

图7.11　患有双侧小耳畸形的 Treacher-Collins 患者。患者有冠状切口瘢痕，颞顶筋膜瓣不可用。（A）术前左侧视图。（B）二期耳廓重建后的左侧视图。（C）右侧小耳畸形的术中观。后蒂筋膜用于耳部抬高。手术由 Satoru Nagata 医生进行。（D）右侧术后即刻视图

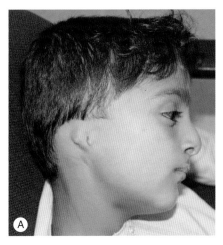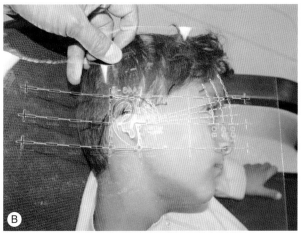

图 7.12　（A）一位有小耳甲型小耳畸形的 7 岁男性。（B）耳定位模板显示 30% 的低发际线

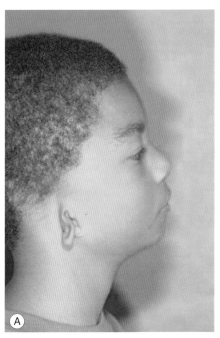

新耳的上 1/3
低发际线

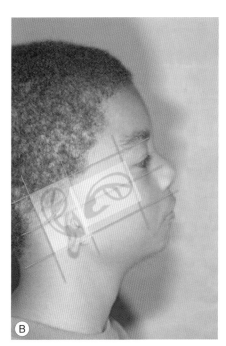

图 7.13　小耳畸形儿童的照片分析和手术计划。（A）伴半侧面部肢体发育不良的小耳畸形患儿侧面图。
（B）照片分析显示，该儿童发际线低，残留软骨位置也低

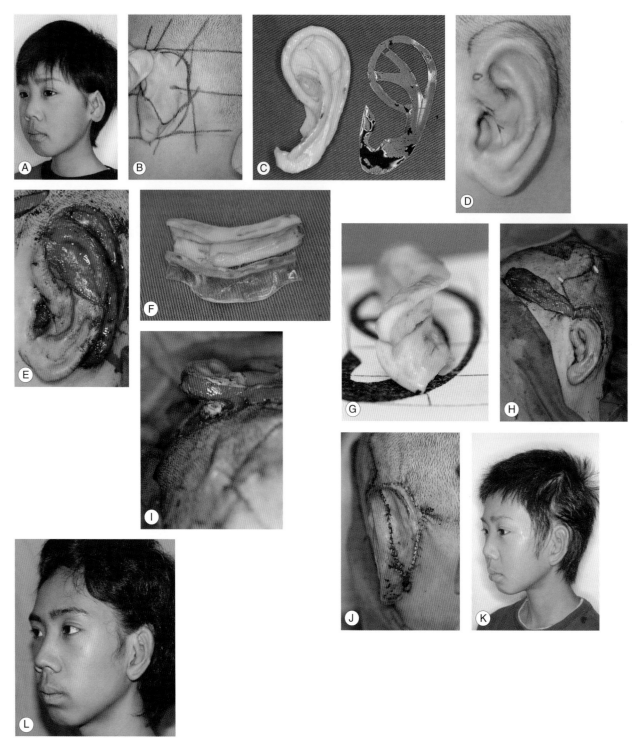

图 7.14　外耳型小耳畸形的二期全耳再造的手术顺序[103]。（A）术前视图。（B）耳后 V 形皮肤切口。（C）带有 Nagata 类型模板的三维框架。（D）二期手术之前的视图（隆起）。上被有头发的皮肤覆盖。（E）进行了术中脱毛。颞顶筋膜瓣被夹在极薄的皮肤和框架之间。（F，G）术中印模和用于抬高的制造软骨块。（H）二期手术术中观。（I）颞顶筋膜瓣被抬起。（J）术后即刻后视图。（K）术后 1 年。（L）术后 8 年。[Reproduced with permission from Yamada A, Ueda K, Harada T. Surgical techniques in microtia reconstruction. PEPARS 2012; 63: 77-94 (in Japanese).]

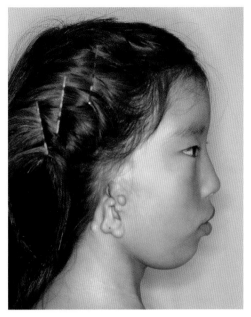

图 7.15 具有 100% 低发际线和低定型痕迹的半侧面部肢体发育不良

鬓角后的梯形空间

鬓角在小耳症患者中并不少见。缺少鬓角可能是半侧面部肢体发育不良的最初迹象。如果患者鬓角正常,它便是一个有助于定位耳部新位置的解剖标志。人类学研究表明,耳廓通常位于鬓角后方约 20mm 处(图 7.16A)[33]。在正常解剖结构中,鬓角和耳廓之间有一个梯形、无毛发的皮肤间隙(图 7.16B)。避免将耳部框架放置在这个梯形中对于防止耳廓前倾很重要(图 7.17)。外科医生倾向于避开上外侧极的发际线,耳部框架倾向于放置在梯形空间内,这会导致新耳廓前倾。

正常耳廓的位置

众所周知,Leonardo Da Vinci 分析了面部,包括耳廓的位置。达·芬奇以与当今人类学家相似的方式分析面部比例。识别耳廓的正常位置对于外科医生避免新耳廓错位至关重要。一项研究表明,错位的耳廓会给他人留下不那么吸引人的印象[34]。正常的耳廓位于面罩的正后方。外科医生应避免将新耳廓放置在面罩内,尤其是在患者有半侧面部肢体发育不良的情况下[32]。

耳廓矩形

术前计划的一个关键步骤是确定"耳廓矩形",在该矩形内放置耳廓框架(图 7.18)。外科医生应避免将美丽的耳廓放置在错误的位置[31,33,35]。耳部定位模板是作者与 Nagata 合作开发的识别耳廓矩形的工具(图 7.19)。识别耳廓矩形对于半侧面部肢体发育不良患者的小耳畸形更具挑战性。一旦确定了耳廓矩形,下一步就是评估耳廓矩形和残留皮肤之间的关系。必须决定是否可以使用残留皮肤。如果儿童患有严重的半侧面部肢体发育不良,具有较低的固定残留物,则可能需要在放置框架之前进行额外的外科手术以转移残留的皮肤,以使其可用。

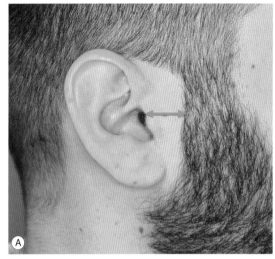

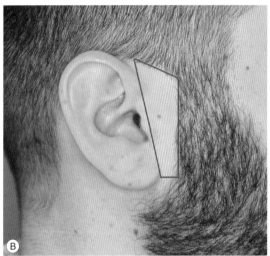

图 7.16 发际线与耳廓的位置关系。(A)鬓角和耳屏(耳屏上端)之间的距离约为 20mm。(B)鬓角与耳廓之间存在梯形无毛皮肤

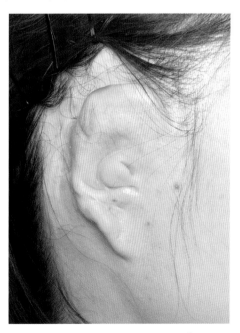

图 7.17 接触鬓角的前倾耳廓

耳部定位模板

耳部定位模板（ear positioning template，EPT）对二级耳廓构造特别有用，在这种构造中，许多定位物缺失，且可能难以识别耳廓的正确位置。Harada 和 Yamada 在 2011 年修改了 EPT；模板中添加了更多的人类学参考，新模板由便于手术标记的亚克力板制成。EPT 可用于显示低发际线的范围（图 7.12、图 7.5）。

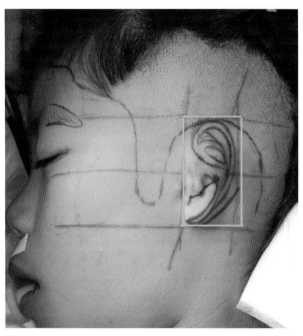

图 7.18　术前计划的关键步骤是确定耳廓矩形，在该矩形内放置耳廓框架

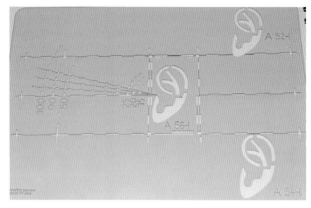

图 7.19　耳部定位模板是识别耳廓矩形的工具，耳廓框架将放置在耳廓矩形内

耳廓曲度分析

关于耳廓形态的文章很多，几乎都是基于人类学的分析（如角度、比例、维度）；只有少数文章关注耳廓曲线本身。Harada 和 Yamada 基于曲线比率分析研究开发了一种耳廓形状分类（图 7.20）[36, 37]。他们确定了耳部形状的两条关键线：耳轮耳垂曲线和外耳轮廓曲线。耳轮 - 耳垂曲线主要有 A 型、B 型和 C 型 3 种，外耳轮廓曲线主要有 1 型和 2 型两种。3×2 构成了 6 种主要的耳廓形状。基于此分析，正常耳部形状可分为 6 组（图 7.21）。基于这种分类，他们开发了 6 种类型的耳廓框架模板，作为从自体肋骨软骨创建耳廓的指南（图 7.20）。有趣的是，Harada 根据曲线分析发现 Brent 框架和最新的 Nagata 模板都类似于 A-1 型框架（图 7.22）[36, 37]。

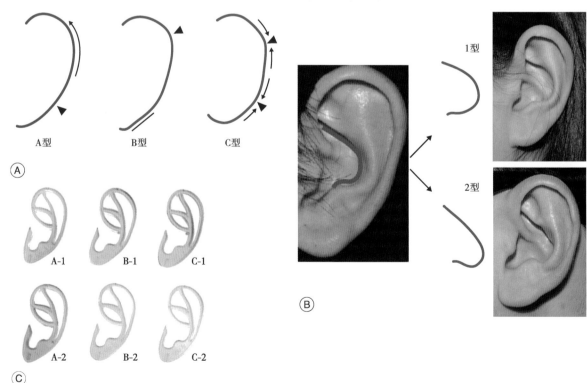

图 7.20　耳曲线分析。（A）耳轮耳垂轮廓曲线有 3 种类型：A 型、B 型和 C 型。（B）耳甲轮廓有两种类型：1 型和 2 型。（C）基于曲线分析的 6 种耳状框架模板。

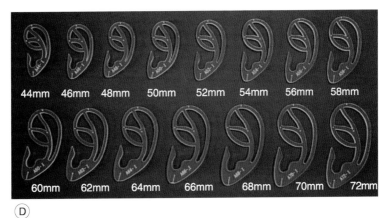

(D)

图 7.20(续)（D）为 6 种类型的模板分别设计了不同的尺寸，垂直高度由 44mm 至 72mm 不等。（Reproduced with permission from Yamada A, Ueda K, Harada T. Surgical techniques in microtia reconstruction. PEPARS 2012；63：77-94（in Japanese）.）

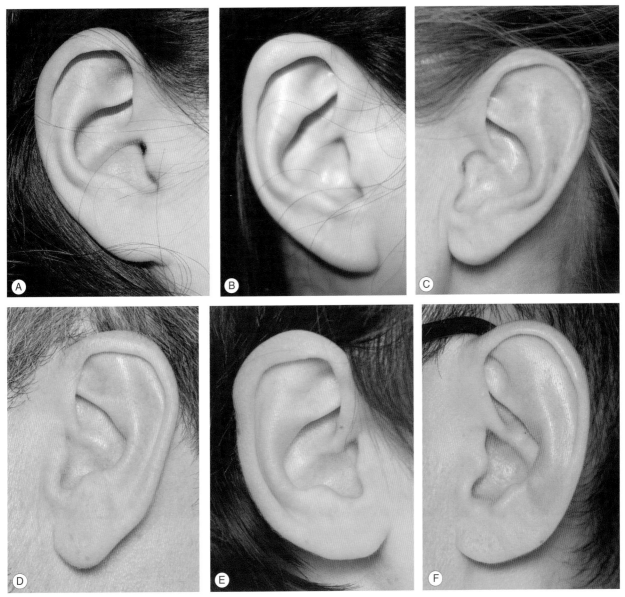

图 7.21　正常的耳部可以根据两条关键线分为 6 种类型。（A）A-1 型，（B）A-2 型，（C）B-1 型，（D）B-2 型，（E）C-1 型，（F）C-2 型

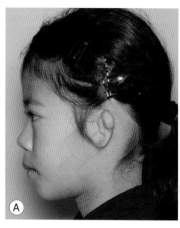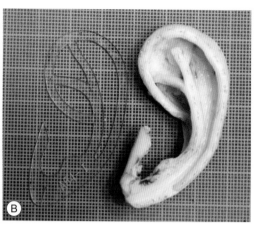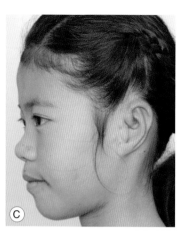

图 7.22　A-1 型耳廓重建更适用于耳垂型小耳畸形,(A)术前视图。(B)A-1 型肋骨软骨框架。(C)术后视图

耳廓模板

大多数外科医生计划进行耳廓重建时会使用某种模板作为制造耳框架的参考。使用最广泛的方法是用透明胶片追踪正常的耳廓[38]。作者发现手动追踪看起来容易,但要捕捉到耳廓的细腻曲线可能并不容易,除非外科医生有艺术背景。手动跟踪往往太大太宽;这种耳框模板可能会因皮肤缺陷而导致清晰度不佳。手动跟踪的另一个缺点在于,正常的一面并不总是正常的。轻微的畸形,如耳轮 - 反耳轮粘连,会破坏耳轮的平滑曲线;在这种情况下,对侧不是新耳廓的理想模板。Nagata[2,3,4,31]为所有类型的耳廓结构开发了一种理想的耳部模板。它基于人体测量分析和 Nagata 的临床经验[39]。Nagata 对他的单个模板作了两次细微修改(图 7.23)[31]。从曲线分析来看,Nagata 从未分类变成了 B-1 型,最后是 A-1 型。作者在前 10 年的实践中均使用 Nagata 模板(B-1 型),后来改用 Harada 和 Yamada 在 2009 年开发的 6 种模板[36,37]。这些模板都是基于对正常耳廓曲线的分析(见图 7.20)。6 个模板的目的是表达耳廓形状的细微的个体差异,而不是应用单一的理想模板来构建耳廓。作者将新模板应用于各个民族,并相信这些模板能使人们应对个体正常耳部形状的差异。

A. 全耳再造第一期(视频 7.1)

标记

作者在全身麻醉诱导后,在手术准备前用永久性标记物进行术前标记。作者使用耳部定位模板作为标记参照(见图 7.19)。

患者体位

作者采用半侧卧位,方便同时采集耳廓部位和软骨。由于手术时间为 5~7 小时,因此必须采取压疮的预防措施。保持颈部处于中立位置对于防止 C1、C2 旋转半脱位至关重要。

1. 皮瓣准备

耳垂分裂技术应用于耳垂型小耳畸形

Nagata 解决了典型耳垂型小耳畸形中皮肤短缺问题。可以通过将耳垂分成两个瓣来创造一个深的圆锥形耳甲腔(图 7.24)。皮瓣比皮片移植或复合皮肤 / 软骨移植有可能

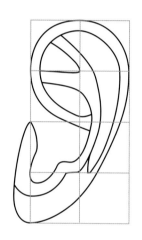

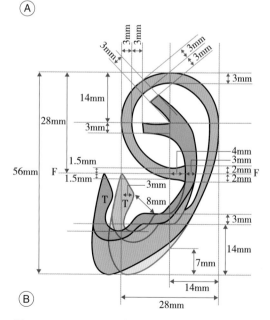

图 7.23　Nagata 耳模板的演变;从曲线分析来看,Nagata 从未分类变为 B-1A 型,最后变为 A-1B 型

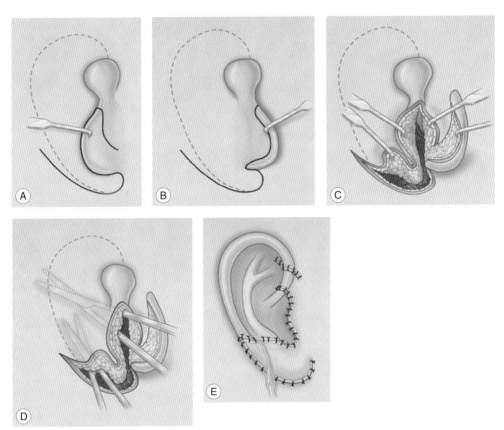

图 7.24　耳垂型小耳畸形一期手术。（A）耳垂前表面皮肤切口轮廓。（B）耳垂后表面及乳突表面 W 形皮肤切口轮廓。（C）用直钝剪刀切开乳突区，创建 2mm 厚的皮瓣。皮肤套超出耳部轮廓 1cm。（D）通过旋转皮下蒂从跖骨部分插入三维框架。（E）在临时吸力下，将皮瓣贴合到三维框架上，并修剪多余皮肤

形成更深的耳甲腔。Nagata 在 1994 年描述了耳垂分裂技术[3]，但许多外科医生对该技术存在误解。与 Tanzer/Brent（全厚皮片）[2,6] 耳垂旋转相反，分裂耳垂会产生两个瓣：前瓣和后瓣。耳垂劈裂技术被认为是改良的 Z 成形术或 Masson 原理的应用[41]。作者使用 15 号手术刀，刀片朝上，并用刺刀的方式切开耳垂耳。切口继续到筋膜水平。在完成耳垂分割之后，耳垂前瓣向后移位，以覆盖框架的前耳垂部分。将耳垂后瓣转位到前方以覆盖耳屏和甲骨腔的后方。为后皮瓣保留皮下蒂以保证血管供应[2]。Firmin 向 Nagata 提出异议，认为这种皮下蒂是不必要的[42]。研究表明，Nagata 的 W 形瓣皮下蒂可增加血供，减少皮瓣坏死[43,44]。作者倾向于保留皮下蒂，因为皮下蒂可使后瓣紧贴甲壳腔；因此，保留皮下蒂更有可能形成一个深的甲壳碗（图 7.25、图 7.26）。

小耳甲型小耳畸形皮肤切口

Nagata 将小耳甲型定义为耳甲区域出现小凹陷（见图 7.12）[4]。皮肤切口沿小凹痕边缘进行，与耳垂型小耳畸形皮肤切口不同（图 7.27）。压痕由内而外，形成倒锥形腔隙，盖住框架。其余的手术过程类似于耳垂型小耳畸形[31]。

耳甲型小耳畸形的皮肤切口设计

Nagata 最初（1994 年）将皮肤切口描述为后 V 形设计的 Z 形切口（见图 7.14）[3]。近年来，Nagata 在耳垂后方的切口从 V 形变为 W 形（图 7.28 和图 7.29）[31]。对于耳甲型小耳畸形，Nagata 将切口形状由 V 形改为 W 形的原因尚不清楚。然而，作者发现耳甲型的残留部位比正常耳垂部位高。W 形切口在最佳位置有更好的自由移位耳垂。

2. 去除残留耳软骨

耳垂型和耳甲型在去除残留软骨的方法上略有不同。作者将耳垂型小耳畸形的残耳软骨全部切除，原因有二：残耳软骨对耳廓框架无贡献，残耳软骨阻碍被覆皮肤的平滑扩张。此外，去除残留软骨将创造一个容纳新框架的空间。而在耳甲型小耳畸形中，残余的耳廓软骨应保留为袖套，以促进耳甲腔的平稳过渡。另一个重要的技术要点在于，当移除残留的软骨时，特别是从耳廓的前部移除时，必须尽可能地保留软组织：附着皮肤非常薄，因此残余软骨的剥离必须非常精细，必须尖锐地剥离仅去除软骨，否则皮瓣充血 / 坏死的概率可能很高。作者首选的去除残留软骨的工具是反向剪刀。

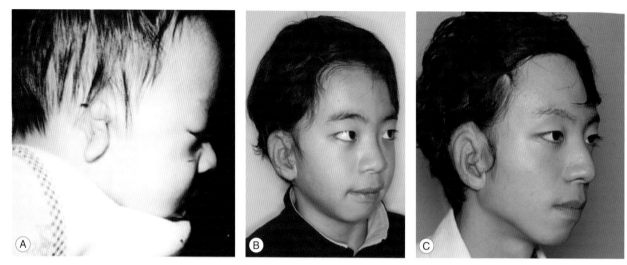

图 7.25　耳垂型小耳畸形。（A）术前观。（B）术后 1 年。（C）术后 8 年

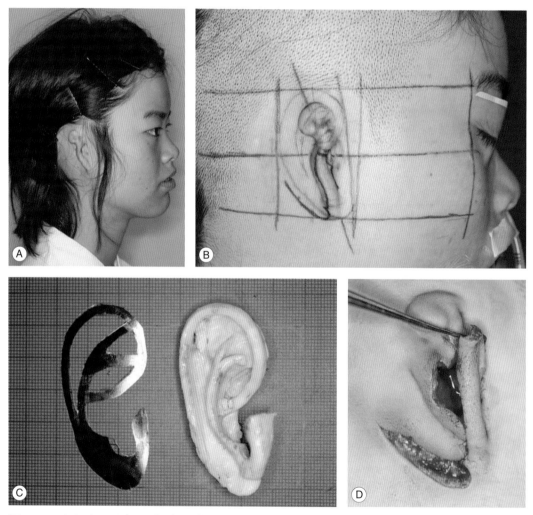

图 7.26　耳垂型小耳畸形。（A）11 岁女性术前侧面观。（B）固定点标记及皮肤切口轮廓（红色）。
（C）三维框架和 Nagata 型模板。（D）术中视图；可见耳垂前瓣和后 W 形瓣

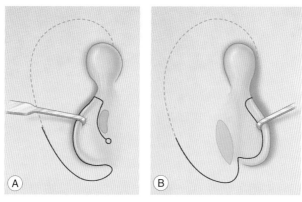

图 7.27　（A）皮肤切口沿小凹痕边缘进行，这是与耳垂型小耳畸形皮肤切口的区别。
（B）压痕内翻，形成倒锥形腔隙，盖住框架。其余的手术过程类似于耳垂型小耳畸形

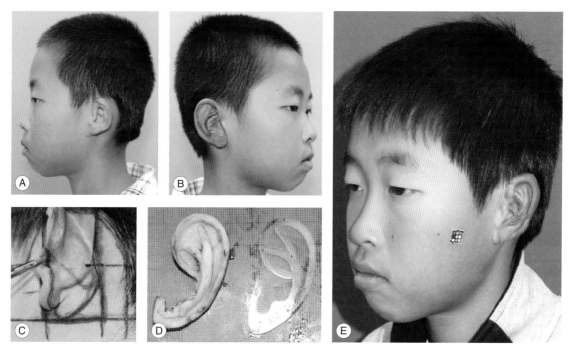

图 7.28　耳甲型小耳畸形，W 形后切口。（A）术前观。（B）A-1 型 52mm 模板与正常耳部重叠，确定所需模板的尺寸和形状。（C）W 形后耳垂瓣皮肤切口（红色）。（D）A-1 型 52mm 模板及三维框架。（E）术后 1 年

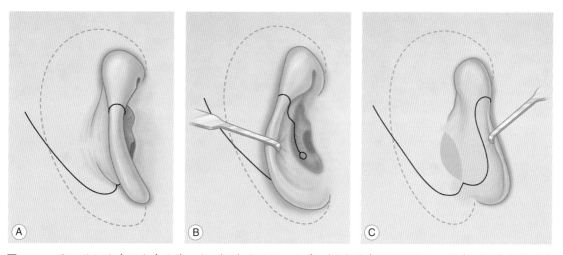

图 7.29　耳甲型小耳畸形重建的第一期。（A）皮肤切口轮廓。（B）前表面的皮肤切口轮廓。（C）小耳后表面和乳突表面的 W 形皮肤切口轮廓。

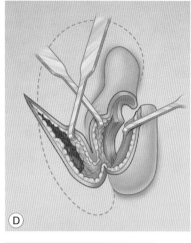

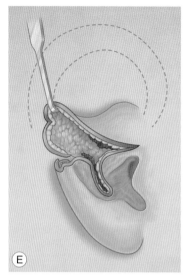

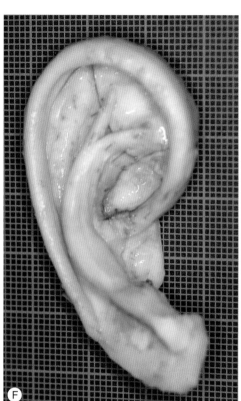

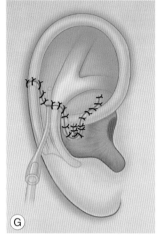

图 7.29（续）（D，E）小心切除残留软骨，除了作为袖套固定三维框架的耳甲腔部分。（F）没有跗骨部分的三维框架。（G）临时抽吸使支架紧贴皮肤，使重建耳廓形象化

3. 皮肤腔隙解剖

作者使用小直钝剪刀，目的是创建一个 2mm 厚的皮瓣（图 7.30）。作者未使用肾上腺素注射止血，因为注射液体使解剖不准确，而且可能导致脆弱的皮瓣的血管损伤。皮肤腔隙剥离的范围通常超出发际线边界，最多可超过发际线 1cm。作者通常再次解剖带毛的皮肤，厚度为 2mm。由于带有毛发的皮肤比不带有毛发的皮肤有更多致密的纤维组织，毛发下面的解剖需要更多的努力。但同时，外科医生一定要小心，不要解剖太多，也不要使皮瓣过薄，否则可能会有皮瓣的血管受损。作者不侵犯新耳廓前的梯形空间（图 7.16B），以防止前倾。

4. 仪器

框架制造需要特定类型的仪器：雕刻刀和 38G 双臂不锈钢丝是 Nagata 型框架制造的特殊仪器。作者使用圆形、弯曲的 2mm、3mm、4.5mm、6mm 宽的木雕刀（Mikisho Company，Hyogo，Japan）。由于最近限制木柄手术器械的趋势，开发了一次性刀片（2mm、3mm、4.5mm 和 6mm）的雕刻刀（KLS Martin，USA）。与传统的 32G 或 34G 钢丝相比，38G 双臂小耳钢丝（Medicon，Tuttlingen，Germany；Bear Medic Co.，Tokyo，Japan）可使外科医生更精确地固定每个软骨部分。

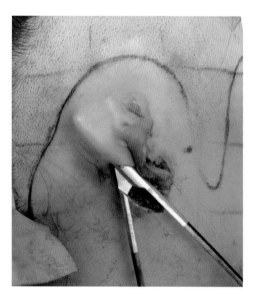

图 7.30 皮肤袋解剖视图。使用小、直、钝的剪刀制作 2mm 厚的皮瓣。从外面可以看到剪刀的轮廓

5. 获取肋软骨

肋软骨切除与耳廓皮肤剥离同时进行，有利于缩短手术时间，减轻手术人员的疲劳。Brent 通过将软骨膜附着在软

骨上来获取肋软骨。Firmin 使软骨膜的前部与肋骨软骨相连，而将软骨膜的其余部分留在供体部位，并表明"供体部位的变形极小"[45]。

Nagata 让第二名外科医生摘取肋骨软骨，将整个软骨膜留在供区（图 7.31）。在气胸风险方面，不附软骨膜的肋骨软骨摘取比带软骨膜的软骨摘取更安全。在供区保存软骨膜，并将剩余的软骨切片加入软骨膜套筒中，证实可促进软骨 / 骨基质的再生（见图 7.31）。这种方法可以减少胸部畸形[46,47]。作者采用横向 4~5cm 的皮肤切口，这种切口通常比斜切口有更好的瘢痕质量。肋骨软骨摘取完成后，作者常规要求麻醉师手动充气至 25~30cm 的水，以确定是否有气泡出现。小的裂口可以直接修补。如果有任何临床怀疑气胸，应在全身麻醉下进行便携式胸透，以便可能放置胸管。

6. 耳廓支架

如果一个人接受过适当的训练，创造耳廓框架对其而言是一个迷人而有趣的过程。有几个模拟类型的训练模块可用（图 7.32~ 图 7.34）[48-52]，在开始临床病例之前可能会有所帮助。耳廓框架的结构是创建复杂而精细的耳廓形态的关键组成部分（图 7.35）。重要的是要记住，覆盖框架的被覆皮肤与耳廓框架本身一样重要：三维框架和被覆皮肤之间的平衡是实现耳廓最佳形态的关键。Nagata 型三维框架不同于以往的二维框架：耳轮连接到基础框架的底部（第一层），作为耳轮楼梯爬到框架的顶部（第二层）（见图 7.3）。耳屏组件也是 Nagata 型三维框架所独有的，由耳垂分裂技术创建的后 W 形皮瓣覆盖。

加强缝合

Nagata 术后使用经典枕式缝合，Tanzer 推广了这种方法。Brent 术后使用抽吸引流。在全耳廓重建的第一期，作者仅在手术期间暂时使用吸力，以观察皮肤对框架的最佳适应。完成枕式缝合后，移除临时吸引物。根据作者的经验，支撑缝线造成的血肿最少。作者使用三溴苯酚铋配合大量凡士林软膏制作一卷枕，使用 4-0 普灵线（SH-2 needle, double-armed, Ethicon）固定。密集的卷和太紧的固定可能是造成枕下压疮的原因。如果在术后看到皮肤紧绷或变色，特别是 POD 2-3 号线，外科医生可能会切断 1~2 根缝线，并保持支撑垫在原位，通常 10~14 天。

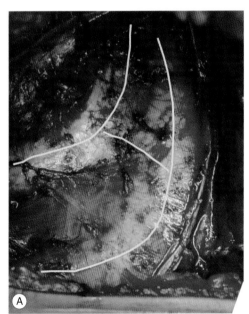
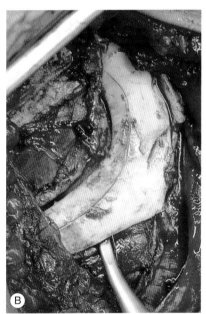
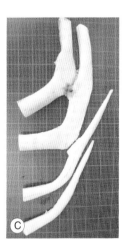
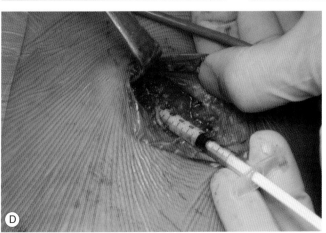

图 7.31　没有软骨膜的肋骨软骨获取技术（通常来自同侧）。（A）切口轮廓（黄色）以保存第 6 和第 7 肋软骨的整个软骨膜。（B）术中视图显示剥离软骨膜后显露第 7 肋软骨。（C）第 6 至第 9 肋软骨无软骨膜。整个软骨呈白色，这是没有软骨膜的标志。（D）在供体部位制作软骨膜套筒，将剩余的软骨切片并注入软骨膜套筒内的空间

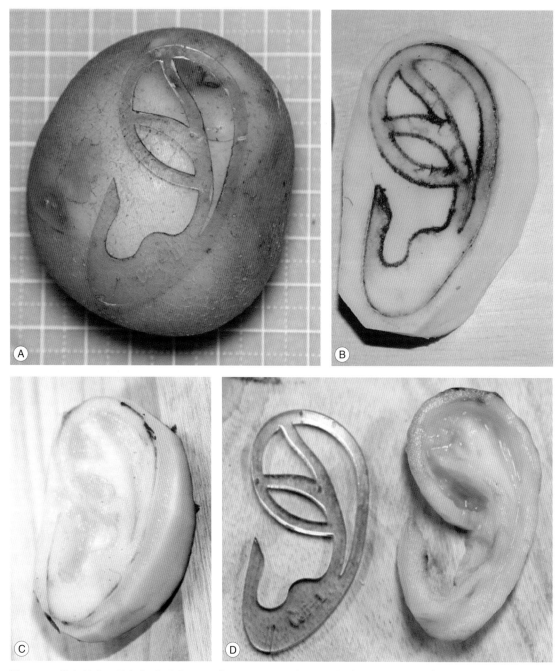

图 7.32   作者创建三维框架的训练方法：步骤 1：用马铃薯练习。（A）C-2 型模板放在马铃薯上。（B）C-2 型模板印刷在平整的马铃薯表面上。（C）用马铃薯雕刻的三维框架浮雕。（D）完成马铃薯三维框架

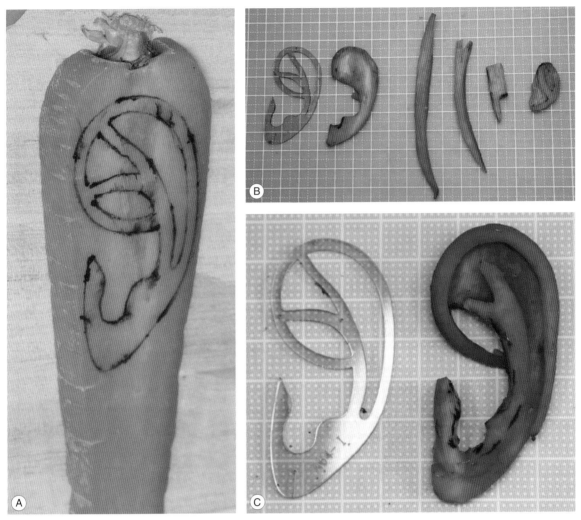

图 7.33　步骤 2：在胡萝卜三维框架上练习（A）在胡萝卜的平面上印出 A-1 型模板。（B）三维框架的 5 个部分是由胡萝卜创建的。（C）组装 5 个部件以创建胡萝卜 A-1 型三维框架

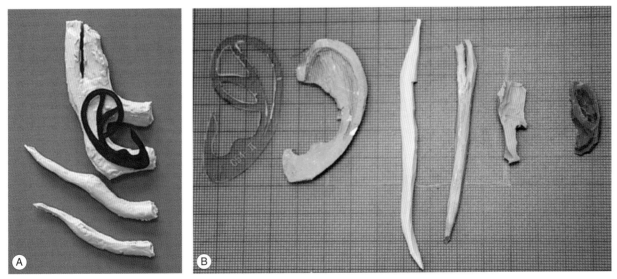

图 7.34　步骤 3：练习从精确的肋骨软骨复制品创建三维框架。（A）A-2 型模板放置在第 6~7 肋软骨模型上。（B）三维框架的 5 个部分从肋骨软骨模型创建

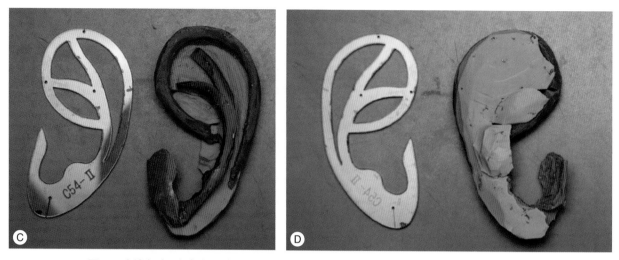

图 7.34（续）（C）来自肋骨软骨模型的完整三维框架；前表面。（D）三维框架的后表面

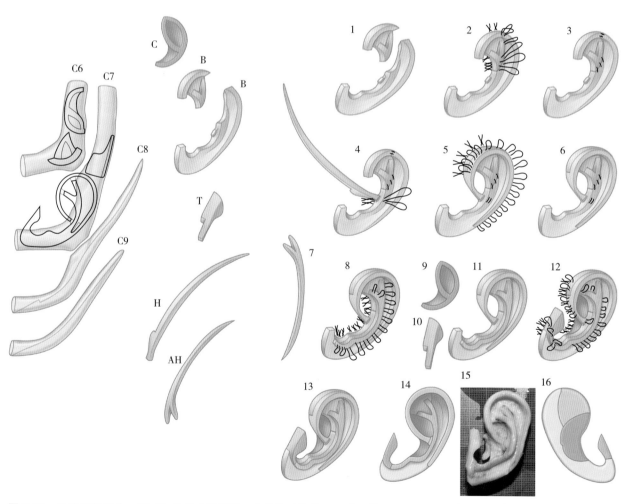

图 7.35　三维框架制作。C6-C9，从第 6 肋到第 9 肋获取肋软骨。C，耳甲单位。这既可以作为一个单元制作，也可以作为两个独立单元制作。B，第 6 和第 7 肋的基础框架。T，跖骨部分；H，耳轮单位；AH，对耳轮单位。4，耳轮附着于基架后表面。11，耳轮和对耳轮附着在基础框架上，在耳屏之前，隐藏在耳甲单元中。13，14，15，完成的三维框架的前视图。16，完成三维框架后视图

B. 全耳再造第二期(外耳抬高)

耳廓抬高的难度常常被低估。正常耳廓由支撑软骨与乳突区分开。将耳廓与头部分离的最简单方法是在头部和耳廓之间进行皮片移植,而不需要骨骼的支持。由于耳廓从头部分离后产生的缺陷相对较大,选择皮肤供体部位主流是腹股沟区域。腹股沟皮片移植的耳廓分割的缺点包括抬高高度不佳、耳廓持续水肿、阴毛生长、皮肤颜色不匹配和皮肤清洁困难。为克服上述缺点,Nagata 提出了作者常规进行的更为复杂的耳廓抬高术(图 7.36、图 7.14)[31, 53]。

1. 抬高颞顶筋膜瓣

作者使用抬高颞顶筋膜瓣(temporparietal fascia flap,TPF)覆盖整个耳廓后部,而不仅仅是用于抬高的软骨块。Nagata 指出,放置 TPF 有两个好处:覆盖软骨块并增加耳廓与头部分离时失去的耳廓后部血管供应[53]。如果低发际线轻微(毛发覆盖耳轮和颅骨窝),TPF 使外科医生能够进行术中脱毛(见图 7.14)。由于颞浅动脉(TPF 蒂)在半侧面部肢体发育不良患者中的走行可能不典型,作者通常使用多普勒超声在颞部皮肤上绘制颞浅动脉走行。如果 TPF 不可用,则深颞筋膜瓣(图 7.37、图 7.9F)或基于后脉管系统的

筋膜瓣(见图 7.11)是第二种选择。如果没有局部筋膜瓣,第三种选择可能是游离的带蒂筋膜瓣[23, 54-56]。

据报道,脱发是获取 TPF 的并发症。作者使用一个锯齿状的颞部皮肤切口,通过锋利的 15 号手术刀剥离皮瓣,在脂肪组织和 TPF 之间剥离。由于大部分毛囊位于离 TPF 非常近的位置,单极电剥离可导致脱发(图 7.38)。

2. 获取中厚头皮皮片

作者没有使用腹股沟皮肤来提高耳廓,因为它的皮肤颜色匹配差和潜在的阴毛生长。Nagata 提出使用中厚头皮皮片,与耳穴皮肤颜色搭配更好。Nagata 用 15 号手术刀手工收割中厚头皮。作者要么使用 15 号手术刀,要么使用厚度为 0.4mm 的电子皮刀(Aesculap,Germany)。

3. 软骨抬高术

许多人认为,如果在耳架下面不放置阻挡物,耳部实际上不能从头部抬高(图 7.39)。在框架后面放置软骨块有两个目的:抬高耳廓和形成颅耳沟。Nagata 和 Yamada 研究了颅耳沟的正常形状,并在此基础上开发了二维模板。作者常规制作术中印模,制作三维模板用于软骨块构建沟(见图 7.14)。

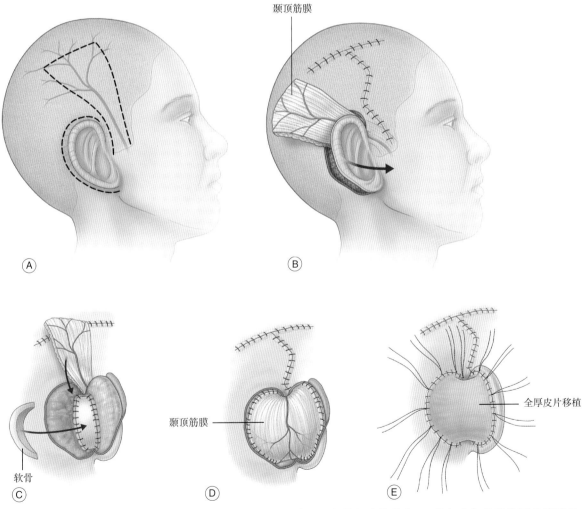

图 7.36 二期手术(耳抬高)。(A,B)框架与头部分离。(C,D)将假体软骨楔入,整个后表面覆盖颞顶筋膜瓣。(E)分离头皮被采集并在 TPF 上移植

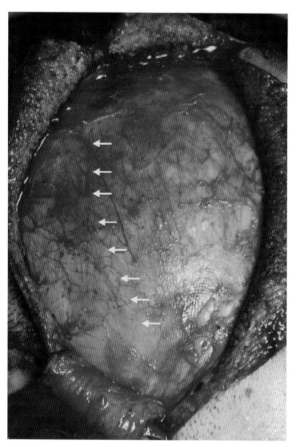

图 7.37　颞顶筋膜瓣下一层可见颞深筋膜营养血管。颞中动脉分支（黄箭头）的走行与颞浅动脉的颞支相似

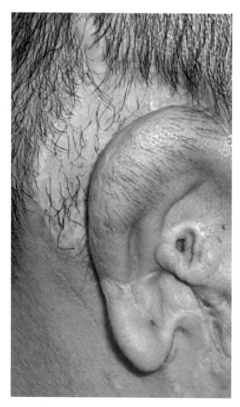

图 7.38　耳廓结构不理想；清晰度差，外耳道、耳轮上的毛发和阴毛从腹股沟皮片移植物上生长出来

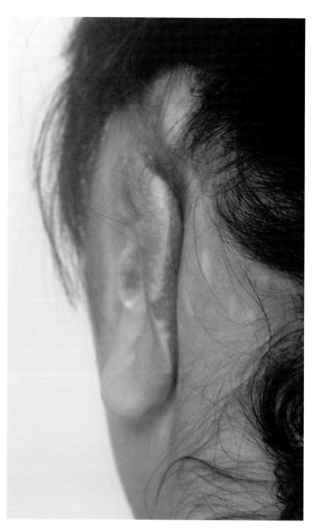

图 7.39　无软骨支撑的皮片移植术使耳部分离；耳轮接触头部。患者难以清洁耳廓后部

半侧面部肢体发育不良（颜面部短小畸形）

　　半侧面部肢体发育不良（hemifacial microsomia，HFM）的耳廓重建较复杂且具有挑战性[32]。即使是下颌发育不良的轻度形式（如 Pruzansky 1 型），残留的皮肤往往位于前脸和下脸，并可能伴有低发线、低位耳道和血管异常（见图 7.5）。如果外科医生简单地应用耳廓构造的标准公式（将耳廓放置在残留部位），新耳廓往往位于面罩内，这可能是不美观的。外科医生应避免将新耳廓放入面罩内。在 HFM 中，将新耳廓置于前下位置是很常见的，尽量避免低发际线。在一定程度上妥协耳廓的位置可能是必要的；否则，新耳廓的位置就会太靠后于枕区。

　　在 HFM 中，耳构造前的骨骼矫正可能有助于将耳廓置于正确的位置（见图 7.10）[102]。值得注意的是，激光脱毛对黑色头发效果最好，有多个疗程（可能超过 10 个疗程），但目前对金色头发无效（见图 7.7）。作者发现，在伴严重 HFM 的小耳畸形患者中，在复杂的全耳廓重建后，耳部收缩的风险更高。

Treacher-Collins 综合征

Treacher-Collins 综合征患者具有独特的面部特征：高鼻梁、外侧眼眶 / 颧骨缺陷、下颌小、整体面部尺寸小。在这样的脸上放置一个大耳廓可能会不成比例和不自然。因此，新耳廓的尺寸需要小于平均尺寸。作者通常选择长度为 45~50mm 的耳廓大小，以与面部其他部分保持平衡（图 7.11、图 7.40、图 7.41）。Treacher-Collins 综合征中的小耳畸形伴有低发际线的情况并不少见。去除耳廓毛发，激光脱毛是一种选择，另一种是局部筋膜瓣，如颞顶筋膜或基于后血管蒂的筋膜瓣，在手术后覆盖框架的上 1/3 除毛[57]。

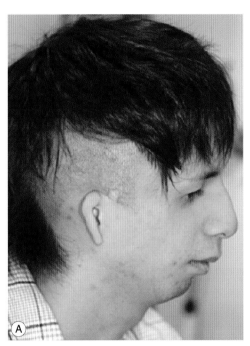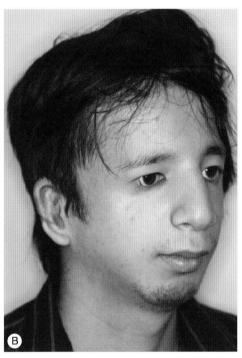

图 7.40　（A）Treacher-Collins 综合征小耳畸形患者的术前视图。（B）术后视图。小耳的设计旨在平衡脸部

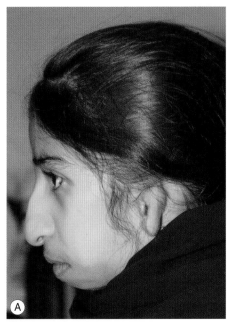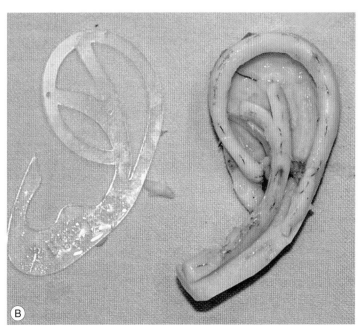

图 7.41　（A）Treacher-Collins 综合征小耳畸形患者的术前视图。（B）B-2 型模板和三维框架。

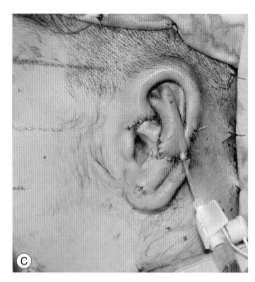
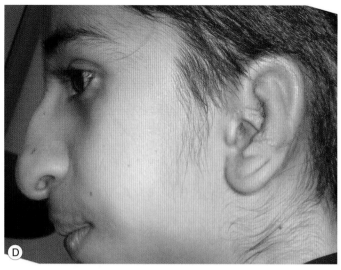

图 7.41（续）（C）在放置枕骨缝合线之前的即时术后视图。（D）术后轮廓

组织扩张器

扩张皮肤以创造额外柔软、有弹性、薄的皮肤以覆盖耳部框架的想法十分吸引人，并在 20 世纪 90 年代蓬勃发展，但组织扩张器在小耳畸形重建中的流行度已经下降[58,59]。软组织扩张器也已被用于在颞顶筋膜瓣和头皮皮片移植物的扩张，以在具有挑战性的无耳畸形病例、自体重建失败病例和创伤后病例中提供组织覆盖[60]。潜在的并发症（包括皮肤坏死）和增加手术期数是在耳再造手术中使用软组织扩张器的主要问题[61,62]。由于耳廓部位的皮肤较薄，扩张的皮肤量可能不足以消除耳廓中的毛发。即使在皮肤扩张后，重建的耳廓仍可能在耳轮边缘处包含有毛发的皮肤（图 7.42）。

效果不满意

效果不满意的原因是多方面的[26]：畸形评估不当，手术方式选择不当，未发现面部不对称，低发际线评估不当，新耳廓位置选择不当，耳廓倾斜不当，手术时机不当，肋软骨量不足，软骨获取技术不当，皮肤腔隙解剖厚度不当，未使用耳垂剥离技术，框架形状、体积、大小和宽度不当，最后是术后护理不当。因此，二期重建是一项挑战，必须扭转上述所有不足（见二期重建部分）。

并发症

据报道，耳部重建的总体并发症发生率平均为 16.2%，范围为 0~72.9%[63]。全耳廓重建中最严重的并发症可能是软骨感染，导致整个耳部框架挤压。为了防止这种灾难，即使是很小的皮肤坏死也必须立即处理。沿耳轮边缘的皮肤坏死可以用局部皮瓣修复，但内侧部分的（如外耳腔）皮肤坏死通常需要局部筋膜瓣来挽救。长期并发症包括耳框塌陷和耳丝挤压。HFM 中的全耳廓结构具有较高的并发症发生率，例如新耳廓错位和耳廓收缩[32]。

二期重建

二期重建具有挑战性，但并非不可能。在许多不令人满意的结果中，患者失去了柔软的皮肤，并产生了许多瘢痕和崩解的框架。为了在这种情况下创造一个光滑、自然的耳廓，外科医生应该采取积极的方法：丢弃所有瘢痕组织、变形的框架和受损的被覆皮肤，然后用血管化良好、柔软、薄的被覆皮肤和一个精心设计的框架取而代之[23,26,31]。

在继发性病例中，颞顶筋膜瓣是很好的组织，可提供覆盖框架的薄包膜（见图 7.9、图 7.42）[30]。如果局部筋膜瓣不可用，可选择远处游离筋膜瓣。Brent 描述了使用对侧 TPF 加上带毛皮肤来恢复颞发际线和耳廓结构[6]。如果在耳廓附近没有受体血管，带有长血管蒂的带蒂游离筋膜瓣（如前锯肌筋膜）[54-56]可能是一个有利的选择，尽管它的缺点是会在侧胸供区产生长瘢痕。

颞深筋膜的作用

Nagata 一直提倡颞深筋膜在复杂耳部重建中的作用，但仍有许多外科医生认为颞顶筋膜瓣作为局部筋膜瓣是最后的手段。深筋膜以颞中动脉分支为基础，通常与颞浅动脉走行相似，在其下方一层（见图 7.37）[64]。如果颞深筋膜（deep temporal fascia，DTF）已经用于耳部框架的前表面覆盖，则在耳部抬高的第二期，颞深筋膜可以覆盖耳廓后部（见图 7.9）。

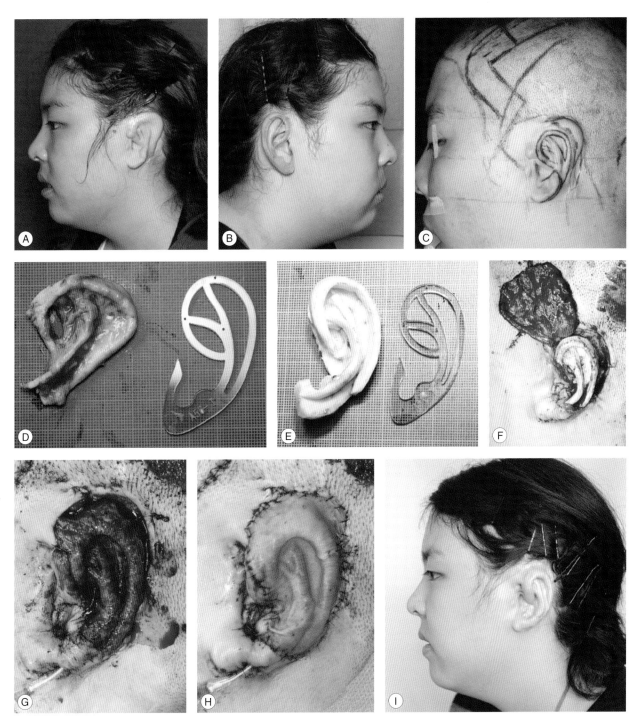

图 7.42　二期耳廓重建手术,在不满意的组织扩张器耳重建后。(A)术前观。(B)正常侧的尺寸和形状用 A-1 型 56mm 模板确认。(C)术前标记;耳廓的正确位置,耳廓下 1/3 的皮瓣,以及用于获取 TPF 的锯齿形颞切口。(D)先前的框架去除。(E)A-1 型三维框架。(F)三维框架的下 1/3 覆盖有局部皮瓣。(G)框架的上 2/3 被 TPF 覆盖。(H)筋膜覆盖着分裂的头皮皮肤。(I)术后 1 年

环缩耳

　　环缩耳是 Tanzer 于 1975 年提出的概念[65]。在环缩耳中,耳轮和耳舟的帽状畸形,和不同程度的对耳轮低平。给人的印象是外耳廓环绕外耳轮像被荷包缝合一样。收缩的

耳部通常被称为杯状耳或垂耳。Tanzer 根据缺陷 / 畸形的严重程度将环缩耳分为 3 组。

第 1 组

　　环缩耳 1 组定义为耳轮的轻度畸形,通常称为垂耳

（图 7.43）。该缺陷涉及具有最小皮肤缺陷的耳轮软骨。Musgrave（1966）[66] 技术是扩展耳轮的有效方法。通过前部或后部皮肤切口，对卷曲的软骨进行多次切割，向上和向后呈扇形，固定在由外甲软骨移植物制成的弯曲支柱上。然后在重建的框架上重新覆盖皮肤。对于轻度收缩的耳部（1 组和 2A 组），在保持原有弹性软骨框架和避免硬肋软骨框架的同时，将重建的耳轮曲线作为手术矫正重点是合理的选择。当对耳轮下脚有缺陷时，部分耳轮加上肋软骨的上脚框架可以使畸形正常化。

第 2B 组

环缩耳 2B 组在耳廓上 1/3 处有皮肤和软骨缺损。褶皱的丢失可能涉及对耳轮脚，并且兜帽更明显。耳部高度急剧下降。Park 在 2009 年 [68] 提出了一种针对 2B 组环缩耳的通用解决方案。对于耳轮皮肤缺损，Park 改良了 Grotting 皮瓣[69]（耳后皮瓣），使皮瓣和筋膜瓣具有相同的蒂。由于皮瓣的宽度受发际线（10~13mm）的限制，如果需要，筋膜瓣可以提供对耳轮的额外覆盖。皮瓣的远端半部可以修薄以促进更好地塑形耳轮 / 耳舟，皮瓣的近半部分包括筋膜层以促进血液供应。对于耳轮软骨缺损，取第 8 肋软骨，制作耳轮，构建耳轮全长（图 7.44）。双侧收缩的耳部可以用单个第 8 肋软骨进行手术，分成两条用于双侧耳轮边缘构造。Mustardé 缝合[70, 71] 等耳成形术可以与 Park 技术相结合，以矫正过度的耳突出。

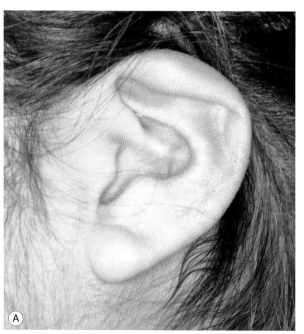

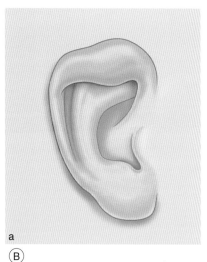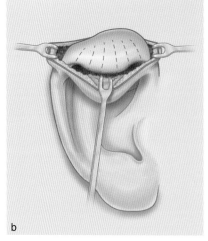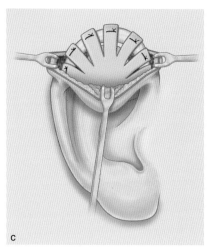

图 7.43　环缩耳 1 组。（A）术前视图。（B）Musgrave 技术矫正杯状耳：（a）畸形；（b）通过后切口暴露折叠软骨；（c）将软骨手指抬起并固定在耳甲软骨支撑上

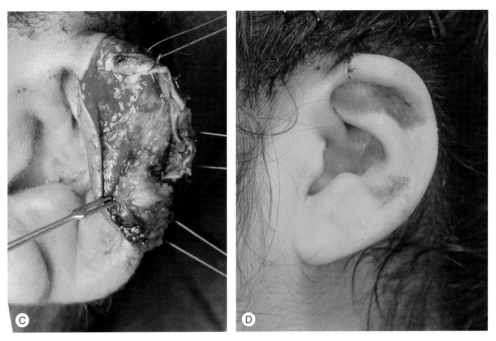

图 7.43（续）（C）术中视图。耳甲软骨支柱固定在软骨脚上。（D）术后视图

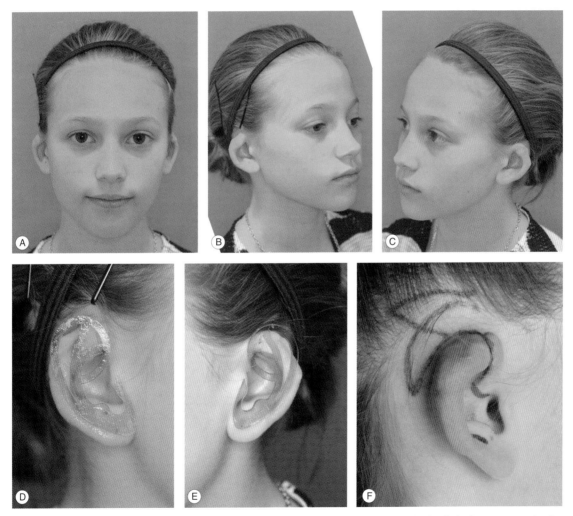

图 7.44 双侧环缩耳 2B 组。OSH 使用尸体软骨，但改进很小。使用了 Park 方法（2009）。（A）术前正面视图。（B）右耳的术前视图。（C）左耳的术前视图。（D）使用 46mm A-1 型模板评估右耳的缺陷。耳轮上极皮肤和软骨缺失。（E）根据使用 46mm A-1 型模板的评估，左侧比右侧有更多缺陷。（F）基于同一蒂的改良 Grotting 皮瓣、联合皮瓣和筋膜瓣的右侧手术标记

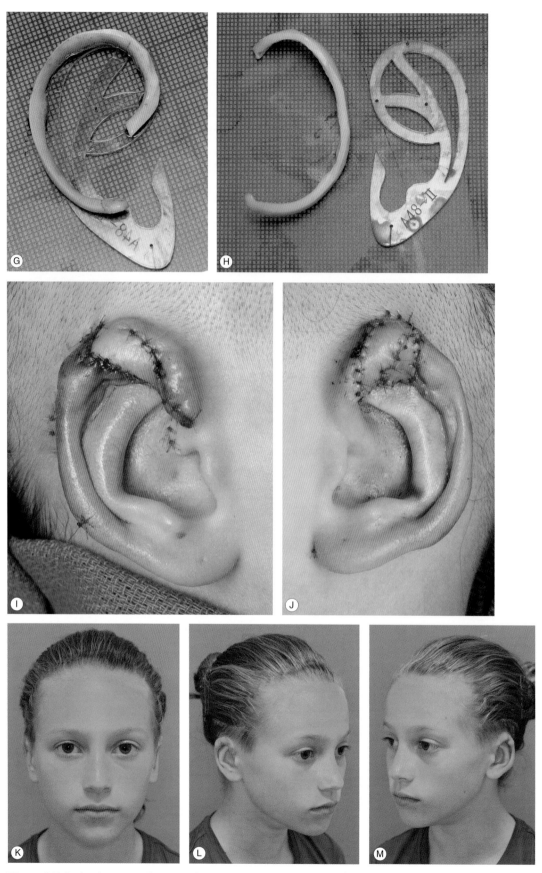

图7.44（续）（G）分开的第8肋软骨为右耳轮结构制造。（H）分开的第8肋软骨的另一半用于左耳。（I）Grotting 皮瓣用于覆盖上耳轮。（J）Park 皮肤和筋膜瓣用于耳轮软骨覆盖。（K）术后正面视图。（L）右耳术后视图。（M）左耳术后视图

第 3 组

Tanzer 将第 3 组定义为最严重的杯状耳：转移失败。

当结构严重到足以产生 1.5cm 的高度差时[6]，Brent 建议将严重收缩的耳部视为一种小耳畸形。Nagata 建议将严重收缩的耳部视为耳甲型小耳畸形，用完整的肋骨软骨框架替换有缺陷的框架[72]。

隐耳

隐耳是一种先天性耳畸形，耳廓软骨上极被头皮埋没。颅耳沟上半部分消失，而当手指施压将耳廓提起后重现。各种外科矫正报道来自日本，因为日本隐耳的高发生率高达 1：400[73]。如果孩子是早产儿，可以采用非手术的耳部成形治疗[73-75]。手术修复则须通过游离植皮、Z 成形术、V-Y 推进瓣或旋转皮瓣（图 7.45）[105] 等办法将皮肤附加至颅耳沟缺陷处，如皮肤缺损的同时还伴有软骨畸形，须采用各种软骨塑形技术，以利于畸形的修复[76]。

Stahl 耳

1989 年，Binder[77] 描述了一种罕见的先天性耳廓畸形，称为 Stahl 耳，以 Stahl 的名字命名。Stahl 耳的特征是第三支脚向耳轮边缘延伸。Stahl 耳分为 3 种类型。1 型有钝角分叉，看起来上脚缺失。2 型有三分型（图 7.46）。3 型具有较宽的上脚和较宽的第三脚（图 7.47）。如果在婴儿早期，耳部成形可能很有效（见图 7.47）。手术治疗大致分为两类：软骨 / 皮肤切除[78,79] 和软骨改变[80]。据文献记载，软骨 / 皮肤切除型技术（见图 7.46）似乎比软骨改变技术更有效。1 型 Stahl 耳需要特别注意利用切除的第三脚或肋骨软骨移植来重建缺失的上脚。

耳廓中 1/3 发育不全

耳廓中 1/3 发育不全是一种罕见的耳部畸形，被归类为 Tanzer 3 型[1]。从字面上看，中 1/3 发育不全，但上下 1/3 具有正常的解剖结构，尽管宽度和耳部尺寸（比例）不正常。Tanzer 使用分期重建[81]，首先将上部和下部组件分开，获得正常的垂直高度，然后使用耳后皮瓣关闭由此产生的耳甲缺损。之后，移植部分耳框架以建立下耳轮和后耳甲壁。Nagata 采用其两期方法，并将其视为一种耳甲型小耳构造。

耳成形

Matsuo 于 1984 年[74] 首次报道了先天性耳畸形的耳模塑形治疗，他指出，当耳畸形不是发育不良时，非手术矫正是容易和可靠的。垂耳和 Stahl 耳仅在新生儿期对非手术矫正反应良好，而突出的耳部和隐状耳直到大约 6 个月大时才反应良好（见图 7.47）[73]。人们普遍认为，早期开始成形更有效，因为新生儿体内的母体雌激素可使耳软骨保持柔软和弹性。虽然有一些在 3 个月大后成功塑造耳部的报告，但大多数人都同意，如果在 3 个月大后开始塑造耳部，则反映往往很差[75]。耳轮 - 对耳轮粘连对耳部成形处理的反映很差，可能不是耳部成形的迹象（图 7.48）。耳模成形中报告的并发症极少；皮肤刺激可能是最常见的并发症，可能是由于胶带或黏合剂所致。由于未知原因，有时会在耳模成形过程中观察到耳轮皮肤的暂时性水肿。

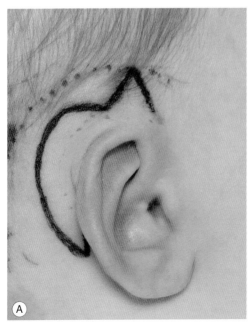
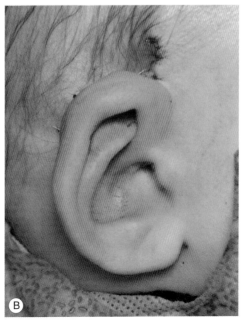

图 7.45 （A）隐耳的术前标记（埋藏的耳轮上极）。Yanai[105] 提出的 V-Y 推进方法用于矫正畸形。（B）术后视图

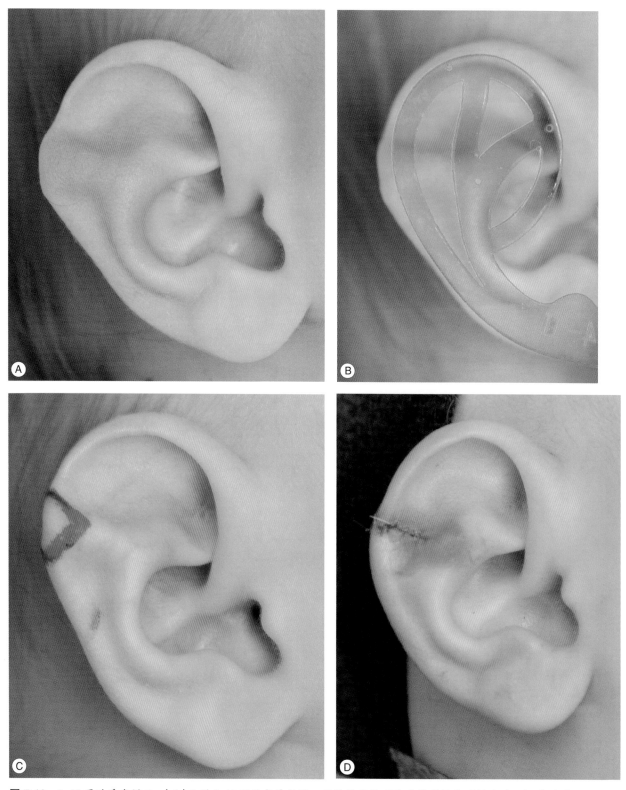

图7.46 Stahl耳的手术矫正。（A）2型Stahl耳的术前视图。额外的耳轮下脚连接耳轮和耳轮上脚。（B）重叠的A-1型模板展示了第三个耳轮脚的曲线变化。（C）根据耳轮曲线分析，计划对皮肤/软骨进行楔形切除。（D）术后即刻视图

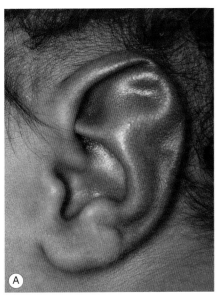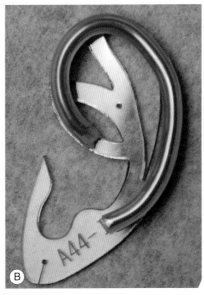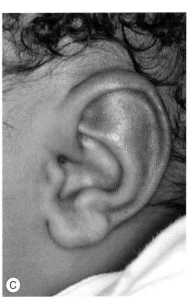

图 7.47　Stahl 耳的非手术矫正。(A) 1 月龄女性 3 型 Stahl 耳的预处理视图。(B) 耳夹根据 A-2 型模板成形。夹板用胶带固定在耳部。(C) 耳部成形治疗 5 周后的视图

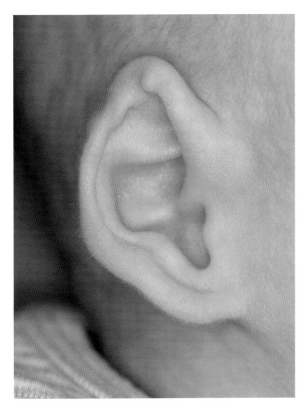

图 7.48　耳轮 - 耳舟粘连导致耳廓尖。这种畸形可能不是耳部成形的好迹象。Park 报告了有效的手术矫正

耳垂重建

耳垂是耳廓的一个独特的解剖组成部分：耳垂中没有骨骼支撑，它从耳部框架垂下。由于耳垂的外侧部分由游离边缘组成，即使很小的手术改变也能改变其形状。在小肿瘤的椭圆形切除中，如果长轴垂直于耳垂边缘，或垂直于耳垂边缘愈合的穿孔瘢痕，可能会形成方形耳垂 (图 7.49)[82]。如果将椭圆的长轴设计成平行于耳垂边缘，耳垂畸形可能是可以预防的。在裂耳病例中，作者通常使用 6 种类型的耳框架模板作为指导[36,37,81]，以创建从耳轮到耳垂的曲线平滑过渡 (图 7.50)。先天性小耳畸形很少需要重建耳垂，因为耳垂是通过重新定位耳廓残余物形成的。在全耳廓结构中，Nagata 型框架总是在耳垂部分产生骨骼支撑。通过将框架放置在耳垂中，从耳轮曲线到耳垂曲线的过渡变得平滑。Brent 和 Tanzer 一样，切换回全厚度残留耳垂，这允许儿童穿耳洞。对于外伤性耳垂缺损，学界已经引入了许多有效的技术来用局部皮瓣组织修复耳垂[83-85]。

耳廓外伤

评估耳廓周围缺损和组织损伤的程度是第一步。多普勒超声是一种灵敏的工具，用于检查颞浅动脉从颞头皮的开始到周边的连续性。由于软骨框架难以制作，许多外科医生都建议挽救切除的耳软骨。可以去除皮肤并将软骨埋在腹部囊袋、颈部囊袋或耳后区域[86]；Brent 认为，这种手术是无效的，因为脆弱的耳软骨几乎总会变平。作者在外伤性截耳手术中更倾向于肋软骨构造。在另一所医院，截除的软骨部分被埋在颞部皮肤袋下，导致耳廓清晰度不佳。因此，重建肋软骨骨架并与现有残留骨架连接，并在骨架上贴合乳突皮瓣。图 7.51 显示了一名左耳廓全截除并伴有血管损伤的患者。由于截除的耳廓严重受损，进行了初步的紧急手术，以恢复颞浅动脉 / 静脉，以备将来进行耳廓重建[87]。第二期用肋软骨骨架进行全耳廓结构；框架上 2/3 覆盖 TPF 皮瓣，下 1/3 覆盖局部皮瓣。为了创造一个深外耳甲腔，一个 Nagata 型后耳垂瓣被转位。

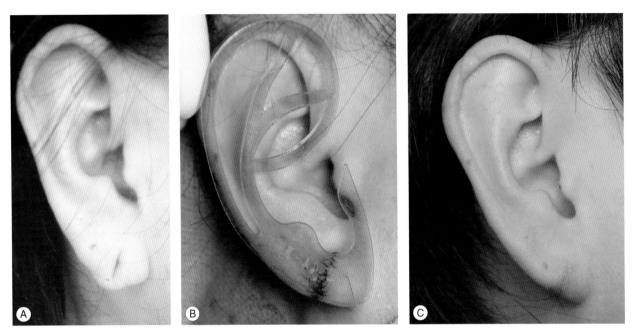

图7.49　（A）由垂直于耳垂边缘的伤口闭合引起的方形耳垂畸形。（B）使用 A-2 型模板作为矫正方形耳垂畸形的指导。（C）术后视图

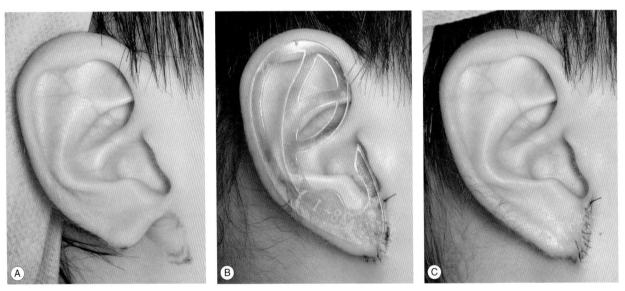

图7.50　耳裂。（A）裂耳术前视图，具有矩形耳垂。（B）A 型模板作为指导，用作创建平滑耳垂曲线。（C）术后视图。（Reproduced with permission from Yamada A.Cosmetic surgery of the ear.In：Pu LLQ，Chen Y-R，Li Q-F，et al. Special Considerations in Cosmetic Surgery of the Asian Ear. Aesthetic Plastic Surgery in Asians：Principles and Techniques. Boca Raton：CRC Press；2015.）

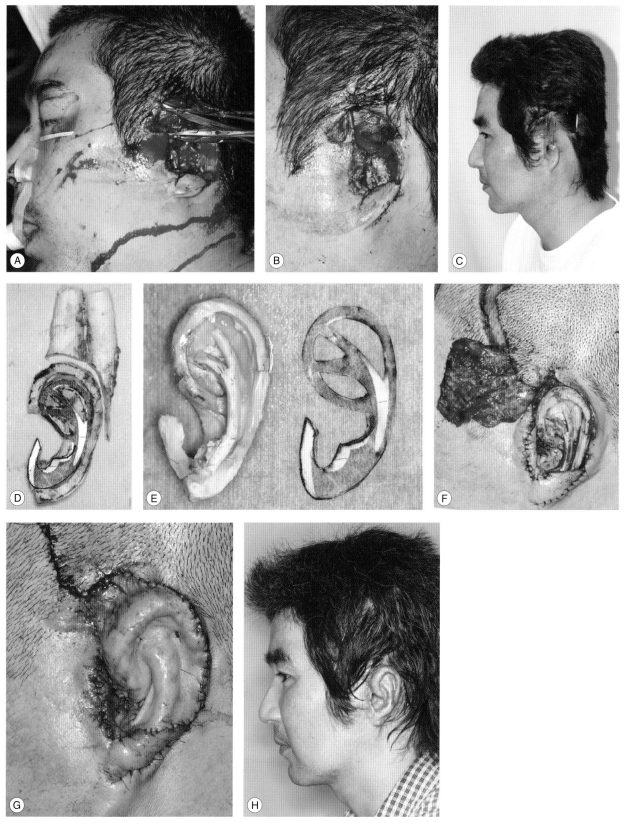

图 7.51 与多处损伤相关的耳廓全截除。(A) 初始评价时的视图。(B) 颞浅动脉和颞浅静脉重新连接,并使用截耳皮肤进行皮肤覆盖。(C) 全耳廓构造前的视图。(D) 由于肋骨软骨部分钙化,因此在基架单元的外围获取了耳轮部分。(E) 用 Nagata 型纸模板完成三维框架。(F) 三维框架下部覆盖有皮瓣,上部 2/3 覆盖有颞顶筋膜瓣(颞浅动/静脉在初始手术中重建)。(G) 分裂的头皮放置在颞顶筋膜瓣上。(H) 术后视图

烧伤

烧伤可能对耳廓和周围组织造成大面积损伤。在严重烧伤耳廓缺损中,关于假体与自体结构之间的选择存在很多争论。在严重烧伤中,局部皮肤通常不能为整个耳部框架提供足够的被覆皮肤。扩大瘢痕皮肤也可能效果不佳。颞顶筋膜瓣是覆盖框架的有力工具[30]。使用多普勒超声识别颞浅动脉的过程将确定 TPF 是否可用于覆盖耳部框架。如果整个颞区都存在头皮毛发,则颞浅动脉可能存在于外围。图 7.9 显示了严重烧伤外耳廓截肢后的自体结构示例。一个大的 TPF 被用来覆盖框架的上 2/3。框架的下 1/3 覆盖有耳垂前瓣,并使用耳后岛状瓣重建耳甲腔[27]。

局部耳重建

局部耳重建的关键是如何将新部件平滑地连接到现有的解剖结构。涉及耳轮边缘的缺陷尤其需要仔细规划,以便在新旧之间实现平滑的曲线过渡。如 Antia 和 Buch 所述,最好通过在两个方向上推进耳轮来封闭纯耳轮边缘缺陷(图 7.52)[88]。这些技术也可用于矫正耳部尺寸的不对称(使较大的耳廓变小)进行耳成形术[89]。主要的中 1/3 耳廓缺损通常使用软骨移植物修复,该软骨移植物由相邻的皮瓣覆盖(见图 7.7)[16]或通过 Converse 通道手术插入(图 7.53)[90]。2011 年,Pearl[91] 将二期全耳重建原理应用于耳廓部分截断术。他创造了一个由肋骨软骨制成的部分耳部框架,然后将其连接到剩余的框架上,并用后部皮瓣覆盖。图 7.54 为因外伤导致的中耳部分截断,作者对其进行了一期部分耳结构。正常的左耳廓形状为 A-1 型。基于A-1 型模板重建部分耳廓框架,将框架与剩余框架缝合,然后用颞顶筋膜瓣覆盖。将中厚头皮皮片移植物放置在颞顶筋膜瓣的顶部。图 7.55 显示了一名被狗咬伤的 3 岁儿童,截断的耳廓丢失。次日进行一期耳廓重建,肋软骨框架覆盖颞顶筋膜瓣和头皮植皮。

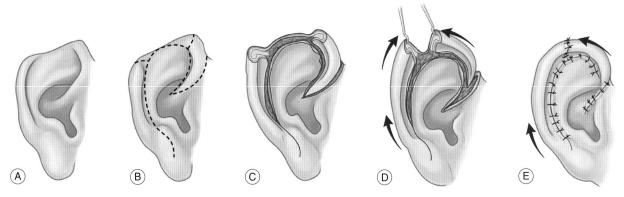

图 7.52　通过耳廓皮肤软骨的推进修复耳轮缺损。(A)耳廓上部缺陷。(B)通过皮肤和软骨的切口线。(C)切口完成:注意向下延伸到耳垂。(D)皮肤 - 软骨瓣活动。(E)修复完成。(Modified from Antia NH, Buch VI. Chondrocutaneous advancement of flap for the marginal defect of the ear. Plast Reconstr Surg. 1967; 39: 472. Copyright © 1967, The Williams & Wilkins Company, Baltimore.)

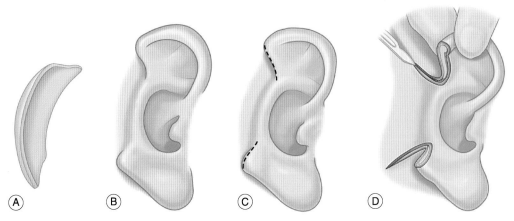

图 7.53　耳廓中 1/3 缺损的修复:通道手术。(A)雕刻的肋软骨移植物。(B)缺陷。(C)通过缺陷边缘的切口。(D)通过缺损边缘的切口向后延伸穿过乳突区皮肤。

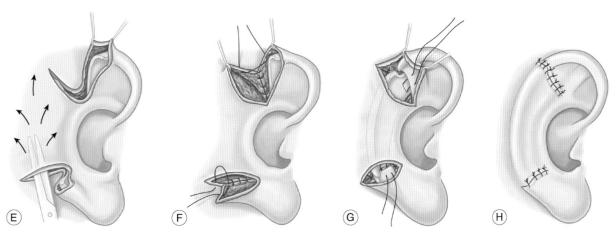

图 7.53（续）（E）乳突区的皮肤在两个切口之间受到破坏。（F）将耳廓缺损边缘切口内侧缘缝合至耳后切口边缘。类似类型的缝合线放置在缺损的下边缘。（G）软骨移植物放置在乳突区的皮肤下，并用缝合线固定在耳软骨上。（H）缝合皮肤切口。（Reproduced from Converse JM. Reconstruction of the auricle. Plast Reconstr Surg. 1958; 22: 150, 230. Copyright ©1958, The Williams & Wilkins Company, Baltimore.）

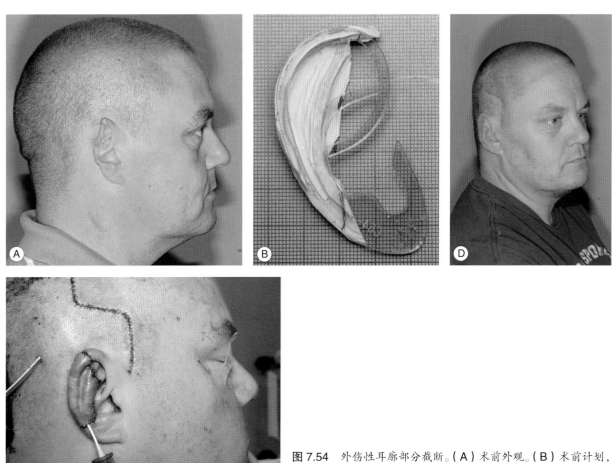

图 7.54 外伤性耳廓部分截断。（A）术前外观。（B）术前计划，以确定软骨缺损的程度。（C）一期手术后即刻视图。（D）术后视图

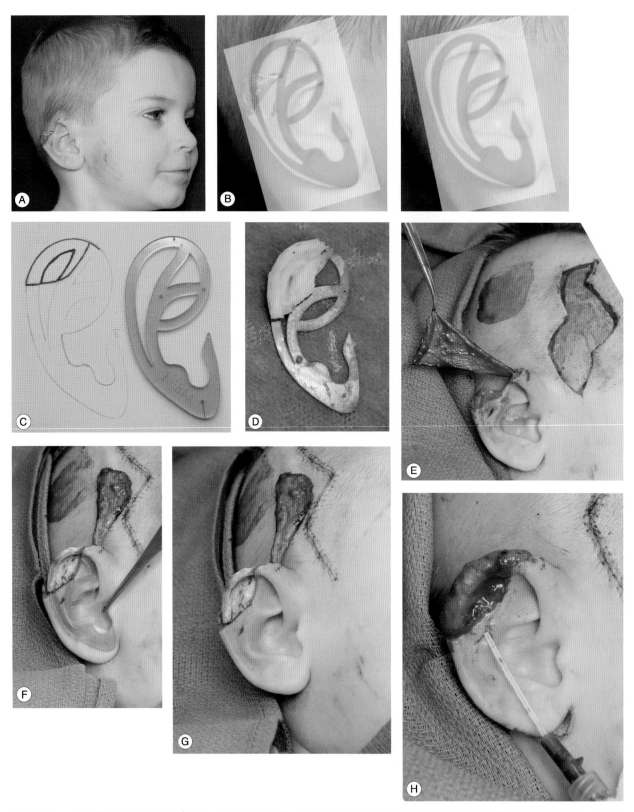

图 7.55　一名因被狗咬伤导致耳廓部分截除的 3 岁男性。(A) 术前观。(B) 照片分析以确定软骨缺损。(C) 模拟软骨缺损。(D) 部分软骨框架和 A-1 型 46mm 模板。(E) 颞顶筋膜瓣被通道连接到耳部缺损处。(F) 部分软骨框架固定在其余框架上。(G) 使用 A-1 型模板确认耳轮曲线的连续性。(H) 颞顶筋膜瓣覆盖在框架上

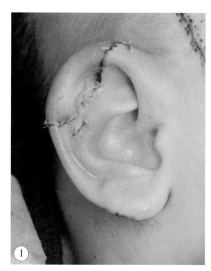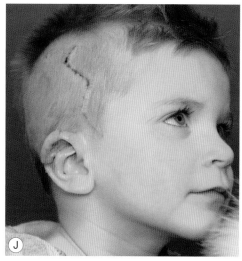

图 7.55（续）（I）中厚头皮皮片放置在颞顶筋膜瓣上。（J）术后视图

学习制作耳廓框架

三步训练法

手术模拟并不是一个新概念。Sushuruta（公元前 600 年）曾使用蔬菜进行手术模拟。由于小耳畸形患者只有一次获得最佳效果的机会，因此外科医生在对患者进行实际手术之前必须进行良好的训练，否则外科医生可能会造成不理想的耳廓。尽管经验丰富的外科医生可以挽救困难的继发性耳廓结构，但即使在专家手中，继发性病例仍不太可能与原发性病例一样好。由于医生无法对患者进行练习，因此他们应在实施耳部手术之前进行实践培训。

第一步

Brent 使用蔬菜进行耳雕练习。作者使用一个马铃薯作为训练的第一步。马铃薯很便宜，而且很容易买到[50]。第一步训练中，使用亚克力二维模板和三维框架模型作为曲线练习的指导；使用的主要工具是 15 号手术刀和雕刻刀。外科医生从马铃薯块上雕刻出耳廓框架，就像雕塑一样。这是纯雕刻的练习，掌握和理解框架的三维结构（见图 7.32）。

第二步

一旦外科医生习惯用马铃薯雕刻支架，下一步就是胡萝卜支架。胡萝卜比马铃薯更结实和灵活，适合制作框架的各个部分，然后将它们组装在一起。外科医生可以创建基础支架、耳轮、对耳轮、耳屏和耳甲帽。Wilkes 开发的耳部模型可用作指导[9]。胡萝卜在内皮层有一条沿长轴的纵向纤维；它使外科医生得以练习雕刻耳轮部分。通过一点一点地修薄耳轮边缘部分，外科医生可以体验耳轮突然变得灵活的那一刻。耳轮练习的最佳部分是外层皮肤的内侧。表皮本身不是最好的部分，因为它有很多折痕，当你试图弯曲它时，它很容易在折痕处断裂。实践的最后一部分是像外科医生在临床病例中所做的那样，用 38G 双针不锈钢丝组装框架的每个部分（见图 7.33）。

第三步

最后一步是将肋软骨转变为耳廓支架。Wilkes 是第一个用牙科印模材料开发肋软骨模型的人[51]。作者修改了形状，创建了更精确的肋骨软骨模型[49]。使用肋骨软骨模型，外科医生可以以非常逼真的方式模拟框架制造。使用与临床环境完全相同的器械，外科医生对软骨框架进行雕刻、切割、组装和调整（见图 7.34）。

招风耳

背景

耳廓突出是头颈部区域最常见的先天性畸形，5% 的人受此影响。耳廓畸形对两性的影响相同，可能是单侧的或双侧的。在许多情况下，突出的耳部会导致外观异常。虽然听力可能正常，但个人可能会遭受同伴的嘲笑和自尊心的打击。

评估

评估患者进行耳成形术的第一步是确定耳部突出的解剖学原因。外耳突出的最常见原因是：①对耳轮发育不全或消失；②耳甲腔过度发育；③这两种特征的组合。

耳廓突出可能是更复杂的耳廓畸形的一个因素，例如环缩耳、Stahl 耳（第三耳轮脚）、巨耳或综合征性面部畸形。慢性中耳炎、外耳炎或头皮感染或痤疮等疾病必须在手术前得到很好的治疗。简单的手术伤口感染可导致威胁耳部的软骨炎。

耳成形术的目标

正如作者在小耳畸形部分所描述，耳廓不应该成为引起他人注意的解剖部位。突出的耳廓更容易引起注意。至于耳廓的形状，目标是恢复柔软、光滑、自然的耳廓。因此，外科医生必须选择简单、可靠且不易引起并发症的手术技术。外科医生必须巧妙地执行前部划痕技术，因为如果外科医生过度划痕，可能会产生尖锐的边缘和不自然、不光滑的耳廓。

手术时机

关于耳成形术的时机没有绝对的规则[92-94]。耳成形术可在儿童或成人中进行，但该手术在儿童中更为常见。通常建议在耳部发育接近完成的年龄（如5~7岁）进行手术，此时儿童的耳软骨足够稳定以进行矫正。此时，孩子可以配合他们的照顾，在他们社交发展的关键时刻避免与同伴嘲笑相关的社交和心理问题。几乎所有幼儿都需要全身麻醉才能进行手术。

手术技术

重点在于记住对称对于治疗突出的耳部至关重要，因为不对称更容易引起注意。单侧情况可能更难以实现对称。作为耳成形术基本目标的一部分，McDowell 描述了颅骨到耳轮的正常距离：耳轮的上 1/3，10~12mm；中间 1/3，16~18mm；耳垂，距乳突 20~22mm[95]。每个病例都有不同的畸形组合；因此，外科医生也必须结合手术选择。外科医生应该努力矫正每个耳部的特定问题区域，而不是遵循单一方案。如果耳部上 1/3 由于没有或较弱的对耳轮而突出，则必须形成对耳轮。如果中间 1/3 太突出，则必须通过软骨切除或缝合固定使外耳凹陷。最后，如果耳垂突出，外科医生应切除或复位耳轮尾的软骨尾部和 / 或切除耳垂后皮肤[96]。

1. 重建对耳轮折叠

耳舟 - 耳甲缝合

Mustardé[70,71] 通过在不使用任何软骨切口的情况下将永久性褥式缝合线插入软骨创建了对耳轮。该技术特别适用于幼儿的软耳软骨（图 7.56），但也可应用于成人患者（图 7.57）。

前软骨改变

Chongchet[97] 在耳舟前部软骨表面划开数个切口，使之卷拢汇合成对耳轮。Chongchet 使用刀片在直视下完成上述操作，而 Stenstrom[98] 则用短齿锉于耳轮尾端背侧刺入，在盲视下划开对耳轮，能收到同样效果。

切除恢复对耳轮皱褶

Luckett[99] 通过切除新月状的前皮肤和软骨恢复了对耳轮褶皱。随后的大部分报告都集中在创造更平滑的对耳轮上，而不是 Luckett 尖锐的软骨断裂技术。

2. 重塑耳甲

Dieffenbach[16] 于 1845 年首次尝试耳整形。这包括切除颅耳沟处皮肤，将耳甲与乳突骨膜缝合。除了缩小颅耳沟，Ely[17] 和其他作者还将一条耳甲壁一并切除，这是 Morestin 所做的贡献。这种将耳甲重新拉乳突骨膜的古老的手术方法多年来一直被采用。也可切除一块对耳轮体部下方的耳甲软骨，以此矫正宽大之耳甲。

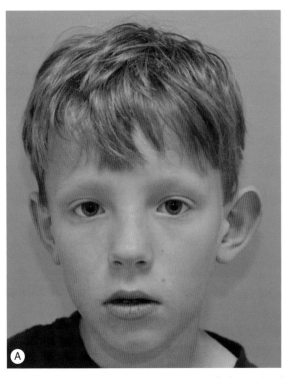
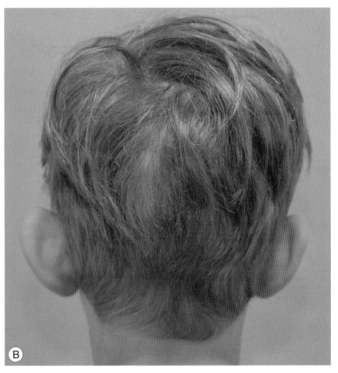

图 7.56　耳廓单侧突出。（A）术前正面视图。（B）术前后视图

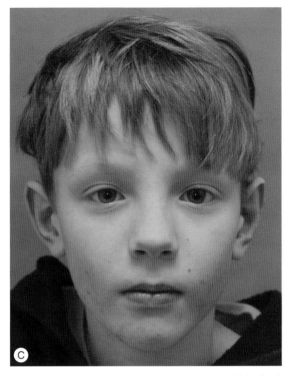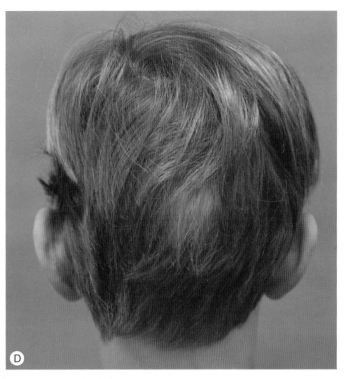

图 7.56（续）（C）术后正面视图。（D）术后后视图

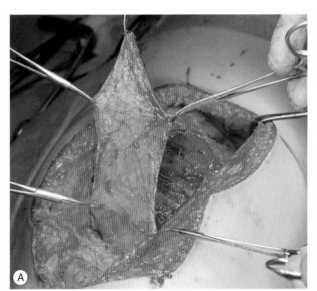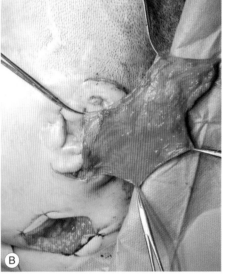

图 7.57 游离前锯肌筋膜瓣。（A）筋膜瓣抬高。（B）筋膜瓣用于覆盖耳廓后半部分。血管蒂与颈部血管吻合

未来展望

作为同种异体面部移植的一部分，复合耳廓同种异体移植可能在不久的将来成为一种选择。组织工程 - 自体弹性软骨已经取得进展[90-101,104]，但被覆皮肤缺陷的问题还没有完全解决。

人造皮瓣不如天然皮薄；目前只有硬软骨可用于耳廓塑形。当耳软骨和薄皮再生同时实现时，人们将看到耳廓重建的新时代。

参考文献

1. Tolleth H. Concepts for the plastic surgeon from art and sculpture. *Clin Plast Surg.* 1987;14(4):585–598.

2. Tanzer RC. Congenital deformities of the auricle. In: Converse JM, ed. *Reconstructive Plastic Surgery.* Philadelphia: W.B. Saunders Company; 1964:1073.

3. Nagata S. The modification stages involved in the total reconstruction of the auricle: part I. The modification in the grafting of the 3D costal cartilage framework (3D frame) for the lobule type microtia. *Plast Reconstr Surg.* 1994;93:221–230.

4. Nagata S. The modification stages involved in the total reconstruction of the auricle: part II. The modification in the grafting of the 3D costal cartilage framework (3D frame) for the concha type microtia. *Plast Reconstr Surg.* 1994;93:231–242.

5. Nagata S. The modification stages involved in the total reconstruction of the auricle: part III. The modification in the grafting of the 3D costal cartilage framework (3D frame) for the small concha type microtia. *Plast Reconstr Surg.* 1994;93:243–253.

6. Brent BD. Reconstruction of the ear. In: Neligan PC, ed. *Plastic Surgery.* 3rd ed. Philadelphia: Elsevier Saunders; 2013:187.

7. Dellon AL, Claybaugh GJ, Hoopes JE. Hemipalatal palsy and microtia. *Ann Plast Surg.* 1983;10(6):475–479.

8. Luquetti DV, Heike CL, Hing AV, Cunningham ML, Cox TC. Microtia: epidemiology and genetics. *Am J Med Genet A.* 2012;158:124.

9. Wilkes GH, Wong JW, Guilfoyle R. Microtia reconstruction. *Plast Reconstr Surg.* 2014;134(3):464e–479e.

10. Jahrsdoerfer RA, Yeakley JW, Aguilar EA, Cole RR, Gray LC. Grading system for the selection of patients with congenital aural atresia. *Am J Otol.* 1992;13(1):6–12.

11. Roman S, Nicollas R, Triglia JM. Practice guidelines for bone anchored hearing aids in children. *Eur Ann Otorhinolaryngol Head Neck Dis.* 2011;128:253–258.

12. de Wolf MJ, Hol MK, Mylanus EA, Snik AF, Cremers CW. Benefit and quality of life after bone-anchored hearing aid fitting in children with unilateral or bilateral hearing impairment. *Arch Otolaryngol Head Neck Surg.* 2011;137:130.

13. Kunst SJ, Hol MK, Mylanus EA, Leijendeckers JM, Snik AF, Cremers CW. Subjective benefit after BAHA system application in patients with congenital unilateral conductive hearing impairment. *Otol Neurotol.* 2008;29:353–358.

14. Kunst SJ, Leijendeckers JM, Mylanus EA, Hol MK, Snik AF, Cremers CW. Bone-anchored hearing aid system application for unilateral congenital conductive hearing impairment: audiometric results. *Otol Neurotol.* 2008;29:2–7.

15. Tagliacozzi G. *De Curtorum Chirugia per Institionem.* Bindoni; 1597.

16. Dieffenbach JF. *Die Operative Chirurgie.* Leipzig: F.A. Brockhaus; 1845.

17. Ely ET. An operation for prominence of the auricles. *Arch Otolaryngol.* 1881;10:97.

18. Gillies H. *Plastic Surgery of the Face.* London: H. Frowde, Hodder & Stoughton; 1920.

19. Gillies R. Reconstruction of the external ear with special reference to the use of maternal ear cartilage as the supporting structure. *Rev Chir Structive.* 1937;7:169.

20. Peer LA. Reconstruction of the auricle with diced cartilage grafts in a vitalium ear mold. *Plast Reconstr Surg.* 1948;3:653.

21. Steffensen WH. Comments on reconstruction of the external ear. *Plast Reconstr Surg.* 1955;16:194.

22. Tanzer RC. Total reconstruction of the external ear. *Plast Reconstr Surg.* 1959;23:1.

23. Brent B. *Artistry of Reconstructive Surgery: Selected Classic Case Studies*: Limited ed. St. Louis: Mosby; 1987.

24. Cronin TD. Use of a silastic frame for total and subtotal reconstruction of the external ear: preliminary report. *Plast Reconstr Surg.* 1966;37(5):399–405.

25. Reinisch JF, Lewin S. Ear reconstruction using a porous polyethylene framework and temporoparietal fascia flap. *Facial Plast Surg.* 2009;25:181S.

26. Brent B, Byrd HS. Secondary ear reconstruction with cartilage graft covered by axial, random, and free flaps of temporoparietal fascia. *Plast Reconstr Surg.* 1983;72:141.

27. Yamada A, Imai K, Nomachi T, Fujimoto T, Morimoto K. Total reconstruction of the burned auricle. *Burns.* 2007;33:112–120.

28. Beahm EK, Walton RL. Auricular reconstruction for microtia: part I. Anatomy, embryology, and clinical evaluation. *Plast Reconstr Surg.* 2002;109:2473–2482, quiz following 2482.

29. Walton RL, Beahm EK. Auricular reconstruction for microtia: part II. Surgical techniques. *Plast Reconstr Surg.* 2002;110:234–249, quiz 250.

30. Edgerton MT, Bacchetta CA. Principles in the use and salvage of implants in ear reconstruction. In: Tanzer RC, Edgerton MT, eds. *Symposium on Reconstruction of the Auricle.* St. Louis: Mosby; 1974:58.

31. Nagata S. Auricular reconstruction: Congenital defects nzer RC, Ed. In: Guyuron B, Eriksson E, Persing JA, et al., eds. *Plastic Surgery: Indications and Practice.* London: Elsevier; 2008.

32. Yamada A, Ueda K, Yorozuya-Shibasaki R. External ear reconstruction in hemifacial microsomia. *J Craniofac Surg.* 2009;20(suppl):1787–1793.

33. Yamada A. Anthropometric study of ear position and its clinical application to the total external ear reconstruction. *Bull Osaka Med Coll.* 2009;55(2):81–89.

34. Tolleth H. Artistic anatomy, dimensons, and proportions of the external ear. *Clin Plast Surg.* 1978;5(3):337.

35. Yamada A, Nagata S *Preoperative planning, infra- and postoperative confirmation of the proper anatomical location for auricular reconstruction.* International Confederation of Plastic, Reconstructive, and Aesthetic Surgery. San Francisco, CA, USA; July 1999.

36. Harada T, Yamada A, Sato A, Tomita I. Analysis of the Characteristics of External Ears' Curves and the Development of the Templates. *The Bulletin of JSSD.* 2011;57(5):21–26. [in Japanese].

37. Yamada A, Ueda K, Harada T. Aesthetic curve analysis of the normal auricle: development of normal ear templates and its clinical application for total auricular reconstruction. *Jpn J Plast Surg.* 2011;54(3):251–259. [in Japanese].

38. Tanzer RC. Total reconstruction of the auricle. The evolution of a plan of treatment. *Plast Reconstr Surg.* 1971;47:523.

39. Tolleth H. Artistic anatomy, dimensions, and proportions of the external ear. *Clin Plast Surg.* 1978;5(3):337–545.

40. Kim SY, Choi JW, Choi BY, Koo JW. Atlantoaxial rotary subluxation after tympanoplasty. *Otol Neurotol.* 2011;32(7):1108–3210.

41. Masson JK. A simple island flap for reconstruction of concha-helix defects. *Br J Plast Surg.* 1972;25(4):399–403.

42. Firmin F. Ear reconstruction in cases of typical microtia. Personal experience based on 352 microtic ear corrections. *Scand J Plast Reconstr Surg Hand Surg.* 1998;32(1):35–47.

43. Frenzel H, Wollenberg B, Steffen A, Nitsch SM. *In vivo* perfusion analysis of normal and dysplastic ears and its implication on total auricular reconstruction. *J Plast Reconstr Aesthet Surg.* 2008;61(suppl 1):S2108.

44. Ishikura N, Kawakami S, Yoshida J, Shimada K. Vascular supply of the subcutaneous pedicle of Nagatation. *Br J Plast Surg.* 2004;57: 780.

45. Firmin F. State-of-the-art autogenous ear reconstruction in cases of microtia. *Adv Otorhinolaryngol.* 2010;68:25.

46. Kawanabe Y, Nagata S. A new method of costal cartilage harvest for total auricular reconstruction: part II. Evaluation and analysis of the regenerated costal cartilage. *Plast Reconstr Surg.* 2007;119(1):308–315.

47. Wallace CG, Mao HY, Wang CJ, et al. Three-dimensional computed tomography reveals different donor-site deformities in adult and growing microtia patients despite total subperichondrial costal cartilage harvest and donor-site reconstruction. *Plast Reconstr Surg.* 2014;133(3):640–651.

48. Wilkes GH. Learning to perform ear reconstruction. *Facial Plast Surg.* 2009;25:158–163.

49. Yamada A, Imai K, Fujimoto T, et al. New training method of creating ear framework by using precise copy of costal cartilage. *J Craniofac Surg.* 2009;20(3):899–902.

50. Vadodaria S, Mowatt D, Giblin V, Gault D. Mastering ear cartilage sculpture: the vegetarian option. *Plast Reconstr Surg.* 2005;116: 2043–2044.

51. Wilkes G, Guilfoyle R. *Ear Carving Workshop.* iTunesU (mobile app available at itunes.apple.com).

52. Chen Z. *Microtia ZC Model Cartilage Training Set.* Available at: http://www.youtube.com/watch?v=r7Lgn9QaX2c.

53. Nagata S. Modification of the stages in total reconstruction of the auricle: part IV. Ear elevation for the constructed auricle. *Plast Reconstr Surg.* 1994;93(2):254–966, discussion 267–6;8.

54. Ulrich D, Fuchs P, Bozkurt A, Pallua N. Free serratus anterior fascia flap for reconstruction of hand and finger defects. *Arch Orthop Trauma Surg.* 2010;130(2):217–222.

55. Beer GM, Manestar A, Manestar M. The interpectoral fascia flap. *Clin Anat.* 2008;21(6):465–470.

56. Fotopoulos P, Holmer P, Leicht P, Elberg JJ. Dorsal hand coverage with free serratus fascia flap. *J Reconstr Microsurg.* 2003;19(8): 555–559.

57. Oyama A, Sasaki S, William M, Funayama E, Yamamoto Y. Salvage of cartilage framework exposure in microtia reconstruction using a mastoid fascial flap. *J Plast Reconstr Aesthet Surg.* 2008;61(suppl 1):S110–S113.

58. Chen Z, Zhang W, Huang J, Ren J, Zhu Y. Exceedingly expanded retroauricular flaps for microtia reconstruction. *J Plast Reconstr Aesthet Surg.* 2011;64:1448–1453.

59. Kim YS. A new skin flap method for total auricular reconstruction: extended scalp skin flap in continuity with post auricular skin flap and isolated conchal flap: four skin flaps and temporoparietal fascia flap. *Ann Plast Surg.* 2011;67:367–371.

60. Park C, Mun HY. Use of an expanded temporoparietal fascial flap technique for total auricular reconstruction. *Plast Reconstr Surg*. 2006;118:374–382.

61. Jing C, Hong-Xing Z. Partial necrosis of expanding postauricular flaps during auricle reconstruction: risk factors and effective management. *Plast Reconstr Surg*. 2007;119:1759–1766.

62. Jinguang Z, Leren H, Hongxing Z. Prevention and treatment of rupture and infection in expanded flaps during auricular reconstruction. *J Craniofac Surg*. 2010;21:1622–1625.

63. Long X, Yu N, Huang J, Wang X. Complication rate of autologous cartilage microtia reconstruction: a systematic review. *Plast Reconstr Surg Glob Open*. 2013;1(7):e57.

64. Yano T, Okazaki M, Yamaguchi K, Akita K. Anatomy of the middle temporal vein: implications for skull-base and craniofacial reconstruction using free flaps. *Plast Reconstr Surg*. 2014;134(1):92e–101e.

65. Tanzer RC. The constricted (cup or lop) ear. *Plast Reconstr Surg*. 1975;55:406.

66. Musgrave RH. A variation on the correction of the congenital lop ear. *Plast Reconstr Surg*. 1966;37:394.

67. Kon M, van Wijk MP. T-bar reconstruction of constricted ears and a new classification. *J Plast Reconstr Aesthet Surg*. 2014;67(3):358–361.

68. Park C. A new corrective method for the Tanzer's group IIB constricted ear: helical expansion using a free-floating costal cartilage. *Plast Reconstr Surg*. 2009;123(4):1209–1219.

69. Grotting JK. Otoplasty for congenital cupped and prominent ears using a post auricular flap. *Plast Reconstr Surg*. 1958;22:164.

70. Mustardé JC. The correction of prominent ears using simple mattress sutures. *Br J Plast Surg*. 1963;16:170–178.

71. Mustardé JC. The treatment of prominent ears by buried mattress sutures: a ten-year survey. *Plast Reconstr Surg*. 1967;39:382.

72. Nagata S. Alternative surgical methods of treatment for the constricted ear. *Clin Plast Surg*. 2002;29(2):301–315.

73. Matsuo K, Hayashi R, Kiyono M, Hirose T, Netsu Y. Nonsurgical correction of congenital auricular deformities. *Clin Plast Surg*. 1990;17(2):383–395.

74. Matsuo K, Hirose T, Tomono T, et al. Nonsurgical correction of congenital auricular deformities in the early neonate: a preliminary report. *Plast Reconstr Surg*. 1984;73(1):38–51.

75. Doft MA, Goodkind AB, Diamond S, et al. The newborn butterfly project: a shortened treatment protocol for ear molding. *Plast Reconstr Surg*. 2015;135(3):577e–583e.

76. Park C. Upper auricular adhesion malformation: definition, classification, and treatment. *Plast Reconstr Surg*. 2009;123(4):1302–1312.

77. Binder Das Morel'sche Ohr. Eine psychiatrich-anthropologische Studie. *Arch Psychiatr*. 1889;20:514.

78. Kaplan H, Hudson D. A novel surgical method of repair for Stahl's ear: a case report and review of current treatment modalities. *Plast Reconstr Surg*. 1999;103:566–569.

79. Ono I, Gunji H, Tateshita T. An operation for Stahl's ear. *Br J Plast Surg*. 1996;49(8):564–567.

80. Sugino H, Tsuzuki K, Bandoh Y, et al. Surgical correction of Stahl's ear using the cartilage turnover and rotation method. *Plast Reconstr Surg*. 1989;83:160–164.

81. Yamada A. Cosmetic surgery of the ear. In: Pu LLQ, Chen Y-R, Li Q-F, eds. *Special Considerations in Cosmetic Surgery of the Asian Ear: Aesthetic Plastic Surgery in Asians: Principles and Techniques*. Boca Raton: CRC Press; 2015.

82. Bastidas N, Jacobs JM, Thorne CH. Ear lobule reconstruction using nasal septal cartilage. *Plast Reconstr Surg*. 2013;131(4):760–762.

83. Brent B. Earlobe construction with an auriculo-mastoid flap. *Plast Reconstr Surg*. 1976;57:3892.

84. Yotsuyanagi T. Earlobe reconstruction using a chondrocutaneous flap. *Plast Reconstr Surg*. 1994;94:1073–1078.

85. Mladick RA. Pocket principle: a new technique for reattachment of a severed ear part. *Plast Reconstr Surg*. 1971;48:219.

86. Yamada A, Ueda K. Total auricular reconstruction after traumatic total amputation of the auricle. *J Craniofac Surg*. 2012;23(3):e241–e246.

87. Antia NH, Buch VI. Chondrocutaneous advancement flap for the marginal defect of the ear. *Plast Reconstr Surg*. 1967;39(5):472–477.

88. Sinno S, Chang JB, Thorne CH. Precision in otoplasty: combining reduction otoplasty with traditional otoplasty. *Plast Reconstr Surg*. 2015;135(5):1342–1348.

89. Converse JM. Traumatic deformities of the auricle. In: Kazanjian VH, Converse JM, eds. *Surgical Treatment of Facial Injuries*. 3rd ed. Baltimore: The Williams & Wilkins Company; 1974.

90. Pearl RA, Sabbagh W. Reconstruction following traumatic partial amputation of the ear. *Plast Reconstr Surg*. 2011;127(2):621–629.

91. Janis JE, Rohrich RJ, Gutowski KA. Otoplasty. *Plast Reconstr Surg*. 2005;115:60e–72e.

92. Gosain AK, Kumar A, Huang G. Prominent ears in children younger than 4 years of age: what is the appropriate timing for otoplasty? *Plast Reconstr Surg*. 2004;114:1042.

93. McDowell AJ. Goals in otoplasty for protruding ears. *Plast Reconstr Surg*. 1968;41:17.

94. Webster GV. The tail of the helix as a key to otoplasty. *Plast Reconstr Surg*. 1969;44(5):455–461.

95. Chongchet V. A method of antihelix reconstruction. *Br J Plast Surg*. 1963;16:268–272.

96. Stenstroem SJ. A "natural" technique for correction of congenitally prominent ears. *Plast Reconstr Surg*. 1963;32:509–518.

97. Luckett WH. A new operation for prominent ears based on the anatomy of the deformity. *Surg Gynec Obst*. 1910;10:635–637.

98. Morestin H. De la reposition et du plissement cosmétiques du pavillion de l'oreille. *Rev Orthop*. 1903;14:289.

99. Yanaga H, Imai K, Fujimoto T, Yanaga K. Generating ears from cultured autologous auricular chondrocytes by using two-stage implantation in treatment of microtia. *Plast Reconstr Surg*. 2009;124:817–825.

100. Nayyer L, Patel K, Esmaeili A, et al. Tissue engineering: revolution and challenge in auricular cartilage reconstruction. *Plast Reconstr Surg*. 2012;129:1123–1137.

101. Bichara D, O'Sullivan N, Pomerantseva I, et al. The tissue engineered auricle: past, present, and future. *Tissue Eng Part B Rev*. 2012;18:51–61.

102. Yamada A, Ueda K, Bruce D, Salyer K. Craniofacial surgery: diagnosis and treatment. *PEPARS*. 2011;56:9–31. [in Japanese].

103. Yamada A, Ueda K, Harada T. Surgical techniques in microtia reconstruction. *PEPARS*. 2012;63:77–94. [in Japanese].

104. Liao HT, Zheng R, Liu W, Zhang WJ, Cao Y, Zhou G. Prefabricated, ear-shaped cartilage tissue engineering by scaffold-free porcine chondrocyte membrane. *Plast Reconstr Surg*. 2015;135(2):313e–321e.

105. Yanai A, Tange I, Bandoh Y, et al. Our method of correcting cryptotia. *Plast Reconstr Surg*. 1988;82(6):965–972.

第8章

获得性颅面部骨缺损

Blake D. Murphy, Craig Rowin, and S. Anthony Wolfe

概要

- 获得性颅骨及面部骨缺损的治疗应当首先进行完善的体格检查,其次是影像学检查。
- 切口入路应当充分暴露整个缺损。
- 手术治疗应当遵循骨膜下暴露的 Tessier 原则,正确使用自体骨移植以及坚固固定。
- 尽量避免使用异体材料。
- 获得性骨缺损的远期重建可能需要将缺损处截骨后复位。
- 有关面部骨折的其他详细信息见第一篇第 3 章 "面部损伤"。
- 有关下颌和上颌重建的其他详细信息见第二篇第 10.1 章 "中面部重建:导论"和第 11 章 "口腔、舌及下颌重建"。

- 仅使用新鲜的自体移植骨,可从肋骨、髂骨前后、胫骨和颅骨获取[11,12]。颅颌面部重建尽量不用骨替代物,无论是异体材料还是尸骨[13]。
- 如果一个结构完全缺失,可在原来位置进行重建,或重建后移至合适的位置。
- 颅腔与中面部间的区域曾被认为是禁区,如今只要适当注意,也可以安全跨越。在一个颅颌面手术团队中,与整形医生以及神经外科医生经常地合作可降低经颅入路相关手术的风险。
- 和先天性颅颌面畸形的治疗一样,团队中的其他成员如眼科医生及正畸医生同样应当参与到获得性颅面部骨缺损的治疗当中来。

简介

获得性颅面部骨缺损可由多种原因造成,如创伤、感染、肿瘤切除手术或放疗。随着颅颌面外科专业的发展,手术治疗获得性颅面部骨缺损的方法在过去 30 年间发生了显著的变化。颅颌面外科几乎完全是在 Paul Tessier 的工作基础上发展起来的,基于对先天性畸形如 Crouzon 病[1]、Apert 综合征[2]、Treacher Collins-Franceschetti 综合征、垂直向眶异位及眶距过宽等[3-8]的治疗经验,他革新了颌面部骨骼手术技术。Tessier 总结的面部骨骼手术基本原则如下[9]:

要点

- 通过冠状切口、下睑或口内切口充分在骨膜下剥离暴露术区。
- 在复位移位骨块时结合坚固固定技术及自体骨移植以获得稳定的重建[10]。应避免掩饰性的遮盖植骨,因其无法从三维方向上修复缺损。

基础科学 / 疾病进程

入路

暴露面部骨骼的入路主要有冠状切口、下睑切口以及口内切口。下文将详细介绍这些切口的正确技巧。关于颅面骨骼手术方法的更多细节可见其他章节[14]。此外,对颅面解剖学的全面了解是必不可少的,本卷第一部分第 1 章 "头颈部解剖"中有详细介绍。

冠状切口

冠状切口应当位于发际线后方 3cm 处,接近颅顶。切口的端点位于耳轮脚前上方,可向外眦方向缩进 8~10mm,以使冠状瓣可充分向前掀起。紧邻或沿着发际线的切口可能会很明显,位于秃发区的瘢痕将很难或不可能去除。在骨膜上层次进行分离至眶上嵴后,行骨膜下分离,分离颞浅筋膜暴露颞深筋膜,在此层面上可到达颧弓及颧骨。颞肌应自颅骨分离单独翻起,在关闭伤口时应缝合在眶外侧缘、颞前线以及冠状切口的后部。在关闭伤口时也应悬吊颞浅筋膜。以恰当张力缝合颞肌后,穿过颞肌筋膜将外眦悬吊至正确的位置(图 8.1)。

　　一旦使用冠状切口,后续的手术都应沿原切口进入。否则,多个切口会给头皮增加难以修整的瘢痕。另外,以前描述的沿额部延长的半冠状切口已经过时,不应在现代颅颌面外科手术中继续使用。

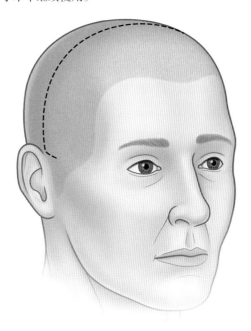

图 8.1　冠状切口

下睑切口

　　经结膜或下睑皮肤的切口可到达下睑、眶下缘以及眶底。使用皮肤切口时,应当将切口置于睑板水平以下,避免过度接近睑下区域,以防造成术后下睑外翻[15、16]。

口内切口

　　做上颊前庭沟切口时应当留有充足的黏膜袖口,以保证伤口关闭。在分离时应保护眶下神经以及颊脂垫。通过下颊前庭沟切口基本可以暴露整个下颌骨,包括乙状切迹、喙突下 1cm 以及髁突[17]。

移植骨

　　保证面部骨骼复位及重建成功的要诀在于保证骨块自由移动以及使用新鲜的自体移植骨。颅骨是首选的供骨源,具有易于获取,且距术区近的优点。

　　对于右利手的患者,最好选择右侧顶骨区域作为供区[18]。当需求骨量较大时,前至冠状缝,后至枕骨区皆可作为取骨范围;随着需求增加,对侧顶骨也可作为取骨区。取骨范围应当较缺损范围稍大。将取下的颅骨沿板障间隙劈开,即获得相同大小的两块骨块,板障内侧骨板可被其中的一块骨块替代。根据使用的锯片厚度不同,骨块之间会出现一条数毫米的缺损,可使用碎骨屑、细小骨片及骨粉进行填塞后以颅骨膜瓣覆盖[19]。根据缺损形态修整骨块(图 8.2)。为获得健康的骨接触,可适当用球钻调整缺损边缘。推荐使用钢丝结扎固定,因其费用低廉,且易于使用。

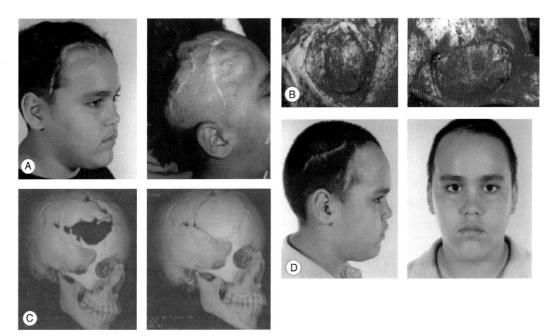

图 8.2　这名 12 岁男孩因在古巴遭遇机动车事故造成右侧额部开放性骨折。可见原撕裂伤瘢痕于发际正中附近沿发际延伸至右侧鬓角上。之后接受的一次神经外科手术采用的沿右侧发际线靠前的入路,而另一次手术则使用了靠后的冠状切口入路(A,B)。在此前一次修复颅骨缺损的手术使用了异体修复材料,但由于感染而被移除。颅骨缺损重建使用了前发际入路并向左侧延伸,与左侧靠后的冠状入路切口相连。于左侧顶部取骨,取骨范围稍大于右侧额骨缺损范围,于体外沿板障间隙将骨块劈为两份,精细修整外板,固定于缺损处。内板则置于供区(C,D)。

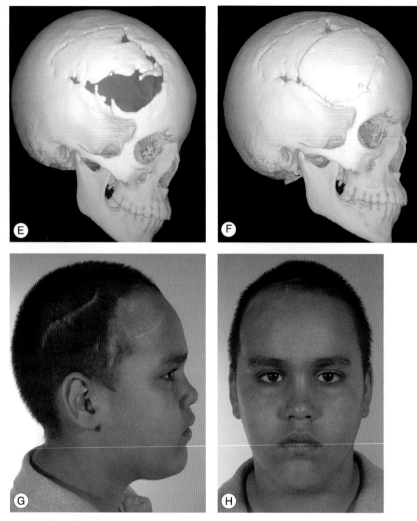

图 8.2（续）（E，F）术后 CT 扫描重建显示颅骨缺损得到颅骨外板的精确重建。（G，H）伤口顺利愈合。在该病例中可得到两个重要的教训：首先，使用靠后的冠状切口入路并在后续的所有治疗中使用这个切口；其次，尽可能使用自体颅骨移植来进行颅骨缺损的重建

如果不能使用颅骨，可首选髂骨，最后考虑肋骨。髂骨皮质较薄，且松质骨具有较强的可塑性，是眶底重建的优良供骨源。在对松质骨需求量较大时，髂骨是较理想的选择，例如充填额窦（图 8.3）。当其他供区无法使用或不可取时，通常使用肋骨。当轮廓不规则不太明显时，肋骨最适合于有头发的头皮区域。

软组织覆盖

进行成功游离骨移植的关键在于移植骨能与移植骨床以及移植骨表面软组织充分接触并获得充足的血供。这就意味着术中应当对移植骨床严格止血，并保证术后引流通畅。在软组织量不足的情况，如既往放疗史或创伤同期修复的病例中，充分软组织覆盖是植骨的先决条件。这包括在计划的自体颅骨成形术下填充无效腔（图 8.4）。通过充分显露术区、获取充分的自体移植骨、使用坚固内固定技术可保证颌面部骨缺损畸形重建顺利进行。

治疗 / 手术技术

特定缺损的治疗

获得性颅颌面骨骼缺损可分为两组：骨折移位造成的缺损和组织缺失造成的缺损。下文将讨论颅颌面不同部位的骨骼缺损及其治疗。

颅骨

2 岁以上的患者，当缺损厚度超过颅骨的一半时，需要进行修复。2 岁以下的患者，其缺损可随生长发育自行愈合，无需治疗。自体颅骨的骨质量较好，且与术区接近，是颅骨缺损重建的最佳选择（图 8.2、图 8.4、图 8.5）[20,21]。作者认为，可进行体外劈开颅骨成功获取自体移植骨的最小年龄可达 3~4 岁。使用劈开肋骨的方法同样可以获得较好的结果（图 8.6）。肋骨移植可以用于 4~5 岁的患者，取决于缺损的范围。

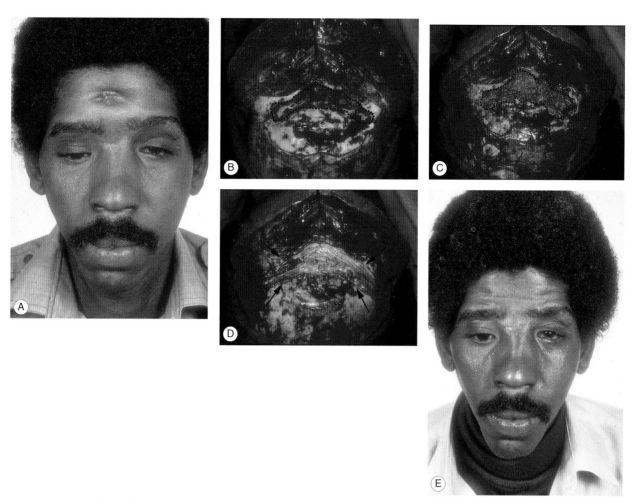

图 8.3 这名 25 岁男性在其他地方接受额眶骨折治疗后出现了慢性引流瘘,与额窦黏液囊肿相通(A)。瘘管已经存在数年。皮肤轨迹被横向切除并通过大额窦中的冠状切口暴露,几乎从外侧眶缘延伸到外侧眶缘。用小骨钻、锋利的骨膜升降器和小刮匙(B,C)小心去除所有黏膜(标记区域)。然后用新鲜的自体髂骨松质骨(D)填充整个窦腔(标记区域)并用骨膜瓣(箭头)覆盖。伤口没有困难地愈合,患者术后 5 年(E)未接受任何进一步的手术。即便对于本图所示的慢性感染病例,新鲜松质骨也是用于封闭额窦的最佳材料

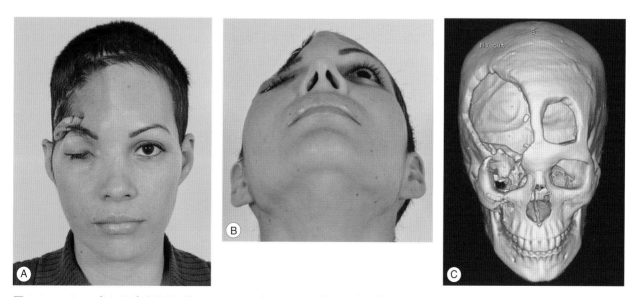

图 8.4 一名 28 岁女性遭受枪伤,导致右眼、右额部和眶上区丧失。患者在其他机构接受了清创术和颅骨切除术、右眼眶切除术和额窦闭塞术的治疗。接入 Penrose 引流管的患者表现(A,B,C)

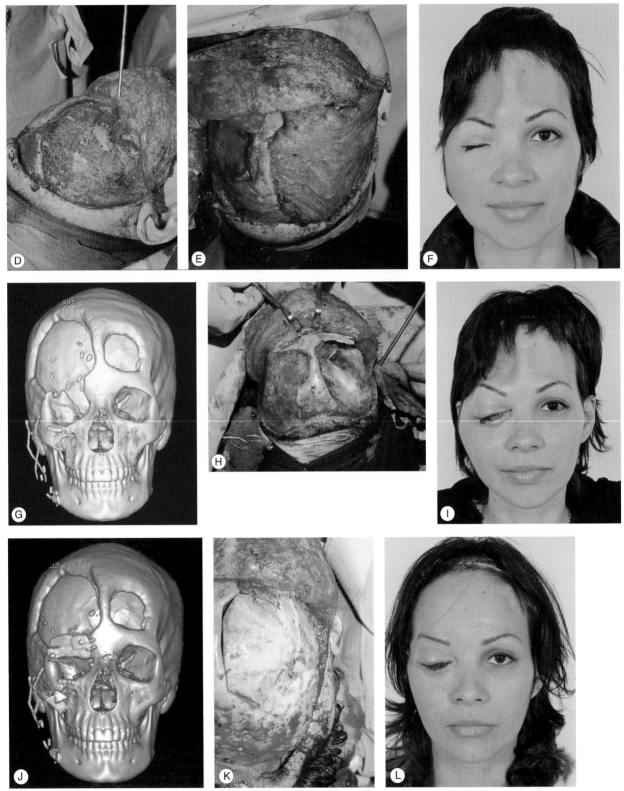

图8.4(续) 患者接受了切除引流瘘管、硬脑膜补片（D），并利用游离背阔肌肌皮瓣封闭无效腔（E）。术后照片和 CT 扫描
（F,G）。随后,采用髂骨移植物（H）进行了右侧眶上区的重建,效果可见术后照片（I）和 CT 扫描（J）。随后,患者接受了分
期自体颅骨成形术,使用劈开的颅骨进行移植（K）,随后使用隐藏在头发头皮下的供区的肋骨移植。术后照片（L）和 CT 扫描
（M）

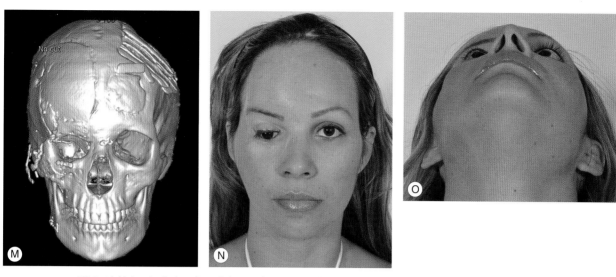

图 8.4（续） 当前的临床照片（N, O），软组织修复计划在其眼部假体周围的右侧眶周区域进行

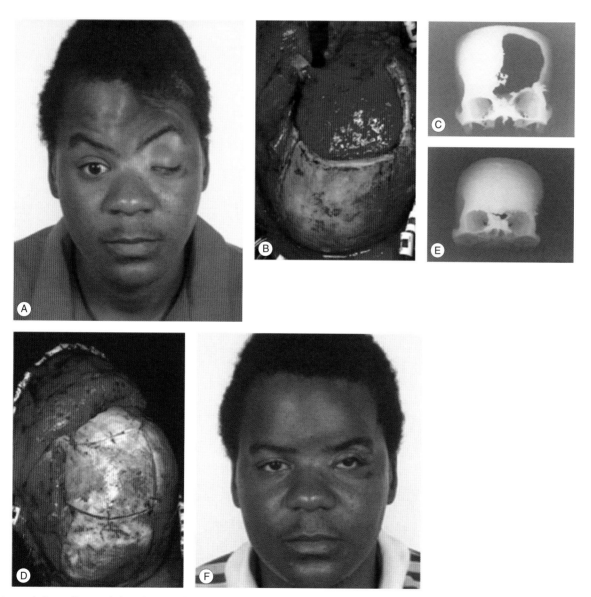

图 8.5 这名 23 岁男性遭受枪击，子弹自右侧额部穿过。广泛清创后表现为左侧额骨、眶上区及眶顶缺损（A, D, E）。他接受了单层颅骨移植修复术（B, C），重建了眶顶、眶上缘，通过重新悬吊上睑提肌至睑板矫正了上睑下垂（F）

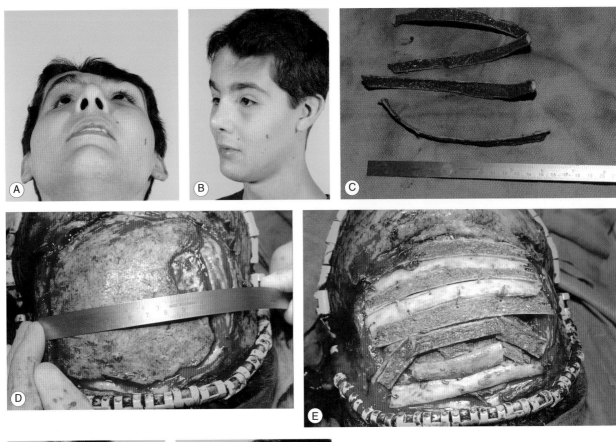

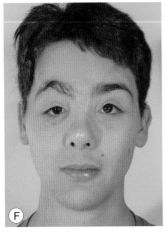

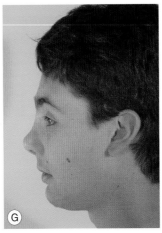

图8.6 这名22岁男性因车祸造成颅、面部多发骨折。患者因硬膜外血肿接受了开颅减压术，术后形成了额后部的黏液囊肿，需要移除感染的额骨瓣（A,B）。6个月后，使用单层肋骨移植重建了额部缺损（C~E）。术后8个月，缺损处的外形得到了改善（F,G）

　　儿童患者的缺损同期重建不应选择异体移植材料。在使用自体骨移植重建了颅骨缺损且所有重建工作已完成1年以后，一些小而不规则的表面缺损可用异体移植材料，如Norian、BoneSource或羟基磷灰石材料进行充填。对于成人，远离额窦的小型缺损也可以使用这类材料进行修复。

　　当缺损位于额窦附近，由于靠近鼻窦且感染风险较高，仅可使用自体移植骨进行重建[22]。在额窦附近累及颅骨全层的缺损，当额窦后壁完整且鼻额导管阻塞时，应当将窦腔进行充填（颅骨化），将窦腔内衬黏膜全部刮除后，使用自体松质骨填满窦腔（见图8.3）[23,24]。

鼻

　　该部位包括鼻骨、骨性鼻中隔及鼻中隔软骨以及上外侧软骨。骨折移位较小时，通常使用闭合复位及鼻夹板固定。粉碎性骨折则应当进行开放入路鼻整形术，且通常需要自体骨移植[25-28]。使用这一入路可轻易分离、获取鼻翼软骨，并将其移植覆盖在鼻骨移植骨块上。于鼻背凹陷处切开分离皮肤，形成隧道，植入移植骨块即可。通常移植骨无法进行坚固固定；因此应当使移植骨的背部平坦，以避免滑动。双侧鼻前庭切口同样可以提供合适的腔隙，以容纳移植骨，使其固定于鼻部正中。若术后移植骨出现移动,则可以在局麻下,使用经皮克氏针将其复位并固定,直至骨块稳固结合(图 8.7)。

如果需要延长鼻长度(>1cm)(如在 Binder 综合征[29]或创伤后挛缩短鼻畸形的情况下),仅游离皮肤所能获得的长度有限。内衬黏膜同样需要进行延长。Tessier 等曾报道通过剥离鼻骨下内衬黏膜至咽部延长了可观的长度,甚至适用于先天短鼻的情况[30]。此外,也可通过在鼻额部解剖游离内衬黏膜(和骨组织),类似 Le Fort Ⅲ 型截骨术中的方法来获得延长(图 8.8)[31]。

移植骨的下表面可能会暴露在鼻腔内,但不影响愈合,像 Le Fort Ⅲ 中多余的移植骨也会暴露在上颌窦中。这类治疗对于长期使用可卡因导致的挛缩短鼻畸形无效。因为这种情况下,内衬黏膜缺失或形成肉芽,甚至感染。在进行骨移植之前,应当从别处移植组织形成内衬,如鼻唇沟瓣、额瓣或颊前庭沟瓣等。另外,游离皮瓣(如桡侧前臂皮瓣)可用于严重缺陷的组织[32]。

鼻筛区

尽管从定义上,筛骨骨折包括了眶部的受累,但该区域的骨折还是经常被称为鼻眶筛骨折。因眶内侧壁的移位及鼻短缩可造成内眦距过宽,是此类骨折常见的临床表现。医生应当摒弃任何通过夹板保守治疗此类骨折的方法,因为这会将鼻根部向内推,加重挛缩短鼻畸形。除在面部有大型撕裂创口可保证视野的情况下,均宜使用冠状切口以保证术区充分暴露。在矫正由于内眦韧带附着的骨折块移位所造成的内眦距过宽时,无需剥离韧带附着,通过解剖复位骨折块,并行跨鼻内眦固定术即可[33,34]。

当内眦韧带附着被剥离时,必须行跨鼻内眦固定术。与矫正眶距过宽时一样,对眶内侧壁进行过矫正是有必要的。当眶内侧壁的组织缺损较大时,则应进行自体骨移植和内眦固定术。通常也应当对鼻背进行植骨,以避免骨折造成的短鼻挛缩畸形(图 8.9)。

在骨折移位并错位愈合后的二期重建往往更困难。在这种情况下,应当广泛剥离,通常包括冠状入路、下睑及颊前庭沟切口入路。找到移位骨块的边界进行截骨,并将其复位,使用钛板及钛钉进行固定[35]。鼻骨移植通常用于支撑鼻背,且软组织应当与周围的美学亚单位协调。

颧眶区(视频 8.1)

当急性单纯颧弓骨折无法通过经皮复位手法治疗时,应当进行开放式复位。使用冠状切口入路可到达这一区域,并对骨折进行复位和固定,必要时可在同一术区进行自体取骨植骨。

单纯眶底骨折在年龄较小的患者中更常见,与成年人相比,前者的眶下缘更具弹性(图 8.10)。受到撞击时,眶下缘的弹性使其弯曲并弹回原位,而较薄的眶底则因此骨折。此类损伤多伴有下直肌嵌顿、复视,需要在术中进行复位。

颧眶区骨折可有多种表现形式,取决致伤力的方向及大小。少数损伤可表现为非移位性颧骨骨折及眶底轻微挫伤。这种情况下,仅需要随访观察。但如果低估了眶底骨折的程度,则可能出现继发眼球内陷[36],但无需仅仅因为存在着骨折的可能性就进行手术。一些学者认为,应在眼球内陷畸形无法自行恢复时进行手术[37,38]。

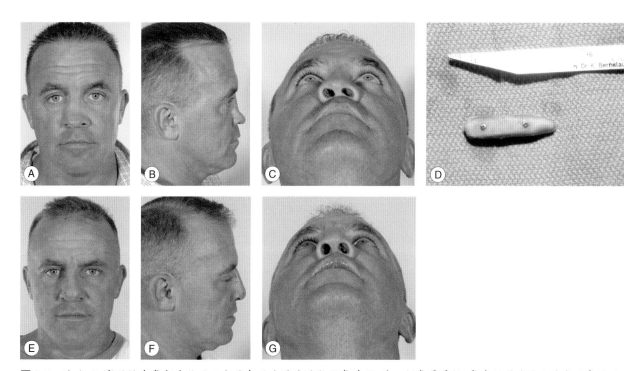

图 8.7　这名 42 岁男性在鼻部受伤后 2 个月表现为严重的鞍状鼻畸形,其双侧鼻骨骨折、鼻中隔严重偏曲造成了鼻呼吸困难(A~C)。颅骨移植重建鼻背塌陷(D),并进行了扩展移植、鼻小柱支撑延长术及鼻中隔修整术。术后 1 个月照片显示其鼻部功能及美观均恢复(E~G)

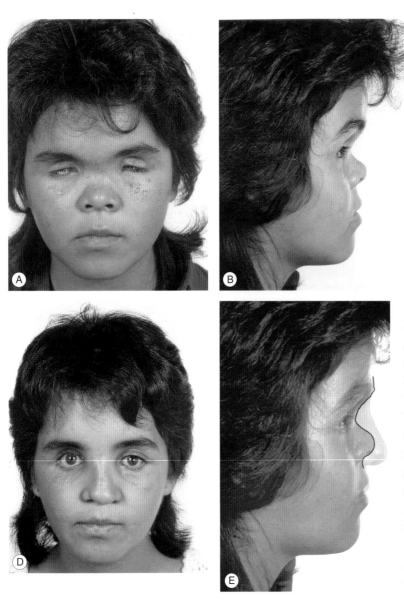

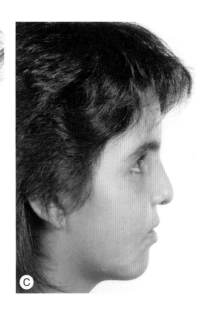

图8.8 这名17岁女性在南美遭遇车祸后，接受了某种头帽钢丝牵引复位颧骨的治疗。患者双侧眼球均受到严重损伤以致失明（A，B）。通过冠状切口、下睑下缘及口内入路，于眶腔及中面部骨膜下完全剥离并松解、复位所有移位骨块，进行自体髂骨及颅骨广泛移植及坚固固定。行短鼻延长术，在Le Fort Ⅲ水平松解挛缩的内衬黏膜，在形成的腔隙内移植髂骨形成鼻背，使用耳廓软骨形成鼻尖。同时，手术矫正了患者的Ⅲ类错𬌗畸形。患者在术后6个月的照片（C，D）中佩戴了义眼。通过计算机拟合患者的术前及术后侧貌，发现其鼻长度获得延长（E）

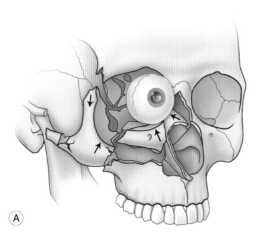

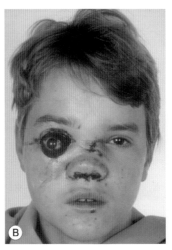

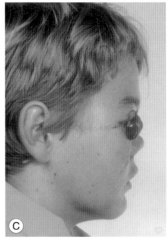

图8.9 这名住在海地的13岁男孩在骑自行车时被汽车上伸出的管子击中。患者在受伤2天后出现右眼球脱垂和视力丧失，尽管仍然存在一些眼外运动（A~C）。此外，还注意到右侧内直肌撕脱。存在右侧眼眶和鼻筛区骨折，以及右侧内眦距增宽（A）

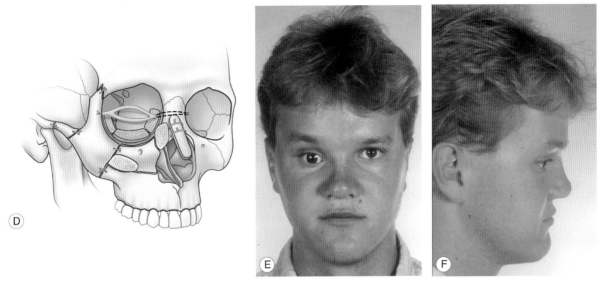

图 8.9（续）　治疗包括通过冠状、右下眼睑和上颊沟切口暴露骨折。减少骨折并放置钢丝接骨术。将右眼球更换到眶腔内需要在眶周做多个刻痕切口。将髂骨移植到鼻部、眶底、眶内壁和上颌骨前部，并通过眶内壁骨移植进行经鼻内侧角固定术（D）。在术后 5 年的照片中，患者右眼佩戴了义眼，并通过骨移植物（E,F）良好地保持了鼻部轮廓

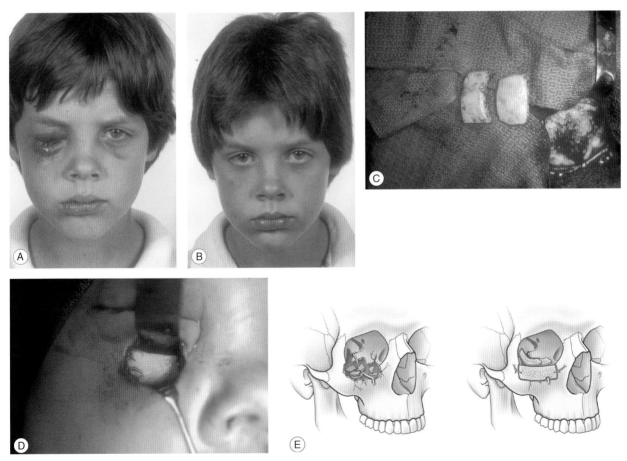

图 8.10　这名 9 岁男孩被马踢中面部。眼科检查显示眼睛本身没有损伤。眼睑有相当大的瘀斑和肿胀，即使如此，也存在一些眼球内陷（A）。眶下缘有明显的凹陷。CT 扫描显示眶下缘和前上颌骨粉碎，眶底有大的缺损。然而，颧骨没有以其他方式移位。治疗包括下眼睑切口，去除眶下缘的多个小碎骨碎片，探查眶底，从窦内取出眶内容物，以及在眶底和眶下缘 / 前上颌骨部放置颅骨移植物（C~E）。患者术后 1 年外观显示没有眼球内陷的证据（B）

致伤力越大,创伤越大,由于骨骼具有弹性,患者在受伤瞬间的骨移位可能比患者首次就诊时更甚。同样,当创伤没有得到合适的治疗时,可能会继发眼球内陷(图8.11)。将移位的眶周结构解剖复位并进行坚固内固定,使用自体骨移植修复眶内缺损,可防止眼球内陷的发生。复位后必须重新评估眼眶底和眼球位置,然后进行强制牵引测试,以确保眼球运动不受限制。

在颧骨体向外移位的颧眶骨折中,可在伤后第1周去除骨折线表面的骨痂、在骨块坚实处使用骨夹固定。当颧骨向眼球方向移位,患者初诊表现为突眼或无眼球内陷。有些情况下很难做到骨折复位,在这种情况下,术者需要沿原骨折线截骨方可充分使骨折块复位至原解剖位置。

大部分逾3周以上未复位的骨折会形成骨愈合,应在截骨之后再进行复位。冠状切口、下睑下缘及颊前庭沟切口入路可为截骨提供充分的暴露,以帮助术者充分辨识眶内结构,包括眶内侧壁及眶外侧壁。眶外侧壁的蝶骨部分应当进行精确的复位。可使用钢丝穿过颧额缝进行固定,复位眶下缘。在颧额缝区域,通常一根钢丝固定即可,同时使用一块小钛板以固定眶下缘。应在口内检查颧上颌支柱[39]并进行充分复位,使用大型钛板固定。最后使用钛板固定颧弓,应当暴露健侧颧弓以明确其形态。在双侧颧弓骨折的情况下,复位颧弓以呈直线形,而非弓形,以恰当重建中面部侧貌。

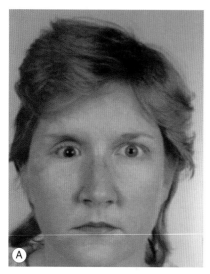
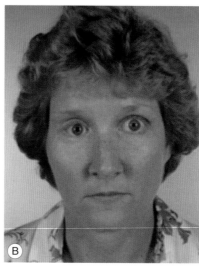
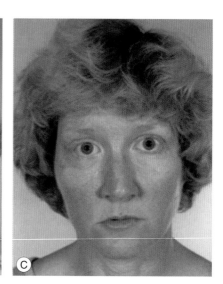
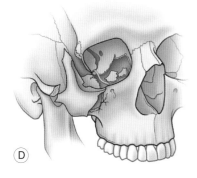
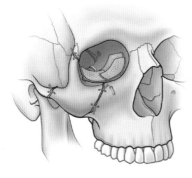

图8.11　这名女性32岁,当时进行了右侧颧骨截骨和重新定位以及髂骨移植(A)。6年后发现矫正不足(B)。CT扫描评估显示后内侧眶壁存在持续的小缺损以及眶下裂扩大;添加少量颅骨完全矫正了持续性眼球内陷,效果可见患者第二次手术后4年的照片(C)。(D)显示右侧颧骨重新定位的插图

创伤后继发眼球内陷

创伤后继发眼球内陷可由单纯眶底或眶内侧壁缺损造成眶内容物疝入上颌窦及筛窦所致,也可因颧眶骨折移位使眶内容物疝入鼻旁窦所致[40]。即便是颧骨仅有轻微的移位,也应当在截骨后进行复位。自体骨移植可用于替代缺失或移位的眶内结构[41,42]。在眼球有视力时,通过重建骨性眶结构使眶内容物还纳入眶腔,可充分矫正创伤继发的眼球内陷[43]。考虑到术中眶内容物的水肿,应在垂直及矢状方向进行数毫米的过度矫正。

对眼球内陷矫正不充分时,即便程度很轻,也可以通过CT扫描发现,这些缺陷可通过进一步骨移植矫正。当进行二次植骨时,应当记住眶腔内所有与鼻旁窦的通路已被移植骨块封闭。于眶底放置小型引流导出至鬓角区,有助于减缓因血肿造成的眶腔高压(图8.12、图8.13)[44]。

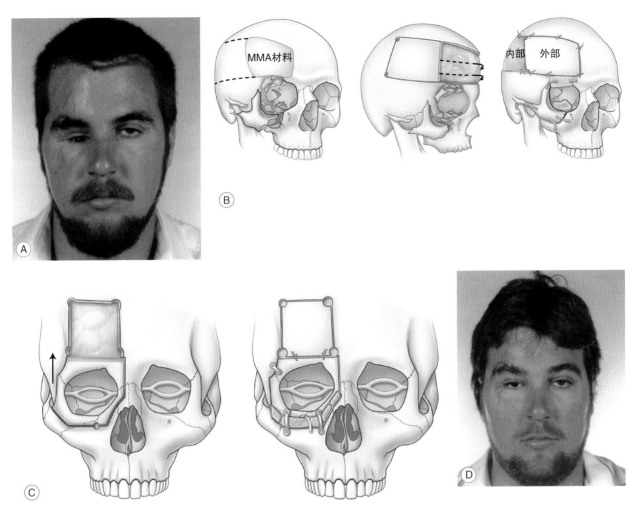

图 8.12　这名 23 岁男性因车祸造成了右侧颅眶大范围骨折。右侧额骨缺损曾使用 MMA 材料重建。可见右眼眼球内陷及下移，但仍有部分视力（A）。首次手术中将移植材料去除，额骨缺损由颅骨外板游离移植重建（B）。不建议在眶周仍存在任何异体移植材料的情况下进行眶部重建。与此同时，颧骨重新截骨、复位，使用颅骨移植衬垫眶内侧壁及眶底缺损。这样的手术矫正了眼球内陷，然而患者仍会有眼球下移畸形。这样的情况可以使用经颅眶腔提升术，类似矫正垂直眼球移位的方法，将已重建完整的眶腔上移（C）。内眦韧带于其附着处与眶腔同时抬高。（D）患者第二次手术后 3 年

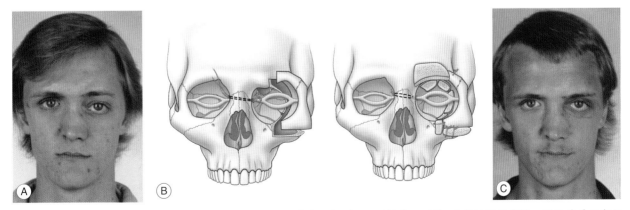

图 8.13　这名创伤后的患者可见左眼的眼球下移以及眼球内陷（A）。眶顶被推入眶腔，造成轻微的突眼。通过截骨及复位颧弓、复位眶顶、眶底植骨及跨鼻内眦韧带固定术，眼球获得复位（B）。在眶内侧壁、泪囊窝上后方处钻一小孔，经此小孔将内眦韧带悬吊至对侧。术后可见眼球下移获得矫正（C）

放疗后的眶区

幼年时期眶部的放疗（如视网膜母细胞瘤等）将会造成小眶畸形及颞窝的发育受限。当患侧眼有视力时，应使用软组织瓣进行颞窝重建，最有效的方法是使用复合组织移植。眶部不应进行修整。对于患眼失明的小眶畸形，则可考虑扩增眶腔以获得正常的眶部形态[45]，术后进行眼窝再造和义眼放置。

一期与二期面部骨骼重建

所有二期重建入路的原则与一期重建相同：充分暴露，合理复位，坚固固定，如有任何骨缺损，应充分利用自体骨移植。主要差别在于软组织在放疗后形成瘢痕挛缩包裹于畸形的面部骨块外，剥离难度较大。颊脂垫及中面部周围的其他软组织可能经由缺损疝入上颌窦内，应当在术中充分矫正复位。自体骨移植可用于重建上颌窦前壁，保持软组织的位置。如前所述，剥离后的中面部组织应当悬吊于颞肌腱膜，并行外眦固定术。

上颌骨骨折

在评估上颌骨骨折时应当明确上颌支柱的重要性，Gruss 和 Mackinon[46] 及 Manson 等[39] 均曾对此进行过阐述，这些增厚骨结构将咀嚼及中面部所承受的其他力量传导至厚实的颅骨，可将上颌支柱分为以下4类：

1. 正中：鼻中隔 - 犁骨 - 筛窦 - 额窦
2. 旁正中：上颌 - 鼻 - 额
3. 侧面：上颌 - 颧 - 额
4. 后部：上颌 - 翼突

当任何一个上颌支柱仅有一处受到横断骨折，但其完整性未被破坏，可通过颌间结扎与下颌固定、在骨折线上坚固固定来复位。颌间结扎决定了骨复位的稳定性。当支柱粉碎性骨折，伴面部高度降低，治疗包括同期自体骨移植重建骨缺损。使用单纯颌间结扎治疗 Le Fort Ⅰ型骨折并不罕见，最终通常可获得满意的咬合关系，但会缩短中面部的高度。这通常是由于上颌支柱骨折后上颌挤压移位至骨接触位置造成的[47]。通过骨折同期进行上颌支柱的重建可避免这样的畸形愈合发生[48,49]。

当上颌骨骨折后首次复位固定术矫正不足时，需要进行二次手术：沿 LeFrot Ⅰ 水平截骨，移动上颌骨复位，并颌间结扎。当患者麻醉程度较浅、未予肌松时，通过颌间结扎为一体的上下颌骨很容易找到其原始位置，继而确定维持面部原始高度的上颌骨位置，使用钛板固定即可。充分的自体骨移植可保证上颌骨在其新位置上的稳定性。

上颌骨重建

与创伤后畸形矫正类似，上颌骨肿瘤术后缺损的同期或二期重建，包括在使用颞肌瓣重建时[50]，均可使用前述的解剖方法。初次使用冠状入路时，将颞肌解剖游离至后缘，将颧弓完全解剖暴露，移开颧弓及部分的颞肌骨体以进入口腔。半侧上颌骨缺损通常可使用颞肌瓣关闭。颞肌瓣的创面可迅速黏膜化，不需要黏膜移植或皮片移植覆盖创面。在有前部或后部的牙槽骨缺损的情况下，肌瓣可被轻易地转移到受区。当牙槽嵴完整时，则需要在上颌骨前壁打孔或经上颌结节后将肌瓣转至受区（图 8.14）。不能被局部腭瓣关闭的大型腭部正中缺损，建议使用显微外科手段解决。皮瓣选择包括桡侧前臂皮瓣[51]。待软组织完全愈合后，可进行游离髂骨移植或血管化骨瓣移植（常见腓骨或肩胛瓣）[52]。当骨愈合完成后，可植入骨结合种植体，进行义齿修复，完成重建。

下颌骨骨折

对疑似下颌骨骨折患者的评估，通常仅靠临床检查即可确诊。常见的临床表现包括咬合紊乱、咬合平面台阶、牙齿轴向改变、颏神经麻痹、骨折表面皮下血肿或颊黏膜撕裂伤、触诊疼痛及骨折区异常动度。为了定位骨折及其他继发损伤的位置，应行曲面断层及 CT 扫描[53]。

对于依从性较好的非移位性下颌骨骨折患者，可嘱进流食、密切观察，4~6 周定期影像学检查。当患者依从性不好时，应当进行 4~6 周的颌间结扎。

下颌骨正中联合、体部或升支的移位骨折，通常伴随咬合错位，需要进行开放式复位及坚固内固定。1976 年，Spiessl[54] 提出了用"张力带"理论治疗下颌骨移位性骨折。该理论认为骨愈合线的一个固定点应被视作支点，以使骨块间接触更紧密、为骨愈合提供稳定性，应保证沿下颌骨上缘及下缘的双层固定。在无牙区（升支及下颌角）通常使用两块钛板。在有牙区，可使用牙弓夹板以保证上缘的稳定性，下缘用钛板进行固定。正中联合及正中联合旁的区域，两块钛板分别置于切牙根方及下颌骨下缘[55]。小型钛板适用于非粉碎性骨折的情况。在粉碎性骨折时，应当使用较大型的下颌骨钛板，当伴有骨缺损时，使用重建板是必要的。

无牙颌通常伴有牙槽骨的降低，可造成下颌骨垂直高度低至 1cm 或更深。正中联合区及升支区的骨质厚度改变较小，故无牙颌患者下颌骨骨折好发于正中联合旁区和下颌骨体部。由于骨量缺乏，这类患者即便使用了坚固固定，骨折也很难愈合。在某些病例中，同期进行自体骨移植可加强骨折区的骨强度。

关于髁突骨折的治疗争议较多。对于 12 岁以下的儿童，因其存在髁突改建的可能性，通常无需治疗[56]。在青少年和成人患者中，手术治疗的适应证包括髁突移位至颅中窝、双侧髁突骨折伴前牙开牙合、上下颌多发骨折的情况下下颌骨稳定性对于维持面部高度具有重要意义，以及患者无法用微创手段恢复咬合的情况[57]。当患者有髁颈部骨折，髁突位于关节窝内，无咬合紊乱，可以使用牙弓夹板进行弹性或钢丝牵引，进软食，佩戴咬合夹板 4~6 周，辅助积极物理治疗。如果髁突自关节窝中移位，开放式或闭合式治疗何种治疗方法更有利尚存在争议[58]。

下颌骨重建

下颌骨连续性完整、被覆健康黏膜且长度小于 3~4cm 的缺损重建可使用游离植骨[61,62]（首选髂骨及颅骨），并用小型钛板坚固内固定[59,60]。在有牙列的区域应当保证有充分的垂直高度（大于 20mm）以备骨结合种植体置入。当仅

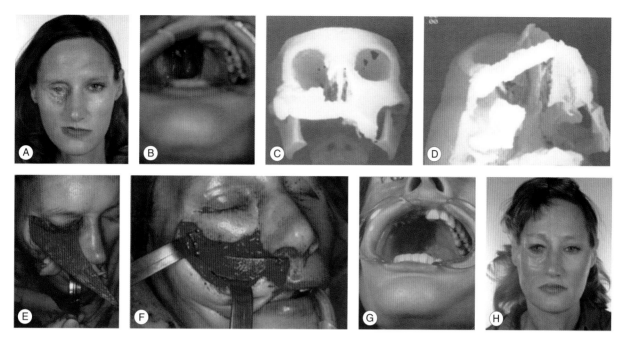

图8.14 29岁女性,因嗅神经母细胞瘤接受了上颌骨半侧切除术及术后放疗(A)。术后腭部缺损(B),术后CT扫描如图(C,D)。初始术前照片拍摄不久后,患者因右眼球自发性穿孔接受了右眶内容物剜除术(剜除所有眶内容物至骨膜)。右侧上颌由颞肌瓣重建并关闭腭部缺损(E)。右侧下睑、颊部因放疗损伤的皮肤被切除,以颞肌瓣被覆游离植皮重建。第二次手术进行髂骨游离移植,与剩余牙槽嵴及翼突固定(F),此时颞肌瓣血供已稳定,使用额部皮瓣重建了下睑。于移植骨块内植入种植体后,完成本阶段重建(G)。其后,再次使用额部皮瓣对下睑进行重建,患者术后照片如图(H)

有牙槽嵴缺损时,无论是上颌还是下颌,要通过游离植骨来获得可保证种植的充分骨量都非常困难,当骨量充足时,进行水平截骨牵引成骨可以获得最好的结果,因为牙龈将随成骨同步扩张,此时再进行过度矫正更为容易。过度矫正可能会造成(已矫正的)缺损的最高点与过长的后方磨牙之间的早接触。

虽然长于5cm的下颌骨的连续缺损可以使用游离非血管化植骨重建,在被覆软组织情况较差或放射治疗后[59],这类大型缺损还是最好使用血管化的骨瓣进行重建。腓骨瓣是修复下颌骨长缺损的理想选择,因为它可被反复截骨、塑形至任何想要的形态,而髂骨游离皮瓣则适用于前部的缺损。桡侧前臂皮瓣及肩胛皮瓣可提供的骨量有限,因而不那么理想[60]。

颏

对于颏部获得性缺损进行手术的最常见原因是颏部假体置入失败。许多患者都曾因假体感染或移位而接受过数次假体的置入、取出、更换、再取出[62]。在这样的情况下,实施颏成形术[63]是有必要的,而非再次更换假体[64]。应当完全去除在假体周围形成的假性包囊,以在移动骨块的同时获得被覆软组织的充分延长。对于一些患者,首次诊疗没有获得正确的诊断,然而矫正性手术需要针对原发畸形进行矫正,如先天短颏时应延长颏部长度(图8.15)。极少情况下,当颏部接受了多次手术无法提供足够的骨量进行颏成形术时,唯一的解决办法是使用血管化游离骨瓣(图8.16)。

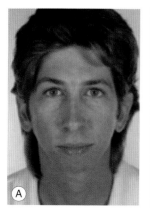
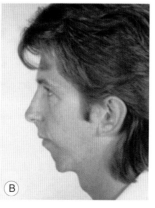
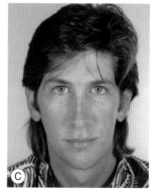
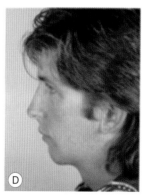

图8.15 这名30岁男性曾接受过多次颏部假体置入术(A,B),他最后一次置入的是衬垫于下颌骨下缘的长"包裹式"假体。与之前的置入物一样,患者对这一次的置入物也感到不满。在这次治疗中他接受了假体取出术和跳跃式截骨颏成形术(C,D)。如果患者要求颏部进一步前移,6个月后可在原手术的基础上再次进行颏前徙术。额部假体仅对于矫正轻度颏后缩有效,当颏后缩严重时,需要对颏部垂直及侧向进行整体调整,因此该患者之前的假体均失败,患者应当接受颏成形术

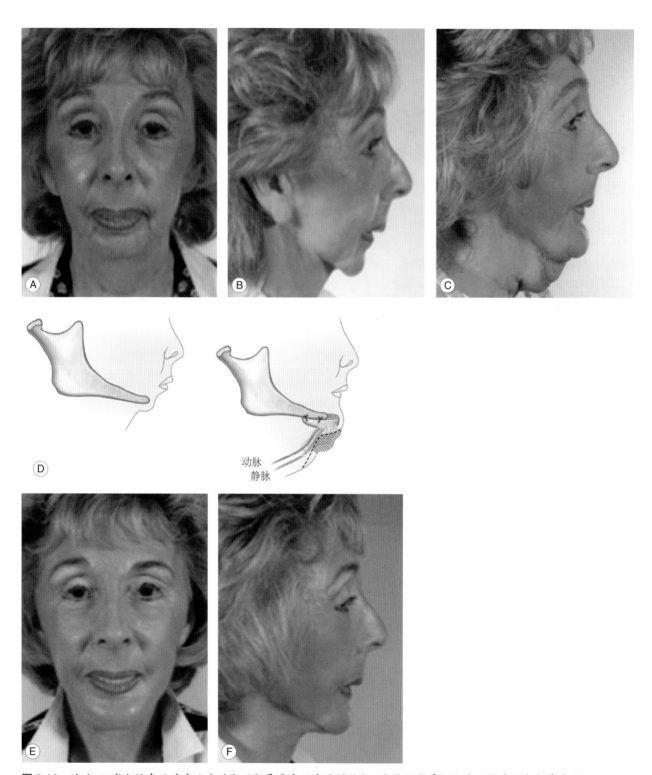

动脉
静脉

图 8.16 这名 67 岁女性表示其在儿童时期下颌骨遭受了某种创伤（可能是髁突骨折），其后接受了包括费城的 Robert Ivy 及波士顿的 Varaztad Kazanjian 医生在内的许多治疗。她总共接受过 26 次以上的手术，以求恢复颏部。沿其下颌骨体进行的羟基磷灰石移植已获得成功，然而颏部的置入物则由于感染或口内暴露而取出（A，B）。在旁正中联合处，患者下颌骨仅有薄薄的一层骨质连接，口内黏膜非常薄且瘢痕化；这样的软组织和硬组织条件，不具备开展任何一种传统的颏成形术。医生向患者及其丈夫介绍情况后，患者决定接受目前唯一可行的重建颏部的治疗方法：运用游离髂骨肌皮瓣进行显微外科重建。U 形的髂骨段被置于患者原先的正中联合下缘，皮岛及软组织附着随骨一起转移至受区（C）。术后 1 个月，皮岛仍在（D），术后 1 年，将血管蒂周围组织去脂减薄、移除了皮岛（E，F）

术后护理

除单纯眶部或鼻骨骨折外,所有患者均应在术后 2 周进流食或软食。鼻夹板应在术后 1 周去除,牙弓夹板通常在 4~6 周后拆除。所有面部的缝线均应在 7 天内拆线。

结果、预后及并发症

建议在术后获取影像学资料,以便分析骨折是否得到充分复位。当影像学提示骨折未获得充分复位时,术者应当计划再次手术以使缺损获得适当的矫正。复位不充分可能造成眼球内陷、咬合错乱,失去正常的面部比例。

二期手术

二期手术应当安排在初次手术后至少 1 周以后进行,最好是通过截骨创造缺损,使用游离骨移植来恢复面部和谐。

参考文献

1. Tessier P. *Dysostoses cranio-faciales. Transactions of the Fourth International Congress of Plastic and Reconstructive Surgery, Rome, 1967.* Amsterdam: Excerpta Medica; 1969.
2. Tessier P. Osteotomies totales de la face: syndrome de Crouzon, syndrome d'Apert, oxycephalies, turricephalies. *Ann Chir Plast.* 1967;12:273.
3. Tessier P. Experience in the treatment of orbital hypertelorism. *Plast Reconstr Surg.* 1974;53:4.
4. Tessier P. Orbital hypertelorism. *Scand J Plast Reconstr Surg.* 1972;6:135.
5. Tessier P, Guiot G, Rougier J, et al. Osteotomies cranio-naso-orbitales: hypertelorisme. *Ann Chir Plast.* 1967;12:103.
6. Tessier P. *Present status of craniofacial surgery.* Presented at International Course on Craniofacial Surgery, Italian Society of Plastic Surgery, Rome, March 10, 1982.
7. Tessier P. *Present status and future prospects of cranio-facial surgery.* Transactions of the 7th International Congress of Plastic and Reconstructive Surgery, Cartgraf, Campinas, Brazil, 1979.
8. Tessier P. *State of the Art Address: The current and future status of craniofacial surgery.* Presented at VIII International Congress of Plastic Surgery, Montreal, Canada, June 1983.
9. Wolfe SA. The influence of Paul Tessier on our current treatment of facial trauma, both in primary care and in the management of late sequelae. *Clin Plast Surg.* 1997;24:515–518. This article reviews the principles of facial skeletal surgery taught by Paul Tessier, the father of craniofacial surgery. His principles, such as obtaining complete subperiosteal exposure and the use of autogenous bone grafts, have withstood the test of time and remain critical for the education of all craniofacial surgeons.
10. Shenk RK. Histologie der Primaren Knochenheilung. *Fortschr Kiefer Gesichtschir.* 1975;19:8.
11. Wolfe SA. Autogenous bone grafts versus alloplastic materials. In: Wolfe SA, Berkowitz S, eds. *Plastic Surgery of the Facial Skeleton.* Boston: Little, Brown; 1989:25–38.
12. Wolfe SA, Kawamoto HK. Taking the iliac-bone graft. *J Bone Joint Surg Am.* 1978;60:411.
13. Epker BN, Friedlaender L, Wolford L, et al. The use of freeze-dried bone in middle-third facial advancements. *J Oral Surg.* 1976;42:278.
14. Ellis IIIE, Zide MF. *Surgical approaches to the facial skeleton.* 2nd ed. Baltimore: Lippincott Williams & Wilkins; 2006.
15. Holtman B, Wray RC, Little AG. A randomized comparison of four incisions for orbital fractures. *Plast Reconstr Surg.* 1981;67:731.
16. Bähr W, Bagambisa FB, Schlegel G, Schilli W. Comparison of transcutaneous incisions used for exposure of the infraorbital rim

and orbital floor: a retrospective study. *Plast Reconstr Surg.* 1992;90(4):585–591.
17. Park DH, Lee JW, Song CH, et al. Endoscopic application in aesthetic and reconstructive facial bone surgery. *Plast Reconstr Surg.* 1998;102:1199.
18. Pensler J, McCarthy JG. The calvarial donor site: an anatomic study in cadavers. *Plast Reconstr Surg.* 1985;75:648.
19. Wolfe SA. Utility of pericranial flaps. *Ann Plast Surg.* 1978;1:146.
20. Wolfe SA. Cranial defects. In: Wolfe SA, Berkowitz S, eds. *Plastic Surgery of the Facial Skeleton.* Boston: Little, Brown; 1989:692.
21. Lee HJ, Choi JW, Chung IWJ. Secondary skull reconstruction with autogenous split calvarial bone grafts versus nonautogenous materials. *J Craniofac Surg.* 2014;25(4):1337–1340.
22. White JC. Late complications following cranioplasty with alloplastic plates. *Ann Surg.* 1948;128:743.
23. Rodriguez ED, Stanwix MG, Nam AJ, et al. Twenty-six-year experience treating frontal sinus fractures: a novel algorithm based on anatomical fracture pattern and failure of conventional techniques. *Plast Reconstr Surg.* 2008;122(6):1850–1866.
24. Wolfe SA, Johnson P. Frontal sinus injuries: primary care and management of late complications. *Plast Reconstr Surg.* 1988;82:781.
25. Wheeler ES, Kawamoto HK, Zarem HA. Bone grafts for nasal reconstruction. *Plast Reconstr Surg.* 1982;69:9.
26. Emery BE, Stucker FJ. The use of grafts in nasal reconstruction. *Facial Plast Surg.* 1994;10:358.
27. Jackson IT, Smith J, Mixter RC. Nasal bone grafting using split skull grafts. *Ann Plast Surg.* 1983;11:533.
28. Morrison AD, Gregoire CE. Management of fractures of the nasofrontal complex. *Oral Maxillofac Surg Clin North Am.* 2013;25(4):637–648.
29. Binder DH. Dysostosis maxillo-nasalis, ein arhinencephaler Missbildungskomplex. *Dtsch Zahnarztl Z.* 1962;6:438.
30. Tessier P, Tulasne JF, Delaire J, et al. Treatment of Binder's maxillonasal dysostosis [author's transl; in French]. *Rev Stomatol Chir Maxillofac.* 1979;80:363.
31. Wolfe SA. Lengthening the nose: a lesson from craniofacial surgery applied to post-traumatic and congenital deformities. *Plast Reconstr Surg.* 1994;94:78. This article describes a variety of causes of nasal hypoplasias, from traumatic to congenital and the author's treatment strategies. The article stresses the liberal use of bone and cartilage grafts in rebuilding the nose.
32. Menick FJ. The evolution of lining in nasal reconstruction. *Clin Plast Surg.* 2009;36(3):421–441.
33. Markowitz BL, Manson PN, Sargent L, et al. Management of the medial canthal tendon in nasoethmoid orbital fractures: the importance of the central fragment in classification and treatment. *Plast Reconstr Surg.* 1991;87:843.
34. Leipziger LS, Manson PN. Nasoethmoid orbital fractures: current concepts and management principles. *Clin Plast Surg.* 1992;19:167.
35. Lovaas G. *Microplate fixation of extended osteotomies for correction of the difficult nose.* Presented at Facial Injury State of the Art Management Symposium, Chicago, April 1991.
36. Wolfe SA. Application of craniofacial surgical precepts in orbital reconstruction following trauma and tumor removal. *J Maxillofac Surg.* 1982;10:212. This article describes the principles of craniofacial surgery, as described by Paul Tessier, in working with the orbit and their application to management of the reconstructive or trauma patient. These include the use of subperiosteal exposure and liberal use of autogenous bone grafts when reconstruction of the floor is necessary to prevent enophthalmos.
37. Putterman AM. Management of blow out fractures of the orbital floor III. The conservative approach. *Surv Ophthalmol.* 1991;35:292.
38. Dingman R. Discussion. In: Tessier P, Callahan A, Mustardé J, et al., eds. *Symposium on Plastic Surgery in the Orbital Region.* St. Louis: Mosby; 1976:122.
39. Manson PN, Hoopes JE, Su CT. Structural pillars of the facial skeleton: an approach to the management of Le Fort fractures. *Plast Reconstr Surg.* 1980;66:54. This landmark article describes the facial buttresses and their relationship to facial structure. It describes the importance of these relationships in treating Le Fort fractures.
40. Lang W. Traumatic enophthalmos with retention of perfect acuity of vision. *Trans Ophthalmol Soc U K.* 1889;9:41.
41. Wolfe SA. Correction of a lower eyelid deformity caused by multiple extrusions of alloplastic orbital floor implants. *Plast Reconstr Surg.* 1981;68:429.
42. Hazani R, Yaremchuk MJ. Correction of post-traumatic enophthalmos. *Arch Plast Surg.* 2012;39(1):11–17.
43. Wolfe SA. Post-traumatic orbital deformities. In: Wolfe SA,

Berkowitz S, eds. *Plastic Surgery of the Facial Skeleton*. Boston: Little, Brown; 1989:572–624.

44. Forrest CR, Khairallah E, Kuzon WM Jr. Intraocular and intraorbital compartment pressure changes following orbital bone grafting: a clinical and laboratory study. *Plast Reconstr Surg*. 1999;104:48.

45. Jackson IT, Carls F, Bush K, et al. Assessment and treatment of facial deformity resulting from radiation to the orbital area in childhood. *Plast Reconstr Surg*. 1996;98:1169, discussion 1180.

46. Gruss JS, Mackinnon SE. Complex maxillary fractures: role of buttress reconstruction and immediate bone grafts. *Plast Reconstr Surg*. 1986;78:9.

47. Wolfe SA, Baker S. Fractures of the Maxilla. In: Wolfe SA, Baker S, eds. *Operative Techniques in Plastic Surgery: Facial Fractures*. New York: Thieme Medical Publishers; 1993:61–71.

48. Manson PN, Crawley WA, Yaremchuk MJ, et al. Midface fractures: advantages of immediate open reduction and bone grafting. *Plast Reconstr Surg*. 1985;76:1.

49. Gruss JS. Naso-ethmoid-orbital fractures: classification and role of primary bone grafting. *Plast Reconstr Surg*. 1985;75:303.

50. Wolfe SA. *Use of temporal muscle for closure of palatal defects*. Presented at 66th Annual Meeting of American Association of Plastic Surgeons, Nashville, Tennessee, May 3–6, 1987.

51. Hanasono MM, Matros E, Disa JJ. Important aspects of head and neck reconstruction. *Plast Reconstr Surg*. 2014;134(6):968e–980e.

52. Neligan PC. Head and neck reconstruction. *Plast Reconstr Surg*. 2013;131(2):260e–269e.

53. Morrow BT, Samson TD, Schubert W, Mackay DR. Evidence-based medicine: mandible fractures. *Plast Reconstr Surg*. 2014;134(6): 1381–1390.

54. Spiessl B. *New Concepts in Maxillofacial Bone Surgery*. New York: Springer; 1976.

55. Champy M, Loddé JP, Schmitt R, Jaeger JH, Muster D. Mandibular osteosynthesis by miniature screwed plates via a buccal approach. *J Maxillofac Surg*. 1978;6:14–21.

56. Bruckmoser E, Undt G. Management and outcome of condylar fractures in children and adolescents: a review of the literature. *Oral Surg Oral Med Oral Pathol Oral Radiol*. 2012;114(5 suppl):S86–S106.

57. Zide MF, Kent JN. Indications for open reduction of mandibular condyle fractures. *J Oral Maxillofac Surg*. 1983;41(2):89–98.

58. Sharif MO, Fedorowicz Z, Drews P, et al. Interventions for the treatment of fractures of the mandibular condyle. *Cochrane Database Syst Rev*. 2010;(4):CD006538.

59. Foster RD, Anthony JP, Sharma A, et al. Vascularized bone flaps versus nonvascularized bone grafts for mandibular reconstruction: an outcome analysis of primary bony union and endosseous implant success. *Head Neck*. 1999;21:66.

60. Wolfe SA, Berkowitz S. The use of cranial bone grafts in the closure of alveolar and anterior palatal clefts. *Plast Reconstr Surg*. 1983;72:659.

61. Fernandes RP, Yetzer JG. Reconstruction of acquired oromandibular defects. *Oral Maxillofac Surg Clin North Am*. 2013;25(2):241–249.

62. Hoffman S. Loss of a Silastic chin implant following a dental infection. *Ann Plast Surg*. 1981;7:484.

63. Ward JL, Garri JI, Wolfe SA. The osseous genioplasty. *Clin Plast Surg*. 2007;34(3):485–500.

64. Cohen SR, Mardach OL, Kawamoto HK Jr. Chin disfigurement following removal of alloplastic chin implants. *Plast Reconstr Surg*. 1991;88:62, discussion 67. *This article describes the risks involved with the use of alloplastic chin implants, particularly the associated changes in the mandible. It advocates the use of the osseous genioplasty.*

计算机化手术计划：导论

Eduardo D. Rodriguez

计算机化手术计划简介

在技术呈指数级进步的时代，本著作第一次选择两个关于计算机化手术计划的章节是合适的。第 9.2 章内容从颅面正畸医生的视角出发，他们是多学科颅面团队密不可分的合作者。分步指南概述了从传统二维颅面计划到当前三维技术的过渡，详细介绍了数字组件创建过程，以合成正颌手术计划。最先进的软件增进了人们对三维颅面畸形的理解，使医生得以对术前指导进行更细致的设计，最终以更精确和易于重复的方式实施截骨术，同时最大限度地减少错误。这项技术无疑将继续存在，熟悉这些概念对于当今的现代重建外科医生而言至关重要。

第 9.3 章描述了一些在头颈部重建中的计算机化手术计划应用。作者记录了它们不断发展的经历，并强调了基于解剖位置和损伤机制的重要考虑因素。计划过程的摘要——从成像研究和与工程师的网络会议到患者特定解剖模型和定位和截骨指南的设计和三维打印——为重建外科医生提供了可用资源的完整概述。本章重新定义了外科医生装备的真正意义，详细介绍了日益复杂的重建手术的计划和简化执行，在保持效果一致的前提下减少了手术时间。整形外科的未来植根于对未来技术的发现。

这两部分都体现了整形外科医生的合作精神：一种涉及工程师、正畸医生和消融外科医生的多学科方法。这带来了显著的协同作用和前所未有的成果。这些进步技术的早期应用使人们意识到了该专业领域的动态和创新性质。在移动智能手机、平板电脑和三维打印的时代，人们不禁想象，这些技术将在多久之后被应用于在床边对患者进行评估。新技术似乎远非停滞不前，而是激发了医生的创造力，并激励其进一步挑战极限。

计算机化手术计划在正颌手术中的应用

Pradip R. Shetye

概要

- 成像技术的最新进展显著改变了正颌手术患者的外科治疗计划。随着计算机断层扫描（computed tomography，CT）、锥形束计算机断层扫描（cone beam computed tomography，CT）、三维摄影和三维口腔内牙科扫描仪等成像技术的改进，临床医生评估和治疗面部畸形的能力已经发生了革命性的变化。
- 三维手术计划软件的进步、立体光刻模型的三维打印、切割导轨、定位导轨和使用计算机辅助设计/计算机辅助制造（computer-aided design/computer-aided manufacturing，CAD-CAM）技术的手术夹板，使外科医生在准确性、效率和时间方面显著提高手术治疗计划。
- 本章将重点介绍正颌外科手术中使用三维技术的计算机化手术计划（从图像采集到手术计划在手术室执行）的逐步过程。

简介

精心计划和执行的正颌外科治疗方案可以始终如一地提供可预测和成功的临床结果。过去几年，学界已经努力尝试更好地识别和理解患者对正颌手术的期望，并以最有效和可预测的方式始终如一地提供计划的骨骼矫正。传统上，正颌手术治疗计划是基于患者的二维记录，即照片和X线片（侧位和后位头颅图）。用于定位上颌骨或下颌骨的手术夹板是通过在实验室中对安装在半可调咬合关系的石膏牙模进行模型手术来制造的。在这一过程中，外科医生无法实时看到骨骼的直接变化，或当一侧颌骨位置改变时，未手术一侧颌骨的继发变化。这种传统的手术计划技术也可能会出现几处错误[1]。在获得准确的面弓配准以及通过面弓转移将患者的上下颌关系转移到半可调咬合架时

可能会出现错误。面部不对称的患者也可能会出现耳朵和眼睛位置的前后和垂直差异，这些患者很难实现面弓转移（图9.2.1）。如果在记录面弓转移时出现错误，在石膏牙科研究模型上计划手术、构建手术夹板，然后将计划转移到手术室都可能导致不准确。这个过程在临床环境和实验室中也很耗时。

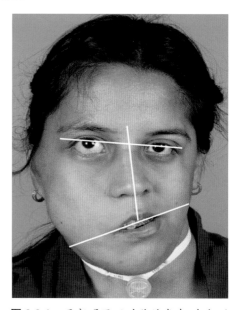

图9.2.1 面部明显不对称的患者，包括眼睛不对称和耳部位置不一致。该患者的治疗难点在于需要获得准确的脸弓转移和安装牙科研究模型的关节准确表示模型到颅面骨骼的方向

三维成像和CAD/CAM彻底改变了正颌手术患者的手术治疗计划流程。计算机断层扫描（CT和CBCT）、三维摄影、三维牙科模型扫描仪、三维手术计划软件和模型的三维打印的出现使手术治疗计划的临床效果显著改善，从而提高

了准确性和效率[2]。三维技术和手术计划软件使正颌医生和外科医生能够制订虚拟治疗计划，并在个人计算机上模拟复杂的正颌手术，并具有提供可预测和最佳最终结果所需的可视化功能。

三维成像不仅可以帮助外科医生更好地了解复杂的颜面畸形和计划手术，还有助于为正颌手术生成特定于患者的切割指南、位置指南和手术夹板。如有需要，CAD/CAM 技术可用于三维设计和打印切割导向器、定位导向器、中间和最终夹板以及采集骨移植物的模板。该技术还消除了使用面弓转移来记录上下颌关系以及将牙科研究模型安装在咬合架上以进行模型手术和夹板构造的需要。

在正颌手术中，外科医生经常面临复杂的骨骼畸形，如颜面短小、Treacher-Collins 综合征、综合征性颅缝早闭和眼距过宽等综合征，这些综合征具有不同程度的骨骼和软组织缺陷。为了矫正这些骨骼畸形，手术治疗通常涉及复杂的截骨术，具有复杂的运动和多个骨骼组件相互之间的重新定位。可能还需要自体骨移植物来重建有缺陷的颜面骨骼。对于不对称骨骼畸形的患者，截骨的骨节需要在所有三个空间平面中重新定位，以矫正前后、垂直和横向畸形，并重新建立面部对称性。除线性运动外，患者还需要在俯仰、侧倾和偏航方面进行一些角度变化，以分别矫正咬合平面、倾斜旋转和牙弓旋转（图 9.2.2）。三维术前计划技术通过允许对截骨段进行更精确的三维控制，成为外科医生的宝贵工具。三维技术的另一个优势在于，外科医生和患者可以在手术前以三维形式将预测的面部外观变化可视化。

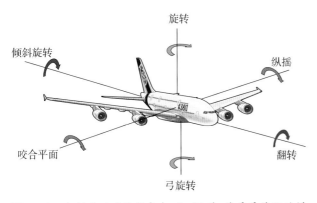

图 9.2.2　在颜面不对称患者中，除 AP 外，截骨骨节段的横向和垂直改变可能还需要纠正偏航、俯仰和滚动，以分别改变咬合平面、斜面旋转和弓旋转

三维技术不会影响患者详细的术前临床检查结果的重要性，后者是推动手术治疗计划的首要因素。三维技术已经取代了传统的二维头部测量分析和预测、二维摄影预测、面弓转移、牙牙模手术和实验室手术夹板构建。手术计划

模拟软件将患者的三维 CT/CBCT 数据、三维照片和牙齿咬合关系高效整合，重建虚拟三维患者。这使患者的软组织表面轮廓、颜面骨骼畸形和牙齿咬合可以在个人计算机上将完全可视化为重建的三维图像。然后外科医生可以使用这些数据来计划正颌手术，并设计各种患者特定的切割和位置导向器和夹板（中间和 / 或最终），以执行正颌手术治疗计划。

术前正畸准备

需要正颌手术的患者的正畸治疗必须与外科医生密切配合。正畸治疗可分为术前、围术期和术后 3 个阶段（图 9.2.3）。手术前的正畸治疗计划是通过固定的正畸器械移动正畸牙齿，使患者的上颌和下颌牙列不正常，从而为下颌手术做准备在这一阶段的正畸治疗中，上颌和下颌的牙弓是协调的，所以它们最适合在外科骨骼矫正后的咬合[3]。在正颌手术之前，上颌和下颌牙列的失代偿是必要的，因为骨骼错合的牙齿代偿可以随着生长而自然发生，并且在青少年早期，牙齿的位置可能已经通过矫正干预得到补偿（图 9.2.4）。错颌失代偿对于通过手术优化下颌位置和达到最佳的最终面部美学效果也是必要的。根据错牙合的严重程度，手术前的正畸阶段可能需要 4~18 个月。手术后，矫正后治疗阶段可以从 6 个月到 12 个月不等。近年来，对于正颌手术后的错牙合失代偿，首先进行手术治疗，然后进行正畸治疗，这引起了人们的浓厚兴趣[4]。人们认为，由于细胞活动的增加，矫正手术后牙齿的移动会立即加快这种方法对于简单、直接的正颌手术治疗的患者可能非常有效；然而，对于需要在所有 3 个空间平面上进行复杂颌骨矫正的患者，如果术前完成正畸治疗目标，可能会有更好的结果。大多数此类颅面疾病患者有多颗缺牙、未长牙或明显的横向差异，如果他们接受手术前的正畸治疗，术后会有稳定和可预测的牙闭塞。三维技术还可以应用于手术前和手术后的正畸治疗，准确计划牙齿的位置。使用三维技术和 Suresmile 技术创建的机器人钢丝弯曲可以控制正畸牙齿的位置[5]。这有助于在正畸手术前实现最佳的术前牙齿咬合。

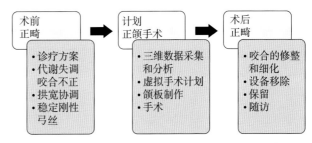

图 9.2.3　协调正畸治疗前、中、后正颌手术，以达到最佳效果

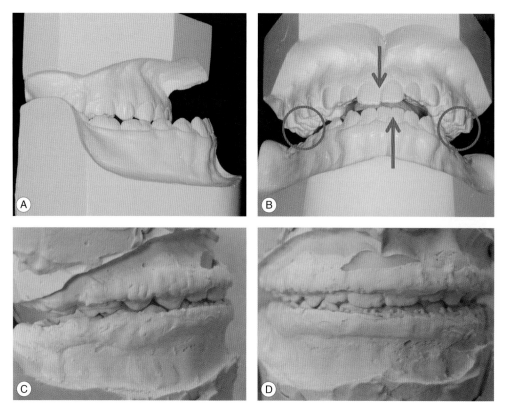

图 9.2.4 （A）正畸前研究模型。（B）正畸治疗前研究模型在术后预期位置的手动对位接合后横向和前中线差异。（C,D）完成上颌左右第一磨牙拔除及错牙合失代偿的术前正畸治疗后。注意后牙弓宽度与上颌和下颌中线的协调

术前正畸的目标

术前正畸治疗为患者准备正颌手术的目标包括：

1）协调牙齿大小和牙槽弓长度差异。如果在牙齿大小和牙弓长度之间有显著差异，而患者的牙齿出现拥挤，则可能需要拔除恒牙前磨牙来矫正这种差异。

2）协调上颌前牙和下颌前牙的前后倾。矫正上颌和下颌牙列的前后倾斜将使颌骨的骨骼运动达到最佳的面部美学效果。在Ⅲ类骨骼错颌畸形中，牙齿补偿发生在上颌弓、上颌牙倾，而下颌弓的牙齿倾向于后倾。相比之下，在Ⅱ类骨骼错颌中，下颌牙列通过过度前倾来补偿。

3）协调横向正后牙关系。后牙弓宽度需要协调，以便当上颌和下颌牙列进入预测的最终咬合时，牙齿有最佳的间隙。这使得咬合具有更好的功能和长期的稳定性。

4）协调垂直牙科关系。上颌弓和下颌弓需要被前牙或后牙挤压或侵入。这能使治疗后闭塞的干扰更小，手术矫正的稳定性更高。术前正畸治疗目标的进展必须通过定期的正畸研究模型进行密切监测。这些研究模型必须在预期的术后咬合中进行手动铰接，并检查弓宽协调和对牙过早干扰。

完成术前牙齿移动目标后，正畸医生必须为患者安装带有手术钩的重型矩形不锈钢弓丝，为术前评估做准备。最好在所有正畸托槽中用不锈钢扎带固定金属丝。如果任何正畸托槽在手术室中意外脱黏，托槽将留在正畸弓丝上。

创建三维虚拟患者实施虚拟手术计划

患者在完成术前正畸准备后将进行更新的术前评估，以构建用于手术计划的三维虚拟患者。使用虚拟计划软件创建虚拟患者通常需要的数据包括临床检查、三维CT扫描、口腔内牙科扫描和三维照片（图 9.2.5）。

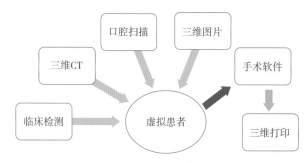

图 9.2.5 三维数据采集原理图，创建虚拟患者，进行虚拟手术计划和仿真

用于三维计算机化手术计划的数据通常包括：

1）颅颌面骨骼三维图像采集

可使用医用级三维CT或CBCT获得三维骨骼图像。医学级CT通常在患者仰卧位时进行。在计算机化的手术计划中，该位置需要额外的一步来重新定位患者的头部。

CBCT 通常是患者直立，头部自然位置。该体位不需要额外的步骤来在虚拟空间中重新定位患者的头部（图 9.2.5）。最常见的 CT 文件格式是医学数字成像和通信（Digital Imaging and Communications in Medicine，DICOM）。这种格式是在医学图像中处理、存储、打印和传输信息的标准。如果患者被转介到外部设备进行成像，则必须要求具有体素方向的单个 DICOM 文件。CT 层面必须小于 1mm；CBCT 层面必须小于 0.4mm。

在获取三维图像之前，一个重要的考虑因素是患者的牙合关系。如果患者没有任何功能移位，可以在最大间隙内进行扫描。然而，如果患者从中心关系（centric relation，CR）到中心闭塞（centric occlusion，CO）有显著的功能转移，则应以中心关系（图 9.2.6）进行扫描。这可以通过在 CR 中使用蜡和髁突来实现。这在手术室中非常重要，如果在使用劈开固定时，下颌骨作为参考来重新定位上颌骨。如果有显著的 CR 和 CO 差异，术后上颌实际位置可能与计划位置不同。为克服这一问题，可以首先进行下颌骨手术，或者使用位置引导来定位独立于下颌骨的上颌骨。相关内容将在本章下文详细讨论。

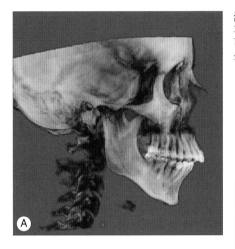

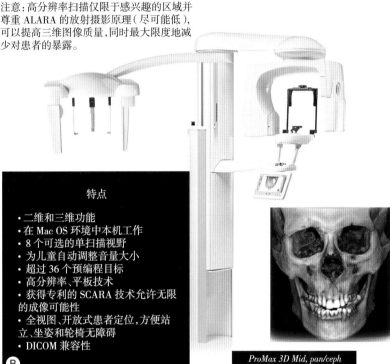

注意：高分辨率扫描仅限于感兴趣的区域并尊重 ALARA 的放射摄影原理（尽可能低），可以提高三维图像质量，同时最大限度地减少对患者的暴露。

特点

- 二维和三维功能
- 在 Mac OS 环境中本机工作
- 8 个可选的单扫描视野
- 为儿童自动调整音量大小
- 超过 36 个预编程目标
- 高分辨率、平板技术
- 获得专利的 SCARA 技术允许无限的成像可能性
- 全视图、开放式患者定位，方便站立、坐姿和轮椅无障碍
- DICOM 兼容性

ProMax 3D Mid, pan/ceph

图 9.2.6　（A）三维锥形束计算机断层扫描（cone beam computed tomography，CBCT）图像（DICOM 文件格式）。（B）使用办公室 CBCT 机器拍摄的图像，患者处于直立位，头部自然位置

2）三维牙科扫描或牙科研究模型

目前，CT/CBCT 成像数据无法提供足够的实体细节来制作精确的 CAD/CAM 夹板。CT/CBCT 数据是体数据而不是表面数据。三维体积是通过在软件的帮助下对相距 1mm 或更小的多个切片进行配准和集成来重建的。在这些切片中，牙齿和咬合的细节没有被高精度捕获。因此，建议借助三维表面牙科扫描仪获取牙齿的三维表面数据（图 9.2.7）。这可以使用口腔内牙科扫描仪直接获得，或者通过制作牙齿的牙科印模并扫描印模或牙石模型间接获得。这使人们得以根据这些三维牙科研究模型制造夹板，这些夹板将在手术过程中准确地贴合牙齿。

三维牙科扫描的典型文件格式是立体光刻（stereolithography，STL）。这种文件格式是用于创建它的立体光刻 CAD/CAM 软件的原生格式。STL 也称为标准曲面细分语言，用于快速原型制作和计算机辅助制造。STL 文件仅描述三维对象的表面几何形状，而没有任何颜色、纹理或其他常见 CAD 模型属性的表示。

3）三维颅颌面照片或二维照片

三维照片对于虚拟手术计划并非绝对必要；然而，它确实有助于评估术后模拟变化（图 9.2.8）。由于 CT 数据不包括肤色，将软组织与表面肤色叠加确实可以更好地可视化手术预测。这也有助于患者教育和了解患者的期望。

三维摄影的常见文件格式是 obj，它可保存用计算机绘图软件创建的三维对象文件。这些文件包含纹理贴图、三维坐标和其他三维对象数据（图 9.2.9）。另一种文件格式是 BMP，也被称为位图图像文件、设备独立位图（device independent bitmap，DIB）文件或简称为位图。这是一种光栅图形图像文件格式，用于存储独立于显示设备（如图形适配器）的位图数字图像。

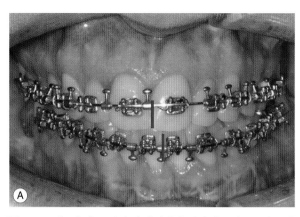
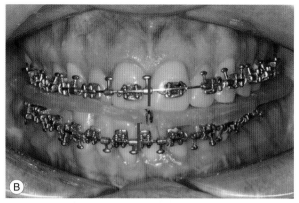

图 9.2.7 （A）中心咬合患者（最大牙尖交叉）。注意上颌中线左侧的下颌中线。（B）下颌骨正中关系（髁突窝正中关系）拍摄的患者照片

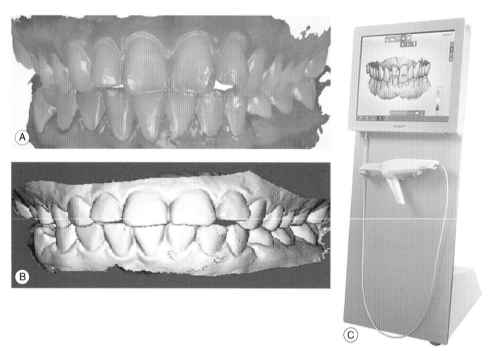

图 9.2.8 （A~B）使用 3Shape 的 Trios 口腔内扫描仪。（C）获得的三维口腔内牙科扫描（STL 文件格式）（3Shape A/S）

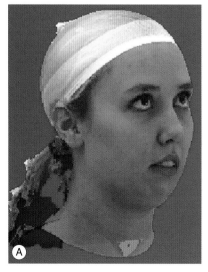
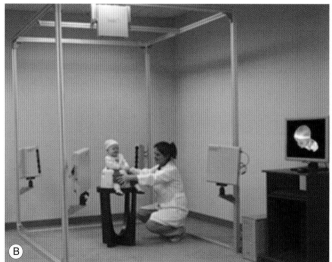

图 9.2.9 （A）面部和（B）头盖骨的三维照片（obj 文件格式），使用三维 Md 设备

4）术前谈话和临床检查

患者的主诉和临床检查是决定重新定位下颌以实现最佳功能和面部美学效果的重要因素。重要的是要了解和讨论患者对手术的期望，以便外科医生在制订手术计划时更好地准备解决患者的主诉。

临床检查应侧重于捕获不易在患者静态放射照相或摄影图像上捕获的动态数据。重要的面部美学特征之一是在休息和微笑时露出的门牙数量。手术后在休息时保持约3.5~4mm 的门牙露是很重要的。还必须评估下颌静止位置和从静止位置到习惯性咬合的闭合路径。在获取术前记录和使用下颌骨在截骨后使用中间夹板重新定位和固定上颌骨时，这些可能是重要的考虑因素。如果未检测到中心关系和中心咬合差异，则可能会损害术后结果。如果患者有CR-CO 差异，重要的是在 CR 中获得所有术前记录[8]。还必须评估从静止位置到最大闭塞的打开和关闭路径。如果观察到颞下颌关节（temporo-mandibular joint，TMJ）疼痛和功能障碍，应在患者病历中详细记录。如果患者主诉持续性 TMJ 疼痛或病情进展，建议在正颌手术前解决 TMJ 症状。必须记住，CT 扫描、牙科研究模型和照片都是静态数据，而捕获动态数据的软组织是推动正颌手术计划的关键要素。

手术计划软件系统

为执行手术计划，需要手术计划软件。采用 CAD/CAM 技术的软件进行图像处理；注册所有三维数据集（CT、牙模型和三维照片）；进行手术模拟；并设计切割导向器、定位导向器和手术夹板。目前，美国普遍使用两种流行的软件程序：Materialize 的 Proplan CMF 和 Dolphin Imaging 的 3D Surgery。一些第三方公司提供服务，通过使用其中一种软件包的网络会议来协助外科医生和正畸医生进行手术计划。手术计划软件正变得愈发易用，在不久的将来，外科医生将能够独立于这些第三方执行门诊手术计划。

三维颅颌面容积在空间中的定位

传统的二维侧位头颅图是在患者头部处于自然头部位置或在与地板平行的 Frankfurt 水平面中获得的，而三维医疗级 CT 图像是在患者仰卧位时获得的。虚拟空间中三维体积的方向成为一个挑战，因为不正确的头部方向会对手术结果产生不利影响。对于面部不对称（包括眼眶畸形）或斜颈的患者，将自然的头部姿势转移到数字世界是至关重要的。Xia 等人已描述了一种在陀螺仪的帮助下记录头部姿势的新方法，如果 CT 是在患者仰卧位获得的情况下，则将配准传输到三维数字体积以在空间中定位患者的头部[6]。

另一种方法是获得自然头部位置的三维面部照片，然后将三维 CT 体积配准到三维软组织面部照片[7]。

CBCT 技术不存在头部方向问题，因为 CBCT 图像是在患者站立或坐直时获得的。在获得 CBCT 图像时，可以要求患者直视前方以记录患者的 NHP（自然头部位置）或使用与地板平行的 Frankfurt 水平面，具体取决于用户偏好。此过程将消除对医疗级 CT 所需的外部配准方法的需要。在确认虚拟空间中的头部位置之前，临床发现，例如骨骼中线、牙齿中线和咬合倾斜，需要与虚拟空间中的患者 CT 进行确认。骨骼中线和患者的水平面将是在计算机化手术计划期间执行所有骨骼运动的主要参考平面。

处理和登记三维数据，创建一个虚拟的患者进行手术模拟

下一步涉及处理和配准所有三维 CT 数据。需要处理三维图像以去除伪影和散射。一旦图像经过处理和清理，患者的三维扫描和研究模型之间的配准就会启动。可以通过在 CT 和牙科研究模型上选择相应的解剖点手动进行叠加，或者在某些情况下可以使用软件程序中的自动叠加功能。配准可能需要通过手动操作进行微调以获得最佳最终拟合。三维照片的最终叠加可以通过导入三维患者照片并叠加三维 CT 容积来完成（图 9.2.10）。

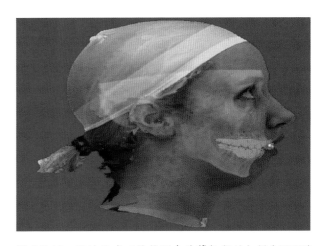

图 9.2.10　通过配准三维锥形束计算机断层扫描（CBCT）图像、三维牙科扫描和三维照片创建的三维虚拟患者

生成二维图像

三维 CT 扫描使医生得以生成传统的 X 线照片，例如全景 X 线片、侧位头颅照片、后前位头颅照片和 TMJ 切片。由三维图像生成二维图像可能听起来有些多余；然而，由于缺乏基于年龄的三维头部测量规范，可能需要生成二维图像。使用传统的头影测量是一个很好的开始。

三维下识别硬和软组织标志

三维 CT 提供了对颅面畸形的更深入了解,这在二维底片上无法显示,特别是在面部不对称的患者中。三维图像消除了在二维图像中观察到的任何放大失真,并且可以独立检查和测量颅面骨骼的左右两侧。不受影响一侧的镜像效果也可用于定义骨骼差异。

三维手术模拟骨骼矫正

三维手术模拟消除了二维手术计划中的猜测。传统上,手术模拟是使用二维侧位头颅图和照片进行的,手术计划后来转移到使用面弓转移安装在半可调咬合架上的研究模型中。然后进行模型手术以制作手术夹板。这种多步骤转移在夹板构造和将手术计划转移到手术室方面留下了许多出错的机会。

在三维手术模拟中,无需执行面弓转移,从而消除了将手术计划从侧脑图转移到研究模型的步骤。由于牙咬合和 CT 叠加为一个单元,骨骼上的变化直接转移到牙咬合上。CAD/CAM 技术可以通过三维打印生成中间和最终手术夹板。

在双颌手术中,三维模拟软件的另一个优势是外科医生可以自由地先进行上颌或下颌手术,而不影响手术的最终结果。该软件还可以生成手术切割导向器和夹板,以进行精确的截骨切割并准确放置刚性内固定。对于单颌手术,无论是上颌骨还是下颌骨进行手术,虚拟手术计划都没有太大的好处。一旦外科医生确定哪个下颌处于正常位置,异常下颌就可以矫正到正常下颌位置。

上下颌手术的分步手术模拟计划

在完成彻底的诊断和初步的手术治疗计划后,下一步是使用个人计算机在虚拟患者上模拟治疗计划。虚拟患者的方向应与患者的自然头部位置相匹配。在执行任何骨骼运动之前,必须建立骨骼面部中线。需要确认髁突与髁窝的正确关系。下一步包括进行适当的截骨以模拟手术治疗计划。外科医生可以为个别患者定义截骨术的路径。上颌手术有多种术式选择,从 Le Fort I 型单件截骨术到四件式不对称截骨术不等。截骨的具体路径可由用户定义。一旦根据患者的需要确定了截骨术,就可以将这些节段移动到所需的最终位置。第一步是矫正所有上颌不对称。这将涉及矫正上颌牙齿中线,使其与横向平面中患者的骨骼面部中线重合。此步骤之后应进行上颌咬合倾斜(滚动)的矫正。根据咬合倾斜的严重程度,这可以通过不同程度地压紧一侧和松解对侧的来实现,或者通过单侧松解或压紧以平整倾斜的咬合平面来实现。最后,矫正上颌牙弓旋转(偏航),使上颌骨更加对称。在执行这些运动时,软件可以以毫米为单位记录实际变化。

在矫正上颌骨不对称后,将下颌骨与上颌骨对位咬合。对于下颌截骨术,有多种选择,包括双侧矢状纵劈截骨术、倒 L 形截骨术和垂直支截骨术。截骨完成后,可以移动下颌远端部分。根据预设的最终牙齿咬合,下颌骨组件与上颌骨相协调。这是通过导入预设的、手工铰接的最终咬合模型并将它们叠加在上颌牙列上以及通过将下颌骨骼叠加在下颌模牙列上来实现的。

一旦上颌骨和下颌骨组件在最终咬合中协调一致,下一步就是将上颌骨和下颌骨组件作为一个整体移动到最终所需的位置。在这一步中,需要修正的另外两个变量是上颌嵌塞量和上下颌前移量。这些将由最初的骨骼畸形和所需的最终面部美学结果决定。可以完成的最后一次骨骼矫正是咬合面(间距)的矫正。与 Frankfurt 水平面的正常咬合面角度约为 9°,范围为 2°~17°。患者的咬合平面可以通过顺时针(倾斜咬合平面)或逆时针(压平咬合平面)移动上颌和下颌骨骼组件来矫正。这将对下颏投影和前鼻脊(anterior nasal spine, ANS)位置产生重大影响。咬合平面的顺时针变化会增加上颌骨的投影,减少下颌骨的投影,逆时针变化会产生相反的效果。

根据治疗计划完成所需的骨骼运动后,需要评估骨重叠或骨间隙。这将告知外科医生是否需要移除骨骼,或者患者是否需要骨骼植物来增加大骨缺损区域的骨骼。在下颌骨中,可以评估近端和远端节段的关系。随着上颌和下颌骨骼组件的移动,可以实时查看每个已识别骨骼标志的 x、y 和 z 位移坐标,并根据需要进行修改。如果将软组织添加到 CT 数据中,还可以评估软组织的变化(图 9.2.11、图 9.2.12)。

上下颌骨手术优先级的决定

虚拟手术计划技术使外科医生可以轻松地先计划下颌手术,然后是上颌手术。这对于传统的面弓转移和模型手术而言非常困难。如果患者从静止位置到习惯性咬合有明显的下颌偏差,则可以首先进行下颌手术。这最常见于下颌形态不对称和面部不对称的患者。如果先进行上颌骨手术和有计划地倾斜矫正,则必须打开下颌骨进行夹板构建,并且很难预测虚拟患者的下颌骨打开路径。这可能导致上颌骨位置不当。在这种情况下,首先进行下颌手术更有意义(图 9.2.13)。另一种选择是在骨骼固定过程中使用基于骨骼的定位指南来定位上颌骨。位置导向器有多种设计,每个导向器都可以根据外科医生的喜好进行定制。

切割导向器、定位导向器、植骨模板和夹板

导向器、模板和夹板是三维计算机化手术计划的关键武器。这些指南可帮助外科医生将手术计划从个人计算机(personal computer, PC)上的虚拟患者精确传输到手术台。多年来,为了开发更复杂的导板,将手术计划准确地转移到手术台上,已经取得了重大改进。导轨可分为两种类型:骨载和齿载。

在大多数患者中,中间劈开来定位上颌骨和最后的夹板来定位下颌骨是一个非常有效的过程。在颌间固定后用中间夹板固定上颌期间,外科医生必须控制的变量是上颌骨的垂直位置和髁突窝中髁突的正确位置(图9.2.14A~I)。

切割导向器有助于在计划的位置进行截骨术,还有助于更准确地消除重叠的骨干扰,同时在固定过程中为电镀保持良好的骨与骨接触。位置导向器有助于将截骨的 Le Fort Ⅰ骨重新定位到独立于下颌骨的所需最终位置。这消除了 CR-CO 差异影响 Le Fort Ⅰ段最终位置的担忧。它还消除了 Le Fort Ⅰ固定时髁突在髁窝中的位置的猜测。位置导向器可以根据外科医生的需要进行定制设计。在设计定位导向器时需要考虑的一个重要因素是它们必须足够坚固,以保留截骨骨段的位置,同时为钢板固定留出足够的空间。其中一种设计是正颌定位系统(Orthognathic Positioning System, OPS),它被用于在正颌手术期间将虚拟手术计划传输到手术台[9]。该系统带有一个带有两组移除附件的上颌夹板。第一组用于通过钻孔建立未手术的上颌骨与骨骼其余部分的定位,第二组用于在固定时重新定位上颌骨。

对于不对称下颏位置的颏成形术,在固定过程中,引导件对于准确定位下颏变得非常重要。下颏定位导向器的设计有很多种。有些是牙齿承载的,有些是骨承载的,它们可能与牙科夹板相连。对于将接受自体骨移植的患者,虚拟手术计划有助于设计一个完全适合骨缺损的收获模板。该模板在手术室中节省了大量时间。

最近完成的一项使用计算机辅助手术模拟协议的前瞻性研究表明,计算机化计划可以准确且一致地传递给患者,以在手术时定位上颌骨和下颌骨[10]。

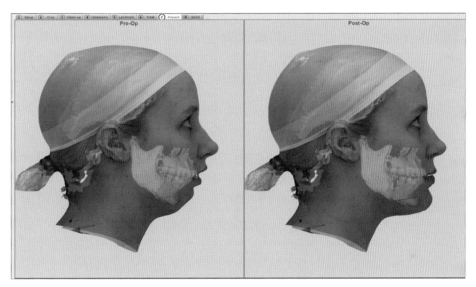

图 9.2.11　对将要进行双颌手术的患者的手术前和手术后模拟预测

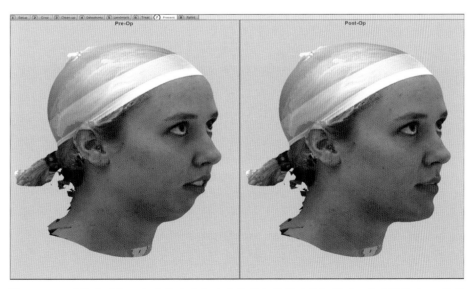

图 9.2.12　对将要进行双颌手术的患者的手术前和手术后模拟预测。在此图像中,三维照片的不透明度已更改,锥形束计算机断层扫描(CBCT)数据和三维牙科扫描不可见。这是模拟用于患者教育和了解患者对手术的期望

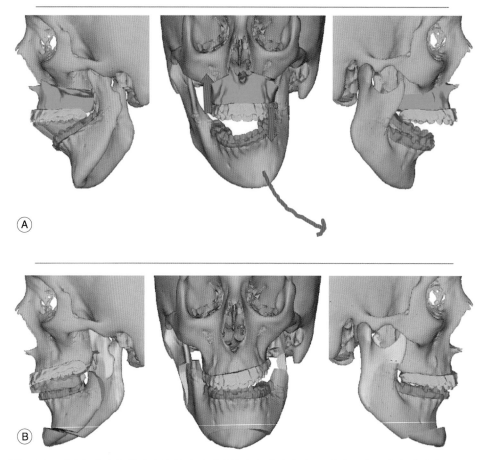

图 9.2.13 （A）当上颌骨手术计划涉及通过将上颌骨左侧向下移动而右侧向上移动来矫正咬合倾斜时，下颌骨向下移位。该患者的临床检查表明，下颌骨的开口路径从习惯性咬合到最大开口向左侧偏离。这将很难模拟，并且使用中间夹板准确定位上颌骨将是一个挑战。（B）如果首先操作下颌骨，则中间夹板的设计。这将提供更可预测的术后结果

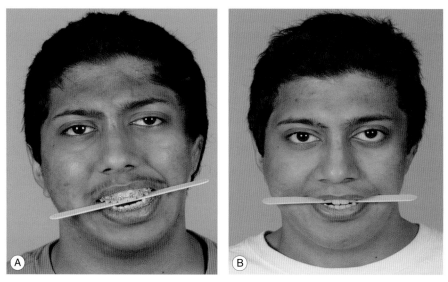

图 9.2.14 （A~F）患者使用虚拟手术计划和模拟进行双颌手术前后的正面、侧面和微笑照片

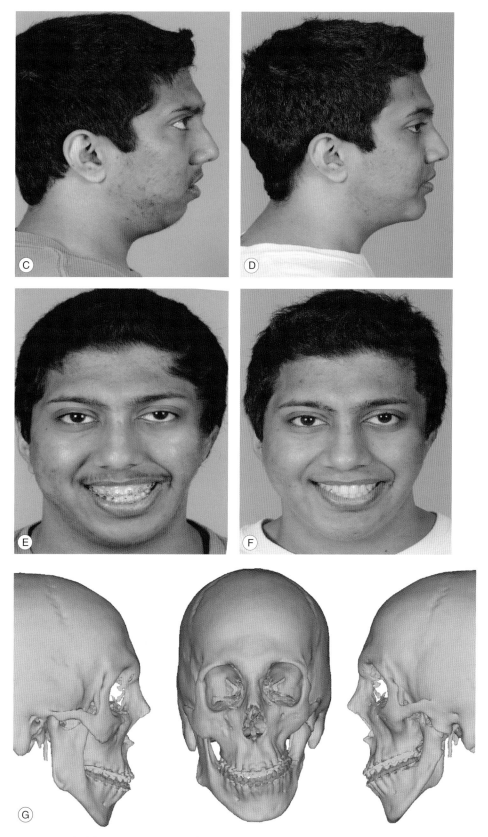

图 9.2.14 (续)　(G~I) 预处理计算机断层扫描 (CT) 和完成上颌手术和下颌手术模拟后

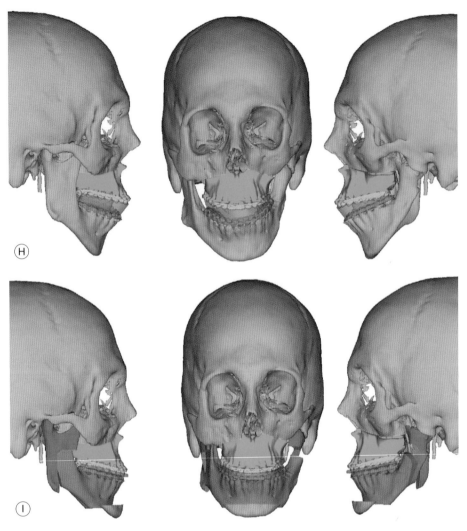

图 9.2.14（续）

结论

　　虚拟手术计划对于需要正颌手术的患者具有显著优势。随着新的门诊 CBCT 机器、更易用的手术治疗计划软件和门诊三维打印机的普及和进步，随着越来越多的外科医生使用正颌手术的好处变得更加明显，该技术将变得更容易获得。此外，许多新技术正在不断开发，以帮助外科医生更准确地计划正颌手术。CAD/CAM 设计的手术切割导向器、定位导向器和夹板可在临床上显著提高准确性和效率，并减少手术错误，所有这些能使患者和外科医生都受益。手术结果的预测只能通过使用临床检查的信息进行更好的术前诊断和治疗计划来增强。最先进的软件应用程序不断完善，可以改进计划，为正畸医生和外科医生提供实现预期结果所需的愿景，同时为临床医生之间以及医生与患者之间提供良好的沟通。

参考文献

1. Ellis EIII. The accuracy of model surgery: evaluation of an old technique and introduction of a new one. *J Oral Maxillofac Surg.* 1990;48(11):1161–1167.

2. Kwon TG, Choi JW, Kyung HM, Park H-S. Accuracy of maxillary repositioning in two-jaw surgery with conventional articulator model surgery versus virtual model surgery. *Int J Oral Maxillofac Surg.* 2014;43(6):732–738.

3. Proffit WR, White RP Jr. Combined surgical-orthodontic treatment: How did it evolve and what are the best practices now? *Am J Orthod Dentofacial Orthop.* 2015;147(5 sup):S205–S215.

4. Liou EJ, Chen PH, Wang YC, et al. Surgery-first accelerated orthognathic surgery: orthodontic guidelines and setup for model surgery. *J Oral Maxillofac Surg.* 2011;69(3):771–780.

5. Mah J, Sachdeva R. Computer-assisted orthodontic treatment: the SureSmile process. *Am J Orthod Dentofacial Orthop.* 2001;120(1):85–87.

6. Xia JJ, McGrory JK, Gateno J, et al. A new method to orient 3-dimensional computed tomography models to the natural head position: a clinical feasibility study. *J Oral Maxillofac Surg.* 2011;69(3):584–591.

7. Xia JJ, Gateno J, Teichgraeber JF. New clinical protocol to evaluate craniomaxillofacial deformity and plan surgical correction. *J Oral Maxillofac Surg.* 2009;67(10):2093–2106.

8. Cordray FE. Three-dimensional analysis of models articulated in the seated condylar position from a deprogrammed asymptomatic population: a prospective study. Part 1. *Am J Orthod Dentofacial Orthop.* 2006;129(5):619–630.

9. Polley JW, Figueroa AA. Orthognathic positioning system: intraoperative system to transfer virtual surgical plan to operating field during orthognathic surgery. *J Oral Maxillofac Surg.* 2013;71(5):911–920.

10. Hsu SS, Gateno J, Bell RB, Hirsch DL, Markiewicz MR, Teichgraeber JF, Zhou X, Xia JJ. Accuracy of a computer-aided surgical simulation protocol for orthognathic surgery: a prospective multicenter study. *J Oral Maxillofac Surg.* 2013;71(1):128–142.

计算机化手术计划在头颈部重建中的应用

Jamie P. Levine and David L. Hirsch

概要

- 计划切除时,计算机断层扫描(computed tomography, CT)的时间应该与计划会议和手术时间相对接近。建模团队应勾勒出肿瘤的轮廓,并应计划好大的切缘。最好直接与烧伤外科团队一起执行此操作,以避免计划中出现任何差异。如果对切缘安全有疑问并需要进一步术中切除,则可以制作替代指南,以适应这些潜在的变化。
- 在计划这些程序时需考虑患者的软组织需求。从患者的主要皮瓣中获取尽可能多的所需皮肤,或在替代皮瓣中进行计划,特别是在计划进行复杂的切除并且有大量的口腔内和口腔外软组织需求时。
- 在组织明显丢失或缺乏组织灵活性的情况下(如放射损伤),可以设计骨重建,以最大程度地减少剩余软组织的应变,并降低重建的复杂性。
- 应邀请参与手术和围手术期治疗的所有专科医生并尝试参加虚拟规划会议。团队的参与将减少计划过程中的严重错误。此外,每个团队都应该评估工程师在会议后重新制订的计划,并在计划最终确定之前签字。
- 随着重建变得更加复杂,并且可能有多个片段,预先设计的板可以在获得非常精确的重建结果方面发挥重要作用。
- 在良性病例中考虑初次骨整合置入物。
- 在游离皮瓣重建中,计划骨段长度至少保持 2cm,以保持适当的循环。
- 使用虚拟计划来适当定位骨段。通过适当的扫描,甚至可以注意到有助于软组织设计的穿孔器。确保保持足够的近端和远端截骨,以免影响膝盖和脚踝的稳定性。
- 当骨质流失或错位是畸形的一部分时,借助成像技术重新定位骨骼。这可以使用镜像技术等进行计划。计划骨段的重新定位以及将采取的任何移植物或皮瓣。

- 当使用多节段重新定位或复杂的旋转节段时,对齐是至关重要的,例如在种植体置入中,制作中间夹板装置以帮助在医生推进每一步时确认重建的位置。

简介

颅面、颌面和头颈部手术早在三维成像出现之前便已开始。从历史上看,头颈部重建领域并不存在。缺乏头颈部重建确实限制了外科医生进行任何类型的头颈部烧伤、创伤和先天性手术的能力。首先是带蒂皮瓣手术和显微外科技术的进步永久改变了头颈部肿瘤手术领域。如今重建越来越大的复合缺陷的能力为烧伤外科医生提供了极大的自由。同样,在上一代人中,成像技术的进步对重建外科医生而言是一个巨大的进步。射线照相技术(如计算机断层扫描成像)使外科医生能够评估缺陷或损伤,并帮助他们计划更精确和更具战略性的重建。这些进步使人们得以开发了新的方法和手术技术。即使有了成像技术的进步,外科医生仍然只能对三维问题进行二维表示。图像和患者之间无法进行物理转换。从成像中获得的信息最好通过解剖知识和外科医生的经验进行转化。这些重建技术的教学也很困难。在修复颅面骨骼的三维骨骼结构时,在视觉上受到通路的限制,并且无法获得所需手术部位的完整三维曝光。此外,由于颅面骨骼的三维特性,即使是很小的误差也会导致不良结果。传统的重建技术需要很大的学习曲线,并且可能导致结果不一致,尤其是对于经验不足的外科医生而言。手术经验和对三维解剖结构的天生感觉对于获得更好的结果很重要,但并非所有外科医生都具有相同的技能或经验,因此结果变得更加可变。随着过去十年在计算机建模和虚拟手术方面取得的进步,学界如今能够将来自放射成像研究的信息转化为实际的术中工具,帮助医生克服头颈部复杂的三维解剖结构(图 9.3.1)。这使得手术结果更加可预测,并且作者相信,这也为患者带来了更多的功能结果。随着这些技术与指导技术一同改进，手术精确度和效果应继续改善。它还让经验不足的外科医生得以获得与经验丰富的外科医生相似的结果。

作者所在的机构一直在所有颅颌面重建和烧伤病例中使用三维面部分析和虚拟手术计划（virtual surgical planning，VSP）。在过去的 8 年中，许多案例都以这种方式计划、建模和执行，并产生了更可靠和可预测的结果。在这段时间里，作者一直在不断完善这些技术，这种方法真正彻底改变了作者诊断、治疗和重建头部疾病和缺陷的方式。在现代计算机时代，数字计划已成为建筑设计和生物医学制造的标准。在手术的各个方面，适当的计划有助于更可预测的手术结果，但在使用虚拟规划之前，其中大部分依赖于二维成像和手术反复试验。作者的目标是使所有形式的重建外科手术（包括肿瘤、外伤、先天性和美容）都可以用这种方法治疗。

这些技术是可教的，学习曲线较浅，可以进行精确的解剖骨重建，并最终减少手术时间。在特定情况下，作者会将虚拟计划与导航引导技术结合起来，以便在指示时在消融和重建程序中实现更高的准确性（图 9.3.2）。

本章旨在说明与传统的颅颌面外科治疗计划相比，外科医生如何利用虚拟手术和计算机辅助设计来减少手术时间，并创建准确的术后结果。下文将回顾作者处理其中一些问题的方法，并说明这些技术的应用。这只是作者应用这些技术的病例类型的一个小例子，作者认为，随着外科医生发现可以轻松地计划和执行手术，应用范围将会扩大。学界在恶性和良性头颈部肿瘤手术和重建、正颌手术、颌面外伤、颞下颌关节重建（temporomandibular joint reconstruction，TMJ）和颅底手术方面取得了可靠的卓越成果。这些技术已成为实施复杂颅颌面手术和重建的首选方法。

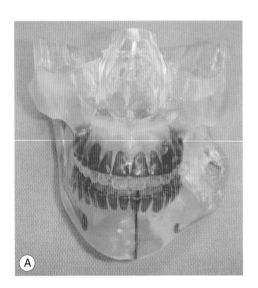

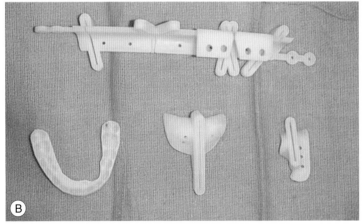

图 9.3.1 （A）带有肿瘤和虚拟切口的颅骨立体光刻模型。（B）特定于患者腓骨和下颌骨的切割指南与咬合夹板一起记录

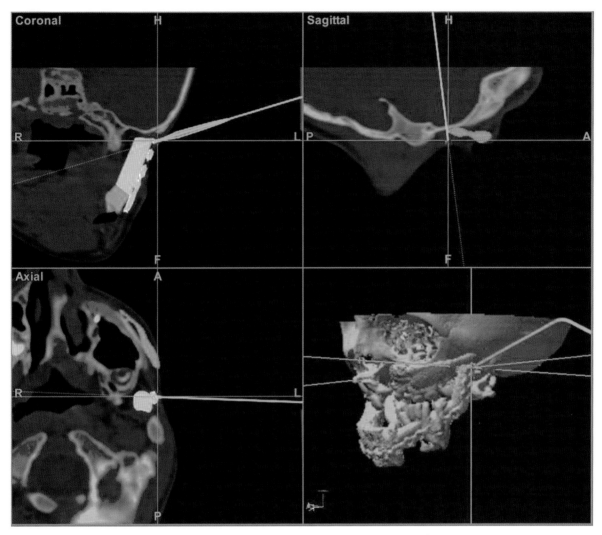

图 9.3.2　显示重建节段术中定位的引导技术；在这种情况下，检查关节窝附近所需的腓骨定位

技术

当前技术的演变最初涉及使用立体光刻模型作为模板（图 9.3.3）。这些模型直接从 CT 扫描中打印出来，医生将使用它们在假定的骨切除术周围弯曲接骨板，开发用于处理外生病变的接骨板，并作为术中参考以帮助医生进行这些手术。医生首先利用这种技术和这些模型进行肿瘤切除后的下颌重建。根据所有骨段的重建情况，作者认为这是一个结果存在很大差异的区域。这种技术尽管有帮助，但仍然相当费力，而且在正确执行下颌骨和腓骨截骨术、对齐释放的颌骨节段以及将腓骨设置到切除部位时，仍然经常存在"猜测"和出错空间。当前技术的发展涉及使用分阶段的切割指南预先计划手术的每个阶段，包括下颌骨和下肢的截骨术。目前，就骨骼和软组织定位而言，这些技术使手术得以实现有效且高度可预测的结果。学界将继续完善这些技术，包括切割导向器设计和手术计划，包括永久种植体、假牙的放置和理想的骨骼定位。下文将描述计划和使用计算机辅助设计／计算机辅助制造（computer-aided design/computer-aided manufacturing，CAD-CAM）技术进行重建的基本过程。

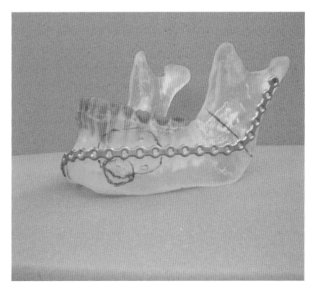

图 9.3.3　用作板弯曲模板的立体光刻模型。然后该板可用于术中重建和骨对齐

计算机辅助手术建模

头颈部重建

发展

Hidalgo 于 1989 年首次发表了使用游离腓骨皮瓣进行下颌骨重建[1]。这种皮瓣用于下颌骨重建的优势很快就显现出来。它能够提供一长段骨（长达 25cm）以及周围的软组织，并且具有发病率相对较低的供区。也许腓骨最重要的方面是可靠的骨膜血液供应和多次截骨术所具有的无与伦比的三维轮廓能力[2]。游离腓骨瓣最终发展成为下颌骨重建的金标准[3]。

如今，游离腓骨皮瓣几乎普遍成为良恶性疾病患者口下颌重建的首选。关键技术的引进使手术更加精细化。重建最初依赖于对烧蚀后缺损的术中评估，然后外科医生会采用各种不完美和冗长的操作来重新雕刻骨间隙。这增加了手术时间，但结果往往不完美。

基于 CT 的立体光刻模型的引入成为术前计划的元素之一。在这些打印的三维模型上模拟缺陷的能力使医生能够在术前计划重建板的重建和轮廓等。使用用于三维虚拟手术的 CT 数据的软件将其提升到了一个新的水平[4]。计算机辅助设计技术使用这些信息来重建患病下颌骨和供体腓骨的虚拟表示。在这个虚拟环境中，可以在计算机模型上模拟下颌骨的三维切除。然后将计算机生成的腓骨转置到虚拟下颌骨上，并在多个正交平面上用模拟截骨术重新塑造轮廓。免费的截骨术实际上是为了确保骨对置（图 9.3.4）。然后将模拟的截骨术转换为预制的切割导向器。这确保了虚拟手术计划被准确转换为术中环境[5]。

使用这种技术对骨性下颌骨进行解剖重建是无与伦比的。骨骼对置最大化，具有卓越的美学效果。从正颌的角度来看，它也彻底改变了功能。口腔下颌功能的最佳恢复包括咀嚼、吞咽和口腔分泌物的管理。重新恢复这些功能的一个关键因素是牙齿修复。虚拟手术计划彻底改变了重建外科医生实现这一目标的能力（图 9.3.5）[6]。

虽然这项技术已在文献中得到广泛报道，但学界一直在不断增加独特的技术改进[7]。如今，医生经常进行复杂的重建，在每次手术中都涉及其中的几个要素。其中一些技术改进包括初级骨内膜置入物的精确放置、改善骨轮廓的双管技术、定制的重建板制造、一期置入假牙、自由瓣放置以及复杂的正颌重新定位（图 9.3.6）[8]。据报道，这些技术改进能使重建结果更加有效和可预测。

技术现状

计算机辅助下颌骨切除和重建涉及 4 个不同的阶段：计划、建模、手术和评估。只有在评估阶段，医生才能不断改进技术，并改善手术结果。计划从根据标准扫描协议对患者颅面骨骼进行高分辨率 CT 扫描开始。如有需要，可以进行下肢或其他供区（髂骨、肩胛骨等）的扫描，以准确了解血

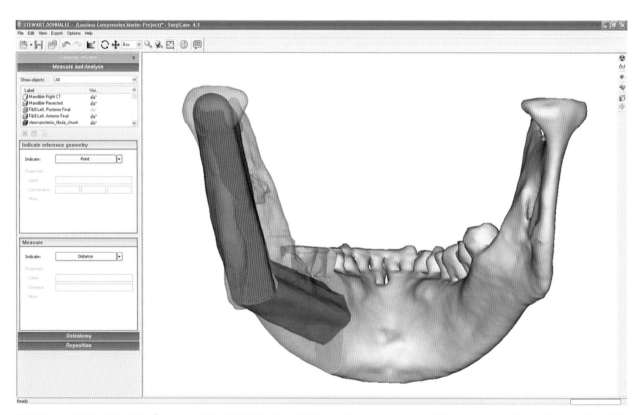

图 9.3.4　计划会议显示计算机生成的腓骨转置到虚拟下颌骨，切除后，并在多个正交平面上模拟截骨重塑轮廓。补充截骨术实际上是为了确保骨骼匹配

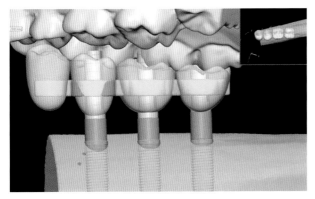

图 9.3.5　牙齿重建的虚拟计划。骨整合种植体位置以及精确定位的假牙都经过优化计划

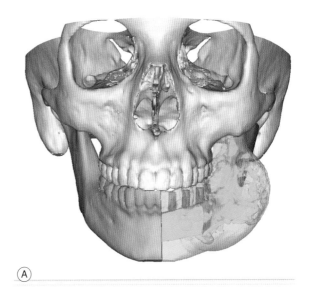

(A)

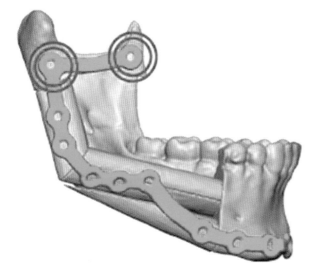

图 9.3.6　定制重建板的虚拟规划。双蓝色圆圈代表将放置在下颌切割导向器中的预测孔。这些预测孔位于下颌切割导向器中，并且将与定制的重建板中的孔完全对应。这能实现整体非常精确的重建结果

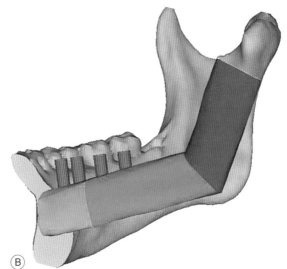

(B)

图 9.3.7　图示一个完整的虚拟计划会议之前的板块放置。(A) 在肿瘤周围观察切除边缘，并在该区域内计划腓骨。还可看到种植体的位置以红色显示。它们与覆盖的牙列对齐并排列在腓骨位置。显示了与剩余下颌骨相关的腓骨放置位置 (B)

管和骨骼解剖结构。然后将这些图像转发到所需的建模公司。扫描被转换为颅颌面骨骼和供区的三维重建。供区并不总是需要，但作者通常会需要，因为随着时间的推移，重建会变得更加复杂和精确。查看供区的三维变异性对医生很有帮助，这很重要，尤其是在计划置入物和多个节段以及相关的脉管系统和穿支解剖结构时。作者将使用 CT 血管造影术获得此信息，然后与来自建模公司和手术团队的生物医学工程师举行网络会议。下颌骨重建 (或任何类型的头颈部手术) 计划阶段的关键参数是切除的边缘、任何错位组织的重新定位以及腓骨相对于剩余下颌骨和颅面骨骼的位置 (图 9.3.7)。对于外伤，治疗目标是移位骨碎片的重新定位和骨移植物和 / 或永久置入物的计划。在正颌手术中，医生还计划了针对所需终点的颌骨的分阶段运动。这些输入内容由外科医生确定，并在网络会议期间由建模工程师在三维重建图像上标记 (图 9.3.8)。可以在两个团队之间转换鼠标指针的控制，并且可以在虚拟操作骨段时外推实时头影测量、体积和线性分析。

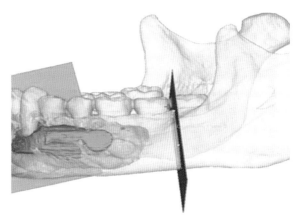

图 9.3.8　图示肿瘤周围的切除边缘以及腓骨最终将被放入的位置

虚拟计划的强大功能和精确度的一个很好的例子是下颌骨和上颌骨缺损的腓骨重建。这些是医生通过完整的虚拟计划进行的第一次重建。一旦医生开始充分利用 CAD-CAM 技术，就能够克服在使用传统的腓骨游离皮瓣重建方法时面临的许多挑战。消融、重建和工程团队之间的沟通对于最大限度地将手术切除和重建转化为虚拟模型是必要的，然后可以使用该模型创建个性化的切割指南和模板，使医生能够创建无缝的腓骨 - 下颌骨连续性。通过将工程师纳入手术计划，他们了解组织定位的重要性和现实，包括骨段、软组织和血管蒂。首先完成下颌骨的虚拟切除。在患病下颌骨的所需边缘选择切割路径，并且实际上去除了该节段。然后将重建的三维腓骨图像以所需的血管和软组织方向叠加在下颌骨缺损上（见图 9.3.7）。创建虚拟腓骨截骨术以适应理想化的重建。第一次截骨术旨在精确匹配天然下颌骨的近端切除角度。根据需要创建额外的截骨术，以重建原生下颌骨切除部分的形状。尽管使用此技术可以创建任何形状和弯曲，但重建外科医生的任务是使用适当大小（通常为2cm 以上）的节段保持重建的真实性，并尊重血液供应的限制。简单有时更好，即使使用虚拟建模也是如此。工程师可以使用虚拟切除的下颌骨的几何形状或镜像对侧无病下颌骨并将其定向到上颌骨上，以创建理想的正颌关系。可以修改骨板的形状以及腓骨段的数量和长度，以优化新下颌骨的形状，保持腓骨的血管化良好，为置入物的定位提供适当的骨与骨板关系，提供无缝的骨近似，并保持完美的咬合安排。下颌骨和腓骨的虚拟截骨术旨在优化随后的骨愈合的骨对置，并简化术中的定位和放置。在用于切除的下颌骨上创建的截骨术和在腓骨上创建的用于重建的截骨术之间的骨定位是无缝的。目前，对于大多数良性病例，医生仍通过选择所需位置来计划精确的牙髓种植体置入，以获得合适的术后修复体咬合（图 9.3.9）。

建模阶段涉及计划组件的立体光刻制造。这包括用于术中参考和加强对住院医师、外科医生和患者的教育的原生颅面骨骼模型。接下来，生产可消毒的切割导向器，与原生下颌骨和腓骨齐平，并允许截骨术与计划阶段创建的截骨术精确匹配。然后设计一个重建板模板，便于术前预弯曲钛板，并使其与所需电镀公司的板设计相匹配。确定腓骨长度和交叉角度的挑战变得简单而可靠。这些切割导向器有助于截骨过程，并在重建的下颌骨和腓骨部分之间提供无缝整合（图 9.3.10、图 9.3.11）。线性切割导向器由虚拟腓骨的切割片制成，切割槽沿腓骨位于适当的长度和适当的角度，无需任何术中测量即可重建所需的形状。去除了执行适当截骨术所需的学习曲线，作者相信，使用这些技术获得的结果始终优于其他任何技术。

接下来是重建的手术阶段[6,9]。下颌骨的进入取决于肿瘤或病理的位置和严重程度。获得下颌骨后，作者使用 Marchetti 等人描述的技术。用于维持上颌骨关系[10]。下颌骨切割导向器在消毒后被引入手术区域并用接骨螺钉固定在下颌骨上。切割导向器可以精确复制网络会议期间计划的截骨角度（图 9.3.12）。将锯子插入切割导轨的槽中，然后进行截骨术。下颌骨切除后，将最终重建板放置在下颌骨上的预定位置，并在适当位置钻孔。下颌切割导向器通常设计有预测孔，以便医生使用与重建板相同的螺钉孔，为硬件定位提供精确的解剖参考。通过这些预测孔，始终保持精确的骨板放置和精确的骨骼方向。作者倾向于在椎弓根完整且灌注不间断的情况下进行腓骨整形（图 9.3.13）。腓骨切割

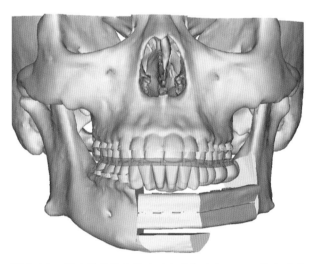

图 9.3.9   图示腓骨段就位的下颌骨切除术。可以修改腓骨段以优化新下颌骨的形状，包括中央双桶段。该计划提供了无缝的骨近似并保持完美的咬合排列。在适当的咬合位置也注意到计划的假牙

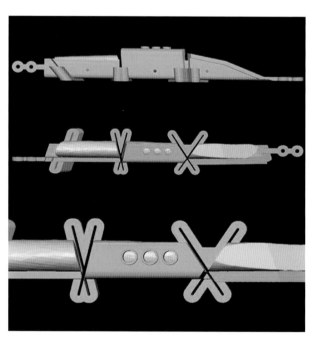

图 9.3.10   腓骨长度和交叉角度通过腓骨切割导向装置变得简单可靠，这些导向装置旨在精确地贴合腓骨并创建无缝造口术。这些切割导向器有助于截骨过程，并在重建的下颌骨和腓骨部分之间提供精确的整合

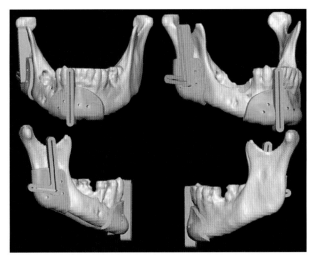

图 9.3.11　图示就位的下颌切割导向器。这些切割导向器有助于截骨过程,并在重建的下颌骨和腓骨部分之间提供精确的整合

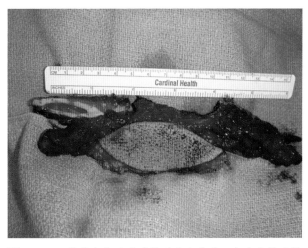

图 9.3.13　截骨完成后的腓骨并移除装置。术者在椎弓根完整且灌注不间断的情况下进行腓骨整形。这也可以在体外完成,但这会相应地增加缺血时间。请注意图片中的斜面双桶截骨段和计划用于口内衬里的皮肤板

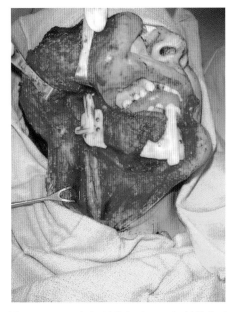

图 9.3.12　下颌切割导轨就位。切割导向器可以精确复制网络会议期间计划的截骨角度

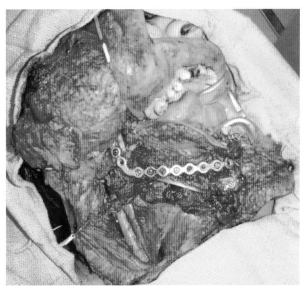

图 9.3.14　将腓骨段直接带到下颌骨缺损处,并直接放置在预置钢板下方的位置。在手术过程中不会失去对下颌节段的控制。该患者的双筒段镀有单独的微型钢板和拉力螺钉。可以设计新的预先计划的板以将所有这些段与单个板接合

导向器用于复制先前计划的端部和闭合楔形截骨术的切口。医生现在将腓骨段直接带到下颌骨,永远不会失去对下颌骨段的控制(图 9.3.14)。这也使医生能够对非常大的切除使用最小的切口入路(图 9.3.15)。

　　评估阶段通常包括 CT 扫描和 / 或 X 线以及标准的术后随访。CT 扫描用作与虚拟生成的手术计划的最终比较。这使医生得以对准确性进行批判性分析,并有助于改进未来的技术。一般而言,精度非常好,在 1~5mm 以内(图 9.3.16)。误差的主要来源可能是重建板的手弯曲。使用较新类型的建模板,即使这一点也得到了显著改善,使医生能够在重建中获得更高的准确性。这些预先成型的钛金属板不仅有助于提高结果的准确性,而且还缩短了表壳的长度。

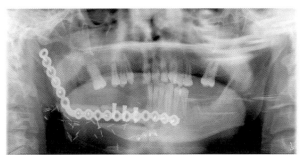

图 9.3.15　术后 X 线显示腓骨节段的精确位置,骨整合置入物也位于适当的位置

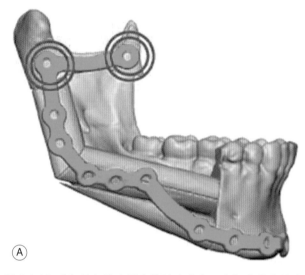

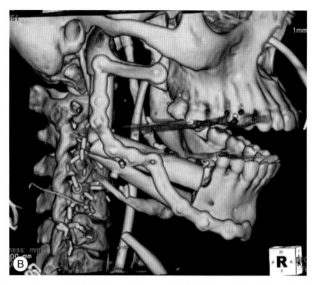

图 9.3.16 （A，B）图示预先计划的重建以及板放置的预测孔。三维 CT 扫描与术后结果显示出非常接近虚拟生成的手术计划的外观。还要注意预先计划好的板设计，并放置在颏孔周围，并包含一个螺钉孔，以与双桶段接合

对于大多数良性病理病例，作者会在术中虚拟计划并放置种植牙，在某些情况下，还会放置假牙（图 9.3.17、图 9.3.18）。大多数患者在术后第一年内完成牙齿康复。作者相信，即使不是在术中放置，通过从虚拟计划中获得的腓骨的精确对齐和定位，也可以促进种植牙和假牙重建的放置。

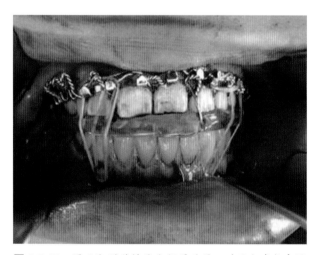

图 9.3.17　图示即刻种植体和假牙放置。对于大多数良性病理病例，医生实际上会计划并放置牙种植体，在某些情况下，还会放置假牙

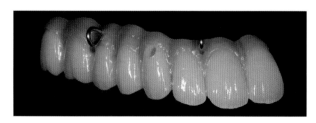

图 9.3.18　立即放置假牙的另一个例子

颌面创伤

由于解剖变形、骨移位等情况，治疗复杂的多节段颌面部创伤即使对最有经验的外科医生也是一个挑战。在计划外伤性损伤的手术矫正时，必须考虑许多因素，包括牙列的状态和预先存在的咬合关系、面部宽度、面部高度和骨段连续性。恢复正常的面部宽度、面部高度和前后投影不仅难以实现，而且极其难以教授。从历史上看，没有一种方法能保证令人满意的结果[11-16]。这些损伤造成的术后畸形很常见，而且往往无法矫正[17]。作者已经成功且非常准确地利用三维虚拟手术和建模技术来治疗这些类型的复杂损伤[18]。每种损伤都是单独处理的。建模使医生能够以最佳方式重新定位颅面骨骼碎片，提供夹板以帮助和确认对齐，并在必要时提供用于骨骼置换或增强的模板。

不幸的是，许多复杂的外伤涉及牙齿撕脱和骨粉碎，这使得在术中准确复位这些骨折在技术上很困难。这就是计算机辅助虚拟手术极为有益的地方。如果可能，获取面部骨骼的 CT 扫描，以及上颌骨和下颌骨的牙模型。这些技术也用于虚拟正颌手术。模型公司对模型进行激光扫描，并将其虚拟集成到图像数据中。近年来，基于 CAD-CAM 的咬合夹板的使用越来越受欢迎，作者还发现，在这些复杂的面部创伤病例中使用它们有类似的好处，特别是在带牙的骨节被粉碎或牙槽骨缺失硬组织的情况下[19-22]。

手术计划总是从虚拟网络会议开始。通过会议虚拟的方式减少骨折段，以优化骨对齐（图 9.3.19、图 9.3.20）。这种"虚拟还原"减少了开式还原通常需要的试错。对所有平面的骨损伤进行分析，并基于计划的手术方法，根据外科医生的喜好对骨折进行虚拟复位。虚拟软件可以轻松计算缩减段的体积分析，以帮助建立对称性。咬合夹板是根据所需的上颌骨和下颌骨减少量制作的。也可以创建非牙齿面部骨骼的模板，从而正确恢复面部宽度和投影。尽管虚拟手术可以帮助外科医生确定术前如何最好地恢复解剖对齐，

但该技术的真正优势在于其术中应用和个性化的设备设计（图 9.3.21）。使用由 VSP 最终确定的三维模型,然后设计和制造手术导板,并在术中使用,以更准确地对齐骨段。导板用接骨螺钉固定在颌面骨上,为骨质减少和重建提供精确的参考点,并证明对重新建立适当的面部宽度非常有用。如果存在明显的粉碎和相关的面部加宽,可以从模型中制造导向器以确保适当的骨骼位置和面部宽度。该导向器可在手术时使用,以帮助减少相对于未受伤颅骨区域的这些节段。碎片可以相互构建,并通过减少和电镀的每个骨段检查和确认位置。

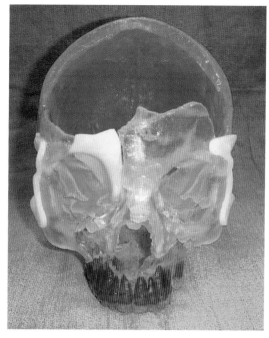

图 9.3.21　打印的立体光刻头骨模型显示所需的骨质减少。个性化的手术器械在颧骨上以白色标注,它有助于在术中精确引导骨折复位。同样在右侧眶上区域以白色表示的是一个模板,用于帮助在术中为缺失的骨创建骨移植物。在手术阶段,所有骨折都被暴露和复位,并使用预制模板和导向器来确保骨折节段的正确定位

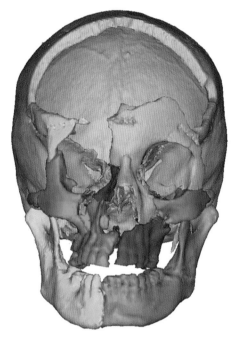

图 9.3.19　图示重新格式化的全面部骨折的三维 CT 扫描。不同的颜色代表较大的骨折段

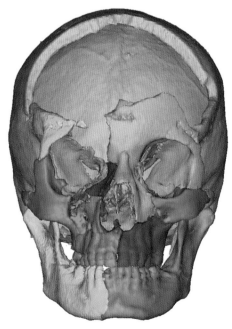

图 9.3.20　手术计划从虚拟网络会议开始。通过会议虚拟的方式减少骨折段,以优化骨对齐

除了可实现最佳复位的术中导板外,虚拟手术还为设计精确的永久性置入物提供了机会。根据手术需要,这可以是自体组织（骨移植）或异体置入物（钛网、丙烯酸、重建板、定制聚醚醚酮(polyetheretherketone, PEEK)）。虚拟三维手术可用于创建缺损模板,以指导术前或术中创建移植物或接骨板,以及创建定制研磨的预制面部置入物。

在手术阶段,暴露所有骨折并按计划进行手术,使用预制模板和导向器确保骨折节段的正确定位(图 9.3.21)。导向器用螺钉固定,并且不会干扰接骨板的放置。作者还在非常复杂和多片段的病例中使用了引导技术,该技术将术前扫描和医生期望的重建结果相结合,以帮助保证骨重新定位。

额窦

建模具有显著益处的代表性区域是额窦[23]。无论是肿瘤还是骨折,该技术都可以为这个隐藏区域提供一种优雅而安全的方法(图 9.3.22)。额窦代表了一个解剖学上有点隐蔽的区域,其入路所需的手术剥离范围通常远大于病症本身所需。由于对硬脑膜和大脑的潜在损伤,传统入路通常需要开颅直接前路入路。在该区域,甚至在其他受限部位的特定问题中,可以虚拟地计划手术,并创建引导器,使外科医生安全、直接地进入缺损区域,而无需进行完全的颅内剥离(图 9.3.23)。

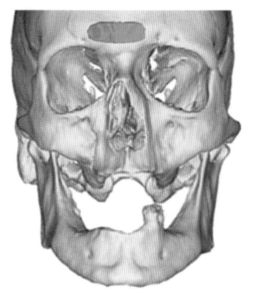

图 9.3.22　额窦代表从前入路解剖学上隐藏的区域。图示一个计划会议,其中额窦位置精确地显示在前面

额窦骨折的发生率占所有面部骨折的 10%~15%,且常与眶壁、鼻骨等其他面部骨折合并发生[24]。额表受累严重者可临床诊断;然而,CT 扫描已成为诊断和手术计划的标准[25]。额骨的独特之处在于同时具有前部和后部,除鼻额管外,还可以不同程度地参与损伤模式。前壁骨折主要是外观问题。鼻额管或后床的受累是决定额窦骨折治疗的另一个重要因素。

事实已经表明,手术计划和使用 CAD-CAM 技术进行颅面重建可以实现骨和软组织重建的手术效率和高度可预测的结果[9]。计划始于根据标准对患者颅面骨骼进行高分辨率 CT 扫描。然后举行网络会议。在会议期间,外科医生可以精确勾勒出额窦边界所在的位置。在骨折的情况下,骨节可被虚拟操控。可以设计和创建用于外科医生的切割导向器,从而安全快速地进入整个额窦,同时最大限度地增加可用骨段的尺寸并最大限度地减少进一步的骨折脱位。最重要的是,在额窦前部骨折很少或没有骨折的情况下,导向器可以尽可能广泛地进入窦,同时将受伤的风险降至最低(见图 9.3.23)。

建模阶段涉及计划指南的立体光刻制造和涉及的颅面骨骼模型,以供术中参考。切割导向器有助于截骨过程,并在额骨和前台骨入口之间提供无缝过渡。

使用这种技术大大提高了执行这些复杂截骨术的精度和速度。在手术阶段,切割导向器被放置并固定在颅面骨骼上,用单皮质深度螺钉进入额骨。这些设计不会干扰接骨板的放置。这种在术前扫描和所需重建之间集成的引导技术的使用有助于通过预先计划钢板和截骨术定位来保证骨对齐。计划和引导制造实现了安全的截骨术和直接进入额窦,以进行骨折修复、肿瘤切除等。

颞下颌关节 / 颅底

涉及颞下颌关节或颅底的手术成功的关键是暴露和进入。由于该区域中重要结构的密度,在操作感兴趣区域时必须小心避免无意中损坏这些结构。自体移植物或同种异体移植物在 TMJ 重建中的精确定位对于恢复下颌和咬合功能至关重要。传统上,重建 TMJ 分为两期操作进行。最初,进行间隙关节置换术并获得术后 CT,以帮助定制 TMJ 假体。制作完成后,需要进行第二次手术来适应定制关节假体。最近,术中导航已被用于预防颅中窝损伤[26]。通过结合虚拟计划和术中导航技术,这可以是安全的一期手术,并且可以在术中确认虚拟规划。

CT 扫描和上下颌牙模型被发送到建模公司并上传到虚拟软件中。完成三维渲染并制作立体光刻模型。手术切除通过网络会议设计,关节的重建可以使用库存 TMJ 假体或任何其他所需的方法虚拟创建,并合并到虚拟三维渲染中。通过在软件中操作截骨术和肱骨和关节窝假体,可以获得理想的关节置换术位置。这使医生得以在不影响功能结果的情况下进行一期消融和重建手术。这些技术也已用于 TMJ 的微血管游离皮瓣重建。正如之前在使用微血管游离腓骨皮瓣重建头颈部缺损中所描述的那样,拟定供区的成像被发送给建模公司,以便正确计划重建。

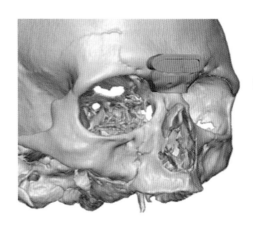
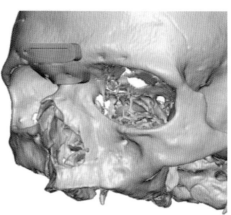

图 9.3.23　在额窦的前台上显示了一个计划的切割导向器,它将允许尽可能广泛地进入窦,同时将受伤的风险降到最低。切割导向器可以定制,以非常精确地匹配计划的暴露,并有助于最大限度地减少进入的切口

结论 / 未来展望

VSP 和模型设计使医生能够在手术发生之前对其进行可视化,设计所需的结果,为执行手术提供指南,并提供用于确认计划和所需结果之间匹配的工具。作者在本章中描述的技术一直在发展,代表了该技术可用于的案例类型的一部分。这已成为消融外科医生、重建外科医生和工程师之间的一个团队项目[27]。随着软件的改进和外科医生使用它的经验的增加,与工程师的沟通可能并不总是必要的,但目前,他们在 VSP 中发挥着不可或缺的作用,并创建了立体光刻模型、指南和模板。随着最近增加的定制板制造,另一个潜在的错误源已经得到解决和优化。定制板的出现使手术效果和创造力得到了改善。

术中指导在未来可能会得到更普遍的使用,以帮助医生在非常复杂的情况下根据虚拟规划仔细检查骨骼位置。随着软件的改进和技术的进一步发展,各种技术元素的集成将继续发展。目前,这项技术的最大效用是骨骼重建和重新定位,但在未来,医生也将能够准确计划和预测软组织结果。最后,也是最重要的是,与这些技术相关的学习曲线不那么陡峭。外科医生的经验不会成为获得预期结果的主要障碍。根据作者的经验和结果,虚拟规划矫正各种形式的获得性和先天性颅面畸形具有很大的好处,并且可以产生比传统方法更理想的结果。由于术前计划和这些技术固有的准确性,通常可以最大限度地减少手术时间和手术通路。医生已经能够增加重建的复杂性,将多个元素添加到单个重建中。作者通常会进行多个骨段重建,包括分层双桶段和非常精确的骨内置入物放置。作者还成功地在术中放置种植体固位假体,以提供无与伦比的一期重建效果。VSP 创造的选择和机会仅受外科医生的想象力和期望结果的限制。

参考文献

1. Hidalgo D. Fibula free flap: a new method of mandible reconstruction. *Plast Reconstr Surg*. 1989;84:71–79.
2. Wallace C, Chang Y, Tsai C, Wei FC. Harnessing the potential of the free fibula osteoseptocutaneous flap in mandible reconstruction. *Plast Reconstr Surg*. 2010;125:305–314.
3. Hidalgo D, Rekow A. A review of 60 consecutive fibula free flap mandible reconstructions. *Plast Reconstr Surg*. 1995;96:585–596.
4. Hidalgo D. Aesthetic improvements in free-flap mandible reconstruction. *Plast Reconstr Surg*. 1991;88(4):574–585.
5. Tepper O, Hirsch DL, Levine JP, Garfein ES. The new age of three-dimensional virtual surgical planning in reconstructive plastic surgery. *Plast Reconstr Surg*. 2012;130:192e–194e, author reply 194e–195e.
6. Hirsch DL, Garfein ES, Christensen AM, et al. Use of computer-aided design and computer-aided manufacturing to produce orthognathically ideal surgical outcomes: a paradigm shift in head and neck reconstruction. *J Oral Maxillofac Surg*. 2009;67:2115–2122.
7. Haddock N, Monaco C, Weimer K, et al. Increasing bony contact and overlap with computer-designed offset cuts in free fibula mandible reconstruction. *J Craniofac Surg*. 2012;23(6):1592–1595.
8. Levine JP, Bae JS, Soares M, et al. Jaw in a day: total maxillofacial reconstruction using digital technology. *Plast Reconstr Surg*. 2013;131(6):1386–1391.
9. Sharaf B, Levine JP, Hirsch DL, et al. Importance of computer-aided design and manufacturing technology in the multidisciplinary approach to head and neck reconstruction. *J Craniofac Surg*. 2010;21:1277–1280.
10. Marchetti C, Bianchi A, Mazzoni S, et al. Oromandibular reconstruction using a fibula osteocutaneous free flap: four different "preplating" techniques. *Plast Reconstr Surg*. 2006;118:643–651.
11. Kelly KJ, Manson PN, Vander Kolk CA, et al. Sequencing Le Fort fracture treatment (Organization of treatment for a panfacial fracture). *J Craniofac Surg*. 1990;1:168–178.
12. Markowitz BL, Manson PN. Panfacial fractures: organization of treatment. *Clin Plast Surg*. 1989;16:105–114.
13. Gruss JS. Fronto-naso-orbital trauma. *Clin Plast Surg*. 1982;9:577–589.
14. Gruss JS, Whelan MF, Rand RP, et al. Lessons learnt from the management of 1500 complex facial fractures. *Ann Acad Med Singapore*. 1999;28:677–686.
15. Gruss JS, Bubak PJ, Egbert MA. Craniofacial fractures. An algorithm to optimize results. *Clin Plast Surg*. 1992;19:195–206.
16. Gruss JS, Pollock RA, Phillips JH, et al. Combined injuries of the cranium and face. *Br J Plast Surg*. 1989;42:385–398.
17. Tessier P. Complications of facial trauma: principles of late reconstruction. *Ann Plast Surg*. 1986;17:411–420.
18. Tepper OM, Sorice S, Hershman GN, et al. Use of virtual three-dimensional surgery in posttraumatic craniomaxillofacial reconstruction. *J Oral Maxillofac Surg*. 2011;69:733–741.
19. Fernandes R, DiPasquale J. Computer-aided surgery using 3D rendering of maxillofacial pathology and trauma. *Int J Med Robot*. 2007;3:203–206.
20. Papadopoulos MA, Christou PK, Athanasiou AE, et al. Three-dimensional craniofacial reconstruction imaging. *Oral Surg Oral Med Oral Pathol Oral Radiol Endod*. 2002;93:382–393.
21. Treil J, Braga J, Ait Ameur A. [3D representation of skull and soft tissues. Usefulness in orthodontic and orthognathic surgery]. *J Radiol*. 2009;90:634–641.
22. Alves PV, Bolognese AM, Zhao L. Three-dimensional computerized orthognathic surgical treatment planning. *Clin Plast Surg*. 2007;34:427–436.
23. Broer PN, Levine SM, Tanna N, et al. A novel approach to frontal sinus surgery: treatment algorithm revisited. *J Craniofac Surg*. 2013;24(3):992–995.
24. Manolidis S, Hollier LH Jr. Management of frontal sinus fractures. *Plast Reconstr Surg*. 2007;120:S32–S48.
25. Nahser HC, Lohr E. Possibilities of high resolution computer tomography in the diagnosis of injuries of the facial skull. *Radiologe*. 1986;26:412.
26. Bell RB. Computer Planning and Intraoperative Navigation in Cranio-Maxillofacial Surgery. *Oral Maxillofac Surg Clin North Am*. 2010;22:135–156.
27. Avraham T, Franco P, Brecht LE, et al. Functional outcomes of virtually planned free fibula flap reconstruction of the mandible. *Plast Reconstr Surg*. 2014;134(4):628e–634e.

中面部重建：导论

Eduardo D. Rodriguez

综合中面部缺损的重建即使对于经验最丰富的外科医生而言也是极大的挑战。显微外科和颅颌面外科的进步增加了中面部重建的手术机会，改善了手术的功能预后和美学结果。复杂头颈部重建的可用技术和适用皮瓣的列表继续扩大。目前尚无令人信服的证据表明一种重建方案明显优于另一种，外科医生的偏好仍然是决定颅面缺损治疗方案选择的主要因素。驾驭和使用技术进步提高了手术计划制定以及实施的精确性。最终这种精确性为长期的口腔颌面康复创造了最佳条件。有趣的是，这些创新强调了 20 世纪面部重建的古老外科原则。

第 4 版专门为中面部重建新设了两章内容。首次将 M. D. Anderson 癌症中心和 Sloan Kettering 纪念癌症中心的中面部重建方法一起介绍，为读者展示了两家世界级的学术机构关于中面部重建同样成功而又不尽相同的理念。除了丰富的临床经验，参与本书的作者的学术贡献也帮助这两家研究中心成为重建领域的创新和教育中心。因此，怀着学术热忱，新章节的发布将会从细致入微的角度为读者展示复杂的重建问题。

中面部与颊部重建：Sloan Kettering 纪念癌症中心方法

Lelia Jazayeri，Constance M. Chen and Peter G. Cordeiro

概要

中面部和上颌缺损重建目标

- 关闭创面
- 消除上颌骨切除后的缺损
- 恢复鼻窦腔与颅前窝之间的屏障
- 分离口腔和鼻腔
- 支撑眶内容物 / 维持眼球位置
- 语言功能
- 维持患者鼻通气道
- 面部外观

颊部缺损重建目标

- 关闭创面
- 获得良好的颜色和纹理匹配
- 尽可能使用局部和相邻皮瓣
- 避免外翻和张力引起的并发症

中面部与上颌重建

简介 / 总则

对中面部的重建始于对上颌三维解剖清晰的理解[1]。在最基本的认知中，上颌骨可以被理解为一个六面体的几何盒子，包括由眶底形成的顶面，由半边硬腭和牙槽嵴组成的底面，以及六面体的内侧壁组成鼻通气道的外侧壁（图 10.2.1）。上颌窦位于上颌骨的中央部分。颅底位于上颌骨后翼状区域上。2 个水平和 3 个垂直的骨性支撑决定了面部的宽度、高度和立体感。上颌骨上覆盖的软组织包括面部表情肌和咀嚼肌，附着在上颌骨上决定面部的外观和功能。

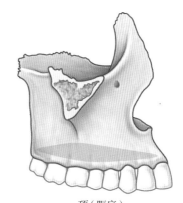

顶（眶底）

外侧壁　　　　　　　内侧壁

底（前硬腭与牙槽嵴）

图 10.2.1　上颌骨可以被想象成一个六面体的盒子，包括由眶底组成的顶，半边前硬腭与牙槽嵴组成的底，盒子的内侧壁则构成了鼻通道的外侧壁

中面部重建的目标是恢复功能和美观。大部分广泛的中面部缺损需要游离皮瓣移植进行重建，皮瓣的选择取决于切除的皮肤、软组织和骨骼的量[2-7]。唇部、眼睑与鼻部等复杂的结构应单独重建，常采用局部皮瓣而非一并应用游离组织移植[8-12]。通过采用一种基于中面部缺损分类的系统算法，即使非常大而复杂的缺损也可使患者恢复良好的功能。下文将详述作者的治疗方法（图 10.2.2）[1,13]。

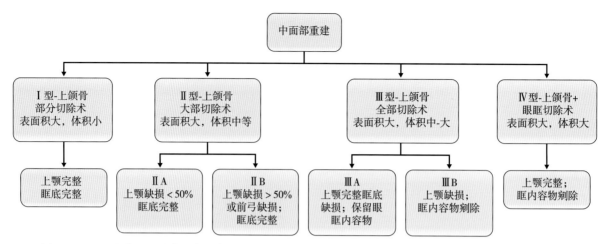

图 10.2.2　通过采用一种基于中面部缺损的分类方法，即使非常大而复杂的缺损患者也能恢复良好的功能

中面部重建的目标不必要重建所有被切除的上颌骨。相反，成功的中面部重建应该：①关闭创面；②消除上颌骨切除后的缺损；③若保留眼球则须支撑眼球位置，如果眼球被摘除，须填充眼眶；④保持鼻窦腔和颅前窝之间的屏障；⑤恢复面部轮廓；⑥重建腭部。

诊断与治疗

作者用于复杂中面部缺损的治疗方法是基于上颌骨被切除的量。一旦评估了骨缺损，作者将依次处理软组织缺损，包括皮肤、肌肉、上颚和颊黏膜。最后对腭部、口腔联合、鼻气道和眼睑等重要结构进行重建，尽可能地恢复功能。

Ⅰ型：上颌骨部分切除后缺损

Ⅰ型，或上颌骨部分切除后缺损涉及上颌的一个或两个壁，最常见的是前壁和内侧壁（图 10.2.3），腭部和眶底都完好无损。这类切除手术通常包括软组织和脸颊的皮肤，甚至涉及唇部、鼻部和眼睑。偶尔，眶缘切除和非血管化骨瓣移植是必要的。Ⅰ型上颌切除缺损体积小，但表面积大，通常需要 1~2 个皮岛。作者通常选择的皮瓣是前臂桡侧游离皮瓣，因为它可以提供良好的外部皮肤覆盖和较小的体积，同

时允许多个皮岛，也可以去上皮化，从而改善轮廓，并包裹骨移植为鼻腔提供内衬（图 10.2.4）。

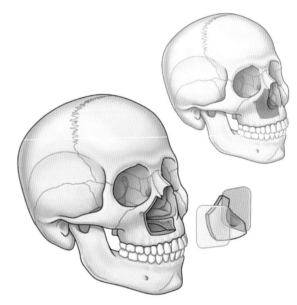

图 10.2.3　Ⅰ型，或部分切除，上颌骨切除后的缺损涉及上颌的一个或两个壁，最常见的是前壁和内侧壁

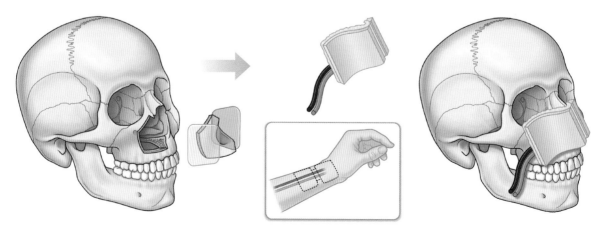

图 10.2.4　对于Ⅰ型缺损，作者会选择桡骨前臂游离皮瓣，因为它能提供良好的外部皮肤覆盖和最小的体积，允许多个去上皮的皮岛，以改善轮廓，包绕骨移植，并为鼻腔提供内衬

Ⅱ型:上颌骨次全切除后缺损

Ⅱ型,或上颌骨次全切除后缺损,是指缺损涉及上颚在内的上颌骨 5 个壁,但保留眶底完整(图 10.2.5)。此类缺损可进一步分为两种,ⅡA 类缺损指横腭缺损 <50%;ⅡB 类缺损指横腭缺损大于 50% 和 / 或上颌骨前弓。这两类缺损均为中等体积缺损,需要较大的表面积,通常需要一个皮岛。

对于ⅡA 型缺损,涉及 <50% 的硬腭,根据患者需求和外科医生的喜好,可以采用微血管游离皮瓣移植或植皮和腭填充。如果选择游离皮瓣以避免腭填充术的不便和维持的困难,作者通常选择前臂桡侧筋膜游离皮瓣(图 10.2.6)。皮肤的移入是手术的关键,皮岛必须等于或小于原来的缺损,以保持软腭的紧绷和重建颊沟。如果皮肤插入不够紧绷,那软腭会下垂到口腔。如果保留有足够的牙齿或骨量,可以使用假牙甚至是种植牙。

对于ⅡB 型缺损,涉及 50% 以上的横腭或相当一部分前弓,则需要骨游离皮瓣。这类缺损需要骨组织作为结构支撑及新腭以及鼻底的皮肤衬里。假体修复对于这种缺损并不合适,因为需要骨组织来支撑上唇。作者通常选择的皮瓣是前臂桡侧骨皮肤“三明治”皮瓣(图 10.2.7)[14]。骨段可以塑形,用来再造上颌牙槽弓,支撑上唇。薄而柔韧的皮肤可以包裹在骨组织周围,代替上颚和鼻的内衬。如果有足量的骨组织移植,甚至可以用种植牙或者传统假牙来重建牙齿。

Ⅲ型:上颌骨全切后缺损

Ⅲ型缺损指上颌骨全部切除后留下的缺损,涉及上颌骨的 6 个壁。Ⅲ型缺损可以进一步分为不包括(ⅢA 型)或包括(ⅢB 型)眶内容物切除。ⅢA 型和ⅢB 型上颌骨切除

术均为中到大容量缺损,需要大表面积,通常需要至少一个皮岛。

ⅢA 型缺损包括切除上颌所有 6 个壁,包括上颚和眶底,但保留眶内容物(图 10.2.8)。需要骨移植来重建眶底,一个或多个皮肤的游离皮瓣来重建上颚和鼻内侧壁和 / 或颊部。其目的是支撑眼球,封闭眼眶和闭眼之间的任何通道并重建腭表面。对于骨支撑,作者会使用劈开的颅骨、髂骨或少见的劈开的肋骨来重建上颌突出结构和眶底。对于黏膜和皮肤衬里,作者选择的皮瓣是腹直肌肌皮瓣,它可以包

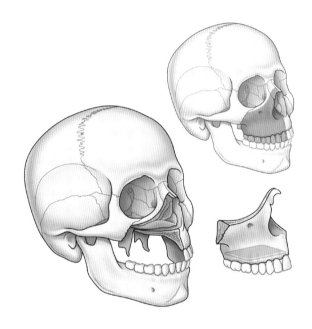

图 10.2.5　Ⅱ型,或上颌骨大部切除术是指切除包括上颚在内的上颌骨下 5 壁,但保留眶底完整

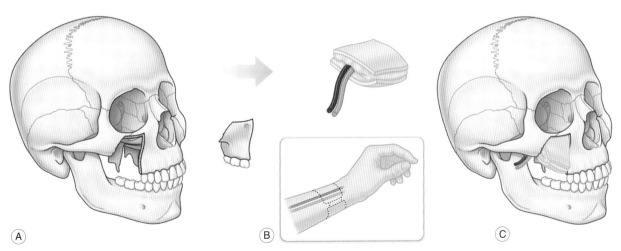

图 10.2.6　(A)对于ⅡA 型缺损,通常上颚缺损 <50%,根据患者的要求和外科医生的喜好,可以采用微血管游离皮瓣或皮片移植和上颚闭孔器进行重建。如果选择游离皮瓣以避免腭鼻孔器植入术的维护困难,作者通常选择的皮瓣是前臂桡侧筋膜游离皮瓣。(B)准备前臂桡侧游离皮瓣。(C)植入皮瓣

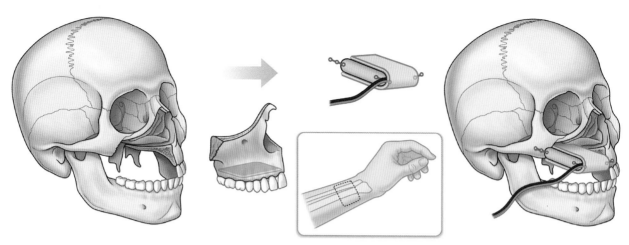

图 10.2.7　Ⅲ型缺损,指上颌缺损 >50% 或大部分前弓缺损,须行骨皮瓣游离移植。这类缺损需要骨作为支撑结构;还需要新的额部和鼻底的皮肤衬里。假体不适用于这种情况,因为需要骨来支撑上唇。作者选择的皮瓣是前臂桡侧骨皮夹层皮瓣

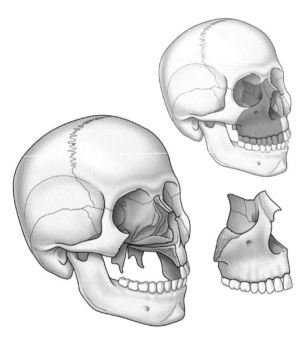

图 10.2.8　对于Ⅲ A 型缺损,指切除上颌骨 6 个壁包括上颚和眶底,但保留眶内容物,需要植骨重建眶底,用具有一个以上皮岛的游离皮瓣来重建腭部、鼻衬里和 / 或脸颊

裹在骨移植物周围,将眶内容物与口腔隔开(图 10.2.9A)。腹直肌的大部分也可以填塞窦腔,消除无效腔,利用它可以提供上颚的水密封闭。对于不适合进行游离组织移植的患者,可以使用颞肌瓣覆盖眶底的骨移植物,可以提供一定的体积来填充中面部的缺损(图 10.2.9B)。然而,用颞肌瓣重建缺损的话需要同时使用腭闭孔器。

Ⅲ B 型缺损,涉及全部上颌包括眶内容物,也被称为上颌扩大切除术后缺损(图 10.2.10)。这种扩大切除术后重建的目标是关闭上颚,修复鼻内侧壁,尽可能重建眼睑、脸颊及唇部。如果前颅底暴露,那么重建后大脑也应该被覆盖保护。作者选择的皮瓣是腹直肌肌皮瓣,带有一个或多个皮岛,用于再造腭、鼻侧壁和任何皮肤缺损(图 10.2.11、图 10.2.12)。背阔肌肌瓣也可以提供足够的软组织体积和蒂长度,但是它不能灵活地提供多个皮岛用来覆盖缺损。

Ⅳ型: 眶上颌切除术后缺损

Ⅳ型缺损通常涉及上 5 壁的上颌骨和眶内容物切除,留下硬脑膜和大脑暴露在外,但上颚通常完好(图 10.2.13)。这类是大容量缺损并且需要大量表面组织覆盖。作者选择的是腹直肌肌皮瓣,它可以提供一个或者多个皮岛用于外部皮肤和 / 或鼻黏膜修复(图 10.2.14)。

功能与美学结果

语言

在 44 例接受了腭部切除的患者中,22 例的语言功能被评为正常(50%),15 例接近正常(34%),6 例可理解(13.6%),1 例不可理解(2.3%)。语言功能评估结果及上颌缺损的分类在表 10.2.1 中展示。

进食

腭部切除的患者进行中面部重建后,26 例(52%)可以正常进食,不受限制,21 例(42%)可以进食软食,3 例(6%)只能进食流质,1 例(2%)则需要管饲。

眼球位置与功能

42 例进行眶底切除并保留眶内容物的患者中的 21 例接受了评估。所有的患者视力都得到了保存。1 例患者出现了轻度的垂直眼球移位(4.8%),但不需要处理。4 例出现了轻度的水平眼球异位,但不引起功能障碍。1 例患者发生眼球内陷(4.8%),10 例出现了下睑外翻(47.6%),其中 4 例为轻度(19%),中度 3 例(14.3%),重度 3 例(14.3%)。所有睑外翻患者均未接受额外手术(表 10.2.1)。

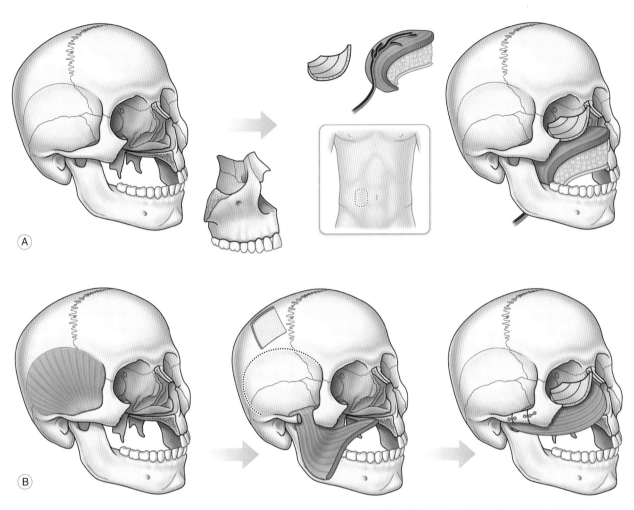

图 10.2.9　眶底植骨重建ⅢA 型缺损。(A) 腹直肌游离皮瓣闭合上颌, 覆盖植骨表面。(B) 或用颞肌瓣覆盖植骨表面

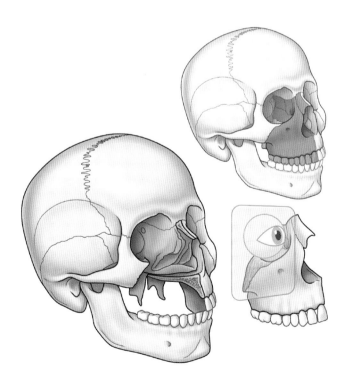

图 10.2.10　ⅢB 型缺损包括整个上颌, 包括眶内容物, 也称为上颌扩大切除术

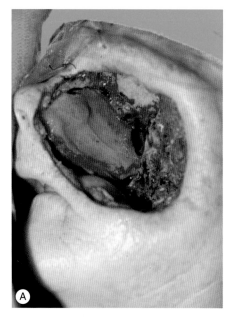

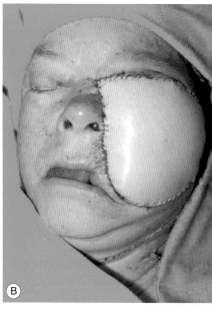

图 10.2.11   ⅢB 型缺损包括切除上颌骨的 5 个壁,通常包括前颅底和眶内容物切除,术后硬脑膜和大脑暴露。上颌通常完好。(A) ⅢB 型上颌切除术缺损术中。(B) ⅢB 型上颌切除术缺损术后

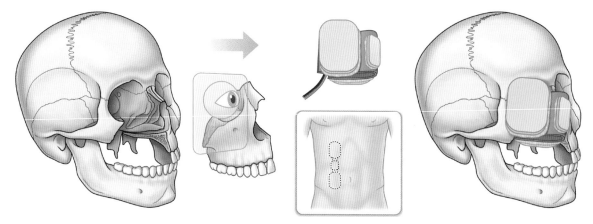

图 10.2.12   对于ⅢB 型缺损,作者选择的皮瓣是带有一个或多个皮岛的腹直肌肌皮瓣,用于再造腭部、鼻侧壁和任何相关的皮肤缺损

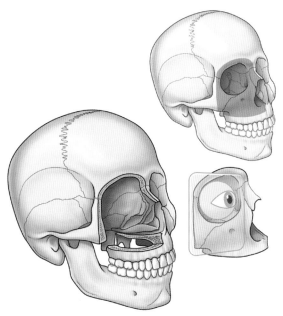

图 10.2.13   Ⅳ型缺损指切除包括眶内容物和眶底,仅保留完整腭部

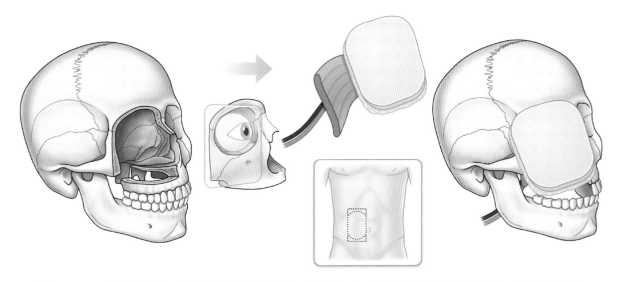

图 10.2.14　对于Ⅳ型缺损，作者选择的皮瓣是腹直肌皮瓣伴一个或多个皮岛修复外部皮肤和 / 或鼻黏膜衬里

表 10.2.1　功能与美学结果

上颌缺损	Ⅰ型(n=20)	ⅡA 型(n=8)	ⅡB 型(n=8)	ⅢA 型(n=22)	ⅢB 型(n=23)	Ⅳ型(n=19)	总计(n=100)
语言	N/A=18	N/A=2	N/A=3	N/A=8	N/A=8	N/A=17	n=44
正常	2	3	2	8	5	2	22（50%）
接近正常		2	1	5	7		15（34.1%）
可理解		1	2	1	2		6（13.6%）
不可理解					1		1（2.3%）
进食	N/A=18	N/A=1		N/A=6	N/A=7	N/A=17	n=50
无限制	1	4	3	9	7	2	26（52%）
软食		3	4	7	7		21（42%）
流质			1		2		3（6%）
管饲	1						1（12%）
眼球位置与功能	N/A=16	N/A=8	N/A=8	N/A=4	N/A=23	N/A=19	n=21
正常	1			4			5（23.8%）
异位				1			1（4.8%）
复视				4			4（19%）
内陷	1						1（4.8%）
睑外翻	1			9			10（47.6%）
轻度				4			4（19%）
中度				3			3（14.3%）
重度	1			2			3（14.3%）
口唇功能	N/A=20	N/A=6	N/A=6	N/A=21	N/A=17	N/A=18	n=12
好		2	2	1	5	1	11（97.7%）
差					1		1（8.3%）
小口畸形	N/A=20	N/A=6	N/A=6	N/A=21	N/A=21	N/A=14	n=12
是			1		1	1	3（25%）
否		2	1	1	1	4	9（75%）
美学结果	N/A=8	N/A=1		N/A=5	N/A=9	N/A=7	n=70
极佳	6	6	5	12	5	7	41（58.6%）
良好	5	1	1	4	9	5	25（35.7%）
一般	1		2	1			4（5.7%）
差							0（0%）

口腔功能

12 例接受口腔部分切除并重建的患者中,11 例(91.7%)术后 1 个月口腔功能良好。在接受了放疗以后,3 例患者(25%)出现了轻度小口畸形,但不需要处理。口腔功能描述见表 10.2.1。

美学结果

70 例患者接受了美学结果评估,其中 41 例(58.6%)结果别评为极佳,25 例(35.7%)评为良好,4 例(5.7%)结果一般。尽管没有一位患者的评价结果为差,但是在进行了皮肤、眼睑或唇部切除的患者中积极的美学评估结果是最难获得的。美学评估结果详见表 10.2.1。

颊部重建

简介 / 总则

在中面部重建中,应优先考虑与上颌缺损相关的目标和算法。一旦这些问题得到解决,或者在孤立的颊部重建中,再考虑颊部重建的相关原则。脸颊由皮肤、面部表情肌、脂肪和口腔黏膜组成。颊部是一个相对平坦和广阔的表面,作为面部的外围单位,在任何一种视图中,脸颊都不能与对侧脸颊完全比较。因此,精确的对称和亚单元重构将优化美学结果。然而,与中心亚单位(鼻部、唇部和眼睑)的重建相比,这并不是最关键的[15, 16]。颊部重建中更为重要的概念是恢复皮肤的颜色和纹理。局部组织瓣可以提供类似的组织结构、颜色和毛发生长。因此,只要有可能,局部组织是重建面颊部的首选。

许多颊部缺损可以一期修复,最好的效果是瘢痕沿静止的皮肤张力线或轮廓线。在治疗面部次全缺损颊部皮肤缺损时,应避免使用中厚或全厚皮片移植。它们不可预测的颜色和纹理违反了脸颊修复注重颜色和皮肤纹理的重要原则,并将在脸颊上呈现一个补丁一般的效果[17]。皮片移植适用于下睑或耳前 / 颞部的再造术。

诊断与治疗

局部皮瓣

局部皮瓣提供的是相同质地、相同颜色及相同特征(如皮肤附件、毛发)的组织,中度的颊部缺损都可以使用局部皮瓣修复。需遵循的原则包括:①切口应与皮肤松弛线平行;②不要牵拽重要结构,以免出现继发畸形。受颊部重建影响最明显的是下眼睑,微小的牵拉也可能造成下睑外翻或鼻翼、唇部牵拉。

颊部旋转推进皮瓣

移动颈面部皮瓣和胸部肌皮瓣是重建面颊外部缺损的主要选择,有时也可运用于全层缺损。这些皮瓣可以以前部为蒂,也可以以后部为蒂(图 10.2.15)。按照 Juri 和 Juri 的描述[18, 19],皮瓣以后部为蒂时,可以修复后部或者前部大面积缺损。作者倾向于使用后部为蒂的颈面皮瓣(图 10.2.16),该皮瓣以面动脉和颏下动脉为蒂,并在皮下平面向上延伸至锁骨。将残留的颊部皮肤向前移动,颈部向上移动即可关闭供区。然后根据皮瓣抬高及插入后的血供情况,选择立即或者延迟将猫耳切除,理想的情况将切除后瘢痕隐藏在鼻唇沟区域。对于较大的缺损,旋转皮瓣可向下延伸至胸部,将颈部和胸部的皮肤向上转移至面部[20-22]。皮瓣切口应向下进入斜方肌后面的颈部,肩锁关节外侧和三角胸肌沟,在男性的第 3~4 肋间隙或胸骨旁区域穿过胸部。最后,颈阔肌、三角肌和胸肌筋膜一起提升使皮瓣提升。

根据 Stark 和 Kaplan 的描述,后部为蒂的皮瓣用于治疗小到中等的面颊前部缺损或较大的后部缺损[23]。这些皮瓣可以将颈部和颏下区域转移至面部。后部为蒂的皮瓣也可以延伸到颈部和胸部,以增加皮瓣可覆盖的范围[24-26]。

睑外翻是应用颈面皮瓣时应考虑的重要并发症。这些皮板设计通常紧靠下睑,从而向下拉扯脆弱的下睑皮肤。为避免出现睑外翻,皮瓣应悬挂固定在下方骨骼或骨膜上[27, 28]。这种皮瓣的另一个缺点是其不可预测的血供。放疗患者、吸烟者和张力较大的皮瓣发生缺血性并发症的风险较高。

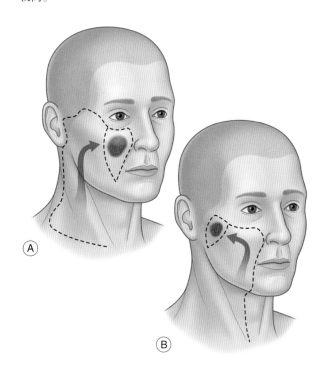

图 10.2.15　面颊旋转推进皮瓣(A)前基面颊旋转推进皮瓣是治疗局部面颊全层缺损的首选局部皮瓣。(B)后基面颊旋转推进皮瓣是一种修复面颊后部或面颊前部小型缺损的替代设计

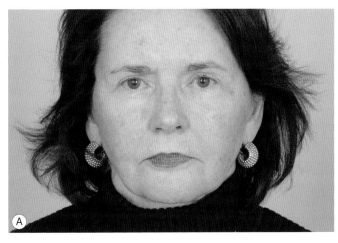
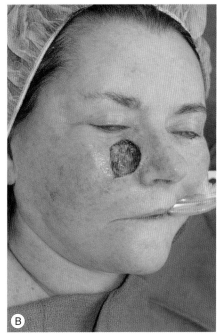
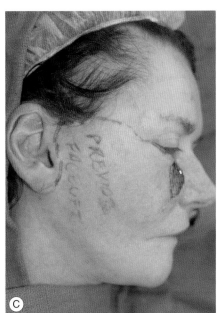
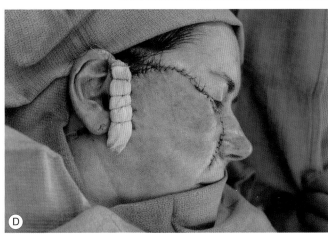
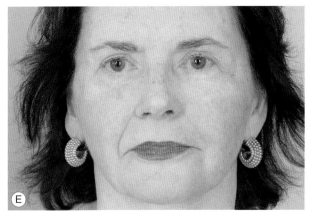
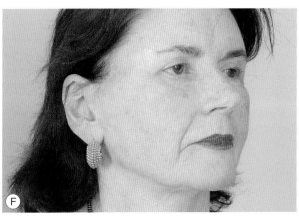

图 10.2.16 面颊的旋转推进皮瓣是作者治疗局部全厚面颊缺损的首选皮瓣。（A）面颊前部病损术前。（B）局部中等大小的厚层面颊缺损。（C）面颊旋转推进皮瓣设计。（D）面颊旋转推进皮瓣内嵌缝线悬吊至骨膜上，以避免外翻和耳前供区植皮。（E、F）术后皮肤颜色及纹理匹配良好，无外翻

游离组织移植

局部皮瓣的缺点也应该纳入考虑。它的主要缺点是血供并不总是可靠。当被翻转修复整个脸颊的缺损时，局部皮瓣有时会变得太大，导致重建后脸颊的功能和美学结果较差。为了修复供区，通常需要进行皮片移植。最后，局部皮瓣有时不能非常可靠地到达中面部。对于设计外部皮肤、口腔内壁或两者较大的缺损时，一般建议采用微血管游离皮瓣；然而，这会使颜色和皮肤纹理的匹配更难实现。

巨大的外部缺损需要大量的皮肤和最小的底层软组织。这种情况下，桡侧前臂筋膜皮瓣较为理想，因为其能提供足够的皮肤与尽量小的体积（图10.2.17）。根据所需软组织体积的大小，前臂外侧皮瓣、股前外侧皮瓣和肩胛皮瓣都是令人满意的选择。

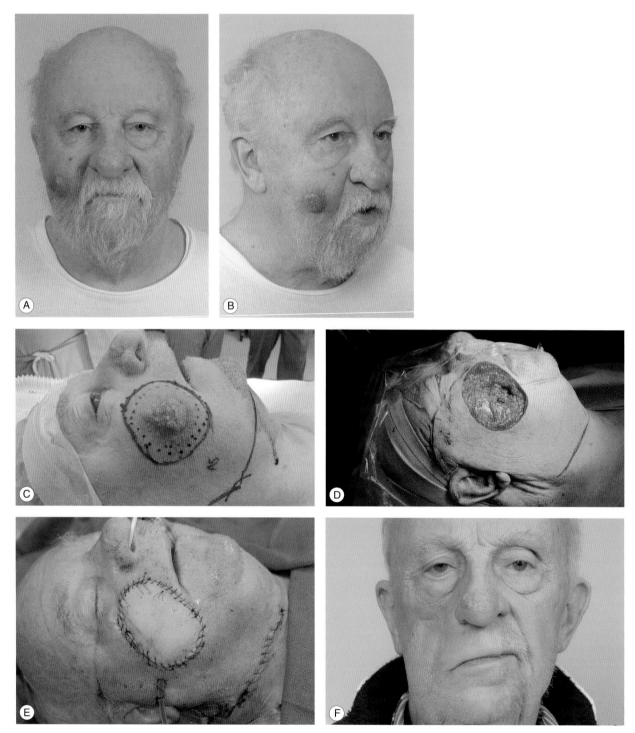

图10.2.17　对于大面积以及全层的面颊缺损，通常需要游离组织移植修复。作者选择的皮瓣是前臂桡侧筋膜皮瓣。（A~C）面颊前部大面积病损。（D）面颊前部大面积局部全层缺损。（E）桡骨前筋膜皮瓣面动脉和静脉重建。（F）前臂桡侧皮瓣大面积局部全层面颊重建术后：颜色匹配度可接受，但不如使用局部／相邻组织修复后效果

　　跨越上颌和下颌沟的口腔内壁缺损则需要使用微血管游离皮瓣修复。桡骨前壁游离皮瓣可提供薄而柔韧的皮肤来重建该区域。通过将前臂外侧皮神经与受累区感觉神经吻合，皮瓣也可以神经化来增强感觉的恢复。

　　面颊的全层缺损需要至少两个皮岛来重新覆盖内侧及外层区域。折叠桡侧前臂筋膜皮瓣是穿透性小缺损的首选。较大的颊部切除联合下颌骨节段切除以及部分上颌骨切除，最好使用带有多个皮岛的腹直肌游离皮瓣重建。如果口腔联合被切除，则应从完整的对侧唇部进行局部转换重建，而非使用部分游离皮瓣。游离皮瓣应被保留并用于口腔内外皮肤缺损的重建。

参考文献

1. McCarthy CM, Cordeiro PG. Microvascular reconstruction of oncologic defects of the midface. *Plast Reconstr Surg.* 2010;126(6):1947–1959.
2. Andrades P, Rosenthal EL, Carroll WR, Baranano CF, Peters GE. Zygomatic-maxillary buttress reconstruction of midface defects with the osteocutaneous radial forearm free flap. *Head Neck.* 2008;30(10):1295–1302.
3. Dalgorf D, Higgins K. Reconstruction of the midface and maxilla. *Curr Opin Otolaryngol Head Neck Surg.* 2008;16(4):303–311.
4. Foster RD, Anthony JP, Singer MI, Kaplan MJ, Pogrel MA, Mathes SJ. Reconstruction of complex midfacial defects. *Plast Reconstr Surg.* 1997;99(6):1555–1565. *A series of 26 consecutive midface reconstructions over 5 years was assessed. An algorithm for free flap selection in this setting is advanced based on this experience.*
5. Konno A, Togawa K, Iizuka K. Primary reconstruction after total or extended total maxillectomy for maxillary cancer. *Plast Reconstr Surg.* 1981;67(4):440–448.
6. Wells MD, Luce EA. Reconstruction of midfacial defects after surgical resection of malignancies. *Clin Plast Surg.* 1995;22(1):79–89. *Oncologic resections of the midface generate devastating deformities. Local reconstructions are preferred when sufficient support is available for osseointegrated implants; otherwise, osteocutaneous tissue transfer should be considered.*
7. Zhang B, Li DZ, Xu ZG, Tang PZ. Deep inferior epigastric artery perforator free flaps in head and neck reconstruction. *Oral Oncol.* 2009;45(2):116–120. *The DIEP flap is described as a reliable means of head and neck reconstruction with reduced donor site morbidity.*
8. Cordeiro PG, Disa JJ. Challenges in midface reconstruction. *Semin Surg Oncol.* 2000;19(3):218–225.
9. Herford AS, Cicciu M, Clark A. Traumatic eyelid defects: a review of reconstructive options. *J Oral Maxillofac Surg.* 2009;67(1):3–9.
10. Kakudo N, Ogawa Y, Kusumoto K. Success of the orbicularis oculi myocutaneous vertical V-Y advancement flap for upper eyelid reconstruction. *Plast Reconstr Surg.* 2009;123(3):107e.
11. Naugle TC Jr, Levine MR. Lid reconstruction. *Ophthalmology.* 2008;115(9):1643–1644, author reply 4.
12. Robotti E, Righi B, Carminati M, Ortelli L, Bonfirraro PP, Devalle L, et al. Oral commissure reconstruction with orbicularis oris elastic musculomucosal flaps. *J Plast Reconstr Aesthet Surg.* 2010;63(3):431–439.
13. Cordeiro PG, Santamaria E. A classification system and algorithm for reconstruction of maxillectomy and midfacial defects. *Plast Reconstr Surg.* 2000;105(7):2331–2346, discussion 47-8. *Maxillary defects are classified, based on a series of 60 patients presenting for reconstruction after oncologic resection. Free flap selection is discussed in this context.*
14. Cordeiro PG, Bacilious N, Schantz S, Spiro R. The radial forearm osteocutaneous "sandwich" free flap for reconstruction of the bilateral subtotal maxillectomy defect. *Ann Plast Surg.* 1998;40(4):397–402. *Advantages of the osteocutaneous radial forearm free flap in maxillary reconstruction are discussed. "Sandwiching" the osseous component between the skin paddles provides for nasal and palatal lining as well as support for osteointegrated implants.*
15. Chandawarkar RY, Cervino AL. Subunits of the cheek: an algorithm for the reconstruction of partial-thickness defects. *Br J Plast Surg.* 2003;56(2):135–139.
16. Menick FJ. Reconstruction of the cheek. *Plast Reconstr Surg.* 2001;108(2):496–505.
17. Georgiade RSaN, ed. J. F. Reconstruction of the burned face in children. St. Louis: Mosby; 1984.
18. Juri J, Juri C. Advancement and rotation of a large cervicofacial flap for cheek repairs. *Plast Reconstr Surg.* 1979;64(5):692–696.
19. Juri J, Juri C. Cheek reconstruction with advancement-rotation flaps. *Clin Plast Surg.* 1981;8(2):223–226.
20. Becker DW Jr. A cervicopectoral rotation flap for cheek coverage. *Plast Reconstr Surg.* 1978;61(6):868–870.
21. Crow ML, Crow FJ. Resurfacing large cheek defects with rotation flaps from the neck. *Plast Reconstr Surg.* 1976;58(2):196–200.
22. Shestak KC, Roth AG, Jones NF, Myers EN. The cervicopectoral rotation flap–a valuable technique for facial reconstruction. *Br J Plast Surg.* 1993;46(5):375–377.
23. Stark RB, Kaplan JM. Rotation flaps, neck to cheek. *Plast Reconstr Surg.* 1972;50(3):230–233.
24. Beare R. Flap repair following exenteration of the orbit. *Proc R Soc Med.* 1969;62(11 Pt 1):1087–1090.
25. Garrett WS Jr, Giblin TR, Hoffman GW. Closure of skin defects of the face and neck by rotation and advancement of cervicopectoral flaps. *Plast Reconstr Surg.* 1966;38(4):342–346.
26. Kaplan I, Goldwyn RM. The versatility of the laterally based cervicofacial flap for cheek repairs. *Plast Reconstr Surg.* 1978;61(3):390–393.
27. Harris GJ, Perez N. Anchored flaps in post-Mohs reconstruction of the lower eyelid, cheek, and lateral canthus: avoiding eyelid distortion. *Ophthal Plast Reconstr Surg.* 2003;19(1):5–13.
28. Okazaki M, Haramoto U, Akizuki T, Kurakata M, Ohura N, Ohmori K. Avoiding ectropion by using the Mitek Anchor System for flap fixation to the facial bones. *Ann Plast Surg.* 1998;40(2):169–173.

中面部重建：M. D. Anderson 癌症中心方法

Matthew M. Hanasono and Roman Skoracki

简介

治疗肿瘤性中面部缺损的方法包括使用假体置入物、带蒂皮瓣转移修复和游离皮瓣移植修复，有时也结合移植物或者异体移植。虽然带蒂皮瓣的受欢迎程度由于使用范围和体积的限制而下降，但是假体闭孔仍然是治疗有限腭部缺损的一个上佳解决方案。然而，对于广泛的缺损，特别是无牙的患者，闭孔的使用和保留非常困难。此外对于需要切除颅底和眶底的缺损，闭孔器并不适用。最后，由于闭孔器需要定期拆除、清洗和调整或更换，部分患者可能不能接受这样的不便。

对于不适用闭孔器或者患者拒绝使用闭孔器的中面部重建，有许多骨和软组织游离皮瓣可以使用。皮瓣的选择是一个充满争议的主题。中面部重建的挑战在于切除范围高度可变，而每位患者都有特异性，没有一种技术可以用于所有缺损[1, 2]。成功的中面部重建术要求术者掌握一系列的软组织和骨游离皮瓣，以及传统的颅面技术，如钢板置入和移植。

重建方法

在所有的中面部重建需要考虑的重要因素中，腭部的重建是首位的（图 10.3.1）[3]。硬腭和软腭的切除范围以及缺损的位置和修复计划将决定是使用人工闭孔器还是骨或软组织游离皮瓣。如果涉及眶眶切除，那么必须进行准确的眶底重建以恢复眼球位置和眼功能（图 10.3.2）。在眶内容物摘除术后，可以使用带蒂或者游离皮瓣来填充眼窝。如果进行了扩大的眶内容物摘除术（切除了所有眶内容物及一侧或多侧眼窝壁）或眼窝上颌切除术（眼窝内容物切除合并上颌骨切除术），则应使用游离皮瓣将眼窝与鼻腔和鼻窦隔开。作者重建方法如图 10.3.3 所示，具体说明如下。

单侧后部腭上颌切除术

Okay 等人[3]认为，虽然任何腭牙槽骨缺损都是有可能的，但应根据是否可以通过使用闭孔器恢复功能或者是否需要皮瓣修复来给缺损分类。对于成功保留双侧尖牙的腭牙槽骨缺损，可以使用闭孔器成功修复。在这些病例中，靠近闭孔器的尖牙的良好牙根形态和剩余压槽提供宽大的牙弓长度，使假体不稳定程度最小化。因此，包括单侧后腭缺损在内，这些缺损通常可以使用闭孔器封闭。应该与包括累及一半牙颚和整个前弓或者整个上颚的不能使用闭孔器封闭的缺损分开考虑。

如上所述，即使是单侧后腭缺损，仍有部分患者悬着或者需要自体组织重建。在这些患者中，作者使用软组织而非骨性游离皮瓣来修复腭上颌后部的缺损。上颌后牙列即使在微笑时也不容易被看到，所以它的修复对于许多患者而言并不需要被优先考虑。

股前外侧（anterolateral thigh, ALT）或腹直肌肌皮（rectus abdominis myocutaneous, RAM）游离皮瓣通常非常适合提供适量的组织用于腭上颌重建（图 10.3.4）。这些皮瓣在西方患者中往往较厚，可以填充上颌窦。桡骨前臂筋膜皮瓣（radial forearm fasciocutaneous, RFF）可用于更多的肥胖者或脸颊处不影响面部轮廓投影的小型缺损。

单侧半侧腭上颌切除术

不同于单侧腭上颌后部切除术产生的缺损，半侧腭上颌切除术的缺损延伸到尖牙前部，由于作用在闭孔器上的悬臂力更大，因此很难用闭孔器封闭修复[5]。对于这类缺损，游离皮瓣的选择是有争议的。软组织游离皮瓣在手术上更为直接，然而，它们不能提供刚性的骨骼框架作为支撑，这可能导致缺损侧的上颌前突消失，并且不能使用骨整合种植体进行牙齿的修复。为了适应牙科修复体，软组织皮瓣不能脱垂

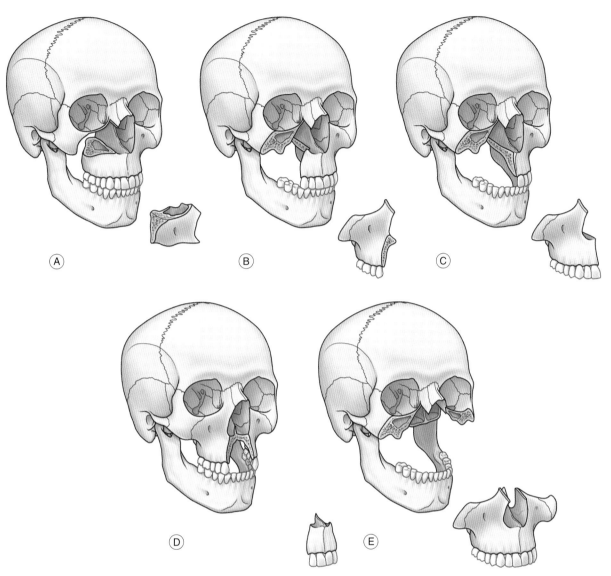

图 10.3.1　腭上颌缺损重建应基于是否能使用闭孔器或需要骨性或软组织重建进行分类。上颌骨切除术的类型包括（A）上颌上部切除术（累及眶底，腭部完整）、（B）后部腭上颌切除术（切除尖牙后的硬腭和牙槽骨）、（C）半腭上颌切除术、（D）上颌前部切除术、（E）双侧腭上颌切除术（切除硬腭和前牙槽，至少包括尖牙切除）

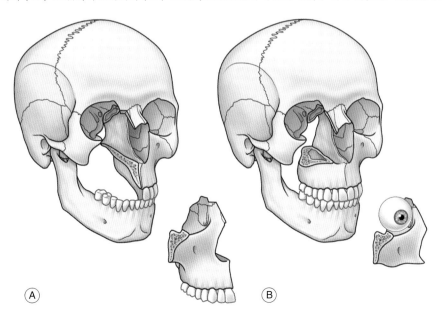

图 10.3.2　（A）上颌 + 眶底切除术。在本病例中，半腭上颌切除术同时切除眶底。尽管有些人称之为全上颌切除术，但为了避免混淆，眶底的状态应该被单独强调。（B）上颌切除术 + 眶内容物摘除术。在这种情况下眼眶根治术结合上颌骨切除术被一些作者称为眶上颌切除术

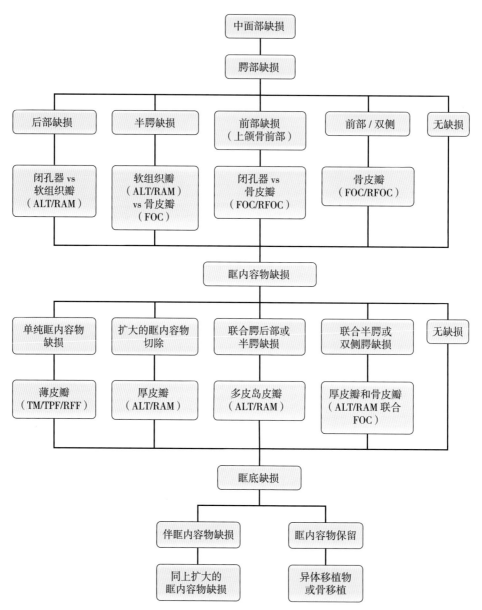

图 10.3.3   中面部重建方式。ALT, 股前外侧皮瓣; FOC, 腓骨骨皮瓣; RAM, 腹直肌肌皮瓣; RFF: 桡侧前臂筋膜皮瓣; RFOC, 前臂桡侧骨皮瓣; TM, 颞肌肌皮瓣; TPF, 颞顶筋膜瓣。作者倾向于选择功能及预后良好的患者进行骨皮游离皮瓣重建半腭上颌缺损(即完整的左腭或右腭)

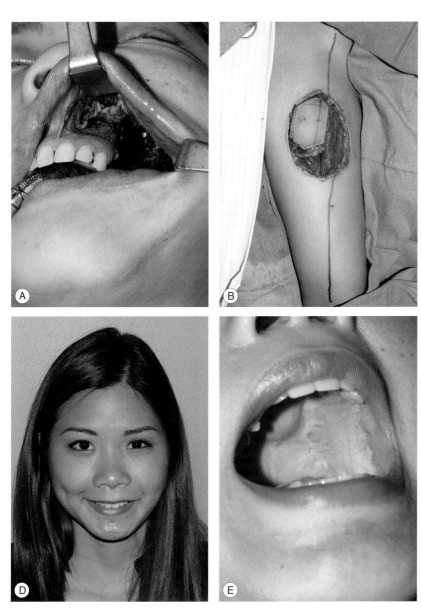

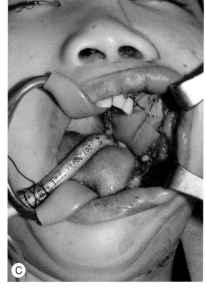

图 10.3.4 （A）后侧腭上颌切除术后缺损，保留眶底和眶内容物。（B）股前外侧皮瓣游离移植重建。（C）完全去除上颌窦黏膜，上颌窦完全消失。皮瓣移入其中，这样就不会悬垂至口腔里。（D、E）术后口腔内外观

到口腔内。用软组织皮瓣重建腭部凹陷是一项技术上的挑战。完成这项手术要确保皮瓣不会赘余，如有必要，用缝线将皮瓣悬吊在颧骨骨膜上。

对于肿瘤愈合良好的高功能患者，作者倾向于使用骨皮复合游离皮瓣来重建半腭上颌切除术后缺损（图 10.3.5）。除了能有更好的上颌前突外，还为种植体修复牙齿提供了可能性。术后放疗增加了种植牙失败的概率，所以骨皮肤游离皮瓣重建的手术时机应被仔细考虑。下文将讨论游离皮瓣的选择和截骨成形术的建议。

双侧（前）腭上颌切除术

由于双侧尖牙被保留，上颌前部缺损可以使用软组织游离瓣和牙体修复体进行封闭或重建。牙体修复体可以与剩余的牙齿相结合，以保持中面部的突度并支撑上唇和鼻部。此外对于更广泛的前腭上颌切除术后缺损，骨重建应保持中面部的高度、宽度和突度[6,7]。由于缺乏牙齿来

支撑假体，因此广泛的双侧缺损通常不能使用闭孔器进行封闭。

腓骨游离皮瓣是半侧和双侧腭上颌切除术后重建的首选皮瓣[8,9]。腓骨外侧面用于恢复垂直的从眶缘到咬合面的上颌高度，并向面前方保持突度（图 10.3.6、图 10.3.7）。选择逆行微血管吻合术同侧的小腿切取腓骨骨皮游离皮瓣，以皮岛修复上颚。当血管蒂长度不足以到达受体血管时，可采用静脉移植物驳接。

切除术完成后，进行腓骨截骨术，是皮瓣在横切面上呈现类似希腊字母 Ω 的形状。作者发现在可行的情况下使用 CAD-CAM 和三维模型，在上颌重建中塑造腓骨瓣是有益的。腓骨在侧面与颧骨坚固固定。当重建双侧上颌切除后的缺损时，Ω 的外侧部分用于重建颧骨区域。腓骨游离瓣中间部分可以修复上颌牙槽骨。腓骨部分请问向下成角用来重建上颌前部，完全恢复垂直的面部高度。对于单侧的缺损（见上述半侧腭上颌切除术），或者不完全的双侧缺损，可以使用较短的骨段进行修复。

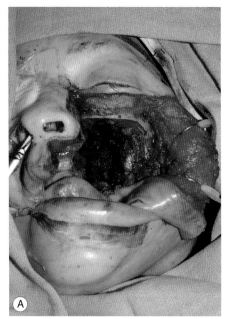

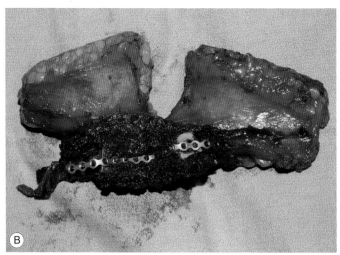

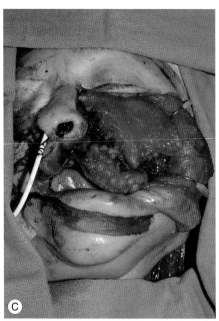

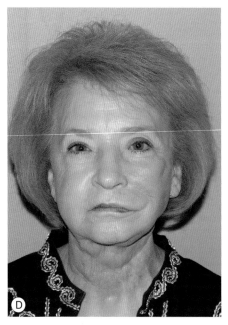

图 10.3.5 （A）患者进行了单侧半腭上颌切除术，保留眶底和眶内容物。（B）使用包含两个皮岛的腓骨皮游离皮瓣重建。（C）一个皮岛被用于重建腭部缺损，另一个去上皮化后重建脸颊的软组织，恢复体积。（D）术后外观

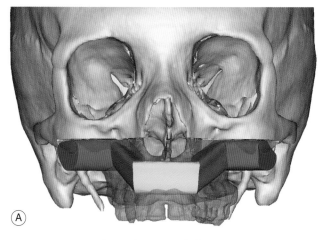

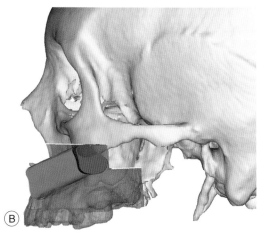

图 10.3.6 （A、B）Ω 形的腓骨游离皮瓣结构。腓骨截骨后塑形，使其在水平面上与希腊字母 Ω 相似

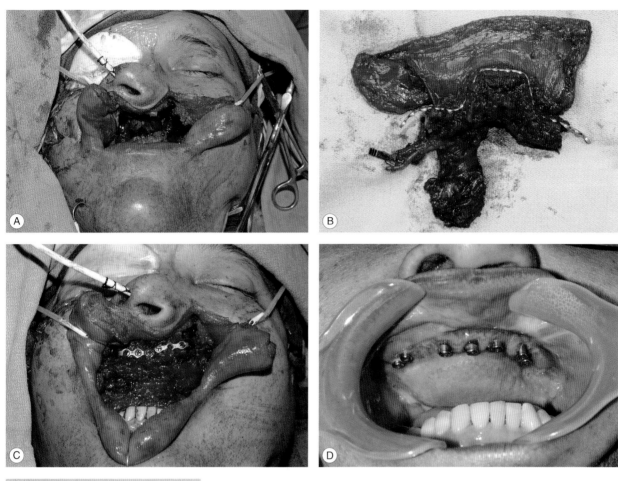

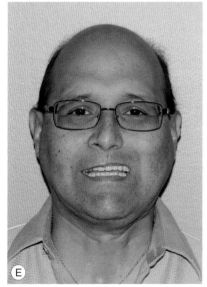

图 10.3.7 （A）双侧腭上颌切除术后保留眶底和眶内容物的患者。（B）Ω 型腓骨骨皮游离皮瓣用于恢复中面部的高度、宽度和突度。（C）移入皮瓣。（D）初次重建术后 6 月放进行种植牙进行牙体修复。（E）种植牙术后外观

眶底缺损

作者的经验表明，在软组织游离皮瓣的支持下，可以使用骨移植物或者异体材料如钛网等成功重建眶底（图 10.3.8）[3]。然而，许多外科医生认为骨移植比异体材料更能抵抗放疗相关的并发症。但是，骨移植物很难准确成形，这可能会导致眼球异位。当使用腓骨游离皮瓣重建半侧或双侧腭上颌切除术缺损（包括眶底缺损）时，作者会加入一些拇长屈肌来支撑骨移植物或者异体移植物的眼眶重建。

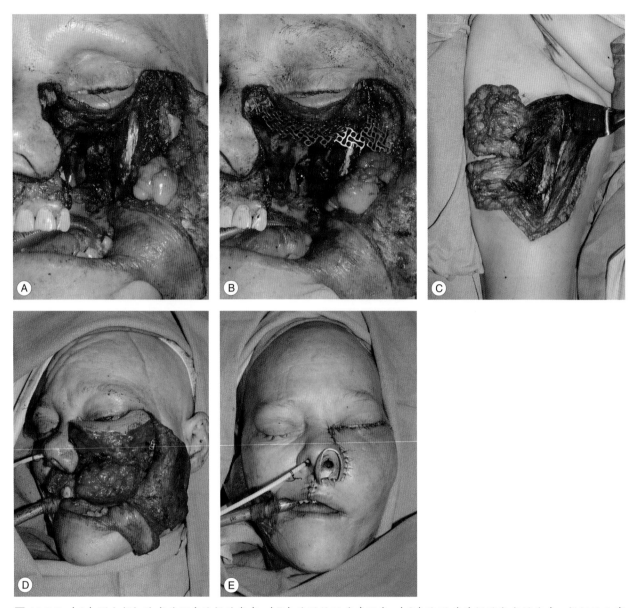

图 10.3.8 （A）腭上颌切除术伴眶底缺损的患者。（B）使用钛网重建眶底。（C）取股前外侧游离皮瓣重建。根据独立穿支解剖两个皮岛。（D）用一个皮岛修复腭部缺损。另一个皮岛去上皮，放置在钛网和脸颊皮肤之间，以减少钛网暴露的风险。（E）术后外观，有轻微的体积上的过度矫正，以预防辅助放疗后软组织挛缩

眶内容物缺损

　　眶内容物摘除术后重建的首要目的是使眼窝内组织填充持久。在计划重建时，也要考虑患者对义眼假体的渴望。较深的眼窝有利于放置假体。较浅的眼窝，或者眼窝重建后与面部平齐时，如果没有骨结合假体，可能使假体无法牢固地固定，从而导致义眼出现难看和不自然的突出[10]。在术后不需要放疗的情况下，即使在裸露的骨骼上，也可以通过二次置入或者中厚皮移植成功处理眼窝创面。如果术后需要对眼窝进行放疗，那就需要用软组织瓣来更好地重建眼窝，比如使用颞肌或者颞顶筋膜瓣结合植皮，是治疗慢性骨外露必需的手段。

　　在扩大的眶内容物摘除术和眶上颌切除术中，将眼眶与鼻腔或者鼻窦腔分离也是重建的重要目标。如果眶顶被切除，则需将眼眶与硬脑膜及脑组织隔开。在眼眶扩大切除术中，作者倾向于在骨切除有限的情况下使用桡骨前臂筋膜游离皮瓣重建腔体。这种皮瓣通常很薄，术后有利于保留眼窝假体。当骨切除术范围较广时，如在眶上颌切除术中，更大体积的皮瓣成为首选。在这种情况下，腹直肌肌皮瓣或股前外侧游离皮瓣是很好的选择，尽管安装假体所需的凹陷可能更难实现（图 10.3.9）。当同时存在腭部缺损时，可以设计腹直肌肌皮和股前外侧游离皮瓣，采用多个皮岛来重建眶部和腭部（图 10.3.10）。

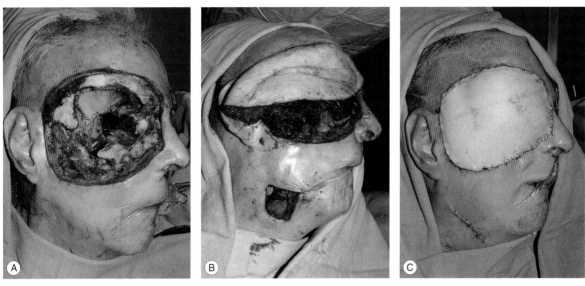

图 10.3.9　（A）眼眶大面积切除缺损，包括眶顶和额硬脑膜。（B）采用股前外侧肌皮瓣重建缺损，将部分股外侧肌置于硬脑膜上进行修复，同时填塞额窦。（C）术后即刻外观

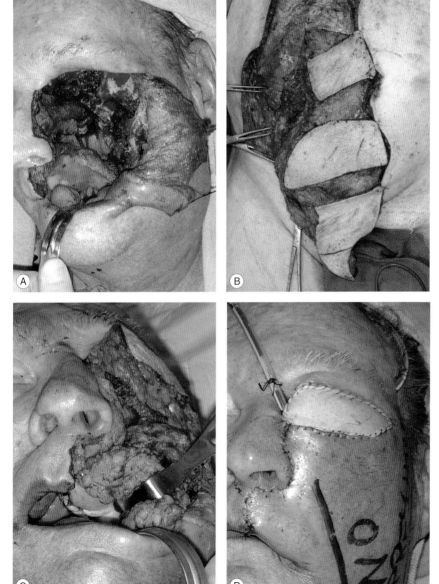

图 10.3.10　（A）眶上颌切除术后，包括后硬腭部缺损的患者。（B）设计腹直肌肌皮瓣，以独立的穿支血管为基础，设计独立的皮岛闭合眶部、鼻内侧壁及腭部缺损。（C）移入皮瓣。（D）完成重建

参考文献

1. Brown JS, Shaw RJ. Reconstruction of the maxilla and midface: introducing a new classification. *Lancet Oncol*. 2010;11:1001–1008.
2. Cordeiro PG, Santamaria E. A classification system and algorithm for reconstruction of maxillectomy and midfacial defects. *Plast Reconstr Surg*. 2000;105:2331–2346.
3. Okay DJ, Genden E, Buchbinder D, Urken M. Prosthodontic guideline for surgical reconstruction of the maxilla: a classification system of defects. *J Prosthet Dent*. 2001;86:352–363.
4. Hanasono MM, Silva AK, Yu P, Skoracki RJ. A comprehensive algorithm for oncologic maxillary reconstruction. *Plast Reconstr Surg*. 2013;131:47–60.
5. Moreno MA, Skoracki RJ, Hanna EY, Hanasono MM. Microvascular free flap reconstruction versus palatal obturation for maxillectomy defects. *Head Neck*. 2010;32:860–868.
6. Hanasono MM, Skoracki RJ. The omega-shaped fibula osteocutaneous free flap for reconstruction of extensive midfacial defects. *Plast Reconstr Surg*. 2010;125(4):160e–162e.
7. Hanasono MM, Jacob RF, Bidaut L, Robb GL, Skoracki RJ. Midfacial reconstruction using virtual planning, rapid prototype modeling, and stereotactic navigation. *Plast Reconstr Surg*. 2010;126:2002–2006.
8. Chang YM, Coskunfirat OK, Wei FC, Tsai CY, Lin HN. Maxillary reconstruction with fibula osteoseptocutaneous free flap and simultaneous insertion of osseointegrated dental implants. *Plast Reconstr Surg*. 2004;113(4):1140–1145.
9. Rodriguez ED, Martin M, Bluebond-Langner R, et al. Microsurgical reconstruction of posttraumatic high-energy maxillary defects: establishing the effectiveness of early reconstruction. *Plast Reconstr Surg*. 2007;120:103S–117S.
10. Hanasono MM, Lee JC, Yang JS, et al. An algorithmic approach to reconstructive surgery and prosthetic rehabilitation after orbital exenteration. *Plast Reconstr Surg*. 2009;123:98–105.

第11章

口腔、舌及下颌重建

Ming-Huei Cheng and Jung-Ju Huang

概要

- 全面检查口腔、舌、下颌缺损,患者的疾病状态、整体状况及预后是实现理想的重建效果及减少并发症的关键步骤。全面评价其缺损包括大小、形状、结构及与可用的受区血管的关系。为精准地修复口腔缺损和恢复患者术前功能和美学状态,皮瓣选择和设计的策略方法需一并评价。

- 进行下颌重建时有几方面需考虑,如患者危险因素、缺陷特点、供区皮瓣的选择和手术技术。在下颌重建时,不同组织成分实现复合重建对成功的功能重建至关重要。了解不同可选用的骨皮瓣解剖特点能增加选择合适下颌重建供瓣的可能性。

- 几种方法可以重建下颌骨 Ⅲ 型缺损,包括使用软组织皮瓣 + 重建板、骨皮瓣 + 带蒂皮瓣、双游离皮瓣、嵌合皮瓣、复合肩胛皮瓣及腓动脉骨肌皮联合(osteomusculocutaneous peroneal artery combined, OPAC)瓣。腓骨皮瓣的发展从单纯骨瓣到骨皮瓣再到腓动脉为蒂的骨肌皮瓣可能会增加这类皮瓣在修复Ⅲ型下颌缺损中的应用。由于腓骨断面是三角形的,固定在腓骨侧面的钢板和螺钉会减少对皮瓣蒂部和肌间隔穿支的损伤发生率。

- 目前计算机辅助三维模拟技术正在兴起。采用三维钢板和截骨引导,可使手术更轻松,重建效果更佳。

简介

由于要兼顾功能和外观,因此口腔和下颌的重建极具复杂性和挑战性。口腔由不同的结构组成,这些结构互相结合,形成语言、吞咽和面部表情的最佳功能。任何一个特定功能单位的缺陷也可以影响毗连结构。理想的重建应模拟缺失的组织结构、形状和组织特点。为了达到最佳的重建效果,也需要对缺损的三维立体结构进行充分考虑。

在美国,舌是原发性口腔癌最常见的部位。在亚洲国家,由于咀嚼槟榔、吸烟和饮酒,舌癌保持着很高的发病率。舌的重建非常具有挑战性,因为它在发音、吞咽和保护气道方面的作用是不可替代的。舌重建的目标是在部分切除后恢复舌的活动能力,在舌全切后无法自由活动的情况下恢复舌体积。良好的颊黏膜重建可以保持开口度,最大限度地提高生活质量并保持面部轮廓的美观。

当肿瘤治疗时不可避免地要涉及下颌骨,应根据患者的一般情况和疾病状况,仔细地计划骨重建或者转换为假体 + 软组织重建。下颌缺损可能源于肿瘤切除、骨髓炎、骨放射性坏死病变或枪击创伤。影响到下颌骨的进展期口腔肿瘤广泛切除会导致严重的组织缺损,不仅包括下颌骨本身,还会牵涉许多毗邻结构,如口腔衬里、舌头、口底、颊外皮肤、下唇、咬肌、颊脂肪垫、腮腺、部分上颌骨。这些缺损要求精细地重建,以恢复功能及美观,消除咬肌、颊脂垫和腮腺切除后留下的无效腔,防止积液和感染[1]。

基础解剖 / 疾病进程

口腔的前方边界为唇、后方边界为口咽、上部边界为口腭、下部边界为舌和口底、两侧边界为颊部。口腔内部覆盖了黏膜。颊黏膜下方的肌肉支配面部表情,口腔运动,维持口腔封闭。上下颌骨位于软组织内,组成并维持了面中下部的结构。

大约 86% 的口腔肿瘤是鳞状细胞癌,其他肿瘤例如疣状癌、肉瘤、恶性黑色素瘤和淋巴瘤发生较少。依照 1975—2008 年美国的统计数据,经年龄标化后口腔及口咽癌发病率为 11.9/100 000。在吸烟和咀嚼槟榔流行的区域,发病率会相应增高[2]。在美国,2008 年头颈癌占所有癌症的 2%~3%,占所有癌症死亡病例的 1%~2%[3,4]。多数患者在诊断头颈癌的同时已经发生了转移（局部淋巴结转移 43%，远处转移 10%）。另外，头颈癌患者常并发其他肿瘤，年发生率约 3%~7%[4-6]，口腔癌和口咽癌发病的男女比例为 3 : 1[3]。

十年来的统计数据表明，头颈癌早期诊断的比例在提高。目前的标准治疗方法为手术治疗，联合 / 不联合放化疗[5]。早期诊断使患者有机会接受更好的组织 / 器官保留手术以及获得更好的术后美学和功能效果，预后更佳。从 1959 年[7]首次使用游离小肠瓣，以及 1976 年首次使用游离皮肤筋膜瓣修复头颈部缺损以来，游离皮瓣移植由于其高成活率、优秀的美学和功能效果，以及有限的供区并发症，目前是头颈部缺损重建的金标准[8,9]。这些技术也为局部切除大型肿瘤提供了保障。

口腔卫生不良及细菌污染增加了感染风险，影响了任何非血管化组织的成活[10-14]。放射治疗造成的急性和远期效果影响了骨膜、下颌骨骨髓、口腔黏膜及周围软组织[11-14]。长期慢性低氧、细胞和血管损伤引起皮肤萎缩、增加伤口裂开的可能，减少了创伤愈合潜力。血管系统改变不仅发生在微循环，同时也影响了大血管。带有丰富血管的骨和皮片移植会一定程度改善这些状况。血管化的骨抗感染能力优良、极少吸收，其成活不依赖于受区的血管状况[15]。

诊断 / 患者表现

口腔肿瘤最常见的首发症状是溃疡迁延不愈或不断增长的肿块伴接触性出血。大多数患者都有不同程度的疼痛。Cuffari 等证实患者疼痛的类型和舌及口底肿物 TNM 分期正相关[16]，肿瘤医生以及重建医生在术前需要进行充分的临床检查、放射评价、组织学诊断以及 TNM 分期。术前设计还需考虑是否有枪伤史，以往的 X 线检查及三维 CT 资料。在涉及软组织的肿瘤如黏膜癌或者舌癌，MRI 能提供更好的软组织图像供评估。全身 PET 扫描则可以识别晚期肿瘤患者是否有远处转移。除传统 TNM 分期外[17]，基于 DNA 修复基因的基因表达[18-20]亚分类对于判断放疗后的预后提供了一定价值的信息[18]。Liao 等描述了着丝粒特异性蛋白 H 高表达和舌癌患者预后不良相关[21]。某些肿瘤常表现为慢性溃疡、白斑及进展性肿块[22]。Foroozan 报道了舌鳞状细胞癌初期表现为视觉丧失[23]。一些罕见的症状需要进行鉴别诊断，如舌部肿瘤或脓肿有可能是非典型肺癌转移[24,25]，最近，Cohen 以及 Wang 报告了一例罕见的舌部神经鞘瘤[26]，Rapidis 等[27]报道了舌部的恶性纤维组织细胞增生症。

患者选择及治疗决策

在修复前，需要充分考虑缺损大小、患者健康状况以及供区状况。综合考虑缺损组织范围、其解剖组成以及功能及美观等因素有助于医生选择最适当的重建方法（表 11.1~ 表 11.3）。

表 11.1　颊部黏膜与舌重建的软组织瓣比较

皮瓣类型	皮肤或黏膜	皮瓣大小	皮瓣厚度	血管蒂大小	血管蒂长度	解剖难度
局部 / 邻位瓣						
鼻唇沟瓣	++	+	++	−	−	−
颊脂垫瓣	−	+	+	−	−	−
面动脉黏膜肌瓣	++	+	++	−	−	−
颏下瓣	+++	+++	++	−	−	−
胸三角瓣	++	+++	+++	−	−	−
胸大肌肌瓣	++++	++++	++++	−	−	−
游离皮瓣						
桡侧前臂皮瓣	++++	++++	++	++++	++++	++++
尺侧前臂皮瓣	++++	++++	++	+++	++++	++++
上臂外侧皮瓣	+++	++	++	++	+	+++
腹直肌肌瓣	++++	+++	++++	++++	+++	++++
大腿前外侧						
皮肤筋膜瓣	++++	++++	+++	++++	++++	+
肌皮瓣	++++	++++	++++	++++	+++	+
胸背动脉穿支皮瓣	++++	+++	+++	+++	+++	++
腓动脉内侧皮瓣	++++	+++	++	++++	++++	++

皮瓣特点分类标记为：++++ 极佳，+++ 良好，++ 一般，+ 差，− 不可用。解剖难度分类标记为：++++ 无难度，+++ 低难度，++ 中等难度，+ 高难度。

表 11.2　颊部黏膜重建的软组织瓣选择

缺损特点 皮瓣类型	小型黏膜缺损	大型黏膜缺损	黏膜三角	穿通缺损	黏膜和部分上颌骨	黏膜和下颌骨部分切除
局部 / 邻位瓣						
鼻唇沟瓣	+	−	−	−	−	−
颊脂垫瓣	++	++	−	−	−	−
面动脉黏膜肌瓣	++	−	−	−	−	−
颏下瓣	++	++	−	−	−	−
胸三角瓣	−	+++	++	+++	++	+++
胸大肌肌瓣	−	++++	++	+++	++	++++
游离皮瓣						
桡侧前臂皮瓣	−	++++	++	+	+	+
尺侧前臂皮瓣	−	++++	++	+	+	+
上臂外侧皮瓣	−	++	++	+	+	+
腹直肌肌瓣	−	++	++	+++	++++	++++
大腿前外侧						
皮肤筋膜瓣	−	+++	+++	+++	++	+++
肌皮瓣	−	++	+++	++++	++++	++++
胸背动脉穿支皮瓣	−	++++	++++	++	++	+++
腓动脉内侧皮瓣	−	+++	++	+	+	+

推荐度分级为: ++++ 极佳, +++ 良好, ++ 一般, + 差, − 不可用。

表 11.3　舌缺损与可选择的修复方式

分类	舌缺损	注意事项	首选方法	可选方法
I	半侧或更少	薄、柔软,活动性好	桡侧前臂皮瓣 / 尺侧前臂皮瓣	大腿前外侧皮瓣
IIa	2/3	大型皮肤瓣	大腿前外侧皮瓣	股深动脉穿支皮瓣,腹直肌肌瓣
IIb	3/4	大型肌皮瓣	大腿前外侧肌皮瓣	阔筋膜张肌肌瓣,腹直肌肌瓣
III	全舌缺损	较大的肌皮瓣,提供足够的体积供吞咽	五角形大腿前外侧肌皮瓣	阔筋膜张肌肌瓣,腹直肌肌瓣

患者因素（表 11.4）

很多口腔癌患者有吸烟及饮酒史,这增加了围手术期肺部及全身并发症的风险,这些因素也影响了游离皮瓣微血管吻合的效果[28,29]。糖尿病会造成周围血管病变,增加术后感染风险。有终末期肾病的患者接受长时间手术会引起术后液体负荷过大,及其他相关并发症。有肝硬化病史(Child 分类 B 和 C)的患者较 A 型相比,并发症较多,包括肺炎、急性肾衰以及感染性休克(80% vs 19.1%)[30]。高龄不是长时间显微手术的禁忌证,但是高龄所带来的其他全身问题包括心肺疾病、动脉粥样硬化和卒中史增加了术后并发症风险[28]。晚期口腔和下颌骨癌症患者常常营养不良,造成伤口难以愈合、肺功能差、术后恢复困难[31]。大型手术前两周需要戒烟以减少肺部并发症,对于营养不良患者术前需短期鼻饲,以增加营养,促进术后伤口生长及恢复。

缺损因素（见表 11.4）

重建的原则是用相似的组织来恢复缺损组织。对缺损区域的评价和对患者病史的评价同样重要。在患者缺损较大而全身状况不佳时,医生应立刻降低修复的标准。缺损区域的评价包括大小、容量、组织成分、下颌骨缺损的长度和位置、受区血管以及皮肤质地。

植皮

植皮是一项简单操作,但它在口腔内的应用逐渐被带蒂皮瓣和游离皮瓣所取代。口腔内环境不利于植皮成活。另外,植皮后的瘢痕挛缩影响口腔和舌运动,术后口腔功能欠佳。

局部 / 区域皮瓣

在游离皮瓣技术发展之前,局部瓣和区域皮瓣是首选方法,目前带蒂皮瓣仅限于修复小型缺损或用于不宜接受游离皮瓣的患者。

表 11.4　下颌骨重建注意事项

	注意事项	细节
1	患者危险因素	吸烟,高龄,糖尿病,营养不良,心血管病,肝硬化 局部侵袭性疾病,远处转移,复发或多原发癌,术后放疗
2	缺损	骨缺损的长度和位置 软组织的大小、体积和组成 放疗对皮肤和血管的影响,既往瘢痕,局部外形
3	受区血管	同侧或对侧
4	皮瓣选择	见表 11.6
5	技术注意事项	
	固定钛板	重建板或者小钛板,术前三维 CT 扫描 皮瓣断蒂前或断蒂后钛板塑形 颌间结扎稳定咬合关系
	截骨	长度和骨段数量 断蒂前或断蒂后截骨
	皮瓣移入	吻合前或吻合后移入 首先确定骨的位置,其次是黏膜或皮肤
	显微外科缝合	先吻合动脉还是静脉
	骨结合	即刻或延期植入 种植体数目

游离组织移植

　　显微游离组织移植增加了重建选择,提供了各种类型皮瓣满足不同缺损的需要。使用游离组织移植可以一期修复复合组织缺损并且可同时满足功能和美观要求。

　　不同常见口腔状况的皮瓣选择将在下文中讨论。

气管切开的要求

　　对于要进行全舌切除或晚期舌切除(包括舌底和会厌区),舌根部或延伸至会厌前区小缺损的老年患者,不应延迟或者临时决定是否进行气管切开术。口底癌切除累及颏舌肌可能导致舌下垂,较大的皮瓣重建术后可能因为组织肿胀而意外阻塞气道,这些情况都需要择期行气管切开术。气管切开术可以保留一个星期甚至更长时间,当患者总体状况稳定和伤口愈合良好时,无需清创(需要麻醉),即可取出通气道。

颊部缺损的治疗决策(见表 11.2)

　　如果缺损仅仅在颊部黏膜,修复方式相对简单。在张口最大时测量缺损面积,需要使用开口器撑开上下颌,选择合适大小的皮瓣以获理想效果。如果皮瓣面积不足,术后会造成难以矫正的开口受限。弹性较好的软组织皮瓣是最佳选择,皮瓣顺应性有利于适应缺损区外形,另外它为术后口腔运动、咀嚼、言语及面部表情提供软组织基础(图 11.1~图 11.5)。

　　如果颊部缺损波及颊侧移行沟,需要重建移行沟结构。移行沟的功能是咀嚼时储存食物,以及吞咽时协助引导唾液

及食物进入口咽。在某些情况下,需要反折皮瓣形成移行沟外形。上唇和 / 或下唇内侧面缺损也很常见。尽管唇边缘和下牙龈的缺损可以直接缝合,但这样处理后外观不自然、术后功能差。

　　如果黏膜缺损超过颊黏膜进入磨牙后区,手术可显露下颌骨,此类缺损经常波及舌后缘,直接关闭部分切口会影响舌根及舌乳头的正常解剖位置,扁桃体分隔了口咽和鼻咽,解剖改变会造成食物反流至鼻腔,舌根处缝合也会限制咀嚼和言语功能。

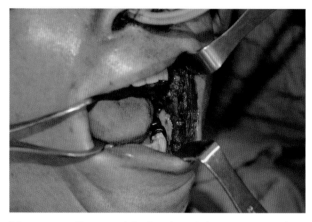

图 11.1　55 岁,男性,左颊癌 2 期。肿瘤切除及左侧改良根治性颈部清扫术后左颊部黏膜缺损

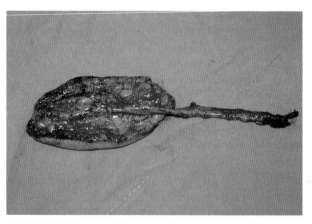

图 11.2　从非优势手获取 10cm×7cm 的前臂桡侧皮瓣

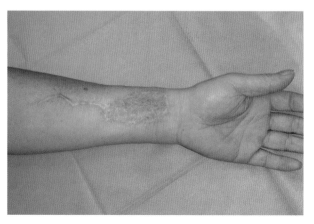

图 11.3　3 年随访,患者对供区的中厚皮移植效果感到满意

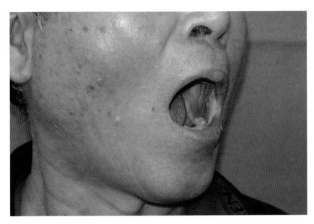

图 11.4　前臂桡侧皮瓣修复颊部缺损结果：颜色匹配、厚度适中、张口度充分、功能恢复良好

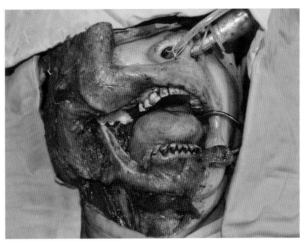

图 11.6　46 岁男性，1 期颊癌。肿瘤消融术后右侧颊黏膜缺损伴下颌缘切除。（ Courtesy of Dr. Chih Wei Wu. ）

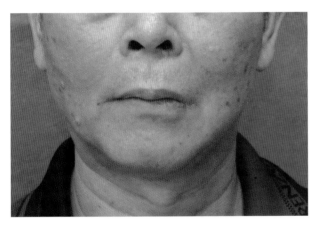

图 11.5　术后 3 年，面部外形基本对称

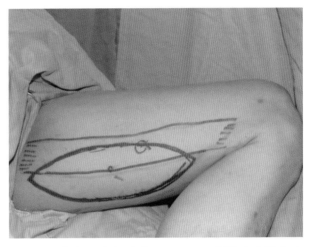

图 11.7　左大腿内侧设计 7cm×21cm 的深动脉穿支皮瓣，在手持多普勒的帮助下沿股薄肌后缘设计皮肤穿支。（ Courtesy of Dr. Chih Wei Wu. ）

单纯颊部黏膜缺损的皮瓣选择主要依据为皮瓣厚度。依照作者的经验，桡侧前臂皮瓣和尺侧前臂皮瓣可提供足够的软组织覆盖（见图 11.1~图 11.5）。较厚缺损可选择相对较薄的股前外侧（ anterolateral thigh, ALT ）皮瓣，腓肠肌内侧穿支（ medial sural artery perforator, MSAP ）皮瓣或者厚的股深动脉穿支（ profunda artery perforator, PAP ）皮瓣也是不错的选择[32,33]（图 11.6~图 11.10）。在严重的外伤或颊癌扩大切除后，缺损可以包括黏膜及皮肤（洞穿缺损）。此时需要肥厚的肌筋膜皮瓣或较厚的去上皮筋膜皮瓣。另外，选择双皮岛的皮瓣设计同时修复口内及颊部缺损可获得较好的美学效果（图 11.11~图 11.14）。两个皮岛可以根据缺损个性化设计，避免术后口角移位。

如果颊部黏膜缺损，伴随下颌骨方块截骨，充分覆盖暴露的下颌骨非常重要。足够的皮瓣面积有助于预防术后舌运动受限。重建不仅需要覆盖缺损，还须代替切除的牙齿及颌骨，以保证术后面型对称，因此携带/不携带股外侧肌的股前外侧皮瓣是此类缺损的最佳选择。

有些情况下，颊癌扩大切除需同时进行低位上颌骨切除，这会造成上颌骨区域的无效腔，需要使用软组织填充以避免积液及感染。术中切除部分软腭及硬腭并不少见，腭部缺损极少可以直接缝合，软组织覆盖不足可导致口鼻腔瘘，引起食物反流及过高鼻音。对于累及上颌骨的颊部缺损，肌

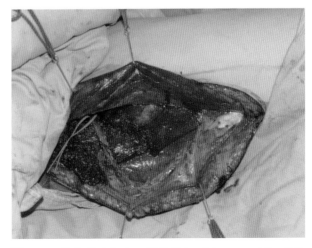

图 11.8　蓝色箭头标出肌纤维穿支。（ Courtesy of Dr. Chih Wei Wu. ）

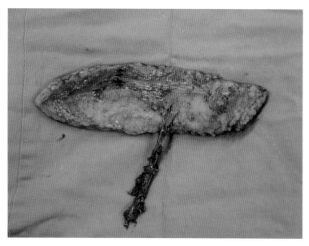

图 11.9　基于一个皮肤穿支的深动脉穿支皮瓣。（Courtesy of Dr. Chih Wei Wu.）

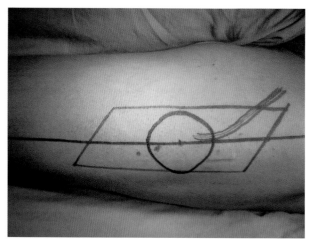

图 11.12　通过多普勒定位穿支，在左大腿上设计一个 17cm×7cm 的嵌合股前外侧皮瓣

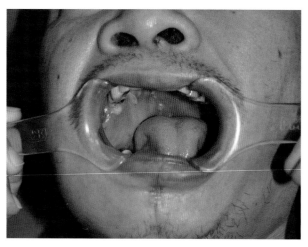

图 11.10　12 个月后随访，患者对功能感到满意。（Courtesy of Dr. Chih Wei Wu.）

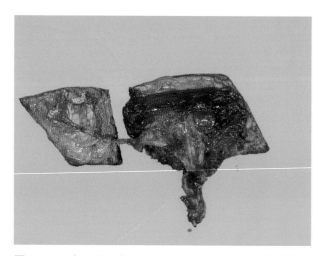

图 11.13　嵌合皮瓣包括一个用于颊部皮肤重建的筋膜皮瓣和一个用于颊部黏膜重建的肌皮瓣，并在下颌缘切除术后覆盖下颌骨

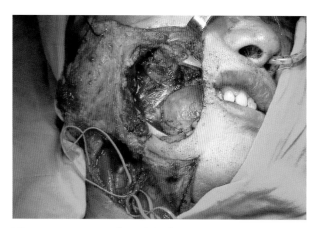

图 11.11　男性，59 岁，4 期颊癌。肿瘤切除范围包括右侧颊黏膜、下颌缘和颊部皮肤，造成一个贯通性缺损

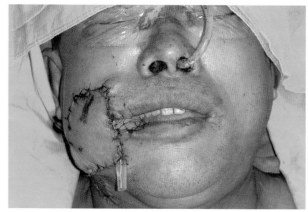

图 11.14　重建术后即刻外观

皮瓣可提供足够的肌肉，填充无效腔，同时覆盖颊部及腭部软组织，作者倾向于选择带股外侧肌的大腿前外侧皮瓣。另外，也可选择横行腹直肌（transverse rectus abdominis，TRAM）肌皮瓣和垂直腹直肌（vertical rectus abdominis，VRAM）肌皮瓣。

表 11.1 总结了各种可用皮瓣的特点及其在口腔黏膜重建中的应用。表 11.2 提供了颊部缺损重建皮瓣选择的指南。

舌重建的治疗决策（见表 11.3）

舌对于咀嚼、吞咽和气道维护都有重要作用，因此舌重建非常困难。在舌的重建中，有多种皮瓣设计和移入技术，如前臂桡侧皮瓣的 Ω 形设计，全舌重建中的蘑菇皮瓣设计，使用矩形模板提供简单的设计与动态重建，舌尖的旋转和楔形去上皮化的结合优化了舌尖的感觉功能，减少了口底食物堆[33-37]。Chiu & Burd[38] 进一步发展了这项技术，他们使用半月形的设计以及楔形去上皮或部分切除以增加舌体运动度、加深口底、重建移行沟。很少有研究探讨全舌功能的重建效果，因为多数观点认为这种重建的目标仅仅是恢复组织容量[39,40]。

本章介绍了利用皮瓣的神经再支配来增强重建后舌的敏感性。然而，皮瓣神经再支配技术的最终结果在重建后似乎不能提供更好的感觉功能，神经再支配的效果也不是恒定的。许多患者需要术后放疗，可能会使神经受到损伤。

很多学者将舌缺损分类为半侧舌缺损、次全缺损及全舌缺损[32,34,42-46]。一项有效的舌缺损分类方法不应仅是一种描述，而应有益于选择治疗方式。Chen 的改良分类法（Ⅰ，Ⅱa、Ⅱb、Ⅲ）将舌缺损分为 3 个主要大类，指导选择相应的皮瓣类型（见表 11.3）[47]。

目前舌重建的策略是根据缺损程度评估，重建后维持舌的活动能力或者大部分体积。运动功能较好的皮瓣通常比较薄，包括舌下肌筋膜瓣[48-50]、MSAP 瓣[51,52]、桡侧前臂皮瓣[33,43-46,53]和尺侧前臂皮瓣[54,55]。组织量充足的皮瓣包括腹直肌瓣、背阔肌肌皮瓣[39]、胸大肌（pectoralis major，PM）肌皮瓣[56]以及三角肌岛状瓣[57]，近几十年来，股前外侧皮瓣由于其高度可靠性、血管蒂较长、供区并发症少逐渐成为头颈部缺损的最常用选择。它的功能多样，此皮瓣可在保持运动功能的同时提供充足的组织量[34,45,46,58-61]。很多文献仅仅报告使用单一类型皮瓣重建有限范围的舌缺损，有些文献比较了两种皮瓣，但是对于如何选择皮瓣，很少提供依据。根据临床经验，舌重建中没有哪一种皮瓣明显优于另一种。只有对缺损进行充分评估，根据实际情况选择合适的皮瓣，才能成功进行重建。对于Ⅰ型患者（缺损≤50%），推荐选择前臂皮瓣，因为它较薄，弹性好，血管蒂长（图 11.15~图 11.17），有些情况下，如果患者体形较瘦，也可选择股前外侧皮瓣。Ⅱ型患者缺损达到舌体积的 75%，将本组进一步分为Ⅱa（小于 66% 切除）和Ⅱb（75% 切除）将有助于医生选择对应的皮瓣。对于Ⅱa 型缺损，股前外侧穿支皮瓣体积大，优于前臂皮瓣，特别是伴发口底及颊部缺损时更为适用。除大腿前外侧皮瓣外，其他皮瓣也可用作替代，带有腓肠肌的游离 MSAP 皮瓣也是一个不错的选择（图 11.18~

图 11.21）；对于Ⅱb 组，残存舌组织（约 25%）不能提供功能，仅仅在维持舌腹的解剖外形中提供一定作用，根据它位置的不同可位于磨牙后区或翼突窝的一侧，股前外侧皮下组织较厚，能够有效支撑此类跨中线缺损重建后舌的外形。

对于全舌缺损（Ⅲ型），个性化设计的五边形大腿前外侧皮瓣有利于皮瓣移入、提供足够体积、外形更加美观（图 11.22）。五边形的后部设计成 V 形，有助于在冠状位形成弧度，增加前后方向舌的突度，这样的设计在侧方和前方更加接近于正常舌形态，前方设计为 I 型，抬高舌尖，使重建舌的舌尖呈游离状，模拟创建了移行沟，可减轻唾液堆积和流涎，这些患者术后多数在饮食和外形方面评价为良好（图 11.22~图 11.26）[47]。

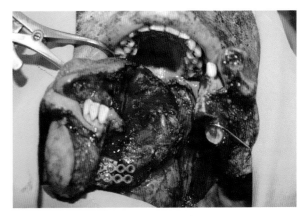

图 11.15　27 岁男性，癌症切除术后出现半舌缺损

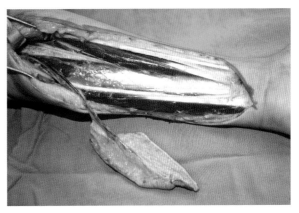

图 11.16　6cm×10cm 的前臂尺侧皮瓣从左前臂掀起，尺侧屈肌腱保持完好

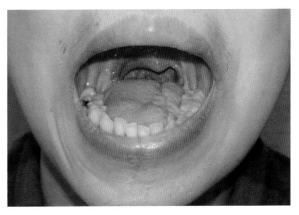

图 11.17　患者对术后良好的功能及美学效果感到满意

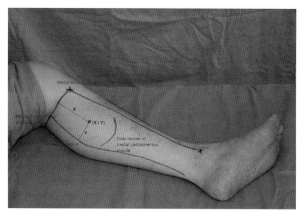

图 11.18　腓肠内侧动脉穿支皮瓣设计。从腘窝皱褶的中点到跟腱作一条线，腓肠肌内侧边缘也标记出来。主要的肌纤维穿支位于第一条平行线上，距离腘窝皱褶 6cm。（Courtesy of Dr. Hung-Kai Kao；Plast Reconstr Surg. 2010；125：1. Fig.1.）

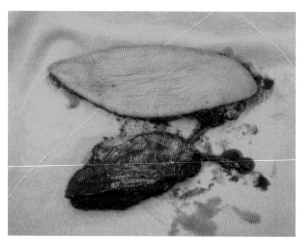

图 11.19　嵌合皮瓣：腓肠肌内侧动脉穿支皮瓣和部分腓肠肌瓣用于重建。（Courtesy of Dr. Hung-Kai Kao.）

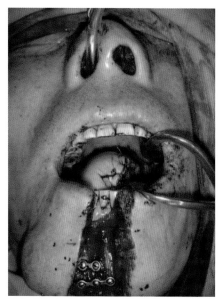

图 11.20　用嵌合的腓肠内侧动脉穿支皮瓣重建舌部，舌部突出形态良好，体积充足。（Courtesy of Dr. Hung-Kai Kao.）

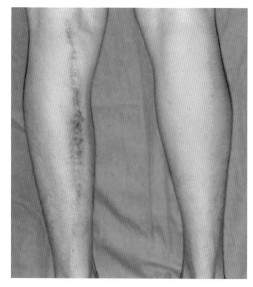

图 11.21　术后供区外形，患者可接受。（Courtesy of Dr. Hung-Kai Kao.）

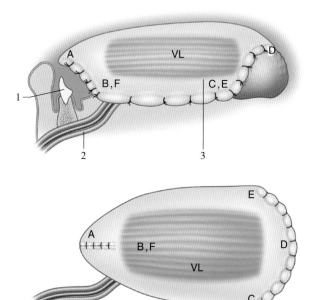

图 11.22　10cm×15cm 大小的五角形大腿前外侧皮瓣，包括了部分股外侧肌，用于修复全舌缺损。B 和 F 之间的距离为 10cm，A 和 D 之间的距离为 15cm。股外侧肌的大小为 5cm×10cm。B 和 F 缝合于口底，A 点形成新的舌尖，BC 间和 EF 间与下颌骨内侧黏膜边缘缝合。CDE 形成舌根及磨牙后三角区。血管蒂位于前部，与颈部血管吻合。A，舌尖；B 和 F，口底；C 和 E，磨牙后三角区；D，舌根；VL，股外侧肌；1，牙齿；2，旋髂外侧血管束；3，大腿前外侧肌皮瓣

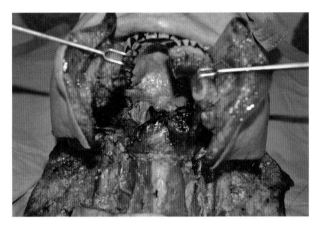

图 11.23　52 岁男性，舌癌 cT4aN0M0 4 期，全舌切除后全舌缺损

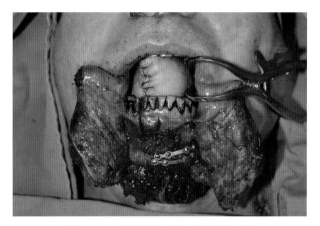

图 11.26　新舌体有良好的突度和形状

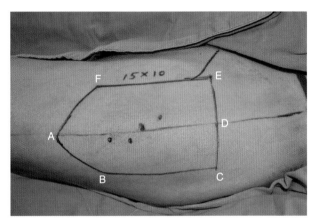

图 11.24　在左大腿上设计一个 10cm×15cm 的五角形股前外侧皮瓣

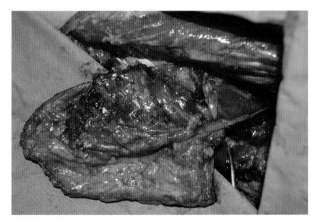

图 11.25　8cm×6cm 的股前外侧肌皮瓣连带肌肉被提起，增加新舌的体积

在 Ⅱb 和 Ⅲ 型缺损中，大腿前外侧皮瓣优于其他皮肤筋膜瓣，它为舌体提供了更大的体积，舌根部的足够体积对于吞咽时的口咽正常封闭非常重要，也有助于舌骨正常运动，腹直肌肌皮瓣[62]和背阔肌肌皮瓣[39,47]也是近全舌切除或全舌切除后的有效选择，但是他们的供区并发症较多发。

临床经验

表 11.3 列出了作者对于舌重建的一些临床经验。这篇综述与作者以缺损为导向来进行皮瓣的选择和移入的重建策略方法相呼应。大多数缺损都可以采用推荐的皮瓣进行重建，其他案例由于个别原因可以采用替代皮瓣进行重建。皮瓣的选择应根据缺损情况和患者自身特点进行。例如，肿瘤复发后，对于先前使用的皮瓣出现的缺损，或者前臂 Allen 试验阳性会促使外科医生选择非推荐的皮瓣。在作者的策略下，总体的并发症是可以接受的，并且成功率很高。如今越来越多的皮瓣被用于舌的重建，且能取得满意的效果。以前臂尺侧皮瓣代替前臂桡侧皮瓣是一种趋势，并且在作者的临床实践中取得了良好的效果。这种皮瓣的优点包括供区发病率低，瘢痕不明显，穿支面积大。对于体积较大的皮瓣，大腿前外侧皮瓣仍然是作者的首选，作者也会用一些其他皮瓣，如股前内侧（anteromedial thigh，AMT）皮瓣和股深动脉穿支皮瓣。

下颌骨缺损的治疗决策

Daniel 将下颌缺损分为单纯、复合、复杂、扩大及全下颌骨缺损[63,64]。单纯缺损指仅有骨组织切除；复合缺损指两种组织类型缺损，例如骨和口腔黏膜或骨及皮肤；复杂缺损指 3 种类型的缺损，包括黏膜、骨及皮肤；最后，扩大或全缺损包括了更多的软组织缺损。Jewer 等将下颌骨缺损分类为[65]中心、侧方及半侧缺损。Urken 将此分类方法与软组织缺损[66]相结合后进行了改良，Boyd 进一步将其分类为黏膜、皮肤或联合缺损[67]。Schultz 及其同事根据骨缺损和同侧受体血管的可用性对下颌骨缺损进行了分类[68]。这些分类方法基于重建类型的选择，所以更容易理解。随着显微外科技术的发展，穿支皮瓣概念不断普及，可选择的重建手段越来越多。作者推荐使用一种改良的分类方法，以预先确定下颌骨缺损设计的部位。修复的目的包括修复缺损组织的细节，并帮助决策和选择最优的皮瓣进行重建。结合文献中不同的分类，在表 11.5 进行了概述。表 11.6 列出了可用的皮瓣及其特点。在表 11.7 中，读者可以看到 Cheng 的分类 Ⅲ 和推荐的重建方法。

表 11.5　下颌骨缺损的分类

Cheng 分类	Daniel 分类	Jewer 和 Boyd 分类	缺损	可选处理方式	举例
Ⅰa	独立缺损	中心 C	骨缺损	重建板、骨移植或骨瓣移植	良性肿瘤,外伤
Ⅰb	独立缺损	侧方 L	骨缺损	重建板、骨移植或骨瓣移植	良性肿瘤,外伤
Ⅰc	独立缺损	半侧 H	骨缺损	重建板、骨移植或骨瓣移植	良性肿瘤,外伤
Ⅱa	复合缺损	HCL 及黏膜	骨及口腔黏膜	骨皮瓣	3~4 期口腔下颌骨癌
Ⅱb	复合缺损	HCL 及皮肤	骨及外部皮肤	骨皮瓣	下颌骨放射性骨坏死
Ⅱc	复合缺损	—	骨、皮肤及软组织	骨皮瓣,OPAC 瓣	下颌骨放射性骨坏死
Ⅲa	复杂缺损	HCL 黏膜及皮肤	三层复合缺损	表 11.7	4 期口腔下颌骨癌,枪伤
Ⅲb	大范围复杂缺损	—	三层复合缺损及部分舌组织	表 11.7	4 期口腔下颌骨癌,枪伤
Ⅲc	大范围复杂缺损	—	三层复合缺损及部分上颌骨	表 11.7	4 期口腔下颌骨癌,枪伤

OPAC,腓动脉骨肌皮联合。

表 11.6　可选骨皮瓣的比较

	骨			皮肤		肌肉柔软度	血管蒂长度	供区损伤	缺点
	高度	强度	长度	可靠性	弹性				
腓骨	++	++++	++++（25cm）	++++	++++	++++,比目鱼肌	+++	++++	皮瓣移入复杂
髂骨	++++	++++	+++	+	+	–	+	++	供区并发症,部分皮岛缺失
肩胛骨	+	++++	++（7cm）	++++	+++	++++,背阔肌	+++	+++	术中需改变体位
桡骨	+	++	+（10~12cm）	++++	++++	–	++++	+	桡骨骨折
肋骨	++	++	++（8~10cm）	++	++	++,胸大肌,前锯肌	++	+++	骨膜供血较弱
第二跖骨	+	++++	+（6cm）	++++	++++	–	+++	++	供区并发症

表 11.7　Ⅲ型下颌骨缺损的重建选择

		方案 1	方案 2	方案 3	方案 4	方案 5	方案 6
Cheng 分类	缺损	重建钢板 + 软组织重建	1 个游离瓣 +1 个带蒂瓣	双游离皮瓣	嵌合皮瓣——LCFA	复合皮瓣——肩胛骨	复合皮瓣——OPAC
Ⅲa	骨	重建钢板	腓骨	腓骨	髂骨	肩胛骨	腓骨
	黏膜	ALT 瓣 /RA 瓣	腓骨侧皮肤	腓骨侧皮肤	ALT 瓣	肩胛 / 肩胛周围皮肤	腓骨侧皮肤

续表

		方案 1	方案 2	方案 3	方案 4	方案 5	方案 6
	软组织	股外侧肌,腹直肌	胸大肌,三角肌	股外侧肌,腹直肌	股外侧肌	LD	比目鱼肌
	外部皮肤	ALT 瓣 或 RA 瓣	胸大肌、三角肌	前臂桡侧或 ALT, RA	腹股沟皮肤	肩胛 / 肩胛周围皮肤	腓骨侧皮肤
Ⅲb	舌	ALT 瓣 或 RA 瓣	腓骨侧皮肤	腓骨侧皮肤	ALT 瓣	肩胛 / 肩胛周围皮肤	腓骨侧皮肤
Ⅲc	下颌	股外侧肌,腹直肌	胸大肌,三角肌	股外侧肌,腹直肌	股外侧肌	LD	比目鱼肌

ALT,股前外侧穿支(筋膜皮肤)或肌皮;LCFA,旋股外侧动脉;LD,背阔肌;OPAC,腓动脉骨肌皮联合;RA,腹直肌肌皮。

临床经验

表 11.5 列出了下颌骨缺损的分类,Cheng 的改良分类法显示了骨缺损的方向、软组织缺损的层次。作者应用分类作为选择皮瓣的临床指标,完成 190 例腓骨骨皮瓣的下颌骨重建,皮瓣总成活率为 98.95%。分类系统对缺损进行分类,提供皮瓣选择方面的建议,并体现手术的复杂性。Ⅰ 类缺损仅指骨缺损,是最简单直接的重建类型。这类重建的手术成功率达到 100%,无皮瓣相关并发症及供区并发症。在作者的经验中,Ⅱ 类缺损是最常见的,在 ⅡA 和 ⅡB 类缺损中,分别有 17.82% 和 12.5% 的二次手术概率。然而通过详细的手术计划和早期的二次手术干预,总体的成功率得以保持。Ⅲ 类缺损涉及 3 层组织缺损,通常需要更大的软组织体积。由于病变范围扩大,皮肤和肌肉都需要重建来恢复表面和体积缺损。皮肤和肌肉组织坏死发生率高是可以理解的,但是细致的计划和早期的二次手术干预使手术的成功率可以达到预期。

治疗 / 手术技术

软组织瓣

局部皮瓣

颏下瓣

颏下瓣位于颏下,为软组织瓣,可带蒂或游离转移至口内。

颏下瓣的血供来自颏下动脉,它是面动脉的分支,距面动脉起始部约 5~6.5cm。该分支在颌下腺深部穿过,经下颌舌骨肌处在下颌角下方走行,自近中深面穿越二腹肌前腹。在经过下颌骨下方时,它发出皮肤穿支,穿过颈阔肌,进入皮肤。这一解剖非常稳定,它对颏下皮肤的血供是可靠的[69-72]。

皮瓣的范围通常上方位于下颌骨下缘,皮瓣的长度可达两侧下颌角,皮瓣的宽度取决于皮肤的弹性,通常可达 5cm,对于皮肤松弛的患者,可设计更大的皮瓣。这一皮瓣可设计为轴型皮瓣或穿支皮瓣,简单的手术方式是设计轴型皮瓣,避免解剖穿支。这种情况下,切口沿下颌骨下缘至颈阔肌深面,将二腹肌前腹包括在皮瓣内,以保护颏下动脉穿支。识别血管蒂后,细心结扎进入颌下腺的分支,最后,在下颌下缘避免损伤面神经下颌缘支。之后将血管蒂骨骼化,皮瓣制备完成。如果需要游离移植,可进一步将血管蒂分离至面动静脉,以为血管吻合提供足够的血管直径及长度。

颏下瓣可直接旋转至面下 1/3 以及整个口腔。它可作为带蒂皮瓣修复各种类型口腔缺损[69-72]。唯一的问题在于,许多口腔缺损是由于癌症手术造成的,多数需要同时进行颈淋巴结清扫,在颈淋巴结清扫的过程中,颏下瓣的连续性及主血管蒂往往被破坏。

区域瓣

胸三角瓣

Bakamjian[73] 在 1965 年左右推广了胸三角瓣。它位于胸壁前方,其血管蒂位于第 2 及第 3 肋间隙的胸廓内动脉穿支。皮瓣可扩展自胸壁中部至三角肌区域。

皮瓣可在穿支周围进行设计,可使用笔式多普勒在第 2 及第 3 肋间隙内定位穿支。皮瓣基底位于胸壁前方向上方及侧方扩展至三角肌区域,具体的皮瓣设计需要进行测量,以确保它能够转移至缺损区,对于口腔内缺损,通常需要较长的皮瓣,但是皮瓣远心端血供不确切,往往是随意皮瓣,为了延长皮瓣,通常需预制或延期手术以减少皮瓣远端坏死的风险[74]。

胸三角瓣的缺点包括供区瘢痕、二次手术,需进行皮瓣延迟以延长皮瓣。如今,胸三角瓣都已被胸大肌肌皮瓣广泛替代。

胸大肌肌皮瓣

自 1979 年 Ariyan 首次介绍了胸大肌(pectoralis major, PM)肌皮瓣以来,PM 瓣由于血供稳定,可提供巨大的皮岛及足够的软组织用于大型缺损的修复而逐渐受到欢迎[75]。该皮瓣能够转移至颈部及面下 1/3,它对于口内及颊部缺损非常实用,目前胸大肌肌皮瓣在挽救性手术或颈部血管缺如、不可使用游离皮瓣的患者中广泛应用。

PM 瓣是一个肌皮瓣，包括胸大肌及表面的皮肤，其血供来自胸肩峰动脉以及胸骨侧方穿支。胸外侧动脉沿胸大肌外侧缘走行，其分支进入胸大肌的血液循环。胸肩峰动脉自锁骨中点向下方走行，这在设计皮瓣时可作为参考。

因为皮岛设计在胸壁前方，供区的美观是其主要问题，尤其对于女性更要慎重。改良的方法是设计半月形的皮岛绕过乳头，经胸骨侧方进入乳房下区，但是需要注意如果皮瓣如此设计，其下方血供并不稳定。

皮瓣可以由侧方切口翻起，显露胸大肌外侧，在胸大肌深面分离将胸肩峰血管包括在皮瓣内。在确定肌肉及血管位置后，再切开内侧边缘。进一步内外分离肌肉，向血管蒂方向翻起皮瓣，通常需 2~3 周后断蒂。PM 瓣也可设计为岛状瓣，将血管蒂骨骼化后藏于颈部皮肤下，避免二次手术断蒂。在颊部或舌缺损不可行游离皮瓣时，PM 瓣是很好的选择。

游离皮肤筋膜瓣或肌皮瓣

桡侧前臂皮瓣

自 1981 年 Yang 介绍以来，游离桡侧前臂皮瓣已成为头颈部重建最常用的皮瓣之一[76]。该皮瓣皮岛面积大，血管蒂长，血管直径大，制备简单，因此应用广泛。它因较薄、柔软，因此在颊部黏膜缺损和小型舌缺损中成为首选（见图 11.1~ 图 11.5）[76]。

桡侧前臂皮瓣是 C 型皮肤筋膜瓣，源自桡动脉。在取皮瓣前需行 Allen 试验确定尺侧皮瓣可提供供血。通常一条或两条伴行静脉可提供足够的静脉引流[77]。一些学者倾向于取头静脉或其他静脉作为引流。头静脉直径远远大于桡静脉，静脉吻合简单。皮瓣感觉由前臂外侧皮神经支配，可设计感觉皮瓣。

皮瓣的设计首先需触诊桡动脉的位置，以桡动脉轴向为中心设计皮瓣。通常不超过前臂桡侧边缘，以保证供区外形。上止血带后，自桡侧边缘在筋膜上层分离皮瓣[78]，筋膜上分离有助于保存肌腱及桡浅神经完整，减少供区并发症。在腕部，分离血管远心端后从近中向远中细心游离，在桡侧腕屈肌和肱桡肌之间保存肌腱表面的深筋膜。皮瓣制备完成后松止血带，再灌注皮瓣 15 分钟，同时评价手部循环。通常切除桡动脉不会对手部供血造成严重影响。但是，如果远端手指灌注不佳，可选择静脉移植重建血供[79]。

前臂皮瓣的主要问题在于供区并发症及供区不美观，尽管采用筋膜上分离可有效减少供区并发症，但供区植皮后极不美观。

尺侧前臂皮瓣

尺侧前臂皮瓣位于前臂尺侧，它的优点与桡侧前臂皮瓣相似，但相对供区瘢痕稍隐蔽。尽管该皮瓣在桡侧前臂皮瓣后两年就开始应用，但它的使用更少，主要原因是皮瓣制备时需分离尺神经。

尺侧前臂皮瓣的供血来自尺侧腕屈肌（flexor carpi ulnaris，FCU）腱深面的尺血管束，和桡侧前臂皮瓣类似。术前须行 Allen 试验，以确保桡侧血管供应手部循环。尺动静脉在尺侧腕屈肌腱深面走行，发出数个穿支至皮岛，和桡侧皮瓣相同，伴行静脉足以提供引流，贵要静脉可作为备用静脉[55]。尽管有些人倾向于使用基底静脉作为后备静脉，但是复合型静脉对于静脉引流是足够的。

皮瓣设计首先标注尺静脉，皮岛以尺血管束为中心设计，包括了隔皮穿支。首先上止血带，在皮瓣桡侧边缘切开，进行筋膜上分离至指浅屈肌韧带，此处可辨别数个穿支血管，切开筋膜，牵拉尺侧腕屈肌韧带，分离血管蒂。整个皮岛均可由这些穿支供血，也可依照穿支将其分为双皮岛。皮岛可设计得更为灵活、复杂。在尺血管分离后，游离尺神经，在尺侧切开皮瓣边缘，翻起整个皮瓣。

在 Allen 试验提示取桡侧皮瓣影响手部供血时可考虑尺侧前臂皮瓣。供区瘢痕位于前臂内侧面，较为隐蔽。尽管分离尺神经对手术操作要求较高，一旦熟练，皮瓣分离也是直接、简单的，它可用于口腔、舌缺损的重建（见图 11.5~ 图 11.7）。作者推荐在较薄的口腔黏膜缺损及 I 型舌缺损（半侧舌切除）中应用此皮瓣（见表 11.3）。

上臂外侧皮瓣

上臂外侧皮瓣的供血来自后桡侧副动脉的皮肤穿支，该血管走行于上臂外侧肌间隔内，发出 4~7 条穿支至表面皮肤[80]。

皮瓣设计时自三角肌结节至肱骨小头侧方连线，隔皮穿支位于此线下方。设计皮瓣后，自后向前分离探查肌间隔，识别穿支以后，向近中追踪、找到主血管。上臂外侧皮瓣曾经是头颈部重建时的常用皮瓣，但其血管蒂短，穿支细小，随着其他软组织瓣的流行，上臂外侧皮瓣的使用逐渐减少。

腹直肌肌皮瓣

腹直肌肌皮（rectus abdominis musculocutaneous，RAM）瓣可根据皮岛要求设计为水平向或垂直向。通过使用穿支分离技术，可在不损伤腹直肌的同时在同一供区制备腹壁下动脉穿支（deep inferior epigastric peforator，DIEP）皮瓣。

RAM 瓣有两个血供：腹壁下动脉及腹壁上动脉。当制备游离皮瓣时，通常以腹壁下动脉穿支作为供血，通常在确定血管蒂后自下往上分离皮瓣。RAM 瓣在修复大型头颈部缺损时可提供足够的皮岛，它在颊部缺损常用（特别是联合下颌骨方块截骨时），也可用于全舌缺损重建。其血管直径大，皮瓣可靠，唯一的缺点在于术后腹壁薄弱。仔细修补腹部筋膜，使用补片修补大的筋膜缺损可减少腹部松弛及术后疝的发生率。

大腿前外侧皮肤筋膜或肌皮瓣

Song 等在 1984 年首先介绍了大腿前外侧皮瓣[81]，随着重外科医生认识到该皮瓣可靠度高、血管蒂长、血管直径大、可获取较大的皮岛、可携带肌肉用于中至大型口腔及下颌骨缺损修复后，该皮瓣使用日益广泛（见图 11.1~ 图 11.4）[82-88]。

大腿前外侧皮瓣的血管蒂通常来自旋股外侧血管的降支，有些情况下，其穿支来自旋股外侧血管的横支或斜支。大腿前外侧皮瓣的血管蒂在股外侧肌及股前外侧肌的肌筋膜内侧走行。一个合适的穿支通常可供应直径 15cm 的皮岛。股外侧肌是由同一血管蒂供血，因此在需要较大体积组织时可同皮瓣一起切取。旋股外侧动脉横支同样供应阔筋膜张肌和筋膜，如果需要筋膜组织进行悬吊，可在皮瓣中包括阔筋膜张肌。

大腿前外侧皮瓣通常包括多个穿支，因此可设计为不同外形，以分别覆盖两个或多个缺损区[84,87,88]。这在颊部多处黏膜缺损或洞穿缺损重建时非常有用（见图 11.11~图 11.14）。大腿前外侧皮瓣还可分离为两个独立的小型皮瓣，同时修复两处缺损[87,88]。大腿前外侧皮瓣常用于头颈部重建，通常在软组织缺损较大或前臂皮瓣不适用的情况下使用。下肢与头颈部间隔较远，可分组开展手术。大腿前外侧皮瓣较厚时可减薄、增加柔软度[58,83]。皮瓣设计首先在髂前上棘和髌骨外侧角间划线，穿支多数位于以该线中点为圆心的 3cm 范围内，可用手持多普勒寻找穿支。

皮瓣分离可经筋膜下或筋膜上，筋膜下分离适用于初学者，可减少误伤穿支的风险。穿支血管可以是隔皮穿支（13%）或肌皮穿支（87%）[82]。显露肌皮穿支，细心的肌内分离是此皮瓣制备的要点。如需同时获取股外侧肌，应注意保留运动神经，避免术后膝部运动功能障碍[82,83]。

胸背动脉穿支皮瓣

胸背动脉穿支（thoracodorsal artery perforator，TAP）皮瓣是传统的背阔肌皮瓣的改良[89-91]。TAP 皮瓣优势在于皮肤颜色与面部接近，可用于面部重建。

TAP 皮瓣的肌皮穿支来自胸背动脉的内侧和外侧分支，穿支可由笔式多普勒寻找，位置分别在肩胛冈下方 4cm（内侧分支）或腋窝下 10cm 及腋后线内侧 2cm（外侧分支）。皮瓣分离由上方开始，首先在背阔肌上部切开，识别穿支后，在肌肉内分离直至主血管，切开下部边缘，在背阔肌表面翻起皮瓣。TAP 瓣血供稳定，瘢痕位于背部，较隐蔽，但是术中需改变体位，延长手术时间，限制了其临床应用。

腓肠肌内侧穿支皮瓣

腓肠肌内侧穿支（medial sural artery perforator，MSAP）皮瓣在 2001 年由 Cavadas 首先介绍，相对而言是头颈部重建中较新的皮瓣[92]。它是腓肠肌皮瓣的改良，原皮瓣本用于下肢缺损的修复[93]。

MSAP 皮瓣的多数穿支位于膝后窝皮纹下方 8~12cm[32]，皮瓣制备首先在前方切开沿筋膜下分离，识别穿支。MSAP 瓣是多数肥胖患者小型颊部缺损和中等大小颊部缺损的最佳选择。因为大腿前外侧皮瓣过厚，使用困难（见表 11.2）。当皮瓣宽度小于 5cm 时，供区可直接缝合。该皮瓣的缺点在于供区瘢痕明显，另外，制备皮瓣时需将患者臀部外展、屈膝，医生需在极不舒服的角度下进行操作（见图 11.18~图 11.21）。

股深动脉穿支皮瓣

股深动脉穿支皮瓣也被称为股后皮瓣或大收肌穿支皮瓣[94-96]。近年来，股深动脉穿支皮瓣主要被用于乳房重建。作者发现，它也是头颈部重建的一种替代皮瓣（见图 11.6~图 11.10）。它包括来自大腿后部和内侧的皮肤，可以横向或垂直设计。横向皮瓣设计可以将瘢痕隐藏在一个隐蔽的区域，而纵向设计可以使皮瓣包含更多可靠的穿支，并允许更多功能的皮瓣设计[97-99]。

皮瓣在股深支的基础上制备。这些穿支要么是位于股薄肌和大收肌之间肌间隔的中隔穿支，要么位于大收

肌和半膜肌之间的肌间隔穿支，或者是穿过大收肌的肌纤维穿支。可以使用手持式多普勒来定位这些穿支。皮瓣可以设计成垂直或者横向的椭圆形皮岛。在准备和切取皮瓣的过程中，患者保持仰卧位，下肢屈曲呈蛙腿位。首先沿皮瓣前缘作切口，以确定穿支。一旦通过筋膜下剥离确定穿支，就可以解剖穿支并将其骨骼化，然后抬起皮瓣。

软组织皮瓣在头颈部重建中应用总结及发展趋势

回顾 2000 年以来作者团队经手的 1 160 例临床病例，各种各样的软组织皮瓣被用于头颈部软组织重建，范围从游离肌皮瓣、筋膜皮瓣、大腿前外侧皮瓣以及上臂桡侧皮瓣扩大至游离上臂尺侧皮瓣、腓肠内侧动脉穿支皮瓣和股深动脉穿支皮瓣（见图 11.6~图 11.10，图 11.18~图 1.21）。

当需要较薄的软组织皮瓣时，前臂皮瓣仍是首选。但是作者从单纯使用前臂桡侧皮瓣转到倾向于使用前臂尺侧皮瓣，然后根据手部血管优势在桡侧和尺侧之间针对患者需求进行选择。

除了前臂皮瓣之外，大腿前外侧皮瓣仍然是作者最喜欢的皮瓣之一。原因很明显：该皮瓣具有穿支皮瓣的设计，并且能够为重建提供足够长的血管蒂。随着股外侧肌（vastus lateralis，VL）的加入，皮瓣的体积还可以扩大。该位置还允许两组同时手术以减少手术时间。在大腿前外侧皮瓣与前臂皮瓣之间还存在另一厚度适中的皮瓣，腓肠内侧动脉穿支皮瓣不是作者的首选皮瓣，但对于大腿前外侧皮瓣太厚，前臂皮瓣无法使用或者体积不足的患者，可以作为一种代替的选择。

股深动脉穿支皮瓣是一种新兴的皮瓣，它有几个优点吸引了外科医生的目光。皮瓣位于大腿内侧，与大腿前外侧皮瓣相比，术后瘢痕更隐蔽；穿支许多为隔皮穿支，剥离更容易，耗时更少；股深动脉穿支皮瓣的血管蒂足够长，可以用于大多数的头颈部重建；且它的厚度也可以满足皮瓣重建需求。

骨瓣

带蒂骨瓣

胸大肌骨肌皮瓣

传统的 PM 瓣可带第 5 肋骨用于下颌骨骨重建[100,101]。随着越来越多的显微外科带骨皮瓣被应用到临床，带肋骨的 PM 皮瓣如今已很少使用。有几个缺点阻碍了带骨 PM 皮瓣的流行。第 5 肋骨的血供来自肌肉筋膜间血管丛，该血管细小、不可靠。皮瓣移入困难，第 5 肋骨较腓骨和髂骨相比，难以坚固内固定；供区血胸和气胸风险大。胸骨也可与 PM 瓣同时切取用于下颌骨骨重建，未见该技术长期随访效果的报道[100-104]。

斜方肌骨肌皮瓣

制备带蒂斜方肌皮瓣时可连同肩胛冈（最多 10cm）作为骨肌皮瓣[105-112]。尽管这一技术相对切取简单，但肩

胛骨骨量有限,术后肩部运动功能受损,尤其在取骨涉及肩峰时更为明显,限制了该方法在下颌骨重建中的临床应用。

颞部骨肌瓣

依靠颞浅动脉供血的血管化颅骨曾被用于修复下颌骨,它可联合颞肌单纯切除外侧骨板或全层骨移植[113]。颞部骨肌瓣仅切取外侧骨板通常骨量不足、难于固定、塑形困难,全层颅骨强度更佳,但供区畸形会造成严重并发症。

血管化骨皮瓣

旋髂皮瓣

游离髂骨肌皮瓣首先由 Taylor 在 1979 年在临床上应用[114],腹股沟皮岛可连同髂嵴一同切除修复下颌骨缺损,修复成功率达 94%~95%[114, 115]。髂骨肌皮瓣的优点在于血供稳定,髂嵴天然的弧线外形,可直接用于下颌骨不需塑形。近年来,Dorafshar 等描述了基于旋股外侧动脉供血的仅包括外侧半层髂嵴及软组织的复合皮瓣以修复下颌骨缺损[115],尽管其用于下颌骨缺损成功率高[116-120],但皮岛臃肿、可能的供区并发症限制了其应用。并发症包括腹壁薄弱、疝气以及供区畸形(见表 11.6、表 11.7)。Shenaq 等[120]成功制备了内侧骨皮质的髂骨瓣,以减少供区并发症的发生。

肩胛骨肌皮瓣

肩胛骨肌皮瓣包括侧方肩胛骨、肩胛和/或肩胛旁皮肤,以及背阔肌,其血供来自肩胛下动脉。肩胛和肩胛旁皮岛可有效覆盖大型复杂口腔下颌骨缺损[121-125]。肩胛骨的侧方边缘是旋肩胛动脉所供血,可切取长度长达 14cm[126-128],一些肩胛骨皮瓣的改良技术包括使用内侧骨边缘或使用双蒂皮瓣[123, 124]。但是,肩胛骨的骨量差于髂骨或腓骨。该技术的最大缺点在于术中需要改变体位,增加手术时间(见表 11.6、表 11.7)。

带桡骨的桡侧前臂皮瓣

桡骨远端的掌侧内侧骨皮质(10~12cm)可与桡侧前臂皮瓣共同制备为骨皮瓣[129, 130],术后需石膏外固定 3~4 周,或使用动力加压板进行坚固内固定以预防术后桡骨骨折(见表 11.6)。由于供区并发症严重,如今临床上已罕有应用。

腓骨肌皮瓣

Taylor 在 1975 年介绍了腓骨肌瓣[131]。游离腓骨皮(osteoseptocutaneous, OSC)瓣之后经过多年的发展,如今已被广泛接受,并成为下颌骨修复重建的标准[132]。Wei 等阐述了利用隔皮穿支制备的带皮岛的腓骨瓣的可靠性[133]。腓骨瓣的皮岛为骨组织提供了可靠的软组织覆盖,可用小型板或重建板固定并植入骨结合的种植体。为了实现更美观的重建,或者能够在一次显微外科重建中固定多个缺失组织,Cheng 在解剖学和穿支皮瓣概念的基础上进一步发展了 OPAC 瓣[134]。图 11.26 显示了腓骨瓣从带血管的骨瓣发展到带血管的骨皮瓣,再到 OPAC 瓣的演变过程。

手术技术: 腓骨骨皮瓣在下颌骨重建中的应用 (表 11.6~ 表 11.8)

评估下颌骨缺损范围及预制模板

首先进行简单的颌间结扎,维持正常咬𬌗关系。将重建板塑形,连接残留下颌骨断端,双侧各固定 2~3 颗螺钉,使用带刻度的纸模板塑形,测量所需腓骨长度、角度以及截骨位置;使用 1~2 块治疗巾测量口内及口外软组织所需覆盖的面积。血管蒂走行的位置也在模板上进行标记[62]。

受区准备

双侧颈部可用的动脉有 4 支:面动脉、甲状腺上动脉、颞浅动脉、颈横动脉。颈外动脉因其破裂风险过大,极少被用于端侧吻合。受区血管可能由于既往手术瘢痕、放疗以及颈淋巴清扫等原因而受损。颞浅动脉往往位于放疗区外,较为可靠[135]。对于二期下颌骨重建,对侧血管也可供选择。

供区选择

腓骨在横切面上是特殊的三角形(图 11.27)。腓血管一般包括一支动脉和两支伴行静脉,位于腓骨的后内侧面,胫骨后肌筋膜的后方,姆长屈肌(flexor hallucis longus, FHL)腱内,小腿后肌间隔的前方。皮岛血供来自走行在小腿后肌间隔内的穿支(见图 11.27)。理想情况下,鼻中隔应位于重

表 11.8　腓骨瓣修复下颌骨不同的皮瓣设计和受区血管选择

分组	编号	腓骨位置	受区位置	皮岛位置	右侧受区血管	左侧受区血管	备注
1	LLI	左侧	左侧	口内黏膜	面动脉,甲状腺上动脉	甲状腺上动脉	
2	LLC	左侧	左侧	颊部皮肤		甲状腺上动脉,颞浅动脉	
3	LRI	左侧	右侧	口内黏膜	甲状腺上动脉,颞浅动脉		并发症发生率高
4	LRC	左侧	右侧	颊部皮肤	甲状腺上动脉	面动脉,甲状腺上动脉	
5	RLI	右侧	左侧	口内黏膜		甲状腺上动脉,颞浅动脉	并发症发生率高
6	RLC	右侧	左侧	颊部皮肤	面动脉,甲状腺上动脉	甲状腺上动脉	
7	RRI	右侧	右侧	口内黏膜	甲状腺上动脉	面动脉,甲状腺上动脉	
8	RRC	右侧	右侧	颊部皮肤	甲状腺上动脉,颞浅动脉		

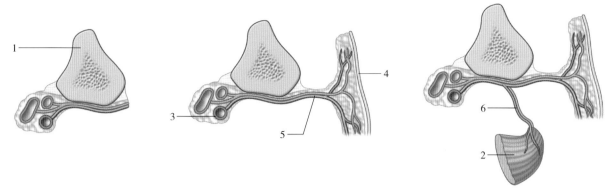

图 11.27　腓骨皮瓣由淡出的骨皮瓣发展为包含隔皮穿支的骨皮皮瓣，并进一步发展为带有附加的肌皮瓣穿支的骨皮肌皮瓣，可带一段比目鱼肌。1，腓骨；2，比目鱼肌；3，腓骨穿支；4，皮岛；5，隔皮穿支；6，肌皮穿支

建腓骨和钢板的后上方，以免在口内移入皮岛时鼻中隔中的穿支受损。腓骨外侧面非常安全，是重建板固定的最佳位置（见图 11.27）。在重建腓骨的后上方确定肌间隔的位置，将皮岛转移至口内时保护间隔内穿支。如在前内侧或后内侧面使用钛板固定腓骨，则可能造成血管蒂或穿支不可逆的撕裂、拉伸或阻断。皮岛用于修复口内还是皮肤缺损决定了最终骨移入的角度以及血管走行的方向，因此，在下颌骨缺损的侧方骨与钛板的相对位置仅有两种选择：如图 11.28 所示，或旋转 180°。若腓骨上下颠倒，血管蒂或穿支在固定时容易被钛板或钛钉所损伤。

　　若左侧腓骨瓣用于修复左侧下颌骨缺损，皮岛需置于口内（LLI 组，见表 11.8），血管蒂经右下方走行（图 11.28~图 11.35），该蒂可达同侧甲状腺上动脉、对侧面动脉或颈部甲状腺上动脉（见表 11.8）。若左侧腓骨瓣用于修复右侧下颌骨缺损而皮岛需要置于口内，则可吻合于同侧面动脉、甲状腺上动脉和对侧甲状腺上动脉，以保证血管蒂走行平滑、避免痉挛（LRI 组，见表 11.8）（图 11.36）。在这种结构中，血管蒂向腓骨下方和后外侧延伸，为了到达右甲状腺上动脉或者右颞浅动脉，血管蒂必须急转弯，这可能容易使其发生扭结（见表 11.8 和图 11.36）。当下颌骨缺损延伸至升支时，唯一可用的受体血管为右侧颞浅动脉，其与供体血管口径不一致，容易发生扭转。特别是将颞浅静脉向下翻转进行静脉吻合时（见图 11.36）。所以必须小心地将颞浅静脉从其靠近的周围组织上松解，以避免血管出现急转弯。

　　另一方面，如果使用右侧腓骨 OSC 瓣进行左侧下颌骨重建，使用皮岛进行口腔内黏膜表面重建（见表 11.8 中 RLI 组，图 11.37），血管蒂将向下和后外侧指向腓骨，这时左侧甲状腺上动脉和颞浅动脉就成为最合理的受体血管（见表 11.8）。如果右腓骨 OSC 皮瓣用于右下颌重建，皮岛作为口内黏膜衬里，那么侧面吻合甲状腺上动脉一般不会发生扭结（见表 11.8 中 RRI 组，图 11.38~图 11.44）。如果同侧血管不可用，尤其对于放疗后患者，对侧颈部血管是最优选择（见表 11.8）。骨骼化的血管蒂通常较长，可以无困难地与对侧颈部血管吻合。

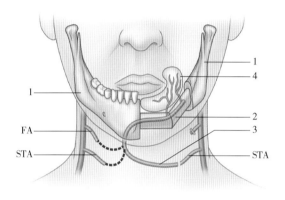

图 11.28　将左侧腓骨骨皮瓣转移至左侧 IIa 型下颌骨缺损（LLI 组见表 11.8）。腓骨外侧用于固定重建钢板和螺钉。皮岛重建口腔内衬里。腓血管蒂向右侧放置，达到同侧甲状腺上动脉或右侧面动脉或右甲状腺上动脉的受体血管。1，下颌骨残端；2，腓骨；3，腓血管；4，腓骨皮瓣皮岛。受体血管：同侧甲状腺上动脉（superior thyroid artery，STA）、对侧面动脉（facial artery，FA）和 STA

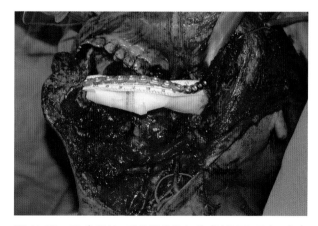

图 11.29　70 岁男性，下牙龈鳞状细胞癌（T4N0M0）。患者行左侧下颌骨节段切除术和改良根治性颈部清扫术。下颌 IIa 型缺损。包括长度为 9cm 的骨缺损、长度为 9cm × 4cm 的颊黏膜和附属软组织缺损。行颌间结扎后，用重建钢板桥接下颌骨残端。钢板放置位置比下颌骨下缘高 1cm，以实现骨整合牙种植。使用纸尺模板测量截骨长度、角度和量

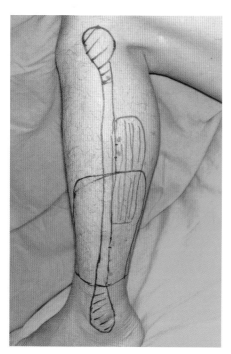

图 11.30　取腓动脉骨肌皮联合皮瓣,包含 2 个穿支的 12cm×8cm 的皮岛,腓骨两端 6cm 处保留。以位于小腿近端 1/3 处的皮肤穿支为血管蒂,取比目鱼肌瓣(10cm×5cm)

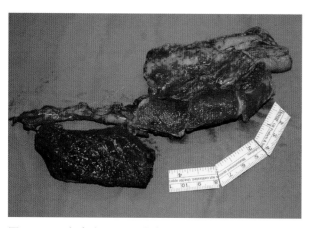

图 11.31　截骨获得三个腓骨节段(长度为 3.5cm、4.5cm、3cm),参照模拟的纸尺模板。血管蒂位于后侧,血管蒂长度约 10cm,向右侧放置以便到达受体血管。腓骨外侧适合重建钢板和螺钉的固定,而不损伤血管蒂和中隔穿支。由独立肌肉穿支的比目鱼肌外侧肌瓣(10cm×15cm)被掀起

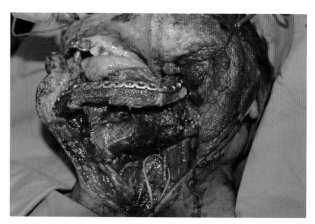

图 11.32　三个腓骨节段分别用螺钉固定在重建钢板上,血管蒂向前置于右侧,向下弯曲至同侧甲状腺上动脉和面静脉(蓝线表示面静脉)

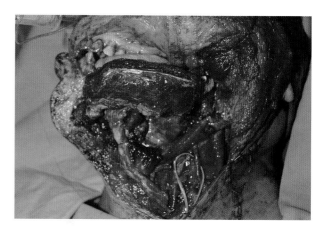

图 11.33　将比目鱼肌瓣翻转至腓骨和重建钢板上方,预防钢板的暴露和潜在放射性骨坏死可能,并提供更好的面颊轮廓外观

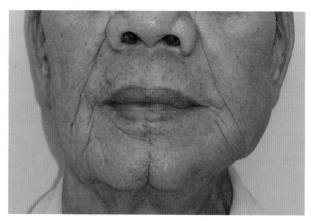

图 11.34　术后 24 个月,患者对于外观和功能感到满意(前后位)

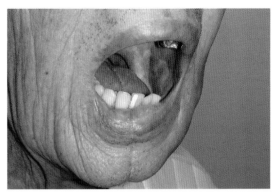

图 11.35　患者张口功能恢复良好，咀嚼稳定，皮瓣厚度合适，对结果感到满意

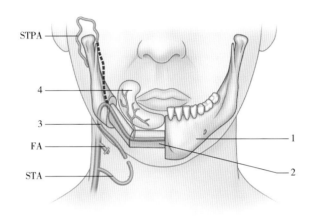

图 11.36　将左侧腓骨皮瓣转移至右侧 IIa 型下颌骨缺损（LRI 组，见表 11.8）。腓骨外侧用于固定重建钢板和螺钉。皮岛重建口腔内衬里。腓血管蒂侧向放置，到达同侧甲状腺上动脉或同侧颞浅动脉上的受体血管。1，下颌骨残端；2，腓骨；3，腓血管；4，腓骨皮瓣皮岛。受体血管：同侧甲状腺上动脉（superior thyroid artery，STA）和颞浅动脉（superficial temporal artery，STPA）；FA，面动脉

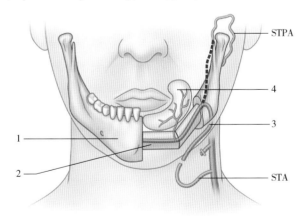

图 11.37　将右侧腓骨骨皮瓣转移至左侧 IIa 型下颌骨缺损（RLI 组，见表 11.8）。腓骨外侧用于固定重建钢板和螺钉。皮岛重建口腔衬里。腓血管蒂位于左侧，同侧甲状腺上动脉或颞浅动脉上方。1，下颌骨残端；2，腓骨；3，腓血管；4，腓骨皮瓣皮岛。受体血管：同侧甲状腺上动脉（superior thyroid artery，STA）和颞浅动脉（superficial temporal artery，STPA）

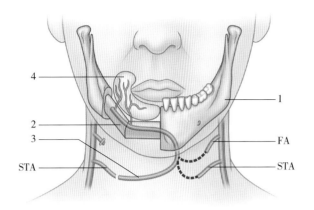

图 11.38　右侧腓骨骨皮瓣转移至右侧 IIa 型下颌骨缺损（RRI 组，见表 11.8）。腓骨外侧用于固定钢板和螺钉。皮岛用于重建口腔衬里。腓骨血管蒂向左侧放置，以达到同侧甲状腺上动脉或对侧面动脉或甲状腺上动脉的受体血管。1，下颌骨残端；2，腓骨；3，腓血管；4，腓骨皮瓣皮岛。受体血管：同侧甲状腺上动脉（superior thyroid artery，STA）、对侧面动脉和甲状腺上动脉；FA，面动脉

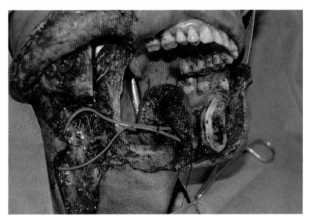

图 11.39　46 岁男性，右口底癌 cT4N0M0，行广泛切除和阶段性下颌骨切除。Cheng IIIa 型下颌骨及颊部缺损

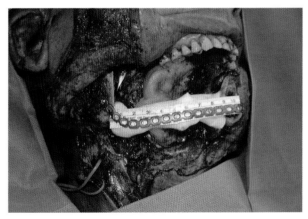

图 11.40　暂时性上颌颌间固定治疗。重建钢板用于固定下颌残端。采用纸尺模板裁剪模拟截骨段长度和角度

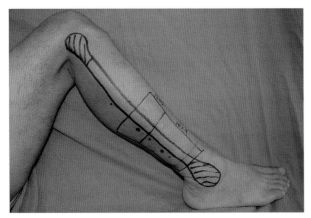

图 11.41　取腓动脉骨肌皮联合皮瓣,包含 1 个基于 4 根隔穿支的 16cm×10cm 皮岛,腓骨两端 6cm 处保留。皮岛被设计分成 2 部分

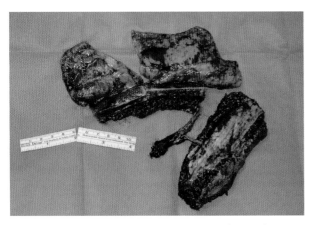

图 11.42　将骨骼肌皮腓动脉联合瓣掀起,蒂将滋养 3 种组织成分,包括两个皮岛、两端腓骨和一块比目鱼肌。一个皮岛用于空腔缺损,另一个皮岛用于覆盖外侧脸颊皮肤。根据模板进行下颌骨再造术,用比目鱼肌覆盖骨表面并填充面颊部,修复容积缺失

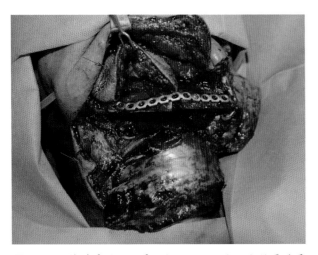

图 11.43　将腓骨瓣插入骨缺损处。比目鱼肌翻转覆盖骨头和重建钢板。红色箭头表示两个皮岛

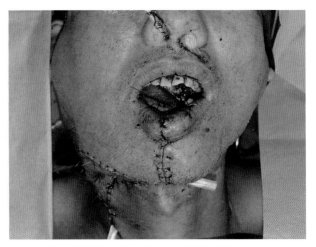

图 11.44　术后即刻外观,红色箭头表示 2 个皮岛

腓动脉骨肌皮联合皮瓣的获取

　　腓骨 OSC 瓣的优势在于骨长度及骨量充足,可修复大范围缺损及植入种植体;稳定的骨膜及髓腔内供血使截骨塑形成为可能;皮岛可靠;可提供充足软组织覆盖口内外缺损;供区距术区较远,允许双组手术;供区并发症轻微。尽管存在以上优势,该皮瓣最大的局限在于软组织量不足以修复大型复合下颌骨缺损。广泛的肿瘤切除,足以造成骨、口腔黏膜、皮肤、舌及咬肌的巨大缺损。尽管初期修复效果较好,但放疗通常会造成皮瓣变薄、组织挛缩,引起颊部、颈部畸形凹陷。另外,伤口愈合不良,可引起钛板暴露及放射性骨坏死。

　　为了减少采用腓骨瓣时以上问题的发生,有两种解决办法。一种是另外制备带蒂或游离皮瓣,增加软组织量和皮肤量。这需要另一组受区血管,增加了手术时间和术后并发症风险。另一选择是增加腓骨切取时的组织量,通常可选择由腓动脉肌皮穿支供应的腓肠肌的一部分,即 OPAC 瓣[134,136]。OPAC 瓣的优势在于单一皮瓣、单一供区以及一次血管吻合,组织量大,减少了手术时间。

　　游离腓骨瓣的制备过程,Wei 与 Cheng 进行过详细的描述[134,136,137]。首先于皮肤进行标记,近心端及远心端各保留 6cm,以保证膝关节的稳定性(见图 11.30、图 11.41)。隔皮穿支多数位于小腿中下 1/3、腓骨后缘,术前可由手用多普勒测量并标记。皮岛以穿支为中心进行设计,皮肤切开至皮下层,在前方筋膜上方分离,部分掀起皮瓣,越过前交叉韧带后,切开筋膜。自腓骨骨膜表面掀起腓骨长短肌,分离前交叉韧带,在截骨线处移除腓骨骨膜,使用电钻截骨,向侧后方牵拉腓骨,显露趾长伸肌、趾短伸肌和胫骨前肌,将这些肌肉自骨膜浅面分离。此时切开后方皮肤切口,小心保持位于小腿后肌间隔内隔皮穿支完好。腓动脉的远心端可由腓骨表面分离,结扎并切断。血管蒂自𧿹长屈肌内分离,可将示指置入𧿹长屈肌及小腿后肌间隔之间以保护穿支血管。无穿支参与的小腿后肌间隔可切断,可依靠腓动脉近中 1/3 肌皮穿支供血,切取腓肠肌(见图 11.31、图 11.42)。腓肠肌最多可切取 6cm×14cm,甚至其一半,而不会产生严重的后期并发症。

截骨

　　目前,一些外科医生已经从手工计划截骨转向计算机辅

助设计（computer-aided design，CAD）截骨。本章仍介绍最传统的方式以供初学者学习。当充分游离近心端腓血管蒂后，即可参照受区模板以电钻进行截骨。若有两支穿支血管，可制备双蒂皮瓣（见图 11.31~ 图 11.42）。移除近心端不需要的骨及骨膜后，进一步将血管蒂骨骼化。Yagi 等强调了在下颌骨修复中，腓骨形态对于术后效果的重要性[138]。由于组织动度的限制，在塑形及移入腓骨瓣时可能遇到阻碍。在截骨同时需要注意保护血管蒂以及穿支。另外，在植入腓骨时，如果需要牵拉肌间隔及穿支以越过腓骨和钛板进入口内可能会影响皮岛供血。截骨的最小长度为 2.5cm，以保证骨膜内有血管供应。有研究证实了在多次截骨后远端骨段供血量下降。因为近心端有骨膜供血及滋养动脉供血，而远心端仅仅有骨膜供血。另外，当钛板穿过骨膜进行固定时，进一步减少了远端骨段内的血流。

移入皮瓣

移入 OPAC 瓣或腓骨瓣时，首先将截骨后骨段置入预成型的重建板内。作者推荐每一骨段仅适用单一螺钉固位，以减少螺钉对腓骨血供的影响。一个隔皮穿支供血的皮岛置于口内，如有需要可用另一皮岛修复面颊皮肤缺损。

对于一些患者，比目鱼肌置于腓骨及重建板的上方，可改善外形，预防可能的放射性骨坏死以及术后钛板暴露（图 11.32、图 11.33、图 11.43）。推荐腓骨瓣的缺血时间小于 5 小时，以减少皮瓣失败及其他并发症的发生率[139]。

为简化手术设计，许多医生倾向于使用对侧腓骨作为下颌骨重建的供区，因为两组医生可同时手术而不冲突。作者发现使用左侧腓骨瓣修复右侧下颌骨血管并发症发生率高，这可能是由于腓骨植入后，腓骨瓣与受区血管间空间局限。取骨侧受区血管及软组织缺损位置影响了腓骨植入位置。推荐采用同侧腓骨瓣修复下颌骨缺损，以减少血管并发症风险。肿瘤切除时保留同侧甲状腺上动脉，这最好的受区血管。对侧甲状腺上动脉同样可用，因为腓动脉血管蒂可制备达 10~15cm。

钛板固定

采用颌间螺钉或钢丝结扎均可获得稳定的咬𬌗关系。采用重建板连接两侧断端，每侧至少固定两枚螺钉（图 11.29、图 11.40）。依照钛板外形制作模板，需注意固定时避免损伤血管蒂或穿支。在大量水冲洗冷却的同时，打孔并进行单皮质螺钉的固定，避免过热损伤重建骨。钛板需位于下颌骨下缘上方 1cm，以获取足够的咬𬌗高度利于种植。如果移植骨高度不足，可选择双层腓骨以获得足够的骨高度利于种植[140,141]。最近，三维重建技术的发展可辅助医生进行复杂的下颌骨重建[142-147]，另外快速成型技术可使用计算机辅助设计及三维打印制作物理模板（图 11.45~ 图 11.50）。

计算机辅助手术设计在下颌骨重建中的应用

准确的术前三维规划对下颌骨重建非常重要。在下颌骨重建中，CAD 的介入是一个重要而快速的就进展。最早的 CAD 可以追溯到 2004 年，当时 Warnke 等展示了他们使用三维 CT 扫描制作的支架，并将支架与游离背阔肌瓣结合用于下颌骨重建[148]。虽然这个操作耗时较长（7 周），但这个概念和计算机辅助技术的应用启发了整形外科医生，使计算机辅助设计在下颌重建方面取得了巨大的进步，其应用也

在不断地发展。在组织工程骨重建的临床应用尚不确定的情况下，CAD 的概念正在迅猛发展，尤其在手术辅助技术方面。一般而言，计算机辅助技术可用于术前设计，以及患者个性化的定制重建计划，指导下颌骨切除及植骨截骨。

计算机辅助设计的使用有助于增加手术的精确性，缩短手术时间，最大限度地降低了手术并发症的发生率。CAD 有助于虚拟手术规划（如骨切除或截骨术）以及定制化手术设备的设计和制造，如下颌骨重建术中使用的重建板。利用患者的 CT 扫描数据结合三维打印技术，可以规划供体和受体手术部位，提供更准确的手术结果预测。CAD 辅助为患者定制个性化的预轮廓重建板，也有助于优化手术结果。计算机辅助设计指导下的手术与人工重建相比更精确[142-147]（图 11.45~ 图 11.50）。

缺血时间

缺血时间从断蒂开始，包括截骨、成形和皮瓣移入，动脉吻合后结束。腓骨修复下颌骨缺损的缺血时间取决于如下因素：医生的经验、腓骨截骨成形是在断蒂前或后完成、血管吻合是在皮瓣移入前还是皮瓣固定前或固定后、动静脉吻合的顺序。如果缺血时间长于五个小时，皮瓣部分失败风险会显著增加[139]。腓骨瓣成活率与缺血时间相关不明显。皮瓣部分失败主要表现为腓骨瓣皮肤部分失败，其可能原因是在皮瓣移入和固定中，隔皮穿支过分扭转、折叠或牵拉。

颞下颌关节重建

颞下颌关节重建效果往往不尽如人意。如果切除了髁突，下颌骨的运动主要依靠对侧关节，最终会造成倾斜，引起咬𬌗紊乱和张口受限。重建髁突的方法如下：非血管化骨移植、将腓骨瓣末端修整为圆形、肋软骨联合腓骨移植或采用钛人工关节[149]。置入人工关节需要充分暴露骨组织，可能造成感觉神经性听力下降。文献报告腓骨瓣重建颞下颌关节的功能及美学效果都是可接受的。

牙列重建：骨结合口腔种植体

下颌骨重建后，修复牙齿可改善功能和美学效果。重建牙列有两种方法：种植体支持的固定义齿或活动义齿。这些治疗通常由口腔外科和牙科医生完成。简而言之，首先采

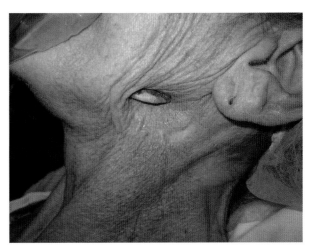

图 11.45　61 岁女性，放疗后出现左下颌骨骨坏死。可见暴露的左下颌骨骨坏死组织。（Courtesy of Dr. Steve Henry.）

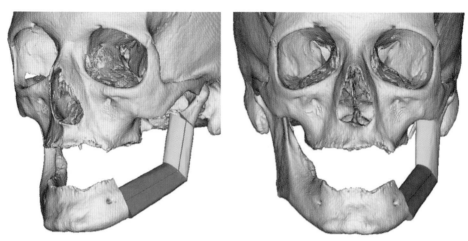

图 11.46　术前采用计算机辅助设计（computer-aided design，CAD）进行下颌骨切除及腓骨骨皮瓣重建设计。CAD 可以帮助设计腓骨截骨术。（Courtesy of Dr. Steve Henry.）

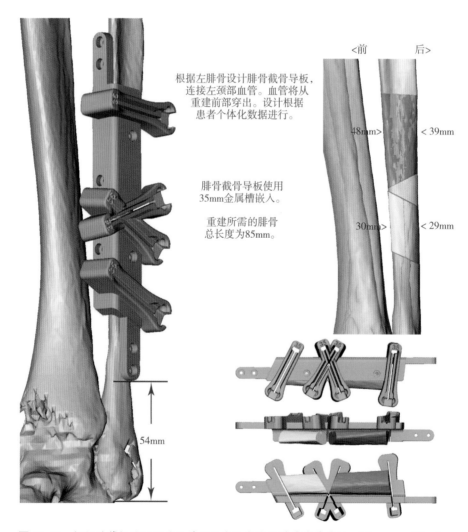

图 11.47　根据计算机辅助设计的精确长度和角度的腓骨截骨导板。（Courtesy of Dr. Steve Henry.）

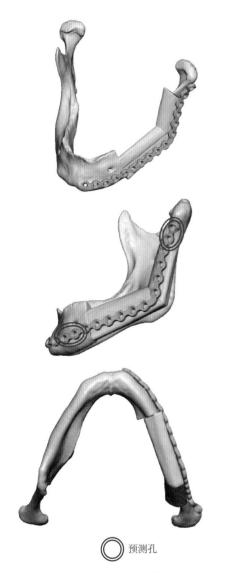

预测孔

图 11.48　重建钢板可实现精确的弯折和电镀。根据这个模型，钢板被预先弯折：注意下颌骨切除导板的近端和远端孔（预测孔，用双蓝色椭圆表示）与钢板上的孔相匹配，确保下颌骨、腓骨骨段和钢板都能像计算机设计模型中一样精确吻合，并且两侧髁突之间的关系将是完美的解剖关系。（Courtesy of Dr. Steve Henry.）

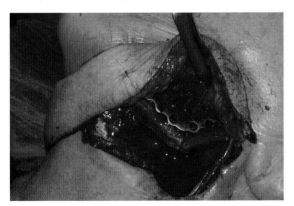

图 11.49　通过精确的设计，截骨术和钢板相匹配。图示腓骨节段和钢板照片，注意腓骨节段和新的下颌角的完美匹配。（Courtesy of Dr. Steve Henry.）

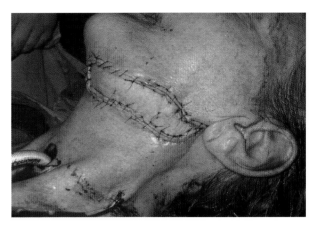

图 11.50　皮瓣覆盖外部缺损，术后即刻外观。（Courtesy of Dr. Steve Henry.）

用植皮或腭黏膜移植进行前庭沟成形，获取颊舌侧 1.5cm 深的移行沟。重建骨体积需要满足种植体的最低需求（10mm×6mm）。自骨膜下翻瓣显露骨面，应用钻针修整形成骨平面。备洞，植入种植体深度为 5mm，通常种植体植入后需等待 3 个月后再行固定修复。Chang 认为良性病变可即刻植入种植体[150, 151]，恶性肿瘤患者因需要放疗推荐延期植入。

临床经验

表 11.8 提供了基于患侧下颌重建皮瓣和受体血管选择的推荐指南。与真正的穿支皮瓣不同，腓骨独特的三维结构以及骨、血管蒂和皮岛之间的解剖关系限制了皮瓣的移入。为了能成功地进行解剖重建，减少并发症，需要制定一个以解剖关系为基础的重建计划。表 11.8 中提到的是作者使用腓骨骨皮瓣的经验。无论是游离腓骨 OSC 瓣还是 OPAC 瓣用于下颌骨重建，在作者的经验中，决定皮岛移入的最重要的原则是在使血管蒂走形张力最小。这有助于避免血管蒂的张力和栓塞，会影响皮岛的灌注。正如预期的那样，大多数受体血管为吻合推荐血管，有助于将皮瓣放置在一个组织良好，位置自然的环境中，减少血管损伤及其潜在并发症，如动静脉吻合未闭时发生的全部或部分坏死。根据作者的原则，皮瓣部分或全部坏死的发生率较低，整体成功率可达 98.87%。

术后护理

皮瓣移植术后，患者转送至重症监护病房，观测皮瓣。根据患者情况，通常为 3~7 天。术后行气管切开或留置气管插管，呼吸机支持过夜。术后第一日，通常给予镇静，有时要求限制颈部运动，预防牵拉或压迫血管吻合口。

预防性给予抗生素对抗革兰氏阳性、阴性及厌氧菌 7 天。根据手术时间的不同，必要时给予质子泵抑制剂 3 天，预防应激性溃疡。补液量略高于生理需要，以维持皮瓣内足够的血液流动。年轻患者更应如此。细心记录出入量，尽早采用肠内营养以保证足够的营养供应。如果患者术前营养状况差，单纯肠内营养实施困难，推荐采用短期（3~5 天）肠外营养。

术后 24 小时每小时观测皮瓣一次，之后 24 小时，每 2 小时观测一次。自第三天至出院，每 4 小时观测一次。皮瓣的临床检查足以支持判断皮瓣状态（包括颜色、温度、毛细血管再灌注以及针刺试验）。如果皮岛位于口外，可用多普勒测量皮瓣内血流。其他的监测方法有植入式多普勒、激光多普勒、O2C 等可供选择。

抗凝药物或扩血管药物，例如肝素、低分子量肝素、保脉畅注射剂或低分子右旋糖酐都不是常规使用，仅在血管蒂有血栓或手术医生感觉必要的情况下使用。

术后 7 天开始进行轻柔渐进的张口恢复锻炼，预防术后开口受限。

结果、预后及并发症

皮瓣转移至口内的并发症不常见，急性并发症通常与手术有关，慢性并发症可能是由于皮瓣设计及放置不当、术后护理不佳或与癌症治疗例如术后放疗有关。

颊、舌修复后的并发症

急性并发症

显微游离皮瓣移植的成功要点包括完善的术前计划、精细的皮瓣制备、准确的血管吻合、正确移入皮瓣以及术后完善的监测。早期探查和治疗并发症非常重要，急性并发症包括需要探查的皮瓣循环不良、伤口愈合差和伤口感染。

由于循环问题而需要探查的皮瓣比例，文献报告为 5%~25%。抢救成功率取决于手术干预的时间和医生的经验。多数血管并发症发生于术后当日或数日以内[152]，一半以上的血管危象在术后 4 小时以内发生，而 80% 以上的危象病例发生于术后 24 小时以内[152]，早期干预整体皮瓣抢救成功率可高于 80%。血管危象可能是由于吻合技术不佳而形成血栓引起，但多数情况下，它和皮瓣位置不当，血管蒂扭转或弯折有关。

头颈部修复重建后，伤口感染是常见并发症，它占所有并发症的 48%[153,154]，颈部充分有效的引流，消灭无效腔对于减少术后血肿及继发感染非常重要。口腔癌患者通常营养较差，这对于伤口愈合不利。在手术中，要严密关闭口内切口，预防唾液经口腔渗入颈部，因为这是颈部伤口感染及不愈合的主要原因。尽管头颈部修复重建后口内外瘘发生率仅为 3%，但这严重影响了皮瓣存活[155-157]。血管蒂长期暴露于口腔分泌物和口腔菌群下，感染风险增加，甚至威胁吻合口安全。这是伤口感染引起继发皮瓣失败的主要原因。尽早开始肠内营养有助于减轻营养不良及其他相关慢性并发症。

慢性并发症

张口受限是最常见的口腔重建后并发症，它的原因是瘢

痕挛缩、术后恢复训练不足和 / 或术后放疗。皮瓣术后会有一定程度萎缩，如接受放疗，该情况会加重。皮瓣过分收缩可造成面部凹陷，这在洞穿性缺损患者中很常见。口内外瘘会造成长期唾液自口腔至颈部，引起口内愈合不良、牙齿坏死或放射性骨坏死。此类患者典型表现为口内伤口不愈合，颈部伤口持续分泌物，经过充分的伤口护理及抗生素治疗仍不好转。治疗方法包括肠内营养以及手术清创、皮瓣覆盖。有时瘘管极小，难以看到，可用亚甲蓝试验或颈部 CT 寻找瘘口。一旦出现伤口愈合不良，经常需要立即进行手术清创。及时获得未愈合区域周围的组织进行病理检查是非常重要的，因为有些肿瘤复发或者肿瘤残余的表现即为切口愈合不良。

下颌骨重建的并发症

急性并发症

急性并发症在术后 1 周内出现，包括皮瓣探查、伤口裂开及部分皮岛坏死。亚急性并发症通常在术后 1 周至 1 个月内出现，包括感染、皮岛坏死、伤口裂开、供区并发症和腓骨失败。

Chang 报告了 116 例下颌骨腓骨重建患者，成功率为 98.2%，部分皮岛坏死 29%，部分骨坏死 3%，平均缺血时间为 3.6 小时[139]。

慢性并发症

慢性并发症指一个月后出现的并发症，如感染、咬𬌗紊乱、供区并发症、皮岛坏死、放疗相关口内外瘘或放射性骨坏死。放射性骨坏死表现为微循环缺血、细胞活性下降以及局部组织低氧[158]，放疗引起的骨坏死、颈部挛缩以及伤口愈合困难，继发钛板暴露，在腓骨瓣修复下颌骨的患者中很常见[159,160]。由于牺牲下齿槽动脉和放疗引起的骨膜纤维化引起放射性骨坏死的发生率为 0.8%~37%[158]。放射性骨坏死通常累及残余下颌骨，多发于颊侧骨皮质[159]。

一旦发生放射性骨坏死，治疗方法包括广泛切除坏死骨，使用肌瓣或另一骨瓣覆盖创面。高压氧曾被用于治疗此疾病，但效果一般，因其可能增加复发风险，对于癌症患者禁忌使用。

预防放射性骨坏死的一种方法是在放疗区使用大量软组织和骨覆盖。带腓肠肌的 OPAC 瓣与传统的腓骨瓣相比，放射性骨坏死、开口受限、钛板暴露的发生率降低（29%vs 53.1%）[161]（见表 11.7 方案 6）。通过使用腓骨瓣联合大腿前外侧皮瓣也可增加骨及钛板表面软组织量、减少并发症发生（见表 11.7 方案 3）。

二期手术

口腔修复重建后，二期手术的主要目的是改善功能或增加美观。如肿瘤切除累及口角，易发生口腔封闭不良，这会造成日常生活不便，因此需要进一步手术改善流涎、增加整

体美观效果。若上下唇组织多数获得保留，唇部推进瓣可解决此问题。但如果唇组织不足，则可用韧带移植（常为掌长肌韧带作为支撑，使用颊部邻位瓣重建口腔封闭）。黏膜瓣如面动脉级黏膜（facial artery musculomucosal，FAMM）瓣可用来修复嘴唇的外观。

Z 成形术是松解瘢痕、减少挛缩、柔化皮瓣边缘的简单有效手段。另一常见问题是皮瓣过大或过小而引起面下 1/3 不对称。皮瓣减量可通过直接切除或吸脂完成。如果皮瓣组织量不足可选择脂肪移植，对于个别患者表现为严重软组织量不足、骨组织暴露者，可考虑进行另一游离组织瓣移植[162]。

参考文献

1. Urken ML, Buchbinder D, Weinberg H, et al. Functional evaluation following microvascular oromandibular reconstruction of the oral cancer patient: a comparative study of reconstructed and nonreconstructed patients. *Laryngoscope*. 1991;101:935–950.

2. Reichman ME, Kelly JJ, Kosary CL, et al. Incidence of cancers of the oral cavity and pharynx among American Indians and Alaska Natives, 1999-2004. *Cancer*. 2008;113:1256–1265.

3. Ridge JA, Glisson BS, Lango MN, Feigenberg S. Head and neck tumors. In: Pazdur R, Wagman LD, Camphausen KA, Hoskins WJ, eds. *Cancer Management: A Multidisciplinary Approach*. 12th ed. New York: CMP Media; 2010.

4. Li Z, Seah TE, Tang P, Ilankovan V. Incidence of second primary tumours in patients with squamous cell carcinoma of the tongue. *Br J Oral Maxillofac Surg*. 2011;49:50–52.

5. Cooper JS, Porter K, Mallin K, et al. National Cancer Database report on cancer of the head and neck: 10-year update. *Head Neck*. 2009;31:748–758.

6. Wang YH, Chen YF, Guo ZM, et al. [Reasons for recurrence and prognosis analysis of early stage squamous cell carcinoma of the oral tongue.]. *Ai Zheng*. 2009;28:524–527.

7. Seidenberg B, Rosenak SS, Hurwitt ES, Som ML. Immediate reconstruction of the cervical esophagus by a revascularized isolated jejunal segment. *Ann Surg*. 1959;149:162–171.

8. Harashina T, Fujino T, Aoyagi F. Reconstruction of the oral cavity with a free flap. *Plast Reconstr Surg*. 1976;58:412–414.

9. Panje WR, Bardach J, Krause CJ. Reconstruction of the oral cavity with a free flap. *Plast Reconstr Surg*. 1976;58:415–418.

10. Girod DA, McCulloch TM, Tsue TT, Weymuller EA Jr. Risk factors for complications in clean-contaminated head and neck surgical procedures. *Head Neck*. 1995;17:7–13.

11. Larson DL, Lindberg RD, Lane E, Goepfert H. Major complications of radiotherapy in cancer of the oral cavity and oropharynx. A 10 year retrospective study. *Am J Surg*. 1983;146:531–536.

12. Bernstein EF, Sullivan FJ, Mitchell JB, et al. Biology of chronic radiation effect on tissues and wound healing. *Clin Plast Surg*. 1993;20:435–453.

13. Coleman JJ 3rd. Management of radiation-induced soft-tissue injury to the head and neck. *Clin Plast Surg*. 1993;20:491–505.

14. Larson DL. Long-term effects of radiation therapy in the head and neck. *Clin Plast Surg*. 1993;20:485–490.

15. Hidalgo DA, Pusic AL. Free-flap mandibular reconstruction: a 10-year follow-up study. *Plast Reconstr Surg*. 2002;110:438–449; discussion 450–431. *One of the earliest references with a single surgeon's experience using bone-carrying free flaps in mandible reconstruction and follow-up of more than 10 years. Excellent results were confirmed with minimal bony resorption, good aesthetic outcome, and well-restored function. Most of the reconstructions were done with free fibula flaps with one exception (Scapula flap). It is one of the signature papers to confirm the applicability of the free fibula flap in mandible reconstruction with long-term follow-up.*

16. Cuffari L, Tesseroli de Siqueira JT, Nemr K, Rapaport A. Pain complaint as the first symptom of oral cancer: a descriptive study. *Oral Surg Oral Med Oral Pathol Oral Radiol Endod*. 2006;102:56–61.

17. Rusthoven K, Ballonoff A, Raben D, Chen C. Poor prognosis in patients with stage I and II oral tongue squamous cell carcinoma. *Cancer*. 2008;112:345–351.

18. Rentoft M, Laurell G, Coates PJ, et al. Gene expression profiling of archival tongue squamous cell carcinomas provides sub-classification based on DNA repair genes. *Int J Oncol*. 2009;35:1321–1330.

19. Hayry V, Makinen LK, Atula T, et al. Bmi-1 expression predicts prognosis in squamous cell carcinoma of the tongue. *Br J Cancer*. 2010;102:892–897.

20. Yasumatsu R, Nakashima T, Wakasaki T, et al. Relative level of thymidylate synthase mRNA expression in primary tumors and normal tissues predicts survival of patients with oral tongue squamous cell carcinoma. *Eur Arch Otorhinolaryngol*. 2010;267:581–586.

21. Liao WT, Yu CP, Wu DH, et al. Upregulation of CENP-H in tongue cancer correlates with poor prognosis and progression. *J Exp Clin Cancer Res*. 2009;28:74.

22. Loeb I, Evrard L. [Precancerous and cancerous lesions of the oral cavity]. *Rev Med Brux*. 2008;29:267–272.

23. Foroozan R. Visual loss as the initial symptom of squamous cell carcinoma of the tongue. *Otolaryngol Head Neck Surg*. 2005;133:298–299.

24. Terashima T, Matsuzaki T, Kawada I, et al. Tongue metastasis as an initial presentation of a lung cancer. *Intern Med*. 2004;43:727–730.

25. Mavili E, Ozturk M, Yucel T, et al. Tongue metastasis mimicking an abscess. *Diagn Interv Radiol*. 2010;16:27–29.

26. Cohen M, Wang MB. Schwannoma of the tongue: two case reports and review of the literature. *Eur Arch Otorhinolaryngol*. 2009;266:1823–1829.

27. Rapidis AD, Andressakis DD, Lagogiannis GA, Douzinas EE. Malignant fibrous histiocytoma of the tongue: review of the literature and report of a case. *J Oral Maxillofac Surg*. 2005;63:546–550.

28. Genden EM, Rinaldo A, Suarez C, et al. Complications of free flap transfers for head and neck reconstruction following cancer resection. *Oral Oncol*. 2004;40:979–984.

29. Chen HC, Coskunfirat OK, Ozkan O, et al. Guidelines for the optimization of microsurgery in atherosclerotic patients. *Microsurgery*. 2006;26:356–362.

30. Kao HK, Chang KP, Ching WC, et al. Postoperative morbidity and mortality of head and neck cancers in patients with liver cirrhosis undergoing surgical resection followed by microsurgical free tissue transfer. *Ann Surg Oncol*. 2010;17:536–543.

31. Arnold M, Barbul A. Nutrition and wound healing. *Plast Reconstr Surg*. 2006;117:42S–58S.

32. Kao HK, Chang KP, Chen YA, et al. Anatomical basis and versatile application of the free medial sural artery perforator flap for head and neck reconstruction. *Plast Reconstr Surg*. 2010;125:1135–1145.

33. Hsiao HT, Leu YS, Lin CC. Tongue reconstruction with free radial forearm flap after hemiglossectomy: a functional assessment. *J Reconstr Microsurg*. 2003;19:137–142.

34. Chepeha DB, Teknos TN, Shargorodsky J, et al. Rectangle tongue template for reconstruction of the hemiglossectomy defect. *Arch Otolaryngol Head Neck Surg*. 2008;134:993–998.

35. Davison SP, Grant NN, Schwarz KA, Iorio ML. Maximizing flap inset for tongue reconstruction. *Plast Reconstr Surg*. 2008;121:1982–1985.

36. Leymarie N, Karsenti G, Sarfati B, et al. Modification of flap design for total mobile tongue reconstruction using a sensitive antero-lateral thigh flap. *J Plast Reconstr Aesthet Surg*. 2012;65:e169–e174.

37. Longo B, Pagnoni M, Ferri G, et al. The mushroom-shaped anterolateral thigh perforator flap for subtotal tongue reconstruction. *Plast Reconstr Surg*. 2013;132:656–665.

38. Chiu T, Burd A. Our technique of "tongue" folding. *Plast Reconstr Surg*. 2009;123:426–427.

39. Haughey BH. Tongue reconstruction: concepts and practice. *Laryngoscope*. 1993;103:1132–1141.

40. Yoleri L, Mavioglu H. Total tongue reconstruction with free functional gracilis muscle transplantation: a technical note and review of the literature. *Ann Plast Surg*. 2000;45:181–186.

41. Loewen IJ, Boliek CA, Harris J, et al. Oral sensation and function: a comparison of patients with innervated radial forearm free flap reconstruction to healthy matched controls. *Head Neck*. 2010;32:85–95.

42. Chuanjun C, Zhiyuan Z, Shaopu G, et al. Speech after partial glossectomy: a comparison between reconstruction and nonreconstruction patients. *J Oral Maxillofac Surg*. 2002;60:404–407.

43. Hsiao HT, Leu YS, Lin CC. Primary closure versus radial forearm flap reconstruction after hemiglossectomy: functional assessment of swallowing and speech. *Ann Plast Surg*. 2002;49:612–616.

44. Hsiao HT, Leu YS, Chang SH, Lee JT. Swallowing function in patients who underwent hemiglossectomy: comparison of primary closure and free radial forearm flap reconstruction with

videofluoroscopy. *Ann Plast Surg*. 2003;50:450–455.

45. de Vicente JC, de Villalain L, Torre A, Pena I. Microvascular free tissue transfer for tongue reconstruction after hemiglossectomy: a functional assessment of radial forearm versus anterolateral thigh flap. *J Oral Maxillofac Surg*. 2008;66:2270–2275.

46. Hsiao HT, Leu YS, Liu CJ, et al. Radial forearm versus anterolateral thigh flap reconstruction after hemiglossectomy: functional assessment of swallowing and speech. *J Reconstr Microsurg*. 2008;24:85–88.

47. Engel H, Huang JJ, Lin CY, et al. A strategic approach for tongue reconstruction to achieve predictable and improved functional and aesthetic outcomes. *Plast Reconstr Surg*. 2010;126:1967–1977. *A strategic approach of tongue reconstruction based on the extension of the defects is proposed. Unlike most of the literature that addresses a single flap in all kinds or a specific category of tongue reconstruction, this paper provides comprehensive review of the defects and flap selection based on the defects. There is not a single flap that can fit all the defects. Reconstruction planning and flap selection should be based on the defect and the availability of donor tissue. The information provided is extremely useful and also very helpful for the beginner.*

48. Tincani AJ, Del Negro A, Araujo PP, et al. Head and neck reconstruction using infrahyoid myocutaneous flaps. *Sao Paulo Med J*. 2006;124:271–274.

49. Windfuhr JP, Remmert S. Infrahyoid myofascial flap for tongue reconstruction. *Eur Arch Otorhinolaryngol*. 2006;263:1013–1022.

50. Deganello A, Manciocco V, Dolivet G, et al. Infrahyoid fascio-myocutaneous flap as an alternative to free radial forearm flap in head and neck reconstruction. *Head Neck*. 2007;29:285–291.

51. Chen SL, Yu CC, Chang MC, et al. Medial sural artery perforator flap for intraoral reconstruction following cancer ablation. *Ann Plast Surg*. 2008;61:274–279.

52. Kao HK, Chang KP, Wei FC, Cheng MH. Comparison of the medial sural artery perforator flap with the radial forearm flap for head and neck reconstructions. *Plast Reconstr Surg*. 2009;124:1125–1132.

53. Uwiera T, Seikaly H, Rieger J, et al. Functional outcomes after hemiglossectomy and reconstruction with a bilobed radial forearm free flap. *J Otolaryngol*. 2004;33:356–359.

54. Salibian AH, Allison GR, Armstrong WB, et al. Functional hemitongue reconstruction with the microvascular ulnar forearm flap. *Plast Reconstr Surg*. 1999;104:654–660.

55. Huang JJ, Wu CW, Lam WL, et al. Anatomical basis and clinical application of the ulnar forearm free flap for head and neck reconstruction. *Laryngoscope*. 2012;122:2670–2676.

56. Koh KS, Eom JS, Kirk I, et al. Pectoralis major musculocutaneous flap in oropharyngeal reconstruction: revisited. *Plast Reconstr Surg*. 2006;118:1145–1149; discussion 1150.

57. Chen WL, Yang ZH, Li JS, Huang ZQ. Reconstruction of the tongue using an extended vertical lower trapezius island myocutaneous flap after removal of advanced tongue cancer. *Br J Oral Maxillofac Surg*. 2008;46:379–382.

58. Huang CH, Chen HC, Huang YL, et al. Comparison of the radial forearm flap and the thinned anterolateral thigh cutaneous flap for reconstruction of tongue defects: an evaluation of donor-site morbidity. *Plast Reconstr Surg*. 2004;114:1704–1710.

59. Celik N, Wei FC, Lin CH, et al. Technique and strategy in anterolateral thigh perforator flap surgery, based on an analysis of 15 complete and partial failures in 439 cases. *Plast Reconstr Surg*. 2002;109:2211–2216; discussion 2217–2218.

60. Wei FC, Celik N, Chen HC, et al. Combined anterolateral thigh flap and vascularized fibula osteoseptocutaneous flap in reconstruction of extensive composite mandibular defects. *Plast Reconstr Surg*. 2002;109:45–52. *It is not uncommon that the defect left after tumor resection involves multiple important structures. This paper demonstrates how the reconstructive surgeon can be challenged sometimes by a huge defect and that the reconstruction can be achieved successfully using two different free flaps at the same time to restore both missing soft tissue and bone. It also highlights the importance that reconstruction can actually help to extend the resectability of cancer with the back-up of microsurgical reconstruction.*

61. Agostini V, Dini M, Mori A, et al. Adipofascial anterolateral thigh free flap for tongue repair. *Br J Plast Surg*. 2003;56:614–618.

62. Liao G, Su Y, Zhang J, et al. Reconstruction of the tongue with reinnervated rectus abdominis musculoperitoneal flaps after hemiglossectomy. *J Laryngol Otol*. 2006;120:205–213.

63. Daniel RK. Mandibular reconstruction with free tissue transfers. *Ann Plast Surg*. 1978;1:346–371.

64. Daniel RK. Reconstruction of mandibular defects with revascularized free rib grafts. *Plast Reconstr Surg*. 1978;62:775–776.

65. Jewer DD, Boyd JB, Manktelow RT, et al. Orofacial and mandibular reconstruction with the iliac crest free flap: a review of 60 cases and a new method of classification. *Plast Reconstr Surg*. 1989;84:391–403; discussion 404-405.

66. Urken ML, Weinberg H, Vickery C, et al. Oromandibular reconstruction using microvascular composite free flaps. Report of 71 cases and a new classification scheme for bony, soft-tissue, and neurologic defects. *Arch Otolaryngol Head Neck Surg*. 1991;117:733–744.

67. Boyd JB, Gullane PJ, Rotstein LE, et al. Classification of mandibular defects. *Plast Reconstr Surg*. 1993;92:1266–1275.

68. Schultz BD, Sosin M, Nam A, et al. Classification of mandible defects and algorithm for microvascular reconstruction. *Plast Reconstr Surg*. 2015;135:743e–754e.

69. Pistre V, Pelissier P, Martin D, Baudet J. The submental flap: its uses as a pedicled or free flap for facial reconstruction. *Clin Plast Surg*. 2001;28:303–309.

70. Magden O, Edizer M, Tayfur V, Atabey A. Anatomic study of the vasculature of the submental artery flap. *Plast Reconstr Surg*. 2004;114:1719–1723.

71. Chow TL, Chan TT, Chow TK, et al. Reconstruction with submental flap for aggressive orofacial cancer. *Plast Reconstr Surg*. 2007;120:431–436.

72. Multinu A, Ferrari S, Bianchi B, et al. The submental island flap in head and neck reconstruction. *Int J Oral Maxillofac Surg*. 2007;36:716–720.

73. Bakamjian VY. A two-stage method for pharyngoesophageal reconstruction with a primary pectoral skin flap. *Plast Reconstr Surg*. 1965;36:173–184.

74. Feng GM, Cigna E, Lai HK, et al. Deltopectoral flap revisited: role of the extended flap in reconstruction of the head and neck. *Scand J Plast Reconstr Surg Hand Surg*. 2006;40:275–280.

75. Ariyan S. The pectoralis major myocutaneous flap. A versatile flap for reconstruction in the head and neck. *Plast Reconstr Surg*. 1979;63:73–81.

76. Yang GF, Chen BJ, Gao YZ. The free forearm flap. *Chin Med J*. 1981;61:4.

77. Demirkan F, Wei FC, Lutz BS, et al. Reliability of the venae comitantes in venous drainage of the free radial forearm flaps. *Plast Reconstr Surg*. 1998;102:1544–1548.

78. Chang SC, Miller G, Halbert CF, et al. Limiting donor site morbidity by suprafascial dissection of the radial forearm flap. *Microsurgery*. 1996;17:136–140.

79. Heller F, Wei W, Wei FC. Chronic arterial insufficiency of the hand with fingertip necrosis 1 year after harvesting a radial forearm free flap. *Plast Reconstr Surg*. 2004;114:728–731.

80. Ninkovic M, Harpf C, Schwabegger AH, Rumer-Moser A. The lateral arm flap. *Clin Plast Surg*. 2001;28:367–374.

81. Song YG, Chen GZ, Song YL. The free thigh flap: a new free flap concept based on the septocutaneous artery. *Br J Plast Surg*. 1984;37:149–159.

82. Kimata Y, Uchiyama K, Ebihara S, et al. Anatomic variations and technical problems of the anterolateral thigh flap: a report of 74 cases. *Plast Reconstr Surg*. 1998;102:1517–1523.

83. Kimura N, Satoh K, Hasumi T. Ostuka T. Clinical application of the free thin anterolateral thigh flap in 31 consecutive patients. *Plast Reconstr Surg*. 2001;108:1197–1208; discussion 1209–1110.

84. Huang WC, Chen HC, Jain V, et al. Reconstruction of through-and-through cheek defects involving the oral commissure, using chimeric flaps from the thigh lateral femoral circumflex system. *Plast Reconstr Surg*. 2002;109:433–441; discussion 442–433.

85. Kuo YR, Seng-Feng J, Kuo FM, et al. Versatility of the free anterolateral thigh flap for reconstruction of soft-tissue defects: review of 140 cases. *Ann Plast Surg*. 2002;48:161–166.

86. Huang WC, Chen HC, Wei FC, et al. Chimeric flap in clinical use. *Clin Plast Surg*. 2003;30:457–467.

87. Chou EK, Ulusal B, Ulusal A, et al. Using the descending branch of the lateral femoral circumflex vessel as a source of two independent flaps. *Plast Reconstr Surg*. 2006;117:2059–2063.

88. Huang JJ, Wallace C, Lin JY, et al. Two small flaps from one anterolateral thigh donor site for bilateral buccal mucosa reconstruction after release of submucous fibrosis and/or contracture. *J Plast Reconstr Aesthet Surg*. 2010;63:440–445.

89. Khoobehi K, Allen RJ, Montegur WJ. Thoracodorsal artery perforator flap for reconstruction. *South Med J*. 1996;89:S110.

90. Koshima I, Saisho H, Kawada S, et al. Flow-through thin latissimus dorsi perforator flap for repair of soft-tissue defects in the legs. *Plast Reconstr Surg*. 1999;103:1483–1490.

91. Kim JT, Koo BS, Kim SK. The thin latissimus dorsi perforator-based free flap for resurfacing. *Plast Reconstr Surg.* 2001;107:374–382.

92. Cavadas PC, Sanz-Gimenez-Rico JR, Gutierrez-de la Camara A, et al. The medial sural artery perforator free flap. *Plast Reconstr Surg.* 2001;108:1609–1615; discussion 1616–1607.

93. Keller A, Allen R, Shaw W. The medial gastrocnemius muscle flap: a local free flap. *Plast Reconstr Surg.* 1984;73:974–976.

94. Rubin JA, Whetzel TP, Stevenson TR. The posterior thigh fasciocutaneous flap: vascular anatomy and clinical application. *Plast Reconstr Surg.* 1995;95:1228–1239.

95. Ahmadzadeh R, Bergeron L, Tang M, et al. The posterior thigh perforator flap or profunda femoris artery perforator flap. *Plast Reconstr Surg.* 2007;119:194–200; discussion 201–192.

96. Hupkens P, Ozturk E, Wittens S, et al. Posterior thigh perforator flaps: an anatomical study to localize and classify posterior thigh perforators. *Microsurgery.* 2013;33:376–382.

97. Allen RJ, Haddock NT, Ahn CY, Sadeghi A. Breast reconstruction with the profunda artery perforator flap. *Plast Reconstr Surg.* 2012;129:16e–23e.

98. Haddock NT, Greaney P, Otterburn D, et al. Predicting perforator location on preoperative imaging for the profunda artery perforator flap. *Microsurgery.* 2012;32:507–511.

99. DeLong MR, Hughes DB, Bond JE, et al. A detailed evaluation of the anatomical variations of the profunda artery perforator flap using computed tomographic angiograms. *Plast Reconstr Surg.* 2014;134:186e–192e.

100. Hueston JT, McConchie IH. A compound pectoral flap. *Aust N Z J Surg.* 1968;38:61–63.

101. Cuono CB, Ariyan S. Immediate reconstruction of a composite mandibular defect with a regional osteomusculocutaneous flap. *Plast Reconstr Surg.* 1980;65:477–484.

102. Conley J. Composite pedicled rib flap for reconstruction of the mandible and face. *Trans Sect Otolaryngol Am Acad Ophthalmol Otolaryngol.* 1976;82:447–451.

103. Green MF, Gibson JR, Bryson JR, Thomson E. A one-stage correction of mandibular defects using a split sternum pectoralis major osteo-musculocutaneous transfer. *Br J Plast Surg.* 1981;34:11–16.

104. Robertson GA. The role of sternum in osteomyocutaneous reconstruction of major mandibular defects. *Am J Surg.* 1986;152:367–370.

105. Demergasso F, Piazza MV. Trapezius myocutaneous flap in reconstructive surgery for head and neck cancer: an original technique. *Am J Surg.* 1979;138:533–536.

106. Bertotti JA. Trapezius-musculocutaneous island flap in the repair of major head and neck cancer. *Plast Reconstr Surg.* 1980;65:16–21.

107. Panje WR. Myocutaneous trapezius flap. *Head Neck Surg.* 1980;2:206–212.

108. Guillamondegui OM, Larson DL. The lateral trapezius musculocutaneous flap: its use in head and neck reconstruction. *Plast Reconstr Surg.* 1981;67:143–150.

109. Gregor RT, Davidge-Pitts KJ. Trapezius osteomyocutaneous flap for mandibular reconstruction. *Arch Otolaryngol.* 1985;111:198–203.

110. Panje WR. Mandible reconstruction with the trapezius osteomusculocutaneous flap. *Arch Otolaryngol.* 1985;111:223–229.

111. Dufresne C, Cutting C, Valauri F, et al. Reconstruction of mandibular and floor of mouth defects using the trapezius osteomyocutaneous flap. *Plast Reconstr Surg.* 1987;79:687–696.

112. Yang D, Morris SF. Trapezius muscle: anatomic basis for flap design. *Ann Plast Surg.* 1998;41:52–57.

113. Kumar P, Bhatnagar SK, Husain M. Mandibular reconstruction by myo-osseous (temporalis muscle/outer table of skull) flap. *Br J Oral Maxillofac Surg.* 1987;25:9–14.

114. Taylor GI, Townsend P, Corlett R. Superiority of the deep circumflex iliac vessels as the supply for free groin flaps. Clinical work. *Plast Reconstr Surg.* 1979;64:745–759.

115. Dorafshar AH, Seitz IA, DeWolfe M, et al. Split lateral iliac crest chimera flap: utility of the ascending branch of the lateral femoral circumflex vessels. *Plast Reconstr Surg.* 2010;125:574–581.

116. Riediger D. Restoration of masticatory function by microsurgically revascularized iliac crest bone grafts using enosseous implants. *Plast Reconstr Surg.* 1988;81:861–877.

117. Urken ML, Vickery C, Weinberg H, et al. The internal oblique-iliac crest osseomyocutaneous microvascular free flap in head and neck reconstruction. *J Reconstr Microsurg.* 1989;5:203–214; discussion 215–206.

118. Urken ML, Vickery C, Weinberg H, et al. The internal oblique-iliac crest osseomyocutaneous free flap in oromandibular reconstruction. Report of 20 cases. *Arch Otolaryngol Head Neck Surg.* 1989;115:339–349.

119. Kroll SS, Schusterman MA, Reece GP. Immediate vascularized bone reconstruction of anterior mandibular defects with free iliac crest. *Laryngoscope.* 1991;101:791–794.

120. Shenaq SM. The iliac crest microsurgical free flap in mandibular reconstruction. *Clin Plast Surg.* 1994;21:37–44.

121. Teot L, Bosse JP, Moufarrege R. The scapular crest pedicle bone graft. *Int J Microsurg.* 1981;3:257–262.

122. Sullivan MJ, Carroll WR, Baker SR. The cutaneous scapular free flap in head and neck reconstruction. *Arch Otolaryngol Head Neck Surg.* 1990;116:600–603.

123. Coleman JJ 3rd, Sultan MR. The bipedicled osteocutaneous scapula flap: a new subscapular system free flap. *Plast Reconstr Surg.* 1991;87:682–692.

124. Thoma A, Archibald S, Payk I, Young JE. The free medial scapular osteofasciocutaneous flap for head and neck reconstruction. *Br J Plast Surg.* 1991;44:477–482.

125. Urken ML, Bridger AG, Zur KB, Genden EM. The scapular osteofasciocutaneous flap: a 12-year experience. *Arch Otolaryngol Head Neck Surg.* 2001;127:862–869.

126. Gilbert A, Teot L. The free scapular flap. *Plast Reconstr Surg.* 1982;69:601–604.

127. Granick MS, Newton ED, Hanna DC. Scapular free flap for repair of massive lower facial composite defects. *Head Neck Surg.* 1986;8:436–441.

128. Swartz WM, Banis JC, Newton ED, et al. The osteocutaneous scapular flap for mandibular and maxillary reconstruction. *Plast Reconstr Surg.* 1986;77:530–545.

129. Werle AH, Tsue TT, Toby EB, Girod DA. Osteocutaneous radial forearm free flap: its use without significant donor site morbidity. *Otolaryngol Head Neck Surg.* 2000;123:711–717.

130. Villaret DB, Futran NA. The indications and outcomes in the use of osteocutaneous radial forearm free flap. *Head Neck.* 2003;25:475–481.

131. Taylor GI, Miller GD, Ham FJ. The free vascularized bone graft. A clinical extension of microvascular techniques. *Plast Reconstr Surg.* 1975;55:533–544.

132. Hidalgo DA. Fibula free flap: a new method of mandible reconstruction. *Plast Reconstr Surg.* 1989;84:71–79.

133. Wei FC, Chen HC, Chuang CC, Noordhoff MS. Fibular osteoseptocutaneous flap: anatomic study and clinical application. *Plast Reconstr Surg.* 1986;78:191–200.

134. Cheng MH, Saint-Cyr M, Ali RS, et al. Osteomyocutaneous peroneal artery-based combined flap for reconstruction of composite and en bloc mandibular defects. *Head Neck.* 2009;31:361–370. *One of the major shortcomings of the fibular osteoseptocutaneous flap is the insufficiency of soft tissue to replace soft-tissue deficiency or cover the reconstructed mandible and reconstruction plate, which are both vulnerable to being exposed after radiotherapy. In this paper, Cheng and colleagues modified the free fibula flap with the inclusion of a piece of soleus muscle basing on a pair of separate vessels from the peroneal artery and vein. With the inclusion of the muscle, plate exposure rate was successfully reduced. The soleus muscle designed based on the "chimeric" concept also provides versatility of flap inset. The modification of the fibular flap to the so-called "osteomyocutaneous peroneal artery-based combined flap" expanded the application of the flap to more extensive bone and soft-tissue defect reconstruction following cancer resection. It also minimized long-term complications that may potentially require another free tissue transfer to solve.*

135. Shimizu F, Lin MP, Ellabban M, et al. Superficial temporal vessels as a reserve recipient site for microvascular head and neck reconstruction in vessel-depleted neck. *Ann Plast Surg.* 2009;62:134–138.

136. Yazar S, Cheng MH, Wei FC, et al. Osteomyocutaneous peroneal artery perforator flap for reconstruction of composite maxillary defects. *Head Neck.* 2006;28:297–304.

137. Wei FC, Seah CS, Tsai YC, et al. Fibula osteoseptocutaneous flap for reconstruction of composite mandibular defects. *Plast Reconstr Surg.* 1994;93:294–304; discussion 305–306.

138. Yagi S, Kamei Y, Torii S. Donor side selection in mandibular reconstruction using a free fibular osteocutaneous flap. *Ann Plast Surg.* 2006;56:622–627.

139. Chang SY, Huang JJ, Tsao CK, et al. Does ischemia time affect the outcome of free fibula flaps for head and neck reconstruction? A review of 116 cases. *Plast Reconstr Surg.* 2010;126:1988–1995.

140. Gonzalez-Garcia R, Naval-Gias L, Rodriguez-Campo FJ, et al. Gap ossification in the double-barrel technique for the reconstruction of mandibular defects by means of the vascularized free fibular flap.

Plast Reconstr Surg. 2006;117:2519–2520.

141. Chang YM, Tsai CY, Wei FC. One-stage, double-barrel fibula osteoseptocutaneous flap and immediate dental implants for functional and aesthetic reconstruction of segmental mandibular defects. *Plast Reconstr Surg.* 2008;122:143–145.

142. Fowell C, Edmondson S, Martin T, Praveen P. Rapid prototyping and patient-specific reconstruction for comminuted fractures of the mandible. *Br J Oral Maxillofac Surg.* 2015;53:1035–1037.

143. Wilde F, Cornelius CP, Schramm A. Computer-assisted mandibular reconstruction using a patient-specific reconstruction plate fabricated with computer-aided design and manufacturing techniques. *Craniomaxillofac Trauma Reconstr.* 2014;7:158–166.

144. Toto JM, Chang EI, Agag R, et al. Improved operative efficiency of free fibula flap mandible reconstruction with patient-specific, computer-guided preoperative planning. *Head Neck.* 2015;37:1660–1664.

145. Wilde F, Winter K, Kletsch K, et al. Mandible reconstruction using patient-specific pre-bent reconstruction plates: comparison of standard and transfer key methods. *Int J Comput Assist Radiol Surg.* 2015;10:129–140.

146. Logan H, Wolfaardt J, Boulanger P, et al. Exploratory benchtop study evaluating the use of surgical design and simulation in fibula free flap mandibular reconstruction. *J Otolaryngol Head Neck Surg.* 2013;42:42.

147. Metzler P, Geiger EJ, Alcon A, et al. Three-dimensional virtual surgery accuracy for free fibula mandibular reconstruction: planned versus actual results. *J Oral Maxillofac Surg.* 2014;72:2601–2612. *One of the greatest challenges in performing mandible reconstruction is to reproduce similar contour of the reconstructed mandible and match the symmetry to the contralateral normal mandible. It is experience-dependent. The use of computer-guided preoperative planning provides the possibility to match the defect in maximal strength and improve the reconstruction. It was shown in this paper that preoperative CT planning successfully reproduces the preoperative contour of the mandible and the use of CT-guided surgeries or preoperative planning should be considered the next milestone in mandible reconstruction.*

148. Warnke PH, Springer IN, Wiltfang J, et al. Growth and transplantation of a custom vascularised bone graft in a man. *Lancet.* 2004;364:766–770.

149. Patel A, Maisel R. Condylar prostheses in head and neck cancer reconstruction. *Arch Otolaryngol Head Neck Surg.* 2001;127:842–846.

150. Chang YM, Santamaria E, Wei FC, et al. Primary insertion of osseointegrated dental implants into fibula osteoseptocutaneous free flap for mandible reconstruction. *Plast Reconstr Surg.* 1998;102:680–688.

151. Chang YM, Shen YF, Lin HN, et al. Total reconstruction and rehabilitation with vascularized fibula graft and osseointegrated teeth implantation after segmental mandibulectomy for fibrous dysplasia. *Plast Reconstr Surg.* 2004;113:1205–1208.

152. Chen KT, Mardini S, Chuang DC, et al. Timing of presentation of the first signs of vascular compromise dictates the salvage outcome of free flap transfers. *Plast Reconstr Surg.* 2007;120:187–195.

153. Penel N, Lefebvre D, Fournier C, et al. Risk factors for wound infection in head and neck cancer surgery: a prospective study. *Head Neck.* 2001;23:447–455.

154. Liu SA, Wong YK, Poon CK, et al. Risk factors for wound infection after surgery in primary oral cavity cancer patients. *Laryngoscope.* 2007;117:166–171.

155. Singh B, Cordeiro PG, Santamaria E, et al. Factors associated with complications in microvascular reconstruction of head and neck defects. *Plast Reconstr Surg.* 1999;103:403–411.

156. Suh JD, Sercarz JA, Abemayor E, et al. Analysis of outcome and complications in 400 cases of microvascular head and neck reconstruction. *Arch Otolaryngol Head Neck Surg.* 2004;130:962–966.

157. Huang RY, Sercarz JA, Smith J, Blackwell KE. Effect of salivary fistulas on free flap failure: a laboratory and clinical investigation. *Laryngoscope.* 2005;115:517–521.

158. Marx RE. Osteoradionecrosis: a new concept of its pathophysiology. *J Oral Maxillofac Surg.* 1983;41:283–288.

159. Shaha AR, Cordeiro PG, Hidalgo DA, et al. Resection and immediate microvascular reconstruction in the management of osteoradionecrosis of the mandible. *Head Neck.* 1997;19:406–411.

160. Deutsch M, Kroll SS, Ainsle N, Wang B. Influence of radiation on late complications in patients with free fibular flaps for mandibular reconstruction. *Ann Plast Surg.* 1999;42:662–664.

161. Gazyakan E, Wu CW, Huang JJ, et al. Minimizing osteoradionecrosis after mandibular reconstruction and radiation in advanced head and neck cancer patients. *J Surg Oncol.* 2016;114:399–404.

162. Wei FC, Demirkan F, Chen HC, et al. Management of secondary soft-tissue deficits following microsurgical head and neck reconstruction by means of another free flap. *Plast Reconstr Surg.* 1999;103:1158–1166.

第12章

唇部重建

Peter C. Neligan and Lawrence J. Gottlieb

概要

- 分 3 层准确地关闭唇部缺损是保留功能的关键。
- 尽可能使用局部组织。
- 小缺损可通过直接修复来关闭创面。
  - 缺损宽度占上唇 25% 及以下,可直接关闭;
  - 缺损宽度占下唇 30% 及以下,可直接关闭。
- 中度缺损最好用局部皮瓣再造。
- 全唇或次全唇缺损最好用游离组织再造。

简介

作为下面部突出的标志,唇部具有重要的功能、美学意义和社交功能。红唇缘、唇联合及唇弓的微小改变都会引人注目。因此,唇部畸形和功能改变将持续影响患者自我形象和生活质量。

唇部是可以动的结构,在静止和活动室需要不同的功能(美学或机械功能),但是在唇部的功能单元中,这两方面又不可分割地联系在一起。此外,作为可活动的结构,唇部会受到重力、瘢痕、辐射和去神经支配的影响而变形。神经肌肉损伤或功能障碍时出现面部静态和动态不对称,并导致面部相应功能异常。唇部功能缺失的特点是发音、吹口哨、吸吮、亲吻和控制唾液分泌等功能受影响,甚至流口水。外科医生很早就认识到唇部功能和形态的重要性,因而设计了很多有创意的方法重建各种唇部缺损。这些方法在不断进步,更新的方法也已经开发出来,可以有效地修复小到中度唇缺损。虽然目前的许多治疗手段对小到中度唇缺损的修复效果良好,但对于较大唇部缺损的最终修复方法仍是难以捉摸,而目前的治疗方法均不够理想[1]。

历史回顾

公元前 600 年,印度外科医生 Sushruta 发表了关于唇部重建的第一份书面描述。在接下来的 2 000 年里没有关于唇重建的太多记录[2]。直到 1597 年,Gaspare Taliacozzi 报告了使用上唇蒂皮瓣重建上唇缺损。目前使用的大多数重建技术是对过去两个世纪医学文献中描述的技术的改良或改进。1857 年,Victor von Bruns 描述了使用双侧上鼻唇瓣重建下唇[3]。然而,这些全厚皮瓣会导致剩余的下唇和上唇去神经支配。von Bruns 实际上改进了这种技术,并且最终描述了一种与 Karapandzic 描述的几乎完全相同的技术[4]。这项技术取消了皮瓣通过唇黏膜的全层延伸,强调了感觉和运动神经纤维的保留。Gillies 扇形皮瓣是 Bruns 提倡的另一种方法的改进。该方法采用两个四边形基底较低的鼻唇沟皮瓣[3,5]。JFS Esser 在 1934 年报道了第一个基于颞浅动脉的带毛发皮瓣用于重建上唇[6]。上唇的显微外科重建由 Walton 和 Bunkis 在 1983 年提出[7],下唇的显微外科重建由 Sakai 在 1989 年提出[8]。了解这些技术的基本原理非常重要,后期文献不断报道了对这些技术的改进。

唇部重建的解剖与功能注意事项

唇部由皮肤、肌肉和黏膜三层结构组成。唇部外层由皮肤环绕并向黏膜过渡。皮肤与黏膜过渡区为红唇缘,上唇中线上有一 V 形切迹,名为唇弓。唇弓上方有一垂直走行的沟,名为人中,其两侧突出的边缘为人中嵴或柱(图 12.1)。红唇是上、下唇的重要美学特征,由缺少小唾液腺的特殊黏膜构成。红唇的特殊颜色缘于其菲薄的上皮下有丰富的血供。三叉神经的上颌支和下颌支分别支配上下唇的感觉。上唇边界中部为鼻基底,外侧为鼻唇沟。下唇下界为颏唇沟，颏唇沟是下唇与颏的分界[9]。下唇为单一的美学单元，而上唇有多个亚单元。按照 Burget 和 Menick 的描述[10]，上唇的每一侧有两个美学亚单元：内侧为 1/2 人中，外侧则由人中、鼻槛、鼻翼基底及鼻唇沟围成。也可将上唇分为 3 个亚单元：人中及双侧人中外侧区（图 12.1）[11]。随着年龄的增长，唇部会出现许多周围，这在理论上和实际上将嘴唇分成了更多亚单位。

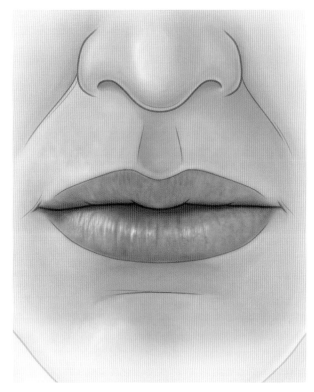

图 12.1　唇部美学标志。上唇的曲线呈弓状，被称为丘比特弓。上唇中央凹处为人中，两侧被人中嵴包围。上唇外侧的内侧界是人中嵴，上界是鼻前庭和鼻翼基底部，外界为鼻唇沟。颏部折痕将下唇与颏部美学单位分开

唇的厚度主要取决于其下方的口轮匝肌。此肌夹在皮肤和黏膜之间，形成一个功能性括约肌环。口轮匝肌有两个看似完全相反的功能，浅部肌纤维起到前伸作用，而深部斜行纤维则起后缩作用[12]。颊肌中部向前延伸到口角与口轮匝肌交叉，下部肌纤维与上唇轮匝肌融合，而上部肌纤维与下唇轮匝肌融合[12]。有几块肌肉上提口唇，最重要的两块是颧大肌和提口角肌，颧小肌和提上唇肌亦有此功能。下降肌群包括降口角肌和颈阔肌，降下唇肌也起一点作用。所有这些肌肉的交错运动形成了面部各种复杂形态、表情及功能。口角轴位于口裂外侧约 1.5cm 处，为一厚约 1cm 的纤维血管区，由提肌和降肌交错形成并紧密附着于真皮。可采用拇指和示指捏唇联合处的皮肤和黏膜定位口角轴[13]。口角轴的运动是提肌和降肌交互作用的结果，直接影响唇联合的外形[14,15]。此处有时会有一笑靥。笑靥的形成缘于该区真皮层与下方的颧大肌肌束有交连[16,17]。提唇肌和降唇肌分别由面神经颊支和下颌缘支支配。与口角轴相连肌肉受损（或神经支配异常）会改变唇联合静息状态下的外观，严重影响嘴的形态，往往是面瘫患者的第一主诉。口角轴的运动可用作分析面神经功能恢复的衡量指标[18]。

唇的血供来自面动脉发出的上唇动脉和下唇动脉。解剖学研究显示这些血管在走行和存在方面有很大变异。双侧上唇动脉走行于黏膜和肌层之间或肌肉层内，汇合于上唇中部[19]。而下唇动脉比较恒定地走行于黏膜和肌层之间[19]，两个独立的解剖研究报告一侧下唇动脉缺如的比例分别为 10% 和 64%[19,20]。双侧下唇动脉都存在时，并非如人们所预见的总是发生端端吻合，经常发现有面动脉的其他分支与其吻合（如颏唇动脉、颏下动脉）[19,20]。尽管唇部血管分布多变理论上可能影响局部皮瓣的存活率，但实际上，几个世纪以来，皮瓣的存活率都极高。唇部除了在下面部扮演重要的美学特征点外，还是表现面部表情的重要角色。口唇的感知性对进食饮水功能而言是必要的，神经肌肉功能的协调是完成语言、吹口哨及吸吮等动作的必要条件。在保存唾液和防止流涎方面，下唇起到了类似水坝的作用。而上唇则在与下唇起对抗作用时完成闭口的功能[21]。唇的感觉还可在摄入食物前检测其质地和温度。

唇部功能

唇部是下面部的重要美学标志，其重要功能之一是促进人际交往。这需要嘴唇在静息和活动时都有正常的表现。嘴唇除了能让人看起来正常以外，还能促进某些声音的发音；参与进食、饮水、吮吸和说话的过程，并保持口腔能力；唇部微笑和亲吻的动作可以用来表达情感。通过下颌骨的运动，唇部是进入口腔的通道，唇部的开闭对于保持口腔和牙齿的卫生发挥作用，并且允许佩戴或者取出假牙。唇部的黏膜衬里保持其内表面湿润，作为一个屏障器官发挥极其复杂的免疫功能，可以区分共生微生物和致病微生物。唇部对口腔的感知性也非常重要。唇的感觉还可在摄入食物前检测其质地和温度。

患者选择与表现

唇部重建目标

唇部重建有几个目标（框 12.1）。功能是首要的，无论重建后的形态如何，如果不能保持唇的功能，重建即被视为失败。同样重要的是要保持适度大小的口裂，以促进口腔卫生和便于牙齿的运动。唇前庭是唇部的重要解剖结构，其保护和再生功能对口腔卫生、牙齿防护和牙列调整有重要意义。保留唇的感觉是维持这些功能的关键。由于唇部在面部美学中扮演重要角色，重建时应尽量顾及其形态[22]。

- 保护功能
- 重建口轮匝肌
- 三层关闭
- 精确对齐红唇
- 保持上下唇关系
- 改善外观

在口轮匝肌受损时,应尽力恢复其连续性。仔细对拢肌肉断端,保持运动神经支配的完整,往往能完全恢复口轮匝肌的运动功能。尽管有学者认为上唇仅起到帘子样的作用,重建时用静态皮瓣重建即可,但达到完整的括约肌功能和感觉的重建无疑更完美[10,23]。在无法重建括约肌时,非动态的重建必须达到拥有一定感知性。唇部修复或重建的一个主要风险是可能造成小口畸形。轻度小口畸形可能功能良好,但应尽量减小其严重程度,因其不仅干扰功能,而且妨碍口腔卫生。重建术前应告知患者,小口畸形可能妨碍或者无法进行镶牙、拔牙等操作。唇前庭形状或深度减低可能加重不适及流涎,还可能妨碍佩戴活动义齿。保留唇部的感觉对最大限度保存口腔感知性及其他感觉功能极其重要。

由于其解剖形态尤其是其美学单位独特,上唇重建较下唇更具挑战性。缺少人中嵴和唇弓是明显畸形,其重建难度极大。从侧面看,上唇应超出下唇,如重建时改变了这种关系将会导致外观欠佳。相反,下唇缺损对侧面形态不会造成太大影响,即使 1/3 宽度的缺失亦不会造成下唇紧张和不对称。

早期的唇部修复技术主要集中在一期关闭手术缺损,现代技术更注重恢复功能和美观。重建如 Burget 和 Menick[10] 所述的美学亚单元是有意义的,必须仔细恢复唇弓和人中嵴。未恢复这些标志点将导致明显异常外观,很容易被人肉眼识别的一个特征是不对称。术后不对称往往比对称性改变更易引起注意。例如,双侧口裂呈圆形就没有单侧口裂圆形看上去明显。应尽可能恢复唇的高度、突度及上下唇之间的关系,邻近组织或交叉唇瓣修复比较容易达到此目标[24,25]。

患者选择没有像选择修复方法那么重要。如创伤患者,损伤已经发生,医生的任务就是尽可能恢复功能和美观。对因疾病需做唇切除的患者而言,医生的任务也是尽可能恢复唇的功能和美观。但就后者而言,医生术前有充裕时间设计最佳修复方法。选择修复方法需考虑的因素包括预后、一般情况、可用的局部组织、放疗史及坏死率。重建唇的必要性与修复其他组织(如乳房)不同。口腔完整对进食、语言、交流至关重要,唇部不做修复是不可能的。本章下文(见下图 12.17)将提出依据特定缺损选择最佳修复方法的指导原则。

手术技术

唇缺损特异性重建

唇部外伤或疾患切除所致缺损有几种常用修复方法[12,26]。如缺损不大,当然首选唇部剩余组织修复,这也是最佳方案。其前提是剩余唇组织量够用,且不会导致小口畸形。另一个注意事项为缺损是否为全层,是否皮肤、肌肉及黏膜均需修复。对于任何缺损,局部组织都是最佳选择,因为其色泽、厚度及结构都最匹配。上唇低于 25% 的缺损均可拉拢缝合,但需注意,直接闭合缺损的幅度超过上唇的 10% 通常会导致人中嵴变形,尤其是对于年轻患者。而下唇即便达到 30% 的缺损亦可直接闭合。需仔细分层关闭各层。口轮匝肌的修复及口周括约肌的重建是恢复功能的最重要内容。

唇部全层缺损无法直接拉拢缝合时,首选交叉唇瓣修复。几种交叉唇瓣方法将在后面讨论,此法可提供与缺损区类似结构和外形的组织。在唇部组织不足时,需使用邻近的颊部、鼻唇沟或颈部组织修复。在修复唇部非全层缺损时,颏下区也是一个常用的供区。对于极端的缺损病例,只能采用局部、远位或游离组织瓣修复。

红唇缺损

唇部修复有一些注意点。其一是肉眼能非常准确地识别不对称。唇部非常对称,其不同组成部分以一种非常完美的方式组合在一起。例如,红唇和白唇之间的连接就是平滑且无缝的。当红唇缘断裂或红唇嵌入白唇时,畸形非常明显。在修复唇部撕裂伤时,外科医生要做的工作并不多。精确修复红唇缘和白唇的起伏可使术后瘢痕不易被察觉。在切除跨越红唇区的病灶时,有一些注意事项。由于瘢痕挛缩的原因,经过红唇的直线瘢痕不仅会收缩,而且会产生明显畸形。为避免发生这种情况,可在切除病灶时插入一个小瓣打断直线瘢痕,能避免出现挛缩,使修复更容易,术后瘢痕不明显(图 12.2)。

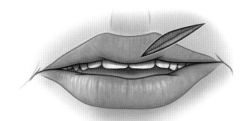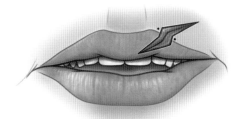

图 12.2 在切口处设计一条垂直线来消除线性瘢痕,使红唇的边界可以更精确地对齐(点标记处),从而达到更精确的闭合。由此产生的瘢痕不会呈线性,出现挛缩的可能性较低

创伤、去神经支配、瘢痕或切除术都会引起红唇缺损。红唇切除术是指切除红唇上非常表浅病灶的手术,如表浅鳞癌,或切除有恶变可能的病损如光化性唇炎。与唇切除术不同,还有一种称为唇刮除术的方法,可通过颊黏膜瓣推进的方法覆盖缺损,重建皮肤黏膜连接(图12.3)[1]。如推进时黏膜有些紧,可采用回切的方法缓解。由于黏膜回缩或瘢痕挛缩的原因,这种修复方法可能导致唇过薄及黏膜感觉减退[9,27]。但总体而言,唇刮除术的结果是良好的。其他红唇

修复方法还有黏膜V-Y推进瓣、交叉唇瓣、来自颊黏膜或舌腹侧面的旋转瓣[9,28]。颊黏膜比自然红唇的颜色更红,与周围颜色并不匹配[27]。舌黏膜瓣需要在术后14~21天做一次断蒂和瓣舒展的手术。颊肌黏膜瓣包括颊肌和颊黏膜,以面动脉颊支和眶下神经感觉支为蒂,可恢复缺损区的感觉及口轮匝肌功能[29]。改良的Eslander黏膜瓣将红唇和下面带神经的轮匝肌转移可修复失神经支配的下唇,从而恢复口腔功能(图12.4)。

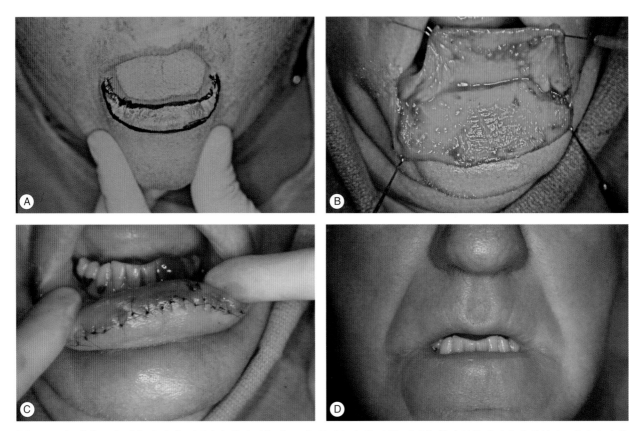

图12.3 (A)标记红唇切除区域。(B)红唇已被切除,从颊黏膜掀起黏膜瓣。(C)黏膜瓣推进后与白唇缝合,重建皮肤黏膜连接。(D)术后红唇外观恢复良好

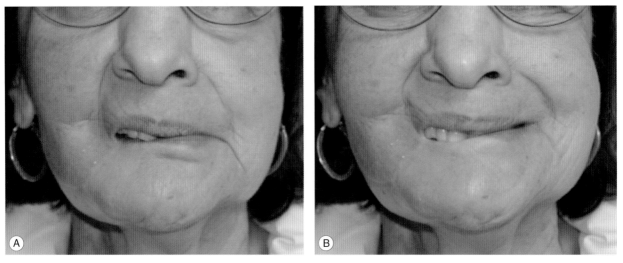

图12.4 (A,B)74岁女性,因右下口轮匝肌失神经支配引起口腔功能不全。患者有口腔黏膜癌,骨放射性坏死的病史,并接受多次重建手术。包括右颊黏膜的桡侧游离皮瓣和腓骨游离瓣治疗骨放射性坏死。注意右上唇皮肤因先前收紧下唇而显赘余。

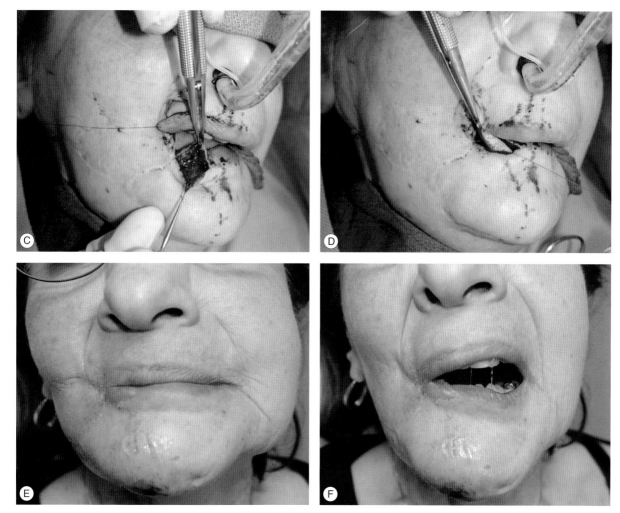

图 12.4（续）（C）改良的 Estlander 肌黏膜瓣缝合再转移至下唇。（D）皮瓣转移缝合。（E）尽管口角外形钝化,但是仍改善了静息时流涎和畸形。（F）尽管流涎改善,但还是造成了轻微的小口畸形

小型缺损

上唇 1/4 缺损或下唇 1/3 缺损可一期关闭(框 12.2)[21]。V 形设计常用于小的缺损,而底部 W 形设计则有利于稍大一些的缺损闭合,这种改良还可使瘢痕留在颏沟上方,有助于保持颏部美学亚单元的完整性(图 12.5)。外侧唇部的楔形设计应尽量倾斜,以利伤口闭合线与皮肤张力线平行。如果用 W 形瓣修复外侧唇部缺损,W 瓣的 V 形角应尽量设计大一些[9,22]。另外,除了应用 V 瓣或者 W 瓣,切除形状可以根据皮肤纹理和松弛皮肤的张力线方向来设计(图 12.6)。仔细分层对合伤口可使形态和功能恢复更理想。将微型 Z 成形术放在白唇和颏唇沟之间(在颏唇沟也受累时),有助于减少后期瘢痕挛缩,并且保持唇部和颏部的自然曲线。如缺损周边唇部出现光化性唇炎时,可采用红唇切除联合楔形切除,使用唇黏膜推进瓣重建红唇缘(图 12.7)。这种红唇修复方法一般能获得满意外形,实现极佳的美学效果。上唇楔形切除后很少获得满意外观,缺损较小才能在张力不大的情况下关闭伤口,上唇或下唇往外突是由于关闭伤口时存在张力。梨状孔缘软组织与下方骨骼结合紧密也限制了上唇组织的移动。采用 T 形切除法可减小这种不利因素,此法

还有利于外侧唇部做推进。人中区很小的缺损也容易造成唇弓不对称。Webster[30] 星月形鼻翼旁颊区切除法是 T 形切除法的延伸,其可增加上唇移动度且不干扰外侧肌肉的功能(图 12.8)。Wbster 经常再增加一个 Abbé 皮瓣来减少张力(图 12.9)。如上唇缺损从外侧延伸到人中时,常规修复方法会出现畸形和凹坑。在此情况下,下唇扇形瓣是一种好的选择,可以消除唇部张力,并使所有瘢痕隐藏在美学亚单位的边缘或平行于自然皮纹(图 12.10)。即使在唇缺损宽度低于 25% 时亦适合。此法尤其适用于年轻患者,因其唇部组织很紧且外观很重要。

框 12.2　唇部楔形切除:手术技巧

- 可切除并直接修复高达 25% 的上唇
  - 无变形的年轻患者中超过 10%
- 可切除并直接修复高达 30% 的下唇
- 为确保功能的修复,对合肌肉时需小心
- 凹陷处作微型 Z 成形术可以保留唇部自然曲线
- 对于较大的楔形可以考虑 W 形切除,以保持瘢痕高于颏部折痕

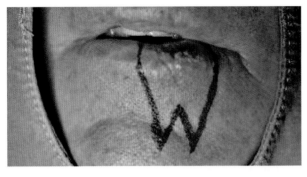

图 12.5　下唇鳞癌患者,设计楔形切除,做 W 形切口,以使瘢痕留在颏沟上,脱离颏部美学亚单元

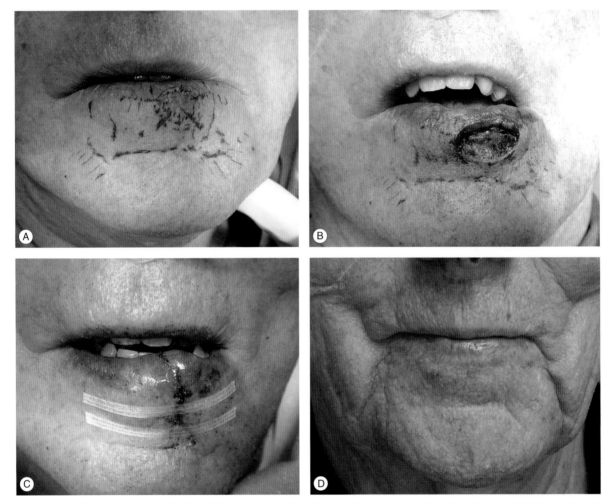

图 12.6　(A)71 岁男性,下唇基底细胞癌切除范围设计。唇红缘、皮纹线和皱纹方向也一并标记。(B)切除后行冰冻病理检测阴性的缺损范围。(C)根据皮纹线和皱纹方向缝合皮肤,注意精确对其唇红缘,在唇红缘边界下行微型 Z 成形术。(D)术后 14 年外观

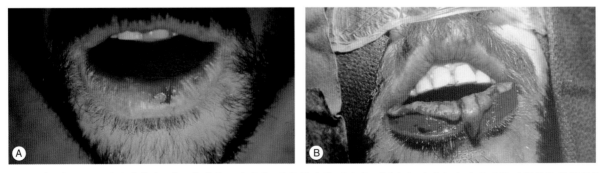

图 12.7　(A)小面积唇鳞癌患者,其还患有光化性唇炎,需要接受唇刮除术。(B)切除后行冰冻病理检测阴性的缺损范围

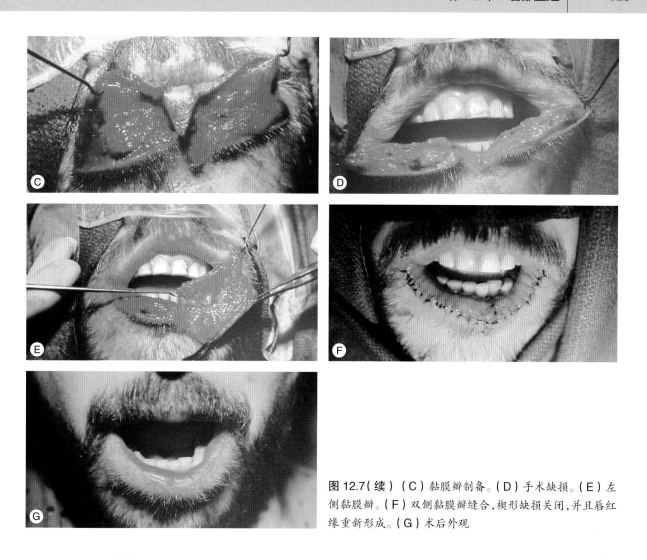

图 12.7（续）（C）黏膜瓣制备。（D）手术缺损。（E）左侧黏膜瓣。（F）双侧黏膜瓣缝合，楔形缺损关闭，并且唇红缘重新形成。（G）术后外观

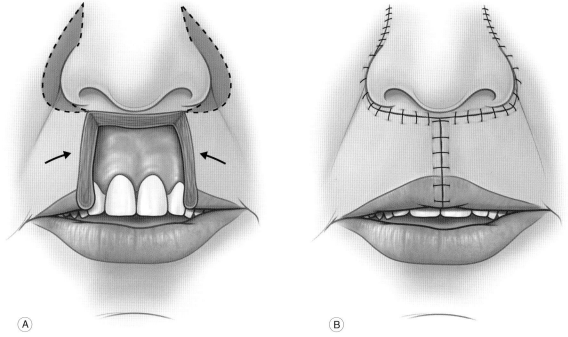

图 12.8 （A）上唇中央段切除。利用 Webster 新月形鼻颊旁切除术作 T 形切除，允许唇部分向中间推进。（B）闭合后如图所示

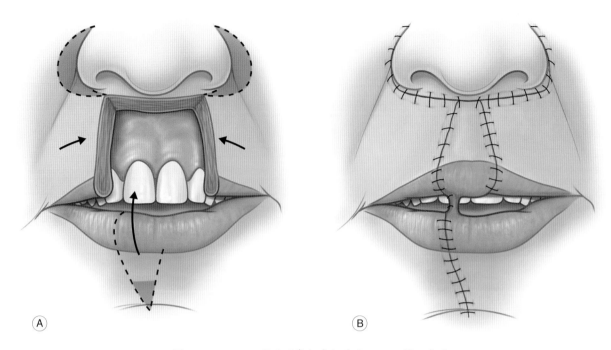

图 12.9　Webster 新月形鼻颊旁切除术 +Abbé 瓣示意图

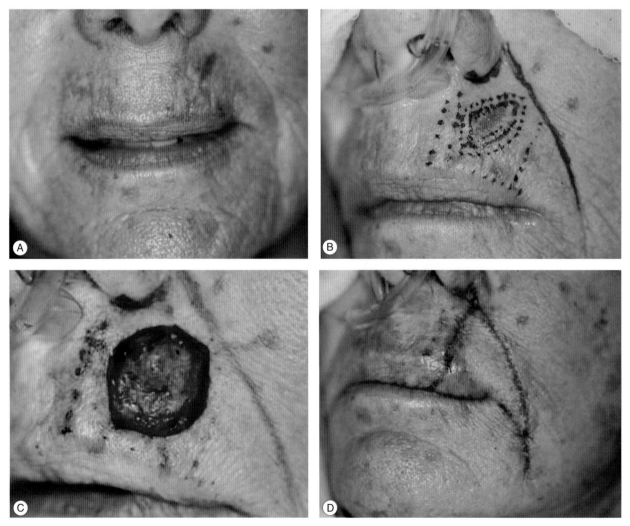

图 12.10　（A）72 岁女性，上唇基底细胞癌。（B）切除范围标记。（C）缺损。（D）新月形 V-Y 皮瓣闭合缺损

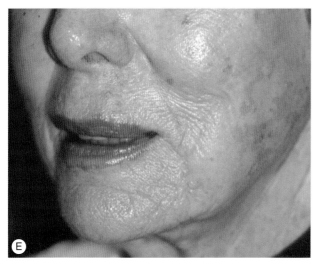
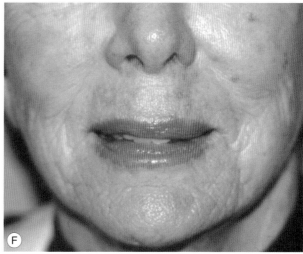

图 12.10（续）（E，F）术后 5 个月，人中嵴无变形

中度全层缺损

如前所述，局部组织瓣是修复大至 2/3 宽度唇缺损的最佳方法。这些方法包括交叉唇瓣、旋转瓣及推进瓣等。交叉唇瓣是以唇动脉为蒂的轴型瓣（框 12.3）。供区与缺损有相同的外观和 3 层结构。经典的 Abbé 瓣可修复唇内侧或外侧缺损，此瓣可修复全部 3 层并恢复红唇的连续性[31]。Abbé 交叉唇瓣也可以用于替换唇部的任何一层组织，而不需要包含皮瓣的所有层次。理想情况下，应该根据缺损的亚单位精确模板来精确重建缺损。根据病程美学亚单位原则，Burget 和 Menick[10] 建议，如果缺损超过上唇亚单位的一半就需要切除剩余的单位这样就可以通过精确设计的下唇 Abbé 皮瓣来修复整个亚单位。对于中央的缺损，外侧节段应该向中间推进，以便使剩余的缺损能够保持正常的人中。用精确的模板重建这个美学亚单位通常会得到更好的美学结果（图 12.11）。

尽管理想的方法是用一整个精确的模板来代替缺损的部分，但是通常供体唇部不能放弃所有东西。手术技巧很重要，要达到满意的手术效果还需遵循一些原则。第一点是皮瓣与缺损不必一样宽，这种技巧是利用了邻近组织的弹性，减少供区的组织量，有利于关闭供区伤口。在上下唇均提供一部分组织后，唇整体会变小，但上下唇会达到更好的平衡。第二点是皮瓣高度需与缺损一致。高度不足会出现凹坑，影响手术效果。最后，皮瓣与对侧唇的相对位置关系需要留意。在做 Abbé 瓣时尤其重要，因为皮瓣的位置决定蒂部的位置。蒂部应大致放在缺损中部，这是因为供瓣区宽度应为缺损的一半，在关闭切口后，蒂部正好位于缺损的一端。图 12.12 可说明此点。术后 14~21 天断蒂，见图 12.13。

框 12.3　交叉唇瓣：技术要点

- 皮瓣的宽度应为缺损宽度的一半
- 皮瓣的高度应与缺损的高度相等
- Abbé 瓣的蒂部用于亚单位重建时应位于缺损边缘，用于非亚单位重建时应位于缺损中点
- 14~21 天断蒂

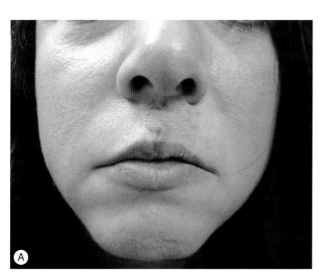
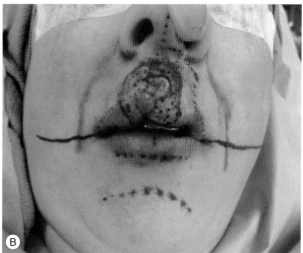

图 12.11 （A）35 岁女性，上唇基底细胞癌复发。注意第一次手术的植皮痕迹。（B）用亚甲蓝在皮肤上标记肿瘤、瘢痕和红唇边缘

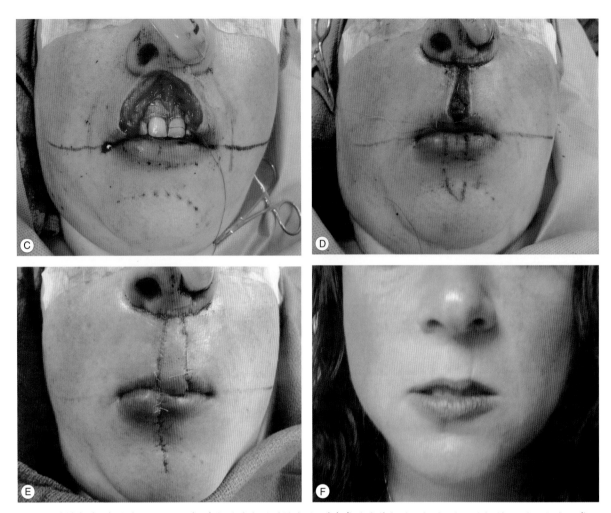

图 12.11（续）（C）肿瘤全层切除。（D）切除残留的移植皮肤，并在鼻唇沟作新月形切除，缩小缺损创面，使两侧向正常人中位置靠拢。注意精确设计 Abbé 瓣的大小，以填补残留缺损。（E）Abbé 瓣转移，注意下唇缘红白交界处和唇颏角的微型 Z 成形术。（F）手术效果

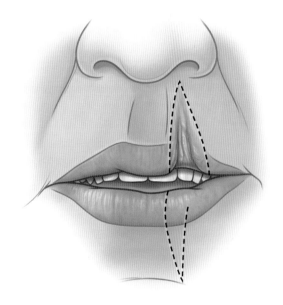

图 12.12　Abbé 瓣由下唇转移至上唇示意图。注意：供瓣宽度是缺损的一半，高度与缺损一致。蒂部放在缺损中部对应点，皮瓣旋转后，蒂部位于缺损内侧端

Estlander 瓣实际上是位于口角区的 Abbé 瓣[32]。同样，供瓣区宽度为缺损的一半，供区与受区高度一致。采用此法重建口角或上下唇 50% 的缺损均可获得满意的功能和外观。此瓣为旋转瓣，无需断蒂。缺点是口角形态比较钝，但很少需要矫正（图 12.14）。还有几种改良的交叉唇瓣。

交叉唇瓣也有一些局限性。尽管此法恢复了口轮匝肌及口周括约肌的连续性，但由于失去了运动神经支配导致唇部运动异常，瓣很小时这种异常不明显，但瓣很大时异常会很显著。由于受瓣区比邻近唇组织厚，受区有可能出现活页门样或大头针垫样畸形[9, 10, 27, 31, 32]。此外，男性的交叉唇瓣会导致胡子的生长方向改变，这样的人一般不会留胡须。Gillies 和 Millard[5] 于 1957 年描述的扇形瓣是 von Bruns 鼻唇沟下方四边形瓣的改良[3]。如同 Estlander 瓣，此瓣绕口周旋转，包含较多鼻唇沟区组织[12]。供瓣区要做一个垂直减压切口[9]。可用单侧扇形瓣重建唇缺损，而双侧瓣多用于修复唇部完全或次全缺损（图 12.15）[12]。尽管唇部缺损达 80% 以上者可用 Gillies 扇形瓣修复，但其缺点是会导致小口畸形和没有红唇。而且由于口轮匝肌失去神经支配，口腔功能可能出现不协调。但在恢复 12~18 个月后，至少有部分肌肉

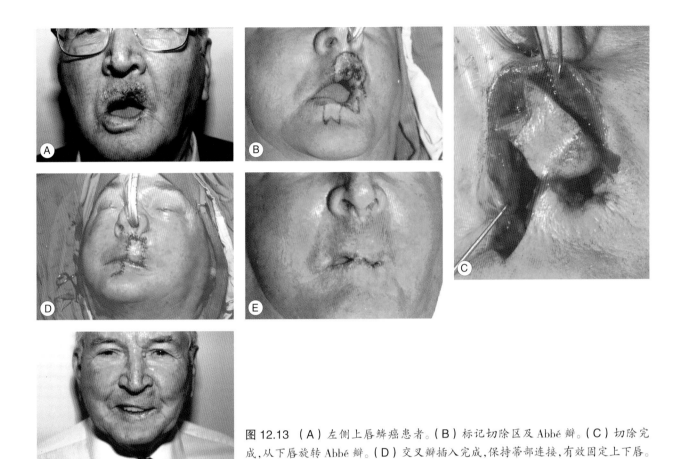

图 12.13　（A）左侧上唇鳞癌患者。（B）标记切除区及 Abbé 瓣。（C）切除完成，从下唇旋转 Abbé 瓣。（D）交叉瓣插入完成，保持蒂部连接，有效固定上下唇。（E）3 周断蒂时，蒂部仍有活力。（F）术后外观

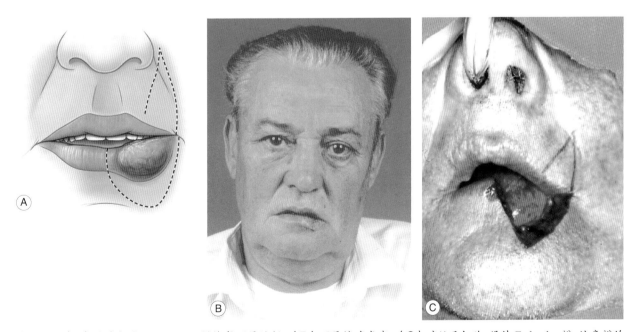

图 12.14　（A）设计新月形 Estlander 瓣修复下唇缺损。（B）下唇鳞癌患者。（C）病灶已切除，设计 Estlander 瓣，注意瓣的面积。宽度是缺损的一半，高度与缺损一致

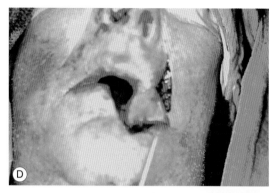

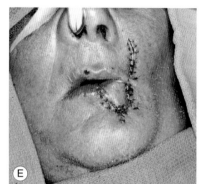

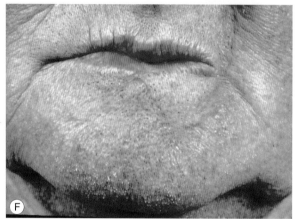

图 12.14（续）（D）瓣旋转至缺损区。（E）移入瓣，关闭供区缺损。（F）最终外观，注意口裂略显圆钝

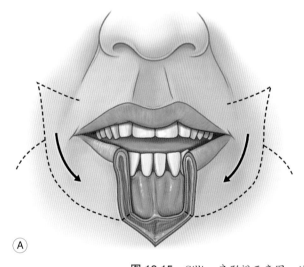

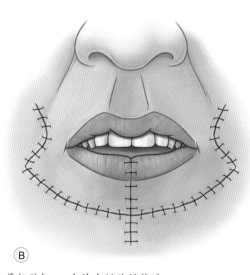

图 12.15　Gillies 扇形瓣示意图。注意上唇松弛切口，允许皮瓣旋转推进

恢复神经支配[9,12,33]。von Bruns 于 1857 年提出的口周旋转推进瓣会导致口轮匝肌广泛失去神经支配[3]。尽管该法可修复下唇巨大复合缺损，代价是感觉、运动和协调性的丧失。因而此法名声不佳，直到 1974 年 Karapandzic[4] 对其做出改进。Karapandzic 瓣的切口设计与 von Bruns 相同，仔细解剖并保留支配唇瓣的神经血管束，仅切开皮肤和肌层，黏膜层不作切开（图 12.16）。大多数学者报道用此法修复唇部高达 2/3 的缺损，还有人报道修复达 80% 的缺损[1,9,12,25]。然而用此法修复巨大缺损可能导致明显小口畸形。此瓣可按如下方式修复上唇或下唇缺损：于缺损底部设计口周弧形切口向两侧延伸，切口放在颏沟和鼻唇沟的位置。这种切口可保持双侧瓣的厚度一致。由于鼻唇沟接近口角，切口应略设计靠鼻唇沟外侧一些以保持瓣的厚度一致。如果缺损偏向一侧，对侧瓣应设计长一些。仔细解剖肌层和潜行分离有助于在瓣推进时不须切除黏膜，注意保护神经血管束。小的唇缺损用单侧瓣即可，而 50% 以上的缺损需采用双侧瓣修复。因仅切开了口轮匝肌外侧及保留了颊肌，唇的功能得以保留。Karapandzic 瓣常导致双侧口角变圆钝，这样反而比一侧口角变圆钝不明显。一定程度的小口畸形不可避免，其对安放假牙有妨碍。上下唇的宽度加起来约 15cm，5cm 的缺损修复后口角会变圆钝，口周径将只有原来的 2/3[9,12,21,22]。由于能获得非常好的功能和外观，Karapandzic 瓣适用于大多数全层唇缺损。

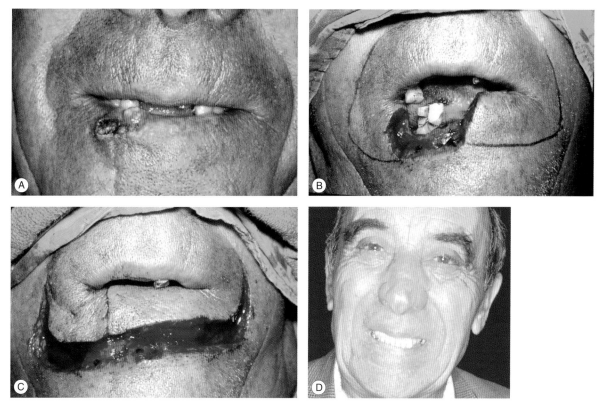

图 12.16　（A）下唇鳞癌患者,注意以前楔形切除瘢痕。（B）切除已完成,标记 Karapandzic 瓣。（C）皮瓣旋转推进。此瓣并非全层切开,能保留感觉和运动神经。（D）术后外观显示良好的形态和功能

常见的情况是,由于缺损宽度过大,无法直接闭合,但又未达到需要使用交叉唇瓣的程度。Johanson 等[34, 35]建议使用阶梯状推进瓣。虽然理论上讲此法适合于小的缺损修复,但实际上其还可修复下唇宽达 2/3 的缺损（图 12.17）[35]。具体办法是:从缺损底部向两侧由内向外呈 45° 按阶梯状切除 2~4 个小长方形。如缺损靠外侧,仅在唇残留多的一侧作阶梯即可[36]。如缺损位于中线附近或水平长度超过 20mm,则将阶梯设计在两侧。第一条水平切口线与红唇缘平行,宽度为切除区的一半。一般在垂直方向有 2~4 个阶梯,每个阶梯宽度约为高度的一半。最后要做一个尖端朝下的三角形切口。每个矩形和三角切口都要切透下唇全层,这样有助于皮瓣向缺损方向逐级推进。将台阶切口设计在颏沟之外能保留颏部美学单元（图 12.17）。由于楔形切除的方法会破坏颏部美学亚单元,故效果不及阶梯法。阶梯状设计有助关闭切口,且能减小挛缩。

大型全层缺损

如前所述,长度高达唇部 80% 的缺损可用 Gillies 扇形瓣或 Karapandzic 瓣修复[12]。超过 80% 的唇全部或次全缺损重建后的形态欠佳且缺乏口腔感受性。由于缺乏神经支配,唇部不能运动。Dieffenbach（1845）[37]、Bernard（1853）、von Burow（1855）和 von Bruns（1857）[3, 12]都描述了颊部推进瓣的方法,包含目前仍在使用的水平颊部推进瓣。Bernard 和 von burow 描述了全层皮瓣转移修复上、下唇,黏膜推进瓣修复唇红[12]。这些皮瓣的转移需要切除 4 个

三角形的多余颊部皮肤来重建上唇,切除 3 个三角形的皮肤来重建下唇。这种术式被称为 Bernard 唇成形术或者 Bernard Burow 面颊推进术。三角形软组织切除法被称为"Burow 三角形"[9, 30, 38]。Webster 建议对这一技术进行改良,使瘢痕与面部松弛的皮肤张力线平行。虽然这种入路可以避免小口畸形,但是没有功能性的轮匝肌。通常,口语能力依赖于紧绷有力的下唇运动。在游离组织移植之前,鼻唇瓣在全唇重建中起重要作用。Dieffenbach[37]首次描述了鼻唇瓣在上唇重建中的应用。von Bruns 在 1857 年描述了矩形鼻唇瓣用于治疗下唇缺损。门瓣设计,则是由 Fujimori 在 1980 年首次发表,这位设计师将两个鼻唇岛状皮瓣旋转 90°。这些皮瓣的血供来源于角动脉（图 12.18）。Fujimori 的技术最初用于下唇重建,改良门瓣法也被用于上唇重建。但是任何鼻唇瓣的重建设计都会引起唇部运动不佳和美学表现差,因为皮瓣的去神经支配是不可避免的。为了解决局部皮瓣治疗大面积唇缺损的局限性,一些外科医生使用多个局部皮瓣进行重建。Kroll 主张使用 Karapandzic 皮瓣重建口轮匝肌,然后间隔 3 周,连续使用两个 Abbé 瓣,来扩大下唇中部,并使用联合成术来扩大开口。Abbé 瓣从上唇人中嵴取瓣,以使瘢痕相对隐蔽,红唇瘢痕挛缩形成的突起可由唇弓掩饰。Kroll 认为,采用此法将上唇多余组织转移至下唇可改善下唇（尤其是中线区）外观及增加下唇组织量。与 Kroll 不同,Williams 及其同事[24, 25]采用改良 Bernard-Burow 颊部推进瓣结合以内侧为蒂的 Abbé 瓣修复此类缺损。他们认为此法很少遗留小口畸形且不会改变口角位点。Kroll 的方法适合于修复下唇缺损,而 Williams 等的方法对上下唇均适用。

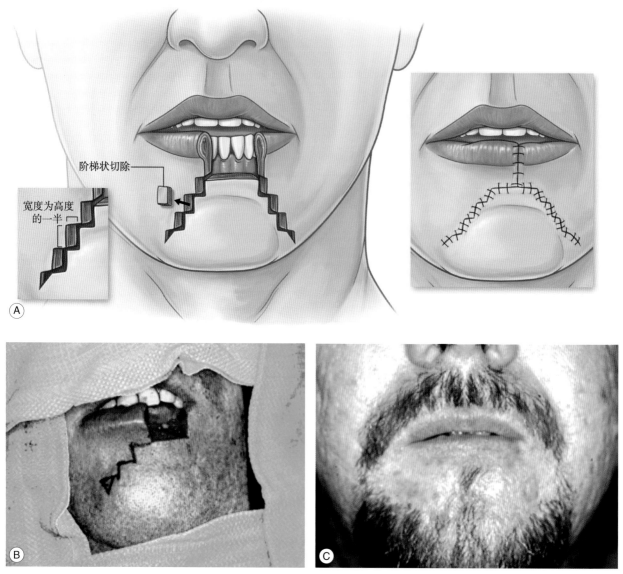

图 12.17 （A）阶梯式皮瓣再造示意图。注意切除阶梯后，皮瓣可进一步前移。瘢痕仍位于颏皱褶上方。（B）下唇鳞癌切除后，标记单侧阶梯切口。（C）术后外观

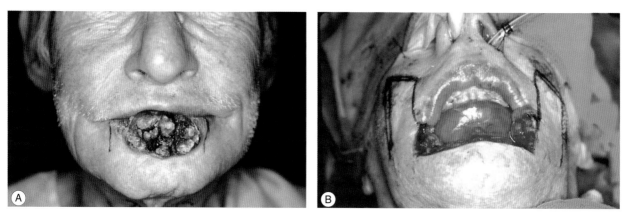

图 12.18 （A）下唇较大鳞状细胞癌需要完全切除的患者。（B）切除后，设计双侧 Fujimori 门皮瓣。

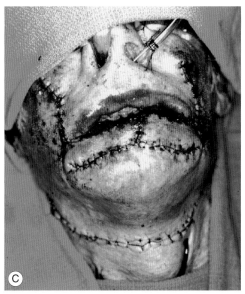
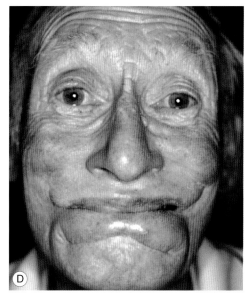

图 12.18（续）（C）将皮瓣旋转至缺损处,闭合继发性缺损。（D）术后外观显示下面部明显畸形

　　当学界将这些概念推广应用于越来越大的缺损时,医生必须平衡拥有功能性的嘴唇这一优点和大量额外面部瘢痕的缺点以及动态产生的变形和相对小口畸形的缺点。这些考量促使大多数外科医生对于接近及超过 80% 的唇部缺损进行远距离或游离组织移植。

　　桡侧前臂皮瓣是一种游离组织瓣,最常用于修复整个下唇的缺损。Sakai 等[39]1989 年报道了采用桡侧前臂皮瓣结合掌长肌腱修复下唇缺损。皮瓣折叠包绕肌腱,形成唇侧和颊侧面。将前臂外侧皮神经与颏神经末端吻合,可恢复皮瓣的感觉功能[40,41]。可采用舌腹侧瓣重建红唇缘,也可采用文身形成红唇[42,43]。

　　虽然桡侧前臂皮瓣多用于修复整个下唇缺损,其也可用于整个上唇缺损[43]。用掌长肌腱保持一定张力可提高口腔感知性和外观,张力太大可导致唇内翻,而张力过小则可能出现唇外翻。Sakai[44]将掌长肌腱缝在口轮匝肌和鼻唇沟区的真皮上起到悬吊作用。也有人将肌腱缝在颏突骨膜或上唇人中嵴附近的口轮匝肌上,效果良好[40,45]。作者本人的方法是将肌腱穿过残余的口轮匝肌,绕回后与自身缝合[46]。保持肌腱张力适当,残余口轮匝肌的运动可传递到新唇部,使其恢复运动。由于残留的口轮匝肌保留了部分功能,与之结合的肌腱也能恢复一定程度的动力(图 12.19)[49]。也有一些医生喜欢选择口角轴点作为肌腱固定点[47]。皮瓣的设计直接影响重建后的功能和外观。作者的经验是肌腱张力略大一点可保持良好的悬吊支撑。在皮瓣围绕肌腱折叠时需确保蒂部不受压。皮瓣太宽时,掌长肌腱的悬吊不能消除下垂和外翻,故皮瓣宽度应设计较缺损窄一些,约为缺损的 75%。由于切除皮肤和黏膜的高度经常不同,皮瓣设计应作相应调整。术后 6~12 个月,手术及放疗产生的纤维化常导致唇部高度降低,故皮瓣高度设计应略大于缺损高度。黏膜高度一般要低于皮肤高度。这些问题在皮瓣设计时都要考虑到。重建肌层和红唇的游离皮瓣技术本章不作描述。复合掌长肌腱的桡侧前臂皮瓣较带蒂皮瓣有几个优点。此方法能一期完成皮肤侧和口腔内覆盖。前臂皮瓣充裕的皮肤量可使修复后的口裂够大,不会出现小口畸形。尽管皮瓣颜色与周围皮肤有差异,但由于在病灶切除和修复时充分考虑到了美学亚单元,重建后的外观还是可接受的。日本人在使用前臂皮瓣修复唇部时,为恢复更好的运动功能,不采用掌长肌腱,而使用颏肌、咬肌或降口角肌[50-52]。另一些人使用带神经支配的肌瓣连接口轮匝肌缺损,包括植皮覆盖的游离股薄肌肌瓣[53]或颈部颏下区带神经支配的颈阔肌肌瓣[54]。学界尚未对二者获得的功能差异作严格评估,应在后期口腔感知性和运动功能恢复方面做进一步研究。

　　前臂桡侧皮瓣虽然最常用于下唇,但也可以用于全上唇重建[46]。但是上唇的颜色、质地和构成不正常,以及无法重现上唇细腻的曲线和轮廓,通常都会导致美学效果不佳,这一点在妇女和儿童中尤为突出。男性上唇超过 80% 的缺损,可以用带毛囊皮瓣修复伪装效果更好[7,48,55,56]。最好的结果包括筋膜跨轮匝肌缺损,皮肤美学设计和正确的毛发生长方向。如果患者选择剃掉毛发,那还需要多次修复以产生可以接受的美学结果。

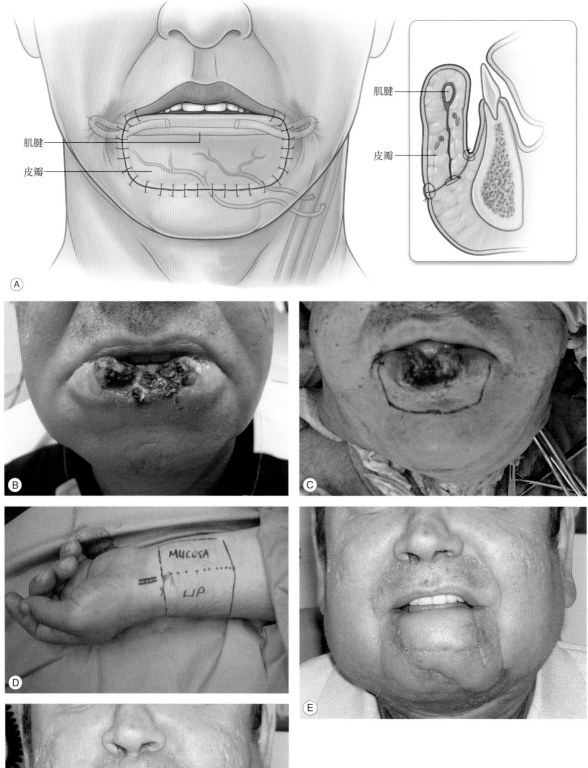

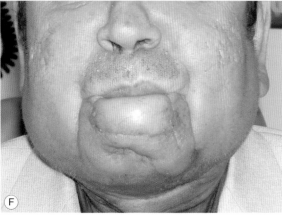

图 12.19 （A）掌/桡侧前臂皮瓣下唇再造示意图,掌肌腱穿织在残留的口轮匝肌中。（B）图示患者下唇大面积鳞状细胞癌。（C）拟切除下唇范围。（D）设计前臂桡侧皮瓣。注意皮瓣中皮肤和黏膜分段的不同尺寸。（E）术后外观。（F）注意患者可以收缩嘴唇,口腔功能良好

二期手术

二期手术有时候是必要的。瘢痕突出明显或瘢痕挛缩引起功能障碍时需作瘢痕修复术。处理瘢痕的基本方法包括 Z 成形术、W 成形术、植皮及局部皮瓣转移等。瘢痕挛缩出现唇内翻或外翻时，需作植皮修复。少数情况下，下唇因失去神经支配会出现下垂，需要做唇缩短处理。这些手术并非常规要求，应具体问题具体分析。然而，小口畸形的

处理倒是二期经常要碰到的。图 12.20 是一个烧伤后小口畸形患者，采用双侧口角成形术矫正，通过延长口裂增大开口度。以瞳孔中点向下作垂线，确定口角延长位置。从水平方向全层切开口角，锯齿样缺损区将用菱形黏膜瓣覆盖（图 12.21）。如小口畸形继发于病灶切除或 Karapandzic 瓣修复后，可用此法解决。要尽可能保留口轮匝肌的连续性，此时肌肉的边界往往很难判定。图 12.20 小口畸形由瘢痕挛缩引起，小口开大后需用支具持续扩张半年。

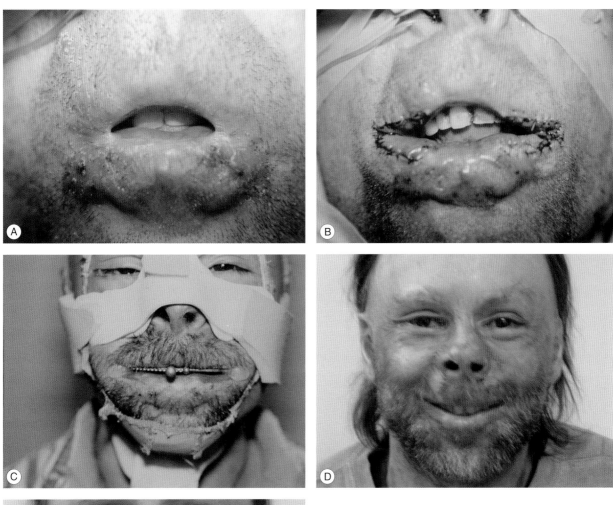

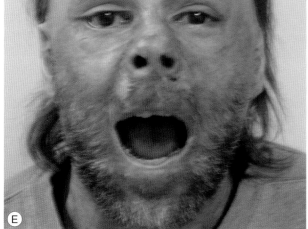

图 12.20 （A）严重烧伤后小口畸形患者。（B）口裂成形术后外观。菱形瓣缝在上下唇皮肤与黏膜连接处（见图 12.16）。（C）患者术后佩戴支具6个月，仅进食时摘除。（D，E）10 年后随访，口裂位置及功能良好

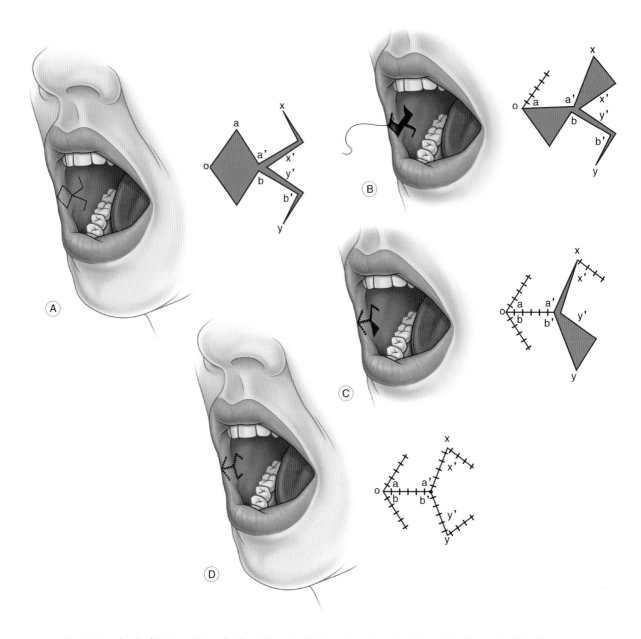

图 12.21 （A）菱形瓣示意图。（B）掀起皮瓣。（C）皮瓣旋转至缺损区。（D）供区直接拉拢缝合

并发症

　　唇部重建的多数并发症已在本章前文提及。常见手术并发症应告知患者，如伤口感染、裂开及出血等。对于交叉唇瓣手术而言，存在蒂部撕脱的风险，要让患者知道蒂部不会完全骨骼化。蒂部不仅可能撕脱，而且可能形成血栓或出血。幸运的是，这种并发症极少出现。对游离皮瓣手术而言，常见的显微外科手术风险是存在的，包括皮瓣部分或全部坏死及供瓣区的并发症。最常见的并发症是小口畸形、失神经支配、口腔欠协调及外观不佳等，本章前文已对此作过讨论。

术后注意事项

　　术后注意事项根据不同手术存在差异。无论采取何种术式，口腔卫生都必须要注意，尤其在口腔内有缝线时。在较大的重建术后几天内，患者需要进流食或软食。患者经常发现用吸管吸流食很舒适，接受交叉唇瓣手术患者尤其如此。无论所做的手术如何复杂，作者均要求患者在术后 4~5日内饭后用漱口水漱口。需要指导患者保持牙齿卫生，术后早期使用牙刷不仅不舒服，而且可能使伤口裂开。术后患者的饮食要依据所做的手术个性化安排。图 12.22 为唇重建的具体术式选择规则。

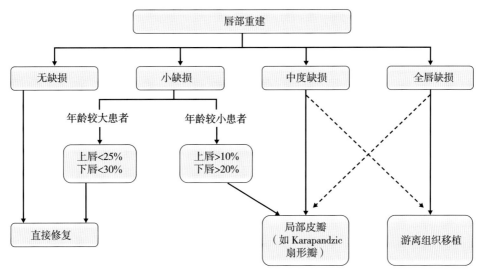

图 12.22　唇部重建方法几何图示

参考文献

1. Neligan PC. Strategies in lip reconstruction. *Clin Plast Surg*. 2009;36:477–485. *Injury or surgical trauma can result in significant alterations of normal lip appearance and function that can profoundly impact the patient's self-image and quality of life. Neuromuscular injury can lead to asymmetry at rest and during facial animation, and distressing functional disabilities are common. Loss of labial competence may interfere with the ability to articulate, whistle, suck, kiss, and contain salivary secretions. For smaller defects, reconstruction can be very effective. Reconstructing an aesthetically pleasing and functional lip is more difficult with larger defects.*

2. Hauben DJ. Sushruta Samhita (Sushruta'a Collection) (800–600 B.C.?) Pioneers of plastic surgery. *Acta Chir Plast*. 1984;26:65–68.

3. Hauben DJ. Victor von Bruns (1812–1883) and his contributions to plastic and reconstructive surgery. *Plast Reconstr Surg*. 1985;75:120–127.

4. Karapandzic M. Reconstruction of lip defects by local arterial flaps. *Br J Plast Surg*. 1974;27:93–97.

5. Gillies H, Millard D. *Principles and Art of Plastic Surgery*. Boston: Little, Brown; 1957.

6. Esser JF. Preservation of innervation and circulatory supply in plastic restoration of upper lip. *Ann Surg*. 1934;99:101–111.

7. Walton RL, Bunkis J. A free occipital hair-bearing flap for reconstruction of the upper lip. *Br J Plast Surg*. 1983;36:168.

8. Sakai S, Soeda S, Endo T, et al. A compound radial artery forearm flap for the reconstruction of lip and chin defect. *Br J Plast Surg*. 1989;42:337–338.

9. Renner G. Reconstruction of the lip. In: Baker S, Swanson N, eds. *Local Flaps in Facial Reconstruction*. New York: Mosby; 1995.

10. Burget G, Menick F. Aesthetic restoration of one-half of the upper lip. *Plast Reconstr Surg*. 1986;78:583–593.

11. Constantinidis J, Federspil P, Iro H. Functional and aesthetic objectives in the reconstruction of lip defects. *Facial Plast Surg*. 1999;15:337–349.

12. Ducic Y, Athre R, Cochran CS. The split orbicularis myomucosal flap for lower lip reconstruction. *Arch Facial Plast Surg*. 2005;7:347–352.

13. Zufferey J. Anatomic variations of the nasolabial fold. *Plast Reconstr Surg*. 1992;88:225–231.

14. Ewart CJ, Jaworski NB, Rekito AJ, et al. Levator anguli oris: a cadaver study implicating its role in perioral rejuvenation. *Ann Plast Surg*. 2005;54:260–263.

15. Marinetti C. The lower muscular balance of the face used to lift labial commissures. *Plast Reconstr Surg*. 1999;104:1153–1162.

16. Pessa JE, Zadoo VP, Adrian EK Jr, et al. Variability of the midfacial muscles: analysis of 50 hemifacial cadaver dissections. *Plast Reconstr Surg*. 1998;102:1888–1893.

17. Pessa JE, Zadoo VP, Garza PA, et al. Double or bifid zygomaticus major muscle: anatomy, incidence, and clinical correlation. *Clin Anat*. 1998;11:310–313.

18. Johnson PJ, Bajaj-Luthra A, Llull R, et al. Quantitative facial motion analysis after functional free muscle reanimation procedures. *Plast Reconstr Surg*. 1997;100:1710–1719.

19. Pinar Y, Bilge O, Govsa F. Anatomic study of the blood supply of the perioral region. *Clin Anat*. 2005;18:330–339.

20. Mağden O, Edizer M, Atabey A, et al. Cadaveric study of the arterial anatomy of the upper lip. *Plast Reconstr Surg*. 2004;114:355–359.

21. Langstein H, Robb G. Lip and perioral reconstruction. *Clin Plast Surg*. 2005;32:431–445.

22. Coppit GL, Lin DT, Burkey BB. Current concepts in lip reconstruction. *Curr Opin Otolaryngol Head Neck Surg*. 2004;12:281–287.

23. Cordeiro PG, Santamaria E. Primary reconstruction of complex midfacial defects with combined lip-switch procedures and free flaps. *Plast Reconstr Surg*. 1999;103:1850–1856. *Free flaps are generally the preferred method for reconstructing large defects of the midface, orbit, and maxilla that include the lip and oral commissure; commissuroplasty is traditionally performed at a second stage. Functional results of the oral sphincter using this reconstructive approach are, however, limited. This article presents a new approach to the reconstruction of massive defects of the lip and midface using a free flap in combination with a lip-switch flap. This was used in 10 patients. One-third to one-half of the upper lip was excised in seven patients, one-third of the lower lip was excised in one patient, and both the upper and lower lips were excised (one-third each) in two patients. All patients had maxillectomies, with or without mandibulectomies, in addition to full-thickness resections of the cheek. A switch flap from the opposite lip was used for reconstruction of the oral commissure and oral sphincter, and a rectus abdominis myocutaneous flap with two or three skin islands was used for reconstruction of the through-and-through defect in the midface. Free flap survival was 100%. All patients had good-to-excellent oral competence, and they were discharged without feeding tubes.*

24. Williams E, Setzen G, Mulvaney M. Modified Bernard-Burow cheek advancement and cross-lip flap for total lip reconstruction. *Arch Otolaryngol Head Neck Surg*. 1996;122:1253–1258.

25. Williams E, Hove C. Lip reconstruction. In: Papel I, ed. *Facial Plastic and Reconstructive Surgery*. 2nd ed. New York: Thieme; 2002.

26. Wilson JS, Walker EP. Reconstruction of the lower lip. *Head Neck Surg*. 1981;4:29–44.

27. Krunic AL, Weitzul S, Taylor RS. Advanced reconstructive techniques for the lip and perioral area. *Dermatol Clin*. 2005;23:43–53, v–vi.

28. McGregor I. The tongue flap in lip surgery. *Br J Plast Surg*. 1966;19:253–263.

29. Zhao Z, Li Y, Xiao S, et al. Innervated buccal musculomucosal flap for wider vermilion and orbicularis oris muscle reconstruction. *Plast Reconstr Surg*. 2005;116:846–852.

30. Webster J. Crescentic peri-alar cheek excision for upper lip flap advancement with a short history of upper lip repair. *Plast Reconstr Surg*. 1955;16:434–464.

31. Abbe R. A new plastic operation for the relief of deformity due to double harelip. *Plast Reconstr Surg*. 1968;42:481–483.

32. Estlander J. Eine methode aus er einen ippe substanzverluste der

anderen zu ersetzein. *Arch Klin Chir*. 1872;14:622.

33. Rea JL, Davis WE, Rittenhouse LK. Reinnervation of an Abbe-Estlander and a Gillies fan flap of the lower lip: electromyographic comparison. *Arch Otolaryngol*. 1978;104:294–295.

34. Johanson B, Aspelund E, Breine U, et al. Surgical treatment of non-traumatic lower lip lesions with special reference to the step technique: a follow-up on 149 patients. *Scand J Plast Reconstr Surg*. 1974;8:232–240.

35. Blomgren I, Blomqvist G, Lauritzen C, et al. The step technique for the reconstruction of lower lip defects after cancer resection. A follow-up study of 165 cases. *Scand J Plast Reconstr Surg Hand Surg*. 1988;22:103–111.

36. Sullivan D. "Staircase" closure of lower lip defects. *Ann Plast Surg*. 1978;1:392–397.

37. Dieffenbach J. *Die Operative Chirurgie*. Leipzig: FA Brockhams; 1845.

38. Mazzola RF, Lupo G. Evolving concepts in lip reconstruction. *Clin Plast Surg*. 1984;11:583.

39. Fujimori R. "Gate flap" for the total reconstruction of the lower lip. *Br J Plast Surg*. 1980;33:340–345.

40. Aytekin A, Ay A, Aytekin O. Total upper lip reconstruction with bilateral Fujimori gate flaps. *Plast Reconstr Surg*. 2003;111:797–800.

41. Kroll SS. Staged sequential flap reconstruction for large lower lip defects. *Plast Reconstr Surg*. 1991;88:620–627.

42. Serletti JM, Tavin E, Moran SL, et al. Total lower lip reconstruction with a sensate composite radial forearm-palmaris longus free flap and a tongue flap. *Plast Reconstr Surg*. 1997;99:559–561.

43. Sadove R, Luce E, McGrath P. Reconstruction of the lower lip and chin with the composite radial forearm–palmaris longus free flap. *Plast Reconstr Surg*. 1991;88:209–214.

44. Furuta S, Hataya Y, Watanabe T, et al. Vermilionplasty using medical tattooing after radial forearm flap reconstruction of the lower lip. *Br J Plast Surg*. 1994;47:422–424.

45. Eguchi T, Nakatsuka T, Mori Y, et al. Total reconstruction of the upper lip after resection of a malignant melanoma. *Scand J Plast Reconstr Surg Hand Surg*. 2005;39:45–47.

46. Jeng SF, Kuo YR, Wei FC, et al. Total lower lip reconstruction with a composite radial forearm-palmaris longus tendon flap: a clinical series. *Plast Reconstr Surg*. 2004;113:19–23. *Large, full-thickness lip defects after head and neck surgery continue to be a challenge for reconstructive surgeons. The reconstructive aims are to restore the oral lining, the external cheek, oral competence, and function (i.e., articulation, speech, and mastication). These authors' refinement of the composite radial forearm–palmaris longus free flap technique meets these criteria and allows a functional reconstruction of extensive lip and cheek defects in one stage. A composite radial forearm flap including the palmaris longus tendon was designed. The skin flap for the reconstruction of the intraoral lining and the skin defect was folded over the palmaris longus tendon. Both ends of the vascularized tendon were laid through the bilateral modiolus and anchored with adequate tension to the intact orbicularis muscle of the upper lip. This procedure was used in 12 patients.*

47. Ozdemir R, Ortak T, Koçer U, et al. Total lower lip reconstruction using sensate composite radial forearm flap. *J Craniofac Surg*. 2003;14:393–405.

48. Gottlieb LJ, Agarwal S. Autologous alternatives to face transplant. *J Reconstr Microsurg*. 2012;28:49–61.

49. Carroll CM, Pathak I, Irish J, et al. Reconstruction of total lower lip and chin defects using the composite radial forearm – palmaris longus tendon free flap. *Arch Facial Plast Surg*. 2000;2:53–56.

50. Yamauchi M, Yotsuyanagi T, Yokoi K, et al. One-stage reconstruction of a large defect of the lower lip and oral commissure. *Br J Plast Surg*. 2005;58:614–618.

51. Shinohara H, Iwasawa M, Kitazawa T, et al. Functional lip reconstruction with a radial forearm free flap combined with a masseter muscle transfer after wide total excision of the chin. *Ann Plast Surg*. 2000;45:71–73.

52. Kushima H, Iwasawa M, Kiyono M, et al. Functional reconstruction of total lower lip defects with a radial forearm free flap combined with a depressor anguli oris muscle transfer. *Ann Plast Surg*. 1997;39:182–185.

53. Ninkovic M, di Spilimbergo SS, Ninkovic M. Lower lip reconstruction: introduction of a new procedure using a functioning gracilis muscle free flap. *Plast Reconstr Surg*. 2007;119:1472–1480.

54. Bauer T, Schoeller T, Rhomberg M, et al. Myocutaneous platysma flap for full-thickness reconstruction of the upper and lower lip and commissura. *Plast Reconstr Surg*. 2001;108:1700–1703.

55. Lyons GB, Milroy BC, Lendvay PG, Teston LM. Upper lip reconstruction: use of the free superficial temporal artery hair-bearing flap: case report. *Br J Plast Surg*. 1989;42:333–336.

56. Tsur H, Shafir R, Orenstein A. Hair-bearing neck flap for upper lip reconstruction in the male. *Plast Reconstr Surg*. 1983;71:262–265.

第 13 章

面瘫

Ronald M. Zuker, Eyal Gur, Gazi Hussain, and Ralph T. Manktelow

概要

▦ 对功能、社会心理及美学方面的临床问题进行评估。
▦ 了解面瘫的病因学及疾病自然进程。
▦ 解剖知识对于实现最佳治疗效果至关重要。
▦ 制定现实、可行和实际的治疗计划。
▦ 多样化、个性化的手术方案。

简介

面瘫会对患者造成一系列负面影响,包括严重的功能丧失、毁灭性的面部形态破坏及悲观的心理状态。其既可能是先天也可能是继发,老年人或年轻人均可能发生,病情有轻有重。本章将重点讨论临床问题和目前的手术方法。

历史回顾

面瘫的手术治疗方法在不断发展进步。早期的治疗工作主要是静态悬吊,解决眼睛和口周的功能问题。早期肌肉移植是非血管化的,其功能欠佳,后来改为带血管和神经蒂的肌肉移植。起初使用同侧神经,后来改用对侧神经。由于面部肌肉具有恢复神经支配的潜力,神经移植是重获神经功能及恢复肌肉运动的一种有效方法。近来,神经和肌肉同时移植的技术已取得进展。

目前恢复面神经功能的手术方法包括神经修复、神经移植、神经转移、静态悬吊、肌肉转移、功能肌肉移植。学界还引入过多种联合治疗方式,而更新、更有效的方法持续推动着此项复杂疾病的治疗技术的发展。

解剖

解剖是面瘫临床治疗的基础,下文将详细阐述面神经和面部肌肉的解剖。

面神经

脑神经Ⅶ的颞外支起自茎乳孔。其出颅后位于耳垂深面,在穿过腮腺浅层与深层间之前走行表浅,在此处分为两个主干,在进入腺体后进一步发出分支。通过一系列解剖研究,Davis 等描述了面神经的几种分支方式[1]。面神经传统上分为五支:额颞支、颧支、颊支、下颌缘支和颈支。但实际上,颧支和颊支在走行及肌肉支配上都没有明确的区分。

离开腮腺后,面神经发出 8~15 束神经组成 5 支分支。这些分支之间成树枝状相互联系,其网状分布必然产生功能重合(图 13.1)。例如,单一的颧颊支可能同时支配眼轮匝肌和口轮匝肌。

颞支由 3~4 支神经组成,越过颧弓后在颞顶筋膜深面眶外缘后方 3~5cm 斜向上行[2]。下支沿眼轮匝肌上部深面走行 3~4mm 后进入肌肉并支配其运动[3]。Ishikawa 认为,颞支的上 2 支在眶上缘水平(外眦上 3cm)处进入额肌[2]。神经一般位于颞浅动脉额支下方 1.6cm。额肌外侧皮下脂肪很少,因此神经实际上位于皮下,易受损伤。

颧颊支由 5~8 支组成,在肌肉支配上多有重合,故一支或几支神经受损时肌肉力量不会减弱。这些神经支配提上唇肌、降口角肌、口轮匝肌和颊肌。面神经功能图及跨越面神经移植需要精确鉴别和刺激面神经以明确在完成微笑类动作时起作用的具体神经分支。这些神经分支和腮腺导管一样位于腮腺咬肌筋膜深面。下颊支与下颌缘支之间有时有交通支。

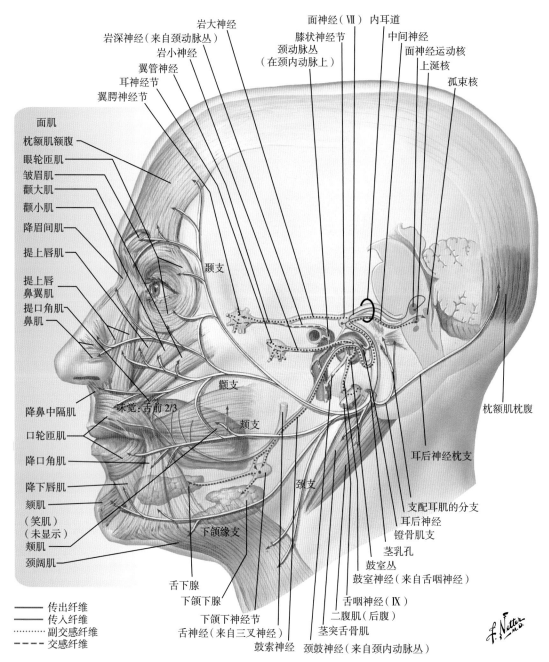

图 13.1　典型的面神经分支图。总干分成两主干,每个主干又分成数支分布于面部各处。远端呈树枝状分布且相互连接。(Reprinted with permission from www.netterimages.com ©Elsevier Inc.All rights reserved.)

下颌缘支由 1~3 支组成,在下颌升支后方上行 2cm 后弧形走行跨越下颌体中部[4]。据文献记载,下颌缘支在颈阔肌深面走行,在距腮腺前缘 3.5cm 处跨过面动静脉[2,3,5]。Nelson 和 Gingrass 描述了支配降口角肌、降下唇肌、颏肌、上部分颈阔肌及下口轮匝肌的具体分支[5]。

颈支由 1 支组成,在下颌角下方出腮腺后走行于颈阔肌深面,于颈阔肌中上 1/3 处进入肌肉。此穿入点位于供应颈阔肌的血管束后方 2~3cm 处[6]。

面部肌肉

面部肌肉由 17 对肌肉和 1 块不成对的括约肌(口轮匝肌)组成(图 13.2)。表达面部表情的各种微小运动需要这些肌肉的协调运行。

影响额部和眼睑运动的主要肌肉是额肌、皱眉肌和眼轮匝肌。唇部运动主要受两组肌肉控制。外扩上唇的肌肉包括提上唇肌、提口角肌、颧大小肌,外扩下唇的肌肉包括降下唇肌和降口角肌。与唇部外扩肌群相拮抗的是口轮匝肌,其主司口腔节制和部分唇部表情运动功能。

Freilinger 等证实了面部肌肉分四层排列[3]。降口角肌、部分颧小肌及口轮匝肌在最浅层,而颊肌、颏肌和提口角肌位于最深层。除位于深面的三对肌肉外,其他面部肌肉受进入其深面的神经支配。

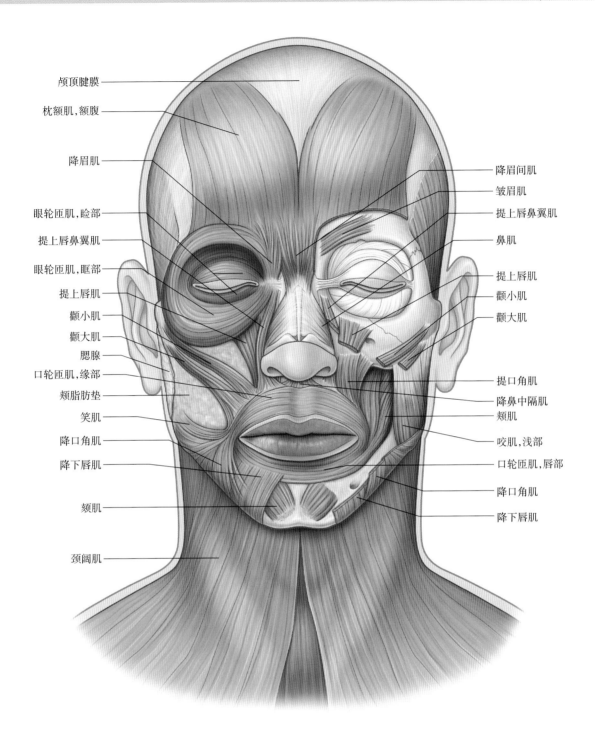

颅顶腱膜

枕额肌,额腹

降眉肌

眼轮匝肌,睑部

提上唇鼻翼肌

眼轮匝肌,眶部

提上唇肌

颧小肌

颧大肌

腮腺

口轮匝肌,缘部

颊脂肪垫

笑肌

降口角肌

降下唇肌

颏肌

颈阔肌

降眉间肌

皱眉肌

提上唇鼻翼肌

鼻肌

提上唇肌

颧小肌

颧大肌

提口角肌

降鼻中隔肌

颊肌

咬肌,浅部

口轮匝肌,唇部

降口角肌

降下唇肌

图 13.2　面部表情肌分两层。颊肌、降下唇肌、提口角肌和皱眉肌位于深层

　　临床上很重要且面瘫患者需要手术处理的肌肉包括额肌、眼轮匝肌、颧大肌、提上唇肌、口轮匝肌和降下唇肌。[4]

　　额肌有两块,呈薄片状,宽约 5~6cm,厚约 1mm[4]。此肌在冠状缝水平起自帽状腱膜,止于额骨眉上缘,肌纤维与眼轮匝肌、降眉肌和皱眉肌融合。额肌通过纤维隔与皮肤结合紧密,但与其下方的骨膜结合疏松,可以推动。左右两块在中线下方融合,多为纤维连接。额肌的重要功能不仅有提眉,而且能在静息状态时防止眉下垂。面瘫时这种平衡被打破,出现眉下垂及向上视物不清。

　　眼轮匝肌是使眼睑闭合的括约肌。抬上睑动作由受动

眼神经支配的提上睑肌和 Müller 肌完成,后者为平滑肌,受交感神经支配。眼轮匝肌分 3 部分,即睑板前部、眶隔前部和眶部。睑板前部和眶隔前部在眨眼时起作用,而眶部只在用力闭眼和降眉时起作用。Jelks 等认为,眼轮匝肌眶隔前部受意识支配,而睑板前部只提供反射运动[7]。

　　眼轮匝肌睑板前部覆盖上下眼睑睑板。睑板是一种薄长条状结缔组织板,起支撑眼睑作用。上睑睑板中部最宽处宽约 8~10mm,两侧逐渐变窄,下睑睑板中部最宽处只有 3.8~4.5mm。睑板前眼轮匝肌直接与皮肤相连,此处为全身最薄皮肤。眶隔前部和眶部皮肤较松弛,活动性好。眶部肌

肉表面的皮肤相对要厚一些。眼轮匝肌眶隔前部起支持眶隔作用,除内外眦处以外均容易活动,肌肉与皮肤结合紧密。眼轮匝肌眶部呈宽的圆形环绕眼眶。其内侧起自眶内上缘、额骨上颌突、内眦韧带、上颌骨额突及眶内下缘。在上睑部,肌纤维向上跃至额部,覆盖额肌和皱眉肌;向外则可到达颞肌筋膜表面[8,9]。此肌为面部浅表肌群之一,在下眼睑部,眼轮匝肌眶部位于颧大肌起点、提唇上肌、提唇上鼻翼肌和部分咬肌起点之上[10]。多个运动神经支经眼轮匝肌外缘内侧进入肌肉,支配肌肉的上部和下部。

　　Freilinger 等广泛研究了三块主要提唇肌,即颧大肌、提唇上肌及提口角肌,并给出了其长度、宽度和厚度数据[3](表 13.1)。

表 13.1　各上唇提肌的大小

肌肉	长度 /mm	宽度 /mm	厚度 /mm
颧大肌	70	8	2
提上唇肌	34	25	1.8
提口角肌	38	14	1.7

（Reproduced from Freilinger G, Gruber, Happak W, et al. Surgical anatomy of the mimic muscle system and the facial nerve: importance for reconstructive and aesthetic surgery. Plast Reconstr Surg. 1987; 80: 686.）

　　颧大肌起自颧骨体的下外部,眼轮匝肌和颧小肌覆盖其上部。其走向大致为自耳轮角至口角连线。颧大小肌、口轮匝肌、颊肌、提口角肌及降口角肌纤维在口角轴点交汇。颧大肌深部纤维自口角轴点成角向上与提口角肌融合,而下方肌纤维则与降口角肌交联。支配颧大肌的主要神经自肌肉的上 1/3 处深面穿入。

　　提唇上肌起自眶下孔上方的眶下缘。此肌部分向下插入鼻唇沟,外侧部分纤维向下进入口轮匝肌,最深部纤维参与形成口角轴点。支配提唇上肌的神经纤维于颧大肌下方走行,自肌肉深面穿入。

　　提口角肌是第三提唇肌。起自眶下孔下方的上颌骨,止于口角轴点。由于此肌位于最深层,支配肌肉的神经自其浅面穿入,该神经同时支配颊肌。

　　与颧小肌相伴的三块肌肉司提唇功能。颧肌以约 45°角上提口裂,提口角肌垂直偏内上提口裂,提唇上肌垂直偏外上提口裂并暴露上牙。

　　口轮匝肌是一块复杂的肌肉,其功能远不止口腔括约肌,能将嘴唇缩拢和起皱。口轮匝肌是唇部的主体,其浅面为皮肤,深面为黏膜。人中嵴由口轮匝肌形成,有部分提唇上肌纤维嵌入[11]。提唇上肌沿口轮匝肌浅面向下走行,进入人中嵴和唇红缘,内侧到达唇弓的唇峰。按解剖和功能来划分,口轮匝肌可分为深浅两部分。深层肌肉环绕口周,起收缩功能。浅层肌肉也起收缩功能,但其可独立收缩,表达表情[12]。

　　降下唇肌群由降下唇肌(又名下唇方肌)和降口角肌(又名口三角肌)组成(图 13.3)。颏肌不是降唇肌,间接起上提唇部作用[8]。降下唇肌起自下颌骨颏孔的下外侧,向内上走行,止于口轮匝肌的下缘和浅面,通过纤维隔与一侧

下唇中 1/3 的皮肤及唇红连接[9]。其作用是向下外牵拉下唇,外翻唇红,显露下牙。降口角肌比降下唇肌表浅,起自下颌骨外侧。其内侧纤维直接插入唇下颌沟区皮肤,剩余部分与口角轴点相连,起降口角作用[13]。

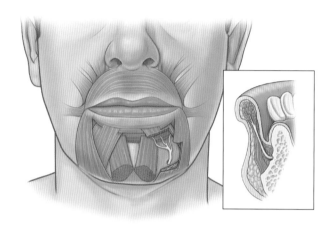

图 13.3　降口角肌位于口角处。肌肉收缩将口角向下牵拉表达悲伤的表情。降下唇肌在下唇中外侧进入口轮匝肌,向下牵拉下唇。其功能是开口微笑显露下牙。颏神经位于降下唇肌深面

诊断与患者表现

　　面瘫是一个复杂的临床问题,其导致的后果包括影响功能、自我形象、对社会和家庭的负面影响等(图 13.4),肌肉可能失去保护眼球,维持鼻腔气道、控制口腔及清楚发音等重要功能。面部肌肉在静息时起支撑面部作用,动态则包括:眨眼,缩唇,表达惊讶、欢乐、生气和悲伤等表情。

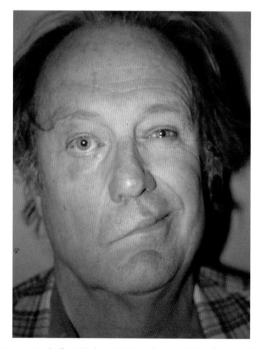

图 13.4　面瘫导致静态下健侧与患侧不对称,老年人更明显

眉下垂在老年患者中更常见。额肌的重力会导致眉向眶上缘下垂,进而出现双侧不对称和向上凝视障碍。对侧额肌的过度运动将导致两侧眉的高度差异进一步加大。在静息状态下,下垂的眉部给人一种不高兴和过分严肃的印象。在运动状态下,眉部及额部皱纹的不对称会更明显。

眼轮匝肌是保护眼睛的关键。其起闭眼作用,是抵御风吹和异物的一道生理屏障。重复眨眼可使泪液在角膜表面平铺,以防角膜干燥。引流泪液是眼轮匝肌的另一独立功能,其作用于泪囊起到泵吸作用,可有效吸除泪液。

睁眼时,上下睑间最宽点距离为 9~11mm。平视时,上睑覆盖角膜上缘 2~3mm,下睑缘位于角膜下缘水平。因此,正常情况下巩膜不会外露。

闭眼时,主要运动发生在上睑,下睑相对静止。但在斜视和微笑时,下睑向上移动约 2mm。下方眼轮匝肌的主要功能是维持睑缘与眼球接触,辅助泪液排泄。

面瘫患者常因角膜暴露及干燥受到眼部不适的困扰。干燥导致反射性流泪,麻痹的眼睑不能处理过多的眼泪,进而出现溢泪。因此,干眼患者多表现过度流泪。溢泪问题令人非常痛苦,面部向下(如阅读时)还会使其加重。

患侧眼睛的外观也令人困扰。其睑裂变宽,无法表达表情。当患者微笑时,麻痹的眼睑保持睁开而不是轻闭。随着病情发展,下眼睑将出现外翻,引起下泪点脱出。外翻进一步加重流泪,增加角膜过度暴露的风险。

面瘫患者的另一个主要问题是无法控制嘴唇,其语言、进食及饮水等功能受影响。例如,许多面瘫患者难以发 b 和 p 的读音。颊肌麻痹则使患者无法进食大团食物。由于食物容易卡在麻痹侧的颊沟里,许多患者只用健侧咀嚼。此类面瘫也严重影响正常面部表情,患者多主诉无法微笑。这已不是单纯美学的问题,因其直接影响交流而成为功能问题。口轮匝肌麻痹会导致流涎和难以控制口唇(如用杯子喝水)。

面瘫患者情绪的影响不能忽视。单侧面瘫患者在静息时面部明显不对称,试图微笑时加重。其结果是患者会尽量避免出席需要笑的场合(图 13.5)。他们常常表现出严肃和不高兴的特征化面容,其社会心理功能也随之受损。双侧面瘫患者则严重失能,其面部不能传递任何表情。

分类

根据临床实际对面瘫进行分类有助于制定治疗计划,有利于做出正确决定和实施现实的手术计划。面瘫有多种分类方式,既可按解剖分类,也可按先天或继发分类,还可进一步分单侧或双侧[14]。此外,还可按肌肉受损程度分为部分及完全麻痹。50% 以上面瘫患者为 Bell 麻痹,多能完全恢复。

先天性面瘫在出生时即出现,这是儿科最常见的面瘫类型。此型可表现为面神经麻痹或仅为肌肉受损,或者是某种综合征的一部分。

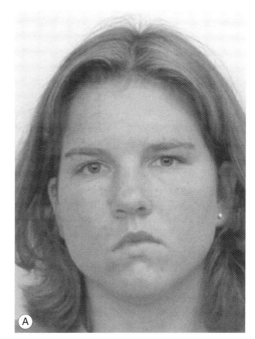

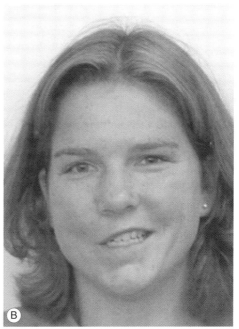

图 13.5 (A)静态下,年轻女性患者右侧部分面瘫不明显,嘴略向左偏,右眼睑裂略变宽。(B)微笑时,不对称更明显

据估计,面瘫在新生儿中的发病率为 2%[15]。大部分病例被认为是由于胎儿在子宫内受到来自骶突的压力。面神经表浅,容易受压。这将导致全面型或颊支型面瘫。下颌缘支型和综合征型面瘫有不同病因。按作者经验,单侧面瘫患者 2/3 为先天型,1/3 为继发型。继发型面瘫 50% 源自颅内肿瘤,一部分源自颅外创伤。大多数创伤为医源性损伤,最常见于囊性水瘤切除术。婴儿面神经很表浅,外力或手术意外容易致伤。相对而言,成年面瘫患者多为继发型,缘于颅内病损或炎症,如 Bell 麻痹。

先天面瘫可能是综合征。最常见的伴有单侧面瘫的综合征是半侧颜面发育不良,一侧面部的所有组织都受到不同程度的影响,包含面神经和肌肉。最常见的双侧先天面瘫是Mobius综合征,随重力和年龄影响,面瘫所致功能障碍日渐加重。

双侧面瘫可能源自双侧颅内肿瘤或双侧颅底创伤,但多见于先天性或Mobius综合征。与面神经相邻的其他脑神经也常受累,如脑神经Ⅵ、Ⅸ、Ⅹ和Ⅻ。1/3的Mobius综合征患者合并有躯干或肢体畸形,如马蹄内翻形、各种手畸形、Poland综合征等。受累脑神经多为双侧,程度重,但不是完全性损伤。下面部常有部分功能保留(如下颌缘支和颈支区)。Mobius综合征在新生儿中的发病率约为1/200 000。

继发型面瘫也可能是单侧或双侧,源自面神经在各个部位的局部受损。神经受损可能是颅内神经核或周围神经,颅外周围神经,或肌肉本身受损。颅内和颅外肿瘤、Bell麻痹和创伤是成年人的主要病因。尽管Bell麻痹大多能康复,但至少10%患者遗留一定程度面瘫。双侧继发型面瘫多发生于颅底骨折、颅内病变(常见于脑干)、颅内手术。

综上所述,面瘫可累及所有区域,可表现为完全瘫和不完全瘫,程度各异,轻重不一(表13.2)。

表 13.2 面瘫分类

颅外	面神经鞘瘤
创伤因素	鳞癌
面部撕裂伤	横纹肌肉瘤
钝器伤	蛛网膜囊肿
刺伤	转移瘤
下颌骨折	**感染因素**
医源性损伤	耳部带状疱疹
新生儿面瘫	急性中耳炎
肿瘤因素	恶性外耳炎
腮腺肿瘤	**特发性**
外耳道及中耳肿瘤	Bell麻痹
面神经鞘瘤	Melkersson-Rosenthal综合征
转移瘤	**先天性:骨硬化症**
面部肌肉系统先天性缺损	**颅内**
颞骨内	**医源性损伤**
创伤因素	**肿瘤——良性、恶性、原发性、转移性**
颞骨岩部骨折	
刺伤	**先天性**
医源性损伤	运动单元缺乏
肿瘤因素	**综合征**
血管瘤	半侧颜面发育不良(单侧)
胆脂瘤	Mobius综合征(双侧)

患者选择

面瘫的症状和体征在不同患者差异很大,治疗亦因人而异,对症施治。详细询问病史和体检能提示患者为完全性面瘫或部分面瘫,如为部分面瘫,需检查受累肌肉的麻痹程度。功能是否有恢复?病情在加重还是已稳定?病史应包括眼部症状,如干眼、溢泪、闭眼不全、户外眼部不适及眼液使用情况等。还应询问鼻腔气道、口腔控制、语言、社会心理功能水平及社交情况等。

患者的关切和期望点应予以重视。在许多患者看来,获得静态的面部对称比完成微笑更重要。与年轻患者不同,年长患者更担心眉下垂、眼睑外翻和颊下垂。

如神经损伤程度未知,可通过临床检查来评估。骨管内的神经损伤可能导致单侧味觉丧失、听觉过敏以及由于鼓索和支配镫骨肌的神经受损而致听力减弱。靠近膝状神经节的面神经受损还可导致鼻、口和泪腺的分泌功能减弱。

面部查体从眉开始。眉部静态和动态位置应作记录。眉下垂可能导致向上视野减小。

眼部需作全面评估。双眼视力应作记录。要测量患侧睑裂高度并与健侧比较。突眼的程度及出现Bell反射预示角膜暴露的风险。应测量下眼睑的位置。下眼睑的强度可通过牵拉实验来评估。其方法是将下睑向离开眼球方向牵拉然后释放。正常下睑会弹回眼球,而下睑强度差者则不能弹回。下泪点的位置应予评估。位置是否紧贴眼球、还是滑开或者完全暴露?另外,还应检查患者角膜有无刺激征或溃疡。

下一步应进行鼻腔气道检查。吸气费力提示鼻孔塌陷,因鼻孔开大肌张力丧失和颊下垂所致。鼻腔内检查也需要做。

口腔及周围结构检查,需记录人中嵴偏斜量、鼻唇沟存在或消失、口裂下降及偏离的量、上唇下垂的程度及唇红是否内翻等。动态检查则需记录双侧口裂的活动度、患者微笑时上切牙暴露的量。应评估语言能力。口腔内检查主要关注牙齿卫生和寻找颊部咬痕。

联带运动是指正常时不会一起收缩的两块或更多肌肉出现了同时收缩运动,应予记录[16]。联带运动据推测是由于神经轴向错误的方向再生所致。最常见的联带运动形式是微笑时闭眼[17]、张口时皱眉[18]、闭眼时口部表情怪异。

应作其他脑神经的评估,尤其是三叉神经。其他脑神经受累会加重面瘫程度。尽可能评估这些神经的运动神经功能。

治疗:非手术与手术方式

计划、重点及预期

如前文所强调,面瘫治疗必须个性化。总体而言,治疗目标是保护眼睛、提供静态对称和产生运动。基本目标是恢复本能、独立和同步的面部表情。眼部治疗目标是保持视力、提供保护、维持眼睑功能、改善外观和使眼睛能表达感情。口部治疗目标是纠正不对称、维持口腔控制性、改善语言及提供适合于社交场合的平衡且对称的微笑。很显然,要达到上述所有目标非常困难,也不可能完全达到。

医生必须告诉患者治疗所能达到的真实效果。恢复面部所有肌肉的精细运动是不可能的。充分的知情同意能使患者容易对治疗结果感到满意。

非手术处理

面瘫患者的非手术处理应优先应用于眼部,并且直接关乎眼部舒适程度。非手术处理可在计划手术期间保护眼睛及配合手术治疗,有时甚至不需手术。眼部非手术处理包含保护眼睛和保持眼表润滑两方面(表13.3)。

表 13.3　保护眼的非手术处理

眼球覆盖保护,尤其在睡觉时
柔软接触镜
湿盒子,能扣在眶周皮肤上
能提供侧方保护的变形眼镜
闭眼功能差者做用力眨眼训练
眼罩
临时睑缘缝合术

市场上出售的多种眼液可保持眼球润滑。这些眼液包含羟丙基甲基纤维素或聚乙烯醇及其他如防腐剂类添加剂。眼液被角膜吸收,对其起到润滑作用。各种眼液的持续时间各异,大多数在眼球表面能停留45~120分钟[19]。因此,为达到最佳效果,每天需要经常滴眼。眼膏含有凡士林、矿质水或乙醇脂,其作用时间更持久,可在夜间睡眠时起到封闭眼睑的保护作用。溢泪患者实际上患干眼症,可用人工泪液治疗。角膜溃疡需尽快找眼科医生处理。

不完全面瘫或面神经损伤后肌肉功能正在恢复的患者,如能由有经验的治疗师持续监测治疗,其功能会不断改善。这些方法包括生物反馈、肌电图记录、镜前训练微小、缓慢及对称的动作[20]。患者通常能再次学会一些面部动作或加强一些已减弱的动作。

手术处理(视频 13.1、视频 13.2)

决定手术起初总是令人害怕。可选择的方案很多,但要选择最佳方案往往很困难。要仔细倾听患者,找出困难所在,分别治疗面部各区。患者年龄、病程、面部肌肉和软组织状况及潜在供区的神经肌肉状况等都影响治疗方法选择。必须仔细考虑患者的需求,患者的需求要与医生的能力相匹配(表13.4)。

表 13.4　面部各区的常用手术方法

眉(眉下垂)
直接提眉(直接切除)
冠状切口眉提升结合静态悬吊
内镜辅助提眉
上眼睑(眼睑闭合不全)
上睑放金片
颞肌转移
弹簧
睑缘缝合
下眼睑(外翻)
肌腱悬吊
外眦成形术
水平眼睑缩短
颞肌转移
软骨移植
鼻腔气道
静态悬吊
鼻翼基底上提
中隔成形术
口裂和上唇
直接神经转移或通过神经移植重新支配近期麻痹的肌肉
带血管神经蒂的肌肉移植,使用同侧面神经、跨-面神经移植或其他脑神经作为动力
颞肌转移结合/不结合咬肌转移
静态悬吊
软组织平衡法(除皱术、黏膜切除或推进)
下唇
降下唇肌切除(健侧)
肌肉转移(二腹肌肉、颈阔肌)
楔形切除

眉部

眉部提升至少有3种方法:直接切除眉上组织(直接提眉)、冠状切口开放眉提升、内镜辅助提眉。单侧额肌麻痹可导致双侧眉高度差异达12mm,这种差异可通过直接提眉矫正。直接提眉是指切除眉上缘与眉平行的一块皮肤和额肌。如正好沿第一排毛囊做切口,术后瘢痕将非常隐蔽。通过额肌切除缩短的提升能产生可靠的松弛状态下的矫正效果,但有时需要过度矫正。在面部作表情时健侧额肌很活跃者患侧做过度矫正效果更好。注意识别和保护位于额肌深面的眶上神经分支(图13.6)。

经冠状切口做眉提升时,可用筋膜将眉悬吊于颞肌筋膜或额骨上。这种手术较直接眉提升风险大,效果不确定,但瘢痕更隐蔽。

作者对内镜辅助提眉治疗面瘫经验不多。内镜辅助提眉提升效果有限,很可能随时间推移逐渐失效。因此,其远期效果还不确定,尤其在患侧需做大幅度提升时。

通过处理健侧面神经额支或切除部分额肌条减弱额肌的方法有时用于解决额纹不对称。

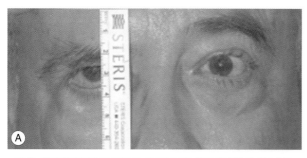

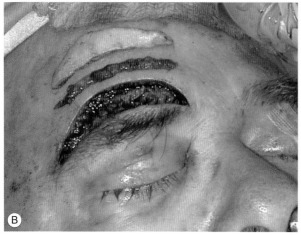

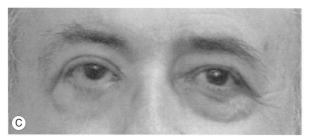

图 13.6 （A）与左侧（健侧）眉部比较，评估麻痹侧眉下垂的量。（B）切除一条皮肤和额肌矫正眉下垂。（C）术后外观

上睑

有几种处理眼睑闭合不全的方法，这些方法主要集中在对抗提上睑肌。由于方法简便且可逆，上睑放金片是最常用的方法。患者睁眼时金片是否显得突出取决于眼睛的形态。如果睁眼时睫毛上方眼睑皮肤暴露宽度超过 5mm，金片容易被人注意到。如果此宽度低于 5mm，金片上移时容易被上睑皮肤皱褶盖住（图 13.7）。

由于惰性很好，24k 金比较常用。其免疫排斥反应很少见，如果发生时，可用铂金片替代。金片假体重量一般为 0.8~1.8g。0.8~1.2g 的力量便可使眼睑闭合，患者眼睛会觉得很舒适，不会有沉重的感觉[21]。可在患者清醒时将金片贴放在睑板区皮肤上测试所需假体的重量。此重力需能将上睑下降至距下睑 2~4mm 距离，且上睑能完全覆盖角膜。只要患者存在 Bell 反射，让眼睑完全闭合是不必要的。假体需缝合固定在睑板上半部。注意不要损伤 Müller 肌止点（图 13.8）。假体应放在睁眼时上睑皱褶的下方。金片重力所产生的闭合是缓慢的，要指导患者有意识地放松提上睑肌

1~2 秒，以使上睑下降（图 13.9）。并发症包括假体脱出、包膜过厚致局部肿块出现、眼球刺激征。一旦出现，可将假体取出、替换或者再固定。

作者实施过 27 例上眼睑金片移植。并发症情况为：2% 取出假体，8% 需调整假体重量。52% 效果满意。本组病例中，64% 需行下睑静态悬吊术。其结果是，金片移植与下睑静态悬吊同时进行，95% 能明显改善症状。

Morel-Fatio 描述了另一种闭合眼睑的方法，该装置是由一个金属环和两个臂组成的弹簧，一支臂缝在上睑缘，另一支臂固定在眶外缘的内侧面[22]。睁眼时，双臂靠拢，眼睑放松时，金属环的记忆另双臂分开，引起眼睑闭合（图 13.10）。

上述方法的优点是不依靠重力。然而，其问题也很多，如弹簧错位、断裂或力量减弱、力量过大可能出现假性上睑下垂、皮肤腐蚀等。此法比放金片复杂，其结果取决于术者的技术水平。

还有一些可短期使用的装置，包括可插入上下睑的磁化棒和缝在内外眦韧带上的硅胶带。

颞肌移植的优点是使用自体组织，不需异体材料。Gillies 最早描述此法[23]，有几位学者后来对其作了改进[24]。颞肌瓣以下方为蒂，宽约 1.5cm，带颞筋膜一起翻转。供应颞肌的血管和运动神经均在肌肉下方深面进入，故以下方为蒂能保留肌肉功能。将颞筋膜从肌肉表面分离，然后在肌肉远端做肌肉筋膜缝合（图 13.11）。颞肌瓣穿过皮下至外眦，颞筋膜再穿皮下隧道经上下睑缘与内眦韧带缝合（图 13.12）。肌肉收缩时将筋膜条拉紧，造成眼睑闭合。这种技术的优点是产生上下睑闭合和下睑的静态悬吊。用 2mm 的肌腱条更好，筋膜容易拉伸，后期眼睑的运动会减弱。颞肌筋膜瓣法的缺点包括：肌肉收缩时，睑裂的形态将

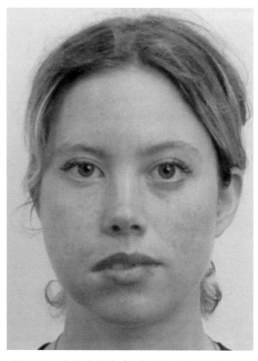

图 13.7 年轻女性患者，右侧面瘫，眼轮匝肌完全麻痹，眼睑置入金片后形态良好

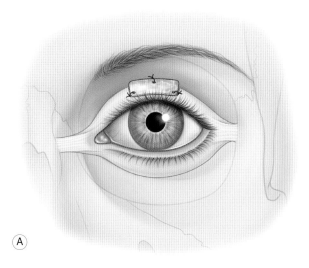

(A)

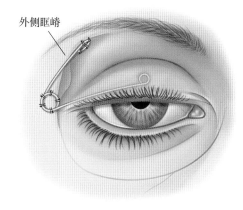

图 13.10 右上睑弹簧装置

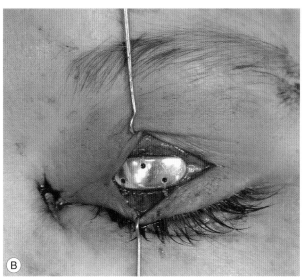

(B)

图 13.8 （A）金片直接放在角膜上方睑板上半部。（B）缝合固定金片,线结埋在皮肤深面

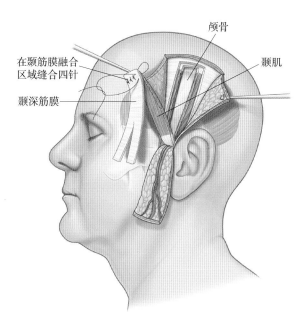

图 13.11 掀起颞肌向眼部转移

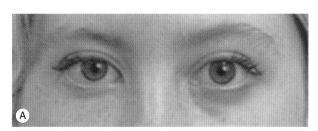

(A)

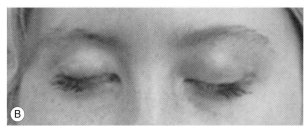

(B)

图 13.9 （A）图 13.7 患者右上睑金片置入术后外观。（B）闭眼时外观

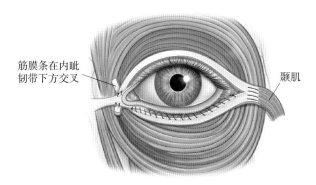

图 13.12 颞肌及筋膜向上下眼睑转移

由椭圆形变成一道缝；外眦部皮肤会起皱；眶外缘将出现明显的肌肉隆起。咀嚼时眼睑的运动也会令人不快。但此法能提供一种极好的静态支撑,能控制眼睑闭合,还能通过控制泪流起到润滑眼球保护角膜的作用。带血管神经的肌肉移植重建眼轮匝肌功能是一种较新的方法。带颞浅动静脉和面神经的颈阔肌移植只在简单方法失败时考虑使用,此法手术时间长,操作复杂。颈阔肌会增加眼睑的厚度,造成外观不佳。

过去，外侧睑缘缝合法是治疗眼睑麻痹的主要方法。McLaughlin 外侧睑缘缝合法[25]能产生可接受的外观，然而水平睑裂减小会减少眼部魅力和妨碍外侧视野。此法需切除外侧睑缘部分皮肤、睫毛、下眼睑的部分眼轮匝肌及对应上睑部的睑板和结膜。上下睑创面对拢缝合，保留上睑睫毛。外侧睑缘缝合法目前主要适用于角膜感觉缺失、角膜暴露或者其他手术方式失败的病例。

下睑

眼轮匝肌从其附着点至内外眦韧带将眼睑向眼球牵拉，肌肉收缩时可将睑缘上抬 2~3mm。下睑缘一般紧贴着结膜下缘。眼轮匝肌麻痹后，肌肉张力消失。重力导致下睑下垂，巩膜外露。下睑缘和下泪点脱开眼球，出现睑外翻（图 13.13）。因此，治疗重点是将下睑缘拉紧和令下泪点贴回眼球。

睑缘明显外翻及巩膜外露 2~3mm 常伴有干眼症和畸形。这种情况需要支撑整个睑缘，最好通过睑缘灰线下方 1.5~2mm 悬吊下睑于内外眦部（图 13.14）[26]。肌腱强度较筋膜更持久。取 1.5mm 宽的肌腱条（取自掌长肌或跖肌）缝在眶外缘颞额缝上方，经皮下隧道自睑板前方穿过。腱条放置的位置很重要，太低会加重外翻。对于老年且皮肤松弛的患者而言，腱条位置太浅或太高会导致睑内翻。腱条环绕内眦韧带前肢后，与之缝合。腱条穿过皮下隧道可用克氏针辅助完成。此法可很好支撑下睑，不会出现眼睑畸形，自然不易被察觉，效果持续时间长。如腱条太松，可自眶外缘将其收紧。

侧位检查眼睛和眼睑可判断其矢状位情况[7]。眼球位于睑缘前方，睑缘位于对照突度之前为阴性矢量。眼球向前下垂时，下睑腱条移植可矫正外翻，但不能减轻巩膜外露。眼球位于睑缘后方为阳性矢量，睑缘位于对照突度之后，腱条悬吊有效。腱条在眶外缘固定需在眶骨上钻孔，腱条从孔中穿过绕回后与自身缝合。需在眶外缘后 2~3mm 处固定，因为如将腱条直接固定在额骨骨膜上会将眼睑外侧抬离眼球。

作者采用下睑悬吊结合上睑金片移植治疗了 25 例患者，95% 症状得到改善（图 13.13B）。2 例下睑悬吊患者出现并发症，需将腱条收紧。1 例患者因悬吊加重睑外翻需作修复，1 例患者因出现睑内翻需要拔除部分睫毛。下睑腱条

悬吊术后 1 周以上如位置不满意可以调整。

下睑松弛及轻度巩膜暴露等眼睑轻度异常可采用外眦成形治疗。Jelks 等[27]描述了几种外眦成形的方法，如睑板带法、真皮条法及下支持带外眦成形法等。需将外眦韧带重新固定到 Whitnall 结节位置，即瞳孔中线水平上方眶外缘后方 2~3mm 处。

下睑冗余及拉长的组织可采用水平方向眼睑缩短法处理。Kuhnt-Szymanowski 法是在下睑外侧做一底在睑缘的三角形切除。其改良方案是不仅切除睑板和结膜，而且将外眦重新悬吊。缺点是可能导致泪阜变形和暴露，效果无法持久。

也有人使用软骨移植支撑睑板。将软骨植入睑板中部并与之缝合，可减轻下睑下移的趋势。但实际结果往往并不理想，软骨倾向于向水平方向旋转，而不是作垂直方向转动，将在下睑形成明显的膨出，对下睑的支持作用减小。

单纯下睑内侧外翻（泪点外翻）可通过睑板结膜椭圆形切除的方法矫正。下睑内侧的垂直向缩短有助于泪点向眼球侧复位。内眦成形亦可支持泪点。

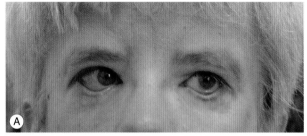

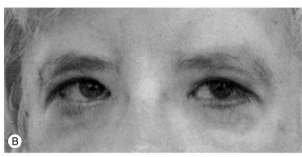

图 13.13 （A）52 岁女性 Mobius 综合征患者，双侧下眼睑明显外翻。（B）下眼睑肌腱悬吊术后外观

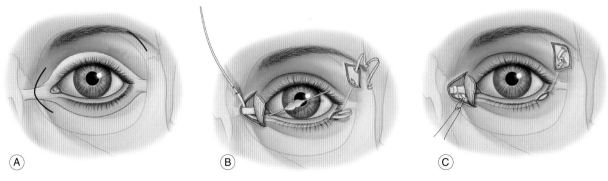

图 13.14 （A）静态悬吊切口。（B）内侧固定于内眦韧带，外侧固定于眶外缘骨膜上。（C）固定完成后

鼻腔气道

　　鼻肌及提鼻翼肌麻痹伴麻痹侧颊部下垂和向内侧倾斜导致患侧鼻孔失去支持、鼻翼塌陷和气流减少。先天性面瘫患者发生鼻中隔偏曲将进一步加重呼吸困难。症状明显的患者在矫正气道塌陷时，最好同时用肌腱向上外提起鼻翼基底及上提上唇和颊部。中隔成形术亦有助于改善气道。

上唇与颊部：重建微笑

　　大多数面瘫患者的治疗目的为矫正面部静态不对称或重建微笑。口腔肌肉系统麻痹会带来严重功能问题，如流涎及说话困难。唇颊部松弛会导致咀嚼困难和容易误咬颊部，颊部麻痹还易导致颊沟滞留食物。然而，手术治疗的重点还是重建微笑。

　　外科医生和患者术前必须有清晰的目标。部分患者只是要求静态情况下的对阵性，并不考虑动态效果。对于这类患者，静态悬吊和软组织复位可取得满意的疗效。然而大部分患者还是期望面部动态功能恢复。

神经转移：原则及当前应用

　　动态重建在于尝试恢复静态和微笑时的对称。形成微笑的3个要素为神经传入、受神经支配的功能肌肉、适当的肌肉位置。任何面瘫患者的治疗均需考虑此三要素。

　　面瘫的治疗模式可根据两个基本标准分类。其一是重建基于面神经还是其他脑神经[28]，其二是功能肌肉单元是选取面部肌肉还是转移肌瓣[29]。选用同侧还是对侧面神经取决于是否有还具功能且可供使用的分支或残干。是否有必要做肌肉转移或移植取决于麻痹时间的长短。如麻痹期在12个月内，一般认为肌肉可恢复动力。如起病超过24个月，肌肉将发生不可逆的萎缩，需做肌肉替代。面部肌肉的功效可采用静态悬吊或动态重建的方法替代。最近有学者描述了局部肌肉转移结合静态悬吊的方法[30]。

　　面神经损伤早期作神经修复是可能的[31]。面神经近心残端与远心颧颊残端间的缺损可用腓肠神经端端吻合移植修复。

　　同侧面神经近心残端无法使用（脑肿瘤、头颅外伤及骨折、Bell麻痹、手术）且面部肌肉尚有活力时，可将舌下神经或三叉神经咬肌支与面神经远心端连接。这种方法可能使瘫痪的面部产生不自然的运动，其结果是静息状态下面部肌肉形态

及对称性良好，但其运动既难看又不自然。这种状况出现在患者做舌部运动（舌下神经转移）或咀嚼（咬肌神经转移）时。

　　短期发生的面瘫且只有对侧面神经有功能时，可采用腓肠神经跨面部将健侧面神经分支与患侧肌肉连接。健侧面神经轴突通过移植神经的髓鞘再生及支配肌肉需4~8个月时间。面神经再生过程中，患侧肌肉可能发生萎缩。Terzis[32,33]提出可用同侧神经（舌下或咬肌神经）转移充当临时支配或"保姆"角色，肌肉的形态及功能可同时得到保留（图13.15）。手术第一步是将健侧面神经上下干借移植神经经上唇皮下隧道跨越至患侧。暂时将其储存在麻痹侧颞前区，用3/0蓝色尼龙线缝合标记。同时，将患侧咬肌神经或部分舌下神经与面神经残端用游离神经条连接。2~3个月内，麻痹的肌肉将恢复形态和功能。一期手术后6~9个月[34]，面瘫侧将接受第二次手术。找出跨面转移的神经，分成束，与早期已作咬肌-面神经吻合的面神经远端对接。3~6个月内，健侧面神经的冲动将能传导至患侧，其动作受意识支配（图13.16）。如咬肌神经仍起作用，可将其切断。

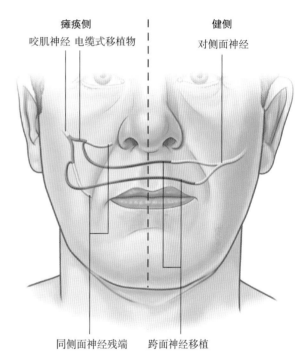

图 13.15　"保姆"法图示

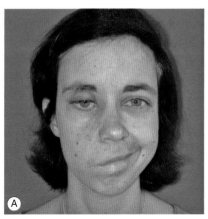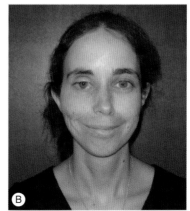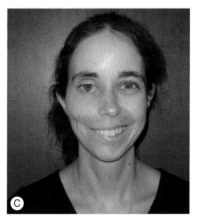

图 13.16　（A）"保姆"法术前照。（B）"保姆"法术后闭口微笑。（C）"保姆"法术后张口微笑

Marcus 提出的一种改进方法是利用咬肌的运动神经来保持下面部和眶周区域的功能[35]。为了避免神经转移引起的团块运动问题，Klebuc 建议咬肌的运动神经通过直接端 - 端吻合转移到面神经的颊支[36]。

上面部功能（例如眼轮匝肌功能）可以通过静态方法或者肌肉转移获得重建。上面部功能也可通过跨面神经移植获得自发或同步功能。通过这项技术，取腓肠神经在健侧与面神经上分支相连，通过眉部小切口辅助，穿过上面部皮下与患侧面神经上分支端端连接。上述方法可与下面部咬肌 - 下面部神经移植同时进行（图 13.17）。

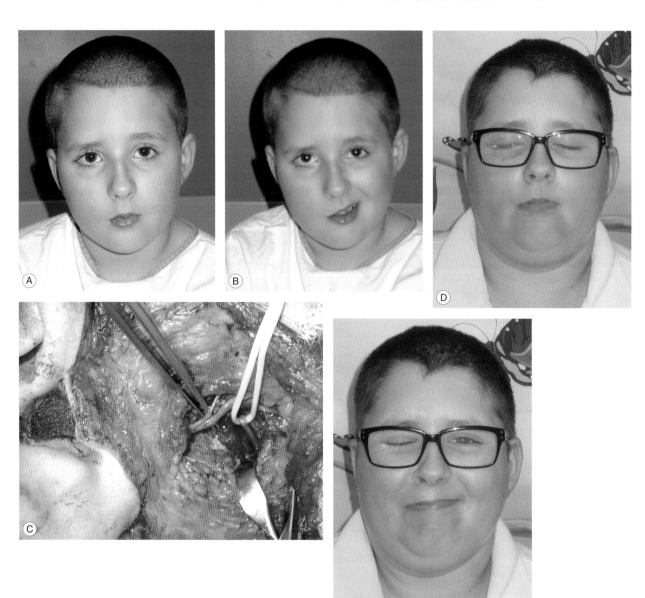

图 13.17 （A）术前面部静态外观：完全性右侧面瘫。（B）术前尝试微笑时外观。（C）术中 - 咬肌运动神经与面神经颊支（镊子下方）吻合。（D）术后 2 年面部静态外观。（E）术后 2 年微笑和鼻唇沟自然表现

带血管神经蒂的肌肉移植

由于面部肌肉相互作用复杂且涉及大量肌肉，恢复面部全部运动的对称性是不可能的。面部有 18 种特定的表情肌，其中提上唇的有 5 种，降下唇的有 2 种。转移的肌肉只能产生一种功能，只能朝一个方向运动。

如面神经能再支配移植的肌肉，微笑将能自然发生。当使用其他脑神经（Ⅴ、Ⅺ和Ⅻ）时，咬紧牙关或其他运动可产生微笑，至少开始如此。随时间推移，微笑将越发容易而且更自然。

患者对肌肉移植和神经再支配的承受力需仔细评估。包括对手术、麻醉及术后并发症等多方面的评估。还应告知患者恢复运动所需的时间，一般要 18 个月左右。学界一般认为，老年患者不是经常能恢复神经再支配。界定"老年患者"很困难，因为肌肉恢复神经支配能发生于任何年龄。作者一般不愿意给 65 岁以上患者做功能性肌肉移植手术。

微笑分析

术前计划是关键。人们发现,在患侧重建后,健侧在微笑时肌肉的运动很夸张。因此,仔细分析健侧的微笑运动对建立对称的微笑具有指导意义。Paletz 等[37]描述了各种不同的微笑。评估口裂和上唇的运动方向很重要。垂直方向如何运动? 微笑的力量如何? 口周的力量最集中于何处? 微笑时鼻唇沟的位置在何处? 是否存在颏唇沟? 判定这些特征后,评估肌肉的大小、起点、张力、运动方向及位置等均可按计划进行(图 13.18)。

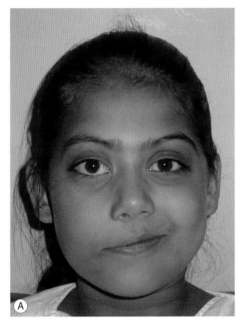

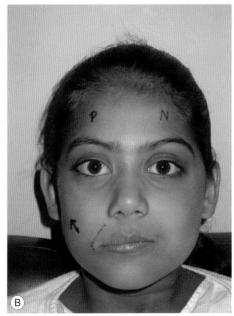

图 13.18　(A)患者微笑。注意口裂和正常(左)侧上唇中部的运动方向、鼻唇沟的位置及上下唇形态。(B)按左侧(N)对称点标记出右侧(P)鼻唇沟的位置及运动方向。颊部两点连线显示理想的肌肉运动方向

技术选择

游离肌肉移植一期重建微笑最有吸引力。然而,由于受许多因素影响,此法往往并不能收到最好效果(见表 13.4)。如果同侧面神经干还可使用时,其可作为肌瓣移植神经再生的起源。提上唇肌的确切神经分支很难寻找。如接错神经,患者将在面部做其他表情时(如闭眼或噘嘴时)而非在微笑时发生肌肉收缩。

一期由对侧面神经再支配的肌肉移植已有报道。这种方法需要用神经很长的肌肉,如背阔肌或腹直肌[38],也有使用股薄肌的报道[39]。神经经唇部皮下隧道穿行至患侧,与面神经残端吻合。此法的优点是只需一次手术,只有一处神经轴突再生。肌肉在待神经再生期间并未出现明显的去神经萎缩。尽管肌肉能在面部运动时行使功能,其可能在微笑时并未发生收缩。这是由于所使用的面神经靠近嘴唇,健侧切口选在鼻唇沟区。这种方法不是按面神经分布的全貌去重建,一些重要的分支可能没有涉及。这种方法也无法评估哪些分支还保持连接。

当同侧及对侧面神经均不能作为供区时(如 Mobius 综合征或其他双侧面瘫),需要用其他脑神经支配移植的肌肉。作者倾向于用支配咬肌的神经[39]。Zuker 等[39]报道,在儿童患者采用此方法可产生对称的微笑,肌肉活动度非常好。这些患者可能从来没有完成过无意识的运动或真正自发的微笑。然而,许多儿童及 50% 成年患者似乎能发生脑皮质层的再通,不需咬牙及有意识地努力即可做出微笑。

在处理较年轻的单侧面瘫患者时,作者采用二期重建的方法,即一期进行面神经定位及跨 - 面神经移植,二期进行带血管神经的肌肉移植。

作者常用的方法: 二期显微血管神经移植

跨 - 面神经移植

一期包括解剖健侧面神经,采用耳前向下颌下延伸的切口(图 13.19)。面神经颧颊支位于腮腺中间,需仔细加以鉴别并逐一用微电极探头刺激,电极连接于一个电压及频率可调的刺激仪上(图 13.20)。鉴别运动神经的刺激仪不能产生可靠、强烈且可控的肌肉收缩,不能摸到或看到哪块肌肉受到刺激。面神经定位可清楚鉴别支配口轮匝肌、眼轮匝肌及引起唇收缩的神经支。通过刺激方法,可选出只产生微笑而无其他运动的面神经分支(图 13.21)。有时很难找到不连带眼轮匝肌运动的微笑支。不包含眼轮匝肌运动的神经分支一般有 2~4 支。支配颧肌及提上唇肌的分支也是 2~4 支。这就能保证在取1~2 支神经与移植的神经连接时,面部肌肉的正常功能不受影响(图 13.22)。

常取腓肠神经供神经移植,可用神经剥取器获取神经(图 13.23)。剥取器似乎不会影响移植神经的功能[40]。

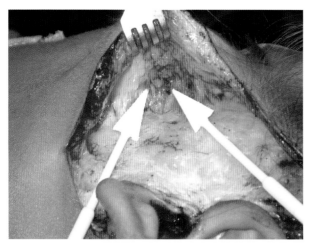

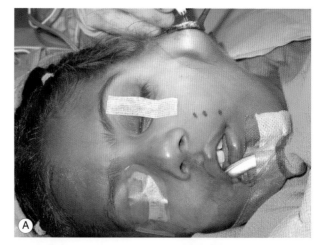

图 13.19　耳前切口行跨面神经移植。左耳前面即可看见腮腺，支配口和眼部肌肉的面神经分支在背景材料的浅面可见

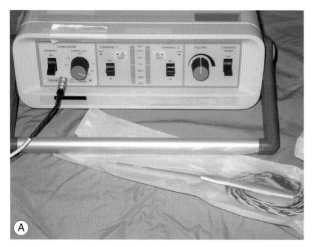

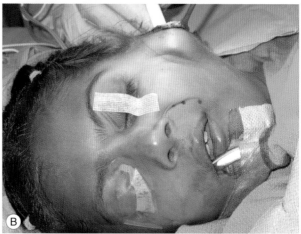

图 13.21　（A）左侧面瘫患者在全麻状态下。准备右侧面神经功能神经定位的面神经分支。（B）刺激面神经支配颧大肌的分支，这是一个理想的跨面神经移植接入点

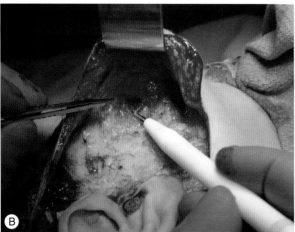

图 13.20　（A）一个轻便的电压可调及频率可控电刺激仪放在一个靠近术区的无菌塑料袋内，医生可按需调节电压。（B）双极探头之间可产生电流，能定位一小片受刺激区域

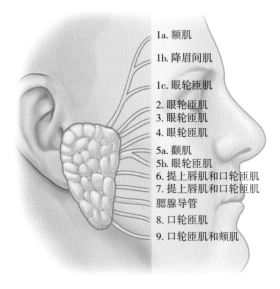

1a. 额肌
1b. 降眉间肌
1c. 眼轮匝肌
2. 眼轮匝肌
3. 眼轮匝肌
4. 眼轮匝肌
5a. 颧肌
5b. 眼轮匝肌
6. 提上唇肌和口轮匝肌
7. 提上唇肌和口轮匝肌
腮腺导管
8. 口轮匝肌
9. 口轮匝肌和颊肌

图 13.22　支配眼和口部面神经分支功能图。通过刺激每个分支产生相应肌肉收缩来确定

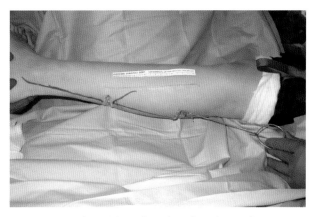

图 13.23 用神经剥离器获取腓肠神经节段。在小腿后方做切口，找到腓肠神经，解剖至腘窝，切断。将神经放进剥离器，剥离器推进至小腿中部。做第二个切口，找出神经，切断，抽出神经

供区面神经的近端与移植神经的远端吻合，轴突再生的方向将是由远及近。目前常用 10cm 长的短神经条供移植，神经的游离端存储于上颊沟中。此法将产生再生功能良好的移植。短跨 - 面神经移植可使一期与二期之间的等待期由 12 个月缩短至 6 个月。短跨 - 面神经移植产生的肌肉收缩比传统长神经移植更强（表 13.5）。

表 13.5 带血管神经蒂肌肉移植方法

一期	肌瓣由同侧面神经支配（如可能）
	带长神经蒂的肌瓣由对侧面神经支配
	肌瓣由咬肌神经、舌下神经或副神经支配
二期	肌瓣转移及跨面神经移植

一位作者曾使用腓肠神经近心端作为短跨 - 面神经移植供体。腓肠神经自腘窝至小腿中部节段很细，少有分支，非常匹配面神经分支及股薄肌运动支。

股薄肌移植（视频 13.4）

许多肌肉适合作下面部重建的功能性肌肉移植（表 13.6）。这些肌肉需做血管吻合移植，且需带有可与面部神经吻合的运动神经支。起初，医生们努力寻找与面部尺寸非常匹配的肌肉，但更实际的方法是在移植时将肌肉修整至适当的大小[41]。这种观念使医生们能使用许多不同的肌肉，并可按面部功能要求将肌肉做修整。例如，只有部分面瘫的轻微异常面部只需要一小块肌肉移植。健侧口唇运动强烈的大脸面及完全性面瘫需要大块肌肉移植。

股薄肌适用于面瘫重建。其神经血管蒂可靠，且相对容易制备，可根据神经血管蒂将肌肉节段修剪成需要的大小。医生将能按照患者面部所需修整肌肉。腿部功能不会受到影响。由于切口在大腿内侧，术后瘢痕相对隐蔽，但瘢痕经常会延长。大腿距离面部较远，两处手术可同时进行。股薄肌是移植常用肌肉，因学界对其解剖结构较为了解，取瓣方法已有详细描述（图 13.24~图 13.27）[42]。

肌肉一般需作纵向劈开，多取用肌肉前部。一般取用肌肉横切面 30%~70%，具体取决于肌肉大小及面部所需的量。肌肉通常可作纵向劈开，不会产生问题，但有时血管蒂在深面进入肌肉中部。此时需去掉肌肉部分前部和后部，以达到合适宽度。面部受区测量完成后，切取较受区略大一点的肌瓣。肌肉末段插入面部与受区做褥式缝合，插入唇部点需严密缝合。

表 13.6 可用作带血管神经蒂移植的肌肉

股薄肌
胸小肌
腹直肌
背阔肌
桡侧腕短伸肌
前锯肌
股直肌
拇展肌

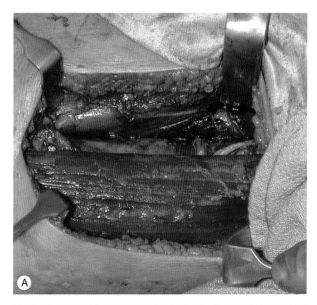

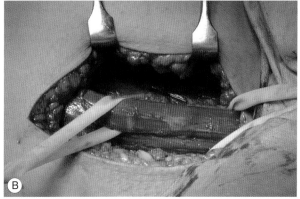

图 13.24 （A）准备右腿股薄肌。运动神经在右上方邻近血管蒂处。（B）纵向劈开股薄肌前半部

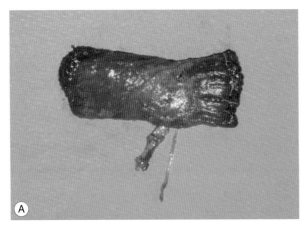

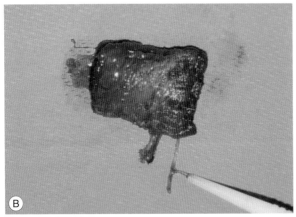

图 13.25（A）取下股薄肌段，运动神经位于左下方，血管蒂的下方。右侧为肌肉远端，已做多个褥式缝合。（B）刺激运动神经时肌肉明显缩短

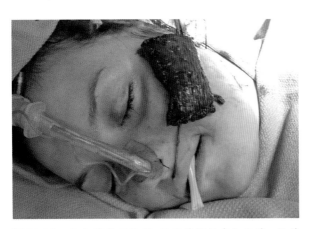

图 13.26　肌肉移放至面部，运动神经放在拟行跨-面神经移植的上颊沟处

　　将肌肉与口唇结合是治疗的关键步骤（见图13.27）。一般将肌肉沿上唇移植于瘫痪的口轮匝肌之上、口裂之后（图13.28A，B）。术前通过分析微笑确定插入点。术前微笑分析也是确定肌肉起点的关键，可将其附着于颧骨体、颧弓、颞筋膜或耳前筋膜。术中观察牵拉口轮匝肌时口唇的运动以验证缝合位置。确定张力大小很困难，因为肌肉内部机械张力、肌腹收缩幅度、重力、面部肌张力等因素都将影响最终位置（图13.28C）。

　　血管蒂一般与面动静脉吻合，但面静脉有时缺如，常常可用一条粗大的面横静脉代替，有时也可用颞浅静脉。股薄肌中心放在口唇部，运动神经经隧道进入上唇。打开上颊沟切口，找出跨面移植神经末端，与股薄肌的运动神经连接。

　　术后6个月以上才会发生运动，达到最大运动幅度一般需18个月。在此期间，可评估肌肉的静息张力和微笑动作。有时需做第三次手术调整肌肉状态（太紧或太松），同时可做其他一些修整，如将肌肉削薄或调整插入点。

　　按照此法，患侧一般可达到健侧运动幅度的50%。患者可获得满意的静息形态和同步的微笑。

缺乏面神经传入时的肌肉移植

　　缺乏面神经传入时肌肉移植的方法可应用于双侧面瘫及Mobius综合征。需要用有效的运动神经支配肌肉。过去曾有过使用副神经和迷走神经的报道，如今者更倾向于使用支配咬肌的运动神经。其为三叉神经的分支，双侧面瘫及Mobius综合征患者的该神经总是正常。此神经沿咬肌后上缘斜向前下走行，并总是位于咬肌表面下，在颧弓下2cm进入肌腹。神经在肌肉表面穿过时，发出许多分支。

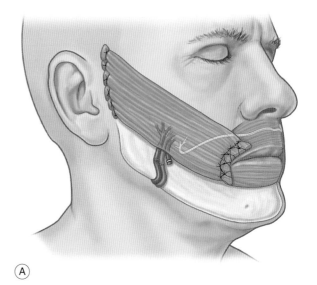

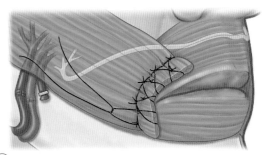

图 13.27（A）肌肉移至面部，血管蒂与面动静脉吻合。神经作跨-面神经吻合。肌肉与口及耳前和颞浅筋膜缝合固定。（B）腓肠肌肉插入麻痹的口轮匝肌，做八字缝合，末端再做褥式缝合。这样固定很牢靠，可防止裂开

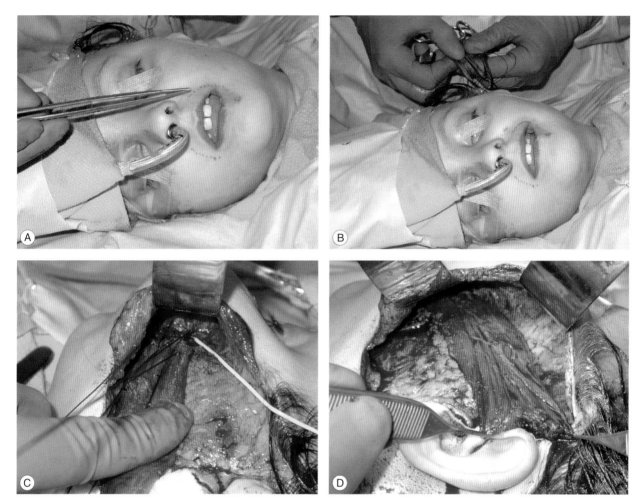

图13.28 （A）在口裂和上唇作定位缝合，图片上方可看见缝线。牵拉口裂可达到与健侧（右侧）平衡。（B）牵拉口裂和上唇的定位线，可看见虚拟的微笑。手术的目标是尽可能使垂直方向的运动接近正常并形成鼻唇沟。（C）肌肉插入口裂和上唇。定位缝线放在褥式缝合线后，以将肌肉准确定位，避免术后移位。（D）肌肉固定于口裂和上唇，血管神经已接入。肌肉另一端与耳前及颞浅筋膜固定，保持适当张力。肌肉拉伸长度要适度，以有效移动口裂为度。冲洗伤口，放置引流

移植肌肉起点与接入点的再血管化过程是一致的。支配移植肌肉（股薄肌节段）的运动神经与咬肌的运动神经连接，二者的大小非常相似，神经再生效果良好。Bae等展示了一例Mobius综合征患者，采用咬肌的运动神经支配移植的股薄肌，口裂运动幅度与正常人的差异在2mm之内。正常人口裂运动幅度一般为15mm。32例患者采用股薄肌移植及咬肌运动神经支配后，双侧口裂运动幅度分别为13.8mm和14.6mm，而另一组采用跨面神经移植者的运动幅度只有7.9mm。当然，跨面神经移植的优点是能产生同步运动，而咬肌神经则只能靠意识控制。就跨面神经移植的肌肉而言，能产生同步表情是因为肌肉受健侧面神经控制。然而在使用咬肌运动神经时，微笑运动要靠意识努力。有一些患者经过训练及生物反馈，在不做下颌运动及靠意识努力时亦可产生面部表情。这是一个有待进一步研究的领域，但作者认为在肌肉开始收缩后做康复训练有重要意义。

Mobius综合征患者非常适合这种手术，因为他们一般只有有限的或者根本没有面神经运动，而其三叉神经及咬肌是正常的。作者倾向于间隔至少2个月来完成两侧手术，这样肌肉运动及活力恢复非常令人满意。用咬肌的运动神经支配移植的股薄肌是目前常用的修复方法。此法还可有效提高下唇功能、改善流口水及语言不利。最重要的是，此法可给患者带来满意的微笑，这是其他方法无法企及的（图13.29、图13.30）。

局部肌肉转移

不适合做游离肌肉移植的患者可采用局部肌肉转移。这种方法已使用了数十年，包括颞肌转移、咬肌转移及二者同时转移。由于这些肌肉受三叉神经支配，患者要通过咬牙来产生微笑。通过训练，患者可在不移动下颌时产生表情，而一些患者还可达到一定程度同步。

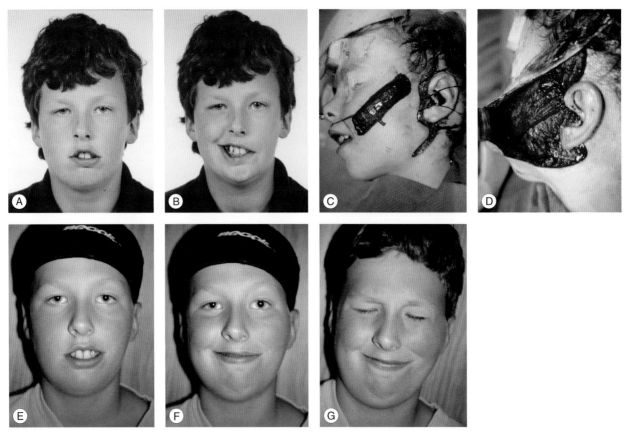

图 13.29 （A）先天性面瘫患儿术前静息状态照。注意患侧上唇略下垂，向健侧偏斜。（B）微笑时，患侧略有张力，但没有上抬。（C）带血管神经蒂的节段性股薄肌跨 - 面神经移植至颊部。注意，血管蒂与面动静脉吻合，运动神经于上颊沟作跨 - 面神经吻合。（D）术中照，带血管神经的肌肉蒂两端已固定妥当，血管神经已吻合。（E）跨 - 面神经移植的带血管神经肌肉瓣移植术后静息状态照。注意双侧非常对称，没有局部突出。（F）适度微笑。注意，活动度良好，口裂上提良好，突起很小。（G）用力微笑时，移动度很好，鼻唇沟形态满意

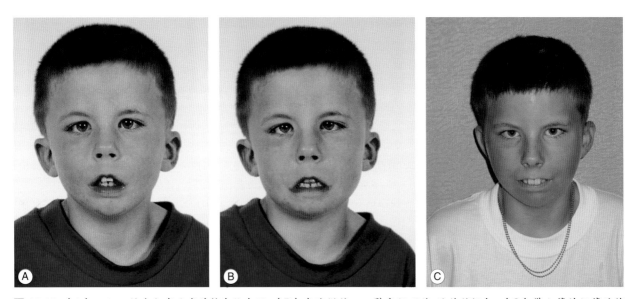

图 13.30 （A）Mobius 综合征患儿术前静息状态照。（B）尝试微笑。口裂实际下移，呈苦笑怪相。（C）带血管神经蒂的节段性股薄肌游离移植，运动神经与咬肌神经吻合，术后静息状态照。注意口裂的静态支撑

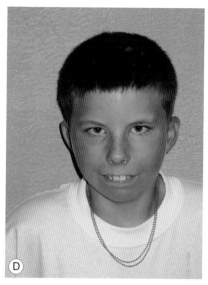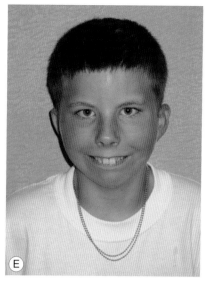

图 13.30（续）（D）轻度微笑，注意口裂对称上抬，拉紧。（E）用力微笑。口裂运动非常对称，鼻唇沟形态满意

颞肌逆行或翻转移植由 Gillies 描述[23]，即将颞肌从颞窝起点剥离，经颧弓翻转延伸至口裂。有时可能肌肉长度不够，需同时作筋膜移植。颞区出现的凹坑可置入假体填平，Baker 和 Conley[44] 提出可将部分颞肌前部后移以填充凹陷。颞肌转移的另一个缺点是肌肉跨越颧弓处出现突起。为避免这些并发症出现，McLaughlin[25] 描述了颞肌顺行转移的方法。做口腔内、头皮或鼻唇沟切口，将颞肌从下颌骨喙突剥离、前移。颞肌需通过筋膜移植才能到口角。

Labbe 和 Huault 对上述方法做了改良，不用做筋膜移植即可达成固定起点、活动插入点的真正肌肉成形[45]。进一步改良避免了潜行剥离颞肌前部，简化了程序且能增强血供。目前可通过鼻唇沟切口作喙突截骨，避免作与颧弓平行的横向切口和作颧骨截骨[46]。关键区别之一是颞肌止点经颊脂垫穿过，有助于口裂运动时肌腱滑动。对于老年人及不能作肌肉移植的患者而言，此法是一个很好的替代方案。

咬肌转移由 Baker 和 Conley 描述[44]，即将咬肌全部或前份从下颌骨剥离，插入口周。Rubin[47] 提出可仅分离咬肌前半部，转移至上下唇。在做解剖分离操作时，需注意勿伤及咬肌神经，此神经在中点上方深面进入肌肉。

咬肌转移可在口角形成较好的静态位置，但缺点是动力不足，不能完全产生微笑，运动方向过于水平。患者下颌角区经常出现凹陷。

Rubin[47] 主张同时转移颞肌和咬肌（图 13.31），颞肌管上唇和鼻唇沟的运动，咬肌支持口角和下唇。

静态悬吊

静态悬吊用于达成静息时的对称，不能产生运动。其可单独使用或作为动态方法的一个附加支持。其目标是产生与健侧等同或在静息时略高的位置。悬吊材料可使用筋膜（阔筋膜）、肌腱或人工材料（如 Gore-Tex）。作者发现，

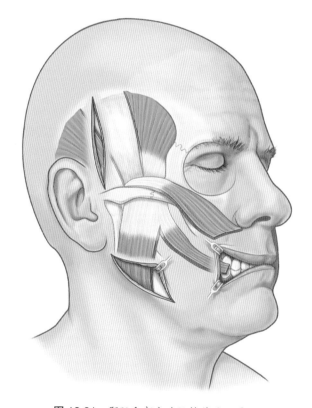

图 13.31 颞肌和部分咬肌转移至眶周

Gore-Tex 会产生对人不利的炎症反应。从大腿取阔筋膜后，供区最好做修复，否则会出现不适或肌肉疝出。作者倾向于使用肌腱（掌长肌、跖肌、趾长伸肌）（图 13.32）。肌腱易于切取和缝合固定。可用弯的尖血管钳经口裂、上唇、颞肌和颞筋膜将肌腱插入。可经鼻唇沟联合耳前切口或单用耳前切口显露。

移植物上需保持一定张力，口周的拉力应稍微过矫。这样做是为了补偿清醒时面部存在表情差异及术后有牵拉。移植物可固定于颞筋膜或颧骨，选择哪种取决于牵拉方向。作用于口角及上唇的力量要保持平衡（图 13.30），移植物的位

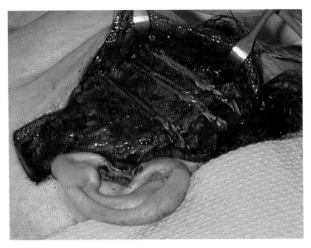

图 13.32 趾肌腱静态悬吊,支持口和颊部

置对维持口角及上唇的适当拉力非常重要(图 13.33)。静态悬吊可能过紧,尤其在上唇,这样会形成一气液流出的通道。

软组织再平衡

软组织处理是动态和静态手术的有效补充,包括对疏松组织的悬吊及位置调整。常用处理方法为除皱术(应用或不用表浅肌肉腱膜系统悬吊)及中面部骨膜下提升术。鼻唇沟处理无助于改善这些重要结构。上唇不对称可通过黏膜切除矫正,这些小操作对患者大有益处。

下唇

面神经下颌缘支麻痹引起的下唇畸形可能是全面瘫的一部分,也可能单独发生。既可能为先天缺陷,也可能继发于创伤或手术,尤其是除皱术、腮腺及上颈部手术。面神经下颌缘支有 1~3 支,支配降下唇肌、降口角肌、颏肌及部分下唇口轮匝肌。口轮匝肌还接受颊支和对侧下颌缘支的支配。肌肉功能丧失最多的是降下唇肌。这些肌肉麻痹将导致下唇不能下降、侧移和外翻。在正常休息状态下,畸形不易觉察,因为此时口唇闭合,肌肉处于松弛状态。但当患者说话时,患侧下唇会出现下降及牙齿外露。患者微笑时畸形及牙齿外露更明显。

语言及进食可能发生问题,但大多数患者更关心说话及微笑时下唇的不对称外观。由于需要对称的下唇下降运动,此类患者不能表达愤怒和悲伤情绪。

有许多矫正下颌缘支麻痹的方法,包括恢复患侧神经活力及减小健侧功能。Puckett[48] 等描述了一种方法,即楔形切除健侧部分皮肤和肌肉,保留口轮匝肌。而 Glenn 和 Goode[49] 则提出了全层楔形切除患侧部分下唇的方法。Edgerton[50] 描述了转移二腹肌前腹的方法,将麻痹侧二腹肌在下颌骨上的起点劈开,用筋膜条将其与下唇皮肤黏膜缘连接。Conley[51] 改良了此法,保留二腹肌起点,将腱性部分与下唇外侧方连接。由于支配下颌舌骨肌的神经分支支配二腹肌前腹,只有下颌运动而非微笑才能驱使肌肉运动。这种协调对多数患者都很困难,其结果是二腹肌主要起到被动限

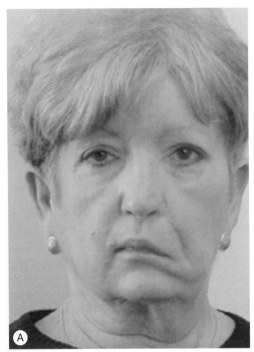

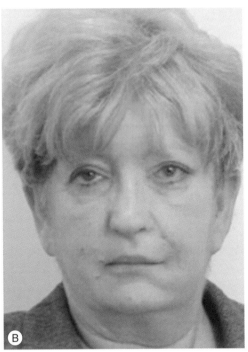

图 13.33 (A)老年患者静息状态面部明显不对称术前照。既往在别处手术后在鼻唇沟区遗留明显瘢痕。(B)静态悬吊术后面部对称性明显改善

制下唇作用而非主动下降。Terzis 和 Kalantarin[6] 采用二腹肌转移结合跨面神经的方法,将患侧面神经下颌缘支与健侧连接,因而能产生同步的微笑运动。

面瘫发病在 24 个月之内、肌电图证实降肌保有功能者,Terzis 提出可采用舌下神经转移至面神经颈面支,将颈面支近心端及残端与舌下神经部分(20%~30%)断面吻合。长期面瘫但同侧颈阔肌保有功能(面神经颈支完整)者,Terzis 提出可将颈阔肌转移至下唇。

通过健侧降下唇肌选择性部分切除,麻痹的降肌可恢复静态及动态的对称。Curtin[52](1960)和 Rubin[47] 最早提出此方法,但没有详细报告。降肌切除术可在门诊局麻下完成,也可预先在降下唇肌上注射长效局麻药物或肉毒毒素。这种注射可让患者选择是否决定做丧失降肌功能的肌肉切除术。手术的结果是健侧微笑形态发生改变,而下唇表现对称(图 13.34)。

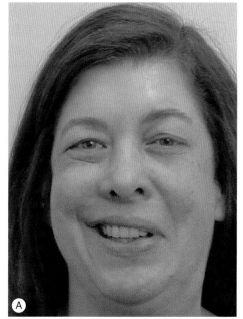

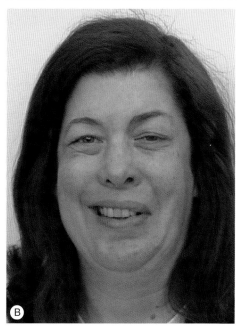

图 13.34 (A)降肌切除术前露齿微笑。(B)术后下唇对称性明显改善

术前通过让患者露齿及触摸整个下唇来标记降下唇肌。此肌呈自下唇侧方向外下走行至颏部的条带状。一般通过口内颊沟切口寻找降下唇肌,其部分被口轮匝肌覆盖,将口轮匝肌提起后,垂直及斜行分布的肌纤维即为降下唇肌,宽度约 1cm。操作时需注意保护颏神经分支(见图 13.3)。找

到降下唇肌后,将其肌腹中央部分切除。单纯肌肉切开术效果不持久,而肌肉切除术效果是永久的。

作者曾做过 27 例降下唇肌切除术,这些患者均接受了问卷调查随访。77% 患者表示微笑时下唇对称,50% 患者认为其微笑由明显不对称转变为完全对称。肌肉切除前,53% 患者表示很在意做表情(如悲伤、愤怒)时下唇不对称。肌肉切除术后,80% 患者认为表达感情时下唇对称更让人乐意接受。73% 患者术后语言无变化,只有 27% 患者有提高。一些学者认为降下唇肌切除会导致口腔感识性下降。但在作者的病例中,89% 患者表示其感识性没有变化或有提高。3 例患者肌肉切除术后流口水轻度加重。

术后护理

患者术后处理要根据其身体基本健康状况和麻醉后恢复制定个性化方案。相对于一些特殊处理而言,有一些一般处理。肌肉转移术后,维持适当的循环血容量、少量活动防止低血压、适度控制疼痛及围手术期使用抗生素等都是重要的。作者一般限制吸烟及喝咖啡 6 周,因为它们可能引起血管收缩和增加血栓的风险。表 13.7 是一个典型的面部肌肉转移术后处理提纲。

表 13.7 肌肉转移术后注意事项

尽量进流食、软食
卧床 1 天,然后在别人帮助下起床坐立,逐渐下床活动
按剂量使用头孢唑林 3 次
48 小时内视情况使用吗啡
泰诺林常规大剂量使用 3 天
禁止吸烟 6 周
禁止喝咖啡 6 周
术区不能受压
限制可能导致术区受伤的运动及剧烈活动 6 周
肌肉开始恢复功能后,积极运动是有益的,正反馈可使运动幅度增大、更对称及活动更自然

结果、预后及并发症

对于手术涉及的各方面,医患双方需考虑风险与收益比例。面瘫患者不可能完全恢复正常。但医生可改善因缺少角膜保护出现的问题、缺乏口腔感识性出现的流涎、语言问题及面部表情等。面部不对称可导致严重的社会心理问题。当手术效果甚微时,手术利弊需仔细权衡。Bae 等[43] 的研究发现,跨面神经移植和肌肉转移后,患侧口裂运动幅度为健侧的 75%(患侧 12mm,健侧 15mm)。因此,当健侧运动幅度为 7~8mm 时,这两个复杂手术仅能给患侧增加 4~5mm。这个幅度在有些患者是值得的,但有些则不然。每位患者均应进行独立评估。

潜在的并发症很多,但幸运的是发生率不高。肌肉转移或移植的早期并发症是出血、感染和血管方面的问题。后期并发

症更常见，也更难处理（如肌肉位置欠佳）。肌肉在口裂和上唇的插入点需准确和持久。要准确固定起点，均匀铺开以避免出现突起，垂直向上悬吊。要注意减少肌肉移植侧膨隆，可仅使用一小条肌肉（5岁小儿5~15g，成人15~25g）。肌肉要在起点展开，去掉颊脂垫及肌肉上方一条深层脂肪有利于减小膨隆。转移或移植肌肉与医生或患者的期望值之间的偏差有时会令人失望。作者认为这种偏差与运动神经及肌肉的物理位置及张力等因素有关。肌肉功能欠佳可能与血供或神经支配有关，也可能与两者都有关。此类问题很难处理，下一节再作阐述。

二期手术

肌肉转移或移植后问题的二期手术只是治标而非治本。这些问题包括肌肉位置不当、突出、运动幅度小等。

肌肉插入点滑脱最难处理。手术再次固定可能导致口裂太紧和口唇偏斜，用肌腱将滑脱的肌肉与口裂和上唇连接可避免出现此问题。肌肉固定太紧可将起点处放松，整体向下滑动。此法需松解肌肉瓣，有损伤神经血管蒂的风险。如果方向不对，也可调整位置，但操作有难度且损伤蒂部的风险也很大。肌肉位置调整必将导致运动幅度下降，但这种代价是值得的。

转移或移植后肌肉膨隆可通过去脂肪和肌肉外层削薄矫正。在肌肉移植手术时将神经蒂放在深面有利于二期调整。行跨面神经移植术时尤其如此。

出现运动幅度小的问题时，处理办法很少。如插入点太松时做适当收紧会有改善，但应注意不要将口角拽歪。

如果以上方法都无法进行时，需要与患者坦诚沟通。充分的支持和移动对减轻功能障碍和静息时口唇位置平衡是否有用？目前肌肉活动度有多少？改善很难或根本不可能时患者对目前状况是否满意？

如充分讨论后决定实施进一步手术，并意识到改善难度很大，患者需要再做一次肌肉移植手术。如果失败原因不明，最好用以前没用过的运动神经去支配新移植的肌肉。如

为跨面神经移植失败，可用咬肌的运动神经结合肌肉移植。肌肉移植于瘢痕受区和利用以前的血管和神经都不易取得成功，但有些患者可能会有效。

其他注意事项

面瘫与许多附属专业有交叉。眼闭合不全、泪道不通及睑外翻与眼科及眼部整形等学科相关。鼻内气流受限或有症状需要有耳鼻喉专业背景的鼻科医生介入。听力丧失、镫骨功能异常及其他中耳方面的问题需要找耳鼻喉医生会诊。脑干受损可能引起口腔分泌、误吸、吞咽等方面的问题。此类患者多为先天性，如Mobius综合征，也可能发生于颅内肿瘤。这些情况需要耳鼻喉科医生参与。

有些功能方面的问题需要求助于一些亚专业医生。例如，婴儿或一些成年患者可能有进食的问题。职业营养专家可提供技术及辅助设备方面的帮助。手术干预后，康复方面的训练会有助于改善肌肉运动和微笑的对称度。面瘫经常影响语言，语言治疗有助于改善发音错误及提供适当的唇部位置。

面瘫的社会心理方面问题是巨大的。外科医生主要集中于身体方面的治疗，但治疗患者应有全局观念。外科医生与心理医生团队合作非常有益于患者。这个团队应包括社会工作者、临床心理医生和高级心理学家。不仅要从生理方面而且要从心理方面对患者的需要分类。只有这样，手术才能真正取得成功。大多数面瘫患者为单侧或孤立的神经受累。人们认为由于胎儿期面部受压导致面神经的发育障碍，与遗传无关。面瘫患者的父母没有遗传缺陷，也没有增加面瘫发生概率的因素。单侧面部综合征（如半侧颜面发育不良）患者情况类似。畸形出现据推测是由于胚胎早期受环境因素的影响，没有遗传性。就Mobius综合征而言，这些推测并非完全正确。尽管Mobius综合征多为散发，但还是存在遗传表现[53]。家谱分析显示，某些类型的Mobius综合征存在常染色体控制的基因遗传，呈变异性表达（图13.35）。

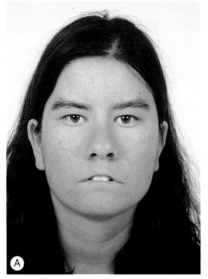
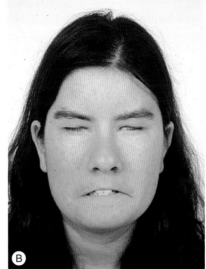
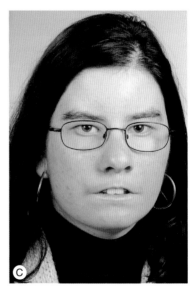

图13.35　（A）和（B）术前照，Mobius综合征静息状态和兴奋表情。（C）下面部肌肉移植术后静息状态照。

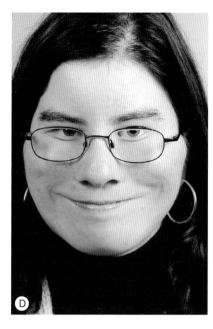 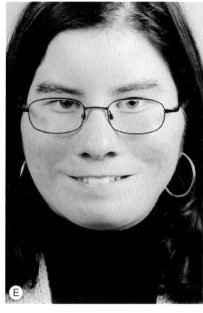

图 13.35（续）（D）患者闭口微笑。（E）患者露齿微笑

不完全表达可能与遗传不连续有关。有些患者身上可检测出某种同源染色体[54]，其 13 号染色体长臂与 1 号染色体短臂存在互逆的易位[55]。Mobius 综合征遗传及其与其他行为的相关性引起了人们很大兴趣。在此领域的研究必将对 Mobius 综合征的遗传特征及病因学研究有很大意义。

结论

尽管面瘫的治疗已取得了重大进展，可接受的口裂运动已能达到，但上唇还是很难抬起。肌肉运动幅度太小仍然难以解决。尽管如此，新方法还在不断涌现，学界还在继续努力。

跨越式神经修复会导致轴突连续性的大量丧失。采用神经营养因子对提高神经帽接技术无疑会有帮助。从生理学角度，神经移植的长度是否会影响恢复？血管特性或取材技术是否对功能有影响？实验室研究的进展可能再次提高恢复水平。肌肉的安置点、固定地及方向都是成功的关键。这些领域已取得进步，但不对称的问题仍很难解决。下一步应注意微笑的方向及肌肉相对于口裂和鼻唇沟的取位。

任何领域进步的根基是评价工具可靠、能被大众接受和使用简便。评价面瘫的修复重建效果需做如下检查：测量肌肉活动幅度、运动方向、大体对称性和形态差异。不同研究中心需使用相同工具来评价研究结果。从社会心理学角度评价来看，要得到有意义的结论，使用可靠且相同的检测仪器是必要的。身体测量和心理检测工具都已取得进展[56]，未来有望被普遍接受且能广泛应用。

除技术方面以外，观念也需要不断更新。眼部表情是口裂和提上唇之外尚未涉及的领域。口轮匝肌功能或降肌重建还无人提及。目前还没有处理联带运动的有效方法。从心理及功能角度，这都是令人不适的现象。作者刚开始注意到，肉毒毒素可有效处理肌肉的过度活动，或许此法可处理某些联带运动。针对面瘫还有大量工作要做，在此领域的研究和发展还将继续进行。

总而言之，面瘫重建仍是外科学中一个令人兴奋的发展领域。

参考文献

1. Davis RA, Anson BJ, Budinger JM, et al. Surgical anatomy of the facial nerve and parotid gland based upon a study of 350 cervico-facial halves. *Surg Gynecol Obstet.* 1956;102:385.
2. Ishikawa Y. An anatomical study of the distribution of the temporal branch of the facial nerve. *J Craniomaxillofac Surg.* 1990;18:287.
3. Freilinger G, Gruber H, Happak W, et al. Surgical anatomy of the mimic muscle system and the facial nerve: importance for reconstructive and aesthetic surgery. *Plast Reconstr Surg.* 1987;80:686.
4. Baker DC, Conley J. Avoiding facial nerve injuries in rhytidectomy: anatomical variations and pitfalls. *Plast Reconstr Surg.* 1979;64:781.
5. Nelson DW, Gingrass RP. Anatomy of the mandibular branches of the facial nerve. *Plast Reconstr Surg.* 1979;64:479.
6. Terzis JK, Kalantarin B. Microsurgical strategies in 74 patients for restoration of dynamic depressor muscle mechanism: a neglected target in facial reanimation. *Plast Reconstr Surg.* 2000;105:1917.
7. Jelks GW, Jelks EB. Preoperative evaluation of the blepharoplasty patient. *Clin Plast Surg.* 1993;20:213.
8. Zide BM, McCarthy J. The mentalis muscle: an essential component of chin and lower lip position. *Plast Reconstr Surg.* 1989;83:413.
9. Rubin L, ed. *The Paralyzed Face.* St. Louis: Mosby-Year Book; 1991. *This paper clearly outlines the technique of temporalis myoplasty that has evolved over the years.*
10. Rudolph R. Depth of the facial nerve in facelift dissection. *Plast Reconstr Surg.* 1990;85:537.
11. Latham RA, Deaton TG. The structural basis of the philtrum and the contour of the vermilion border: a study of the musculature of the upper lip. *J Anat.* 1976;121:151.
12. Fára M. The musculature of cleft lip and palate. In: McCarthy JG, ed. *Plastic Surgery.* Philadelphia: WB Saunders; 1990:2598.
13. Pessa JP, Garza PA, Love VM, et al. The anatomy of the labiomandibular fold. *Plast Reconstr Surg.* 1998;101:482.
14. Westin LM, Zuker RM. A new classification system for facial paralysis in the clinical setting. *J Craniofac Surg.* 2003;14:672–679. *This is a classic text on facial expressions and how to produce them surgically.*
15. Falco NA, Eriksson E. Facial nerve palsy in the newborn: incidence and outcome. *Plast Reconstr Surg.* 1990;85:1.
16. May M. Microanatomy and pathophysiology of the facial nerve. In: May M, ed. *The Facial Nerve.* New York: Thieme; 1986:63. *This*

classification of facial paralysis was created as an aid to the clinician in understanding the breadth of this diverse condition.

17. Guerrissi JO. Selective myectomy for post paretic facial synkinesis. *Plast Reconstr Surg.* 1991;87:459.

18. Neely JG. Computerized quantitative dynamic analysis of facial motion in the paralyzed and synkinetic face. *Am J Otol.* 1992;13: 97.

19. Tears Naturale II. *Product Information.* Alcon Canada. 2001.

20. Diels HJ. Neuromuscular retraining for facial paralysis. *Otolaryngol Clin North Am.* 1997;30:727.

21. Manktelow RT. Use of the gold weight for lagophthalmos. *Operative Techniques Plast Reconstr Surg.* 1999;6:157.

22. Levine RE. The enhanced palpebral spring. Operative Techniques. *Plast Reconstr Surg.* 1999;6:152.

23. Gillies H Experiences with fascia lata grafts in the operative treatment of facial paralysis. *Proceedings of the Royal Society of Medicine*, London, August 1934. London: John Bale, Sons, and Danielsson; 1935.

24. Salimbeni G. Eyelid reanimation in facial paralysis by temporalis muscle transfer. *Operative Techniques Plast Reconstr Surg.* 1999; 6159.

25. McLaughlin CR. Surgical support in permanent facial paralysis. *Plast Reconstr Surg.* 1953;11:302.

26. Carraway JH, Manktelow RT. Static sling reconstruction of the lower eyelid. *Operative Techniques Plast Reconstr Surg.* 1999;6:163. *This classic text is a must for all students of facial paralysis.*

27. Jelks GW, Glat PM, Jelks EB, et al. Evolution of the lateral canthoplasty: techniques and indications. *Plast Reconstr Surg.* 1997;100:1396.

28. Manktelow RT, Tomat LR, Zuker RM, et al. Smile reconstruction in adults with free muscle transfer innervated by the masseter motor nerve: effectiveness and cerebral adaptation. *Plast Reconstr Surg.* 2006;118:885–899. *Eyelid surgery must be precise and well executed to be successful.*

29. Terzis JK, Noah ME. Analysis of 100 cases of free-muscle transplantation for facial paralysis. *Plast Reconstr Surg.* 1997;99:1905–1921.

30. Michaelidou M, Chieh-Han J, Gerber H, et al. The combination of muscle transpositions and static procedures for reconstruction in the paralyzed face of the patient with limited life expectancy on who is not a candidate for free muscle transfer. *Plast Reconstr Surg.* 2009;123:121–129. *In this paper, evidence is presented to suggest cerebral adaptation is a real entity in the adult population.*

31. Terzis JK, Karypidis D. Outcomes of direct muscle neurotization in pediatric patients with facial paralysis. *Plast Reconstr Surg.* 2009;124: 1486–1498.

32. Yoleri L, Songur E, Mavioglu H, et al. Cross-facial nerve grafting as an adjunct to hyperglossal-facial nerve crossover in reanimation of early facial paralysis: clinical and electrophysiological evaluation. *Ann Plast Surg.* 2001;46:301–307.

33. Terzis JK, Tzafetta K. The "babysitter" procedure: minihypoglossal to facial nerve transfer and cross-facial nerve grafting. *Plast Reconstr Surg.* 2009;123:865–876. *This is the first article to resurrect the nerve transfer principle for facial paralysis. Use of the entire hypoglossal had serious and permanent negative effects on speech, food manipulation, and tongue bulk.*

34. Braam MJ, Nicolai JP. Axonal regeneration rate through cross-face nerve grafts. *Microsurgery.* 1993;14:589–591.

35. Marcus JR, *Masseter motor nerve as babysitter – personal communication.*

36. Klebuc MJ. Facial reanimation using the masseter to facial nerve transfer. *Plast Reconstr Surg.* 2011;127(5):1909–1915.

37. Paletz JL, Manktelow RT, Chaban R. The shape of a normal smile: implications for facial paralysis reconstruction. *Plast Reconstr Surg.* 1993;93:784.

38. Koshima I, Tsuda K, Hamanaka T, et al. One-stage reconstruction of established paralysis using a rectus abdominis muscle transfer. *Plast Reconstr Surg.* 1997;99:234.

39. Zuker RM, Goldberg CS, Manktelow RT. Facial animation in children with Möbius syndrome after segmental gracilis muscle transplant. *Plast Reconstr Surg.* 2000;106:1. *This article describes the problems of the Möbius syndrome from a reconstructive surgeon's viewpoint and suggests a surgical procedure for function and animation.*

40. Koller R, Frey M, Rab M, et al. Histological examination of graft donor nerves harvested by the stripping technique. *Eur J Plast Surg.* 1995;18:24.

41. Manktelow RT, Zuker RM. Muscle transplantation by fascicular territory. *Plast Reconstr Surg.* 1984;73:751.

42. Manktelow RT. *Microvascular Reconstruction. Anatomy, Applications, and Surgical Technique.* New York: Springer-Verlag; 1986.

43. Bae Y, Zuker RM, Maktelow RM, et al. A comparison of commissure excursion following gracilis muscle transplantation for facial paralysis using a cross-face nerve graft versus the motor nerve to the masseter nerve. *Plast Reconstr Surg.* 2006;117:2407–2413. *In this paper the strong input of the masseter motor nerve is shown to translate into increased commissure excursion.*

44. Baker DC, Conley J. Regional muscle transposition for rehabilitation of the paralyzed face. *Clin Plast Surg.* 1979;6:317.

45. Labbe D, Huault M. Lengthening temporalis myoplasty and lip reanimation. *Plast Reconstr Surg.* 2000;105:1289–1297. *This paper clearly outlines the technique of temporalis myoplasty that has evolved over the years.*

46. Labbe D. Myoplastic d'allongement du temporal V.2. et réanimation des lèvres. *Ann Chir Plast Esthétique.* 2009;54:571–576.

47. Rubin L. Re-animation of total unilateral facial paralysis by the contiguous facial muscle technique. In: Rubin L, ed. *The Paralyzed Face.* St Louis: Mosby-Year Book; 1991:156.

48. Puckett CL, Neale HW, Pickerell KL. Dynamic correction of unilateral paralysis of the lower lip. *Plast Reconstr Surg.* 1975;55:397.

49. Glenn MG, Goode RL. Surgical treatment of the marginal mandibular lip deformity. *Otolaryngol Head Neck Surg.* 1987;97:462.

50. Edgerton MT. Surgical correction of facial paralysis: a plea for better reconstruction. *Ann Surg.* 1967;165:985.

51. Conley J, Baker DC, Selfe RW. Paralysis of the mandibular branch of the facial nerve. *Plast Reconstr Surg.* 1982;70:569.

52. Curtin JW, Greely PW, Gleason M, et al. Supplementary procedures for the improvement of facial nerve paralysis. *Plast Reconstr Surg.* 1960;26:73.

53. Kremer H, Kuyt LP, van den Helm B, et al. Localization of a gene for Möbius syndrome to chromosome 3q by linkage analysis in a Dutch family. *Hum Mol Genet.* 1996;5:1367.

54. Slee JJ, Smart RD, Viljeon DL. Deletion of chromosome 13 in Möbius syndrome. *J Med Genet.* 1991;28:413.

55. Ziter FA, Wiser WC, Robinson A. Three generation pedigree of a Möbius syndrome variant with chromosome translocation. *Arch Neurol.* 1977;34:437.

56. Jugenburg M, Hubley P, Yandell H, et al. Self esteem in children with facial paralysis: a review of measures. *Can J Plast Surg.* 2001;9:143.

第14章

咽部与食管重建

Edward I. Chang and Peirong Yu

概要

- 气管食管缺损多见于因喉部、下咽部鳞状细胞癌而进行的全喉切除术,其他的病因包括良性缩窄、喉部皮肤瘘以及累及食管的甲状腺癌。

- 放射治疗是此区域早期鳞状细胞癌的主要治疗手段,很多咽部食管缺损是由于放疗失败后挽救性全喉切除术造成的,因此重建非常困难。气管食管的重建需要极端重视细节,没有容错空间,任何小的差错都会引起雪崩效应,造成难以预料的后果。

- 常用于喉部食管重建的皮瓣包括空肠瓣、前臂皮瓣、股前外侧(anterolateral thigh, ALT)皮瓣。近年来,ALT 皮瓣已成为此类重建的最常用选择。

- 咽部食管重建后的主要并发症包括解剖缩窄和瘘管形成。

- 重建的终极目标是实现饮食的连续性,保护颈部重要结构如颈动脉,恢复语言和吞咽功能。很多患者(超过 90%)在术后可以经口进食,无需鼻饲管进食。

- 语言重建多数通过气管食管穿刺(tracheoesophageal puncture, TEP)实现,80% 以上患者可以获得流利的语音效果,皮肤筋膜瓣术后的语音质量远好于空肠瓣。

- 很多需要行气管食管重建的患者既往有过放疗或手术史,由此导致的颈部固定使得重建手术极其困难,风险很大。详细的术前设计、使用颈横血管作为受区血管、选择双皮岛的 ALT 皮瓣同时恢复颈部及穿通缺损,可简化治疗过程,降低手术风险。

简介

下咽部和颈部食管的重建是目前修复重建外科最困难的领域。重建的目的是恢复消化道的连续性,使患者术后能恢复正常饮食。目前有许多方法可以重建咽食管缺损,然而,满意的预后和术后功能恢复需要考虑各种不同的因素。皮瓣选择、受体血管选择、颈部表面皮肤重建和减少并发症是实现术后最佳效果的关键。

咽食管缺损可由多种病因引起,最常见的是肿瘤切除,但也可因创伤或者摄入腐蚀性物质引起。在癌症中,喉癌是最常导致咽食管缺损的。而喉癌的初期通常采取放射治疗,因此,重建通常发生在接受放疗后,这对最终的预后和术后功能恢复有重要影响。

重建可以通过局部皮瓣或者游离皮瓣完成,重建的方式取决于外科医生的偏好,医院护理和手术室的配合以及医院基础设施情况。Mikulicz[1] 在 1886 年进行了第一例颈部食管重建,在颈部用一根橡胶管连接食管近端和远端后关闭皮肤切口。在 20 世纪 60 年代以前,Wookey 皮瓣[2,3]一直很流行,Bakamjian[4] 描述了使用胸三角皮瓣进行颈段食管重建。然而,由于各种问题,如今这些皮瓣已不再被用于咽食管重建。20 世纪中期出现了胃上提手术,用于重建胸段食管缺损[5-10]。随后,带蒂结肠和空肠也常被用来进行食管重建[11-13]。但是由于应用这些皮瓣要进行全食管切除,术后有并发症发生率很高,因此这些皮瓣技术已被广泛停用。

在游离皮瓣开始大规模使用之前,胸大肌肌皮瓣在 20 世纪 80 年代早期是咽食管重建的首选皮瓣[14-16]。尽管 Seidenberg 等[17] 在 1959 年首次报道了游离空肠皮瓣用于颈段食管重建的临床应用,但是直到 20 世纪 80 年代,这一技术才开始普及[18-21]。尽管空肠皮瓣具有愈合快、瘘发生概率低、使用简单等优点,但其腹部并发症发生率高,需配合气管穿刺,术后语言功能受损,这也是其不适合用作咽食管重建的原因。21 世纪以来,在食管重建术中,股前外侧皮瓣在很大程度上取代了前臂空肠皮瓣和前臂桡侧皮瓣,因其众多优点成为许多手术中心的新"金标准"[22-26]。

本章旨在对咽和食管缺损的重建进行简单概述，重点在于解剖、缺损分类、重建技术、术后处理和并发症。

解剖

咽部解剖可分为鼻咽、口咽和下咽。口咽的界限上为鼻咽、前为口腔、下为下咽及喉。口咽的上部边界为软腭水平，下部边界是舌骨水平，其中的结构包括舌根、扁桃体、口咽侧壁、后壁以及软腭。由于肿瘤造成的口咽缺损多是由于舌根癌手术造成，范围常常延伸至咽侧壁，或扁桃体癌延伸至软腭。有些缺损可能不需要用游离皮瓣，可以自行修复。上颌或腮腺癌也可侵及翼突及颊间隙。由于肿物切除，累及口咽部包括扁桃体、咽侧壁、软腭及硬腭以及下颌骨的后部。下咽上为舌骨水平，下为环状软骨，下方与颈部食管相连续（图 14.1）。这是一个十分重要的结构，它为呼吸、吞咽和发音功能提供了保障。造成下咽以及颈部食管缺损的原因包括下咽及喉部癌的切除、进展性的甲状腺癌切除、放疗后并发组织挛缩及化学性损伤。单纯的颈部食管肿瘤非常少见，但同样需要节段性食管切除和重建（表 14.1）。

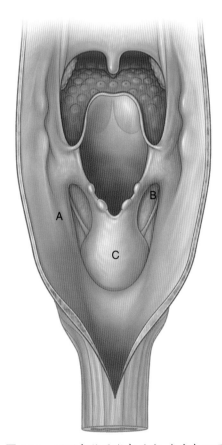

图 14.1　下咽部位于喉部后方，上方与口咽延续，下方与颈部食管延续。下咽部为肿瘤分类需要人为分为 3 个区域。咽壁（A）、梨状隐窝（B）和环状软骨后区（C）

表 14.1　需要重建的咽部食管缺损类型

病理	缺损位置	缺损类型
原发鳞状细胞癌	下咽及颈部食管	常为部分缺损
复发鳞状细胞癌	下咽及颈部食管	常为环形缺损
进展性或复发甲状腺癌	下咽及颈部食管	常为环形缺损
单发食管肿瘤	颈部食管、喉部完整	常为部分缺损
咽部食管或气管食管瘘	颈部食管或下咽部	常为部分缺损
解剖缩窄	颈部食管	常为环形缺损
放疗相关狭窄	下咽或颈部食管	可为部分或环形缺损，取决于缩窄的程度

患者评估

进行恶性肿瘤手术切除和重建的患者应接受面的病史和体格检查，包括术前影像学检查和实验室检查。由于大多数咽喉部肿瘤初期都要接受放射或者化学治疗，所以当患者计划手术时，这些因素会产生重大影响。患者的术后功能评估也很重要。食管切除术通常可以保留喉部，术后患者的语言功能相对正常，而喉切除术则会损害术后语言功能。还需要进行充分评估的是患者既往相关手术史，特别是如果患者既往接受过颈部切除术或者淋巴结清扫术，这都会极大地影响手术中受体血管的质量和可用性。

患者的其他合并症也要一并考虑。绝大多数咽喉和食管恶性肿瘤患者有吸烟和饮酒史。这些都可能导致术后并发症发生并且影响愈合。此外，有吸烟史的周围血管疾病患者应评估供区和受区血管质量。患者之前接受的影像学研究也应进行回顾，以评价其有效性。

体格检查必须包括供区和受区的评价。患者术前如接受过放疗，则颈部皮肤质量的评估至关重要。如果采用面罩式切口来完成切除和随后的重建，则皮肤切口很有可能不能完全闭合，出现伤口裂开和暴露重要结构的风险。体格检查还应包括全面的血管检查。一般而言，股前外侧皮瓣由股深动脉供血。对于上肢，通常在进行桡动脉或者尺动脉皮瓣之前要进行上肢 Allen 检查。尽管实用性备受质疑，但在取血管进行咽重建之前，评估手部灌注是否充分还是十分重要的。通常手术会使用非优势侧手臂，因此术前应询问患者哪侧是优势侧手臂。由于大多数患者需要保持气切状态，或者在喉部切除术中进行永久性气管切开，很多患者最初只能通过书写进行交流，因此，如有可能，应保留优势侧手臂。

皮瓣选择

使用何种皮瓣进行重建取决于许多重要因素。其中最重要的是外科医生的偏好、经验和皮瓣使用后的舒适度。一般而言，推荐使用更薄、更柔韧的皮瓣。手术计划总应该做好多手准备，以防万一首选皮瓣不可使用。使用游离皮瓣还是带蒂皮瓣很大程度上取决于外科医生的专业，这两种方法都可以成功进行咽食管重建。

无论使用带蒂皮瓣还是游离皮瓣，术后功能都可通过大部分皮筋膜的皮瓣恢复。一种独特的皮瓣用法是利用游离空肠进行全食管切除后重建。筋膜皮瓣与肠皮瓣术后吞咽功能相当，但使用筋膜皮瓣能实现更好的语言功能[24, 26]。同样需要考虑的还有供区的并发症发生率。制备筋膜皮瓣通常供区并发症发生率低，而获取肠段则需要进行开腹手术，患者未来术后明显的体液转移、粘连、肠梗阻和切口疝的风险增加。表 14.2 列出了常用游离皮瓣的优缺点。

表 14.2 常用皮瓣的优缺点

	股前外侧皮瓣	空肠皮瓣	桡侧前臂皮瓣
皮瓣制备	中等困难	中等困难	简单
可靠性	良好	良好	良好
厚度	过厚	良好	良好
一期愈合	好	极佳	好
供区并发症	低	高	中等
恢复时间	快	可能较慢	快
瘘口发生率	低	低	中等
狭窄发生率	低	高	中等
气管食管穿刺发音	好	差	好
吞咽	好	好	好
修复环形缺损	是	是	备用选择
修复部分缺损	是	否	是
禁忌证	肥胖，大腿过粗	严重伴发疾病，既往腹部手术史	患者瘦弱，前臂小，前臂供血全部来自桡侧

胸大肌肌皮瓣、胸三角皮瓣、乳内动脉穿支（internal mammary artery perforator，IMAP）皮瓣和锁骨上皮瓣等带蒂皮瓣已被详细描述并成功用于咽食管重建，然而，作者通常会保留带蒂皮瓣以备瘘产的情况下使用。在严重的颈动脉瘘或受体血管缺乏的情况下，必须使用带蒂皮瓣进行颈部缺损重建。

带蒂皮瓣

带蒂皮瓣可作为咽食管重建初次手术的选择，或者在游离皮瓣移植失败或在咽部瘘发生时补救使用。

胸大肌肌皮瓣

胸大肌（pectoralis major myocutaneous，PMMC）皮瓣是传统进行上头颈部重建的主要皮瓣[27-29]。在作者的机构中，PMMC 皮瓣通常用于补救，或在无法进行游离组织移植的情况下使用。该皮瓣可作肌肉瓣，用于加强咽闭合或者瘘口闭合。从乳房下皱襞做切口，在牵开器的辅助下，找到胸大肌从胸壁上分离，并用止血钳结扎打的肋间穿支。在尽可能接近锁骨水平位置的肌肉深面找到血管蒂。接下来进行浅表解剖，保留肌肉筋膜，以提供更强健的组织时缝合线不会撕裂皮瓣。松解内侧肌肉，保留 2~3cm 宽的内侧肌肉，避免巨大的乳内穿支血管受损出血，这些血管一旦损伤，出血将很难控制。然后分离外侧肌，使蒂部变细，肌皮瓣岛状化，使近端肌肉体积变小。辅助切口一般是在腋窝皮肤皱襞中，将肌肉起点剥离，然后胸肌可以很容易地旋转到颈部，以覆盖咽缺损，伴或不伴皮片移植作为内衬。

皮岛也可以制备，但是皮岛远端容易坏死。使用手持多普勒超声可以在皮岛中找到胸大肌的穿支。先前的研究已经证明了术中吲哚菁绿血管造影术在最大灌注区设计皮岛的作用。PMMC 皮瓣的皮岛可以用于修补部分咽切除术的缺损，但是周围缺损往往因为皮瓣体积难以重建。

锁骨上动脉穿支皮瓣

锁骨上动脉穿支皮瓣是一种轴型皮瓣，由颈横血管产生的锁骨上分支供血[30-33]。这块皮瓣通常薄而柔软。可以形成管状结构修补缺损，皮瓣也可以岛化以便于转移移入。主要的蒂血管起源于甲状腺颈干，并且在胸锁乳突肌和斜方肌之间形成分支灌注皮肤。该皮瓣的血管蒂直径为 1.1~1.5mm，长度可达 7cm，供应皮瓣长度可达 35cm。然而最大宽度限制约在 6cm，供区可以一期闭合（图 14.2）。在进行了根治性颈部淋巴结清扫的情况下，或者当颈清到达 5 级时，很可能颈横血管已被结扎，在这种情况下锁骨上动脉瓣不适合使用。另外，如果之前的放疗损伤了皮肤，也不建议使用锁骨上动脉瓣，因为使用放疗后组织重建咽食管缺损可能会有比较高的部分皮瓣坏死和随后形成瘘的风险。

乳内动脉穿支皮瓣

乳腺内动脉发出一些穿支供应表面的皮肤，因此可以设计乳腺内动脉穿支（internal mammary artery perforator，IMAP）皮瓣[34-36]。多项研究证实，第 2 乳内穿支通常是支配皮肤的主要穿只，分离穿支可提供近 10cm 的蒂用于头颈部缺损的重建[37, 38]。皮岛的大小取决于胸部的松弛程度，可以进行一期闭合。该皮瓣通常薄而柔韧，可用于气管部分切除后缺损重建或瘘管闭合[39]，也可以用于颈部表面皮肤置换或者气管造口重建（图 14.3）[34]。IMAP 皮瓣不适合用于环形缺损，应使用其他皮瓣修复。

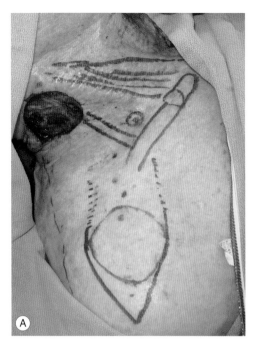
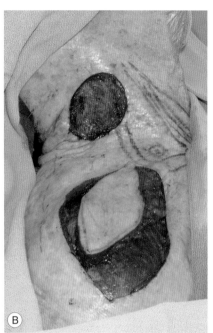

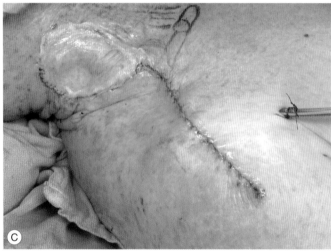

图 14.2　锁骨上皮瓣。(A) 皮瓣设计;(B) 皮瓣岛化;(C) 供区一期闭合

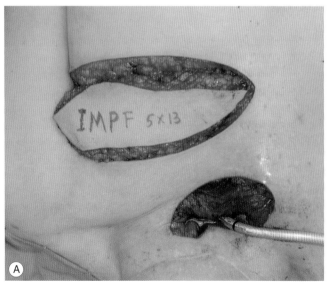
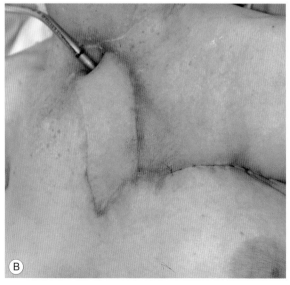

图 14.3　乳内动脉穿支皮瓣用于气管造口处重建。(A) 以第 2 肋间隙穿支为蒂的皮瓣设计;(B) 重建完成

背阔肌肌皮瓣

当初次重建失败时,背阔肌肌皮瓣可以用于挽救性手术[40]。背阔肌肌皮瓣的主要蒂是胸背动脉及其肩胛下动脉和静脉的分支。对于仅取肌瓣的皮瓣,从后腋窝开始,向下10~20cm做斜切口,然后将皮下组织沿背阔肌筋膜下剥离到肌肉的解剖边界。先从髂后嵴将肌纤维和胸腰筋膜分开,然后继续解剖,当肌肉深面掀起至腋窝时,胸背血管可以在深部暴露,小心分离并保护。背阔肌的大部分肌腱被分离,同

时保护下方血管暴露,以防蒂部损伤。当皮瓣转移到颈部时,应保留完整的肌腱套以消除血管蒂的张力。

皮下做一隧道,将皮瓣通过隧道拉至颈部,植皮作为内衬来修复咽食管缺损。移植的皮肤与剩余的黏膜缝合,一个14mm 的 Montgomery 唾液旁路管上作为支架(图 14.4)。背阔肌肌皮瓣可覆盖移植的皮肤和主要血管。体形较瘦的患者可以用皮岛来代替移植皮肤来修复缺损。唾液管支架需要放置6周。

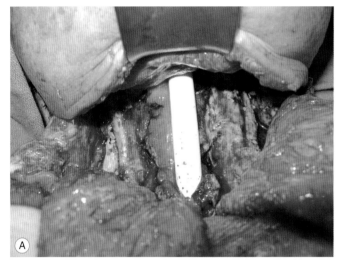
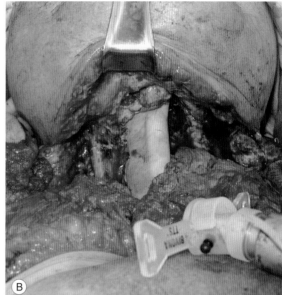
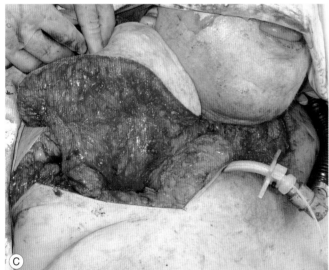
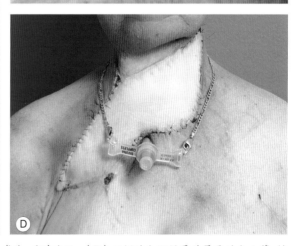

图 14.4　背阔肌肌皮瓣修复重建。（A）股前外侧皮瓣一起重建后感染,重建失败。（B）双侧胸大肌瓣覆盖暴露的大血管,植皮作为衬里。（C）背阔肌肌皮瓣覆盖植皮用于咽食管重建,皮岛用于重建颈部皮肤。（D）切口恢复良好。患者可进食软食

游离皮瓣选择

游离皮瓣能增加患者术后舒适度取得更好的预后,所以目前游离组织移植已经成为了咽食管重建的金标准。不同的部位供体有很多选择,主要取决于患者的身体情况,供区的并发症发生率和外科医生的经验。图 14.5 列出了一系列的游离皮瓣移植选择路径。在进行游离组织移植之前,其他要考虑的重要因素是受体血管的可用性,特别是在之前进行过放疗和手术的情况下。皮瓣应该有足够的血管蒂长度来吻接受体血管,在

之前进行过手术或者放疗的组织,静脉的状况也要充分评估。

股前外侧和内侧皮瓣

股前外侧（anterolateral thigh, ALT）皮瓣已经成为了头颈部游离皮瓣移植重建的首选皮瓣。为节省手术和麻醉时间,皮瓣获取可以和头颈部切除术时同时进行。在肥胖患者中,股前外侧皮瓣对于咽食管重建而言可能过于肥厚,应考虑使用其他皮瓣代替。ALT 皮瓣的主要血管蒂是股深肌的分支,旋股外侧动脉降支（视频 14.1）。

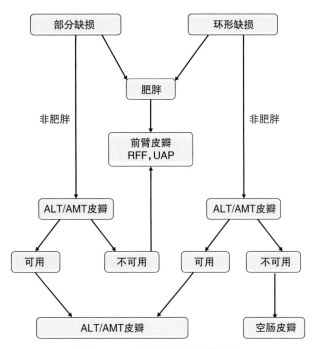

图 14.5   咽食管重建的皮瓣选择

皮瓣获取

患者体位应使腿与身体长轴呈一直线，可以用毛巾将双足裹起并绑紧放置腿旋转从而影响皮瓣设计和定位。两条大腿都可以使用，只是右腿便于右利手的术者操作，可更好地解剖血管蒂。

标记髂前上棘（anterior superior iliac spine，ASIS）和髌骨上外侧角，两者相连画一条线，称为 AP 线[4]，取其中点，标记 B 穿支的位置，穿支 A 和穿支 C 分别位于穿支 B 的近端 5cm 和远端 5cm 处（图 14.6）。穿支可以由股外侧肌直接穿出，也可能在股外侧肌和股直肌内侧之间形成皮下穿穿出。穿支于 AP 线外侧约 1.4cm 处进入筋膜。一般情况下，93% 的患者在 ABC 三角内至少有一支穿支可供皮瓣供体使用。

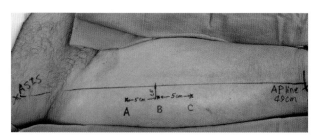

图 14.6   股前外侧皮瓣设计。标记髂前上棘和髌骨外上角连线的中点（A-P 线）。穿支 B 位于中点外侧 1.5cm，穿支 A 及穿支 C 位于 B 点近端和远端各 5cm 处

对于环形缺损，皮瓣宽度应至少为 9.5cm（3 × π），以形成 3cm 直径的食管来减少狭窄和吞咽困难的发生的概率（图 14.7A）。对于部分缺损，瓣的宽度应为 9.5cm 减去剩余的后部黏膜宽度。从前部皮肤切口向下剥离至筋膜（图 14.7B）。作者通常额外切取 1~2cm 的筋膜层，作为第二层用来关闭切口和皮瓣移入（图 14.7C）。筋膜外侧分离抬高直至识别皮肤穿支（图 14.7D），主血管蒂是股外侧旋降支，位于股外侧肌和股直肌之间。一般而言，ALT 皮瓣的蒂部的长度可达 8~10cm。如果穿支位置更远，血管蒂长度可延长。如果需要更长的蒂部，可结扎股直肌的近端分支。动脉直径一般为 2.0~3.0mm，静脉直径约为 2.5~3.5mm。一旦主血管蒂和穿支被分离出来，就可以切开其余皮肤，调整皮瓣大小以匹配局部或环形缺损。

后侧皮肤切口完成后，继续向下剥离至筋膜，保留宽 1~2cm 的筋膜作为第二层，以加强闭合并且最大程度地减少漏或瘘管形成的风险。切开筋膜后，将筋膜层从股外侧肌下方提起分离，直到碰到穿支，将穿支从后面的肌肉中分离出来，至此可以完成皮瓣的分离。

如果存在两个皮肤穿支，可以设计双皮岛皮瓣一个皮岛可用于修复咽食管缺损，远端皮岛依靠穿支，可用于颈部表面重建或皮瓣检测（图 14.8）。如果仅有一个穿支，可以用股外侧肌远端袖带状皮瓣作为监测节段，用皮片移植修复颈部缺损（图 14.9）。

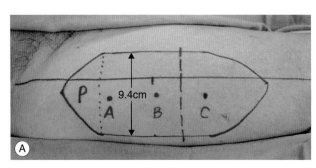

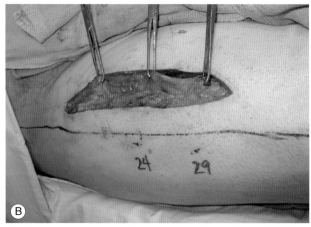

图 14.7   皮瓣的设计包括 2 个或 3 个潜在的穿支，因此通常基于穿支 C 可以设计第二皮岛，用于颈部表面皮肤修复或者皮瓣检测。皮瓣向近心端（P）延伸形成细长的斜管状皮瓣，在与口底开口处相匹配（A）。ALT 皮瓣：筋膜瓣比皮肤更宽（B），可以用于覆盖切口（C）。向外侧筋膜下剥离，直到看见穿支（D）

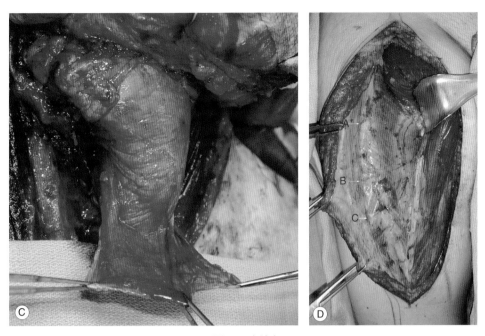

图 14.7（续）

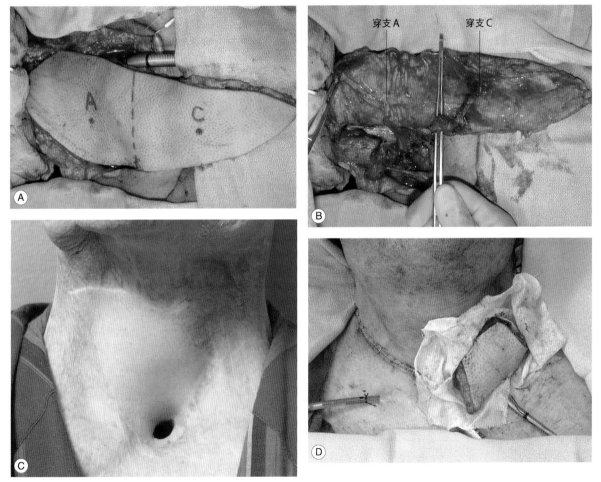

图 14.8　当皮瓣包含两个穿支，可以根据两个穿支分别设计两个皮岛 A 和 C（A）。镊子指示分界线位置（B）。第二个皮岛可以用于颈部皮肤重建（C）或用作皮瓣监测（D）

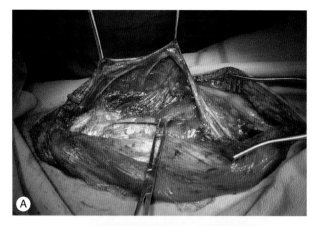

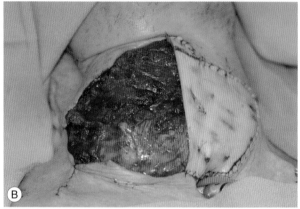

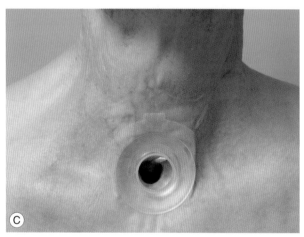

图 14.9　当仅有一根穿支时,切取股外侧肌浅层的一半作为支撑组织,于其上进行植皮修复。降支血管在股外侧肌的内侧边缘走行。在肌肉分支正下方将股外侧肌浅层与深层分离(A)。获得薄而宽大的肌瓣,联合植皮修复颈部缺损(B)。薄型肌瓣体积小,避免阻塞气管切开口(C)

如果在 ALT 皮瓣范围内找不到可用的穿支(发生率为4.3%),则应通过相同的切口寻找内侧皮岛,以便能够使用股前内侧(anteromedial thigh, AMT)皮瓣(图 14.10)[42-44]。AMT 皮瓣的主要血管蒂是股直肌分支,通常起源于旋股外侧动脉降支,距其切取处 1~2cm(图 14.11)。它沿股直肌内侧边缘走行,并向皮肤发出 1~2 个穿支(见图 14.10)。AMT 皮瓣可以独立切取使用,也可以根据需要作为复合皮瓣(AMT、ALT、股直肌、股外侧肌)(图 14.12)。总体而言,

AMT 穿支只在大约一半的病例中存在。当没有 ALT 穿支时,找到一个 AMT 穿支的概率接近 100%,从而避免了重新找一个全新的皮瓣。AMT 皮瓣一般较 ALT 皮瓣厚,因为大腿内侧相较于外侧而言有较厚的皮下组织,而且蒂通常比ALT 皮瓣短。

皮瓣移入

皮瓣缝合通常使用 3-0 薇乔线,并将线结缝于管腔内。并注意尽可能使皮肤黏膜边缘向管腔内反折。对于部分缺损,将皮瓣移入整个缺损中,利用皮瓣额外的筋膜层,作为第二层缝合到剩余的缩窄肌肉组织上,以最大程度减少术后瘘风险。如果需要,皮瓣可以修薄(图 14.13)。在大多数病例中,都需要修薄皮瓣外围。当需要更薄的皮瓣时,修薄应该从穿支向外呈扇形,以避免穿支损伤。如有可能,尽可能地保留黏膜是很重要的,这可以减少术后发生狭窄的风险。对于环形缺损,可以根据医生的喜好在颈部或者在腿部将其卷成管状。一般而言,皮瓣移入后,将缝合处贴在椎前筋膜上。如果患者出现瘘,这样有希望可以控制瘘。将穿支放在前方,最大限度地减少了穿支受压的风险(图 14.14)。通常首先进行皮瓣与近端的吻合,近端移入舌底比远端移入食管残端长度大,所以曲线切开近端皮肤对于吻合是有帮助的。之后完成管径长轴缝合直至远端,远端移入颈椎食管

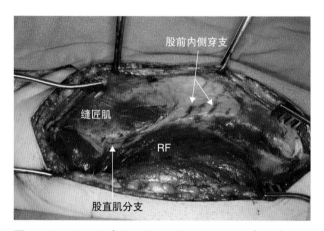

图 14.10　当 ALT 穿支不足时,通过同一切口在股直肌上方寻找股前内侧穿支

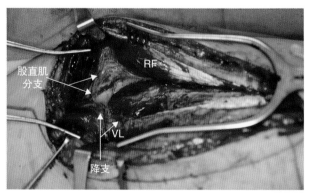

图 14.11　AMT 皮瓣的主要血管蒂是股直肌分支,通常从降支发出

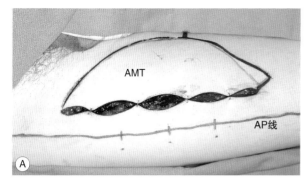

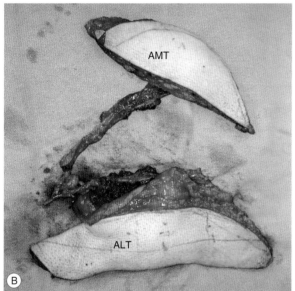

图 14.12 AMT 皮瓣可以独立（A）获取，也可以以股直肌近端总干为血管蒂与 ALT 一同获取（B）

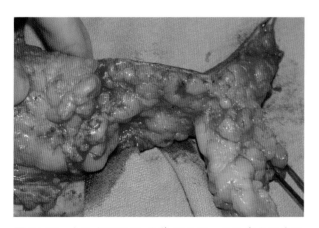

图 14.13 去除皮下组织，修薄 ALT 瓣。应从穿支呈扇形修剪皮下组织，以免损伤穿支

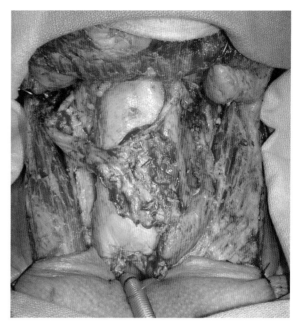

图 14.14 管状皮瓣的纵缝面向后方对着椎前筋膜。穿支血管放置在前方，避免受压

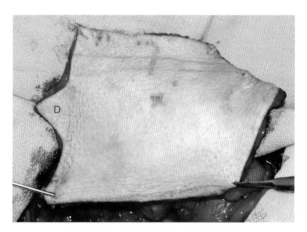

图 14.15 皮瓣远端作三角形箭头状

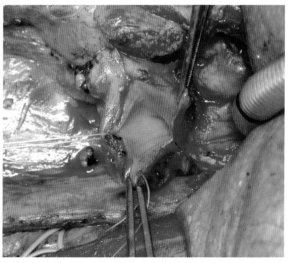

图 14.16 颈部食管末端纵行切开约 1.5cm，形成铲形，备吻合用

（图 14.15）。在食管前部做一个纵向全厚切口，并将远端移入食管，以增加远端吻合口的直径，减少狭窄的风险（图 14.16）。皮瓣移入后，附带的筋膜袖口再次作为第二层覆盖远端吻合口。对于环形缺损，可以经口置入直径 14mm 的 Montgomery 唾液旁路管（图 14.17）。通常在术后 6 周取出。但作者只在食管远端吻合口位于气管造口下方，组织质量差，易发生瘘的情况下使用。

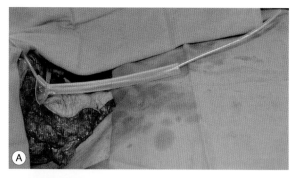

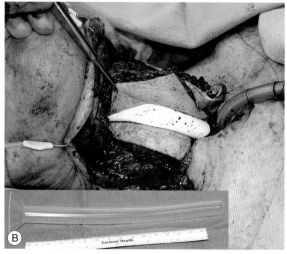

图 14.17　使用直径 14mm 的 Montgomery 唾液旁路管作为支架支撑新建喉部 2~6 周（A，B）

在闭合颈部皮肤之前，应检查创面止血是否充分，并用大量生理盐水冲洗。作者更倾向于在封闭之前使用抗生素联合冲洗，因为这些病例大都是长期污染的。闭式引流对于降低血清肿和感染风险也至关重要。血清肿感染而导致切口裂开甚至皮瓣血栓形成。使患者颈部稍屈曲，再次检查血管吻合口，以保证血管蒂穿支没有扭曲、扭结或者压迫。然后用 3-0PDS 线将气管造口缝合于颈部周围皮肤以及胸前皮肤。

对于一些术前接受的放疗的患者，颈部没有足够松弛的皮肤来实现一期闭合，可以使用二期皮瓣或者股外侧肌带皮肤瓣来重建颈部表面。皮肤和肌肉需要定位，确保穿支和血管蒂没有扭曲。二期皮瓣或者皮肤恒荷载气管后壁和颈部皮肤之间。

前臂桡侧皮瓣重建

前臂桡侧皮瓣（radial forearm free flap, RFFF）对于部分缺损的咽食管重建而言是非常好的选择[45-47]。对于环形缺损而言，要切除前部很大一部分以获得足够的皮肤来支撑皮瓣，从而导致供区并发症发生率显著升高。在这种情况下，为了避免供区并发症，可能需要选择其他皮瓣。对于较短的缺损，可以纵向切取皮瓣，使皮瓣可以从近端到远端卷起，而不是从外侧到内侧。无论如何，RFFF 供区需要植皮来覆盖下面的肌腱和肌肉。它的血管蒂长度超过 10cm，桡动脉合并静脉是皮瓣的主要静脉留出部位，但在某些患者中可能很细小。联合静脉可以合并成单个大静脉，也可以与头静脉汇合，为血管吻合提供更大口径的静脉。在作者的实践中，将头静脉纳入皮瓣并非常

规操作，除非远端肱静脉在手腕处水平小于 1mm。

皮瓣获取

非优势侧手臂常被作为供体手臂，以此来减少术后并发症。在之前的诊疗过程中应保护供体手臂，避免在该侧手臂上进行抽血和静脉注射以免损伤皮瓣的血管。根据术者的喜好，皮瓣切取时可以使用或者不使用止血带。使用止血带后放血是没有必要的，止血带膨胀前的抬高是必要的。

皮瓣的尺寸根据缺损的大小设计。在大多数情况下，皮瓣的宽度应允许包含头静脉。当需要一个较小的皮瓣时，作者首先在肘部腕横纹处水平小切口切开探查伴行静脉（图 14.18），如果其中之一直径不小于 1mm 就不需使用头静脉，否则将皮瓣设计向外侧移动，将头静脉包括在内。尺侧皮瓣剥离应在筋膜上平面进行，直到到达肱桡肌腱，此时切开筋膜已进入主血管蒂区。桡侧的剥离也在筋膜上平面进行，直到发现桡侧腕屈肌腱时切开筋膜。应识别并保留桡神经的感觉分支，以减少术后拇指背侧的麻木。只有筋膜上分离的技术才能保留感觉神经的大鱼际分支，然后将皮瓣从远端抬高到近端，并用止血钳结扎小的肌肉穿支。解剖皮瓣时，将切口向前臂窝延伸。并向血管蒂近端解剖以增加血管蒂的长度和口径。松开止血带后，应评估手部是否有足够的灌注，检查毛细血管充盈情况，并在尺动脉触诊脉搏。皮瓣植入的过程与 ALT 皮瓣相似，但是通常没有额外的筋膜层来实现第二层的闭合。

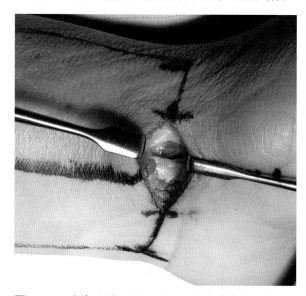

图 14.18　先在腕横纹处行小切口，确定前臂桡侧皮瓣血管蒂附属伴行静脉的直径。如果两支伴行静脉直径均小于 1mm，应将皮瓣向外侧移位，将头静脉包括在内

与其他筋膜皮瓣不同，RFFF 的供区通常需要植皮来覆盖。可以使用中厚或全厚皮片移植，并使用加压包扎或者辅料至少包扎 5 天。根据外科医生的喜好，也可以选择封闭的吸引引流管。作者对未对前臂供区使用引流管，也未发生血清肿。大多数患者在皮瓣切除后不会出现任何永久性的虚弱、疼痛、无力或温度敏感。

尺动脉穿支皮瓣

尺动脉穿支（ulnar artery perforator, UAP）皮瓣是前臂桡

侧皮瓣的一个很好的替代[48,49]。在前臂内侧尺动脉周围通常可发现 2~3 个穿支。UAP 皮瓣是真正的穿支皮瓣，可以提供薄而柔韧的皮肤，是治疗此类缺损的理想选择，通常可以提供足够的血管蒂长度和血管口径，用于头颈部重建中的游离组织移植[48,49]。UAP 皮瓣的血管蒂长度通常比 RFFF 短，平均为 5~7cm。必须小心避免任何尺神经的损伤，尺神经直接靠近血管蒂血管。UAP 皮瓣的好处是可以提供更厚的组织，没有毛发困扰和极少的肌腱暴露。

皮瓣获取

与 RFFF 一样，UAP 皮瓣也应从非优势侧手臂获取。画一条连接内上髁和豆状骨的连线，即为 UAP 皮瓣的轴。通常皮瓣应该在距离豆状骨 5cm 处切除，以避免肌腱暴露。根据作者的经验，穿支位于距离豆状骨约 7cm、11cm 和 16cm 处（图 14.19A），即 A-B-C 穿支[48]，B 穿支最为常见，在 95% 的患者中存在。

高位放血后，先做桡侧切口，在筋膜平面上开始剥离，直到穿过指浅屈肌（flexor digitorum superficialis, FDS）肌

腱，看到指动脉的穿支。然后切开筋膜，暴露尺神经血管束。它在 FDS 和尺侧腕屈肌（flexor carpi ulnaris, FCU）之间（图 14.19B）。从神经血管束中小心分离尺神经，不要用电凝止血，尽量避免对尺神经的损伤。将远端切口处的蒂结扎并分离。在尺侧切口筋膜下沿血管蒂的方向放射性剥离。带穿支的结缔组织被小心地从 FCU 上剥离，所有肌肉分支被夹住并分离（图 14.19C）。联合静脉的直径通常是适当的，基底静脉通常不包含在内。在作者的经验中，动脉直径通常为 2mm，静脉直径为 2.5mm，对于微血管吻合而言已足够。在靠近骨间总血管的分叉处解剖血管蒂，可以看到正中神经。保护正中神经不被过度牵拉受损（图 14.19D）。皮瓣的移入按前面描述的方式进行。由于 UAP 皮瓣是真正的穿支皮瓣，因此必须注意其穿支较 ALT 皮瓣小，容易发生扭结或者牵拉。由于包含一根以上的穿支，所以也设计第二个皮岛进行颈部表面皮肤重建（图 14.19E）。在闭合颈部切口之前，与所有的头颈部微血管游离皮瓣一样，应将头部恢复到中立位置，并在缝合前检查主血管蒂和穿支。

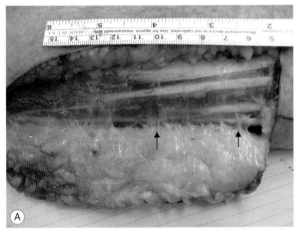
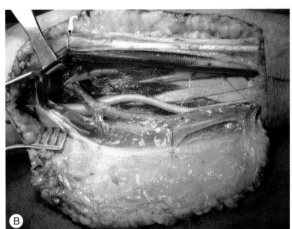
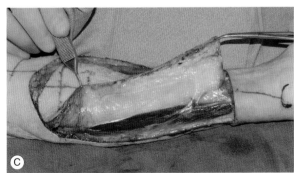
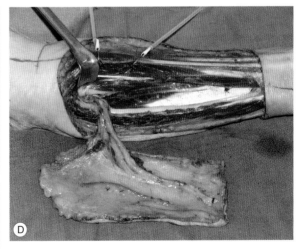
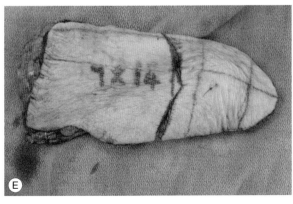

图 14.19　尺动脉穿支皮瓣在豆状骨上方约 7cm、11cm 和 16cm 处分别有 3 个穿支。皮瓣远端边缘距离豆状骨 5cm（A）。仔细分离尺神经和伴行血管（B）。肌间隔和穿支通过后切口从尺侧腕屈肌肌腱剥离（C）。正中神经靠近血管蒂的源头，应保护其不受牵引损伤（D）。可以在独立穿支的基础上设计第二个皮岛来修复颈部皮肤（E）

小型 UAP 皮瓣的供区通常可以直接关闭,主要是前臂尺侧位置比较松弛。由于设计在较近的位置,远端肌腱没有暴露,因此通常可以直接在肌肉上植皮。这将会使前臂桡侧皮瓣移植经常出现的肌腱相关不良并发症发生率降到最低。根据作者的经验,供区通常耐受性良好,没有患者出现尺神经麻痹或者握力减弱。

上臂外侧皮瓣

上臂外侧皮瓣是另一种很好的替代方法。适用于肥胖患者的 ALT 皮瓣太厚或者前臂皮瓣太薄的情况[50-52]。上臂外侧皮瓣有一个可靠的蒂,其长度通常为 5~7cm,足以到达颈部大多数受体血管。桡神经与血管蒂非常接近,必须小心地远离血管蒂进行解剖,并在解剖过程中保留桡神经。上臂外侧皮瓣更适合用于修复部分咽食管缺损,以实现供区的一期闭合。除非患者体重明显减轻,上臂皮肤松弛有大量多余皮肤可以使用。该皮瓣的主要缺点是蒂动脉直径小,一般不超过 1.5mm,优点是供区并发症发生率最低。

皮瓣获取

手臂放置在患者躯干上,标记三角肌和外上髁。以三头肌和二头肌之间的隔为中心设计皮瓣(图 14.20A)。做后方切口,从后向前进行筋膜下剥离接近中隔,找出穿支(图 14.20B)。将三头肌的肌纤维与隔分离,然后靠近骨膜切开隔膜,显露血管蒂。必须仔细辨认靠近血管蒂的桡神经(图 14.20C)。尽可能地靠近近端解剖血管蒂,以获得更长的血管蒂长度和更大的血管口径。如有必要,为了获得更多的血管蒂长度,可以将部分三角肌止点分开。沿前切口切开,沿筋膜下向后方剥离至隔膜,结扎远端血管蒂,可以从远端向近端抬起皮瓣。

上臂供区切口一期闭合,放置闭合引流(图 14.20D)。对于上臂而言,不建议植皮。如果需要更大的皮瓣,则最好选择其他皮瓣。

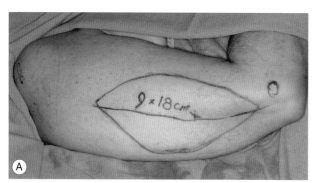

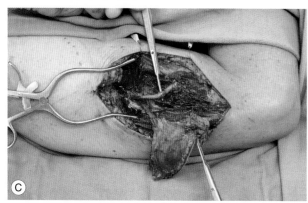

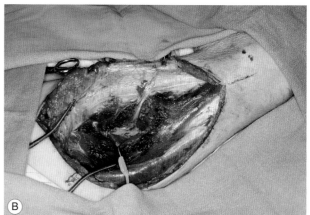

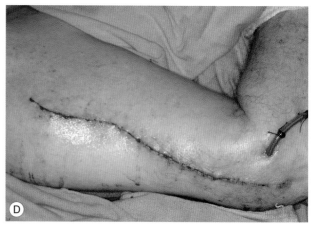

图 14.20　在肱二头肌和三头肌之间肌间隔上方设计上臂外侧皮瓣(A)。通过后切口首先解剖确定穿支血管(B)。桡神经与血管蒂贴合紧密,应仔细分离(C)。关闭供区创面,负压引流(D)

游离空肠瓣

在筋膜皮瓣不能用于环形缺损重建的情况下,空肠皮瓣是一个很好的选择[53-55]。空肠皮瓣可以通过正中线剖腹切口获得,也可以通过微创腹腔镜方法取得,这取决于外科医生的技术和偏好。空肠皮瓣可以提供很好地吞咽功能,黏膜可以提供很好的润滑,以促进食团通过。空肠瓣愈合良好,瘘形成的风险低,并避免了纵向缝合。然而,空肠瓣也有几个严重的缺点,首先,通过气管食管穿刺进行气管食管语言功能恢复往往很困难,成功率极低。其次,肠切除术引起的供区并发症可能比筋膜皮瓣更严重。

皮瓣获取

通过上腹部中线切口入路,提起小肠,显露肠系膜,透光检查经肠系膜至空肠的供血（图 14.21A），所获取的空肠通常是基于来自屈氏韧带的第二支肠系膜血管束。自肠系膜血管起始处进行分离，首先解剖上部动静脉，靠近拱形血管束时分离肠系膜至浆膜边缘，取所需要的空肠节段约10~15cm（图 14.21B）。在空肠的近中段的浆膜上缝合以标志其方向，置入受区时应保持其正常蠕动的方向。

皮瓣移入

空肠皮瓣植入方法与其他环状缺损类似，使用 3-0 薇乔线先缝合。近端吻合可能需要将空肠吻合口扩大到适合口咽的大小。相反，远端吻合需要扩展食管端，以匹配空肠吻合口的大小。吻合术通常是单层完成的，尽管有些人可能更喜欢采取 Lembert 式的额外分层闭合。皮瓣移入时，颈部应保持正中伴轻微后伸的位置，以避免多余的空肠可能导致吞咽困难。

空肠末端一部分切开约 2~3cm，仍然附着在末端拱形血管上（图 14.21C）。该段引出颈部切口皮肤。该段通过颈部皮肤外化，并覆盖油纱布，以保存皮瓣窗节段的水分。可以通过观察该节段的颜色、充盈、多普雷和蠕动来检测空肠瓣的活力。患者出院前，可以简单将血管蒂与观测断缝合。作者倾向于在检测端外的皮肤周围预先缝一圈 2-0丝线，当监测段准备取出时，可以简单地收紧丝线，取出肠段。

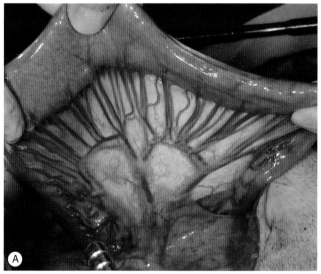
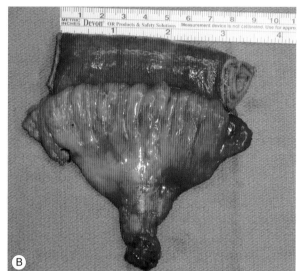
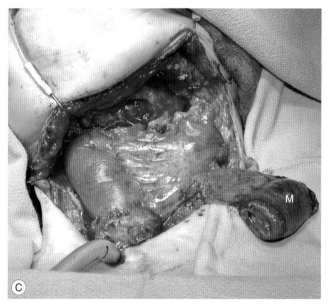

图 14.21　在制备空肠皮瓣时，使用光纤背光透照观察肠系膜血管弓，便于解剖血管（A）。取一段 10~15cm 长的空肠进行环形食管重建（B）。小段肠道置于体外用于皮瓣观察，患者出院前切除（C）

供区

供区切口应小心关闭，以减少切口疝发生的机会。如果对腹部闭合式的张力有顾虑，应考虑放置网片加强腹壁强度，或分层缝合以实现无张力闭合。在关闭腹腔前放置胃造口或空肠造口喂养管，当肠道功能恢复时开始管饲，这可能需要 3~5 天。

皮瓣监测

皮瓣监测对于良好的预后和降低并发症发生率至关重要。如果发生微血管血栓形成，早期干预是最大限度挽救皮瓣的最关键因素。皮瓣监测最佳方法——也是金标准——是通过体格检查。尽管如今出现了无数的新技术，声称可以改善皮瓣预后，并提供微血管并发症的早期监测，但是仍旧没有任何技术能取代临床体格检查和经验。因此，医护人员应该仔细检查皮瓣是否有微血管损伤迹象。应检查皮瓣颜色、毛细血管充盈情况、温度，并定期进行多普勒检查注意动静脉信号的存在。在作者所在的医院，游离皮瓣移植术后3天，每隔1小时进行1次检测；此后2天则是每2小时检测一次；术后第6天开始每4小时监测一次，直至患者出院。

然而，对于咽食管重建，初始皮瓣均被埋在皮下，无法进行临床检查。因此将空肠瓣一段肠段外化可以达到监测目的。同样，筋膜皮瓣包括ALT（见图14.8D）、RFFF（图14.22）、UAP皮瓣（见图14.19E）可以通过设置第二穿支皮岛用于颈部皮肤置换修复或者仅用于监测[56]。股外侧肌的部分节段也可以外伸进行监测（图14.23）。如果不需要第二穿支皮岛，或者其中没有包含监测皮瓣，则需要通过其他替代的皮瓣监测方法。可置入的Cook-Swartz多普勒已被用于监测埋入的皮瓣，可以放在动脉、静脉或者同时。最近，Flow耦合器（Synovis Inc., Birming-ham, AL, USA）将置入式静脉多普勒与耦合器装置结合在一起，用于完成静脉吻合（图14.24）。这些新技术的效果仍有待确定，但是在没有

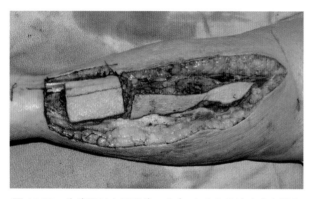

图14.22　前臂桡侧皮瓣的第二皮岛，由独立的近端穿支供血

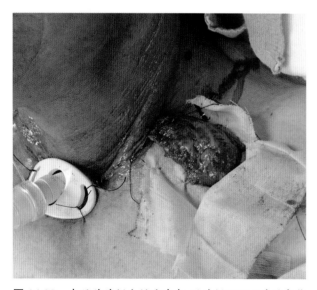

图14.23　在股前外侧皮瓣重建中，股外侧肌可以外置来监测皮瓣

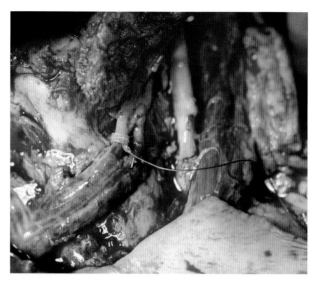

图14.24　Synovis血管吻合器在静脉吻合处有多普勒探针，同时用于静脉吻合与皮瓣监测

监测段或皮岛可用的情况下，这些设备是监测微血管血栓的有效辅助设备。在股前外侧皮瓣重建过程中，可以将股外侧肌外移作为监测节段。当可置入式的多普勒信号丢失，应立即进行临床评估，假阳性率可能很高。然而，对可置入多普勒故障阴性探索比消极管理或者皮瓣死亡要好得多。

受区血管选择

受体血管对于任何微血管游离组织移植都是至关重要的，在进行游离皮瓣重建之前应确认受体血管。如果可行，作者倾向于使用颈外动脉分支，如舌动脉或面动脉，其直径与ALT瓣、空肠皮瓣及前臂皮瓣匹配度高。甲状腺上动脉通在解剖学上是颈外动脉的第一个分支，通常直径小于1.5mm，但可以正好匹配上臂外侧皮瓣。受体静脉通常是颈内静脉的分支，如面静脉及其分支。是使用Coupler进行端端吻合的最佳选择。但是如果没有分支，端侧吻合也可以用手工缝合行端侧吻合。

对于"冻结颈"的患者，可能会有存在受体血管不足，大血管被瘢痕包裹，剥离暴露大血管可能导致颈动脉破裂。作者倾向于选择颈横血管作为潜在受体血管[57]。最好选择右侧颈横动脉而不是左侧，以避免对胸导管造成损伤（图14.25A）。但是只要仔细解剖，两边都可以安全使用。多数患者的颈横血管起自锁骨下动脉的甲状颈干。但是颈横动脉的解剖有较多变异存在，21%的病例中颈横动脉直接自锁骨下动脉发出，甚至有2%的病例中，颈横动脉起自乳内动脉。颈横动脉穿过臂丛和中斜角肌的前方到达肩胛提肌的外侧缘。肩胛舌骨肌是识别血管的一个很好的标志，动脉通常位于其深面（图14.25B）。锁骨上动脉是锁骨上皮瓣的蒂，通常起源于颈横动脉。颈横动脉继续向外延伸，其降支进入并支配斜方肌。颈横动脉在锁骨上动脉发出的近端甚至甲状颈干处被剥离后可以获得足够的口径和

流量。通常有一条静脉伴随颈横动脉。或者锁骨附近的颈外静脉也可以作为受体静脉。根据作者的经验，92% 的病例即使在冷冻颈的情况下也可以使用颈横血管锁骨上区[57]。现代喉癌的颈部清扫术通常会保留 V 节段，所以这一区域通常没有放射损伤和既往颈部解剖留下的手术瘢痕。

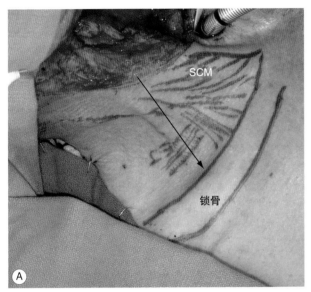

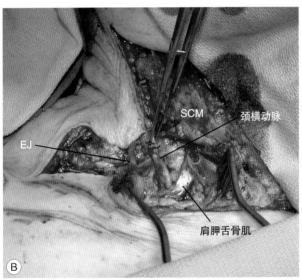

图 14.25　在胸锁乳突肌外侧的锁骨中部做一切口，探查颈横血管。首选右侧，以免损伤胸导管（A）。肩胛舌骨肌是定位颈横血管的良好标志（B）。SCM，胸锁乳突肌；EJ，颈外静脉

　　在某些情况下，可能需要使用静脉移植物来达到更远的受体血管。在没有其他血管可用的情况下，乳腺内部血管可以作为极好的受体血管[58,59]。然而，为了达到乳腺内部血管，静脉移植通常是必要的。作者建议在切除第 3 肋软骨后分离第 3 肋间隙的血管。在剥离过程中应该避免刺破胸膜。另外在胸外科医生的帮助下将锁骨头和胸骨柄切除，将乳内静脉从源头切断后向上翻至颈部，以避免静脉移植。

喉切除术后咽部皮肤瘘的重建

　　从放射治疗成为早期喉癌和下咽癌的首选治疗方式后，医生们在这些患者中遇到了新的问题：癌症复发行挽救性全喉切除术后咽部皮肤瘘发生率极高。尽管喉切除术后咽部皮肤瘘的总体发生率在过去 10 年间显著下降，但对于接受过放疗的患者，发生率仍居高不下[60-62]。据 McCombe 等报告，在联合治疗中，结合放疗则其发生率从 4% 上升至 39%[61]。

　　一旦发生瘘口，放疗的作用会将情况变得极为复杂：唾液自瘘口污染颈部导致颈部皮肤慢性感染；水肿、充血坏死引起颈部皮肤缺损；进一步影响咽部气管造口，甚至造成颈总动脉破裂。长期瘘管形成最终会导致瘢痕，引起喉部挛缩，这些极端严重的病例对于经验丰富的重建医生也是严峻的考验。

　　手术重建的目的应为在尽量控制手术并发症及死亡率的同时提供有效的重建，获取一期愈合、重建可接受的外形及恢复吞咽及语言功能。重建策略与处理颈部僵硬的方式相同。在手术中，切除瘘管及瘢痕组织，如颈部没有肿瘤，应避免显露大血管。所有患者都有不同程度的喉部挛缩，尤其是瘘管存在时间较长的患者更为严重。下咽部在舌根上方显露，咽部自侧方切开扩宽约 2~3 指，这非常重要，因为全喉切除术后一期缝合不可避免地缩窄了咽部。对于咽部结构及颈部食管相对正常，没有并发症的患者，轻度狭窄不会造成吞咽困难。在咽部食管重建后，无论食物如何通过重建区，无论何种皮瓣，均会造成一定的吞咽困难。在咽部任何狭窄以及舌根处力量薄弱都会进一步加重吞咽困难的情况。在咽部食管缺损分离显露后，解剖颈横血管，选择多皮岛的 ALT 瓣重建缺损，具体如前所述。

　　有些未及时修复的喉切除术后瘘常常造成严重的颈部僵硬，以及环形喉部食管缺损。因此强烈推荐在瘘管形成早期即进行手术干预[63]。重建手术可在瘘管形成后短期内进行（3 天内），避免形成严重的纤维化。此时，在颈部进行手术分离更为容易。使用相应体积的血供充足的股外侧肌充填颈部缺损，有助于形成一期愈合。

重建喉部完整的单纯颈部食管缺损

　　绝大多数颈部食管肿瘤为恶性，因此为了达到肿瘤安全边界，通常同期行喉切除术[58,64]。同时，对于良性肿瘤（如神经鞘瘤或巨细胞瘤），切除边界可缩小，但切除部分环咽肌增加了食物反流和呼吸困难的风险。重建单独的颈部食管缺损是很有挑战的，因为喉部和器官完好，颈部食管的显露有限，使得重建技术难以操作。由于食管周围空间很小，游离组织移植能够提供最佳的灵活性，因此首选薄型皮瓣。前臂皮瓣是作者对于此类部分及环形缺损的首选。这些缺损通常只有数厘米长，因此前臂皮瓣可以在传统的基础上旋

转 90°,将其宽度作为新食管的长度,沿其血管蒂走行的方向卷起,成为管状。颈横静脉由于靠近缺损,是常用的受区静脉。

气管造口复发重建

既往全喉切除术后复发的器官造口通常需要行气管切除术,有时也需要全食管切除。对于小的复发,通常切除气管前口、胸骨柄和两个锁骨头,暴露大血管,缺损呈放射状(图 14.26A)。胸大肌肌皮瓣或 IMAP 皮瓣(图 14.26B,C)可用于此类重建[34]。IMPA 皮瓣以第 2 肋间隙穿支为基础,设计与肋骨水平平行。重建气管造口复发的皮瓣远端可达腋窝,然后将皮瓣向上旋转至缺损处。

当同时进行全食管切除术和气管切除术时,作者首选的方法是使用增强型空肠皮瓣进行全食管重建[65],使用 ALT 皮瓣进行气管重建(图 14.27)[66]。受体血管包括 ALT 皮瓣的右颈横血管和空肠增强皮瓣的左乳内血管。将 ALT 皮瓣卷成管状,用 3-0PDS 风险降落伞式缝合至气管残端,以免妨碍空肠皮瓣的通过。然后通过胸骨后路径将空肠皮瓣向上拉至颈部并进行血管重建。然后将用于气管重建的 ALT 皮瓣降落伞式缝合固定。这个顺序很重要,因为一旦空肠皮瓣被拉至颈部,几乎不可能将 ALT 皮瓣缝合到气管,因为空肠皮瓣及其肠系膜容易阻塞气管残端。ALT 皮瓣的上端移入颈部和胸部皮肤。气管插管置于 ALT 皮瓣内,以支架将管腔撑开。此时患者应自主呼吸,避免正向通气,否则可能导致 ALT 瓣 - 气管吻合口漏气或破裂。术后第三天用 Lary 管替换 Shiley 管,与常规喉切除术后患者一样。

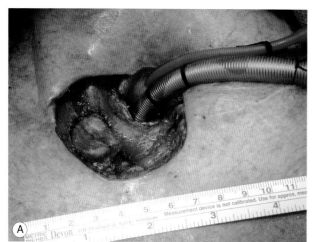
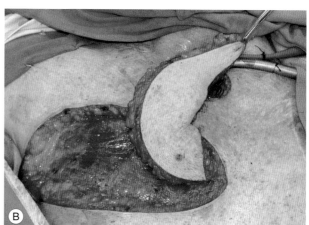
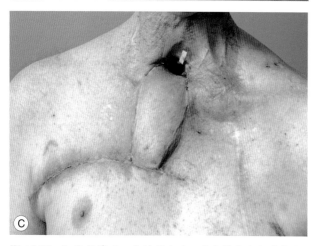

图 14.26   切除气管造口处的复发病灶常会暴露出先前受过放疗的大血管(A)。对于这种类型的重建修复,乳内穿支(internal mammary artery perforator,IMAP)皮瓣是一种可靠且简单的皮瓣(B)。该皮瓣愈合良好,但可能使乳头移位变形(C)

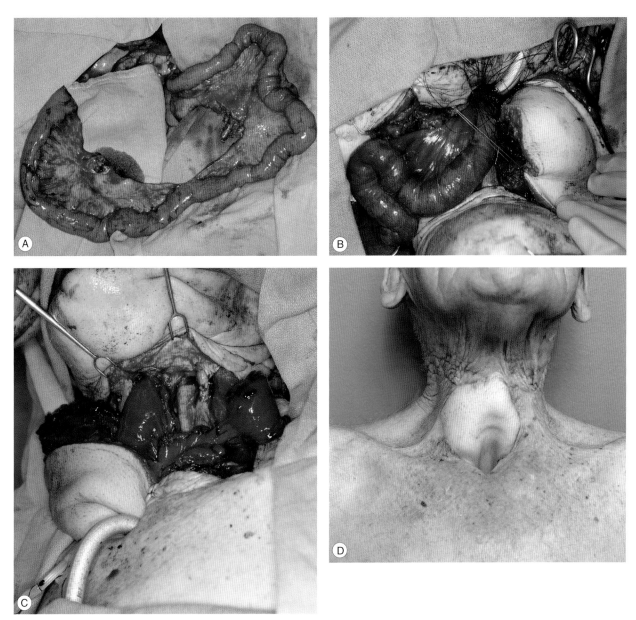

图 14.27　食管全切伴气管缺损，采用增压空肠皮瓣进行食管重建。(A) 股前外侧 (anterolateral thigh, ALT) 皮瓣用于气管重建。(B) 在将空肠皮瓣从纵隔拉入颈部之前，用降落伞式缝合法将 ALT 皮瓣缝合到气管残端。然后将空肠皮瓣血管与乳内血管吻合增压，ALT 皮瓣血管与颈横动脉吻合。然后将降落伞的缝线固定到气管上。(C) 用 ALT 皮瓣对气管进行稳定重建。(D) 患者可以耐受软食

并发症

　　与任何复杂手术一样，特别是涉及微血管游离组织移植的手术，总是存在出血、感染和最可怕的并发症——游离皮瓣丢失——需要二次游离皮瓣来重建缺损。根据作者的经验，头颈部游离皮瓣重建的成功率大于 97%，而咽食管重建的成功率为 99%[67]。在皮瓣丢失的情况下，进行下一次游离皮瓣移植之前仔细分析的潜在原因是必要的。

　　由于酒精和烟草的滥用在这一患者人群中很普遍，因此并发症经常发生。传统上，这些患者在术后要靠呼吸机在

ICU 过夜。由于需要镇静，低血压是常见的。许多患者由于液体复苏而导致过度扩容，因此血管升压药被认为是游离皮瓣重建后的禁忌证。心肺储备有限的患者，如已有心肺疾病的患者和老年患者易发生充血性心力衰竭和呼吸衰竭。作者目前的做法是在手术结束时拔管或停止机械通气，让患者自然恢复，而不是在 ICU 里恢复。作者已经证明，这种方法显著降低了并发症发生率，缩短了住院时间[68]。如果需要 ICU 监护，则允许患者在 ICU 内自主呼吸，避免机械通气和过度镇静。在有酒精滥用和麻醉剂依赖史的患者中，术后精神错乱和躁动是常见的，这很有可能导致高血压、血肿、吻合口断裂和血管蒂撕脱。因此，团队、疼痛管理和精神科人员及时处理这些问题非常重要。

感染

考虑到先前的放射治疗、组织受损以及长时间手术，再加上来自口腔的污染，术后感染的风险很高。作者通常在关闭切口前使用大量抗生素冲洗颈部，并放置闭合的引流管，以最大限度减少积液发展为浓重的风险。在整个住院期间，患者还需要静脉使用抗生素，通常为优力新。血肿也会导致感染，因此，术中精细止血是很重要的。

如果早期出现组织红肿，那是感染的迹象，但有时会被之前受放疗后的组织所掩盖。有时扩大抗生素的覆盖范围足以治疗浅表蜂窝织炎，但是任何脓肿的迹象都需要手术探查和引流。早期冲洗可以防止血管蒂血栓形成并可实现颈部切口的一期闭合。严重的感染也会引起瘘或者皮瓣死亡，相关内容将在本章下文描述，在这种情况下，建议采用分期的方法，在最终修复前进行连续的冲洗和清创。

瘘

咽部皮肤瘘在 ALT 皮瓣修复环状缺损术后发生率约为10%，部分缺损为 6%[26]。在 ALT 修复后近心端出现瘘很罕见，除非由于技术错误或者组织血管缺乏而导致组织裂开。瘘口通常在术后 1~4 周内出现，表现为唾液溢出或饮水后溢出，在部分患者表现为颈部感染。因此，任何颈部感染或者脓肿发生后，就应该怀疑吻合口瘘的出现。出现瘘口的危险因素包括：不正确的缝合技术、吻合部位组织质量差、放射治疗史以及术后恢复过程中的干扰。因此，在手术过程中，近心端和远心端有问题的组织都应去除。

一旦出现瘘管，立即停止口内进食，加强局部伤口护理。小的瘘口，如果没有肿物复发或远心端阻塞，通常可在 2 周内愈合，只需保守治疗即可。在渗漏停止两周后，重复进行改良钡餐造影（Modified Barium Swallow, MBS）检查。大的瘘口或者有感染的瘘口需要进行 CT 检查，排除是否存在深部脓肿，以及判断瘘或脓肿是否接近颈总动脉。在颈总动脉区域，任何无效腔以及脓肿，尤其在放疗术后、放疗联合化疗术后的患者中，应充分小心清创，避免损伤颈总动脉。手术缺损采用肌瓣，例如胸大肌瓣填充。这一操作应尽快进行，以避免损伤颈内动脉。除此以外，任何修补渗漏或伤口的尝试都将是失败的，而且都将会造成更严重的组织缺损。

解剖狭窄

环形缺损修复后比部分缺损修复重建更容易发生狭窄。所以在可能的情况下保存黏膜是非常重要的，应避免将部分缺损转化为环形缺损。近端吻合口术后不容易发生狭窄，因为舌和口咽底部需要有足够的直径让食团通过。大多数狭窄发生在远端吻合口，因此作者建议将远端吻合口切开，并在颈段食管的纵向开口处移入飞镖形组织，这不仅扩大了远端吻合口的直径，还阻断了环周瘢痕，从而减少了狭窄的可能性。

如果患者出现狭窄，则应该在消化内镜专家的协助下扩张狭窄处。由于存在食管穿孔的风险，不再推荐使用硬喉镜下导管扩张狭窄。在作者的机构，内镜引导下球囊扩张成为常用的治疗方法。然而，虽然扩张可以提供初步缓解，但大多数患者将发展为进行性吞咽困难，并可能需要在未来重复扩张，最终将需要手术解除狭窄或依赖管饲。对于一些顽固的病例，可采用前臂游离皮瓣手术修复。

术后功能

咽食管缺损重建的目标是恢复消化道的连续性，使患者能够耐受口腔进食，并有可能通过 TEP 进行语言康复。根据作者的经验，筋膜皮瓣术后患者可能需要喝更多的液体来帮助食物进入重建的食管，但是从吞咽功能角度，筋膜皮瓣和肠皮瓣差异不大。然而，筋膜皮瓣的语言功能显著优于肠皮瓣[24, 26]。

语言恢复

TEP 是语言恢复的首选方法，使患者在全喉切除术后可以说话。TEP 可在手术中同时进行或手术数月后采用内镜完成。然而，根据作者的经验，二期 TPE 成功率更高，因此作者倾向于在重建术后数月后进行二期 TEP。TEP 是在气管造瘘边缘下方 1.5~2cm 左右穿刺食管以及气管壁。对于颈部食管切除位置低的患者，其切除范围在器官造瘘以下，穿刺应穿过皮瓣及气管后壁，操作略为困难。早期使用14-Fr 红色橡皮管穿过气管至食管并固，2~4 周后更换为发音装置。患者应由语音病理专家随访调整发音。术后应定期对患者进行随访，以调整假体使其紧密贴合从而使设备不会移位。常见并发症包括穿刺点过宽、发音装置周围渗漏、黏液阻塞发音及真菌感染。在作者的 349 名患者中，147 位接受了 TEP，其中 87% 的患者能够流利说话[67]。

吞咽功能

对于之前接受过放疗的患者，在进行筋膜皮瓣重建后约6 周进行 MBS，以充分评价吞咽功能；未接受放疗的患者约2 周后开始。当发现有小的渗漏时，患者应继续管饲，并在2 周内复查 MBS，大多数患者会自行愈合。如果患者没有造影剂渗漏或瘘口表现，即可尝试进流食，没有并发症则在 3天后改进软食。如果患者可耐受，则逐渐过渡至正常饮食。

参考文献

1. Mikulicz J. Ein Fall von Resection des Carcinomatosen Esophagus mit Plastischem Ersatz des Excidirten Stuckes. *Prag Med Wchnschr*. 1886;2:93.
2. Wookey H. The surgical treatment of carcinoma of the hypopharynx and the oesophagus. *Br J Surg*. 1948;35:249.
3. Wookey H. The surgical treatment of carcinoma of the pharynx and upper esophagus. *Surg Gynecol Obstet*. 1942;75:499.
4. Bakamjiam VY. A two-stage method for pharyngoesophageal reconstruction with a primary pectoral skin flap. *Plast Reconstr Surg*. 1965;36:173.

5. Shefts LM, Fischer A. Carcinoma of the cervical esophagus with one-stage total esophageal resection and pharyngogastrostomy. *Surgery*. 1949;25:849.

6. Leonard JR, Maran AGD. Reconstruction of the cervical esophagus via gastric anastomosis. *Laryngoscope*. 1970;80:849.

7. Harrison DFN, Thompson AE, Buchanan G. Radical resection for cancer of the hypopharynx and cervical oesophagus with repair by stomach transposition. *Br J Surg*. 1981;68:781.

8. Lam KH, Won J, Lim S, et al. Pharyngogastric anastomosis following pharyngolaryngectomy. Analysis of 157 cases. *World J Surg*. 1981;5:509.

9. Frederickson JM, Derrick JH, Wagenfeld MB, et al. Gastric pull-up vs. deltopectoral flap for reconstruction of the cervical esophagus. *Arch Otolaryngol*. 1981;107:613.

10. Spiro RH, Shah JP, Strong EW, et al. Gastric transposition in head and neck surgery: indications, complications, and expectations. *Am J Surg*. 1983;146:483–487.

11. Harrison AW. Transthoracic small bowel substitution in high stricture of the esophagus. *J Thorac Surg*. 1949;18:316.

12. Goigher JC, Robin IG. Use of the left colon for reconstruction of pharynx and oesophargus after pharyngectomy. *Br J Surg*. 1954;42:283.

13. Slaney G, Dalton GA. Problems of viscus replacement following pharyngolaryngectomy. *J Laryngol Otol*. 1973;87:539.

14. Back SM, Biller HF, Krespi YP, et al. The pectoralis major myocutaneous island flap for reconstruction of the head and neck. *Head Neck Surg*. 1979;1:293.

15. Ariyan S. Pectoralis major, sternomastoid, and other musculocutaneous flaps for head and neck reconstruction. *Clin Plast Surg*. 1980;7:89.

16. Theogaraj DS, Merriett WH, Acharya G, et al. The pectoralis major musculocutaneous island flap in single-stage reconstruction of the pharyngoesophageal region. *Plast Reconstr Surg*. 1980;65:267.

17. Seidenberg B, Rosenak SS, Hurwitt ES, Som ML. Immediate reconstruction of the cervical esophagus by a revascularized isolated jejunal segment. *Ann Surg*. 1959;149:162–171.

18. Coleman JJ, Searles JM, Hester TR, et al. Ten years' experience with the free jejunal autograft. *Am J Surg*. 1987;154:389–393.

19. Schusterman MA, Shestak K, de Vries EJ, et al. Reconstruction of the cervical esophagus: free jejunal transfer versus gastric pull-up. *Plast Reconstr Surg*. 1990;85:16–21.

20. Reece GP, Schusterman MA, Miller MJ, et al. Morbidity and functional outcome of free jejunal transfer reconstruction for circumferential defects of the pharynx and cervical esophagus. *Plast Reconstr Surg*. 1995;96:1307.

21. Disa JJ, Pusic AL, Hidalgo DA, Cordeiro PG, et al. Microvascular reconstruction of the hypopharynx: defect classification, treatment algorithm, and functional outcome based on 165 consecutive cases. *Plast Reconstr Surg*. 2003;111:652.

22. Yu P, Robb GL. Pharyngoesophageal reconstruction with the anterolateral thigh flap: a clinical and functional outcomes study. *Plast Reconstr Surg*. 2005;116(7):1845–1855.

23. Genden EM, Jacobson AS. The role of the anterolateral thigh flap for pharyngoesophageal reconstruction. *Arch Otolaryngol Head Neck Surg*. 2005;131(9):796–799.

24. Yu P, Lewin JS, Reece GP, Robb GL. Comparison of clinical and functional outcomes and hospital costs following pharyngoesophageal reconstruction with the anterolateral thigh free flap versus the jejunal flap. *Plast Reconstr Surg*. 2006;117(3):968–974.

25. Murray DJ, Gilbert RW, Vesely MJ, et al. Functional outcomes and donor site morbidity following circumferential pharyngoesophageal reconstruction using an anterolateral thigh flap and salivary bypass tube. *Head Neck*. 2007;29(2):147–154.

26. Yu P, Hanasono MM, Skoracki RJ, et al. Pharyngoesophageal reconstruction with the anterolateral thigh flap after total laryngopharyngectomy. *Cancer*. 2010;116:1718–1724.

27. Chao JW, Spector JA, Taylor EM, et al. Pectoralis major myocutaneous flap versus free fasciocutaneous flap for reconstruction of partial hypopharyngeal defects: What should we be doing? *J Reconstr Microsurg*. 2015;31(3):198–204.

28. Gilbert MR, Sturm JJ, Gooding WE, Johnson JT, Kim S. Pectoralis major myofascial onlay and myocutaneous flaps and pharyngocutaneous fistula in salvage laryngectomy. *Laryngoscope*. 2014;124(12):2680–2686.

29. Burke MS, Kaplan SE, Kaplowitz LJ, et al. Pectoralis major myocutaneous flap for reconstruction of circumferential pharyngeal defects. *Ann Plast Surg*. 2013;71(6):649–651.

30. Ross RJ, Baillieu CE, Shayan R, Leung M, Ashton MW. The anatomical basis for improving the reliability of the supraclavicular

31. Anand AG, Tran EJ, Hasney CP, Friedlander PL, Chiu ES. Oropharyngeal reconstruction using the supraclavicular artery island flap: a new flap alternative. *Plast Reconstr Surg*. 2012;129(2):438–441.

32. Liu PH, Chiu ES. Supraclavicular artery flap: a new option for pharyngeal reconstruction. *Ann Plast Surg*. 2009;62(5):497–501.

33. Su T, Pirgousis P, Fernandes R. Versatility of supraclavicular artery island flap in head and neck reconstruction of vessel-depleted and difficult necks. *J Oral Maxillofac Surg*. 2013;71(3):622–627.

34. Yu P, Roblin P, Chevray P. Internal mammary artery perforator (IMAP) flap for tracheostoma reconstruction. *Head Neck*. 2006;28:723–729.

35. Yu BT, Hsieh CH, Feng GM, Jeng SF. Clinical application of the internal mammary artery perforator flap in head and neck reconstruction. *Plast Reconstr Surg*. 2013;131(4):520e–526e.

36. Shayan R, Syme DY, Grinsell D. The IMAP flap for pharyngoesophageal reconstruction following stricture release. *J Plast Reconstr Aesthet Surg*. 2012;65(6):810–813.

37. Schellekens PP, Paes EC, Hage JJ, et al. Anatomy of the vascular pedicle of the internal mammary artery perforator (IMAP) flap as applied for head and neck reconstruction. *J Plast Reconstr Aesthet Surg*. 2011;64(1):53–57.

38. Wong C, Saint–Cyr M, Rasko Y, et al. Three- and four-dimensional arterial and venous perforasomes of the internal mammary artery perforator flap. *Plast Reconstr Surg*. 2009;124(6):1759–1769.

39. Mirghani H, Leymarie N, Amen F, et al. Pharyngotracheal fistula closure using the internal mammary artery perforator island flap. *Laryngoscope*. 2014;124(5):1106–1111.

40. Hsu PW, Yu P. Complex salvage of a failed pharyngoesophageal reconstruction with impending airway disaster. *Plast Reconstr Surg*. 2010;125:208e–210e.

41. Lin SJ, Rabie A, Yu P. Designing the anterolateral thigh flap without preoperative Doppler or imaging. *J Reconstr Microsurg*. 2010;26: 67–72.

42. Yu P. Inverse relationship of the anterolateral and anteromedial thigh flap perforator anatomy. *J Reconstr Microsurg*. 2014;30: 463–468.

43. Yu P, Selber JC. Perforator patterns of the anteromedial thigh flap. *Plast Reconstr Surg*. 2011;128:151e–157e.

44. Yu P, Selber JC, Liu J. Reciprocal dominance of the anterolateral and anteromedial thigh flap perforator anatomy. *Ann Plast Surg*. 2013;70:714–716.

45. Antony AK, Hootnick JL, Antony AK. Ulnar forearm free flaps in head and neck reconstruction: systematic review of the literature and a case report. *Microsurgery*. 2014;34:68–75.

46. Azizzadeh B, Yafai S, Rawnsley JD, et al. Radial forearm free flap pharyngoesophageal reconstruction. *Laryngoscope*. 2001;111:807.

47. Scharpf J, Esclamado RM. Reconstruction with radial forearm flaps after ablative surgery for hypopharyngeal cancer. *Head Neck*. 2002;25:261.

48. Yu P, Chang EI, Selber JC, Hanasono MM. Perforator patterns of the ulnar artery perforator flap. *Plast Reconstr Surg*. 2012;129(1):213–220.

49. Huang JJ, Wu CW, Lam WL, et al. Anatomical basis and clinical application of the ulnar forearm free flap for head and neck reconstruction. *Laryngoscope*. 2012;122(12):2670–2676.

50. Marques Faria JC, Rodrigues ML, Scopel GP, Kowalski LP, Ferreira MC. The versatility of the free lateral arm flap in head and neck soft tissue reconstruction: clinical experience of 210 cases. *J Plast Reconstr Aesthet Surg*. 2008;61(2):172–179.

51. Nahabedian MY, Deune EG, Manson PN. Utility of the lateral arm flap in head and neck reconstruction. *Ann Plast Surg*. 2001;46(5): 501–505.

52. Wax MK, Briant TD, Mahoney JL. Lateral-arm free flap for reconstruction in the head and neck. *J Otolaryngol*. 1996;25(3): 140–144.

53. Reece GP, Bengtson BP, Schusterman MA. Reconstruction of the pharynx and cervical esophagus using free jejunal transfer. *Clin Plast Surg*. 1994;21:125–147.

54. Perez–Smith D, Wagels M, Theile DR. Jejunal free flap reconstruction of the pharyngolaryngectomy defect: 368 consecutive cases. *J Plast Reconstr Aesthet Surg*. 2013;66:9–15.

55. Moradi P, Glass GE, Atherton DD, et al. Reconstruction of pharyngolaryngectomy defects using the jejunal free flap: a 10-year experience from a single reconstructive center. *Plast Reconstr Surg*. 2010;126:1960–1966.

56. Ferguson RE, Peirong Yu. Techniques of monitoring buried fasciocutaneous free flaps. *Plast Reconstr Surg*. 2009;123:525–532.

flap. *J Plast Reconstr Aesthet Surg*. 2014;67(2):198–204.

57. Yu P. The transverse cervical vessels as recipient vessels for previously treated head and neck cancer patients. *Plast Reconstr Surg*. 2005;115(5):1253–1258.

58. Schneider DS, McClain L, Robb PK Jr, Rosenthal EL, Wax MK. Use of internal mammary vessels in head and neck microvascular reconstruction. *Arch Otolaryngol Head Neck Surg*. 2012;138(2):172–176.

59. Roche NA, Houtmeyers P, Vermeersch HF, Stillaert FB, Blondeel PN. The role of the internal mammary vessels as recipient vessels in secondary and tertiary head and neck reconstruction. *J Plast Reconstr Aesthet Surg*. 2012;65(7):885–892.

60. Genden EM, Rinaldo A, Shaha AR, et al. Pharyngocutaneous fistula following laryngectomy. *Acta Otolaryngol*. 2004;124:117–120.

61. McCombe AW, Jones AS. Radiotherapy and complications of laryngectomy. *J Laryngol Otol*. 1993;107:130–132.

62. Weber RS, Berkey BB, Forastiere AA, et al. Outcome of salvage total laryngectomy following organ preservation therapy: the radiation therapy oncology group trial 91-11. *Arch Otolaryngol Head Neck Surg*. 2003;129:44–49.

63. Iteld L, Yu P. Pharyngocutaneous fistula repair after radiotherapy and salvage total laryngectomy. *J Reconstr Microsurg*. 2007;23(6):339–345.

64. Marin VP, Yu P, Weber RS. Isolated cervical esophageal reconstruction for rare esophageal tumors. *Head Neck*. 2006;28:856–860.

65. Poh M, Selber JC, Skoracki RJ, Walsh GL, Yu P. Technical challenges of total esophageal reconstruction using a supercharged jejunal flap. *Ann Surg*. 2011;253:1122–1129.

66. Ghali S, Chang EI, Rice DC, Walsh GL, Yu P. Microsurgical reconstruction of combined tracheal and total esophageal defects. *J Thorac Cardiovasc Surg*. 2015;50(5):1261–1266.

67. Chang EI, Zhang H, Liu J, et al. Analysis of risk factors for flap loss and salvage in free flap head and neck reconstruction. *Head Neck*. 2016;38(suppl 1):E771–E775.

68. Clemens MW, Hanson SE, Rao S, et al. Rapid awakening protocol in complex head and neck reconstruction. *Head Neck*. 2015;37:464–470.

69. Selber JC, Xue A, Liu J, et al. Pharyngoesophageal reconstruction outcomes following 349 cases. *J Reconstr Microsurg*. 2014;30(9):641–654.

第15章

面部骨骼肿瘤：骨纤维异常增殖症

Alberto Córdova-Aguilar and Yu-Ray Chen

概要

- 面部骨骼的肿瘤可能起源于多个细胞谱系。然而，肿瘤样病变比真性骨肿瘤更常见[1]。整形外科医生最常见颅面部肿瘤样变是骨纤维结构不良[2]。
- 颅面部骨纤维结构不良是一种良性的纤维骨性病变，表现为正常的颅面部骨被纤维骨性组织所取代。
- 骨纤维结构不良是一种良性纤维骨性病变，其正常骨组织被纤维性骨组织所取代。它可以表现为一种孤立性的疾病或者与其他综合征相关。
- 颅面骨纤维结构不良通常表现为渐进式、无痛性、固定性的肿块增大，导致面部不对称。
- 该疾病的诊断基于综合的临床症状、影像学检查，有时还包括病理检查。
- 手术干预的适应证包括美学问题、功能障碍、减轻症状或无法排除恶性变的情况。
- 手术干预的两种主要切口包括冠状切口和口腔内切口。外科手术可分为保守型骨轮廓改善或根治性切除后即刻重建。完成这些重建通常需采用多学科协作的方式。
- 许多用于治疗骨纤维结构不良的原则可以被推广应用到面部骨骼的其他肿瘤。

简介

由于骨骼结构基本上决定面部外观，在颅面肿瘤患者的治疗中，许多因素都会发挥作用。了解这些肿瘤的特征与外观畸形的相互作用，以及他们的潜在解剖结构，对于为每位患者设计个性化的解决方案至关重要。由于颅面区域的复杂性和治疗不当不良后果，制定重建计划通常需要多学科团队协作。

面部骨骼包括额骨、中面部骨和下颌骨。这些骨骼的肿瘤可能来自多个细胞谱系；然而颅面部骨骼的原发性恶性肿瘤比较罕见。相对而言，肿瘤样变比真性骨骼肿瘤更常见。整形外科医生临床上最常见的颅面骨骼肿瘤样变是骨纤维结构不良[2]。因此，以骨纤维结构不良为例，许多对于这种疾病的处理原则可以推广到其他肿瘤类型。本章回顾了临床诊断，包括与其他骨肿瘤的详细鉴别诊断和骨纤维结构不良患者的手术方法。此外，本文所介绍的手术技术使外科医生能够充分了解颅面部骨骼，以及切除和重建其他颅面肿瘤的各种策略。

历史回顾

骨纤维结构不良是一种长期流行的疾病，在大约公元650年的7世纪盎格鲁撒克逊人和大约公元1000年的史前美洲印第安人的骨骼中就有发现[3,4]。然而直到1891年，Rudolf Virchow 71岁诞辰那天，他的学生发表了一篇纪念他的文章，才正式为疾病命名。德国病理学家 Friedrich Daniel von Recklinghausen 教授是这项工作的参与者之一，他报告了对各种骨骼疾病患者的尸检病理结果。其中3例表现为全身性的囊性纤维性骨炎，但是他对此引用了 Gerhard Engel 在1864年的描述[5,6]。事实上，多年以来，原发性甲状旁腺功能亢进和纤维发育不良在病理上和放射学上被描述为全囊性纤维性骨炎。这种混淆的存在是由于骨髓纤维异常都是这两种疾病的重要组织学特征。幸运的是，在1930年，另一位病理学家 Christian Georg Schmorl 描述了甲状旁腺功能亢进的特殊生化变化和 Paget 病的骨切片组织学，导致了这些病理诊断得到明确。成为了鉴别骨纤维发育不良的必要条件。

几年后的1936年，儿科医生 Donovan James McCune 描述了一名患者，他表现出骨纤维结构不良、青春期早熟、多发性皮肤色素沉着和甲状腺功能亢进[7]。内分泌专家 Fuller Albright 在1937年也发表了类似的病例[8]。这类病例后来被命名为 McCune-Albright 综合征。但其实最早的记录由 Weil 在1922年发表[9]。次年（1938年），美国病理学家 Louis Lichtenstein 描述了 8 个病例,并提出了多骨纤维发育不良这一术语,以指主要是单侧分布的,累及一处或多处的骨骼发育异常。在 1942 年,他和同事 Henry Lewis Jaffe 又报道了 15 例病例并进行了文献回顾,包括总共 90 个病例,引入了 "骨纤维结构不良" 这一术语来定义以前由不同命名指代的这一组骨性病变。尽管 "骨纤维结构不良" 这一术语在 1942 年被提出,但直到 1967 年才出现在索引 Meducus(Medline 前身)中[10, 11]。

基础科学 / 疾病进程

总则

　　面部骨骼肿瘤可分为原发性或者继发性,也可分为良性或恶性。原发性肿瘤可能来自骨的成骨性、纤维性、血管性、造血性或骨的其他成分,而继发性肿瘤则来源于其他器官的肿瘤转移。根据定义,良性骨肿瘤一般不会发生转移,其病因各不相同(发育性、创伤性、感染性或者炎性)。许多可能与原发性骨肿瘤相似的面部骨骼病变(如转移性病变和非肿瘤性病变)的发生率大大超过了真性骨肿瘤的发生率[1]。常见的原发性骨肿瘤或肿瘤样变的常见颅面疾病有巨细胞修复性肉芽肿、Langerhans 细胞组织细胞增多症、Paget 病和纤维发育不良。整形外科医生最常见的颅面肿瘤样病变是骨纤维结构异常[2]。

　　骨纤维结构异常(fibrous dysplasia, FD)是一种非遗传的基因相关的错构性疾病,其特征是受累骨骼的髓内纤维骨性病变。虽然 FD 可发生在任何骨骼,但最常见的发病位置是颅面骨、股骨近端和肋骨。在颅面骨骼中,FD 常累及上颌骨,其次是下颌骨、额骨、蝶骨、筛骨、顶骨和枕骨[12]。

人口统计学特征

　　FD 的发病率和患病率难以估计,但据报道分别约为 1:4 000~1:10 000 和 1:30 000[13, 14]。FD 占所有骨肿瘤的 3%,在良性骨肿瘤中约占 7%[15]。除了在女性中更常见的 McCune-Albright 综合征外,这种疾病的发病率似乎没有明显的性别差异。病变倾向于单侧出现,无侧位差异[16]。

病因与病理生理学

　　FD 的确切病因目前尚不清楚,但可能与遗传易感性有

关。其发病机制涉及位于染色体 20q13.2~13.3 的 GNAS1(鸟嘌呤核苷酸结合蛋白,α-刺激活性多肽 1)基因上的体细胞偶发合子后突变,该基因主要负责刺激 g 蛋白的 α 亚基形成[17]。突变导致腺苷酸环化酶持续激活,从而增加环磷酸腺苷(cyclic adenosine monophosphate, cAMP)的活性。在骨组织中,过度生成 cAMP 会损害成骨间充质干细胞样未成熟细胞向成熟成骨细胞转化的能力。此外,cAMP 的下游效应之一是增加白细胞介素 -6 的分泌和核因子 k-B 配体的表达,从而增加破骨细胞数量,导致骨吸收[18]。另外,过度活跃的 cAMP 信号通路也会刺激某些组织的生长,如性腺、甲状腺、肾上腺皮质和黑色素细胞,导致内分泌疾病和皮肤色素沉着[19]。

分类与关联

　　典型的 FD(图 15.1)出现在单骨或是单骨性的(80%~85%),和多骨或者成为多骨性的(15%~25%)。其中一种成为颅面骨纤维结构不良,病变主要累及局限于颅面的相邻骨骼。因此,由于累积了多个相邻的颅面骨骼,这种病变类型不能简单归类为单骨性或多骨性。通常情况下,颅面复合体外的骨骼不受影响。大约 50%~100% 的多骨性 FD 患者的病变会累及颅面,而在单骨性 FD 的患者中,这种情况只有 10%[20]。27% 的单骨性 FD 患者和 50% 的多骨性 FD 患者病变会累及颅骨。上颌骨病变可延伸至颧骨、蝶骨、上颌窦和眶底。下颌体是下颌骨最常见的受累部位。

　　多骨性 FD 是综合征病例的必要条件,如 Mazabraud 综合征、Jaffe Lichtenstein 综合征或者 McCune Albright 综合征。Mazabraud 综合征是特点是 FD 与软组织黏液瘤(通常是肌内);Jaffe Lichtenstein 综合征是 FD 病变伴有皮肤咖啡牛奶斑;McCune Albright 综合征的特点是 FD 病变伴有皮肤咖啡牛奶斑和多种内分泌异常。内分泌功能障碍可引起性腺功能亢进,导致性早熟(尤其是女性)、甲状腺功能亢进、甲状旁腺功能亢进、Cushing 病、肢端肥大症和垂体腺瘤。此外,皮肤病变的边缘通常呈锯齿状或不规则,被描述为 "缅因州海岸"[21],这一点与神经纤维瘤中观察到的皮肤咖啡牛奶斑的规则边缘相反。骨性狮面也是一种特异性的症状,不仅在 FD 中能见到,还发生于 Paget 病以及继发于慢性肾衰竭。这种症状指由于面部骨骼过度生长而导致面部出现狮子外形的罕见情况。认识这些症状的临床表现有助于早期诊断和适当治疗。

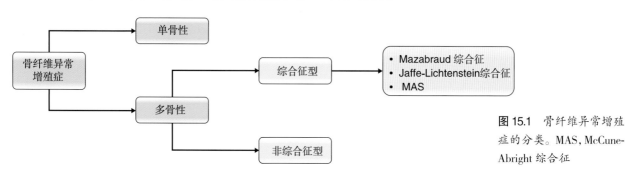

图 15.1　骨纤维异常增殖症的分类。MAS, McCune-Abright 综合征

自然病程与临床行为

FD 在骨骼生长过程中发生，并且具有可变的自然演化过程（图 15.2）。临床表型取决于发育阶段和突变发生的时间。在胚胎发育过程中，突变出现越早，那该疾病累及范围越广，疾病表现越严重[14]。基因研究表明，随着 FD 发生的

年龄的增长，更多的突变干细胞无法再生，他们的子代因细胞凋亡而死亡，使正常骨组织细胞数量增加，从而产生更多的正常骨骼。这解释了为什么通常在青春期后病变停止发展；然而，妊娠也可能刺激它们的生长[22]。尽管女性患者中突变干细胞的重新激活可能是由于这些细胞中性激素受体的增高，但在男性患者中，这一现象有时也会表现[23]。

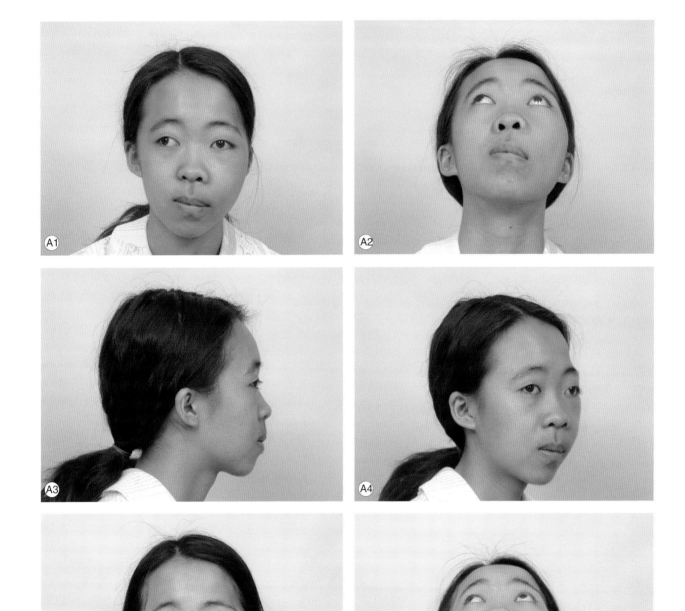

图 15.2　骨纤维异常增殖症患者的自然病程。（A1~A4）11 岁患者诊断为左侧眶 - 颧 - 上颌 FD 病变。（B1~B2）随访 10 年，未行手术治疗

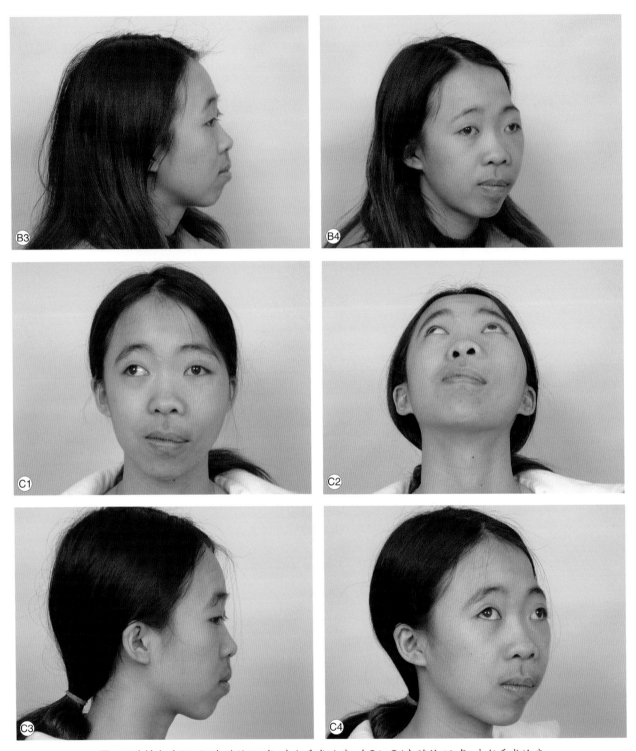

图 15.2(续)（B3~B4）随访 10 年,未行手术治疗。（C1~C4）随访 12 年,未行手术治疗

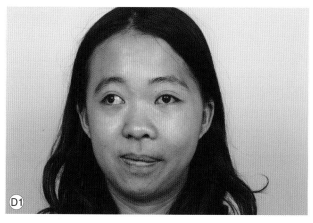
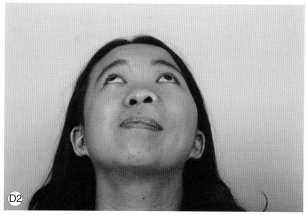
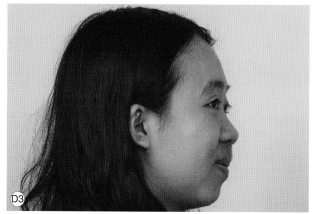
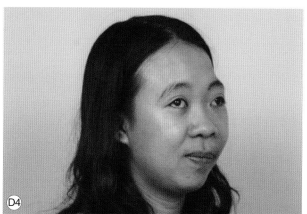

图 15.2（续）（D1~D4） 随访 17 年，未行手术治疗

　　该疾病的临床症状可出现于任何年龄；然而多骨性 FD 通常在 10 岁之前表现出来，单骨性 FD 通常在 5~20 岁之间[24]。一项纵向研究表明，单骨性 FD 不会发展为任何多骨性 FD。在 McCune-Albright 综合征中，虽然骨病变的生长在青春期后逐渐放缓，但与单骨性或多骨性非综合征型 FD 患者相比，骨畸形的程度往往更严重，外貌受影响程度更严重。

组织病理学

　　几乎所有的面部骨骼成骨都来自骨膜内骨化，而颅底则来自软骨成骨。这对于 FD 而言很重要，因为 FD 在骨膜内成骨中更常见，而非软骨成骨。

　　FD 骨病变的特征是纤维化的骨化组织，骨基质的形成增加，伴没有矿化正常的广泛骨髓纤维化。骨成熟失败会留下大量未成熟的孤立骨小梁，这些骨小梁嵌在发育不良的纤维组织中，这些纤维组织不断生长，但永远不会完成骨重塑过程。这就是为什么 FD 在大体标本上表现为位于骨髓腔的白色和棕色硬块[25]。

　　在显微镜下，FD 有 3 种主要亚型。汉字书写体型多见于长骨和中轴骨（肋骨、椎骨等）。骨小梁薄且不连续，破骨细胞持续作用导致骨吸收。在这种类型中骨小梁内部的吸收即所谓解剖吸收的表现类似于甲状旁腺功能亢进的骨组织表现。成骨细胞呈星形，可见大量 Sharpey 纤维。另一种类型称为硬化型或者变形性骨炎样型，常见于非对称性

颅面骨纤维发育不良的病例。外观与 Paget 病中发现的骨组织类似，小梁组织致密或硬化。最后一种是高细胞型，其特征是存在不连续的骨小梁结构，其分布有序，有时甚至呈平行分布。典型表现为骨小梁结构的侧方有多个成骨细胞层状排列，这一类型常常见于颌骨。其典型表现为和变形性骨炎型一样，这种类型当中也含有大量的骨结构[26]。值得注意的是，FD 的组织学表现并不能预测疾病的生物学行为[27]。

恶性潜能

　　恶性病变可发生在任何类型的 FD 中，但罕见，发生率的范围从 0.5% 到 4%。在多骨性 FD 和受过辐射的部位恶性病变发生的概率较高，通常发生在 30~40 岁时。最常见的恶性组织类型依次为骨肉瘤、纤维肉瘤、软骨肉瘤和恶性纤维组织细胞瘤[28]。

诊断 / 患者表现

医学诊断与检查

　　既往病史和临床表现对 FD 的诊断非常重要，但是需要影像学来确定疾病的程度和形式（单骨性或多骨性）。有时

明确诊断还需要病理活检结果。由于 X 线平片无法将 FD 与面部骨骼的各种肿瘤区分开来，因此病变的位置和患者的年龄等信息应引起医生对该疾病的怀疑。病史还应包括症状的发作和类型、功能障碍是否存在以及存续时间等。虽然症状和体征取决于疾病的部位、范围和性质，但颅面骨骼 FD 通常表现为进行性无痛固定肿块的增大，导致面部不对称。

一般而言，症状和体征与原发性骨受累的程度相关。由于病变增大，邻近的组织和器官可能被侵犯或压迫，导致各种症状，如眼球移位、突出、复视、失明、嗅觉丧失、面瘫、耳鸣、听力障碍、鼻窦炎、疼痛、感觉异常、牙齿脱落以及错颌等。当额骨受累时，眼球通常向下移位，伴或不伴眼球突出。最可怕的眼部表现是蝶骨受累继发的视神经压迫，可表现为急性或慢性的视力和视野丧失（图 15.3）[29]。

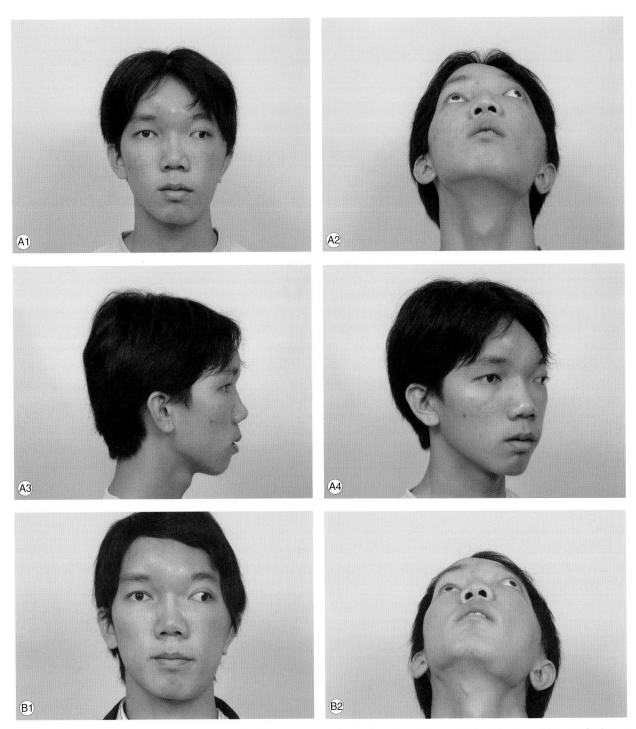

图 15.3　FD 引起视神经压迫。（A1~A4）17 岁男性，FD 累及蝶骨和左侧眶骨。初诊时患侧仅轻度突出。（B1~B2）随访 5 年，未行手术治疗

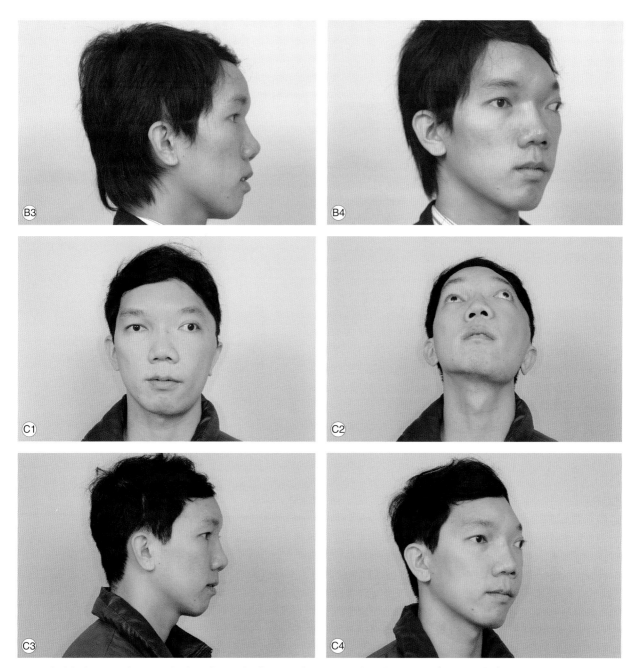

图 15.3（续）（B3~B4）随访 5 年，未行手术治疗。（C1~C4）随访 8 年，未行手术治疗。在此期间，患者出现了左眼隐性视力丧失

在 FD 病例中具有特异性的症状包括女性月经初潮的时间提示是否性早熟，内分泌失调（甲状腺功能亢进、垂体病变和肾磷酸盐代谢异常）、生长发育异常、皮肤病变（咖啡牛奶斑）、骨折史以排除 FD 病变是否累及四肢。因此，对于此类患者，强烈建议请内分泌专家会诊，以排除 McCune-Albright 综合征[27]。此外，如果症状包括病灶迅速增大、新发疼痛、视力改变或丧失、听力改变或丧失、气道阻塞、新发感觉异常和麻木，应将患者迅速转给专科专家。在一些 FD 患者中，迅速增长的病灶可能与其他病变有关，如动脉瘤样骨囊肿或黏液囊肿，较少与恶性转化有关[30]。肉瘤最常见的症状是肿胀和疼痛，通常发展迅速。有时动脉瘤样骨囊肿或者 FD 的囊性变，在临床上可能与肉瘤症状相似。此外，由之前存在的 FD 病变进展引起的恶性肿瘤具有典型的侵袭性，因此如果之前确诊的 FD 患者病变部位出现快速肿胀和疼痛，需要紧急评估以排除恶性变化[31]。

影像学检查

许多 FD 患者并无症状，诊断通常依靠偶然的影像学发现。但作为一般原则，所有疑似 FD 患者以及面部骨骼的其他肿瘤患者都必须进行影像学检查。对于任何颅面肿瘤的影像学资料，都应评估其位置、边缘和过渡区、骨膜反应、病变的大小和数量以及软组织的受累程度。良性肿瘤通常生长缓慢，伴皮质扩张，边界清晰伴硬化，可产生坚实或光滑的骨膜反应。恶性病变通常边界不清、伴有骨皮质破坏，软组织肿块和骨膜针状或间断反应。

X 线片

X 线片是描述原发性骨肿瘤和肿瘤样病变的初始成像工具。尽管牙片、X 线扫描和计算机断层扫描能够评估牙列周围的病变，然而，由于相邻结构的重叠，不推荐 X 线片用于颅面 FD 病变的诊断。如果怀疑有多骨性 FD，特别是在骨骼发育不成熟的患者，可以进行骨扫描。颅面区域以外的 FD 病变需要骨科医生进一步评估[27]。

计算机断层扫描

通常从头顶到甲状腺区域，无造影、层厚不超过 3.75mm 的计算机断层扫描（computed tomogram，CT）足以诊断面部骨骼肿瘤[27]，类似的条件也可以应用于检查病灶或评估疾病复发。CT 可以提供关于肿瘤大小、位置、是否局部侵犯或压迫、病变内部矿化情况等更详细的信息，并且比 X 线片能更早地显示骨膜反应[32]。

依照病变类型中骨组织及软组织成分的不同，可以将骨纤维异常增殖症分为 3 个不同的亚型[33]。变形骨炎样病变表现为高密度区域及纤维骨质为主的透射性区域混合体，硬化型表现为均一的致密结构。囊性病变型包括一个或多个被致密外围组织所包绕的透明区域。透光性是由于囊变性、单纯性骨囊肿、动脉瘤性骨囊肿所致。

尽管 CT 表现具有特征性，但 FD 病变的变异性可能与病变内部的发展阶段有关。CT 上的多骨性 FD 病变特征和自然进展可能有所不同。当这些患者十多岁时，FD 病变发展为混合外观，通常在成年时稳定，但是外观的表现并不均匀（图 15.4）。这或许能解释一些非特征性的影像学表现，如无毛玻璃样、变形性骨炎样、溶解性和囊性表现。因此 FD 有时很难与骨化性骨瘤、Paget 病等其他疾病区分开来。此外，在这一时间段的 CT 表现变化与 FD 病变活动性增加的病理表现相吻合。这些病变与病灶快速增长、面部不对称加重、恶性转化或其他病例的病变（动脉瘤骨囊肿和加速扩张）相关[34,35]。因此，更新 CT 检查结果对于任何年龄段出现新症状或者病变迅速扩大的患者都是至关重要的。

磁共振成像

尽管磁共振成像（magnetic resonance imaging，MRI）没有任何电离辐射，并且已被一些学者建议作为 FD 的诊断工具，但是他仍然只是 CT 的辅助检查[36]。骨纤维异常增殖症在 X 线片和 CT 上所表现的特点在核磁共振上并不能表现出来。事实上，骨纤维异常增殖症的核磁表现常和肿瘤类似。这种异质性是钙化、囊肿、脂肪区分隔的综合结果，病变区域在 T1 及 T2 加权序列中均表现为低信号区域，注射造影剂后增强[37]。而仅在注射对比剂后，T1 及 T2 加权序列中信号密度均较低时，核磁诊断骨纤维异常增殖症的准确率才较高[38]。

核医学

放射性核素扫描对于 FD 病变的敏感性较高，但特异性较低，但可用于评价多骨病变的波及区域。在这种情况下，建议进行全身 99Tc- 亚甲基二膦酸盐骨扫描，以评估指标病变的生物活性，并检测可能存在于整个骨骼系统的其他病变。骨闪烁扫描显示 FD 是病变骨中示踪剂摄取增加的结果，尤其当青少年时期病变代谢活跃时。可检测到的骨质活动会随着病变的成熟而减少[39]。

有文献报道称，单光子放射计算机断层成像技术（single-photon emission computed tomography，SPECT）较传统 CT 相比对于诊断此病变更加敏感[40]。但是使用 SPECT 的场景和时机选择研究仍不明确。

光学相干断层扫描

许多颅面部骨骼肿瘤包括颅面 FD 可能影响眼眶，导致部分或者全部失明。光学相干断层扫描（optical coherence tomography，OCT）是一种有助于诊断视神经病变的有效检测手段。它使用高分辨率的视神经横截面来确定视网膜神经纤维层（retinal nerve fiber layer，RNFL）的厚度。这种方法对于无法或者不配合检查视野的患者（如儿童）非常有用，也可以预测视神经减压术后视力恢复的情况。在术前 RNFL 可能很薄的情况下，术后视力改善的可能性不大。

活检术

病史和体格检查结合经典的影像学表现，往往足以确定各种颅面肿瘤的诊断，包括 FD。然而，在某些情况下，需要单独活检术取得组织病理以进行组织学诊断。由于组织病理学的鉴别诊断可能比较困难，所以活检标本的尺寸应该尽可能大。FD 的活检不会诱导病变的生长[27,29]。组织学标本可以由单独的活检术获得，也可在手术切除肿物的同时获取组织标本。后者的风险在于，容易发生没有组织学病理支持的情况下而进行的根治性扩大切除。为了避免这种状况，推荐手术前单独进行组织学活检术，等待最终病理结果再决定手术。当考虑在手术过程中获取组织标本时，如果术中对于病变的特性有任何的怀疑，应暂停，等待最终病理结果明确后再行手术。外科医生必须谨慎进行活检操作，因为 FD 病变内部可能有大量的血管，会导致大出血。即使进行组织活检，也必须进行细致的止血。细胞学研究如细针穿刺的作用是有限的，在此不作推荐。

鉴别诊断

一般而言，单骨性 FD 的鉴别诊断包括单发性单室囊肿、动脉瘤性骨囊肿、骨巨细胞瘤、Langerhans 细胞组织增多症和浆细胞骨髓瘤；而多骨性 FD 的鉴别诊断包括甲状旁腺功能亢进、Paget 病、单侧软骨瘤病、神经纤维瘤病和巨颌症[41]。本章的基本目的是描述颅面 FD 与其他面部骨骼肿瘤的鉴别诊断。因此，作者将重点关注最常见的相关病理诊断，包括骨化纤维瘤、巨细胞肉芽肿、Langerhans 细胞组织细胞增多症和动脉瘤性骨囊肿。

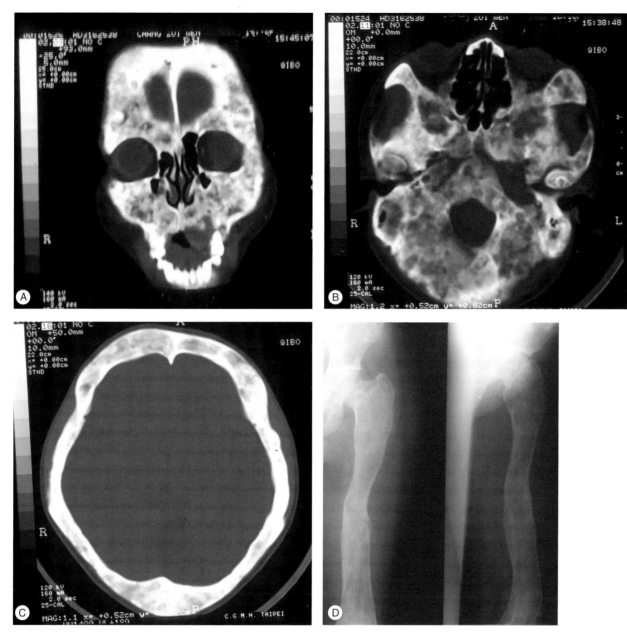

图 15.4　McCune Bright 综合征（MAS）患者的骨受累。（A, B, C）18 岁患者，诊断为 McCune Albright 综合征。CT 显示疾病的严重程度和累及范围。这些病灶在 CT 上表现为毛玻璃样，变形性骨炎样，溶解样和囊性样。（D）X 线片也显示颅面骨骼外的骨病变

骨化纤维瘤

骨化纤维瘤（ossifyiing fibroma, OF）也被称为青少年骨化纤维瘤或沙粒样骨化纤维瘤，与 FD 相同，它是一种错构瘤性纤维骨性病变，多发于青少年和年轻人。虽不如 FD 常见，但多发于女性的上颌骨和下颌。与 FD 不同的是，它呈离心式生长，与周围正常骨分界清晰。CT 上表现为清晰的硬化肿块，伴有骨小梁。组织病理学显示不规则的骨刺被广泛的活动性成骨细胞所包围。这一特征不同于 FD，后者的骨沉积缺乏活性成骨细胞[29]。OF 的治疗目的是早期手术切除。

巨细胞肉芽肿（giant cell granuloma, GCG）

巨细胞修复性肉芽肿[也称巨细胞肉芽肿（giant cell granuloma, GCG）]与 FD 相同，是一个反应性的良性过程，多发生在 20 岁之前，在女性中更常见。在影像学上，病灶中部形成边界清楚的透光、多房性病变。这些病变大体上呈出血性外观，镜下由一组纺锤形纤维母细胞混合胶原蛋白和大量多核破骨细胞样巨细胞组成。这意味着病变与棕色肿瘤相同，有没有甲状旁腺功能亢进的生化表现可以鉴别这两种病理[29]。最好的治疗方法是积极的手术刮除。

另一种颅面疾病是下颌角状囊肿或多房囊性疾病，虽然有时被归为骨纤维结构不良的一种变体，但是巨颌症很可能是巨细胞修复性肉芽肿的一种形式。它是一种罕见的常染色体显性良性纤维性骨性疾病，其特征是上颌和下颌骨对称性受累，通常起病于 2~7 岁。骨病灶内充满柔软的、纤维

状的富含巨细胞的组织,这些组织可以扩散并浸润眶底,导致眼球向上斜,巩膜暴露及下颌肥大。巨颌症的影像学特征是下颌骨和 / 或上颌骨出现对称的多房、透光、膨胀性病变。双侧下颌骨受累但不累及髁突是巨颌症的特征[42]。在大多数情况下,发育不良的膨胀性肿块在青春期时开始消退。由于巨颌症通常是自限性的,所以手术治疗可能不是必需的。

Langerhans 细胞组织细胞增多症

Langerhans 细胞组织细胞增多症(Langerhans cell histiocytosis, LCH)或骨嗜酸性肉芽肿是另一种罕见疾病,临床发病程度不同。通常发病以 10 岁以下女性居多。尽管病因不明,但其发病机制设计抗原呈递细胞(Langerhans 细胞)异常增殖导致骨髓骨吸收。虽然病变可能出现在任何造血活性骨,在颅面部主要发生于颅骨和下颌。患者可表现为伴或不伴疼痛的骨病损。单发比多发骨病损更常见。X 线片和 CT 的影像学表现差异很大。X 线片和 CT 的影像学表现差异很大。早期表现为界限不清的层状骨膜反应,晚期表现为卵圆形、界限清楚、溶解均匀、边缘硬化的病灶。治疗方案取决于临床表现,可能包括放疗、化疗和 / 或手术治疗[32]。

动脉瘤性骨囊肿(aneurysmal bone cyst, ABC)

动脉瘤性骨囊肿既不是囊肿也不是动脉瘤,而是一种膨胀性的溶骨性病变,通常为多房性,充满血液的间隙被纤维间隔隔开[43,44]。这一疾病更常发生在 20 岁左右,伴有既往或者新生的骨损害。这些病变通常多见于长骨,但也可能发生于骨骼系统的任何部位。显微镜下可见充血的囊性空腔,其内衬不是内皮细胞,而是膨胀的成纤维细胞样细胞[29,32]。该病的病因尚不清楚。X 线片和 CT 显示扩张性、多房性的透光囊泡(蜂窝状),导致皮质变薄。迅速扩张的病变可能使边界模糊,骨膜反应剧烈。MRI 常显示囊性空腔,内有间隔和间隔增强。在放射性核素骨显像中,由于病灶周围有强烈摄取显像,而病灶中心无摄取显像,可见甜甜圈征[45]。ABC 的治疗方案是手术切除。

患者选择

手术适应证与禁忌证

颅面部骨骼内单独的骨纤维异常增殖症的表现并不是干预的指征。很多小的实性病变长期无症状而稳定,并不需要治疗。任何颅面部骨骼肿瘤的 4 个手术干预指征包括美观需要、功能异常、缓解症状和无法排除恶变。手术干预的最常见指征是由于病变骨组织的进行性增大引起视觉及面部外形改变及畸形。常见的功能障碍包括错颌,如果出现持续的疼痛,也可进行手术治疗。任何外科手术都不能导致比原始畸形更严重的美学和功能损害是针对非恶性疾病的处

理原则。颅面部骨骼肿瘤手术的禁忌证包括:患者不适合不全身麻醉、患者不愿意进行手术、手术不能达到患者预期效果等。

术前注意事项

颅面部骨骼肿瘤的最佳治疗是通过多学科联合的方法。根据病变的位置,与相关的专家进行讨论和合作。一般而言,颅面小组的专家包括颅面外科医生、神经外科医生、口腔和颌面外科医生、耳鼻喉科医生、神经眼科医生、五官科医生和牙科医生[27]。经过多学科会诊和与患者讨论后,制定治疗计划。虽然整体治疗本质上是多学科的,但颅面外科医生通常要协调所有涉及的医生、并作为患者的主治医生确保所有相关方面都能理解所有的期望和目标。为了长期的医患关系,在病患管理过程中保持一定的灵活性并且尊重患者是很重要的。充分理解和管理患者的期望可能会提高患者的满意度。

手术时机

患者可能会在疾病过程中的任何时间点,经常是幼儿期就诊于颅面外科医生。因为 FD 病变在儿童期后停止生长,手术时间通常被延迟到青春期后。这样在面部生长完成后进行干预,可以减少复发。在囊性变的病例中,明显的病变扩张可能影响功能和美观,那么手术甚至可以放在儿童期进行。此外,对于可疑的恶性病变应该立即进行干预。

病变发展速度的变化以及患者年龄的变化对于手术时机的影响不同。手术干预的决定必须根据患者的生长发育情况、应对疾病过程的能力和平衡日常生活(学业和工作安排等)的能力来权衡。患者对病情的关心程度也对外科医生安排手术时机产生影响。这时,手术时机取决于患者和家属认为什么时候是正确的时间,外科医生根据他们对病变的临床发展的知识和经验提供指导。另外,骨纤维异常增殖症导致的畸形的程度有很大差异,通常这是患者主观感觉所决定的,手术医生必须理解他的能力以及治疗该病变的局限性。在该疾病发展过程中的某个时间点里,医生可能观察到畸形的存在,无论是原发的或是残留的,但畸形的程度可能较轻,它不能获得足够的改善程度以满足患者的期望值。在这种情况下,最好推迟手术时间。尽管进行了一系列的检查以及照片比较,反复对照了患者与医生的期望值,双方还应共同决定最合适的手术及再次手术的时间。

治疗 / 手术技术

尽管药物治疗可以用于减轻 FD 相关的疼痛和尽量减少骨吸收,FD 的主要治疗手段还是手术。在未来,治疗手段可能包括具有再生能力的干细胞分化成骨,这将为骨骼遗传疾病带来新的治疗策略。另一种有可能的方法是使用慢

病毒发夹 RNA（shRNA）通过 RNA 干扰来沉默靶基因的表达，从而改变引起 FD 的基因突变[46]，然而这还不能在临床上使用。

非手术治疗

药物治疗在预防 FD 的疾病进展方面尚未被证明有效，但是药物治疗对于 FD 的治疗能起到辅助作用。它的重点是优化功能，并最大程度降低涉及骨骼或骨外的发病率。药物治疗根据骨外疾病的部位不同而有所不同，包括芳香化酶抑制剂、雌激素受体调节剂、生长激素受体拮抗剂和双膦酸盐等[47-49]。最严重的畸形和症状都发生在那些生长激素过量且控制不佳的患者，它被推荐用于治疗急剧扩大的病变。另外，对于骨骼受累，可以使用双膦酸盐、人单克隆抗体、维生素 D 和钙补充剂。由于放射治疗可能会引起肉瘤改变，所以不推荐用于 FD 治疗[28,50]。

疼痛是 FD 常见的骨骼症状，下肢区域的疼痛比颅面部更常见[51-53]。非甾体抗炎药（Non-steroidal anti-inflammatory drugs，NSAIDS），双膦酸盐和阿片类药物是最常用的镇痛药[52,53]。尽管有双膦酸盐相关性颌骨骨坏死（bisphosphonaterelated osteonecrosis of the jaws，BRONJ）发生的可能，双膦酸盐仍被用于减少疼痛和骨转换[52]。双膦酸盐（如帕米膦酸二钠 60mg 经静脉滴注 / 天，连续 3 天，6 个月 / 次，持续 18 个月）被证明其作用是通过抑制破骨细胞产生的。研究人员观察到这种治疗方法可以减轻骨疼痛的强度，减缓骨吸收[54]。最近出现一种新药名为地舒单抗，是一种人单克隆抗体，它与核因子 κ-B 配体受体激活剂（RANK-L）结合，抑制前体细胞的破骨细胞募集。同样，他也可能是 FD 古铜的一种潜在治疗方法[55]。有些学者推荐使用维生素 D 及钙补充剂，因为在部分患者中血浆钙的浓度较低[52]。

手术治疗

手术入路取决于肿瘤的位置，对于特定的骨骼区域有多种不同的方法。手术的目的是尽可能恢复更美观和对称的面部外观。尽管颅面重建有一些特定的基本原则，但艺术素养和想象力有助于外科医生进行具有挑战性的重建（视频 15.1）。

对于面部美观而言，切口的选择以及瘢痕的隐蔽至关重要。冠状切口和口内切口是进行颅面部骨骼手术的常用切口。切除面部骨骼肿瘤而造成的骨缺损可以立即使用自体骨移植的方法重建。传统上，颅骨、肋骨和髂骨是常见的骨供区。颅骨移植也非常合适，特别是冠状切口入路是头皮被切开翻瓣后颅骨暴露在外时，切取颅骨非常容易。另外，颅骨移植的吸收率也很低。此外，切除的部分标本也可以当作移植材料来重建缺损。

Yu-Ray Chen 和 Samuel Noordhoff[56] 将颅颌面骨分为 4 个区域（图 15.5、图 15.6）。

1 区由额、眶、颧骨以及上颌骨上部区域组成，这是整个颅面区域中美观要求最高的区域；因此建议将此区域的病

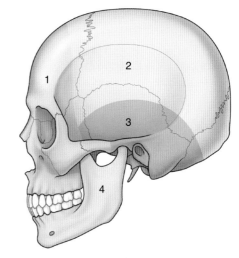

图 15.5　颅面骨纤维异常增殖治疗中的 4 个分区

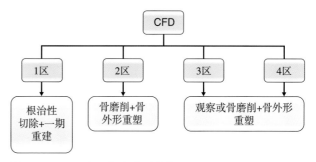

图 15.6　颅面骨纤维异常增生（craniofacial fibrous dysplasia，CFD）的诊疗路径。虽然该路径是为 CFD 设计的，但也可以推广到面部其他骨骼良性肿瘤

灶完全切除，以减少复发的可能性。并立即进行重建手术，通常采取骨移植修复。

2 区包括毛发覆盖的颅顶部；由于该区域的美观要求不高，2 区病变往往采用更保守的手术方法治疗，例如削去一部分病变骨骼，来恢复正常的骨骼轮廓。

3 区指颅底中部、岩部乳突及翼骨区域；考虑到重要的血管结构和脑神经，尽量避免在此区域进行手术干预。该区域的病变可以持续观察，除非出现视神经受压后继发的视觉障碍等，此时建议使用视神经管减压术。

4 区指有牙齿生长的骨骼，包括上颌牙槽突及下颌骨。对于该区域的病变，至少在初始阶段，更倾向于保守的治疗方式。因为扩大切除会导致患者需要佩戴义齿，其术后功能较天然牙列差。

1 区：手术方法

采用暂时性睑缘缝合术保护眼睛，头放置于 Mayfield 头架上，整个头部均需消毒铺巾以保证手术过程中可自由活动头部，这有利于获取移植骨，同时利于观测面部对称度。

采用双侧颞部或双侧冠状切口入路以充分暴露上、中面部的不同区域，包括颧弓。计划的切口在中前部发际线后约 8cm 处、向两侧延伸至耳轮根部。

在帽状腱膜下平面易于剥离头皮,但是在眶上缘上方1.5cm处,分离的范围自帽状腱膜下改变至骨膜下层。分离软组织翻瓣的范围超过眶底、鼻背、颧弓以及上颌骨前部以获取足够的暴露区域。操作过程中需注意识别及保护泪腺复合体。

标记计划的截骨线,通过截骨,完全切除所有异常表现的骨组织。浅部病变,可通过截骨术切除实际存在的骨病变。而位于颅底深度的病变可通过截骨以获得入路。在这种情况下,移动截除的骨块以显露深面潜在的病变区(例如位于颅底中部或鼻中隔区域),在病变区域完全切除后,截骨部分可以复位至原位。

眶上区截骨用于切除眶上 1/2 中的病变(图 15.7A),神经外科医生可以进行额骨切除移除骨板、显露额叶。小心牵引额叶,使用可塑性板保护眶内容物,通过眶上缘及眶底截骨切除病变组织,该截骨通常是通过钻及锯来完成。使用眶上颌截骨术切除波及眶外侧壁、上颌骨、颧骨体及颧弓的病变。额颞颅骨截除术联合应用眶上缘颧弓截骨有利于医生充分切除病变(图 15.7B)。

对于累及 1 区下方的病变而言,仅仅采用冠状切口入路不足以充分显露病变。采用冠状切口联合 Weber-Ferguson 切口或沿颊部移行沟的面部脱套状切口均可,截骨通过眉间、眶、鼻骨以及牙根上方的上颌骨来进行(图 15.7C)。这种情况下封闭鼻咽部的硬膜外区域非常重要,通常可选择额肌帽状腱膜瓣来进行。

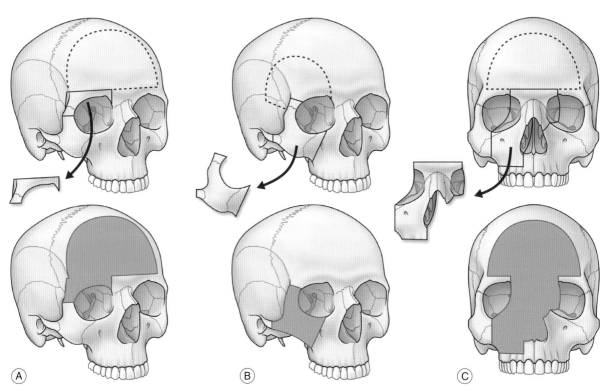

图 15.7 截骨术在颅面骨纤维异常增殖中的应用。(A)眶上截骨。(B)眶上颌截骨。(C)眉骨、眼眶、鼻骨和上颌骨根尖上截骨。(Redrawn from Chen YR, Morris DE. Craniofacial tumors(fibrous dysplasia). In: Guyuron B, Eriksson E, Persing JA(eds). Plastic Surgery: Indications and Practice. Philadelphia: Saunders Elsevier; 2009: 437-454.)

在病变区的骨段被移除后,重新评价缺损区域并设计重建方式。累及眶的缺损重建目标是恢复骨骼外形的对称性,恢复眶位置的对称性及眶容量、恢复正常的解剖区域,同时保护重要的解剖结构(例如眼球及脑组织)。作者倾向于使用断层颅骨移植。另外也可用钛网来重建一侧眶壁。FD 可能使眼眶体积减小,将眶底压低,因此新的眶顶应与对侧眶顶对称(图 15.8)[58]。通过与对侧比较,进行内外眦成形术确定新的内外眦部位。

修整移植骨边缘保证其光滑,没有骨尖。采用硬脑膜封闭缝合方法以尽量减少硬脑膜和移植骨间的无效腔(图 15.9)。为避免术后看到或触及固定装置,作者倾向于在发际线前的区域使用低高度的钛板及钛钉。有些情况下,需要在植骨区域以及相应的自体骨上制备小沟以放置固定用钛板钛钉,以使其不超过移植骨以及邻近骨的骨表面(图 15.10)。在放置移植骨时,可在邻近的正常骨边缘制备台阶,有利于植骨块放入(图 15.11)。这是为了增加移植骨块的支撑度,同时增加移植骨和自体骨之间的接触面积。

充分止血,使用生理盐水冲洗创面,确保移除所有的骨碎屑。所有的脑膜撕裂处均需缝合修复。在闭合头皮前,将少量的纤维蛋白胶喷洒在伤口上,并在头皮瓣复位后按压几分钟,以促进粘连,减少潜在的无效腔[57]。以 3-0 薇乔线关闭帽状腱膜层,皮钉对合皮肤组织。在颅骨膜瓣下放置两个引流管(前方及后方各一),两者均通过耳周发迹内的头皮表面引出。冠状瓣分层缝合,在手术完成后拆除睑缘缝合处缝线。

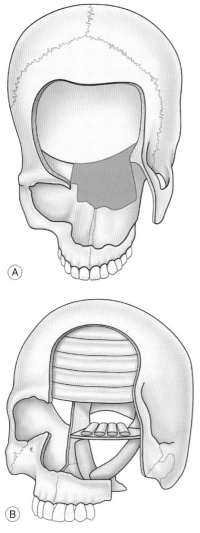

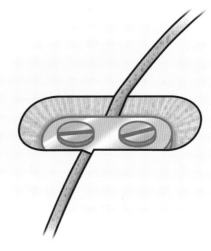

图 15.10　钛板埋植。钛板嵌入骨内形成一个平滑的轮廓。在骨面上作一个凹槽，以便钛板嵌入

图 15.8　肿瘤切除后的额眶上颌重建术。（A）缺损的解剖形态。（B）植骨节段形态。注意骨移植物在眶底的位置，使重建后与对侧眶顶高度对称

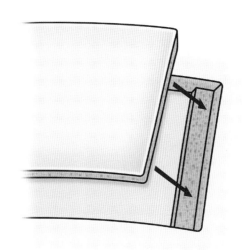

图 15.11　骨缘台阶。在邻近的原生骨边缘磨出一个台阶，以方便移植物的嵌入和支撑。注意内侧皮质层（箭头）的结构，避免阶梯形缺损

2 区：手术方法

2 区通过上述的冠状切口入路，位于发际线后方的病变治疗方法是削除部分骨组织修整外形。治疗目标是恢复其解剖形态、外形及对称度。在这些病例中需要充分暴露两侧以确保医生可以直视下进行比较以及触诊以判断对称性。

对于前方的靠近 1 区的病变需进行更积极的治疗方式，因为这些区域外观更明显。通过切除病变及即刻的自体骨移植重建可获得更好的美学效果。在 2 区内进行植骨重建比 1 区更简单，因为通常需单一骨块即可完成。

3 区：手术方法

这一区域包括主要的血管及脑神经，在可能的情况下尽量避免在此区域切除骨纤维异常增殖性病变。此区域的手术指征主要是针对引起功能性问题的病变，如视觉受损。

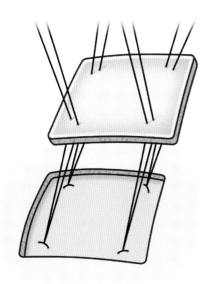

图 15.9　硬膜的缝合。缝线穿过脑膜并扎紧；然后将其穿过在骨移植物上的钻孔并缝合

视神经减压

预防性视神经减压不作为首选手术方法,因为存在术后视力改善失败甚至导致失明的风险。对于视神经管梗阻但无视觉症状的患者,应定期观察并进行临床检查和影像学检查。对于视力恶化的患者,推荐进行视神经减压术。对于突然视力丧失的患者,建议在症状出现后的 1 周内进行视神经管减压,以最大限度地恢复视力[59]。如有需要,可以与神经外科医生合作来进行视神经减压,可以通过额骨开颅入路进入眶顶,由神经外科医生通过放大镜或显微镜来进行视神经减压,使用微型钻沿视神经全程松解所有受骨组织侵犯的区域。也可以使用额颞开颅或鼻内镜入路进行减压术。

4 区:手术方法

对于 4 区病变,手术目的是重建正常的三维形态的骨的对称性、保存稳定的牙弓支持。根治性的切除可能会造成比病变更严重的畸形或功能受损,因此在可能的情况下尽量采用保守的手术方式,例如骨磨削是首选。在某些情况下,磨削手术不足以改善病变。在这种情况下,应进行病变切除术;但是保护上颌骨的牙齿还是很重要的。FD 患者面部轮廓手术的成功依赖于确定并管理患者的目标与期望,然后确定患者病灶的解剖学基础(图 15.12)。

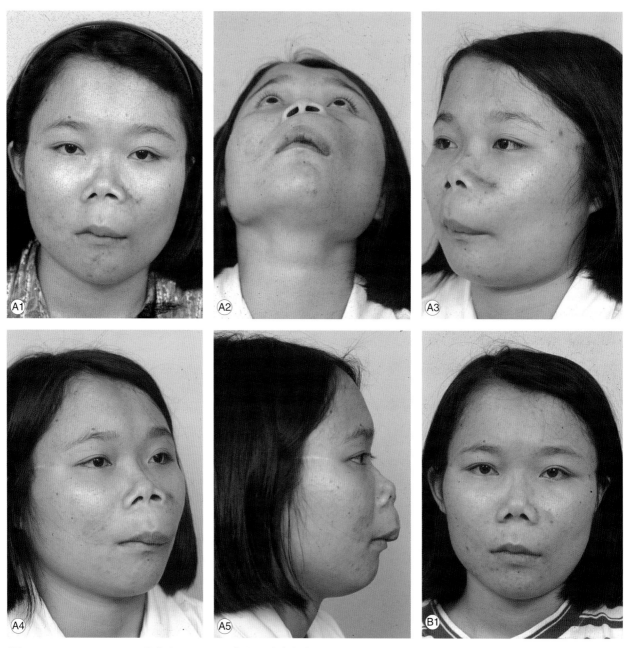

图 15.12　McCune-Abright 综合征。一名 18 岁女性被诊断为 McCune-Albright 综合征,显示 FD 上颌病变。(A1~A5)术前照片。(B1)FD 病变切除及上颌轮廓重塑后 1 年

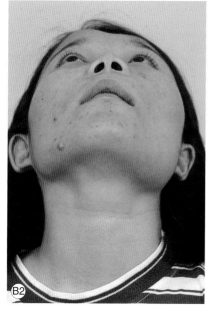
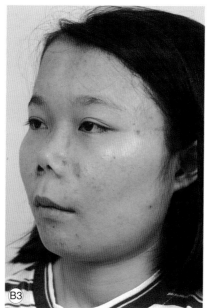
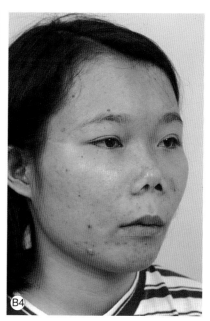
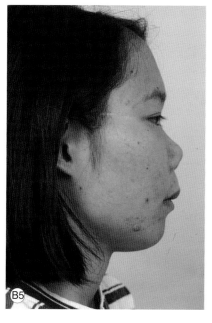

图 15.12（续）（B2~B5）FD 病变切除及上颌轮廓重塑后 1 年

对于上颌骨的病变，最佳的手术入路是通过上颌龈颊沟切口。沿骨面自骨膜下掀起软组织，充分、广泛暴露病变，标记病变累及的范围或引起畸形的部分。需小心注意避免损伤眶下神经及牙根，助手保护上方软组织，使用钻修整病变。大量生理盐水冲洗创口，移除残留骨碎屑。可吸收线关闭切口。如果正中和/或侧方的支柱结构在术中被破坏，这一部分需要重建。作者推荐使用肋骨移植进行即刻重建，这可避免在口腔内手术区域的旁边切取颅骨移植而造成硬膜暴露、细菌污染。放入移植骨块重建近中及外侧的上颌骨支柱，垂直支撑面部高度。在缺损的外侧以钻制备台阶，以利于放入移植骨，这增加了移植骨块与邻近自体骨的接触面积，增强了移植骨的稳定性。放入其余的移植骨段，以修复剩余骨缺损。参考对侧以及没有病变的标志部位（如眶下孔、梨状孔边缘）以获取对称性。移植骨块采用钛板钛钉进行固位。

对于下颌的病变，采用下颌龈颊沟切口作为入路，标记并修整病变区，须尝试保存下颌骨外形的对称性。采用这一方式，下颌骨可维持其结构的连续性。标记牙根水平及颏孔以避免手术中损伤这些结构。

尽管上述的重建方式看起来很理想，但有些患者需要进行正颌手术以改善他们不对称的垂直高度及错颌畸形（图 15.13）。这可能引起移植骨吸收或病变增长。这种情况下，手术应和正畸医生共同商讨决定，此类手术的目标是改善错颌畸形，摆正倾斜的𬌗平面。这通常需要进行不对称的 LeFort Ⅰ 型截骨，左右两侧降低或抬高至不同角度。作者发现，在术中采用面弓联合直接测量有助于确保对称度[60]。作者使用的直接测量的方法是暴露双侧眼球，测量其下睑下缘至口角的距离，将两侧进行比对。

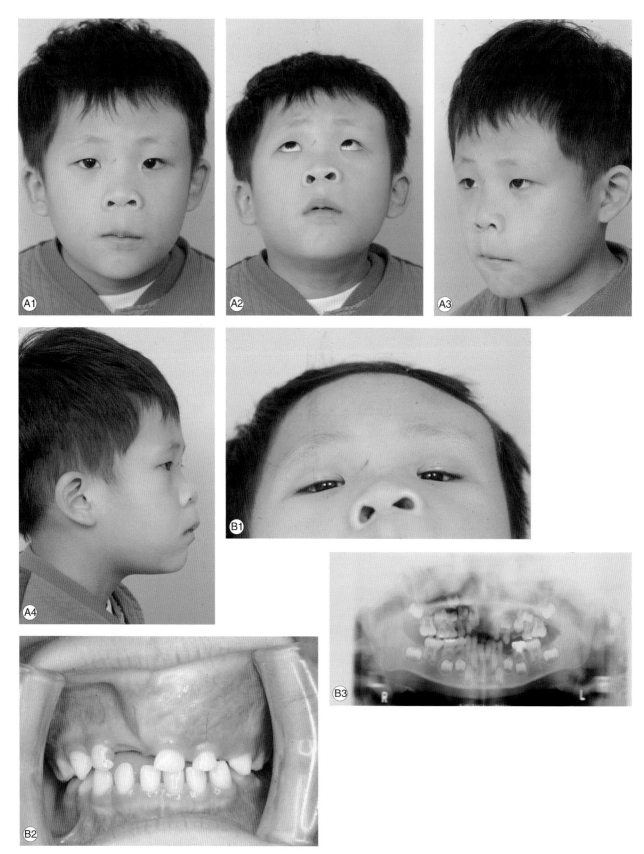

图 15.13　骨纤维异常增殖症患者的长期手术结果。（A1~A4）6 岁患者，左侧额眶及上颌骨纤维异常增殖。（B1~B3）术前照片，要特别注意牙片上的乳牙位置。因此对于上颌骨的处理应该选择更保守的术式

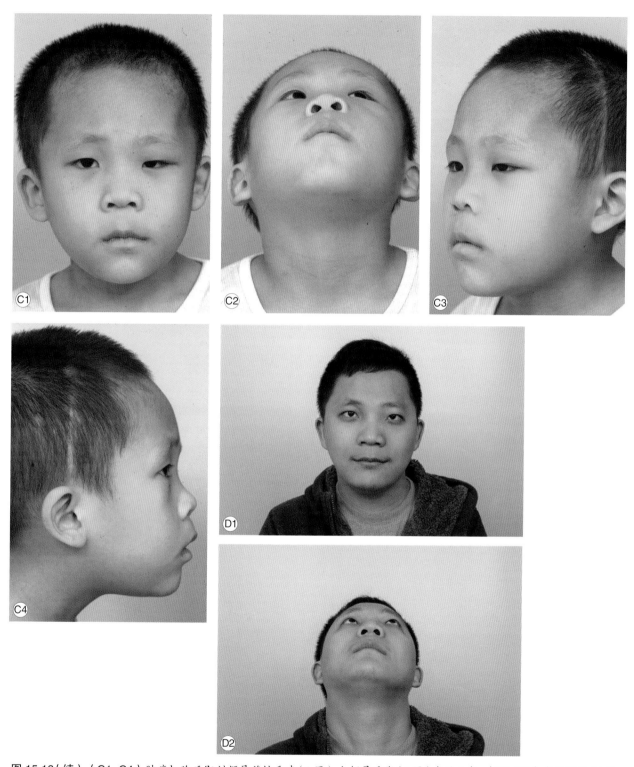

图 15.13(续)（C1~C4）肿瘤切除后即刻颅骨移植重建（1 区），上颌骨重塑（4 区）术后 1 年。（D1~D2）术后随访 24 年

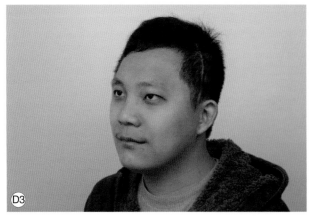
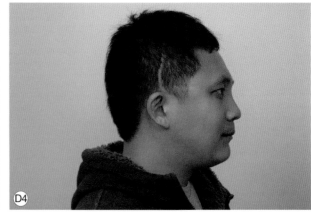

图 15.13（续）（D3~D4）术后随访 24 年

术后护理

　　总体而言，患者在手术室即可拔管，如果手术涉及颅骨截骨及显露硬脑膜，则患者须收入神经外科重症监护病房以监测其神经系统状况，术后当晚或次日上午行 CT。术后须即刻进行视力检查，并在整个患者住院期间持续观测。为减少水肿，患者卧床时头部抬高至少 30°。术后立刻开始在面上部进行冰袋冷敷，之后每小时更换，持续直至 24 小时。

　　所有患者须进行静脉抗生素治疗 2 日，之后更改至口服抗生素治疗 1 周。如果放入了负压引流管，引流放置 2~3 天，大约 10 天后拆线。建议患者在术后 2 周内避免剧烈活动。当手术为口内入路时，术后指导应包括饮食指导：进食软食和保持口腔卫生。

结果、预后及并发症

预后及随访

　　许多面部骨骼肿瘤（包括颅面 FD）的预后取决于病理位置和严重程度。尽管 FD 缺乏可靠的预后生化标志物，但一些血生化指标如血清碱性磷酸酶和尿羟脯氨酸偶尔被用于检测疾病进展和对非手术治疗的反应[34,61]。

　　作为随访的一部分，患者应在术后第一个月每周至门诊就诊，术后 3 个月、6 个月和 1 年检查潜在的晚期并发症，并监测长期手术结果和肿瘤复发情况。颅面 FD 患者应每年进行眼科和听力评估。此外，接受了视神经减压术的患者需要反复进行正规的眼科评估。

预防及潜在并发症处理

1. 如果截骨线过于靠近中线，可能损伤上矢状窦。如发生该情况需联合神经外科医生共同处理，常规方法是明胶海绵填塞、局部压迫及缝合。
2. 鼻咽部与颅内腔交通可以导致硬膜外感染以及脑膜炎。在重建过程中需选用血供丰富的组织来隔离咽部及颅内

腔隙。额肌帽状腱膜瓣可满足这一要求。
3. 眶重建过程中的失误可导致眼球位置不正确。可引起眼球内陷、眶距过宽或眼球位置异位。最容易发生的情况是眼球位置过于向下，可采用眶底条状骨移植以避免这种状况。
4. 患者可能主诉在皮下可摸到甚至看到固定的板、钉。如果没有感染迹象可向患者说明，在骨完全愈合后移除固定装置。通过几种方法可避免该问题产生：如果可能，尽量将固定装置放置于发迹内；使用低高度钛板；使用最少的固定装置来获取稳定性；也可在植骨区以及相应的自体骨处制备沟槽，将钛板放入，其中保证外形表面光滑。
5. 在显露眶上缘及其下方组织时，轻轻向前、下方牵引头皮组织瓣有助于避免眼球损伤。
6. 在治疗完成后应保证双侧内眦水平平齐。采用直视对比或测量的方法保证内外眦水平与对侧一致。实现内眦固定术时，采用不可吸收缝线将内外眦韧带固定于对应的骨膜上。
7. 如果为了显露骨区域进行了扩大的分离，患者术后可能发生软组织的臃肿或下垂。在重建过程中需要在骨膜切口处进行缝合，同时重建附着及悬吊软组织。
8. 术后脱发是应避免的并发症。作者认为在包头时使用棉垫支撑治疗巾接触头皮的部分有助于分散压力，将整个头部进行消毒有助于术者在术中间断抬起以及轻轻旋转头部，避免在某一部位产生长期压力。皮肤缝合应做到无张力，任何位置的张力都应使用帽状腱膜缝合来缓解。在关闭伤口的过程中首先应当确定颅顶点的位置。从两侧向中线进行缝合。这会使术者得以将颅顶皮瓣略向中线推进，可减少颅顶区的张力。脱发发生后，可通过延期的二期手术治疗，间隔至少 6 个月。小区域的脱发可以用单独的切除和邻位瓣解决，大面积的脱发需要使用组织扩张器。
9. 冠状入路或者就经口入路后可能发生长期的神经感觉障碍，这是患者一个常见的主诉。虽然大多数神经感觉变化在 6 个月内会消失，但是这种障碍偶尔也会持续到 12 个月。手术前必须清楚告诉患者这种可能性。
10. 对于涉及上颌骨牙槽突及下颌骨的切除而言，通过正确

的手术设计及细心的手术操作可以避免损伤牙根及下齿槽神经和／或颏神经。神经的轻微损伤会造成暂时性的下唇麻木，通常可在数月后缓解。严重的神经损伤可能造成永久的感觉丧失。

11. 口内入路的切除术早期并发症包括局部血肿及早期伤口裂开。这可以通过手术技术进行预防。作者倾向于分双层组织关闭口腔切口。对于上颌骨创口，在关闭黏膜前进行数针间断缝合，以关闭骨膜肌肉层。对于下颌骨，在关闭黏膜前应重新悬吊分离的骨膜边缘。对于累及颌骨的操作特别是显露双侧下颌骨的情况，必须放置双侧的闭合式引流装置。其引流的尖端放于下颌角处，通过口内黏膜创口的前部进行引流，将引流管固定于下颌牙齿上或正畸装置上。引流可以减轻水肿、减少腔隙内的液体积聚。通常可在术后第一天移除，如果患者发生伤口裂开，须送回手术室进行冲洗及重新缝合。如有可触及的血肿，也需回手术室进行清理及重新缝合。

12. 口内切口的感染一旦发生，通常表现为亚急性，持续至手术后数周甚至数月。有时会有病灶存在，例如有游离骨块感染。小的局限性的脓肿可经口内引流，可在门诊进行治疗。在局麻下打开波动区的部分创口，采用敷料对创口进行加压。广泛感染和脓液形成需要在手术室进行探查冲洗。感染迁延不愈的患者，建议进行系统的探查以排除可能存在的坏死骨段。

二期手术

患者在一期手术后，可能由于外形处理不足，残余不对称或由于骨纤维异常增殖症的进行性增长导致不对称复发，这些可能性须在术前与患者进行讨论。例如，4 区病变的患者可能在初期手术后的数周至数年内就诊，出现殆平面偏斜。可能的原因是疾病复发或移植骨吸收。医生需要评定再次手术是否能达到足够的改善，如果可以，需要行 CT 检查评价当前状况。依照复发畸形原因的不同，治疗方式可以为切除、进一步骨移植或正颌手术。复发性下颌骨骨纤维异常增殖症患者可通过半侧下颌骨切除及即刻显微骨瓣重建来治疗。医生须决定是否重新手术以改善畸形。建议等待至少 6 个月再做出决策。这可让肿胀有充分时间消退，使医生更准确地评价术后效果。对于暂时未安排再次手术的病例，需建议患者谨慎随访观察。

结论

颅面部的骨纤维异常增殖症可以引起极其严重的功能及外观畸形。由于这些病变通常位于颅面部重要解剖结构的附近，最好的治疗方式是多学科协作治疗。以颅面外科医生为主，与其他协作组内的成员共享信息。同时与患者及家属进行沟通，决定是否进行手术以及决定最佳手术时机。一旦决定进行手术，应努力切除病变并重建缺损至术前形态。

在决定手术入路前，明确诊断非常重要。理想的术式应取决于患者的组织病理学特征、肿瘤生长范围、解剖结构及医生本人的经验。虽然本章重点讨论了骨纤维异常增殖症，但本章所讨论的手术原则可以作为模板，在治疗其他类型的颅面部骨肿瘤时也可进行参考。

参考文献

1. Kindblom LG. Bone tumors: epidemiology, classification, pathology. In: Davies MR, Sundaram M, eds. *Imaging of Bone Tumors and Tumor-Like Lesions*. Berlin Heidelberg: Springer Press; 2009.
2. Gabbay JS, Yuan JT, Andrews BT, et al. Fibrous dysplasia of the zygomaticomaxillary region: outcomes of surgical intervention. *Plast Reconstr Surg*. 2013;131:1329–1338.
3. Wells C. Polyostotic fibrous dysplasia in a 7th century Anglo-Saxon. *Br J Radiol*. 1963;36:925–926.
4. Denninger HS. Osteitis fibrosa in a skeleton of a prehistoric American Indian. *Arch Path*. 1931;11:939–947.
5. Von Recklinghausen FD. *Die Fibrose Oder Deformierende Ostitis, Die Osteomalacie, Und Die Ostoplastische Carcinose in Ihren Gegenseltgen Beziehungen*. Berlin: Festschr, Rudolf Virchow; 1891.
6. Engel G. *Ueber einen Fall von cystoider Entartung des ganzen Skelettes*. FC Pietsch, Giessen; 1864.
7. McCune DJ. Osteitis fibrosa cystica: the case of a nine year old girl who also exhibits precocious puberty, multiple pigmentation of the skin and hyperthyroidism. *Am J Dis Child*. 1936;52:743.
8. Albright F, Butler AM, Hampton AO, et al. Syndrome characterized by osteitis fibrosa disseminata, areas of pigmentation and endocrine dysfunction, with precocious puberty in females: report of five cases. *N Engl J Med*. 1937;216:727.
9. Warrick CK. Polyostotic fibrous dysplasia – Albright's syndrome. *J Bone Joint Surg Br*. 1949;31:2.
10. Lichtenstein L. Polyostotic fibrous dysplasia. *Arch Surg*. 1938;36:874–898.
11. Lichtenstein L, Jaffe HL. Fibrous dysplasia of bone: a condition affecting one, several or many bones, the graver cases of which may present abnormal pigmentation of skin, premature sexual development, hyperthyroidism or still other extraskeletal abnormalities. *Arch Pathol*. 1942;33:777.
12. Sherman NH, Rao VM, Brennan RE, et al. Fibrous dysplasia of the facial bones and mandible. *Skeletal Radiol*. 1982;8:141–143.
13. Assaf AT, Benecke AW, Riecke B, et al. Craniofacial fibrous dysplasia (CFD) of the maxilla in an 11-year old boy: a case report. *J Craniomaxillofac Surg*. 2012;40:788–792.
14. Chapurlat RD, Orcel P. Fibrous dysplasia of bone and McCune–Albright syndrome. *Best Pract Res Clin Rheumatol*. 2008;22:55–69.
15. Edgerton MT, Persing JA, Jane JA. The surgical treatment of fibrous dysplasia. With emphasis on recent contributions from cranio-maxillo-facial surgery. *Ann Surg*. 1985;202:459–479.
16. Wu H, Yang L, Li S, et al. Clinical characteristics of craniomaxillofacial fibrous dysplasia. *J Craniomaxillofac Surg*. 2014;42:1450–1455.
17. Weinstein LS, Shenker A, Gejman PV, et al. Activating mutations of the stimulatory G protein in the McCune–Albright syndrome. *N Engl J Med*. 1991;325:1688–1695.
18. Yamamoto T, Ozono K, Kasayama S, et al. Increased IL-6 production by cells isolated from the fibrous bone dysplasia tissues in patients with McCune–Albright syndrome. *J Clin Invest*. 1996;98:30–35.
19. Riminucci M, Kuznetsov SA, Cherman N, et al. Osteoclastogenesis in fibrous dysplasia of bone: in situ and in vitro analysis of IL-6 expression. *Bone*. 2003;33:434–442.
20. Kim DD, Ghali GE, Wright JM, et al. Surgical treatment of giant fibrous dysplasia of the mandible with concomitant craniofacial involvement. *J Oral Maxillofac Surg*. 2012;70:102–118.
21. Ozek C, Gundogan H, Bikay U, et al. Craniofacial fibrous dysplasia. *J Craniofac Surg*. 2002;13:382–389.
22. Kuznetsov SA, Cherman N, Riminucci M, et al. Age-dependent demise of GNAS-mutated skeletal stem cells and "normalization" of fibrous dysplasia of bone. *J Bone Miner Res*. 2008;23:1731–1740.
23. MacDonald–Jankowski DS, Li TK. Fibrous dysplasia in a Hong Kong community: the clinical and radiological presentations and the outcomes of treatment. *Dentomaxillofac Radiol*. 2009;38:63–72.

24. Hart ES, Kelly MH, Brillante B, et al. Onset, progression, and plateau of skeletal lesions in fibrous dysplasia and the relationship to functional outcome. *J Bone Miner Res*. 2007;22:1468–1474.

25. Valentini V, Cassoni A, Marianetti TM, et al. Craniomaxillofacial fibrous dysplasia: conservative treatment or radical surgery? A retrospective study of 68 patients. *Plast Reconstr Surg*. 2009;123:653–660.

26. Riminucci M, Liu B, Corsi A, et al. The histopathology of fibrous dysplasia of bone in patients with activating mutations of the Gsα gene: site-specific patterns and recurrent histological hallmarks. *J Pathol*. 1999;187:249–258.

27. Lee JS, FitzGibbon EJ, Chen YR, et al. Clinical guidelines for the management of craniofacial fibrous dysplasia. *Orphanet J Rare Dis*. 2012;7(suppl 1–2).

28. Ruggieri P, Sim FH, Bond JR, et al. Malignancies in fibrous dysplasia. *Cancer*. 1994;73:1411–1424.

29. Karcioglu ZA. Fibro-osseous and cartilaginous tumors and tumor-like conditions. In: Karcioglu ZA, ed. *Orbital Tumors*. New York: Springer Press; 2005.

30. Gross CW, Montgomery WW. Fibrous dysplasia and malignant degeneration. *Arch Otolaryngol*. 1967;85:653–657.

31. Chen YR, Wong FH, Hsueh C, et al. Computed tomography characteristics of non-syndromic craniofacial fibrous dysplasia. *Chang Gung Med J*. 2002;25:1–8.

32. Wootton–Gorges SL. Tumors and Tumor-Like Conditions of Bone. In: Stein-Wexler R, Wootton-Gorges SL, eds. *Pediatric Orthopedic Imaging*. Berlin Heidelberg: Springer Press; 2015.

33. Jee WH, Choi KH, Choe BY, et al. Fibrous dysplasia: MR imaging characteristics with radiopathologic correlation. *AJR Am J Roentgenol*. 1996;167:1523–1527.

34. Chen YR, Chang CN, Tan YC. Craniofacial fibrous dysplasia: an update. *Chang Gung Med J*. 2006;29:543–548.

35. Fitzpatrick KA, Taljanovic MS, Speer DP, et al. Imaging findings of fibrous dysplasia with histopathologic and intraoperative correlation. *AJR Am J Roentgenol*. 2004;182:1389–1398.

36. Lee JS, Butman JA, Collins MT, et al. Radiographic appearance of craniofacial fibrous dysplasia is dependent on age. *J Oral Maxillofac Surg*. 2002;60(suppl 8):90.

37. Shah ZK, Peh WC, Koh WL, et al. Magnetic resonance imaging appearances of fibrous dysplasia. *Br J Radiol*. 2005;78:1104–1115.

38. Chong VF, Khoo JB, Fan YF. Fibrous dysplasia involving the base of the skull. *AJR Am J Roentgenol*. 2002;178:717–720.

39. Zhibin Y, Quanyong L, Libo C, et al. The role of radionuclide bone scintigraphy in fibrous dysplasia of bone. *Clin Nucl Med*. 2004;29:177–180.

40. Nakahara T, Fujii H, Hashimoto J, et al. Use of bone SPECT in the evaluation of fibrous dysplasia of the skull. *Clin Nucl Med*. 2004;29:554–559.

41. Resnick D. *Diagnosis of Bone and Joint Disorders*. 4th ed. Philadelphia: Saunders; 2002.

42. Papadaki ME, Lietman SA, Levine MA, et al. Cherubism: best clinical practice. *Orphanet J Rare Dis*. 2012;7:S1–S6.

43. Sullivan RJ, Meyer JS, Dormans JP, et al. Diagnosing aneurysmal and unicameral bone cysts with magnetic resonance imaging. *Clin Orthop Relat Res*. 1999;366:186–190.

44. Margau R, Babyn P, Cole W, et al. MR imaging of simple bone cysts in children: not so simple. *Pediatr Radiol*. 2000;30:551–557.

45. Wang K, Allen L, Fung E, et al. Bone scintigraphy in common tumors with osteolytic components. *Clin Nucl Med*. 2005;30:655–671.

46. Piersanti S, Remoli C, Saggio I, et al. Transfer, analysis, and reversion of the fibrous dysplasia cellular phenotype in human skeletal progenitors. *J Bone Miner Res*. 2010;25:1103–1116.

47. Szwajkun P, Chen YR, Yeow VK, et al. The "Taiwanese giant": hormonal and genetic influences in fibrous dysplasia. *Ann Plast Surg*. 1998;41:75–80.

48. Cutler CM, Lee JS, Butman JA, et al. Long-term outcome of optic nerve encasement and optic nerve decompression in patients with fibrous dysplasia: risk factors for blindness and safety of observation. *Neurosurgery*. 2006;59:1011–1017, discussion 1017–1018.

49. Lala R, Matarazzo P, Andreo M, et al. Impact of endocrine hyperfunction and phosphate wasting on bone in McCune-Albright syndrome. *J Pediatr Endocrinol Metab*. 2002;15(suppl 3):913–920.

50. Kruse A, Pieles U, Riener MO, et al. Craniomaxillofacial fibrous dysplasia: a 10 year database, 1996–2006. *Br J Oral Maxillofac Surg*. 2009;47:302–305.

51. Firat D, Stutzman L. Fibrous dysplasia of the bone. Review of twenty-four cases. *Am J Med*. 1968;44:421–429.

52. Chapurlat RD, Delmas PD, Liens D, et al. Long-term effects of intravenous pamidronate in fibrous dysplasia of bone. *J Bone Miner Res*. 1997;12:1746–1752.

53. Kelly MH, Brillante B, Collins MT. Pain in fibrous dysplasia of bone: age related changes and the anatomical distribution of skeletal lesions. *Osteoporos Int*. 2008;19:57–63.

54. Akintoye SO, Boyce AM, Collins MT. Dental perspectives in fibrous dysplasia and McCune–Albright syndrome. *Oral Surg Oral Med Oral Pathol Oral Radiol*. 2013;116:149–155.

55. Cummings SR, San Martin J, McClung MR, et al. Denosumab for prevention of fractures in postmenopausal women with osteoporosis. *N Engl J Med*. 2009;361:756–765.

56. Chen YR, Noordhoff MS. Treatment of craniomaxillofacial fibrous dysplasia: how early and how extensive? *Plast Reconstr Surg*. 1990;86:835–842.

57. Marchac D, Sándor G. Face lifts and sprayed fibrin glue: an outcome analysis of 200 patients. *Br J Plast Surg*. 1994;47:306–309.

58. Munro IR. Treatment of craniomaxillofacial fibrous dysplasia: how early and how extensive? *Plast Reconstr Surg*. 1990;86:835–842, discussion 843–844.

59. Tan YC, Yu CC, Chang CN, et al. Optic nerve compression in craniofacial fibrous dysplasia: the role and indications for decompression. *Plast Reconstr Surg*. 2007;120:1957–1962.

60. Chen YR, Lo LJ, Kyutoku S, et al. Facial midline and symmetry: modified face bow. *Plast Reconstr Surg*. 1992;90:126–128.

61. Park BY, Cheon YW, Kim YO, et al. Prognosis for craniofacial fibrous dysplasia after incomplete resection: age and serum alkaline phosphatase. *Int J Oral Maxillofac Surg*. 2010;39:221–226.

第16章

头颈部肿瘤概论

Andrew Foreman and Patrick J. Gullane

概要

■ 口咽喉恶性肿瘤被认为是由烟草相关毒性物质引起的累积遗传学变异,并通过酒精摄入促进所导致的。

■ 综合上消化呼吸道的解剖亚单位,肿瘤根据 TNM 系统进行分期:原发肿瘤的大小和局部浸润(T);颈部淋巴结的数量和位置(N);远处转移的存在与否(M)。

■ 手术与放疗对于早期肿瘤均有效,但对于 Ⅲ 期及以上的肿瘤更推荐手术结合术后辅助放疗。

■ 因该区域的解剖复杂性,手术或放疗常影响呼吸与进食功能,切除与重建的设计应当基于完整去除肿瘤病灶并尽可能多地保留或恢复功能。

■ 无论行术前放疗与否,广泛扩大切除可能导致各类危险且复杂的并发症,如坏死性骨髓炎、瘘管、颈动脉暴露、大出血。

简介

上消化呼吸道与唾液腺的恶性肿瘤虽然罕见,但除去整复手术对于头颈部的影响,其对营养与呼吸可造成巨大影响。头颈部恶性肿瘤最大的危险因素是吸烟和饮酒,因此患者是一个具有显著共同点的群体,而为个别患者量身定制的治疗方案对于最大化肿瘤和最小化发病率的相关控制至关重要。然而,大多数晚期患者需要进行多模式治疗,可增加并发症、畸形和功能障碍的风险,相关的功能障碍可在一定程度上通过包括游离组织移植在内的修复重建方案改善。修复重建需要研究并掌握相关疾病、治疗方案以及重建上消化呼吸道的形态与功能中的挑战。

流行病学

在美国,头颈部恶性喉肿瘤是相对少见的疾病,它占所有新发恶性喉肿瘤的 3.2%(40 000 例 / 年)以及所有肿瘤死亡病例的 22%(12 460 例 / 年)[1]。大部分(90%)头颈部黏膜恶性肿瘤是鳞状细胞癌(squamous cell carcinoma, SCC)。由小唾液腺组织引起的腺癌比较少见,肉瘤也不常见,可能有很多种类型。在美国,男性和女性的发病率是 3∶1,也有报道称黑人有种族偏好。典型发病年龄在 50~60 岁,HPV 相关的恶性肿瘤发病年龄可更低[2]。

头颈部恶性肿瘤的流行病学正在发生变化。通过公共卫生措施,西方世界的烟草使用有所下降,与吸烟有关的头颈部恶性肿瘤发病率也相应下降[3]。然而,主要影响口咽部的 HPV 阳性恶性肿瘤的发病率已迅速增加。截至 2004 年的 20 年里,HPV 阳性的口咽鳞状细胞癌的数量从 16.9% 上升到 71.9%(图 16.1),等效于该疾病的患者人数增加了 225%[4]。在 2010 年,男性 HPV 阳性口咽癌的发病率超过了 HPV 阳性宫颈癌的发病率(图 16.2)。学界预计到 2020 年,男女 HPV 阳性口咽癌的总发病率将超过宫颈癌。随着早期癌症检测筛查项目和 HPV 疫苗导致子宫颈癌发病率的下降,HPV 相关的口咽癌正成为一个非常重大的公共卫生问题。采用针对 HPV 感染的疫苗接种或将逆转这种快速增长,尽管不同人群接受疫苗接种的情况有所不同,而且仍然是一个重大的公共卫生挑战[5]。

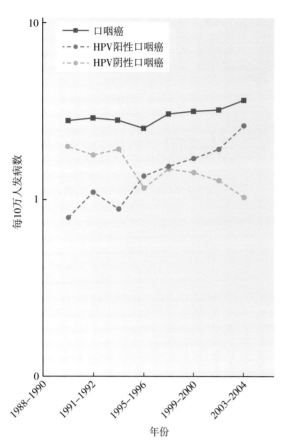

图 16.1 20 世纪 90 年代末期，HPV 阳性的口咽癌的发病率不断上升，出现了 HPV 阳性和 HPV 阴性口咽癌发病率的交叉，因此，HPV 阳性如今占美国所有口咽恶性肿瘤的 70%。(From Chaturvedi AK, Engels EA, Pfeiffer RM, et al. Human papillomavirus and rising oropharyngeal cancer incidence in the United States. J Clin Oncol. 2011; 29(32): 4294-4301.)

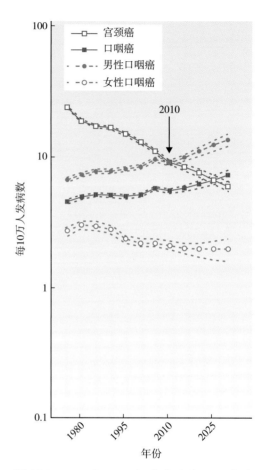

图 16.2 2010 年，HPV 相关的男性口咽癌的发病率超过了女性宫颈癌的发病率。到 2020 年，HPV 相关的口咽癌的总数量将超过宫颈癌的数量。(From Chaturvedi AK, Engels EA, Pfeiffer RM, et al. Human papillomavirus and rising oropharyngeal cancer incidence in the United States. J Clin Oncol. 2011; 29(32): 4294-4301.)

病理生理学

头颈部恶性肿瘤是化学致癌模型的典型代表[6]。多基因改变可导致细胞逃逸正常的周期调节机制[7]。单一因素中，吸烟是最常见的起始致癌物，会使患者的癌症风险增加 8 倍，而酒精会使癌症风险增加 4 倍，且都与剂量成显著正相关[8]。吸烟和饮酒的效果具有协同作用，会导致罹患头颈部恶性肿瘤的风险增加 32 倍。尽管已知存在多种其他机制，多环芳烃的产生是吸烟最常见的致癌病因[9]。当以上因素直接作用于呼吸道，如喉部，致癌物质也会通过唾液分泌进入血流，进而影响其他上消化呼吸道部位如口腔和咽部。在西方国家，酒精是上消化呼吸道恶性肿瘤最常见的启动子，并与下咽部癌症密切相关，因为这是头颈部的最高暴露部位。在南亚，常见的咀嚼槟榔也是一种可促进致癌的因素。槟榔咀嚼者的发病年龄较低，除口腔鳞状细胞发病率增加 28 倍外，5 年后的生存率也会降低[10,11]。其他相关致病因素包括普 Plummer-Vinson 综合征、职业暴露(镍、镭、芥子气和木尘)及病毒，特别是 EBV 和 HPV。

近年来，HPV 在导致口咽鳞状细胞癌中的作用已得到广泛认同[12]。HPV 作为一种致癌物质，相较于传统烟酒，导致的口咽恶性肿瘤的在遗传基因改变、临床表现及预后等方面均存在显著差异。HPV 是一种乳头状瘤病毒家族的 DNA 病毒，感染基底角质形成细胞，倾向于单上皮细胞层位点，如扁桃体隐窝。有超过 120 种亚型已被广泛分为高、中和低风险组。HPV16 亚型占 HPV 相关口咽鳞状细胞癌的 90% 以上。HPV 通过其生命周期中产生的 E6 和 E7 蛋白发挥其致癌潜能。这些蛋白分别与 p53 和视网膜母细胞瘤(Rb)基因相互作用。E6 促进 p53 的降解，而不是导致蛋白突变，因此尽管 p53 总量大大减少，但野生型 p53 的数量保持不变[13]。这对 HPV 相关恶性肿瘤的治疗具有重要意义，因为正常的细胞周期修复机制被保留，而 E7 与 Rb 结合，使其处于过度磷酸化状态(图 16.3)。由此将 E2F 蛋白从 Rb 上的结合位点释放出来，使 E2F 能够在 G2 到 S 驱动不受调控的细胞周期进程。由于细胞周期蛋白依赖性激酶(cyclin dependent kinases, CDK)水平上的负反馈回路中断，CDK 抑制剂 p16 的过表达，这是 HPV 感染的重要替代标志物。

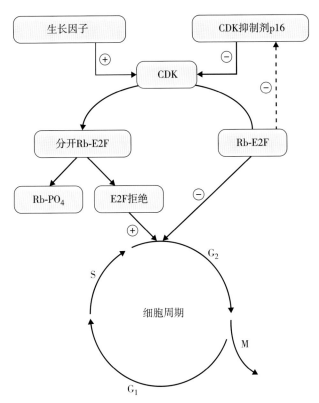

图 16.3 HPV E7 蛋白与视网膜母细胞瘤蛋白相互作用的细胞周期意义。在正常的细胞周期控制机制中，Rb 和 E2F 的相互作用导致转录阻滞，并在 S-G2 过渡时控制细胞周期。Rb 的磷酸化释放 E2F 以推动细胞周期向前。这通常受到细胞周期蛋白依赖性激酶的严格调控。E7 阻止 Rb-E2F 相互作用，维持 Rb 处于高磷酸化状态。这将释放 E2F 与 DNA 结合，并在 G2-S 细胞周期检查点驱动不受抑制的进展。进而反向中断了细胞周期蛋白依赖性激酶抑制剂（包括 p16）的负反馈回路，从而导致不受抑制的 p16 产生，表现为 p16 在免疫组织化学中的过表达。CDK，细胞周期蛋白依赖性激酶

头颈部恶性肿瘤患者的检查

超过 60% 的头颈部恶性肿瘤临床检出患者为晚期疾病。这是由于这些恶性肿瘤的早期症状的非特异性，以及这些癌症可能在其病程早期进入淋巴通道。25% 的口腔恶性肿瘤和口咽恶性肿瘤，50% 的鼻咽癌呈现颈部淋巴结病变，使其至少为Ⅲ期。呼吸困难、吞咽困难、吞咽痛、喉咙痛、咯血、指耳痛和体重减轻是上消化呼吸道恶性肿瘤的症状。

在完整采集头颈部恶性肿瘤的症状、病因等病史后，医生应进行全面的头颈部检查，必须包括口腔、口咽、耳部、鼻腔及颈部的视诊与触诊。完整的上呼吸消化道鼻内镜检查已成为头颈部检查的常规组成部分。黏膜异常，如红色或白色斑块、溃疡或肿块，应被视为高度可疑。其他症状，如牙列松动、牙关紧闭、单侧中耳积液、鼻部肿块或耳部突出，都应在检查中密切关注。

医学影像检查对这些患者起着至关重要的作用[14]。头

部、颈部和胸部的增强 CT 扫描已成为评估原发肿瘤以及任何区域和远处转移性疾病的标准。此外，MRI 可能有助于提供增加的软组织细节。这在口咽、颅骨底和腮腺等部位的评估具有显著作用。正电子发射断层显像（positron emission tomography，PET）-CT 在头颈部恶性肿瘤患者的检查中也占有一席之地（图 16.4）。评估原发性恶性肿瘤未知的患者，存在远处转移性疾病的高危患者，以及评估接受非手术治疗的患者的治疗反应，都是使用 PET-CT 的发展适应证[15]。

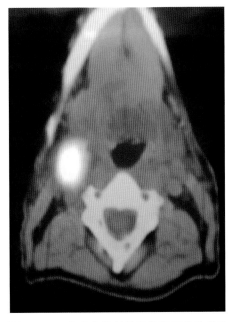

图 16.4 正电子发射断层显像（PET）转移的颈部淋巴结。癌变淋巴结内的高代谢导致对 FDG 的摄取增加，使功能分期得以实现。PET 与 CT 结合可改善受累性结构的解剖定位

结合医学影像，准确分期的组织诊断是必不可少的。建议尽早对颈部淋巴结进行活检或对明显肿大淋巴结行细针穿刺活检。头颈部恶性肿瘤患者的传统检查包括全麻醉下的全内镜（鼻咽镜、喉镜、支气管镜和食管镜）；然而，这在很大程度上已经被成像技术的进步所取代，只适用于无法进行局麻活检，影像学检查肿瘤范围不清，以及非全麻探查下难以做出关键决定的患者。

最后，评估患者的营养状况、口腔卫生、就业状况和社会状况是为这些患者准备接受可能的多种综合治疗时最重要的考虑因素。

分期

头颈部恶性肿瘤使用美国癌症联合委员会（American Joint Committee for Cancer，AJCC）和国际癌症联盟（Union Internationale Contre le Cancer，UICC）开发的肿瘤、淋巴结转移、远处转移评估模型（TNM）进行分期[16]。通过迭代升级，TMN 模型能够预测预后，为确定治疗计划提供指导，并

能够比较治疗效果[17]。相关的 T 分期系统包括在本章和相关的主要部位。鼻转移分期包括除鼻咽外,所有头颈部淋巴结的大小、数量和同异侧,而远处转移记录为存在或不存在(表16.1)。然后,可以将 TNM 分期组合起来,产生一个总体阶段名称(见表16.1),通常用于确定治疗计划,以及在研究中比较治疗干预措施。

表 16.1　头颈部肿瘤 NM 分期与 UICC 整体分期

分期	描述
N 分期	
Nx	淋巴结状态无法评估
N0	无淋巴结转移
N1	单个同侧淋巴结 <3cm
N2a	单个同侧淋巴结 3~6cm
N2b	多个同侧淋巴结 <6cm
N2c	双侧或对侧淋巴结 <6cm
N3	任何淋巴结 >6cm
M 分期	
Mx	远处转移状态无法评估
M0	无远处转移
M1	出现远处转移
整体分期	
I	T1N0M0
II	T2N0M0
III	T3N0M0, T1-3N1M0
IVa	T4aN0-1M0, T1-4aN2M0
IVb	T4bN1-2M0, T1-4bN3M0
IVc	任何 M1

头颈部恶性肿瘤的治疗策略

在精确的检查和分期后,应在多学科联合下作出关于头颈部恶性肿瘤的治疗策略。一般而言,早期疾病(I 期和 II 期)需要单模式治疗,而晚期疾病(III 期和 IV 期)需要多模式治疗。传统的头颈部恶性肿瘤治疗方法是首先进行手术,并根据手术标本的分期和病理分析,补充辅助放疗,伴或不伴化疗。然而,在过去的 30 年里,越来越多的患者接受了射频消融治疗,使用非手术治疗作为主要治疗手段可保留关键的解剖结构,特别是喉。在这些病例中,手术治疗被保留作为术后残留或复发的补救治疗,但通常伴随着并发症风险的升高,而头颈部修复重建技术的进步可帮助提升手术的成功率。

头颈部恶性肿瘤的传统治疗方法是扩大切除至具有足够的正常组织边缘的原发肿瘤(病理标本中为 >5mm),并治疗颈部区域淋巴结。虽然手术仍然是许多头颈部恶性肿瘤的主要治疗方法,但目前已经确定,晚期疾病需要多模式治

疗。选择术后局部复发高危患者作为推荐术后辅助治疗的基础。从历史上看,这在很大程度上是基于经验,直到 2004 年的两个随机对照试验的结果发表[18,19]。通过对这两项试验(RTOG #9501 和 EORTC #22931)的比较分析,医生能够通过定义局部晚期头颈部恶性肿瘤的风险水平,对患者做出知情的选择,这已被纳入美国国家综合癌症网络(National Comprehensive Cancer Network, NCCN)指南[20]。显微镜下涉及的手术切缘阳性和淋巴结外浸润的存在是不良预后最重要的因素,影响局部复发和生存。有一种或两种危险因素的患者如果接受辅助化疗,预后将有所改善。同时,还要明确一些次要的危险因素,包括 2 个以上的阳性淋巴结、包绕神经的侵犯、血管肿瘤栓塞、III ~ IV 期疾病或口腔 IV ~ V 级淋巴结、口咽原发肿瘤。其中一项因素的存在通常是术后放疗的指征。当其中多项同时存在,如患者被评估足以耐受,放化疗是推荐的治疗方案[21,22]。

口腔恶性肿瘤

口腔从唇缘延伸到硬腭和软腭交界处及悬雍垂,解剖学分为 7 个亚点:唇、口腔黏膜、牙槽嵴、磨牙后三角、硬腭、口底和口舌(图 16.5)。口腔恶性肿瘤占所有头颈部癌症的 14%,其中 55% 由于口腔易于检测和监测,表现为早期临床症状(表 16.2)。口腔恶性肿瘤的治疗可影响言语、咀嚼和吞咽等关键的生理功能。因此,通过游离皮瓣重建的广泛应用,一期手术更适合除身体不耐受以及拒绝手术外几乎所有的口腔恶性肿瘤患者。

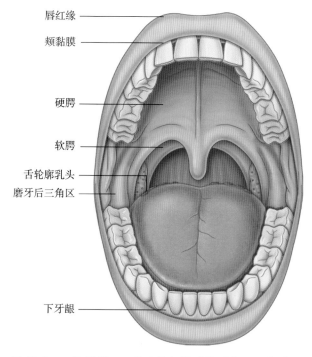

唇红缘
颊黏膜
硬腭
软腭
舌轮廓乳头
磨牙后三角区
下牙龈

图 16.5　口腔解剖。口腔从唇红缘延伸到软硬腭交界处,分为 7 个亚单位:唇、颊黏膜、牙槽嵴、后磨牙三角、硬腭、口底和舌

表 16.2 根据 AJCC 第 7 版的口腔肿瘤 T 分期

T 分期	
Tx	原发肿瘤无法评估
T0	无原发肿瘤证据
Tis	原位癌
T1	单个肿瘤,最大径≤2cm
T2	2cm< 肿瘤最大径≤4cm
T3	肿瘤最大径 >4cm
T4a	肿瘤侵犯邻近的结构 肿瘤侵犯穿透骨皮质、 (如骨皮质、舌、上颌窦、 下牙槽神经、口底、面部 面部皮肤） 皮肤
T4b	肿瘤侵犯咀嚼间隙、翼板、颅底或包绕颈内动脉

虽然口腔恶性肿瘤通常被归为单一的整体,但重要的是要认识到每个亚部位都有独特的特征。嘴唇是头颈部肿瘤最常见的部位,不包括皮肤恶性肿瘤。唇癌通常与日光照射相关,且下唇发病率更高,抽吸卷烟也会导致罹患下唇癌。唇癌的手术治疗对于修复重建是独特的挑战(图 16.6)。通过将嘴唇三等分,并确定切除范围,医生可以使用一些成熟的局部技术定制缺损重建(表 16.3),只有当超过 2/3 的嘴唇被切除时,才需要考虑游离组织移植。

舌癌是最常见的口腔内恶性肿瘤,它们通常出现在舌中 1/3 的外侧边缘。对于大多数病变,通常可通过经口入路在良好的直视下切除病灶。治疗中最大争议在于是否选择性清扫临床阴性的颈部淋巴结。目前认为对于早期(T1 和 T2)口腔鳞状细胞癌,浸润深度是淋巴结转移风险最重要的预后因素[23]。使用 Weiss 等提出的 20% 分界值,多数研究确定 4mm 是推荐的选择性颈部清扫的分界值[24]。颊黏膜在西方国家是一个罕见的癌症部位,占所有口腔恶性肿瘤的不到 10%。然而,它在南亚却是最常见的肿瘤部位之一,因为咀嚼槟榔将龈颊沟长期暴露于致癌物。这种缺损的修复重建,通常采用游离的筋膜瓣,旨在减少严重的牙关紧闭。

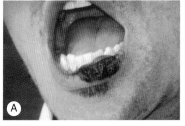
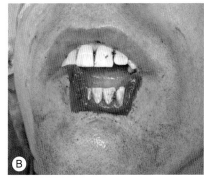
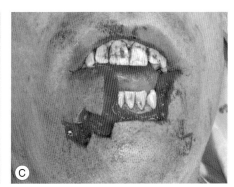
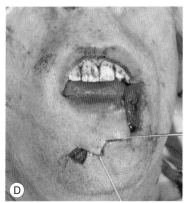
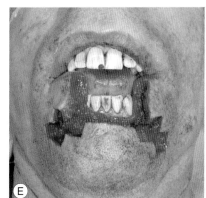
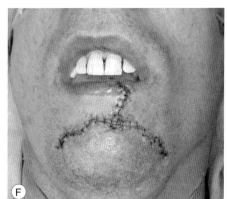
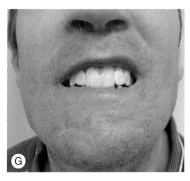

图 16.6 下唇中央缺损的 Johansen 阶梯局部皮瓣重建:(A) 下嘴唇黑色素瘤占嘴唇的 1/3 到 2/3。(B) 切除术后。(C) 单侧皮瓣设计与切取示意。(D) 皮瓣推进示意。(E) 双侧皮瓣切取示意。(F) 术后即刻。(G) 术后 3 个月

表 16.3　根据唇部三分法切除范围的重建方案

嘴唇		<1/3	1/3~2/3	>2/3
下唇	三角瓣 五瓣		边缘：Abbe-Estlander 中央：Karapandzic	Gilles 扇形唇瓣 Bernard-Burrows Webster 推进瓣
上唇	三角瓣		Abbe +/- Estlander	Burrow-Diffenbach

Abbe：基于唇动脉的跨上下唇带蒂皮瓣，术后 2~3 周断蒂。

口底对于临床评估和明确的手术阴性切缘是一个具有挑战性的区域。靠近下颌骨通常需要至少一侧的下颌骨截骨术，以获得足够的肿瘤切除空间。同理，这个部位的修复重建需要维持这个解剖区域的流动性，以保持接近正常的吞咽和语言。如果与颈部同时进行分离，游离皮瓣重建可将口腔和颈部分离形成密封，这是防止感染扩散到颈部的一个重要手段。牙槽嵴、硬腭和磨牙后三角肌只占口腔癌的一小部分（图 16.7）。然而独特之处在于，覆盖这些亚单位骨质的黏膜层菲薄，使这些肿瘤容易早期侵袭下颌骨或上颌骨。因此，上颌骨和/或下颌骨截骨术，无论是边缘性的或节段性的，都需要列入这些肿瘤的治疗方案评估。

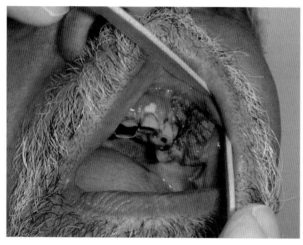

图 16.7　上牙槽恶性肿瘤，在南亚通常与嚼槟榔有关。虽然这些肿瘤很少见，但重要的是要认识肿瘤在这个位置容易早期侵犯骨质

口腔手术入路

大多数不涉及下颌骨的口腔恶性肿瘤都可以通过经口治疗（图 16.8）。这是通常首选的损伤最小的手术入路。对于下颌的处理将在下文论述，但处理下颌的入路通常为唇切口入路，或经由下颌骨表面的黏膜瓣操作。后者或将造成颏神经损伤，因此除非双侧颏孔因肿瘤需行切除，否则是不可取的。上牙槽的肿瘤也通常选择经口入路，上唇有时可能需行切开至鼻翼外侧（如 Weber-Ferguson 切口），暴露上颌骨的前部和外侧，已完成上颌骨扩大切除（图 16.9）。最后，经口和面部入路可以结合在面部中部脱套，通过延长的唇切口及鼻切口，可获取更充分的皮瓣组织（图 16.10）。

下颌骨的处理

在治疗口腔恶性肿瘤时，结合如下颌骨和上颌骨等邻近的骨结构，从肿瘤和修复重建的角度进行思考十分重要。牙槽嵴、口底和磨牙后三角的肿瘤是最可能侵犯骨的邻近骨性结构的。此外，I 级的转移性颈部恶性肿瘤可侵犯下颌骨，需要手术治疗。评估下颌骨的最佳成像方式在文献中存在争议。CT 通常是头颈部癌症患者分期的首选[22]。也是评估下颌骨的良好方法，据报道，其对皮质骨受累的敏感性为 97%~100%，特异性为 88%（图 16.11）[25]。另一方面，MRI 可能更适合评估骨髓腔，然而其特异性仅为 54%，具有高假阳性率。SPECT 也被提出作为二次检查，以确定排除 CT 扫描阴性后的下颌骨受累，因为其报道的特异性为 100%[26]。

通过适当的临床和影像学评估，可以在手术前合理地预测下颌骨的受累程度[27]。下颌骨骨膜被认为是阻挡恶性肿瘤扩散的一个强大屏障，在某些情况下单纯骨膜剥离即可满足治疗，特别是当肿瘤靠近而非直接接触骨质时。在下颌骨附近但未明显侵犯骨质的肿瘤，以及仅侵及表面骨皮质的肿瘤，可以通过部分下颌骨切除术治疗[28]，包括边缘截骨切除或舌侧截骨切除（图 16.12）。在图示病例中，切除的下颌骨为下颌深部的手术提供了入路（图 16.13）。部分切除的

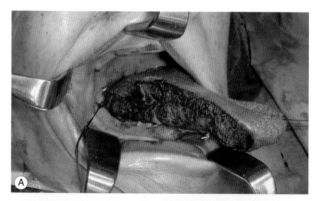

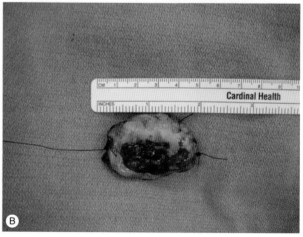

图 16.8　（A）经口切除舌外侧缘鳞状细胞癌。注意到口腔后缘的限制。（B）手术标本表明该技术可获得足够的切除边缘，从而避免了下颌切开术的并发症

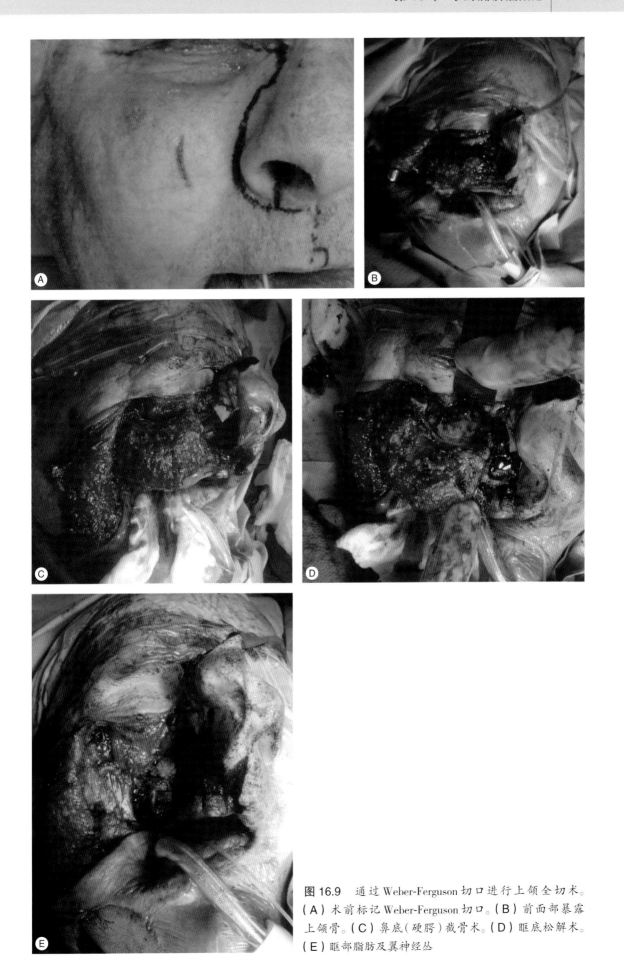

图 16.9 通过 Weber-Ferguson 切口进行上颌全切术。
（A）术前标记 Weber-Ferguson 切口。（B）前面部暴露
上颌骨。（C）鼻底（硬腭）截骨术。（D）眶底松解术。
（E）眶部脂肪及翼神经丛

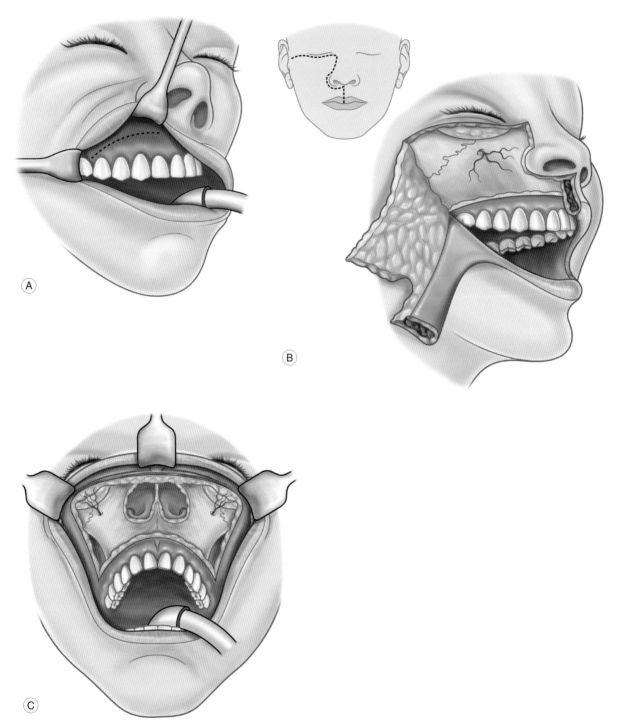

图 16.10 上牙槽及上颌骨肿瘤开放手术入路。(A) 颌下切口适用于下颌骨切除术，优点是避免了面部切口。(B) Weber-Ferguson 切口剥离脸颊皮肤暴露上颌骨，更容易进入骨性上颌骨。(C) 中面部脱套，唇下切口与鼻外整形手术切口相连，使鼻下垂，并将上颌骨的皮瓣向上剥离

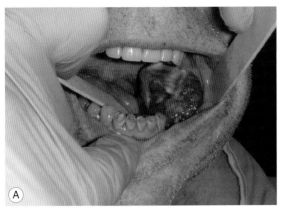 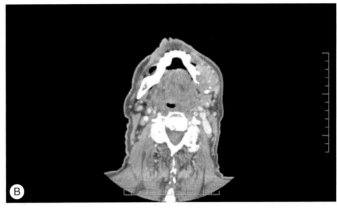

图 16.11 （A）巨大左下牙槽骨和磨牙后三角鳞癌。（B）CT 扫描可见骨侵蚀

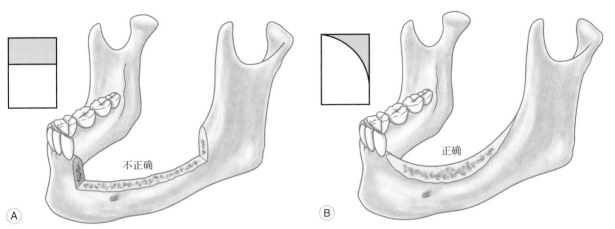

图 16.12 下颌骨边缘切除术。（A）不正确的直角截骨技术,将增加术中及术后发生断裂的风险。（B）弧形下颌骨边缘切除术减少了骨头中产生薄弱点的机会,更均匀地分担下颌骨的负荷

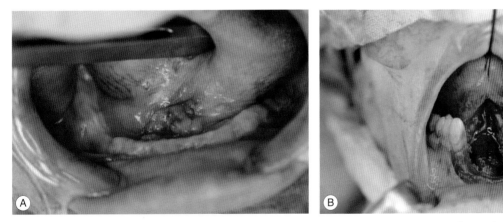

图 16.13 （A）靠近下颌骨的口底肿瘤。（B）该部位的下颌骨边缘切除术提供了一个骨性切缘,同时提供了一个很好的进入这些肿瘤深面的途径,允许足够的深面操作视野

下颌骨可导致骨量减少,载荷下降。通常应当至少保留 1cm 的下颌骨宽度防止病理性骨折。这对牙齿缺如的患者是尤其困难的,对于无法实现这一目标的患者,节段性切除和适当的重建可提供一个更可预测和更持久的功能。

下颌骨皮质的显著侵犯,髓腔受累,或颏神经的感觉异常,提示下牙槽神经受累,都是进行节段性下颌骨切除的指征(图 16.14)。为了获得足够的切除范围,术前的医学影像对于截骨部位的规划是很有意义的。

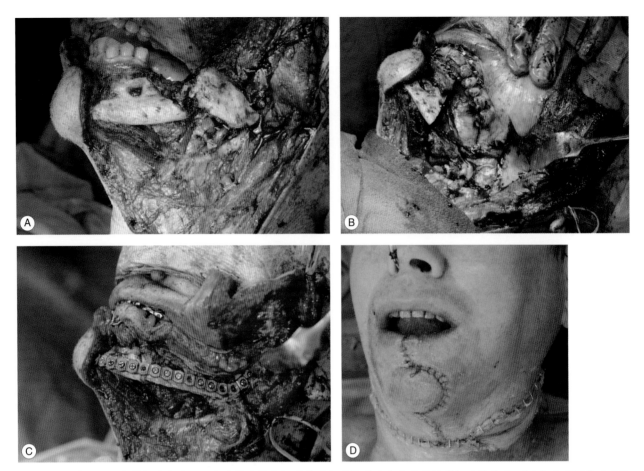

图 16.14　节段性下颌骨切除术在一例左扁桃体鳞状细胞癌原发放化疗后发生放射性骨坏死的患者。（A）左下颌骨病理骨折。（B）节段性下颌骨切除术后。（C）腓骨游离皮瓣重建。（D）手术结束照片显示唇周切口

口咽恶性肿瘤

　　口咽从上硬腭水平一直向下延伸到会厌的顶端（图 16.15），与鼻咽、下咽和口腔相连通。腭舌弓和舌轮状乳头标志着口腔与口咽的交界。口咽的亚单位为：腭扁桃体、舌基底、软腭和咽后壁（图 16.16）。口咽恶性肿瘤最常见的来源是扁桃体（60%），其次是舌（25%）、软腭（10%）和咽壁（5%）。随着 HPV 作为独立且重要的危险因素在口咽鳞癌中的认知的提升，现认为 HPV 相关的口咽恶性肿瘤不同于传统的烟酒相关的恶性肿瘤[2]。HPV 相关的恶性肿瘤常见于不吸烟或饮酒的年轻患者中，其中更大比例是男性。由于 HPV 更容易感染基底角质形成细胞，因此其组织学通常是分化不良且基因表达存在差异。并且临床预后差异巨大，不吸烟的 HPV 阳性患者的 3 年总生存率为 93%，而典型的 HPV 阴性的烟草相关口咽癌的 3 年总生存率为 46.8%（图 16.17）[29]。因此，HPV 相关的口咽恶性肿瘤被认为是一种特殊的临床肿瘤，这一事实可能反映在该原发部位的 AJCC 分期的未来迭代中，并且已经推动了此类患者的治疗方案选择的变化（表 16.4）。

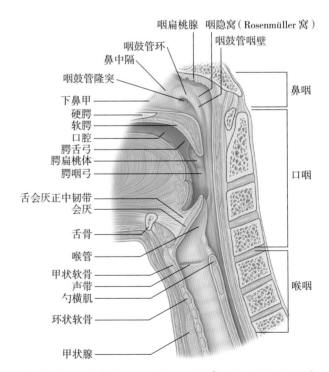

图 16.15　口咽解剖。口咽与上方的鼻咽和下方的下咽连续。在这张图像中也可以看到亚区：扁桃体、舌根、软腭和咽后壁

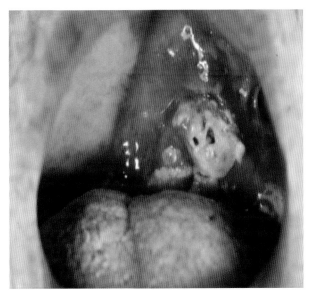

图 16.16　左扁桃体鳞状细胞癌,非左扁桃体窝引起的溃疡增生性病变,延伸到软腭

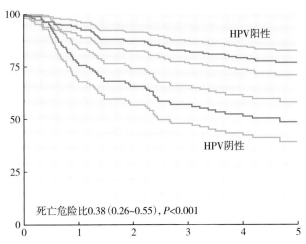

图 16.17　根据 HPV 状态和吸烟史对口咽鳞状细胞癌的总生存期进行分层。在不吸烟的患者中,HPV 阳性肿瘤的 3 年总体生存率超过 90%,而在有吸烟史的患者中,非 HPV 阳性肿瘤的 3 年总体生存率不足 50%。(From Ang KK, Harris J, Wheeler R, et al. Human papillomavirus and survival of patients with oropharyngeal cancer. N Engl J Med. 2010;363(1): 24-35.)

口咽手术入路

传统的口咽手术入路是通过下颌骨切除术或颈部逆向入路(咽部切口或舌体释放)(图 16.18),所有这些开放手术都可造成严重并发症,因为舌上肌肉组织的中断对吞咽功能至关重要(图 16.19)。此外,下颌骨切除术存在潜在的并发症风险,如骨不连、咬合不正和慢性下颌骨炎。随着头颈部放疗技术的进步,特别是强度调节放疗(intensity

表 16.4　根据 AJCC 第 7 版的口咽肿瘤 T 分期

T 分期	口咽肿瘤
Tx	原发肿瘤无法评估
T0	无原发肿瘤证据
Tis	原位癌
T1	单个肿瘤,最大径≤2cm
T2	2cm< 肿瘤最大径≤4cm
T3	肿瘤最大径 >4cm 或包括会厌的舌面
T4a	肿瘤侵袭喉部、舌肌、翼中部、硬腭、下颌骨
T4b	肿瘤侵袭翼外侧、翼板、鼻咽外侧动脉、颅底动脉或颈动脉

modulated radiation therapy, IMRT),以及喉部器官保存策略的推广,口咽恶性肿瘤的保守治疗变得越来越普遍。然而,人们也认识到,这种治疗也不是无损伤的,放射治疗的早期和晚期影响会显著损害患者的生活质量,因此人们对口咽的经口治疗重新产生了兴趣[30]。最初,这是通过经口腔激光显微手术(trnasoral laser microsurgery, TLM),但手术机器人系统的出现引发了人们对经口腔机器人手术(transoral robotic surgery, TORS)的兴趣,该手术目前已被 FDA 批准用于早期口咽癌[31-34]。经口手术入路的主要优点在于避免下颌骨切除术及其固有的并发症,患者能更快地恢复正常饮食,不太可能需要游离皮瓣重建,住院时间也更短[35]。TORS 还提供了镜头组件,它可以通过多角度可视化,同时在口腔中使用多个仪器,以促进解剖和机械臂机动性。经口腔手术的肿瘤和功能的优势目前尚在评估中。TORS 似乎与 p16 阳性口咽鳞状细胞癌的初次放疗优效结果相关,然而两种模式之间的不良事件特征确实存在差异[36],此外 TORS 也有着更优的成本效益[37],目前有关 TORS 与口咽鳞状细胞癌的多中心随机的对照临床试验正在进行中。

下咽与喉恶性肿瘤

喉在头颈部的解剖学和功能组成中占据着独特的位置。喉部的主要功能是呼吸、气道保护和声音产生;因此,喉部的疾病或手术可能造成相关功能的损伤,甚至导致患者的医疗健康和社会心理改变。作为食管入口,恶性肿瘤可以显著改变吞咽,从而改变营养摄入量。喉部从会厌的尖端延伸到环状软骨的下缘,并可细分为声门上、声门和声门下软骨(图 16.20)。与预后息息相关的是,因声门独立的淋巴回流,所以只有晚期声门癌才会出现淋巴转移。另一方面,声门上淋巴丰富,此处的恶性肿瘤在病程早期即可出现明显的临床颈部转移(表 16.5)。

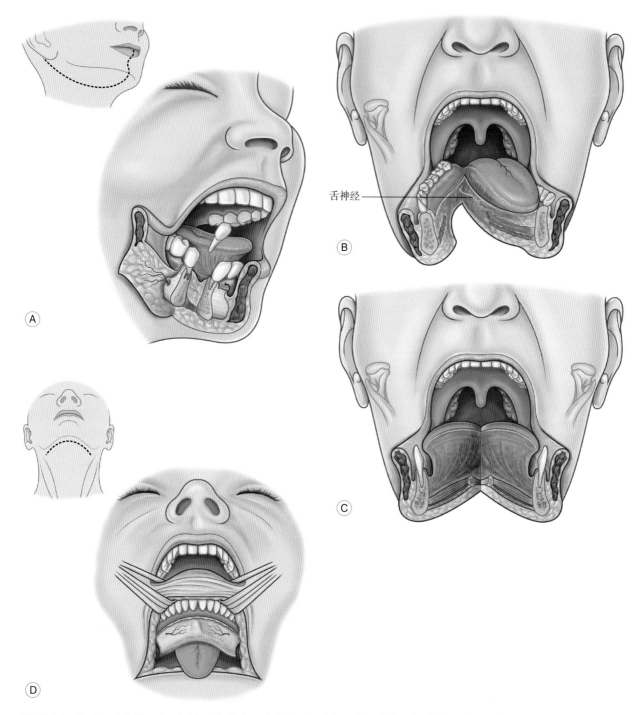

舌神经

图 16.18　开放口咽手术入路。（A）下颌骨旁正中线唇及切牙切开术的准备。（B）旁正中下颌骨切开术可在切开口腔黏膜底端和下颌骨偏离中线时进入口咽。（C）舌的中线切开提供了很好的进入后咽壁和颈椎的通道。（D）观察下颌骨上的皮瓣，然后在口腔底部做黏膜切口，连接颈部解剖，包括舌体释放。然后将舌置入颈部，使口咽视野清晰

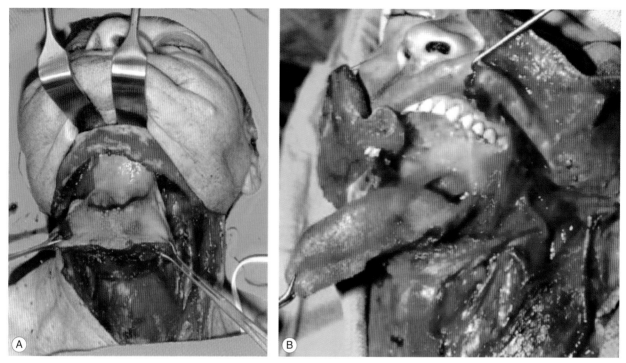

图 16.19　口咽的外科手术入路。（A）舌释放可以显示舌根、软腭和咽后壁。（B）旁正中下颌骨切开术和下颌骨摆动也能很好地显示口咽

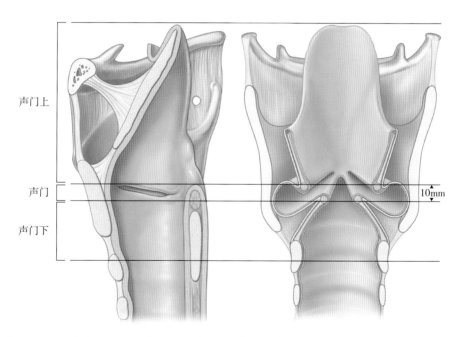

图 16.20　喉部解剖。可以看到喉部、声门上、声门和声门下的亚单位。声门是淋巴引流的分水岭；因此声门平面的癌症转移相对较晚。声门上有丰富的淋巴引流到颈部两侧，并典型地表现为早期区域转移性疾病

表 16.5   根据 AJCC 第 7 版的喉部肿瘤 T 分期

T 分期	声门上	声门	声门下
Tx	原发肿瘤无法评估		
T0	无原发肿瘤证据		
Tis	原位癌		
T1	局限于声门上一个亚单位*的肿瘤，声带活动正常	肿瘤局限于声带(可累及前、后连合)，功能正常 T1a：肿瘤局限于一个声带 T1b：肿瘤累及双声带	肿瘤局限于声门下
T2	肿瘤可侵犯声门上、多个邻近部位的黏膜或声门上外区[如舌底黏膜、肠膜、梨状窦内侧壁(不固定喉)]	肿瘤扩展至声门上和/或声门下，和/或声带活动受损	在活动能力正常或受损的情况下，肿瘤可扩展至声带
T3	肿瘤局限于喉部，声带固定和/或侵犯以下任何区域：环状后区，会厌前间隙，或声门旁间隙	局限于喉部的肿瘤，声带固定和/或侵犯声门旁间隙和/或甲状软骨内皮层	局限于喉部的肿瘤，声带固定
T4a	肿瘤浸润甲状软骨，并/或延伸至颈部、甲状腺和/或食管的软组织	肿瘤通过甲状软骨外皮层和/或喉部以外的其他组织(如气管、颈部软组织，包括深层舌外肌、带状肌、甲状腺、食管)侵犯	肿瘤通过环状软骨或甲状软骨浸润和/或延伸至喉部以外的其他组织(如气管、颈部软组织、甲状腺、食管)
T4b	肿瘤侵及椎前间隙、颈动脉或纵隔结构		

*亚单位包括以下：心前庭襞(假索)、杓状软骨、会厌舌骨上、会厌舌骨下、喉襞(喉部)。

下咽从会厌顶端(舌水平)延伸到食管上(环状软骨下缘)的环咽肌，包含 3 个亚单位：梨状窝、咽后壁和环后区域(图 16.21)。下咽恶性肿瘤是上消化呼吸道恶性肿瘤中最不常见的一种，占所有头颈部恶性肿瘤不到 5%。此外，其预后很差，部分原因是位置隐匿，发现多为晚期，且具有独特的黏膜下扩散倾向，并易于进入丰富的淋巴通道。80% 的下咽恶性肿瘤在出现时会有颈部淋巴结病灶，25% 在出现时会有远处转移性疾病(表 16.6)。

表 16.6   根据 AJCC 第 7 版的下咽肿瘤 T 分期

T 分期	下咽癌
Tx	原发肿瘤无法评估
T0	无原发肿瘤证据
Tis	原位癌
T1	单个肿瘤，最大径 <2cm
T2	肿瘤侵犯下咽的一个以上的亚单位或邻近的亚单位，最大 2~4cm，无半喉固定
T3	最大径 >4cm 或固定半喉
T4a	肿瘤侵袭甲状腺、环状软骨、舌骨、甲状腺、食管或纵隔软组织
T4b	肿瘤侵袭椎前间隙、颈动脉或纵隔结构

下咽与喉恶性肿瘤治疗的循证医学

过去 30 年，随着新的手术工具和大型临床数据的出现，下咽与喉恶性肿瘤的临床试验研究向患者和医生提供了多种治疗方案[38]。与其他头颈部相似，早期下咽与喉恶性肿瘤采用单种模式治疗。治疗早期喉恶性肿瘤的选择是开放式部分喉部分切除手术(如垂直部分喉部分切除术、水平声门上喉部分切除术)、TLM 或放疗。所有这些方法都有相似的肿瘤控制率，超过 85% 的 5 年局部区域控制和总生存率[39-41]。每种患者的发病率概况都是不同的，决策涉及治疗医生和患者之间的详细讨论。TLM 提供了单一治疗的优势，并避免了放疗的副作用。一般而言，TLM 和放疗是首选治疗方案，对于拒绝放疗或局部条件难以行 TLM 者可选开放半喉手术。与激光相比，放疗后的早期声音改变更小；然而，长期结果没有显示显著差异[42-44]。经口入路，如 TLM 或 TORS 治疗早期下咽病变，位于环状后区域和梨状窝内侧壁

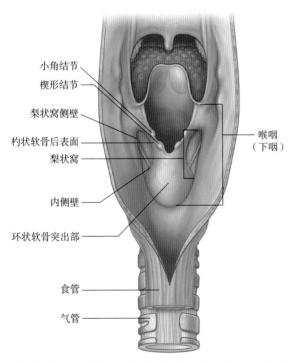

图 16.21   下咽解剖：下咽包绕喉后部，可细分为梨状窝、环状后区和咽后壁

(图中标注)
小角结节
楔形结节
梨状窝侧壁
杓状软骨后表面
梨状窝
内侧壁
环状软骨突出部
食管
气管
喉咽(下咽)

可能是合适的；然而，这些病例代表了一小部分患者，大多数患者表现为更晚期的疾病[45]。对于声门上和下咽肿瘤，颈部应始终进行与原发部位相同治疗方式的选择性治疗。

历史上，晚期喉癌的标准治疗是全喉切除术和术后放疗，但这种模式在 20 世纪 80 年代后期发生了显著变化，并在 1991 年随机双盲研究发表后得到更广泛的接受[46]。这项研究对 332 名患者进行了对照，比较了部分或完全反应（无反应者继续手术）的诱导化疗后放疗，与接受标准手术治疗（全喉加颈清）和术后放疗的患者。在 2 年时，两组患者的生存率均为 68%，其中 64% 的研究组有保持喉部的额外获益。后续对 547 例患者（RTOG #91-11）的研究，试图通过比较单放放疗、同步放化疗和诱导化疗的贡献[47]。虽然两组间的总生存率没有差异，但同时放化疗组的喉部保留率和局部控制率最高，因此成为晚期喉癌的标准非手术治疗方法。累及喉软骨和治疗前喉功能障碍仍然是初次手术的指征，然而，当缺乏上述指征时，同步放化疗已成为保留喉功能的希望。掌握喉癌的非手术治疗相关的长期复发率非常重要。在一篇来自 3 项 RTOG 试验（9111、9703 和 9914）的 230 名患者的综述中，43% 的患者有严重的晚期毒性反应（严重的喉咽功能障碍、两年以上的饲管依赖或与治疗效果相关的死亡）[48]。器官保存也并不总是等同于功能保存，且放疗的效果进展远远超过了许多临床试验中提到的随访时间点。

随机双盲研究也被应用于 194 例下咽鳞状细胞癌患者的研究[49]。诱导化疗组和放疗组（13.1%）和手术组（13.8%）的 10 年生存率无差异；然而，非手术组超过一半（8.2%）在 10 年随访时仍保留喉部。对于晚期喉癌也有同样警示，通常推荐这些手术患者首选非手术治疗。

喉部和下咽部的手术入路

学界已就治疗早期喉癌的手术方法进行过讨论。晚期喉癌的手术治疗金标准是全喉切除术。这包括将气道从舌骨上方到第一气管环移除，以及颈部前方皮肤永久性的造瘘。咽部闭合主要是为了允许接近正常的吞咽。全喉切除术后的语音康复优先通过使用气管 - 食管瓣假体来实现。食管语音和喉电设备是不甚理想的恢复方法。这些肿瘤的解剖位置表明，在这些病例中，除早期的下咽癌外及部分咽切除术外，初次手术均十分复杂。

颈部的处理

颈部是头颈部恶性肿瘤最常见的转移部位。此外，它是预后最重要的决定因素，颈部疾病的存在已经将生存率降低了约 50%。因此，治疗颈部的合理方案对头颈部恶性肿瘤至关重要。颈部治疗的根治性或选择性取决于是否有淋巴结病变。存在明显的临床颈部病变时，根治性颈部淋巴结清扫需要根据病理特征决定进行辅助治疗。在患者没有临床颈部疾病的证据，决定颈部根治与否是基于潜在的颈部病变的概率[50]。在一项具有里程碑意义的研究

中，Weiss 等确定了在 20% 的潜在转移风险以上，选择性颈清的好处超过了风险[24]。在头颈部，这包括除 T1 唇癌和声门癌以及口腔早期薄层肿瘤外的所有肿瘤[51,52]。颈部治疗方式的选择取决于原发灶部位、手术方式或放化疗方案。

颈部的手术入路：颈部淋巴结清扫

George W.Crile 在 1906 年首次描述颈部淋巴结清扫是上消化呼吸道淋巴结引流区域的整体切除。在最初，根治性颈清是指除胸锁乳突肌、颈内静脉和副神经外，从下颌骨到锁骨、颈中线到斜方肌行系统性的清扫移除（图 16.22）。这一淋巴回流系统如今被分为多个区域，这使得不同部位的转移部位的描述更为准确（图 16.23）。根治性颈清无疑是一种病态的过程，特别是损伤神经引起的肩部综合征，这几乎在根治性颈清的患者中普遍遇到。随着对上消化呼吸道引流模式认识的提高，学界目前提倡更保守的治疗方式[51,53]。至少保留副神经可以显著改善这类患者的功能（图 16.24）。颈部手术中趋于保守的进展与临床阴性的颈部特别相关，即只解剖"最有可能"的淋巴结水平，以便对颈部进行病理分期，并为辅助治疗和预后提供指导。对于临床阳性的颈部，全面的颈清仍然是推荐的方法，尽管即使在早期淋巴结疾病的情况下，选择性颈清可能仍然是足够的治疗方法。

正如颈部清扫术是一种手术技术一样，这种手术的分类也发生了变化。目前，颈部切除术根据美国头颈学会和美国耳鼻喉科头颈外科学会商定的系统进行分类（框 16.1）[54]。这种分类从根本上体现了解剖水平的数量和非淋巴结构的保存或切除，包括胸锁乳突肌、副神经、颈内静脉、覆盖皮肤、舌下神经、颈动脉和迷走神经等。最常见的颈部清扫术是选择性 Ⅰ～Ⅳ 颈部清扫术，该手术的步骤列于框 16.2 中。由于大量潜在的并发症风险，对于颈部解剖的认识十分重要（表 16.7）。

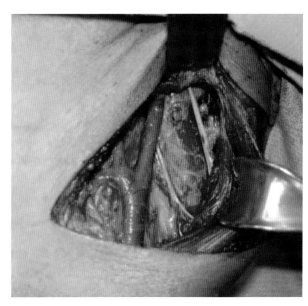

图 16.22　改良根治性颈淋巴清扫术中可保留的非淋巴结构：颈内静脉、副神经和胸锁乳突肌肌肉

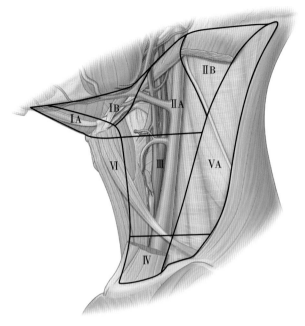

图 16.23 颈部解剖。ⅠA 是二腹肌前腹和下颌骨之间的颏下三角。ⅠB 是下颌下三角。Ⅱ、Ⅲ 和 Ⅳ 级是颈静脉淋巴结链，由舌骨和环状软骨分开。副神经将 Ⅱ 级进一步细分为 ⅡA 和 ⅡB 级。Ⅴ 级是后三角，由肩胛舌骨肌分为 ⅤA 和 ⅤB。（From Robbins KT, Clayman G, Levine PA, et al. Neck dissection classification update：revisions proposed by the American Head and Neck Society and the American Academy of Otolaryngology-Head and Neck Surgery. Arch Otolaryngol Head Neck Surg. 2002：751-758.）

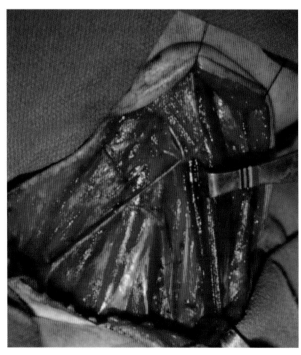

图 16.24 副神经在颈后三角的解剖，保留此神经可以减少根治性颈清术后特征的功能障碍

框 16.1 目前颈部淋巴清扫术的分类。一般而言，颈部淋巴清扫术分为根治性的（所有 5 个区域）或选择性的（少于 5 个区域）。本文描述的更新分类从选择性颈部解剖中删除了描述性名称（如动骨上舌骨），而是使用解剖水平的描述

1. 根治性颈部清扫术
2. 改良根治性颈部清扫术
3. 择区性颈部清扫术：每个变异用 "SND" 描述，并使用括号表示去除的水平或子水平
4. 扩大根治颈部清扫术

（From Robbins KT, Clayman G, Levine PA, et al. Neck dissection classification update：revisions proposed by the American Head and Neck Society and the American Academy of Otolaryngology-Head and Neck Surgery. Arch Otolaryngol Head Neck Surg 2002：751-758.）

框 16.2 选择性Ⅰ~Ⅳ区部淋巴清扫术的步骤

1. 患者仰卧，肩部向颈部后伸。
2. 切口标记，肾上腺素麻药局部浸润。
3. 皮肤切口，逐层分离，沿颈动脉鞘至下颌骨和锁骨水平。
4. 分离抬高胸锁乳突肌前缘，离断结扎穿支血管。
5. 在穿支血管最上方约 1cm 处至胸锁乳突肌筋膜深处探查副神经。
6. 从上内侧解剖分离副神经，确定二腹肌后腹和颈内静脉上端。
7. 此时解剖ⅡB 区域（如果需要），清扫副神经下的淋巴结，分离剩余的解剖连接。
8. 继续抬高胸锁乳突肌筋膜，以确定颈丛的根部，作为清扫的底面。
9. 分离舌骨肌或筋膜，以便进入Ⅳ区。
10. 解剖清扫术的下级，探查颈横血管和膈神经。
11. 探查胸导管和 / 或其供血淋巴通道。
12. 解剖颈丛和椎前筋膜。
13. 分离颈内静脉周围筋膜结构，游离颈动脉鞘。
14. 分离二腹肌后腹至舌骨。
15. 探查保护舌下神经。
16. 注意 Ⅰ 区清扫时切开下颌下筋膜并抬高下颌下腺的筋膜，此操作可保护面神经下颌缘支避免损伤。
17. 向上结扎面动静脉。
18. 清扫 ⅠA 区二腹肌中线及前腹的内容物。
19. 通过分离下颌下筋膜和骨骼化下颌舌骨肌，行 Ⅰ 级切除。
20. 抬高下颌舌骨肌，暴露下颌下三角。
21. 离断结扎舌神经、下颌下导管相关静脉，注意保护神经及导管。
22. 分离腺体至二腹肌后腹，清扫 Ⅱ~Ⅳ 区。
23. 再次确认面动脉结扎确切，标本送检。
24. 检查止血情况，特别注意Ⅳ区低位的乳糜漏。
25. 放置引流管。
26. 颈阔肌缝闭（3-0 Vicryl），皮肤缝闭（4-0 Biosyn 或缝皮钉）。

表 16.7　颈淋巴清扫术的并发症

普通	特殊
血肿	神经损伤: 脑神经 XI、XII 和 VII 下颌边缘支、舌神经、臂神经丛、膈神经、迷走神经
感染	血管损伤: 颈动脉、颈内静脉
伤口裂开	乳糜漏
血清肿	空气栓塞
肺不张、PE、UTI、DVT	

唾液腺肿瘤

唾液腺肿瘤是一组不同的肿瘤,包括良性和恶性,由于它们靠近面神经,这对头颈部外科医生在其准确的术前诊断和手术方面具有潜在的挑战性。唾液腺系统由成对的腮腺、下颌下腺和舌下腺以及整个口腔和咽部的数百个小唾液腺组成。

流行病学

美国唾液腺肿瘤的发病率为每 10 万人有 1~3 人[55]。唾液腺的发病率和唾液腺恶性肿瘤的分布特别值得注意(表 16.8)。就发病率而言,腮腺与颌下腺和舌下腺相比,发现的肿瘤比例为 100:10:1[56]。然而,80% 的腮腺肿瘤是良性的,相反,60% 的下颌腺,40% 的舌下腺和 20% 的小唾液腺肿瘤为恶性,使得恶性肿瘤的风险与腺体大小成反比(见表 16.8)。

表 16.8　唾液腺肿瘤

腺体	良性 /%	恶性 /%
腮腺	80	20
颌下腺	60	40
舌下腺	40	60
小唾液腺	20	80

注意唾液腺的大小与恶性肿瘤的风险成反比关系。

唾液腺肿瘤的检查

在评估唾液腺增大时的第一个考虑因素是区分肿瘤和非肿瘤的原因。唾液腺病、唾液腺炎(病毒性、细菌性)、唾液腺结石以及自身免疫性疾病(干燥综合征、结节病)都是需要排除的非肿瘤性原因。一旦肿瘤被认为可能性最大,病史是重要的帮助区分良性和恶性肿瘤的依据。疼痛、快速生长和脑神经神经病变等特征都是恶性肿瘤的警告信号。在检查中,固定在皮肤或更深层结构的存在,如肌肉和骨骼,以及颈部淋巴结病,也应该提醒临床医生潜在的恶性肿瘤。

虽然超声是一种快速、无创和相对便宜的检测方法,但横断面影像是术前评估的首选。团块的大小、位置、与周围

结构的关系,尤其是延伸到咽旁间隙或皮肤、皮下组织或深部肌肉的累及都应进行特别的检查(图 16.25)。CT 扫描的实用性和成本使其成为许多机构的首选方式。MRI 在评估唾液腺肿瘤时确实有许多固有的优势,良好的软组织显像可以明确病变边缘,而信号强度可能有助于诊断。高级别恶性肿瘤在所有影像学序列上往往具有低到中等的信号强度,而低级别恶性肿瘤和良性肿瘤通常具有低 T1 信号和高 T2 信号[57]。增强序列是评估神经周侵袭和颈部淋巴结转移的关键。

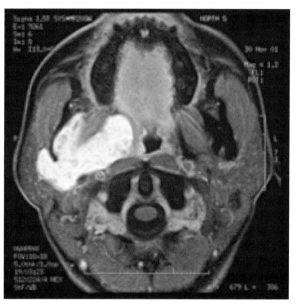

图 16.25　深叶腮腺肿瘤延伸至咽旁间隙

细针穿刺(fine needle aspiration, FNA)在唾液腺肿瘤患者的术前检查中起着关键作用。虽然做手术的决定并不仅仅取决于针头活检的结果,但它确实有许多益处。首先,它可能会识别出不需要手术的炎症原因和淋巴瘤。其次,术前发现高级别恶性肿瘤使外科医生能够确定手术的急迫性,并就需要颈部清扫、可能牺牲面神经和术后辅助治疗的需要向患者提供知情。临床医生也要了解使用 FNA 的潜在缺陷是至关重要的[58]。FNA 细胞学检查高度依赖于病理学经验,与其他头颈部肿块相比,FNA 更容易产生非诊断性样本。最后,也是最重要,即使在鉴别良性和恶性病理时,这种检测的敏感性和特异性也不是 100%。一项关于 FNA 细胞学对腮腺病变诊断准确性的 meta 分析筛选了 64 项研究,包括 6 169 例病例,并得出结论,当试图区分恶性肿瘤和良性肿瘤时,该检测的敏感性为 79%,特异性为 97%[59]。同一作者的一项研究检查了超声引导下的核心活检,结果发现,当分析 5 项研究中报告的 277 例病例的数据时,敏感性为 92%,特异性为 100%[60]。而如果 FNA 不能诊断,则进行两次 FNA,然后进行核心活检,其敏感性为 99%,特异性为 96%。因此,从临床意义上说,在 FNA 中添加核心活检可以将假阴性率从 21% 降低到仅 1%。

在鉴别恶性肿瘤时,临床检查和影像学成像的结合可以使用目前的 AJCC TNM 分期对主要唾液腺癌进行准确的分

期（表 16.9），这有助于指导治疗方案。小唾液腺癌是根据其解剖部位分期的。

表 16.9　根据 AJCC 的唾液腺肿瘤 TMN 分期

注：N、M 分期根据上呼吸道、消化道黏膜部位

T 分期	唾液腺
Tx	原发肿瘤无法评估
T0	无原发肿瘤证据
Tis	原位癌
T1	肿瘤最大径 <2cm，无实质外延伸
T2	2cm< 肿瘤最大径 <4cm，无实质外延伸
T3	肿瘤最大径 >4cm，和 / 或不伴实质外延伸
T4a	肿瘤侵袭皮肤、下颌骨、耳道和 / 或面部神经
T4b	肿瘤侵犯翼板或颅底，或包绕颈内动脉

唾液腺肿瘤的病理学研究

唾液腺肿瘤是一种特别多样化的肿瘤，其临床行为反映了这种多样性，并通常是由组织学分级驱动的。因此，详细了解唾液腺的病理是必要的，以指导合适的治疗方案（框 16.3）。

多形性腺瘤是最常见的良性唾液腺肿瘤，它表现出一些独特的临床和病理特征（图 16.26）。尽管是一个有包膜的肿瘤，它的表面经常有伪足突出被认为这些病变会导致术后复发[61]，因此建议对这些病变进行部分的腮腺切除术而不是摘除术[62]，复发率可从 4% 降低到不到 1%（图 16.27）[63]。多形性腺瘤还存在已知的恶变的风险[64,65]。一项大型研究强调了疾病持续时间在评估恶性风险中的重要性，回顾发现，5 年的风险为 1.5%，15 年增加到 10%[66]。癌前多形性腺瘤是一种侵袭性恶性肿瘤，表现为明显浸润性生长模式。为避免恶变，多形性腺瘤推荐手术切除，尽管它是良性的。

框 16.3　世界卫生组织对腮腺肿瘤的分类

平滑肌肉瘤 8890/3
　横纹肌肉瘤 8900/3
　横纹肌肉瘤 9120/3
　恶性周围神经鞘肿瘤 9540/3
交界和低度恶性潜能肿瘤
　湿样纤维瘤病 8821/1
　炎性肌纤维母细胞瘤 8825/1
　肾小球血管外皮细胞瘤（鼻窦型血管外皮细胞瘤）9150/1
　胸膜外孤立性纤维性肿瘤 8815/1
良性肿瘤
　黏液瘤 8840/0
　平滑肌瘤 8890/0
　血管瘤 9120/0
　神经鞘瘤 9560/0
　神经纤维瘤 9540/0
　脑膜瘤 9530/0
骨和软骨肿瘤
　恶性肿瘤
　　软骨肉瘤 9220/3
　　间充质软骨肉瘤 9240/3
　　骨肉瘤 9180/3
　　脊索瘤 9370/3
　良性肿瘤
　　巨细胞病变
　　巨细胞瘤 9250/1
　　软骨瘤 9220/0
　　骨瘤 9180/0
　　软骨母细胞瘤 9230/0

软骨黏液样纤维瘤 9241/0
骨软骨瘤（外骨骼增生症）9210/0
骨样骨瘤 9191/0
成骨细胞瘤 9200/0
成釉细胞瘤 9310/0
鼻软骨间充质错构瘤
血液淋巴肿瘤
　结外 NK/T 细胞淋巴瘤 9719/3
　弥漫性大 B 细胞淋巴瘤 9680/3
　髓外浆细胞瘤 9734/3
　髓外髓系肉瘤 9930/3
　组织细胞肉瘤 9755/3
　Langerhans 细胞组织细胞增多症 9751/1
神经外胚层肿瘤
　Ewing 肉瘤 9260/3
　原始性神经外胚层肿瘤 9364/3
　嗅觉神经母细胞瘤 9522/3
　婴儿期黑色素性神经外胚层肿瘤 9363/0
　黏膜恶性黑色素瘤 8720/3
生殖细胞肿瘤
　未成熟畸胎瘤 9080/3
　畸胎瘤伴恶性转化 9084/3
　鼻窦卵黄囊瘤（内胚层窦瘤）9071/3
　鼻腔鼻窦畸胎癌肉瘤
　成熟畸胎瘤 9080/0
　皮样囊肿 9084/0
继发肿瘤

1 国际肿瘤学疾病分类（ICD-O）{821} 的形态学代码和医学系统化命名法（http://snomed.org）。
良性肿瘤的行为编码为 0，恶性肿瘤的行为编码为 3，行为编码 1 为交界或未定。
（From Barnes L, World Health Organization, International Agency for Research on Cancer. Pathology and Genetics of Head and Neck Tumors. Lyon：IARC；2005：1.）

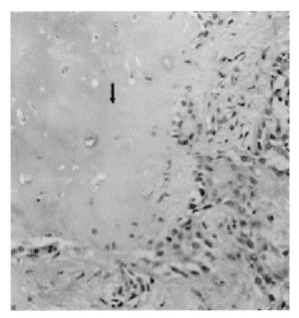

图 16.26　多形性腺瘤病理：多形性腺瘤在组织学上包括 3 种成分：上皮、肌上皮和间质成分。间质可以是黏液样、软骨样、骨样、纤维瘤或血管样

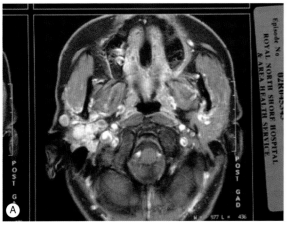

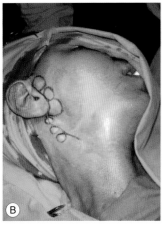

图 16.27　（A）复发多形性腺瘤的 MRI 显示浅、深叶的多灶性疾病。（B）广泛的多病灶疾病。复发性多形性腺瘤对于头颈部外科医生而言是一个棘手的问题。多形性腺瘤的复发通常是多灶性的，如图所示。在这些手术过程中，先前手术部位的手术将使面神经处于极大的危险之中

Warthin 瘤是第二常见的良性唾液腺肿瘤，几乎只存在于腮腺。与多形性腺瘤相比，它没有恶性转化的风险，并可能被观察到。它的病理表现是其曾经的命名——淋巴乳头状囊腺瘤。双层上皮生长在乳头状额，突出到囊性空间，周围有生发的淋巴滤泡中心。其独特的临床表现包括老年男性好发，与吸烟有关，及其锝 99 浓聚的独特能力[67,68]。10% 的病例为双侧的，10% 同侧腺体内为多中心[69]。

近年来，世界卫生组织（World Health Organization，WHO）认可的唾液腺恶性肿瘤有 24 种病理类型，唾液腺恶性肿瘤的诊断有了相当大进展（框 16.3）[70]。这些肿瘤表现出广泛的形态多样性，加上许多肿瘤相对罕见，增加了准确诊断的难度。病理学继续依赖显微镜下的形态，因为免疫细胞化学谱很少是有用的诊断帮助[71,72]。临床上认为这些恶性肿瘤是低级别或最高级别的[73]。高级别恶性肿瘤包括高级别黏液表皮样癌、腺癌、鳞状细胞癌、唾液导管癌和多形性腺瘤癌。低级别恶性肿瘤包括低级别黏液表皮样癌、腺泡细胞癌、基底细胞癌和低级别多态性腺癌。腺样囊性癌（adenoid cystic carcinoma，ACC）是一种中度恶性肿瘤，可跨越组织学分级谱的两端。然而无论如何都是一种复发风险极高的肿瘤[73]。这种区别有助于指导治疗（见下文）。

黏膜表皮样癌是最常见的唾液腺恶性肿瘤，大多数发生在大唾液腺，口腔较小的唾液腺很少累及[74]。各种组织学分级系统已分化，但本质上高级别病变是表皮样细胞增加的病变，而低级别病变往往有更大的黏液成分，更少的细胞异型性和更低的有丝分裂率（图 16.28）。分级与这些肿瘤的临床行为密切相关。ACC 是一种唾液腺恶性肿瘤，具有独特的临床特征。病理上，它显示了可能重叠于同一肿瘤的 3 种不同的生长模式——管状、筛状和实体（图 16.29）。实体瘤更具侵袭性，有淋巴结转移的倾向，而筛状瘤是最常见和最容易识别的"瑞士奶酪"组织学外观。ACC 是一种残酷的疾病，倾向于神经周扩散和晚期复发。5 年生存率接近 80%，而 10 年生存率为 10%~30%，15 年生存率仅为 1%~10%，其中多为晚期肺转移。

鳞状细胞癌在腮腺手术中值得特别讨论。虽然原发性腮腺鳞状细胞癌很罕见，但转移性皮肤鳞状细胞癌是最常见的腮腺恶性肿瘤，特别是在阳光照射率较高的国家，如澳大利亚[75]。腮腺内约有 15~20 个淋巴结，大部分在浅叶内，均是通过外耳孔的面部和头皮前的淋巴结[76]。鳞癌具有侵袭性，有囊外延伸、颈部淋巴结转移和神经周围疾病扩散的倾向[77]。因此，通常需要根据分期选择多模式的手术（图 16.30）和基于疾病程度、手术病理的辅助治疗（图 16.31）[76,78,79]。

唾液腺肿瘤的治疗方案

唾液腺肿瘤的治疗主要是外科手术，原因基于以下 4 个因素。首先，术前 FNA 区分良性和恶性病理缺乏确定性，外科医生通过手术切除寻求诊断确定性。其次，多形性腺瘤具有潜在恶性，相关内容已有过讨论。再次，随着肿瘤体积的增大，手术过程可能会变得更加困难，这可能会增加腮腺手术中对面神经的风险。最后，许多美容患者担心唾液腺肿瘤只能通过手术切除协调。

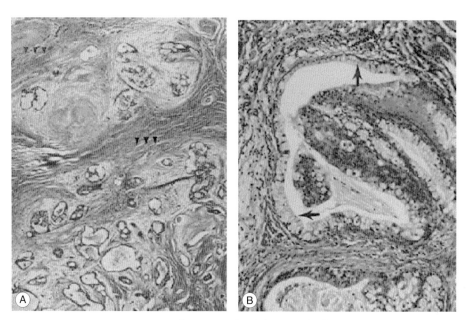

图 16.28　黏液表皮样癌。(A) 高分化。(B) 低分化

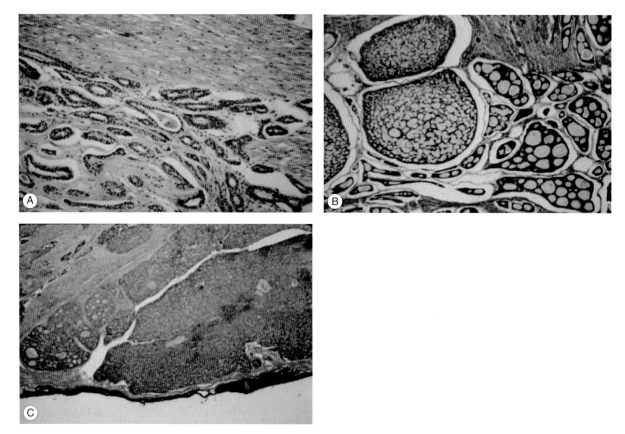

图 16.29　腺样囊性癌。(A) 管状。(B) 滤泡状。(C) 结节状

颈部		
	阳性	阴性
腮腺 · 阳性	腮腺 + 根治性颈淋巴清扫 术后放疗: 腮腺 + 颈部	腮腺 + 颈部分期 ● Ant 1° —— I ～ Ⅲ择区性颈淋巴清扫 ● Post 1° —— Ⅱ ～ Ⅳ择区性颈淋巴清扫 ● 未知 1° —— 根治性颈淋巴清扫
腮腺 · 阴性	根治性颈淋巴清扫 术后放疗: 腮腺 + 颈部	无择区性颈淋巴清扫指征 ？？颈淋巴活检 随访

图 16.30 腮腺和颈部转移性鳞状细胞癌的处理。(From D'Souza J, Clark J. Management of the neck in metastatic cutaneous squamous cell carcinoma of the head and neck. Curr Opin Otolaryngol Head Neck Surg. 2011; 19 (2): 99-105.)

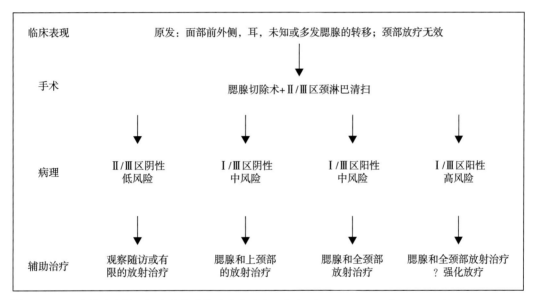

图 16.31 腮腺转移性鳞状细胞癌术后辅助治疗的处理方法。(Adapted from D'Souza J, Clark J. Management of the neck in metastatic cutaneous squamous cell carcinoma of the head and neck. Curr Opin Otolaryngol Head Neck Surg. 2011; 19 (2): 99-105.)

唾液腺恶性肿瘤的有效治疗需要掌握病理。这些原则的应用使临床医生能够根据肿瘤组织学、分级和分期,针对个别患者进行适当的治疗。划分为高级别和低级别的恶性肿瘤,使外科医生能够定制他们的手术方案。单纯切除是低级别恶性肿瘤的充分治疗。当术前诊断为高级别唾液腺恶性肿瘤时,因为发生潜在局部转移的风险增加,应考虑选择性颈清[80]。当存在颈部淋巴结转移的临床或影像学证据,需要进行治疗性颈清。

此外,高级别恶性肿瘤、晚期肿瘤或局部浸润和手术边缘阳性的低级别恶性肿瘤建议行术后放疗[81]。

唾液腺肿瘤的手术治疗

多种手术方案已被报道用于唾液腺肿瘤治疗。良性肿瘤的经典方法是腮腺浅表切除术,它将整个腮腺切除到面神经平面表面(图 16.32)。随着对唾液腺疾病生物学认识的提高,目前部分腮腺切除术更为常见,前提是识别面部神经和熟练解剖,期望减少远端面神经分支的损伤和减少美容畸形。对于恶性肿瘤,推荐在保留面神经的同时切除所有腮腺组织。深叶在神经分支之间以零星的方式移除。最后,术前出现面神经麻痹的腮腺肿瘤应行根治性腮腺切除术。在这些病例中,术前增强 MRI 对于确定面神经受累的近端程度至关重要,这可能在腮腺内,也可能通过乳突孔和颞骨向上延伸,在这种情况下需要行颞骨手术,通常是颞骨外侧切除术。

下颌下腺肿瘤的治疗应考虑到更大的恶性肿瘤的风险。被怀疑或被证明是恶性的肿瘤应与覆盖的筋膜一起切除,而不是以颌下腺切除炎性疾病或涎结石的筋膜下清扫。此外,腮腺手术选颈清的原则同样适用于颌下腺。颌下腺及小唾液腺肿瘤建议经口广泛局部切除。

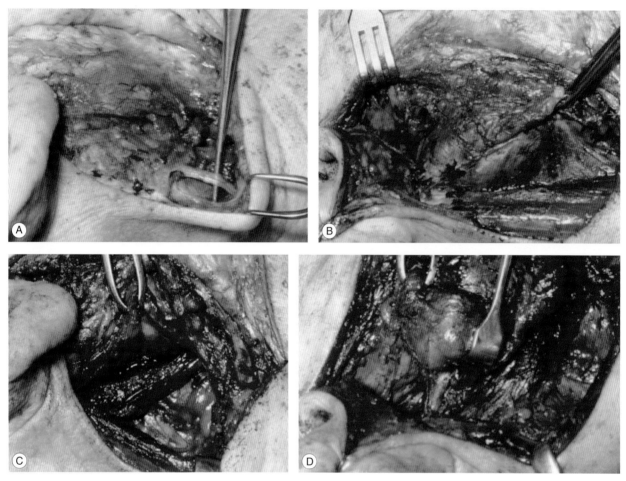

图 16.32　腮腺切除术。（A）确定耳大神经并尽可能保存。（B）将腮腺筋膜从胸锁乳突肌中提起。（C）识别二腹肌后腹，这是面部神经深度的一个有用的标志。（D）从面神经主干切除肿瘤

术后辅助治疗

在唾液腺恶性肿瘤切除术后增加放疗被认为可以改善局部预后[81]。如前所述，术后放疗适用于高级别组织学类型、晚期疾病、手术边缘阳性或局部侵犯包绕神经或骨质受累的患者。对于不适合进行手术的患者，可考虑首选放疗。化疗的作用一直很有限。与头颈部黏膜部位相比，铂类化疗尚未与放疗联合使用。然而，Trans-Tasman 放射肿瘤学组（Trans-Tasman Radiation Oncology group，TROG）最近的一项为比较对高危转移性皮肤鳞状细胞癌进行单纯放射与同时进行放化疗的临床试验（TROG 05.01）已经完成了招募。本试验的结果尚未进行分析。

人们对某些唾液腺恶性肿瘤的靶向治疗有一些热情。病例报告称曲妥珠单抗辅助治疗唾液导管癌的成功，唾液导管癌是一种其他治疗方案预后不佳的恶性肿瘤[82,83]。c-KIT 酪氨酸激酶抑制剂靶向治疗腺样囊性癌也有类似的报道[84,85]。然而，目前这些都不被认为是标准的做法。

结论

头颈部肿瘤代表了一组不同的疾病，需要治疗医生有一个深入的了解，以提供基于循证的方案。近年来，随着技术进步和大规模临床试验，这些恶性肿瘤的治疗有了显著发展。头颈部恶性肿瘤的消融治疗对患者有显著的功能和美学效果，治疗后的缺损对于修复重建充满挑战。

参考文献

1. Davies L, Welch HG. Epidemiology of head and neck cancer in the United States. *Otolaryngol Head Neck Surg.* SAGE Publications. 2006;135(3):451–457.
2. Gillison ML. Human papillomavirus-associated head and neck cancer is a distinct epidemiologic, clinical, and molecular entity. *Semin Oncol.* 2004;31(6):744–754.
3. Sturgis EM, Ang KK. The epidemic of HPV-associated oropharyngeal cancer is here: is it time to change our treatment paradigms? *J Natl Compr Canc Netw.* 2011;9(6):665–673.
4. Chaturvedi AK, Engels EA, Pfeiffer RM, et al. Human papillomavirus and rising oropharyngeal cancer incidence in the United States. *J Clin Oncol.* 2011;29(32):4294–4301.

5. Fisher H, Trotter CL, Audrey S, MacDonald-Wallis K, Hickman M. Inequalities in the uptake of human papillomavirus vaccination: a systematic review and meta-analysis. *Int J Epidemiol*. 2013;42(3): 896–908.

6. Stransky N, Egloff AM, Tward AD, et al. The mutational landscape of head and neck squamous cell carcinoma. *Science*. 2011;333(6046): 1157–1160.

7. Hanahan D, Weinberg RA. Hallmarks of cancer: the next generation. *Cell*. 2011;144(5):646–674.

8. Hashibe M, Brennan P, Benhamou S, et al. Alcohol drinking in never users of tobacco, cigarette smoking in never drinkers, and the risk of head and neck cancer: pooled analysis in the International Head and Neck Cancer Epidemiology Consortium. *J Natl Cancer Inst*. 2007;99(10):777–789.

9. Shields PG. Epidemiology of tobacco carcinogenesis. *Curr Oncol Rep*. 2000;2(3):257–262.

10. Lo W-L, Kao S-Y, Chi L-Y, Wong Y-K, Chang RC-S. Outcomes of oral squamous cell carcinoma in Taiwan after surgical therapy: factors affecting survival. *J Oral Maxillofac Surg*. 2003;61(7):751–758.

11. Lee CH, Ko Y-C, Huang H-L, et al. The precancer risk of betel quid chewing, tobacco use and alcohol consumption in oral leukoplakia and oral submucous fibrosis in southern Taiwan. *Br J Cancer*. 2003;88(3):366–372.

12. Gillison ML, Koch WM, Capone RB, et al. Evidence for a causal association between human papillomavirus and a subset of head and neck cancers. *J Natl Cancer Inst*. 2000;92(9):709–720.

13. Oh J-E, Kim J-O, Shin J-Y, et al. Molecular genetic characterization of p53 mutated oropharyngeal squamous cell carcinoma cells transformed with human papillomavirus E6 and E7 oncogenes. *Int J Oncol*. 2013;43(2):383–393.

14. Abraham J. Imaging for head and neck cancer. *Surg Oncol Clin N Am*. 2015;24(3):455–471.

15. Siddiqui F, Yao M. Application of fluorodeoxyglucose positron emission tomography in the management of head and neck cancers. *World J Radiol*. 2014;6(6):238–251.

16. Edge S, Byrd DR, Compton CC, et al. *AJCC Cancer Staging Handbook*. New York: Springer; 2011:1.

17. Groome PA, Schulze K, Boysen M, Hall SF, Mackillop WJ. A comparison of published head and neck stage groupings in carcinomas of the oral cavity. *Head Neck*. 2001;23(8):613–624.

18. Bernier J, Domenge C, Ozsahin M, et al. Postoperative irradiation with or without concomitant chemotherapy for locally advanced head and neck cancer. *N Engl J Med*. 2004;350(19):1945–1952.

19. Cooper JS, Pajak TF, Forastiere AA, et al. Postoperative concurrent radiotherapy and chemotherapy for high-risk squamous-cell carcinoma of the head and neck. *N Engl J Med*. 2004;350(19): 1937–1944.

20. Bernier J, Cooper JS, Pajak TF, et al. Defining risk levels in locally advanced head and neck cancers: a comparative analysis of concurrent postoperative radiation plus chemotherapy trials of the EORTC (#22931) and RTOG (# 9501). *Head Neck*. 2005;27(10): 843–850.

21. Blanchard P, Baujat B, Holostenco V, et al. Meta-analysis of chemotherapy in head and neck cancer (MACH-NC): a comprehensive analysis by tumour site. *Radiother Oncol*. 2011;100(1):33–40.

22. Pfister DG, Spencer S, Brizel DM, et al. Head and neck cancers, Version 2.2014. Clinical practice guidelines in oncology. *J Natl Compr Canc Netw*. 2014;12(10):1454–1487.

23. Spiro RH, Huvos AG, Wong GY, et al. Predictive value of tumor thickness in squamous carcinoma confined to the tongue and floor of the mouth. *Am J Surg*. 1986;152(4):345–350.

24. Weiss MH, Harrison LB, Isaacs RS. Use of decision analysis in planning a management strategy for the stage N0 neck. *Arch Otolaryngol Head Neck Surg*. 1994;120(7):699–702.

25. Imaizumi A, Yoshino N, Yamada I, et al. A potential pitfall of MR imaging for assessing mandibular invasion of squamous cell carcinoma in the oral cavity. *AJNR Am J Neuroradiol*. 2006;27(1): 114–122.

26. Van Cann EM, Oyen WJG, Koole R, Stoelinga PJW. Bone SPECT reduces the number of unnecessary mandibular resections in patients with squamous cell carcinoma. *Oral Oncol*. 2006;42(4): 409–414.

27. Van Cann EM, Koole R, Oyen WJG, et al. Assessment of mandibular invasion of squamous cell carcinoma by various modes of imaging: constructing a diagnostic algorithm. *Int J Oral Maxillofac Surg*. 2008;37(6):535–541.

28. McGregor AD, MacDonald DG. Routes of entry of squamous cell carcinoma to the mandible. *Head Neck Surg*. 1988;10(5):294–301.

29. Ang KK, Harris J, Wheeler R, et al. Human papillomavirus and

30. de Almeida JR, Genden EM. Robotic surgery for oropharynx cancer: promise, challenges, and future directions. *Curr Oncol Rep*. 2012;14(2):148–157.

31. Weinstein GS, O'Malley BW, Magnuson JS, et al. Transoral robotic surgery: a multicenter study to assess feasibility, safety, and surgical margins. *Laryngoscope*. 2012;122(8):1701–1707.

32. Adelstein DJ, Ridge JA, Brizel DM, et al. Transoral resection of pharyngeal cancer: summary of a National Cancer Institute Head and Neck Cancer Steering Committee Clinical Trials Planning Meeting, November 6–7, 2011, Arlington, Virginia. *Head Neck*. 2012;34(12):1681–1703.

33. Haughey BH, Hinni ML, Salassa JR, et al. Transoral laser microsurgery as primary treatment for advanced-stage oropharyngeal cancer: a United States multicenter study. *Head Neck*. 2011;33(12):1683–1694.

34. Rich JT, Milov S, Lewis JS, et al. Transoral laser microsurgery (TLM) +/− adjuvant therapy for advanced stage oropharyngeal cancer: outcomes and prognostic factors. *Laryngoscope*. 2009;119(9): 1709–1719.

35. Genden EM, Kotz T, Tong CCL, et al. Transoral robotic resection and reconstruction for head and neck cancer. *Laryngoscope*. 2011;121(8):1668–1674.

36. de Almeida JR, Byrd JK, Wu R, et al. A systematic review of transoral robotic surgery and radiotherapy for early oropharynx cancer: a systematic review. *Laryngoscope*. 2014;124(9):2096–2102.

37. de Almeida JR, Villanueva NL, Moskowitz AJ, et al. Transoral robotic surgery is cost-effective compared to (chemo)radiotherapy for early t-classification oropharyngeal carcinoma: A cost-utility analysis. *Head Neck*. 2014;36(7):923–933.

38. Hartl DM, Ferlito A, Brasnu DF, et al. Evidence-based review of treatment options for patients with glottic cancer. Eisele DW. *Head Neck*. 2011;33(11):1638–1648.

39. Warner L, Chudasama J, Kelly CG, et al. Radiotherapy versus open surgery versus endolaryngeal surgery (with or without laser) for early laryngeal squamous cell cancer. Warner L (ed). *Cochrane Database Syst Rev*. Chichester, UK: John Wiley & Sons, Ltd. 2014;(12):CD002027.

40. O'Hara J, Markey A, Homer JJ. Transoral laser surgery versus radiotherapy for tumour stage 1a or 1b glottic squamous cell carcinoma: systematic review of local control outcomes. *J Laryngol Otol*. 2013;127(8):732–738.

41. Hartl DM. Evidence-based practice: management of glottic cancer. *Otolaryngol Clin North Am*. 2012;45(5):1143–1161.

42. Greulich MT, Parker NP, Lee P, Merati AL, Misono S. Voice outcomes following radiation versus laser microsurgery for T1 glottic carcinoma: systematic review and meta-analysis. *Otolaryngol Head Neck Surg*. 2015;152(5):811–819.

43. Spielmann PM, Majumdar S, Morton RP. Quality of life and functional outcomes in the management of early glottic carcinoma: a systematic review of studies comparing radiotherapy and transoral laser microsurgery. *Clin Otolaryngol*. 2010;35(5):373–382.

44. Higgins KM, Shah MD, Ogaick MJ, Enepekides D. Treatment of early-stage glottic cancer: meta-analysis comparison of laser excision versus radiotherapy. *J Otolaryngol Head Neck Surg*. 2009;38(6):603–612.

45. Hans S, Delas B, Gorphe P, Ménard M, Brasnu D. Transoral robotic surgery in head and neck cancer. *Eur Ann Otorhinolaryngol Head Neck Dis*. 2012;129(1):32–37.

46. Induction chemotherapy plus radiation compared with surgery plus radiation in patients with advanced laryngeal cancer. The Department of Veterans Affairs Laryngeal Cancer Study Group. *N Engl J Med*. 1991;324(24):1685–1690.

47. Forastiere AA, Goepfert H, Maor M, et al. Concurrent chemotherapy and radiotherapy for organ preservation in advanced laryngeal cancer. *N Engl J Med*. 2003;349(22):2091–2098.

48. Machtay M, Moughan J, Trotti A, et al. Factors associated with severe late toxicity after concurrent chemoradiation for locally advanced head and neck cancer: an RTOG analysis. *J Clin Oncol*. 2008;26(21):3582–3589.

49. Lefèbvre JL, Chevalier D, Luboinski B, et al. Larynx preservation in pyriform sinus cancer: preliminary results of a European Organization for Research and Treatment of Cancer phase III trial. EORTC Head and Neck Cancer Cooperative Group. *J Natl Cancer Inst*. 1996;88(13):890–899.

50. Byers RM, Wolf PF, Ballantyne AJ. Rationale for elective modified neck dissection. *Head Neck Surg*. 1988;10(3):160–167.

51. Lindberg R. Distribution of cervical lymph node metastases from squamous cell carcinoma of the upper respiratory and digestive

survival of patients with oropharyngeal cancer. *N Engl J Med*. 2010;363(1):24–35.

tracts. *Cancer*. 1972;29(6):1446–1449.

52. Spiro JD, Spiro RH, Shah JP, Sessions RB, Strong EW. Critical assessment of supraomohyoid neck dissection. *Am J Surg*. 1988;156(4):286–289.

53. Shah JP. Patterns of cervical lymph node metastasis from squamous carcinomas of the upper aerodigestive tract. *Am J Surg*. 1990;160(4):405–409.

54. Robbins KT, Clayman G, Levine PA, et al. Neck dissection classification update: revisions proposed by the American Head and Neck Society and the American Academy of Otolaryngology–Head and Neck Surgery. *Arch Otolaryngol Head Neck Surg*. 2002;128(7):751–758.

55. Eneroth CM. Salivary gland tumors in the parotid gland, submandibular gland, and the palate region. *Cancer*. 1971;27(6):1415–1418.

56. Spiro RH, Dubner S. Salivary gland tumors. *Curr Opin Oncol*. 1990;2(3):589–595.

57. Som PM, Biller HF. High-grade malignancies of the parotid gland: identification with MR imaging. *Radiology*. 1989;173(3):823–826.

58. Jurczyk M, Peevey JF, Vande Haar MA, Lin X. Pitfalls of fine-needle aspiration cytology of parotid membranous basal cell adenoma-A review of pitfalls in FNA cytology of salivary gland neoplasms with basaloid cell features. Pantanowitz L, editor. *Diagn Cytopathol*. 2015;43(5):432–437.

59. Schmidt RL, Hall BJ, Wilson AR, Layfield LJ. A systematic review and meta-analysis of the diagnostic accuracy of fine-needle aspiration cytology for parotid gland lesions. *Am J Clin Pathol*. 2011;136(1):45–59.

60. Schmidt RL, Hall BJ, Layfield LJ. A systematic review and meta-analysis of the diagnostic accuracy of ultrasound-guided core needle biopsy for salivary gland lesions. *Am J Clin Pathol*. 2011;136(4):516–526.

61. Zbären P, Stauffer E. Pleomorphic adenoma of the parotid gland: histopathologic analysis of the capsular characteristics of 218 tumors. *Head Neck*. 2007;29(8):751–757.

62. Witt RL, Eisele DW, Morton RP, et al. Etiology and management of recurrent parotid pleomorphic adenoma. *Laryngoscope*. 2015;125(4):888–893.

63. Laccourreye H, Laccourreye O, Cauchois R, et al. Total conservative parotidectomy for primary benign pleomorphic adenoma of the parotid gland: a 25-year experience with 229 patients. *Laryngoscope*. 1994;104(12):1487–1494.

64. Olsen KD, Lewis JE. Carcinoma ex pleomorphic adenoma: a clinicopathologic review. *Head Neck*. 2001;23(9):705–712.

65. Lüers J-C, Wittekindt C, Streppel M, Guntinas-Lichius O. Carcinoma ex pleomorphic adenoma of the parotid gland. Study and implications for diagnostics and therapy. *Acta Oncol*. 2009;48(1):132–136.

66. Gnepp DR. Malignant mixed tumors of the salivary glands: a review. *Pathol Annu*. 1993;28(Pt 1):279–328.

67. Chapnik JS. The controversy of Warthin's tumor. *Laryngoscope*. 1983;93(6):695–716.

68. Yoo GH, Eisele DW, Askin FB, Driben JS, Johns ME. Warthin's tumor: a 40-year experience at The Johns Hopkins Hospital. *Laryngoscope*. 1994;104(7):799–803.

69. Chaudry AP, Gorlin RJ. Papillary cystadenoma lymphomatosum (adenolymphoma); a review of the literature. *Am J Surg*. 1958;95(6):923–931.

70. Barnes L. World Health Organization, International Agency for Research on Cancer. *Pathology and Genetics of Head and Neck Tumours*. Lyon: IARC; 2005:1.

71. Simpson RHW, Skálová A, Di Palma S, Leivo I. Recent advances in the diagnostic pathology of salivary carcinomas. *Virchows Arch*. 2014;465(4):371–384.

72. Namboodiripad PCA. A review: Immunological markers for malignant salivary gland tumors. *J Oral Biol Craniofac Res*. 2014;4(2):127–134.

73. Seethala RR. An update on grading of salivary gland carcinomas. *Head Neck Pathol*. 2009;3(1):69–77.

74. Thompson LDR. Mucoepidermoid carcinoma. *Ear Nose Throat J*. 2005;84(12):762–763.

75. O'Brien CJ. The parotid gland as a metastatic basin for cutaneous cancer. *Arch Otolaryngol Head Neck Surg*. 2005;131(7):551–555.

76. O'Hara J, Ferlito A, Takes RP, et al. Cutaneous squamous cell carcinoma of the head and neck metastasizing to the parotid gland – a review of current recommendations. Eisele DW (ed). *Head Neck*. 2011;33(12):1789–1795.

77. Goepfert H, Dichtel WJ, Medina JE, Lindberg RD, Luna MD. Perineural invasion in squamous cell skin carcinoma of the head and neck. *Am J Surg*. 1984;148(4):542–547.

78. D'Souza J, Clark J. Management of the neck in metastatic cutaneous squamous cell carcinoma of the head and neck. *Curr Opin Otolaryngol Head Neck Surg*. 2011;19(2):99–105.

79. Ebrahimi A, Moncrieff MD, Clark JR, et al. Predicting the pattern of regional metastases from cutaneous squamous cell carcinoma of the head and neck based on location of the primary. *Head Neck*. 2010;32(10):1288–1294.

80. Vauterin TJ, Veness MJ, Morgan GJ, Poulsen MG, O'Brien CJ. Patterns of lymph node spread of cutaneous squamous cell carcinoma of the head and neck. *Head Neck*. 2006;28(9):785–791.

81. Armstrong JG, Harrison LB, Spiro RH, et al. Malignant tumors of major salivary gland origin. A matched-pair analysis of the role of combined surgery and postoperative radiotherapy. *Arch Otolaryngol Head Neck Surg*. 1990;116(3):290–293.

82. Nabili V, Tan JW, Bhuta S, Sercarz JA, Head CS. Salivary duct carcinoma: a clinical and histologic review with implications for trastuzumab therapy. *Head Neck*. 2007;29(10):907–912.

83. Limaye SA, Posner MR, Krane JF, et al. Trastuzumab for the treatment of salivary duct carcinoma. *Oncologist*. 2013;18(3):294–300.

84. Chau NG, Hotte SJ, Chen EX, et al. A phase II study of sunitinib in recurrent and/or metastatic adenoid cystic carcinoma (ACC) of the salivary glands: current progress and challenges in evaluating molecularly targeted agents in ACC. *Ann Oncol*. 2012;23(6):1562–1570.

85. Hotte SJ, Winquist EW, Lamont E, et al. Imatinib mesylate in patients with adenoid cystic cancers of the salivary glands expressing c-kit: a Princess Margaret Hospital phase II consortium study. *J Clin Oncol*. 2005;23(3):585–590.

第 17 章

局部皮瓣修复面部

David W. Mathes

概要

- 在仔细和完整的评估缺陷后，外科医生应该制订一个适合患者需要的重建计划。
- 评估局部组织的组织量及弹性。
- 采用最简单的重建方式。
- 思考后续可能的皮瓣组织，不要不留后路。
- 领位皮瓣组织质地更为相近，优先于游离皮瓣。
- 所选皮瓣应当同时满足功能和美观。

简介

　　面部是皮肤肿瘤最常见的部位，由于人口的老龄化和紫外线照射的增加，这些肿瘤的发病率正在增加。这些患者常常不止一次寻求整形外科医生的重建治疗。面部是身体上对美容非常敏感的部位，重建对外科医生而言是一个挑战，因为患者寻求保持形状和功能。重建必须从仔细评估缺陷开始。外科医生必须考虑位置、局部皮肤松弛、缺损的大小、形状和深度。

　　重建的原理和身体其他部位是一样的。在仔细和完整地评估缺陷后，外科医生应该制订一个适合患者需要的重建计划。如有可能，该计划应该包括几个重建方案。一个简单的重建计划往往能产生比更复杂的选择更好的结果。可行的覆盖选择主要由该区域的血管供应决定。恶性病变的切除必须以目前的指导方针为基础，而不应与所选择的重建方法相适应。在病理上有顾虑的情况下，临时包扎，直到有明确的诊断。最好的重建计划包括考虑二次手术和患者未来的需要。

　　皮瓣的设计是基于整形外科的基本概念推进、易位、旋转。但是，改造设计不应受这些基本概念的限制。通常有必要使用岛状皮瓣，当这种技术与适当的蒂相结合时，它产生

了一个可活动的皮瓣，相对不受张力且血供确切。在那些缺陷超出了你的修复能力的情况下，如果皮肤颜色和纹理匹配，使用全厚皮片移植是可以接受的。一旦愈合完成，可以进行更满意的切除和设计良好的局部皮瓣重建。另一种在植皮时可用的技术是组织扩张。这种技术可以提供理想的皮肤覆盖，并允许移植类似组织来关闭大的缺损。或者，当闭合紧密或皮瓣看起来比缺损小时，皮肤会经历应力松弛（皮肤随时间延长），术者可以利用这一事实。应力松弛法在面部重建中的应用受到组织血液供应的限制。

　　皮瓣重建的成功与否取决于正确的缺损分析。了解缺失的部分，外科医生就可以设计出一种针对所有层次的重建方案。选择皮瓣后，下一步是裁剪设计，以将切口隐藏在著名的美学单位的边界。局部组织远优于面部自由皮瓣重建，因为它提供类似组织，应首先考虑重建面部缺损。只有当缺损太大或太复杂时，外科医生才应该转向较远的皮瓣进行重建。

额部与头皮

　　因为相对没有弹性，因此头皮通常需要皮瓣来闭合，除非是非常小的病变。通常，单个或成对的旋转皮瓣是可靠的局部选择。有很多不同的皮瓣，如 Juri 皮瓣和 Orticochea 皮瓣，但头皮旋转皮瓣的原则是相同的。这些皮瓣最好在帽状腱膜平面，以保留血管[1-3]。如果进行皮下注射，必须小心，以避免损伤毛囊而破坏血液供应和导致脱发。设计大型皮瓣（通常是 9∶1 的比例）的重要性再怎么强调也不过分。与身体其他部位不同，头皮是没有弹性的，由于这个原因，小皮瓣的作用是有限的。帽状腱膜和肌皮瓣可扩大范围，但应在间隔 1cm 以上进行操作，以避免破坏血供。

　　额部通常会提供有限数量的备用皮肤。此外，额部一

侧的不对称运动可以提高患者额头的位置,使他们有一种奇怪的外观。在重建中央额部时,这些选择是有限的。最好的局部皮瓣可以在水平通道上移动皮肤,从而避免抬起眉毛。

双侧水平推进皮瓣可以被设计为利用自然发生的流纹体(图17.1)。皮瓣的设计应等于缺陷的尺寸大小,Burrow三角改型可减少猫耳的发生。

双叶瓣也可以用于额部重建。它通常需要使用两个皮瓣[4]。如图17.2所示,一个皮瓣应该位于上方,一个应该位于下方,易位到缺陷中,再次避免了眉毛的上级抬高。

应避免在额部使用图形化皮瓣;一个例外是使用菱形皮瓣来重建颞部缺损。如图17.3所示,如果皮瓣没有明显改变发际线,这可以提供一个极好的结果,瘢痕隐藏在颞区皱纹。

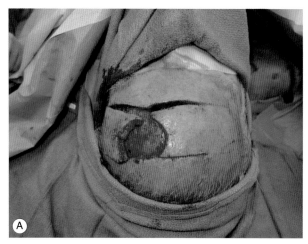
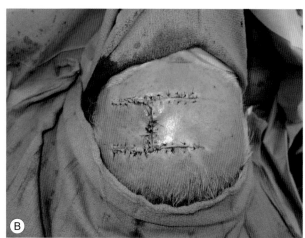
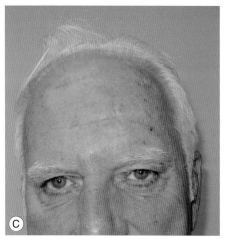

图17.1　(A~C)利用自然的皱纹,设计双侧水平推进皮瓣

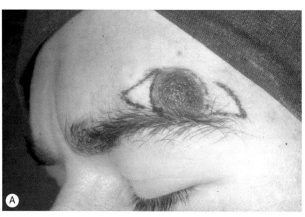
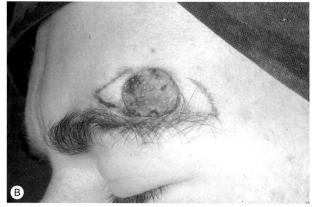

图17.2　斧形皮瓣修复左侧眶上部色素痣。(A)标记病变切除范围的同时设计双侧斧形皮瓣。(B)色素痣切除后。外侧皮瓣蒂部靠上,内侧皮瓣蒂部靠下

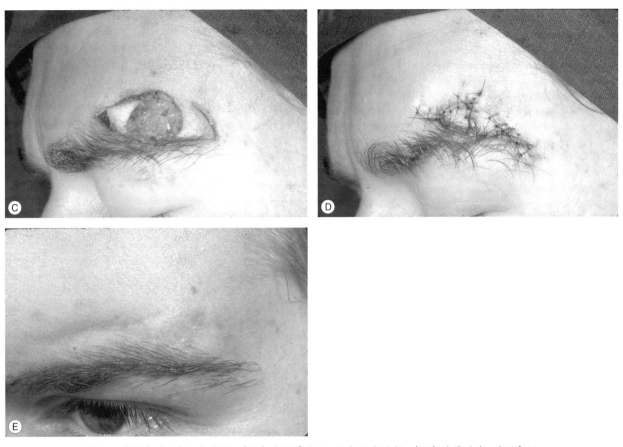

图 17.2（续）（C）掀起皮瓣。（D）皮瓣易位后，闭合继发缺损。（E）结果满意，眉形良好

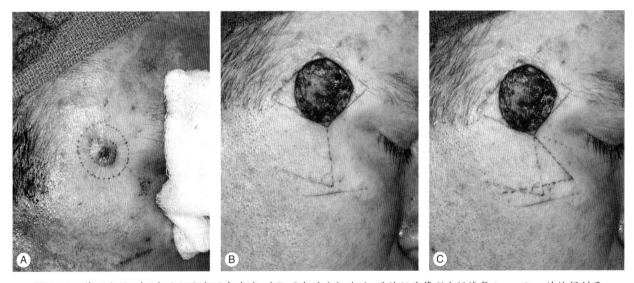

图 17.3　菱形皮瓣。（A）右侧颞部黑色素瘤。（B,C）病变切除后，设计经典菱形皮瓣修复 2cm×2cm 的缺损创面

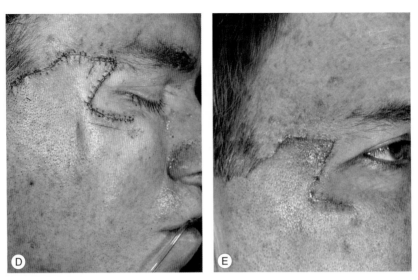

图 17.3（续）（D，E）设计改良菱形皮瓣并转至缺损处。（Reproduced from Baker SR. Local Flaps in Facial Reconstruction, 2nd ed. St. Louis：Mosby，2007.）

大面积额部缺损的最佳治疗方法是通过组织扩张的应用。如图 17.4 所示，一旦额部皮肤扩张，重建可以通过使用一个简单的皮肤推进来实现。该手术的关键部分是规划所使用的组织扩张器的类型和需要过度扩张，以确保无张力闭合。

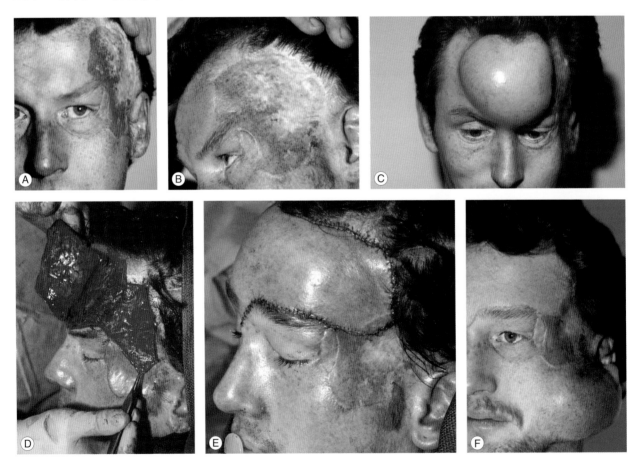

图 17.4　软组织扩张术用于闭合缺损。（A，B）皮片移植覆盖颞部、头皮顶部前侧和颊部外侧。（C）扩张额部皮肤。（D）组织扩张后，扩张的额部皮肤用于覆盖部分切除植皮所造成的缺损。（E）扩张术提供了充足的皮肤覆盖颞部创面。（F）软组织扩张器置于颊部外侧皮下

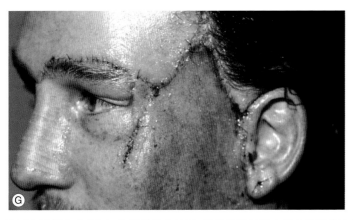
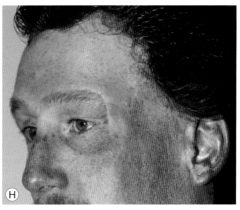

图 17.4（续）（G）切除颊部植皮组织，颊部外侧扩张皮瓣推进修复缺损术后 6 天。（H）术后 6 个月。（Reproduced from Baker SR. Local Flaps in Facial Reconstruction 2nd ed. St. Louis：Mosby，2007.）

眉部重建

　　眉部结构复杂，其重建难度较大；这是因为眉毛的生长方式固定但不均匀，因此很难精确修复。可以使用基于颞部血供来源的头皮岛状皮瓣，但必须修剪头发。头发通常过于浓密，并且其生长方向不统一；但患者比较满意修复后的眉毛，特别是对于同时累及双侧眉毛的烧伤后患者，在此类患者可以获得对称性，但其程度不确定。另一种替代技术是毛囊移植，但需要经常修剪。因此，该技术无法提供眉毛独特的解剖结构和自然密度。眉部皮瓣必须精细设计以保证其正确的解剖关系，然而，此区域可用材料较少，有时难以将眉放置于精确设计的解剖位置以及获得合适的大小。

眼睑

部分上睑缺损

　　上眼睑重建难度更大，因为眼睑对眼睛的保护作用至关重要。对于外科医生而言，最好坐在手术台的头侧，把上眼睑当成下眼睑分析，并使用与修复下睑相同的方法，根据所需的形状和大小进行上睑的修复。任何重建的失败（尤其是垂直方向的重建）都可能导致结膜炎和 / 或视力损害。没有足够的上眼睑，眼睛就会有暴露、瘢痕和失明的风险。通常，一些用于下眼睑重建的相同技术也用于上眼睑手术。

　　对于上睑的三角形缺损（例如肿瘤切除后），可在外眦韧带处行水平切口游离外眦韧带上部，也可在上穹窿处角膜上切开，小型缺损可简单关闭（图 17.5）。为获得最理想的

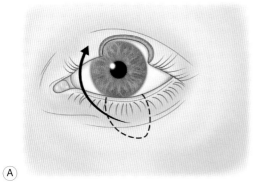
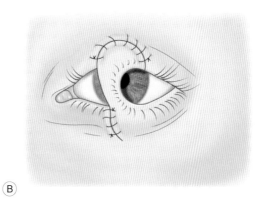
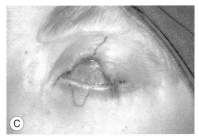
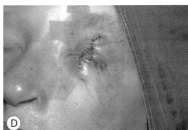
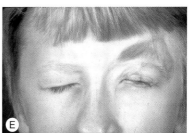

图 17.5　上眼睑缺损 Abbé 瓣。（A~C）可以看到缺陷，计划 Abbé 皮瓣从下眼睑到上眼睑的手术概要如图所示。（D）皮瓣缝合。（E）患者可以满意地闭上眼睑

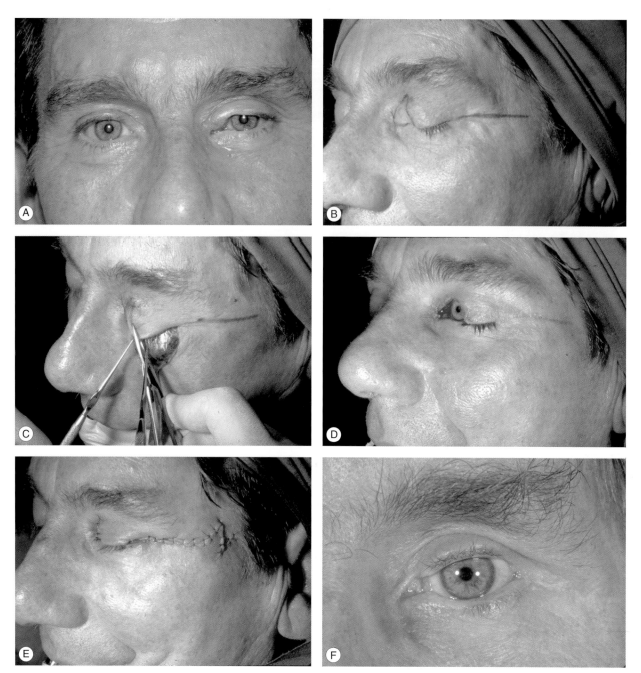

图 17.6 推进皮瓣重建部分上睑缺损。（A）基底细胞癌累及上眼睑内侧端。（B）上眼睑切除及旋转推进的手术方案。（C）上眼睑基底细胞癌切除。注意保护眼睛，并用尖剪刀将眼睑切除。（D）上眼睑内侧部分切除后缺损。（E）外眦切开术。颞区外侧 Z 成形术推进眼睑。（F）术后效果

效果，在水平切口的末端，可采用不对称 Z 成形术以处理局部猫耳畸形。与下睑相同，准确缝合并重新定位灰线、眼睫毛和结膜边缘交界处。

　　上睑缺损也可以通过眼睑的 Abbé 瓣修复（图 17.6）。通过这种方式可以选取基于下睑边缘血管的全厚 V 形皮瓣旋转缝合至上睑，使缺损更易闭合。

　　下睑缺陷闭合要求切缘直接无张力缝合。否则需要在外眦做一小切口，并切开外眦韧带下支。如果仍然不够，需从外眼角向颞部皮肤做横向辅助切口（必要时合并 Z 成形术）以满足无张力缝合。术前仔细评估下睑的

活动度十分重要。如有必要（如对于儿童），可结膜滴注麻醉，全身麻醉很少使用。成人可使用眶下神经阻滞。

大型与全上睑缺损

　　如果使用下眼睑去修复较大的上睑缺损，还将对明显的下眼睑缺损进行修复。来自下眼睑的，以睑缘血管为蒂的全层组织可向上转移，之后须进行部分下睑重建。随着下眼睑部分组织向上翻转，将颊部的全层皮肤向内侧推进，并根据需要移植鼻中隔（图 17.7）。

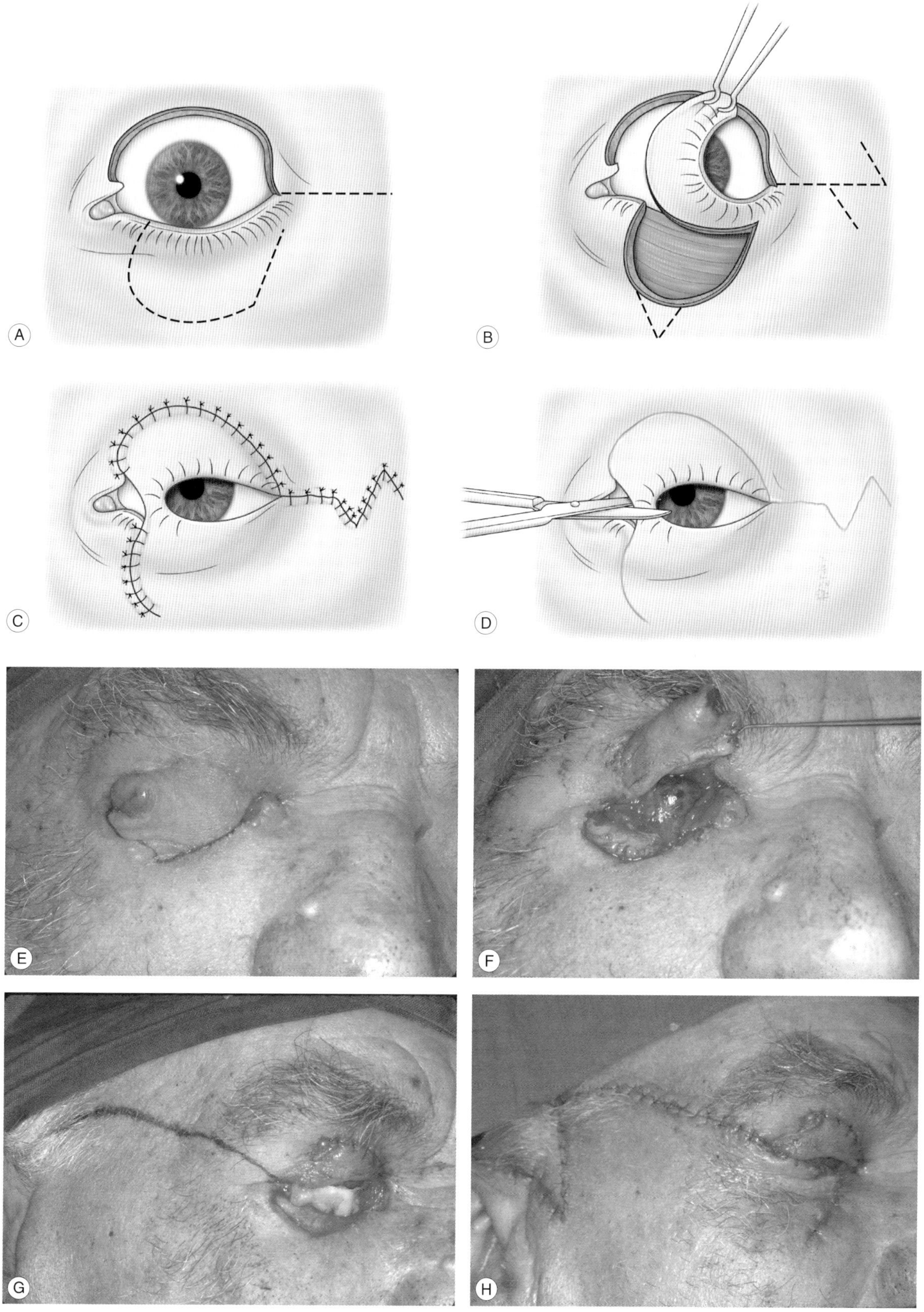

图 17.7 （A~D）下眼睑转位重建全上眼睑缺损。（E）术前标记上眼睑需要切除的区域。（F）切除整个上眼睑；使用内侧蒂将下眼睑旋转起来重建上眼睑。（G）分割内侧眼睑，将下眼睑内侧端插入上眼睑内侧缺损处。（H）将鼻中隔软骨黏膜移植物放置到位，并对软骨进行划痕，使其尽可能顺时针弯曲。进行侧脸颊旋转皮瓣。注意外侧 Z 成形术，使内侧活动度尽可能大，这样会获得良好的结果。

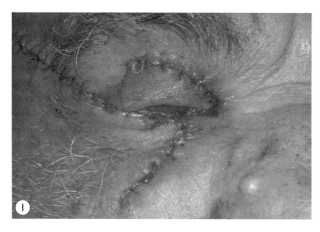

图 17.7（续）（I）将鼻中隔软骨黏膜移植物放置到位，并对软骨进行划痕，使其尽可能顺时针弯曲

为重建上睑可切取全部下睑向上转移，下睑重建采用颊侧推进瓣，以鼻中隔软骨及黏膜作为衬垫。根据转移皮瓣的血运情况，皮瓣的蒂部需保留 2~3 周。上眼睑修复到位后，通常需要进行微调。外眦一般需要重排，偶尔需要重新排列到下睑边缘或调整下睑高度。通过细心操作可获取理想的美学功能及效果。

眼球健全时，可在额部预制一个眼睑。设计一个与眼睑大小相同的腔隙，并植入黏膜移植物。重建完成后，黏膜移植物被转移至血管蒂上替代眼睑，血管蒂在 3 周时断开。这样可以保护眼睛，但其活动度极小，除非保留部分有功能的眼轮匝肌（图 17.8）。

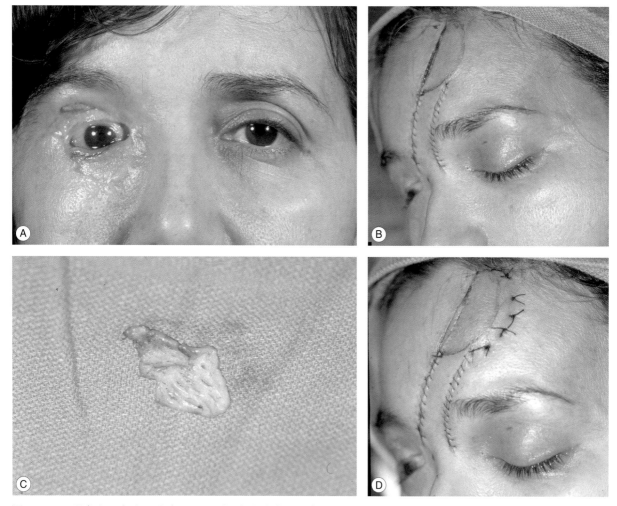

图 17.8   预制复合额部皮瓣重建上眼睑。（A）术前外观没有上眼睑。下眼睑完整。（B）上眼睑在额部垂直延迟，在额部皮肤和皮下组织下设计。（C）收集黏膜移植物，并在其上穿孔以拉伸。（D）黏膜移植物，黏膜侧朝下，打包放入额部中心的腔隙。缝线将黏膜固定住

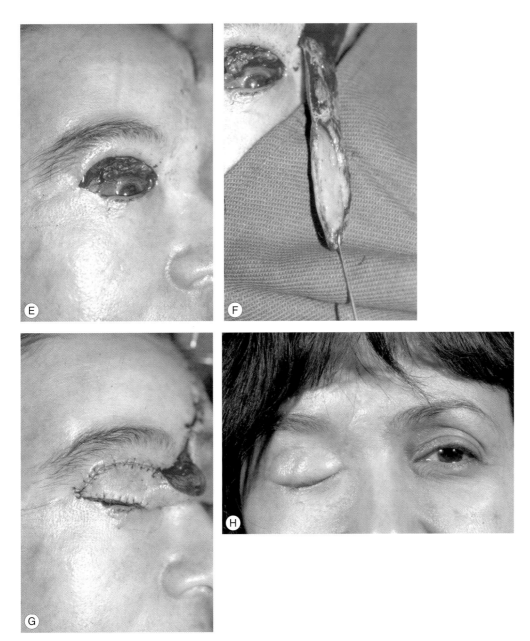

图 17.8（续）（E）尽量放松上眼睑。（F）将上眼睑重建术向下拉,重建上眼睑。注意皮瓣下表面的黏膜。（G）眼睑移入。（H）眼睑重建完成,可以重新定位提上睑肌

部分下睑缺损

病变组织常以 V 形方式切除,产生的缺损可分层仔细闭合。如果仍不能闭合缺损,可通过小的外眦切口分离外眦韧带的下部,从而使眼睑可向中间移动,且无张力缝合。如果张力过大,可在颊外侧进一步切开和分离,然后顺利闭合。使用 Z 成形术闭合外侧切口,以降低所有皮肤张力。

对于广泛的缺损,需要将一侧附着黏膜的鼻中隔部分与黏膜向眼球插入,从而以形成内膜。带有软骨膜的耳软骨可以代替黏膜,用作支撑结构,内侧面的黏膜化会迅速完成。根据需要的大小在面颊部设计旋转皮瓣,可

覆盖外侧创面,如果颊部皮肤不足,应预先扩张颊部外侧皮肤,或采用额正中皮瓣。后者的优势在于皮肤组织更为坚固,但需要对各个位置准确测量,同时会有额部瘢痕。

全下睑缺损

下睑缺损是由于肿瘤、创伤或下睑组织被用于修复上睑（见图 17.7）。下眼睑的重建可以采用颊部旋转皮瓣,内衬采用口腔黏膜,或更佳的选择是保留完整软骨膜的鼻中隔软骨（见图 17.7）。有时也可以采用额部皮瓣,额瓣的缺点是过于肥厚、不美观。随着时间延长,也可使用减薄的方法改善外

形。随着经验积累,会更少出现因缺血引起的皮肤及睑部组织丧失。

睑交叉瓣（Abbé 瓣）

通过使用与唇部 Abbé 皮瓣相同的原理,上睑缺损可以采用类似的方法重建(见图 17.7A~D)。眼睑内有边缘血管,可从下眼睑取全层 V 瓣(缺损易于闭合),将其向上旋转,分层缝合于上眼睑。关闭下眼睑的缺损时要求创缘无张力下直接对合,如未能实现上述效果,可在外眦做一个小切口,分离外眦肌腱的下角。如效果仍不理想,可从眼角向颞部皮肤做一横向切口(必要时行 Z 成形术),将足以实现无张力闭合。术前细心检查下睑部组织张力很重要。必要时(例如儿童)下睑可采用滴眼剂局麻,极少需要全麻。成人可选择眶下神经阻滞麻醉。

内眦缺损

一般而言,额部皮瓣是一种可靠且合理良好的重建方法。这些皮瓣必须衬有黏膜;然而,因为固有的皮瓣硬度,所以不需要额外支撑。修复内眦区的皮瓣设计必须足够大,这一点非常重要,否则会导致溢泪。

鼻部再造

鼻是一个复杂的结构,由 3 个关键层次(皮肤、骨骼和软骨)组成,内衬有黏膜层。皮肤的外层根据位置而有不同的属性。背部和侧壁的皮肤都很薄而光滑,而鼻尖和鼻翼的皮肤则很光滑厚而硬,含有皮脂腺。鼻骨和软骨提供了鼻部的结构完整性和突度。最后,鼻部的内衬由薄的特殊组织组成,血管化良好,前庭有干燥的带毛皮肤和鼻穿窿潮湿的黏膜。外科医生必须根据大小、深度、方向和位置来识别和确定缺陷。重建是基于对缺失内容的分析,以及提供适当的替代这些组织以恢复鼻部到其病前状态的计划。

外鼻皮肤根据皮肤质地、外形和相邻区域等被划分为多个美学亚单位。这些亚单位是鼻背、鼻尖、鼻小柱、鼻翼、软三角[5]。根据亚单位,如果涉及超过一个亚单位的 50%,建议在重建前切除整个亚单位。然而,这并不是普遍适用的,因为扩切可能导致增加使用额部皮瓣,而较小的局部皮瓣可能已经足够。亚单位原理是一种工具,而不是一种严格的规则,应该进行修改,以适应患者的个人需求[6,7]。

鼻重建中的皮瓣的选择基于缺损位置和方向(表 17.1),鼻横向分为三个区域(近端 1/3、中 1/3 和远端 1/3)。多数鼻重建可以在门诊环境中的局麻下进行。然而,一旦缺陷超过 2cm,旋转局部组织可能变得困难。

表 17.1　根据位置选择局部和邻近皮瓣修复鼻缺损

鼻近端 1/3	
中心	水平缺损:鼻背皮瓣
	圆形缺损:眉间皮瓣
	垂直缺损:V-Y 皮瓣
侧面	
	水平缺损:首选眉间皮瓣;次选鼻背皮瓣
	垂直缺损:V-Y 皮瓣
	复合缺损:额部皮瓣
鼻中区 1/3	
中心	水平和圆形缺损:鼻背皮瓣
	垂直缺损:V-Y 皮瓣
侧面	
	水平缺损:鼻背皮瓣
	垂直缺损:首选 V-Y 皮瓣;次选鼻唇沟皮瓣
	复合缺损:额部皮瓣
鼻远端 1/3	
	鼻翼缺损:首选鼻唇沟皮瓣;次选 V-Y 皮瓣
	鼻唇沟缺损:首选鼻唇沟皮瓣;次选 V-Y 皮瓣
	穹窿部缺损:双叶瓣
	鼻尖缺损:双叶瓣
	鼻小柱缺损:复合移植,植皮,螺旋形游离皮瓣
	鼻槛缺损:鼻唇沟皮瓣
	复合缺损:首选额部皮瓣;次选鼻唇沟皮瓣或扩展 V-Y 皮瓣

近端 1/3

最常见的出现在鼻部近端 1/3 的缺损位于背部或侧上侧壁。这些缺陷通常暴露于骨膜或骨,但很少需要骨重建。

上 1/3 的缺损通常用眉间瓣重建(图 17.9),从额部正中或眉间易位[8]。如果病变位于中央或水平方向的侧鼻,通常可以用鼻背推进皮瓣重建(见图 17.9)。而垂直方向的缺损可以用鼻背部 V-Y 皮瓣治疗(图 17.10)。大面积缺损最好用额部皮瓣治疗,也可以采用扩大的唇部皮瓣(图 17.11)[9]。

中间 1/3

鼻部的中间 1/3 分为中央区和外侧区,包括鼻骨和上外侧软骨。中 1/3 是应用鼻背侧瓣的合适区域。外侧缺损可用 V-Y 皮瓣、鼻唇瓣、双叶瓣或背侧瓣闭合。基于面动脉穿支的 V-Y 皮瓣是一个十分实用的皮瓣(图 17.12)[10,11]。更大的缺损通常需要额部皮瓣。

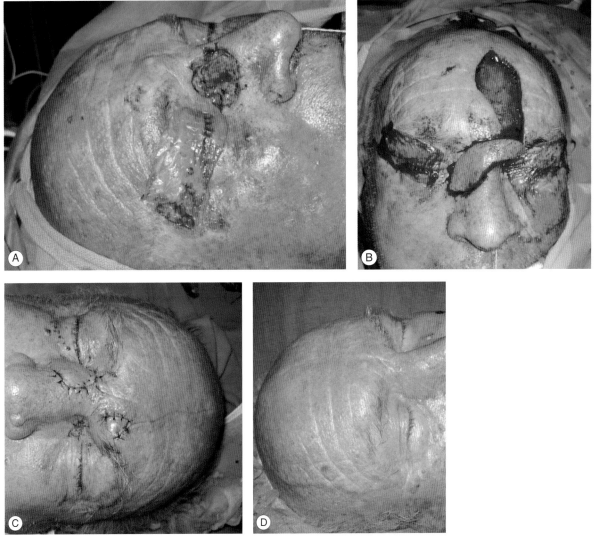

图 17.9 （A~D）利用额瓣修复内眦缺损

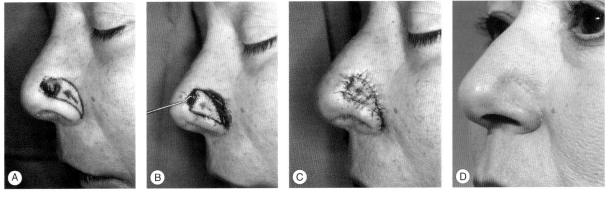

图 17.10 （A~D）利用基于下方鼻肌的 V-Y 皮瓣闭合缺损

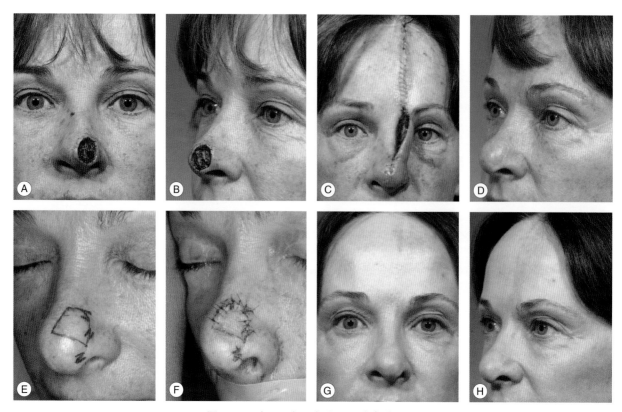

图 17.11　（A~H）额部皮瓣重建鼻背缺损

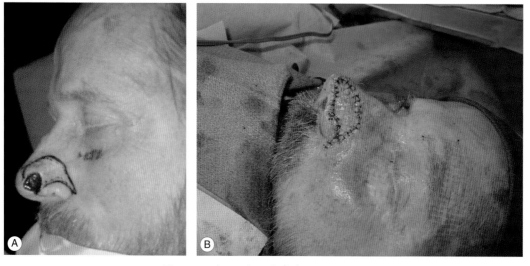

图 17.12　（A，B）取自鼻背的 V-Y 皮瓣

远端 1/3

鼻部远端 1/3 是癌症切除后鼻部缺损最常见的部位。鼻翼缺损可以用分期的鼻唇皮瓣重建（图 17.13）。对于鼻翼部分保留的缺损，可以使用 V-Y 推进皮瓣[12]。任何剩余的鼻翼边缘都需要软骨移植来支持，以防止边缘塌陷。小范围（≤8mm）的鼻翼缺损可以通过耳背软骨和皮肤重建。如果缺损是全层的，那么内衬可以通过旋转皮瓣或植皮、鼻中隔或耳软骨（放置在鼻翼边缘）以及鼻唇皮瓣或额部皮瓣的皮肤来提供。

位于鼻翼沟的缺陷可以用鼻唇皮瓣重建，而近年来，这些缺损也通过 V-Y 皮瓣重建以覆盖缺损。那些局限于鼻梁的缺损通常用额部皮瓣重建。替代选择包括使用鼻背瓣或使用双叶瓣[13, 14]。如果软骨有缺陷或变弱，可能需要软骨移植，内衬黏膜或全厚皮片（full-thickness skin graft, FTSG）移植重建。

如果缺损只涉及鼻小柱并且很小，则可以使用来自耳廓的复合移植。如果没有软骨缺损，骨膜完整，则可以放置 FTSG。如果小柱缺损较大或包含整个小柱，可能需要一个多阶段的鼻唇皮瓣[15]。如果需要更复杂的重建（如双侧鼻翼缘和鼻小柱），应使用额部中央皮瓣（图 17.14）。对于更复杂的远端 1/3 的重建最佳方法是使用 Menick 描述的三阶段技术（图 17.15）[16]。

皮瓣完全成活的关键是其基底的位置，应在内眦水平或以下，通过这种方式，在颊部及额部血管之间鼻侧方的血管交通支可保证皮瓣足以关闭缺损。如果选择了合适的基底，中线皮瓣可以轻松用于重建鼻尖。重建效果不佳或失败的原因在于翻起皮瓣时基底位于眉间区，另一问题是不理解血

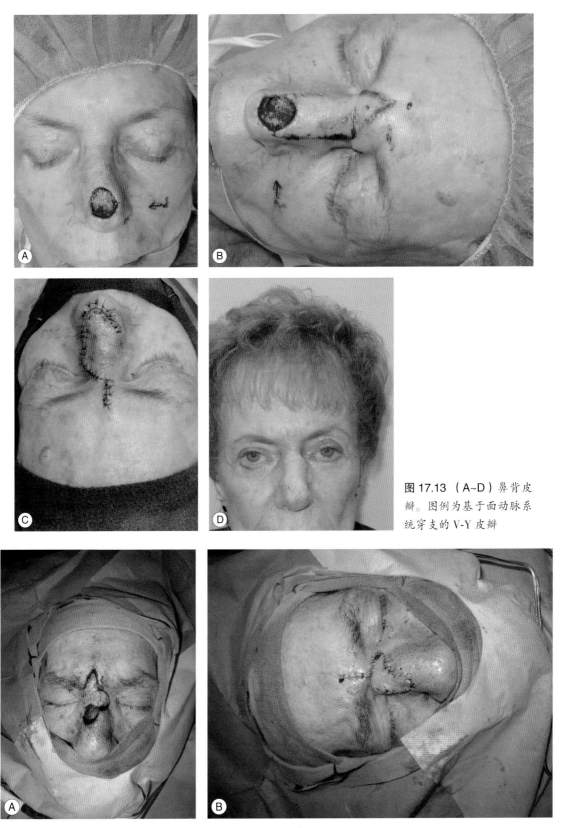

图 17.13 （A~D）鼻背皮瓣。图例为基于面动脉系统穿支的 V-Y 皮瓣

图 17.14 （A，B）改良眉间双叶瓣

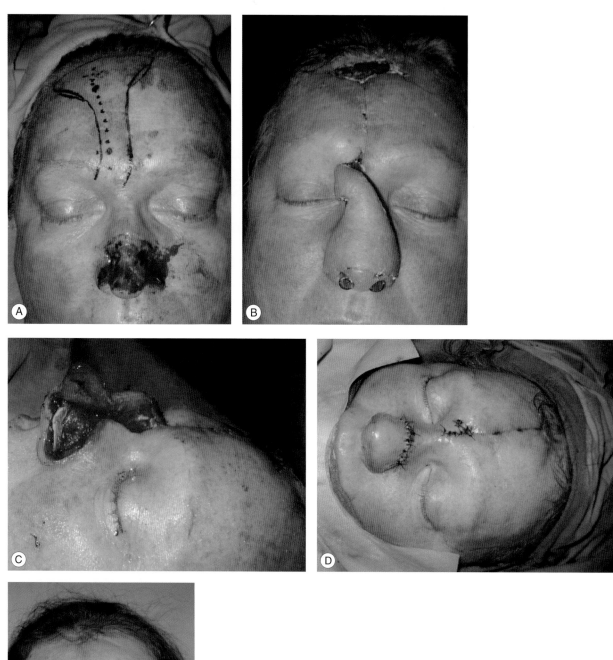

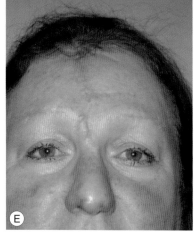

图 17.15　（A～E）Menick 描述的三阶段技术

管解剖（例如面部和额部血管系统的吻合支位于中线、眶外侧鼻区域的外上部）。额部缺损可直接缝合，但如在发际线前方存在张力，则应保留让其自行愈合。经此方法形成的瘢痕极少需要进一步修整。术后 2~3 周断蒂，具体取决于放置的情况。将鼻尖修整成形，除减薄以外常不需要进一步进行调整。如果对于供血有疑问，则可延期断蒂。

如果需进行全鼻重建，则应获取大面积的额部皮肤供转移使用，但再次强调，基底应放置于平行或略低于内眦的水平。可取鼻中隔黏膜作为衬垫。可以通过广泛游离和推进周围皮肤来闭合额部中线的缺损。如果担心皮肤组织不够，可于整个额部置入皮肤扩张器，从而提供具有良好血运的大面积皮肤组织。如鼻部需要支撑，可使用颅骨外板的颅骨植骨，在一定范围内，可选择供骨区的外形与缺损区弧度相匹配。该步骤可以和皮瓣同期进行，将移植骨以螺钉固定于额与鼻部连接处。在皮瓣断蒂时，延期行骨移植会更加安全。也可单独增加第三次手术行骨移植。可在其他部位进行鼻再造的预制（例如在前臂上使用桡动脉皮瓣），然后通过显微外科技术进行移植。

颊部

脸颊是面部最大的美学亚单位。脸颊很宽，光滑的凸出轮廓增加了隐蔽切口的难度。因此，限制几个皮瓣的使用很有意义，如双叶或菱形皮瓣的脸颊。然而，在颊部重建时，外科医生必须考虑对邻近结构的影响，如下眼睑、鼻翼和嘴唇。脸颊的边界包括上方的眶下边缘和颧弓，内侧的鼻面交界、鼻唇沟和木偶纹，下方的下颌缘，以及外侧的耳前折痕。如有可能，所使用的皮瓣的切口应放置在这些边界上，以尽量减少瘢痕的可见性[17]。侧脸颊有 4 个主要的分支。这些单位包括内侧、颧骨、口腔和外侧亚单位。每个区域都有各自的特征，外科医生在计划重建时必须考虑到这些特征。各种类型皮瓣均可使用（旋转、推进、移位以及岛状瓣）（表 17.2）。该区域缺损有各种变化和要求，适用于各种不同类型的方法[18]。

旋转瓣及推进瓣

因为颊部范围相对较大，因此可以设计旋转皮瓣来闭合皮肤缺损（图 17.16）。旋转瓣设计方式是将线的一端置于旋转的顶点，另一端置于缺损的边缘进行测量。通过旋转皮瓣的外端，可以标记所需的周长。通常，皮瓣闭合最好结合旋转和推进，在内侧颊部尤其如此。这些皮瓣的切口应放置在美学亚单元的边界上（视频 17.2）。

在内侧缺损可以用一个大的前方蒂颊部皮瓣闭合。皮瓣的切口沿颧弓外侧延伸，然后进入耳前皮肤褶皱，当需要更多皮肤时可以延伸到颈部。软组织在皮下被翻起，并向前旋转以闭合缺损。

对于内侧的大面积缺损的另一个选择是后方蒂颊部皮瓣。切口沿鼻唇沟，然后向下进入颈部皮肤（如有必要），将皮肤向上旋转以填补缺损，并切除颧弓上形成立锥体畸形

表 17.2 根据颊部缺损大小和位置选择皮瓣

位置	缺损大小	重建选择
外侧		
	小型	一期闭合
	中型	颊部推进皮瓣
	大型	颈面部旋转皮瓣
颧骨		
	小型	一期闭合
	中型	换位皮瓣
	大型	颈面部旋转皮瓣 / 大双叶瓣
内侧		
	小型	一期闭合 /V-Y 岛状推进皮瓣
	中型	V-Y 岛状推进皮瓣 / 颊部推进皮瓣
	大型	颈面部旋转皮瓣（前 / 后基）
口腔		
	小型	一期闭合
	中型	一期缝合 / 换位皮瓣
	大型	颈面部旋转皮瓣 / 大双叶瓣

（图 17.17）。如果缺损位于外侧，那么可以设计一个皮瓣，从缺损的前和下方获取皮肤，向上旋转，然后切除多余的猫耳。

这些皮瓣应固定在骨膜，在皮瓣的多个部位采用 4-0 或 3-0 聚乙醇缝合固定。这在那些内侧缺损中尤为重要，这将尽量减少下睑外翻或口鼻歪斜的发生。

V-Y 岛状推进瓣

V-Y 岛状推进皮瓣可用于脸颊重建。设计该皮瓣的最佳位置是鼻唇和鼻翼周围区域[19]。V-Y 皮瓣可以通过曲线切口进行修改，当皮瓣被推到位时，还能进行适当的旋转后固定（图 17.18），然后缝合供区，形成 Y 的基础。V-Y 岛状推进皮瓣需要保存皮肤下至少 1/3 的皮下组织。然而，根据血管解剖结构，这也可以作为穿孔皮瓣采集。Y 形的蒂部闭合推进皮瓣进入缺损。在术后早期，皮瓣的血供可能受压，随着时间的推移将消失。

易位瓣

在皮瓣基底部保持完整的情况下，易位皮瓣从附近区域抬起并移向缺损创面，最终将其闭合。这些皮瓣是基于几何皮瓣，如菱形皮瓣。切除范围设计为菱形，在修复之前需确定有多余皮肤的位置，通过示指和拇指捏起皮肤来进行感觉，确定制备皮瓣的区域。当将皮瓣置入缺损区时，供区会相应减小。因为该设计有角度存在，猫耳少见。供区可直接缝合关闭，切除多余皮肤。这些皮瓣可用于颊中部的中小型缺损，尽管在实践中，菱形瓣主要用于颞部。双皮瓣可用于

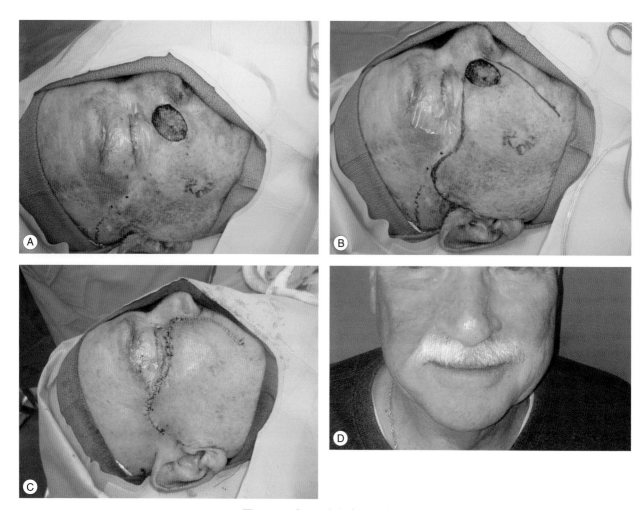

图 17.16 （A~D）颊部旋转皮瓣

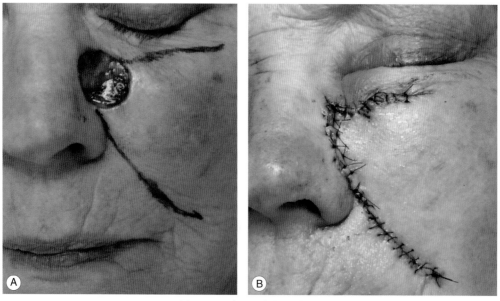

图 17.17 （A~C）颊后皮瓣

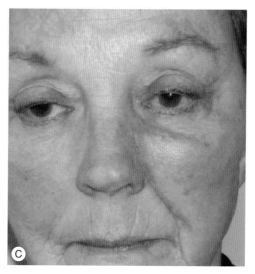

图 17.17（续）

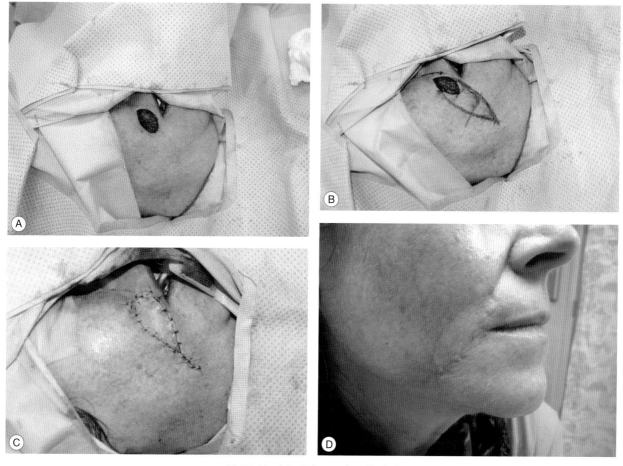

图 17.18 （A~D）V-Y 岛状推进瓣

关闭小的耳前缺损和位于面中部的中小型缺损。大的双叶颊皮瓣也可使用，从耳前区域做第一个皮瓣，从耳后做第二个皮瓣[20]，然后推进颈部皮肤关闭第二个皮瓣供区。

大型颊部缺损

当大型颊部缺损需要重建时，可以翻起其下方的颊部及颈部皮肤，通过推进和旋转两种方式的结合，可将大量皮肤组织向上、向内移动。通过这样的皮瓣设计可以覆盖较大范围组织缺损，皮肤颜色接近，同时可以无张力，瘢痕可以隐藏在耳周和发际线内。该技术可获得出色的结果，需要切除旋转过程中侧方三角区多余皮肤。当重建男性面部时应十分小心，如有可能，毛发生长区皮肤不应放置于非毛发生长区。

唇部

上唇和下唇分别由红色部分和白色部分组成，唇红线是两者之间的界限。上唇由一个内侧和两个外侧亚单位组成，由人中嵴和鼻唇沟划分，从两侧的唇红最高点垂直延伸到小柱的基部。常见的嘴唇重建方案是基于涉及缺损的水平方向口唇的数量。上唇和下唇必须分开考虑，因为重建的方法并不同时适用于两个位置。

上唇

在上唇重建时需考虑到上唇唇弓形态、正中黏膜隆起、鼻底位置以及口角等因素。任何会影响这些区域对称度的方法都是不理想的。但当缺损过大时，很难获得理想的结果。

直接缝合

如条件允许，应首选直接缝合，但需小心对位黏膜皮肤边缘及白唇。在某些情况下，为避免游离边缘出现刻痕，可采用黏膜 Z 成形术。但该方法需小心使用。干唇应放于口外，湿唇放于口内。如果将湿唇置于口外会充血色红、磨损、干燥时易起痂皮。唇弓是重要的美学结构，应小心进行处理。除非难以避免，应尽量保存其对称性。对于全厚缺损，准确的肌肉重建是保证上唇对称的基础。

侧方和中部缺损可直接缝合，但在使用时仍应预先评估。尽量减小任何程度的不对称，之前口轮匝肌重建常被忽略，但目前肌肉应与黏膜及皮下细心分离，检查肌肉形态并准确重建。每一步骤都应进行测量，而非依靠检查及感觉。放大镜很有帮助，应尽量使用。在唇重建时，美学和功能同等重要。

大型缺损

在上唇侧方及中心区域，可以使用鼻翼旁新月形瓣（图 10.6）。它允许无张力下推进唇部组织，在鼻翼基部侧切除新月形皮肤及皮下组织，该区域可分层缝合。缝合时的重点是将新月形的尖端及下方部分与鼻底缝合。这可保证上唇垂

直高度准确。另外沿上颊部移行沟水平切开黏膜，黏膜边缘位于牙槽嵴处这可使整个上唇向中部移动，可在无张力下关闭大型缺损。如中线缺损范围较大，有时可用双侧鼻翼旁新月推进瓣进行修复。该修复方法的问题在于唇过紧，另外唇弓结构常常受损，但这不可避免，必要时可再行手术修整。

Abbé 瓣

传统的 Abbé 瓣是全厚下唇 V 形组织瓣，将其转移来修复，增加上唇宽度[21]。通常该方法用于增加修复不佳的唇裂术后水平组织量。唇血管束提供供血。通过垂直切开、松解上唇，使用 Abbé 瓣修复上唇的 V 形缺损，下唇血管蒂在 2~3 周后断蒂。尽管该方法可很好地松解上唇并提供足够组织，但它会在皮瓣两侧形成突起，同时会产生两侧上唇侧方组织有运动、而皮瓣处无运动的情况。

为避免上述问题，重建可运动的上唇，获得理想的美学和功能结果，作者决定改变 Abbé 瓣的设计[22]。方法是切开皮瓣前部皮肤及内侧黏膜，在皮瓣一边通过唇黏膜切口连接皮肤切口及口内切口，分离下唇肌肉组织使黏膜与皮肤游离，此时下唇肌肉完整，黏膜及皮肤形成皮瓣。在上唇切开后分离口轮匝肌使其两侧游离并在中线处汇合，应尽量大范围分离肌肉，直至肌肉可在中线处相互缝合。需小心不要影响任何神经结构。在此完成后，从唇高度和肌肉厚度考虑上唇形态较为理想，然后将下唇旋转至上唇缺损处，缝合固位。因为其血管蒂较窄，所以允许将皮瓣准确放置于所需位置，这类似于全厚皮肤黏膜移植。供血血管可在术后 2~5 天断蒂，通常在第 5 天断蒂，明显早于传统皮瓣[19]。该方法适合于唇裂患者，尤其对于双侧唇裂术后畸形，效果佳。

在二期手术时，必须重新对位黏膜皮肤交界处，进一步修整皮瓣。

扇形瓣

扇形瓣可用于上唇 1/2 至全上唇缺损。缺损可能仅限于皮肤或全上唇缺损。扇形瓣可以是标准皮瓣也可以是基于口周血管系统的全厚皮瓣，保留口角组织，围绕其将皮瓣旋转，从而可维持口腔周界解剖。扇形瓣在下唇效果更好，此类重建多数已被鼻翼旁新月形推进瓣所取代。

下唇

下唇皮肤缺损可以用鼻唇沟瓣修复，皮瓣可通过二期手术完成，也可行一期岛状瓣修复。无论皮瓣是圆形或方形，术后出现猫耳畸形是常见的问题。

全厚缺损

下唇与上唇不同，其弹性较好，稍大缺损也可直接缝合。缝合关闭应采用小心分层的方式，其顺序为黏膜、肌肉及皮肤。

Karapandzic 技术

采用此方法，下唇 3/4 以下的缺损均可无困难地进行修复（图 17.19）[23]。这是与鼻翼旁新月形推进瓣类似，但

是更优越的方法。此重建方法可以替代唇全厚及深部组织。在鼻唇沟外侧水平切开皮肤,在侧方需分离并保护血管及神经,向侧方尽量大范围分离口轮匝肌,分离完成后就可以向中线甚至更远移动组织。必要时最好行双侧皮瓣,

在两端对应后行分层缝合。通过这种方法可形成松软对称的唇部,同时可维持血液及神经支配,也形成了有正常解剖及理想功能的下唇。瘢痕位置较好,从美学角度可以接受。

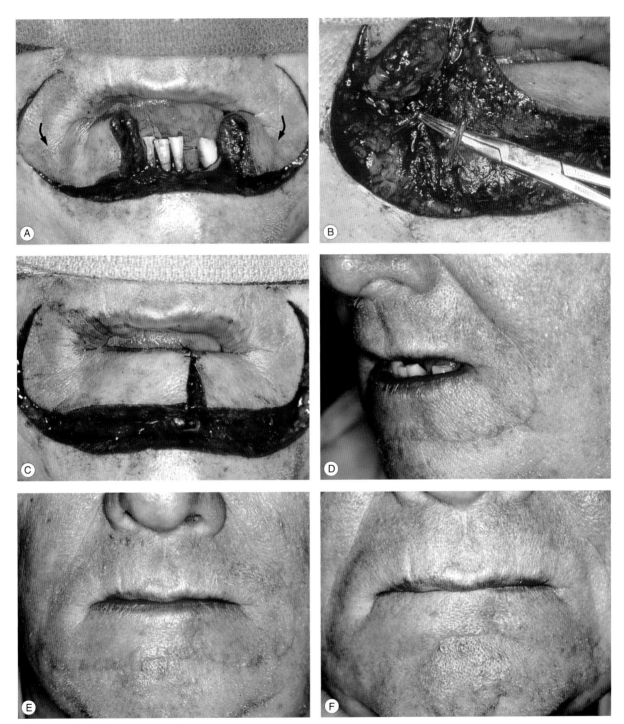

图 17.19　Karapandzic 旋转推进皮瓣重建下唇局部缺损。(A) 下唇全层缺损。双侧 Karapandzic 皮瓣切开。(B) Karapandzic 解剖技术保存的血管。与中央唇相比,唇轮匝肌周围边缘的识别在连合处附近更为困难。为保证皮瓣肌层厚度的一致性,可在轮匝肌实际外周缘近结合部外侧行面肌附着解除。(C) 皮瓣缝合。(D,E) 术后 6 个月。为实现合适的唇高,整个皮瓣的设计宽度保持一致。因此,有必要将皮瓣设计在唇折痕近连合处的外侧。(F) 术后 1 年。重建的嘴唇因瘢痕收缩而收紧。这样的长期变化是常见的。(From Renner G. Reconstruction of the lip. In: Baker SR, Swanson NA (eds). Local flaps in facial reconstruction. St. Louis: Mosby, 1995: 368, with permission.)

Gillies 扇形瓣

在前述方法发表之前,扇形瓣是首选的方式[21]。采用依靠唇血管供血的全厚鼻唇沟瓣,以口角为中心旋转,修复下唇缺损。该皮瓣可以设计为单侧或双侧。

Karapandzic 技术与 Gillies 技术对比

采用前者可更好地维持口角结构,口角宽度较理想[23]。不需要为下唇提供黏膜,皮瓣有神经支配,可获得较好的下唇功能及感觉。采用后者口裂变小,在唇边缘内侧没有黏膜覆盖,需要通过口内黏膜推进瓣来提供黏膜;然而,此区域的黏膜通常是红色、磨损的,暴露于皮肤中会产生痂皮;同时没有保留神经,唇的功能及感觉受到影响;尽管如此,术后功能比预想得更好,特别适用于下唇 1/2 缺损。

舌瓣

舌瓣可在重建中用于替代唇红缘,适合于重建无法提供足够黏膜的情况[24]。舌瓣也适合用于有进展性下唇黏膜白斑的患者。传统方法是使用舌背组织,但其表面、颜色的不规则度使得该方法重建下唇并不美观。

舌下部黏膜表面光滑,颜色理想,容易分期进行转移。

瓣的基底部置于前部,需要提供足够的长度及宽度,将其缝合于唇部缺损处,10 天后局麻下断蒂,舌缺损可直接缝合。黏膜比正常舌侧黏膜颜色更深、表面磨损。黏膜表面可能形成痂皮需要经常使用凡士林。采用任何游离移植方法重建下唇均会影响局部感觉。

全下唇重建

Karapandzic 技术可用于重建全下唇缺损,但重建后的唇部组织通常过紧。另一可选的方法是双侧扇形瓣。联合舌下方瓣重建红唇[25]。Webster 推进技术是通过双侧全厚颊部水平推进瓣移位修复下唇,其基底部两侧分别切除上下三角形组织。黏膜同样需要通过舌腹来提供。在鼻唇沟及颊部瘢痕均可较好地愈合。主要问题在于重建后的唇较平、过紧,易出现活页门样畸形。偶然也可选择两侧上唇 Abbè 瓣向下旋转增加下唇组织量,但从美学角度其结果并不理想。功能(流涎)可在一定程度上有所改善。选择游离组织瓣移植修复全下唇缺损并不少见。

口角重建

口角部极少需要重建,深入分析它可分为上下唇各一菱形。口内颊部黏膜的菱形瓣可用于其表面缺损修复,供区可直接缝合,须注意湿唇黏膜颜色较正常唇更红。对于大型缺损的另一方法(电灼伤)设计三角黏膜岛状瓣,将其基底扩展至口角可获取所需要的足够组织量。供区可直接缝合。通常需二期重新修整黏膜。但该方法常可提供足够的组织量。最后有些情况下,侧方舌瓣可用于覆盖上下唇口角处区域,10 天后断蒂。这一方法应用较少,因选择蒂在前部的黏膜瓣已证实可获得更佳的术后效果,且术后患者较舒适。

耳部

耳部最常需要切除和重建的部分是耳轮和耳甲腔。

耳廓缺损

通常可以切除耳轮病变,并通过全层切开至耳垂的方法来推进耳轮。该方法不会出现残余的缺损(图 17.20)[26],如果担心皮瓣尖端的血运,或者缺损较大,则切开后部皮肤,并将耳轮包含在内。皮瓣基底部越大的皮瓣,血供更好,更有希望存活。并非任何耳廓缺损均可如此,在某些情况下,皮瓣上缘和下缘可相互联合利用。较大的缺损可通过耳后皮瓣更好地重建(图 17.21)。将皮瓣抬高并缝合到缺损的前缘,3 周后,在耳后区域切开皮瓣,并向上分离,以便提供给耳轮更多的松弛组织。必要时修剪、原位缝合。深层缝合有助于更好地塑形。在愈合后通常需要进一步调整。

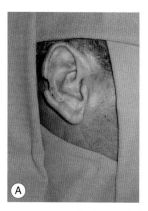 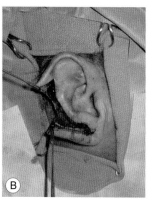 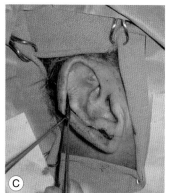 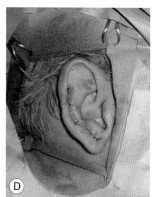

图 17.20 （A）基底细胞癌切除术后螺旋状缺损。（B）以耳后皮肤为基底提起螺旋皮瓣。（C）剥离皮瓣使其向前推进,直至可以无张力闭合。（D）创面关闭后的最终外观。（Courtesy of Dr. David Mathes.）

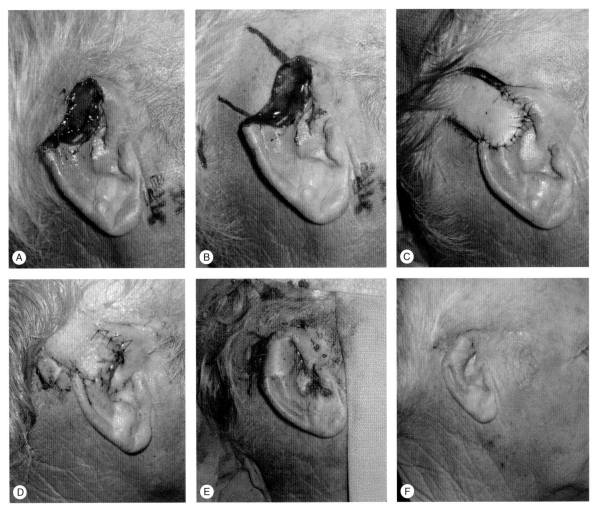

图 17.21 （A）切除耳轮鳞状细胞癌后的缺损创面。（B）设计耳后皮瓣。（C）掀起皮瓣并插入缺损处。（D）断蒂前图示。（E）断蒂后图示。修复供区缺损最容易的方法是移植来自缺损下方的全厚皮片,供皮区直接闭合。（F）远期效果。（Courtesy of Dr. David Mathes.）

耳甲

如耳甲部有明显的病变组织,则需要进行修复[27]。为了实现修复,需将病灶和耳甲软骨一并切除。将耳部向前牵拉,设计一个位于乳突沟的中心垂直蒂的耳后皮瓣,抬高乳突沟前侧、后侧的皮肤,向上、向下分离皮下组织,使皮瓣可以旋转至耳部缺损处。耳后岛状皮瓣的后缘与缺损的后缘缝合,前缘与缺损的前缘缝合。耳后的缺损可直接封闭。该方法在耳廓前及耳后均可获得理想效果（图 17.22）[28]。对于较大面积的耳部脱套伤,采用颞筋膜瓣来覆盖缺损。然后在皮瓣上行全厚皮片移植。这是一种罕见的损伤,但这项技术也可用于先天性小耳畸形的再造。其结果并不理想,原因在于植皮修复颜色较差,如果选择断层皮片移植,表面会较磨损。

面部穿支皮瓣

面动脉穿支皮瓣（视频 17.1）

面动脉皮瓣是面部重建中一种相对较新的皮瓣选择[29]。它可以被设计为一个美学的供体部位,由于穿支的可靠性,这些皮瓣可以有一个很大的旋转弧线。它们通常被用作 V-Y 皮瓣或螺旋桨皮瓣（见图 17.18）[30,31]。对于临床应用,可以通过手持多普勒进行识别。面动脉从下颌缘的中点向鼻翼边缘移动到鼻唇沟。沿途通常有 4 到 5 个大于 0.5mm 的皮肤穿支。

颏下皮瓣

颏下皮瓣是对重建下面部非常有用的穿支皮瓣。它可用于口内和皮肤重建[32,33]。它是基于颏下动脉（面部动脉的一个明确的分支）。该血管起源于下颌下腺深处,穿过下颌舌骨肌,可以位于二腹肌的浅面或深面,终止于二腹前腹的下颌联合后面。它分出几个皮支,为大面积皮瓣创造了条件,从下颌角到下颌角,宽度由颈部皮肤的松弛决定,允许直接闭合（最高可达 18cm×7cm）。这个皮瓣的蒂长度为 8cm,有一个弧形,使之能够达到面部的下 2/3[34],提供了优秀的供体组织和隐藏的供体部位（图 17.23）。

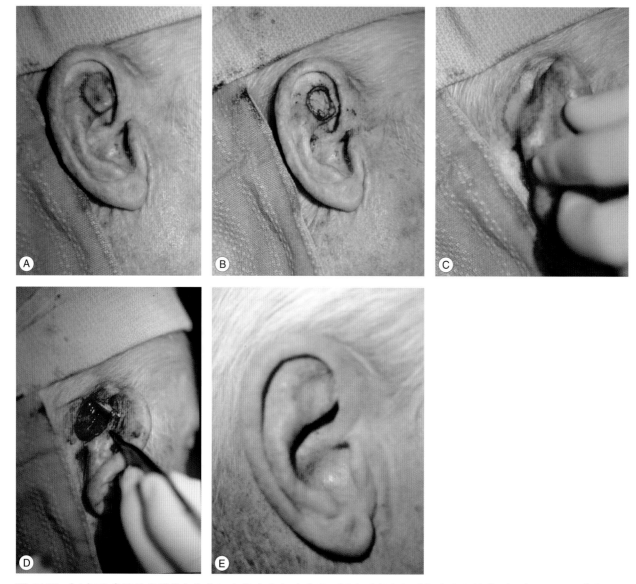

图 17.22 （A）72 岁男性患耳轮部基底细胞癌，标记切除范围。（B）缺损包括前侧皮肤和软骨。（C）以上方为蒂部的耳后皮瓣。（D）掀起皮瓣，以隧道形式转移至前方的缺损处。小段皮瓣去除表皮，直接闭合供区缺损。（E）皮瓣愈合后的最终外观。（Courtesy of Dr. Peter Neligan.）

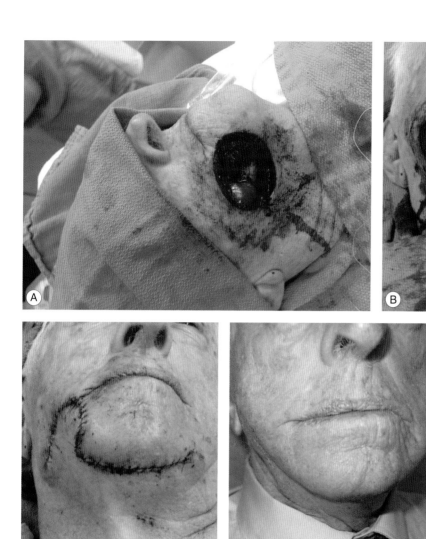

图 17.23 （A~D）该患者利用基于面动脉额下支的额下皮瓣进行修复

参考文献

1. Juri J, Juri C, Arufe HN. Use of rotation scalp flaps for treatment of occipital baldness. *Plast Reconstr Surg.* 1978;61(1):23–26.

2. Orticochea M. Four flap scalp reconstruction technique. *Br J Plast Surg.* 1967;20(2):159–171.

3. Orticochea M. New three-flap reconstruction technique. *Br J Plast Surg.* 1971;24(2):184–188.

4. Zilinsky I, Farber N, Haik J, et al. The hatchet and bilobed flaps revisited: shedding new light on traditional concepts. *J Drugs Dermatol.* 2012;11(1):99–102.

5. Burget GC, Menick FJ. The subunit principle in nasal reconstruction. *Plast Reconstr Surg.* 1985;76(2):239–247.

6. Parrett BM, Pribaz JJ. An algorithm for treatment of nasal defects. *Clin Plast Surg.* 2009;36(3):407–420.

7. Rohrich RJ, Griffin JR, Ansari M, Beran SJ, Potter JK. Nasal reconstruction–beyond aesthetic subunits: a 15-year review of 1334 cases. *Plast Reconstr Surg.* 2004;114(6):1405–1416, discussion 1417–1409.

8. Koch CA, Archibald DJ, Friedman O. Glabellar flaps in nasal reconstruction. *Facial Plast Surg Clin North Am.* 2011;19(1):113–122.

9. Panizzo N, Colavitti G, Papa G, et al. Reconstruction after wide excision in medial canthal region: the extended bilobed glabellar-palpebral flap. *J Plast Reconstr Aesthet Surg.* 2015;68(1):131–132.

10. Staahl TE. Nasalis myocutaneous flap for nasal reconstruction. *Arch Otolaryngol Head Neck Surg.* 1986;112(3):302–305.

11. Wee SS, Hruza GJ, Mustoe TA. Refinements of nasalis myocutaneous flap. *Ann Plast Surg.* 1990;25(4):271–278.

12. Constantine VS. Nasalis myocutaneous sliding flap: repair of nasal supratip defects. *J Dermatol Surg Oncol.* 1991;17(5):439–444.

13. Zitelli JA. Design aspect of the bilobed flap. *Arch Facial Plast Surg.* 2008;10(3):186.

14. Zimany A. The bi-lobed flap. *Plast Reconstr Surg (1946).* 1953;11(6):424–434.

15. Menick FJ. Aesthetic refinements in use of forehead for nasal reconstruction: the paramedian forehead flap. *Clin Plast Surg.* 1990;17(4):607–622.

16. Menick FJ. A 10-year experience in nasal reconstruction with the three-stage forehead flap. *Plast Reconstr Surg.* 2002;109(6):1839–1855, discussion 1856–1861.

17. Jowett N, Mlynarek AM. Reconstruction of cheek defects: a review of current techniques. *Curr Opin Otolaryngol Head Neck Surg.* 2010;18(4):244–254.

18. Garrett WS Jr, Giblin TR, Hoffman GW. Closure of skin defects of the face and neck by rotation and advancement of cervicopectoral flaps. *Plast Reconstr Surg.* 1966;38(4):342–346.

19. Pribaz JJ, Chester CH, Barrall DT. The extended V–Y flap. *Plast Reconstr Surg.* 1992;90(2):275–280.

20. McGregor JC, Soutar DS. A critical assessment of the bilobed flap. *Br J Plast Surg*. 1981;34(2):197–205.

21. Abbé R. A new plastic operation for the relief of deformity due to double harelip. *Plast Reconstr Surg*. 1968;42(5):481–483.

22. Jackson IT, Soutar DS. The sandwich Abbé flap in sceondary cleft lip deformity. *Plast Reconstr Surg*. 1980;66(1):38–45.

23. Karapandzic M. Reconstruction of lip defects by local arterial flaps. *Br J Plast Surg*. 1974;27(1):93–97.

24. Rees TD, Tabbal N, Aston SJ. Tongue-flap reconstruction of the lip vermilion in hemifacial atrophy. *Plast Reconstr Surg*. 1983;72(5):643–647.

25. Jackson IT. Use of tongue flaps to resurface lip defects and close palatal fistulae in children. *Plast Reconstr Surg*. 1972;49(5):537–541.

26. Antia NH, Buch VI. Chondrocutaneous advancement flap for the marginal defect of the ear. *Plast Reconstr Surg*. 1967;39(5):472–477.

27. Brent B. The acquired auricular deformity. A systematic approach to its analysis and reconstruction. *Plast Reconstr Surg*. 1977;59(4):475–485.

28. Masson JK. A simple island flap for reconstruction of concha-helix defects. *Br J Plast Surg*. 1972;25(4):399–403.

29. Hofer SO, Posch NA, Smit X. The facial artery perforator flap for reconstruction of perioral defects. *Plast Reconstr Surg*. 2005;115(4):996–1003, discussion 1004–1005.

30. Kannan RY, Mathur BS. Perforator flaps of the facial artery angiosome. *J Plast Reconstr Aesthet Surg*. 2013;66(4):483–488.

31. Camuzard O, Foissac R, Georgiou C, et al. Facial artery perforator flap for reconstruction of perinasal defects: An anatomical study and clinical application. *J Craniomaxillofac Surg*. 2015;43(10):2057–2065.

32. Ishihara T, Igata T, Masuguchi S, et al. Submental perforator flap: location and number of submental perforating vessels. *Scand J Plast Reconstr Surg Hand Surg*. 2008;42(3):127–131.

33. Curran AJ, Neligan P, Gullane PJ. Submental artery island flap. *Laryngoscope*. 1997;107(11 Pt 1):1545–1549.

34. Faltaous AA, Yetman RJ. The submental artery flap: an anatomic study. *Plast Reconstr Surg*. 1996;97(1):56–60, discussion 61–52.

第 18 章

二期面部重建

Julian J. Pribaz and Rodney K. Chan

概要

■ 二期修复是面部重建中不可避免和不可缺少的部分。

■ 对缺失部分的准确诊断在二期重建中与初期重建中同样重要。

■ 从一开始就需要一个全面的重建计划,包括意外处理方案。

简介

任何重建的目标是在形式和功能上恢复到正常或接近正常,这只能通过回植或后期的移植来完全实现。由于特定的组织特性,目前所有的重建方法总是达不到理想的效果。因此,需要进行二期、三期或多期的修复手术以期达到最佳的功能和美学效果。事实上,整形一词来源于希腊语"plastikos",意为制造或塑形。

本章将讨论用于提高初期重建手术的最终结果的原则和技术。重建的顺序和应用不同技术的时机应以基本原则为指导。从一开始就需要一个深思熟虑的重建计划,从而避免出现任何差错。二期面部重建可大致分为:①一期重建计划的一部分;②那些未计划的,可能作为一个具有挑战性的病例出现在不同的外科医生面前。

历史回顾

整形外科的巨头和早期先驱,包括 Tagliacozzi、Paré、Gillies 和 Millard 等人,已经撰写了很多重建原则,其目的始终是为了恢复正常的外形和功能。在过去的一个世纪,已经有许多越来越复杂的技术被使用并继续发展,因此,今天的重建外科医生有许多选择可以考虑,以期达到最佳手术效果。为了在复杂的重建术中获得最优的结果,事实上,找到并利用重建阶梯的每一个阶梯并非不可能,或者如 Bennett 和 Choudhary 所描述的"重建电梯",它使重建外科医生得以找到基于患者需求和外科医生经验范围内的最佳重建方法[1]。

基础科学 / 疾病进程

二期面部重建假定之前进行过手术,头颈部手术的原因可能包含广泛的病因,从先天性畸形到多种创伤,包含烧伤、枪伤、机动车意外伤、动物咬伤。骨和软组织肿瘤、感染也可能是原因之一。每一种病因都有其独特的预后。

组织可能缺失、移位或畸形,骨骼和软组织都可能受到影响。所有这些病因的一个共同特点是在这一过程中伤口被创造和治疗。这些伤口可能是简单的和表浅的,但更可能是深层的和复杂的。一期或二期的伤口关闭或者邻近或远位组织的修复可能促进了愈合。重点在于,每个创面都有肿胀和瘢痕,而且每次手术都会产生新的肿胀和瘢痕,这反过来又使每次手术后的结果都有不可预知性。通常安全的做法是让患者等待受累组织愈合,肿胀消退,瘢痕成熟,然后再进行二期和三期手术。

诊断 / 患者表现

对畸形的准确诊断和对缺失部分的评估至关重要。把缺损同应有的正常组织进行对比。如果缺损为单侧,最好同对侧对比。如果缺损广泛而累及双侧,则需考虑基本的外观情况,如老照片可能为重建提供指导。然而,必须从一开始就设定现实的目标,即重建可能实现的目标。

二期面部重建的评估首先是患者病史的全面考察，尤其是之前进行的手术和使用的皮瓣，并且高度关注头颈部的供区血管[2]。相对于一期重建时因病损切除，缺损很明确，二期重建时组织被牵拉关闭或二期愈合，缺损不太明确。这就需要有经验的整形医生来估计怎样充分松解挛缩，以及导致的组织缺损量。正确全面的诊断对评价患者在何部位进行过一期重建非常重要。随后的修复是个性化的，由需要重建的区域和基本原因来决定的。因此，专门从事二期面部重建的外科医生需要精通重建阶梯的所有步骤，特别是当许多一线选择已经被使用时。

患者选择

面部缺损和畸形应用系统的方法进行评估，如下：
1. 畸形的总体程度和范围及其解剖位置。
2. 主要面部亚单元的移位，如眉部、眼睑、鼻、耳和嘴唇。
3. 轮廓扭曲程度。
4. 存在的瘢痕的位置和质量。
5. 皮肤的颜色、质地和质量。
6. 特殊皮肤特征的存在、缺失和变形，如发际线、鬓角和胡须区。
7. 皮下组织的质量、体积和分布。
8. 深层肌肉组织的功能或缺乏功能。
9. 深层骨质或软骨支撑结构的完整性或畸形。
10. 口腔和鼻腔内衬组织的状况和质量。
11. 其他特殊部件的损失，如泪腺、牙齿和舌的完整性和运动功能。

应首先评估所有上述部位的状况，并制定最佳的修复方案。

在考虑二期重建时，应理解一期重建是如何实施的。应对一期重建的有效性进行评价，有时有必要完全去除一期重建的欠佳效果，恢复最初的缺损，重新开始。对于复杂的重建，最好有专家来评估最早出现的问题，制定适当的阶段化治疗方案。没有复杂的面部缺损或畸形能一次性修复到位，因此，如果需要阶段性治疗，制定正确的修复顺序可以避免破坏后续治疗。

治疗与手术技术

多期面部重建的每一步都应该强调精准的技术和计划，这样才能使每一阶段的手术更具可预测性。计划和最初的皮瓣修整都是关键的步骤。影像学有助于判断缺失的骨组织。在制定计划时，作者建议尽可能应用术前和术中模型来模拟缺失的软组织和骨组织[3]。这样在手术一开始就能在最理想的供区设计合适的皮瓣。

一般而言，二期面部重建的原则如下：
1. 恢复至正常位置，不改变或部分改变解剖特征。
2. 修复瘢痕挛缩，如有可能，将瘢痕设计在自然褶皱线上。
3. 恢复外形轮廓，可能需要去除组织或用真皮脂肪移植物或自体脂肪移植填充面部[4,5]。
4. 外形轮廓的恢复比瘢痕的处理更重要。
5. 近似替换原则，软组织替换软组织，骨组织或骨替代物替换骨组织。
6. 应用局部皮瓣可使颜色、质地更加匹配，如推进或异位皮瓣可以为之前可能使用的去表皮远位游离皮瓣提供更好的皮肤覆盖。
7. 局部特殊的皮瓣（例如有毛发的皮瓣）可以重建之前由较大的远位皮瓣覆盖的特殊亚单位，也可以用来打断瘢痕线，得到更加正常的外观。
8. 如果没有合适的局部皮瓣可用于改善远位皮瓣的颜色匹配，可以考虑应用头部刃厚皮片覆盖去除表皮的皮瓣来达到颜色匹配的目的[6]。
9. 对面部表情缺如的部位进行功能恢复，尤其是恢复微笑，以及眼睑、嘴的闭合。可以考虑带或不带神经的游离肌肉移植或局部、区域功能性肌肉移植。
10. 用足够的骨质来修复骨畸形，或便于骨融合式种植体的牙齿修复。
11. 进行不可重建部位的赝复重建，如眼窝和耳赝复体。

在复杂的面部重建中遇到的几个反复出现的情况值得一提：①重建缺损的口内和鼻内衬里；②重建有毛发的区域；以及使用③预制和④预层作为辅助性技术。

口内和鼻腔内衬里

口内和鼻腔内衬里的缺损很可能发生在口周挛缩或衬里已经切除或受到放射的情况下。口内衬里缺损表现为口干、面部运动欠缺、口腔功能欠缺。因此，在进行任何口周重建前，必须完全松解口内瘢痕并进行衬里重建。否则，任何口周皮肤修复的尝试都会不妥。口内衬里的修复包括植皮、邻位皮瓣、远位皮瓣。虽然植皮因其易得性和简便性可能最常用，但作者认为其实用性不足，尤其对于瘢痕化或放射后的部位不适用。远位皮瓣如股前外侧皮瓣和前臂桡侧游离皮瓣是可靠的修复衬里的方法。但是，在多期手术的病例中，这些皮瓣可能已经使用过或者需要用于其他部位。另外，通常缺乏供区血管。面动脉肌肉黏膜（facial artery musculomucosal, FAMM）瓣，即颊部黏膜肌肉复合组织瓣，可以作为备选，最好在一期手术时使用，因为可以进行充分的暴露以及可以得到较多的黏膜。当和颊肌一起游离时，此皮瓣可以覆盖 2~2.5cm 的宽度。它可以基于上方（逆行支配）或下方（顺行支配）为蒂来覆盖多种口鼻黏膜缺损，包括上颚、齿槽、鼻中隔、鼻窦、上下唇、口底和软腭（图 18.1）[7]。

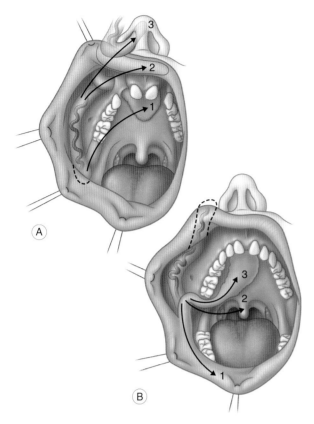

图 18.1 （A）基于上方蒂的面动脉肌肉黏膜（FAMM）瓣可用于上颚前部、齿槽、上颌窦、鼻腔、上唇、睑结膜缺损的修复。（B）基于下方蒂的 FAMM 瓣可用于上颚后部、扁桃体窝、齿槽、口底、下唇缺损的修复[7]

对于包括口底较大的黏膜缺损，基于面动脉颏下支的颏下皮瓣是另一个有效的邻位皮瓣。作者的经验表明，此皮瓣通常很可靠，且供区代价小，但需注意明确前期是否进行过放射治疗。另外，可以满足同期进行颈部解剖的需要，但是，必须在进行切除手术前获取皮瓣并保护其血供[8]。

虽然口腔衬里对红颜色的要求并不严格，但这毕竟是特殊组织，不能再生。当红颜色缺失并且不能从邻近借用组织时，非角质化的黏膜修复比角质化的皮肤更匹配。在红颜色组织重建的早期，空肠和胃黏膜常用于修复，但会伴随很多问题。胃黏膜有高分泌性，并且其酸性分泌物易诱发溃疡。FAMM 瓣以上方为蒂修复上唇或下方为蒂修复下唇，可获得很好的颜色匹配[9]。另外，舌黏膜或经过文身的角化皮肤的修复效果也可以接受。

含毛发皮瓣

成功的面部重建（尤其对于男性）需要意识到毛发的分布，尤其是络腮胡和下颌胡需保持对称。但是，含毛发的皮肤供区很少。颞部头皮、额部头皮和下颌可选[10]。额部头皮可基于滑车上动脉进行转移，下颌可基于面动脉的颏支来转移，但是这些区域可能无法使用。颞部头皮含有大量毛囊，需要一期植入异位血管来重建（见下文）。

预构

预构是指将其他部位的血管蒂预先植入到用于重建的组织瓣下，用于重建的组织瓣无法游离转移时可进行预构。为了获得面部重建的最佳外观，预构通常选用较薄的组织，其质地接近待修复区域。供区血管可以选用任何长度充分的血管，包括其周围的脂肪组织[11,12]。前臂桡侧筋膜瓣、颞顶筋膜瓣、外侧旋股蒂降支都是管腔足够的、可靠的供区血管。这些供区血管置于准备转移的皮瓣下，如有需要，还可以放在扩张器浅面。这是非常有效的一种辅助技术，在二期面部重建中，作为首选的供区已经使用，需要开发新的供区。该技术可以建立无限的供区。

预置

"皮瓣预置"这一名词由 Pribaz 和 Fine 于 1994 年提出，是指将需要的组织一期植入现存的轴形血管床区域[13,14]。在面部轮廓重建中，预置通常用来组成复合皮瓣，可以作为更接近预重建部位的整体单元来转移[11]。预置对复杂多组分缺损的一期、二期面部重建是有用的辅助方法。

下面的每一例二期面部重建病例都体现了上述基本技术。二期重建可以大概分为两类：①一期重建方案的一部分；②没有计划，通常在多次不满意重建后。作者主要关注第二种情况。在下面的二期重建病例中，作者首先做出缺损部分的诊断，然后列出完成重建方案的原则。

病例 1

该患者是一位 16 岁的女孩，在婴儿时期被热油喷溅造成严重的面部烧伤。早期重建用腹股沟的多期管状带蒂皮瓣修复鼻部和颏部，但不幸的是修复不足（图 18.2）。

诊断

1. 上下唇完全缺损，继发性闭口受限，表现为反复口腔溃疡和面部表情欠缺。
2. 鼻畸形：鼻尖突度欠缺、鼻唇沟消失。

重建方案

上下唇的缺损需用口腔衬里和皮肤组织来修复，但局部没有可用组织。计划用前臂桡侧游离皮瓣重建下唇，预构颈部皮瓣重建上唇。额部皮瓣和软骨移植物可以增加鼻尖突出度、改善鼻部皮肤质地。第一阶段，在右侧颈部皮下用带蒂浅筋膜瓣预构皮瓣，下方埋置扩张器，用来重建上唇。扩张器埋置在额部皮瓣下来重建鼻部。下唇和颏部用折叠游离前臂桡侧皮瓣重建。松解瘢痕后做缺损组织的三维模板，然后展开为二维模板，在前臂桡侧设计皮瓣。

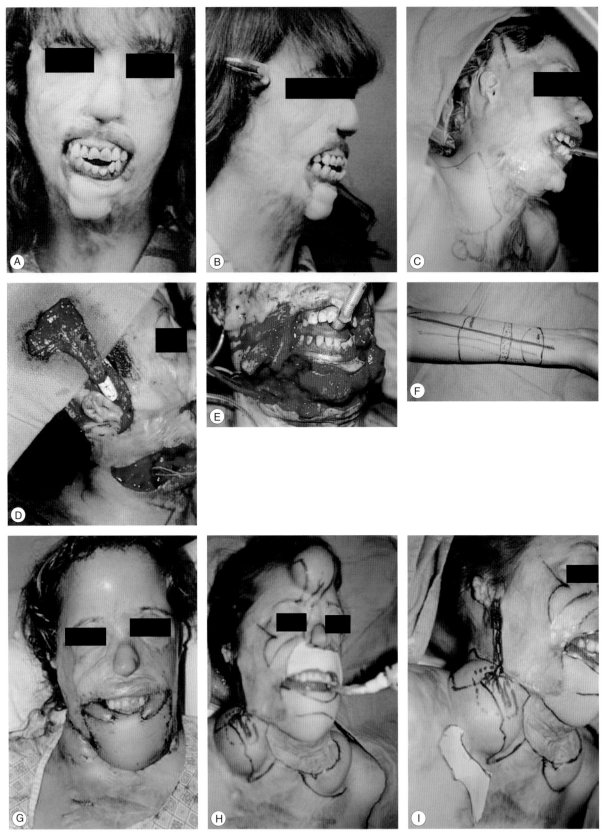

图18.2 16岁的女孩在婴儿时被热油喷溅造成严重面部烧伤。(A,B)早期重建用腹股沟的多期管状带蒂皮瓣修复鼻部和额部,但对闭口和面部表情修复不足。(C,D)第一阶段,在右侧颈部皮下用带蒂浅筋膜瓣预构皮瓣,下方埋置扩张器来重建上唇。(E,F)下唇和额部用折叠游离前臂桡侧皮瓣和双侧面动脉肌肉黏膜瓣重建。(G)下切牙暴露的减少此时已经很明显。扩张器置于额部皮瓣下用于鼻的重建。第二阶段,上唇用颈部扩张的预构带蒂皮瓣重建。(H,I)可见上唇缺损的模板,转移蒂部的走行已标记出

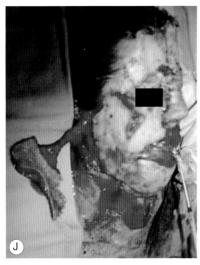
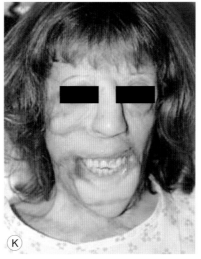
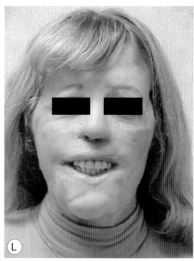

图 18.2（续）（J）用额部皮瓣、衬里皮瓣和软骨移植物来重建鼻部。（K）可见 3 个月后下唇下垂。双侧颞肌动态悬吊来提升下面部和唇部（未显示）。（L）2 年后获得满意的效果。可以闭口，且鼻部外形有所改善

下唇折叠游离前臂桡侧皮瓣和双侧 FAMM 瓣重建上唇及唇红。第二阶段，上唇用颈部扩张的预构带蒂皮瓣重建。做出上唇缺损的模板，画出蒂部的走行。用额部皮瓣、衬里皮瓣和软骨移植物来重建鼻部。颏下唇沟塑形也在此时完成。

患者术后 3 个月出现下唇下垂。医生设计了双侧颞肌动态悬吊来提升下面部和唇部。患者术后即刻可见下唇修复和鼻部塑形的效果。患者咬合时可以闭口。2 年后获得满意的效果。患者可以闭口，且鼻部外形有所改善[2]。

该病例展示了二期面部重建的多种原则：

1. 最初全面的诊断。
2. 应用模板制定方案。
3. 通过预构皮瓣增加组织量，避免其他游离组织的转移。
4. 用 FAMM 瓣重建唇红。
5. 延期应用额部皮瓣来覆盖之前的远位皮瓣。
6. 游离组织转移后，通过去除组织和将瘢痕置于自然轮廓线上恢复外形。
7. 用双侧颞肌瓣进行下唇功能重建。

病例 2

该患者是一位 23 岁女性，有广泛烧伤和多处面部瘢痕松解植皮病史，现在需要更好的皮肤质地和一致性（图 18.3）。

诊断

皮肤不规则，并且对整个面颈部皮下无脂肪不满意。面部及鼻部瘢痕挛缩而致正常鼻面部轮廓不佳。

重建方案

手术目的在于利用扩张的游离肩胛或肩胛旁皮瓣重建面部组织。供区未烧伤皮肤不足以修复面部。扩张后，切除面颈部烧伤后增生瘢痕。对应缺损形状制作模板，立即进行游离组织移植。扩张的额部皮瓣用来重建鼻部。游离皮瓣愈合后仍可见面、鼻部轮廓不理想。面部亚单位通过去脂来重建，瘢痕线置于自然皱褶处，分隔出颊部、人中、上唇、颏部。有活动性的皮肤重建面颈部达到更均一的外观。通过激光改变面部肤色的尝试部分成功，患者对带妆后的外观感到满意。

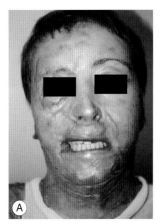
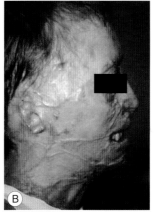
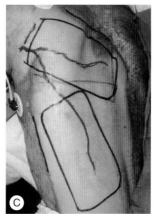
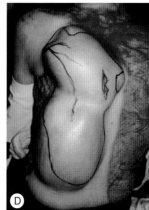

图 18.3　23 岁女性，有广泛烧伤和多处面部瘢痕松解植皮病史，现在需要更好的皮肤质地和一致性。（A，B）面部及鼻部瘢痕挛缩而致正常鼻面部轮廓不佳。（C，D）设计并标记扩张的游离肩胛／肩胛旁皮瓣来重建面部组织

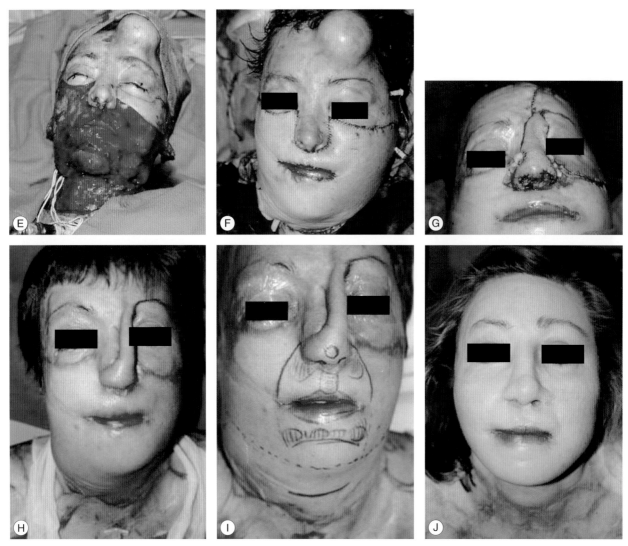

图18.3(续)（E）扩张完成后，切除面颈部的烧伤后增生瘢痕。（F）游离组织转移后即刻。（G）扩张的额部皮瓣用于鼻部再造。（H）游离皮瓣愈合后仍可见面、鼻部轮廓不理想。（I）面部亚单位通过去脂来重建，瘢痕线置于自然皱褶处，分隔出颊部、人中、上唇、额部。（J）有活动性的皮肤重建面颈部达到更均一的外观

本病例体现了二期面部重建的几项原则：

1. 最初全面的诊断。
2. 应用模板制定方案。
3. 延期应用额部皮瓣来覆盖缺损。
4. 用扩张的游离皮瓣重塑面颈部。
5. 游离组织转移后通过去脂、将瘢痕重置于自然褶皱处来恢复轮廓。

病例 3

该患者为 17 岁男性（损伤前见图 18.4B），自残性枪伤后，中 1/3 面部缺少骨性支持，下颌残留。首次重建在其他医院完成，包括开放减压、多处骨折内固定、肋骨移植，前臂桡侧游离皮瓣移植分离口腔和鼻咽。骨移植物和额部皮瓣进行鼻再造，上唇缺损用 Abbé 皮瓣修复。患者在最初损伤后 24 个月进行二期面部重建。

诊断

1. 中面部凹陷，缺少骨性支持。
2. 鼻突起缺损，鼻面沟不明显，左鼻翼缺损。
3. 唇部不对称，上唇挛缩、口内挛缩。

重建方案

目的在于松解口内挛缩，并用游离腓骨瓣重建骨性平台。标记对侧面动脉用来预估衬里缺损大小。通过腓骨中段截骨来形成上、下颌骨，作为一个游离骨皮瓣移植。松解后确实出现较大的衬里缺损。术中可见腓骨皮岛和上蒂 FAMM 瓣。

在第二阶段，左鼻翼缺损用上段耳轮和耳轮根游离耳部皮瓣重建。伤后 63 个月，伤口愈合且水肿消退后，二期额部皮瓣用来再造鼻部外形。在最初的创伤 8 年后，唇部匀称，无任何外或内侧口腔挛缩，中面部、鼻突度和鼻外形得到改善。

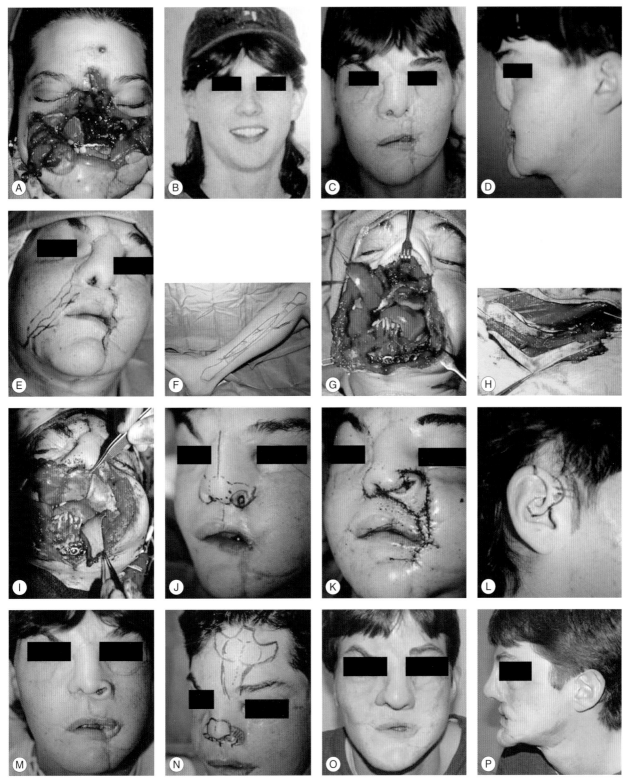

图18.4（A）17岁男性，自残性枪伤后，中1/3面部缺少骨性支持，下颌残留。（B）旧照片显示患者伤前外观作为参考。首次重建在其他医院完成，包括开放减压、多处骨折内固定，肋骨移植，前臂桡侧游离皮瓣移植分离口腔和鼻咽。骨移植物和额部皮瓣进行鼻再造，上唇缺损用 Abbé 皮瓣修复。（C,D）患者在最初损伤后24个月进行二期面部重建，缺少中面部骨性支持、鼻突度、唇部不对称、上唇挛缩、口内挛缩。（F）重建方案包括松解口内挛缩，并用游离腓骨瓣重建骨性平台。（E）标记对侧面动脉用来预估衬里缺损大小。（H）腓骨中段截骨来形成上、下颌骨。（G）松解后确实出现较大的衬里缺损。（I）腓骨皮岛和基于上蒂的右面动脉肌肉黏膜瓣用来覆盖创面。（J~L）在第二阶段，左鼻翼缺损用上段耳轮和耳轮根游离耳部皮瓣重建。（M,N）伤后63个月，伤口愈合且水肿消退后，二期额部皮瓣用来再造鼻部外形。（O,P）在最初的创伤8年后，唇部匀称，无任何外或内侧口腔挛缩，中面部、鼻突度和鼻外形得到改善

该病例体现了二期面部重建的多项原则：

1. 最初全面地诊断，从一开始建立重建计划；
2. 口内挛缩的充分松解的必要性，FAMM 瓣和游离皮瓣的皮肤部分进行重建；
3. 重建稳定的骨性平台；

4. 延迟应用二期额部皮瓣来成形。

病例 4

39 岁男性，大面积左侧面动静脉畸形（图 18.5）。

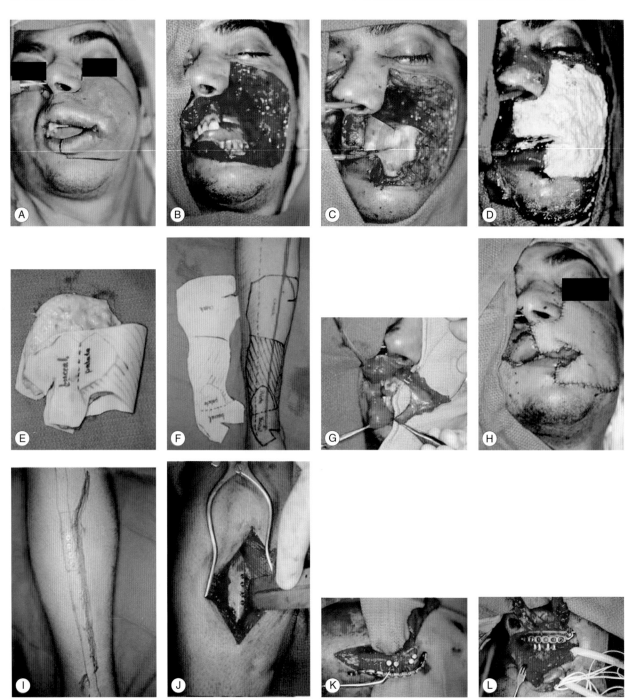

图 18.5 （A）39 岁男性，大面积左侧面动静脉畸形。（B）患者有大面积缺损，包括颊部、上下唇、口内衬里、面部表情肌，上颌骨骨性平台。（C，D）患者最初用修剪过的折叠桡侧前臂皮瓣重建，用藻酸盐模型来定制缺损的大小、形状和体积。（E，F）折叠部分用来形成口腔衬里。（G，H）掌长肌腱用来悬吊唇部，对侧面动脉肌肉黏膜瓣用来形成红唇。（I~L）延期上颌骨平台重建利用游离腓骨瓣，种植牙与骨结合来为以后的牙齿修复做准备

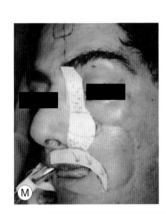
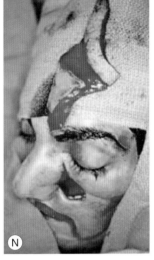
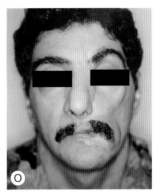
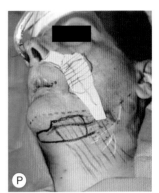

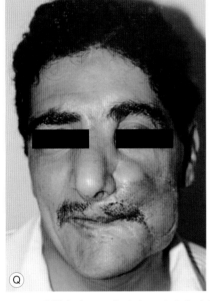
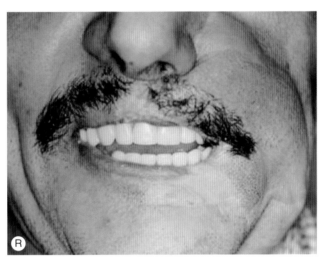

图 18.5(续)(M,N)该步骤通过在外侧鼻翼处劈开前臂桡侧皮瓣来暴露种植板。(O)术后6个月可见完美的颊部凸起和对称的上唇胡须。此时,仍然缺少面部表情肌,微笑时面部不对称。(P)基于面动脉颏下支和面动脉颈支的功能性颈阔肌-下颌瓣用来重建颊部。(Q)1周后,肌肉功能恢复明显。(R)2年后,微笑时面部对称,毛发生长对称

诊断

患者有大面积缺损,包括颊部、上下唇、口内衬里、面部表情肌及上颌骨骨性平台。

重建方案

这是一例多期重建病例。患者最初用修剪过的折叠桡侧前臂皮瓣重建,用藻酸盐模型来定制缺损形状。折叠部分用来形成口腔衬里。掌长肌腱用来悬吊唇部,对侧 FAMM 瓣用来形成红唇。利用游离腓骨瓣行延期上颌骨平台重建,种植牙与骨结合来为以后的牙齿修复做准备。该步骤通过在外侧鼻翼处劈开前臂桡侧皮瓣来暴露种植板。扩展的额部皮瓣包括含毛发部分,设计用来重建上唇胡须,也能覆盖颊部缺损。术后6个月可见完美的颊部凸起和对称的上唇胡须。此时,仍然缺少面部表情肌,微笑时面部不对称。基

于面动脉颏下支和面动脉颈支的功能性颈阔肌-下颌瓣用来重建颊部。1周后,肌肉功能恢复明显;2年后,微笑时面部对称,毛发生长对称。

该病例体现了二期面部重建的多项原则:

1. 最初全面地诊断。
2. 初级进行多期重建方案设计。
3. 应用藻酸盐三维模型模拟缺损,然后转换为二维缺损模型用于供区,以便于后面的折叠。
4. 用 FAMM 瓣再造上唇。
5. 重建稳定的骨性平台,并带有种植牙植入物。
6. 延迟应用额部皮瓣重塑颊部和上唇胡须。
7. 二期应用局部皮瓣提供更好的肤色匹配和含毛发部分。

从上述病例中明显可见,每一例二期重建病例都很独特。虽然思维扩展有时无疑是必须的,但上述基本原则的坚持有助于指导重建。

术后护理

　　根据具体的术式不同,对每位患者的术后护理方式也都不同。术后早期护理通常包括皮瓣监测、围手术期抗生素的应用、适当的瘢痕处理。这些常用而可靠的措施,可使组织愈合、肿胀消退,并在下次重建手术前促使瘢痕成熟。

结果、预后及并发症

　　通常需要多项手术才能获得最终可接受的效果。这些需要从初期就和患者进行详细的讨论,方案基于按需原则进行修改。实际目标需要沟通。基于重建的复杂性,必要的二期修整手术对于相对简单的缺损需 2~3 次,而对于较复杂的缺损,需 20~30 次。一旦复合组织异体移植推广开,有这样缺损的患者,尤其是包含面部中心三角区的缺损,应该成为移植的候选病例。同样,局部和区域皮瓣的选择可能成为"救生船"。

　　在对结果进行自我评估时,最重要的是重建医生需考虑患者的声音,因为后者是前者最好的老师。重建后持续的抱怨可能是让医生做得更好的提示。最后,医生必须努力通过自身的重建方法将患者重塑至常态。

　　然而,并发症是进行任何复杂重建手术的一部分。尤其在进行过放疗和严重瘢痕的区域,这些区域血供欠佳、供区血管缺乏。正如 Millard 在其文章中宣扬的那样,每个重建方案必须有"救生船",甚至在救生船中还要有救生员[15]。因此,当第一次遇到问题时,外科医生应该在头脑中考虑到所有不同的方案,最终选择最佳的一个。当需要时,其他选择将作为救生船。

参考文献

1. Bennett N, Choudhary S. Why climb a ladder when you can take the elevator? *Plast Reconstr Surg.* 2000;105:2266.
2. Parrett BM, Pomahac B, Orgill DP, et al. The role of free-tissue transfer for head and neck burn reconstruction. *Plast Reconstr Surg.* 2007;120:1871–1878.
3. Pribaz JJ, Morris DJ, Mulliken JB. Three-dimensional folded free-flap reconstruction of complex facial defects using intraoperative modeling. *Plast Reconstr Surg.* 1994;93:285–293. *Multifaceted free flaps are often needed in the reconstruction of complex facial defects. The article describes a simple technique to determine both the volume of tissue required and the localization of the various epithelial surfaces, thereby simplifying these complex reconstructions using an intraoperative alginate moulage.*
4. Erol OO. Facial autologous soft-tissue contouring by adjunction of tissue cocktail injection (micrograft and minigraft mixture of dermis, fascia, and fat). *Plast Reconstr Surg.* 2000;106:1375–1387, discussion 1388–1379.
5. Moseley TA, Zhu M, Hedrick MH. Adipose-derived stem and progenitor cells as fillers in plastic and reconstructive surgery. *Plast Reconstr Surg.* 2006;118:121S–128S.
6. Walton RL, Cohn AB, Beahm EK. Epidermal overgrafting improves coloration in remote flaps and grafts applied to the face for reconstruction. *Plast Reconstr Surg.* 2008;121:1606–1613.
7. Pribaz J, Stephens W, Crespo L, et al. A new intraoral flap: facial artery musculomucosal (FAMM) flap. *Plast Reconstr Surg.* 1992;90:421–429. *First description of the FAMM flap by Pribaz et al. combining the principles of nasolabial and buccal mucosal flaps. The flap has proven to be reliable based either superiorly (retrograde flow) or inferiorly (antegrade flow) to reconstruct a wide variety of difficult oronasal mucosal defects, including defects of the palate, alveolus, nasal septum, antrum, upper and lower lips, floor of the mouth, and soft palate.*
8. Taghinia AH, Movassaghi K, Wang AX, et al. Reconstruction of the upper aerodigestive tract with the submental artery flap. *Plast Reconstr Surg.* 2009;123:562–570. *The article demonstrates the versatility of FAMM flaps specifically in lip and vermilion reconstruction. While lip and vermilion are specialized tissues that cannot be easily reproduced, FAMM flap has features similar to those of lip tissue that makes it an option when such losses are encountered. In this article, the anatomy, dissection, and clinical applications for the use of the FAMM flap in lip and vermilion reconstruction are discussed.*
9. Pribaz JJ, Meara JG, Wright S, et al. Lip and vermilion reconstruction with the facial artery musculomucosal flap. *Plast Reconstr Surg.* 2000;105:864–872.
10. Ridgway E, Pribaz J. Reconstruction of male hair bearing facial regions. *Plast Reconstr Surg.* 2011;127:131–141.
11. Mathy JA, Pribaz JJ. Prefabrication and prelamination applications in current aesthetic facial reconstruction. *Clin Plast Surg.* 2009;36:493–505. *A review of prefabrication and prelamination techniques in facial reconstruction. Some of their unique abilities are presented, and their advantages, limitations, and technical pointers are provided. Relevant features and interdependencies among these procedures as they relate to aesthetic facial reconstruction are discussed.*
12. Guo L, Pribaz JJ. Clinical flap prefabrication. *Plast Reconstr Surg.* 2009;124:e340–e350.
13. Pribaz JJ, Fine NA. Prelamination: defining the prefabricated flap – a case report and review. *Microsurgery.* 1994;15:618–623. *First paper to coin the term "prelamination" as modification of flaps prior to local or distant transfer were gaining wide acceptance. This article also clarifies the use of the term "prefabrication" which, until then, was used to describe all possible modifications. In this article, the term "prelamination" is used to refer to the implantation of tissue or other devices into a flap prior to transfer and suggests that prefabrication be restricted to the implantation of vascular pedicles.*
14. Pribaz JJ, Weiss DD, Mulliken JB, et al. Prelaminated free flap reconstruction of complex central facial defects. *Plast Reconstr Surg.* 1999;104:357–365, discussion 366–367.
15. Millard DR. *Principalization of Plastic Surgery.* Boston: Little, Brown; 1986.

第 19 章

面部移植

Michael Sosin and Eduardo D. Rodriguez

概要

- 面部移植的可行性已被证实,建议使用多学科团队对候选人进行广泛的审查,并可能优化患者的结果。
- 大多数面部缺陷不需要进行面部移植,但那些考虑进行面部移植的患者应符合既定的适应证,并避免禁忌证和相对禁忌证。
- 面部移植需要细致的技术规划和使用尸体和转化模型的实践。计算机辅助技术提高了技术成果的精确度。
- 每个面部缺陷和面部异体移植均不相同;应结合颅面、显微外科和整形外科的美学原则来指导异体移植设计。
- 面部移植可以改善患者的生活质量,但不被认为可以拯救生命。
- 同种异体移植的急性排斥反应是一种现象,必须在临床上加以认识,不应拖延治疗的开始。
- 标准的维持性免疫抑制包括口服他克莫司、吗替麦考酚酯和糖皮质激素。患者可以根据合并的疾病和免疫抑制剂的副作用情况而偏离治疗方案。
- 感觉和运动功能的恢复有一个可预测的模式,分别从几天到几个月,以及几个月到几年不等。

简介

临床颜面移植已进入第 12 个年头,据报道,截至 2017 年 6 月,全球已有 38 例面部移植手术[1]。这一不断发展的外科学科被归入一个更广泛的领域,即血管化复合组织异体移植(vascularized composite tissue allotransplantation, VCA),被定义为多种组织类型的移植,包括骨骼、软骨、肌腱、韧带、肌肉、神经、血管和皮肤。面部移植是为那些遭受毁灭性面部畸形的特定患者保留的,他们无法使用传统的重建技术进行充分的重建。进展的前提是先前已取得的进展,包括在重建显微手术中获得的技术和经验,在固体器官移植中新的药理制剂的创新,以及致力于改善患者的生活质量、自主性和重新融入社会的能力的开创性手术方法。虽然这个新兴的领域继续快速扩展,但为有需要的患者进行面部移植的更广泛应用还没有出现。了解面部移植的基本原则,对解释结果和推动该领域的未来突破至关重要。本章特别注重向读者提供面部 VCA 的历史概述、伦理困境、患者评估面部 VCA 候选资格的过程、解剖学和技术背景下的异体移植设计、结果概述、面部移植的免疫学,以及该专业的未来。

患者选择

要考虑对患者进行面部移植,一个由专家组成的多学科小组必须对患者进行多种评估。通常情况下,患者遭受了严重变形的面部伤害,并可能已经接受了多种整形手术。既往的手术结果往往不能满足患者和外科医生的期望。因此,患者将与面部畸形一起生活多年,往往使他们面临心理、社会和日常挑战。除了让患者了解进行这种复杂手术的技术障碍外,评估的其他目的是确定患者是否完全了解面部移植的风险和好处。移植小组还必须评估患者是否有能力坚持终身服药,以及是否有能力应对自我身份的改变。

一旦患者被确定为有无法进行显微外科重建的面部毁容,他们就会被评估为面部移植的潜在候选人。识别缺失的面部亚单位、缺失的具体成分(如骨骼、肌肉、黏膜等),以及调查血管的完整性和解剖结构,在初步评估中至关重要。患者还将接受严格的社会心理评估,包括但不限于:

a. 评估对手术和替代方案的理解和期望;

b. 患者的生活质量、行为趋势；

c. 认知能力；

d. 应对能力；

e. 身体形象；

f. 医疗依从性；

g. 社会支持网络；

h. 药物滥用的历史或风险。

　　移植外科服务、传染病专科、放射科医生、语言病理学家、社会服务和营养师的参与提供了一个全方位的评估，以优化患者选择过程。在评估过程的早期建立患者与提供者的关系，可以在团队成员之间建立良好的关系，并在患者和提供者之间建立长期关系。多学科的方法怎么强调都不为过。

历史回顾

　　关于移植的早期描述可以追溯到公元 328 年，Cosmos 和 Damian 将一条腿从一个刚去世的人身上移植到一个因肿瘤而截肢的人身上[2,3]。直到 1954 年，诺贝尔奖获得者 Joseph Murray 成功地在生物双胞胎中移植了一个肾脏，实体器官移植领域才出现[4]。在随后的半个世纪里，由于更复杂的免疫抑制药物的发展和对不同的排斥机制的理解，实体器官移植以令人难以置信的速度扩展。

　　与此同时，整形外科医生开始利用"游离皮瓣"作为重建面部畸形的主要工具。外科医生在显微手术方面的专业知识使皮瓣的存活率继续提高至 95% 以上，使重建外科医生能够使用多个部位进行自体重建，并取得卓越的功能和美学效果[5-7]。然而，某些畸形仍然给重建外科医生带来挑战，如重建主要的手和手臂截肢、中面部畸形、嘴唇和鼻部受伤，以及面部的多个亚单元[8]。对 VCA 的需求变得更加明显，促使人们设计多种动物模型，从技术、免疫和功能方面研究 VCA 的可行性[9,10]。这项工作随后转化为 1996 年首次成功的临床膝关节移植，1998 年喉部移植，1998 年上肢移植和 2003 年腹壁移植[11]。

　　在首次临床面部移植之前，困扰面部 VCA 的几个伦理困境和争议推迟了临床移植的进展，包括：

a. 患者需要为一个没有生命威胁的问题采取终身免疫抑制。

b. 患者要适应来自另一个人的新的面部身份。

c. 患者对手术失败的后果的理解，包括死亡。

　　尽管围绕该手术有很多争议，但一旦手部移植成为可接受的移植手术，公众和外科界就发生了范式转变。这导致法国的 Bernard Devauchelle 和 Jean-Michel Dubernard 首次成功进行面部移植，标志着临床面部移植手术的诞生[12]。

　　自 2005 年以来，来自法国、西班牙、美国、比利时、波兰、土耳其、俄罗斯和中国的多个团队成功移植了部分或全部面部（表 19.1）[1]。各个机构的经验有很大的不同，但该手术在很大程度上被公众和医疗及外科界所接受[13,14]。随着每次移植时间的增加，面部移植的持续好处也被认可。患者美学的改善和功能的恢复，如口齿、咀嚼、酝酿、嗅觉、语言、微笑和亲吻等，有助于全球社会学和心理学的好处，使患者能够重新融入社会。

适应证

　　在面部移植的早期，并没有具体定义进行手术的适应证，而是将大部分的自由裁量权留给外科医生和患者。然而，随着越来越多的患者接受了面部移植手术，一系列多种条件和面部缺陷的模式形成了面部移植的具体指征。此外，自移植以来，与面部移植患者护理有关的并发症已经有足够的时间帮助指导各中心制定适应证和禁忌证。各个进行面部移植的机构的适应证有细微差别，但对大多数适应证有广泛的共识，本章将介绍这些适应证。

　　布列根和妇女医院机构审查委员会公开介绍了他们选择面部移植候选人的方案。面部移植的适应证涉及最难或不可能重建的缺陷，缺陷必须占面部面积的 25% 以上，或涉及面部中央，如眼睑、鼻部或嘴唇，最后，患者必须考虑过其他重建方法，并认为不利或不满意[16]。其他小组则偏离了 25% 的面部缺陷为移植的必要条件。相反，所有小组的仔细检查都集中在面部畸形的病因上，这可能有很大的不同。患者接受面部移植的原因包括动物攻击（熊、狗、非人类灵长类动物）、肿瘤（恶性和良性）、烧伤（热和电）、弹道和钝器创伤（见表 19.1）[1]。多次输血和皮片移植的预先形成的抗体会使烧伤患者和创伤患者更难找到理想的捐赠者。恶性肿瘤患者患恶性肿瘤复发的风险增加，特别是在长期免疫抑制的情况下。随着该领域的扩大，适应证和伤害集可能会汇聚到特定的患者子集。一旦结果变得更可预测，外科医生可能会更随意地扩大适应证，纳入更广泛的患者群体。

绝对与相对禁忌证

　　面部移植的适应证主要是通过患者从手术中获得的利益超过异体移植的手术和生活风险来平衡。然而，禁忌证在进行此类手术的不同群体中有所不同。

　　慢性疾病（如 HIV 和 5 年内的恶性肿瘤）仍然是绝对的禁忌证，而失明被认为是一个有争议的合并症，可以进行移植[1,15]。在免疫抑制的情况下，艾滋病毒和恶性肿瘤患者的感染性并发症和对肿瘤生长和扩散的易感性被认为极高[16]。这方面的许多数据是从实体器官移植文献中收集到的，但也从一些早期进行的面部移植中得出。西班牙小组曾移植了一名 HIV 阳性患者，最初被认为是成功的[17]。不幸的是，该患者最初的恶性肿瘤复发，导致其死亡[18]。在选择移植患者时，也会考虑其他慢性疾病。

表 19.1　全球范围内进行的面部移植手术

	作者	日期	地点	受试者（年龄，性别）	诱因	缺陷程度	功能缺陷	面部同种异体移植物	死亡（原因，移植后的时间）	急性排斥反应（发作次数）	慢性排斥反应
1	Devauchelle 和 Dubernard	2005 年 11 月	法国亚眠	38 岁，女性	犬咬伤	面颊，鼻，唇，下颏	劳动能力，言语	部分	死亡	有（2）	有
2	Guo	2006 年 4 月	中国西安	30 岁，男性	熊咬伤	面颊，鼻，上唇，上颌骨，眶壁，颧骨	—	部分	死亡（不依从）	有（3）	无
3	Lantieri	2007 年 1 月	法国巴黎	29 岁，男性	神经纤维瘤病	额部，眉毛，眼睑，鼻，唇，面颊	劳动能力，言语	部分	存活	有（2）	无
4	Siemionow	2008 年 12 月	美国克利夫兰	45 岁，女性	弹道创伤	下眼睑，鼻，上唇，眶底，颧骨，上颌骨	言语，进食	部分	存活	有（3）	无
5	Lantieri	2009 年 3 月	法国巴黎	27 岁，男性	弹道创伤	鼻，唇，上颌骨，下颌骨	劳动能力，言语	部分	存活	有（1）	无
6	Lantieri	2009 年 4 月	法国巴黎	37 岁，男性	三度烧伤	额部，鼻，眼睑，耳，面颊	眨眼	部分	死亡（脓毒症，2 个月）	无+	无
7	Pomahac	2009 年 4 月	美国波士顿	59 岁，男性	电灼伤	下眼睑，面颊，鼻，唇，上颌骨，颧骨	劳动能力，言语	部分	存活	有（3）	无
8	Lantier	2009 年 8 月	法国巴黎	33 岁，男性	弹道创伤	面颊，鼻，唇，上颌骨，下颌骨	劳动能力，言语	部分	存活	有（1）	无
9	Cavadas	2009 年 8 月	西班牙瓦伦西亚	42 岁，男性	癌症 / 放射治疗	下唇，舌，口底，下颌骨	劳动能力，言语	部分	死亡（癌症，-）	有（2）	有
10	Devauchelle 和 Dubernard	2009 年 11 月	法国亚眠	27 岁，男性	弹道创伤	鼻，唇，下颌骨	劳动能力，言语	部分	存活	有（8）	有
11	Gomez-Cia	2010 年 1 月	西班牙塞维利亚	35 岁，男性	神经纤维瘤病	面颊，唇，下颌骨，下颌骨	劳动能力，言语	部分	存活	有（1）	无
12	Barret	2010 年 4 月	西班牙巴塞罗那	30 岁，男性	弹道创伤	眼睑，鼻，唇，泪器，颧骨，上颌骨，下颌骨	劳动能力，言语	全部	存活	有（3）	无
13	Lantier	2010 年 6 月	法国巴黎	35 岁，男性	神经纤维瘤病	眼睑，耳，鼻，唇，口腔黏膜	眨眼，语音	全部	存活	有（1）	无
14	Pomahac	2011 年 4 月	美国波士顿	25 岁，男性	电灼伤	额部，眼睑，左眼，鼻，面颊，唇	眨眼，言语	全部	存活	有（3）	无

续表

	作者	日期	地点	受试者（年龄、性别）	诱因	缺陷程度	功能缺陷	面部同种异体移植物	死亡（原因、移植后的时间）	急性排斥反应（发作次数）	慢性排斥反应
15	Lantier	2011年3月	法国巴黎	45岁，男性	弹道创伤	下颌骨、鼻、上颌骨	劳动能力、言语	部分	—	—	无
16	Lantier	2011年3月	法国巴黎	41岁，男性	弹道创伤	下颌骨、鼻、上颌骨	劳动能力、言语	部分	死亡（自杀，36个月）	—	无
17	Pomahac	2011年3月	美国波士顿	30岁，男性	电灼伤	额部、眼睑、鼻、面颊、唇	劳动能力、言语	全部	存活	有（5）	无
18	Pomahac	2011年5月	美国波士顿	57岁，女性	动物攻击	额部、眼睑、眼、鼻、唇、上颌骨、下颌骨	眨眼、言语	全部	存活	有（4）	无
19	Blondeel	2011年12月	比利时根特	54岁，男性	弹道创伤	眼、眼睑、面颊、鼻、上颌骨、下颌骨、唇	言语、进食	部分	存活	有（1）	无
20	Ozkan	2012年1月	土耳其安卡拉	19岁，男性	烫伤	额部、鼻、面颊、唇	—	全部	存活	有（7）	无
21	Nasir	2012年2月	土耳其安卡拉	25岁，男性	烫伤	—	—	全部	存活	—	无
22	Ozmen	2012年3月	土耳其安卡拉	20岁，女性	弹道创伤	鼻、上唇、上颌骨、下颌骨	—	部分	存活	—	无
23	Rodriguez	2012年3月	美国巴尔的摩	37岁，男性	弹道创伤	额部、眼睑、鼻、面颊、唇、颧骨、上颌骨、下颌骨	言语、眨眼	全部	存活	有（3）	无
24	Ozkan	2012年5月	土耳其安塔利亚	34岁，男性	热灼伤	额部、眼睑、鼻、面颊、唇	—	全部	存活	有（-）	无
25	Devauchelle 和 Dubernard	2012年9月	法国亚眠	-，女性	血管瘤	下眼睑、上颌骨、舌	进食	部分	存活	有（-）	无
26	Pomahac	2013年5月	美国波士顿	44岁，女性	化学烧伤	鼻、唇、面颊、眼、额部、颈部	言语、眨眼、劳动能力	全部	存活	有（4）[§]	无
27	Maciejewski	2013年5月	波兰格里维斯	32岁，男性	弹道创伤	鼻、唇、眼睑、面颊、上颌骨	言语	部分	存活	有（1）	无

续表

	作者	日期	地点	受试者（年龄、性别）	诱因	缺陷程度	功能缺陷	面部同种异体移植物	死亡（原因、移植后的时间）/存活	急性排斥反应（发作次数）	慢性排斥反应
28	Ozkan	2013 年 7 月	土耳其安塔利亚	27 岁，男性	弹道创伤	额部、眼睑、左眼、鼻、面颊、下颌骨	—	全部	存活	有（–）	无
29	Ozkan	2013 年 8 月	土耳其安塔利亚	54 岁，男性	弹道创伤	头皮、额部、眼睑、鼻、左眼、上颌骨、下颌骨	—	全部	死亡（淋巴瘤和呼吸衰竭，12 个月）	有（2）‡	无
30	Maciejewski	2013 年 12 月	波兰格利维策	26 岁，男性	神经纤维瘤病	额部、眼睑、鼻、上颌骨、唇、下颌骨	言语、进食	全部	存活	有（–）	无
31	Ozkan	2013 年 12 月	土耳其安塔利亚	22 岁，男性	弹道创伤	额部、唇、鼻、上颌骨、下颌骨	—	部分	存活	有（–）	无
32	Pomahac	2014 年 4 月	美国波士顿	–，男性	弹道创伤	额部、鼻、唇、下面部	言语、进食	全部	存活	有（5）	无
33	Papay	2014 年 9 月	美国克利夫兰	–，男性	钝伤	头皮、额部、眼睑、鼻、眼、上颌骨、面颊	言语	部分	存活	有（1）	无
34	Pomahac	2014 年 10 月	美国波士顿	31 岁，男性	弹道创伤	—	—	全部	存活	有（2）	无
35	Barret	2015 年 2 月	西班牙巴塞罗那	45 岁，男性	动静脉型血管畸形	下面部、颈部、唇、舌、咽部	言语	全部	存活	—	无
36	—	2015 年 5 月	俄罗斯圣彼得堡	–，男性	电灼伤	额部、鼻、唇	—	部分	存活	—	—
37	Rodriguez	2015 年 8 月	美国纽约	41 岁，男性	热灼伤	头皮、额部、眼睑、鼻、面颊、下面部、耳、唇、颈部	劳动能力、眨眼	全部	存活	无	无
38	Mardini	2016 年 6 月	美国罗切斯特	32 岁，男性	弹道创伤	鼻、面颊、上颌骨、唇、下颌骨、牙齿	—	部分	存活	—	无

Reprinted with permission from Sosin M, Rodriquez ED. The face transplantation update: 2016. *Plast Reconstr Surg.* 2016; 137: 1841-1850.

* 报告之间差异。该患者被描述为皮肤活检结果为 I 级排斥反应和 I 级排斥反应的移植物缺血，另一份报告称没有有明显的临床排斥反应。

‡ 该患者接受了同种异体移植物的切除术，并使用大腿前外侧皮瓣来覆盖面部创面。

§ 在该患者中观察到抗体介导的排斥反应。

失明被认为是一个有争议的话题,不同的群体对于为这类患者实施移植手术的意愿不同。患者同时承受面部畸形和失明的情况带来了巨大的挑战,如无法想象生物反馈理疗,以及无法识别急性排斥反应的早期迹象的危险。相反,其他人[19,20]描述的正义原则规定,外科医生有义务为盲人患者提供面部重建,最终导致盲人患者接受面部移植[19]。盲人患者的挑战必须通过广泛的家庭支持来缓解,这可能会限制重新融入社会。此外,未能发现急性排斥反应或延迟出现急性排斥反应的代价,将导致异体移植的寿命缩短,并可能导致慢性排斥反应,如上肢/手部移植。这仍然是一个持续的争论。

有人担心同时进行上肢和面部移植。有两位患者,一位来自法国组[21],另一位来自布列根医院组[22],同时进行了双侧手移植和面部移植。两名患者都在术后早期出现了假单胞菌感染,最终导致一名患者出现败血症并死亡,另一名患者因败血症导致双侧手部截肢,面部异体移植存活[22]。在一期手术中同时进行手部和面部移植的相关问题包括抗原负担大、麻醉时间长、大体积复苏和皮质适应性受损[23,24]。然而,这些问题没有得到良好的研究支持,仍然是对这种不良结果的传闻解释。有趣的是,其他 VCA 的经验和动物模型为上述每个问题提供了可反驳的数据。移植组织的数量在动物模型[25]和临床实体器官移植中显示出积极的影响[26-28]。大量面部移植的成功结果[29,30],继续与抗原负担的理论以及同种异体移植时延长麻醉时间和需要血液制品的担忧相矛盾[31]。法国和波士顿小组都建议对需要手部和面部联合移植的患者采取更谨慎的方法,进行分期移植[22]。

其他具有较大伦理困境的相对禁忌证可能会出现,这些问题包括最近的药物滥用史或严重的抑郁症,这给患者带来了许多挑战。面部移植对自我认同的重大心理负担,对身心健康的影响,以及需要坚持严格的终身药物治疗,都可能成为压力源,导致药物滥用和抑郁症再次出现。仔细的精神评估必须阐明抑郁症是否继发于面部畸形,或者患者的抑郁症是否在面部畸形之前就有器质性病变。尽管面部移植手术具有变革的潜力,但先前的抑郁症和自杀企图应限制面部移植的应用。这已经得到了第一手资料证实——Lantieri 等报告称,他们的一位患者(7 位患者中的一位)在移植前曾试图自杀[32]。然而,接受面部 VCA 的患者的积极前景是公认的。面部移植后,患者的抑郁症和辱骂的发生率下降,身体形象、生活质量和自我意识得到改善,能够重新融入社会,有些人还能回到工作岗位[12,32-39]。

一旦患者通过面部移植的筛选过程,被选为面部 VCA 的候选受体,就会进行免疫学测试。一旦确定了潜在的捐赠者,就要进行 HLA 测试、捐赠者-受体交叉配型和捐赠者特异性抗体(donor specific anti-body,DSA)滴度。历史上,部分 HLA 相容,交叉配型阴性和低 DSA 反应性被认为是 VCA 的普遍做法,但在过去的几年里,这些原则受到了挑战。与肾脏移植类似,供体与受体的交叉配血是用流式细胞仪完成的[40,41]。然而,外周血交叉配血有可能增加假阴性结果,特别是在多次输血的患者中[42],这导致大多数 VCA 中心在大多数移植手术中采用捐献者淋巴结的方法[40]。在一个小的供体库中获得一个免疫相容的供体,甚至被肤色、头发颜色、头型和年龄进一步缩小。

除了抗原相容性外,Epstein-Barr 病毒(EBV)和巨细胞病毒(cytomegalovirus,CMV)不匹配的后果已被阐明为免疫抑制患者的重要因素。据推测,相对于肾脏、肝脏或心脏异体移植的内皮细胞而言,皮肤内皮细胞保留更大的病毒负荷的倾向有助于增加排斥反应的风险[43]。手部和肾脏移植显示出 CMV 感染的高发率[44],这被认为是异体器官内免疫反应的中心,并与移植物存活率下降有关[45-47]。至少有 9 名面部移植患者报告了巨细胞病毒错配[47],导致两名患者出现耐更昔洛韦和耐缬更昔洛韦的感染[35]。此外,CMV 血清阳性是个问题,因为治疗 CMV 病毒血症需要减少免疫抑制,而这本身可能使患者容易发生排斥反应[47-48]。与年龄匹配的对照组相比,免疫抑制的实体器官移植受者发生新的恶性肿瘤的风险增加了约 2~4 倍[49]。此外,接受 EBV 阳性异体移植的 EBV 新生受者可能会增加未来发生恶性肿瘤的风险[47]。临床 VCA 经验主要集中在手术的技术方面,病毒状态的报告很少。在两个已知的 EB 病毒不匹配的受体中[1,37],一位患者(法国亚眠)在移植后几个月出现单克隆 B 细胞淋巴瘤,需要利妥昔单抗和减少免疫抑制[50,51]。虽然没有报告 EBV 状态,但 Ozkan 报告了一名患者出现移植后淋巴增生障碍(post-transplant lympjoproliferative disorder,PTLD)(免疫抑制和 EBV 感染的已知后果),随后移植失败,需要用 ALT 瓣覆盖患者的面部伤口,最终导致患者死亡[1]。由于病毒错配的经验有限,结果不佳,建议避免 CMV 和 EBV 错配,特别是在患者需要终身免疫抑制时。

手术技术

缺损评估

对潜在的面部移植接受者的评估包括对颅颌面损伤进行彻底的评估。通常情况下,复合组织缺失的患者会有骨和皮肤的缺失,而基本功能解剖的不同受累不可避免地会影响到吞咽、呼吸、口腔能力和眼睛。曾有人提出过一个为肿瘤性中面部缺损设计的分类系统,作为评估面部移植患者的分层系统。虽然这个系统在选择中面部缺损的游离组织移植方面很受欢迎,但它在面部移植方面的应用却存在着缺陷。具体而言,正在评估的面部移植候选人的缺陷与那些通过手术切除的缺陷相比,似乎有很大的不同。

Mohan 等[52]描述了一个更全面的分类系统,目的是预测最佳移植设计。这个系统是根据世界各地实际进行的面部移植手术的经验开发的。虽然这种算法方法很宽泛,但它可以作为外科医生考虑损伤模式、美学子单元设计原则的入门教材,并结合了已经熟悉的基于 Le Fort 的分类方案。图 19.1 详细说明了该分类系统,并说明了硬组织和软组织缺陷的程度。

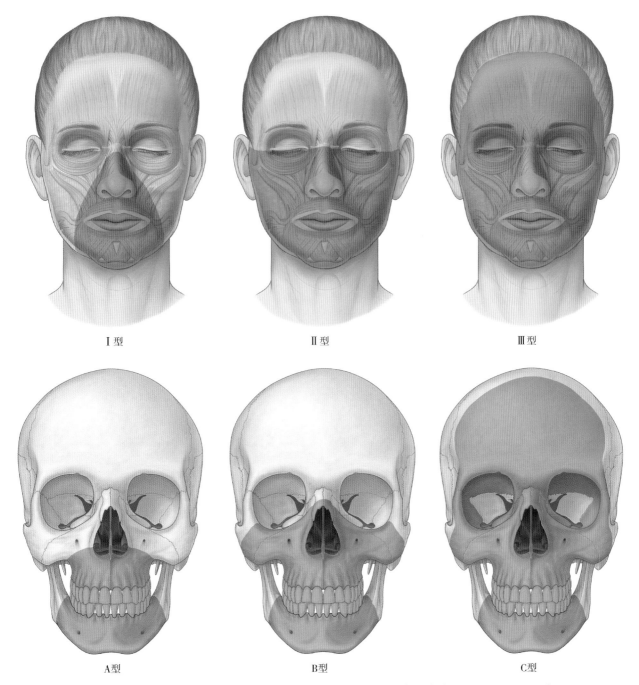

Ⅰ型　　　　　　　　Ⅱ型　　　　　　　　Ⅲ型

A型　　　　　　　　B型　　　　　　　　C型

图 19.1　硬组织和软组织缺陷——帮助外科医生为面部缺陷选择面部异体移植的分类和指导

影像和手术计划

　　面部异体移植设计的准备和成功手术的完成涉及尖端技术的使用、尸体手术模拟和解剖学灌注研究。为了达到最佳的功能和审美效果，规划过程是必不可少的。颅面外科、美容外科和显微外科的原则有助于指导异体移植的设计过程。应特别注意保留韧带和犬牙交错的附件，以减轻下垂的程度，并保持肌肉的插入，以最好地维持面部动画，最终，异体移植的生存取决于异体移植的健康灌注。

　　移植的准备工作应包括多种放射学和技术辅助手段。这包括三维颅颌面计算机断层扫描，三相血管造影以评估动脉和静脉解剖，强烈建议使用 CAD/CAM 技术来精确设计截

骨点位置，打印切割指南，并允许重新评估模拟移植以达到最佳结果。由于存在异体移植准备、受体准备和异体移植插入等多种技术策略，下文将对颅面、显微外科和美容外科的原则进行回顾，以描述面部移植的手术原则。

团队的同步性

　　理想的捐赠者除了提供改变生命的面部异体移植外，还能为拯救生命的程序提供多种器官。由于面部移植的性质是最初级的专业，为所有移植团队建立一个有组织的团队方法的责任在于重建外科医生。学界已证实，同时进行面部、胸部器官和腹部器官的异体移植准备是可行的，并且在技术

上是成功的。然而,优化时间可以最大限度地减少冷缺血时间,建议在主动脉交叉夹闭之前收获面部异体移植,并在主动脉交叉夹闭之前立即分割异体移植的梗系。

面罩

在进行任何异体移植之前,通常要制作一个硅基修复面具(图 19.2~图 19.5)。这样就可以在手术完成后覆盖供体缺陷,而且还可以提供一种有尊严的运输方式,从手术室出来,便于死者家属有尊严地归还遗体。

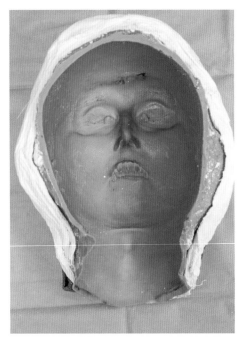

图 19.4 创建的供体面具模具库

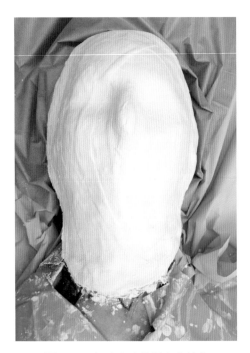

图 19.2 捐献者面罩模具库创建

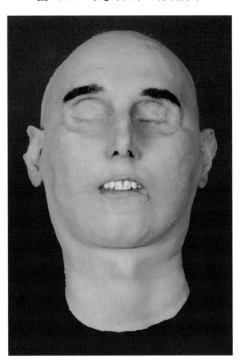

图 19.5 捐赠者面具

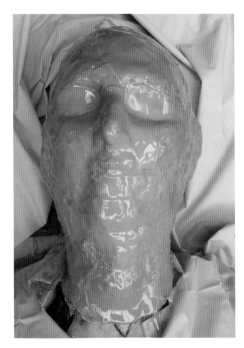

图 19.3 继续创建供体面具模具库

手术计划

术前获得供体和受体的计算机断层扫描,以制订一个虚拟的手术计划。这为 Le Fort Ⅲ 型截骨术、双侧下颌骨矢状切开截骨术或针对患者具体骨质缺损的独特设计的截骨术提供了最佳设计(图 19.6、图 19.7)。此外,还可以制造受体的立体光刻模型,供术中使用,以确定异体移植的精确度。为所有受体和供体截骨部位加工和制造特定的切割导板,以减少手术时间并促进更精确的贴合(图 19.8)。

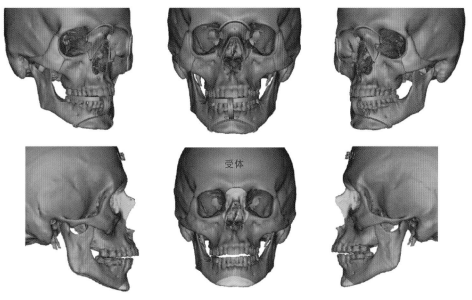

图 19.6　使用计算机化手术计划设计切割指南的受体截骨术准备

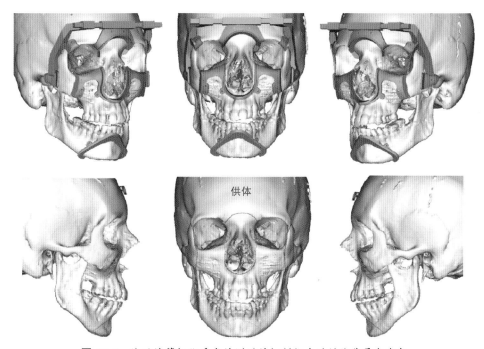

图 19.7　使用计算机化手术计划设计切割指南的供体截骨术准备

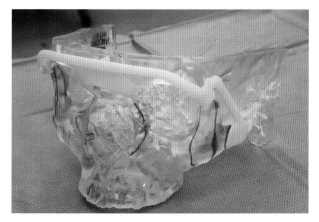

图 19.8　供体的立体三维模板,用于开发理想的切割指南

供体异体移植的恢复

异体移植准备的描述将根据患者的缺陷而有所不同。下面的描述提供了一个全脸异体移植收获的概述,其中包括和不包括的解剖学成分的变化。

颈部与下面部

在捐献者身上做标记,包括颈部和整个面部,这应避免包括气管切开部位。皮肤标记对于隐藏或伪装至关重要,以更好地促进具有不明显瘢痕的美学效果。颈部切口放在胸骨切口上,延伸到双侧锁骨上方,沿颈部的后外侧部分上升到耳前区域。

切口在后发际线枕沟下方完成,并在中线上下垂,或以冠状方式在额部含发区完成,这取决于头皮是否包括在异体移植中。沿右颈部做一切口,并抬起一个浆膜下皮瓣。剖开并结扎外静脉。如果遇到大耳神经,则将其解剖、分割,并保存在供体组织中,作为潜在的神经异体移植。将胸锁乳突肌向侧面牵拉,以确定颈动脉鞘及其内容物。确定颈内静脉并向颅内解剖,以确定甲状腺舌面干(图19.9)。颈外动脉的所有分支点也向头侧剖开,以保留面部、枕部(如果包括头皮)和舌动脉(如果舌头被纳入异体移植)。然后,在尾部解剖过程中,胸锁乳突肌可以被急剧分割,以确定颈外动脉的分支(图19.10)。如前所述,分割甲状腺上动脉、升咽动脉和相关动脉可以调动异体移植。如果保留了舌动脉,则应将其解剖到舌根部,贯穿其在杓状肌内的轨迹。只有在确定了枕动脉后,才可以牺牲耳后动脉。预计会遇到地包天肌和舌下神经的前腹和后腹,有必要进行分割以暴露面部动脉的迂回路线(图19.11)。横向分割地包天肌有利于暴露下颌下腺、导管和血管,结扎和分割下颌下腺与异体移植的关系。在插入过程中应保留舌下神经作为潜在的神经异体移植。面静脉的后支向颅内解剖,在那里确定和保护面神经的下颌分叉。

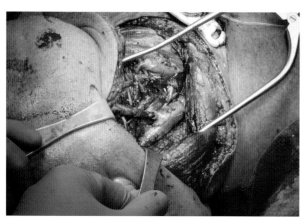

图19.9　捐献者静脉解剖,显示颈内静脉和甲状腺舌面干

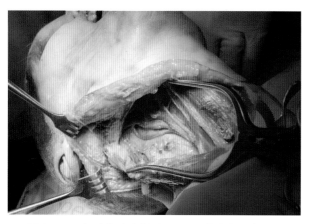

图19.10　捐献者动脉解剖,显示颈外动脉及其分支

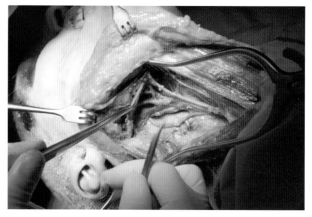

图19.11　在供体解剖过程中遇到二腹肌;这是为了暴露远端动脉分支

颈部切口延伸至耳前切口,如果耳部和头皮被纳入异体移植,则围绕颈部横向切开。如果采用耳前切口,则应向下延伸至浅层肌肉神经系统平面,以确定腮腺肌肉筋膜。仔细解剖可以看到Stensen管,将其结扎和分割,将腮腺管从异体移植中排除。识别所有的面神经分支,并分别进行解剖(图19.12)。如果包括耳部和头皮,则继续沿枕动脉向颅内解剖,以确定其在乳突后侧枕沟的深层路线(图19.13)。需要从侧面广泛牵拉厚的肌肉皮瓣以暴露枕部血管。因此,面神经、颞浅动脉和上颌内动脉要在解剖的后期确定。对于包含下颌骨双侧矢状分裂截骨的异体移植,要切开翼骨吊带并从下颌骨上剥落。

上颌内动脉在这一点上被结扎和分割,以减少未来Le Fort III截骨术中的血液损失。在继续进行异体移植准备之前,必须完成双侧的解剖。如果包括舌头,则沿双侧的舌黏膜在口底做一切口,直至舌根。解剖时要确定舌神经并将其分开,同时避免对舌动脉的任何损伤。侧面解剖可以暴露牙槽嵴,而软腭的颅内连接切口则可以暴露翼状肌。如果包括耳部和头皮,该口周解剖可以留到以后进行。在抬高耳部和头皮后,注意力转移到有头发的头皮上。

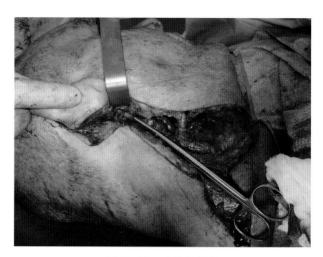

图19.12　面神经剥离

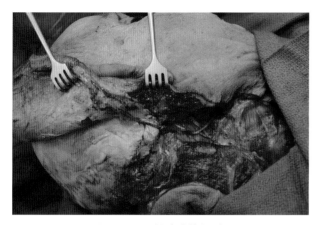

图 19.13　枕动脉的识别

头皮

轻轻抬高和弯曲颈部,使后正中线的头皮可以向下切到骨膜下层。双侧头皮被抬高(图 19.14),并继续进行,直到到达颞浅筋膜下。注意不要违反这个平面,因为颞浅动脉和静脉被保护并保持在异体移植中,同时将颞肌从异体移植中排除。骨膜下提升继续到眶上缘,并暴露部分颞骨前突、颧弓和外侧眶缘。眶上和耳上神经血管内容物被结扎和分割。然后,注意力应回到后部骨膜头皮的抬高上,继续向侧面抬高枕部动脉从枕沟和双侧耳部(如果仍有附着物)。

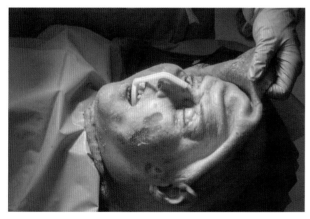

图 19.14　双侧头皮抬高,从顶点向后做中间切口,到达颈部,以便充分抬高异体移植

眶周

眼睑结构通过经结膜切口进行解剖。下眼睑的解剖在眼窝下平面继续进行,直至下眼眶边缘。上眼睑的解剖保留了跖关节、上睑提肌、鼻中隔和眼轮匝肌,并与上眼眶边缘相接。完成类似的下眼睑剥离,以保留跖睑板和眼轮匝肌,并与下眼眶缘相接(图 19.15~图 19.17)。然后在有头发的区域做一个冠状切口,以连接双侧的耳前切口,如果耳部和头

皮被排除在异体移植之外。在骨膜下平面将额部的软组织向尾部抬高,以暴露鼻额段。注意不要破坏内侧眼角的连接。冠状切口和眼睑切口被连接起来,内侧眼眶边缘的软组织附着物被剥去。此外,还需要标记和切割外侧眼角肌腱。然后将 Le Fort Ⅲ 切割导板置于鼻额部和双侧眶颧部(图 19.18)。

如果耳部和头皮被纳入,则通过从抬高的耳部向内侧的通道来确定面神经、颞部浅动脉和上颌内动脉。异体移植的

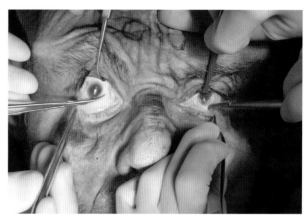

图 19.15　眼睑剥离术——经结膜剥离术

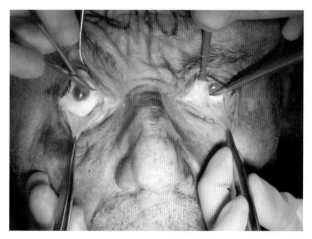

图 19.16　继续眼睑解剖

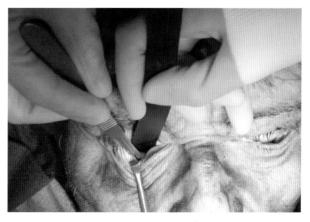

图 19.17　眼睑剥离——剥离时要保持上、下睑板和下眼轮匝肌

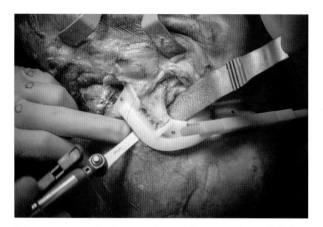

图 19.18　眼睑解剖——用聚丙烯缝合确定外眦,并将其分开,以便完成截骨手术

内侧回缩有利于在腮腺上极的浅层肌肉神经系统平面内进行更深的解剖,而不侵犯腮腺 - 肌肉筋膜。腮腺导管和血管分支被结扎和分割,面神经干被标记和分割以保留最大长度。颞浅动脉也要确定,以避免无意中的伤害。通常情况下,上颌内动脉能够在最初的颈外动脉分支解剖中被识别和分割,但如果无法识别,上颌内动脉可以在此时被识别、结扎和分割。在这个时候,必须对预制的切割导板进行近似调整,以达到适当的配合,这只有通过充分的软组织暴露才能保证。一旦实现了适当的硬件咬合,切割导板的螺钉固定将在口内和眼睑解剖完成后进行。

口内

　　沿牙龈 - 颊黏膜交界处做一口内环形切口,以尽可能多地保留黏膜,同时避开腮腺乳头,双侧都是如此。然后完成对眶区和上颌骨前表面的暴露,以暴露眶下孔内容(图 19.19)。如果暴露不充分,快速安装的切割导板可能无法正确定位。通过皮瓣抬高来实现进一步的暴露,以便于接合硬件。在整个黏膜下层切口中,解剖继续到黏膜下层,直到下颌骨联合,以获得足够的骨膜下隆起,以容纳生殖段

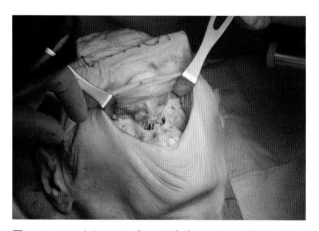

图 19.19　口内切口,抬高上颌骨骨膜下剥离,暴露眶下神经血管内容物

切割导板(图 19.20)。试图保留心肌的插入,但并不总是可能,这取决于切割导板的大小。黏膜下剥离必须从侧面完成,以分割所有剩余的颊脂垫周向附着物,完成口内黏膜剥离。

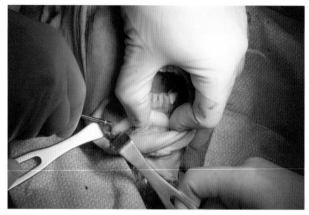

图 19.20　显露下颌关节并用螺钉固定切割导板,以进行精确的下颌截骨

　　预制切割导板的轮廓啮合确认了正确的解剖学对位,随后是螺钉固定和眶颧、颧颌、上颌横纹、鼻额和生殖区的截骨(图 19.21~图 19.25)。然后将下颌带状肌肉向下移开,将异体移植物从除双侧血管基底之外的所有软组织附着处解放出来。

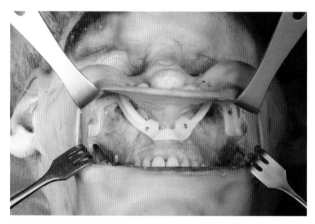

图 19.21　上颌骨切割导板的螺钉固定

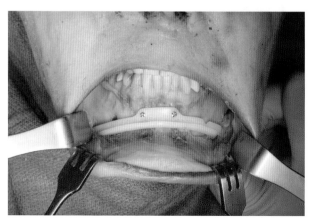

图 19.22　下颌骨切割导板的螺钉固定

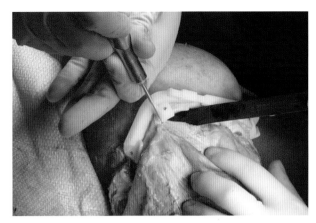

图 19.23　螺钉固定眶颧部与鼻额部切割导板

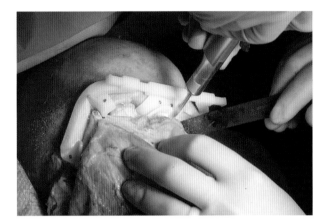

图 19.24　在保护异体软组织的情况下完成鼻额部截骨术

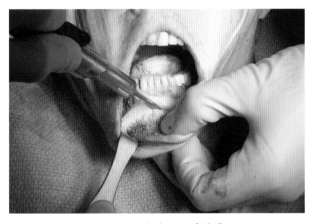

图 19.25　完成下颌骨截骨

双侧颈内静脉和颈外动脉的结扎和分割完成了异体移植的最终释放。

截骨术

通过口内和口外的方法，完成包括双侧矢状分裂截骨的异体移植。下牙槽神经被确定，并尽可能地在近端进行分割。如前所述，Le Fort Ⅲ切割导板可以快速安装到位，也可以使用术中导航系统检查解剖位置，以确认截骨的精确位置。

在颧弓的前方和眼眶边缘的后方进行切骨。如果可能的话，在内侧角和管状引流系统的后方建立鼻额截骨。Le Fort Ⅲ截骨术的完成涉及翼颌关节，它被切断以调动上颌骨复合体的骨性部分。这可以自由分离，尽管鼻中隔可能需要修剪（图 19.26）。任何软组织附着物必须被分割（图 19.27），只留下连续的血管梗。在这个时候，颈外动脉和颈内静脉被结扎并双侧分割，最终释放出异体移植（图 19.28~图 19.31）。它被放置在背面的桌子上，置于保存液的冰水浴中，并立即用组织保存液进行冲洗（图 19.32、图 19.33）。

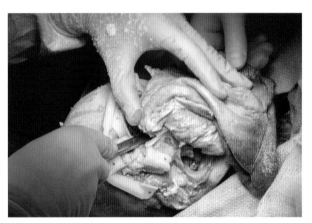

图 19.26　沿鼻中隔修剪同种异体移植物

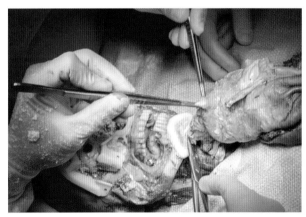

图 19.27　带状肌肉和颌下软组织保持完整

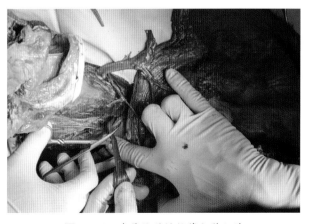

图 19.28　在异体移植物蒂分裂之前

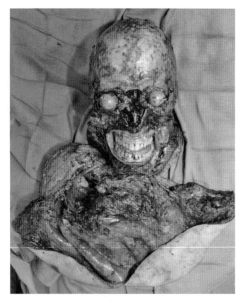

图 19.29　双侧带完整的同种异体移植物的提升

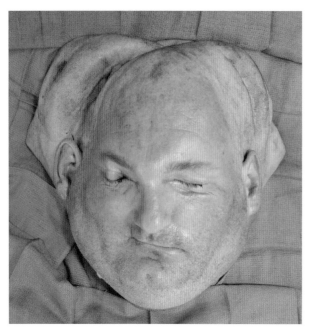

图 19.30　同种异体移植物放置在供体缺损处

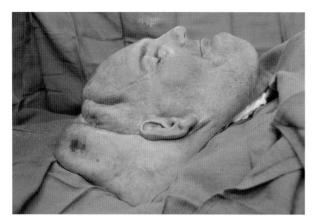

图 19.31　同种异体移植物在抬高前停留在供体缺陷上的轮廓图

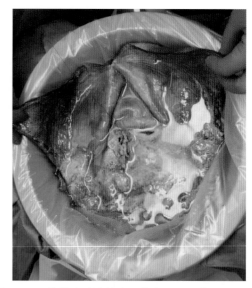

图 19.32　将异体移植物放置在冰水浴保存液的后台上

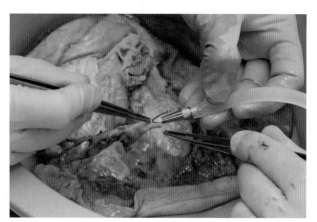

图 19.33　保存液注入同种异体移植物中

受体准备

受体的准备工作与供体手术同时开始,但有几个明显的不同之处,需要强调。通常在受体缺陷内最大限度地保留神经血管结构。在可能的情况下,Stensen 管也被保留。冠状切口被带到一个更浅的平面,以保留额肌和眼轮匝肌。如果不使用冠状切口,则缺损通常较大,可容纳头皮和耳部。捐献者的所有皮肤通常被去掉上皮,并切除瘢痕组织。所有的神经分支都尽可能地从远端划分,包括面神经的颧骨、颊骨和下颌骨分支,以及感觉神经,包括眶下神经、眶上神经和耳上神经。截骨术将沿缺损边缘纳入正常骨质,代价是实现与健康伤口边缘更好的解剖学近似(图 19.34、图 19.35)。

异体移植物移入

一旦两个小组都完成了各自的手术部分,异体移植物被转移到受体手术室,在那里开始异体移植物的移入。完成骨质元素的刚性固定,包括鼻额复合体(图 19.36)、眼眶颧骨区域和下颌骨(如果包括在内)。接下来,完成神经接合。修复的神经将根据受术者的功能缺陷而有所不同。

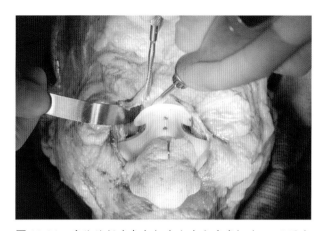

图 19.34　受体缺损准备包括去上皮和瘢痕切除,以及固定切割导板

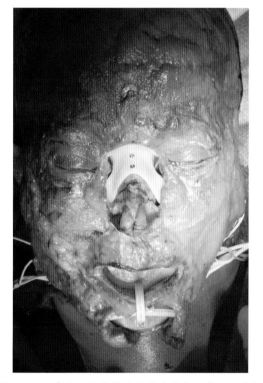

图 19.35　鼻和下颌截骨术后受体准备工作已经完成

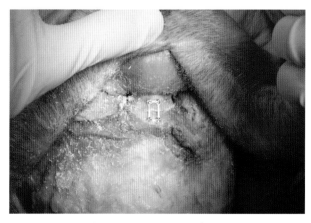

图 19.36　同种异体移植物移入——鼻额同种异体移植物固定

如果神经搭接不可行,可能需要将眶下神经和眶上神经的感觉神经铺设在各自的孔道上。之后,完成血管吻合,先吻合一侧的动脉和静脉血管,再吻合另一侧的动脉血管。然后重新包扎面部软组织,并在组织过度松弛或活动的区域进行固定缝合。外眦肌腱被固定在内眦肌腱上方约 1mm 处的颧骨额部缝合处。其他眼睑结构被轻轻地重新包扎,皮肤被缝合到位(图 19.37、图 19.38)。

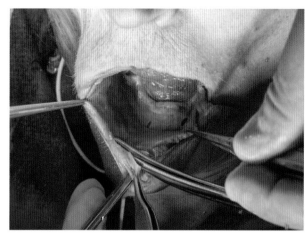

图 19.37　同种异体移植的移入——同种异体移植的口内修剪以掩盖切口瘢痕

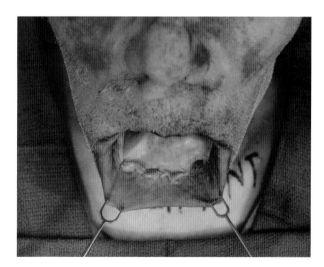

图 19.38　异体移植移入——口内黏膜的贴合

免疫抑制与排斥

移植免疫学的概念超出了本章的范围,但了解药物的广度和它们的及时使用是至关重要的。免疫抑制药物可分为 3 类:诱导治疗、维持治疗和排斥治疗[30]。

通常情况下,在移植前,患者将接受诱导性免疫抑制方案,以试图阻断移植后立即出现的淋巴细胞反应。诱导药物包括抗细胞球蛋白、抗 IL-2R α 链抗体(daclizumab 或 basiliximab)、抗 CD52(almtuzumab)以及或不包括不同的

组合吗替麦考酚酯(mycophenolate mofetil，MMF)和FK506
(他克莫司)和糖皮质激素。最近,抗CD20已被纳入诱导治疗方案[30]。

　　在诱导治疗和移植完成后,患者将开始维持治疗,包括三联疗法,结合MMF和FK506和糖皮质激素。由于担心患者会出现急性排斥反应,所以药物的减量和最小化的程度是有节制的。此外,这些药物的代谢副作用导致了急性和慢性肾脏损伤、糖尿病和感染[53,54]。这促使一些团体利用不同的策略来避免糖皮质激素,并偏离纳入FK506和实施较少肾脏毒性的药物,如西罗莫司或依维莫司[53]。尽管尝试了维持治疗,但几乎所有的面部移植都表现出一种被称为急性排斥的过程。

　　长期以来,皮肤一直被认为是相对于人体其他组织而言最具抗原性的组织[55]。异体移植的皮肤是早期急性排斥反应的主要目标,这一点已经得到了充分的证实[56-59]。急性排斥反应在临床上可通过体检识别为红斑、弥漫性红斑或移植皮肤上无症状的丘疹[56,59,60]。

　　在恢复过程的早期,残余的炎症和水肿可能持续存在,使体格检查变得混乱(图19.39、图19.40)。常规的皮肤活检可以指导外科团队对急性排斥反应的怀疑。排斥的早期证据可见于真皮层的血管周围淋巴细胞浸润。主要的细胞是CD3+/CD4+ T细胞,偶尔有CD8+ 细胞毒性T细胞、FoxP3+ T调节细胞和CD68+ 受体来源的组织细胞。如果不进行治疗,从真皮的排斥反应将发展到表皮,然后发展到皮下[47]。随着排斥反应的严重程度增加,表皮的发现将包括角质细胞的凋亡、坏死和空泡化。显微镜下,非特异性的变化主要涉及真皮和表皮,受累的层次会使病理解释复杂化[61]。基于组织学的发现,一个被称为Banff分类[56]的共识评分系统已经建立,以评估急性排斥反应的严重程度,但在面部VCA的情况下,依靠这个系统来治疗急性排斥反应是有局限的。一些小组研究了黏膜活检[61,62]和前哨皮片移植的效用[63]。这两种方法都没有取代异体皮肤活检的金标准。

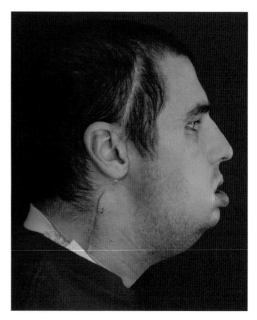

图19.40　急性排斥反应治疗后同种异体移植物水肿和红斑的消退

　　急性排斥反应一旦确认,其治疗方法包括脉冲式静脉注射类固醇,并且通常需要增加维持性免疫抑制方案的剂量。辅助性的FK506局部治疗也被用于皮肤的定向治疗。面部移植文献中的大多数排斥反应都集中在急性排斥反应、其频率和严重程度的暗示上。然而,随着时间的推移,新的排斥反应实体已经宣布自己包括:抗体介导的排斥反应和慢性排斥反应。这些实体仍然很神秘,对治疗有挑战性[64,65]。

小儿面部VCA

　　面部VCA扩展到小儿面部移植,已经有几个小组提出,但仍有争议。在儿童中进行面部VCA的最大的犹豫涉及终生需要免疫抑制药物,以及发生高血压、血脂异常、心血管疾病、恶性肿瘤、骨质疏松症、肾衰竭和其他全身性影响的长期不良风险。已有事实证明,因面部烧伤、毛细血管畸形、半边脸小畸形和神经纤维瘤病而造成颅面畸形的儿童在生命早期和成年后的生活质量受到影响[66]。虽然非生命器官的异体移植是一个有争议的问题,部分原因是患者的骨骼同步生长,以及与移植有关的异体移植和发育障碍[67],但小儿面部移植的主要缺点是不依从。对独立的需求、已知的叛逆期和无力感的状态是青春期和成年早期的典型特征,使患者容易出现非常高的不依从率。据报道,不依从率高达22%,主要原因是青少年移植受者的移植物损失或排斥[65,66]。目前,小儿面部移植被认为是极具争议性的,目前,还没有任何中心进行过小儿面部移植。然而,未来是不断发展的,且最近有人提出支持小儿面部移植的论点[65],特别是最近宾夕法尼亚大学进行的双侧手部移植,取得了显著的效果[66]。

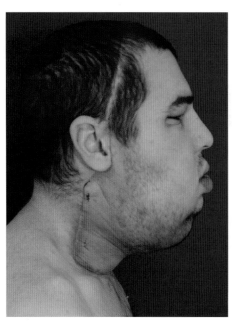

图19.39　移植后的急性排斥反应

未来展望

除药物外,研究方案的方向是耐受性的诱导。这方面的研究主要是在动物模型中进行,以发展嵌合体甚至微嵌合体,但这还没有在人类身上成功证明。

通过各种方案开发新的药物和供体特异性耐受,只是扩大面部 VCA 的一个障碍。对未来候选人的选择对优化结果同样重要。虽然组织再生医学长期以来被吹捧为下一个伟大的重建技术,但其在帮助毁灭性面部损伤的患者方面尚无太多进展。为了支持未来移植的扩展,世界各地的专家必须继续报告其研究成果,以便重建移植界从每一次经验中学习[68]。正如实体器官移植在过去 50 年中的发展,面部 VCA 正处于模仿类似轨迹的快速道路上。

病例

一名 41 岁的男性退役消防员成功接受了全脸、眼睑、耳部、头皮和骨骼亚单位的移植。受体在 2001 年执行任务时遭受了全厚的面部热损伤(图 19.41~图 19.43)。损伤的程度包括双耳和鼻部的软骨破坏。口周软组织挛缩,导致唇部无力和咽喉肿痛。眶部受累导致眨眼机制受损,最终导致视力下降。头皮遭受全厚烧伤,颈部出现挛缩。移植所涉及的面部软组织和头皮组织的范围,构成了迄今为止最广泛的面部移植手术。早期随访显示出令人鼓舞的结果,无论是功能上还是美学上(图 19.44~图 19.46)。反射性和自愿性眨眼保持完好,患者能够说话,保留了口腔能力,恢复了嗅觉,并改善了颈部的运动范围。患者对他的疗效和生活质量的极大改善感到非常满意[30]。

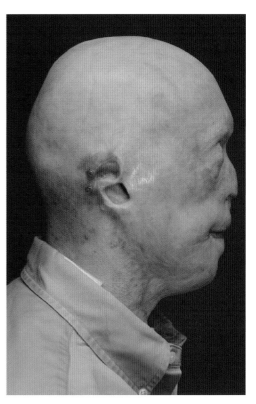

图 19.42　(轮廓图)一位热损伤患者(包括全脸和头皮烧伤)的术前照片

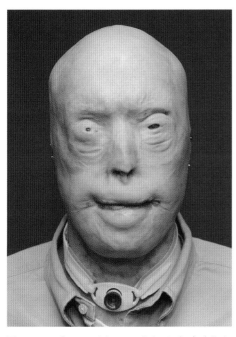

图 19.41　(正视图)一位热损伤患者(包括全脸和头皮烧伤)的术前照片,患者接受了面部移植手术

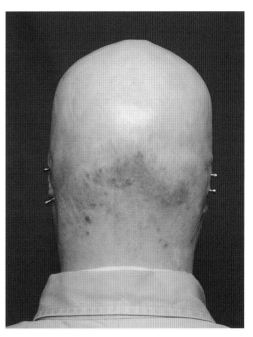

图 19.43　(后视图)一位热损伤患者(包括全脸和头皮烧伤)的术前照片

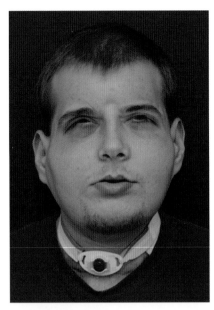

图 19.44 （正视图）面部移植后患者的早期术后效果

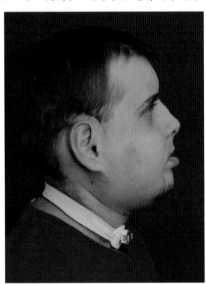

图 19.45 （轮廓图）面部移植后患者的早期术后效果

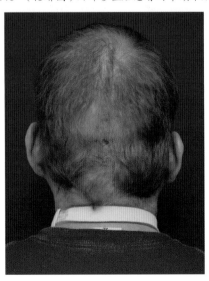

图 19.46 （后视图）患者在面部移植后的早期术后效果

参考文献

1. Sosin M, Rodriguez ED. The Face Transplantation Update: 2016. *Plast Reconstr Surg*. 2016;137:1841–1850.
2. Barker JH, Stamos N, Furr A, et al. Research and events leading to facial transplantation. *Clin Plast Surg*. 2007;34:233–250.
3. Gander B, Brown C, Vasilic D, et al. Composite tissue allotransplantation of the hand and face: a new frontier in transplant and reconstructive surgery. *Transpl Int*. 2006;19:868–880.
4. Merrill JP, Murrary JE, Harrison JH, et al. Successful homotransplantation of the human kidney between identical twins. *J Am Med Assoc*. 1956;160:277–282.
5. Broyles JM, Abt NB, Shridharani SM, et al. The fusion of craniofacial reconstruction and microsurgery: a functional and aesthetic approach. *Plast Reconstr Surg*. 2014;134:760–769.
6. Patel UA, Lin AC. Flap outcomes when training residents in microvascular anastomosis in the head and neck. *Am J Otolaryngol*. 2013;34:407–410.
7. Eckardt A, Meyer A, Laas U, Hausamen JE. Reconstruction of defects in the head and neck with free flaps: 20 years experience. *Br J Oral Maxillofac Surg*. 2007;45:11–15.
8. Pomahac B, Diaz–Siso JR, Bueno EM. Evolution of indications for facial transplantation. *J Plast Reconstr Aesthet Surg*. 2011;64:1410–1416.
9. Woodall JD, Schultz BD, Sosin M, et al. Large animal models for vascularized composite allotransplantation. *Curr Transplant Rep*. 2014;1:190–196.
10. Brandacher G, Grahammer J, Sucher R, et al. Animal models for basic and translational research in reconstructive transplantation. *Birth Defects Res C Embryo Today*. 2012;96:39–50.
11. Chełmoński A, Jabłecki J, Sycz Z. Composite allotransplantations of knee joint, larynx, uterus, abdominal wall, face and penis. *Ann Transplant*. 2007;12:5–11.
12. Devauchelle B, Badet L, Lengele B, et al. First human face allograft: early report. *Lancet*. 2006;368:203–209.
13. Petit F, Paraskevas A, Lantieri L. A surgeon's perspective on the ethics of face transplantation. *Am J Bioeth*. 2004;4:14–16, discussion 23–31.
14. Barker JH, Furr A, Cunningham M, et al. Investigation of risk acceptance in facial transplantation. *Plast Reconstr Surg*. 2006;118:663–670.
15. Pomahac B, Diaz–Siso JR, Bueno EM. Evolution of indications for facial transplantation. *J Plast Reconstr Aesthet Surg*. 2011;64:1410–1416.
16. Faggin BM, Nguyen KT, Nicolelis MA. Immediate and simultaneous sensory reorganization at cortical and subcortical levels of the somatosensory system. *Proc Natl Acad Sci USA*. 1997;94:9428–9433.
17. Diaz–Siso JR, Sosin M, Plana NM, Rodriguez ED. Face transplantation: Complications, implications, and an update for the oncologic surgeon. *J Surg Oncol*. 2016;113:971–975.
18. Cavadas PC, Ibáñez J, Thione A. Surgical aspects of a lower face, mandible, and tongue allotransplantation. *J Reconstr Microsurg*. 2012;28:43–47.
19. Pomahac B, Pribaz J, Eriksson E, et al. Three patients with full facial transplantation. *N Engl J Med*. 2012;366:715–722.
20. Carty MJ, Bueno EM, Lehmann LS, Pomahac B. A position paper in support of face transplantation in the blind. *Plast Reconstr Surg*. 2012;130:319–324.
21. Meningaud JP, Benjoar MD, Hivelin M, et al. Procurement of total human face graft for allotransplantation: a preclinical study and the first clinical case. *Plast Reconstr Surg*. 2010;126:1181–1190.
22. Carty MJ, Hivelin M, Dumontier C, et al. Lessons learned from simultaneous face and bilateral hand allotransplantation. *Plast Reconstr Surg*. 2013;132:423–432.
23. Gordon CR, Zor F, Cetrulo C Jr, et al. Concomitant face and hand transplantation: perfect solution or perfect storm? *Ann Plast Surg*. 2011;67:309–314.
24. Farné A, Roy AC, Giraux P, et al. Face or hand, not both: perceptual correlates of reafferentation in a former amputee. *Curr Biol*. 2002;12:1342–1346.
25. Zhong R, He G, Sakai Y, et al. Combined small bowel and liver transplantation in the rat: possible role of the liver in preventing intestinal allograft rejection. *Transplantation*. 1991;52:550–552.
26. Starzl TE, Demetris AJ, Murase N, et al. Cell migration, chimerism, and graft acceptance. *Lancet*. 1992;339:1579–1582.

27. Nasir S, Bozkurt M, Klimczak A, et al. Large antigenic skin load in total abdominal wall transplants permits chimerism induction. *Ann Plast Surg*. 2008;61:572–579.

28. Gordon CR, Zor F, Siemionow M. Skin area quantification in preparation for concomitant upper extremity and face transplantation: a cadaver study and literature review. *Transplantation*. 2011;91:1050–1056.

29. Dorafshar AH, Bojovic B, Christy MR, et al. Total face, double jaw, and tongue transplantation: an evolutionary concept. *Plast Reconstr Surg*. 2013;131:241–251.

30. Sosin M, Ceradini DJ, Levine JP, et al. Total face, eyelids, ears, scalp, and skeletal subunit transplant: a reconstructive solution for the full face and total scalp burn. *Plast Reconstr Surg*. 2016;138:205–219.

31. Brazio PS, Barth RN, Bojovic B, et al. Algorithm for total face and multiorgan procurement from a brain-dead donor. *Am J Transplant*. 2013;13:2743–2749.

32. Lantieri L, Grimbert P, Ortonne N, et al. Face transplant: long-term follow-up and results of a prospective open study. *Lancet*. 2016;S0140–6736(16)31138–2.

33. Dubernard JM, Lengele B, Morelon E, et al. Outcomes 18 months after the first human partial face transplantation. *N Engl J Med*. 2007;357:2451–2460.

34. Gordon CR, Siemionow M, Papay F, et al. The world's experience with facial transplantation: what have we learned thus far? *Ann Plast Surg*. 2009;63:572–578.

35. Lantieri L, Hivelin M, Audard V, et al. Feasibility, reproducibility, risks and benefits of face transplantation: a prospective study of outcomes. *Am J Transplant*. 2011;11:367–378.

36. Lantieri L, Meningaud JP, Grimbert P, et al. Repair of the lower and middle parts of the face by composite tissue allotransplantation in a patient with massive plexiform neurofibroma: a 1-year follow-up study. *Lancet*. 2008;372:639–645.

37. Siemionow M, Papay F, Alam D, et al. Near-total human face transplantation for a severely disfigured patient in the USA. *Lancet*. 2009;374:203–209.

38. Singhal D, Pribaz JJ, Pomahac B. The Brigham and Women's Hospital face transplant program: a look back. *Plast Reconstr Surg*. 2012;129:81e–88e.

39. Coffman KL, Gordon C, Siemionow M. Psychological outcomes with face transplantation: overview and case report. *Curr Opin Organ Transplant*. 2010;15:236–240.

40. Brandacher G. Composite tissue transplantation. *Methods Mol Biol*. 2013;1034:103–115.

41. Ashvetiya T, Mundinger GS, Kukuruga D, et al. Donor-recipient human leukocyte antigen matching practices in vascularized composite tissue allotransplantation: a survey of major transplantation centers. *Plast Reconstr Surg*. 2014;134:121–129.

42. Paramesh AS, Sullivan K, Heneghan J, et al. A direct comparison of donor peripheral blood vs. lymph nodes as a source of crossmatching material for kidney transplantation. *Am J Transplant*. 2012;12:337.

43. Gordon CR, Avery RK, Abouhassan W, Siemionow M. Cytomegalovirus and other infectious issues related to face transplantation: specific considerations, lessons learned, and future recommendations. *Plast Reconstr Surg*. 2011;127:1515–1523.

44. Schneeberger S, Lucchina S, Lanzetta M, et al. Cytomegalovirus-related complications in human hand transplantation. *Transplantation*. 2005;80:441–447.

45. Erdbruegger U, Scheffner I, Mengel M, et al. Impact of CMV infection on acute rejection and long-term renal allograft function: a systematic analysis in patients with protocol biopsies and indicated biopsies. *Nephrol Dial Transplant*. 2012;27:435–443.

46. Dzabic M, Rahbar A, Yaiw KC, et al. Intragraft cytomegalovirus protein expression is associated with reduced renal allograft survival. *Clin Infect Dis*. 2011;53:969–976.

47. Sosin M, Woodall J, Schultz B, et al. Evolving concepts of skin and mucosal biopsy in facial vascularized composite allotransplantation. *Curr Transplant Rep*. 2014;1:197–202.

48. BenMarzouk–Hidalgo OJ, Cordero E, Gomez–Cia T, et al. First face composite-tissue transplant recipient successfully treated for cytomegalovirus infection with preemptive valganciclovir treatment. *Antimicrob Agents Chemother*. 2011;55:5949–5951.

49. Burra P, Rodriguez–Castro KI. Neoplastic disease after liver transplantation: Focus on *de novo* neoplasms. *World J Gastroenterol*. 2015;21:8753–8768.

50. Morelon E, Testelin S, Petruzzo P, et al. Face transplantation with combined hematopoietic stem cell infusion and vascularized bone marrow: first year of follow-up. *Transpl Int*. 2011;24:75.

51. Petruzzo P, Kanitakis J, Testelin S, et al. Clinicopathological findings of chronic rejection in a face grafted patient. *Transplantation*. 2015;99:2644–2650.

52. Mohan R, Borsuk DE, Dorafshar AH, et al. Aesthetic and functional facial transplantation: a classification system and treatment algorithm. *Plast Reconstr Surg*. 2014;133:286–297.

53. Diaz–Siso JR, Fischer S, Sisk GC, et al. Initial experience of dual maintenance immunosuppression with steroid withdrawal in vascular composite tissue allotransplantation. *Am J Transplant*. 2015;15:1421–1431.

54. Diaz–Siso JR, Parker M, Bueno EM, et al. Facial allotransplantation: a 3-year follow-up report. *J Plast Reconstr Aesthet Surg*. 2013;66:1458–1463.

55. Murray JE. Organ transplantation (skin, kidney, heart) and the plastic surgeon. *Plast Reconstr Surg*. 1971;47:425–443.

56. Kanitakis J, Jullien D, Petruzzo P, et al. Clinicopathologic features of graft rejection of the first human hand allograft. *Transplantation*. 2003;76:688–693.

57. Cendales LC, Kanitakis J, Schneeberger S, et al. The Banff 2007 working classification of skin-containing composite tissue allograft pathology. *Am J Transplant*. 2008;8:1396–1400.

58. Morelon E, Kanitakis J, Petruzzo P. Immunological issues in clinical composite tissue allotransplantation: where do we stand today? *Transplantation*. 2012;93:855–859.

59. Landin L, Cavadas PC, Nthumba P, Ibañez J, Vera-Sempere F. Preliminary results of bilateral arm transplantation. *Transplantation*. 2009;88:749–751.

60. Schneeberger S, Kreczy A, Brandacher G, Steurer W, Margreiter R. Steroid- and ATG-resistant rejection after double forearm transplantation responds to Campath-1H. *Am J Transplant*. 2004;4:1372–1374.

61. Chaudhry A, Sosin M, Bojovic B, et al. Defining the role of skin and mucosal biopsy in facial allotransplantation: a 2-year review and analysis of histology. *Plast Reconstr Surg*. 2015;136:559–567.

62. Bergfeld W, Klimczak A, Stratton JS, Siemionow MZ. A four-year pathology review of the near total face transplant. *Am J Transplant*. 2013;13:2750–2764.

63. Kueckelhaus M, Fischer S, Lian CG, et al. Utility of sentinel flaps in assessing facial allograft rejection. *Plast Reconstr Surg*. 2014;135:250–258.

64. Chandraker A, Arscott R, Murphy GF, et al. The management of antibody-mediated rejection in the first presensitized recipient of a full-face allotransplant. *Am J Transplant*. 2014;14:1446–1452.

65. Petruzzo P, Kanitakis J, Testelin S, et al. Clinicopathological findings of chronic rejection in a face grafted patient. *Transplantation*. 2015;99:2644–2650.

66. Marchac A, Kuschner T, Paris J, et al. Ethical issues in pediatric face transplantation: should we perform face transplantation in children? *Plast Reconstr Surg*. 2016;138:449–454.

67. Bartlett SP, Chang B, Levin LS. Discussion: ethical issues in pediatric face transplantation: should we perform face transplantation in children? *Plast Reconstr Surg*. 2016;138:455–457.

68. Mardini S. *Facial Transplantation – The Rochester, Minnesota Clinical Experience & Lessons Learned*. AONA State of the Art: Facial Reconstruction and Transplantation. May 19, 2017. New York, NY.

第二部分

小儿整形外科

第20章

颅面复合体的组织胚胎学

Jingtao Li and Jill A. Helms

概要

- 认识人类颅面部的发育是理解颅面部畸形的基础。
- 纵轴和横轴的建立对于颅面部正常发育很重要。
- 神经嵴细胞是一种具有多向分化潜能的、可移行的间充质细胞，并形成大部分的面部骨架结构。
- 面裂是一种多因素疾病。多信号通路中单基因突变可以导致面裂。
- 颅脑是由软骨部分和膜性部分组成。软骨部分起源于胚胎中胚层，膜性部分起源于脑神经嵴。
- 颅缝在婴儿时期通过未分化细胞和有分化为成骨细胞潜能的细胞之间复杂的平衡体系保持未闭合的状态。
- 5 对鳃弓衍变成人类面部和颈部。
- 有 3 种已确定的致畸因子：视黄酸、酒精以及环巴胺可影响颅面部的发育。

简介

人们来到这个世界，准备与周围的面孔建立联系；它实际上是硬性连接到人的神经回路中。人的大脑中有一个特殊区域，位于梭形颞叶中，该区域充满了神经元，当个体看着一张脸时，这些神经元会优先激活[1]。出生后几分钟内，婴儿就开始使用这个面部识别域；研究表明，即使是很小的婴儿也表现出强烈的看脸偏好，而不是看所有其他物体[2]。因此，在一个最终负责协调每一项活动的大脑中，维持所有身体功能并确保生存，有一些极为珍贵的财产，其唯一明显的目的是回应人们的面孔。不是一个物体，不是一棵树、一块石头、一根香蕉或其他任何东西，只是一张脸。这也不是原始人的特化；包括绵羊在内的其他哺乳动物也有类似的面部识别位点[3]。

人类"读懂一张脸"的能力对其生存至关重要。颜面是人们与世界和彼此沟通的通道。"人类的福祉取决于情感的表达和识别"，Charles Darwin 在《人与动物的情感表达》（*The Expression of the Emotions in Man and Animals*）一书中写道[4]。当观察任何带着婴儿的成年人时，都可以支持达尔文这一说法：在婴儿必须掌握的所有运动技能中，没有比模仿周围人的面部表情更为重要的了。即使在很小的时候，人类就投入了大量的注意力和精力来教婴儿面部表情所需的动作。事实上，人们已经知道，那些没有能力或对学习这项任务不感兴趣的儿童后来常常被诊断出患有孤独症等疾病。这种对脸的关注最终转化为人们的颜面，成为人们身份特征的核心。本章致力于解释人类这一重要的解剖结构是如何产生的。本章追本溯源，从精子使卵子受精开始，即当头和尾第一次区分开来时；本章内容涉及整个胚胎期，然后进入胎儿期。基因研究的快速发展为理解如何造成人类颜面部比例的不对称和不平衡的基因突变提供了一个框架。这些丰富的新数据代表了了解颅面出生缺陷分子、细胞和环境因素的重要一步；学界下一个挑战是找出如何利用这些数据来减少、改善甚至可能预防这些先天缺陷的发生。

颅面复合体

Ralph Waldo Emerson 曾写道："在一个人脸上几乎方英寸的地方，就可以看到他所有祖先的特征；这个地方可以表达他所有的过往和未来"[5]，他简洁地总结了颅面复合体的意义。人类这一解剖学区域决定了别人不同个体的方式，也决定了人们看待自己的方式，因此，数百年来一直是深入研究的领域。

颅面复合体主要来源于脑神经嵴细胞和中胚层细胞，它们通过精心编排相互起作用，形成复合组织，包括骨骼、肌肉组织、结缔组织和头部特有的上皮细胞化。从而建立头部区域和颅面发育阶段，被动细胞迁移和主动细胞迁移都参与原肠胚形成和神经形成。正如人们可能心存怀疑，影响细胞迁移的时间、速度或程度的干扰通常会导致颅面缺损；这些将在本章下文详细讨论。颅面复合体还包含负责视觉、味觉、嗅觉和声音的器官，因此必须将这些感官输入整合到头部结构中。

　　与其他组织一样，颅面复合体通过一系列相互作用后组织同步发展。然而，在头部的神经和非神经外胚层之间；在外胚层和内胚层之间；在外胚层、内胚层和中胚层之间都发生了相互作用。介导这些相互作用的分子信号在很大程度上已经被确定，因此，人们越来越了解特定信号通路中的扰动如何表现为特定的颅面畸形。显然，几十年的研究让人们了解了许多颅面变形的病因，这无疑为今后开发治疗干预措施治疗——或者预防——此类异常奠定了基础。

从尾部区分头部

　　Lewis Wolpert 的著名描述不是出生、结婚或死亡，而是将原肠胚发育作为人一生中最重要的阶段[6]。正是在这一时期，胚胎的"头部"和"尾部"方向才牢固地得以确立。在原肠胚形成之前，一个新形成的合子必须产生足够数量的细胞，最终形成一个完整的胚胎。为了达到这个目

的，合子反复分裂，产生一个称为桑葚胚的坚实的桑葚细胞团。正是在这个阶段，桑葚胚穿过输卵管进入子宫。随着细胞进一步分裂，桑葚胚变成胚泡，胚泡本身由两个部分组成。第一种成分是滋养层，它有助于形成和支持滋养发育中胚胎的胎盘结构；第二个成分是分化成胚胎的成胚细胞。

　　原肠胚开始形成于人类的第三周生命，这是一个仅限于胚胎母细胞的事件，它开始于一个跨圆形状人类胚胎长度的内陷。这种内陷称为原始条纹，细胞从外胚层以头部（颅侧）到尾部（尾侧）的梯度流入内陷。当它们移行经过原始条纹的最尾部时，细胞经过一个叫做 Hensen 结的解剖标志。正是在这一刻，细胞暴露于化学形态因子中影响它们的最终行为。

颅面复合体模式化

　　原肠胚形成了 3 个胚层——外胚层、中胚层和内胚层——而神经形成了第四个胚层，即神经嵴。在神经形成过程中，扁平的神经板转化为神经管（图 20.1）。这种转变对面部发育有重要影响，因为神经板的内侧区域成为神经管的腹侧表面，而神经板的外侧区域构成神经管的背侧表面（见图 20.1）。控制颅面发育的一些最重要的信号通路实际上涉及指定神经板的内侧和外侧区域。例如，前神经板的内侧区域由分泌蛋白质的

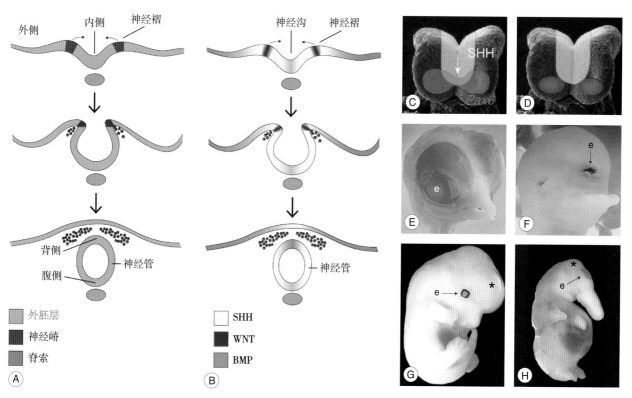

图 20.1 （A，B）在神经形成过程中 Sonic hedgehog（SHH）（黄色）、WNT（红色）和 BMP（绿色）发出的信号及基因表达模式。（C）SHH（黄色）在内侧神经板有 Pax6 表达（橙色）在哑铃状区域，对应特征视野。（D）通过 SHH 表达将 Pax6 的表达细胞分为两个双侧结构域。（E）野生型鸡胚。（F）独眼畸形雏胚。（G）胚胎 15.5 天野生型小鼠胚胎。（H）由于神经板 SHH 缺失导致单一 Pax6 前中线持续存在，小鼠胚胎表现出带有喙部的独眼畸形。e，眼

刺猬（Hedgehog, HH）家族中的信号形成图案。Sonic Hedgehog（SHH）在神经形成期间在该中线区域表达，其主要功能是抑制转录因子 PAX6 的活性（见图 20.1）[7]。PAX6 是眼睛发育的主要转录调节因子[7]。SHH 通常在两个分子的表达域重叠的中间域抑制 PAX6 功能；因此，一个表达 PAX6 的单一眼区被分成两个双侧对称的 PAX6 阳性眼区[8]。当 SHH 信号丢失或阻断时，如先天性前脑无裂（holoprosencephaly, HPE）病例，PAX6 表达持续存在于内侧区。因此，单个 PAX6 阳性视野未被细分，受累胎儿表现出睫状体畸形[9,10]（见图 20.1）。HPE 中的其他中线结构也受到影响[11]：鼻部可能完全缺失，或者胎儿可能有一个称为长鼻的管状结构代替鼻部。在HPE 病情较轻的情况下，受累胎儿的眼睛可以放得很近[12]。在轻度 HPE 中，受影响个体可表现出低倍性 M12；在 HPE 的缩微标本中，患者可能只显示一颗中切牙。所有这些异常都有一个共同特征：它们代表了颅面复合体中外侧生长的崩溃，这可归因于中断中线刺猬信号[13]。

SHH 参与指定神经板的内侧区域；神经板的外侧区域由骨形态发生蛋白（bone morphogenetic protein, BMP）家族中的信号指定。与 HH 蛋白一样，BMP 是分泌型生长因子，BMP 信号的梯度有助于确定神经板的哪个区域将产生神经外胚层（从而形成大脑），哪个区域将产生非神经外胚层（从而形成表皮）。正如 SHH 的缺失会导致 HPE 一样，BMP 信号的升高也会导致 HPE；BMP 信号通常被限制在神经板的外侧边缘，但在其区域扩大的情况下，它们可以中断内侧SHH 功能。以这种方式受累的胚胎表现出面部中部区域的

变窄和 HPE 的缩微版本（见图 20.1）[14]。BMP 也是非常重要的背部信号，指定发育中前脑的顶板[15]。

脑神经嵴的形成

在神经形成过程中，一个新的神经嵴细胞群体形成了折叠神经管的背侧区域，特别是来自一个称为神经皱襞的区域；这种神经褶皱定义了神经和非神经外胚层之间的边界（见图 20.1）。当柱状外胚层细胞分离并转化为细长的间充质细胞时，神经嵴细胞在该边界区域产生（图 20.2）。这一过程被称为上皮-间充质转化（epithelial-to-mesenchymal transition, EMT），是正常神经嵴细胞的独特特征；这也是转移细胞的一个共同特征[16]。神经嵴和转移细胞具有其他共同特征，例如，它们都具有高度侵袭性[17]。由于这种相似性，人们在理解神经嵴细胞迁移的分子调控方面付出了相当大的努力[18]。例如，神经嵴细胞迁移部分由转录因子 Slug的作用决定，迁移完成后，Slug 的表达通常被关闭[19]。然而，高侵袭性癌细胞继续表达高水平的 Slug，更重要的是，源于表达 Slug 的神经嵴细胞的癌细胞比源于中胚层细胞的癌细胞更具侵袭性[20]。当 Slug 失活时，即使是源于神经嵴的癌细胞，细胞也会变得非转移[21]。这些研究证明了控制神经嵴行为和癌细胞行为的分子程序之间的重要相似性，并强调了理解颅面复合体的发育如何能够对理解癌症转移等过程产生直接影响。

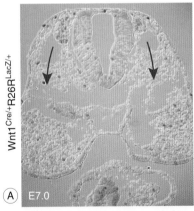 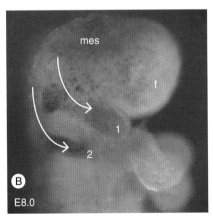 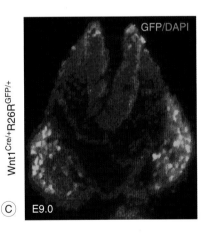 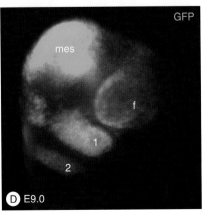

图 20.2 小鼠胚胎中的神经嵴迁移。（A）胚胎第 7 天神经嵴细胞的规格。（B）神经嵴细胞在胚胎第 8 天开始迁移。（C）冠状切面和（D）整体样本显示胚胎第 9 天迁移的神经嵴细胞。mes，中脑；f，额突；1，第一咽弓；2，第二咽弓

神经嵴细胞的产生也密切依赖于分泌蛋白的 Wnt 途径。Wnt 蛋白首先在神经皱襞中表达；如果 Wnt 信号在此阶段被实验阻断，则神经嵴细胞无法生成[22]。Wnt 信号反过来驱动许多转录因子的表达，包括 Slug（前文所述）以及 Sox9 和 FoxD3[23]。对这些神经嵴转录因子的破坏导致一系列严重的先天性疾病缺陷。例如，Sox9 在神经嵴细胞中表达[24]，而该转录因子的突变与钟形发育不良有关[25]，阑尾骨骼表现出弯曲和成角缺陷；此外，受影响的婴儿表现为小头畸形、脑积水、高鼻距、小鼻梁或扁平鼻梁、小颌畸形和腭裂[26]。

神经嵴诱导剂 Sox10[27] 的突变导致周围脱髓鞘神经病变、中枢性髓鞘发育不良、Waardenburg 综合征和先天性巨结肠（PCWH[28]）。这种疾病的临床特征包括神经感觉性耳聋和广泛的周围神经病变。鉴于神经嵴细胞在神经胶质细胞生成中的重要作用[29]，这种复杂的先天性综合征的基础很容易理解。

神经嵴外流

一旦指定，脑神经嵴细胞必须开始从背神经管广泛迁移到腹侧定位的咽弓（见图 20.2）。这种迁移过程的中断是被称为神经嵴病的畸形分类的基础。

CHARGE 综合征是一种公认的神经嵴病变，表现为眼缺损、心脏缺损、后鼻孔闭锁和耳朵异常。CHD7 基因突变导致 70%~90% 的 CHARGE 综合征病例[30]。CHD7 缺失导致 p53（一种肿瘤抑制基因）激活[31]，p53 蛋白表达增加抑制与神经嵴迁移相关的基因，包括 SNAIL2 和 ETS1。由于神经嵴迁移中断，颅面形态发生和心脏发育受到干扰[32]。

神经嵴迁移的控制固然很重要，但神经嵴细胞如何知道该走哪条路径，以及它们的最终目的地是哪些？新的数据表明，迁移的神经嵴细胞在其细胞表面含有受体，特异性识别相邻上皮细胞上发现的指导线索。相对于神经嵴，上皮（即内胚层和外胚层）细胞是静止的，因此，当它们到达咽弓时，可以向神经嵴提供方向[33]。引导线索可以起到积极（吸引）和消极（排斥）信号的作用，其中最主要的是 Ephrins[34]。这些相同的引导线索也将轴突指向正确的目标[35]。

有效的神经嵴迁移部分受趋化性控制，即细胞向指示物质的运动。神经嵴细胞利用一种被称为原发性纤毛的表面细胞器来感知这些"指示物质"。这些原发性纤毛是 HH 信号转导所必需的[36]，通过功能丧失分析证明了它们在调节神经嵴细胞行为中的重要性。例如，在原发性纤毛上下移动蛋白质的鞭毛内运输系统成分的缺失，导致 HH 信号和颅面缺损（包括额鼻发育不良）的扰动[13,37]。神经嵴迁移所必需的其他几个因素，包括 SDF-1、PDGF-AA 和 VEGFA，将受体定位在原发性纤毛上。有关该主题的优秀综述，可参见 Chang 等的文献[38]。

脑神经嵴的分化

一旦神经嵴细胞完成到咽弓中的迁移，其必须通过增殖过程扩张，然后分化。神经嵴细胞之所以被称为干细胞，是因为它们分化成多种细胞类型[39]。在头部区域，神经嵴细胞产生神经、牙源性和骨骼性组织，以及黑素细胞、一些固有的眼肌、包围头部血管的周细胞，和脂肪细胞（图 20.3）。在躯干区域，神经嵴细胞产生周围神经系统的感觉神经元和胶质细胞，包括肠神经系统[40]。

控制这一系列细胞表型的因素一直是大量研究的焦点。新研究表明，表观遗传学在这一过程中起着重要作用（Hu 等[41] 对此进行了综述）。例如，颅面软骨、骨骼和肌肉都来源于单个神经嵴细胞群；然而，学界目前尚不清楚一组共享相同基因信息的细胞如何分化成如此多种的细胞类型。Joanna Wysocka 及其同事已经证明，DNA 中称为增强子的调控元件负责转录因子的活性，进而调节给定神经嵴细胞群体中的转录组[42]。神经嵴细胞的表观基因组图谱已用于识别人类神经嵴细胞中的增强子"特征"，预测随着脑神经嵴细胞分化，哪些基因将被打开和关闭[43]，甚至哪些增强子特征被认为是造成人类

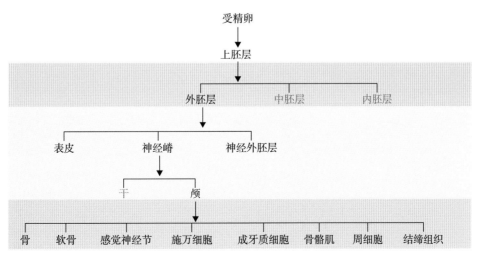

图 20.3　脑神经嵴分化

（相对于灵长类）面部特征的原因[44,45]。这些研究为灵长类颅面变异的形成提供了一些初步线索[46]。

鳃弓的组建

神经嵴鳃弓是面部发育的起始材料（图20.4）。鳃弓由鳃裂分开，每个鳃裂产生多种结构。鳃裂1形成了听筒、中耳和部分鼓膜。鳃裂2形成部分中耳和腭扁桃体，鳃裂3形成下甲状旁腺和胸腺细胞。第四个鳃裂有助于甲状旁腺上部和胸腺，与第六个鳃裂一起有助于喉的肌肉组织和软骨（见图20.4）。鳃弓从前到后呈梯度形成：第一个鳃弓出现在第22天；第二和第三个鳃弓在第24天依次出现；第四到第六个鳃弓在第29天依次出现。表20.1总结了每个鳃弓的衍生结构。

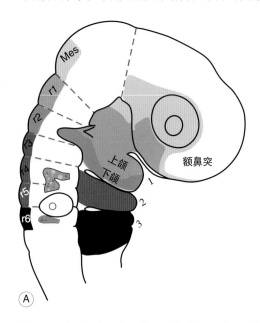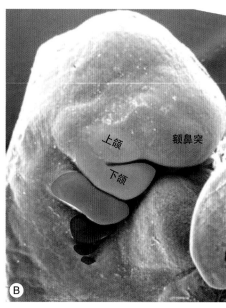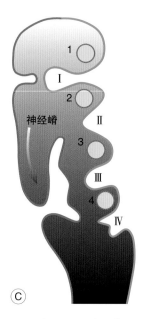

图20.4 （A）神经嵴从菱形到相应鳃弓的迁移模式。菱形节的颜色与鳃弓相匹配，表明特定的鳃弓或面部突起的神经嵴细胞来自某个菱形节。（B）咽弓的扫描电子图像。这些鳃弓用不同的颜色表示。（C）咽裂和咽袋的生长（罗马数字）。鳃弓（1、2、3、4）由神经嵴核心（紫色）和中胚层（橙色）组成，被表面外胚层（蓝色）和咽内胚层（绿色）包围

表20.1　鳃弓衍生结构

鳃弓	骨	肌肉	神经	动脉
第一鳃弓（下颌和上颌）	砧骨、锤骨、颧骨、鳞骨；部分颞骨、下颌骨和上颌骨	咀嚼肌/咬肌	三叉神经	上颌动脉
第二鳃弓（舌骨）	镫骨、颞骨茎突、茎突舌骨韧带；小角和舌骨体	表情肌	面神经	镫骨动脉
第三鳃弓	大角和舌骨下体	茎突咽肌（喉部）	舌咽神经	颈总/内动脉
第四和第六鳃弓	喉软骨	咽收缩肌、发声肌、腭舌肌（舌）、食管上部肌	迷走神经	主动脉弓、右锁骨下动脉、肺动脉原芽、动脉导管、肺动脉根

Modified from Moody SA（ed）. Principles of Developmental Genetics.Burlington，MA：Academic Press；2007, Ch. 30, Table 1.

面部主要来自第一鳃弓。随着牙弓内神经嵴细胞的增殖，牙弓向前（颅侧）向后（尾侧）扩张。颅骨肿胀产生上颌骨隆起，形成上颌，尾侧肿胀产生下颌骨隆起，形成下颌。随着上下颚的发育，第二鳃弓（又称舌骨弓）起支撑作用。第三鳃弓形成舌骨下缘、舌根、会厌、甲状腺和下甲状旁腺。第四和第六鳃弓共同形成喉。

鳃弓发育畸形

第一和第二鳃弓发育不足是最常见的面部畸形之一的基础，被统称为颅面部短小畸形。颅面部短小症的临床表现包括外耳和中耳、下颌骨、颧骨、上颌骨、颞骨、面部肌肉、咀嚼肌、腭肌、舌头和腮腺发育不全引起的不对称[47]。颅面短小症的严重程度可以从细微的面部不对称（耳前皮肤标记较小）到严重的双侧畸形（包括小耳畸形、小眼畸形和下颌发育不全，可损害气道）。在绝大多数病例中，颅面部微粒症的病因尚不清楚，但有几个危险因素，包括母亲使用血管活性药物、糖尿病和中期妊娠出血。这一畸形序列的分子基础仍在争论中，但一些数据表明，这是由于脑神经嵴增生不足，导致比正常弓小。增殖不足的根本原因可能来自缺血，继发于为该区域提供初始血液供应的镫骨动脉的缺陷[47]。

另一类可归因于第一和第二鳃弓异常发育的畸形是一系列病因学上不均一的颅面畸形，称为下颌骨面骨发育不良。下颌骨面骨发育不良与颅面部短小症相似，其特征是颧骨和下颌骨发育不全；然而，其显著特征是，在下颌骨面骨发育不良中，该综合征的表现是对称的[26]。一种经过充分研究的下颌骨面骨发育不良是 Treacher-Collins 综合征，一种常染色体显性遗传疾病，特征为双侧咽弓衍生结构缺陷，包括下颌和颧骨发育不全、小耳畸形和巨口裂。Treacher-Collins 综合征的遗传基础是由于核仁磷蛋白、糖浆的表达受到干扰[48]。编码糖浆的 TCOF1 基因的常染色体显性突变中断了神经嵴细胞的形成和增殖，导致 Treacher-Collins 患者的发育不良特征[48]。

下颌骨面骨发育不良的另一个例子是 22q11.2 缺失综合征，也被称为 DiGeorge 综合征，其特征是腭裂、心血管异常以及第三和第四咽裂衍生结构（即胸腺和甲状旁腺）发育不全或发育不良。22q11.2 缺失综合征是由 TBX1 基因的单倍体不足引起的[49]。TBX1 编码一种转录因子，该转录因子调节参与控制神经嵴迁移的未知基因的表达[50]。神经嵴细胞本身不需要 TBX1；相反，科学家利用 DiGeorge 综合征的小鼠模型[51]证明，由于缺乏咽袋内胚层提供的指导线索，导致神经嵴细胞异常迁移[52]。这些分析清楚地表明，神经嵴迁移密切依赖于周围外胚层和内胚层的线索[53]，而神经嵴细胞的缺陷——由迁移中断、增殖不足或细胞过度死亡引起——是许多以结构不发达为特征的颅面综合征的基础[54]。

面部搭建

面部的基本形态是在人类发育的第 4 周到第 10 周之间，以及小鼠发育的胚胎第 10~15 天之间建立的（图 20.5）。在这两种哺乳动物中，脸是由中线额鼻突和三对额鼻突、上颌、侧鼻和下颌突融合而成。每个突起都充满了脑神经嵴细胞。下文将讨论每个日珥及其产生的结构。尽管存在明显的表型差异，但人类和小鼠胚胎的脸在发育的系统发育阶段具有非常相似的蓝图（见图 20.5）。通过选择性细胞增殖，其中一个面部突起以物种特异性方式相对于另一个进行扩展[55-57]，每个面部的最终表型得以建立。

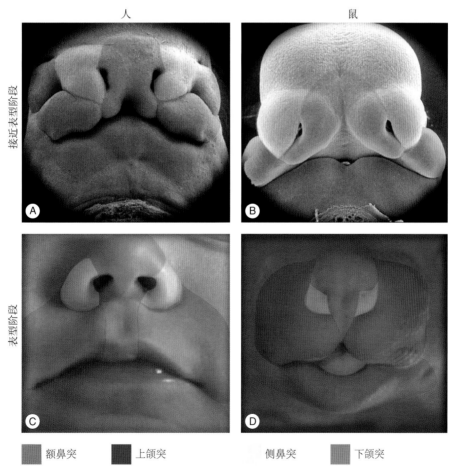

图 20.5　脊椎动物面突（A~D）。额鼻突（紫色）形成额部、鼻部中间、人中和初发腭；上颌突（蓝色）形成面部和嘴唇的两侧及继发腭；侧鼻突（黄色）形成鼻部两侧；下颌突（红色）形成下颌

鼻腔中线上的凹陷称为鼻中隔,其特征为鼻中隔下隆起(见图 20.5)。额鼻隆起的结构包括额部、鼻中部、中柱、鼻中隔、上唇中部和初发腭(见图 20.5)。额鼻源性主腭和鼻中隔与双侧腭架(源自上颌突,见下文)融合,形成口腔顶部的前部。

在颅面发育早期,人和小鼠的侧鼻隆起在大小上几乎与额鼻隆起相等(见图 20.5),但随着时间的推移,侧鼻隆起中的细胞增殖明显低于额鼻隆起中的细胞增殖;因此,它们产生的结构(即鼻翼)要小得多(见图 20.5)。

上颌突最初与侧鼻突大小相等(见图 20.5),但神经嵴增生旺盛最终导致上颌突形成上颊、侧上唇、上颌和副腭(见图 20.5)。下颌隆起从第一咽弓开始作为一个单独的单位生长,中间有一个分离的切口(见图 20.5)。通过间充质增生和外胚层迁移,双侧下颌骨突起之间的缺口被抹去,突起最终相互融合,而不是融合。最终,下颚突出形成下颊、下唇、下颚,包括口底和颏下区,以及部分中耳和舌前 2/3(见图 20.5)。因此,在哺乳动物中,面部的构造是保守的,选择性神经嵴细胞增殖导致特异性面部形态的变化。

面部融合与面裂缺损

细胞增殖导致面部突起生长,并使它们彼此接近;下一个关键步骤是创建无缝的融合。这一过程分为两个完整的步骤:黏合与融合。当它们接触时,包围每个突起的外胚层必须"让开",以创造一个统一的面部结构。外胚层细胞似乎被去除的一种机制是通过区域性程序性细胞死亡,导致外胚层/上皮的表层"脱落",只留下完整的基底上皮层[58]。当面部突起融合时,细胞连接通过黏附连接(如桥粒)的形成得到加强和稳定[58]。干扰素调节因子 IRF6 的突变导致腭架和舌头之间的不适当黏附,从而导致小鼠和人类的腭裂表型[59]。因此,每一个面部突起的生长程度或融合过程的中断都可能导致面部裂。

裂缝可以以多种方式进行分类;在这里,作者提出了一个胚胎学观点的面裂病因。当额鼻突和上颌突不能融合时,结果就是唇裂(图 20.6)。当鼻侧突和上颌侧突无法融合时,结果是面部斜裂(见图 20.6)。当额鼻和侧鼻隆起不能融合时,结果是鼻翼裂(见图 20.6)。上颌和下颌的突起必须融合,否则会出现横向的面部裂缝(见图 20.6)。其他的面部唇裂(如中上唇腭裂、中下唇腭裂)也可能出现,但这些情况比较少见。

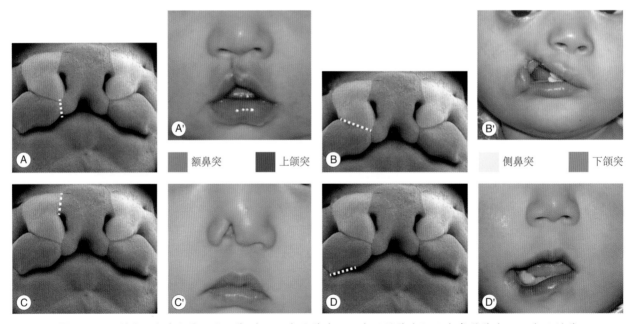

图 20.6　面横突融合中断导致的面裂。(A,A′)唇裂;(B,B′)面斜裂;(C,C′)鼻翼裂;(D,D′)面横裂

腭部发育

软腭将鼻腔和口腔分开。以逐步方式,腭架在舌头两侧垂直延伸,然后旋转至舌头背面的水平面,并融合(图 20.7)。最初,腭架由上皮(内侧缘上皮,medial edge epithelium, MEE)排列;随着搁板向中线生长,每个搁板的 MEE 接近并形成中

线上皮接缝(midline epithelial seam, MES)。MES 随后通过间充质向上皮的转化过程(mesenchymal to epithelial transition, MET, EMT 的反面)被移除,这导致腭架间充质之间的汇合。由遗传、机械或致畸因素引起的干扰可发生在上述任何一个步骤,并经常导致继发性腭裂。另一种类型的继发性腭裂是腭裂功能不全,这通常是由上颌骨突起生长不足引起的。

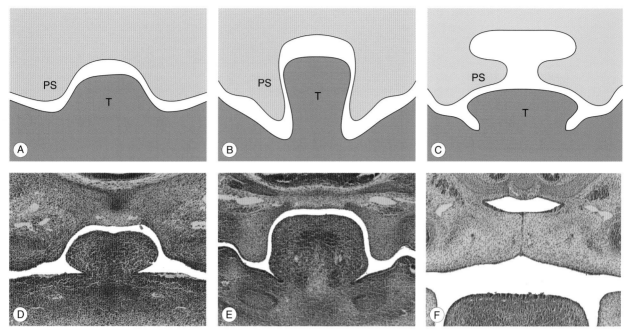

图 20.7 （A~F）发育中的小鼠面部冠状切面示意图，显示继发腭发育。PS，腭突（蓝色）；T，舌（红色）

神经颅底

神经颅骨由神经骨骼组成保护大脑。脑颅的腹侧部分称为颅底，包括蝶骨和筛骨、颞骨的乳突部和岩部以及枕骨的底部。在 mice61 中使用实验操作[60]和遗传命运图方法，已确定颅底骨的胚胎起源于中胚层细胞[61]，该细胞起源于枕体节和体节的一部分。构成颅底的骨骼成分通过软骨内骨化形成，软骨模板或原基首先形成，然后通过血管侵入过程逐渐被骨基质取代。

颅骨盖与颅缝

颅骨盖由七块神经嵴衍生的 60 块骨头组成：成对的额骨、鳞骨、顶骨和枕骨。大部分颅骨盖通过膜内骨化过程形成，其中间充质细胞浓缩并直接分化为成骨细胞，而不形成软骨中间物。枕骨是一种复合结构，其中下部通过软骨内骨化形成，上部通过膜内骨化形成。颅骨盖的骨骼被称为缝合线的纤维组织隔开，包括位于额骨之间的额骨缝合线；插入顶骨之间的矢状缝；分隔额骨和顶骨的冠状缝；以及位于顶骨和枕骨之间的人字缝（图 20.8）。

在出生后的生活中，颅缝保持通畅（开放）。大脑的扩张一直持续到年轻的成年期，刺激了颅盖骨的持续生长。骨骼通过在其边缘添加新骨骼来扩大大小；当这种成骨分化发生时，颅骨盖骨边缘之间的一部分细胞必须保持纤维状态，以保持颅缝的开放。这导致了一个有趣的情况：缝线复合体中部的细胞必须保持未分化，而相邻的细胞分化成成骨细胞并增加生长的颅骨。这些增殖和如此精确的同步分化状态尚不清楚，但显然，这种平衡的不稳定是颅缝病和隐匿性颅骨裂的基础（图 20.9）。

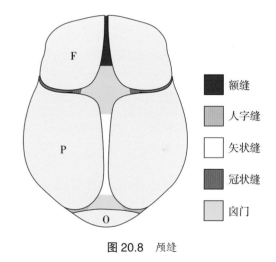

图 20.8　颅缝

图例：
额缝
人字缝
矢状缝
冠状缝
囟门

在病理条件下，如颅骨锁骨发育不良[62]或额鼻发育不良[13]，颅骨无法充分生长。在这些情况下，结果是纤维组织覆盖大脑半球，而不利于骨化，临床上称为隐匿性颅骨裂（见图 20.9）。另一方面，当缝合区的细胞过早分化为成骨细胞，无意中使颅骨相互融合时，就会发生颅缝骨裂。颅缝骨疣既可以是遗传性的，也可以是孤立性的[63]。孤立的非综合征性颅缝骨疣的病因令人沮丧，但更多的是关于遗传突变导致的颅缝骨疣表型的分子基础。

Saethre-Chotzen 综合征患者的转录因子 Twist 发生突变[64]。已经产生了 Saethre-Chotzen 综合征的小鼠模型；并且，根据对该动物的分析，颅缝早闭是由于额骨神经嵴衍生细胞与顶骨中胚层衍生细胞不适当混合的结果[65]。具有相同突变的人类表现出几乎相同的骨骼缺陷[66]，这表明预防这种缝合融合表型的干预措施可以在适当的动物模型上进行测试。

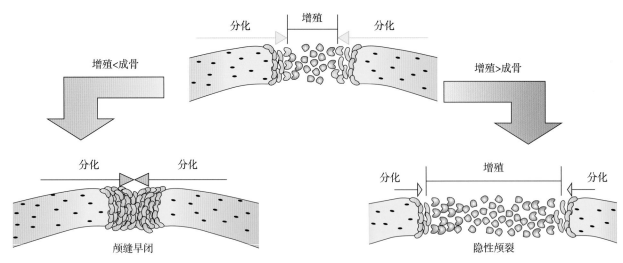

图 20.9 颅缝部位的增殖 - 分化平衡

Wnt 靶基因 *Axin2* 的突变也与颅缝早闭表型[67]相关，在这种情况下，体外数据表明 Wnt 信号被放大的细胞有提前分化为成骨细胞的趋势[67]。*Axin2* 突变小鼠的吻部较短，且与同侧颅缝早闭，数据表明，Wnt 信号水平的紧密平衡有利于颅骨的正常生长。

结论

1657 年，William Harvey 医生写道："大自然最习惯于公开展示自己的秘密，而这种情况下，她会在不经意间展示自己的工作轨迹；通过仔细调查罕见疾病的病例，让我们的思想去发现通常的自然规律，这是推进正确的医学实践的最好办法。"数百年来，医生们一直遵循这一指导原则，仔细记录患者的颅面异常情况。然而，除了仔细检查表型外，医生和科学家几乎无法为受影响患者及其家属提供额外帮助。

世界大战带来了可怕的伤害，迫使外科医生在手术和患者护理方面做出了巨大的改进。这些技术和工具产生了拯救生命的新方法，对颅面部畸形患者的护理也产生了深远的影响。其中一些技术（即游离皮瓣、牵引成骨、组织扩张）直接应用于先天性缺损的外科修复。

1966 年，内科医生兼医学遗传学家 Victor McKusick 的工作又向前迈进了一大步，他在当年出版了第一份所有已知基因和遗传疾病的目录。这一极其重要的知识库——人类孟德尔遗传学（Mendelian Inheritance in Man，MIM）——于 1987 年作为在线孟德尔遗传学（Online Mendelian Inheritance in Man，OMIM）在线提供，至今每天都在更新。它仍然是世界上最大的颅面部疾病遗传信息库，随着学界对遗传学在许多颅面部异常中作用的理解的增进，它也有能力检测和区分明显相似的患者表型。在过去的几十年里，人们对颅面疾病的分子和细胞基础有了深入的了解，并由此产生了一个新兴的概念，即某些异常可以通过基因或细胞干预治疗。将这些信息与持续的外科创新相结合，无疑将为更好地管理自然造成的缺陷奠定基础。

参考文献

1. Kanwisher N, McDermott J, Chun MM. The fusiform face area: a module in human extrastriate cortex specialized for face perception. *J Neurosci.* 1997;17:4302–4311.
2. Wilkinson N, Paikan A, Gredebäck G, Rea F, Metta G. Staring us in the face? An embodied theory of innate face preference. *Dev Sci.* 2014;17:809–825.
3. Kendrick KM, da Costa AP, Leigh AE, Hinton MR, Pierce JW. Sheep don't forget a face. *Nature.* 2001;414:165–166.
4. Darwin C. *The Expression of Emotions in Man and Animals.* New York: St. Martin's Press; 1979.
5. Emerson RW. *Society and Solitude.* Boston: Fields, Osgood & Co.; 1870 [Twelve chapters].
6. Wolpert L. *How We Live and Why We Die: The Secret Lives of Cells.* New York: WW Norton & Co.; 2009.
7. Gehring WJ, Ikeo K. Pax 6: mastering eye morphogenesis and eye evolution. *Trends Genet.* 1999;15:371–377.
8. Belloni E, Muenke M, Roessler E, et al. Identification of Sonic hedgehog as a candidate gene responsible for holoprosencephaly. *Nat Genet.* 1996;14:353–356.
9. Chiang C, Litingtung Y, Lee E, et al. Cyclopia and defective axial patterning in mice lacking Sonic hedgehog gene function. *Nature.* 1996;383:407–413. *Using targeted gene disruption model, this study verified the critical role of Sonic hedgehog signaling in the patterning of midline structures.*
10. Schneider RA, Hu D, Rubenstein JL, Maden M, Helms JA. Local retinoid signaling coordinates forebrain and facial morphogenesis by maintaining FGF8 and SHH. *Development.* 2001;128:2755–2767.
11. Kruszka P, Hart RA, Hadley DW, Muenke M, Habal MB. Expanding the phenotypic expression of Sonic Hedgehog mutations beyond holoprosencephaly. *J Craniofac Surg.* 2015;26:3–5.
12. Cordero D, Marcucio R, Hu D, Gaffield W, Tapadia M, Helms JA. Temporal perturbations in sonic hedgehog signaling elicit the spectrum of holoprosencephaly phenotypes. *J Clin Invest.* 2004;114:485–494.
13. Brugmann SA, Allen NC, James AW, et al. A primary cilia-dependent etiology for midline facial disorders. *Hum Mol Genet.* 2010;19:1577–1592. *This study demonstrated direct correlation between Hedgehog signaling and the medial-lateral patterning and development, especially in the craniofacial region. Over- and under-expression of Sonic hedgehog signaling would respectively lead to hypertelorism and hypotelorism.*
14. Lana–Elola E, Tylzanowski P, Takatalo M, et al. Noggin null allele mice exhibit a microform of holoprosencephaly. *Hum Mol Genet.* 2011;20:4005–4015.
15. Liem KF Jr, Tremml G, Jessell TM. A role for the roof plate and its resident TGFbeta-related proteins in neuronal patterning in the dorsal spinal cord. *Cell.* 1997;91:127–138.
16. Mani SA, Guo W, Liao MJ, et al. The epithelial-mesenchymal transition generates cells with properties of stem cells. *Cell.* 2008;133:704–715.

17. Yang J, Weinberg RA. Epithelial-mesenchymal transition: at the crossroads of development and tumor metastasis. *Dev Cell.* 2008;14:818–829. *The epithelial-mesenchymal transition is a highly conserved cellular program that allows polarized, immotile epithelial cells to convert to motile mesenchymal cells. This review summarized major signaling pathways that regulate the epithelial-mesenchymal transitions during both development and tumor metastasis, which furthered our molecular understanding of cell migration and morphogenesis.*

18. Kulesa PM, Bailey CM, Kasemeier–Kulesa JC, McLennan R. Cranial neural crest migration: new rules for an old road. *Dev Biol.* 2010;344:543–554.

19. Tien CL, Boanini E, Mancarella S, et al. Snail2/Slug cooperates with Polycomb repressive complex 2 (PRC2) to regulate neural crest development. *Development.* 2015;142:722–731.

20. Gupta PB, Kuperwasser C, Brunet JP, et al. The melanocyte differentiation program predisposes to metastasis after neoplastic transformation. *Nat Genet.* 2005;37:1047–1054.

21. Osaka E, Yang X, Shen JK, et al. MicroRNA-1 (miR-1) inhibits chordoma cell migration and invasion by targeting slug. *J Orthop Res.* 2014;32:1075–1082.

22. Garcia–Castro MI, Marcelle C, Bronner–Fraser M. Ectodermal wnt function as a neural crest inducer. *Science.* 2002;13:13. *Neural crest cells, which generate peripheral nervous system and facial skeleton, arise at the neural plate/ectodermal border via an inductive interaction between these tissues. Along with recognized role of Wnts and BMPs in neural crest induction in amphibians and zebrafish, this study showed that Wnt molecules are necessary and sufficient to induce neural crest cells in avian embryos.*

23. Basch ML, Garcia–Castro MI, Bronner–Fraser M. Molecular mechanisms of neural crest induction. *Birth Defects Res C Embryo Today.* 2004;72:109–123.

24. Bi W, Huang W, Whitworth DJ, et al. Haploinsufficiency of Sox9 results in defective cartilage primordia and premature skeletal mineralization. *Proc Natl Acad Sci USA.* 2001;98:6698–6703.

25. Foster JW, Dominguez–Steglich MA, Guioli S, et al. Campomelic dysplasia and autosomal sex reversal caused by mutations in an SRY-related gene. *Nature.* 1994;372:525–530.

26. Gorlin RJ, Cohen MM, Levin LS. *Syndromes of the Head and Neck.* Vol 1. 3rd ed. Oxford: Oxford University Press; 1990.

27. Carney TJ, Dutton KA, Greenhill E, et al. A direct role for Sox10 in specification of neural crest-derived sensory neurons. *Development.* 2006;133:4619–4630.

28. Bondurand N, Dastot–Le Moal F, Stanchina L, et al. Deletions at the SOX10 gene locus cause Waardenburg syndrome types 2 and 4. *Am J Hum Genet.* 2007;81:1169–1185.

29. Le Lievre CS, Le Douarin NM. Mesenchymal derivatives of the neural crest: analysis of chimaeric quail and chick embryos. *J Embryol Exp Morphol.* 1975;34:125–154.

30. Zentner GE, Layman WS, Martin DM, Scacheri PC. Molecular and phenotypic aspects of CHD7 mutation in CHARGE syndrome. *Am J Med Genet A.* 2010;152A:674–686.

31. Van Nostrand JL, Brady CA, Jung H, et al. Inappropriate p53 activation during development induces features of CHARGE syndrome. *Nature.* 2014;514:228–232.

32. Rinon A, Molchadsky A, Nathan E, et al. P53 coordinates cranial neural crest cell growth and epithelial-mesenchymal transition/delamination processes. *Development.* 2011;138:1827–1838.

33. Poliakov A, Cotrina M, Wilkinson DG. Diverse roles of eph receptors and ephrins in the regulation of cell migration and tissue assembly. *Dev Cell.* 2004;7:465–480.

34. Santiago A, Erickson CA. Ephrin-B ligands play a dual role in the control of neural crest cell migration. *Development.* 2002;129:3621–3632.

35. Wilkinson DG. Multiple roles of EPH receptors and ephrins in neural development. *Nat Rev Neurosci.* 2001;2:155–164.

36. Rohatgi R, Milenkovic L, Scott MP. Patched1 regulates hedgehog signaling at the primary cilium. *Science.* 2007;317:372–376.

37. Brugmann SA, Cordero DR, Helms JA. Craniofacial ciliopathies: A new classification for craniofacial disorders. *Am J Med Genet A.* 2010;152A:2995–3006. *This study examined a group of craniofacial disorders that are the result of defects in primary cilia. Based on the frequent appearance of craniofacial phenotypes in diseases born from defective primary cilia, it proposed a new class of craniofacial disorders referred to as craniofacial ciliopathies.*

38. Chang CF, Schock EN, Attia AC, Stottmann RW, Brugmann SA. The ciliary baton: orchestrating neural crest cell development. *Curr Top Dev Biol.* 2015;111:97–134.

39. Le Douarin NM, Creuzet S, Couly G, Dupin E. Neural crest cell plasticity and its limits. *Development.* 2004;131:4637–4650.

40. Couly GF, Coltey PM, Le Douarin NM. The triple origin of skull in higher vertebrates: a study in quail-chick chimeras. *Development.* 1993;117:409–429. *This study used the quail-chick chimera technique to study the origin of the bones of the skull in the avian embryo. The data obtained allow us to assign a precise embryonic origin from either the mesectoderm, the paraxial cephalic mesoderm or the five first somites, to all the bones forming the avian skull.*

41. Hu N, Strobl–Mazzulla PH, Bronner ME. Epigenetic regulation in neural crest development. *Dev Biol.* 2014;396:159–168.

42. Bajpai R, Chen DA, Rada–Iglesias A, et al. CHD7 cooperates with PBAF to control multipotent neural crest formation. *Nature.* 2010;463:958–962.

43. Rada–Iglesias A, Bajpai R, Swigut T, et al. A unique chromatin signature uncovers early developmental enhancers in humans. *Nature.* 2011;470:279–283.

44. Rada–Iglesias A, Bajpai R, Prescott S, et al. Epigenomic annotation of enhancers predicts transcriptional regulators of human neural crest. *Cell Stem Cell.* 2012;11:633–648.

45. Prescott SL, Srinivasan R, Marchetto MC, et al. Enhancer divergence and cis-regulatory evolution in the human and chimp neural crest. *Cell.* 2015;163(1):68–83. *This study used epigenomic profiling from human and chimpanzee cranial neural crest cells to systematically and quantitatively annotate divergence of craniofacial cis-regulatory landscapes.*

46. Rada–Iglesias A, Prescott SL, Wysocka J. Human genetic variation within neural crest enhancers: molecular and phenotypic implications. *Philos Trans R Soc Lond B Biol Sci.* 2013;368:20120360.

47. Heike CL, Luquetti DV, Hing AV. Craniofacial microsomia overview. In: Pagon RA, Adam MP, Ardinger HH, et al., eds. *GeneReviews®.* 1993.

48. Dixon J, Jones NC, Sandell LL, et al. Tcof1/Treacle is required for neural crest cell formation and proliferation deficiencies that cause craniofacial abnormalities. *Proc Natl Acad Sci USA.* 2006;103:13403–13408.

49. Chieffo C, Garvey N, Gong W, et al. Isolation and characterization of a gene from the DiGeorge chromosomal region homologous to the mouse Tbx1 gene. *Genomics.* 1997;43:267–277.

50. Calmont A, Ivins S, Van Bueren KL, et al. Tbx1 controls cardiac neural crest cell migration during arch artery development by regulating Gbx2 expression in the pharyngeal ectoderm. *Development.* 2009;136:3173–3183.

51. Jerome LA, Papaioannou VE. DiGeorge syndrome phenotype in mice mutant for the T-box gene, Tbx1. *Nat Genet.* 2001;27:286–291.

52. Vitelli F, Morishima M, Taddei I, Lindsay EA, Baldini A. Tbx1 mutation causes multiple cardiovascular defects and disrupts neural crest and cranial nerve migratory pathways. *Hum Mol Genet.* 2002;11:915–922.

53. Barriga EH, Mayor R. Embryonic cell–cell adhesion: a key player in collective neural crest migration. *Curr Top Dev Biol.* 2015;112:301–323. *This review summarized the molecular mechanisms underlying cadherin turnover, showing how the modulation and dynamics of cell-cell adhesions are crucial in order to maintain tissue integrity and collective migration in vivo, and concludes that cell-cell adhesion during embryo development cannot be considered as simple passive resistance to force, but rather participates in signaling events that determine important cell behaviors required for cell migration.*

54. Hartsfield JK. Review of the etiologic heterogeneity of the oculo-auriculo-vertebral spectrum (Hemifacial Microsomia). *Orthod Craniofac Res.* 2007;10:121–128.

55. Helms JA, Brugmann SA. The origins of species-specific facial morphology: the proof is in the pigeon. *Integr Comp Biol.* 2007;47:338–342. *This review approached how diversity was created by using the domesticated pigeon as a model organism, and focused on exploiting the unique properties of domesticated pigeons to gain critical insights into the molecular and cellular basis for craniofacial variation.*

56. Brugmann SA, Tapadia MD, Helms JA. The molecular origins of species–specific facial pattern. *Curr Top Dev Biol.* 2006;73:1–42.

57. Tucker AS, Lumsden A. Neural crest cells provide species–specific patterning information in the developing branchial skeleton. *Evol Dev.* 2004;6:32–40.

58. Jiang R, Bush JO, Lidral AC. Development of the upper lip: morphogenetic and molecular mechanisms. *Dev Dyn.* 2006;235:1152–1166.

59. Richardson RJ, Dixon J, Jiang R, Dixon MJ. Integration of IRF6 and Jagged2 signalling is essential for controlling palatal adhesion and fusion competence. *Hum Mol Genet.* 2009;18:2632–2642.

60. Couly G, Le Douarin NM. The fate map of the cephalic neural

primordium at the presomitic to the 3-somite stage in the avian embryo. *Development*. 1988;103(suppl):101–113.

61. Jiang X, Iseki S, Maxson RE, Sucov HM, Morriss–Kay GM. Tissue origins and interactions in the mammalian skull vault. *Dev Biol*. 2002;241:106–116. *Using a transgenic mouse with a permanent neural crest cell lineage marker, this study showed that cranial sutures are formed at a neural crest-mesoderm interface, and intramembranous ossification of mesodermal bones required interaction with neural crest-derived meninges, whereas ossification of the neural crest-derived frontal bone is autonomous. These observations provided new perspectives on skull evolution and on human genetic abnormalities of skull growth and ossification.*

62. Mundlos S. Cleidocranial dysplasia: clinical and molecular genetics. *J Med Genet*. 1999;36:177–182.

63. Wilkie AO. Craniosynostosis: genes and mechanisms. *Hum Mol Genet*. 1997;6:1647–1656.

64. Carver EA, Oram KF, Gridley T. Craniosynostosis in Twist heterozygous mice: a model for Saethre–Chotzen syndrome. *Anat Rec*. 2002;268:90–92.

65. Merrill AE, Bochukova EG, Brugger SM, et al. Cell mixing at a neural crest-mesoderm boundary and deficient ephrin-Eph signaling in the pathogenesis of craniosynostosis. *Hum Mol Genet*. 2006;15:1319–1328.

66. Morriss–Kay GM, Wilkie AO. Growth of the normal skull vault and its alteration in craniosynostosis: insights from human genetics and experimental studies. *J Anat*. 2005;207:637–653.

67. Liu B, Yu HM, Hsu W. Craniosynostosis caused by Axin2 deficiency is mediated through distinct functions of beta-catenin in proliferation and differentiation. *Dev Biol*. 2007;301:298–308.

单侧唇裂与鼻畸形概述

Michael R. Bykowski and Joseph E. Losee

概要

- 需多学科团队合作,包括颅颌面外科医生、口腔正畸医生、语言病理学家、耳鼻喉科医生、社会工作者和心理医生。
- 该团队必须搭建一个从婴儿期到成年期的集中协作方案,帮助患儿实现自信心、社会融合性和最佳功能性。
- 在产前诊断为唇裂时,可在胎儿出生前就开始进行唇裂护理。
- 在任何手术干预之前可用不同类型的术前干预开始唇裂的进一步(继续)治疗。
- 患儿在青春期将经历多个治疗阶段,以实现良好的面部美学效果、正常牙齿咬合和正常发音。
- 以上概要是本章所要介绍的目标,并在后续章节中由曾推动唇腭裂治疗技术现代化的唇腭裂外科医生扩展。

简介

双侧唇裂修复日是“孩子生命中最重要的一天”[1],可延伸至单侧唇裂修复。唇裂修复是给婴儿、婴儿的家人以及医生的礼物。虽然基于古老无知的宗教和迷信对先天畸形的病因不再存在,但社会歧视依然存在。许多唇裂外科医生终身投入于发现治疗中的不足,并进一步推动新的唇裂治疗方法的发展。事实上,这是当下和未来的唇裂外科医生为患儿实现良好的面部美学效果、正常牙齿咬合和正常发音所坚持和坚定的责任。这些是本章所要介绍的目标,并在后续章节中由曾推动唇腭裂治疗技术现代化的唇腭裂外科医生扩展。

历史回顾

最早发现唇裂病例特征可追溯到 3 000 年前的 “huaco”(一种秘鲁陶器),与墓地、寺庙或其他古代遗迹有关[2]。然而,第一例唇裂修复术的记录直到中国的秦朝(公元229—317 年)才出现[3]。该病例是一位 18 岁的中国人。“该年轻人克服了残疾,成为了中国六省的省长”。此后,唇裂修复术的描述直到约公元 950 年才出现,原因可能是麻醉不充分、技术不成熟和无法控制出血。公元 950 年,在一本名为《巴德医书》的书中,作者第一次描述了唇裂手术的记录[4]。法国外科医生 Ambroise Paré 描绘了单侧唇裂修复的第一幅插图,名为 “bec de lieure”(“兔唇”)。

19 世纪,外科医生变得更有经验,技术也更加先进,从简单的直线唇部修复发展到重建唇部的亚单位(即人中)。直到 19 世纪后半叶,当都柏林的 M.H.Collins 开始重建移位的鼻基底时,医学界才开始解决鼻畸形问题[5]。20 世纪初,Victor Veau 因广泛使用 Veau 唇腭裂分类法而闻名至今,他开始研究口轮匝肌(也称缝合肌)。值得庆幸的是,外科医生们坚持发挥他们的聪明才智来推进唇裂修复领域的发展——包括 Charles Tennison,D. Ralph Millard,Peter Randall 和 Ross H. Musgrave 等人。

胚胎学

虽然面部发育的各个细节是动态的和极其复杂的,但整体认知对于颅面外科医生至关重要。在卵子受精后的第 1 周,合子反复分裂成一个被称为“桑葚胚”的类似桑葚的细胞团。桑葚胚通过输卵管进入子宫,然后继续分裂成囊胚,囊胚由内层和外层组成。外层是滋养层,有助于胎盘结构。内层是胚性细胞,发育成胚胎。在发育的第 2 周,囊胚植入子宫内膜。

在人类发育的第 3 周,成胚细胞通过一个称为"原肠胚形成"的过程分成 3 层,形成三个初级胚层:外胚层、中胚层和内胚层。由于它在发育中的主要作用,一些人把神经嵴称为"第四胚层"。神经嵴在颅面发育中尤为重要,它产生了颅面区域的大部分神经、牙源性和骨骼性组织。

口面部区域在受孕后第 4 周就可以辨认。此时,3 层胚盘的一个区域(通常由外胚层、中胚层和内胚层组成)缺少中胚层,形成口咽双层膜。口咽膜附近的空腔标志着口吻(原始的嘴),在胚胎发生的第 4 周,口咽膜周围有五个面部突起隆起。口基部在嘴侧与额鼻正中突接壤,在侧面与成对的上颌突相连,在尾侧与成对的下颌突相连(图 21.1.1)。

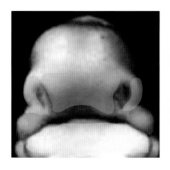
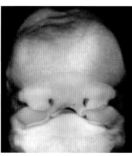

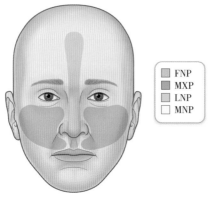

图 21.1.1　面部的突出部位。FNP,额鼻突;MXP,上颌鼻突;LNP,侧鼻突;MNP,下颌突

- FNP
- MXP
- LNP
- MNP

在受孕后第 4~10 周,面部的基本形态发育,这是由于额鼻突与上颌骨、侧鼻突和下颌突融合而形成的(见图 21.1.1)。

顾名思义,额鼻隆起形成了额部、鼻部中线、中央唇(中唇)和初级腭。额鼻发育的中断可能导致双侧唇裂伴"飞离"的原发性腭裂。在这个突起的下方和侧面形成双侧鼻板,然后被淹没形成鼻凹。每一个鼻腔都与口模在后方相通。

两侧的内侧鼻突形成鼻中部、上唇中部、上颌前部以及初级腭部。上颌突向内侧生长,接近鼻侧突和鼻内侧突。因此,上颌突将内侧鼻突推向中线,然后与另一侧的解剖对应物合并(见图 21.1.1)。两个内侧鼻突的合并形成了上颌骨的一部分,它承载着切牙、初级腭和中央上唇。上唇是由两侧的上颌

突和内侧鼻突融合而成。因此,唇裂的结果是失败的融合上颌过程和内侧鼻突过程。鼻翼由鼻侧隆起形成(见图 21.1.1)。上颌骨的突起形成了上颌和面部两侧、上唇两侧和副腭。

第二腭的形成大约从第 7~8 周开始,在妊娠的第三个月左右完成。口腔内有 3 个突起。鼻中隔从额鼻突沿中线向下生长。两个腭架,每侧一个,从上颌突向中线延伸。首先,架子沿舌头两侧向下。第 7 周后,胚胎的头部向后倾斜,舌头从架子之间抽出。然后,这些架子在舌头上方相互升高并融合,并向前与主腭融合。鼻中隔和两个支架会聚,沿中线融合,从而将原发口鼻腔分为鼻腔和口腔。

第二腭的闭合从第一腭开始逐渐向后进行。在儿童中发现的腭裂程度反映了次级腭裂闭合受到影响的时间。完全裂开由闭合开始时的干涉所致,而部分裂开的出现时间较晚,在闭合进行至后方时出现。

如上所述,唇裂和前上颌骨是由于发育缺陷的胚胎初级腭裂。通常,当这种裂缝发生时,面部发育的扭曲会阻止腭架在摆动到水平位置时接触。因此,原发性腭裂常伴有继发性腭裂,包括硬腭裂和软腭裂。

流行病学

唇裂伴或不伴腭裂,或单纯性腭裂的遗传极为复杂,且不遵循孟德尔遗传模式。唇腭裂的病因被认为是多因素的,包括遗传和环境因素。这一共识得到了 30%~60% 的同卵双胞胎符合率和 1%~5% 的双卵双胞胎符合率的支持。与一般人群相比,"唇裂伴或不伴腭裂"和"单纯腭裂"的家庭生育另一个同畸形儿童的风险更高。表 21.1.1 列出了基于当前家庭成员的下一个孩子患畸形的风险增加情况[6,7]。最近丹麦的一项队列研究评估了 54 000 多名唇腭裂原发病患的亲属,报告了一级、二级和三级亲属的复发风险分别为 3.5%、0.8% 和 0.6%[8]。8 个人受最严重的口腔裂影响的后代和兄弟姐妹的复发风险显著较高,例如,原发病患的兄弟姐妹患单侧唇腭裂的复发风险为 4.6%(3.2~6.1),而患单侧缺陷的原发病患的复发风险为 2.5%(1.8~3.2)。

表 21.1.1　唇裂和 / 或腭裂风险

家庭成员	唇裂和唇 / 腭裂	单纯腭裂
一个孩子有畸形	4%	2%
一个父母有畸形	4%	6%
一个父母与一个孩子有畸形	17%	15%
两个孩子有畸形	9%	

解剖学

深入了解唇裂和鼻畸形解剖是手术矫正成功的关键。虽然上唇和鼻部的软组织在视觉上受到的影响最大,也最为

同行所关注,但这种畸形是一种复合组织畸形,涉及皮肤、肌肉、软骨和骨骼。在孩子的生命早期,上述所有结构都受到了唇裂外科医生的关注。正常上唇的特征是黏膜和红唇、白唇、中央唇珠、人中窝、人中嵴和鼻小柱 - 唇连接处的复杂位置。

成人的鼻部由九个凸面和凹面鼻部亚单位组成[9]。然而,由于在唇裂和鼻修复时软骨和骨性生长不完整,因此有必要了解成人和新生儿的鼻解剖结构存在差异。口轮匝肌是环绕口腔的主要固有肌肉,由两个部位功能的组成:浅部和深部。浅部位于唇部皮肤下,与周边面部表情肌一起主要起收缩上唇的作用。此外,浅部由上下肌束组成。下束起源于降嘴角肌的两侧,在中线交叉,将其纤维附着于皮肤,从而在对侧形成腓柱。深部——在红唇下从一个小口到另一个小口——提供括约肌的口周动作。

唇裂明显打断了口轮匝肌对口周的连续性。口轮匝肌的异常肌肉附着导致唇鼻畸形。在患侧,口轮匝肌附着于同侧鼻基底,使下外侧软骨下移、后移和侧移,产生塌陷、凹陷畸形。在健侧或内侧,口轮匝肌附着于鼻中隔尾侧并使同侧移位。

如上所述,浅部在中线交叉形成人中嵴。然而,在患侧,浅部口轮匝肌从口角轴向中线延伸,但向上异常附着于鼻翼和梨状缘骨膜。这些附着导致鼻孔向侧位移,肌肉收缩时向侧凸起,以及下方的梨状骨性边缘的下外侧和侧向位移。在健侧,浅部口轮匝肌从口角轴垂直于唇裂缘。即使边缘部被唇裂打断,但大部分不会引起进一步的畸形。

最常见的骨畸形是牙槽裂,其通常从牙槽的切面延伸,形成较大和较小的上颌骨段裂。骨畸形向头侧延伸至梨状缘、鼻中隔和鼻翼区。上颌牙列通常会伴有永久性侧切牙缺失以及多生牙导致挤入裂隙,并受其影响。

婴幼儿术前矫正

唇裂畸形不仅扭曲了唇部软组织,而且与显著的牙槽(骨组织)和鼻(软组织)畸形有关。虽然唇裂 / 鼻畸形有几种术前治疗方法,但总体目标是相似的:更接近软骨、骨性和软组织,将完全性唇裂 / 鼻畸形转变为"不完全"唇裂 / 鼻畸形表型。为了达到这些目的,在双侧腭裂手术的历史上,人们曾用带有弹性条的头盖对突出的前颌骨进行腹侧牵引。目前,最常见的选择术前婴儿矫正术(pre-surgical infant orthopedics, PSIO)包括简单的唇贴、唇裂鼻粘连术、Latham 矫治器的应用和鼻 - 牙槽骨塑形(naso-alveolar molding, NAM)。每种方法都各有优缺点,并能实现不同程度的改善。

唇贴

使用胶带可施加一个力度,慢慢缩小裂缝的差距。DynaCleft® 装置由一条带有弹性胶带连接缝部分所组成。它既可用于单侧,也可用于双侧唇裂。弹性核心保持了恒定的控制力,以更好地接近唇部和上颌骨。随着时间的推移和连续使用该装置,骨组织和软组织被引导向近似的方向,使得一期唇部修复更为容易。该装置在患儿出生后不久就开始使用。

唇 - 鼻粘连术

唇 - 鼻粘连术(通常在患儿 2~3 个月龄之前进行)包括从鼻孔和上唇的裂缘内侧和外侧进行矩形"书瓣"。当沿着唇裂和鼻孔内侧边缘的皮瓣缝合在一起时,便会产生不完全性唇裂表型。最终的目标是将上颌牙弓塑造成一个更加正常的位置,复位鼻部以及最后松解唇部张力,为最终的唇部修复做准备[10]。然而,这一过程被认为会造成额外的瘢痕和唇、鼻部的异常收缩。

Latham 矫治器

虽然主要用于双侧唇裂,但 Latham 矫治器也值得注意。这是一种主动式 PSIO 装置,用于对齐裂口组织。Latham 装置需要通过手术放置,并用钉子固定。该装置需要患儿的监护人每天转动螺丝钉,也需要每周去看正畸医生。Latham 矫治器虽然有效,但因鼻 - 牙槽骨塑形的出现,其受欢迎程度有所下降。反对者声称这种主动式 PSIO 会导致前颌骨收缩,不利于面部生长和咬合[11,12]。

鼻 - 牙槽骨塑形

鼻 - 牙槽骨塑形(NAM)是一种被动式 PSIO,可改善齿槽、唇部和鼻部。NAM 在宽大单侧唇裂和完全性双侧唇裂中有广泛应用。NAM 的目标是通过对齐上颌弓来缩小唇裂间隙,然后将唇裂的边缘连接一起。同时,NAM 对于唇裂鼻畸形,特别是双侧唇裂,延长了鼻小柱通过扩张软组织,改善矢状凸起,以及鼻孔的大小、形状和对称性。

手术技术

虽然不同手术技术之间可能存在显著差异,并且经过多年的发展,但总体目标是相似的,即创造功能良好和美观的唇部和鼻部。单侧唇裂和鼻裂修复可以被概念化为"中柱亚单位重建",该技术沿中柱放置切口,目的是创造一个对称的、形状正常的中柱与平衡唇弓。这一目标基本可以通过直切口或弯曲切口来完成,无论是否使用三角形皮瓣。在接下来的三章中,作者将介绍三种常见且独特的单侧唇裂鼻修复技术。本章简要介绍四种技术。

Randall-Tennison 法

Charles Tennison 最初在 1952 年描述了三角皮瓣修复术[13],后来 Peter Randall 对其进行了改良[14]。Tennison 在

高于红唇的外侧唇部位置上使用了一个消毒的回形针雕刻了一个几乎等边的三角皮瓣。该外侧唇为三角形皮瓣的基底，插入到内侧唇部上方的白唇上，从而延长了内侧皮瓣，并平衡了唇弓。

旋转推进法

旋转推进技术由 D. Ralph Millard 描述，后来经历了多次修改。在该项技术中，一个弯曲的旋转切口被创造在内侧唇部上，导致中唇部向下旋转，平衡了唇弓。然后将外侧唇部推进旋转产生的缺陷并缝合到位。在最初的概念中，学界描述了 3 种皮瓣：①内侧旋转皮瓣；②在患侧鼻翼基部拥有外侧推进皮瓣；③附着于鼻小柱的三角形皮瓣推进至鼻基底。Philip Chen 在第 21.2 章中进一步描述了旋转推进修复术。

改良 Mohler 法

Lester Mohler 的技术理论上模拟未受影响的人中嵴的"镜像"来定位瘢痕[15]。这项技术与 Millard 的修复方法相比，Millard 的切口（以及随后的瘢痕）更接近人中嵴的中间，因为它在鼻小柱 - 唇交界处向上推进。在 Mohler 的修复术中，内侧唇段的上部标记被修改，并延伸到鼻小柱上，利用鼻小柱基底组织达到足够的高度来平衡唇弓。Roberto Flores 在第 21.3 章中进一步扩展描述了 Mohler 修复术。

Fisher 解剖亚单位法

与 Mohler 修复术相似，David Fisher 描述了一种使患侧切口对称未受影响的人中嵴的技术[16]。此外，借鉴 Burget 的鼻重建亚单位原则[9]，Fisher 使用了唇部解剖亚单位的概念。该技术借鉴了 Tennison-Randal 技术，当需要平衡唇弓时，经常会在白唇轴的上方有一个小三角形皮瓣进行扑救。解剖亚单位修复由 David Fisher 在第 1.3 章中进行了描述。

术后注意事项

虽然单侧唇裂和鼻修复的术后处理方案因外科医生而异，但有一小部分问题必须考虑在内，包括气道保护、镇痛、手臂约束、抗生素使用、唇部疤处理、包扎以及鼻支架置入。

由于血液和分泌物，再加上气管插管引起的气道变化和唇鼻的改变，使婴儿处于危险之中，因此术后早期监测呼吸道是必要的。与任何手术一样，镇痛是术后护理的一个重要方面；神经阻滞常常减少镇痛药物的需要。

手臂约束一直是一个有争议的话题。然而，一个研究小组对采用了一期唇裂手术后不同约束方案进行了回顾，其中一名外科医生常规使用约束，而另一名没有[17]。在需要佩戴手臂约束患儿和无佩戴患儿中，早期并发症（即感染、瘘管）无明显差异。

与大多数整形手术一样，学界于在唇裂手术中使用抗生素尚未形成共识。考虑到唇鼻外科手术的性质，大多数外科医生至少会在术前使用一定剂量的抗生素。一些进行更具侵入性鼻外科手术的外科医生更倾向于实施术后疗程[18]。

学界对于唇裂和鼻修复术中使用的皮肤缝合线尚未形成共识。如果使用皮肤缝合线，其移除或溶解方案对每位外科医生都各不相同。如果使用可吸收缝线，许多外科医生会选择快速吸收线来减少瘢痕。从术后早期开始，用生理盐水或稀释过氧化氢轻轻擦拭缝合线，可加速吸收。由于婴儿无法合作，他们需要在手术室进行拆线。其余患儿可在术后首次随诊时在诊所拆线。其中一个方案要求看护者将空腹的患儿带到诊所，放置仰卧位，头部置于医生大腿上。给空腹的孩子奶瓶可使其更加平静和可控，便于进行拆线。

在最初的伤口愈合时，许多外科医生会采用各种唇瘢痕管理治疗，包括瘢痕按摩和瘢痕贴。有人建议延长使用微孔胶带和 / 或硅胶瘢痕贴。作者建议患儿接受 3 个月的硅胶瘢痕贴护理。对于按摩和包扎无反应的增生性瘢痕，可使用类固醇浸胶带和 / 或类固醇注射。

一些外科医生建议术后使用鼻支架（图 21.1.2）。术后鼻支架置入的目的是维持重建鼻孔的形状，并防止造成伤口瘢痕、软骨塌陷和鼻部瘢痕挛缩。硅胶鼻孔成形器在一期鼻整形时放置，以保持重建鼻畸形的形状和位置，并使用数周至数月。

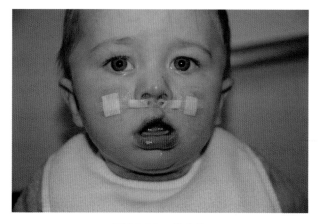

图 21.1.2　鼻支架

并发症

上述术后注意事项旨在预防并发症。然而，每一次手术都会伴随一系列潜在的并发症。这些并发症可分为早期或晚期。早期并发症是指在住院期间发生，并可能延长住院时间的并发症[19, 20]。最近的一项回顾性研究证实存在一系列潜在并发症，包括气道阻塞、血肿、感染、麻醉相关问题和裂开。长期潜在的并发症包括缝合肉芽肿、增生性瘢痕、使用鼻支架导致鼻孔基底破裂、口鼻瘘和凹陷。鼻支架置入术的并发症包括感染、压力性坏死或软组织缺损[18]。

参考文献

1. Mulliken JB. Repair of bilateral cleft lip and its variants. *Indian J Plast Surg*. 2009;42(suppl):S79–S90.

2. Landazuri H. History of plastic surgery in Peru. In: Hinderer U, ed. *X Congress of the International Confederation for Plastic and Reconstructive Surgery*. Madrid, Spain: Elsevier Science Publications; 1992:35–36.

3. Khoo B-C. An ancient Chinese text on a cleft lip. *Plast Reconstr Surg*. 1966;38:89–91.

4. Rogers BO. History of cleft palate treatment. In: Grabb WC, Rosenstein SW, Bzoch KR, eds. *Cleft Lip and Palate*. Boston: Little Brown and Company; 1971:142–169.

5. Millard DR Jr. *Cleft Craft I*. Boston: Little Brown and Co.; 1976.

6. Raymond GV. Craniofacial genetics and dysmorphology. In: Achauer BM, Erikson E, Guyuron B, et al., eds. *Plastic Surgery: Indications, Operations, and Outcomes*. St. Louis: Mosby; 2000 2:613–618.

7. Eppley BL, van Aalst JA, Robey A, Havlik RJ, Sadove AM. The spectrum of orofacial clefting. *Plast Reconstr Surg*. 2005;115(7): 101e–114e.

8. Grosen D, Chevrier C, Skytthe A, et al. A cohort study of recurrence patterns among more than 54 000 relatives of oral cleft cases in Denmark: support for the multifactorial threshold model of inheritance. *J Med Genet*. 2010;47(3):162–168.

9. Burget GC, Menick FJ. The subunit principle in nasal reconstruction. *Plast Reconstr Surg*. 1985;76:239.

10. Hamilton R, Graham WP 3rd, Randall P. The fole of the lip adhesion procedure in cleft lip repair. *Cleft Palate J*. 1971;Jan(8):1–9.

11. Berkowitz S, Mejia M, Bystrik A. A comparison of the effects of the Latham–Millard procedure with those of a conservative treatment approach for dental occlusion and facial aesthetics in unilateral and bilateral complete cleft lip and palate: part I. Dental occlusion. *Plast Reconstr Surg*. 2004;113(1):1–18.

12. Matic DB, Power SM. The effects of gingivoperiosteoplasty following alveolar molding with a pin-retained Latham appliance versus secondary bone grafting on midfacial growth in patients with unilateral clefts. *Plast Reconstr Surg*. 2008;122(3):863–870, discussion 871–873.

13. Tennison CW. The repair of the unilateral cleft lip by the stencil method. *Plast Reconstr Surg*. 1952;9:115–120.

14. Randall P. A triangular flap operation for the primary repair of unilateral clefts of the lip. *Plast Reconstr Surg*. 1959;23:249–259.

15. Mohler LR. Unilateral cleft lip repair. *Plast Reconstr Surg*. 1987;80(4):511–517.

16. Fisher DM. Unilateral cleft lip repair: an anatomical subunit approximation technique. *Plast Reconstr Surg*. 2005;116(1): 61–71.

17. Michelotti B, Long RE, Leber D, Samson T, Mackay D. Should surgeons use arm restraints after cleft surgery? *Ann Plast Surg*. 2012;69(4):387–388.

18. Alef M, Irwin C, Smith D, et al. Nasal tip complications of primary cleft lip nasoplasty. *J Craniofac Surg*. 2009;20(5):1327–1333.

19. Zhang Z, Fang S, Zhang Q, et al. Analysis of complications in primary cleft lips and palates surgery. *J Craniofac Surg*. 2014; 25(3):968–971.

20. Schönmeyr B, Wendby L, Campbell A. Early Surgical Complications after Primary Cleft Lip Repair: A Report of 3108 Consecutive Cases. *Cleft Palate Craniofac J*. 2015;52(6):706–710.

旋转推进唇成形术

Philip Kuo-Ting Chen, Jeremiah Un Chang See, and M. Samuel Noordhoff

概要

术前鼻 - 牙槽骨塑形 / 鼻腔塑形
手术的关键步骤

■ 确定标志。

■ 确定旋转切口：Mohler 切口与传统旋转切口的对比。

■ 确定推进切口，包括白唇缘皮瓣、口轮匝缘肌皮瓣、L 瓣和鼻甲皮瓣（如需要）。排除鼻翼缘切口。

■ 旋转皮瓣和推进皮瓣中的口轮匝肌得到充分游离。患侧鼻基底得到充分移动。

■ 使用黏膜瓣修复鼻基底而不会留下暴露表面。患侧鼻孔宽度过度矫正。

■ 将推进皮瓣固定于鼻中隔，以确保术后唇弓位于上唇中央。

■ 以重叠缝合口轮匝肌，以进行人中重建。

■ 根据亚单位原理重建白唇缘。

■ 用外侧三角形红唇瓣修复红唇中央缺损。

■ 利用患侧倒 U 形切口连同健侧鼻翼缘切口，一期完成半开放入路鼻整形术。

■ 将纤维脂肪组织与其所附着的鼻外侧软骨相剥离，同时应避免组织损伤。

■ 将患侧鼻外侧软骨上提，与健侧鼻外侧软骨以及皮肤固定于过度矫正位置。

■ 通过贯穿缝合技术重建鼻翼沟。

术后使用硅胶鼻模填塞，可以将鼻翼保持于过度矫正位置。

简介

本文介绍的治疗技巧是长庚颅颌面中心诸位同仁在 30 年来治疗中国患儿的过程中所获得的，并经过了不同种族的

多中心试验。通过术前处理、改进手术技巧、术后处理等多种手段，治疗效果可获得提升。

术前计划

多学科护理

多学科综合治疗唇裂对于获得满意的治疗效果必不可少，包括外科医生、口腔正畸医生、语言病理学家、儿童牙医、耳鼻咽喉科医生、社会工作者、心理医生及摄影师[1]。此外，医疗机构的协调员还需负责协调上述所有专业领域的专家，以造福患儿，整合并记录信息，并为患儿提供医疗服务。这些措施有助于唇腭裂患儿从婴儿期到成年期的全面护理。

初次面诊

在长庚颅面中心，患儿会在出生后尽安排初次面诊。正畸医生和整形外科医生仔细检查婴儿，并记录组织缺陷和畸形程度。协调员和社工为患儿的家人提供了心理辅导，并提供有关后续护理的基本信息。儿科医生还会对婴儿进行其他全身异常检查。

鼻 - 牙槽骨塑形 / 鼻塑形

初次面诊后不久，医生便会开始进行术前鼻 - 牙槽骨塑形（nasoalveolar molding, NAM；用于完全性唇裂）或鼻塑形（用于不完全性唇裂）。通常需要 3~4 个月才能完成塑形过程。

在过去 28 年中，已有几种技术被用于术前治疗，从简单到非常复杂的技术不等。这些技术包括卧位睡姿[2]、唇胶布[3]、带有丙烯酸贴板的术前鼻矫正[4]以及唇胶布和 3 种

不同的 NAM 技术。在这 3 种技术中，通常使用的是改良式 Grayson 和 Liou 技术（改良 Figueroa 技术）。两种矫正技术都需要每 1~2 周来一次门诊进行调整。

改良 Grayson 技术

被动式术前矫治器与唇胶布一起使用。首先开始牙槽塑形，以缩小牙槽间隙，同时将前颌骨移位到合适的位置。在达到一定的牙槽变窄和牙弓对齐后，将鼻模添加到骨科矫正器中。鼻塑形器会加长鼻小柱并重塑鼻翼穹窿。唇胶布跨过上唇可用于唇粘连的作用并减少鼻翼宽度（图 21.2.1A，B）[5]。

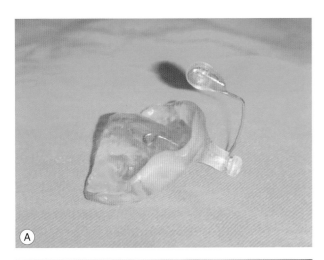

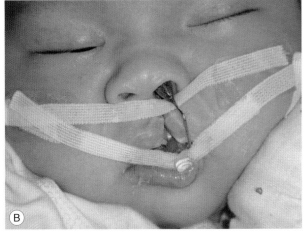

图 21.2.1　（A）Grayson 改进成形装置。（B）设备保持正确用松紧带和胶带定位。唇贴有助于拉近牙槽骨

Liou 技术（改良 Figueroa 技术）

该设备由牙板、鼻模制组件和胶带（Micropore™）组成。用牙科黏合剂将牙板固定于上颚。将 Micropore™ 胶带跨进唇裂口放置，以最大程度减少牙槽裂，缩回上颌骨前部，并使两个鼻基底保持在内侧。鼻部单位从牙板沿矢状方向向前突出。通过前上颌的向后移动和鼻尖的向前移动的整合力度实现鼻小柱延长。牙槽和鼻塑形过程同时进行（图 21.2.2A，B）[6]。

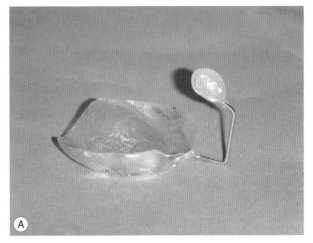

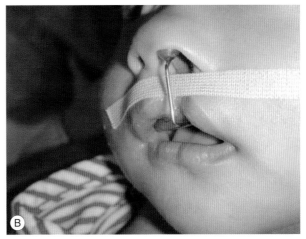

图 21.2.2　（A）Liou（Figueroa 改进版）成形装置。（B）所持有的设备通过牙科黏合剂的适当位置。同时也使用唇贴

一项前瞻性随机对照试验显示，上述两种 NAM 技术在临床门诊随访率、总费用、鼻孔高度和鼻孔面积比方面没有明显差异。改良式 Grayson 技术可更有效地减少鼻孔宽度，但会引起更多的牙槽溃疡。然而，手术后鼻孔宽度并无差异。总体而言，这两种 NAM 技术能产生相似的鼻部美学效果[7]。

带有弹簧装置的鼻 - 牙槽骨塑形

为了减轻父母的负担，有人在对 Liou 技术进行改进的基础上开发了一种使用弹簧装置的新型塑形设备。塑形叉由带有螺旋的 0.032 英寸（约 0.81mm）β- 钛丝制成。唇部修复之前只需要四次随诊，从而大大减少了随访次数。这对于资源有限的患儿可能非常重要，因为它可以节省治疗费用和赶路时间（图 21.2.3A，B）。

带有硅胶鼻贴合剂的鼻模

对于不完全性唇裂，可使用硅胶鼻适形器实现鼻部塑形[8]。不同高度的鼻部适形器可通过拉长鼻小柱并变形的下外侧软骨（lower lateral cartilage，LLC）塑形来逐渐增加鼻腔圆顶高度。医生会要求父母每 2~3 周更换一次较大尺寸的适形器（图 21.2.4A~D）。

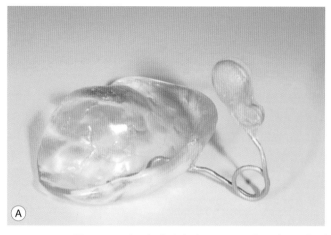
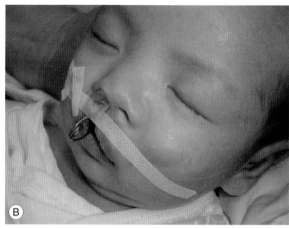

图 21.2.3 （A）带弹簧单位的 Liou 成形装置。（B）用牙科黏合剂固定到位的设备。也使用唇贴

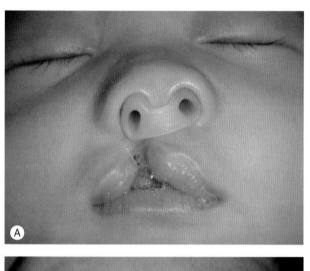
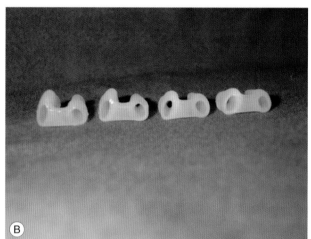
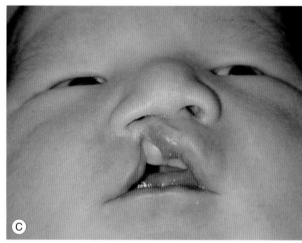
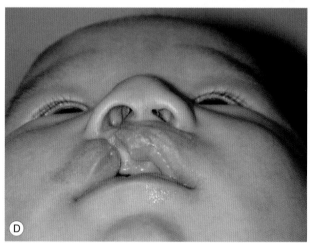

图 21.2.4 （A）带有硅胶鼻构型器的鼻模。（B）一组用于患侧的不同高度的鼻构象。（C）一名 10 天大的婴儿右侧不完全性唇裂。鼻塑形前的鼻形。（D）唇部修复前 3 个月龄的同一婴儿。鼻塑形后的鼻形

手术技术

长庚颅面中心唇修复的治疗方案

　　对于手术矫正畸形,存在几种不同的治疗方案。如术前鼻-牙槽骨塑形有效,应在 3~5 个月龄实施唇裂修复手术。如不具备术前正畸的条件,或 3 个月龄以上患儿,就由裂口的宽度来决定手术方案。如果患侧裂宽度小于 12~15mm,患儿将继续进行手术。如裂隙宽大（>12~15mm）,且存在明显组织缺损,则应先在 3 个月龄左右实施鼻唇粘连术,继而在 9 个月龄左右实施唇裂修复手术[9]。

旋转推进唇成形术治疗完全性唇裂（视频 21.2.1、视频 21.2.2）

标记

唇弓、红唇、口唇联合处、鼻小柱基底与鼻基底

如 Millard 所述，唇弓顶点（健侧人中嵴、上唇、患侧唇弓中央）与白唇缘（white skin roll，WSR）一起标记在表皮 - 唇红交界线上。通常，健侧人中嵴点很容易识别。用手指轻柔地将鼻尖向上抬起，有助于确定上唇点（图 21.2.5A，B）。这很重要，因为如果上唇标记为健侧人中嵴，则更容易将唇弓调平，这会使唇弓变窄。但是，唇弓的形状可能会部分变形。如果将上唇指向裂口边缘，患侧唇弓中央点将移至更高位置，并且使唇弓形变得更难。上唇和患侧唇弓中央之间的距离由健侧人中嵴和上唇之间的测量值确定。红唇与黏膜连接线（红唇线）[10, 11] 也被标出。这清楚地定义了唇弓高度下的红唇。它还可以识别患侧唇附近唇弓高度以下所缺乏

的红唇。随后，标出鼻小柱基底（SN）的中点、鼻小柱最高点（CPHSR，CPHSL），双侧鼻基底点（SBAR，SBAL）和口唇联合处（CHR，CHL）。最后，标出健侧人中嵴点处白唇缘的宽度。在患儿 3~6 个月龄时，白唇缘的宽度通常约为 2mm（图 21.2.6A）。

患侧人中嵴基底部

患侧人中嵴（CPHL'）的基底部是一个确定的解剖点，但难以识别。红唇线始终会聚并在内侧相遇白唇缘。通常，白唇缘会在一个明显的点改变方向，并在碰到红唇线之前在 3~4mm 处形成一条轻微的曲线。患侧人中嵴点是白唇缘改变方向的地方，红唇首先变宽，通常在红唇线和白唇缘会在侧面 3~4mm 聚点[12]。这是患侧人中嵴的重要解剖点，很少需要除非在水平或垂直长度上存在严重差异，否则应进行调整（图 21.2.6B）。如前所述，白唇缘皮瓣的宽度对应健侧的测量值（图 21.2.6C）。鼻唇沟的裂开点（在患侧鼻前庭最深处的皮肤 - 黏膜交界处方向改变点）也被标出（图 21.2.6D）。

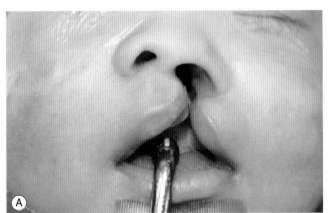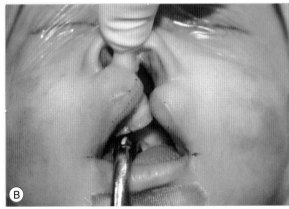

图 21.2.5 （A，B）用手指向上推鼻尖时唇弓的不同形状。该操作有助于定义上唇点

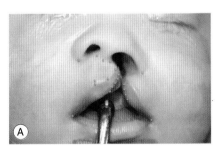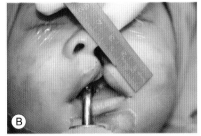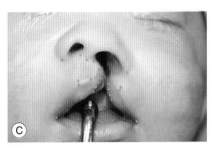

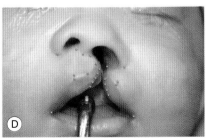

图 21.2.6 （A）点：健侧人中嵴、上唇、患侧唇弓中央、鼻小柱基底中点、右侧人中嵴最高点、左侧人中嵴最高点、右侧鼻基底、左侧鼻基底、右侧口角、左侧口角和红唇线。（B）患侧人中嵴点。虽然患侧的水平唇长较短，但仍选择此点解剖位置。（C）除（D）中的点外，为鼻唇沟的分割点

鼻槛内侧的建议点

在患侧鼻基底上轻轻向内按压有助于确认患侧鼻槛的位置和方向。鼻槛内侧的建议点通常是患侧人中嵴的最高点（CPHSL'），是皮肤缝合时鼻槛内侧终止并与鼻小柱基底部相接的点（图21.2.7）。在3~6个月龄的婴儿中，该点距鼻翼-面沟切线约8mm。该距离有助于在患侧得到过度矫正的鼻孔宽度。

测量

根据人体测量点的标记进行各种测量（图21.2.8）。外科医生所要评估的重要测量值包括唇部的垂直长度（5A，5B）和水平宽度（6A，6B）。

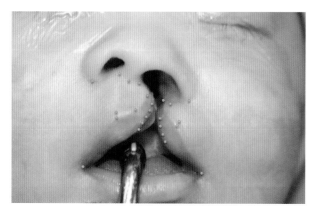

图 21.2.7　患侧人中嵴点，建议的中鼻梁裂点边

唇弓顶点

鼻小柱基底中心点到唇弓顶点（健侧人中嵴和患侧唇弓中央）之间的差异是唇弓水平的关键。如果差异超过2mm，作者倾向于使用 Mohler 切口进行旋转。如果差异小于2mm，则从患侧唇弓中央到鼻小柱最高点行略短的旋转切口（图21.2.9A，B）。

外侧唇高度和长度

患侧的水平长度短小（HL）可通过调整患侧人中嵴点到中间进行延长；但是，这会缩短垂直长度（VL）（图21.2.10A）。与水平长度相比，垂直长度在美学层面更为重要。因此，医生很少牺牲垂直长度来修复水平长度。短的垂直长度可以通过调整患侧人中嵴点的外侧来增加，但这将导致预先存在的水平长度变成更短小（图21.2.10B）。传统的在鼻翼周围延伸上旋转推进切口的方法也可以增加短小的垂直长度。但是，这会导致无法接受的瘢痕挛缩，应予以避免。患侧人中嵴点与其他解剖点一样重要，并在完成所有切口、肌肉剥离和缝合后才应进行调整。这是因为可以通过适当的肌肉松解和在肌肉上进行皮肤重新覆盖来增加垂直长度（最多4mm），从而消除了需要进行鼻翼缘切口或调整患侧人中嵴点。应该考虑这种延长效果，而不是严格遵守唇部修复过程中标记的数学上的固定点。肌肉松解、肌肉缝合和皮肤重新分布后，各点之间的术前测量值将有所不同。因此，在肌肉缝合后必须重新检查这些点。

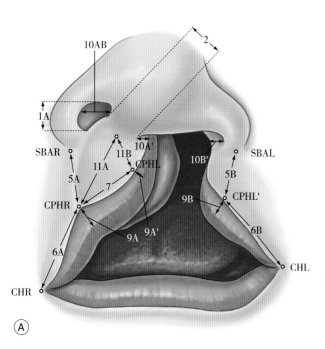

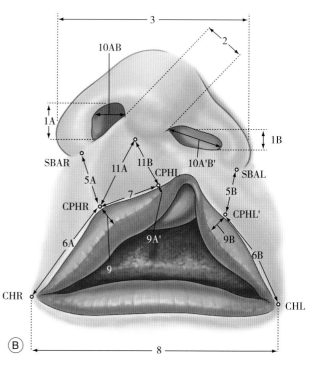

图21.2.8　（A）单侧完全性唇裂的测量标记。CHR，右侧口角；CHL，左侧口角；CPHL，患侧唇弓中央；CPHL'，患侧人中嵴；CPHR，健侧人中嵴；SBAR，右侧鼻基底；SBAL，左侧鼻基底。（B）单侧不完全唇裂的类似标记。（From Noordhoff MS, Chen YR, Chen KT, Hong KF, Lo LJ. The surgical technique for the complete unilateral cleft lip-nasal deformity. Opera Tech in Plast Reconstr Surg. 1995；2（3）：167-174.）

不完全性唇裂通常看起来有一个长的垂直的外侧唇。但是,患侧垂直高度的测量值通常与健侧相似,因为患侧外侧唇和鼻基底的位置较差(图 21.2.11A)。因此,在不完全性唇裂中看到的垂直长侧唇只是一种错觉。在推进整个外侧复合体推进到上方、中间之前,要充分松解患侧鼻基底和外侧唇,始终使唇弓保持水平,而不会缩短外侧唇的垂直长度(图 21.2.11B)。

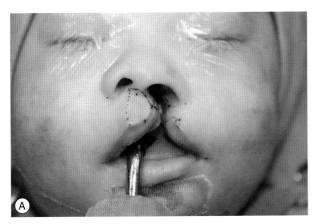

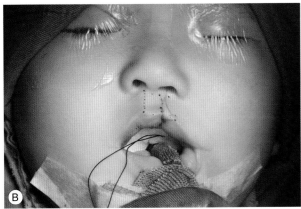

图 21.2.9　(A)高度差异大于 2mm 时的 Mohler 切口标记。(B)高度差异小于 2mm 时的简单旋转切口标记

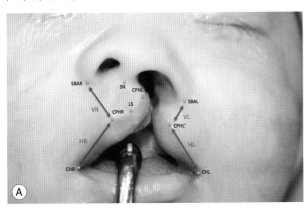

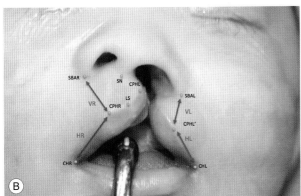

图 21.2.10　(A)向内侧移动 CPHL' 点会增加水平唇缘长度,但会缩短垂直唇部高度。(B)横向移动 CPHL' 点将有相反的效果

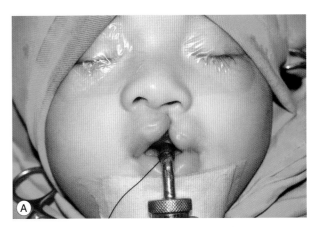

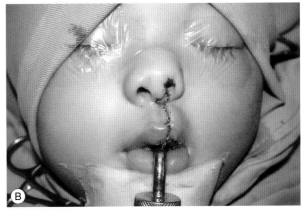

图 21.2.11　(A)虽然唇裂的垂直高度在患侧看起来更长,但两侧之间的高度测量显示了类似的结果。长唇是由于向下移位的鼻翼基底部造成的错误印象。(B)移动整个侧唇/鼻翼基底部向上可以达到对称的唇,而不缩短皮肤和肌肉

白唇缘

白唇缘的宽度通常在健侧人中嵴点上的最宽位置。白唇缘在健侧人中嵴和上唇点之间仍然很突出,但在患侧唇弓中央点处变窄。作者通常会在健侧人中嵴点测量白唇缘的宽度,并将该测量结果转移到患侧。在健侧人中嵴点处测得的白唇缘总是比在患侧人中嵴点处观测到的白唇缘更为宽大(例如,在 3~6 个月龄时为 2mm 宽)。在患侧人中嵴点上方设计了一个三角形的白唇缘皮瓣。这 2mm 的白唇缘皮瓣有助于拉平唇弓形态,并矫正患侧唇弓中央点上的白唇缘的不足。此外,它还根据 Onizuka 提出的亚单位概念,帮助上唇轮廓线的重建(图 21.2.12A~D)[13]。

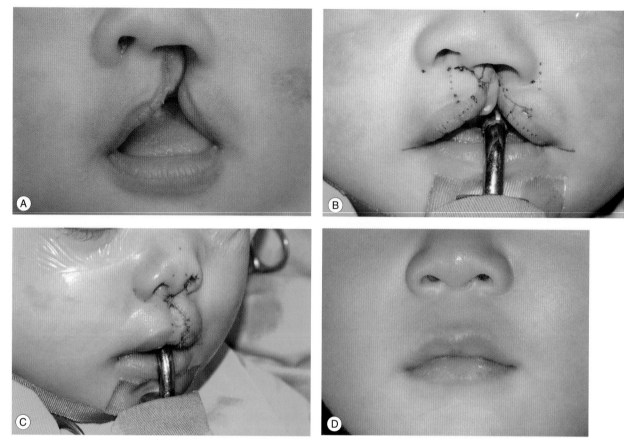

图 21.2.12 （A）白唇缘的宽度在健侧人中嵴点最宽,向患侧唇弓中央点变窄。（B）白唇缘襟翼设计在患侧人中嵴点上方,根据健侧人中嵴以上白唇缘的宽度。（C）白唇缘皮瓣有助于拉平唇弓,在矫正患侧唇弓中央点的白唇缘缺陷的同时重建上唇轮廓线。（D）上唇轮廓线。白唇缘的上边缘有一水平凹槽

红唇宽度

与健侧人中嵴或患侧人中嵴点的对应红唇相比,患侧唇弓中央点下方的红唇宽度始终不足。红唇缺少重建不足会导致游离边缘畸形,如黏膜暴露、颜色失调和干结皮(在直线缝合红唇时可见)(图 21.2.13)。因此,应使用红唇内侧到患侧人中嵴点来矫正唇弓下方所缺乏的红唇[10]。

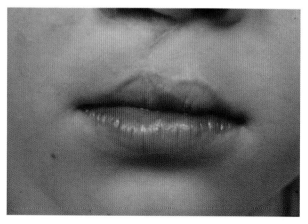

图 21.2.13　该区域直线闭合后中央游离边界红唇不足

切口线

健侧切口

Mohler 切口

如果差异超过 2mm,则可设计一个 Mohler 切口[14]进行旋转。切口标记为一条从患侧唇弓中央点向上延伸到鼻小柱基底部的曲线,然后向后切至健侧鼻小柱的鼻唇交界处(见图 21.2.13)。该旋转切口的高度应与健侧鼻小柱的高度匹配。回切的角度取决于鼻小柱的宽度,理想情况下应为90°左右(图 21.2.14A)。如果鼻小柱很窄,例如在中面部发育不良的情况下[15],Mohler 旋转切口会导致鼻小柱基底变窄,应予以避免。

患侧唇弓中央点在唇部游离边缘上的切口应与白唇缘成直角,以利于随后的唇部缝合。用拉钩和手指使唇部固定后用 67 号刀片切开切口(图 21.2.14B)。后切口的终点位于右侧鼻小柱最高点。切记切口勿跨过右侧鼻小柱最高点,因为这会加长健侧唇部。

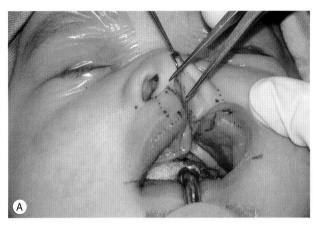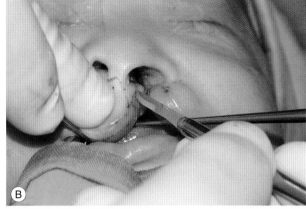

图 21.2.14　（A）Mohler 技术的标记设计为切口延伸到鼻小柱中，然后是黑色切口。裂缝高度边缘与健侧人中嵴高度相似。后切口的角度约为 90°。（B）用 67 号刀片切开时，用钩和手指稳定唇部，确保精确切割

简单旋转切口

如果差异小于 2mm，则从患侧唇弓中央到鼻小柱最高点使用更短的旋转切口（见图 21.2.9B）。这样可以避免鼻唇交界处的瘢痕，这种瘢痕通常比唇部上的垂直瘢痕更为明显。如果旋转不足，则切口线可以很容易地转换成 Mohler 切口，并延伸至鼻小柱基底。

Mohler[14] 和 Onizuka[13] 分析了人中形状，并得出了大多数人的人中嵴呈向外翻的曲线形状的结论。因此，作者强烈认为，与直线切口相比，曲线 Mohler 切口能形成更好的人中形态。

足够的旋转

足够的肌肉剥离应到达健侧鼻基底，因为这会松解异常肌肉附着至鼻小柱基底部（图 21.2.15A）。唇部游离边缘上的向下牵引力将确定是否有足够的旋转，即健侧人中嵴和患侧唇弓中央两个点都处于同一水平（图 21.2.15B）。如果旋转不充分，则切勿尝试将后切口扩展到健侧人中嵴之外。这将导致垂直长唇。在这一点上，如果唇弓没有拉平，则在肌肉剥离和复位完成之前，不要采取进一步的措施。与 Mohler 切口相比，Millard 提倡在健侧鼻小柱后方切开在旋转的顶点处留下一个更大、更低的缺损。然后用一个正方形的前进挡板填充该缺陷，该挡板总是以很大的张力缝合。这会在整

个人中嵴上造成明显的倾斜瘢痕。因此，应避免在健侧人中嵴上出现后切口。

如前所述，作者通常会插入白唇缘皮瓣进行唇部亚单位修复。这种白唇缘三角瓣可额外提供 1~2mm 的唇长，从而降低并平衡唇弓的形态。这减少了后切口的必要性。

旋转皮瓣上的肌肉剥离

首先用刀片沿皮肤边缘切开肌肉层，然后用一把剪刀继续进行剥离，并松解鼻小柱基底部和鼻基底下方的异常肌肉附着。随后，在皮下层次中，附着在皮肤上的肌肉被剥离 2~3mm 的距离。一开始沿唇部游离边缘，剥离层面到达更深层，在切口边缘留下一小束肌肉。然后剥离层次逐渐移至皮下层次。这会提供更好的人中嵴形态（图 21.2.15C，D）。

C 瓣与内侧脚板

C 瓣切口起自患侧唇弓中央点，沿皮肤、黏膜交界线延伸至前颌骨表面皮肤的最外侧点。此时，切口沿着鼻小柱皮肤和中隔黏膜交界处向上旋转 5mm 以上。使用剪刀剥离鼻小柱下方的内侧脚间隙（图 21.2.16A，B）。这为充分游离 C 瓣，以及将向下移位的下外侧软骨内侧脚重新复位创造条件。C 瓣尖端（患侧唇弓中央点）向内侧旋转，填充于 Mohler 切口在鼻小柱基底形成的缺损。对于简单旋转切口的患儿，医生将对其进行相应的修剪。

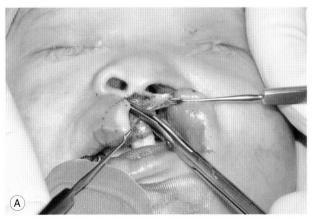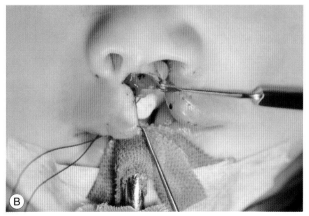

图 21.2.15　（A）充分的肌肉解剖应该到达健侧鼻底，因为这会释放鼻小柱基底的异常肌肉插入。（B）唇部游离缘的向下牵引将确定旋转是否充分，即健侧人中嵴和患侧唇弓中央点处于同一水平

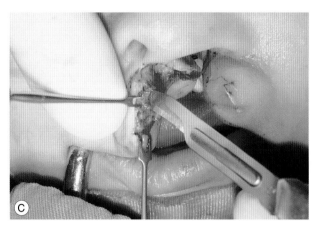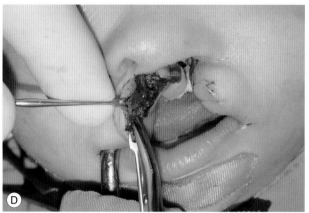

图 21.2.15（续）（C）用刀片沿皮肤边缘切开肌肉。（D）用剪刀进行肌肉分离。鼻小柱底和鼻基底下方的异常肌肉插入被释放，然后肌肉附着在皮下平面的皮肤上，距离为 2~3mm。解剖平面更深，最初在切口边缘留下一束肌肉，然后逐渐到皮下水平，以获得更好的人中嵴形态

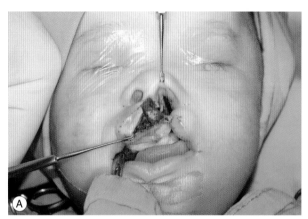

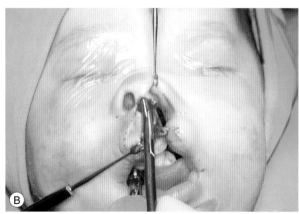

图 21.2.16（A）C 瓣从患侧唇弓中央点沿皮肤和黏膜延伸连接到覆盖前上颌骨的皮肤最深处。在前颌骨，切口沿鼻小柱皮肤和隔膜 - 黏膜连接处向上转动 5mm 甚至更长。CM 瓣与 C 瓣分离。（B）使用肌腱切开剪刀分离 C 瓣中内侧脚的鼻足板

鼻中隔剥离

作者主张在初次唇部修复期间进行前腭裂修复。C 瓣后方的间隔切口沿切牙骨下端沿着犁骨和硬腭交界处向下延伸（图 21.2.17A）。其他外科医生所提倡的尾部中隔脱位以外，中隔黏膜皮瓣用于前腭裂修复术在软骨膜下层次进行剥离至犁骨瓣（图 21.2.17B，C）。

患侧外侧唇缘切口

白唇缘皮瓣与 L 瓣

根据白唇缘在健侧人中嵴点处的宽度，在患侧人中嵴点上方标记了一个三角形的白唇缘皮瓣（见图 21.2.9A，B 和图 21.2.12B）。通常，一个 3~6 个月龄的婴儿的宽度和长度约为 2mm。根据牙槽骨边缘标记一个 L 瓣，沿唇部游离边缘延伸到红唇线和白唇缘会合的点。L 瓣的宽度约为 5mm。L 瓣的上缘对应于从白唇缘瓣向远端指向患侧人中嵴最高点的皮肤切口。上方的 L 瓣切口线向内延伸至鼻唇沟的"分裂点"，或梨状缘的皮肤 - 黏膜连接处。该切口与鼻甲的下缘相交（图 21.2.18A，B）。

下鼻甲（T）瓣

通过在鼻甲的上下边缘切开 1.5cm，可形成一个下鼻甲（T）瓣的前蒂。在后部形成横向切口，连接上切口和下切口并成为皮瓣前蒂。该瓣有助于填补黏膜缺损由鼻基底的松解从较小上颌骨段而产生的（见图 21.2.18A）。

切口与剥离

用拉钩和手指固定外侧唇部。白唇缘皮瓣切口由 11 号刀片进行，随后由 67 号刀片沿唇缘切开红唇和皮肤切口。L 瓣用剪刀进行剥离，并包括一层薄薄的肌肉层次，以确保充足的血供。T 瓣以逆行方式进行剥离，并带蒂在鼻前庭外侧皮肤上（见图 21.2.18A，插图）。L 和 T 瓣剥离后，下外侧软骨与上颌骨和上外侧软骨的附着被释放，使下外侧软骨和外侧唇易于移位。外侧唇在骨膜层次中从上颌骨松解（图 21.2.18C）。上颌的剥离程度通常接近眶下孔。即使在宽大的唇裂中，也可以通过在上颌骨上进行更广泛的剥离，以实现对唇部和鼻基底位的移动。

裂唇黏膜切开后，游离约 2mm，广泛剥离易导致瘢痕形成，因此应予避免。口轮匝肌肌束杂乱无章，且含真皮组织成分插入。使用剪刀沿鼻基底至患侧人中嵴基点连线的皮肤缘剥离口轮匝肌外缘肌肉。于真皮下层次向上继续剥离鼻基底和周缘。其目的是游离鼻旁肌的异常插入纤维，包括鼻肌的水平纤维、降鼻中隔肌和鼻翼上唇提肌。肌肉剥离应以内眦动脉为界，剥离范围应止于内眦动脉外侧，以

确保绝大部分鼻基底的异常插入肌肉纤维得到充分游离（图21.2.18D～G）。充分的肌肉松解可以使束缚和捆扎的肌肉进行伸展开，从而有效地延长外侧唇，从而获得垂直高度和水平长度的显著增加。与健侧相似，剥离层次最初较深，逐渐变为皮下，因此在切口边缘留有一小束肌肉，以得到形态更好的人中嵴。

去除前庭下的脂肪垫

在鼻基底进行足够的肌肉剥离后，通常脂肪垫会从鼻前庭隆起。去除该隆起的脂肪垫将减少在鼻基底的一些组织的厚度，从而改善前庭织带，这是在初次唇部修复术后常见的畸形（图21.2.18H）。

Mulliken在初次修复时使用椭圆形切除术有效消除鼻部前庭织带[16, 17]。然而，这会在鼻前庭外侧造成线性瘢痕，这可能会限制下外侧软骨在二次鼻整形术时的内侧推进。

建立口轮匝肌缘皮瓣

口轮匝肌缘（orbicularis marginalis，OM）皮瓣从唇部游离边缘沿边缘切开，包括口轮匝肌缘、内侧红唇至患侧人中嵴点以及后方相应的黏膜[9]。OM瓣的切口线垂直于皮肤。保留患侧人中嵴处的肌肉体积，类似于健侧人中嵴点处的体积（图21.2.18I）。OM瓣轻柔地向下牵拉可以确定沿着游离边缘组织的充足性，且唇部轮廓应在一条平滑线上（图21.2.18J）。

鼻基底重建与鼻翼基底复位

当前腭裂修复和初次唇部修复同时进行时，犁骨瓣会被粘在颌骨小节的黏膜骨膜边缘下方。鼻中隔由中隔与L瓣重建。将中隔瓣缝合到L瓣的下边缘，而将L瓣的上边缘缝合到梨状切口的下边缘（图21.2.19A，B）。由于犁骨瓣的前部与隔膜瓣相连，因此可以实现完全性鼻基底缝合。附着有鼻翼的前庭皮肤向内侧和上方推进。梨状切口的上缘缝合至中隔/L瓣，鼻唇沟的裂开点缝合至中隔切口的最高点（图21.2.19C）。这提供了鼻腔的两层缝合。鼻基底向内侧推进，以使鼻孔宽度实现2mm的过度矫正[6]。鼻基底的垂直位置应与健侧在同一水平线上。鼻腔重建后可以调节最终的鼻基底位置。

当唇修复与前腭裂修复单独进行时，将基于前庭皮肤的T瓣旋转90°，以填充梨状缘的缺损。将其上边缘缝合到梨状切口的下边缘。T瓣可矫正黏膜缺损，并可以无限制地复位下外侧软骨和鼻基底。将L瓣向内置于鼻小柱后方，并缝合至后间隔切口的黏膜软骨膜瓣。T瓣的下边缘缝合到L瓣的上边缘。将C瓣黏膜向外侧旋转，并置于L瓣的前方。将其尖端缝合到L瓣的底部，其上缘缝合到L瓣的下缘。这样可以很好地覆盖鼻孔基底和鼻孔侧壁的黏膜，而不会暴露任何组织表面或有张力。如前所述（图21.2.19D），前庭皮肤附着于鼻翼会以先前描述进行推进。

肌肉重建

使用5-0聚对二氧环己酮线进行肌肉缝合。将关键缝合线放置在肌肉缝合点患侧唇弓中央至患侧人中嵴上。在该缝合线上施加向下牵引力以使唇弓保持水平，并确保随后的肌肉缝合线正确放置（图21.2.20A）。最上端的缝合线穿过推进皮瓣肌肉的尖端（从向上外附着到鼻基底进行松解），并以垂直褥式缝合固定在鼻中隔的尾缘上

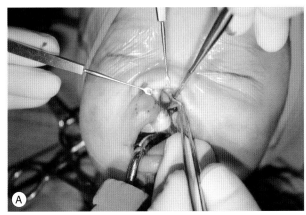

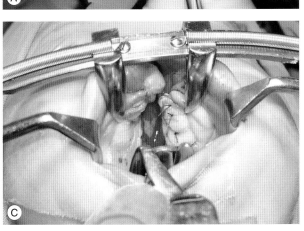

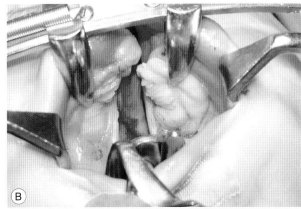

图21.2.17 （A）如果前腭与唇部一起修复，则将隔膜瓣向后延伸，连接犁骨瓣。（B）口内视图显示犁骨瓣的设计。其前部与中隔瓣相连。（C）用犁骨皮瓣修复前腭。犁骨瓣在小段的黏膜骨膜下呈叠瓦状

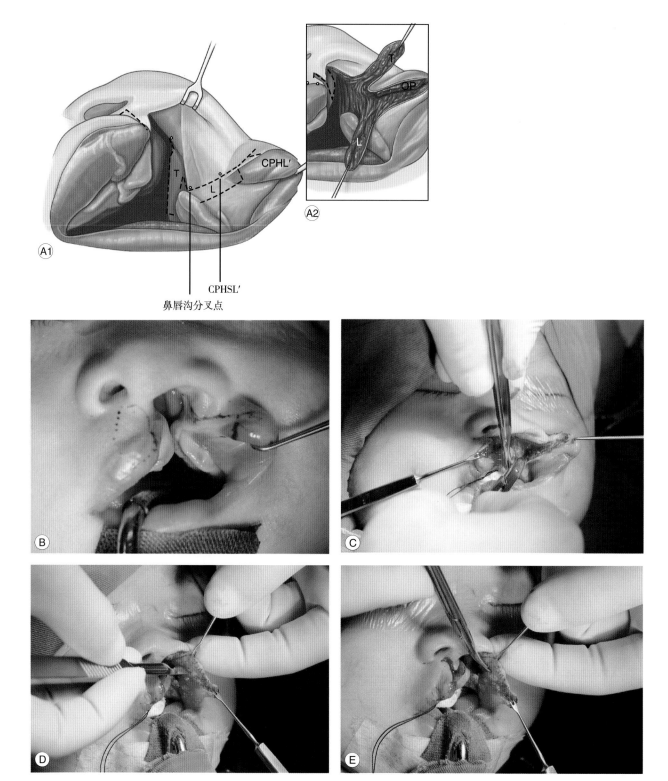

图21.2.18 （A）下鼻甲皮瓣的设计是为了在没有前腭的情况下单独进行唇部修复时在鼻侧壁上提供足够的软组织覆盖修复。L瓣将穿过鼻底,缝合到鼻中隔切口。（B）L襟翼的设计。宽度约为5mm,长度取决于在裂缝的宽度上。其上缘切口由患侧人中嵴（CPHL'）上方的白唇缘皮瓣经患侧人中嵴（CPHSL'）至鼻唇交界处的分叉点,然后沿鼻唇沟转90°。梨状区的皮肤-黏膜交界处。（C）侧唇从骨膜平面上方的上颌骨释放。上颌夹层的范围通常接近眶下孔。（D）外周轮匝肌从皮肤中释放出来。用刀片开始解剖。（E）然后用腱切断继续剪刀剥离,最初很深,然后变得更浅,在伤口边缘留下一块肌肉

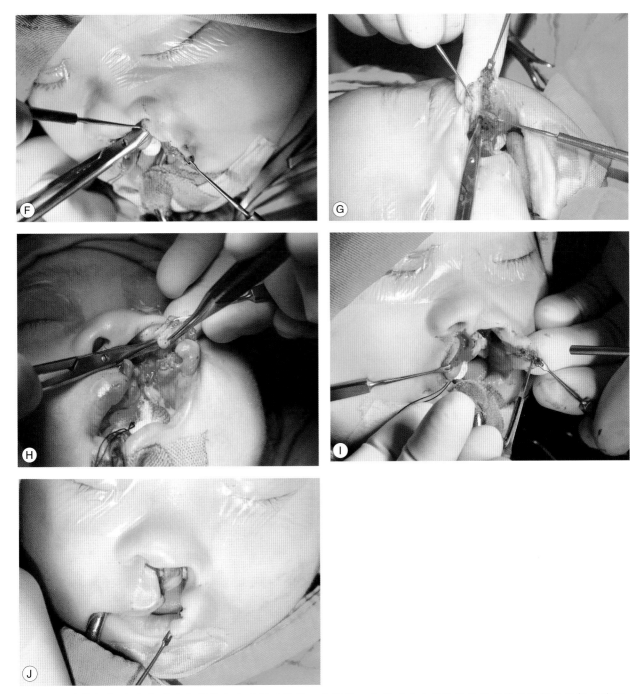

图 21.2.18(续)（F）充分释放鼻翼基底部周围的异常肌肉附着。由剪刀产生的鼻翼基底部外侧隆起显示解剖范围。（G）角动脉用作肌肉解剖的标记。（H）去除鼻下凸出的脂肪垫前庭会减少鼻翼基底部的一些组织厚度，从而改善前庭蹼，这是初次唇部修复后常见的畸形。（I）OM 瓣的切口线垂直于皮肤。在患侧人中嵴和健侧人中嵴保留相似的肌肉体积。（J）将 OM 瓣轻轻向下牵拉可以确定沿游离边缘的组织是否充足，唇部轮廓应在一条平滑线上

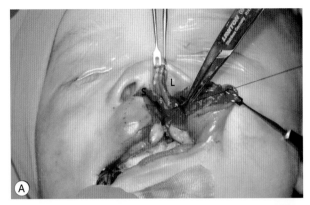

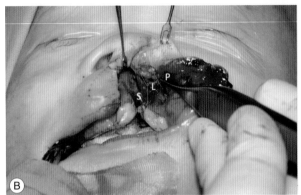

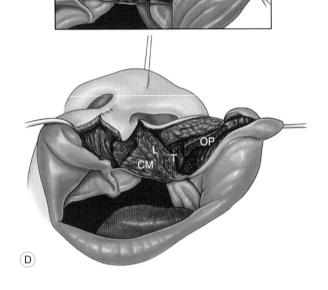

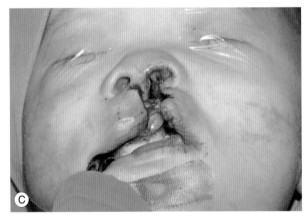

图 21.2.19 （A）用L瓣（L）的下缘缝合隔膜瓣（S），以进行鼻底重建。由于中隔瓣与犁骨连续，可以实现完全的鼻底闭合。（B）缝合上缘L瓣（L）到梨状切口（P）的下缘。（C）上缘距梨状切口缝合到鼻中隔/L瓣，而鼻唇沟的分裂点将凹槽缝合到隔膜切口的最高点，以完成鼻底重建。（D）下鼻甲瓣旋转至梨状孔区域，鼻小柱后面的L瓣用于修复鼻孔基底，C瓣黏膜转向外侧与上颌骨缝合。前庭皮肤上提，鼻翼向内侧旋转，从而完成鼻孔基底的修复。此方法提供了完美的黏膜覆盖，避免了需二期愈合的裸露创面以及因此而导致的瘢痕挛缩。OP，外周轮匝肌

（图 21.2.20B）。这种固定缝合线有助于把外侧唇部往内侧拉动，使唇弓位于居中，并矫正由于组织不足而引起的唇外侧可能出现的侧向偏斜。使外侧肌肉重叠在内侧肌肉上方放置肌肉缝线，从而增加肌肉厚度并模拟人中嵴（见图 21.2.20B，插图）[18]。为帮助重建人中窝，在人中线的皮下层的肌肉缝合过程中会捕获到。仔细缝合 OM 瓣中的肌肉，以免术后出现红唇凹陷。

人中嵴重建

为了更好地显示人中嵴的美学效果，必须执行几个关键步骤。①皮肤切口：与传统的旋转推进术相比，作者更倾向于 Mohler 切口，该切口在垂直和侧向位置上都更宽。与直线技术相比，它的曲线看起来更为自然。Mohler 切口的最终位置模仿了健侧的人中嵴的自然曲线，这与亚单位原则保持一致。②肌肉重建：肌肉重叠缝合，垂直的褥式缝合，增加了肌肉的厚度并模拟了人中嵴。③皮下缝合线放置：在肌

肉缝合过程中，将皮下层缝合在人中嵴中线，有助于恢复人中窝。④软组织松弛：除了由于肌肉重叠近似而增加的肌肉厚度外，肌肉修复也让上覆的皮肤更紧。在缝合过程中，这将产生稍微多余的皮肤，这对于重建凸出的人中嵴是必不可少的。肌肉重建后的"过度"皮肤应予以保留，因为它可提供足够的软组织松弛度，从而使人中嵴的外观更为自然。

插入白唇缘瓣

患侧唇弓中央和患侧人中嵴点大约要用 5-0 聚对二氧环己酮（PDS）皮下缝合线，然后用 7-0 聚凝乳素缝合线进行皮肤缝合。按照白唇缘轮廓，测量白唇缘的宽度并在患侧唇弓中央点处标记。根据 Onizuka 的主张，可根据白唇缘瓣的长度精心设计一个切口，将白唇缘瓣的尖端放置在唇部轮廓线的水平凹槽处[13]。自然轮廓线位于白唇缘的上边缘。除拉平唇弓形态之外，该操作还有助于恢复白唇缘的连续性和丰满度（图 21.2.21A~D）。

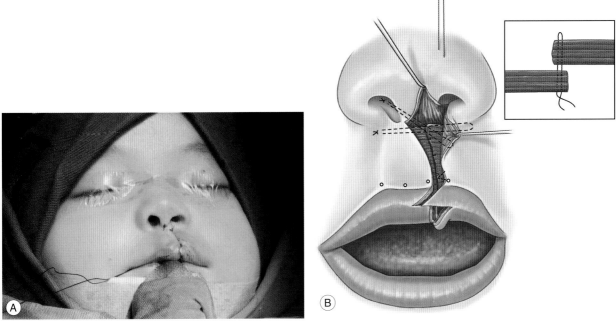

图 21.2.20 （A）将关键缝合线放置在肌肉中心，以将患侧唇弓中央指向患侧人中嵴。这是通过向下牵引来对齐嘴唇位置调平唇弓，确保每个后续肌肉的缝合位置正确。（B）口轮匝肌外缘肌肉缝合（以及鼻中隔固定缝合）。插图：将外侧肌肉重叠于内侧之上，借以重建患侧人中嵴

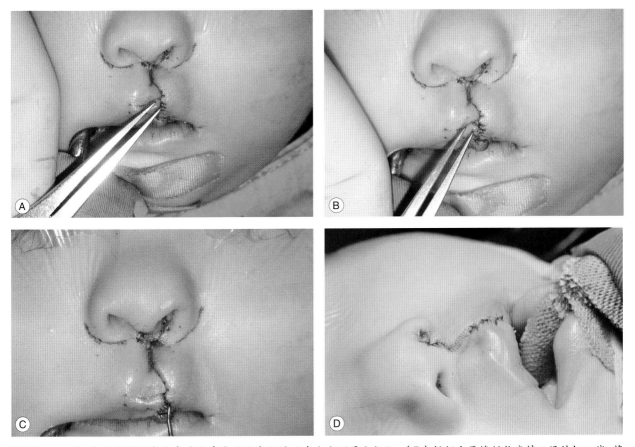

图 21.2.21 （A）白唇缘的宽度在其轮廓线后的患侧唇弓中央点测量和标记。（B）根据白唇缘瓣长度精心设计切口线，将白唇缘瓣头端在唇部轮廓线的水平凹槽处。（C）小心插入白唇缘瓣，以恢复自然唇部轮廓线。（D）伤口闭合后唇部轮廓线的外观

三角形红唇瓣的切口

以外侧唇单位为基础的红唇瓣在 OM 瓣上标记并切开。在 OM 瓣保持张力状态的同时，使用 11 号刀片确保准确切开。肌肉缝合后，将红唇瓣插入唇部内侧切口，位置为沿唇弓形患侧唇弓中央点下方的红线，或位于其上方。该红唇瓣的主要目的是矫正唇弓下方的红唇缺乏症，而不是增加中间游离边缘上的组织体积。红唇瓣的尖端不应穿过单侧唇裂中始终存在的天然唇结节。天然结节绝对不能被红唇瓣侵犯（图 21.2.22A，B）。

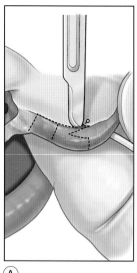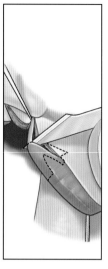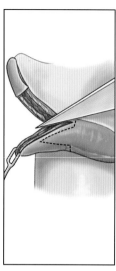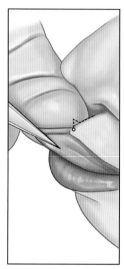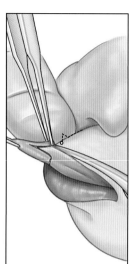

Ⓐ

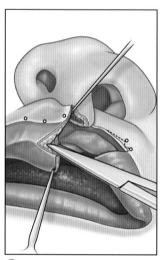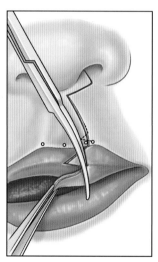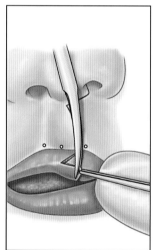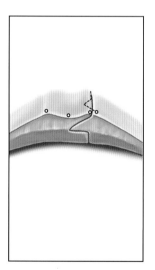

Ⓑ

图 21.2.22　（A）唇红瓣在 OM 瓣上进行标记和切开，同时 OM 皮瓣保持张力。唇红瓣的宽度应矫正唇弓下的唇红不足。唇红瓣的尖端不应穿过天然唇结节。（B）在内侧，唇在下方的红线上切开唇弓，用于插入唇红襟翼。仔细修剪内侧和外侧嘴唇上的赘余组织

缝合唇部游离边缘

因此，修剪红唇瓣下方的多余黏膜，使其接近唇部边缘的游离边缘，而不会产生过多的组织。切除过多的黏膜和肌肉时要特别注意，这非常重要。最常见的错误是在游离边缘上留下过多的肌肉或黏膜。使用 7-0 聚乳胶缝合线连续缝合红唇上的切口。修剪唇旁黏膜并用 5-0 聚乳胶缝线间断缝合。颊黏膜的上边缘缝合到牙槽骨间隙的 C 瓣黏膜的下边缘。这可给予无张力完全性黏膜缝合。

鼻基底切口

C 瓣的内侧尖端用于在 Mohler 切口后填充鼻小柱基底部的缺损。或者，当使用简单的旋转切口时将修剪掉。C 瓣的侧边缘被放置在外侧鼻孔内。

为了限制或消除在鼻基底周围切口，最初没有在侧向推进皮瓣上做任何水平切口。在这一点上，外科医生可以更好地看到手术流程。鼻基底周围切口会留下明显的瘢痕和不自然的鼻翼 - 面沟，应避免使用。如果患侧外侧唇单位上的鼻基底过高，则在患侧鼻孔内侧切一个切口（图 21.2.23A）。该切口可垂直拉长唇部，并拉平鼻基底和唇弓。如果在肌肉重建后已经将鼻基底拉平，则进行垂直鼻基底切口，如图 21.2.23B 所示。尽一切努力保护自然的鼻软组织三角。鼻软组织三角是独特的组织，在继发畸形中很难重建，应在初次修复中仔细保留。在初次修复期间，根据作

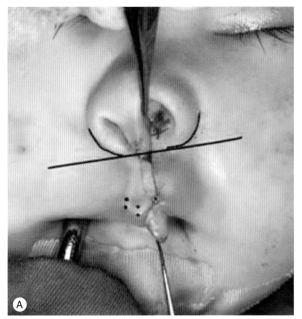

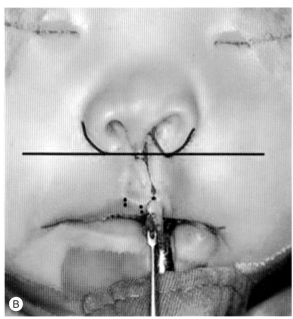

图 21.2.23 （A）如鼻翼基底部和唇弓的顶点在患侧仍然很高，则在患侧鼻基底作如图所示方向的切口。此切口可垂直拉长唇部，并使鼻基底和唇弓调整到水平位置。（B）如果在肌肉重建后鼻翼基底部已经平整，按图示方向切开，以保持鼻翼基底位置

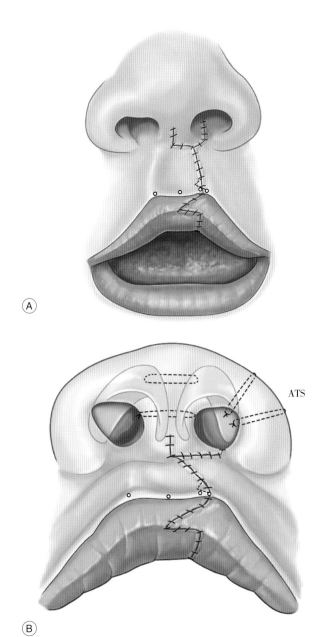

图 21.2.24 （A）采用 Mohler 切口延长鼻小柱，伤口全部缝合完毕。注意患侧人中嵴的位置。（B）采用 5-0 单股可吸收线行鼻翼贯穿缝合（ATS），用于牵拉下外侧软骨。其中一针置于前庭皮肤，其余各针应穿过下外侧软骨前缘、鼻面沟、近鼻翼缘处折返，于鼻腔内打结。由此形成的皮肤凹陷将在 1~2 周内消失

者的经验，初次手术后，随着时间的流逝，患侧鼻孔会随着时间的推移而扩大，因此，患侧鼻孔宽度应进行过度矫正（比健侧窄 2mm）[6]。

唇部皮肤最终缝合

将患侧人中嵴最高点缝合到左侧鼻小柱最高点上，然后旋转皮瓣变成一条模拟人中嵴的缝合线。相应地切除了鼻孔基底上多余的皮肤；但是，鼻软组织三角仍要小心保留。鼻基底用 5-0 聚乳胶缝合线进行缝合，唇部皮肤用 7-0 聚乳胶缝合线进行缝合（图 21.2.24）。

最后阶段的调整

在充分剥离和缝合肌肉后，术前标记和测量值将有所不同。因此，应在确定必要的调整以达到令人满意的结果的同时，对其进行连续检查。每次唇裂手术都不一样；而且，对于大多数患儿而言，都需要进行一些小的调整——这便是处理每个病例时的乐趣与挑战所在。

患侧唇部垂直长度过长

垂直长度过长的外侧唇很罕见。可以使用中隔锚固缝

合线,通过外侧唇部向上悬吊并修剪鼻基底多余的组织来避免这种情况。

患侧唇部垂直长度过短

这是大多数完全性唇裂中的常见问题。充分松解并缝合口轮匝肌将使垂直长度增加 3~4mm,而在外侧唇上所设计的白唇缘瓣则增加了 2mm。如果唇部仍然很短,则可以将患侧人中嵴点外向移位 1mm,而不会在唇部水平长度上损失很多。这也可以增加白唇缘瓣的长度,从而实现进一步地向下旋转。最后,可以做一个鼻翼缘切口来松解面颊组织后,拉长唇部垂直高度,但应尽可能避免这种情况。

患侧唇部的水平长度过长

这是一个相对简单的问题。患侧人中嵴点可以根据需要进行向外移动以缩短水平长度。

患侧唇部的水平长度过短

这个问题几乎无法解决。经过充分的肌肉剥离和缝合后,患侧唇的水平长度通常会增加几毫米。与唇弓达到峰值的唇部垂直长度缩短相比,唇部水平长度缩短在美学上是可以接受的。

健侧唇的垂直高度过长

健侧唇(在一名 3 个月龄的婴儿中)的任何垂直长度超过 12mm 均为过长,且难以管理。可以通过切除部分的唇段全层厚度(在唇和鼻基底的交界处)来缩短该长度,但这类操作很罕见。

外侧唇游离边缘

如果外侧唇太薄或缺少,可以进一步松解黏膜(通过扩展颊沟切口),但这很少能解决问题。间隔不良的间隔锚固缝合线会拉高侧唇,从而使问题恶化。可以使用颞顶筋膜移植作为二次手术方案,通过唇部增大来矫正外侧唇部缺损[19]。另一方面,人们经常在不完全性唇裂中发现凸起的游离边缘。矫正这种多余组织的最准确方法是沿红唇线切开,剥离黏膜瓣的下边缘有着一层薄薄的边缘肌肉,并在切除多余组织时重新分布皮瓣(图 21.2.25)。

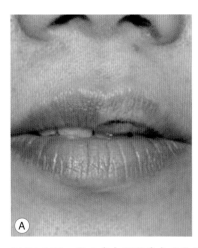 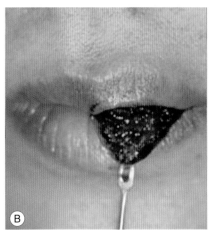 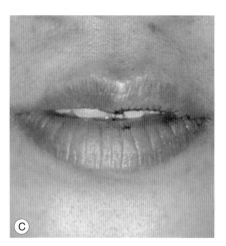

图 21.2.25 矫正多余黏膜最准确的方法是沿红线从内侧唇(A)延长线切开,抬高下唇带有薄薄的边缘肌层(B)的黏膜瓣,重新覆盖皮瓣并修剪多余的组织(C)

半开放入路鼻整形术

学界已报道了许多用于单侧唇裂的一期鼻重建的技术[16,20-28]。关于一期鼻矫正术的长期结果的一些报道并未显示存在鼻部发育相关的不良事件[29-34]。在过去的 30 年中,长庚颅面部中心使用了一些技术来对单侧唇裂病例进行鼻部重建[9,12,23,35]。根据作者的经验,半开放入路鼻整形术可以实现精确和微创性剥离在软骨框架上,从而为移位的鼻翼软骨提供了更好暴露以及重新复位。该术式也可以保留并拉长患侧鼻小柱。

切口

标记健侧鼻孔缘切口和患侧鼻孔的倒 U 形切口。倒 U 切口的高度要比鼻翼缘高 2mm,以实现对患侧鼻孔的过度矫正。

从下外侧软骨松解纤维脂肪组织

用 67 号刀片制作鼻缘切口(在患侧进行倒 U 形 Tajima 切口,在健侧进行鼻翼缘切口),然后用剪刀剥离下外侧软骨上方。通过这些切口可以很容易地看到两个下外侧软骨的尾部边缘,从而避免了任何对软骨框架造成医源性伤害的风险。从两个下外侧软骨松解鼻尖纤维脂肪组织。此剥离通道应连接到较早由内侧脚间隙剥离创建的通道。患侧鼻孔的剥离范围延伸至下外侧软骨尾部边缘的外侧。

下外侧软骨的重新复位

患侧下外侧软骨鼻翼软骨向内旋转可缝合下外侧软骨鼻翼软骨,并用 5-0 聚对二氧环己酮线进行褥式缝合。缝合线在患侧软骨向外放置 5mm,以进行过度矫正。将第二贯穿缝线放置在内侧脚上,该缝线低于第一缝线,以进一步支撑内侧脚。

切除多余的皮肤

下外侧软骨鼻翼软骨被重新复位后,将通过倒 U 形切口的内侧肢体进行组织重新分布得以延长患侧鼻小柱。在患侧鼻小柱上方总是有多余的皮肤。这是造成继发性唇裂鼻畸形中出现的软三角织带的原因。用锐剪刀去除多余的皮肤,然后用 5-0 的多聚凝乳素缝合线缝合伤口。

鼻基底位置

实现鼻基底的对称性最重要的因素是充分松解异常附

着的鼻周围肌肉。唇部肌肉组织的缝合会进一步加深唇-面沟。

建造鼻翼 - 面沟

皮肤和下外侧软骨鼻翼软骨之间的剥离会松解纤维附着物,并留下大量无效腔。此外,患侧鼻基底的移动将加重鼻孔内的前庭织带。去除脂肪垫(在鼻基底下方)和两个鼻翼穿刺缝合线(矫正前庭膀内黏膜织带)有助于解决这些问题,同时定义了鼻翼-面沟。下方缝合线闭合了无效腔,并固定了前庭织带。上方缝线固定下外侧软骨鼻翼软骨的前端并为下外侧软骨提供支撑。缝合线导致的皮肤凹陷点会通常在术后2周消失(图21.2.26)。

患者实例如图21.2.27和图21.2.28所示。

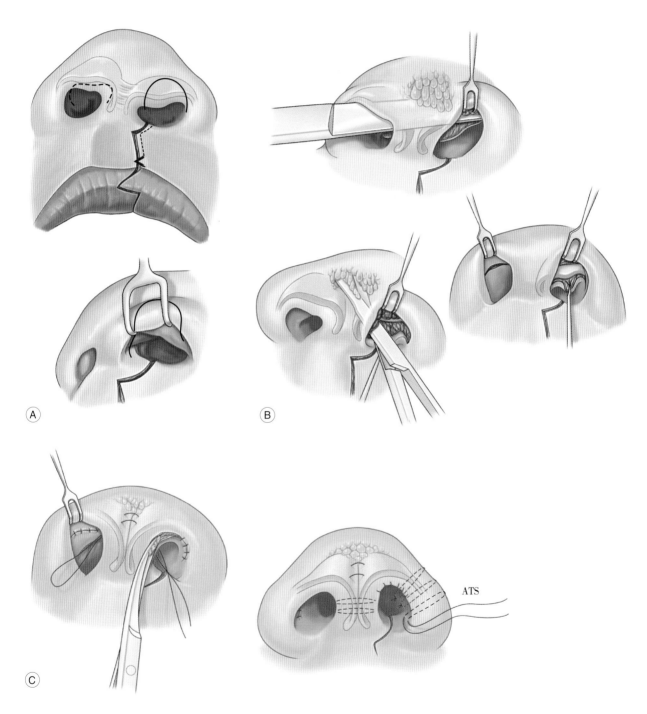

图21.2.26 (A)半开放入路鼻整形术在患侧有一个反向U形切口,在健侧有一个边缘切口。(B)下外侧软骨下肢尾缘的暴露(右上)。锐性剥离释放来自两个下外侧软骨的纤维脂肪组织,以避免医源性损伤软骨。纤维脂肪组织应完全从软骨中释放出来。(C)下外侧软骨缝合后仔细修剪多余的皮肤(左)。内侧脚额外缝合和鼻翼贯穿缝合(ATS)(右)

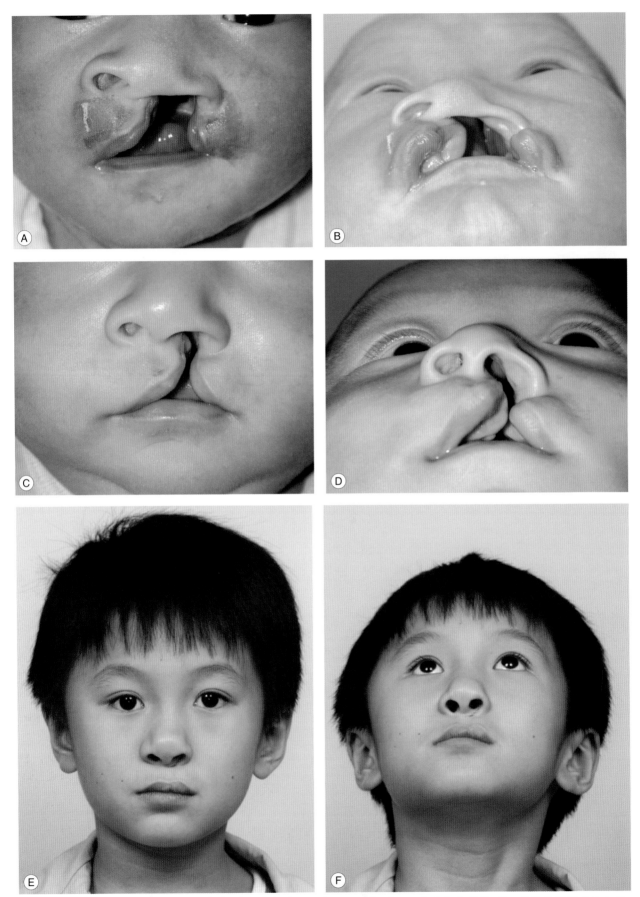

图 21.2.27 （A，B）一名 2 周大的男患者，左侧完全性硬腭裂和软腭裂。（C，D）唇部修复前，鼻 - 牙槽骨塑形后 3 个月。（E，F）7 岁时的术后视图

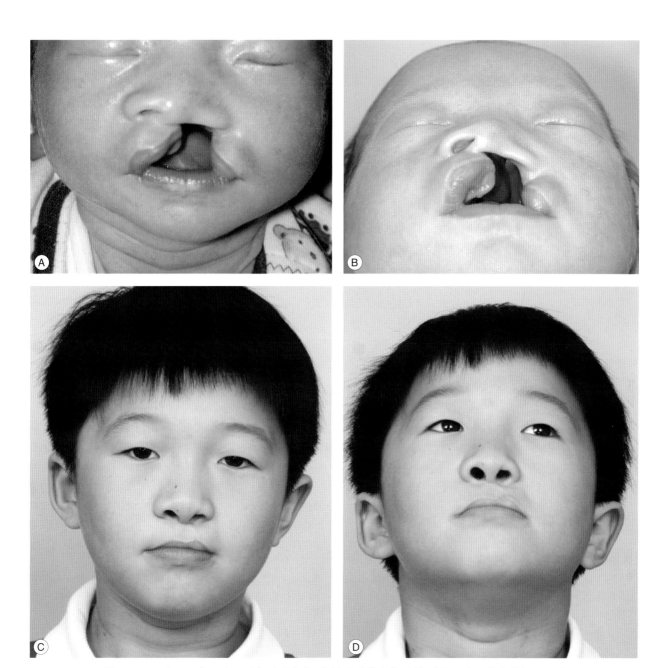

图 21.2.28 （A，B）一名 2 周大的男患者，左侧硬腭裂和软腭裂。（C，D）7 岁时的术后视图

旋转推进唇成形术治疗不完全性唇裂

令人惊讶的是，不完全性唇裂有时很难重建，甚至更具挑战性[36]。此外，对完美的术后结果的期望更高，外科医生往往是低估了病理条件，并且在重建过程中少进行了手术步骤。一个普遍的错误是对外侧唇的垂直长度过长情况的存在，然后在手术中尝试缩短唇部而没有适当地把鼻基底重新复位。实际上，术中测量结果通常显示两个垂直高度均相等。外侧唇的垂直长度过长是由患侧鼻基底的向下移动所引起的。因此，重要的是要完全松解鼻基底并向头侧重新复位，而不是缩短外侧唇的垂直长高度。

标记与切口

使用 Mohler 技术或简单的旋转推进以及 C 瓣设计，与完全性唇裂相似地进行了旋转切口和肌肉剥离。设计白唇缘瓣后，沿着唇裂缘角再切开推进皮瓣切口（图 21.2.29A）。

鼻基底切口

在鼻基底内皮肤和黏膜的交界处做一个横向切口，在梨状区域和前颌骨上留下足够的组织（图 21.2.29B）。从鼻中隔并沿鼻基底到梨状缘进行骨膜下剥离，松解黏膜骨膜瓣，将其用于校正鼻基底缺少。自从 20 世纪 90 年代中期以来，

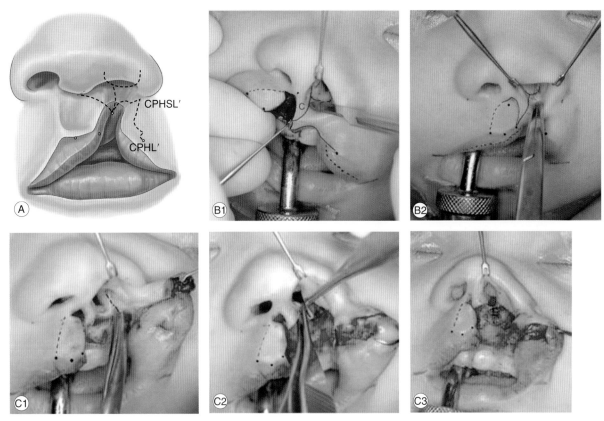

图 21.2.29 （A）不完全唇裂切口线的标记,切口线应沿皮肤游离缘。（B）C 瓣和鼻底的切口线:在鼻底皮肤和黏膜交界处进行横向切口,在梨状区和前颌骨上留下充足的组织。（C）鼻部局部组织将隔膜和梨状区（C1）翻转（C2）并相互缝合以匹配健侧鼻孔（C3）上鼻底的高度

正如 Koh[37] 所倡导一直在使用最小的皮瓣削皮技术;然而,作者认为鼻基底横切术对于适当地移动鼻基底和恢复鼻基底对称性必不可少。

剥离肌肉并松解 OM 瓣

肌肉剥离的技术和程度类似于完全性唇裂。少量肌肉剥离倾向于在鼻基底的异常附着的肌肉,并导致鼻基底的向外和向下移位,这在继发性畸形中经常可见。在完全性唇裂一样松解 OM 瓣。

鼻基底重建

从鼻中隔隆起的黏膜软骨膜瓣和梨状区域的黏膜骨膜瓣被折叠并缝合在一起,与健侧鼻孔的鼻基底进行高度匹配（图 21.2.29C）。鼻基底向内弯曲,其前缘在前庭切口处缝合到鼻基底黏膜上,等同于完全性唇裂。从理论上讲,将 Surgicel（植骨粉）放置在患侧鼻基底的骨膜下可能会刺激新骨形成,从而矫正该区域的骨质缺少。然而,在作者进行的一项研究中,整体美学效果并未获得任何改善[38]。

肌肉重建

肌肉重建方法与完全性唇裂相同,使用将缝合线固定在隔膜上,以使唇弓居中。利用重叠褥式肌肉缝合重建人中嵴。

鼻矫正

鼻部矫正方法与完全性唇裂相同,在健侧鼻孔上做一个边缘切口,在患侧鼻孔上做一倒 U 形切口。如上所述进行软骨剥离,软骨复位和鼻翼穿透缝合。患侧鼻孔需要过度矫正（使鼻孔更高更窄）。

多余的游离边缘

尽管“长外侧唇”通常是不完全性唇裂中的一种错觉,但在拉平唇弓后,沿患侧外侧唇的游离边缘存在多余的组织（红唇、口轮匝肌缘肌和黏膜）的情况并不少见。如果太明显,则可以使用图 21.2.25 中所示的技术修剪多余的游离边缘组织。

图 21.2.30 显示了一位患者案例。

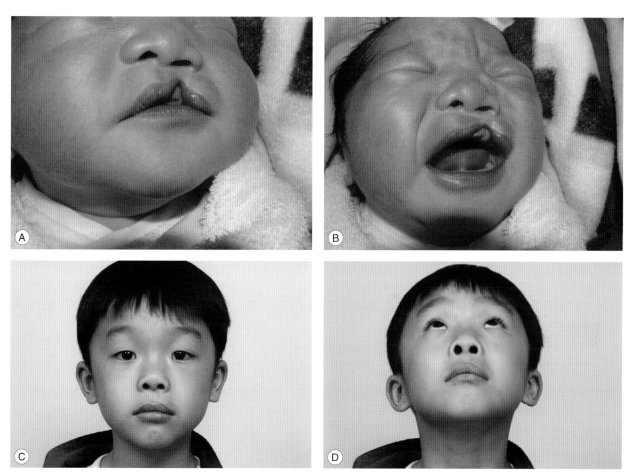

图 21.2.30 （A，B）一名 3 周大的男患者，左侧不完全性唇裂。（C，D）7 岁时的术后视图

原发完全性腭裂

与原发性和继发性的单侧完全性腭裂的同龄人相比，表现为原发性完全性裂（切裂孔前的完整裂唇和肺泡，UCLA）的患儿的治疗结果较差。这些较差的结果是因为在手术前 NAM 期间突出的前颌骨抵抗运动。同样，在左侧经常存在一个短的垂直唇部高度（图 21.2.31A~D）。鼻槛和鼻翼底部经常会在术后持续向下移位。

原发单纯性裂患儿的手术方法如下：

- 主要使用垂直唇的高度确定患侧人中嵴点，即通过将患侧人中嵴向侧方移动（图 21.2.31E）。如前所述，短的水平唇看起来比唇弓形达到峰值或鼻基底向下位移的短的垂直唇更明显。
- 使用中隔皮瓣，鼻基底组织和 L 瓣进行鼻基底重建。鼻基底组织和 L 瓣被骨膜下破坏（图 21.2.31F、G）。一位患者案例如图 21.2.31H~K 所示。

隐形唇裂

隐形唇裂的手术在文献中很少受到关注，这可能是由于其畸形程度较轻。专业人士已努力尝试消除由传统的旋转推进或直线闭合引起的外部瘢痕。Cho[39] 主张通过口内切口进行口轮匝肌交叉缝合。Mulliken[40] 建议使用双单肢 Z 成形术，肌肉缝合和耳软骨植入人中嵴进行填充。作者仍倾向于改良的旋转推进唇成形术，正如在不完全性唇裂部分所述。这是因为该技术使外科医生得以：①在松解移位的鼻基底的同时完全释放异常附着的肌肉；②在高度和方向上重建鼻小柱；③过度矫正患侧鼻孔。另外，该技术允许切除患侧沟或条纹不平行于健侧人中嵴。修复术还需要健侧唇弓上方的白唇缘皮瓣，以矫正唇弓的高峰。尽管瘢痕是主要问题，但如果提早（即在 3 个月龄时）进行手术，并且父母遵守术后瘢痕护理措施，则瘢痕通常不明显（图 21.2.32）。最近的一项前瞻性随机对照试验表明，术中沿缝合线注射 A 型肉毒毒素有助于改善初次唇部修复中的瘢痕[41]。

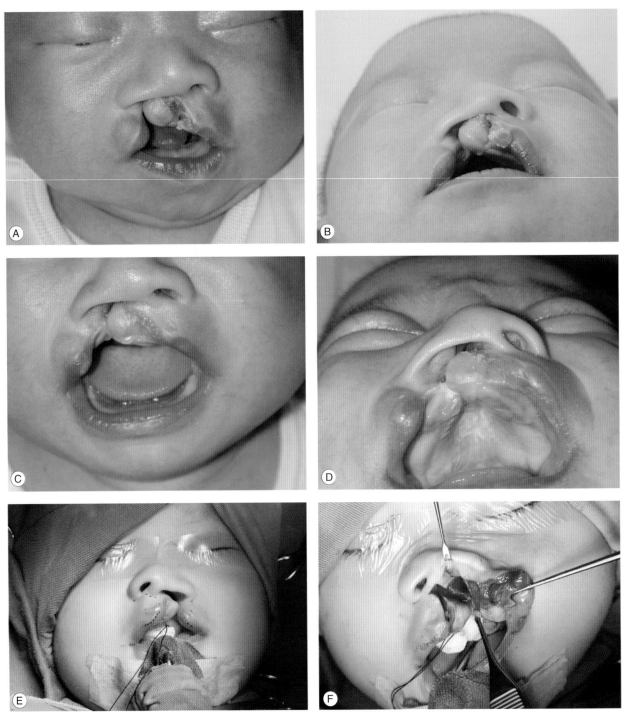

图 21.2.31 （A,B）一名 2 周大的女患者，右侧完全性腭裂。（C,D）同一患者鼻 - 牙槽骨塑形后 3 个月，牙槽腔塑形效果差。（E）唇部标记。患侧的垂直高度在确定点患侧人中嵴时更为重要。（F）使用鼻中隔瓣、L 瓣和用于鼻底重建的局部鼻底 / 梨状骨膜瓣

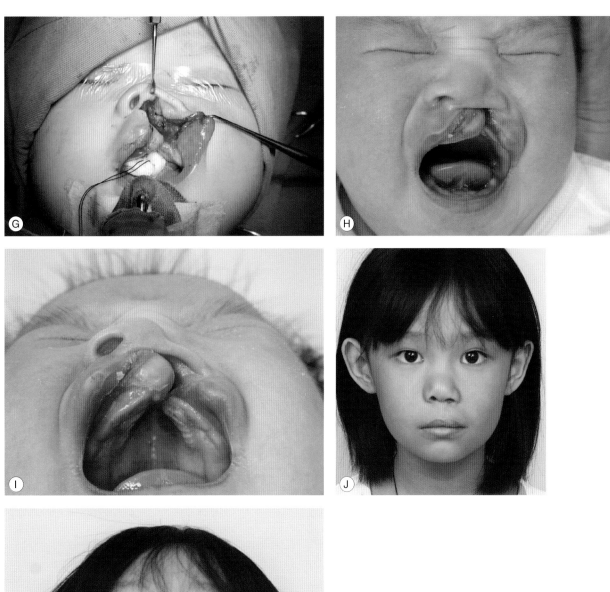

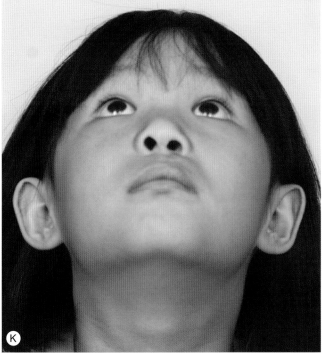

图 21.2.31（续）（G）使用上述组织重建鼻底。鼻底高度与健侧相似。（H，I）一名 2 周大的女患者，左侧完全性腭裂。（J，K）8 岁时的术后视图

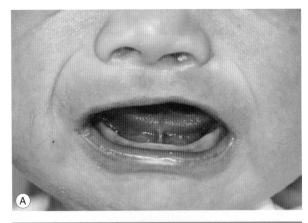
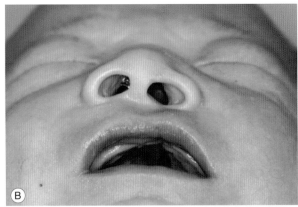
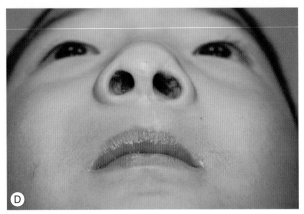
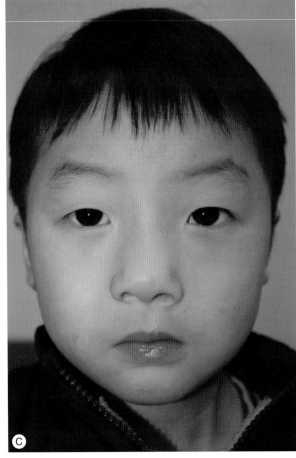

图 21.2.32 （A,B）一名 2 周大的男患者,左侧隐性唇裂。（C,D）5 岁时的术后视图

术后护理

　　术后的监视和护理在恢复室立即进行。医生允许看护人进入恢复室抱婴儿,并向其简要介绍维持气道通畅的基本知识。一名专业唇裂护士继续进行术后管理,在返回病房后会进一步说明气道和后续护理。说明内容包括去除口腔和上呼吸道的分泌物,生理盐水敷料伤口以及用"流量良好"的软乳头喂养奶瓶。只要患儿需要,就可以开始喂养。无需手臂约束。

　　每隔 2~6 小时用生理盐水浸湿的棉签清洁伤口上的任何血块或黏液,然后在缝合线上涂抗生素软膏。重要的是要防止切口变干或结痂。正常的生理盐水敷料还可以减轻疼痛和

肿胀。婴儿和母亲在手术后第二天出院,并在 5 天内回诊。届时,在口服水合氯醛镇静剂的作用下进行拆线。术后瘢痕的立即护理从 Micropore™ 胶带和硅胶贴开始进行减张。通常在术后三个月内每月检查一次患儿,然后定期检查。这是为了确保父母遵守术后瘢痕护理要求。通常鼓励进行唇部瘢痕按摩,以加快瘢痕的成熟,并矫正因瘢痕挛缩引起的唇弓提高。

术后维持鼻部形状

　　Osada[42] 和 Skoog[43] 于 1969 年首次引入了手术后鼻腔塑形术。Friede[44] 使用了丙烯酸保形模,并证明了鼻廓的改善。Matsuo[8] 首先报道了在单侧不完全性唇裂中使用硅胶

鼻保形模进行术前鼻塑形的方法,连续使用 3 个月,然后仅在夜间使用,直到 12 个月龄。学界认为,变形的鼻软骨在仍可延展的同时可以容易地模制和操作。

随后,硅胶鼻保形模已在许多机构使用,以在愈合阶段支撑下外侧软骨,并防止鼻部挛缩和狭窄。自长庚颅面中心自 20 世纪 80 年代末开始使用硅胶鼻保形模[45]。目前,医生会使用一套改良的硅胶鼻保形模。这套包含五个随高度增加(1mm 增量)的保形模。父母被要求每 2~3 周更换一次更大尺寸的保形模,直至患儿达到最大 4mm 的尺寸。如有可能,在手术后 6 个月至 1 年持续使用该保形模。鼻贴保形模的成功应用在很大程度上取决于父母的配合和毅力(图 21.2.33)。

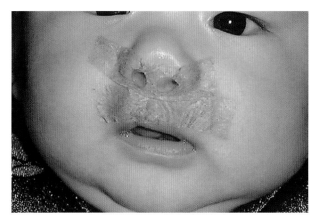

图 21.2.33　在唇部和硅胶鼻构象器上使用 Micropore™ 胶带进行术后护理。鼻构象器用胶带固定在鼻孔中

结果、预后及并发症

唇部形态的长期结果

唇部对称性是唇裂修复的主要目标。长庚颅面中心进行的一项研究评估了 2002 年接受手术的 19 例单侧完全性唇裂患儿的长期(至少随访 4 年)唇部形态。手术技术与本文描述的技术相似,除未放置间隔锚固肌缝线外。结果(至少随访 4 年)显示,唇弓偏向患侧(图 21.2.34)[46]。因此,作者通常会放置隔骨固定缝合线,将患侧外侧唇固定在内侧,从而使唇弓居中。

鼻部形态的长期结果

同样重要的是,在使用手术前鼻孔模制、手术改良和手术后维护等综合方法后,记录长期鼻腔形态。长庚颅面中心进行的几项研究评估了长期鼻腔形态学结果。最初的研究评估了 1997—1999 年接受手术的 25 例患儿。所有患儿均接受了 Liou 的术前鼻 - 牙槽骨塑形术。除不进行软骨剥离或复位外,如上所述进行鼻腔重建手术技术。尽管鼻腔形状在手术后立即很对称,但是在 3 年的随访中,不同病例的鼻孔高度、鼻小柱长度和鼻孔宽度的测量值存在显著差异。患侧鼻孔和鼻小柱高度明显短于健侧,而患侧鼻孔明显更宽(图 21.2.35)[16]。下一项研究包括一组接受改良式 Grayson 技术的鼻 - 牙槽骨塑形术,手术技术包括通过双侧边缘切口复位下外侧软骨。与之前的研究相比,该研究显示的结果更好。尽管如此,在鼻腔复发方面也有类似的趋势[47]。基于上述观察,作者目前的做法包括在患侧做倒 U 形切口,并对患侧鼻小柱高度,鼻孔高度和宽度进行过度矫正。术后,需要使用改良式硅胶保形器将患侧鼻孔保持在过度矫正的位置。第三项研究比较了 11 种 76 例患儿在 4 种不同技术中的初次鼻重建的结果,这四种技术分别为单纯闭合入路鼻整形术、单纯鼻 - 牙槽骨塑形术、鼻 - 牙槽骨塑形术结合半开放入路鼻整形术和鼻 - 牙槽骨塑形术结合过度矫正的半开放入路鼻整形术。第四种技术的整体结果最好,包括鼻孔高度比、鼻孔高度比的内侧 1/4、鼻槛高度比、鼻孔面积比、鼻孔高宽比和面板评估[48]。

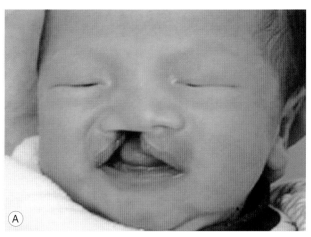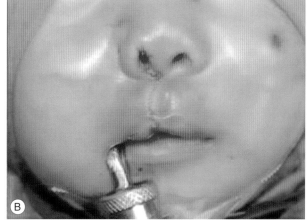

图 21.2.34　一名男患者的系列照片,该男患者患有右侧完全性硬腭裂和软腭裂。(A)2 周大时。(B)术后即刻

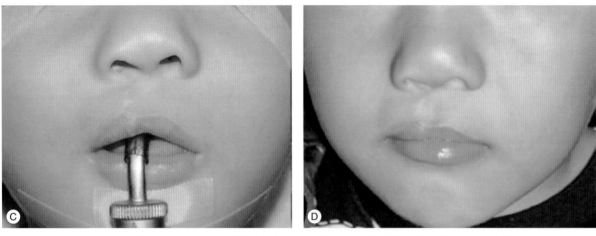

图 21.2.34（续）（C）1 岁上颚修复前和（D）5 岁时。唇弓虽然是水平的，但偏向了裂口

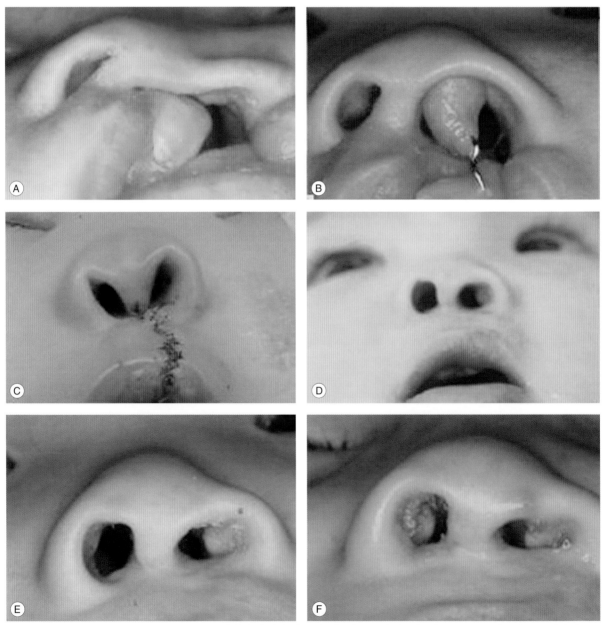

图 21.2.35　一名左侧完全性硬腭裂和软腭裂女患者的系列照片。（A）2 周大时。（B）用 Liou 法进行鼻 - 牙槽骨塑形。（C）术后即刻（不进行软骨剥离和复位）。（D）1 岁时，腭修复前。（E）1.5 岁时。（F）3 岁时

患者满意度

　　患儿和父母的满意度在很大程度上取决于心理适应。2000 年初，长庚颅面中心进行的一项研究对 1996 年进行唇裂修复的 77 例患儿的结果进行了评估[9]。共有 24% 的患儿不需要进一步矫正鼻部或唇部。36% 的要求进行鼻部矫正，而 10% 的要求进行唇部矫正；28% 的人要求同时修复鼻部和唇部。大约 60% 的患儿在学龄前要求唇部或鼻部修复。通过作者近年来的综合方法和成果的改善，只有少数患儿要求在学龄前进行修复。因此，继发性鼻畸形矫正通常可以延迟到面部发育完成和心理发育完成为止。作者的许多患者对原发性鼻腔重建的结果感到满意，并且不要求进行任何二次鼻整形手术。

并发症

　　2008 年 1 月至 2009 年 11 月，共有 112 例患儿在长庚颅面部中心接受了单侧唇成形术，并进行了术后并发症评估，无伤口裂开的情况。出现 1 例鼻基底轻微裂开，2 例鼻唇沟连接轻微裂开，愈合良好。除 5 例缝合脓肿（4.5%）和无术后出血病例外，未发现明显的伤口感染。仅 3% 的患儿出现瘢痕增生。

总结

　　本章介绍的综合治疗唇裂的方法是基于长庚颅面中心的丰富经验。本章内容代表了 30 年的持续发展，包含了对作者手术结果的定期评估及治疗方案的改进。术前管理已从简单的唇部贴带和俯卧位的睡姿演变为非常复杂的鼻-牙槽骨塑形术。外科手术的改进包括对作者自身技术以及其他外科医生采用的技术的改进。术后护理也随着时间推移而改变，旨在实现最佳效果。尽管作者的方法基于中国台湾人口，但这些技术也已在其他种族多样化的机构进行了测试。如上所述，在某些没有用于手术前管理和术后护理的设施和人员的地区，手术技术的改进仍然可以带来结果的持续改善。

参考文献

1. Noordhoff MS, Huang CS, Wu J. Multidisciplinary management of cleft lip and palate in Taiwan. In: Bardach J, Morris HL, eds. *Multidisciplinary Management of Cleft Lip and Palate*. Philadelphia: WB Saunders; 1990:18–26.
2. Huang CS, Cheng HC, Chen YR, et al. Maxillary dental arch affected by different sleep positions in unilateral complete cleft lip and palate infants. *Cleft Palate Craniofac J*. 1994;31(3):179–184.
3. Pool R, Farnworth TK. Preoperative lip taping in the cleft lip. *Ann Plast Surg*. 1994;32(3):234–249.
4. Hotz MM, Gnoinski WM, Nussbaumer H, et al. Early maxillary orthopedics in CLP cases: guidelines for surgery. *Cleft Palate J*. 1978;15:405–411.
5. Grayson BH, Santiago PE, Brecht LE, et al. Pre-surgical nasoalveolar molding in infants with cleft lip and palate. *Cleft Palate Craniofac J*. 1999;36(6):486–498.
6. Liou EJ, Subramanian M, Chen PKT, et al. The progressive changes of nasal symmetry and growth after nasoalveolar molding: a three-year follow-up study. *Plast Reconstr Surg*. 2004;114(4):858–864.
7. Chang CS, Wallace CG, Pai BCJ, et al. Comparison of two nasoalveolar molding techniques in unilateral complete cleft lip patients: a randomized, prospective, single-blind trial to compare nasal outcomes. *Plast Reconstr Surg*. 2014;134(2):275–282.
8. Matsuo K, Hirose T, Otagiri T, et al. Repair of cleft lip with nonsurgical correction of nasal deformity in the early neonatal period. *Plast Reconstr Surg*. 1989;83(1):25–31.
9. Chen PKT, Noordhoff MS, Kane A. Repair of unilateral cleft lip. In: Neligan P, ed. *Plastic Surgery*. 3rd ed. London: Elsevier-Saunders; 2012:517–549 [Chapter 23]. vol. 3.
10. Noordhoff MS. Reconstruction of vermilion in unilateral and bilateral cleft lips. *Plast Reconstr Surg*. 1984;73(1):52–61.
11. Mulliken JB, Pensler JM, Kozakewich HP. The anatomy of Cupid's bow in normal and cleft lip. *Plast Reconstr Surg*. 1993;92(3):395–403.
12. Noordhoff MS, Chen PKT. Unilateral cheiloplasty. In: Mathes ST, ed. *Plastic Surgery*. Philadelphia: WB Saunders; 2006. vol. 4.
13. Onizuka T, Ichinose M, Hosaka Y, Usui Y, Jinnai T. The contour lines of the upper lip and a revised method of cleft lip repair. *Ann Plast Surg*. 1991;27(3):238–252.
14. Mohler L. Unilateral cleft lip repair. *Plast Reconstr Surg*. 1987;80(4):511–516.
15. Noordhoff MS, Huang CS, Lo LJ. Median facial dysplasia in unilateral and bilateral cleft lip and palate: a subgroup of median cerebrofacial malformations. *Plast Reconstr Surg*. 1993;91:996–1007.
16. Mulliken JB, Martinez–Perez D. The principle of rotation advancement for repair of unilateral complete cleft lip and nasal deformity: technical variations and analysis of results. *Plast Reconstr Surg*. 1999;104(5):1247–1260.
17. Patel KB, Mulliken JB. Correction of the vestibular web during primary repair of unilateral cleft lip. *Plast Reconstr Surg*. 2014;134(4):600e–607e.
18. Chen PK, Chang CS *Comparison of philtral ridge morphology in two different techniques of cleft lip repair*. Presented in the 7th Asian-Pacific Cleft Lip & Palate/Craniofacial Congress. Perth, Australia, March 11, 2011.
19. Chen PK, Noordhoff MS, Chen YR, et al. Augmentation of the free border of the lip in cleft lip patients using temporoparietal fascia. *Plast Reconstr Surg*. 1995;95(5):781–788.
20. Millard DR Jr, ed. *Cleft Craft: The Evolution of Its Surgery*. Boston: Little, Brown; 1976. Vol. I.
21. McComb H. Treatment of the unilateral cleft lip nose. *Plast Reconstr Surg*. 1975;55(5):596–601.
22. Salyer KE. Early and late treatment of unilateral cleft nasal deformity. *Cleft Palate Craniofac J*. 1992;29(6):556–569.
23. Noordhooff MS, Chen YR, Chen KT, Hong KF, Lo LJ. The surgical technique for the complete unilateral cleft lip-nasal deformity. *Opera Tech in Plast Reconstr Surg*. 1995;2(3):167–174.
24. Byrd HS, Salomon J. Primary correction of the unilateral cleft nasal deformity. *Plast Reconstr Surg*. 2000;106(6):1276–1286.
25. Byrd HS, Burt JD. Cleft lip: unilateral primary deformities. *Plast Reconstr Surg*. 2000;105(3):1043–1055.
26. Cutting CB, Dayan JH. Lip height and lip width after extended Mohler unilateral cleft lip repair. *Plast Reconstr Surg*. 2003;111(1):17–23.
27. Van Beek AI, Hatfield AS, Schnepf E. Cleft rhinoplasty. *Plast Reconstr Surg*. 2004;114(4):57e–69e.
28. Stal S, Brown RH, Higuera S, et al. Fifty years of the Millard rotation-advancement: looking back and moving forward. *Plast Reconstr Surg*. 2009;123(4):1364–1377.
29. McComb H. Primary correction of unilateral cleft lip nasal deformity: a 10-year review. *Plast Reconstr Surg*. 1985;75(6):791–797.
30. McComb H, Coghlan BA. Primary repair of the unilateral cleft lip nose: completion of a longitudinal study. *Cleft Palate Craniofac J*. 1996;33(1):23–30.
31. Salyer KE, Genecov ER, Genecov DG. Unilateral cleft lip-nose repair: a 33-year experience. *J Craniofac Surg*. 2003;14(4):549–558.
32. Salyer KE, Genecov ER, Genecov DG. Unilateral cleft lip-nose repair-long term outcome. *Clin Plast Surg*. 2004;31:191–208.
33. Salyer KE, Xu H, Genecov ER. Unilateral cleft lip and nose repair; closed approach Dallas protocol completed patients. *J Craniofac Surg*. 2009;20(suppl 2):1939–1955.
34. Anderl H, Hussl H, Ninkovic M. Primary simultaneous lip and nose repair in the unilateral cleft lip and palate. *Plast Reconstr Surg*. 2008;121(3):959–970.
35. Noordhoff MS *The surgical technique for the unilateral cleft lip–nasal*

deformity. DVD & Operative Syllabus. Noordhoff Craniofacial Foundation, Taipei, Taiwan; 1997.

36. Lu TC, Lam WL, Chang CS, Chen PKT. Primary correction of nasal deformity in unilateral incomplete cleft lip: a comparative study between three techniques. *J Plast Reconstr Aesthet Surg*. 2012;65(4):456–463.

37. Koh KS, Choi JW, Kim H. Minimal paring of skin flaps for primary repair of incomplete unilateral cleft lip. *Plast Reconstr Surg*. 2008;121(4):1382–1385.

38. Chen PKT, Yeow VK, Noordhoff MS, Chen YR. Augmentation of the nasal floor with Surgicel in primary lip repair: a prospective study showing no efficacy. *Ann Plast Surg*. 1999;42(2):149–153.

39. Cho BC. New technique for correction of the microform cleft lip using vertical interdigitation of the orbicularis oris muscle through the intraoral incision. *Plast Reconstr Surg*. 2004;114(5):1032–1041.

40. Yuzuriha S, Mulliken JB. Minor-form, microform, and mini-form cleft lip: anatomical features, operative techniques and revision. *Plast Reconstr Surg*. 2008;5:1485–1493.

41. Chang CS, Wallace CG, Hsiao YC, Chang CJ, Chen PKT. Botulinum toxin to improve results in cleft lip repair. *Plast Reconstr Surg*. 2014;134(3):511–516.

42. Osada M, Hashimoto K, Akiyama T. Application of intra and extra nasal silicone prosthesis after the operation of nasal deformities. *Jpn J Plast Reconstr Surg*. 1969;11:191.

43. Skoog T. Repair of unilateral cleft lip deformity: maxilla, nose, and lip. *Scand J Plast Reconstr Surg*. 1969;3:109–133.

44. Friede H, Lilja J, Johanson B. Lip–nose morphology and symmetry in unilateral cleft lip and palate patients following a two-stage lip closure. *Scand J Plast Reconstr Surg*. 1980;14:55–64.

45. Yeow VK, Chen PKT, Chen YR, et al. The use of nasal splints in the primary management of unilateral cleft nasal deformity. *Plast Reconstr Surg*. 1999;103(5):1347–1354.

46. Lu TC, Chen PK *Assessment of nasolabial symmetry in patients with unilateral complete cleft lip and palate following modified rotation advancement cheiloplasty*. Presented at the 6th Asian Pacific Cleft Lip and Palate Congress, Goa, India; Sept. 2007.

47. Chen IJ *The progressive changes of nasal symmetry and growth after nasoalveolar molding*. Master thesis, Chang Gung University, Taiwan; 2008.

48. Chang CS, Por YF, Liou EJW, et al. Long-term comparison of four techniques for obtaining nasal symmetry in unilateral complete cleft lip patients: a single surgeon's experience. *Plast Reconstr Surg*. 2010;126:1276–1284.

第 21.3 章

Mohler 扩展修复术

Roberto L. Flores

摘要

原发性唇裂和鼻畸形修复术的目的是永久保持唇部和鼻部的对称性,同时在面部轮廓内隐蔽瘢痕。这项手术通常是唇腭裂护理整体治疗方案的第一步,因此,修复的质量决定了患儿功能和外观的方向。由于外科医生需要通过最少的手术介入来实现最大的改变,因此应尽可能进行鼻 - 牙槽骨塑形。一期鼻整形术被认为是安全的,应当对鼻基底和鼻孔边缘位置过度矫正。鼻基底应进行闭合,以更好地为患儿将来的牙槽骨移植做准备。在经验丰富的颅面中心可考虑进行牙龈骨膜成形术。本文所述的 Mohler Cutting 修复术的优点在于严格沿解剖子单元边界设计最终的瘢痕。该技术可应用于所有的单侧唇裂患儿,尽管有宽大的裂痕,也可使用术前矫正。该技术还具有通过内侧入路实施一期唇裂鼻整形术的优势。

简介

根据 Burget 和 Menick 提倡的亚单位原则,可增强上唇的美学重建[1]。沿亚单位边界的瘢痕位置更容易隐藏,并突出了正常的面部结构识别。Mohler 唇裂修复术可以严格沿着带有皮肤的上唇的亚单位边界设计最终的瘢痕,而无需使用三角瓣或曲线性的瘢痕来破坏上唇的和谐美学。

最近,由 Cutting 推广的 Mohler 扩展修复术解决了 Mohler 原始设计的一些局限性,其现有形式可应用于任何单侧唇裂畸形,而无论缺损的严重程度或术前有无使用矫形外科工具。Cutting 在普及 Mohler 修复术的过程中,除了对其进行技术改良外,还将该技术描述为 Mohler Cutting 修复术。这些改良已让该修复术被广泛接受,并一直是应用于修复单侧唇裂畸形最常用的技术之一。

治疗理念

鼻 - 牙槽骨塑形术

　　鼻 - 牙槽骨塑形（nasoalveolar molding, NAM）的发展使一期唇裂和鼻重建更加可预测[2]。尽管 Mohler Cutting 修复术可应用于任何完全性单侧唇裂畸形，无论其严重程度如何，但鼻 - 牙槽骨塑形可改善鼻部的对称性[3-5]，为齿龈骨膜成形术创造了条件[6]，并减少了二次手术的需要。通过对牙槽骨板和鼻支架每周至每两周进行一次调整，鼻 - 牙槽骨塑形在解剖层面可对齐牙槽骨节段，加长鼻小柱，增加鼻尖突度，将下外侧软骨向其原始形态折叠，将下唇和鼻基底向中线换位，并扩大鼻腔黏膜。对于单侧唇裂畸形患儿，治疗通常在 8~10 周内完成。鼻 - 牙槽骨塑形的累加作用体现在将唇裂的严重程度改善为轻度表型。因此，鼻 - 牙槽骨塑形的优点在于优秀的外科医生能够获得出色的结果，而经验丰富的外科医生则能够更稳定地获得接近完美的结果。在作者的临床实践中，有能力的家庭可使用鼻 - 牙槽骨塑形。

　　随着受欢迎程度的提高，越来越多的唇裂治疗机构提出了鼻 - 牙槽骨塑形或类似衍生技术的优点[7-13]。目前，鼻 - 牙槽骨塑形[14]的支持者和怀疑者之间的争论仍在继续[15]，这需要进行大量的人口和多中心分析来得到解决。学界目前正在对鼻 - 牙槽骨塑形对于手术和生活质量改善进行前瞻性多中心分析，并将对该技术的优点和局限性进行全面分析。

牙龈骨膜成形术

　　"无骨"骨移植物的支持者群体变化不定，并一直存在争议。在一期唇裂修复或腭裂重建期间，可以连接牙槽黏膜边缘，以促进游离牙槽骨段之间的骨结合。牙龈骨膜成形术（gingivoperiosteoplasty, GPP）最初由 Skoog[16] 提出，后来由 Millard[17] 进行推广，后者曾在牙龈骨膜成形术出现之前使用 Latham 设备进行主动性牙槽塑形。

　　支持者指出，在大多数情况下，该手术将避免二次牙槽骨移植的需要。确实，在 60% 的单侧唇裂患儿中证明成功的牙龈骨膜成形术[18-20]避免了额外手术的并发症经济负担[21]。在混合牙列的年龄，前增长似乎并未受到影响[22]。然而，有其他报道提出了牙龈骨膜成形术后导致中面部发育受到影响[23]。此外，该过程非常依赖于技术。即使是适度的解剖力也会使纤薄的牙槽骨骨折并破坏下方的牙芽。黏膜骨膜瓣的剥离必须限于牙槽骨中、远侧面，而舌或颊面不能分离。这需要牙槽骨节段的完美对准和 1mm 的间隙。因此，术前骨科手术是牙龈骨膜成形术的必要辅助手段。

　　反对者指出，牙龈骨膜成形术的成功率有限，并且会影响前面部的发育以及正在发育的牙齿[24]。实际上，牙龈骨膜成形术在不同医疗机构的成功率各不相同[6,24]，这表明了该手术的技术难度。牙龈骨膜外成形术的大多数临床报告都是单一中心的经验，因而无法进行大量的分析。更重要的是，迄今为止，尚无研究报道过牙龈骨膜成形术对面部发育成熟的唇裂患者的前面部发育情况的影响。鼻 - 牙槽骨塑形术发展后，牙龈骨膜外成形术再次兴起，最初接受过的鼻 - 牙槽骨塑形术和牙龈骨膜成形术的患者直到最近才达到面部发育成熟的年龄。有关牙龈骨膜成形术后完全性面部发育的最终报告无疑将引发有关该手术的适应证和优点的另一场积极辩论。

无张力重建

　　缝合的目的是将血管化组织连接在一起，使其可正常愈合。当缝合线处于张力下时，正常的愈合则不会发生。考虑到唇部和鼻部的精细三维重建，该原则应更进一步：即使轻度的张力也会导致唇裂畸形的复发，引起瘢痕变宽，并使患儿更有可能需要接受多次手术治疗，从而造成唇和鼻部区域出现多次瘢痕。缝合时，即便是轻微的张力也不应使用缝合线来解决，因为该治疗方案无法持久。组织应充分剥离减张，直至在鼻部和上唇皮肤的重要美学区域完全去除张力。如果术前不使用矫正器，则需要进行广泛剥离。

无唇粘连术

　　在无法使用鼻 - 牙槽骨塑形或类似的术前正畸矫正器的情况下，医生通常会提倡唇粘连术。根据作者的经验，即使在唇裂很宽的情况下，也无需行唇粘连术，该术式会影响手术效果。在这方面，有 3 点值得一提：

1. L 瓣重建：如使用唇黏膜，则无需使用 L 瓣，无论是基于 Millard[25] 所描述的牙槽骨还是 Cutting 所提倡的鼻外侧壁的带蒂皮瓣[26]。如果使唇和牙槽节段并置，则该过程对鼻翼底部和鼻部有轻微的影响。因此，以鼻重建为代价，唇粘连术可能有益于唇重建。如果没有 L 瓣，则无法用黏膜组织关闭梨状孔切口的缺损。因此，在鼻腔修复时不做鼻内切口，或者做切口但不将其重建。对于需要全面重建技术修复的患儿（即唇裂较宽的患儿），这两种方法都会影响鼻部重建的质量。

2. 瘢痕：除了排除某些皮瓣选项外，唇粘连术还会在修复的中间过程产生瘢痕。因此，唇粘连术会损害唇部组织的质量，这一点在唇修复时尤为明显。

3. 脸颊和鼻部的大范围剥离：宽唇裂修复的一大挑战在于外侧唇和鼻基底的内侧移位，以实现无张力的闭合。尽管唇粘连术可用于实现这一目的，但在进行一期修复时，可以简单地进行彻底的脸颊和唇部剥离，并实现相同的手术目的（如唇和鼻基底换位），但无需牺牲皮瓣和瘢痕。大范围剥离包括梨形孔切口，并横跨上颌骨上直至眶下缘和内眦位置。骨膜上的剥离平面可控制出血。大范围剥离会导致眶下神经受损。但是，由于邻近的神经化过程，唇部的敏感性可恢复到正常水平[27]。

一期鼻修复

既往研究表明，一期唇裂鼻整形术具有美学益处[28,29]，以及婴儿鼻整形对随后的鼻部发育的安全性。尽管大多数外科医生主张进行一期唇裂鼻整形术，但并非所有鼻整形的结果都是一样的。瘢痕是精致的软组织修复的最大敌人。因此，一期唇裂鼻整形术应得到最好并且最持久的改善，以进行最少的剥离。任何外科医生在婴儿期都可以进行三层鼻部剥离，然后在学龄之前先用开放入路鼻整形术和软骨移植物"调整"鼻部，然后在青春期再次进行鼻整形（要进行开放入路鼻整形术）。然而，人们可以预测到，当面部发育成熟时，围绕下外侧软骨并嵌入鼻尖皮肤的瘢痕密度将使患儿无法达到高于平均水平的美学或功能结果。许多进行成人唇裂鼻整形术的外科医生都提倡使用肋软骨。但是，即使是这些强硬移植物，也会因稳定且持久的瘢痕挛缩而变形。

因此，一期唇裂鼻整形术的剥离方向和范围应严格控制。尽管去除鼻尖的纤维脂肪组织必定会在修复时带来更细化的鼻尖效果，但是当医生尝试在患者 22 岁时修复瘢痕鼻尖时，会将同样的方法视为具有相同的益处吗？不同类型的一期鼻整形术的益处和弊端是一个缺乏科学评估的领域。专业的唇裂外科医生熟悉因过度操作而产生的鼻尖瘢痕，这种手术难以抵御最复杂的外科手术修复。尽管难以实现完美效果，但可以预见的是，轻度操作的鼻部可以得到改善。过度操作并留下瘢痕的鼻整形术会给已经具有难度的手术带来不幸、复杂和无法克服的障碍，在许多情况下，可通过合理规划和强调整体观感来避免。

有人提倡几种护理原则，以通过最小的损伤来产生最大的变化。

1. 鼻 - 牙槽骨塑形：鼻腔和牙槽骨的术前操作导致可预测的一期唇裂鼻整形术，与未接受鼻 - 牙槽骨塑形的患儿相比，鼻腔和面部的剥离范围更小。在增加总体鼻部对称性的同时，减少了二次"调整"手术的要求[3]。
2. 限制剥离范围：在面部发育中，手术计划应考虑近期和长期手术效果。由于成人唇裂鼻整形术仍然是整形外科中的艰巨挑战之一，因此根据逻辑推理可知，限制面部发育成熟时的鼻部瘢痕数量对患儿而言是明智的选择。因此，一期唇裂鼻整形术应包括以最小的手术干预来实现最大的改变。这种理念在某种程度上与整形外科的文化背道而驰，整形外科更倾向于提倡更复杂和更多的程序来实现完美结果。
3. 二次鼻整形的适应证：对于唇裂患儿，理想的治疗方案是在唇裂修复时进行有效的一期唇裂鼻整形术，然后在面部发育成熟时进行第二次鼻整形术。这一目标在许多患儿中均可实现。但是，其他患儿可能需要在面部发育成熟之前进行"调整"手术。作者认为这些患儿最容易在鼻部内形成过多的瘢痕。如果患儿或其看护人有直接明确的要求，则应考虑对正在发育的面部进行二次鼻整形术，而不是因为外科医生试图改善其效果。进行未成熟的唇裂鼻整形术时，应考虑术后并发症。大范围软骨剥

离，去除鼻尖纤维脂肪组织和软骨植入在术后一段时间内效果看起来都很好。但是，这些过度的技术操作可能会影响随后的鼻重建术。

鼻基底闭合

唇裂手术原则中缺乏重点的是在唇部修复时闭合鼻基底。该过程需要额外的步骤，并且与初期重建的美学效果无关。然而，在牙槽骨裂隙区域的鼻黏膜重建将对未来的牙槽骨移植手术产生影响。鼻基底闭合术通常是牙槽骨移植手术中最具挑战的部分，而将骨移植物感染到鼻腔菌群中是导致骨移植失败的原因。然而，由于牙槽段的阻塞，在牙槽骨移植手术期间暴露的鼻基底缺损可能难以修复。在进行一期唇修复时，鼻基底暴露良好。唇裂修复时，可将犁骨和鼻外侧壁用于主要的鼻基底重建。在患者婴儿期增加此操作将是明智的选择，在牙槽骨移植手术中将大有帮助。

技术发展

Mohler Cutting 修复术的发展源于对 Millard 旋转推进修复术的局限性认知，以及对上唇修复术更好的美学效果的需求。在 Millard 的标志性修复中，他沿着患侧人中嵴切开一个切口，该切口向健侧内侧唇部的人中嵴上进行弯曲[25,30]。此曲线形切口产生了一个在上唇上的后切口，有助于将内侧唇部向下旋转为整个人中单位。唇弓保留在单侧唇裂畸形中，随着内侧唇部向下旋转，从而产生了解剖性美学结构。唇弓、人中窝和大部分的人中嵴都通过此步骤保留并原位复位。内侧唇复合物的向下旋转导致患侧人中延长，并且通过外侧唇部的内侧推进来填充所产生的上唇缺损。

Millard 修复术的主要局限性在于其违反了上唇上 1/3 处的子单元边缘。切口线从患侧人中嵴弯曲转向对侧人中。这种跨越在裂口较宽的儿童中更为明显，这些儿童通常需要内侧唇部向下过度旋转，因此需要大的后切口。一个复杂的限制在于使用外侧唇部来填补唇弓的向下旋转所造成的缺陷。在唇裂较宽的情况下，外侧唇部可能需要进行过度的内侧移位，以闭合较大的后切口所造成的缺损。这可能会导致附着的翼基被过度移向内侧，缩小鼻孔，此类畸形缺乏明确的矫正手段。一些外科医生为了避免产生缩鼻孔而进行了鼻翼缘切口。但是，该区域的瘢痕愈合不佳，难以矫正。

Mohler 对经典旋转推进修复术的改进复位了后切口，该切口用于唇弓的向下旋转，从内侧唇到鼻小柱。这种看似微小的修饰的结果对上唇美学和鼻唇形态产生了巨大的影响。当后切口从唇部转移到鼻部时，由内侧唇部的向下旋转产生的缺陷也使鼻小柱得以复位。鼻小柱下皮肤已成为内侧唇瓣的一部分，与内侧唇向下移置，成为人中的上方部分，完全恢复了人中的美学亚单位。由内侧唇部的向下旋转引起的鼻小柱缺损通过 C 瓣的上旋转来填充。这些移位的总和类

似于非对称 Z 成形术,而不是旋转推进修复。C 瓣的出色旋转具有次要优势,即凹陷内侧脚的出色移位和鼻小柱延长。由于外侧唇部不用于填充唇弓向下旋转所产生的缺损,因此通常要求外侧唇部向内推进较少,从而降低了产生缩鼻孔的风险。此外,在外侧唇部(以填充唇弓的向下旋转)和鼻基底(以形成美观而平衡的鼻孔)之间需要的推进程度有限。因此,几乎不需要通过不美观的鼻翼缘切口将侧唇与鼻翼分离。只需要在鼻基底做一个短而近乎水平的切口即可。

在 Mohler 的原始设计中,后切的底部终止于人中窝的上边界,从而限制了唇弓的向下旋转。Millard 对 Mohler 最初的描述提出了批评,认为在鼻小柱后切口不足以用于完全性唇裂,并且可能仅用于不完全性唇裂[31]在。Cutting 术式的变化中,Mohler 切口的顶点延伸到了鼻小柱的中线之外。然后将后切降低到对面的鼻小柱,但不超过此位置(图 21.3.1)。对于任何程度的单侧唇裂患儿,改良术式都会导致完全性唇弓向下旋转。

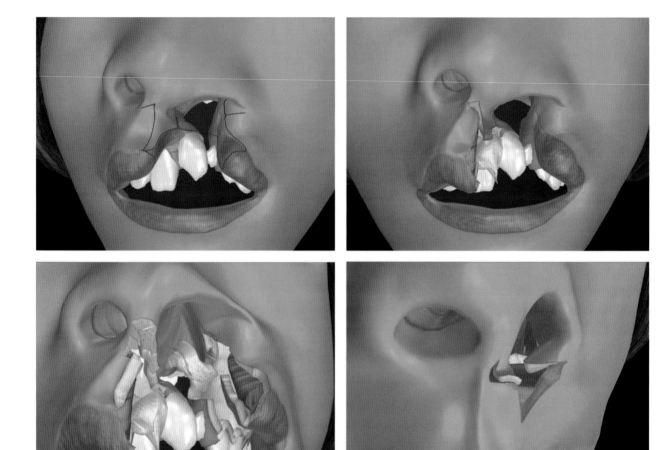
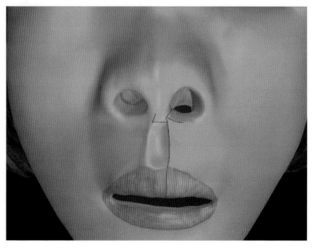

图 21.3.1　Mohler 的设计

标记

Mohler Cutting 修复术的手术标记始于白唇缘的标准文身。唇弓深度标记在白唇缘上，然后标记健侧唇弓高度。对于人中嵴不清晰的患儿，应注意避免人中嵴处的标记过宽。宽的人中将需要较大的后切角才能完全旋转。还应考虑到患儿的种族条件，因为白种人的人中相比亚洲人、非洲人和西班牙裔人更为狭窄，而其他种族的人中更宽大。这两个点之间的距离用于标记患侧唇弓高度。白唇缘通常在该区域变得模糊。患侧唇弓高度标记为正好位于所需点的中间，因为切口将横向于此白唇缘外侧。

外侧唇部的白唇缘由健侧的唇部的垂直高度来进行确认。传统的方法是从先测量红唇到健侧唇高度的距离，并将此距离移到患侧，来确认该标记[25]。Millard 倡导的这种标记方法将恢复对称的水平线上的宽度，并会牺牲上唇的垂直人中嵴的高度。即使垂直唇高的微小差异（1~2mm）会有非常明显，但水平宽度的差异很难被发现，并会随着时间推移自然矫正[32,33]。另一种普遍提倡的方法是将侧唇点定位在白唇缘上红唇最宽的位置，即 Noordhoff 点[34]。在不完全性唇裂和某些完全性唇裂患儿中，此标记可准确恢复唇部的垂直高度。但是，在患侧唇裂具有短的垂直外侧唇部，Noordhoff 点将产生短的垂直部位的重建。因此，健侧唇的垂直高度用于确定白唇缘上的外侧唇点。在 3 个月龄的患儿中，此距离约为 10mm。

Mohler Cutting 修复术的后切口是倾斜的，而不是旋转推进修复中所画的那样弯曲。因此，Mohler Cutting 的后切仅由两点定义：位于鼻小柱上的后切的顶点和位于鼻小柱与上唇的交界处的后切的底部。对这两个点的细微调整会影响向下旋转的程度，周围组织的比例以及最终瘢痕的位置。后切的顶点应比鼻小柱基底部至少高 1.5~2mm，在鼻小柱的整体宽度上朝着健侧至少大约 4/7。如果将顶点拉得太低，则会导致向下旋转不充分。如果该点朝向唇裂口太远，则 C 瓣将变窄，且不足以填补由唇弓的向下旋转所造成的缺陷。这可能是一些外科医生使用该技术导致鼻小柱狭窄的原因。如果将顶点朝向健侧远处放置，则人中会变得狭窄且不美观。如果将后切口的根部放在人中的外侧面，则上唇会加长。如果该点位于人中上，但不位于鼻小柱与上唇的交界处，则最终的瘢痕会在上唇的亚基单位。Mohler Cutting 修复术的学习曲线与了解这两点的细微变化对修复术的整体效果的影响有关联。

从后切顶点到患侧唇弓的高度连成一条线。这条线在唇部的下 1/3 处应具有微妙的凸度，以创造出美观的人中形状。在人中的根部，这条线应通过患侧唇弓高点。如果这条线穿过白唇缘点，则文身点会被切开，并且在重建过程中消失不见。后切口的顶点和基底部连接为一条直线，并以标记出标准 C 瓣和 M 瓣。M 瓣的前缘应垂直于白唇缘。重要的是，在标记 C 瓣时应包括最大皮肤量，而不包括黏膜。如无术前正畸矫正，则需使用更大的 C 瓣面积来填充鼻小柱缺损。如果 C 瓣中包括黏膜，该组织可转到鼻部和上唇上。标记一条从 M 瓣前边界到红唇线的白唇缘下方 1mm 处的斜线。这条线是 Noordhoff 三角瓣切口，长度应约为 5mm。

随后将注意力转移至外侧唇部。在鼻槛部皮肤内的上唇皮肤的边界处沿着鼻孔基底折痕标记一条线。该线应从黏膜内侧边界开始，并向鼻孔边缘的内侧边界延伸。在宽大唇裂有着外侧唇部的垂直高度的短小患儿中，上唇皮肤可通过异常附着在梨状孔骨膜上的口轮匝肌被拉入鼻孔基底。因此，可能会在鼻翼基沟的内侧边缘稍微（1mm）拉出。重点在于不要将鼻翼沟的内侧边界过度延伸到鼻孔基底的组织中，因为这会导致缩鼻翼难以矫正。鼻翼沟的外侧边界止于鼻孔边缘的内侧边界。不使用鼻翼缘切口。在红唇上从白唇缘下 1mm 开始，从下到上标志出外侧唇部的内侧边界。然后，这线条以垂直方向越过白唇缘在内侧白唇点上 1mm 位置。以正确的角度横切白唇缘将防止此解剖结构出现缺损。然后，这条线快速地弯曲，与鼻基底的鼻翼沟的中间边界相交。该弯曲的切口以唇部的水平长度为代价增加了外侧唇部的垂直高度。长期研究表明，随着时间推移，唇部的水平长度差异可以矫正[32,33]。

在红唇上标示 Noordhoff 三角瓣[34]，以恢复唇珠区域的红唇饱满度，防止吹口哨畸形并在解剖学上重建上唇的红唇线。此优点对于亚裔和非裔美国患儿尤为重要，这些患儿通常在黏膜和红唇之间有明显的界线。该皮瓣利用了通常存在于外侧唇部的多余红唇组织，并将该组织转移到内侧唇部缺口上。由于红唇是脆弱的组织，因此应小心翼翼地加入大量的红唇组织到皮瓣中，以便于操作。之后可从三角瓣或内侧唇部中修剪多余的红唇和黏膜。标志 L 瓣的下边界，使其与小段上的龈颊沟的内侧边缘相交。

唇裂标记的最终外观可见图 21.3.2。

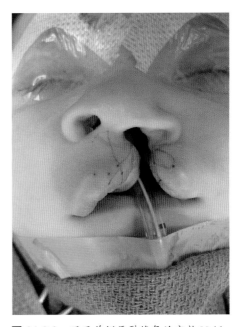

图 21.3.2　用于单侧唇裂修复的完整 Mohler 切割标记。请注意，后切口位于鼻小柱上，而不是上唇。背部切割标记以虚线的形式延伸到上唇。扩展上唇切口将延长患侧的唇部长度。因此，后切应限于小柱。注意大 Noordhoff 三角皮瓣，包含最大量的干唇

手术技术

唇弓向下旋转

　　首先细心剥离 M 瓣和 C 瓣,以保护深层的口轮匝肌。然后,Mohler 后切口仅切开真皮。随后在鼻小柱根部(Mohler 后切口底部)做一水平切口,穿过口轮匝肌(图 21.3.3)。如果在 Mohler 后切口的顶部切开,则内侧脚将会被切开。上唇全层肌肉将被切开,并保留口腔黏膜。然后剥离到深层内侧唇部的口轮匝肌,从口腔黏膜中剥离出肌肉层。此剥离平面应连续到 Mohler 后切的底部。如需进一步向下旋转,则平行于舌系带进行黏膜切口,然后以曲球棒棍形式横穿其底部。该切口将导致唇弓的进一步向下旋转。M 瓣将会闭合舌系带缺损。

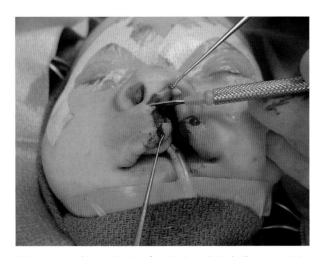

图 21.3.3　横切口轮匝肌在小柱与上唇的交界处。做该切口背部切口的顶点将导致内侧脚的横断。全厚度需要切开上唇肌肉,才能使唇弓向下完全旋转

内侧唇部的准备

　　内侧唇皮肤从深层的口轮匝肌中以锐性剥离到达人中窝处,但无需更远。这种小皮瓣可在口轮匝肌重建时为缝线创造空间,并释放上唇皮肤的内侧边缘,以使唇弓进一步向下旋转。

L 瓣剥离

　　L 瓣从口轮匝肌处锐性剥离,以保留 Noordhoff 三角瓣的深层肌肉。无深层肌肉的附着会使 Noordhoff 皮瓣变得脆弱且难以处理。随着接近 L 瓣的底部,在牙龈颊沟附近,剥离层面从黏膜下平面变为骨膜下平面。使用小骨膜剥离器,在梨状孔的下 / 外侧边缘直接在骨面上做一剥离腔隙。该剥离腔隙被加宽,以包括下鼻外侧壁。在鳞状上皮和鼻黏膜的交界处,在患侧鼻孔的外侧垂直地切开鼻内切口(图 21.3.4)。该切口从上到下进行,以接触 L 瓣切口的上 /

后边界。该垂直切口应继续向下直至梨状孔的骨质边缘。然后在鼻翼外侧壁的下边界从后到前标志一条水平的鼻内切口,并与 L 瓣切口的下边界进行相接。完成这两个切口后,鼻外侧壁上将出现皮瓣蒂(图 21.3.5)。这种修饰可防止口鼻瘘的形成,并有助于牙龈骨膜成形术以及将来的牙槽骨移植术。此时剥离犁骨瓣,以最终闭合前鼻基底。外科医生可决定是否进行牙龈骨膜成形术。

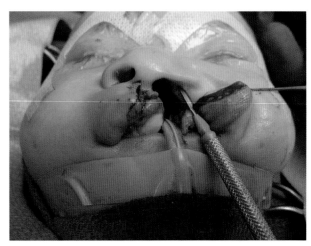

图 21.3.4　在鼻黏膜与鼻孔的鳞状上皮连接处做一个垂直的梨状孔切口

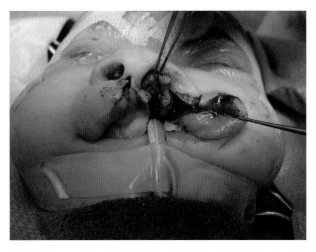

图 21.3.5　L 瓣是从侧鼻壁而不是牙槽骨带蒂的。这种改良将防止持续性口鼻瘘,并有助于重建鼻底

外侧部剥离

　　将 L 瓣插入患侧鼻孔内,并切开牙龈颊沟。该切口从上颌骨表面骨膜上平面剥离连接到梨状孔切口(图 21.3.6)。对于不完全性唇裂患儿或接受过鼻 - 牙槽骨塑形的患儿,龈沟颊沟切开术和骨膜上剥离的需求较为有限。对于无术前正畸矫正的宽唇裂患儿,上颌骨的剥离范围可能较广泛,延伸至眶上缘上方,远至外眦外侧。沿着鼻内侧支撑的剥离对于从梨状缘中释放软骨附着也很重要。剥离将进行至实现

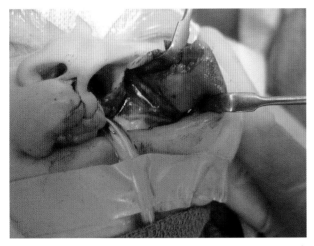

图 21.3.6　口腔沟切口将与梨状孔切口合并。横跨上颌骨表面的骨膜上剥离将释放鼻翼基底。在不使用鼻 - 牙槽骨塑形的情况下，这种解剖可能会广泛延伸到上颌骨。目标是充分释放移位的组织，以在鼻翼基底复位期间消除所有张力

无张力、正交各向异性的鼻翼移位。尽管手术有效，但即使在闭合时有很小的张力也会导致畸形的复发。

鼻腔黏膜重建

　　患侧鼻腔黏膜的缺损均用黏膜瓣进行闭合。用 L 瓣重建梨状孔切口，以防止因次要目的而闭合该缺损，这将导致鼻翼畸形的复发（图 21.3.7）。应仔细修剪多余的 L 瓣，因为在重建过程中的多余黏膜会导致鼻内凸起。前鼻基底重建有利于牙槽骨重建。如果在一期唇裂修复时进行了牙龈骨膜成形术，则需要行鼻基底闭合术。如果计划进行二次骨移植，则鼻唇瘘的闭合术将使重建更为容易，并增加移植物的存活率。将犁骨瓣缝合到 L 瓣的下边缘 / 内侧边缘。水平褥式缝合线从后到前放置，以实现对鼻基底的密封闭合。

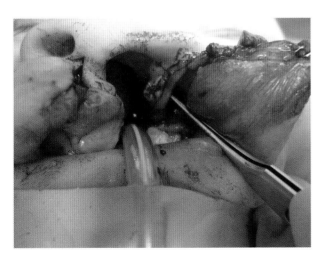

图 21.3.7　镊子指向修剪过的 L 瓣，该皮瓣已插入梨状孔切口

口腔黏膜重建

　　在不完全性唇裂或牙槽骨节段对置不全的患儿中，口腔黏膜重建很少出现问题。对于单侧唇裂较宽的患儿，必须注意防止中线黏膜修复时的张力，因为这可能导致伤口裂开。在龈沟切口的外侧，可实现口腔黏膜的大量内侧移位，而无皮瓣血供风险。斜性缝线从外侧到内侧放置并且张力逐渐减小。目的是在中线实现无张力的闭合，以确保口腔黏膜层的健康愈合。

一期鼻整形术第一部分

　　Mohler Cutting 修复术的优点在于为一期鼻整形术中内侧入路提供的优势位置。通过位于鼻小柱上的后切口的顶端，可以方便地进入内侧软骨、鼻尖和下外侧鼻翼软骨。在 Mohler 后切顶尖口的内侧小腿之间插入反向剪刀，并轻柔地分离内侧鼻翼软骨（图 21.3.8）。半中隔膜切口从鼻中隔角行进至患侧鼻基底（图 21.3.9）。半中隔膜切口连接内侧角软骨之间的剥离腔隙，注意不要损坏下外侧鼻翼软骨。然后将反向剪刀插入鼻尖皮肤下方，外侧腿和外侧软骨。细心剥离会使健侧和患侧的上、下外侧软骨上方的皮肤被释放（图 21.3.10）。下外侧软骨和鼻黏膜之间的剥离是不必要的，只会造成多余的瘢痕。纤维脂肪组织从鼻尖去除。使用 Ragnell 牵开器将位于患侧凹陷的下外侧软骨提高到过度矫正位置。使用持久可吸收缝合线将两侧内侧脚进行固定（图 21.3.11）。此线具有使鼻小柱成形的次要目的。然后使用多根贯穿缝线缝合半膜间隔切口。这一部分结束时，患侧鼻小柱长度应等于健侧的长度。对于裂隙较宽且无术前正畸矫形的患儿，应在患侧进行鼻孔边缘切口。鼻翼软骨从皮肤进行剥离，并在上侧和下外侧外侧软骨之间放置悬吊缝合。此时也要进行穿窿内缝合。仔细修剪多余的鼻孔边缘皮肤，并关闭鼻孔边缘。

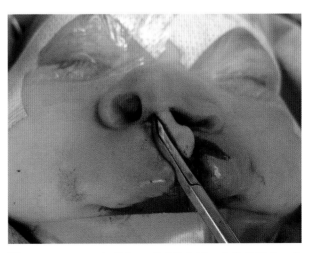

图 21.3.8　Mohler 切割切口有助于内侧入路鼻整形术。在背部切口的顶点，使用钝剪刀解剖分离内侧脚并进入鼻尖

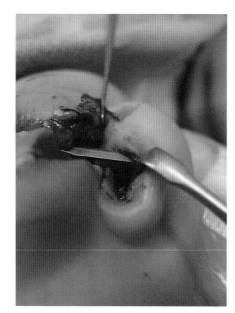

图21.3.9 半膜切口用于释放患侧凹陷的内侧下鼻软骨。该下侧软骨将被抬高到一个过度矫正的位置

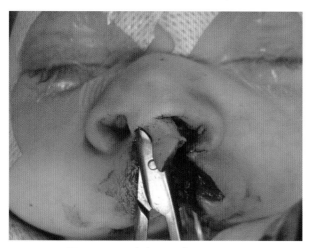

图21.3.10 在鼻尖软骨上细心剥离

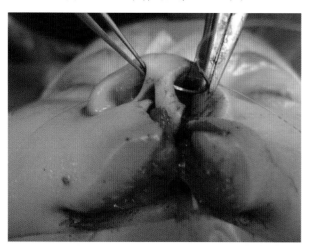

图21.3.11 使用Ragnell牵开器将凹陷的下外侧软骨抬高到超级过度矫正位置。用长效可吸收缝线将内侧脚固定在其新位置并塑造鼻小柱

鼻基底复位

真皮和肌肉瓣可从患侧鼻基底的皮肤进行锐性剥离。此真皮肌肉瓣可使用两根持久可吸收缝线缝合至健侧鼻脚踏板上（图21.3.12）。尾部鼻中隔可一起缝合，以拉直前鼻中隔。

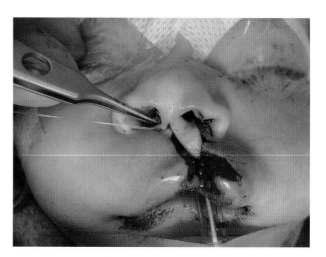

图21.3.12 鼻翼基底固定在健侧尾隔和内侧脚上

口轮匝肌修复

外侧唇部皮肤从口轮匝肌锐性剥离至鼻基底。多余的口轮匝肌被锐性切除到皮肤切口水平。使用埋线缝合进行口轮匝肌重建。如果肌肉已修剪完成，则上唇皮肤边缘就会在口轮匝肌重建后"亲密接触"。这将去除上唇皮肤修复中的所有张力。

上唇皮肤和红唇修复

插入上唇皮肤和Noordhoff三角瓣。修剪内侧唇部的多余黏膜，以防止唇珠的过度饱满。修剪C瓣并将其用于充填因唇弓向下旋转而造成的鼻小柱整体缺损（图21.3.13）。一条直线瘢痕应沿着患侧人中的整个长度延伸。C瓣的外

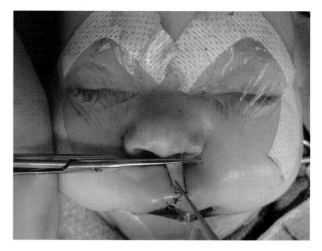

图21.3.13 修整C瓣，以填充由唇弓向下旋转导致的缺损。请注意，该缺损完全位于鼻小柱。侧唇元件皮肤不用于填充此缺损

侧与鼻基底皮肤融合在一起,以闭合鼻孔基底。相对于上唇切口,鼻孔基底应以阶梯式闭合。该方法可避免鼻基底四个皮肤角聚集后产生的凹陷型瘢痕。即使在 C 瓣缺损的情况下,对 C 瓣和外侧唇部上的鼻基底皮瓣进行适当剥离也可防止鼻孔缩小。

一期鼻整形术第二部分

使用内部悬吊缝合线进行下外侧鼻翼软骨复位和鼻前庭皱襞去除。从患侧鼻孔到健侧鼻孔进行斜向水平褥式缝合,以抬高凹陷外侧鼻翼软骨并解决鼻孔顶点塌陷。从最塌陷的鼻孔边缘点上穿过下外侧鼻翼软骨到鼻尖皮肤下剥离腔隙进行缝合。缝合方向为后侧和外侧。缝合线随后穿过健侧下外侧鼻翼软骨并进入健侧鼻腔气道。缝合线随后回到患侧鼻孔,沿着平行轨道,位于第一针后方 2mm 位置。从鼻孔到鼻孔的斜向褥式缝合会提高凹陷下外侧鼻翼软骨和内侧换位。过度矫正下外侧软骨的垂直高度至关重要,可防止该结构随着时间的推移而塌陷[5]。

处理鼻前庭皱襞无需使用外部纱垫支撑或鼻腔堵塞。将长效缝合线放置在前庭皱襞的后方,并从外部穿过鼻翼沟(图 21.3.14)。使用相同的经皮孔将缝合线返回鼻部,但位于前庭皱襞前位置。该缝合方法会去除鼻前庭皱襞并加重鼻翼沟。为实现最佳效果,可能会需要使用 2 根或 3 根缝线(图 21.3.15)。

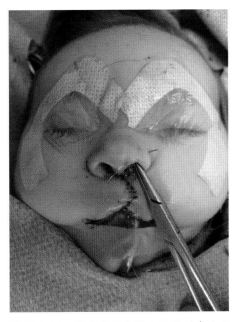

图 21.3.14　前庭皱襞闭合缝合线置于鼻内后蹼,通过鼻翼 - 面部沟。缝线通过相同的经皮穿刺方式返回,然后位于蹼前鼻内。该缝线打结将消除前庭皱襞,并突出缺乏的鼻翼 - 面部沟

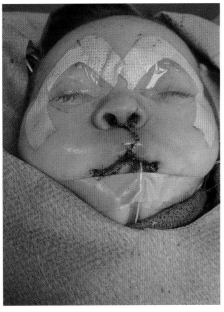

图 21.3.15　初次鼻整形结束时,下外侧软骨应在解剖学上复位,并消除前庭皱襞

术后护理

单侧唇裂修复术通常为门诊手术。医生会要求父母每天用肥皂、水以及稀释的过氧化氢清洁患儿上唇两次。使用手臂支架 3 周,以防止肘部弯曲并保护重建部位。这些支架通常具有良好的耐受性。3 周内不得使用奶嘴,在此期间使用专用奶瓶。患儿可以正常母乳喂养。术后 5~7 天可拆线。然后将胶带粘在上唇上,以防止切口线裂开。该胶带将保留 2 周。

结果

患儿接受 Mohler Cutting 修复术的长期临床结果表明,患侧上唇高度可恢复到对称位置[32]。外科医生和父母应意识到,患侧上唇高度最初会有缩短。此现象会术后约 6~8 周达到高峰,期间瘢痕处于最突出和最硬的状态。随后 1 年,随着瘢痕最终软化和重塑,上唇会慢慢拉长。术后 6 周开始进行瘢痕按摩。出于美观考虑,通过沿亚单位边缘对上唇瘢痕进行设计,可实现上唇和鼻部形态对称(图 21.3.16~图 21.3.19)。

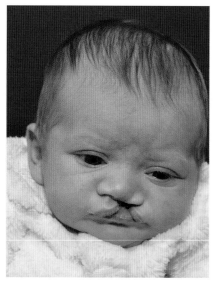

图 21.3.16 完全单侧唇裂畸形婴儿的正视图

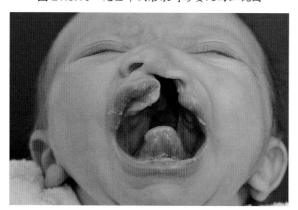

图 21.3.17 图 21.3.16 所示同一婴儿的基底视图。注意明显的裂缝鼻畸形

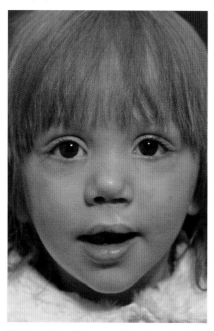

图 21.3.18 图 21.3.16 所示同一婴儿的术后视图。该患者无使用鼻-牙槽骨塑形。注意最后瘢痕沿唇的亚单位边界分布

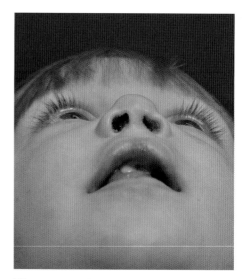

图 21.3.19 图 21.3.16 所示同一婴儿的术后基底视图。注意鼻对称性的显著改善。该患儿接受了单次手术

参考文献

1. Burget GC, Menick FJ. The subunit principle in nasal reconstruction. *Plast Reconstr Surg.* 1985;76(2):239–247.

2. Grayson BH, Cutting C, Wood R. Preoperative columella lengthening in bilateral cleft lip and palate. *Plast Reconstr Surg.* 1993;92(7):1422–1423. *The first report of nasoalveolar molding. In this early report, the technique is applied to a patient with bilateral cleft lip and palate.*

3. Barillas I, Dec W, Warren SM, Cutting CB, Grayson BH. Nasoalveolar molding improves long-term nasal symmetry in complete unilateral cleft lip-cleft palate patients. *Plast Reconstr Surg.* 2009;123(3):1002–1006.

4. Gomez DF, Donohue ST, Figueroa AA, Polley JW. Nasal changes after pre-surgical nasoalveolar molding (PNAM) in the unilateral cleft lip nose. *Cleft Palate Craniofac J.* 2012;49(6):689–700.

5. Chang CS, Por YC, Liou EJ, et al. Long-term comparison of four techniques for obtaining nasal symmetry in unilateral complete cleft lip patients: a single surgeon's experience. *Plast Reconstr Surg.* 2010;126(4):1276–1284.

6. Sato Y, Grayson BH, Garfinkle JS, et al. Success rate of gingivoperiosteoplasty with and without secondary bone grafts compared with secondary alveolar bone grafts alone. *Plast Reconstr Surg.* 2008;121(4):1356–1367, discussion 1368–1359.

7. Abbott MM, Meara JG. Nasoalveolar molding in cleft care: is it efficacious? *Plast Reconstr Surg.* 2012;130(3):659–666.

8. Suri S, Tompson BD. A modified muscle-activated maxillary orthopedic appliance for pre-surgical nasoalveolar molding in infants with unilateral cleft lip and palate. *Cleft Palate Craniofac J.* 2004;41(3):225–229.

9. Chavarria C, Chen JW, Teichgraeber JF. Use of pre-surgical nasal alveolar molding appliance in treating cleft lip and palate patients. *Tex Dent J.* 2004;121(10):976–981.

10. Singh GD, Levy–Bercowski D, Santiago PE. Three-dimensional nasal changes following nasoalveolar molding in patients with unilateral cleft lip and palate: geometric morphometrics. *Cleft Palate Craniofac J.* 2005;42(4):403–409.

11. Pai BC, Ko EW, Huang CS, Liou EJ. Symmetry of the nose after pre-surgical nasoalveolar molding in infants with unilateral cleft lip and palate: a preliminary study. *Cleft Palate Craniofac J.* 2005;42(6):658–663.

12. Da Silveira AC, Oliveira N, Gonzalez S, et al. Modified nasal alveolar molding appliance for management of cleft lip defect. *J Craniofac Surg.* 2003;14(5):700–703.

13. Mitsuyoshi I, Masahiko W, Masayuki F. Simple modified preoperative nasoalveolar moulding in infants with unilateral cleft lip and palate. *Br J Oral Maxillofac Surg.* 2004;42(6):578–580.

14. Hathaway RR, Long RE Jr. Early cleft management: in search of evidence. *Am J Orthod Dentofacial Orthop.* 2014;145(2):135–141.

15. Grayson BH, Garfinkle JS. Early cleft management: the case for nasoalveolar molding. *Am J Orthod Dentofacial Orthop.* 2014;145(2):134–142. *Dr. Grayson in his classic articulate fashion describes the benefit of NasoAlveolar molding to the patient with a cleft and reviews the supportive and non-supportive evidence to this therapy.*

16. Skoog T. The use of periosteum and Surgicel for bone restoration in congenital clefts of the maxilla. A clinical report and experimental investigation. *Scand J Plast Reconstr Surg.* 1967;1(2):113–130.

17. Millard DR, Latham R, Huifen X, Spiro S, Morovic C. Cleft lip and palate treated by pre-surgical orthopedics, gingivoperiosteoplasty, and lip adhesion (POPLA) compared with previous lip adhesion method: a preliminary study of serial dental casts. *Plast Reconstr Surg.* 1999;103(6):1630–1644.

18. Grayson BH, Santiago PE, Brecht LE, Cutting CB. Pre-surgical nasoalveolar molding in infants with cleft lip and palate. *Cleft Palate Craniofac J.* 1999;36(6):486–498.

19. Santiago PE, Grayson BH, Cutting CB, et al. Reduced need for alveolar bone grafting by pre-surgical orthopedics and primary gingivoperiosteoplasty. *Cleft Palate Craniofac J.* 1998;35(1):77–80.

20. Wang YC, Liao YF, Chen PK. Outcome of gingivoperiosteoplasty for the treatment of alveolar clefts in patients with unilateral cleft lip and palate. *Br J Oral Maxillofac Surg.* 2013;51(7):650–655.

21. Pfeifer TM, Grayson BH, Cutting CB. Nasoalveolar molding and gingivoperiosteoplasty versus alveolar bone graft: an outcome analysis of costs in the treatment of unilateral cleft alveolus. *Cleft Palate Craniofac J.* 2002;39(1):26–29.

22. Lee CT, Grayson BH, Cutting CB, Brecht LE, Lin WY. Prepubertal midface growth in unilateral cleft lip and palate following alveolar molding and gingivoperiosteoplasty. *Cleft Palate Craniofac J.* 2004;41(4):375–380.

23. Hsieh CH, Ko EW, Chen PK, Huang CS. The effect of gingivoperiosteoplasty on facial growth in patients with complete unilateral cleft lip and palate. *Cleft Palate Craniofac J.* 2010;47(5):439–446.

24. Matic DB, Power SM. Evaluating the success of gingivoperiosteoplasty versus secondary bone grafting in patients with unilateral clefts. *Plast Reconstr Surg.* 2008;121(4):1343–1353, discussion 1368–1349.

25. Millard DR Jr. *Cleft Craft: The Evolution of its Surgery. Volume 1 - The Unilateral Deformity.* Vol. 1. Boston: Little, Brown, and Company; 1976. *The technique of the rotation advancement repair, its development and evolution is beautifully described in Millard's tome of cleft care.*

26. Cutting C, Grayson B. The prolabial unwinding flap method for one-stage repair of bilateral cleft lip, nose, and alveolus. *Plast Reconstr Surg.* 1993;91(1):37–47.

27. Faivre S, Lim A, Dautel G, Duteille F, Merle M. Adjacent and spontaneous neurotization after distal digital replantation in children. *Plast Reconstr Surg.* 2003;111(1):159–165, discussion 166.

28. McComb H. Primary correction of unilateral cleft lip nasal deformity: a 10-year review. *Plast Reconstr Surg.* 1985;75(6):791–799. *Harold McComb's report demonstrates the safety and efficacy of primary cleft rhinoplasty. It is this report which demonstrated that nasal manipulation at the time of infancy is not harmful to nasal growth.*

29. Salyer KE. Primary correction of the unilateral cleft lip nose: a 15-year experience. *Plast Reconstr Surg.* 1986;77(4):558–568.

30. Millard DR Jr. *Transactions of the 1st International Congress of Plastic Surgery, Stockholm.* Baltimore: Williams and Wilkins; 1957. *Ralph Millard's critique of the original design for the Mohler repair in which he correctly points out that its utility would be limited to patients with incomplete unilateral clefts.*

31. Millard DR Jr. Discussion: Unilateral Cleft Lip Repair. *Plast Reconstr Surg.* 1987;80(4):517.

32. Cutting CB, Dayan JH. Lip height and lip width after extended Mohler unilateral cleft lip repair. *Plast Reconstr Surg.* 2003;111(1):17–23, discussion 24–16. *Long-term outcomes of the Mohler Cutting repair demonstrated a benefit to labial form and correction of horizontal shortening of the upper lip.*

33. Mulliken JB, LaBrie RA. Fourth-dimensional changes in nasolabial dimensions following rotation-advancement repair of unilateral cleft lip. *Plast Reconstr Surg.* 2012;129(2):491–498. *Long-term outcomes of the rotation advancement repair. Mulliken demonstrates that the alar base lateralizes over time and that horizontal shortening of the upper lip corrects over time.*

34. Noordhoff MS. *The Surgical Technique for the Unilateral Cleft Lip-Nasal Deformity.* Taipei: Noordhoff Craniofacial Foundation; 1997. *The Noordhoff (Chang Gung) unilateral cleft lip repair is described including the vermillion triangular (Noordhoff) flap which prevents the whistling deformity of cleft lip repair.*

单侧唇裂修复术和解剖亚单位缝合术

David M. Fisher

概要

- 健侧唇峰位于红唇皮肤交界处,半唇弓的直线部分与外侧唇部的上凸部分相交。患侧唇弓标记到中线的距离相等。
- 只有当外侧唇部在 Noordhoff 点的外侧向上凸出时,才能实现自然的白唇皮肤褶痕。
- 患侧外侧唇部的横向长度无需为了达到垂直高度而受影响。
- 提升唇弓是 Rose-Thompson 延长效果的结果。在大多数情况下,白唇缘上方还会放置一个小三角瓣。
- 外侧唇部切口的方向必须根据其垂直高度而变化。
- 患侧唇弓下方的红唇不足应该用外侧红唇部分来填补。
- 先做内侧切口。如有必要,可以调整外侧唇标记。
- 唇部单位可沿着解剖亚单位进行缝合。

术前评估

手术前必须确保婴儿处于最佳状态;对于有综合征和合并症的患儿,需要多位儿科专家介入。建议尽早与麻醉小组进行沟通。大约 40% 的腭裂儿童和 9% 的单纯性唇裂儿童存在发育不良;因此,术前必须密切监测所有唇裂患儿的体重是否有适当的增加[1]。家庭和唇裂治疗团队之间的密切沟通(通过临床护理专家、营养师、喂养专家和社会志愿者)在该阶段必不可少。

唇裂修复延期至 3~6 个月,以便优化潜在的医疗问题,最大限度降低麻醉风险,以及在有需要的情况下完成术前矫形治疗。

表 21.4.1 概述了加拿大多伦多儿童医院对完全性单侧唇腭裂(complete unilateral cleft lip and palate, cUCLP)患儿从产前诊断到成年的典型治疗途径。虽然单纯性不完全性唇裂(incomplete cleft lip, iCL)的患儿可能只需要一次手术,但完全性唇腭裂患儿的护理负担要大得多。

表 21.4.1 单侧完全性唇裂 / 唇腭裂的典型手术治疗途径(加拿大多伦多儿童医院)

年龄	治疗
产前诊断	产前与唇腭裂手术医生沟通
唇裂修复前 2 周	术前正畸矫正(如有指征)
3~6 个月	唇裂修复术及初期鼻矫正术
10~14 个月	腭裂修复术及鼓膜切开置管术
≥3 岁	二期唇修复术(如有指征)
≥4 岁	手术修复腭咽闭合不全(如有指征)
≥7 岁	小范围鼻整形术(如有指征)
8~10 岁(混合压裂期)	牙槽裂植骨术
≥12 岁	完全鼻整形术(如有指征)
≥16~18 岁(颌骨发育成熟)	正颌手术(如有指征)

术前正畸矫正

术前婴儿正畸矫正适用于所有完全性唇腭裂。它不适用于有着 Simonard 带的完全性唇裂或不完全性唇裂病例。Grayson 等[2] 所述的鼻 - 牙槽骨塑形是作者的首选方法。主要目的是改善牙槽弓的排列。如果牙槽裂的部分是对齐的,则增加鼻部组件。该治疗的目的是对患侧内侧脚进行前内侧复位。逐步和细心地进行此步骤非常重要,以避免扩大患侧鼻孔周长。

虽然作者倾向于采用术前婴儿正畸矫正，但并不需要解剖亚单位缝合技术。术前矫形最大的优点在于改善鼻基底的前后不对称，减少鼻畸形的复发。在双侧唇裂有着前颌骨突出病例中的具有更多优势。

手术方案：解剖亚单位缝合技术

解剖亚单位缝合技术[3]借鉴了 Burget 和 Menick 首先描述的鼻重建解剖亚单位概念[4]。医生根据唇鼻复合体的解剖亚单位来对其进行观察，目的是沿着"理想修复线"（即沿着相邻鼻的接缝）设计皮肤瘢痕。切口穿过唇部皮肤褶皱垂直于皮环。患侧内侧切口从皮肤褶皱上方点向上，直至可以反映出健侧人中嵴。随后其向上外弯曲至保持唇 - 鼻小柱点到鼻槛的内侧闭合点。唇部长度通过两种机制实现：第一，Rose-Thompson[5,6]效应，即斜线在缝合时变直（延长约 1mm）；第二，如有需要，外侧唇部下方的一个小三角形，其位置正位于皮肤褶皱的上方（Tennison-Randall修复法的一种改良）[6,7]。Rose-Thompson 原理所实现的延长显著减小了下三角瓣的大小，如果不进行传统的下三角瓣修复，则需要下三角瓣的大小。该技术还利用 Noordhoff 的外侧红唇三角瓣[8]来对高度不足的患侧内侧红唇进行增大。

相比下三角和旋转推进修复术，该技术有许多优点。与旋转推进技术不同[9-11]，该技术在鼻基底留下的瘢痕极小。皮肤瘢痕沿着解剖亚单位的定位缝合，但皮肤褶皱的小三角瓣在有需要的情况下除外。最理想的张力位于皮肤褶皱上方，在撅嘴时使唇部更加突出。皮肤褶皱的连续性通过两侧褶皱缝合实现。与下三角修复术一样，外侧唇横向长度不需要达到垂直高度，这是进行旋转推进修复术时通常采用的折中方法[9-11]。与健侧相比，外侧唇部的横向长度几乎总是短的。与完全性唇裂病例的常见情况相同，外侧唇的垂直高度也很短[12,13]。将切口基底部侧向移动以达到垂直高度的做法是解剖亚单位所不需要的。

作者鼓励读者参考初始说明[3]了解修复术的详细说明。也可参考图 21.4.1~ 图 21.4.6。唇弓和人中高度用患侧唇弓峰和人中高度相对于中线等距标记，作为相应的健侧标记。请注意，健侧唇弓峰没有标记在唇部曲线的最高点，而是在健裂侧半唇弓的直线部分与外侧唇部的凸面相交的地方（图 21.4.1）。患侧内侧不存在这种凸出。患侧的相应凸度将来自外侧唇部到 Noordhoff 点的侧面。

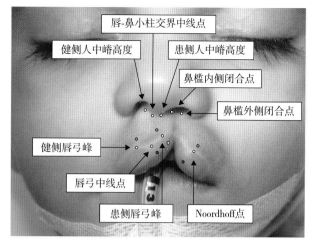

图 21.4.1　健侧唇弓峰在最高点没有标出嘴唇的曲线。它被标记在患侧半弓直线部分与侧唇单位的凸度相接的位置。请注意，在患侧没有这样的内侧唇单位的凸度。弓上的这个曲线裂侧将来自 Noordhoff 点外侧的外侧唇单位。该唇弓的患侧峰位于唇红 - 皮肤交界处与弓的中线等距的内侧唇单元的患侧。Noordhoff 点位于唇红 - 皮肤交界处皮肤卷和唇红 - 黏膜交界线开始向内侧会聚。它不一定是红唇最高的部分。此时有足够的唇红高度（通常与健侧下方的唇红高度相匹配唇弓的顶峰）和优质的皮肤卷。如果该点向内侧移动，则这两个特点（皮肤卷的唇红高度和质量）会削弱。侧唇单位的向上凸度位于 Noordhoff 点的外侧

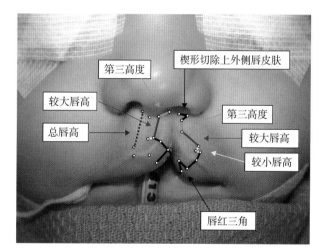

图 21.4.2　术前标记。关于完整的描述，鼓励读者参考 DM Fisher 的版本。单侧唇裂修复：一个解剖亚单位缝合技术[3]。在唇弓旋转最小的小裂缝中，可能不需要开放切口和下三角区。当外唇元件长，需要楔形切除上外侧唇皮肤。它被放置在鼻孔的外侧闭合点下方和下鼻翼内侧

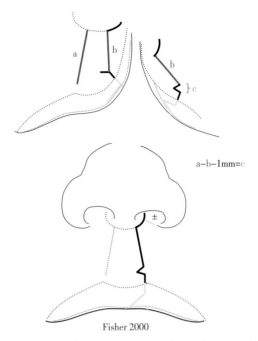

a-b-1mm=c

Fisher 2000

图 21.4.3 术前标记和测量。唇的总高度和更大的唇缘高度分别从卷筒上方的点到鼻小柱底部测量。较小的唇高（小下三角形的底宽）等于总唇高减去较大的唇高减去 1mm。这 1mm 是 Rose-Thompson 延长的成因，发生在有角度的切口线垂直缝合时

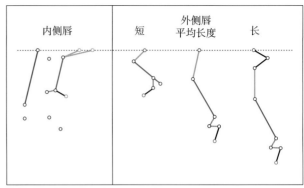

内侧唇		外侧唇 平均长度	
	短		长

○ 鼻槛内侧闭合点
○ 患侧唇弓峰
○ 鼻槛外侧闭合点
○ Noordhoff点

图 21.4.4 侧唇标记将根据侧唇元件的垂直高度而变化。在许多完全性唇裂中，侧唇的垂直高度单位会很短。在这种情况下，唇部高度越大，切口越水平，其横向极限可能需要与下三角形的上切口重合，这将需要向上指向的方向。相比之下，有许多不完全性唇裂，侧唇单位的垂直高度可能过多。在这种情况下，将鼻槛闭合的内侧和外侧点定位在更靠外侧是有帮助的。这实质上延长了第三高度。如果该操作后外唇仍然太长，基于内侧的楔形上唇切除可在鼻槛外侧闭合点下方进行。鼻槛外侧闭合点的位置和 Noordhoff 点不应受损

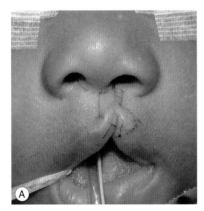
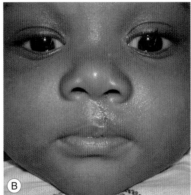
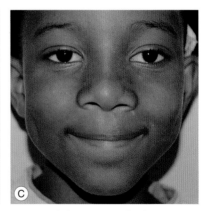

图 21.4.5 单侧不完全性唇裂患者的解剖亚单位缝合技术示例。（A）5 个月龄时的术前外观和标记;（B）术后 1 周外观;（C）6 岁时

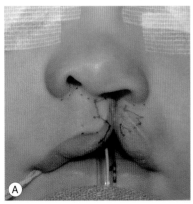
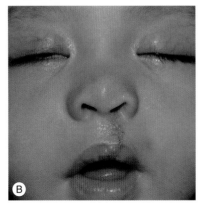
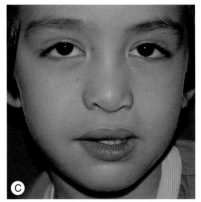

图 21.4.6 完全性单侧唇腭裂患者的解剖亚单位缝合技术示例。（A）6 个月龄时的术前外观和标记;（B）术后 1 周;（C）3 岁时

在垂直于红唇皮肤交界处线的上方,在皮肤褶皱的正上方的每个唇弓峰上方做标记。内侧患侧唇 - 鼻小柱切口(相当于"较大唇高")(图 21.4.2)将从白唇缘上方的点上升到唇鼻小柱褶皱下方的唇高。然后切口线向上横向穿过鼻槛的中间闭合点(相当于"第三高度")。从皮肤褶皱的上方开始,切口线继续垂直于皮肤褶皱的尾部,穿过唇弓峰和红唇,穿过唇部的游离边界进入黏膜。

内侧唇部后切口(如有需要)的开口起点位于白唇缘的正上方。开口切口垂直于较大高度切口。

鼻槛内侧和外侧的闭合点不是明显的解剖点,可以说是最难确定的修复点。鼻槛的内侧闭合点位于外侧唇小柱褶皱曲线。在完全性裂患儿中,该闭合点更靠近内侧,在不完全性裂患儿中更靠近外侧。这使术者得以调整"第三高度"的长度,从而在完全性唇裂中(垂直高度不足的情况下)占用较少的侧边高度,或在不完全性唇裂中(垂直高度多余的情况下)占用侧边高度。然后在外侧唇部上选择鼻槛的外侧闭合点,相对于鼻槛的内侧闭合点,这样当上述两个点闭合时,就可以从前视角度实现两个目标:①相等的鼻孔周长;②对称的鼻基底。轻柔操作内侧和外侧唇部,应确认这些点的位置可以接受。在完全性唇裂中,如果侧唇被系住,使得内侧和外侧唇部不能缝合在一起,建议在标记之前剥离外侧唇部。

卡钳用于测量"总唇高"和"较大唇高"。"总唇高"是唇部静止状态下测量,定义为健侧唇小柱的高度,从白唇缘上方的一个点到唇小柱褶皱下方的一个点。轻轻向下牵引唇展开内侧唇部来测量"较大唇高",其定义为患侧唇鼻小柱切口的高度,从白唇缘上方的一个点到唇鼻小柱褶皱下方的一个点,并沿着一条与非健侧唇鼻小柱褶皱线来定位。"较小唇高"(相当于小的下三角的底部宽度)等于"总唇高"减去"较大唇高"再减去 1mm(图 21.4.3)。1mm 的长度约为 Rose-Thompson 原则的长度。如果需要下三角,开口切口的后切口垂直于"较大唇高"切口,长度等于"较小唇高"(下三角为等边三角形)。唇弓的旋转通过后切口和 Rose-Thompson 效应的结合来实现(当斜线变直时)。"较小唇高"通常在 1~1.5mm,并且从不超过 2mm。对于较小的不完全性唇裂,通常不需要下三角。注意,后切口垂直于较大唇高切口,而不是平行于白唇缘。当做后切口时,后者会产生一个平坦的唇弓。垂直的后切口保留了白唇缘上方的组织,从而更好地保持了唇弓的曲线。

根据 Noordhoff 的建议,在外侧唇部上标记皮肤切口的底部。Noordhoff 点沿着红唇交界处的皮肤褶皱和红唇开始向内侧收敛的点来进行标记(见图 21.4.2)。自然向上凸的外侧白唇缘到 Noordhoff 点适合重建患侧唇弓曲线。沿着垂直于红唇皮肤交界处的线,在 Noordhoff 点上方的一个点上,在皮肤褶皱的正上方标记一个点。在鼻槛的侧面闭合点和褶皱上方的点之间,必须调节 3 个长度:"较大唇高""较小唇高"及"第三唇高"(长度对应于患侧鼻小柱高度与鼻槛闭合中点之间的连线)。通过将"较大唇高"卡钳放置在外侧唇部上,使其下尖与褶皱上方点保持"较小唇高"距离,上尖与鼻槛中的侧向闭合点保持"第三唇高"距离,即可实现这一点。

对于外侧唇部垂直高度较短的完全性唇裂,外侧唇上"较大唇高"切口的角度将更为水平,在极端情况下,可能与下三角上肢切口汇合(图 21.4.4)。或者,对于垂直高度相对过大的不完全性唇裂,可以通过鼻孔内侧和外侧闭合点的位置更偏为外侧来延长"第三高度"。如果仍然存在垂直高度过大,则有必要对鼻槛侧面闭合点下方的上唇进行内侧楔形切除。楔形切除的外侧顶点不应向外侧延伸超过鼻翼下;这是不必要的,而且会留下不雅观的瘢痕。注意不要改变鼻槛外侧闭合点的垂直高度,因为这会影响鼻翼插入的最终垂直位置。

于患侧半唇弓下方任何的红唇缺陷都需要增加。在唇弓的患侧下方的红唇 - 黏膜交界处做一切口。如 Noordhoff(见图 21.4.2)所述,该背部切口将从外侧唇部接收一个基于外侧红唇的三角瓣。

在不完全性唇裂中,在鼻槛内侧和外侧闭合点上方对鼻槛进行楔形切除。切除应足以平衡鼻孔的周长,要特别注意不要过度切除,因为由此产生的鼻孔狭窄最终成为困难的重建挑战。通过楔形切除术切除唇裂边缘的黏膜;有时颊侧沟的短小推进切口会产生作用。

在完全性唇裂中,内侧和外侧唇部的黏膜切口分别向颅骨方向延伸至每个唇部与较大和较小牙槽骨段的附着点。从外侧唇部的附着点向外侧延伸至上颊沟切口。从鼻槛的内侧闭合点开始,切口沿鼻中隔尾缘在鼻内持续 12mm,以便于进入鼻中隔复位。中隔皮瓣的外侧游离缘接外侧前庭皮瓣的内侧游离缘。外侧前庭皮瓣是从鼻槛外侧闭合点切至外侧唇缘与牙槽骨的附着点,再沿梨状缘切取。这使得骨膜上层次剥离鼻基底。在上颌骨大段和小段之间有明显的前后距离的裂隙中,可采用前鼻甲下缘皮瓣来覆盖前庭缺损。

一期鼻整形术

解剖亚单位缝合技术描述了一种唇裂修复技术。它适用于大多数前文描述的一期鼻整形术式。

由于骨骼畸形会导致唇裂鼻畸形[14],因此,在鼻部完全矫正之前,需优先矫正骨骼畸形。因为术前矫形只能改善部分畸形(通过矫正上颌节段错位而不解决上颌发育不全);而且,由于在一期手术中未进行一期植骨,因此完全矫正鼻畸形是不现实的,医生必须要求患者保持耐心。一期鼻整形术的潜在风险包括医源性被覆皮肤畸形和软骨畸形,以及瘢痕使后续的干预措施更加复杂。如有必要实施牙槽骨移植和正颌手术,则有机会增加骨性基底缺损的概率。这将为最终的鼻中隔成形术奠定基础。此时,在发育成熟后所凸显的畸形(如宽鼻背偏斜)可能会得到治疗。只有当软骨完整、坚固,被覆皮肤完整、无瘢痕时,二期鼻中隔成形术才能成功。

作者认为,一期鼻整形术在鼻基底进行得更加彻底,在鼻尖进行得相对保守。一期鼻整形手术的目的如下:

1. 平衡鼻基底（前视图）
2. 鼻小柱基底移位至中线
3. 尾侧鼻中隔松解和复位
4. 鼻基底松解和复位
5. 剥离梨状缘的鼻腔附着物
6. 患侧穹窿和外侧前小腿内侧推进
7. 建立卷轴 - 鼻内瓣膜折叠缝合
8. 患侧前庭外侧衬里外侧定位 - 鼻翼贯穿缝合
9. 无外部皮肤切口
10. 不切除被覆皮肤

放置鼻支架并用经鼻中隔缝合固定。一周后拆线。目前可用的支架对鼻尖位置影响不大，但被认为有助于平滑鼻槛闭合。

手术技术

局部麻醉注射于双侧眶下神经阻滞和尾侧鼻中隔骨膜下进行水性剥离。为防止测量误差和对修复平衡的感知误差，唇部单位无需注射局部麻醉。

必须按照正确的顺序进行手术，以便医生评估进度并在必要时进行修改。应先做内侧唇切口（不包括后切口）。第一个关键点是评估 Rose-Thompson 效应所达到的长度。1mm 的长度计算是一个估计值。当唇弓的坡度更陡时后切口角度会更大；唇弓越旋转，切口穿过唇褶皱形成的角度就越小，切口的高度也就越大，因此，当该角度打开至 180° 时，就会实现更多的延长。相反，唇弓的高度越高，角度就越大，而 Rose-Thompson 效应所产生的延长就越少。如果唇弓被 Rose-Thompson 效应调平，则无需外切口和下三角瓣。如果术者认为合适，则进行外切口。其长度足以调平唇弓。第二个关键点是确保在外侧唇部上所标示的三角瓣大小准确，以便在唇弓调平后填补内侧唇部中的外切口所造成的缺陷。三角瓣的大小可以在这一点上进行调整，前提是外侧唇切口尚未进行。最后，一旦内侧和外侧唇部从其骨骼附着中完全剥离，第三个关键点即为缝合鼻槛内侧闭合点与外侧闭合点。在确定外侧鼻翼闭合点之前，医生需检查鼻孔的大小是否对称，患侧鼻基底是否已充分旋转，以与健侧鼻基底对称。

在内侧唇部，皮肤和肌肉之间的剥离从切口切缘被限制在 1mm 范围内，以便保留人中窝。外侧唇部的皮肤和肌肉之间的分离更为广泛；皮肤从下面的肌肉中剥离出来，足以使肌肉相对于皮肤推进，并剥离外侧唇的凸起。肌肉缝合以一个简单的端到端的方式进行。可吸收线用于缝合黏膜和肌肉。皮肤则使用不可吸收线进行缝合。红唇用可吸收

编织线进行缝合。皮肤和红唇线在术后 1 周在手术室进行拆线。

术后护理

术后需佩戴肘支架 2 周。手术后，患儿可立即在恢复室口喂养。如果患儿临床情况良好且摄取量足够，则在第二天出院。在全麻下于术后第 7 天拆线。缝合处用抗生素软膏湿润。指导家长使用凡士林保持缝合处的清洁湿润。术后 3~4 周安排随诊，随诊时指导父母进行瘢痕按摩。

参考文献

1. Pandya AN, Boorman JG. Failure to thrive in babies with cleft lip and palate. *Br J Plast Surg.* 2001;54:471–475.
2. Grayson BH, Santiago PE, Brecht LE, Cutting CB. Pre-surgical nasoalveolar molding in infants with cleft lip and palate. *Cleft Palate Craniofac J.* 1999;36:486–498.
3. Fisher DM. Unilateral cleft lip repair: an anatomical subunit approximation technique. *Plast Reconstr Surg.* 2005;116:61–71. *This article describes the author's technique for unilateral cleft lip repair. Individual markings are described in detail.*
4. Burget GC, Menick FJ. The subunit principle in nasal reconstruction. *Plast Reconstr Surg.* 1985;76:239–247.
5. Tennison CW. The repair of the unilateral cleft lip by the stencil method. *Plast Reconstr Surg.* 1952;9:115–120.
6. Randall P. A triangular flap operation for the primary repair of unilateral clefts of the lip. *Plast Reconstr Surg Transplant Bull.* 1959;23:331–347.
7. Tennison CW. The repair of the unilateral cleft lip by the stencil method. *Plast Reconstr Surg.* 1952;9:115–120.
8. Noordhoff MS. *The surgical technique for the unilateral cleft lip-nasal deformity.* Taipei, Taiwan: Noordhoff Craniofacial Foundation; 1997. *Noordhoff's repair is a modification of Millard's Rotation Advancement repair. It avoids the circumalar incision. The repair incorporates a small triangle above the cutaneous roll when required to level the Cupid's bow and a vermilion flap from the lateral lip element to augment central vermilion deficiency.*
9. Millard DR Jr. Complete unilateral clefts of the lip. *Plast Reconstr Surg Transplant Bull.* 1960;25:595–605.
10. Millard DR. Extensions of the rotation-advancement principle for wide unilateral cleft lips. *Plast Reconstr Surg.* 1968;42:535–544.
11. Mohler LR. Unilateral cleft lip repair. *Plast Reconstr Surg.* 1987;80:511–517.
12. Pool R. The configurations of the unilateral cleft lip, with reference to the rotation advancement repair. *Plast Reconstr Surg.* 1966;37:558–565.
13. Boorer CJ, Cho DC, Vijayasekaran VS, Fisher DM. Pre-surgical unilateral cleft lip anthropometrics: implications for the choice of repair technique. *Plast Reconstr Surg.* 2011;127:774–780. *Pre-surgical anthropometric measurements were taken in fifty consecutive patients with unilateral cleft lip to determine the incidence of lateral lip element hypoplasia. Combined vertical height and transverse length deficiency of the cleft side lateral lip element was present in 62% of patients.*
14. Fisher DM, Mann RJ. A model for the cleft lip nasal deformity. *Plast Reconstr Surg.* 1998;101:1448–1456. *The features of the primary cleft lip nasal deformity are detailed. A model to describe the mechanisms of the deformations is presented. The model supports an external deformation theory rather than intrinsic hypoplasia.*

第 **22** 章

双侧唇裂修复术

John B. Mulliken

概要

- 患有双侧唇裂的儿童不应因初次手术的错误理念和不良手术技术而遭受痛苦。鼻唇同步修复手术的原则如下：
  - 保持双侧对称性
  - 确保初次手术肌肉连续性
  - 合理设计人中大小和形状
  - 应用健侧唇组织重建唇珠
  - 复位／固定外侧软骨，重塑鼻尖和鼻小柱
- 基于这些原则的技术是任何受过良好训练，并从事唇腭裂专科治疗的外科医生所必须掌握的。只有人中嵴和人中凹的构建超出了外科医生的技术范围。
- 术前对前颌骨进行正畸治疗是初次手术同步缝合腭裂的必要步骤。外科医生必须在三维方向上修复双侧唇裂及矫正鼻畸形的同时能够预测到四维方向上的变化。常用在双侧完全性唇裂的修复技术需要根据少数变异类型做出调整，如 Binderoid 综合征（上颌骨发育不良综合征）、继发腭完整的完全唇裂、对称性不完全唇裂和非对称性完全／不完全唇裂。
- 手术效果可以通过术前、术后连续摄影和记录矫正率来评估。直接人体测量是定量鼻唇外观变化的"金标准"，但这需要培训和经验。术中人体测量用来记录基准尺寸并随儿童成长不断重复。二维摄影测量适用于某些线性和角度测量，但比例要正确。计算机三维摄影测量是一种全新的定量鼻唇外观的方法。这种方法既准确又可靠，将来可能应用于医疗机构内部和不同医疗机构之间进行比较研究。

简介

根据 James Barrett Brown 及其同事的记载，双侧唇裂修复术的难度是单侧唇裂的两倍，但前者的术后效果只有后者

的一半[1]。半个多世纪后的今天，许多整形医生仍然对患者的外观感到失望，这是由于双侧唇裂患者的术后效果与单侧唇裂术后患者无法相提并论。大多数双侧唇裂婴儿接受了旧术式，通常是多期手术，后来在整个童年和青春期不得不忍受各种修复手术。尽管整形医生已努力尝试，但修复后的双侧唇裂和鼻畸形即使在远处观察也仍然很明显。

相反，作者曾表示，双侧唇裂修复后患者的外观都可以与单侧完全性唇裂修复后患者相提并论，甚至前者在许多情况下都超过了后者[2]。这一乐观的观点是基于在过去的 25 年中对双侧唇裂的治疗方案中的两个方面有了重大的进展。首先是了解了对前上颌骨的凸起进行术前操作的需要；其次是接受双侧唇修复的原则和技术，尤其是同时矫正鼻畸形的重要性。

原则

手术原则一旦确定，通常就会被长期遵循，而手术技术则会不断发展。在文献研究和对术后畸形观察的基础上，学界提出了以下双侧唇裂修复原则[3]：

1. 保持鼻唇沟对称。即使是唇鼻两侧最细微的差别也会随着生长而变得更加明显。对称性是双侧唇裂相对于单侧唇裂的一个优势。
2. 确保肌肉的连续性。完整的口部环形结构是正常唇功能的基础，消除了侧凸，并最大限度地减少了随后的中间扭曲和两极间扩大。
3. 设计大小、形状合适的人中嵴。人中容易被拉长和加宽，尤其是在鼻小柱 - 唇交界处。
4. 使用外侧红唇重建唇珠。没有白色的唇珠，残留的红唇缺乏色素，无法长到原本的形态。
5. 放置塌陷／张开的下外侧软骨，并在鼻尖和小柱中对赘余软组织进行塑形。这些操作对于建立正常鼻尖突度和鼻小柱长度／宽度很有必要。

原则 1~4 需要被定义、解释和确认。原则 5——主要矫

543

正鼻畸形——是手术策略中的根本性改变。所谓的"缺乏鼻小柱"是一种幻想，建造鼻小柱无须将附近的唇组织重新分配。"鼻小柱是鼻的一部分"成为作者的讽刺。可通过解剖学定位和固定下侧软骨并广大雕刻软三角形和鼻小柱上方来暴露鼻小柱[4]。

三维和四维

类似于雕刻家在大理石上工作，整形医生必须在肉体上构建三维鼻唇沟的特征。与石刻雕塑不同的是，修复后的双唇和鼻畸形会随时间变化——有可能正常成长，并且这些特征也有可能会发生异常变化。鼻唇痕迹可归因于三维一期修复和随后的四维变形。

Farkas 及其同事使用直接人体测量法记录了 1~18 岁白种人的鼻唇沟成长的正常模式[5]。到 5 岁时，快速增长的鼻唇沟特征可达到成人比例的 75% 以上。例如，鼻高和鼻宽发育较早，到 5 岁时平均分别达到成人比例的 77% 和 87%。所有唇部标记点都迅速增长，到 5 岁时约占成年人比例的 90%。相反，鼻尖突度和鼻小柱长度是增长缓慢的特征。他们到 5 岁时的平均比例仅为成年人的 2/3。鼻唇沟成长差异解释了修复后的双侧唇裂所公认的鼻孔和唇部比例失调。快速增长的特征变得太长或太宽，即鼻翼间距和人中长度和宽度。一项针对少数患者的早期研究证实，从一期缝合到 5 岁，人中嵴部扩大 2.5 倍，在唇弓的唇峰之间扩大两倍[3]。相反，常规双侧唇修复后，鼻尖突度和鼻小柱长度异常短小。

应用回顾性推理，为小儿早期快速成长的鼻唇沟特征必须小规模塑形，而缓慢成长的特征则应使其比婴儿的正常大小稍大。正中唇珠的构造是这些指南的例外。这种正常快速增长的特征到 5 岁时可达到成年人高度的 87%，但在双侧唇裂修复后，唇珠发育滞后。因此，必须使其尽可能成形饱满，以防止发育不足[2,6,7]。此外，还存在中切牙所不可预测的四维因素。尽管整形医生努力制作完整的正中唇珠，但在永久性中切牙萌出后以及上颌处于正常矢状位后，可能仍需要进行填充。

历史回顾

上颌前

上颌骨前突一直是双侧完全性唇裂缝合的绊脚石。从文艺复兴时期到 20 世纪初，激进的整形医生会切除突出的颌间骨，保留前唇部，将其向上移位以拉长鼻小柱，或者完全放弃。为了使前颌骨退缩，Gustav Simon 引入了切开前唇边缘并构建双侧唇粘连的术式。他的方法可能是同名术语"Simonart 粘连"（Simonart's bands）的来源[8]。19 世纪，学界描述了通过犁骨切除术对上颌前骨进行"后退"的术式，该术式直到 20 世纪仍被 Veau[9]、Browne、McDowell 和 Byars[1]、Browne[10]、Cronin[11] 及 Monroe[12] 所采用。Milard 在著作《唇裂术式》第 2 卷对该术式的历史进行了详述[13]。

18 世纪末，Desault 描述了使用压缩亚麻绷带将前颌骨向后压的技术。这些笨拙的头盖和压缩性结构使前颌骨重新定位，预示了 20 世纪下半叶被动式（可移动）和后来的主动式（固定）颌面骨科治疗技术的发展。

唇部缝合

双侧畸形唇修复技术从用于较常见的单侧唇裂技术所改造而来。20 世纪中叶的教科书和文章建议分阶段进行双侧唇裂修复：先修复一侧唇裂（通常是最宽一侧），再修复另一侧。明显的不对称是可预测的结果。整形医生认为，微小的前唇部因缺乏充分发育的能力，因此必须延长。因此，König、Hagedorn、Mirault 和后来的 Barsky 等描述了各种采用矩形的侧唇瓣插入皮肤的技术[13]。在前唇瓣下方插入嘴唇皮肤会导致不自然的长唇。直到 20 世纪中叶，这种医源性畸形才被充分了解。医生也可以将来自外侧唇部的三角形皮瓣交叉植入前唇部，以增加人中高度[1,14-18]。LeMesurier 曾将双侧四边形皮瓣移至前唇下方。但他后来利用整个前唇部，未使用交叉瓣[19]。上述所有方法都导致了明显的唇部瘢痕（通常不对称，特别是如果先进行一侧缝合）、垂直的长唇以及从一侧到另一侧的唇部紧绷。随着时间推移，整形医生开始认识到，一旦将其连接到侧唇上，人中便具有了显著的垂直生长能力[20-22]。直线型（Veau Ⅲ）唇部缝合的微小变化成为标准设计[11,23]。尽管这种方法减少了中央唇部的延长，但其结果通常是异常的宽形、盾形或梯形的人中。这要归因于未能获得肌肉连续性，以及未能正确设计预期的人中瓣，尤其是横向维度的设计[3]。

关于如何形成正中唇珠，学界一直存在争议。替代方案是保留前唇红唇（导致正中唇珠两侧的瘢痕），保留一小条中央朱红唇，或完全切除并从外侧红唇-黏膜瓣形成唇珠。如果保留了前唇的红唇-黏膜，则外侧唇部的游离边缘会呈悬挂样，位于不足的中央唇珠的两侧，该唇珠被一层红唇的薄条覆盖，并暴露出干裂的黏膜（"吹口哨状唇畸形"）。上唇的形态或平坦，或凸出，无噘嘴。下唇外翻和短小下颌进一步加剧了轮廓异常。这种"唇裂下唇畸形"是由于患儿在隆起、逆行和垂直拉长的前上颌骨上努力获得双唇缝合而造成的[24]。

肌肉缝合

20 世纪上半叶之前，人们几乎没有关注过口轮匝肌缝合。早期的拥护者是 Schultz[20]、Browne[10] 及 Glover 和 Newcomb[25]。Manchester 坚持传统观念，即从外侧唇部穿过中线连续缝合肌肉会抑制前上颌骨生长[26]。他将口轮匝肌缝合到中央皮下脂肪层，以最大程度减小前颌骨上的张力。由于肌肉失去连续性，每当孩子噘嘴时，嘴唇的每一侧都会出现隆起。必须进行一期肌肉缝合，以最大程度减少四维畸变，即鼻基底向外侧移位和人中加宽。避免孩子对无法吹口哨感到不满或许同样重要。

随着人们越来越重视单侧畸形中的肌肉缝合，有些报道开始强调双侧唇裂的口轮匝肌修复的重要性[13,27-31]。

鼻部缺乏关注

整形医生过去侧重于双侧唇裂的缝合，而矫正鼻畸形的研究则被推迟了。这可能是因为医生担心人中供血的风险，或者担心鼻软骨的操纵会干扰其生长。最可能的原因是害怕鼻小柱短小（"缺失"）。整形医生承认双侧鼻畸形的复杂性，并推迟了任何矫正的尝试。

双侧唇缝合产生并加重了"双侧唇鼻畸形"，导致鼻尖过宽。内侧脚被拉到后下位置；这使张开的鼻翼穹隆进一步错位，并导致鼻翼穹隆弯曲（"反屈"畸形）和鼻翼扩张（"猫膝"畸形）。下垂的下侧软骨的尾缘突入前庭，产生倾斜的脊或蹼状。如果不对垂直长的外侧唇部和正常的肌肉附着在鼻基底上进行矫正，则会出现鼻翼的不自然抬高，每当孩子微笑时，这种现象就会更加明显[32]。简而言之，常规的双侧唇修复会使鼻畸形恶化。此外，变形和移位的下侧软骨更难以进行二期矫正[3]。

二期鼻矫正

传统观念认为，双侧唇裂患者缺少鼻小柱。医生设计了许多种二期术式来拉长"短小鼻小柱"[33]。有两种主要的技术策略，而且值得一提的是，它们都于 1958 年发表。第一个发表的 Cronin 方法涉及双旋转鼻槛的双蒂带状皮瓣[34]。该术式会形成中等鼻小柱长度，并且存在损失原始高度的趋势。第二种方法是 Millard 设计和推广的叉形皮瓣技术[13,35]。叉形皮瓣技术有两种衍生技术。对于前唇部较宽的婴儿，可以将前叉瓣的尖齿直接转入鼻小柱内，或者置于鼻槛下方，然后在童年早期"塞入"。如果患者前唇部较窄，Millard 则倾向于采用三阶段鼻小柱延长术：①双侧唇粘连以扩大前唇部；②抬高、旋转并倾斜叉尖，同时缩小人中（大约 18 个月大）；③沿内侧脚取下唇前叉并抬高，以延长鼻小柱（2 岁）。

与所有二期手术一样，Millard 的叉状皮瓣会导致特定技术特有的三级扭曲[4]。大多数二期手术会在鼻小柱-唇交界处引入瘢痕的连接。这种瘢痕会引起鼻唇沟横向皱纹，这种皱纹在微笑时会加深，并且很难通过手术矫正。有一条环绕人中瘢痕，它会引起人中隆起而不是凹陷。从一个较大的孩子的每一侧人中进行二次分配通常会导致人中瘢痕增厚且宽大。即使是对于技术熟练的整形医生，叉式翻盖皮瓣也会导致鼻部外观异常。这些特征包括：①矩形鼻小柱，鼻基底较宽，中部不存在；②鼻小柱-唇夹角为锐角；③鼻孔异常拉长/增大；④鼻小柱过长，鼻孔长度与鼻尖不成比例；⑤鼻小柱基底部向下移位[4,36,37]。此外，内侧穹隆会不自然地位于鼻尖处，导致鼻小柱-小叶连接处轻微断裂。因此，一些整形医生开始怀疑唇部皮肤是否真正属于鼻小柱。还有一些医生则质疑该鼻小柱是否真的缺损。或许可以在矫正鼻畸形的同时缝合唇部。大约在同一时期，单侧唇裂修复期间的鼻矫正变得更加可信。

双侧唇裂鼻畸形一期修复

双侧唇裂死胎婴儿的鼻腔解剖显示，其鼻翼穹隆和中间穹隆从其正常系泊处向上扩张和半脱位，直至上外侧鼻软

骨[32]。鼻小柱看起来短小是因为下外侧鼻软骨错位。此外，穹隆上皮肤也扩张了；无需引入更多的软组织。Broadbent 和 Woolf 描述了一个案例，该案例是鼻翼穹隆往内侧推进，并从宽大的鼻尖切除皮肤[38]。但是，正是 McComb 引领了这种发展，最终走向了原始的初期鼻小柱伸长。最初，他尝试先抬高叉状皮瓣，然后进行第二阶段的唇部缝合[39]。11 年后，他发表了一项随访评估，包括对鼻小柱生长的测量[40]。然而，到那时，他已对这种策略感到困惑不解。并提出了一种新的两期鼻小柱重建技术，该技术采用了宽大的鼻尖组织进行修复，无需分叉皮瓣[37]。在第一阶段，他使用了一个外鼻切口（"飞鸟"状切口）打开鼻尖，并矫正扩开的鼻翼软骨。他的鼻尖切口几乎延伸到鼻小柱的基底部，呈 V 到 Y 形闭合，从而将鼻翼缘移入鼻尖并延长了上方鼻小柱。双侧唇长粘连是一期手术的一部分。1 个月后，再次进行唇部的彻底修复。在 McComb 的纵向评估中，该鼻小柱在 4 岁时看起来接近正常[41]，在 18~19 岁时也同样正常，尽管由鼻尖瘢痕引起的轻度凹陷较为明显[42]。

作者还专注于下外侧软骨的早期定位。受 Millard 的教学影响过大，作者在进行双侧唇部修复时将叉状皮瓣的尖端放在鼻孔下方。第二阶段与 Millard 的方法存在关键差异。倾斜的尖端在鼻内移位，以使鼻翼软骨和内侧脚抬高。使用垂直的鼻尖切口来形成穹隆，使用双侧边缘切口来悬挂和固定外侧脚。对相关患儿进行的人体测量结果显示，鼻长、鼻尖突度和鼻小柱长度均在正常范围内[4]，但鼻翼间大小过宽，鼻小柱中部较宽，上唇过长。鼻翼穹隆通常会出现轻微弯曲，并且有两种与鼻内移位有关的情况会导致鼻孔狭窄。到 1987 年，尖端显然已不再被需要，此后不久，鼻尖的垂直切口也被停用。仅通过将鼻翼软骨并拢，下侧鼻软骨的抬高和固定到同侧上外侧鼻软骨，以及从软三角和鼻小柱上部雕刻组织，即可达到一期鼻小柱延长和鼻尖正常突的目的[4,32]。

其他整形医生也正在对硬腭裂进行一期修复。Trott 和 Mohan 在马来西亚工作，那里的社会经济因素使得多期双侧唇裂修复术并不可行。他们设计了一期鼻唇沟修复术，方法是对脱位的下外侧鼻软骨进行开放式鼻整形暴露[43]。唇前-鼻小柱皮瓣是基于成对的鼻小柱动脉。在内侧-中间脚的腹面将皮瓣切开。Cutting 和同事描述了另一种鼻尖开放入路方法，在进行术前拉伸后延长鼻小柱和鼻黏膜[44]。沿肋中隔切开前唇-鼻小柱皮瓣，使内侧-中间脚留在皮瓣中。软骨和内侧脚通过贯穿褥式缝合进行放置。

McComb 为极小的鼻小柱提供了令人愉悦的解剖学解释："……它已被解压缩，其组成部分位于鼻尖内"[37]。二期前唇皮肤排进鼻小柱是旧的非解剖学技术，而且是错误的。应将下外侧鼻软骨放置并固定在解剖位置，然后修剪并重新放置鼻尖的软组织。鼻小柱不再会被（通常带有毛囊的）唇部皮肤过度拉长，鼻唇交界也不会被完全包围人中的瘢痕破坏。

临床表现

双侧唇裂有 3 种主要解剖学类型：双侧对称完全性（50%）；双侧对称不完全性（50%）和双侧不对称（完全性/

不完全性）（25%）[45]。腭裂的严重程度通常与唇裂的严重程度相对应。双侧完全性唇裂伴硬腭裂（唇和牙槽骨）几乎总是与双侧完全性唇裂伴软腭裂相关。双侧对称性不完全唇裂通常可见少量或无缺口的牙槽骨，伴有完整的软腭。不对称性双侧唇裂患者的腭裂有着更多的形态变化：腭裂可为双侧完全性或位于主侧的单侧完全性。

对侧双侧不对称性唇裂的术语需要进一步的完善。通常，术语"不完全性"唇裂通常表示内侧（内鼻突）和外侧（上颌突）之间存在皮肤连续性。不完全性唇裂中存在频谱。在最严重的一端，有一条薄薄的皮肤带，有人认为其构成了"完全性"唇裂。光谱的另一端是不完全性唇裂的较小形式。Yuzuriha 和 Mulliken 根据红唇 - 皮肤交界处的裂痕程度，将这些微小形式分类为次要类型，轻微型、微型和极微型[46]。

轻微型唇裂在正常的唇弓上方延伸 3～5mm，即 50% 或低于 50% 的正常唇部皮肤高度。其他特征包括唇裂的内侧

缺少唇红、出现皮肤凹陷和肌肉凹陷、内侧结节发育不良和轻微鼻部畸形。

微型唇裂表现为红唇 - 皮肤交界处有缺口，唇弓高度小于正常的 3mm。其他特征与轻微型唇裂相似，只是程度较轻。鼻部畸形包括鼻槛凹陷、轻微塌落的鼻翼缘以及鼻基底 1～2mm 的侧向位移（通常旋转不良）。

极微型唇裂包括红唇 - 皮肤交界处的断裂，且唇弓未抬高。通常游离的黏膜边缘有缺口。与唇鼻畸形类似，肌肉凹陷（显著低于鼻槛）的程度不一。

对双侧不对称唇裂对侧情况的进一步分类很重要，因为红唇 - 皮肤交界处的断裂程度决定了手术策略。若对侧有不完全性唇裂（包括轻微型），则需同时进行双侧鼻唇修复。对侧微型或极微型后裂的修复可推迟至另一侧唇裂闭合后再进行。对侧（程度较轻）的唇裂的类型不仅对一期修复具有指导作用，还预示可能需要进行修复手术（图 22.1）[45]。

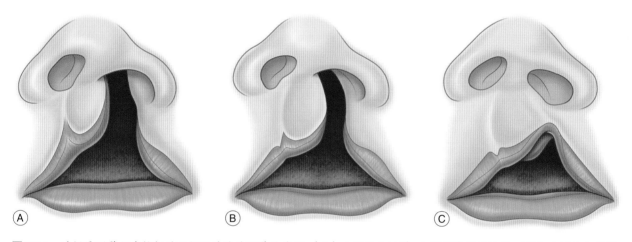

图 22.1　对侧唇腭裂程度较轻的双侧不对称唇腭裂的病例。（A）左侧完全性裂，右侧腭裂程度较轻。（B）左侧完全性裂，右侧为轻微裂。（C）左侧不完全性裂，右侧极微型裂

术前颌骨矫正

需要将 3 个上颌骨区段对齐，为同步双侧鼻唇修复做好骨骼准备。前颌骨后移和靠拢后，可依据比例设计人中皮瓣，鼻尖软骨也可复位，同时闭合牙槽嵴裂，这样可稳定上颌弓，并治疗口鼻瘘。此外，前颌骨的复位可减轻幼儿期由于发育速度快导致的鼻唇变形。

目前有两种颌面矫形策略，即被动和主动策略。被动塑形板可维持上颌骨段的横向宽度。前颌骨的回拉需要借助外力，例如面颊上粘贴胶带，或在头帽上安装皮筋。双外侧唇胶带自 19 世纪中期便开始使用，但由于缺少张力和前唇肌肉，胶带容易开裂。Cutting 和 Grayson 推广了一种更加复杂的被动塑形板和胶带，称为鼻 - 牙槽骨塑形板（nasoalveolar molding，NAM）[44,47,48]。这种塑形板可通过在内侧减少软丙烯酸、在外侧增加软丙烯酸的办法，向上颌骨段施加不同的压力。当牙槽骨缝隙缩小到 5mm 时，可开始鼻部塑形。利用一个固定在不锈钢叉的双叶丙烯酸小片将鼻孔向上推，该不锈钢叉安装在腭板上。跨过鼻唇交界处使

用软牙科材料，并在前唇和装置上垂直粘贴胶带，这样可对施加于鼻尖以拉伸鼻小柱的外力形成一向下的反力。通过在支架和面颊或唇上粘贴胶带，可逐渐回拉前颌骨。患儿的父母需每天为患儿更换胶带。牙槽骨塑形板需每周调整，以缩小上颌骨段之间的间隙。虽然 NAM 对大部分患儿有效，但该方法费力且见效慢。NAM 无法扩大上颌骨段，也无法将前颌骨回拉到与较小上颌骨段对齐的程度。除非牙弓的空间足够大，否则前颌骨会紧挨牙骨的唇面。

NAM 的并发症包括口腔黏膜和鼻腔黏膜的炎症、面颊起泡、无法进食以及无法将扭曲的前颌骨靠拢。若前唇的水平胶带过紧，则鼻小柱和唇交界处的皮肤可能会发生溃疡。塑形板也可能发生移位，阻塞气道。幼儿只有在 3 个月时才能够通过鼻自主呼吸。因此，在塑形板的中央设置一个 5mm 的小孔能最大程度减少并发症[49]。

目前使用的主动型颌面矫形装置基于 Georgiade 及其同事[50]的原型设计，后经 Millard 和 Latham 的推广[51]，Latham 装置基于上腭的石膏模型制作。过去只有加拿大安大略省伦敦市制作过这样的装置，而如今，当地具备相应技术的假体修复专家也可制造。该装置在麻醉下安装在上颌突上。

每边各有一条弹性链,与装置后上方滚轮下的环形矫正钢丝相连,并与上腭板前端的夹板固定在一起。患儿的父母每天旋转棘齿状的螺丝,以扩大前端腭骨段。第 1、3 和 5 周需要到医院检查,以保证装置固定良好,并调整两边使前颌骨

内倾的弹性链。这一过程通常需要 6~8 周。Natham 装置可有效矫正矢状面的前颌骨位置。但牙齿的移动表现为内倾而不是后移。该装置还可以通过不同的牵引力矫正前颌骨的旋转,但对垂直位置的影响不大(图 22.2)。

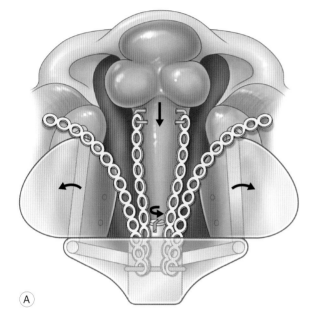

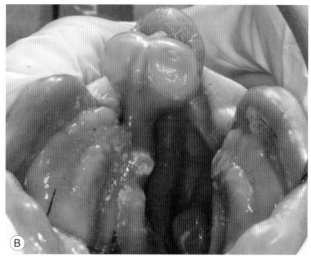

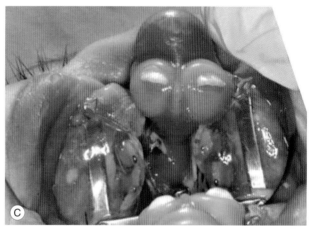

图 22.2 (A)Latham 装置;(B)安装前;(C)颌面矫形术后 6 周

目前关于主动和被动颌面矫形装置的优点的争论还在继续。主动前颌骨矫正装置的批评者认为,装置会导致中面部后缩[52,53]。对于接受了双侧唇腭裂修复术,并随访至替牙期的儿童,研究人员尚未观察到除抑制上颌骨的垂直和向前发育外的其他不良影响[54]。同时,学界尚未就牙龈骨膜成形术(gingivoperiosteoplasty, GGP)的负面影响达成一致意见。

传统的治疗方法过分强调矫形对中面部发育的抑制作用。但唇裂、腭裂或唇腭裂的闭合必然伴随上颌骨的后缩,治疗重点应为鼻唇部的外观和言语功能。中面部后缩可由上颌前移术矫正,同时增进鼻部、唇部的美观以及颧骨的前突。

手术技术

双侧唇裂修复术和鼻部畸形矫正术是患儿一生中最重要的手术。手术应于早上进行,且有可能是当天唯一的手术。外科医生需小心、稳步地进行手术,不应被例会、门诊患

者或其他事情分散注意力。

本小节将介绍双侧唇裂和鼻部畸形修复术的技术细节,然后介绍针对双侧唇裂其他形式的手术方法。读者需注意,手术方法的描述没有依据一般顺序,即做标记、分离和闭合,而是依据手术进行的顺序,先是唇部,然后是鼻部,随后再回到唇部,最后对鼻部进行整理。手术顺序可能有所调整,但除非医生有足够的经验,否则不建议进行调整。

双侧唇腭裂和完全性唇腭裂

标记

用尖头牙签进行标记,使用浅绿色染色剂(酊)而非甲基蓝染色剂(水性)。用标准的人体测量缩略词标记解剖学部位(图 22.3)[6]。用双球拉钩将鼻孔向上推,先标记人中皮瓣,其大小由患儿的年龄而定(通常为 5~6 个月),而不

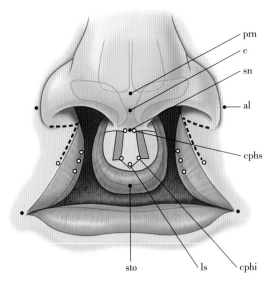

图 22.3 双侧唇裂与鼻部畸形同步修复标记。圆圈表示标记点。人体测量点：鼻根、鼻尖点（prn）、鼻小柱最高点（c）、鼻下点（sn）、鼻翼（al）、上人中嵴（cphs）、下人中嵴（cphi）、上唇（ls）、两唇中点（sto）

是依据种族而定。人中皮瓣（sn-ls）的长度为 6~7mm（6~12 个月的男婴为 11.4±1.3mm），通常与前唇皮肤的长度一致。若前唇过长，则应适当缩短人中皮瓣的长度。在鼻小柱和唇交接处（cphs-cphs），人中皮瓣的宽度为 2mm，曲唇弓两个突起（唇峰）间（cphi-cphi）的距离为 3.5~4mm（6~12 个月的男婴为 6.7±1.0mm）。人中皮瓣的边缘应稍下凹，以对应发育后唇弓的变化。同时标记出两侧的皮瓣，这些皮瓣将去表皮化，并位于侧唇皮瓣之下，模仿人中嵴提起。两侧的皮瓣将增加人中皮瓣的宽度和血供。

将唇峰小心地在外侧唇以及白线（唇红皮肤交界处）上方标出，这样，随着唇红皮肤交界处内侧的扩展，将形成唇弓的柄以及足够的唇红高度，以重建内结节和人中。在鼻基底和外侧唇的交界处画出曲线，并进行人体测量。向鼻部和唇节内注射利多卡因和肾上腺素，等待 5~7 分钟，用浅绿色酊标记关键点，包括唇红皮肤交界处（见图 22.3）。

唇部剥离

首先将所有唇部线用浅色标记。人中两侧的皮瓣去表皮化，去除多余的前唇皮肤，将人中皮瓣抬高至前鼻脊（包括皮下组织）。切除侧面白线-唇红-黏膜皮瓣。切口要短于标记的唇峰的距离 2~3mm。将外侧唇与鼻基底分离。沿着前庭皮肤黏膜交界处下部的切口，将基底皮瓣与梨状连接分离。

黏膜切口沿鼻唇沟向远侧延伸至前磨牙区。利用肌肉层上的双钩，外侧唇在骨膜上平面与上颌骨广泛分离。当分离延伸至颧骨突起部时，非惯用手的示指保持在眶下缘（以保护眼球）（图 22.4）。肌肉和皮肤闭合时，外侧唇的广泛松解是减小张力的重要步骤。在皮肤下和黏膜下平面分离口轮匝肌束，分离距离为 1cm，或根据需要稍大于 1cm（图 22.5）。

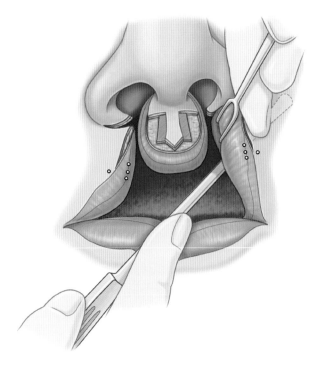

图 22.4 在骨膜下平面将外侧唇与上颌骨分离，并延伸至颧骨突起部

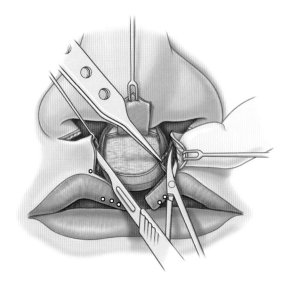

图 22.5 在皮下和黏膜下平面分离口轮匝肌束

牙槽骨闭合

外侧鼻黏膜皮瓣从下鼻甲骨下方松解，内侧鼻黏膜皮瓣从前颌骨上抬，同时关闭鼻孔基底。在每一侧延伸前颌骨黏膜切口，在较小牙骨段的牙龈处作垂直切口。通常前颌骨需要手指的力量以促进牙槽骨的牙龈骨膜闭合。

鼻基底的皮瓣靠内侧前移，其内边缘与重建的鼻孔基底的前端缝合。从从前颌骨黏膜切下一薄片唇红，余下的黏膜边缘固定在前颌骨骨膜上部，重建中央牙龈唇沟的后侧（图 22.6）。

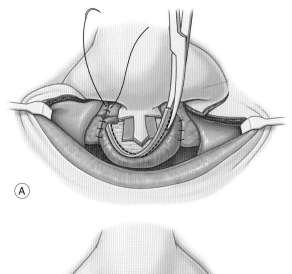

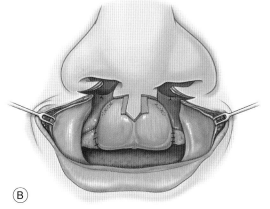

图 22.6 （A）完成牙龈骨膜成形术后，修剪多余的前上颌红唇。（B）剩余的前上颌黏膜缝合形成牙龈前沟后壁的骨膜

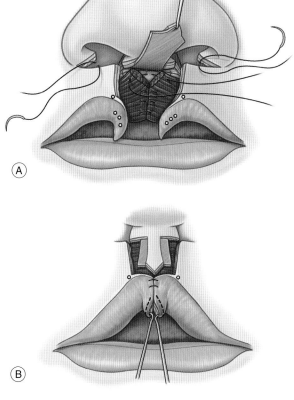

图 22.7 （A）将口轮匝肌并列放置，上部对下部；上部的缝合线穿过前鼻脊的骨膜；（B）修建外侧白线 - 唇红 - 黏膜皮瓣，重建正中结节及唇弓

唇部闭合

　　唇沟闭合时，外侧唇的前移很重要。在唇沟切口的远端做一个切口，当利用双钩将唇瓣靠中部移动时，逐个闭合唇沟。前移的外侧唇黏膜成为中央牙龈唇沟的前壁。

　　轮匝肌束并列放置（端端），上部对下部，并用聚对二氧环己酮（PDS）线固定。肌肉闭合结束前，用聚对二氧环己酮线穿过鼻翼降肌起始处的上颌骨骨膜，不打结。用聚丙烯线将最上方的肌肉悬在前鼻脊的骨膜上（图 22.7A）。

　　内结节的重建由铬化线缝合开始，缝合位置为标记的唇峰外侧向内 3mm，在中线位置将白线 - 黏膜皮瓣固定（图 22.7B）。从每个皮瓣上去除多余的唇红黏膜，将皮瓣准确对齐，形成中缝。若保留多余的唇红黏膜皮瓣，则将造成人中脊的褶皱。在缝合人中皮瓣前进行鼻部修复。

鼻部剥离和下外侧鼻软骨的放置

　　通过两侧的缘切口可看到展开的下外侧软骨（"半开放"入路）。将纤维脂肪性组织从软骨的前端和软骨中间分离，实施这一过程时用棉头敷贴器抬高黏膜底面。沿鼻中隔背侧继续分离，暴露上外侧软骨（图 22.8）。

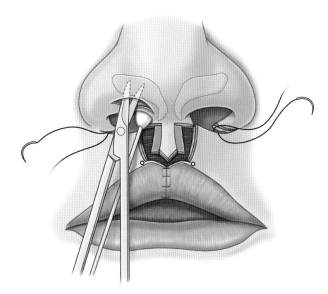

图 22.8　通过边缘切口暴露的下外侧软骨。棉头敷贴器将鼻孔抬起，暴露上外侧软骨

　　直视下，用 5-0 聚对二氧环己酮线在两膝之间进行水平褥式缝合，不打结。穿过每一个上外侧软骨中进行褥式缝合，然后穿过同侧外侧脚。通常可以进行二次缝合，将外侧

脚悬在上外侧软骨上。在膝下使用鼻内棉头敷贴器将鼻孔支起,从而方便穿过缝合线打结(图 22.9)。

　　鼻小柱基部每一侧的 C 形皮瓣修剪到 3~5mm 长(图 22.10A)。鼻翼基部向中移动,在鼻内旋转,与 C 形皮瓣进行边对端缝合。接下来,修剪鼻翼基部皮瓣的尖端,以完全闭合鼻槛。穿过每个鼻翼基部的真皮,放置聚丙烯 Cinch 缝合线,从人中皮瓣底部穿过并打结,以缩小鼻翼宽度(al-al)

至 25mm(6~12 个月的正常男婴应为 26±1.4mm)。之前穿入上颌骨骨膜的缝合线穿过肌层,插入鼻翼基部(在 Cinch 缝合线之上),穿过鼻翼基部(在 Cinch 缝合线之上)并打结。这些缝合线模拟了鼻翼降肌,并具有以下功能:①形成鼻槛的形状;②防止微笑时鼻翼的抬起;③减小了术后鼻腔变宽(图 22.10B)。

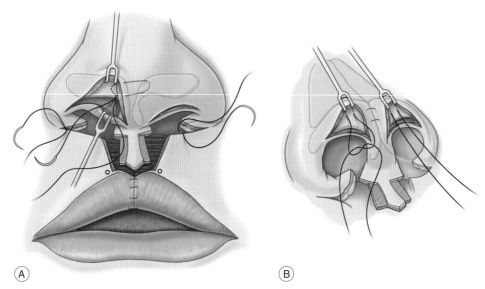

图 22.9　复位、错位展开的下外侧软骨:(A)用穹窿间褥式缝合并列(上外侧软骨)。(B)通过软骨间褥式缝合实现同侧上外侧软骨的悬置

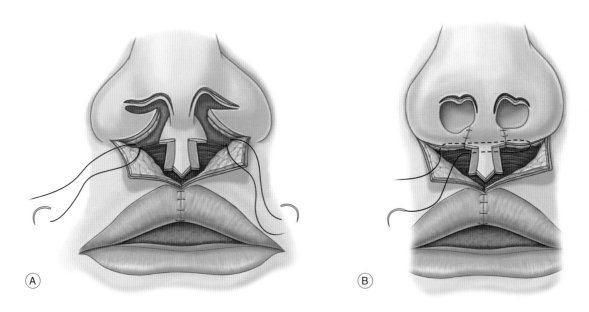

图 22.10　(A)缩短并修剪鼻小柱皮瓣和鼻基底。鼻基底的上颌骨骨膜下进行双侧缝合,这些缝合线在肌肉闭合前放置。(B)鼻基底的皮瓣在鼻内旋转,并与 C 形皮瓣缝合(端侧)。用 Cinch 缝合缩小鼻翼宽度。右侧上颌骨骨膜与鼻基底的缝合线已打结,注意外侧鼻槛的形状(凹陷)

最后整理

　　人中窝成形似乎超出了外科医生的能力范围,但仍值得一试。一种方法是将人中皮瓣下方 1/3 与轮匝肌层缝合。人中皮瓣的尖端插入唇弓的柄。外侧唇皮瓣的前端在与人中皮瓣并列放置前无需修剪。人中嵴的模拟需要少部分额外的外侧唇组织,然后进行皮肤和皮下间断缝合。应修剪唇皮瓣的夹头边缘,以对应鼻槛的位置和形状(图 22.11)。唇皮瓣在鼻槛的缝合应为外侧对内侧。

　　下外侧软骨复位后,左三角和鼻小柱上部显然还有赘余的穹窿皮肤。将赘余的皮肤从原切口前缘以新月形切下,并沿着鼻小柱的每一侧向下延伸(见图 22.11)。切除后可使鼻尖变窄,使鼻小柱中部锥化,鼻孔变长。上外侧软骨的并列放置将强化外侧前庭的多余内衬。对软骨间交际处的皮肤侧进行透镜状切除,可使外侧前庭嵴变平(见图 22.11 插图)。

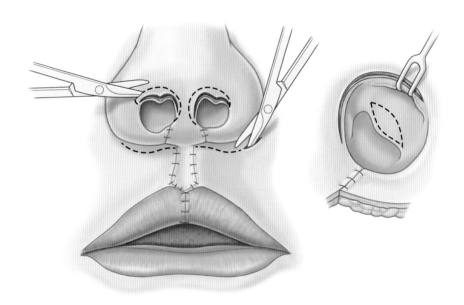

图 22.11　切除多余的穹窿皮肤和伸入鼻小柱的内衬,剪切形状为新月形。将外侧唇的上缘依形状切除,以适应鼻基底和鼻的曲线。外侧前庭网的透镜状切除

　　术后立即进行鼻唇人体测量,并记入患儿的病历(图 22.12)。重建的鼻小柱通常为 5~6mm(5 个月的正常男婴为 4.7 ± 0.8mm)。测量后,用一块 0.25 英寸(约 0.64cm)的三溴酚铋纱布包裹 19 号硅胶管,并在每个鼻孔内插入 1cm。48 小时后移除这些开孔的"支架"。太长的鼻孔夹板很难保持,有可能伤害鼻槛,可不必佩戴。

术后护理

　　将唇弓粘贴在面颊上,以便保持唇部的修复效果,并在术后 24 小时在伤口上固定冰盐水海绵。术后第二天患儿即可出院。父母需学习如何对患儿进行缝合线护理以及保持患儿的鼻孔干净。术后 6 天在面罩和吹气法诱导的全身麻醉下拆除皮下缝合线。修剪 1/2 英寸(约 1.27cm)的横向免缝胶带,放置在唇部伤口上。胶带的使用时间为 6 周,并定时更换。接下来的几个月,父母需学习并负责按摩,并被告知使用防晒霜的重要性(图 22.13)。

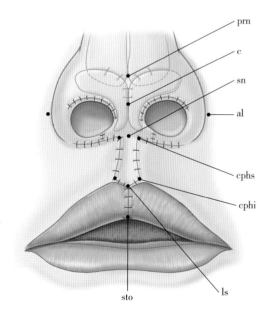

图 22.12　双侧完全性唇裂 / 鼻修复术后。鼻尖点(prn)、鼻小柱最高点(c)、鼻下点(sn)、鼻翼(al)、上人中嵴(cphs)、下人中嵴(cphi)、上唇(ls)、两唇中点(sto)

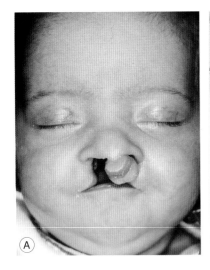
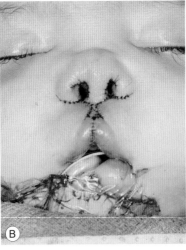

术后即刻人体测量资料显示,与正常值相比,快速生长的特征部分矫正不足,缓慢生长的特征部分矫正过度		
术中测量值	患儿（7个月龄）	正常（6~12个月龄）
鼻高度	20.0[a]	26.9 ± 1.6
鼻翼宽度	24.5	25.4 ± 1.5
鼻尖前突	10.5	9.7 ± 0.8
鼻小柱长度	6.0[a]	4.7 ± 0.8
人中上部宽度	1.5	无数据
唇弓宽度	4.5[a]	6.5 ± 1.1
人中高度	5.5[a]	10.7 ± 1.1
总唇高	11.2[a]	16.0 ± 0.8
正中唇珠	6.2	5.3 ± 1.4

正常值表达为"均数 ± 标准差"。
[a] 表示数值超出标准差范围。

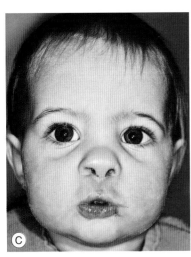
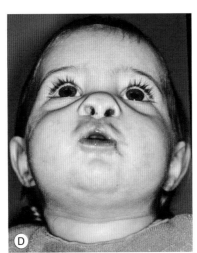
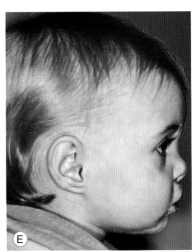

图22.13 （A）双侧完全性唇腭裂。（B）6个月时进行同步的鼻唇修复。（C,D,E）术后4个月。注意鼻小柱/鼻尖前突,逐渐形成人中窝,以及正常的鼻小柱-唇夹角

其他双侧唇腭裂形式的手术方法

双侧完全性唇腭裂的后期表现

发展中国家也许没有条件对患儿进行颌面矫形。即使是在发达国家,双侧完全性唇腭裂的患儿也可能在幼儿末期才得到诊断。此时,患儿前颌骨已固定,术前整形已不可能。医生应考虑截骨术和后移,而不是在前突的前颌骨尝试唇裂口闭合。有两种替代治疗方法:①前颌骨后移和鼻唇修复;②前颌骨后移和腭成形术。只要注意黏膜的血供,前颌骨的后移还是比较安全的,且可实现双侧鼻唇闭合。第一种治疗方法的另一个不太常见的适应证为部分成功的颌面矫形手术。注意:牙龈骨膜成形术中进行黏膜切口和抬高,以及切除前颌骨颈部和下隔软骨后,只有中隔黏膜的双侧峡部可为前颌骨提供血供。第二种治疗手段,即前颌后移、牙龈骨膜成形术和腭成形术,较为安全。建议接近1岁或年龄更大的患儿接受这样的手术,因为语言发育是第一要务。可在上

颌骨发育较为成熟后再进行双侧鼻唇修复。首次前颌骨后移可能强化中面部的后缩,但鼻唇外观和言语的发展是最重要的。大部分双侧完全性唇腭裂的患儿需要将上颌前移。

Binderoid 双侧完全性唇腭裂

这种少见的双侧唇腭裂形式的鼻部特征包括眶距过窄征、骨质/软骨发育不良（包括中隔短,缺少前鼻棘）以及圆锥形鼻小柱。唇部特征包括前唇/前颌骨发育不良（只有一个切牙）,外侧唇唇红薄[55]。若前颌骨松软,则无法进行颌面部整形。此外,也无需进行颌面部整形,因为前颌骨不是平伏的。

可用前文描述的方法同时进行鼻唇修复,但具体操作有细微差异。有时前颌骨太小,以至于无法在唇闭合时完成牙龈骨膜成形术。如有必要,可使用被动腭板在唇闭合后维持前端上颌宽度。标记时,无需将人中皮瓣的高度或宽度画得过小。应缩小鼻翼宽度至比相应年龄正常稍低的水平,因为鼻翼宽度将会变大。虽然下外侧软骨发育不良,但仍可切下、复位或固定。患儿年龄稍大后,可扩大稀薄、锥形的鼻小柱（图22.14）。

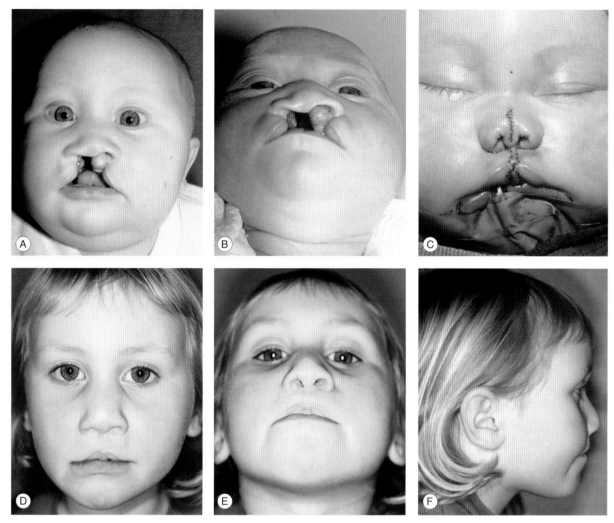

图 22.14 （A）双侧完全性唇腭裂的女婴。（B）由 Latham 装置集中的软盘、偏离、缩小的前上颌骨。（C）之后同步修复。注意侧唇元素的薄唇红。不再使用中线尖端切口。（D~F）5 岁时外观

Binderoid 型患者可能需要二次手术，包括放置真皮移植物以扩大内结节、扩宽鼻小柱基部；在鼻尖放置移植软骨和肋骨软骨，重建鼻背，使鼻尖突出，以及上颌骨前移联合鼻侧窝扩大 [55]。

双侧完全性唇裂与继发腭完整

继发腭完整的双侧完全性唇 / 牙槽突裂比较少见。若前颌骨比较坚实，则无法进行颌面矫形。若前颌骨不是严重前突，则可同时实现鼻唇修复和后前颌骨裂的闭合。若选择这一治疗方案，则应推迟牙龈骨膜成形术，以便保留前颌骨的血供。但如果前颌骨平伏，则应考虑一期前颌骨截骨和后移，同时关闭牙槽突裂以及硬腭前端的缺损。幼儿期可进行二期双侧鼻唇修复，此时安全性较高。另一种方案是前颌骨后移、双侧鼻唇修复以及前颌骨 - 腭后侧缺损的修复，注意保持牙槽突裂相对面的完整（以保留前颌骨的血供）。第三种方案是前颌骨后移、牙龈骨膜成形术、鼻唇修复和延期前

颌骨 - 腭裂闭合（后者存在技术困难）。首次前颌后移后不容易发生中面部后缩，因为继发腭完整（图 22.15）。

双侧不完全性唇裂

1/4 的双侧唇裂为不完全性，且大部分是对称的 [45]。在所有双侧唇腭裂变体中，这一种是最容易修复的。手术设计和实施与双侧完全性腭裂一致，包括基于鼻唇发育变化预测的调整。技术方面需强调两点。第一与内结节的重建有关。通常结节的重建应通过外侧白线 - 唇红 - 黏膜皮瓣。但对于不严重的双侧腭裂（<50% 的唇部皮肤高度）以及中央白线明显的病例，可将唇前唇红 - 黏膜作为中间段。另一个注意事项是鼻小柱的高度：测量 sn-c。若鼻小柱长度正常，且下外侧软骨的位置基本正常，则无需移动软骨或对鼻尖塑形。尽管如此，需要缩小鼻翼宽度，因为鼻翼宽度将随着发育而逐渐扩大。若鼻小柱较短，且鼻翼穹窿为展开型，则下外侧软骨应通过半开放方法并列放置（图 22.16）。

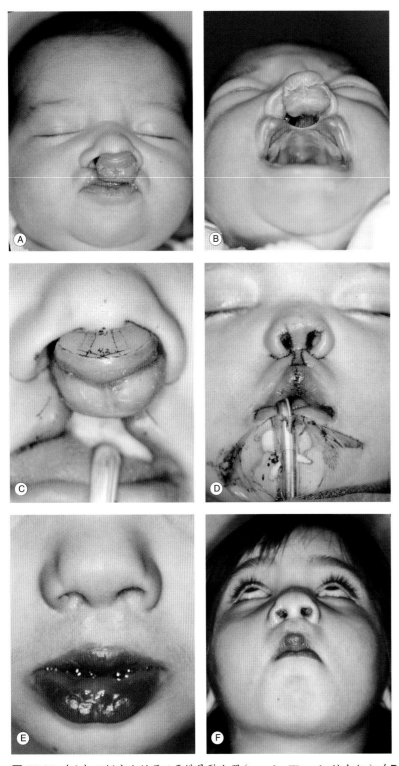

术中人体测量：缓慢生长的鼻前突和鼻小柱被过度矫正，但仅在 1 个标准差以内

术中测量值	患儿 （6 个月龄）	正常 （6~12 个月龄）
鼻高度	21.0[a]	26.9 ± 1.6
鼻翼宽度	24.5	25.4 ± 1.5
鼻尖前突	10.5	9.7 ± 0.8
鼻小柱长度	5.0	4.7 ± 0.8
人中上部宽度	2.1	无数据
唇弓宽度	4.5[a]	6.5 ± 1.1
人中高度	5.5[a]	10.7 ± 1.1
总唇高	13.0[a]	16.0 ± 0.8
正中唇珠	7.0[a]	5.3 ± 1.4

正常值表达为"均数 ± 标准差"。
[a] 表示数值超出标准差范围。

图 22.15 （A）双侧完全性唇／牙槽骨裂女婴（van der Wounde 综合征）。（B）完整的软腭。（C）6 个月龄时同步修复的标记。（D）上颌前挫后，行牙槽牙龈骨膜成形术和鼻唇沟修复术。上颌前缺损闭合，下唇窦切除第二期。（E，F）2 岁时外观

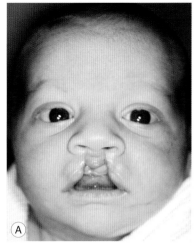
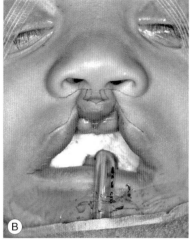
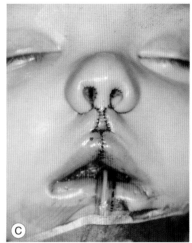
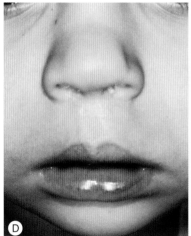
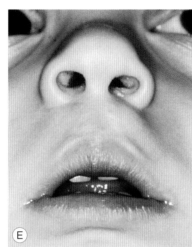

术中人体测量：快速生长的特征部分比正常年龄 / 性别匹配的值更小，而缓慢生长的部分比正常年龄 / 性别匹配的值更大		
术中测量值	患儿（6 个月龄）	正常（6~12 个月龄）
鼻高度	20.0[a]	27.0 ± 1.7
鼻翼宽度	24.5	26.5 ± 1.4
鼻尖前突	12.3	9.1 ± 1.2
鼻小柱长度	6.0[a]	4.3 ± 0.9
人中上部宽度	2.0[a]	无数据
唇弓宽度	5.0[a]	6.7 ± 1.0
人中高度	7.0[a]	11.4 ± 1.3
总唇高	14.5	15.8 ± 1.5
正中唇珠	7.0[a]	4.4 ± 1.0

正常值表达为 "均数 ± 标准差"。
[a] 表示数值超出标准差范围。

图 22.16 （A）双侧对称不完全性唇裂。（B）6 个月龄时同步闭合的标记。（C）鼻唇修复后。（D，E）1 岁半时外观

双侧不对称（完整性 / 不完整性唇裂）

对称性是双侧唇部修复的第一原则，不对称唇裂的手术计划和实施必须严格遵守这一原则。图 22.17 所示为不对称双侧唇裂修复术时机确定和方法选择的步骤。若双侧均为不完全性唇裂，则可进行同步双侧修复。但若严重侧为不完全性唇裂，对侧为微型或极微型唇裂，则应先对不完全性唇裂进行修复。

若严重侧为完全性唇裂，应初步对其进行单侧颌面矫形，然后进行鼻唇黏合和牙龈骨膜成形术。这样，严重唇裂就从完全性转化为不完全性，术野变平，更容易确定下一期手术。若对侧（较轻侧）的唇裂属于轻微型或比较严重的不完全性唇裂，则二期手术应为同步双侧鼻唇修复。考虑到对称性，应对完全性唇裂侧加强手术操作，因为这一侧的变形和张力要大于不完全性唇裂侧。即使不完全性唇裂侧的下外侧软骨大致处于正常位置，也应在完全性唇裂侧使用双侧缘切口，并对软骨进行过度矫正。内缝接口处的唇红高度可

能不一样，可在较不严重侧的唇红设计三角形皮瓣，通过单臂 Z 成形术解决（图 22.18）。

若对侧属于微型唇裂，则应通过术前颌面矫形，以及一期或二期手术联合牙龈骨膜成形术修复完全性唇裂侧（在初步鼻唇黏合后）。旋转前移修复术中设计牙弓和内侧切口位置时，应观察对侧的微型唇裂。将切口限制在鼻小柱基底部，并前移外侧唇，这样人中缝合线将与对侧微型唇裂相匹配。瘢痕塑形后，使用双臂 Z 成形术矫正对侧微型唇裂，包括肌肉并列放置、真皮移植以扩大人中崎，同时进行鼻部矫正[56]。镜像对称是人中形状、唇弓位置、鼻翼基底和鼻孔轴线矫正的目标。

若较不严重侧的唇裂为极微型，则可在严重侧修复的同时通过垂直透镜状切除解决。患儿年龄稍长时，可以很容易地观察出两侧鼻口不对称。一般都需要接受内结节扩大术。若较严重侧的唇峰太高，则应降低唇峰（通过单臂 Z 成形术），而不是调整较不严重侧。有时需要进行轻微调整以矫正鼻尖的不对称，一般无需治疗对侧的极微型唇腭裂[45]。

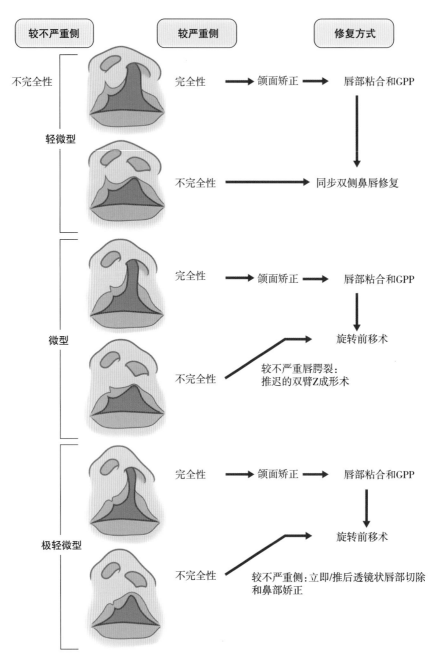

图22.17   双侧不对称（完全性／不完全性）唇裂，对侧完全性唇裂或较不严重唇裂的矫正步骤。GPP，牙龈骨膜成形术。(Modified from Yuzuriha S, Oh AK, Mulliken JB.Asymmetrical bilateral cleft lip：complete or incomplete and contralateral lesser defect（minor-form，microform，or mini-microform）. Plast Reconstr Surg. 2008；122：1494-1504.）

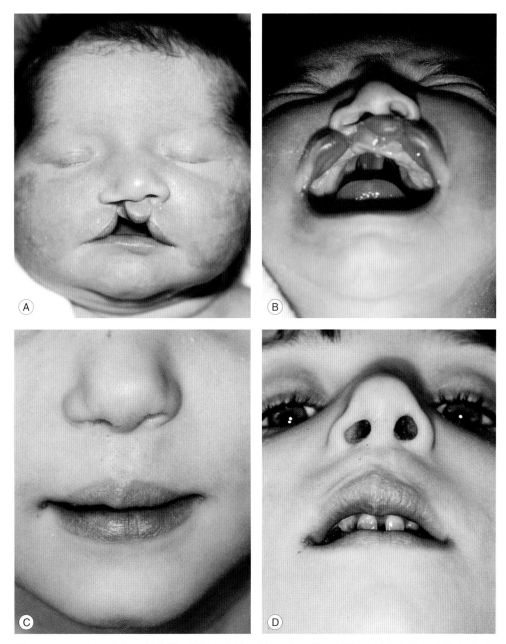

图 22.18 （A）不对称双侧裂唇：右侧完全性，左侧不完全性。（B）双侧完全性次生裂上颌，颏下视图。（C，D）6 岁时一期右唇粘连后 / 牙龈骨膜成形术和二期同步鼻唇沟修复

结果

外科医生的任务并未在鼻唇修复术后终止。术后应定期对手术结果进行评估，如有可能，结果评估应持续到骨骼发育完成。只有这样，外科医生才能掌握患者在四维方向上发生的变化，从观察中学习，并将经验运用到今后对其他唇裂患儿的治疗中。

照片

术后照相是最低的评估要求。不应对手术台上插着气管导管的婴儿照相。外科医生应找到适当的时间，有充足的耐

心，在术前对患儿的正面、颏下和侧面照相。皮肤标记后或术后立即照相也是有用的。颏下照相的标准角度是将鼻尖与内眼角和眉毛间的中点对齐。颏下照片对鼻形状和对称性的评价十分关键。儿童期以及青春期发育前后应定期照相。

双侧唇裂修复后的小组评估需要标准化的照片[57]。虽然使用特定的量表也可进行视觉 - 感知分析，但这种方法笨拙、耗时，且比较主观。

返修率

大部分外科医生都熟悉唇腭裂修复的各种二次手术，他们可根据这些二次矫正的特点对接下来的手术进行修改，目

的是减少二次手术的数量。对于修复后的双侧畸形,唇部皮肤不应被再次打开,但鼻部软骨可能需要复位。游离的黏膜边缘通常需要调整,有时鼻部宽度需要缩小。

与单侧完性唇裂相比,对称性是双侧完全性唇裂的一个主要优点。随着患儿成长,在其学龄前,任何鼻唇不对称的闭合和进一步扭曲会变得越来越明显。这些不对称性在童年期基本保持稳定,但在青春期将变得十分突出。因此,幼儿园时期是返修手术的关键时期。

在一项对 50 名连续非综合型唇腭裂儿童(中位年龄5.4 岁)的研究中,双侧完全性唇腭裂 / 腭裂患儿的返修率为33%,而双侧完全性唇腭裂 / 牙槽裂 / 继发腭裂患儿的返修率为 12%[58]。最常见的唇部返修手术是对脱垂的前龈唇黏膜的再悬吊。这一问题已通过修剪唇前红唇和将剩余的黏膜固定在上颌前骨膜上而被减至最低。利用真皮 - 脂肪移植物扩大较脆弱的内结节也比较常见,即在牙槽骨移植时(9~11 岁)进行移植。较厚的真皮 - 脂肪移植物可从后髂骨供体区获得,并同时采集松质骨[59]。

这一过程中最常见的鼻部变形为鼻翼宽度不成比例地变大,但通常不需要在儿童期进行校正。该研究中的儿童均不需要接受二次鼻小柱伸长或修正宽度或长度异常的人中。

由于术前的不对称性,不对称双侧唇裂的返修率也与较为常见的对称完全性唇裂有所不同。作者的研究显示,鼻唇的返修率与较严重侧和较不严重侧的术前不对称性有关。对侧轻微型唇裂组的鼻唇修正频率最低,原因是同步双侧修正更容易实现对称性。对侧极微型唇裂组的鼻部和唇部返修率(通常是较严重侧)均最高,这是因为极微型唇裂与正常形态很相近,恢复原来的对称性很困难。完全性 / 极微型双侧唇裂与单侧完全性唇裂畸形相近。在所有的对侧不严重唇裂中,最常见的唇部畸形为内结节较薄,在较严重侧表现为完全游离的黏膜边缘。这一内结节缺损可归因于较不严重侧的中胚层发育不良。

应在骨骼发育成熟后再次统计鼻唇返修手术频率和类型。作者分析了双侧唇裂主要类型的 I 型截骨术和上颌前移术的频率:双侧完全性或双侧不对称完全性 / 不完全性唇腭裂为 50%,双侧完全性唇腭裂为 75%。作者所在机构的上颌前移术的高频率说明,作者倾向于对中面部后缩的患者选择手术性治疗,而无论其咬合关系[60]。LeFort I 型截骨术常与异质性材料覆盖颧骨突起部联合,以达到正常的凸出侧面部。对牙齿进行矫正以弥补上颌骨后缩,可能导致侧面部较平。返修率或对二次手术的需求是重要的主观评价标准,接下来的治疗决策由医生做出,并经由患者家属或年龄较大的患儿的同意。牙科专家通常使用头影测量法,跟踪唇腭裂修复后儿童的骨骼发育。儿童期和青春期鼻唇外观的评估需要基于相似的定量方法。

直接人体测量

Farkas 是将医学人体测量应用于接受双侧唇裂修复术儿童的第一人[61]。他编订的参考书具有极高价值[62]。书

中包括北美白种人出生后(0~5 个月以及 6~12 个月)至18 岁每年进行的 28 种鼻部和 18 种唇部直线 / 角度测量的正常参考值。直接人体测量要求操作者接受训练,并具有实践经验和耐心。使用的工具为游标卡尺和 Castroviejo卡尺。对于 5 岁以上的儿童,可较容易地获得软组织标志点以及鼻唇尺寸,但对于 5 岁以下的儿童,测量就比较困难。术中人体测量可在操作前和修复后评估畸形的严重长度,留下基线鼻唇尺寸的记录。在一项对 46 例接受修复术的双侧完全性唇裂患者的研究中,术中人体测量基于发育变化预期,确定三维手术策略。所有发育过快的鼻唇结构都矫正到小于年龄、性别匹配的正常婴儿的水平。中央唇红 - 黏膜高度(内结节)是个例外,矫正后它将大于正常水平(正常水平的巧 5%)。发育过慢的结构(如鼻部前突和鼻小柱高度)将矫正到大于正常水平,即 130% 和167%。

直接人体测量可在发育过程中反复进行,并与正常值进行比较。一项回顾性纵向研究纳入了 12 例双侧完全性唇裂儿童,这些儿童按照描述的方法接受的修复手术[4]。4 岁时,鼻部高度和前突,以及鼻小柱长度和宽度均达到与正常值相差不到一个标准差的水平。未发现鼻部变宽,因为双侧唇裂患者的眶距过宽不严重。有意缩短唇部皮肤,因为与典型的长唇特征相比,这一特征较不明显。4 岁时,唇高度为低于正常值 1~2 个标准差,而内结节高度为高于正常值1 个标准差。随着年龄增长,中央唇红的饱满性将低于正常值。根据是否萌出恒切牙,扩大内结节或修剪多余的黏膜。图 22.19 为一名接受了双侧完全性唇腭裂的 8 岁男孩,该患者还接受了术中和术后人体测量。

研究人员将 48 位双侧不完全唇裂修复患者中的 32 位的连续直接人体测量值与 Farkas 的标准值进行了比较[63]。女性、非裔美国人和亚洲人因人数少而被排除在外,在长期研究中留下 22 名白人男性。鼻部测量显示,鼻翼间维度(al-al)在儿童早期变宽,此后遵循正常生长曲线;鼻尖前突(sn-prn)在正常线上方平行生长;鼻小柱长度(sn-c)在儿童早期就超过了正常线,并在成年期保持略低于正常水平。唇部测量显示:唇弓宽度(cphi-cphi)在青春期后期是正常的;人中上部宽度(cphs-cphs)保持在正常线以下;人中高度(sn-ls)保持在正常线以下;正中唇珠(ls-sto)生长缓慢,有时在青春期低于正常线;在整个童年和青春期,总唇高(sn-sto)非常接近 Farkas 的正常线。

对主要民族需要进行规范性的人体测量。除白人外,Farkas 的著作还包括了 3 个年龄组的新加坡人:6 岁、12 岁(学龄儿童)和 18 岁(入伍军人和大学生)[62]。书中还包括了从婴儿期到成人期的印度人的测量数据[64]。针对双侧唇裂的 3 种变体,Kim 及其同事测量了 5 岁以及低于 5 岁的正常韩国儿童的 6 项鼻唇特征,并将平均值与 30 名接受了改良 Mulliken 修复的儿童进行了比较[65]。他们发现所有鼻唇特征与正常值相比,相差不到 2 个标准差。鼻尖前突和鼻小柱长度低于相应年龄正常的韩国儿童,而鼻部宽度则略高。

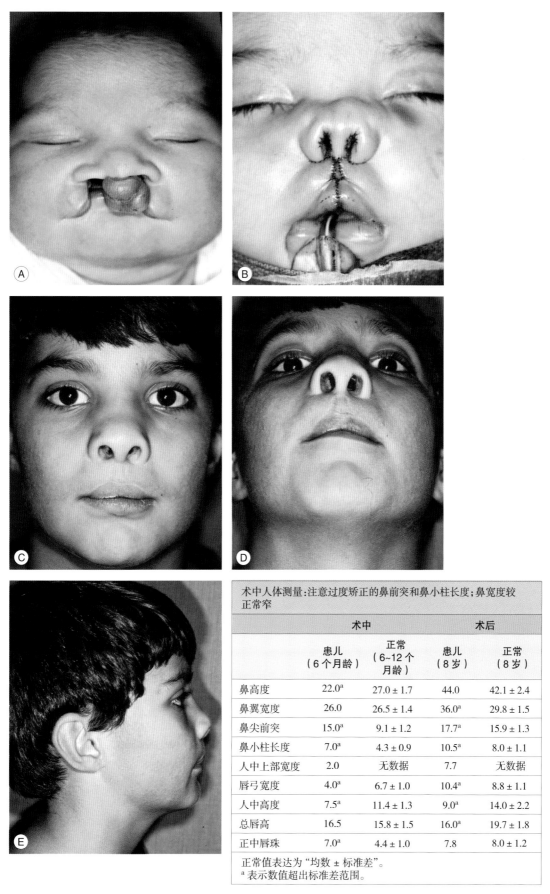

术中人体测量:注意过度矫正的鼻前突和鼻小柱长度;鼻宽度较正常窄

	术中		术后	
	患儿（6个月龄）	正常（6~12个月龄）	患儿（8岁）	正常（8岁）
鼻高度	22.0[a]	27.0 ± 1.7	44.0	42.1 ± 2.4
鼻翼宽度	26.0	26.5 ± 1.4	36.0[a]	29.8 ± 1.5
鼻尖前突	15.0[a]	9.1 ± 1.2	17.7[a]	15.9 ± 1.3
鼻小柱长度	7.0[a]	4.3 ± 0.9	10.5[a]	8.0 ± 1.1
人中上部宽度	2.0	无数据	7.7	无数据
唇弓宽度	4.0[a]	6.7 ± 1.0	10.4[a]	8.8 ± 1.1
人中高度	7.5[a]	11.4 ± 1.3	9.0[a]	14.0 ± 2.2
总唇高	16.5	15.8 ± 1.5	16.0[a]	19.7 ± 1.8
正中唇珠	7.0[a]	4.4 ± 1.0	7.8	8.0 ± 1.2

正常值表达为"均数 ± 标准差"。
[a] 表示数值超出标准差范围。

图 22.19 （A）双侧完全性唇/腭裂。（B）闭合后的颏下视图。（C~E）8 岁时的外观。注意鼻突和鼻小柱长度长于正常值;但是,鼻宽和唇弓宽度大于正常值

间接人体测量

摄影测量

　　摄影测量是最初形式的间接人体测量,该方法可避免由于患儿哭闹造成的测量不准。但二维照片的放大、照明、成角、头部位置、对象与照相机的距离等均可造成误差。放大造成的影响可通过在照片中引入标准度量的方法解决。照相测量仅限于某些鼻唇特征的直线测量,以及比例和角度的测量[65]。Kohout 及其同事对接受了修复手术的巧例双侧完全性唇腭裂患者进行了摄影测量[66]。鼻小柱长度(sn-c)与鼻尖前突(sn-prn)的比率(两个发育缓慢的结构)为 0.47 ± 0.08,非常接近 2 岁正常儿童的平均值 0.53 ± 0.02[67]。对一些儿童鼻小柱—唇部夹角的变化进行了分析。儿童早期的夹角为钝角(128.5° ± 6.5°)(正常为 102.5° ± 5.2°),从7岁起开始变小,青春期时达到正常。这一变化可解释为前端—尾端隔膜的发育,包括唇部的倾斜或上颌骨后缩的增强。

　　Liou 及其同事利用基底摄影测量技术评估了 22 例接受鼻 - 牙槽骨塑形治疗的双侧完全性唇裂儿童[68]他们发现,鼻小柱长度在术后第一年和第二年减小,然后在第三年开始

增加,但与正常相比仍低了 1.9mm;其他鼻部测量值均显著增加。Lee 及其同事也使用摄影测量技术,评估了接受鼻 - 牙槽骨塑形治疗和首次鼻部后退整形的儿童[69]。他们注意到,鼻小柱长度略短,但与平均年龄 3 岁的对照儿童相比未发现显著不同。

　　Morovic 和 Cutting 对本章描述的首次鼻部整形术做了一些修改,在摄影测量技术中使用内眼角间距作为缩放标准[70]。他们计算了 25 名儿童接近正常的鼻小柱长度和鼻尖前突,但与对照组相比,鼻部宽度、鼻小柱宽度和鼻唇角仍明显增大。

立体摄影测量

　　立体摄影测量是目前最先进的定量评估鼻唇外观的方法,可使用的测量系统包括 3dMDfa 和 Vectra。这些系统的可靠性和有效性已得到证实[71,72]。同步高分辨率数字摄像机能捕捉千分之一秒内的图像。处理软件可将各个重叠的图像融合成一个三维图像。这个三维图像可在电脑上从各个角度观察和分析。有了三维图像就可以轻松确定标准的人体测量标志点,并测量鼻唇尺寸(图 22.20)。通过三维图像可计算软组织前突,得到鼻或唇镜像对称的数值。

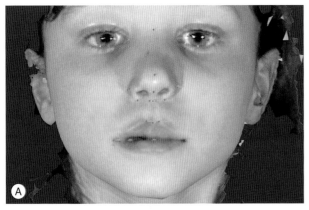

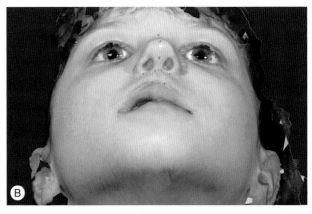

患者术中直接人体测量数据如图22.18所示(6个月龄)		
术中测量值	患儿 (6个月龄)	正常 (6~12 个月龄)
鼻高度	23.0[a]	26.9 ± 1.6
鼻翼宽度	24.0[a]	25.4 ± 1.5
鼻尖前突	12.3[a]	9.7 ± 0.8
鼻小柱长度	6.0[a]	4.7 ± 0.8
人中上部宽度	2.0	无数据
唇弓宽度	4.0[a]	6.5 ± 1.1
人中高度	6.8[a]	10.7 ± 1.1
总唇高	13.4[a]	16.0 ± 0.8
正中唇珠	6.5	5.3 ± 1.4
正常值表达为"均数 ± 标准差"。 [a] 表示数值超出标准差范围。		

6岁时进行间接人体测量(三维摄影测量)(与图22.18为同一患者)。注意快速增长和缓慢增长特性的变化		
术中测量值	患儿(6 岁)	正常(6 岁)
鼻高度	37.6	39.3 ± 2.7
鼻翼宽度	26.5	27.5 ± 1.3
鼻尖前突	15.8[a]	14.5 ± 1.2
鼻小柱长度	左:7.0;右:6.4	7.5 ± 1.0
人中上部宽度	3.2	无数据
唇弓宽度	6.7[a]	8.4 ± 1.3
人中高度	11.5[a]	12.6 ± 1.3
总唇高	20.3[a]	18.7 ± 1.7
正中唇珠	9.7	8.0 ± 1.1
正常值表达为"均数 ± 标准差"。 [a] 表示数值超出标准差范围。		

图 22.20　(A,B)三维摄影测量(Vectra 3D 成像系统):位于正视图和颏下视图的人体测量点(与图 22.18 为同一患者)

结论

　　一个唇腭裂治疗小组每年只能治疗少数双侧畸形或变异儿童。每个唇腭裂儿童的治疗都应该由一个有耐心、资质和热情的外科医生进行。初次手术在很大程度上决定了儿童的外貌和沟通能力。外科医生有责任在患儿进入成年期前提供持续的治疗和评估，这需要极大的使命感。

参考文献

1. Brown JB, McDowell F, Byars LT. Double clefts of the lip. *Surg Gynecol Obstet*. 1947;85:20–29.
2. Mulliken JB. Bilateral cleft lip. *Clin Plast Surg*. 2004;31:209–220.
3. Mulliken JB. Principles and techniques of bilateral complete cleft lip repair. *Plast Reconstr Surg*. 1985;75:477–486.
4. Mulliken JB. Bilateral complete cleft lip and nasal deformity: an anthropometric analysis of staged to synchronous repair. *Plast Reconstr Surg*. 1995;96:9–23.
5. Farkas LG, Posnick JC, Hreczko TM, et al. Growth patterns of the nasolabial region: a morphometric study. *Cleft Palate Craniofac J*. 1992;29:318–324.
6. Mulliken JB, Burvin R, Farkas LG. Repair of bilateral complete cleft lip: intraoperative nasolabial anthropometry. *Plast Reconstr Surg*. 2001;107:307–314.
7. Mulliken JB. Primary repair of bilateral cleft lip and nasal deformity. *Plast Reconstr Surg*. 2001;108:181–194.
8. Gibson T. Gustav Simon (1824–1876): Simonart (s)(z) of the band? *Br J Plast Surg*. 1977;30:255–260.
9. Veau V. Operative treatment of complete double harelip. *Ann Surg*. 1922;76:143–156.
10. Browne D. Hare lip. *Ann R Coll Surg Engl*. 1949;5:169–187.
11. Cronin TD. Surgery of the double cleft lip and protruding premaxilla. *Plast Reconstr Surg*. 1957;19:389–400.
12. Monroe CW. Recession of the premaxilla in bilateral cleft lip and palate: a follow-up study. *Plast Reconstr Surg*. 1965;35:512–530.
13. Millard DR Jr. *Cleft Craft: The Evolution of Its Surgery*. Vol. II. Boston, MA: Little, Brown; 1977. *One definition of a "classic" is a great book that is often cited, but seldom read. In his conversational style of writing, Millard recounts the history of bilateral cleft lip repair as if he was an observer. The novice may find the organization of the book a little difficult to follow. Nevertheless, reading Millard's text is analogous to watching a master surgeon in the operating room. The more experienced the visitor, the more gained by the experience.*
14. Marks KM, Trevaskis AE, Payne MJ. Bilateral cleft lip repair. *Plast Reconstr Surg*. 1957;19:401–408.
15. Bauer TB, Trusler HM, Tondra JM. Changing concepts in the management of bilateral cleft lip deformities. *Plast Reconstr Surg*. 1959;24:321–332.
16. Wynn SK. Lateral flap cleft lip surgery technique. *Plast Reconstr Surg*. 1960;26:509–520.
17. Berkeley WT. The concepts of unilateral repair applied to bilateral clefts of lip and nose. *Plast Reconstr Surg*. 1961;27:505–519.
18. Skoog T. The management of the bilateral cleft of the primary palate (lip and alveolus): I. General considerations and soft tissue repair. *Plast Reconstr Surg*. 1965;35:34–44.
19. LeMesurier AB. *Hare-Lips and their Treatment*. Baltimore, MD: Williams & Wilkins; 1962:120–143.
20. Schultz LW. Bilateral cleft lips. *Plast Reconstr Surg*. 1946;1:338–343.
21. Vaughan HS. The importance of the premaxilla and the philtrum in bilateral cleft lip. *Plast Reconstr Surg*. 1946;1:240–248.
22. Adams WM, Adams LH. Misuse of the prolabium in the repair of bilateral cleft lip. *Plast Reconstr Surg*. 1953;12:225–232.
23. Broadbent TR, Woolf RM. Bilateral cleft lip repairs: review of 160 cases and description of present management. *Plast Reconstr Surg*. 1972;50:36–41.
24. Pensler JM, Mulliken JB. The cleft lip-lower lip deformity. *Plast Reconstr Surg*. 1988;82:602–608.
25. Glover DM, Newcomb MR. Bilateral cleft lip repair and the floating premaxilla. *Plast Reconstr Surg*. 1961;28:365–377.
26. Manchester WM. The repair of bilateral cleft lip and palate. *Br J Surg*. 1965;52:878–882.
27. Millard DR. Closure of bilateral cleft lip and elongation of columella by two operations in infancy. *Plast Reconstr Surg*. 1971;47:324–331.
28. Duffy MM. Restoration of orbicularis oris muscle continuity in the repair of the bilateral cleft lip. *Br J Plast Surg*. 1971;24:48–56.
29. Randall P, Whitaker LA, LaRossa D. The importance of muscle reconstruction in primary and secondary cleft lip repair. *Plast Reconstr Surg*. 1974;54:316–323.
30. Rehrmann A. Construction of the upper lip, columella and orbicularis muscle in bilateral clefts. *J Maxillofac Surg*. 1975;3:2–6.
31. Noordhoff MS. Bilateral cleft lip reconstruction. *Plast Reconstr Surg*. 1986;78:45–54.
32. Mulliken JB. Correction of the bilateral cleft lip nasal deformity: evolution of a surgical concept. *Cleft Palate Craniofac J*. 1992;29:540–545.
33. Cronin TD, Upton J. Lengthening of the short columella associated with bilateral cleft lip. *Ann Plast Surg*. 1978;1:75–95.
34. Cronin TD. Lengthening columella by use of skin from nasal floor and alae. *Plast Reconstr Surg*. 1958;21:417–426.
35. Millard DR Jr. Columella lengthening by a forked flap. *Plast Reconstr Surg*. 1958;22:454–457.
36. Pigott RW. Aesthetic considerations related to repair of the bilateral cleft lip nasal deformity. *Br J Plast Surg*. 1988;41:593–607.
37. McComb H. Primary repair of the bilateral cleft lip nose: a 15-year review and a new treatment plan. *Plast Reconstr Surg*. 1990;86:882–889.
38. Broadbent TR, Woolf RM. Cleft lip nasal deformity. *Ann Plast Surg*. 1984;12:216–234.
39. McComb H. Primary repair of the bilateral cleft lip nose. *Br J Plast Surg*. 1975;28:262–267.
40. McComb H. Primary repair of the bilateral cleft lip nose: a 10-year review. *Plast Reconstr Surg*. 1986;77:701–713.
41. McComb H. Primary repair of the bilateral cleft lip nose: a 4-year review. *Plast Reconstr Surg*. 1994;94:37–47.
42. McComb HK. Primary repair of the bilateral cleft lip nose: a long-term follow-up. *Plast Reconstr Surg*. 2009;124:1610–1615.
43. Trott JA, Mohan N. A preliminary report on one stage open tip rhinoplasty at the time of lip repair in bilateral cleft lip and palate: the Alor Setar experience. *Br J Plast Surg*. 1993;46:215–222.
44. Cutting CB, Grayson BH, Brecht L, et al. Presurgical columellar elongation and primary retrograde nasal reconstruction in one-stage bilateral cleft lip and nose repair. *Plast Reconstr Surg*. 1998;101:630–639. *The article describes the prototype of a nasoalveolar molding appliance in preparation for synchronous nasolabial repair by Cutting's technique. The authors underscore that expansion of nasal lining is as important as stretching columellar skin. The principle of primary positioning the lower lateral cartilages is applied as described in this chapter; however, the technique differs.*
45. Yuzuriha S, Oh AK, Mulliken JB. Asymmetrical bilateral cleft lip: complete or incomplete and contralateral lesser defect (minor-form, microform, or mini-microform). *Plast Reconstr Surg*. 2008;122:1494–1504. *This paper focuses on a subgroup of asymmetrical bilateral clefts that present with a lesser-form variant that is contralateral to a complete or incomplete cleft lip. The lesser-forms are defined based on extent of disruption at the vermilion–cutaneous junction: minor-form; microform, and mini-microform. These designations determine the methods of repair and correlate with frequency and types of revisions that are usually necessary.*
46. Yuzuriha S, Mulliken JB. Minor-form, microform, and mini-microform cleft lip: anatomical features, operative techniques, and revisions. *Plast Reconstr Surg*. 2008;122:1485–1493.
47. Grayson BH, Santiago P, Brecht LE, et al. Presurgical naso-alveolar molding in patients with cleft lip and palate. *Cleft Palate Craniofac J*. 1999;36:486–498.
48. Grayson BH, Cutting CB. Presurgical nasoalveolar orthopedic molding in primary correction of the nose, lip, and alveolus of infants born with unilateral and bilateral clefts. *Cleft Palate Craniofac J*. 2001;3:193–198.
49. Grayson BH, Maull D. Nasoalveolar molding for infants born with clefts of the lip, alveolus, and palate. *Clin Plast Surg*. 2004;31:149–158.
50. Georgiade NG, Mason R, Riefkohl R, et al. Preoperative positioning of the protruding premaxilla in the bilateral cleft lip patient. *Plast Reconstr Surg*. 1989;83:32–38.
51. Millard DR Jr, Latham RA. Improved primary surgical and dental treatment of clefts. *Plast Reconstr Surg*. 1990;86:856–871.
52. Henkel K-O, Gundlach KKH. Analysis of primary gingivoperiosteoplasty in alveolar cleft repair. Part I: facial growth. *J Craniomaxillofac Surg*. 1997;25:266–269.

53. Berkowitz S, Mejia M, Bystrik A. A comparison of the Latham–Millard procedure with those of a conservative treatment approach for dental occlusion and facial aesthetics in unilateral and bilateral complete cleft lip and palate: part I. Dental occlusion. *Plast Reconstr Surg.* 2004;113:1–18.

54. Bitter K. Repair of bilateral cleft lip, alveolus and palate. Part 3: follow-up criteria and late results. *J Craniomaxillofac Surg.* 2001;29:49–55.

55. Mulliken JB, Burvin R, Padwa BL. Binderoid complete cleft lip/palate. *Plast Reconstr Surg.* 2003;111:1000–1010. *The authors define a rare subset of patients who have complete cleft lip/palate, nasolabiomaxillary underdevelopment, and orbital hypertelorism. One-half of the patients have a bilateral complete deformity, characterized by a diminutive single-toothed premaxilla. Necessary modifications in primary repair and in secondary correction of the hypoplastic soft tissue and skeletal elements are described.*

56. Mulliken JB. Unilimb Z-plastic repair of microform cleft lip. *Plast Reconstr Surg.* 2005;116:1623–1632.

57. Lo L-J, Wong F-H, Mardini S, et al. Assessment of bilateral cleft lip nose deformity: a comparison of results as judged by cleft surgeons and laypersons. *Plast Reconstr Surg.* 2002;110:733–741.

58. Mulliken JB, Wu JK, Padwa BL. Repair of bilateral cleft lip: review, revisions, and reflections. *J Craniofac Surg.* 2003;14:609–620.

59. Steinbacher DM, Padwa BL, Mullliken JB. Simultaneous harvesting cancellous iliac bone for alveolar cleft closure and dermis for augmentation of the median tubercle. *Cleft Palate Craniofac J.* 2009;46:295–298.

60. Good PM, Mulliken JB, Padwa BL. Frequency of Le Fort I osteotomy after repaired cleft lip/palate or cleft palate. *Cleft Palate Craniofac J.* 2007;44:396–401.

61. Farkas LG, Lindsay WK. Morphology of the adult face follow repair of bilateral cleft lip and palate in childhood. *Plast Reconstr Surg.* 1971;47:25–32.

62. Farkas LG, ed. *Anthropometry of the Head and Face.* 2nd ed. New York, NY: Raven Press; 1994.

63. Mulliken JB, Kim DC. Repair of bilateral incomplete cleft lip: techniques and outcomes. *Plast Reconstr Surg.* 2013;14:609–620.

64. Khandekar B, Srinivasan S, Mokal N, et al. Anthropometric analysis of lip–nose complex in Indian population. *Indian J Plast Surg.* 2005;38:128–131.

65. Kim S-K, Lee J-H, Lee K-C, et al. Mulliken method of bilateral cleft lip repair: anthropometric evaluation. *Plast Reconstr Surg.* 2005;116:1243–1251.

66. Farkas LG, Bryson W, Klotz J. Is photogrammetry of the face reliable? *Plast Reconstr Surg.* 1980;66:346–355.

67. Kohout MP, Monasterio Aljaro L, Farkas LG, et al. Photogrammetric comparison of two methods for synchronous repair of bilateral cleft lip and nasal deformity. *Plast Reconstr Surg.* 1998;102:1339–1349.

68. Liou EJ-W, Subramanian M, Chen PK. Progressive changes of columella length and nasal growth after nasoalveolar molding in bilateral cleft patients: a 3 year follow-up study. *Plast Reconstr Surg.* 2007;109:642–648.

69. Lee CT, Garfinkle JS, Warren SM, et al. Nasoalveolar molding improves appearance of children with bilateral cleft lip–cleft palate. *Plast Reconstr Surg.* 2008;122:1131–1137. *This study provides further proof of the principle of primary nasal correction. Photogrammetry was used to document columellar length in patients with bilateral cleft lip/palate who had nasal repair by the two-stage forked flap method versus primary nasal correction after nasoalveolar molding; both groups were compared to age-matched controls. Measurements to age 3 years showed nearly normal columellar length in the primary repair group without need for further nasal procedures, whereas secondary operations were recommended for all children who had forked flap columellar lengthening.*

70. Morovic CG, Cutting C. Combining the Cutting and Mulliken methods for primary repair of the bilateral cleft lip nose. *Plast Reconstr Surg.* 2005;116:1613–1619.

71. Weinberg SM, Naidoo S, Govier DP, et al. Anthropometric precision and accuracy of digital three-dimensional photogrammetry: comparing the Genex and 3dMD imaging systems with one another and with direct anthropometry. *J Craniofac Surg.* 2006;17:477–483.

72. Wong JY, Oh AK, Ohta E, et al. Validity and reliability of craniofacial anthropometric measurements of 3D digital photogrammetric images. *Cleft Palate Craniofac J.* 2008;45:232–239.

第23章

腭裂

Jason H. Pomerantz and William Y. Hoffman

概要

- 腭裂修复的首要目标是恢复正常的语言能力，第二目标是尽量减少上颌生长的影响。
- 在 1 岁内（最好是 9~10 个月）进行腭裂修复比大年龄修复效果更好。
- 腭裂患者的腭帆提肌呈纵向走向。将其复位至横向后方的形态对于成功恢复其正常功能至关重要。
- 腭裂患者的咽鼓管功能异常源于腭帆张肌位置异常；对于每一位腭裂患者，都应利用鼓膜置管术进行治疗。

历史回顾

公元 390 年，中国古代已有第一例对唇腭裂患者的手术记载，手术仅修复唇裂，未提及腭裂的修复。以往的腭裂常与第三代梅毒造成的瘘管相混淆，而由于这种关联，腭裂无法通过外科手术解决。腭裂修复存在更大技术挑战无疑为手术治疗带来了障碍。尽管第一例已知的腭裂修复术早在 19 世纪初便已出现，但是麻醉的引入使腭裂治疗与其他疾病一样出现了巨大的突破[1,2]。

John Stephenson（1797—1842）是一名患有先天性不完全性腭裂的医生，他撰写了最早的有关腭成形术的描述。在爱丁堡学医期间，他前往巴黎拜访了当时著名的外科医生 Philibert Roux（1780—1854）。在巴黎时，Roux 注意到了 Stephenson 的发音异常，于是对当时 22 岁的 Stephenson 进行了第一次软腭修复术。Stephenson 在论文中非常详细地描述了他的发音特点：

"我总是把 /th/ 发成 /s/，在长大后，缺损旁边的结构趋向于闭合，通过放慢语速还是可以正常地发音。由于法语所需的鼻音效果，我以往说法语比英语更清楚。大自然是善良的，她设法弥补所犯下的错误，并尽最大努力使鼻咽肌肉收

缩，以改善我的发音。由于结构上的裂隙，妨碍了软腭的正常功能，空气会从我的肺部错误地漏出鼻孔，由此所致的错误振动造成了鼻音[3]。"

在描述自身的发音后，Stephenson 详细记录了手术过程，包括坐姿（在 Roux 前坐直）、麻醉（无）、手术难点（呼吸和出血）以及术后病程（呼吸困难，29 小时无饮食，以及拆线引起的不适）。他描述了术后的发音：

"坦白地说，鼻音仍然存在，我的旧习惯和相关的肌肉收缩难以改变。修复的结构还未能达到所应该对发音技巧的帮助。谁能否认习惯的重要性？"

直至今日，延迟修复腭裂通常也会发生同样的问题。

在 Stephenson 的博士论文通过后，他回到了自己在加拿大的家乡，并成为 McGill 医学院的主要创始人，担任了解剖学、生理学和外科教授[4]。Roux 后来在 1825 年发表了手术过程的记录，描述了手术时闭合边缘的简单缝合，他称其为 "staphyloraphie"[5]。

Stephenson 所发表的论文引来了不小的争议，其中包括 Carl Ferdinand von Graefe（1787—1840），他宣称完成第一个软腭闭合手术的人是他而非 Roux。事实上，他早在 1819 年之前就设计并进行了手术，但未取得成功。他也在 1816 年曾向柏林的医学会简略提及对软腭的简单缝合，但未能在当时的医学期刊上正式报告。对于 von Graefe 而言，"当时他似乎对该手术没有太大兴趣，显然认为它并不重要，而现在已成为他生命中重要的部分"[6]。柏林和巴黎外科团队就这个话题展开了激烈争论，甚至涉及国家荣誉感，造成了欧洲医学协会的分裂。最终 von Graefe 于 1820 年发表了成功的修复病例[7]。美国第一例成功修复软腭的病例是由 John Collins Warren 于 1820 年在波士顿完成的[2]。

Johann Friedrich Dieffenbach（1792—1847）在柏林大学时师从 von Graefe[8]。Dieffenbach 扩展了软腭修复技术，把硬腭闭合包括在内。Dieffenbach 的腭成形术把碎骨片穿孔

563

然后利用弯曲的银或铅缝合线一起缝合穿过骨腭上[9]。最终他设计并提倡以外侧黏膜减张切口辅助成功闭合软组织。在 1840 年跟随 von Graefe 到柏林 Charité 医院后,他不仅改良了腭成形术,还改良了局部皮瓣缝合和移植等先进技术。而 Dieffenbach 最大的贡献是将乙醚麻醉引入到整形外科手术[9]。他在 1846 年于麻省总医院的一次手术演示中了解到麻醉技术,并在 1847 年去世前将其运用于常规外科手术。由于他在德国备受尊崇,因而被授予了国葬的荣誉。

Dieffenbach 去世后,Bernhard von Langenbeck(1810—1887)继任了他在柏林大学的职位。在普法战争期间,他将研究范围扩展到四肢的骨和骨膜,并首先描述了剥离黏骨膜平面并在腭裂闭合中充分利用了其活动性的优势[10]。Von Langenbeck 的技术经过多次改良,至今仍被广泛使用。Dieffenbach 引入的全身麻醉和 von Langenbeck 的黏膜骨膜瓣技术的结合,开创了现代腭裂手术。

随后的 1 个世纪,专家们对腭裂的解剖学有了更深的理解,并改良了手术方法,其中的重要代表包括 Dorrance 提出的腭裂后推法、Veau 的提肌分离法以及近年 Bardach 和 Furlow 引入的技术。由于这些方法中的许多技术仍被使用,作者将在本章的相应技术部分而非此历史概述中回顾。

基础科学

胚胎学

上颌骨和腭发育的胚胎学可参见第 20 章。宽泛地说,额鼻、上颌突融合失败会导致原发腭裂,原发腭包括唇、牙槽突以及切牙孔前端的硬腭,这会导致前颌骨和腭上颌骨之间的单侧或双侧出现裂隙。由于外侧腭突从垂直方向旋转到水平方向后再融合,所以其融合的时间晚于原发腭,大约在妊娠 7~8 周,融合从前向后进行,这有助于了解继发腭裂产生的多种形式。

腭帆提肌和其他咽部肌来源于第四鳃弓,由脑神经 X(迷走神经)支配。唯一的例外是腭帆张肌,它来自第一鳃弓,受脑神经 V(三叉神经)支配。

软腭肌肉解剖

考虑腭成形术时,独立对患者进行详细的解剖学评估至关重要。广泛的腭裂诊断范围内的解剖变异会影响手术修复的时间和顺序以及修复的方法。良好的功能效果直接取决于准确分析解剖结构并了解其对功能和面部发育的长期影响(图 23.1)。

了解腭帆提肌的解剖结构以及所有腭裂类型(包括黏膜下腭裂)的紊乱解剖特点十分必要。正常情况下,腭帆提肌在软腭后半部分形成横向吊索,其收缩使得软腭向上和向后移动,在腺样体水平与咽后壁接触,关闭腭咽部。从侧面看,活动的腭形成"膝"状特征性结构。

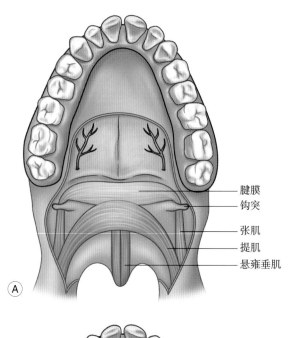

腱膜
钩突
张肌
提肌
悬雍垂肌

(A)

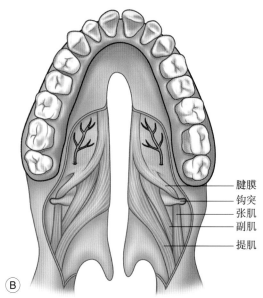

腱膜
钩突
张肌
副肌
提肌

(B)

图 23.1 (A)正常解剖结构:腭帆提肌在软腭上形成一条吊索式结构;腭帆张肌在钩突附近与腭帆提肌融合。(B)腭裂:肌肉的走向与裂隙边缘平行

由于裂口的存在,腭帆提肌为不连续的,它在不同程度上沿裂口边缘呈纵向走向,然后异常地插入硬腭的后缘[11-13]。因此,腭帆提肌的运动为无效收缩,无法将腭在咽后壁上关闭。在发音时,气流通过鼻部漏出而产生典型的高鼻音。此外,腭帆提肌和腭帆张肌肌腱的异常融合,会削弱张肌在咽鼓管的作用,并可能造成耳科问题[14]。下一部分将对伴随腭裂的耳科问题进行探讨。

耳科疾病

1878 年,Alt 是第一个注意到了腭裂与耳部病变之间存在联系的医生[15]。众多研究指出,腭裂的存在与咽鼓管功能异常有关。在多中心研究中，通过耳镜检查双侧中耳渗出物、阻抗测试以及中耳针吸活检显示，在腭裂患者中，分泌性中耳炎的发生率高达 96%~100%[16,17]。在腭裂患者中，咽鼓管扩张的障碍可能由咽鼓管旁肌肉组织的复杂错位结构造成的[18,19]。放射学和压力计检测均指出咽鼓管主动扩张异常[20]。此外，人们已经关注到咽鼓管存在的异常软骨使得咽鼓管更容易塌陷。解剖学研究表明，虽然腭帆提肌不能直接使咽鼓管开口，但仍能通过对腭帆张肌的影响以及开口处于被动位置产生次要作用。张肌和提肌在钩突处与其组织的滑轮有一个共同的肌腱止点。腭裂患者的提肌牢固紧靠地与硬腭后部相连；钩突的滑轮效应无法实现，从而妨碍了咽鼓管的打开。此外，一些理论认为，咽鼓管开口不断地暴露在口咽反流物质下，可造成咽鼓管炎症和引流阻塞。其他研究表明处于扩张管水平的腺样体组织可能导致机械性梗阻[21]。无论腭裂是哪种形式，总是存在咽鼓管旁解剖学的异常以及浆液性中耳炎和慢性听觉后遗症的风险。由于 Pierre Robin 序列征潜在伴随听骨畸形的可能，所以被认为导致听力损失的风险较高[22]。

慢性引流阻塞将导致浆液性中耳炎，咽鼓管内长期积液可导致听力下降。根据听力图评估结果，腭裂患者纯音听力损失的发生率为 20%~30%[23]。其他研究人员发现，多达一半的腭裂患者存在听力下降[24]。未经治疗的患有腭裂和严重积液的儿童可能会患有完全性耳聋。然而听力损失对所有儿童都有重大影响，但对于言语发育可能异常的腭裂患者中更为明显。

学界一直认为，关闭腭部裂隙可降低永久性听力损失的风险。在回顾性研究中，与未修复的腭裂儿童相比，接受腭成形术的儿童永久性听力损失的发生率显著降低[24]。尽管大多数外科医生仍在争论腭成形术是否能降低慢性浆液性中耳炎和失聪的风险。然而，大多数腭裂患者通过腭修复术后仍可持续存在浆液性中耳炎数年。尽管目前并不适用于所有腭裂患者（例如，在麻醉下检查未发现积液），鼓膜切开术联合置管术仍是解决这一难题的主要方法[25]。

患者表现

伴有唇裂和牙骨突裂的腭裂患者

虽然原发腭和继发腭在胚胎发育的不同阶段形成，但腭裂伴随唇裂最常见。裂口的牙槽骨段位于上颌侧切牙和犬牙牙根之间。因此，乳牙期和恒牙期均有可能发生上颌侧切牙和犬牙的位置异常[25,26]。80%~90% 的腭裂患者缺少裂侧的上颌侧切牙；即使有，其大小也比对侧牙小，或形态显著有差异[27-29]。缺失其他牙齿并不少见[30]，这可能与手术本身有关，因为没有接受过手术的成年人没有表现出相同的缺牙方式[31]。而不对称很常见，导致上颌第一磨牙位置发生改变[32-34]。与非腭裂患者相比，单侧唇腭裂患者的牙冠明显偏小[35]，恒牙晚萌[36]。这些发现支持了腭裂潜在对牙齿发育造成全面的障碍的理论。有趣的是，乳牙期的萌出并

未显著延迟[37]。

单侧完全性腭裂的特点是鼻腔和口咽部之间直接连通（见图 23.3D）。梨状孔下的缺失以及上颌壁外侧鼻骨的发育不良将导致鼻部畸形：鼻底凹陷、变宽，鼻翼塌陷。鼻中隔的上缘和后缘向裂侧弯曲和偏离，从下方向孔观察到，犁骨和鼻中隔尾侧端偏犁骨和尾侧中隔向非裂侧倾斜。软腭肌群在中线不连续，并沿裂缘以异常形式附着。单侧完全性腭裂是鼻黏膜、硬腭、腭帆提肌和口腔黏膜的全层缺损。腭裂修复术或牙槽骨植骨时必须解决这些缺损。在双侧完全性唇腭裂中，前颌骨段包括中央和侧切牙牙根，与牙槽弓不连续。

在双侧完全性唇腭裂中，前颌骨段包含中央和侧切牙牙根，与牙槽弓不连续。外侧骨段常向内和向舌的方向塌陷，导致前颌骨的闭锁。手术前婴儿矫形（presurgical infant orthopedics，PSIO）处理有助于预防或治疗外侧塌陷，矫正前颌骨的前端位置。若不治疗，在这种情况下前颌骨的前部位置可能会形成前瘘管，最终可能导致严重的言语问题和鼻腔液体反流。后期的上颌弓的矫正可在骨移植前扩大侧段；然而，在这个年龄重新把前颌骨复位通常是不可能的。

Kernahan 和 Veau 提出了区分唇腭裂的各种表现形式的标准化报告，见图 23.2。代表腭裂系列的临床实例如图 23.3所示。

继发腭裂

继发腭裂又称为不完全性腭裂，存在多种表现形式，包括从后软腭开口一直到切牙孔的裂隙（见图 23.3B、C）。硬腭的骨架几乎都是分离，程度有所不同，但可能向前延伸至切牙孔。牙列一般正常且对称（见图 23.3C）。

黏膜下腭裂

黏膜下腭裂的结构是腭部黏膜保持连续性，但黏膜下的腭帆提肌在中线处不连续且纵向，与显性腭裂的肌肉解剖结构相似。Calnan 经典三联征有中线清晰区（透明带）、悬雍垂分叉以及硬腭后部的可触裂隙，即可作诊断。腭帆提肌肉组织收缩时，可发现明显的中线肌肉分离（见图 23.3A）。

黏膜下腭裂的临床重要性很难评估；黏膜下腭裂患者在婴幼儿时期通常很难被诊断。一项丹佛市在校儿童的大样本筛查显示，群体中黏膜下腭裂的发病率为 1：1200[38]。另一份队列研究报告显示，45%~55% 的孤立性黏膜下腭裂患者有语音、浆液性中耳炎或听力损失的症状[39,40]。在墨西哥的大部分黏膜下腭裂患儿中，纤维鼻内镜检查显示约有 1/3 的儿童伴腭咽闭合不全[41]。其他尝试证实黏膜下腭裂的患儿具有言语障碍一直存在问题，由于相当数量的黏膜下腭裂患者不会发展成腭咽闭合不全，因此确诊为黏膜下腭裂的婴儿无需行常规修复。相反，应对这些患者进行密切监控、持续的言语评估和听力测试。

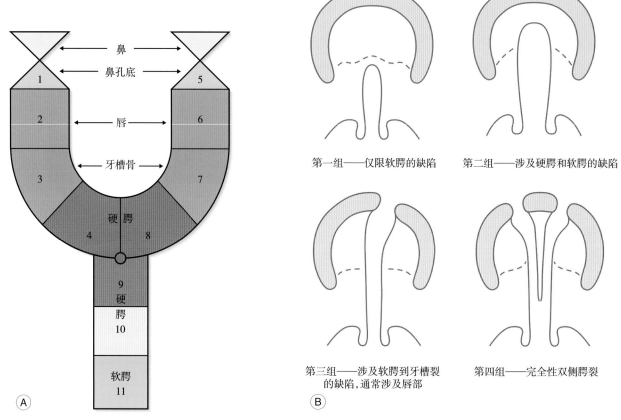

Veau 分类系统分为 4 组

第一组——仅限软腭的缺陷　第二组——涉及硬腭和软腭的缺陷

第三组——涉及软腭到牙槽裂
的缺陷,通常涉及唇部　第四组——完全性双侧腭裂

图 23.2　Kernahan 和 Veau 的腭裂分类系统可用于唇腭裂严重程度的标准化报告

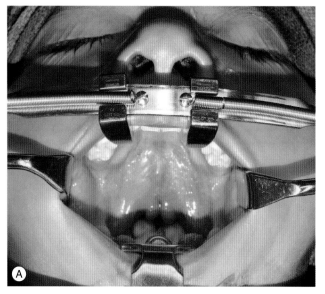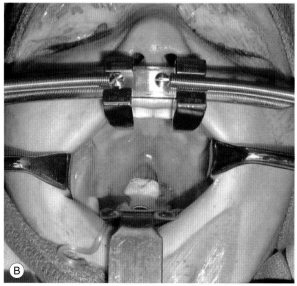

图 23.3　腭裂谱。(A)黏膜下腭裂。(B)不完全性继发性腭裂,主要涉及软腭

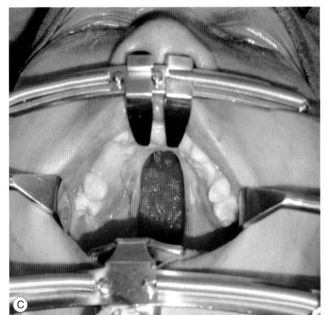

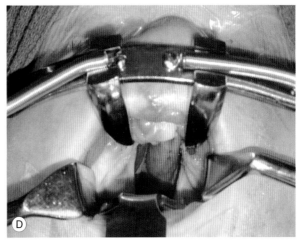

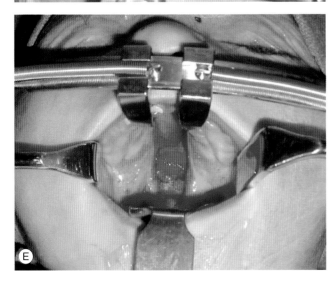

图 23.3（续）（C）不完全性腭裂，累及延伸至切牙孔的整个副腭裂。（D）左侧单侧完全性唇腭裂。犁骨与右上颌节段相邻。（E）完全性双侧唇腭裂。犁骨笔直位于中线，与两个上颌节段分开

　　腭咽闭合不全和黏膜下腭裂的患者需要接受全面的评估，包括言语评估和内镜检查[42]。即使临床检查没有发现异常，大多数患者（>90%）在手术时仍会被发现存在解剖异常[43,44]；因此所谓"隐蔽的黏膜下腭裂"仅在临床检查中没有明显异常。然而，仍有少数患者确实存在腭咽比例失调和腭咽关闭不全，但不存在唇腭裂或黏膜下腭裂。黏膜下腭裂的矫正手术技术主要集中在腭帆提肌的解剖学矫正上。尽管咽瓣和括约肌咽成形术被认为是主要的治疗手段[41]，但大多数外科医生主要关注对腭帆提肌位置异常的矫正[45]。Furlow 对位双 Z 成形术（见下文）是对 22q 缺失综合征引起的腭咽功能不全和不完全性黏膜下腭裂患者的治疗方法。因为不需要克服宽度上的差别（图 23.4）[46]。若采取咽部皮瓣进行治疗，这种手术可以避免鼻阻塞和睡眠呼吸暂停的风险。

Pierre Robin 序列征

　　Pierre Robin 描述了小颌畸形、舌下垂和呼吸窘迫的

三联征[47]。60%~90% 的 Pierre Robin 序列征患者伴有腭裂[48,49]。腭裂为不完全性，裂隙至软腭可呈 V 形或更常见的 U 形[50,51]。过去人们认为这一表现源于子宫内头部的过度弯曲，导致舌头在腭突的移位，以继发腭突无法融合。近期更多对 Pierre Robin 序列征广泛的相关研究发现了该病的遗传学基础，指出该病并非简单机械导致的结果[52-54]。Pierre Robin 序列征婴儿的相关异常的发生率增加，尤其是心脏和肾脏问题[55]。

　　患有 Pierre Robin 序列征的新生儿可因舌头向后错位而出现严重的呼吸和进食困难。初步治疗包括将儿童置于俯卧位，用洗胃管将舌头向前推[56]。鼻导管也用于同样的目的，据报道成功率为 80%~90%[57]。如果上述保守措施失败，可对气道进行手术治疗。舌唇粘连术可作为气管切开的替代方法，且通常都有效[58,59]。最近，下颌骨牵引术已用于新生儿，成功避免了气管切开术[60]。尽管关于下颌生长和牙齿发育的远期有效性尚不明确，但现有数据结果并未表明新生儿注意力分散对下颌生长和牙齿发育主要造成

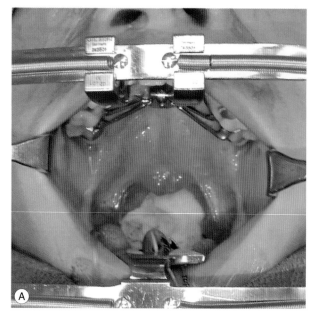
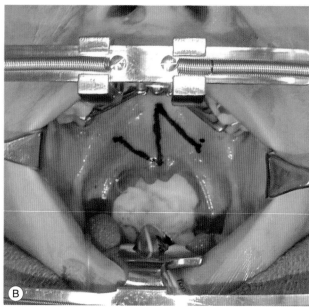
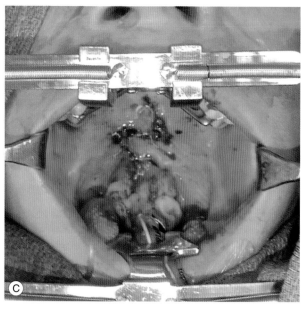

图 23.4　黏膜下腭裂。（A）注意悬雍垂裂和中央腭变薄。触诊时，后部硬腭上有一个缺口，而不是后部鼻棘。（B）Furlow 对位双 Z 成形术修复黏膜下腭裂。（C）对位双 Z 成形术后表现

有害影响[61,62]。若治疗侧重于上气道，则应进行支气管镜检查以排除可能需要气管切开术的声门下问题（例如，喉软化症）。

　　Pierre Robin 序列征儿童的腭成形术必须根据儿童的发育情况而定，特别是下颌骨的发育。对于 Pierre Robin 序列征患儿的下颌骨发育是否会在未来赶上正常发育，仍存有争论。事实上，患儿在出生的第一年会出现过快发育[63,64]，但随后的发育速度与正常儿童相当。与正常儿童相比，患儿往往生长缓慢。在后期的头颅测量评价显示，Pierre Robin 序列征患儿的下颌骨比正常的要小[65]。腭的闭合缩小了有效的呼吸区域，并可能导致呼吸窘迫。如果下颌骨在出生第一年就达到正常大小，则在 1 岁前进行腭裂修复仍安全。对于少数接受了气管切开术的患者，应在拔管前修复腭裂。在某医疗机构，腭成形术后气道缩窄的风险达 25%，急诊气管切开或重插管率为 11%[66]。然而，结合使用多导睡眠图和上消化道内镜检查的详细术前评估有助于腭修复的决策，并将风险降至最低。

综合征

　　腭裂患儿经常伴随多种畸形或综合征[67]。据报道，不伴有唇裂的腭裂伴随综合征发病率高达 50%，而唇腭裂患者伴随综合征的发病率约为 30%。Van der Woude 综合征与干扰素调节因子 6（interferon regulatory factor 6，IRF6）基因突变相关，该基因可导致腘翼状胬肉综合征，这是一种常染色体显性遗传综合征，与下唇窦道（"唇窝"）相关，具伴随不同的外显率，包括唇裂和腭裂。

　　伴随一种综合征相关的腭裂患儿必须接受全面评估，并

制订个性化的手术时间和方案。严重发育迟缓和预期寿命短的婴儿应推迟手术干预，或仅在特殊情况下行腭成形术。此外，这些综合征患儿可能增加先天性心脏异常的发病率，需要特定的麻醉和术后注意事项。对于严重畸形的患儿，让患儿通过腭裂修复手术达到刺激和恢复言语功能的想法会带给父母不切实际的期望。如前文所述，应向父母解释修复后可有助于发音，但无法确保言语功能的发育。大多数有唇裂的综合征患儿可通过充分的营养和喂食协助而实现适当的体重增长和发育。喂食的益处常被腭修复后的气道狭窄和缺乏言语相关适应证的风险而抵消。严重畸形儿童通常出现神经肌肉发育延迟，因此腭裂修复可能造成气道的变化，导致上气道阻塞。

染色体 22q 缺失

软腭 - 心 - 面综合征与染色体 22q 缺失相关，可通过荧光免疫杂交（fluorescent immunohybridization，FISH）检测。患儿有典型的"鸟样"面部特征，软腭功能障碍，发育迟缓，并伴有心脏病。染色体 22q 缺失还可能造成 DiGeorge 综合征，伴 B 细胞和免疫功能异常。这些患儿均需转诊至免疫科并接受随访。大多数染色体 22q 缺失的患儿无明显的唇裂，甚至可能没有黏膜下腭裂；软腭功能异常通常与软腭无法正常活动有关，因此使如何改善言语功能的手术方案复杂化，仅处理软腭通常不足以纠正腭咽闭合不全。

发育

腭裂新生儿和正常新生儿出生时的平均体重一样[68,69]，但腭裂患儿在幼儿早期的增重较慢。关于唇腭裂婴儿的研究显示，这些婴儿接受唇裂修复术时可能出现早期发育缓慢。当同样的患儿达到行腭修复术的年龄时，他们在生长曲线上明显滞后。但纵向研究发现，腭裂修复后，与 4 岁的正常儿童相比，发育恢复到正常水平。对纵向队列研究进行风险分层后发现，伴随其他综合征的患儿以及继发不完全腭裂的患儿均出现明显的发育迟缓[70,71]。

口面裂儿童的病情稳定，至少在 6 岁前可保持正常发育，与正常儿童相比没有明显的身高和体重差异。然而，在儿童后期，腭裂患儿的体重和身高与正常对照相比下降。在丹麦进行的一项研究分析了骨骼发育成熟后男性腭裂患儿的发育情况，评估他们的体重和桡骨长度为生长指标，得出青春期的发生平均延迟 6 个月，在青春期骨骼发育时的速度较慢，但青春期的持续时间比骨骼发育多出 1 年，最终结果得到他们的体重和桡骨长度与对照组无差异[72]。

生长发育规律的差异可由多种因素造成。在婴儿早期腭裂修复前存在喂食困难[73]，但有专家支持患儿自身的发育障碍才是出生后发育迟缓的主要原因[74]。耳道和呼吸道感染的高发与早期发育迟缓相关[68]，正是因为这些患儿经历了多次手术[73]。让病因更混乱的是，唇裂患儿的

生长激素水平可能会降低。概括起来，婴儿期、儿童期和青春期的发育迟缓都是多因素综合的结果。幸运的是家属可通过咨询让大多数儿童回到正常的体重、身高和发育水平。

喂食与吞咽

完整的腭是分隔呼吸道和消化道的屏障。为了解腭裂婴儿的喂食障碍，必须先明白腭在吸吮和吞咽中所起的作用。进食分为两个步骤：产生吸力（口内负压）和吞咽。为了产生口内负压，软腭在后方将咽部闭合；唇将向前方闭合，舌离开腭部，同时打开下颌骨，以增加封闭系统内的口内容积，从而产生负压。此时闭合有效地增加口腔容积，从而产生负压。如果不能关闭鼻咽或唇，或者与舌接触的腭不完整，则无法产生负压。腭咽闭合障碍是腭裂患儿母乳喂养或奶瓶喂养困难的根本。

母乳喂养时当婴儿舌头贴近乳头将液体推进口腔时的吸吮动作可使乳头的位置固定。但人工奶嘴喂养的情况则不同。婴儿将通过牙槽骨靠近人工奶嘴，以适应奶嘴吸吮和控制流速。舌头的运动主要将食物转移到咽部进行吞咽。腭裂婴儿的口咽部和鼻咽部的相通导致舌无法通过与腭接触形成密闭，从而无法产生负压，导致吸吮和母乳喂养均无法完成。

大多数腭裂婴儿无法进行母乳喂养。若裂隙局限在后软腭的患儿可透过舌头后缘的位置以产生部分负压封闭。但 Pierre Robin 序列征和不完全性软腭裂的病例除外，这些患儿可因舌下垂导致呼吸窘迫或无效吸吮。显然，存在有不完全性唇腭裂还是腭完整，确实不影响母乳喂养。

无法母乳喂养的婴儿有多种喂养选择，可采取其他喂养方式，提供营养的方案和设备已为患儿进行了改良，包括使用奶嘴（如羊羔奶嘴）、将奶嘴做十字切，或使用较长的柔软奶嘴将液体直接放到舌头后部。如重力流动和挤压型奶瓶具有特殊流动功能可辅助看护人控制流速（图 23.5）。每种方式的关键都是减少流动阻力，控制流速以获得最佳奶量和婴儿的最小吸吮力。以上方法均可使用，根据个人喜好和宝宝的接受情况来选择即可。其他需要注意的问题包括在喂食期间头部抬高，并控制进食时间和进食量[75-78]。

吞咽需要舌头和咽的相互作用，协调的吞咽依靠神经肌肉控制和舌头与咽有节奏的收缩。唇腭裂患儿一般不会有吞咽困难，除非同时存在舌或咽的神经肌肉异常。把吸入简单地归因于腭裂是错误的。若存在吞咽时吸入，则应进行诊断性评估，包括钡薄膜造影吞咽研究、支气管镜检查和胃镜检查。患儿可能出现咳嗽或喷溅使咽下的食物反流至鼻腔，特别是当喂食量或喂食速度超出正常的时候。正常吞咽时，舌头通过与腭的复杂作用将食团推送到咽部。当腭部存在裂隙时，食物可反流至鼻腔。鼻反流对鼻黏膜有刺激性，容易引起鼻窦炎和溃疡。大龄儿童中腭瘘造成的食物向鼻腔持续反流，对社交影响严重。

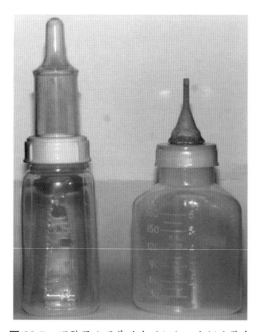

图 23.5 腭裂婴儿喂养的专用奶瓶。左侧为带有与奶嘴相连的 Haberman 吮吸奶瓶。右侧为 Mead-Johnson 奶瓶，需要通过挤压奶瓶以增大流速

患儿体重的增加和骨骼的发育证明了喂养策略的正确性。当腭裂通过手术成功闭合时，便不再需要特殊的喂养方法。

言语功能

腭裂修复术的主要目标是恢复正常语言功能。尽管腭裂会带来进食困难，但患者仍会健康成长，然而，如果不修复腭裂，就无法实现正常的语言功能。分隔口咽腔和鼻咽腔的能力对正常言语的产生至关重要。在发音时，腭上抬形成口咽部的正压的动作主要由腭帆提肌完成（图 23.6）。

语言功能涉及多个环节，腭裂患者的语言功能发育受多个因素的影响。除了腭组织本身的重要性外，语言发育还可能受到运动或神经发育迟缓（常见于综合征）、听力和环境刺激的影响。分辨发音和言语功能发育很重要，一部分主要依靠正常的解剖学结构和言语发展，另一部分涉及整个发育阶段的影响。言语的产生需要正常构音，这取决于舌头位置、唇部功能和牙齿位置正常，但这些在腭裂患儿中均不正常[79]。

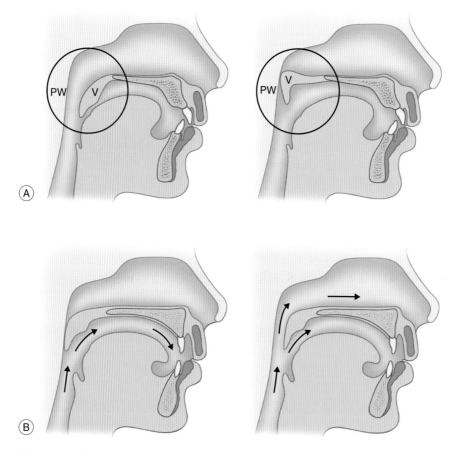

图 23.6 （A）侧面测颅 X 线照片中的软腭在静止时（左上）或发音时与咽后壁接触（右上）。（B）箭头显示正常发音时的气流（左），软腭与咽后部接触，将气流引导并从口腔流出。如果软腭太短或动作不足（右），则气流可能从鼻腔漏出，造成咽闭合不全。V，软腭；PW，咽后壁

腭咽闭合功能不全的患者存在鼻音过重的语音,以及由于无法从口腔引导气流而常出现声音嘶哑。如果无法在解剖学或功能上达到腭咽功能完全闭合,则会产生错误的代偿性发音机制。这些是错误的语音模式,干扰了整体言语清晰度,包括声门塞音和咽部擦音。此外,各种音素所对应的舌头位置会改变以实现最正常的发音。即使采用最好的发音和语言治疗手段也难以去除这些代偿性机制,在修复功能性腭裂后代偿性发音仍会持续,尤其是在修复推迟或腭咽关闭不全的二期修正手术后。

腭裂修复时机

腭担任几个重要的功能,均与口咽与鼻咽的分离有关。虽然腭修复的必要条件是恢复正常的言语功能,但考虑腭裂手术还必须平衡整体发育、齿面生长和耳科问题。

言语功能

推动腭成形术是为了恢复言语功能。腭裂修复术中获取最佳语音效果的两个关键因素是手术方法和手术时机。Victor Veau[11] 于1931年首次报道了修复年龄和言语功能相关性的研究结果。他指出,患儿在12个月内接受手术相比在2~4个月内接受修复更高机会获得正常的言语能力,而9岁后接受治疗的患儿恢复言语功能最差。对于未修复腭裂的成年人(见图 23.3C),在腭修复后几乎没有神经运动的重新适应,但言语没有表现出显著进步。因此,成年人腭修复的适应证仅为鼻腔反流。腭成形术的最佳时间尚未获科学证实。干扰性因素包括手术方法、医生技术、缺乏标准化的言语评价以及其他治疗,导致妨碍了确定最佳的修复年龄[80]。

大多数学者都认同,在婴儿开始语言习得时修复腭裂能获得最佳的言语效果,对于发育正常的儿童通常为12个月[81,82]。事实上,一系列证据证明语音发育更早于4~6个月开始[83,84]。大部分关于腭裂修复时间的研究注重二期结果。一项研究发现,若患儿晚于1岁接受手术,则代偿性行为会增加;而另一项研究发现,当晚于1岁行手术,则使用咽皮瓣的机会较大。尽管目前修复手术多在患儿1岁前进行,但学界尚未建立精确的时间表。相反,修复应基于患儿的言语功能发育而决定。还有研究显示,如果矫正手术推迟至21个月,则代偿性发音不明显。尽管缺乏确凿的证据支持更早期的腭裂修复,但越来越多的学者支持在9~10个月左右进行腭裂修复能获得正常的语言发育[85,86]。出于改善喂养的目的,部分外科医生建议更早修复腭裂(6个月或更小)[87-90];然而,尚缺乏大型队列研究的长期结果。学界目前正在进行前瞻性纵向评估,以更好地确定手术的最佳时间。

上颌骨发育

腭成形术会对上颌生长造成不良影响。对未修复腭裂的成人进行的头颅测量分析显示,上颌骨的尺寸和发育均正常[91,92]。有证据显示,唇部修复可能限制上颌骨的矢状面发育[93,94],但对于大多数患儿,腭裂修复后的效果更为明显。接受腭裂修复后,很多儿童表现出典型的上颌骨横向缺损,当恒牙萌出后,需接受上颌骨扩大术。

与非腭裂儿童相比,腭裂儿童上颌弓的横向生长较窄,而造成明显的合不正,包括牙列拥挤、侧牙反𬌗以及前牙开𬌗[32,95-97]。变窄的牙弓和上颌骨发育抑制是否由手术瘢痕导致[98,99]还是自身的上颌骨发育不全引起仍然存在争议;比较可能的是由两个因素共同造成。也存在矢状位的生长缺陷,约35%~40%的患儿出现前牙反𬌗;在某些研究中,多达15%~20%的腭裂患儿需要接受Le Fort I型上颌骨前移术。有证据表明,出现反𬌗和上颌骨发育不良与原始腭裂的严重程度有关[100,101]。

虽然腭裂修复术可以等到患儿年龄稍大时再实施,但考虑到对上颌骨发育的影响,术后恢复稍大患儿的语言功能,比通过正畸手术联合正颌手术矫正咬合更困难。

治疗 / 手术技术

技术注意事项

无论使用何种修复,均需要处理几个术前注意事项。患儿的整体健康情况和发育状况对手术时机的确定、麻醉和手术的管理至关重要。术前进行常规的听力评估,以便存在适应证时耳鼻喉科医生可把通气管放置在鼓膜内,从而不需对患儿进行额外麻醉。尽管大多数外科医生缺乏对术前预防性抗生素使用的共识。但最近的一项由随机、安慰剂的对照研究表明,额外使用术后抗生素可降低瘘管发生率[102]。

使用 Ring-Adair-Elwyn(RAE)气管导管有助于放置全口开口器套件而不造成导管的弯曲。应定期评估气道的情况。若存在中切牙,这可能造成牵引器对导管的挤压。全口开口器套件是较常用的工具,由于需要挤压舌头,可能造成缺血。如果使用时间超过2小时,术后可能出现明显的舌体肿胀。切开前7~10分钟,向腭组织注射0.5%利多卡因和1:200 000肾上腺素。与较大注射器相比,使用3ml注射器较易注射到硬腭中,最大注射量为1ml/kg。

外科医生通过纤维头灯或牵引器在患儿头部进行腭裂修复。在肩下垫毛巾可便于颈部的伸展。应确定患儿没有可导致颈椎异常的病症。使用弯曲的针持可使医生在不阻碍视线的情况下进行缝合。

术中确定硬腭的神经血管束解剖位置很重要,腭神经血管束从腭大孔伸出,穿过硬腭的侧后方。最佳的做法是术者用对侧手在每一侧做出切口,使切口远离血管蒂成斜面。在血管蒂周围将腭黏膜轻柔剥离,尤其要小心剥离腭孔处,以获得口内黏膜瓣的无张力闭合[103]。一般而言,手术目标是从前到后完全封闭鼻腔和口腔。在宽大腭裂的患者中,上述目标难以完成,尤其是鼻腔面,或牙槽骨段排列完全不整齐的情况下。最难闭合的部位是硬腭和软腭的交界处,此处最容易发生瘘。

硬腭闭合与软腭闭合

将硬腭闭合和软腭闭合的手术分开,能使腭裂手术更易于理解。一般而言,所有的手术方法通常均利用黏骨膜瓣形式来闭合硬腭;而软腭修复是强调腭帆提肌异常位置的矫正。沿裂隙边缘的切口位置可有所变化,包括黏膜面积的或多或少,最终都翻转为鼻黏膜。下文将首先讨论的硬腭修复术,随后讨论软腭修复术。

Von Langenbeck 法

19 世纪末,Bernhard von Langenbeck 介绍了黏骨膜瓣修复继发腭裂的方法。该技术的最初描述是用一松解切口模仿裂口边缘,松解切口从上颌结节后方开始,沿着牙槽崎的后部延展。目前临床仍使用改良的 Langenbeck 法腭裂修复继发腭裂。如下文所述,软腭内腭帆成形术或修复腭帆提肌如今已用于重现正常的肌悬吊(图 23.7)。

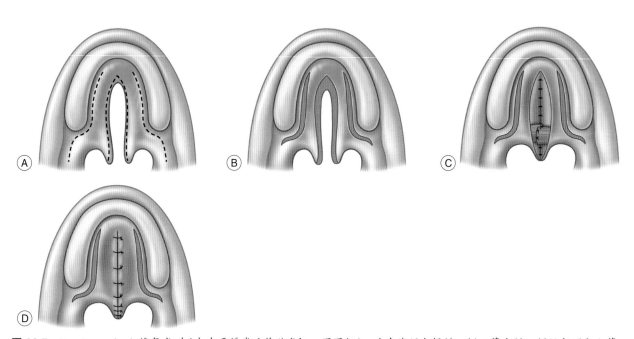

图 23.7　Von Langenbeck 修复术。(A)在牙槽崎后作游离切口周围组织,为中线闭合提供双侧双蒂皮瓣。须保留腭大血管。(B)切下裂口边缘,注意为完全闭合留下足够的鼻黏膜。(C)关闭鼻黏膜,并进行肌肉修复。(D)术后形态

V-Y 后推法(Veau-Wardill-Kilner)

美国费城的 George Dorrance(1877—1949)发现,相当多的腭裂患者由于软腭无法触碰咽后壁,导致腭咽功能不全[104,105]。他主张进行肌移位术,但需要断裂钩状突来实现,Dorrance 认为这将改变肌肉收缩的负荷量,若与 Langenbeck 法修复一起运用将延长腭部。他还提出将上腭大神经血管束分开,以便于后推。Thomas Kilner(1896—1964)与 Victor Veau 和 William E M Wardill(1893—1960)共同在 V-Y 形后推法的发展中起到关键作用。此外,他还推动腭裂修复术提前至 12~18 个月进行[106]。

后推法的实质是硬腭中央行 V 形切口,然后以直线闭合,从而在口腔侧增加长度(图 23.8)。起初,手术操作包括在腭大孔处对硬腭后方进行截骨,以松解腭血管。随后有研究人员提出进行环切法以松解血管后的骨膜,从而拉长血管。这种方法也更加减少对主要血供的损害[103,107]。鼻部组织得到松解并打开。一些作者建议用鼻中隔瓣[108]或颊黏膜(图 23.9)[109]提供鼻腔侧的内衬膜。

软腭的修复可通过裂缘的修复和腭帆提肌的横向重建来解决。

后推法的优势为延长腭的长度以及使腭帆提肌放置到更有利的位置。前部及鼻腔侧会留下大面积的裸露创面;随着挛缩的发生,延长的长度被抵消。此外,口腔黏膜缺损的挛缩导致前端上颌骨宽度损失,这比后段上颌骨狭窄更难矫正。前方上颌弓可能会变平,对正畸医生而言是一个难题。完全性腭裂的前侧闭合仅依靠单层的鼻黏膜,与其他技术相比,腭瘘发生率更高[110]。

两瓣腭成形术

Bardach 和 Salyer[111] 最初描述了仅在裂隙边缘游离黏骨膜瓣的技术,认为裂口弓本身可以提供闭合所需的长度。当然,这一方法并不常用,可能适用于裂隙相对较窄的患者。更广泛的双瓣腭成形术是基于 Langenbeck 技术的改良,将松弛的切口沿着牙槽边缘延伸到裂隙边缘。皮瓣的设计完全依赖于腭血管的循环血供,在位置上也更加灵活。在完全

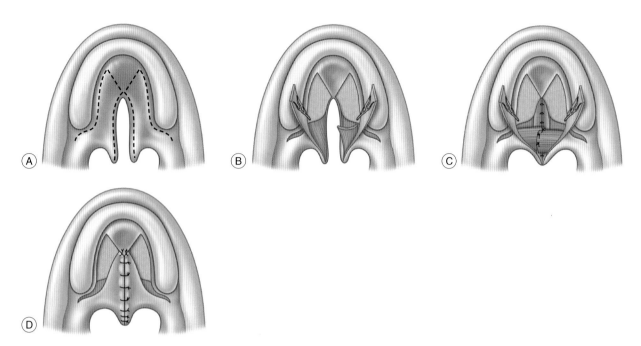

图 23.8 后推法。(A) 前端 W 形的切口设计。(B) 双侧腭血管黏骨膜瓣推进。将腭帆提肌从硬腭的后缘分离出来。(C) 跨过软腭中线处修复肌肉。(D) Y 形闭合增加了长度,但也在两侧留下了较大的裸露创面

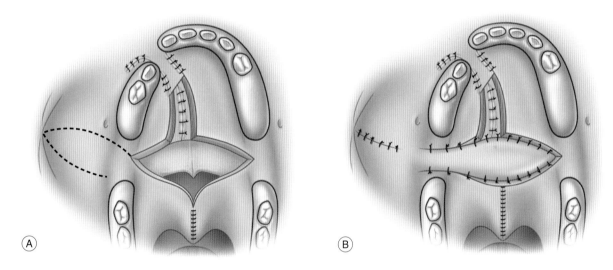

图 23.9 (A) 颊黏膜瓣。Kaplan 主张使用颊黏膜瓣来延伸鼻黏膜。(B) 皮瓣转移到鼻表面。某些情况下,双边皮瓣可与口腔表面的第二皮瓣一起使用

性单侧裂中,来自大(内侧)段的皮瓣可以跨过裂隙,在牙槽缘后直接闭合。该方法可防止硬腭前部瘘管的发生[112]。在经典的两瓣修复技术中,软腭以直线的方式闭合。软腭内腭帆成形术是闭合术的重要组成部分(图 23.10)。

犁骨瓣

完全性腭裂鼻黏膜前端修复的术语目前还比较混乱。最初犁骨瓣被描述为位于下部,在隔上方做一个切口,皮瓣向下翻转,以在口侧实现单侧闭合。一些欧洲医疗中心注意到,很多患者由于犁骨 - 前颌骨缝合造成的上颌骨后缩以及腭瘘的发病率较高,于是转为前端双层闭合[113-115]。

接受上犁骨瓣手术的患者却未出现相似问题。手术方法为从裂隙边缘附近的鼻中隔翻转黏膜,剥离的量足够覆盖另一侧的鼻黏膜。对于双侧腭裂患者,需要沿鼻中隔的中线切口,两个皮瓣在各自方向翻转,这样即可实现硬腭黏膜双层封闭,腭瘘发生率低,对上颌生长影响较小[110]。

软腭内腭帆成形术

Victor Veau 首先提出将腭帆提肌向中线重新靠近修复,而 Braithwaite[116] 是对广泛的肌肉剥离进行后部复位和无张力修复的第一人。他强调进行正中修复前进行仔细的解剖,并对硬腭的后端进行腭帆提肌游离。

Cutting[117]介绍了一种腭帆成形术,包括在钩状突分割出腭帆张肌肌腱,重新将肌肉复位。这一方法被称为根治性提肌移位术,需要对提肌从鼻黏膜和口腔黏膜进行广泛剥离(图 23.11)。虽然口腔黏膜有一定厚度,但鼻黏膜与肌肉的紧贴使分离造成困难,有时甚至导致黏膜穿孔。Sommerlad 提出在显微镜下剥离肌肉,以减小对鼻黏膜的损伤。腭帆提肌的血供来源于腭升动脉和咽升动脉,并有丰富的侧支

循环[118]。在腭裂手术期间不能准确辨认出血管蒂,且学界认为提肌显著缺血并不常见。然而,外科医生应该意识到,大部分的软腭血供是从钩状突外侧区域、Ernst 腔和紧靠后的区域(运动神经支配也通过该区域)进入钩状突,并最好避免这些区域。在钩状突内侧松解张肌肌腱,重叠提肌,从而为修复建立合适的张力。这与 Furlow 对位双 Z 成形术中把肌肉重叠的方法类似。早期评估发现,该方法能获得显

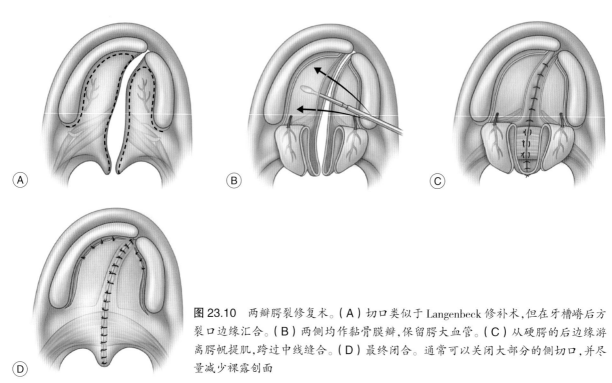

图 23.10   两瓣腭裂修复术。(A)切口类似于 Langenbeck 修补术,但在牙槽嵴后方裂口边缘汇合。(B)两侧均作黏骨膜瓣,保留腭大血管。(C)从硬腭的后边缘游离腭帆提肌,跨过中线缝合。(D)最终闭合。通常可以关闭大部分的侧切口,并尽量减少裸露创面

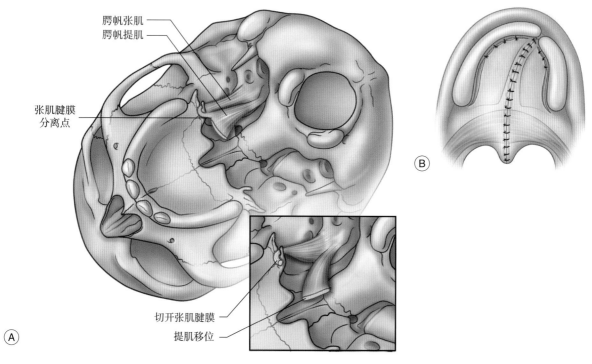

图 23.11   Cutting 的提肌移位。(A)从硬腭后方游离腭帆提肌以及口腔和鼻黏膜。在钩状突内侧切下张肌肌腱,使肌肉悬吊完全松解。(B)肌肉被水平方向转到软腭的后部于中线进行修复

著的言语功能改善效果。Cutting 和 Sommerlad[119]均建议，若初次腭成形术后仍出现腭咽关闭不全，应对提肌进行二次修复。

反向双 Z 成形术（Furlow 法）

Furlow[120]在 20 世纪 80 年代首次介绍了新的腭裂修复方法，将 Z 成形术原理应用于腭裂修复。他对鼻皮瓣和口

皮瓣进行交替互换的 Z 成形术，将提肌一直保留在最后方的皮瓣内，并报道了术后患儿的言语功能恢复和骨骼发育方面均取得了初步成功。

在软腭的口腔和鼻腔表面进行两个方向相反的 Z 成形术。对于两个 Z 瓣，中央臂均为裂缘，后部皮瓣设计包含腭帆提肌。Furlow 建议口侧皮瓣位于右利手医生的左侧，因为从鼻黏膜分离腭帆提肌是剥离过程中难度最大的环节（图 23.12）[121]。

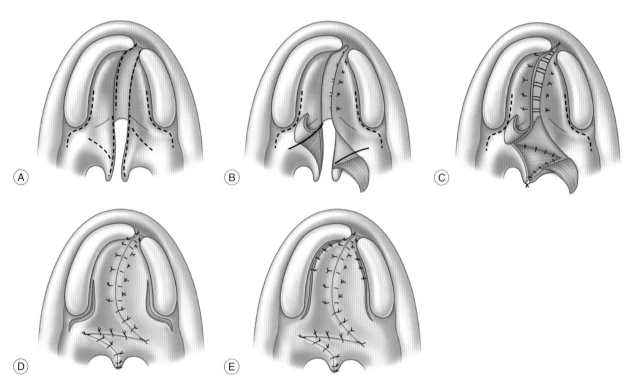

图 23.12　Furlow 反向双 Z 成形。（A）口腔皮瓣的设计显示为左侧的后位皮瓣。如有必要，松弛切口可继续延伸至齿槽后方的裂隙边缘，与硬腭闭合的双瓣腭裂成形术（图 12.7）类似。（B）左侧口腔皮瓣与提肌一起上抬，右侧皮瓣位于肌肉上方。口侧使用相反的方法。犁骨瓣在前端闭合鼻黏膜。（C）将鼻皮瓣移位，闭合前端的口腔黏膜。（D）口腔皮瓣转位后的最终形态。（E）双瓣腭成形术可以与软腭的 Z 成形术相结合

这项技术可在分隔鼻腔和口腔的同时实现腭帆提肌吊的重建。由于鼻部的 Z 成形术比较靠近外侧进行，因此可形成位置较高、功能更强的悬吊。理论上，这种方法的缺点在于非结构性修复，因为它可完全忽视较小的纵向腭垂肌，但与其他方法相比，言语功能恢复效果甚至更好[122,123]。

Furlow 描述需要时可松解切口。然而，Peter Randall 和费城儿童医院的其他外科医生将其常规地合并使用，其中改良了 Furlow 手术中使双蒂黏骨膜瓣抬起[124]。主要问题可能出现在宽大腭裂中，因为 Z 成形术的瓣膜需要跨过的距离太长。上方的口腔皮瓣可形成松解切口，设计一个与大的腭血管相连的岛状皮瓣，以提供更大的活动性，但这一操作可能将闭合移到下方皮瓣侧。另一种选择是沿着软腭的侧缘延长松弛切口，以闭合口腔侧，并使用异体脱细胞真皮基质修复鼻缺损。第三种选择是在宽大腭裂中使用直线闭合，Z 成形术作为二次手术来解决语言功能问题。后者的基本

原理是，在非常宽的裂隙中，Z 成形术增加的长度是以二次侧面愈合而增加挛缩为代价。由于孩子会随着发育获得足够的软组织，因此直线型闭合后二次 Z 成形术相对易于操作，可显著改善肌肉位置和腭功能。

由于不同的外科医生、腭裂分型和其他重要的变量对 Z 成形术和腔内腭帆形成术的直接比较尚未有所影响。已发表的回顾性研究表明，使用 Furlow 法或其改良术式能获得更好的言语结果[125]。然而，有很多关于言语效果的报道，正如上文所讨论，许多外科医生已经报道了通过直线型闭合与腔内腭帆形成术后获得极佳的言语结果。到目前为止，可用的数据中并无法引出任何一种软腭修复法优于另一种技术的共识建议。本文作者倾向于将软腭的对位双 Z 成形术与硬腭的两瓣成形术联合实施，以修复完全性腭裂，或对于腭裂较宽的情况实施根治性提肌移位直线型闭合（图 23.13），这样可降低瘘管的发生率[126]和促进言语功能的恢复。

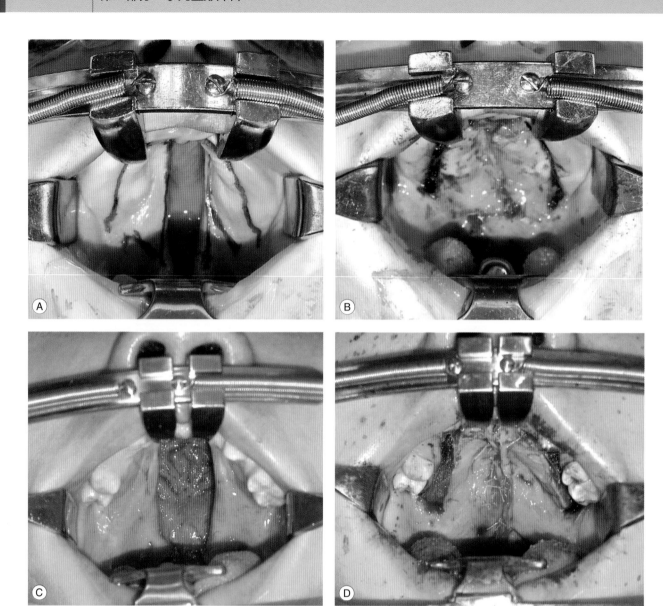

图 23.13　作者选择的方法。（A）中等宽度的完全性单侧唇腭裂。（B）双瓣腭成形术与双对置 Z 成形术相结合。双瓣法可最大限度地调整黏膜骨膜瓣，有效地减少前瘘的发生。（C）继发性腭宽裂。（D）软腭直线型闭合的双瓣腭成形术和口内腭成形术

二期腭裂修复

　　腭裂修复术后上颌生长的问题导致部分外科医生提倡采用分期方式完成腭裂修复，第一期修复软腭，第二期修复硬腭。一般的方案最初由 Schweckendiek 和 Doz[127] 提出，患儿 4~6 个月时，在修复唇裂的同时修复软腭。4~5 岁时修复硬腭。也有学者建议更早进行硬腭修复，通常在 18~24 个月[128]。

　　这种方法的理论是，两次手术之间硬腭裂隙变窄，需要的剥离量较少，从而对上颌生长发育的影响较小。尽管这在理论层面很有吸引力，但许多研究表明，两期手术后言语效果明显较差，对上颌骨的生长几乎没有任何有利的影响[129-131]。如前所述，随着年龄的增长，患儿更难在术后获得良好的言语效果，而大多数上颌骨生长困难则可以通过正畸治疗，如有必要，则进行上颌骨手术。

术后护理

　　手术结束后，呼吸是最主要的问题。腭裂患儿已习惯比较宽的鼻气道，实际上鼻气道会在修复后出现堵塞，尤其是在鼻部渗出少量血液或黏液的时候。术后低氧血症并不少见，但一般在 24~48 小时后就会消失[132]。拔管后立即在舌体用牵引缝合，可避免使用口腔内装置维持气道。一些机构常规使用鼻腔喇叭来改善通气。持续的脉搏血氧饱和度监测和减少麻醉药品的使用，有助 15mg/kg 对乙酰氨基酚与 10mg/kg 布洛芬交替使用，通常能充分缓解疼痛。近期有专家发现，静脉注射对乙酰氨基酚可降低阿片类药物的需求量[133]。使用张口器进行手术超过 2 小时的患儿应密切观察至少 48 小时，注意舌体肿胀的发生。一些外科医生在手术期间定期松解张口器，与手外科定期松开止血带的原理

相同。

Pierre Robin 序列征患儿是特殊的群体。即使在重症监护病房,也必须密切观察 Pierre Robin 序列患儿和任何其他可能影响呼吸的综合征患儿,以确保没有明显的呼吸阻塞。出于这一原因,大部分 Pierre Robin 序列征患儿住院的时间较长。

腭裂修复后出血并不少见。由于存在暴露区域,手术创面可能会渗血 12~24 小时。一些外科医生将止血卷(如 Surgicel)缝合到原始区域以减少术后出血(见图 23.13B、D)。若手术时长小于 90~120 分钟,则可减少出血,因为麻醉苏醒期间,肾上腺素还在起作用。在手术结束时,对硬腭修复施加轻微压力通常也能控制出血。作者发现,在颈部后部使用冰袋能有效减少术后出血;这是一种未曾记载但有经验的外科医生一直沿用的技术[134]。

术后 10~14 天流质饮食,以防止颗粒物沉积在手术创面区域。术后第二天早上减少或停止静脉输液会引起口渴,几乎所有患儿在这种情况下都会开始摄入足够的液体。患儿家长必须学会在镇痛给药后 30 分钟左右进行定时喂食。

可使用臂夹板防止患儿将手指或其他异物放入口内。

腭裂修复效果

瘘

瘘是一种并发症,学界已对其进行了较为详细的研究。由于腭瘘的存在,即使软腭功能正常,也可造成鼻腔液体反流和持续性鼻漏气。某机构对瘘展开了广泛的回顾性研究,发现使用 Furlow 修补术可显著减少与 V-Y 后推或 von Langenbeck 技术相关的腭瘘发生率。多变量分析显示,裂隙宽度是另一影响因素[110],瘘管的晚期闭合可能很困难,尤其是在硬腭,建议采用内衬翻转的两层闭合术,并在口腔侧使用大型黏骨膜瓣或面动脉肌黏膜(facial artery musculomucosal, FAMM)瓣[135],以获得最佳结果。治疗腭咽功能不全时,在软硬腭交界处通过反向双 Z 成形术使腭延长,以实现瘘管闭合(图 23.14)[136]。若需要推迟手术,可使用腭板帮助瘘的闭合,改善言语功能,直到完成手术矫正。

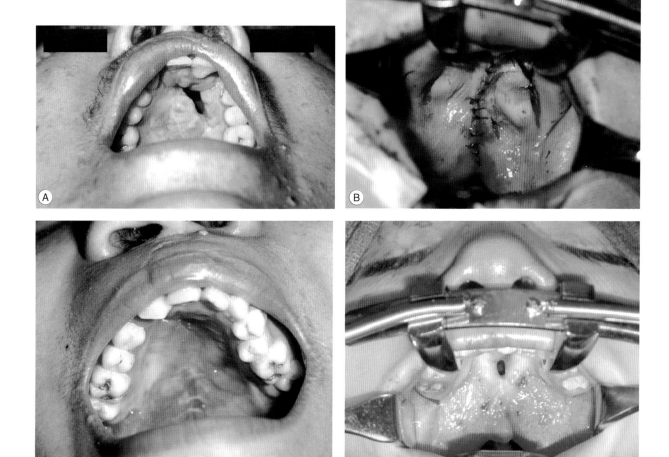

图 23.14　腭瘘。(A)硬腭瘘。(B)口腔闭合的大型黏骨膜瓣。(C)瘘管修复。(D)硬腭和软腭交界处的瘘管

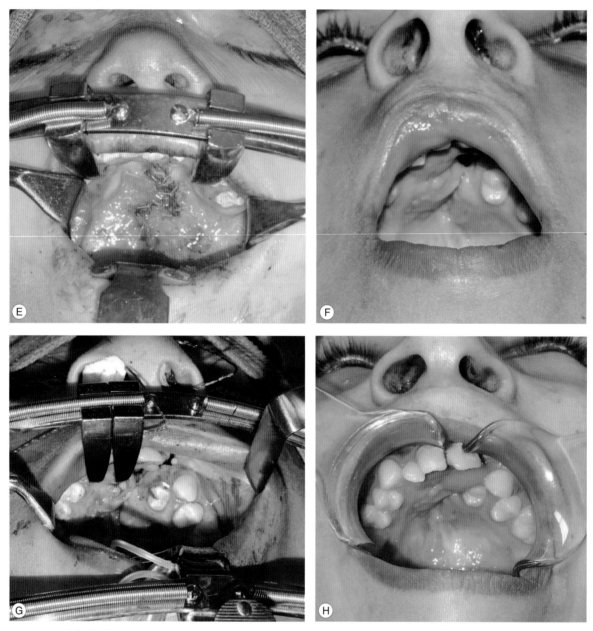

图 23.14（续）（E）对位双 Z 成形术并延长腭的瘘管闭合。（F）前硬腭和牙槽瘘。（G）用于口腔闭合的左侧面动脉肌黏膜（facial artery musculomucosal，FAMM）瓣。（H）瘘管修复

言语功能 / 咽闭合不全

　　腭裂修复的首要目标是恢复正常的言语功能，尤其指腭咽关闭不全和说话时鼻腔漏气造成的言语功能障碍。这些研究难以解读，因为这些研究经常将"良好"和"极佳"的结果归为一类，或者用数值量表评估鼻音。一般而言，最好查看是否存在鼻音，并使用二元评价进行分析。

　　在实施肌肉修复的大多数研究中，大约 85%～90% 的病例能获得良好的语言功能，但这仅限于非综合征腭裂的患儿。由于各种原因，综合征患者的结果总体较差，但仍有50%～60% 的患者可获得良好的语言功能。裂隙的宽度与手术效果相关，双侧腭裂患儿的言语功能较差，但很少对此进行详细的研究。

　　一些研究评估了言语功能的长期稳定性。某些患儿可能在青春期或之后出现鼻音，这可能与腺样体的萎缩有关，但根据作者的经验，这种情况很少发生。

上颌骨发育

　　正常的上颌骨发育是腭裂手术的第二目标。一些正畸医生提出异议称，与 LeFort I 型上颌骨前移术相比，在青春期后再纠正鼻音更为困难。显然，避免硬腭出现大面积的裸露创面将有利于上颌骨的远期生长，减少瘢痕组织也会产生有利影响。然而，尚未证明松解切口会独立对上颌骨生长或诱发后牙反𬌗的影响[137]。需要额外手术的腭瘘也会增加瘢痕组织，通常会影响上颌骨的发育。

在非综合征的腭裂患者中,需要接受上颌骨前移术的患者比例为 10%~40%。由于不同的治疗中心和外科医生不同,使用的手术方法也不同,因此很难辨别造成治疗效果差异的关键因素。裂口宽度大、双侧腭裂患儿出现上颌骨发育不良的概率较高,可能与修复术时剥离程度较大有关[138]。

综合征患者上颌骨发育不全的发生率较高,这很可能是由基因决定的。作者对 Van der Woude 综合征的回顾发现,上颌前移的需求约为 85%,而在非综合征单侧腭裂患儿的匹配组中,该比例不到 10%。

结论

过去 20 多年,腭裂修复术发生了明显变化。总体而言,手术效果和言语功能的恢复得到改善,这得益于治疗机构对腭裂患者的护理能力以及手术技术的进步。以医疗小组的形式进行治疗,可明显减少手术次数,因为外科医生可从小组其他专家作出讨论和获得所需信息。通过更多腭帆提肌重建术的应用,医生能更好预测治疗后患儿言语功能的恢复结果。目前对腭裂进行早期手术干预和术前牙弓对齐的趋势,从而提高了治疗效果的可预测性。

参考文献

1. Boo-Chai K. An ancient Chinese text on a cleft lip. *Plast Reconstr Surg.* 1966;38:89–91.
2. Rogers BO. History of cleft lip and cleft palate treatment. In: Grabb WC, ed. *Cleft Lip and Palate.* Boston, MA: Little, Brown; 1971.
3. Stephenson J. Repair of cleft palate by Philibert Roux in 1819. *Plast Reconstr Surg.* 1971;47:277–283.
4. Entin MA. Dr. Roux's first operation of soft palate in 1819: a historical vignette. *Cleft Palate Craniofac J.* 1999;36:27–29.
5. Roux PJ. Memoire sur la staphyloraphie, ou il suture a voile du palais. *Arch Sci Med.* 1925;7:516–538.
6. McDowell F. The classic reprint: Graefe's first closure of a cleft palate. *Plast Reconstr Surg.* 1971;47:375–376.
7. May H. The classic reprint. The palate suture. A newly discovered method to correct congenital speech defects. Dr. Carl Ferdinand von Graefe, Berlin. *Plast Reconstr Surg.* 1971;47:488–492.
8. Mau A, Biemer E. Johann-Friedrich Dieffenbach: the pioneer of plastic surgery. *Ann Plast Surg.* 1994;33:112–115.
9. Goldwyn RM. Johann Friedrich Dieffenbach (1794–1847). *Plast Reconstr Surg.* 1968;42:19–28.
10. Goldwyn RM. Bernhard von Langenbeck. His life and legacy. *Plast Reconstr Surg.* 1969;44:248–254.
11. Veau V. Division palatine. In: *Anatomie, Chirurgie, Phonetique. En Collaboration avec Mme. Borel.* Paris: Masson et Cie; 1931.
12. Kriens OB. Anatomy of the velopharyngeal area in cleft palate. *Clin Plast Surg.* 1975;2:261.
13. Fara M. The musculature of cleft lip and palate. In: McCarthy JG, ed. *Plastic Surgery.* Philadelphia, PA: WB Saunders; 1991:2598–2626.
14. Huang MH, Lee ST, Rajendran K. A fresh cadaveric study of the paratubal muscles: implications for Eustachian tube function in cleft palate. *Plast Reconstr Surg.* 1997;100:833–842. *Cadaveric dissections were performed to clarify possible ramifications of palatal clefting on Eustachian tube function. Functional hypotheses are drawn from morphological findings.*
15. Alt A. Ein fall von gespattenem gaumen mit acquirinter taubstummheit staphyloraphie. *Heilung Arch Angenheilk.* 1878;7:211–215.
16. Paradise JL. Middle ear problems associated with cleft palate. An internationally-oriented review. *Cleft Palate J.* 1975;12:17–22.
17. Dhillon RS. The middle ear in cleft palate children pre and post palatal closure. *J R Soc Med.* 1988;81:710–713.
18. Doyle WJ. Functional Eustachian tube obstruction and otitis media in a primate model. A review. *Acta Otolaryngol Suppl.* 1984;414:52–57.
19. Fara M, Hrivnakova J, Horak I. Middle ear complications in clefts. Results of stage I in long-term studies of hearing defects, considering type of cleft and age of patient. *Acta Chir Plast.* 1973;15:7–10.
20. Fara M, Jelinek R, Peterka M, et al. Orofacial clefts. A theoretical basis for their prevention and treatment. *Acta Univ Carol Med Monogr.* 1988;124:1–143.
21. Finkelstein Y, Zohar Y, Nachmani A, et al. The otolaryngologist and the patient with velocardiofacial syndrome. *Arch Otolaryngol Head Neck Surg.* 1993;119:563–569.
22. Gould HJ. Audiologic findings in Pierre Robin sequence. *Ear Hear.* 1989;10:211–213.
23. Gordon AS, Jean-Louis F, Morton RP. Late ear sequelae in cleft palate patients. *Int J Pediatr Otorhinolaryngol.* 1988;15:149–156.
24. Yules RB. Current concepts of treatment of ear disease in cleft palate children and adults. *Cleft Palate J.* 1975;12:315–322.
25. Rosenfeld RM, Schwartz SR, Pynnonen MA, et al. Clinical practice guideline: tympanostomy tubes in children. *Otolaryngol Head Neck Surg.* 2013;149(1 suppl):S1–S35.
26. Suzuki A, Takahama Y. Maxillary lateral incisor of subjects with cleft lip and/or palate. Part 1. *Cleft Palate Craniofac J.* 1992;29:376–379.
27. Vichi M, Franchi L. Eruption anomalies of the maxillary permanent cuspids in children with cleft lip and/or palate. *J Clin Pediatr Dent.* 1996;20:149–153.
28. Jordan RE, Kraus BS, Neptune CM. Dental abnormalities associated with cleft lip and/or palate. *Cleft Palate J.* 1966;3:22–55.
29. Werner SP, Harris EF. Odontometrics of the permanent teeth in cleft lip and palate: systemic size reduction and amplified asymmetry. *Cleft Palate J.* 1989;26:36–41.
30. Shapira Y, Lubit E, Kuftinec MM. Hypodontia in children with various types of clefts. *Angle Orthod.* 2000;70:16–21.
31. Lekkas C, Latief BS, ter Rahe SP, et al. The adult unoperated cleft patient: absence of maxillary teeth outside the cleft area. *Cleft Palate Craniofac J.* 2000;37:17–20.
32. Sofaer JA. Human tooth-size asymmetry in cleft lip with or without cleft palate. *Arch Oral Biol.* 1979;24:141–146.
33. Ranta R. A review of tooth formation in children with cleft lip/palate. *Am J Orthod Dentofacial Orthop.* 1986;90:11–18.
34. Kipelainen PVJ, Laine-Alava MT. Palatal asymmetry in cleft palate subjects. *Cleft Palate Craniofac J.* 1996;33:483–488.
35. Foster TD, Lavelle CL. The size of the dentition in complete cleft lip and palate. *Cleft Palate J.* 1971;8:177–184.
36. Peterka M, Tvrdek M, Mullerova Z. Tooth eruption in patients with cleft lip and palate. *Acta Chir Plast.* 1993;35:154–158.
37. Poyry M, Ranta R. Formation of anterior maxillary teeth in 0–3-year-old children with cleft lip and palate and prenatal risk factors for delayed development. *J Craniofac Genet Dev Biol.* 1986;6:15–26.
38. Weatherley-White RC, Sakura CY Jr, Brenner LD, et al. Submucous cleft palate. Its incidence, natural history, and indications for treatment. *Plast Reconstr Surg.* 1972;49:297–304.
39. Stewart JM, Ott ME, Lagace R. Submucous cleft palate. *Birth Defects.* 1971;7:64–66.
40. Stewart JM, Ott JE, Lagace R. Submucous cleft palate: prevalence in a school population. *Cleft Palate J.* 1972;9:246–250.
41. Ysunza A, Pamplona MC, Mendoza M, et al. Surgical treatment of submucous cleft palate: a comparative trial of two modalities for palatal closure. *Plast Reconstr Surg.* 2001;107:9–14.
42. Peterson-Falzone SJ. Velopharyngeal inadequacy in the absence of overt cleft palate. *J Craniofac Genet Dev Biol Suppl.* 1985;1:97–124.
43. Trier WC. Velopharyngeal incompetency in the absence of overt cleft palate: anatomic and surgical considerations. *Cleft Palate J.* 1983;20:209–217.
44. Kaplan EN. The occult submucous cleft palate. *Cleft Palate J.* 1975;12:356–368.
45. Pensler JM, Bauer BS. Levator repositioning and palatal lengthening for submucous clefts [see comments]. *Plast Reconstr Surg.* 1988;82:765–769.
46. Chen PK-T, Wu J, Hung KF, et al. Surgical correction of submucous cleft palate with Furlow palatoplasty. *Plast Reconstr Surg.* 1996;97:1136–1146. *Sleep apnea is a recognized adverse outcome of pharyngeal flaps performed for velopharyngeal insufficiency (VPI). This report demonstrates that Furlow palatoplasty is a reliable alternative to*

pharyngeal flaps for the correction of VPI in the context of submucous cleft palate.

47. Robin P. Glossoptosis due to atresia and hypotrophy of the mandible. *Am J Dis Child*. 1934;48:541–547.

48. Dykes EH, Raine PA, Arthur DS, et al. Pierre Robin syndrome and pulmonary hypertension. *J Pediatr Surg*. 1985;20:49–52.

49. Caouette-Laberge L, Bayet B, Larocque Y. The Pierre Robin sequence: review of 125 cases and evolution of treatment modalities. *Plast Reconstr Surg*. 1994;93:934–942.

50. Cohen MM Jr. The Robin anomalad – its nonspecificity and associated syndromes. *J Oral Surg*. 1976;34:587–593.

51. Shprintzen RJ. Pierre Robin, micrognathia, and airway obstruction: the dependency of treatment on accurate diagnosis. *Int Anesthesiol Clin*. 1988;26:64–71.

52. Shprintzen RJ. The implications of the diagnosis of Robin sequence. *Cleft Palate Craniofac J*. 1992;29:205–209.

53. Sadewitz VL. Robin sequence: changes in thinking leading to changes in patient care. *Cleft Palate Craniofac J*. 1992;29:246–253.

54. Cohen MM Jr. Robin sequences and complexes: causal heterogeneity and pathogenetic/phenotypic variability. *Am J Med Genet*. 1999;84:311–315.

55. Shprintzen RJ. Palatal and pharyngeal anomalies in craniofacial syndromes. *Birth Defects*. 1982;18:53–78.

56. Singer L, Sidoti EJ. Pediatric management of Robin sequence. *Cleft Palate Craniofac J*. 1992;29:220–223.

57. Sher AE. Mechanisms of airway obstruction in Robin sequence: implications for treatment. *Cleft Palate Craniofac J*. 1992;29:224–231.

58. Smith JD. Treatment of airway obstruction in Pierre Robin syndrome. A modified lip–tongue adhesion. *Arch Otolaryngol*. 1981;107:419–421.

59. Parsons RW, Smith DJ. Rule of thumb criteria for tongue–lip adhesion in Pierre Robin anomalad. *Plast Reconstr Surg*. 1982;70: 210–212.

60. Denny AD, Talisman R, Hanson PR, et al. Mandibular distraction osteogenesis in very young patients to correct airway obstruction. *Plast Reconstr Surg*. 2001;108:302–311. *This clinical series correlates airway measurements before and after distraction with functional outcomes. The authors conclude that distraction improves tongue base position such that airway space is effectively increased.*

61. Flores RL, Tholpady SS, Sati S, et al. The surgical correction of Pierre Robin sequence: mandibular distraction osteogenesis versus tongue-lip adhesion. *Plast Reconstr Surg*. 2014;133:1433–1439.

62. Lam DJ, Tabangin ME, Shikary TA, et al. Outcomes of mandibular distraction osteogenesis in the treatment of severe micrognathia. *JAMA Otolaryngol Head Neck Surg*. 2014;140:338–345.

63. Figueroa AA, Glupker TJ, Fitz MG, et al. Mandible, tongue, and airway in Pierre Robin sequence: a longitudinal cephalometric study. *Cleft Palate Craniofac J*. 1991;28:425–434.

64. Vegter F, Hage JJ, Mulder JW. Pierre Robin syndrome: mandibular growth during the first year of life. *Ann Plast Surg*. 1999;42: 154–157.

65. Laitinen SH, Ranta RE. Cephalometric measurements in patients with Pierre Robin syndrome and isolated cleft palate. *Scand J Plast Reconstr Surg Hand Surg*. 1992;26:177–183.

66. Lehman JA, Fishman JR, Neiman GS. Treatment of cleft palate associated with Robin sequence: appraisal of risk factors. *Cleft Palate Craniofac J*. 1995;32:25–29.

67. Jones MC. Etiology of facial clefts: prospective evaluation of 428 patients. *Cleft Palate J*. 1988;25:16–20.

68. Seth AK, McWilliams BJ. Weight gain in children with cleft palate from birth to two years. *Cleft Palate J*. 1988;25:146–150.

69. Becker M, Svensson H, Kallen B. Birth weight, body length, and cranial circumference in newborns with cleft lip or palate. *Cleft Palate Craniofac J*. 1998;35:255–261.

70. Jones WB. Weight gain and feeding in the neonate with cleft: a three-center study. *Cleft Palate J*. 1988;25:379–384.

71. Lee J, Nunn J, Wright C. Height and weight achievement in cleft lip and palate. *Arch Dis Child*. 1997;76:70–72.

72. Jensen BL, Kreiborg S, Dahl E, et al. Cleft lip and palate in Denmark, 1976–1981: epidemiology, variability, and early somatic development. *Cleft Palate J*. 1988;25:258–269.

73. Drillien CM, Thomson AJ, Burgoyne K. Low-birthweight children at early school-age: a longitudinal study. *Dev Med Child Neurol*. 1980;22:26–47.

74. Bowers EJ, Mayro RF, Whitaker LA, et al. General body growth in children with clefts of the lip, palate, and craniofacial structure. *Scand J Plast Reconstr Surg Hand Surg*. 1987;21:7–14.

75. Clarren SK, Anderson B, Wolf LS. Feeding infants with cleft lip,

76. Brine EA, Rickard KA, Brady MS, et al. Effectiveness of two feeding methods in improving energy intake and growth of infants with cleft palate: a randomized study. *J Am Diet Assoc*. 1994;94:732–738.

77. Pashayan HM, Lewis MB. Clinical experience with the Robin sequence. *Cleft Palate J*. 1984;21:270–276.

78. Paradise JL, McWilliams BJ. Simplified feeder for infants with cleft palate. *Pediatrics*. 1974;53:566–568.

79. Kummer AW. *Cleft Palate and Craniofacial Anomalies: Effects of Speech and Resonance*. New York, NY: Clifton Park; 2008.

80. Peterson-Falzone SJ. The relationship between timing of cleft palate surgery and speech outcome: what have we learned, and where do we stand in the 1990s? *Semin Orthod*. 1996;2:185–191.

81. Chapman KL, Hardin MA. Phonetic and phonologic skills of two-year-olds with cleft palate. *Cleft Palate Craniofac J*. 1992;29: 535–543.

82. Dorf DS, Curtin JW. Early cleft palate repair and speech outcome. *Plast Reconstr Surg*. 1982;70:74–81.

83. Kemp-Fincham SI, Duehn DP, Trost-Cardamone JE. Speech development and the timing of primary palatoplasty. In: Bardach J, Morris HL, eds. *Multidisciplinary Management of Cleft Lip and Palate*. Philadelphia, PA: WB Saunders; 1990:736–745.

84. O'Gara MM, Logemann JA, Rademaker AW. Phonetic features in babies with unilateral cleft lip and palate. *Cleft Palate Craniofac J*. 1994;31:446–451.

85. Evans D, Renfrew C. The timing of primary cleft palate repair. *Scand J Plast Reconstr Surg*. 1974;8:153–155.

86. Dalston RM. Timing of cleft palate repair: a speech pathologist's viewpoint. *Prob Plast Reconstr Surg*. 1992;2:30–38.

87. Kaplan EN. Cleft palate repair at 3 months? *Ann Plast Surg*. 1981;7:179–190.

88. Desai SN. Early cleft palate repair completed before the age of 16 weeks: observations on a personal series of 100 children. *Br J Plast Surg*. 1983;36:300–304.

89. Copeland M. The effects of very early palatal repair on speech. *Br J Plast Surg*. 1990;43:676–682.

90. Nunn DR, Derkay CS, Darrow DH, et al. The effect of very early cleft palate closure on the need for ventilation tubes in the first years of life. *Laryngoscope*. 1995;105(Pt 1):905–908.

91. Ortiz-Monasterio F, Serrano A, Barrera G, et al. A study of untreated adult cleft palate patients. *Plast Reconstr Surg*. 1966;38:36–41.

92. Boo-Chai K. The unoperated adult cleft of the lip and palate. *Br J Plast Surg*. 1971;24:250.

93. Bardach J, Klausner EC, Eisbach KJ. The relationship between lip pressure and facial growth after cleft lip repair: an experimental study. *Cleft Palate J*. 1979;16:137–146.

94. Bardach J. The influence of cleft lip repair on facial growth. *Cleft Palate J*. 1990;27:76–78.

95. Wada T, Tachimura T, Satoh K, et al. Maxillary growth after two-stage palatal closure in complete (unilateral and bilateral) clefts of the lip and palate from infancy until 10 years of age. *J Osaka Univ Dent Sch*. 1990;30:53–63.

96. Kipelainen PVJ, Laine-Alava MT, Lammi S. Palatal morphology and type of clefting. *Cleft Palate Craniofac J*. 1996;33:477–482.

97. Hellquist R. Team work and clinical research in the treatment of cleft lip and palate. *Sven Tandlak Tidskr*. 1973;66:145–155.

98. Rudolph W. Follow-up investigations on operated cleft palates. *Int J Oral Surg*. 1978;7:281–285.

99. Kremenak CR, Huffman WC, Olin WH. Growth of maxillae in dogs after palatal surgery. *Cleft Palate J*. 1967;4:6–17.

100. Hellquist R, Ponten B, Skoog T. The influence of cleft length and palatoplasty on the dental arch and the deciduous occlusion in cases of clefts of the secondary palate. *Scand J Plast Reconstr Surg*. 1978;12:45–54.

101. Peltomaki T, Vendittelli BL, Grayson BH, et al. Associations between severity of clefting and maxillary growth in patients with unilateral cleft lip and palate treated with infant orthopedics. *Cleft Palate Craniofac J*. 2001;38:582–586.

102. Aznar ML, Schonmeyr B, Echaniz G, et al. Role of postoperative antimicrobials in cleft palate surgery: prospective, double-blind, randomized, placebo-controlled clinical study in India. *Plast Reconstr Surg*. 2015;136:59e–66e.

103. Edgerton MT. Surgical lengthening of the cleft palate by dissection of the neurovascular bundle. *Plast Reconstr Surg*. 1962;29:551–560.

104. Dorrance GM. Lengthening the soft palate in cleft palate operations. *Ann Surg*. 1925;82:208–211.

cleft palate, or cleft lip and palate. *Cleft Palate J*. 1987;24:244–249.

105. Dorrance GM, Bransfield JW. The pushback operation for repair of cleft palate. *Plast Reconstr Surg*. 1946;1:145–169.

106. Wallace AF. A history of the repair of cleft lip and palate in Britain before World War II. *Ann Plast Surg*. 1987;19:266–275.

107. Dellon AL, Edgerton MT. Correction of velopharyngeal incompetence by retrodisplacement of the levator veli palatini muscle insertion. *Surg Forum*. 1969;20:510–511.

108. Cronin TD. Method of preventing raw areas on the nasal surface of soft palate in push-back surgery. *Plast Reconstr Surg*. 1957;20:474–484.

109. Kaplan EN. Soft palate repair by levator muscle reconstruction and a buccal mucosal flap. *Plast Reconstr Surg*. 1975;56:129–136.

110. Cohen SR, Kalinowski J, LaRossa D, et al. Cleft palate fistulas: a multivariate statistical analysis of prevalence, etiology, and surgical management. *Plast Reconstr Surg*. 1991;87:1041–1047.

111. Bardach J, Salyer K. *Surgical Techniques in Cleft Lip and Palate*. Chicago, IL: Year Book; 1987.

112. Bardach J. Two-flap palatoplasty: Bardach's technique. *Operative Techniques Plast Surg*. 1995;2:211–214.

113. Friede H, Johanson B. A follow-up study of cleft children treated with vomer flap as part of a three-stage soft tissue surgical procedure. Facial morphology and dental occlusion. *Scand J Plast Reconstr Surg*. 1977;11:45–57.

114. Delaire J, Precious D. Avoidance of the use of vomerine mucosa in primary surgical management of velopalatine clefts. *Oral Surg Oral Med Oral Pathol*. 1985;60:589–597.

115. Molsted K, Palmberg A, Dahl E, et al. Malocclusion in complete unilateral and bilateral cleft lip and palate. The results of a change in the surgical procedure. *Scand J Plast Reconstr Surg Hand Surg*. 1987;21:81–85.

116. Braithwaite F, Maurice DG. The importance of the levator palatini muscle in cleft palate closure. *Br J Plast Surg*. 1968;21:60–62.

117. Cutting C, Rosenbaum J, Rovati L. The technique of muscle repair in the soft palate. *Operative Techniques Plast Surg*. 1995;2:215–222.

118. Huang MH, Lee ST, Rajendran K. Clinical implications of the velopharyngeal blood supply: a fresh cadaveric study. *Plast Reconstr Surg*. 1998;102:655–667.

119. Sommerlad BC, Henley M, Birch M, et al. Cleft palate re-repair – a clinical and radiographic study of 32 consecutive cases. *Br J Plast Surg*. 1994;47:406–410.

120. Furlow LT Jr. Cleft palate repair by double opposing Z-plasty. *Plast Reconstr Surg*. 1986;78:724–738. *Furlow describes his palatoplasty in the context of a 22-patient case series. Optimistic speech outcomes are reported.*

121. Furlow L. Cleft palate repair by double opposing Z-plasty. *Operative Techniques Plast Surg*. 1995;2:223–232.

122. Randall P, LaRossa D, Solomon M, et al. Experience with the Furlow double-reversing Z-plasty for cleft palate repair. *Plast Reconstr Surg*. 1986;77:569–576.

123. Gunther E, Wisser JR, Cohen MA, et al. Palatoplasty: Furlow's double reversing Z-plasty versus intravelar veloplasty. *Cleft Palate Craniofac J*. 1998;35:546–549.

124. Jackson O, Stransky CA, Jawad AF, et al. The Children's Hospital of Philadelphia modification of the Furlow double-opposing Z-palatoplasty: 30-year experience and long-term speech outcomes. *Plast Reconstr Surg*. 2013;132:613–622.

125. Timbang MR, Gharb BB, Rampazzo A, et al. A systematic review comparing Furlow double-opposing Z-plasty and straight-line intravelar veloplasty methods of cleft palate repair. *Plast Reconstr Surg*. 2014;134:1014–1022.

126. Maine RG, Hoffman WY, Palacios-Martinez JH, et al. Comparison of fistula rates after palatoplasty for international and local surgeons on surgical missions in Ecuador with rates at a craniofacial center in the United States. *Plast Reconstr Surg*. 2012;129:319e–326e.

127. Schweckendiek W, Doz P. Primary veloplasty: long-term results without maxillary deformity – a 25 year report. *Cleft Palate J*. 1978;15:268–274.

128. Rohrich RJ, Byrd HS. Optimal timing of cleft palate closure. Speech, facial growth, and hearing considerations. *Clin Plast Surg*. 1990;17:27–36.

129. Witzel MA, Salyer KE, Ross RB. Delayed hard palate closure: the philosophy revisited. *Cleft Palate J*. 1984;21:263–269.

130. Bardach J, Morris HL, Olin WH. Late results of primary veloplasty: the Marburg Project. *Plast Reconstr Surg*. 1984;73:207–218.

131. Cosman B, Falk AS. Delayed hard palate repair and speech deficiencies: a cautionary report. *Cleft Palate J*. 1980;17:27–33.

132. Iida S, Kogo M, Ishii S, et al. Changes of arterial oxygen saturation (SpO2) following push-back operation. *Int J Oral Maxillofac Surg*. 1998;27:425–427.

133. Nour C, Ratsiu J, Singh N, et al. Analgesic effectiveness of acetaminophen for primary cleft palate repair in young children: a randomized placebo controlled trial. *Paediatr Anaesth*. 2014;24:574–581.

134. Ousterhout DK. *pers. comm*. 1986.

135. Pribaz J, Stephens W, Crespo L, et al. A new intraoral flap: facial artery musculomucosal (FAMM) flap. *Plast Reconstr Surg*. 1992;90:421–429.

136. Emory RE Jr, Clay RP, Bite U, et al. Fistula formation and repair after palatal closure: an institutional perspective. *Plast Reconstr Surg*. 1997;99:1535–1538. *The authors report an 11.5% post-palatoplasty fistula rate. Local flaps are advocated to repair these lesions.*

137. LaRossa D, Jackson OH, Kirschner RE, et al. The Children's Hospital of Philadelphia modification of the Furlow double-opposing Z-palatoplasty: long-term speech and growth results. *Clin Plast Surg*. 2004;31:243–249.

138. Ross RB. Treatment variables affecting facial growth in complete unilateral cleft lip and palate. *Cleft Palate J*. 1987;24:5–77.

第24章

牙槽突裂

Richard A. Hopper and Gerhard S. Mundinger

概要

■ 目前,牙槽突裂的修复仍是腭裂治疗中最具争议的话题之一。

■ 治疗方法在时机、技术和植入材料的选择有所差异。

■ 目前的"金标准"是在替牙期时利用自体松质骨进行二期骨移植。

■ 把替代治疗方案包括牙龈骨膜成形术、一期骨移植和诱导蛋白的应用的结果,与金标准进行比较。

■ 无论采取哪种治疗方案,外科医生和正畸医生的沟通和协调对于手术的成功至关重要。

■ 失败或复杂的牙槽骨移植部位仍是一个相当大的挑战。难治型牙槽突裂可尝试通过牵引成骨进行治疗。

简介

■ 与软组织修复相比,牙槽骨缺损的手术治疗在唇腭裂患者中的应用较为少见。

■ 早期治疗的方法,包括幼儿期的一期移植,由于可造成医源性面部发育障碍而被淘汰。

■ 学界最早于20世纪60年代引入在替牙期进行二期骨移植和一期的牙龈骨膜成形术(gingivoperiosteoplasty,GPP)。

■ 二期骨移植已成为与其他治疗方法进行比较的金标准。

■ 一期骨移植和牙龈骨膜成形术的应用仍存在争议。

历史回顾

　　尽管关于唇腭裂中软组织畸形已经被描述和治疗了几个世纪,但直到近年,学界才意识到处理潜在骨骼病变的重要性。Schmid 等[1-5]在20世纪提倡在婴儿期和幼儿期进行一期骨移植,由于长期随访发现医源性面部生长受损后不久就淘汰。在牙槽骨移植受到强烈反对的过程中,Boyne 在20世纪60年代引入牙槽二期骨移植的概念,提倡在出生第十年末进行治疗,以尽量减轻生长障碍,同时支持成人牙列的萌发[6]。同一时期,Skoog 发表了他的经验"无骨骨移植",这是 GPP 概念的产生[7]。

　　所有这三种牙槽骨重建治疗方案——一期移植、二期移植和 GPP——目前唇腭裂管理中应用;然而,大多数医疗人员仍然把二期移植作为"金标准"。尽管二期移植占优势,但牙槽突裂的治疗仍然是美国全国唇腭裂会议上最具争议的话题[8]。21世纪的新技术引入了更多的诱导蛋白形式的变量,可以避免对移植材料的需求,以及通过牵引成骨原理产生骨形成的装置。

　　无论选择何种方案,唇腭裂的专业团队都应熟悉所有牙槽突裂治疗方案的利弊。只有这样,才能合理地评估新技术和治疗方案的优点。框24.1中列出的牙槽突裂治疗的首要目标并应由所有方案共同管理。本章的目的是向读者介绍每种治疗的概念,并讨论目前研究文献有关的每种治疗方法是否可行。

框24.1 牙槽突裂的治疗目标

● 上颌弓稳定的骨连续性

● 口腔和鼻腔的分离

● 合适的上颌弓形状以及横向宽度

● 为裂隙的尖牙萌出提供稳定的环境

● 对所有萌出的牙齿提供维护和骨支持

● 为萌出的牙齿角化周围牙龈

● 梨状骨对鼻基底的支持

● 保留前庭部分

● 不影响面部发育

● 将供区的发病率降至最低

基础科学 / 疾病进程

牙槽突裂的解剖学

牙槽突裂不仅仅是上颌弓的直线型裂隙。在去除软组织后可看到呈旋风状的突裂,其大小从切牙到顶端逐渐增大,随着延伸到鼻腔并扭曲周围解剖结构而变得最宽(图 24.1)。骨质缺损造成的软组织变形,可通过唇腭裂修复将软组织变形程度降到最小,但无法完全矫正。未行治疗的牙槽突裂患者,鼻翼基底缺乏对侧的骨质支持;若一期唇修复未实现鼻外侧壁的松解和口轮匝肌鼻段的重建,则鼻翼基底附着在发育不全的梨状孔上,可导致前后错位。

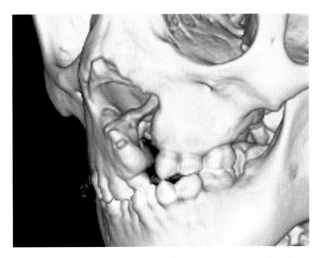

图 24.1　一名 4 岁未经治疗的单侧唇腭裂患儿的骨骼解剖图。两侧的梨状孔边缘发育不良,导致患侧的梨状孔口变宽,形成龙卷风形缺损。上颌骨鼻嵴偏离裂隙,导致鼻中隔也发生偏离。未移植的上颌弓发生明显坍塌,发生较小牙骨段的舌侧反殆

口腔和鼻腔之间的瘘有 3 条边界。鼻唇瘘位于突裂的顶端,唇沟上方,包括松散湿润的唇黏膜移行到潮湿的鼻黏膜区。口鼻瘘从切牙孔延伸至牙槽突,是附着的腭黏骨膜到鼻黏膜的过渡。坐落于这两处瘘的角部和在牙槽突上附着的牙槽龈,为长出的牙提供仅有的支撑。无论使用哪种方法关闭鼻舌瘘和口鼻瘘的软组织,必须保证牙齿可能萌出的部位在牙龈组织,以确保成年后恒齿的长期稳定。

牙齿发育

牙槽突裂与牙齿发育的各种异常有关,必须在术前准备、时机和手术方案以及术后正畸规划时考虑这些因素。发育异常包括牙齿数量(缺齿、额外牙)、牙齿位置(裂隙近中和远中)、牙齿形状(钉状或圆锥形)、牙齿大小(小牙)、形成和 / 或萌出时间异常、牙冠和牙根畸形[9,10]。

成功的牙槽突裂手术目标是为尖牙萌出提供稳定的支撑环境。然而,术前也应考虑相邻的侧切牙,并制订协调一致的手术 - 正畸方案。完全性腭裂患儿常缺少侧切牙;可是若存在,它可以位于裂缝的近中或远中。尽管仍有争议,但很多人认为若位于远中,则为多生牙[11]。

重要的是患儿及其家属应在行骨移植术前被告知,在很多情况下患儿的恒侧切牙是先天缺乏,不会萌发,并将在手术中拔除[12-15]。如果拔除侧切牙,则为新移植的恒尖牙挪出空间和萌出。若侧切牙缺失或该牙不是多生牙,则正畸医生将进行尖牙置换。

诊断 / 患者表现

牙龈骨膜成形术(GPP)

患儿在接受牙龈骨膜成形术之前,必须由医疗团队作出评估,并与实施 GPP 的外科医生进行协调。需要注意的是,由于解剖结构的个体差异,并非所有患儿都适合 GPP。一些单侧突裂较宽的患儿可能存在间叶组织缺陷。通过矫治和 GPP 压迫和闭合突裂可能造成不自然的上颌牙弓狭窄。即使原腭的单纯性腭裂也较难预测 GPP 的可行性。由于继发腭的骨性融合,牙槽骨段更难以进行术前矫正,对于某些患儿可能无法充分对齐。最后,对于双侧完全性腭裂,有时无法将两边的前颌骨与牙槽骨段对齐。因此,一侧牙槽突裂可接受 GPP,将上颌弓变为与单侧腭裂差不多的形状。评估平行牙槽骨塑形可能存在困难,可进行团队术前评估(图 24.2)。若牙槽骨解剖结构和术前矫正结果比较乐观,可在一期唇矫正的同时建议患儿家属接受 GPP。

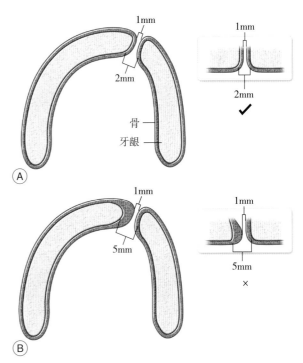

图 24.2　(A)适合 GPP 的单侧牙槽突裂矫正。牙槽突裂边缘与平滑的牙弓进行对齐排列。(B)牙槽突裂的牙龈肥大掩盖了超出接受 GPP 的骨缝隙宽度

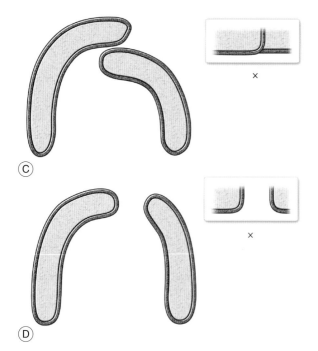

图 24.2（续）（C）一个 GPP 无法治疗的坍塌的牙弓。虽然边缘相互接触，但裂隙内对面的骨段无法对齐以实现骨生成。（D）因间叶组织缺乏的牙弓不适合 GPP。若对该裂隙勉强进行了 GPP 矫正，形成骨融合，则会不自然地收缩牙槽弓的突出部分。牙槽骨间隙牙弓扩大术联合骨移植是理想的治疗方法

一期骨移植

进行乳牙期骨移植的医疗机构数量相对较少。其中 Rosenstein 和 Dado 的团队的报道最多，他们将一期骨移植作为牙槽突裂的治疗手段已超过 20 年。患儿对术式的选择取决于家庭能够承受分期手术和矫正计划的能力，以便在骨移植术前后维持牙弓的解剖学关系[16]。

二期骨移植

随着患儿准备行二期骨移植时，颅颌面正畸医生和外科医生应讨论移植的时间、邻牙的去向以及扩弓矫治时间的方案。应在术前由儿科牙医处理所有牙病，如牙齿卫生差或龋齿的问题。对于一些患儿，应在骨移植术前 3~6 周拔除裂隙附近的乳牙，以确保移植区域的口腔表面形成黏膜封闭。然而，在大多数情况下，可在移植前保留牙齿，以最大限度地保留骨骼，同时避免额外操作，并在骨移植术中拔除。

可在骨移植术前后进行扩弓矫治。术前牙弓扩大术能让正畸医生充分利用 2 个或 3 个未移植的牙槽骨段的活动性，以获得合适的上颌骨前弓和后弓宽度。在扩大的裂隙放置移植体并待愈合后，连续的上颌弓将与下颌弓达到良好的解剖学关系。坍塌、重合的牙槽突裂通过牙弓扩大术治疗中增加外科医生对瘘管手术时间的掌握和可见度而得益，为后续外科手术提高可达性和可见性。然而，术前扩大术的缺点包括过度扩大，使牙槽突裂变得难以治疗，原因是手术同时扩大了口鼻瘘增加了软组织修复的额外张力。若行外科手术时患者的扩张器已在原位且阻隔了手术区域，则需在手术时将扩张器置换为定制的丙烯酸固定夹板。术后扩张应自手术之日起等待 6~8 周，裂隙移植前不应进行传统的正畸操作，应待在术后 3 周进行。

关于二期骨移植的适当时机仍然存在争议。替牙期的时间各有不同，通常在 6~11 岁之间。提倡在替牙期进行早期移植的专家认为，稳定愈合的移植体可在尖牙萌出前带来有利的骨环境（图 24.3）。El Deeb 等[17]发现，从裂隙附近的尖牙牙根植入时的 1/4~1/2 时，尖牙即能通过移植后成功萌出，Bergland 等[18]发现，若在完全萌出的牙齿附近进行移植，则移植失败和牙间隔较小的发生率较高。相比之下，Long 等对骨形成进行了详细的回顾性根尖片的分析，未发现移植成功率与移植时裂隙内尖牙牙冠萌出量之间存在显著相关性[19]。

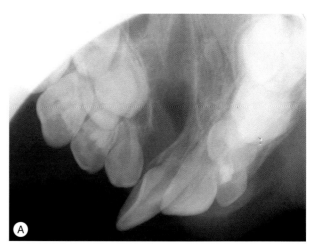

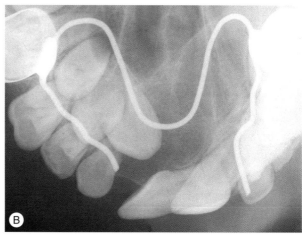

图 24.3 （A）替牙期的单侧牙槽突裂，准备接受术前牙弓扩大术和二期骨移植。恒尖牙在下降，但仍被骨覆盖。裂隙从牙槽向上延伸到梨状腔。（B）经术前腭扩大术和成功的自体骨移植后的牙槽突裂。通过对邻近中切牙行扩大术和正畸导萌，将提供足够的骨支持和生长空间供恒尖牙萌出

骨形态发生蛋白

重组人骨形成蛋白 -2（recombinant human bone morphogenetic protein-2, rhBMP2）是有丝分裂原，已被证实可激活成骨细胞活性并诱导动物骨结节形成。美国食品药品管理局（Food and Drug Administration, FDA）已批准其在人脊柱融合手术中的临床使用，并已显示在该人群中与自体移植相比，可降低不愈合、减少供区发病以及缩短手术时间[20]。近年针对患者接受牙槽扩大术和移植术的临床应用[21]，以及个别机构对牙槽突裂治疗的早期研究已完成。在这些患者中，rhBMP2 的风险 - 收益状况仍基本未知，需要进一步的高质量随机对照试验来阐明[22]。

后期骨移植

一些中心主张对骨骼成熟时需要进行 LeFort I 截骨术的患者推迟牙槽骨移植，以同时实施两种手术。然而，这在很大程度上放弃正在萌出的尖牙，因为从骨移植物中萌出可提供更好的骨骼支撑牙周状态[12]。

在任何唇腭裂治疗机构，无论是否接受牙槽突裂治疗的患儿都可以长出恒牙。在这些情况下，需要将分段正颌手术和骨移植术结合在一起。但治疗效果可能不及在替牙期行骨移植，其在移植和正畸时移动使恒牙萌出。

牙槽骨牵引

若牙槽突裂的一期或二期治疗成功，则不需要对此人群进行牙槽骨牵引。然而，有些患者存在无法移植或难治型牙槽突裂，除了接受牙槽骨的传输盘牵引成骨（transport distraction osteogenesis, TDO）外没有其他合适的治疗方法[23]。这些典型的患者通常具有不健康和瘢痕牙龈、较大的鼻唇和 / 或口鼻瘘以及多次骨移植失败继发感染和暴露的病灶。另一种情况是接受过移植的上颌骨沿着瘢痕黏膜牙龈存在严重的垂直缺损，阻碍了移植体增大。对于这两种情况，可进行 TDO 作用于治疗。

对于裂隙较宽"无法移植"的患者（图 24.4），可将承载牙的活动骨段缓慢移动到裂隙内，关闭瘘管将问题转化为可通过传统二期移植解决的狭窄裂隙。对于垂直缺损的牙槽（图 24.5），上颌骨的传输盘牵引成骨可通过或不通过前期的骨增量术缓慢下移，同时移动瘢痕牙龈组织，使牙槽嵴变平。

对于难治型患者，必须仔细考虑引起之前手术失败的原因，以避免 TDO 失败。须处理龋齿或根尖病，以避免放置牵引器时发生感染。须戒除酗酒、吸烟和滥用药物，并讨论和记录患者的期望。一旦牵引成骨启动后，需要患者或看护人的积极配合，并频密地定期随访。因此，被认为不可靠、依从性差、无法保证定期门诊随访的患者不适合接受此类治疗。目前 TDO 仅适用于超过替牙期的患者，因为分段截骨可有牙滤泡不萌出的风险。患者与整形医生或口腔科医生的配

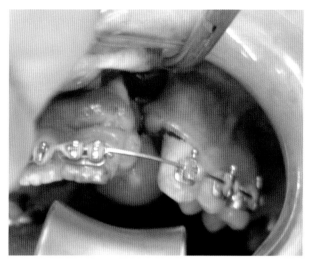

图 24.4　一个适合齿间横向传输盘牵引成骨的病例。该患者曾 3 次尝试双侧牙槽突裂治疗，包括移动面动脉肌黏膜（facial artery musculomucosal, FAMM）瓣，可看到 FAMM 瓣从上腭垂下。患者的瘢痕面积较大，且可见龙卷风形口鼻瘘和鼻唇瘘。推荐的治疗方法为使用 FAMM 瓣闭合鼻黏膜，同时与带有 3 颗牙齿的骨段进行传输盘牵引成骨（见图 24.10），然后对残留裂隙进行二期骨移植

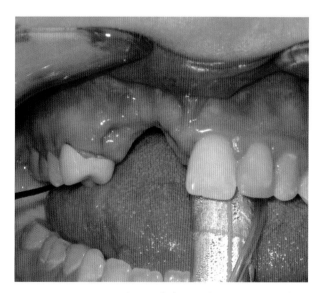

图 24.5　一个适合垂直传输盘牵引成骨的病例。该患者曾进行 6 次牙槽骨移植，并伴有感染和移植体失败。其结果造成牙槽的垂直缺失，失去了 3 颗邻近的恒齿，牙龈变紧且有瘢痕。患者接受了分期的皮质骨移植和垂直传输盘牵引成骨，见图 24.12

合，对手术目标以及配合终点达成一致意见有重要作用。治疗方案通常包括牙弓扩大或牙齿拔除，这些都应在 TDO 之前进行。应对患者仔细解释书面指导和牵引器转动时间，避免并发症。围手术期必须使用氯己定漱口和软毛牙刷以保证口腔卫生。

治疗/手术技术

牙龈骨膜成形术

　　牙龈骨膜成形术（GPP）可在一期唇腭裂修复的任何时期进行，但在切除术后和唇修复前进行最为简便。在上部，GPP对上腭（鼻腔底部）从鼻底向后到切牙孔的部分进行修复，这种手术在多数唇裂修复中都会进行，通过鼻腔外侧壁的下缘与上部的黏膜骨膜瓣（鼻瓣）缝合的重建而实现（图24.6）。沿犁骨做一切口，得到犁骨瓣的前端，该切口与口鼻黏膜分界位于同一水平，在对侧鼻腔外壁也可见界线。保持犁骨瓣的垂直切除到最小值，以便闭合鼻腔底部。在黏膜切口后，利用剥离器实现大部分犁骨分离，但前颌骨缝合处除外，这需要用较小的刀片进行锐性分离。闭合鼻腔底部可使鼻腔从口腔分离并回到切牙孔，为牙骨段间的组织再生通道提供良好的介面。

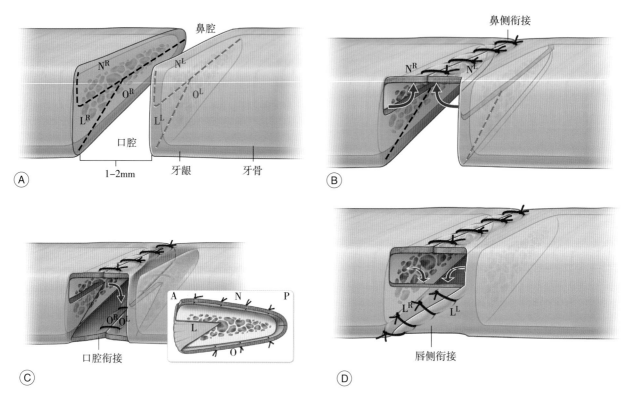

图24.6　牙龈黏骨膜瓣设计和提升以及Millard式牙龈骨膜成形术。剥离局限在裂隙内的组织。皮瓣根据其组成的周围骨膜通道的部分而命名。详情见正文。L^R，右唇瓣；O^R，右口瓣；N^R，右鼻瓣；L^L，左唇瓣；O^L，左口瓣；N^L，左鼻瓣；A，前；P，后

　　从牙槽突裂的口腔边缘提起下方的黏膜骨膜瓣（口皮瓣），以获得GPP通道的底部。这些皮瓣位于裂隙内，从牙槽的唇面向后延伸到切牙孔。它们的垂直高度通常为2~3mm，因此当它们向下旋转时，它们交汇的部位在裂隙的口部边界，缝合时可使用可吸收5-0肠线或薇乔线。

　　附着的黏膜骨膜保留在牙槽突裂内，上部的前后切口建立鼻腔闭合皮瓣，下部的切口闭合口腔，而黏膜骨膜恰好位于两个切口之间，用于闭合GPP前缘。牙槽突裂的形状可视为金字塔，顶端位于切牙孔，也是上下犁骨切口汇合的地方。两切口在前方分开，形成一个位于前方的三角形皮瓣，从牙骨段中间伸出。前部带蒂的皮瓣从裂隙处翻开，闭合了GPP唇缘（唇皮瓣）。设计GPP皮瓣时，裂隙一边的切口略往上移动，使唇皮瓣能够覆盖裂隙唇缘的上半部分。而在对侧，切口往下移动，使唇皮瓣覆盖下半部分。唇皮瓣上半部分的上缘与鼻黏膜缝合在一起，下半部分的下缘与两个口皮瓣的前缘缝合在一起。该设计能把鼻腔、口腔和唇部的组织利用黏骨膜瓣密封，并将两侧骨面限制在内侧壁和远端壁形成再生腔。重点在于在整个GPP过程中实现这一最终目标的可视化，以确保在制作皮瓣的同时去除所有涉及的软组织，并正确放置皮瓣，引导骨质跨过裂隙生长。

　　GPP技术缺陷包括：在黏膜下平面而不是骨膜下平面抬高皮瓣，影响了前唇皮瓣的成活率；使用镊子进行的夹压操作可能伤害皮瓣。通常在剥离皮瓣时会遇到脱落的牙滤泡。为了避免扰乱恒牙萌出，须对滤泡和骨膜之间进行锐性分离。若剥离滤泡时皮瓣太薄或不能存活，则应中止GPP，并替换黏膜。

一期骨移植

　　一期骨移植的方案各不相同，通常包括患儿出生第一年进行上颌牙弓的分期矫形，然后在婴儿期利用自体移植骨固定上颌牙弓。Rosenstein和Dado的方案是在唇修复前放置上颌牙矫正器以对齐牙槽节[16,24]。在出生后第6~8周进行唇修复时，调整矫正器以防止牙弓的向后坍塌，同时使修复的

唇部肌肉组织塑形,像"对接接头"那样关闭前端裂隙。当裂隙近似成形后,约 4~6 个月龄采用自体肋骨劈裂移植术固定骨段。术后 6~8 个月继续佩戴矫正器,1 岁前可闭合上腭。

二期骨移植

二期骨移植前,作者建议患儿使用氯己定漱口和术前局部鼻腔抗生素软膏,以限制细菌负荷。患儿取仰卧位,支撑髂后嵴以便采集移植供体。防止口腔区域和供体区域之间的污染应设置两个灭菌区域。

作者对 Abyholm 等[25]描述的方法进行了改良(图 24.7,视频 24.1)。将黏骨膜瓣从牙槽突裂的较小牙骨段抬起,从顶部切口,进入位于腮腺管前端的松散黏膜。若紧邻裂隙的切口区域有足够附着的牙龈,其包括黏骨膜瓣的尖端。若附着的牙龈不足,则将裂隙远端的一颗或两颗牙的牙龈包含在内。当皮瓣向前移动时,牙龈乳头将向裂隙方向移动一颗牙齿的宽度。

在骨膜下平面提升较小牙骨段的皮瓣,然后在皮瓣下表面进行骨膜松解,与咬合面保持平行,且距离下缘约 2.5cm,从而使皮瓣移动。由于骨膜有助于皮瓣的灌注,所以距离皮瓣边缘愈远的部位进行骨膜松解愈好。骨膜的松解沿裂隙方向进行,将唇黏膜与裂隙黏膜分开。应使用弯角刀对唇黏膜进行松解,破坏牙槽突裂上部唇鼻瘘的切口,注意要切入唇部而不是鼻腔底部。这样可避免对鼻腔造成损害,沿较小牙骨段使裂隙上的口腔黏膜移动(图 24.7C)。

从切牙孔到牙槽的唇面,切入对面的黏膜面,分成上层皮瓣(鼻黏膜)和下层皮瓣(口腔内衬)。鼻黏膜黏骨膜瓣的上部伸出切口,进入梨状孔,并使用小弯针互相缝合,从而修复唇鼻瘘(图 24.7D)。若空间太小不能容纳小弯针,则通过鼻腔进行修复,把一根较大的针通过内衬皮瓣从鼻腔进入裂隙,然后从对侧裂隙的内衬皮瓣返回鼻腔,并在鼻孔里进行打结。在裂隙里口腔内衬皮瓣下部进入口腔,这样可以通过翻转缝合相互闭合以修复口鼻瘘。若裂隙过宽,则抬高前部硬腭组织作为以较大腭血管为蒂的后黏骨膜瓣,在无张力下缝合后以闭合裂隙的口腔表面。

随着口鼻瘘闭合后即可采集移植供体。文献提出多种骨移植来源[26],但自体髂嵴松质骨被视为金标准(图 24.8)。切开皮肤后,直接向下进入髂嵴的软骨帽,不进行肌肉剥离。在髂嵴以 H 形切口打开,以获得下面的松质骨。用刮匙或凿子采集骨质,并储存在血液中。若计划利用皮质骨板"重建"梨状孔边缘,并在移植体和鼻腔黏膜之间提供屏障,则应从髂骨的内侧骨板进行采集。然后用浸透丁哌卡因的明胶海绵填塞供区,尽量减轻术后疼痛[27]以及形似软骨般贴紧皮肤。

一旦使用皮质骨板作屏障,则须放置在鼻内衬修复下方,位于裂隙上方梨状孔的对侧边缘。然后将移植体谨慎地填入受区,使用球囊压实碎片。若将裂隙从切牙孔到唇面以及从鼻内衬到口腔衬填充后还剩余移植骨质,则剩下的骨质用于患侧梨状孔缘区所缺损的上颌骨进行骨增量术。这一盖板式移植体可支撑鼻翼基底,可改善单侧腭裂鼻畸形的对称。较小牙骨段上的黏骨膜颊沟瓣向内移动至移植体的唇面,

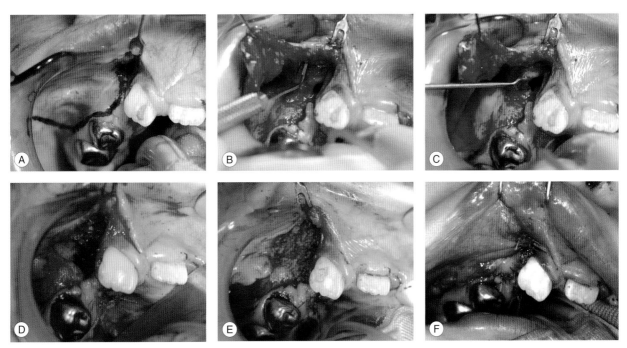

图 24.7 单侧牙槽突裂二期骨移植改进后 Abyholm 法。详情见正文。(A)标明了用于唇面闭合位于上部的较小牙骨段皮瓣。其尖部被牙龈覆盖,以便转移到裂隙处。(B)在骨膜下平面将皮瓣从较小牙骨段抬起,用弯角刀将裂隙黏膜从唇黏膜分离开。(C)裂隙内黏膜的对侧面已从牙槽到切牙孔处进行了分离。使用上皮瓣(已固定)修复鼻黏膜。(D)将两个已伸出的上黏膜皮瓣缝合在一起,以关闭鼻瘘,将两个下皮瓣闭合以修复口瘘。(E)在裂隙内放置髂嵴松质骨。(F)较小牙骨段上的黏骨膜皮瓣在无张力下进行移植体的唇面移动,然后松解系带

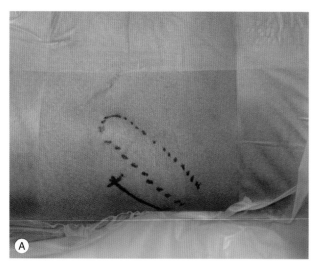
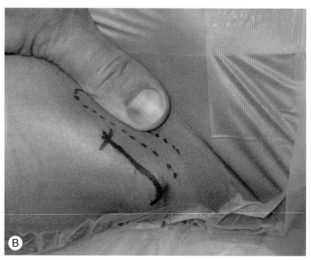

图 24.8   髂嵴松质骨采集作为骨移植的切口位置。(A) 髂前上棘和髂嵴用虚线标出。(B) 位于嵴上的皮肤处往上牵拉。切口沿髂嵴标出，当皮肤松解时，痕迹不在髂嵴处，而在裤痕迹线下。切口应位在髂前上棘后 2cm 处，以避免对股外侧皮神经造成医源性损伤。神经的过度牵引或离断可造成感觉异常性股痛

小心地以可吸收线缝合固定在牙槽内侧和腭。原位骨裂开最常发生的部位是较小牙骨段皮瓣和口腔内衬修复的交界处，一般是中切牙牙冠的边缘。因此须在此区域进行严格的非创伤缝合。

术后护理包括使用手工软毛牙刷和抗菌漱口液进行温和口腔卫生。术后 6 周安排机械软食。于 6~8 周进行根尖片检查，对移植体进行评估。若术后早期于移植部位出现小部分裸露，通常对骨外露进行清创处理和抗生素冲洗来修补。若整个移植体自身出现污染或化脓，必须取出移植体，待该伤口愈合后才进行二次移植。

在双侧腭裂病例中也可使用相同的方法，但须保证前颌骨后部的 U 形瘘管已闭合。若腭裂修复时未能够解决，则应使用弯角刀横向切开前颌骨的后面，将黏膜分为口腔部分和鼻腔部分。然后以一期方法修复鼻腔内衬。把前端硬腭

黏膜提起作为不带蒂的黏骨膜瓣，并与前颌骨后部的口腔黏膜进行缝合。若前颌骨的血供薄弱，则应在不同阶段进行移植的分期修复。牙槽裂修复与软组织口鼻瘘修复可按标准的骨移植术进行分期实施。双侧腭裂修复应使用固定夹板，否则术后前颌骨的移动会阻碍移植后裂隙的愈合。

偶尔在双侧完全性唇腭裂病例进行骨移植时发现前颌骨缝合处过度生长，使正畸医生无法实现移植所需的牙弓对齐。这可能出现在被领养的儿童因延迟腭裂修复或未经治疗，导致缺乏口腔括约肌修复，未在幼儿期矫正突出的前颌骨。在这些罕见的病例中，需要进行前颌骨后缩。该手术包括将前颌骨从犁骨分离，切除部分犁骨和鼻中隔，使整个前颌骨后缩与较小牙骨段对齐（图 24.9、视频 24.2 ）[28]。但该手术存在前颌骨坏死或失去前牙的风险，因此其他手术不适用的情况下才进行。

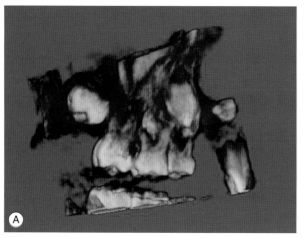
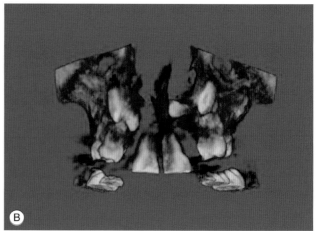

图 24.9   一位 7 岁双侧腭裂患儿前颌骨咬合平面较低出现上颌骨前区嵌塞。(A) 术前侧位三维锥束 CT 图像显示，正畸牙槽扩张到最大时上颌前区呈极端位置。(B) 术前前后前三维锥束 CT 图像

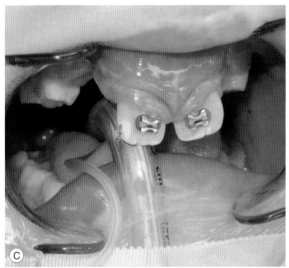
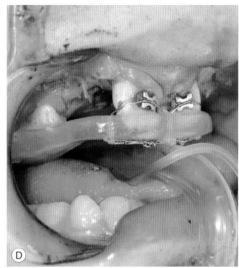

图 24.9(续)（C）术前临床表现。（D）在犁骨截骨术后，基于前牙龈蒂将前颌骨向上重新定位移位 6mm，并用定制夹板固定。双侧牙槽腭裂修复如图 24.7 所示，同时进行髂骨松质骨移植

带牙骨段的水平 TDO

该术式通常适合伴随较大口鼻唇瘘的难治型牙槽突裂。其原则是在不破坏牙根和附着牙龈下，把上颌骨分离一个带 2 颗或 3 颗相邻牙的裂隙远端牙骨段作为一个传输盘（图 24.10）。然后在牢固的上颌骨放置牵引器和带有前 / 内向量传输盘，以便牵引器被激活后，牙骨段逐渐闭合裂隙，直到与前颌骨靠近。这样的余隙可采用标准移植术闭合。患儿继续保留牵引器在原位，在第 8~12 周的巩固期时不启动。此时，传输盘远端牵引器口处的新生组织会逐渐骨化，并使传输盘稳定。对于较大的口 - 鼻唇瘘，裂隙较宽提高了视野度和利于操作，因此放置牵引器时进行鼻腔内衬闭合较容易。随着传输盘逐渐向前推进，压迫裂隙和瘘时，修复后的鼻腔内衬将自行折叠，并封闭剩下的小洞。从而使二期移植时仅关注口腔内衬的闭合。

在术后第 5 天启动牵引器，运行速率为每天 0.5~1mm。只要矫治力的方向不与牵引向量相反，正畸托架和牙弓丝即可提供足够的矫正；否则，牵引器的底板和螺丝将承受压力。

对双侧腭裂患儿实施双向同步牵引时，由于传输盘会逐渐接触前颌骨，因此需控制未移植的上颌骨前突（图 24.11）。在第 8~12 周巩固期后可取出牵引器，同时对剩余裂隙进行二期移植治疗。

垂直牙槽突裂 TDO

垂直牙槽突裂 TDO 适用于早期已接受移植并进行骨增量的患儿。患儿由于牙龈情况或前期手术的操作无法使用标准移植术实施骨增量（图 24.12）。为进行截骨术以及无需前期盖板移植的牵引术，条件为上颌窦下的垂直骨长至少为 10mm。若不满足要求，则可计划未来在下颌骨角、髂嵴或外颅盖进行皮质骨采集，作为未来盖板移植截骨术。然后用拉力螺钉固定在计划实施截骨的部位。为进行截骨术和未提前植骨牵引术，需最少 2~3 个月后进行，将盖板移植体的骨增量移至缺损处。接下来的牵引器启动和巩固方法与水平 TDO 相同。然而在垂直牵引时，需注意的是，启动臂可能被置入牙医临时定制的假体覆盖。

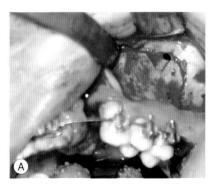
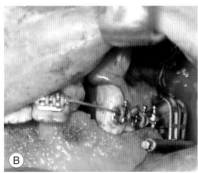
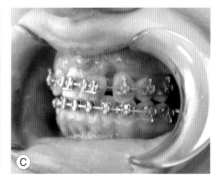

图 24.10　此患者为图 24.4 接受了水平牵引成骨修复的患者。详情见正文。（A）该病例接受了齿间截骨术，以携带三颗牙齿的骨段作为传输盘。（B）应在截骨处放置内部牙槽骨牵引装置。（C）经过牵引成骨后、巩固、移除和二期骨移植的外观。现在该患者可接受正畸矫正和牙齿修复

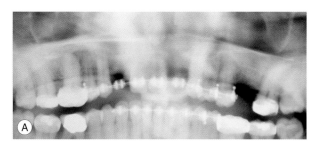
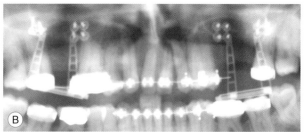

图24.11　图24.4和图24.10为患者在双侧传输盘牵引后接受环口放射线影像检查。（A）图中左侧可见患者接受了前期拔牙，为齿间截骨创造了有利条件。在图中右侧，于骨段第三颗牙的远端行截骨术。（B）激活后，尖牙与中切牙相邻，牙槽间隙被压缩。牵引式截骨后，新生组织会在巩固期钙化，从而有效增长上颌弓

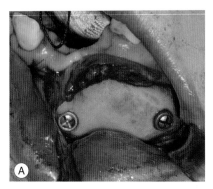
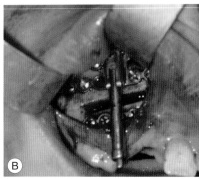
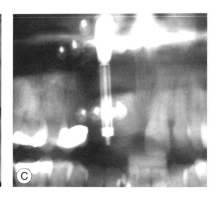

图24.12　病例为图24.5的患者接受了垂直传输盘牵引成骨。详情见正文。（A）由于上颌窦下的牙骨垂直高度小于10mm，在该部位用拉力螺钉固定自体颅骨劈裂植骨以进行骨增量。（B）在3个月后移除拉力螺钉，在巩固的移植体内形成三角形截骨。跨过截骨区放置一个内部垂直牵引器，其牵引器带有一个向量可增大牙骨的垂直高度，同时降低牙龈面。（C）启动结束后牵引器的X射线扫描，显示传输盘已与邻近的牙龈线对齐。在截骨区上部的新生组织将在2个月内钙化

结果、预后及并发症

牙龈骨膜成形术（GPP）

　　Millard式GPP的长期评估仍在进行。该术式使用Latham装置缩小裂隙，从而有限地进行骨膜下GPP。在评估患者时，Millard等[29]发现，63%的单侧腭裂患者和83%的双侧腭裂患者形成了骨桥，需要二期骨移植的患者比例非常低（3%）。据报道，接受GPP治疗的患者较高机会会出现前牙反𬌗，但其需要接受正颌手术的比例并不比对照组高，尽管因随访时间较短而无法完全确定。然而，其他研究人员对这种情况并不乐观。Henkel和Gundlach报道指出，42%的单侧腭裂患者和40%的接受Millard术后的双侧腭裂患者出现上颌骨垂直生长障碍[30]。Berkowitz等分析了这些患者的咬合情况，发现接受GPP的患者100%出现牙反𬌗，且其中更难治疗反𬌗畸形[31]。Matic和Power[32,33]回顾性分析65例单侧和43例双侧腭裂接受Latham成形装置治疗和GPP的患者。与之前接受二期骨移植的患者相比，单侧患者和双侧患者接受GPP的临床成功率分别为41%和58%，而二期骨移植的成功率分别为88%和90%。

　　Grayson等[34]在GPP前带出使用鼻-牙槽骨改建矫治器（nasoalveolar molding, NAM）代替Latham装置来缩小裂隙。其理论根据是NAM的"引导矫正"比较温和，对未来面部发育和牙齿关系的危害较小。回顾性检查替牙期患者的队列研究，报告显示80%的患者出现骨形成，其中73%无需二期骨移植[35,36]。在评估面部发育情况时，他们发现替牙期间未对中面部生发育带来不良影响，可待患者18岁时再次分析[37,38]。如需重现这些结果，则需要其他机构对NAM和GPP方法进行前瞻性评估。

一期骨移植

　　Rosenstein等[23]连续对20例病例进行了自我评估，与未进行一期移植的患者作队列研究比较，未有头影测量证据显示发育受影响。就职于另一所独立机构的Hathaway等回顾性评价了17例接受一期移植的患者，与未移植的患者相比，并未发现牙弓形状的明显差异[39]。Ross评价了15个腭裂中心的侧位头颅X线照片，报告指出婴儿期移植对面中部的水平和垂直生长均造成不良影响，但尚不清楚是否比4~10岁时进行二期移植的影响更大[40]。婴儿在出生后第一年接受额外手术和麻醉潜在风险会增加，而须避免替牙期的二期移植也可能存在优势，应综合考虑两种选择的裨益[41]。

二期骨移植

评估骨移植效果的最常使用方法包括 Bergland 量表[18]，基于骨的齿间高度、骨高度指数[42]，基于覆盖邻近牙的牙根内骨的比例、Chelsea 指数[43]，测量骨的位置和质量，以及 Kindelan 植骨量指数[44] 测量骨填充的四等级比例。以上方法仅最后一个要求恒尖牙萌出后才能使用。除了效果评估方法存在差异，文献中评估时间的偏差以及 X 线片分析本身的局限性，如旋转变异性的看法也不尽相同。一些研究人员提出锥形束断层成像作评估移植体较为理想[45,46]。

鉴于这些研究的局限性，多数文献中二期牙槽骨移植的成功率为 70%~80%[42,43,47,48]，某些文献中高达 90%[49-52]。根据苏格兰腭裂诊疗中心推测，可能是进行骨移植的外科医生数量减少，以及相关国家标准的建立，使成功率从 58%[53] 大幅提高到 76%[54]。

骨形成蛋白 -2（rhBMP2）

尽管一些回顾性研究显示，rhBMP2 结合各种非自体骨支架与自体髂骨移植在修复单纯牙槽突裂的比较有显著的结果[55-57]，但目前只有四例前瞻性随机数据被报道[58-61]。

第一项包含 21 名骨骼发育成熟的单侧牙槽突裂缺损患者的随机研究显示，与接受自体髂嵴松质骨移植的患者相比，浸泡在 rhBMP2 的胶原海绵后能提高骨愈合率，供区发病率和治疗费用降低[58]。但该研究小组缺乏对正在发育的替牙期患者进行 rhBMP2 试验，因为其前期动物实验显示，存在 1% 实验动物出现异位骨形成，且该年龄组进行传统自体移植的成功率较高。

第二项随机试验为 8~12 岁的 16 名单侧腭裂患儿，比较了 rhBMP2 胶原基质与髂嵴植骨的研究[59]，在 1 年后随访，经计算机断层扫描（computed tomography，CT）分析，显示 BMP 组的骨高度显著降低。骨填充与牙齿萌出也是等效的。在 BMP 组出现明显肿胀的发生率较高（37.5%），而 87.5% 髂嵴患儿报告存在术后疼痛。本次研究未报道住院时间和手术费用。

近期该中心对 8~15 岁以内的 6 名患儿分成 3 组（rhBMP2 胶原基质、髂嵴植骨和 GPP）的后续研究[60]。该试验为期 12 个月，通过 CT 分析证明，rhBMP2 和髂嵴植骨在骨体积、骨形成、上颌高度和骨密度方面具有等效性。而并发症、住院时间和手术费用均未报告。

第四项来自瑞典的随机试验比较了 8~11 岁单侧腭裂患儿，对比 rhBMP2 水凝胶与髂嵴移植的研究[61]。在 4 组 rhBMP2 病例中，作者发现 rhBMP2 浓度为 50μg/ml 的患儿无法形成骨，而接受 rhBMP2 浓度为 250μg/ml 水凝胶的患儿术后出现严重的牙龈肿胀，导致试验提前结束。rhBMP2 组的手术时间和住院时间较低，并没有显著性差异。

值得注意的是，近年的一项 Cochrane 综述中[22]，只有第一项随机试验可供评价[58]。这第一项研究符合纳入标准，并被评估为合理的随机对照试验。目前还不清楚剩余的 3 项试验是否严格符合 Cochran 合作标准。

尽管 rhBMP2 有望降低医疗成本和供区发病率，但认识到 rhBMP2 并发症非常重要，已报道的并发症包括异位骨形成、移植区骨吸收或骨重塑、血肿、颈部肿胀、疼痛性浆液瘤和严重牙龈肿胀，这导致了一项随机临床试验的提前结束[61]。其他的理论担忧包括致癌性和致畸性[62]。在接下来的 10 年里，rhBMP2 在唇腭裂患者中的风险 - 收益状况可能仍是未知的，有待更多高质量的随机对照试验研究。因此，患者的挑选应基于机构审查委员会（institutional review board，IRB）批准试验上登记，并获得知情同意和评估，包括由独立的数据安全监测委员会的监督。

后期骨移植

若尖牙萌出前对牙槽突裂患者进行骨移植，则成功率将高于 80%，并能提供长期牙周支持。随着年龄的增长，成功率显著下降，25 岁时接近约 50%[25,63]。恒牙萌出后再进行移植也无法矫正牙周缺损（如牙周韧带不足），甚至移植体的正畸移动也无法矫正。

成人移植术的目标不是为萌出的恒牙提供支持，而是为假体的放置提供足够的骨量。此外，成人牙槽突裂可因健康状况不佳或邻近牙缺损而较大。处理成人牙槽突裂的移植技术包括用可吸收或钛的材料对皮质松质骨进行固定。由于移植体在结构上融合较慢，必须更加注意黏骨膜瓣的血管供应以及鼻腔闭合。同时，可通过分段上颌骨截骨以及将后骨段移入裂隙使其最小化。对于双侧腭裂的患者，手术分期十分重要。在移植后 3~4 个月后方可放置植入物，以避免移植体失败。

移植区域骨增量术

与其他正常骨一样，牙骨移植体需要机械刺激才能避免骨吸收。牙齿在移植体萌出或牙齿的正畸操作均可提供促进作用。在一些未行尖牙替换的患者中，由于缺少侧切牙，支持萌出尖牙的移植骨在临近中切牙的区域可能无法得到刺激。这些情况下，可能出现局部脊吸收，因此对于骨骼发育成熟的患者，移植体放置前须进行牙骨增量术。

参考文献

1. Brauer RO, Cronin TD, Reaves EL. Early maxillary orthopedics, orthodontia and alveolar bone grafting in complete clefts of the palate. *Plast Reconstr Surg Transplant Bull*. 1962;29:625–641.

2. Georgiade NC, Pickrell KL, Quinn GW. Varying concepts in bone grafting of alveolar palatal defects. *Cleft Palate J*. 1964;16:43–51.

3. Pickrell K, Quinn G, Massengill R. Primary bone grafting of the maxilla in clefts of the lip and palate: a four year study. *Plast Reconstr Surg*. 1968;41:438–443.

4. Schmid E. Die Annaherung der kieferstempfebei lippen-kiefer. Gaumensplaten: ihre schadlichen folgen und vermiedung. *Forschr*

Keifer Geisichtschir. 1955;1:168–180.

5. Schrudde J, Stellmach R. [Primary osteoplasty of defects of the inferior maxillary arch in cleft palate and harelip in infants; preliminary report.]. *Zentralbl Chir*. 1958;83:849–859.

6. Boyne PJ, Sands NR. Secondary bone grafting of residual alveolar and palatal clefts. *J Oral Surg*. 1972;30:87–92. *Landmark article largely recognized as initiating the popularity of secondary bone grafting. Boyne introduced the concept in the 1960s, advocating treatment towards the end of the first decade of life to minimize growth impairment while still supporting eruption of the adult dentition. Most of the described principles are still followed today.*

7. Skoog T. The use of periosteum and Surgicel for bone restoration in congenital clefts of the maxilla. A clinical report and experimental investigation. *Scand J Plast Reconstr Surg*. 1967;1:113–130.

8. *Pre-conference symposium: Management of the Alveolar Xleft: Bone Biology and Clinical Implications*. 61st Pre-Conference Symposium of the American Cleft Palate – Craniofacial Association; 2004; Chicago, IL: ACPA.

9. Nagai I, Fujiki Y, Fuchihata H, et al. Supernumerary tooth associated with cleft lip and palate. *J Am Dent Assoc*. 1965;70: 642–647.

10. Wei X, Senders C, Owiti GO, et al. The origin and development of the upper lateral incisor and premaxilla in normal and cleft lip/palate monkeys induced with cyclophosphamide. *Cleft Palate Craniofac J*. 2000;37:571–583.

11. Fishman LS. Factors related to tooth number, eruption time, and tooth position in cleft palate individuals. *ASDC J Dent Child*. 1970;37:303–306.

12. Cassolato SF, Ross B, Daskalogiannakis J, et al. Treatment of dental anomalies in children with complete unilateral cleft lip and palate at SickKids Hospital, Toronto. *Cleft Palate Craniofac J*. 2009;46:166–172. *Retrospective study of 116 children with complete unilateral cleft lip and palate treated since birth. The article quantifies dental anomalies in permanent dentition associated with complete unilateral cleft lip and palate and surveys treatment modalities used to address these problems.*

13. Bohn A. The course of the premaxillary and maxillary vessels and nerves in cleft jaw. *Acta Odontol Scand*. 1963;21:463–513.

14. Shapira Y, Lubit E, Kuttinec MM. Hypodontia in children with various types of clefts. *Angle Orthod*. 2000;70:16–21.

15. Dixon DA. Abnormalities of the teeth and supporting structures in children with clefts of lip and palate. In: Drillien CM, Ingram TTS, Wilkinson EM, eds. *The Causes and Natural History of Cleft Lip and Palate*. Edinburgh: Livingstone; 1966.

16. Rosenstein S, Dado DV, Kernahan D, et al. The case for early bone grafting in cleft lip and palate: a second report. *Plast Reconstr Surg*. 1991;87:644–654, discussion 655–656.

17. El Deeb M, Messer LB, Lehnert MW, et al. Canine eruption into grafted bone in maxillary alveolar cleft defects. *Cleft Palate J*. 1982;19:9–16.

18. Bergland O, Semb G, Abyholm FE. Elimination of the residual alveolar cleft by secondary bone grafting and subsequent orthodontic treatment. *Cleft Palate J*. 1986;23:175–205.

19. Long RE Jr, Paterno M, Vinson B. Effect of cuspid positioning in the cleft at the time of secondary alveolar bone grafting on eventual graft success. *Cleft Palate Craniofac J*. 1996;33:225–230.

20. Agarwal R, Williams K, Umscheid CA, et al. Osteoinductive bone graft substitutes for lumbar fusion: a systematic review. *J Neurosurg Spine*. 2009;11:729–740.

21. Cochran DL, Jones AA, Lilly LC, et al. Evaluation of recombinant human bone morphogenetic protein-2 in oral applications including the use of endosseous implants: 3-year results of a pilot study in humans. *J Periodontol*. 2000;71:1241–1257.

22. Guo J, Zhang Q, Wu G, et al. Secondary bone grafting for alveolar cleft in children with cleft lip or cleft lip and palate. *Cochrane Database Syst Rev*. 2011;(6):CD008050.

23. Liou EJ, Chen PK, Huang CS, et al. Interdental distraction osteogenesis and rapid orthodontic tooth movement: a novel approach to approximate a wide alveolar cleft or bony defect. *Plast Reconstr Surg*. 2000;105:1262–1272. *Detailed case-based review of interdental transport distraction osteogenesis to treat wide alveolar clefts by the recognized expert.*

24. Rosenstein SW, Grasseschi M, Dado DV. A long-term retrospective outcome assessment of facial growth, secondary surgical need, and maxillary lateral incisor status in a surgical–orthodontic protocol for complete clefts. *Plast Reconstr Surg*. 2003;111:1–13, discussion 14–16.

25. Abyholm FE, Bergland O, Semb G. Secondary bone grafting of alveolar clefts. A surgical/orthodontic treatment enabling a non-prosthodontic rehabilitation in cleft lip and palate patients. *Scand J Plast Reconstr Surg*. 1981;15:127–140.

26. Rawashdeh MA, Telfah H. Secondary alveolar bone grafting: the dilemma of donor site selection and morbidity. *Br J Oral Maxillofac Surg*. 2008;46:665–670.

27. Dashow JE, Lewis CW, Hopper RA, et al. Bupivacaine administration and postoperative pain following anterior iliac crest bone graft for alveolar cleft repair. *Cleft Palate Craniofac J*. 2009;46: 173–178.

28. Vargervik K. Growth characteristics of the premaxilla and orthodontic treatment principles in bilateral cleft lip and palate. *Cleft Palate J*. 1983;20:289–302.

29. Millard DR, Latham R, Huifen X, et al. Cleft lip and palate treated by presurgical orthopedics, gingivoperiosteoplasty, and lip adhesion (POPLA) compared with previous lip adhesion method: a preliminary study of serial dental casts. *Plast Reconstr Surg*. 1999;103:1630–1644.

30. Henkel KO, Gundlach KK. Analysis of primary gingivoperiosteoplasty in alveolar cleft repair. Part I: facial growth. *J Craniomaxillofac Surg*. 1997;25:266–269.

31. Berkowitz S, Mejia M, Bystrik A. A comparison of the effects of the Latham–Millard procedure with those of a conservative treatment approach for dental occlusion and facial aesthetics in unilateral and bilateral complete cleft lip and palate: part I. Dental occlusion. *Plast Reconstr Surg*. 2004;113:1–18.

32. Matic DB, Power SM. Evaluating the success of gingivoperiosteoplasty versus secondary bone grafting in patients with unilateral clefts. *Plast Reconstr Surg*. 2008;121:1343–1353, discussion 1368–1369.

33. Power SM, Matic DB. Gingivoperiosteoplasty following alveolar molding with a Latham appliance versus secondary bone grafting: the effects on bone production and midfacial growth in patients with bilateral clefts. *Plast Reconstr Surg*. 2009;124:573–582.

34. Grayson BH, Santiago PE, Brecht LE, et al. Presurgical nasoalveolar molding in infants with cleft lip and palate. *Cleft Palate Craniofac J*. 1999;36:486–498.

35. Santiago PE, Grayson BH, Cutting CB, et al. Reduced need for alveolar bone grafting by presurgical orthopedics and primary gingivoperiosteoplasty. *Cleft Palate Craniofac J*. 1998;35:77–80.

36. Sato Y, Grayson BH, Garfinkle JS, et al. Success rate of gingivoperiosteoplasty with and without secondary bone grafts compared with secondary alveolar bone grafts alone. *Plast Reconstr Surg*. 2008;121:1356–1367, discussion 1368–1369. *Most recent retrospective evaluation by the New York University team of GPP outcomes with and without secondary bone grafting. They concluded that GPP alone or combined with secondary alveolar bone grafting results in superior bone levels when compared with conventional secondary alveolar bone grafting alone.*

37. Grayson BH, Shetye PR. Presurgical nasoalveolar moulding treatment in cleft lip and palate patients. *Indian J Plast Surg*. 2009;42(suppl):S56–S61.

38. Lee CT, Grayson BH, Cutting CB, et al. Prepubertal midface growth in unilateral cleft lip and palate following alveolar molding and gingivoperiosteoplasty. *Cleft Palate Craniofac J*. 2004;41:375–380.

39. Hathaway RR, Eppley BL, Hennon DK, et al. Primary alveolar cleft bone grafting in unilateral cleft lip and palate: arch dimensions at age 8. *J Craniofac Surg*. 1999;10:58–67.

40. Ross RB. Treatment variables affecting facial growth in complete unilateral cleft lip and palate. *Cleft Palate J*. 1987;24:5–77.

41. Mellon RD, Simone AF, Rappaport BA. Use of anesthetic agents in neonates and young children. *Anesth Analg*. 2007;104:509–520.

42. Long RE Jr, Spangler BE, Yow M. Cleft width and secondary alveolar bone graft success. *Cleft Palate Craniofac J*. 1995;32: 420–427.

43. Witherow H, Cox S, Jones E, et al. A new scale to assess radiographic success of secondary alveolar bone grafts. *Cleft Palate Craniofac J*. 2002;39:255–260.

44. Kindelan JD, Nashed RR, Bromige MR. Radiographic assessment of secondary autogenous alveolar bone grafting in cleft lip and palate patients. *Cleft Palate Craniofac J*. 1997;34:195–198.

45. Feichtinger M, Mossbock R, Karcher H. Evaluation of bone volume following bone grafting in patients with unilateral clefts of lip, alveolus and palate using a CT-guided three-dimensional navigation system. *J Craniomaxillofac Surg*. 2006;34:144–149.

46. Jia Y, Fu M, Ma L. The comparison of two-dimensional and three-dimensional methods in the evaluation of the secondary alveolar bone grafting. *Zhonghua Kou Qiang Yi Xue Za Zhi*. 2002;37:194–196.

47. Amanat N, Langdon JD. Secondary alveolar bone grafting in clefts of the lip and palate. *J Craniomaxillofac Surg*. 1991;19:7–14.

48. Rawashdeh MA, Al Nimri KS. Outcome of secondary alveolar bone

grafting before and after eruption of the canine in Jordanian patients with cleft lip and palate. *J Craniofac Surg.* 2007;18: 1331–1337.

49. Hall HD, Posnick JC. Early results of secondary bone grafts in 106 alveolar clefts. *J Oral Maxillofac Surg.* 1983;41:289–294.

50. Jia YL, Fu MK, Ma L. Long-term outcome of secondary alveolar bone grafting in patients with various types of cleft. *Br J Oral Maxillofac Surg.* 2006;44:308–312.

51. Kalaaji A, Lilja J, Friede H, et al. Bone grafting in the mixed and permanent dentition in cleft lip and palatepatients: long-term results and the role of the surgeon's experience. *J Craniomaxillofac Surg.* 1996;24:29–35.

52. Newlands LC. Secondary alveolar bone grafting in cleft lip and palate patients. *Br J Oral Maxillofac Surg.* 2000;38:488–491.

53. Williams A, Semb G, Bearn D, et al. Prediction of outcomes of secondary alveolar bone grafting in children born with unilateral cleft lip and palate. *Eur J Orthod.* 2003;25:205–211.

54. McIntyre GT, Devlin MF. Secondary alveolar bone grafting (CLEFTSiS) 2000–2004. *Cleft Palate Craniofac J.* 2010;47:66–72. *A good discussion article delineating some of the key components associated with quality and outcome of alveolar bone grafting. The authors relate the changes to the Scottish Regional Cleft Programme that increased graft success rate from 58% to 76%.*

55. Chin M, Ng T, Tom WK, et al. Repair of alveolar clefts with recombinant human bone morphogenetic protein (rhBMP-2) in patients with clefts. *J Craniofac Surg.* 2005;16:778–789.

56. Herford AS, Boyne PJ, Rawson R, et al. Bone morphogenic protein-induced repair of the premaxillary cleft. *J Oral Maxillofac Surg.* 2007;65:2136–2141.

57. Francis CS, Mobin SS, Lypka MA, et al. rhBMP-2 with a demineralized bone matrix scaffold vs. autologous iliac crest bone graft for alveolar cleft reconstruction. *Plast Reconstr Surg.* 2013;131: 1107–1115.

58. Dickinson BP, Ashley RK, Wasson KL, et al. Reduced morbidity and improved healing with bone morphogenic protein-2 in older patients with alveolar cleft defects. *Plast Reconstr Surg.* 2008;121: 209–217.

59. Alonso N, Tanikawa DYS, Freitas Rda S, et al. Evaluation of maxillary alveolar reconstruction using a resorbable collagen sponge with recombinant human bone morphogenetic protein-2 in cleft lip and palate patients. *Tissue Eng Part C Methods.* 2010;16: 1183–1189.

60. Canan LW, Freitas Rda S, Alonso N, et al. Human bone morphigenetic protein-2 use for maxillary reconstruction in cleft lip and palate patients. *J Craniofac Surg.* 2012;23:1627–1633.

61. Neovius E, Lemberger M, Docherty Skogh AC, et al. Alveolar bone healing accompanied by severe swelling in cleft children treated with bone morphogenic protein-2 delivered by hydrogel. *J Plast Reconstr Surg.* 2013;66:37–42.

62. Benglis D, Wang MY, Levi AD. A comprehensive review of the safety profile of bone morphogenetic protein in spine surgery. *Neurosurgery.* 2008;62(5 suppl 2):ONS423–ONS431, discussion ONS431.

63. Semb G. *Analysis of the Oslo Cleft Lip and Palate Archive: Long-Term Dentofacial Development.* Oslo: University of Oslo; 1991.

第25章

唇腭裂的正畸治疗

Alvaro A. Figueroa, Alexander L. Figueroa, Gerson Chinchilla, and Marta Alvarado

概要

- 口面裂患者最好的治疗方式为团队管理。
- 在口面裂的治疗过程中,正畸医生和外科医生之间的密切合作至关重要。
- 正畸医生在选择口面裂治疗方法时应基于发展的观点。
- 幼儿期时,正畸医生可进行鼻 - 牙槽骨塑形和上颌骨矫正,为后面的外科手术做准备。
- 乳牙期时,正畸医生可矫正轻到中度前牙和后牙反𬌗。
- 替牙期时,正畸医生为骨移植和前颌骨复位前准备上颌弓。
- 恒牙期时,正畸医生完成牙弓对齐和协调。
- 正畸医生协助外科医生进行治疗方案、装置准备、对青春期需要正颌手术和 / 或牵引成骨术的患者进行随访。
- 正畸医生与儿童牙科、牙修复和口腔整形外科专家密切合作,恢复口面裂患者的牙、口腔、面部情况。
- 将新的三维手术、牙齿矫形诊断和治疗形式应用于口面裂患者,可提高治疗效果。
- 通过近期的骨移植物植入使乳牙和恒牙的正畸移动能促进成骨。

简介

目前口面裂治疗技术均需要跨学科合作,这是因为不同解剖结构涉及不同专家进行治疗。口腔内裂隙不仅影响软腭和硬腭,而且还影响牙槽和牙列。这些患者的结构重建需要对软腭和硬腭缺损进行手术矫正,而且需要评估裂隙对上颌骨发育、牙齿支撑和牙齿 - 咬合对齐的次要影响。正畸医生在腭裂治疗中的角色至关重要,正因为正畸医生在所有重建阶段都为外科医生提供协助:在早期阶段,矫正医生进行

术前鼻腔和上颌骨矫形;替牙期时,对齐上颌骨段和牙列,为二期牙骨移植做准备;恒牙期和青春期后期,实现令人满意的牙列和咬合关系,若有需要,修复假体为牙列做准备。此外,正畸医生负责监测颅面生长和牙齿发育情况,以及通过 X 线头影测量评估治疗效果。

近年来,该方式促进了腭裂患者治疗领域的显著发展。由于各种治疗技术的改进以及治疗的综合应用(如术前整形、牙齿矫正、树脂黏结的假体和 / 或骨整合植体的使用),治疗效果明显改善。根据作者的经验,跨学科治疗模式可获得较好结果,包括言语、咬合、唇部美观和骨骼协调(图 25.1)。但继发的鼻腔畸形仍无法掩盖患者曾患腭裂的事实。

近年来出现了许多新型正畸技术和外科技术,进一步改善了口面裂的治疗效果。幼儿期可使用术前鼻 - 牙槽骨塑形术。替牙期可通过新的牙齿正畸 - 矫形术治疗上颌骨发育不良。恒牙期可应用新治疗装置和牙科材料进行正畸治疗,使用骨锚固螺钉(bone anchorage screws, BAS)促进牙齿移动。对于重度上颌骨发育不良的病例,牵引成骨术可改善上颌骨的位置已经被广泛使用。目前,正颌手术方案可使用数字颅骨和牙模型、三维摄影测量、低剂量计算机断层扫描(computed tomography, CT)、锥束 CT(cone beam CT, CBCT)和三维数字技术,这些技术代表着牙齿正畸和手术治疗的前沿。非唇裂患者的正畸和手术治疗的改良将有助于对唇裂患者解决具有挑战性的问题,也是当前治疗策略的一个新焦点。分子生物学和生物技术的进步,以及对其应用的更好理解,为医学和牙科的新治疗方法敞开了大门。这包括同源骨替代物的临床应用和骨形态发生蛋白的应用。

本章介绍了一些针对腭裂患者的牙齿矫形和外科手术的新方法。读者可参考既往关于正畸医生治疗腭裂患者的文献,作为本章信息的补充[1-4]。

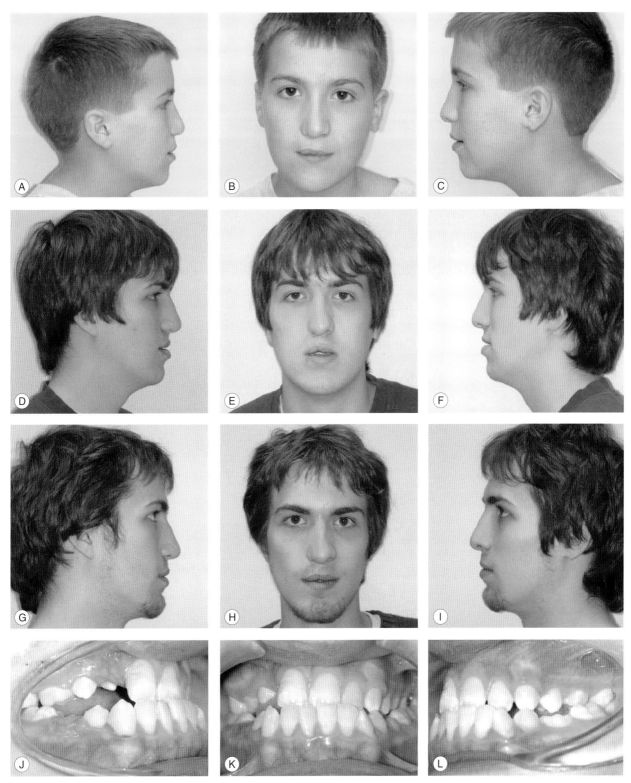

图 25.1　（A~I）面部和（J~R）口内照片；单侧唇腭裂患者的（S~U）全景和（V~X）侧位头颅 X 线照片。患者在婴儿期接受了唇腭修复手术。在替牙期时进行牙槽骨移植治疗。他的一颗 7 号小牙被拔掉后替换成 6 号。在童年末期，患者被发现上颌骨存在缺损，并持续到青春期。患者为牙列做了正畸准备，并进行了上颌手术，并进行了刚性固定。患者在面部、咬合和骨骼的治疗令人满意，结果是成功的

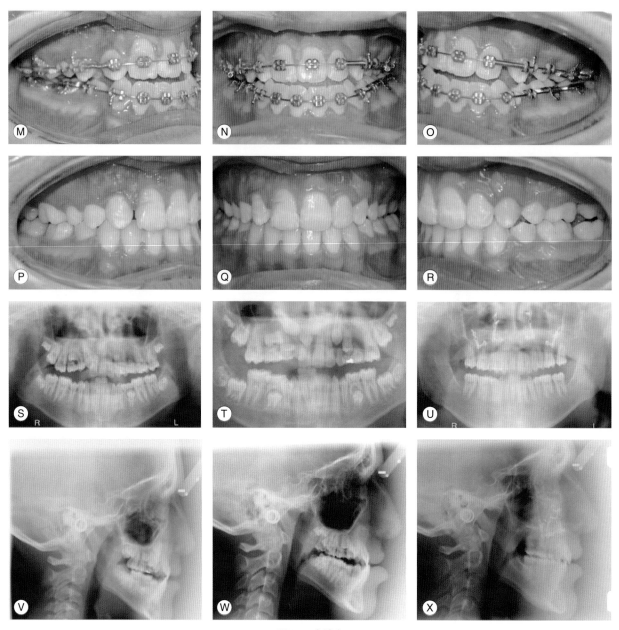

图 25.1（续）

幼儿期

　　在许多情况下，外科医生较大机会面对严重唇腭裂的患儿，不仅出现上颌骨段的明显扭曲，而且伴有鼻软骨的变形。这种情况可能发生在单侧和双侧唇腭裂患儿。作者于 1995 年引入鼻 - 牙槽骨塑形术，用于治疗伴有前颌骨前突、鼻小柱发育不良、中至重度鼻腔变形的唇腭裂患儿，遵循 Grayson 及其同事所提及的治疗原则[5-10]。这些方案利用了前颌骨和上颌骨矫形术，其附加的目的不仅是使前颌骨段和上颌骨段进行对齐，而且可在唇裂修复前将鼻软骨复位。

单侧唇腭裂

　　评估鼻裂后显示鼻软骨扭曲，鼻尖向非鼻裂侧偏移，鼻小柱也向非鼻裂侧严重成角。此外，作者还观察到鼻外侧软骨尾部的软组织偏增生和突出。基于这些条件下修复唇部甚至伴随手术复位鼻软骨，即使唇部令人满意，但鼻形态也不理想。正因如此，作者如今从鼻软骨、鼻小柱、鼻尖和前庭侧壁进行矫形复位，以便用微创手术技术为这些患者提供最佳的鼻部重建。Bennun 和阿根廷的同事首次提出使用改良式口腔内板应用在术前婴儿鼻腔重塑[11-12]。从那时起，Grayson 等[5-10]在美国推广鼻 - 牙槽骨塑形术。作者从 1995 年开始使用该技术并进行优化[13]。

　　作者的方法如下：鼻 - 牙槽骨塑形板由光固化牙科正畸树脂制成。通过加入一个环形钢丝支撑光固化丙烯酸鼻保持模（鼻支架），从而使鼻结构性复位。鼻支架用软丙烯酸覆盖，以避免对鼻黏膜的损害。塑形板的腭面用软组织层覆盖，以适应上颌骨腭突和裂隙造成的下切（图 25.2、图 25.3）。为了固定塑形板，则需要形状和大小正好合适，

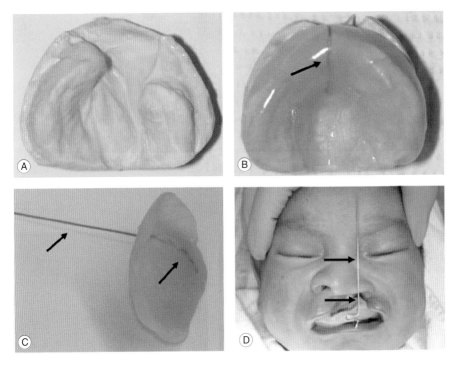

图 25.2　单侧唇腭裂患儿的牙模（A）用于制造丙烯酸腭板（B），其上连接有长而直的不锈钢丝，以制造鼻成形结构所需的鼻支架（箭头）（C）。导线用于测量相对的位置和鼻部高度（D）

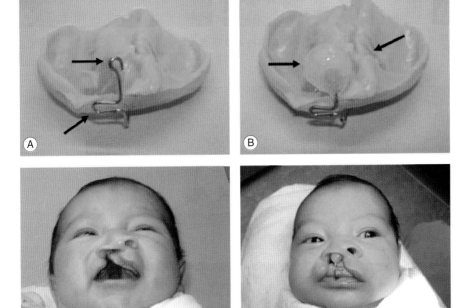

图 25.3　切割弯曲的不锈钢丝，留下一个"调整环"（下箭头）和一个终端环（上箭头），以连接支架的鼻腔结构部分（A）。金属丝的一端覆盖有硬的丙烯酸，并衬有软丙烯酸，以制造鼻腔结构部分（箭头）（B）。患者无鼻-牙槽骨塑形放置（C）和（D）存在鼻-牙槽骨塑形放置，注意鼻孔裂的抬高

特别是因为其不依赖外部胶固定。在放置塑形板前，待塑形板和口腔黏膜干燥后，使用义齿安固膏。指导患儿的父母每天清洁并更换牙科黏胶。患儿需要每周随访作调整钢丝的程度以及鼻保持模的形状（图 25.4）。此外，可以利用面部胶带向裂隙段施加横向压力，有助于裂隙变窄和鼻成形（图 25.5）。

这项技术的预期结果包括鼻尖复位至未患病侧，使鼻小柱变直，尽可能使鼻穹隆高度相等。此外，调整鼻保持

模，以确保对鼻外侧壁的增生性软组织施加侧向压力（见图 25.5）。这会导致鼻软骨突出，增生的外侧壁前庭组织变平，让鼻梁更直。

外科医生在修复唇部时，将鼻底内侧重新定位，通过前庭组织与鼻外侧壁接合使鼻穹隆缩小。作者认为，通过共同努力将为患者提供更好的鼻修复，减少二期大范围修复的需要。该技术所获得的结果比较一致和可预测，这种多样化的塑形技术也可带来较好的疗效。

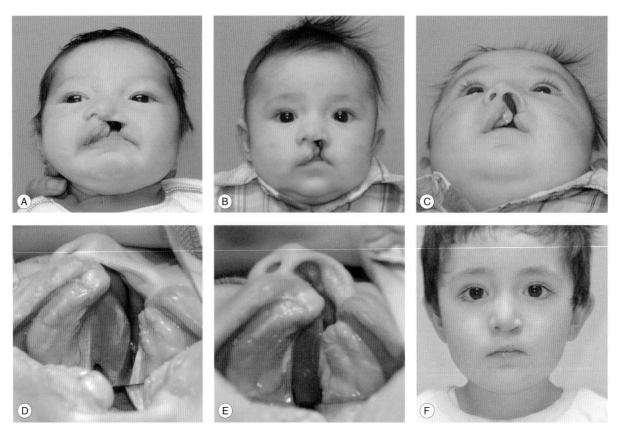

图 25.4　单侧唇腭裂患者的术前（A）、鼻 - 牙槽骨塑形术后和唇部修复术前的面部的正面视图（B）和仰视图（C）。鼻 - 牙槽骨塑形术前（D）和术后（E）的口内视图。在鼻 - 牙槽骨塑形术后和唇部手术前，牙槽和腭裂变窄，鼻形态得到改善。鼻 - 牙槽骨塑形术和唇部手术后的正面面部照片（F）

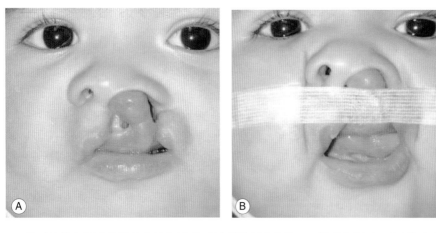

图 25.5　单侧唇腭裂患儿接受鼻 - 牙槽骨塑形（A）和面部胶带（B）。注意鼻翼软骨在鼻支架周围的圆形物

　　若开始就有严重鼻部扭曲的病例，作者建议使用市售的可拆卸鼻支撑器进行鼻塑形[13-15]。支撑器通常用面部胶带固定（图 25.6），佩戴时间至少为 2~3 个月，或随患者舒适度安排。

双侧唇裂

　　双侧唇腭裂的患者是治疗小组最具挑战性的对象。其前颌骨非常突出，且前颌骨与前唇的大小不一致，缺乏或基本不存在鼻小柱，腭裂明显较宽，偶尔发现上颌骨腭突已塌陷。此外，鼻穹窿距离过大，且鼻尖突度降低（图 25.7）。根据以往经验，对于伴有前颌骨突出的双侧唇腭裂患者，必须将前颌骨重新复位以便与上颌骨段保持一个更有利的解剖学关系，这样才能实现在最小张力下闭合唇裂。否则，修复效果欠佳或者修复失败，会造成不良结果。基于此，作者已成功利用口腔内装置进行前颌骨整形，该矫形装置用牙科黏胶固定，并以弹性带负责拉回前颌骨[16,17]。该方法可使术者成功闭合唇裂（图 25.8、图 25.9）。

　　关于双侧唇腭裂患者的术式，需要在鼻塑形术前完成前颌骨复位。过去 20 年，作者使用一种自固定式口腔内板[17]，该板基于原设计进行了改良[16]，优化了调整操作，从而减少了患者随访的次数。

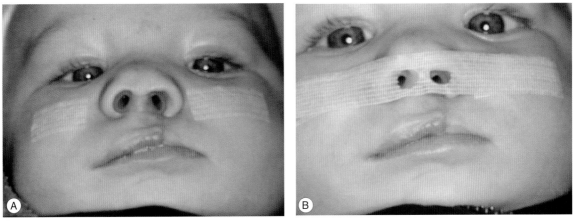

图 25.6　鼻 - 牙槽骨塑形和唇修复术后放置鼻支架（ A ）。基底胶带粘在脸颊上，用于固定鼻支架胶带（ B ），防止皮肤刺激和频繁更换胶带

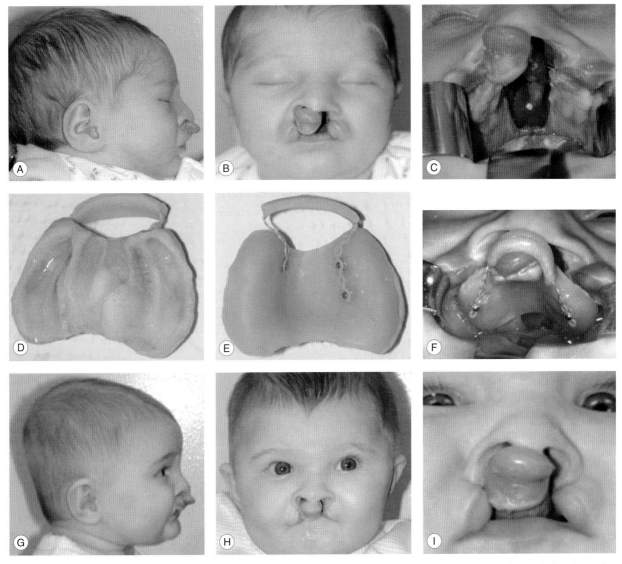

图 25.7　（ A ）正面照，（ B ）侧面照，（ C ）双侧唇腭裂伴前颌骨突出和偏移患者的口腔内照片。患儿采用口内塑形板和弹性带进行前颌骨复位（ D，E，F ）。前颌骨复位后与鼻 - 牙槽骨塑形术前的主视图（ G ）、侧视图（ H ）和鼻颏下位（ I ）。上前颌骨的不对称和前突程度降低，改善了鼻形

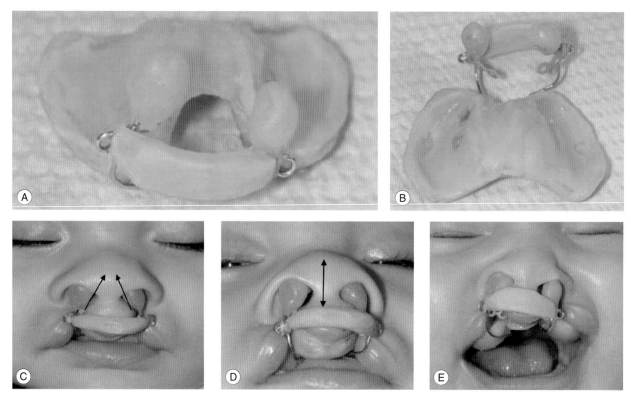

图25.8 初步前颌骨复位后,双侧唇腭裂患者接受了鼻塑形。两个鼻支架利用前端的弹性纤维链固定在塑形板上(A,B)。弹性纤维链将前颌骨和前唇向后下拉,而鼻支架将鼻尖抬起,使鼻穹窿向中线复位,并拉长鼻小柱(C~E)

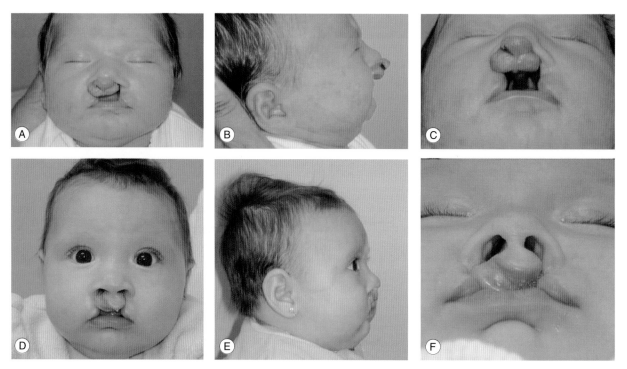

图25.9 双侧唇腭裂的患儿接受了术前鼻-牙槽骨塑形和一期唇裂修复术的正面、侧面和鼻部照片。通过比较鼻-牙槽骨塑形术前(A~C)和术后(D~F)的照片,说明前颌骨的不对称和前突程度降低,以及鼻部不对称均得到改善。唇部手术后即实现了较好的唇鼻修复效果(G~I)。术后4年(J~L),患儿保持了较好的唇线、鼻/唇关系、鼻部对称性和鼻部隆起

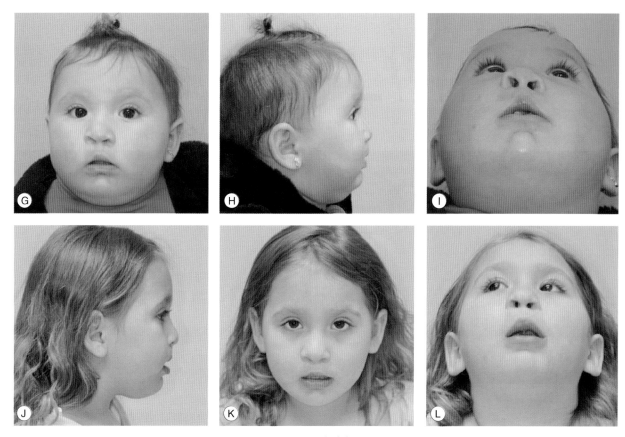

图 25.9（续）

　　Grayson 及其同事[6-8,10]使用鼻-牙槽骨塑形术治疗双侧唇腭裂。塑形装置的目的是使前颌骨回缩，对鼻软骨进行塑形和拉长鼻小柱。他们的塑形板设计包括通过口腔外胶带和橡皮带作固定。作者则通过保留自我固定装置[13,16,17]对该设计进行了改进，以避免使用面部胶带固定假体。一种光固化树脂板的构建是利用弹性纤维带固定在矫正钮和钢丝以拉回前颌骨。此外，树脂板上覆盖着一层软组织，以便更好地适应腭组织。完成前颌骨回拉和复位后，通过在板上再固定两根钢丝分别进入前庭进行调整。钢丝的一端弯曲成一个环，并用光固化丙烯酸以及软牙科内衬材料（鼻支架）覆盖。此外，钢丝环在前唇的上部弯曲，以固定用软组织覆盖的弹性纤维链。穿过前唇的弹性链是为了将其压下，钢丝一端的鼻翼管逐渐被抬起，从而抬起鼻穹窿并向内复位，同时拉长发育不全的鼻小柱（见图 25.8）。该塑形板需每天 24 小时佩戴，每日取出清洗一次，并用义齿安固膏协助下固定。塑形板的腭面可通过在侧面添加材料，同时从内面去除丙烯酸进行改造，即可实现平缓、渐进式的上颌骨段的复位，从而缩小裂隙。这种矫正方法为术者带来有利的条件，不仅有效地达到唇修复，而且实现了初步的鼻部重建、鼻穹窿和鼻尖的塑形，拉长了发育不全的鼻小柱。该方法的主要优点是无需在幼年期进行鼻小柱延长的二次手术。几乎所有患儿均可适应塑形板，患儿家属对治疗效果十分满意（图 28.9），这种塑形板使矫正过程更轻松。

　　患儿对该治疗方法已获得较好的耐受性以及较容易被家属接受。这种方法近期才开始使用，但尚未掌握长期数据说明其对完全发育成熟患者的鼻部结构影响。然而，部分患者处于青春期，根据临床经验，在面部发育完成后，较少进行广泛的鼻部修复手术（图 25.10）。

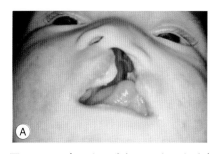
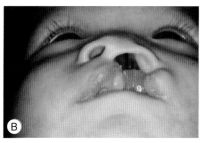
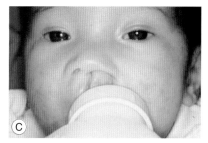

图 25.10　单侧唇腭裂患儿接受了术前鼻-牙槽骨塑形，以及仅一期唇腭裂修复和牙槽骨移植后的长期随访。鼻-牙槽骨塑形前（A）和之后（B）以及置入假体后喂养（C）的鼻部特写照片

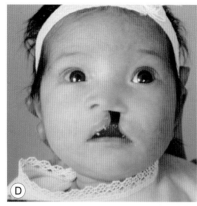
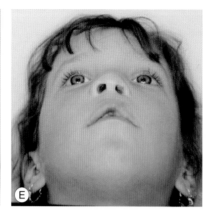
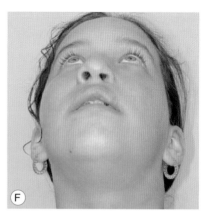
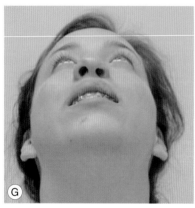

图 25.10（续） 治疗前的面部照片（D）治疗后 2 岁（E）、9 岁（F）和 16 岁（G）时的照片。治疗效果满意，唇线较好和鼻部对称性稳定

乳牙期

乳牙期的正畸治疗仅限于轻至中度的后牙反𬌗和前牙反𬌗矫正。

后牙反𬌗

在唇腭裂患者中，后牙反𬌗分骨源性和牙源性。若腭裂手术后上颌骨段坍塌，通常说明唇腭裂是骨源性，特别是在尖牙区域。大多数情况下，牙弓形状在乳尖牙萌出前就发生变化。因此乳尖牙萌发时，患侧上颌骨的乳尖牙所萌出方向会靠近下牙列的内侧，此外，这种早期现象导致上颌骨乳尖牙发生轻微的腭移位，而下颌骨乳尖牙发生唇移位[3]。这一发现非常重要，正好解释唇腭裂患者在乳牙期较少发生咬合或功能变化。发现咬合发生变化的患者适合进行选择性锉牙或扩大术。扩大术比较容易完成，但需注意一旦开始扩大术，除非放置了骨移植物，否则需一直保持到利用骨移植物进行牙槽骨重建。因此，作者倾向推迟乳牙期的横向扩大，直到患儿年龄稍长，需接受替牙期的二期牙槽骨移植术之前。

前牙反𬌗

对于轻到中度前牙反𬌗，可在乳牙期和替牙期通过弹性延伸的面罩进行矫正[18-20]。需注意的是，若前牙反𬌗与中

到重度上颌骨发育不良有关，则手术为最佳治疗。若发现反𬌗情况较为严重，需要早期进行上颌骨前移，可考虑行牵引成骨术。

Liou 和 Tsai[21] 提出以口腔内技术对上颌骨进行前移矫正。他们运用伴有高度弹性钢丝的弹簧系统，可对上颌骨施加恒定向前的压力。同时，他们用一种定期启动的螺旋式扩张器。当螺丝达到极限时，它将会向后旋转（收缩）。这种规律性动作将刺激上颌骨缝合区的生长，最终通过这种方式获得了上颌前移[22]。该方法已成功用于腭裂和非腭裂患者，其疗效显著优于传统的面罩疗法[21]。

替牙期

唇腭裂二次修复术后，涉及牙槽骨的唇腭裂患者将在替牙期接受进一步治疗。大多数患者中，裂隙周围的牙列出现严重错位，阻碍了手术暴露牙槽骨区（图 25.11）。因此，必须对裂隙相邻的牙列复位，为二期牙槽骨移植做准备。裂隙牙槽骨和上颌骨前端的重建被推迟到替牙期进行，以尽量降低手术和瘢痕对生长发育的影响[23-25]。

若确定患者需要接受正畸治疗以作后续的手术部位做准备，则方案应根据将要拔除恒齿的发育状态，而不是其实际年龄[3,13,26]。众所周知，腭裂患者表现为牙齿发育和萌发延迟[26,27]。正畸治疗应在切牙牙根接近完成发育才进行，并在其放上正畸托槽（见图 25.11M~O）。遵守这一指南将

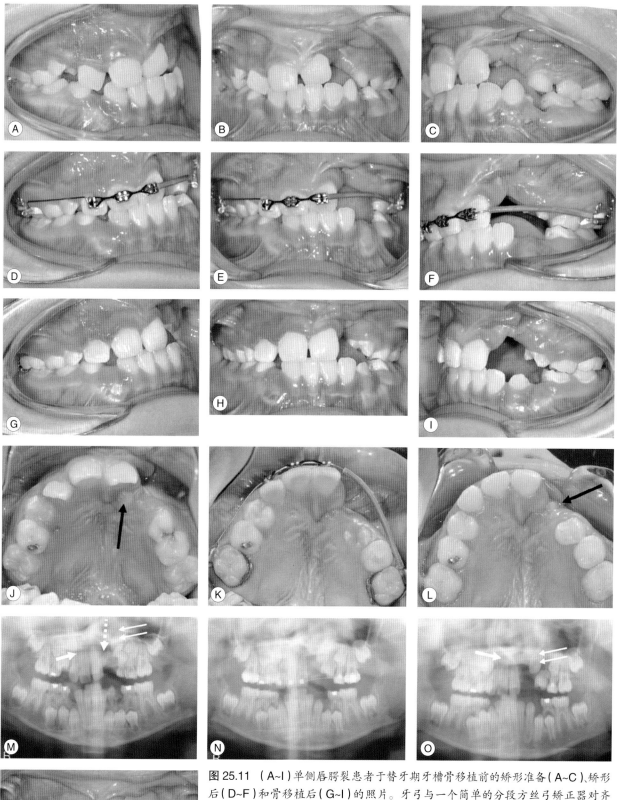

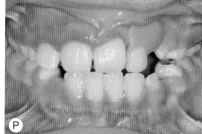

图25.11 (A~I)单侧唇腭裂患者于替牙期牙槽骨移植前的矫形准备(A~C)、矫形后(D~F)和骨移植后(G~I)的照片。牙弓与一个简单的分段方丝弓矫正器对齐(J~L)。同期的咬合照片,可见裂隙区域缺少侧切牙,但保留了乳尖牙(箭头)(J)。该牙于手术前拔除。手术前完成了牙弓对齐(K)。术后恒尖牙在骨移植处萌出(箭头)(L)。(M~O)同一时期的全景片:治疗前照片(M),上颌骨切牙(单箭头)的牙根尖发育完全,保留了乳尖牙和侧切牙丢失(虚线箭头),以及上颌骨左尖牙未萌出(双箭头)。在正畸治疗当中(N)和骨移植后(O),上颌骨切牙牙根尖完整(单箭头),上颌骨左尖牙通过骨移植萌发(双箭头)。(O)治疗后,放置临时假体替代缺失的侧切牙(箭头)。(P)治疗后,患者接受临时假体替代缺失的侧切牙(箭头)

减少上颌骨切牙的牙根吸收改变。若上颌骨行二期骨移植术是基于牙齿发育状态而不是实际年龄,则手术所影响生长的不利因素得到了保障。作者的研究[26]表明,裂隙侧侧切牙的发育和萌发与对侧相比明显延迟(见图 25.11M~O)。这样观察下即可在裂隙侧侧切牙却未萌出时,在剩余的切牙上放置正畸矫治器。若上颌骨的裂隙侧侧切牙还存在,则可确保在骨移植后为两侧的侧切牙和犬齿的萌出提供保护和足够的牙骨支持。

该装置也可进行牙弓扩大(图 25.12),但偶尔需要上颌扩大器。作者常用方法为扩大器为四级螺旋扩大器(图 25.13)。较少利用螺钉扩大器,除非观察到腭部组织有严重瘢痕(图 25.14)。庆幸的是,随着更精细的手术技术的应用,后一种情况比较少见。

牙槽骨移植需要扩大至对齐上颌骨段,最小限度增加牙槽骨间隙。但局部皮瓣难以闭合较宽的牙槽骨间隙[28]。然而,若医生认为上颌扩大术或前颌骨复位使上颌骨段的间隙增宽,则应推迟在青春期进行扩大术和骨移植。此时,上颌骨段可以通过手术方法移动和靠近,从而得以在最终行正颌手术时用局部皮瓣关闭裂隙。

上颌骨段和牙列复位后,患者即可接受二期牙槽骨移植[29]。重建前的正畸准备可在 6~12 个月内完成。在骨移植术前将腭上的所有装置移除,并将正畸钢丝的唇面分段,以便于实施手术。此外,术前 8~12 周将手术区域的多生牙和乳牙拔除,这将为术者提供完整的牙龈组织适当地覆盖在骨移植物上。

牙的存在决定牙槽骨的存在。若侧切牙存在,且其牙冠、牙根解剖学结构完整、位置良好,则应尽一切能力保留它。若侧切牙从移植骨中萌出,合适的牙槽骨将可提供给牙槽嵴和萌出的尖牙(图 25.15)。若患侧的恒侧切牙丢失或因解剖或位置不佳需要拔除(见图 25.11J~O),则正在萌发的尖牙可替代其位置,并保留重建的牙槽。

正畸治疗可在骨移植术后 8~12 周重新开始。一旦实现了合适的上颌弓和牙齿关系后,可移除正畸矫治器,并将患者保持现状直到恒牙发育完成。应保留治疗前严重旋转的牙齿。缺失的牙齿暂时可以可除下的假体代替,以改善美观并减少对言语生成的限制(见图 25.11P)。

按上述方法接受治疗后,患者在进入青春期前或在青春早期时已完成正畸治疗的准备阶段。患者每 6 个月随访,以评估颅面和牙齿发育的情况,特别是患侧上颌侧切牙和尖牙的萌出状况。上颌尖牙有时会受到阻生,应待恒齿发育完成后在手术暴露下矫正合并入牙弓。患侧受到阻生或严重错位的上颌侧切牙通常被拔除(见图 25.11J~L)。

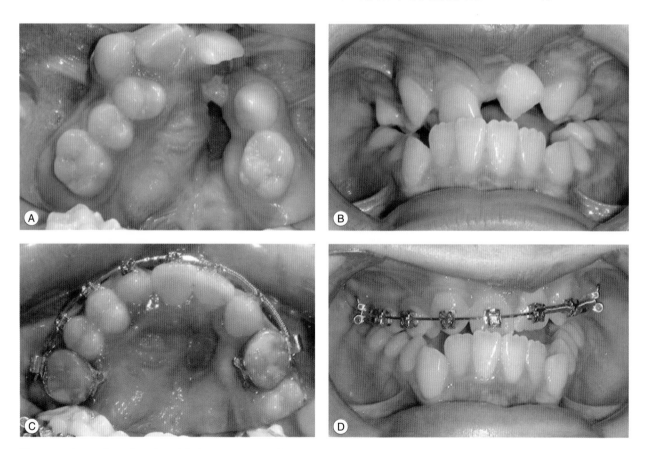

图 25.12 (A~D)一单侧唇腭裂患者伴随严重的瘢痕和塌陷,经过上颌弓扩大术和牙列对齐的治疗。正畸治疗使用了高弹性的钢丝和自锁式支架,保证以缓慢的方式进行

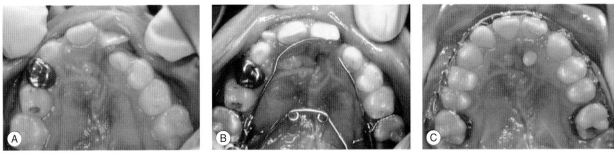

图 25.13　单侧唇腭裂患儿在正畸治疗前准备植骨的照片（A），利用四级螺旋扩大器接受扩大术时的照片（B），以及在植骨后患侧犬牙萌出、钉状侧犬牙在上腭萌出的照片（C）。扩大术后牙弓对齐，在扩大术、骨移植和正畸治疗后牙弓形状正常

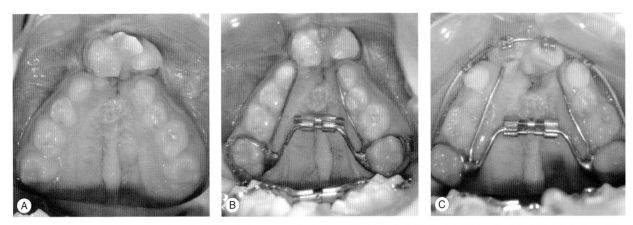

图 25.14　伴牙弓塌陷的双侧唇腭裂患者口腔内照片（A），使用了刚性螺钉扩大器的照片（B）。扩张后照片（C），牙弓形状已改善，牙槽间隔被打开，为骨移植做准备

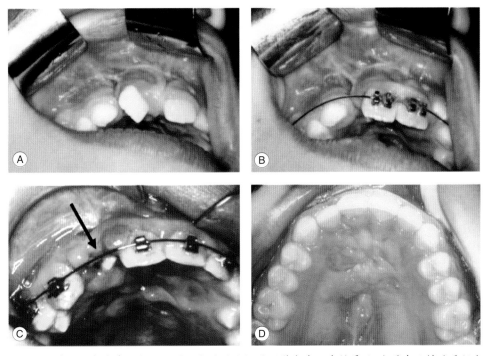

图 25.15　（A~D）存在上颌侧切牙和尖牙的右侧唇腭裂患者。在植骨后，尖牙在足够的牙龈支持下萌出。随后侧切牙（箭头）也萌出，并与牙弓合并。治疗完成后，牙齿被增大以保持美观

最后，若确定腭骨前后位存在不协调，则负责重建的治疗团队需决定是否在替牙期进行骨移植，或应结合未来正颌手术一起进行。若出现明显的组织缺失，包括上颌骨发育不良和先天性缺齿的患者，则应推迟传统的二期牙槽骨移植，并将在后来的恒牙期与正颌手术同时进行。因此，若认为保留裂隙附近的牙列是重要的，即使在腭骨不协调的情况下，也应进行正畸治疗。正畸治疗的目的是为牙槽骨移植进行牙列准备，协调上颌弓与下颌弓对齐，以便在青春期时进行正颌手术。这种方法最大程度减少了青春期在正颌手术前所需的正畸治疗。

当准备上颌弓进行植骨时，仅需要解决切牙位置不正和上颌弓前塌的问题。第一阶段通过使用黏性沿边装置而获得（见图 25.11A~L）。使用新的自锁牙托槽和高度灵活的正畸弓丝，可以缓慢但高效地移动牙齿，减少创伤和牙根吸收的风险。当牙齿慢慢移动时，周围的薄牙槽骨层就会重新形成，甚至对靠近裂缝的牙齿也能保持足够的牙周支持。

正畸牙齿移动再生同种冻干骨移植物联合富含血小板血浆重建牙槽裂："Chinchilla-Asensio 方法"

目前，分子生物学和生物技术的进步提供了加速愈合和组织再生的可能性[30-38]。在危地马拉安提瓜的 Estomotología 儿童中心，唇腭裂患者的治疗新进展已被纳入其中。冻干同种异体骨结合自体富含血小板血浆的使用，结合裂隙附近乳牙（通常为乳尖牙）正畸运动对移植物刺激，显示良好的移植物融合和临床效果。

这一独特的方案包括早在 4 岁时对牙弓进行矫形和正畸对齐。骨移植应在 5~8 岁之间进行；移植后 3 个月，移植部位附近的牙齿开始正畸运动，以刺激移植物的融合。迄今为止，这种方法已治疗 66 例，其中经过 7 年随访的单侧唇腭裂 54 例，伴双侧牙槽突裂 12 例。

正畸方案 - 移植前

移植前的矫形和正畸

在治疗前，正畸医生必须确保牙齿健康。患者可在完整的乳牙期或早期替牙期开始该方案。如本章前面所述，在这阶段进行矫形外科和正畸治疗的目标是对齐上颌节段，纠正牙齿错位，改善牙弓形态，以便在手术时进入牙槽突裂。

仔细评估牙周状况、根尖发育程度、牙根倾斜度以及乳牙和恒牙靠近牙槽裂的程度。对于年幼的儿童，特别注意牙槽裂附近的上颌主切牙和主尖牙的牙根（吸收）状态[26,39-41]。

在上颌弓扩张后，使用带有前部延伸的经腭弓杆进行固位，以确保延伸以远离手术部位。根据需要在尽可能多的前牙上放置大小适当的标准正畸托槽（即下颌切牙托槽）。设计管在第一磨牙和第二磨牙的经腭横条带上。这种设置为设备提供了足够的稳定性（图 25.16）。

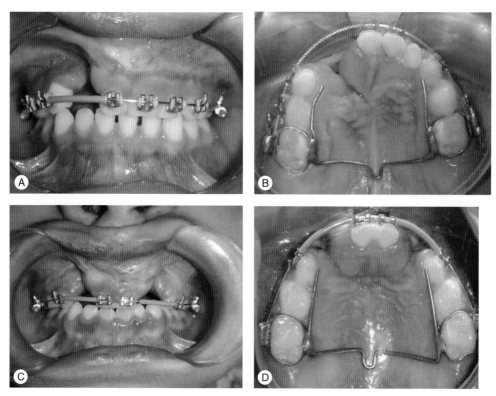

图 25.16　乳牙期的右侧完全性唇腭裂患者的正面（A）和咬合（B）视图。所有上颌乳牙的正畸托槽和经腭杆用于维持扩张。乳牙期的双侧唇腭裂伴牙槽裂患者的正面（C）和咬合（D）视图。在上颌前牙的正畸托槽和经腭杆用作维持扩张

上颌牙列的对齐是通过一系列高度柔性到刚性的弓丝完成的。相隔至少每 8 周更换弓丝可减缓初始程度和校正，防止乳牙牙根快速吸收。一旦患者佩戴较重的弓丝［矩形尺寸为 0.016 英寸 ×0.022 英寸（约 0.04cm×0.06cm）或更大］且分段稳定，即可转诊外科医生。在牙槽骨移植术前至少 2 个月，应拔除牙槽裂附近牙根吸收、明显活动性或含龋齿的乳牙，以便牙龈组织愈合。在手术前，移除正畸弓丝以免干扰手术入路。在单侧和双侧唇腭裂的病例中，可能需要在手术后立即更换牙弓。

手术方案

Abyholm 等的切口设计用于获得和准备牙槽裂部位[29]。一旦鼻底和牙槽裂的腭面闭合，将明胶质膜应用于牙槽裂的闭合壁。冻干同种异体骨与富含血小板的血浆混合成一种可塑性好、易于操作的糊状物，可应用于缺损处。在骨骼上再涂两层明胶质膜[31,32,35,36,42]。为了封闭牙槽裂边界，使用水平褥式缝合固定到一到两个纤维蛋白膜，并以这种方式实现密封。闭合后，向牙槽裂部位注入额外的液化血浆（图 25.17）[32,42]。

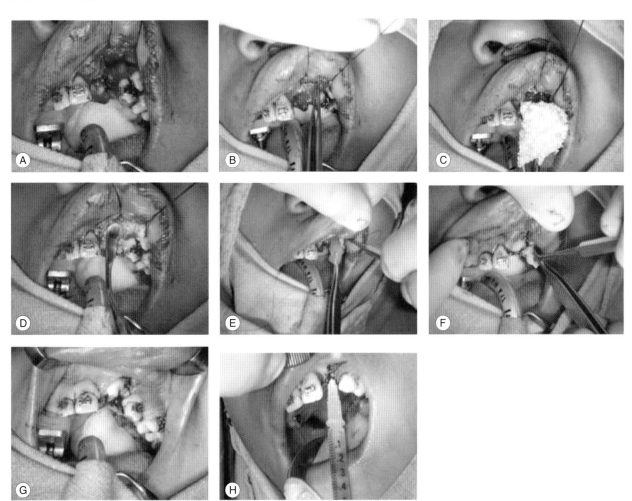

图 25.17　"Asensio 手术方案"。（A）切口和鼻底闭合术。（B）质膜置入。（C）同种冻干骨和液化血浆的混合物。（D）将移植物压入牙槽裂。（E,F）放置两个质膜。（G）皮瓣闭合。（H）液化血浆注入

正畸方案 - 移植后

患儿在牙槽骨移植后分别于第 4 天和第 20 天进行评估。在 3 个月和 6 个月时进行该部位的 X 线摄片。结果可能出现两种情况，这两种情况取决于患儿的牙齿发育情况以及是否存在乳牙和 / 或恒牙、多生牙或钉形切牙。

1. 裂隙的恒中、侧切牙、余切牙或钉状侧切牙可自发萌出；随后，上颌恒尖牙也自然萌出（图 25.18）。
2. 如果腭裂上颌尖牙在骨骼中的位置较高，则将主尖牙移向并穿过近期修复的牙槽裂部位。这是使用镍钛开口弹簧，通过轻正畸力（60g）完成。乳尖牙通过骨移植物

的移动使新移植的骨再生，并增加牙槽嵴骨体积。这可能是因为牙周膜在正畸牙齿移动过程中产生骨生成的能力[43-45]。此外，有足够牙根长的多生牙或钉状侧尖牙也可以通过骨移植物来达到同样的目的。牙齿移动以再生骨为牙周病患者、需要种植牙和假体康复的病例中经常使用的一种方法[34,35,37,46]（图 25.19、图 25.20、图 25.21）。

完成移植后的正畸治疗可能需要 6 到 8 个月。治疗的总持续时间为 12 至 18 个月，包括正畸和骨移植。在此期间之后，患者需接受常规随访，直到他们准备好在青少年时期接受最后的正畸治疗，如本章下文所示。

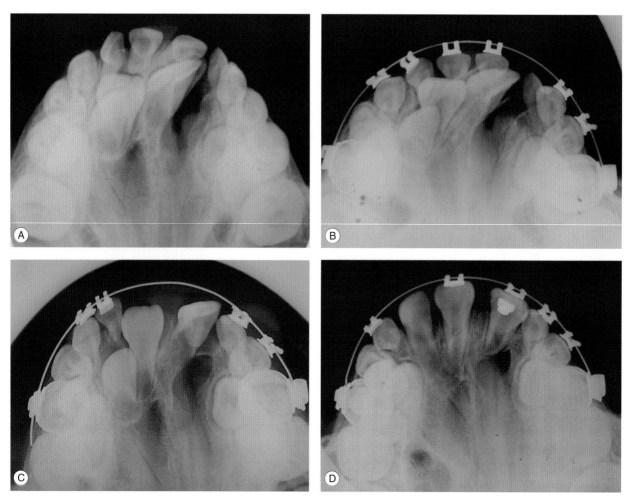

图 25.18（A）左侧单侧唇腭裂的 5 岁 7 个月大患儿的初期咬合 X 线照片。对侧上颌恒侧切牙缺失,裂侧中切牙向裂侧旋转。（B）在牙弓对齐后 6 个月和骨移植前。（C）上颌主中切牙脱落后,裂侧上颌切牙会更对齐地萌生到骨移植中。（D）咬合 X 线照片显示正畸矫治器和足够的骨桥能支持正畸牙齿移动

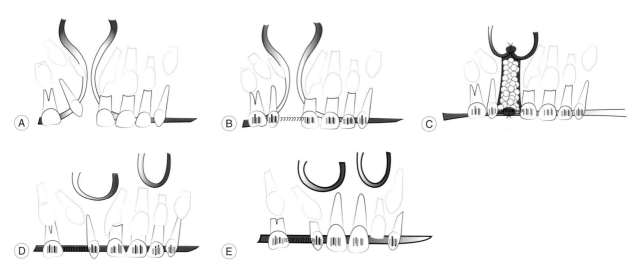

图 25.19 正畸 / 手术治疗方案示意图。（A）乳牙期的单侧牙槽突裂,伴微小的裂侧侧切恒牙病例。（B）在上颌乳牙上放置正畸矫治器。（C）用冻干同源骨和富含血小板血浆闭合牙槽突裂。（D,E）通过腭裂乳尖牙的正畸运动进行骨移植刺激和再生。上颌裂侧尖牙的自然向中移动以取代缺失的侧切恒牙

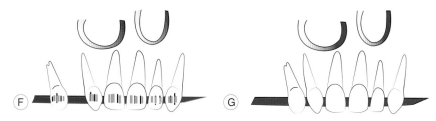

图 25.19（续）（F）进行完全性正畸并关闭裂隙。（G）用尖牙替代缺失侧切恒牙的最终结果

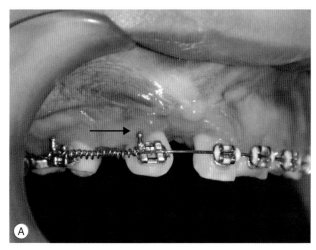

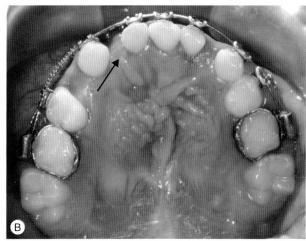

图 25.20　在裂侧上颌侧切牙缺失的病例中,通过近期移植的牙槽突裂,裂侧乳尖牙则近中移动(箭头)。镍钛弹簧(60g)用作移动牙齿。侧位图(A),咬合图(B)

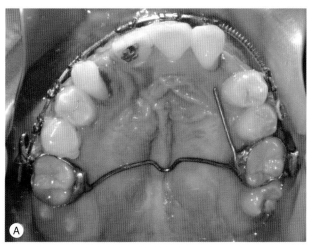

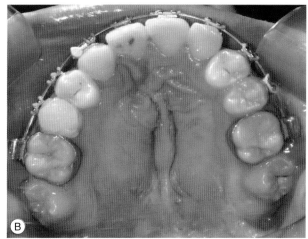

图 25.21　病例为图 25.20 所示的咬合视图。(A)在通过牙槽移植物的裂侧乳尖牙移动后,一颗钉状侧切牙自发地萌出。在左侧或非裂侧缺乏恒尖牙。这颗牙齿由于牙根异常地短需要拔除。(B)在拔除腭裂侧钉状切牙后,恒尖牙自发萌出和正畸移动至缺失的上颌侧切牙位置。上颌牙弓稳固且牙列对齐

结果与优势

迄今为止,共 66 名年龄介乎 5~8 岁的牙槽裂患儿(52 名单侧,14 名双侧)已成功接受了这种方法的治疗。骨移植的平均年龄为 6.5 岁。约 52% 的病例在乳牙期接受骨移植,其余病例在早期替牙期接受骨移植。尽管许多患儿比正常儿童较早进行传统二期牙槽骨移植,但他们对正畸治疗的耐受性出乎意料得好。说明大量时间教育孩子和家长,让他们了解良好的口腔健康、卫生和正畸矫治器维护的重要性。

这种方法非常有利,包括消除了获取部位和供体部位的发病机会;利用正畸牙齿移动时牙周膜的成骨再生能力;提供并维持牙槽骨的垂直和水平位置,直到恒牙萌出;促进牙齿(侧切牙和尖牙)自然萌生到修复后的牙槽骨中;让上颌侧切牙及 / 或尖牙跟随乳尖牙的正畸运动,从而增强自然萌发;获得闭合口鼻瘘;提供足够的附着牙龈,以支持牙齿萌发和牙周健康;最后,可提高自尊心,让幼儿可以上学,而不带唇裂相关错颌畸形的羞耻感,尤其是上颌前牙排列。

为了完善方案,上颌弓需要对齐,牙槽突裂不能太宽,

以利于进行局部皮瓣闭合,乳尖牙的牙根(将移到移植供区)需要有足够的长度(图 25.22A)。X 线测量了牙槽骨嵴的垂直高度和厚度,接近乳尖牙牙根的长度(11mm)及其直径厚度(5~6mm)(图 25.22B)。此外,少数病例已通过活组织检查发现尖牙,更能快速地发现牙弓内可存活的骨小梁(图 25.23)。

影像学证据表明,在移动 5~8mm 的距离后,乳尖牙通常不会受到牙根吸收加速而影响(图 25.24)。牙根吸收和脱落的过程通常与非唇腭裂患者无差异。然而,在某些情况下,过早脱落与裂侧尖牙过早萌发有关。

其他注意事项

该方法可能存在的缺点包括需要挑选上颌乳尖牙牙根完整的患者,接受该方案的患者较年轻,因此需要应用适当的管理技巧,让年轻患者接受、容忍和配合正畸治疗。需要进行早期的放射学检查和对转诊医护人员的教育。冻干同源骨的成本和获取途径以及处理血浆的设备可能会影响应用这方法的决定。然而,对于许多团队而言,获取血浆相对简单。一旦支付了加工设备的费用,成本就会最小化。同源冻干骨较易通过医疗供应商获取。

对于更宽的唇腭裂患儿,梨状孔可能需要更高的骨平面来支撑鼻翼底部。目前尚不确定以这种方式进行骨移植能否提供足够骨骼以达到目标。然而,若在一期唇部修复期间正确处理鼻底,可能排除这一因素。尽管该方法用于非唇裂患者为放置骨整合固定装置做准备,但目前尚不清楚是否有足够骨骼形成来支持牙槽裂区域的未来的移植物。可是这种早期方法的主要目的是允许患者自己的牙齿移动,并以这种方式消除对义齿替换的需要。

这种方法在牙槽突裂的修复中取得了成功。原发性腭裂尖牙的移植让正畸运动对移植物的成骨刺激,以及相邻牙齿的自然萌发,可能会增强移植物的整合。结果在垂直和水平面均获得了满意的骨程度,以及足够的附着牙龈水平和修复后牙槽突裂邻近牙齿的牙周健康状况。在以下完全性单侧唇腭裂的病例(图 25.25),功能和美学方面都获得良好效果。

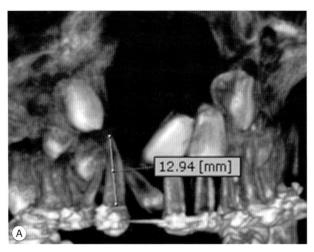
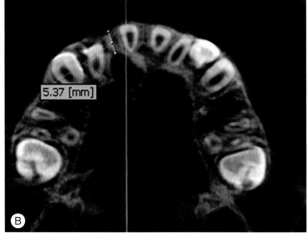

图 25.22 (A)骨移植术前裂侧上颌乳尖牙通过锥形束 CT 测量纵向牙根。这颗牙齿的平均长度是 11mm。(B)冠状切面显示植骨后骨桥的前后宽度为 5.37mm,乳尖牙可通过骨桥移动。尖牙的颊舌径平均为 5.5mm

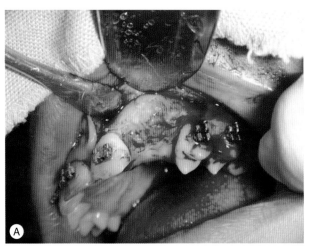
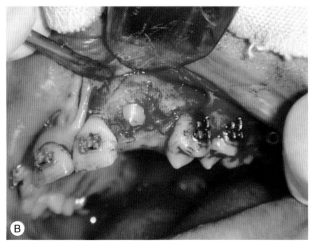

图 25.23 (A)将乳尖牙移去以刺激和使移植物再生,其中相邻恒牙萌出后 12 个月移植牙槽骨部位的视图。裂侧恒尖牙已延迟萌发。(B)必须将其暴露出,并用正畸力移至牙弓。对取出的骨进行组织学检查,发现致密并排列良好的骨小梁

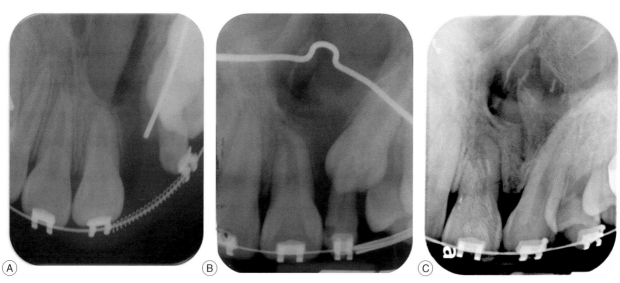

图 25.24　（A）一组显示骨移植前牙槽裂的放射学照片。在原发性唇腭裂侧的乳尖牙带有一个托槽，与唇裂相邻。（B）乳尖牙的正畸运动为了刺激骨移植物和骨再生。保留乳尖牙牙根和恒尖牙自发地近中移动。（C）恒尖牙完全移动到上颌裂侧侧切恒牙的缺失位置

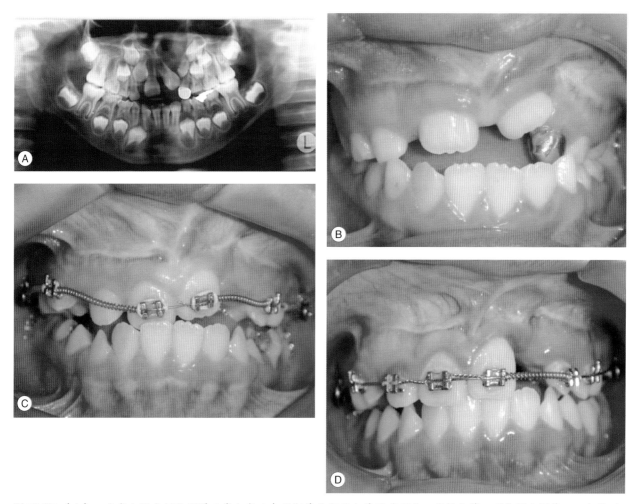

图 25.25　（A）一名完全性左侧唇腭裂 6 岁女患儿在早期替牙期的全景 X 线照片。她缺失第二颗上颌右侧第二双尖牙，但存在一个裂侧钉状上颌侧切恒牙。与对侧尖牙相比，裂侧乳尖牙有不锈钢牙冠，并有早期牙根吸收的迹象。这颗牙齿应安排拔除。（B~E）正面口腔内照片。（B）治疗前视图。（C）在扩大术和上颌牙弓对齐过程中。（D）在钉状侧切牙的牙弓对齐和萌出后以及骨移植前。

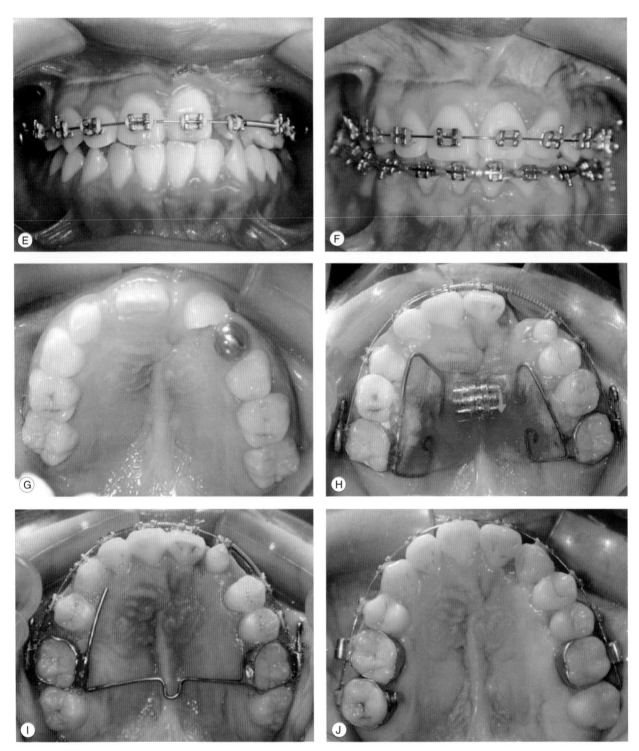

图 25.25（续）（E）钉状侧切牙通过骨移植的正畸移动。在完成近中移动后，患者被保留待恒牙期萌出并完成正畸治疗。（F）1年后重新开始治疗，拔除钉状侧切牙，将裂侧恒尖牙移至侧切牙区域。该范围中的所有后牙均向前移动以巩固牙弓。足够的牙龈组织和理想的咬合关系（G~J）不同阶段治疗的上颌牙弓咬合图。（G）在治疗前的早期替牙期。（H）植骨手术前上颌扩张器和正畸托槽对齐牙弓和牙列。在拔除不锈钢牙冠的尖牙后，上颌裂侧钉状侧切牙萌出。（I）在牙槽骨移植术后，将裂侧侧切牙移行至移植物上旁边的裂侧上颌中切牙。牙槽嵴的厚度和经腭杆用于扩张后固位。（J）拔除钉状上颌裂侧侧切牙并将裂侧上颌尖牙固定到位后，才完成正畸治疗的各个阶段。上颌牙弓排列整齐，间隙稳固

恒牙期

在恒牙发育快要完成或已完成的阶段,正畸医生必须对唇腭裂患者执行明确的正畸治疗。治疗目标与非腭裂患者相似,但在计划治疗时必须考虑以下因素,包括有牙弓长度要求,对存在牙列严重拥挤应拔除;牙列的完整性和支撑结构,特别是裂隙附近的牙齿;牙齿位置不正常,特别是挤压;牙错位;先天性缺牙或严重牙齿异常,需进行拔除并安置假体,或正畸修补,尤其是在裂隙区域;上颌和下颌的牙中线及其与面中线的关系;上颌和下颌的前后、横向和纵向关系

及其与面部的关系[1-3,13]。

引入新的高弹性钢丝和自锁式矫形器可对软组织和牙骨塑形施加适当的矫正力,特别是靠近裂隙旁严重错位的牙齿(图 25.12、图 25.26)。对尖牙和磨牙关系 I 级、覆盖和覆咬合关系理想的患者,应尽量完成矫正(图 25.1、图 25.27A)。若患侧的侧切牙缺失,医生则需判断是否安置义齿,还是用正畸或手术-正畸联合方法关闭裂隙。假体通常适用于尖牙和磨牙关系 I 级、覆盖和覆咬合关系理想的患者。若裂隙附近牙齿的解剖学结构良好,可使用黏合假体或骨整合植体[1-3,13,47,48]。

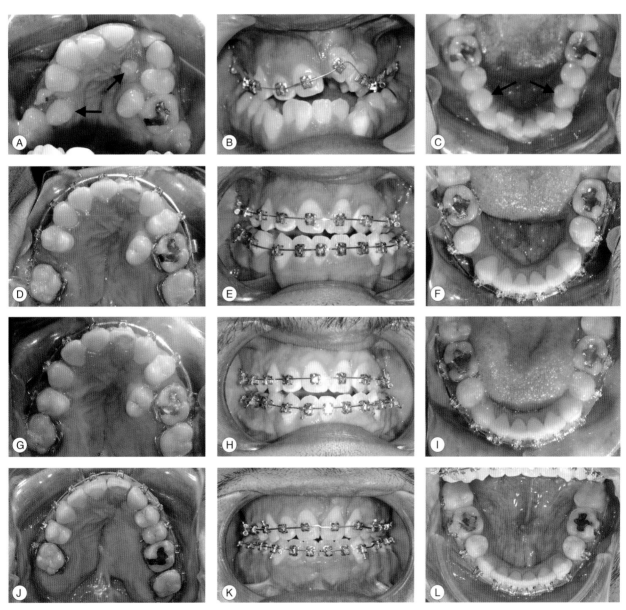

图 25.26　修复后单侧唇腭裂患者的咬合和正面口腔内照片。治疗前可见上颌弓严重塌陷,两牙弓牙列拥挤。左边存在钉状的上颌切牙。由于牙列拥挤,需拔除 4、7、21 和 28 号牙。治疗开始时使用高弹性的钢丝和自锁式支架(A、B、C)。矫正后不久,左侧上颌中切牙的牙龈状况较健康。在进一步对齐和关闭裂隙后,牙龈状况保持健康(D、E、F)。打开一个裂隙,将 13 号牙并入牙弓(A、D、G、J)。在牙齿对齐后,用正颌手术矫正咬合,牙龈状况保持健康(J、K、L)

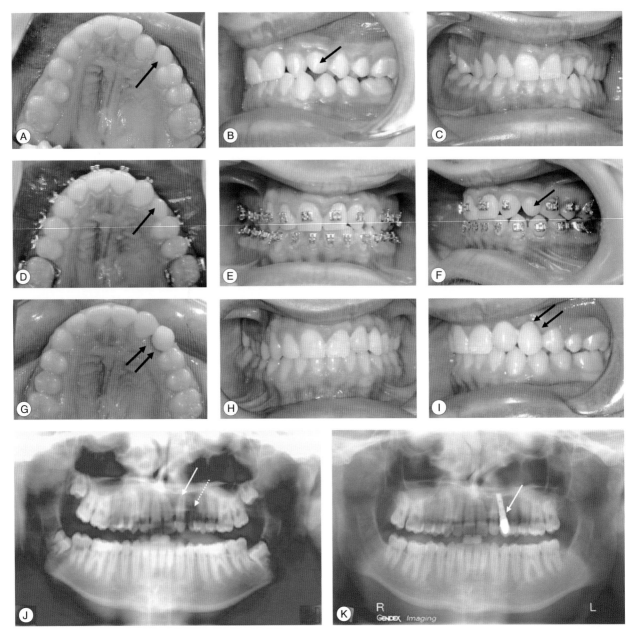

图 25.27 （A~I）左侧唇腭裂患者的口腔内照片，该患者患侧上颌侧切牙缺失，已用上颌尖牙代替缺失的切牙，并保留了乳尖牙（单箭头）。由于存在理想的后牙咬合关系，决定不以正畸方法关闭裂隙，但用骨整合移植体替换乳尖牙（双箭头）。治疗后实现了较为满意的咬合关系和美观效果（J、K）。在治疗前的全景片（J）中，左侧上颌恒尖牙位于缺失的侧切牙的位置上（箭头），而保留了乳尖牙（虚线箭头）。治疗后（K），用骨整合移植体替换乳尖牙（箭头）

　　若侧切牙缺失，且上颌尖牙向前移动并向移植的牙槽嵴内萌出（图 25.29），则须考虑用尖牙替换侧切牙，并向前移动所有后牙。在无需拔除的病例中，患侧经治疗可达到Ⅱ级关系，但若拔除下面的二尖牙，则患侧咬合关系最终可达到Ⅰ级（见图 25.1）。在牙槽骨移植效果不理想的情况下，医生可能需要将尖牙前移至移植部位以改善骨形态，而非使用骨整合植体或通过额外骨移植的假体替换切牙。若尖牙已前移至侧切牙处，且磨牙存在理想关系为Ⅰ级，则尖牙需要用骨整合植体替换（见图 25.27）。此外其他需要考虑包括如何处理缺失的患侧上颌切牙，其形状、大小、颜

色，以及裂隙区域的牙龈轮廓[3]。若计划得当，则假体替换和正畸治疗均能得到较好的效果（见图 25.1、图 25.15、图 25.27A）。

　　若牙槽裂太宽，无法进行传统的植骨术，医生可以选择通过手术将整个裂侧上颌后段前移，并将尖牙置于缺失侧切牙的位置。这不仅保证了牙槽骨缺损的闭合，而且确保缺失裂侧上颌侧切牙造成牙齿间隙的闭合[3, 13, 49]。在骨移植后，发现裂侧上颌尖牙有不寻常的萌出途径并受到阻生较常见。这些牙齿需要通过手术将其暴露出来，以便正畸医生将其并入牙弓（见图 25.28）。

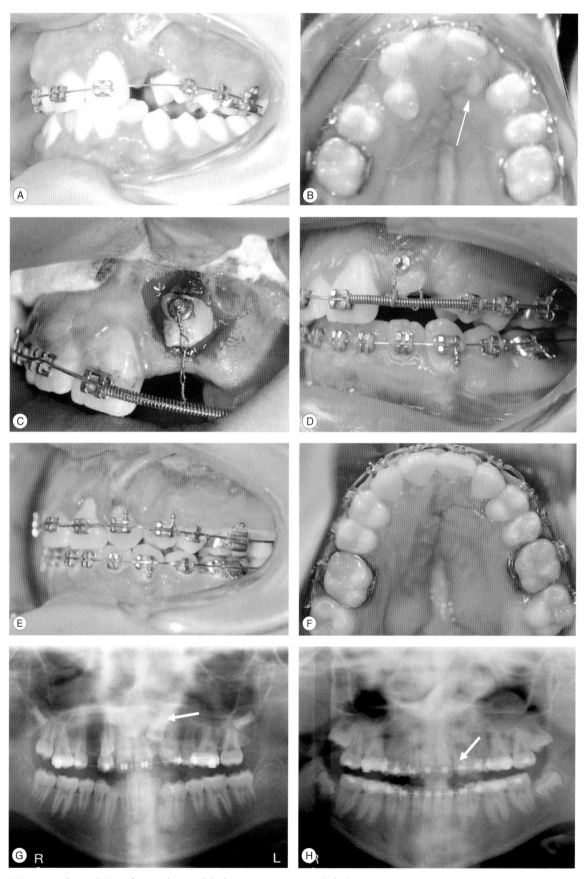

图 25.28　（ A~F ）左侧单侧唇裂和腭裂患者的口腔内视图，该患者先天性缺乏右侧上颌侧切牙和钉形左侧侧切牙（ 如箭头所示 ）。拔出钉状侧切牙后，右侧的上颌尖牙受到挤压，需要进行手术以并入牙弓。治疗后牙龈关系和咬合关系较满意。（ G，H ）治疗前（ G ）和治疗后（ H ）的全景片。左侧上颌尖牙（ 箭头 ）的位置较高，已并入牙弓

　　某些情况下，有必要移动牙齿以闭合拔除遗留下的空隙，或将重新移位的牙齿并入牙弓，以得到较好的咬合关系。牙弓内移动在过去很难实现，因为正畸医生需要借助旁边的牙齿和患者的配合，利用弹性或口腔外装置进行固定。随着BAS的引入，BAS在正畸治疗中又称作临时固定装置，它可以增强牙齿的移动[50]。BAS可对单颗牙或一组牙列进行前后位和垂直调控。BAS的使用十分简单。在正畸治疗结束后，BAS可轻松移除并不伴副作用（见图25.29）。

　　如上文所述，基于发展的观点的正畸治疗能使医生充分利用发育期的生长变化，并让患者及其家属意识到不同阶段治疗的重要性。让患者在治疗之间获得足够的休息。这样保证了患者及其家属的接受度、依从性和配合。

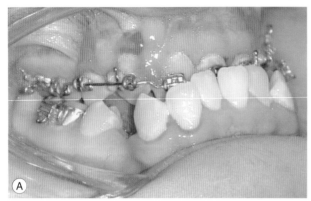
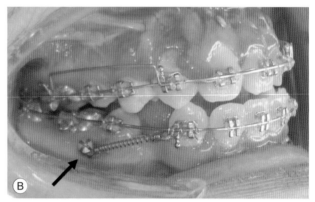
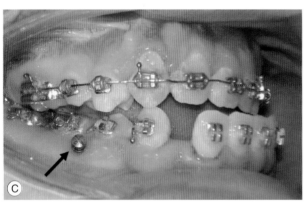
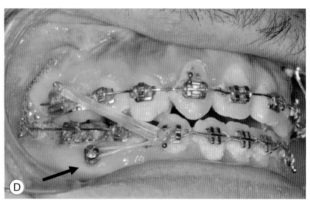

图25.29　（A~D）一右侧唇腭裂患者的口腔内照片，伴有前牙反𬌗和严重的上颌和下颌牙列拥挤。上颌侧切牙和下颌第一双尖牙被拔除，上颌弓得到巩固后，放置固定螺丝以协助牵拉尖牙和切牙。裂隙已经闭合，前牙反𬌗也得到矫正

唇腭裂患者的正颌手术与牵引成骨术

　　在唇腭裂患者中，上颌骨和下颌骨之间的骨骼和牙齿差异并不少见。这些差异可能存在矢状面、横切面和垂直面上。若差异为中至重度，更适合采用手术和正畸联合治疗。治疗后可实现功能和美学的显著改善（见图25.1）。

　　一般认为，口面腭裂患者的下颌骨大小正常或稍小[51]。因此，在大多数上颌骨发育不全的患者中，外科医生可能选择进行矢状位矫正，手术局限在上颌骨。若存在打开咬合和明显的下颌骨缺损或不对称，则必须采用双颌正颌手术。这类手术/正畸治疗的优点在于重建团队可以通过一次手术为患者提供较理想的咬合关系，带来显著的功能和美学改善。

　　为确保手术顺利，正畸医生和外科医生需要密切配合。正畸医生有义务协助外科医生，这样手术可以实现较好的咬合关系，从而使正颌手术的效果更稳定。

　　腭裂与非腭裂牙颌面畸形的正颌方案相似，包括详细的临床检查、相关正畸术前和术后的病历收集。所有接受过上颌前移术的患者均存在腭咽关闭不全的风险，因此言语专家需在术前进行患者评估，对潜在风险和必要的术后纠正方案作出评估。获得所有病历资料后，正畸医生才能应用头影测量分析和预测跟踪，以制定手术操作。这一过程可通过手动分析X射线图像，或使用计算机成像-虚拟手术计划和头影测量分析完成。随着虚拟的数字化三维技术的引入，基于CT扫描和CBCT，新方法以协助外科医生和正畸医生进行颅脑颌面外科手术规划[52-56]。扫描所得到的数据经专业软件处理后，可建立颅颌面骨骼的三维模型。手术过程可经数字化模拟演绎。基于数字数据以及立体摄影术，构建颅骨或外科夹板的实体模型，这样即可避免传统术前规划那样使用面弓和𬌗架进行规划和建模。虽然传统方法可达到较好的效果，但对于较复杂的手术可能出现较差准确度，且需要医生经验丰富，技术熟练。该能力无法代替，因此外科医生和正畸医生需要花费大量实践时间进行手术规划以及准备外科夹板。

研究和技术的发展使得虚拟手术计划具有准确性,尤其是通过 CT 和 CBCT 扫描合并精确数字化下,利用石膏成牙齿模型获得颌面部模型[57-59]。随着临床医生对虚拟手术方法的熟悉和广泛使用,唇腭裂患者所需的手术夹板、手术的规划和构建以及复杂颌面手术应获得改善,并应常规获得可预测和成功的结果(图 25.30 和图 25.31;表 25.1)。此外,临床医生应负责计划的重要方面和夹板制作过程[60,61]。这种方法为临床医生提供了可预测的结果,但他们察觉到软组织反应(唇部、鼻部和腭咽结构)相对于骨骼运动的能力较有限,在腭裂患者中尤为如此。上颌/下颌骨手术后对面部软组织的三维技术还需要进一步的研究。需要强调的是,最终治疗和手术决定的是临床医生而非计算机。虚拟手术计划中三维技术的进步为临床医生在三个空间平面上进行诊断评估,提供以往无法完成的术后评估。这些包括上颌和下颌骨手术后气道体积的变化[62-64]和牙槽骨移植后体积骨的变化[65,66]。

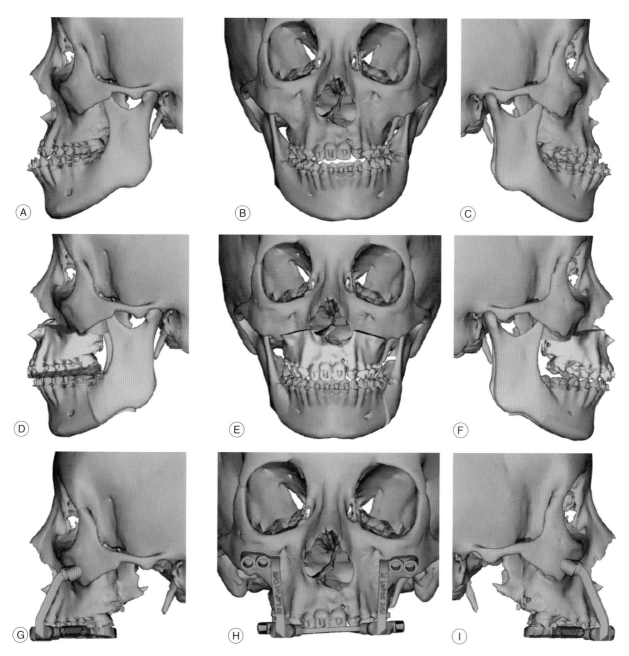

图 25.30　某完全性左侧唇腭裂患者修复后,伴随上颌腭发育不全和左下颌不对称的面部三维照片(A~C)。计划对患者进行 Le Fort I 两瓣上颌前移(绿色),即同时双侧矢状面劈开截骨(蓝色)(D~F)以矫正不对称。(G~L)正颌定位系统。咬合的虚拟设计基于可移动的钻孔导向,用于在截骨线上方放置参考孔。(G~I)导向器将用硬树脂通过立体平版印刷制造。圆形的开口将被用来放置金属钻孔引导的准确位置的地标

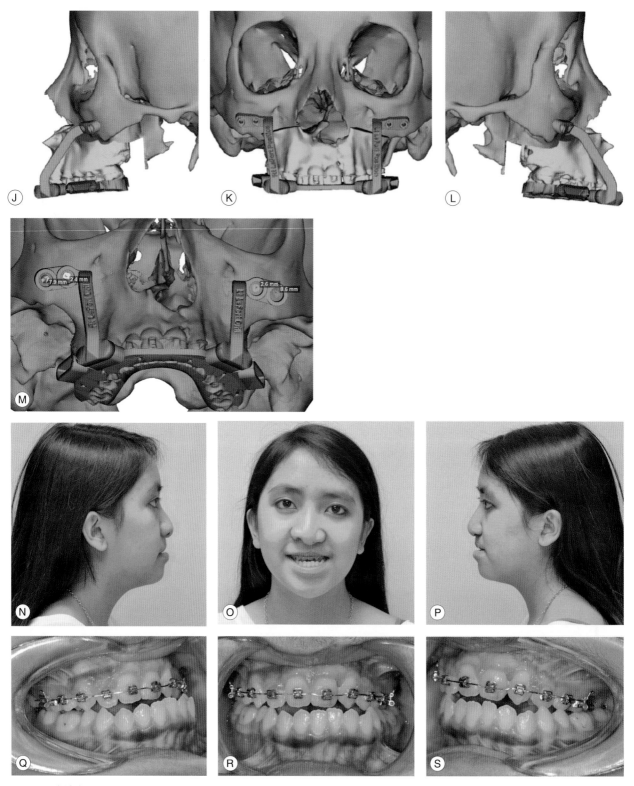

图 25.30（续）　使用后上颌前移虚拟计划,最终定位导向的设计和制造(J~L),如上所述。这些导向器比钻井导向器要长,因为它们是在上颌骨处于所需新位置的情况下制作的。最后导向上较小的穿孔用于定位参考标志,以确保前进上颌骨的准确位置,同时也用作骨螺钉的临时固定。一旦固定,使用钢板和螺钉进行内侧牢固的固定,拆除引导,支撑上颌固定。(M)上颌扶壁上的标志位置,其中骨厚足以支持螺钉固定。注意预期参考穿孔或标志上的骨厚度值。一名 16 岁女患者在首次正畸和牙槽骨移植手术后修复左侧完全性唇腭裂的面部(N~P)和口腔内(Q-U)照片

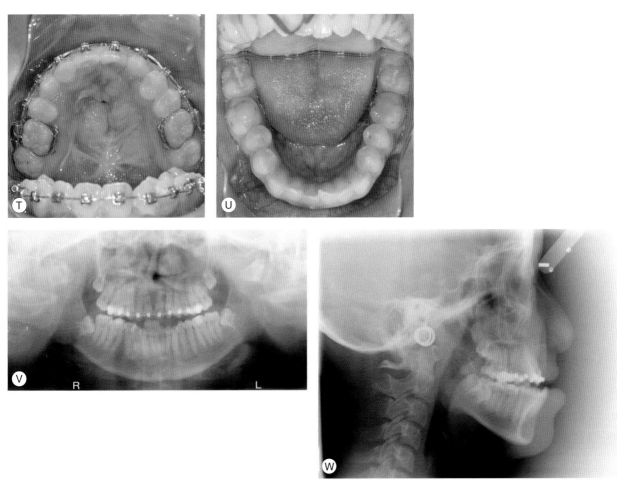

图 25.30（续） 其中上唇后仰,下唇突出,下颌骨不对称偏左。在口腔内,她有前牙和左侧反𬌗,前开咬合,第 5 和 10 颗牙缺失,下颌牙中线在上牙的左侧,轻度下牙拥挤。全景 X 线片（V）可确认缺失第 5 和 10 颗牙以及第 17 和第 32 颗阻生牙齿。头影测量片（W）显示上颌骨发育不全和轻度下颌前突

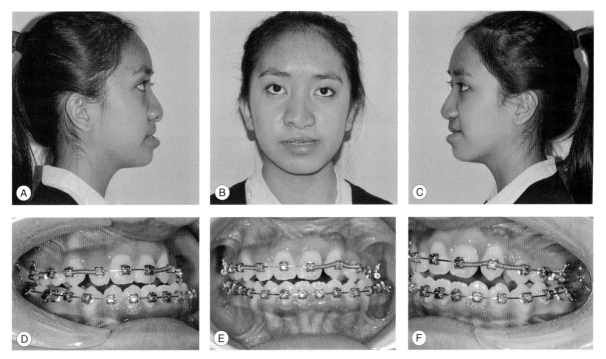

图 25.31 （A~C）手术前的面部照片。（D~H）两排牙弓正畸对齐后和手术前的口腔内视图

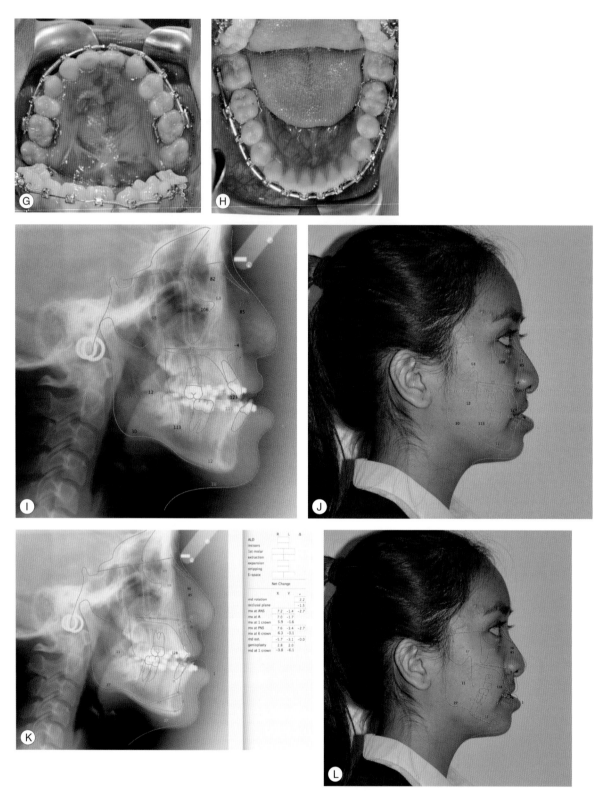

图 25.31（续） 第 11 颗牙齿替代缺失的左侧门牙。牙齿失代偿和前牙反𬌗的恶化。牙弓是对齐和协调的；下颌中线在上中线的左侧。（I）叠加在术前头影测量 X 线照片上的头影测量追踪。（J）预测追踪显示计划的上颌前移、下颌后缩和颏成形术。计算机生成的数字显示在右侧。（K）与虚拟手术计划获得的结果相似。（L）侧面面部照片的计算机变形显示预测面部轮廓变化的改善

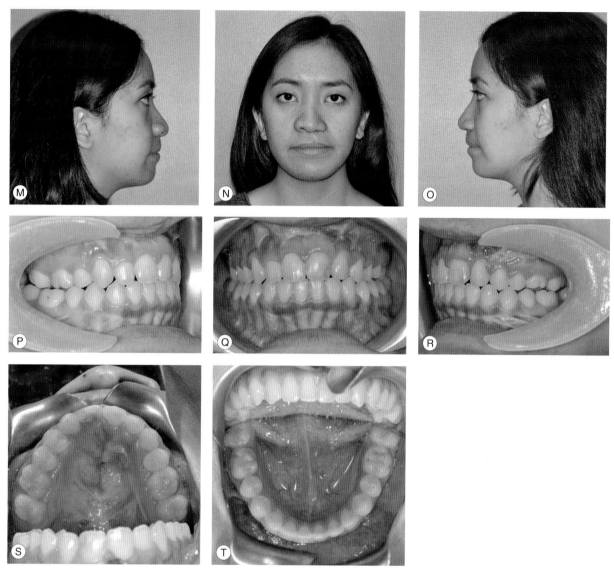

图 25.31（续） 术后面部（M~O）和口内（P~T）照片。上唇后缩和下颌骨骼不对称的改善。口内照片显示了良好的咬合关系，矫正了前牙和左侧反𬌗。临床结果与虚拟和头影测量方案相似

表 25.1　从三维测量软件获得的数值代表了上颌、下颌和牙齿结构的三维定位距离

定位点	结构	前移 / 后移	左移 / 右移	上移 / 下移
ANS	鼻前脊	8.00mm 前移	1.28mm 左移	0.98mm 上移
A	A 点	7.53mm 前移	1.09mm 左移	1.30mm 上移
ISU1	上切牙中线	6.00mm 前移	0.50mm 左移	1.00mm 上移
U3L	左上尖牙	6.12mm 前移	0.54mm 左移	1.55mm 上移
U6L	左上前磨牙（近心颊尖）	6.19mm 前移	0.56mm 左移	1.92mm 上移
U3R	右上尖牙	6.12mm 前移	0.52mm 左移	2.85mm 上移
U6R	右上前磨牙（近心颊尖）	6.21mm 前移	0.55mm 左移	3.41mm 上移
ISL1	下切牙中线	2.94mm 后移	4.53mm 右移	3.72mm 上移
I6L	左下前磨牙（近心颊尖）	1.03mm 后移	2.15mm 右移	0.80mm 上移
L6R	右下前磨牙（近心颊尖）	5.11mm 后移	2.30mm 右移	3.72mm 上移
B	B 点	1.73mm 后移	5.15mm 右移	3.30mm 上移
Pog	颏点	1.15mm 后移	5.66mm 右移	3.24mm 上移

注：上颌切牙向前移动 6mm，颏点向右移动 5.66mm。

近年的"先手术，后正畸"治疗方案出现了回潮[67，68]。但对于唇腭裂患者而言，正好相反——先正畸然后手术辅助最为合理。在手术前，正畸医生需将所有牙齿复位到基骨内，使上颌切牙与腭平面保持相对较好的位置，下颌切牙与颌平面保持良好的轴交角。需要上下牙弓对齐，以便在外科手术时实现理想咬合。若预计进行齿间截骨，则正畸医生需创造齿间空隙。正畸矫治器用于颌间固定以及术后随即使用术后弹力治疗（图 25.32），并改进咬合。正畸医生和外科医生应在规划和早期正畸治疗阶段保持密切配合，以达到良好的咬合、功能和美学效果（见图 25.1、图 25.32）。

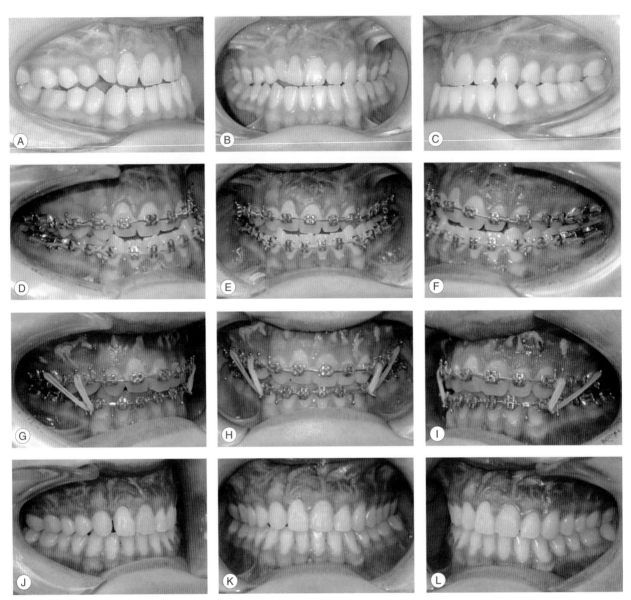

图 25.32　伴上颌右切牙缺失和前牙反𬌗的右侧唇腭裂患者的口腔内视图（A~C）。在牙槽骨移植和正畸对齐（D~F）后，患者接受了上颌前移以及靠中线矫正（G~I）。在正畸矫治器中使用弹性材料进行固定和术后咬合固定。治疗后获得满意的咬合关系。缺失的右上颌侧切牙以尖牙替代，具有右Ⅱ类磨牙关系和左Ⅰ类磨牙和尖牙关系（J~L）

若患者上颌骨缺损严重，且咽部大量瘢痕组织或存在咽皮瓣，由于稳定性较差和复发率较高，则不适合进行传统的正颌手术[69，70]。对于颌严重发育不良的年幼患者，传统矫正手术必须等到青春期，因为这些手术依靠刚性固定，需要有发育完整的牙骨。另外，放置刚性固定板时可能损伤未萌出的牙蕾。对于这种严重上颌骨缺损的年轻患者，使用了颅外支架式上颌骨牵引器（rigid external distraction，RED）；对于轻至中度缺损，则使用内部牵引装置。以往已有描述 RED 装置应用于上颌骨牵引术[71-75]，分为 5 步：①制作口腔内夹板，通过牙将牵引力传递到上颌；②完全的高位 LeFort Ⅰ型截骨术伴中隔和翼上颌分离；③采用装有颅外可调式牵引螺丝系统的颅骨牵引装置；④牵引；⑤固定和可去除保持装置。如前所述该方法已被应用于幼儿以及青少年和成人，并取得了良好的功能和美学效果（图 25.33、图 25.34）。该手术的稳定性显著优于传统正颌外科手术方法[73，75-78]。应用在唇腭裂患者中，软组织的变化也优于传统正颌外科技术[79-80]。

这些患者的腭咽闭合机制受到的影响最小,尤其是存在有咽瓣的患者,他们的发音和共振得到了改善。咽部皮瓣缺乏的患者可能需要明显前移可导致牵引后腭咽闭合不全,需要使用咽部皮瓣或其他类型的咽成形术进行治疗[81,82]。到目前为止,尚未发现对牙齿发育的负面影响;然而,若患儿年龄小于 6 岁以下,偶尔注意到,第二恒磨牙的牙蕾由于后牙弓的长度增加或手术创伤导致旋转。

内部固定装置适用于轻度上颌发育不全的患者。作者使用的装置为混合装置(骨骼和牙固定),该装置的主要优点是无需进行二次手术移除。该装置已成功使用,具有优异的功能和美学效果[83](图 25.35~图 25.37)。

目前上颌骨牵引成骨术为上颌裂隙发育不全畸形提供解决方案。此外,该技术已扩展到其他综合征患者,如 Apert 和 Crouzon 综合征,以及创伤性畸形。

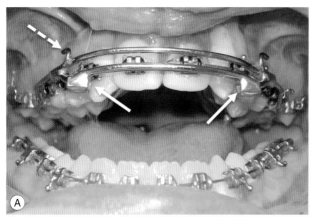
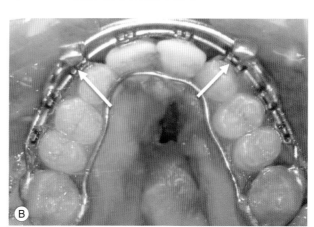
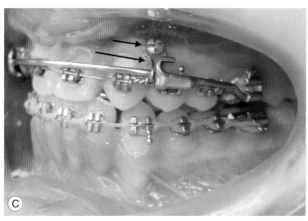
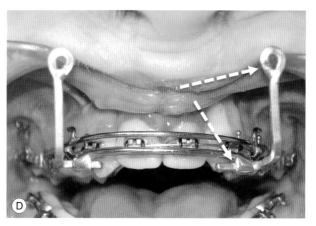

图 25.33　带有可拆卸的钩子的口腔内夹板,用于上颌和中面部牵引成骨和颅外支架式上颌骨牵引成骨术。图中显示方形管(实线箭头)和维持面罩钩(虚线箭头)(A)。咬合视图显示腭杆和唇杆与第一磨牙带环和方形管焊接在一起(箭头)(B)。手术时放置固定螺丝,放下悬挂钢丝以增强夹板的前端稳定性(箭头)(C)。口腔外钩子,有牵引孔穿过夹板的方形管(虚线箭头)(D)

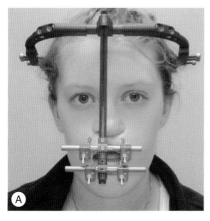
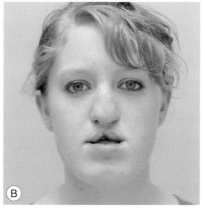
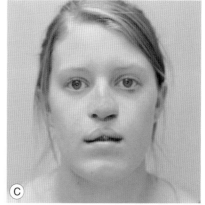

图 25.34　(A~F)某双侧唇腭裂合并严重上颌缺损的患者的面部照片,其已接受完全 LeFort Ⅰ型截骨术、上颌前移以及颅外支架式上颌骨牵引成骨术(A,D)。牵引术前(B,E)和术后(C,F)正面和侧面视图

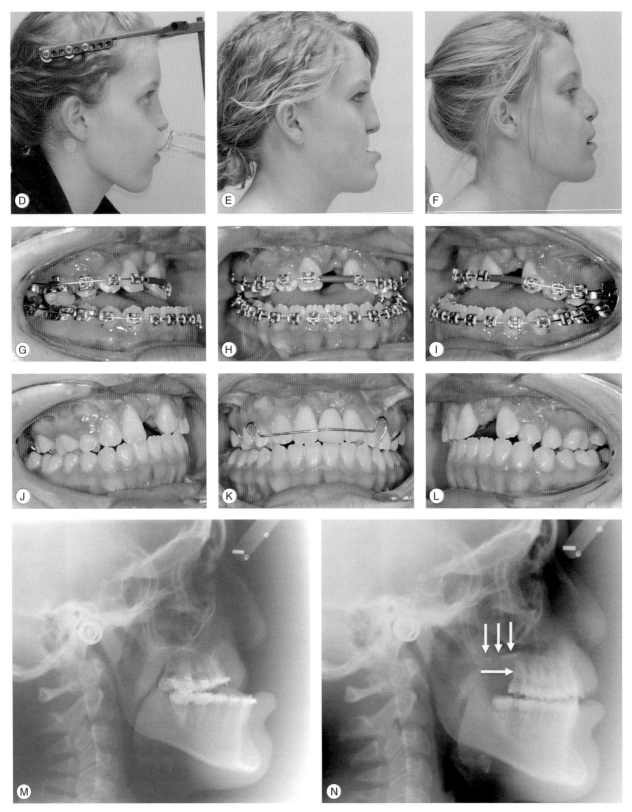

图 25.34（续） 治疗后面部平衡得到了明显改善。牵引术前（G~I）和术后的口腔内照片（J~L）。治疗前为Ⅲ级关系，治疗后恢复了正常的咬合功能和外观。治疗前（M），上颌骨垂直和水平方向发育不良。治疗后（N），水平箭头表示前移的距离，垂直箭头表示新形成的牙骨。注意未使用矫正固定装置、术前开合趋势的矫正以及前牙关系

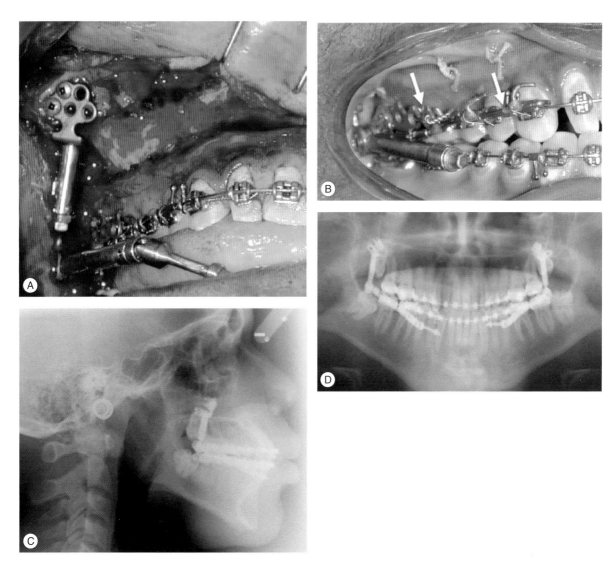

图 25.35　Le Fort Ⅰ型上颌前移混合型（骨 - 牙）上颌牵引器放置的术中视图（A）。切口闭合后激活臂的口内视图（B）。注意牵引装置的水平启动臂通过口内金属夹板（箭头）连线。头颅测量（C）和全景 X 线片（D）显示支撑板、可调节和可移动的纵向杆和水平牵引臂

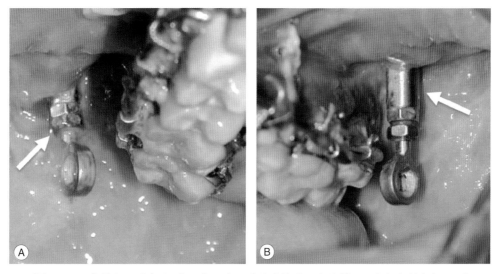

图 25.36　牵引和巩固期后，在工作环境下移除该装置。水平臂从纵向杆上拆卸（A，B）

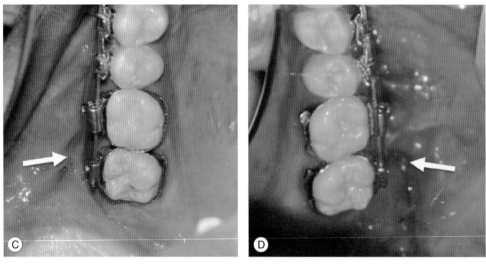

图 25.36(续) 纵向杆从支撑板上拧下并拆下。留下前庭的小伤口自发愈合(C,D)

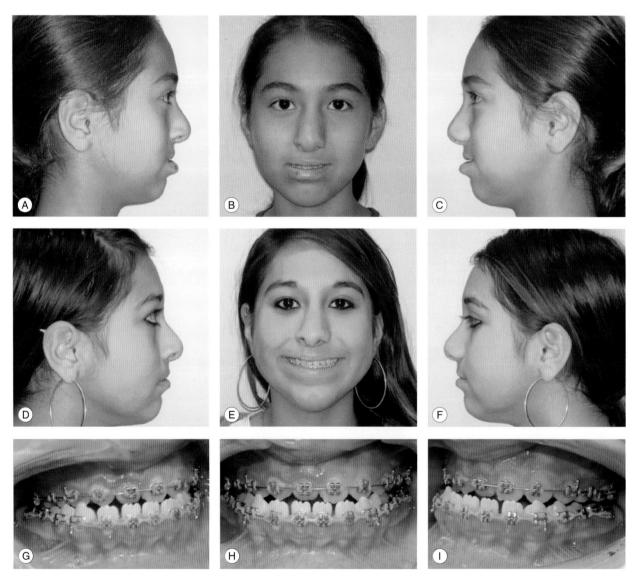

图 25.37 伴随中度上颌骨发育不良的右侧唇腭裂患者,使用内部可调节、可移除的牵引装置进行 Le Fort I 型上颌骨前移术,术前照片(A~C),术后面部改善的照片(D~E)。治疗后面突度及唇鼻关系改善。治疗前口腔内照片(G~I)和治疗后照片(J~L)。治疗前患者伴有前牙反𬌗和Ⅲ级咬合关系。用上颌尖牙取代缺失的侧切牙。术后患者完成了正覆盖关系和正咬合,磨牙关系Ⅱ级

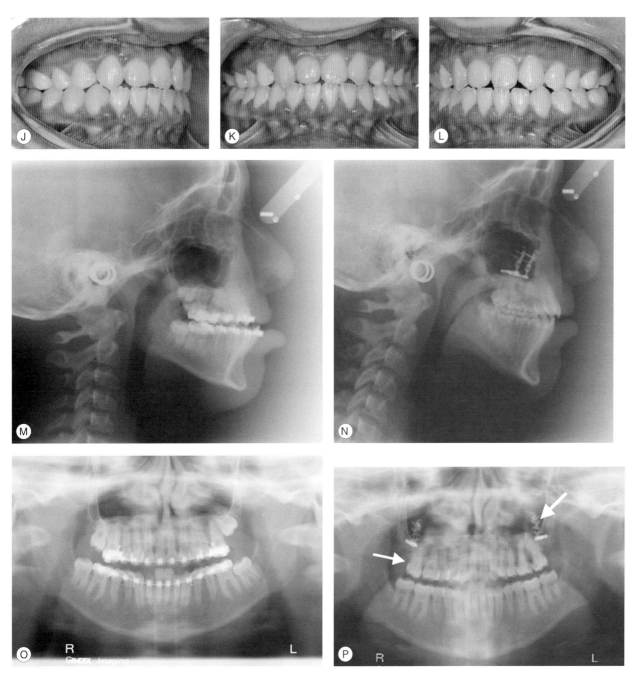

图 25.37（续）　治疗前的头影测量片（M）和全景片（O），治疗后的头影测量片（N）和全景片（P）。治疗前患者有中度上颌骨发育不良、面部凹陷以及萌发中的第二上颌磨牙。经治疗后，上颌骨前移，改善了骨骼和软组织结构以及前牙关系。在牵引器移除后（垂直箭头），上颌第二磨牙仍在萌发（水平箭头），并保留了支撑板（垂直箭头）

发育与正畸治疗

重建治疗团队必须意识到面部发育异常会带来额外的挑战。据了解，与非唇腭裂患者相比，唇腭裂患者确实具有不同的面部生长模式。但唇腭裂患者的发育潜力不容忽视。若患者发育不受重建方案带来造成不良的影响，则可能会获得较好的结果。若患者生长障碍的影响较小，则可以简化正畸方案。许多患者希望简化和缩短正畸治疗，这通常是其耗时最长的干预性治疗，同时也希望借此减少护理负担（如患者、家属、监护人、公共卫生系统、社会的负担）。

唇腭裂治疗小组应以批判性评估治疗方案、采纳已经证明的治疗策略来管理患者，争取取得最佳的治疗效果。学界普遍认为，手术会给幼儿的上颌部带来明显瘢痕，导致发育受阻。应仔细注意在方案上尽量减少上颌骨前部瘢痕的形成（如推迟牙槽骨移植，避免伤害上颌骨以减小腭骨的瘢痕）[84,85]。这将减少延长和复杂的牙齿矫正操作的需要。最后需要强调的是，对口面腭裂患者的保健并不会在青春期结束；它将贯穿个人的一生。随着患者年龄的增长，他们将会经历非唇腭裂人群中预期的面部软硬组织变化。此外，他们可能较易因早期手术遗留术后瘢痕的不利变化而影响。

由于牙齿异常（短根、异常冠）、牙槽骨移植后的骨水平低于正常水平、前期的正畸治疗、牙齿修复以及与牙齿卫生不足有关的问题（通常在青少年早期），靠近裂隙的上颌牙列较易出现牙周问题。该团队应尽一切努力进行长期随访，以提供建议和留下记录，在必要时提供额外治疗。

结论

本章描述了正畸医生对唇腭裂患者综合外科正畸治疗方面的重大贡献。正畸医生的角色是在各个方面为外科医生提供支持，包括颅面发育、牙齿发育、咬合和治疗规划，以实现理想的结果。随着鼻 - 牙槽骨塑形以及上颌骨牵引成骨术的引入，拓展了传统的唇腭裂治疗方法。此外，结合牙齿正畸的最新发展，如高弹性正畸牙弓丝、自锁式正畸装置、BAS、三维成像技术规划手术和制造的便利性可有助于治疗干预。期望这些创新将为临床医生提供新的策略，以解决唇腭裂患者的治疗难题，并为患者提供良好的治疗结果。患者的治疗计划应根据患者的解剖、功能和发育所需而制定。外科医生和正畸医生的密切合作正是成功的结果。医生可利用这些技术创新实现唇腭裂患者的全面管理，提高治疗效果。治疗方案的制定应围绕患者的解剖学、功能和发育需求。外科医生和正畸医生的密切合作是成功的关键。

参考文献

1. Aduss H, Figueroa AA. Stages of orthodontic treatment in complete unilateral cleft lip and palate. In: Bardach J, Morris HL, eds. *Multidisciplinary Management of Cleft Lip and Palate*. Philadelphia: WB Saunders; 1990:607–615.

2. Figueroa A, Aduss H. Orthodontic management for patients with cleft lip and palate. In: Cohen M, ed. *Mastery of Plastic and Reconstructive Surgery*. Boston: Little, Brown; 1994:648–668.

3. Figueroa AA, Polley JW, Cohen M. Orthodontic management of the cleft lip and palate patient. *Clin Plast Surg*. 1993;20:733–753.

4. Mercado A, Vig KWL. Orthodontic principles in the management of orofacial clefts. In: Losee J, Kirschner RE, eds. *Comprehensive Cleft Care*. New York: McGraw Hill; 2009:721–747.

5. Barillas I, Dec W, Warren SM, et al. Nasoalveolar molding improves long-term nasal symmetry in complete unilateral cleft lip-cleft palate patients. *Plast Reconstr Surg*. 2009;123:1002–1006.

6. Cutting C, Grayson B, Brecht L, et al. Presurgical columellar elongation and primary retrograde nasal reconstruction in one-stage bilateral cleft lip and nose repair. *Plast Reconstr Surg*. 1998;101: 630–639.

7. Grayson BH, Cutting C, Wood R. Preoperative columella lengthening in bilateral cleft lip and palate. *Plast Reconstr Surg*. 1993;92:1422–1423.

8. Grayson BH, Santiago PE, Brecht LE, et al. Presurgical nasoalveolar molding in infants with cleft lip and palate. *Cleft Palate Craniofac J*. 1999;36:486–498. *This article introduces the now-widespread concept of presurgical nasoalveolar molding. The authors conclude that nasoalveolar molding eliminates the need for surgical columella reconstruction.*

9. Maull DJ, Grayson BH, Cutting CB, et al. Long-term effects of nasoalveolar molding on three-dimensional nasal shape in unilateral clefts. *Cleft Palate Craniofac J*. 1999;36:391–397.

10. Grayson B, Santiago PE. Presurgical orthopedics for cleft lip and palate. In: Aston S, Beasley RW, Thorne CHM, eds. *Grabb and Smith's Plastic Surgery*. Philadelphia: Lippincott-Raven; 1997:237–244.

11. Bennun RD, Perandones C, Sepliarsky VA, et al. Nonsurgical correction of nasal deformity in unilateral complete cleft lip: a 6-year follow-up. *Plast Reconstr Surg*. 1999;104:616–630.

12. Dogliotti P, Bennun R, Losoviz E, Ganiewich E. Tratamiento no quirúrgico de la deformidad nasal en el paciente fisurado. *Rev Ateneo Arg Odontol*. 1991;27:31–35.

13. Figueroa A, Polley JW. Orthodontics in cleft lip and palate management. In: Mathes S, ed. *Plastic Surgery*. Philadelphia: Saunders; 2006:271–310.

14. Matsuo K, Hirose T, Otagiri T, et al. Repair of cleft lip with nonsurgical correction of nasal deformity in the early neonatal period. *Plast Reconstr Surg*. 1989;83:25–31.

15. Yeow VK, Chen PK, Chen YR, et al. The use of nasal splints in the primary management of unilateral cleft nasal deformity. *Plast Reconstr Surg*. 1999;103:1347–1354.

16. Figueroa AA, Reisberg DJ, Polley JW, et al. Intraoral-appliance modification to retract the premaxilla in patients with bilateral cleft lip. *Cleft Palate Craniofac J*. 1996;33:497–500.

17. Reisberg DJ, Figueroa AA, Gold HO. An intraoral appliance for management of the protrusive premaxilla in bilateral cleft lip. *Cleft Palate J*. 1988;25:53–57.

18. Subtelny JD. Oral respiration: facial maldevelopment and corrective dentofacial orthopedics. *Angle Orthod*. 1980;50:147–164.

19. Friede H, Lennartsson B. Forward traction of the maxilla in cleft lip and palate patients. *Eur J Orthod*. 1981;3:21–39.

20. Tindlund RS, Rygh P. Maxillary protraction: different effects on facial morphology in unilateral and bilateral cleft lip and palate patients. *Cleft Palate Craniofac J*. 1993;30:208–221.

21. Liou EJ, Tsai WC. A new protocol for maxillary protraction in cleft patients: repetitive weekly protocol of alternate rapid maxillary expansions and constrictions. *Cleft Palate Craniofac J*. 2005;42: 121–127.

22. Wang Y, Chang PMS, Liou EJ-W. Opening of circumaxillary sutures by alternate rapid maxillary expansions and constrictions. *Angle Orthod*. 2009;79:230–234.

23. Friede H. The vomero-premaxillary suture – a neglected growth site in mid-facial development of unilateral cleft lip and palate patients. *Cleft Palate J*. 1978;15:398–404.

24. Ross R. Treatment variables affecting facial growth in complete unilateral cleft lip and palate. Part 3: Alveolus repair and bone grafting. *Cleft Palate J*. 1987;24:33–44.

25. Semb G. Effect of alveolar bone grafting on maxillary growth in unilateral cleft lip and palate patients. *Cleft Palate J*. 1988;25:288–295.

26. Solis A, Figueroa AA, Cohen M, et al. Maxillary dental development in complete unilateral alveolar clefts. *Cleft Palate Craniofac J*. 1998;35:320–328.

27. Ranta R. A review of tooth formation in children with cleft lip/palate. *Am J Orthod Dentofacial Orthop*. 1986;90:11–18.

28. Long RE Jr, Spangler BE, Yow M. Cleft width and secondary alveolar bone graft success. *Cleft Palate Craniofac J*. 1995;32: 420–427.

29. Abyholm FE, Bergland O, Semb G. Secondary bone grafting of alveolar clefts. A surgical/orthodontic treatment enabling a nonprosthodontic rehabilitation in cleft lip and palate patients. *Scand J Plast Reconstr Surg*. 1981;15:127–140.

30. Whitman DH, Berry RL, Green DM. Platelet gel: An autologous alternative to fibrin glue with applications in oral and maxillofacial surgery. *J Oral Maxillofac Surg*. 1997;55:1294–1299.

31. Marx RE, Carlson ER, Eichstaedt RM, et al. Platelet-rich plasma. Growth factor enhancement for bone grafts. *Oral Surg Oral Med Oral Pathol Oral Radiol Endod*. 1998;85:638–646.

32. Anitua E, Andia I. *Un enfoque en la regeneración ósea. Plasma rico en Factores de Crecimiento (PRGF)*. Publicaciones, S.L. Victoria – España; 2000.

33. Marx RE. Platelet-rich plasma (PRP): what is PRP and what is not PRP? *Implant Dent*. 2001;4:225–228.

34. Marx R. Platelet-rich plasma: evidence to support its use. *J Oral Maxillofac Surg*. 2004;62:489–496.

35. Marx R, Garg A. The biology of platelets and the mechanism of platelet-rich plasma. In: Marx R, Garg A, eds. *Dental and Craneofacial Applications of PRP*. Chicago: Quintessence Publishing Co, Inc.; 2005:3–65.

36. Boyan BD, Ranly DM, Schwartz Z. Use of growth factors to modify osteoinductivity of demineralized bone allografts: lessons for tissue engineering of bone. *Dent ClinNorth Am*. 2006;50:217–228.

37. Preeja C, Arun S. Platelet-rich fibrin: Its role in periodontal regeneration. *Saudi J Dent Res*. 2014;5:117–122.

38. Kim SG, Kim WK, Park JC, Kim HJ. A comparative study of osseointegration of Avana implants in a demineralized freeze-dried bone alone or with platelet-rich plasma. *J Oral Maxillofac Surg*. 2002;60:1018–1025.

39. Ranta R. A review of tooth formation in children with cleft lip/palate. *Am Jour Orthod*. 1986;90:11–18.

40. Tsai T, Huang C, Huang C, See L. Distribution patterns of primary

and permanent dentition in children with unilateral complete cleft lip and palate. *Cleft Palate Craniofac J.* 1998;35:154–159.

41. Carvalho Carrara CF, Olivera Lima JE, Carara CE, Gonzales Vono B. Cronology and sequence of erupción of the permanent teeth in patients with complete unilateral cleft lip and palate. *Cleft Palate Craniofac J.* 2004;41:642–645.

42. Asensio R. Tratamiento de la Fisura Labio-palatina. Método Asensio. In: Navarro C, ed. *Tratado de Cirugía Oral y Maxilofacial, Tomo II. 2da Edición.* Madrid: Arón, S.L; 2009:985–1022.

43. Consolaro A. Orthodontic movement in deciduous teeth. *Dental Press J Orthod.* 2015;20:16–19.

44. Fiorillo G. Controlling erupted and unerupted permanent teeth in the mixed dentition with preadjusted appliances. *J Clin Orthod.* 2006;40:485–492.

45. Thilander B, Rygh P, Reitan K. Tissue reactions in orthodontics. In: Graber TM, Vanarsdall R, Vig KWL, eds. *Orthodontics: Current Principles and Techniques.* ed 4. St. Louis: Elsevier; 2005.

46. Anitua E. Plasma rich in growth factors: Preliminary results of use in preparation of future sites for implants. *Int J Oral Maxillofac Implants.* 1999;14:529–535.

47. Vargervik K, Oberoi S, Hoffman WY. Team care for the patient with cleft: UCSF protocols and outcomes. *J Craniofac Surg.* 2009;20(suppl 2):1668–1671.

48. Verdi FJ Jr, Lanzi GL, Cohen SR, et al. Use of the Branemark implant in the cleft palate patient. *Cleft Palate Craniofac J.* 1991;28:301–303, discussion 304.

49. Posnick J, Witzel MA, Dagys AP. Management of jaw deformities in the cleft patient. In: Bardach J, Morris HL, eds. *Management of Cleft Lip and Palate.* Philadelphia: WB Saunders; 1990:530–543.

50. Liou E, Chen KPT. Intraoral distraction of segmental ostetomies and miniscrews in management of alveolar cleft. *Semin Orthod.* 2009;15:257–267.

51. da Silva Filho OG, Normando AD, Capelozza Filho L. Mandibular growth in patients with cleft lip and/or cleft palate – the influence of cleft type. *Am J Orthod Dentofacial Orthop.* 1993;104:269–275.

52. Kau CH, Richmond S, Palomo JM, et al. Three-dimensional cone beam computerized tomography in orthodontics. *J Orthod.* 2005;32:282–293.

53. Lambrecht JT, Hammer B, Jacob AL, et al. Individual model fabrication in maxillofacial radiology. *Dentomaxillofac Radiol.* 1995;24:147–154.

54. Binucci M, Lamberti C, Gori R, et al. An integrated system for maxillo-facial surgery simulation. In: Lemke H, Vannier MW, Inamura K, et al., eds. *International Society of Computer Assisted Radiology and Surgery (CARS).* Paris: Springer; 2002:1–6.

55. Lambrecht J. *3D modeling technology in oral and maxillofacial surgery.* Chicago: Quintessence; 1995.

56. Lambrecht JT, Brix F. Individual skull model fabrication for craniofacial surgery. *Cleft Palate J.* 1990;27:382–385, discussion 386–387.

57. Gateno J, Xia J, Teichgraeber JF, et al. A new technique for the creation of a computerized composite skull model. *J Oral Maxillofac Surg.* 2003;61:222–227.

58. Swennen GR, Barth EL, Eulzer C, et al. The use of a new 3D splint and double CT scan procedure to obtain an accurate anatomic virtual augmented model of the skull. *Int J Oral Maxillofac Surg.* 2007;36:146–152.

59. Xia JJ, Gateno J, Teichgraeber JF. Three-dimensional computer-aided surgical simulation for maxillofacial surgery. *Atlas Oral Maxillofac Surg Clin North Am.* 2005;13:25–39.

60. Xia JJ, Gateno J, Teichgraeber JF. New clinical protocol to evaluate craniomaxillofacial deformity and plan surgical correction. *J Oral Maxillofac Surg.* 2009;67:2093–2106.

61. Gateno J, Xia JJ, Teichgraeber JF, et al. Clinical feasibility of computer-aided surgical simulation (CASS) in the treatment of complex cranio-maxillofacial deformities. *J Oral Maxillofac Surg.* 2007;65:728–734.

62. Ryckman MS, Harrison S, Oliver D, et al. Soft-tissue changes after maxillomandibular advancement surgery assessed with cone-beam computed tomography. *Am J Orthod Dentofacial Orthop.* 2010;137:S86–S93.

63. Osorio F, Perilla M, Doyle DJ, et al. Cone beam computed tomography: an innovative tool for airway assessment. *Anesth Analg.* 2008;106:1803–1807.

64. Palomo JM, Kau CH, Palomo LB, et al. Three-dimensional cone beam computerized tomography in dentistry. *Dent Today.* 2006;25:132–135.

65. Hamada Y, Kondoh T, Noguchi K, et al. Application of limited cone beam computed tomography to clinical assessment of alveolar bone grafting: a preliminary report. *Cleft Palate Craniofac J.* 2005;42: 128–137.

66. Iino M, Ishii H, Matsushima R, et al. Comparison of intraoral radiography and computed tomography in evaluation of formation of bone after grafting for repair of residual alveolar defects in patients with cleft lip and palate. *Scand J Plast Reconstr Surg Hand Surg.* 2005;39:15–21.

67. Villegas C, Uribe F, Sugawara J, et al. Expedited correction of significant dentofacial asymmetry using a "surgery first" approach. *J Clin Orthod.* 2010;44:97–103.

68. Nagasaka H, Sugawara J, Kawamura H, et al. Surgery first" skeletal class III correction using the Skeletal Anchorage System. *J Clin Orthod.* 2009;43:97–105.

69. Posnick JC, Dagys AP. Skeletal stability and relapse patterns after Le Fort I maxillary osteotomy fixed with miniplates: the unilateral cleft lip and palate deformity. *Plast Reconstr Surg.* 1994;94:924–932. *This study assesses relapse rates in 35 consecutive patients undergoing Le Fort I osteotomy with miniplate fixation and autogenous bone grafting. The authors found that miniplates do not prevent relapse in this population.*

70. Hochban W, Ganss C, Austermann KH. Long-term results after maxillary advancement in patients with clefts. *Cleft Palate Craniofac J.* 1993;30:237–243.

71. Polley J, Figueroa AA. Rigid external maxillary distraction. In: McCarthy J, ed. *Distraction of the Craniofacial Skeleton.* New York: Springer-Verlag; 1999:321–336.

72. Polley JW, Figueroa AA. Management of severe maxillary deficiency in childhood and adolescence through distraction osteogenesis with an external, adjustable, rigid distraction device. *J Craniofac Surg.* 1997;8:181–185.

73. Polley JW, Figueroa AA. Rigid external distraction: its application in cleft maxillary deformities. *Plast Reconstr Surg.* 1998;102: 1360–1372. *The authors present the use of rigid external distraction to correct maxillary hypoplasia in patients with facial clefts. Dramatic improvements in skeletal anatomy and soft-tissue deficiencies were observed.*

74. Polley JW, Figueroa AA. Maxillary distraction osteogenesis with rigid external distraction. *Atlas Oral Maxillofac Surg Clin North Am.* 1999;7:15–28.

75. Paresi R Jr, Felsten L, Shoukas J, et al. Maxillary distraction osteogenesis. In: Losee J, Kirschner RE, eds. *Comprehensive Cleft Care.* New York: McGraw Hill; 2009:956–968. *This chapter offers a useful review of maxillary distraction in the context of orofacial clefting. Cephalometric evaluation is emphasized.*

76. Figueroa AA, Polley JW. Management of severe cleft maxillary deficiency with distraction osteogenesis: procedure and results. *Am J Orthod Dentofacial Orthop.* 1999;115:1–12.

77. Figueroa AA, Polley JW. Clinical controversies in oral and maxillofacial surgery: Part two. External versus internal distraction osteogenesis for the management of severe maxillary hypoplasia: external distraction. *J Oral Maxillofac Surg.* 2008;66:2598–2604.

78. Figueroa AA, Polley JW, Friede H, et al. Long-term skeletal stability after maxillary advancement with distraction osteogenesis using a rigid external distraction device in cleft maxillary deformities. *Plast Reconstr Surg.* 2004;114:1382–1392.

79. Ko E, Figueroa AA, Polley J. Soft tissue profile changes after maxillary advancement with distraction osteogenesis by use of a rigid external distraction device: a 1-year follow-up. *J Oral Maxillofac Surg.* 2000;58:959–969, discussion 969–970.

80. Harada K, Baba Y, Ohyama K, et al. Soft tissue profile changes of the midface in patients with cleft lip and palate following maxillary distraction osteogenesis: a preliminary study. *Oral Surg Oral Med Oral Pathol Oral Radiol Endod.* 2002;94:673–677.

81. Ko EW, Figueroa AA, Guyette TW, et al. Velopharyngeal changes after maxillary advancement in cleft patients with distraction osteogenesis using a rigid external distraction device: a 1-year cephalometric follow-up. *J Craniofac Surg.* 1999;10:312–320, discussion 321–322.

82. Guyette TW, Polley JW, Figueroa A, et al. Changes in speech following maxillary distraction osteogenesis. *Cleft Palate Craniofac J.* 2001;38:199–205. *Articulation and velopharyngeal function were assessed before and after maxillary distraction. Metrics included hyper/hyponasality, velopharyngeal passage dimensions, and articulation error.*

83. Figueroa AA, Polley JW, Figueroa AL. Introduction of a new adjustable internal maxillary (AIM) distraction system for correction of maxillary hypoplasia. *J Craniofac Surg.* 2009;20: 1776–1786.

84. Friede H. Two-stage palate repair. In: Losee J, Kirschner RE, eds. *Comprehensive Cleft Care.* New York: McGraw Hill; 2009: 413–429.

85. Markus AF, Smith WP, Delaire J. Primary closure of cleft palate: a functional approach. *Br J Oral Maxillofac Surg.* 1993;31:71–77.

第26章

腭咽功能障碍

Richard E. Kirschner and Adriane L. Baylis

概要

- 已知或疑似腭咽功能障碍（velopharyngeal dysfunction，VPD）的个体，最好由跨学科组成的唇腭裂 / 颅颌面治疗团队进行治疗。
- 诊断 VPD 需获得患者详细的病史、音感评估、体格检查、适当的仪器和影像学检测。
- 成功的 VPD 手术管理需要精准的诊断和个性化的治疗方案。
- VPD 可能腭咽部组织缺陷、腭咽闭合无力或腭咽闭合丧失的结果。
- 柔性纤维鼻咽镜检查应作为术前评估标准的一部分来完成，以便在制定语言训练和手术计划期间，能直接观察腭咽部的活动机制。
- 对发音的仪器检查结果，应该结合综合音感的评估结果而做出合理的解释。
- 发音的空气动力学评估可以为外科医生提供有关腭咽孔的大小以及治疗时机的选择和术后效果的判定等信息。
- 外科手术治疗的初衷是塑造一个良好发音功能的腭咽结构，同时避免产生鼻气道阻塞等并发症。

简介

正常发声取决于腭咽的功能和结构的完整性，腭咽部是一个复杂而具有动态变化功能的结构，在发声过程中起到分隔口腔和鼻腔的作用。腭咽部阀门功能障碍（即 VPD）可导致鼻音过重、鼻孔漏气和代偿性发音错误，所有这些都可能有损发声清晰度，并导致患者被歧视。VPD 也可能存在"非言语"后遗症，包括鼻腔反流。手术干预的目的是在避免上呼吸道阻塞并发症的同时重建或修复腭咽功能。成功的 VPD 手术治疗需要精准的诊断和个性化的治疗。因此，

要获得最佳手术效果，主要依赖于对每位患者的病史、发声特征、结构解剖和腭咽动力学的仔细分析——这种分析最好由外科医生、言语病理学家和唇腭裂 / 颅颌面外科团队的其他成员之间密切合作完成。

腭咽部解剖与生理功能

解剖

腭咽口由软腭或帆、侧咽壁和后咽壁为界。说话时腭咽闭合是一种潜意识的自发性的动作，它由运动皮质支配，需要腭咽部肌肉群的共同协调动作。软腭肌肉包括腭帆提肌、腭帆张肌、腭舌肌、腭咽肌、悬雍垂肌（图 26.1）。腭帆提肌起自颞骨的岩部和耳咽管的内侧面。其纤维向前、下和内侧走行，插入腭腱膜并与对侧的腭帆提肌纤维呈十字交叉（图 26.2）。由成对的腭帆提肌所形成的肌肉吊索牵引的收缩，是腭咽部抬升和闭合的主要机制。但是还有证据表明，腭舌肌和腭咽肌可能作为腭帆提肌的对抗肌，以便在发音过程中提供对软腭位置的精细运动控制[1,2]。悬雍垂肌是一对内在肌肉，可能通过增加腭背侧面的体积和控制软腭伸展，从而促进腭咽闭合[3-5]。在腭裂和腭部隐裂（黏膜下裂）患者中，悬雍垂肌通常是缺失的[6]。

上咽括约肌是一条宽而薄的肌肉，起自软腭、翼内肌、翼下颌缝，与对侧的缩肌纤维相对走行止于咽中缝处。上咽括约肌的收缩，可引起双侧咽侧壁向中间运动、咽后壁向前运动，从而促进腭咽的闭合[7,8]。然而，上咽括约肌的解剖结构及其对腭咽闭合的作用，存在较大的变异性。

除了腭帆张肌是由三叉神经（V3）的第三分支支配外，腭咽部的所有肌肉都是由腭咽神经丛的运动神经纤维支配。腭咽神经丛由舌咽神经（IX）、迷走神经（X）、副神经（XI）的纤维组成[9]。也有研究表明，面神经（VII）对腭咽运动功能

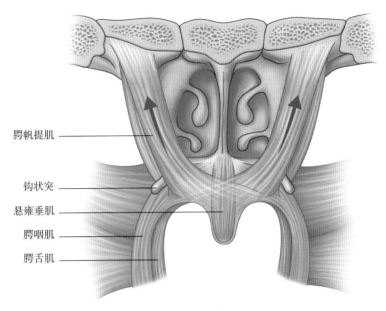

图 26.1　腭咽部肌肉

腭帆提肌

钩状突

悬雍垂肌

腭咽肌

腭舌肌

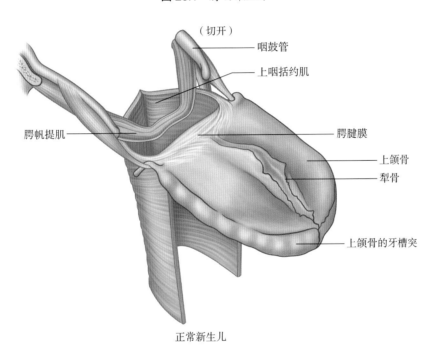

（切开）

咽鼓管

上咽括约肌

腭帆提肌

腭腱膜

上颌骨

犁骨

上颌骨的牙槽突

正常新生儿

图 26.2　腭帆提肌示意图

中起到次要作用[10, 11]。值得一提的是，即使在说话和吞咽时腭咽这个阀门（使口咽腔和鼻咽腔分隔开来）的活动可能是相似的，但其神经支配途径可能是截然不同的。说话时的腭咽运动是习得性的自动化活动，它受大脑皮质的运动神经元支配，然而在吞咽时的相同运动，主要是源自脑干支配的无意识活动。

生理功能

腭咽是一个复杂的三维立体的阀门结构，在说话和吞咽时起着分隔口咽腔和鼻咽腔的作用。本节将简要讨论在说话时腭咽的功能。

学界普遍认同腭帆提肌主要负责软腭运动，因此也是负责腭咽闭合的主要肌肉[12]。软腭精细运动的控制也可能需要由腭舌肌和腭咽肌控制。如上所述，在腭咽闭合过程中，成对的悬雍垂肌通过使软腭伸展、填充软腭和后咽壁之间的间隙中发挥了重要作用。腭帆提肌和上咽括约肌对咽侧壁运动的相对作用一直是一个有争议的话题。

在正常个体中，腭咽闭合时软腭是向后上升的。其与咽后壁的正常接触点位于从后鼻脊到软腭背面这一段的 3/4 处（图 26.3）。腭咽闭合的位置，通常位于或略低于腭平面，该平面通常在第一颈椎（C1）的水平或以上。然而，软腭的高度以及腭咽接触的紧密程度，会根据语音语境、语音准确性、语速和发音难度而存在相应的变化[13-15]。

与软腭运动一样,侧咽壁的运动对腭咽闭合的作用在唇腭裂和无唇腭裂的人群中是不同的,会随着完成不同的音阶任务而变化。侧咽壁的最大位移通常发生在腭咽接触时。Skolnick 等[16] 和 Croft 等[17] 描述了在正常受试者中观察到的 3 种腭咽闭合的基本模式(图 26.4):①冠状型,这种闭合模式主要受软腭的提升的影响;②环状型(有或无 Passavant 嵴),在这种模式中侧咽壁向中间的运动对腭咽闭合的作用与软腭所起的作用相当;③矢状型,这种闭合模式主要受侧咽壁向中间运动的影响,软腭则与侧咽壁接触,而非后咽壁。以上闭合模式中,冠状型闭合模式在正常人以及 VPD 患者中最常见。在某些个体中,发音时咽后壁组织会形成局限性的横嵴。Passavant 在 1863 年[18] 首次描述了在腭咽闭合过程中咽后壁的这种向前移动,因此通常称之为"Passavant 嵴"。尽管有些人认为这种外观总是预示着病理性腭咽功能,但 Croft 等[17] 已经证明,Passavant 嵴可能在说话正常的人和 VPD 患者的腭咽闭合中发挥着一定的作用。

正常的腭咽功能需要大脑中枢来协调腭咽部肌肉的活动度与其他发音系统的移动,这一观念得到了肌电图研究的

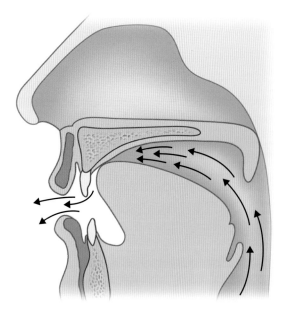

图 26.3　发辅音时正常腭咽闭合的侧面观

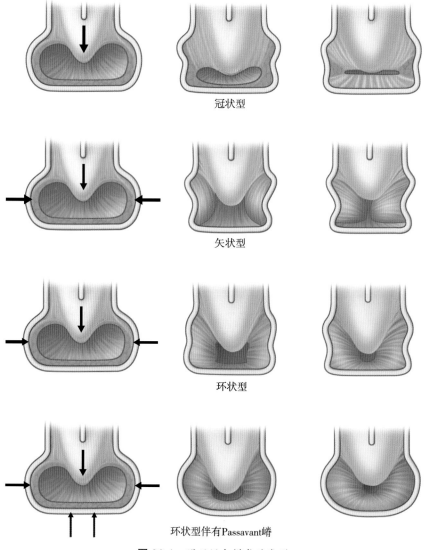

冠状型

矢状型

环状型

环状型伴有Passavant嵴

图 26.4　腭咽闭合模式的类型

支持[19]。在声音产生时软腭位置的变化是多种相互关联的变量，包括听觉和本体感觉的反馈，经过复杂的相互作用后形成的最终结果。然而，对单一个体而言，如果其发音系统非常灵活，只需要较少的（但也是多变的）几个腭咽运动就可能产生相同音质的声音。语音科学尽管已经历了数十年的探索，但无论对正常还是异常的腭咽功能，其精确的神经生理学，仍未完全了解。

MRI 已迅速成为研究腭咽结构解剖学和新兴生理测量的主要方法。在评估唇腭裂和无唇腭裂的人群中，Perry 等[20]和 Bae 等[21]已经展示了传统和三维 MRI 在腭咽解剖方面的应用。MRI 还被用于探索腭咽结构的雌雄异形，以及随着时间的推移，探索腭咽部位的解剖和生理如何随着发育成长和老化而变化。最后，在说话时的动态 MRI 如今可作为临床评价腭咽功能的辅助工具[23,24]。

基础科学 / 疾病进程

腭咽组织缺陷

VPD 的第一个主要诊断性分类是腭咽功能不全，该术语用于表示解剖或结构缺陷，致使腭咽阀门闭合不充分。这类缺陷可以是先天性的，比如唇腭裂或是先天性腭咽不对称（如一个短小的软腭和一个相对比较深的咽部）（图 26.5），它也可能继发于改变腭咽部的解剖结构的外科手术，比如腭成形术，肿瘤切除术或腺样体切除术的患者。与 VPD 有关的最常见的先天性结构缺陷是腭裂和黏膜下腭裂。腭裂修复术后持续性 VPD 的发生率有很大的差异，并受许多变量的影响。在最近的一份关于 Furlow 腭成形术长期疗效的报告中，5 岁儿童 VPD 的继发手术临床适应证仅为 8%[25]。然而，除了口鼻瘘，腭成形术后 VPD 是最常见的原因是软腭活动受损、腭咽不对称，或两者兼有。

由于充分的腭咽闭合主要取决于咽的深度和腭的长度之间的比例，因此腭相对短或是咽相对深的患者可能显示出腭咽闭合不完全（见图 26.5）。这些情况中的每一种都可能是先天性发育异常或医源性因素对腭咽部结构改变的结果。例如，腭成形术后的瘢痕挛缩可能导致软腭变短，出现继发性腭咽功能不全。骨骼结构的先天差异也可能对腭成形术后出现 VPD 有着一定的影响。已证明唇腭裂患者较对照组有更宽阔的鼻咽部，这可能是颅底尺寸有所变化的结果[26-28]。Osborne 等[29]和 Ross 及 Lindsay[30]的研究已表明，唇腭裂患者中颈椎上段畸形发病率较高，致使咽部深度增加。同样，颅底扁平症（或颅底角扁平化）可能增加咽部深度，从而增加深长比，导致 VPD。Ruotolo 等[31]的研究表明，染色体 22q11.2 缺失综合征是一种与重度不伴有腭裂的 VPD 高度关联的疾病，这类患者表现为多种骨骼和软组织异常的倾向，包括咽部深度的增加、颅底扁平症、颈椎畸形等。

腭咽功能不全也可能由腭咽部解剖结构术后的变化而引起。在幼儿阶段，腭咽闭合常表现为软腭与扁桃体接触型。

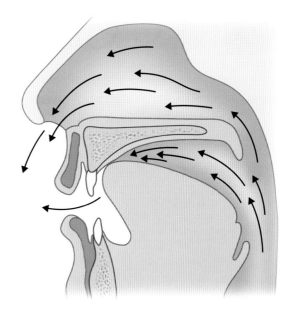

图 26.5　短软腭（腭咽组织缺陷）造成发音时腭咽闭合不充分的侧面观。箭头表示在发音时通过鼻腔逸出的空气、声能和压力的方向

为处理鼻咽气道阻塞或慢性中耳炎，而切除增生性腺样体，会导致咽部深度的急剧增加。在大多数无唇腭裂患者中，软腭的伸展能力允许腭部适应这种变化。多数病例腺样体切除术后的腭咽组织缺陷都是暂时性的，并在 6~12 个月内调整到正常。然而，少数患者中 VPD 可能持续存在，其中的一些具有 VPD 的诱发因素，包括黏膜下腭裂、软腭短小、咽部深，以及神经肌肉失调等。对于具有这些情况的患者而言，肥大腺样体可能在腭咽闭合时起了关键性作用，甚至他们正常发育的结果可能就是腭咽功能不全[12]。因此，细致的术前腭咽部解剖评估，对所有准备行腺样体切除术的患者都是必要的，而且一旦发现具有诱发 VPD 的解剖因素，尽可避免手术的施行。

在部分患者中，不规整的腺样体垫表面形态可能干扰软腭实现腭咽完全闭合的能力[32]。其他病例中，肥大的扁桃体可能突入软腭和咽后壁之间，导致腭咽闭合不全[33,34]。对这些患者处置的第一步就是选择性腺样体切除术或扁桃体切除术，这已足以解决问题，而无需进行下文所描述的任何手术治疗。

腭咽闭合无力

VPD 的第二种主要诊断类别是腭咽闭合无力。该病例主要是指已知或疑似由于先天性因素或获得性神经学或神经肌肉病学因素所引起的 VPD，如脑血管意外、创伤性脑损伤、脑肿瘤、肌肉质地和功能异常，以及退化性神经肌肉疾病。腭咽闭合无力的典型症状是无任何潜在的结构异常，上腭的长度足够，然而腭咽部整体的功能却无法理想地完成发音和 / 或吞咽动作。腭咽闭合无力对发音产生的后遗症与在腭咽组织缺陷中所见相似，除了有些个体会显示出构音障碍或其他的发音动力障碍（如运用不能）。脑神经Ⅸ、Ⅹ、Ⅺ的神经分布异常或者肌肉的质地、功能异常都可能导致软腭抬升的时机异常，使本来就高鼻音的音觉更加恶化，超过了仅由腭咽缺口大小来预期的影响。此外，根据病因的不同，患有腭咽闭合无力的成年人经常会表现出吞咽困难和不同程度的鼻反流。

许多神经病学诊断有很大的可能性与先天性腭咽闭合无力相关联，包括但不仅限于大脑麻痹、肌强直性营养不良、肌肉萎缩和先天性肌张力减退。双侧腭咽功能不对称，如半侧颜面萎缩患者的典型特征，也是导致腭咽闭合无力的常见病因。获得性或者迟发的腭咽闭合无力的病因，可能包括创伤性脑损伤、脑血管意外或脑干卒中，以及渐进性疾病，如帕金森病、肌萎缩型脊髓侧索硬化症、肌肉萎缩症、（脑脊髓）多发性硬化和其他神经脱髓鞘疾病等[35-39]。

患有运动性言语障碍的儿童和成人也表现出不同严重程度的腭咽闭合无力。言语失用症（在儿童期也被称为发育性言语失用症或儿童性言语失用症）是一种导致语言运动的编程和控制困难的神经病学疾病[40]。失用症可能是以与VPD不一致的症状为特征，比如不一致的元音和辅音的鼻音化，不一致的鼻孔漏气。另外，许多失用症的患者可能表现为鼻音过重和鼻音过轻两种不一致状态同时存在，这为该类患者在声音发生时腭部协调性不规则提供了额外的证据。年龄较小的失用症患儿可能表现为多种发音特征的重叠，这在其他原因引起的先天性腭咽闭合无力患儿中常见。例如，有VPD病史的儿童可能有一个有限的声音目录，出生后的最初几年在学习发口腔辅音时尤为困难。这些儿童可能形成一种错误的代偿性发音模式（即声门闭锁音替换）或者完全遗漏某些声部。失用症的患儿很难形成恰当的"动力程序（蓝图）"，以产生一系列的肌肉运动从而发出某个声音，而孤立性VPD或唇腭裂患儿中并不典型。获得一个周密的语音病理学评估，以分别对这些病情做出诊断的重要性，对于做出适当的治疗决策而言至关重要。

最后，压力性腭咽闭合无力是非语言行为的一种特殊情况。这种情况最常见于需要很高压力的管乐家[41,42]。在发音时可能伴有或无鼻音过重或鼻腔漏气。对于部分患者而言，压力性腭咽闭合无力可能显示存在潜在的腭咽闭合无力的生理性因素，这些因素在过去可能被掩盖或者非常轻微。有些压力性腭咽闭合无力的患者随后被诊断出存在VPD的神经病学或组织结构性因素（如黏膜下腭裂），这也进一步强调了对所有类型的VPD患者进行全面的临床评估的重要性[43]。对压力性腭咽闭合无力的治疗，可以采取与治疗言语失调相类似的措施，当然也有一些经过一段时间休息后自行恢复的病例报道。

腭咽闭合丧失

第三种也是鲜为人知的一种VPD类型涉及腭咽闭合丧失[44]。在这一类型中，腭咽部构造从解剖学和生理学角度似乎能够完成说话时需要的持续稳定和完全的腭咽闭合，但实际上却观察到一个相悖的结果。这一类VPD患者并不知道如何准确地发出某些特定的语音。最常见的例子是发特定音位的鼻辅音时，鼻腔的气流完全由口腔辅音所替代，而在发其他的辅音时腭咽闭合能力是充分的[45]。临床上经常观察到有的孩子在发一些特选的声音时会听到鼻腔漏气，最普遍的是S、Z、SH、CH，而发另一些音时就不会出现，如P、B、T、D、K、G。另一个腭咽闭合丧失的例子是一个儿童产生补偿性声音衔接错误（如声门闭锁音），它可能阻碍或干扰发音时充分的腭咽闭合的完成。在产生这些异乎寻常的发音错误时，腭咽运动已被证明对实现发音时的腭咽闭合起到反作用（咽侧壁的远端与内侧运动）。先天性听力丧失的儿童无法自我监控自己的发音，尽管其腭咽构造保持生理上的完整性，导致鼻音化的发音错误。

腭咽闭合丧失的治疗应该采用语言行为疗法，而不是手术治疗。关键是要有一个训练有素的语言病理学家来进行全面的临床评估，对这种情况做出鉴别诊断，以便提出最恰当的治疗建议。

联合类型

在某些病例中，患者伴有颅面畸形和/或唇腭裂，可能显示腭咽组织缺陷、腭咽闭合无力和/或腭咽闭合丧失联合存在，这会增加诊断难度。一些染色体22q11.2缺失综合征患者也被观察到不同类型VPD联合的证据，这是由于结构性裂隙增加了咽部深度，同时合并有腭咽部张力减退[46]。无论存在哪种类型的VPD，均应进行全面彻底的体格检查、临床发音评估及必要的仪器和影像学检查，以明确病因，确定最合适的治疗方案。

诊断/患者表现

病史和体格检查

已知或疑似VPD的个体，最好由跨学科组成的唇腭裂治疗团队进行治疗。无论年龄大小，临床检查通常包括简短的病史和体格检查、音觉评估、影像学和声学的测量，以及团队对治疗方案的讨论。在对患者进行VPD评估过程中，面谈期间应该要获得的信息如下：

- 目前患者及家属对其发音的担忧。
- 妊娠史，有无并发症，药物服用史，及任何致畸形因子暴露史。
- 分娩史和并发症。
- 初级医疗诊断（例如唇腭裂，综合征，心脏缺陷，神经肌肉疾病等）。
- 婴儿期和最近有无进食或吞咽困难史，包括婴儿期鼻反流和母乳喂养或奶瓶喂养困难。
- 听力损失或耳部疾病的病史，包括频繁的耳部感染及积液渗出等病史。

- 打鼾或睡眠呼吸暂停综合征病史。
- 外科手术史，包括既往扁桃体切除术、腺样体切除术，如果有的话，唇腭裂有关的外科手术史和手术时间。
- 任何的遗传基因检测及结果。
- 唇腭裂，说话鼻音重，说话延迟，或者发音不清晰、发音困难，听力损失，学习障碍以及医治情况的家族史。
- 发育史。
- 语音障碍矫正史。

每位患者，无论年龄大小，都应由在唇腭裂或颅颌面畸形方面有经验的外科医生和语言病理学家进行直接颅面部和口腔检查。口腔检查应该在合适的检查室和合适的灯光下完成。检查评估的项目包括：

- 颅面部对称性。
- 口腔与面部的运动及其对称性。
- 牙列及咬𬌗关系。
- 有无瘘管及其位置。
- 黏膜下腭裂存在的征象，包括分悬雍垂裂、透明带，以及触及的缺口。
- 软腭的长度、对称性，以及发音时其提升的程度和对称性。
- 扁桃体的大小和对称性。

上述体格检查结果应该与临床语音评估结果结合分析。例如，体格检查显示黏膜下腭裂，而患者发音正常，则不建议进行手术干预。相反，口腔检查正常而临床语音检查提示有严重的 VPD，则不排除物理治疗的必要。口腔检查可以发现 VPD 病因的线索，而影像学研究可以完成病因学认定，确定腭咽部裂隙的大小、形状和稳定性，并对上通气道周边的解剖结构做出评估。

音觉评估

音觉评估被认为是诊断伴有腭裂和 VPD 患者语言失调的金标准[47]，其他的仪器评估和影像学检查被认为是音觉评估的辅助检查，音觉评估是患者是否需要治疗的终极判定方法。这类患者的音觉评估必须由语言病理学家来完成，而这些语言病理学家在腭裂和颅面畸形领域，需要接受过专门课程作业、培训和继续教育。

在语音评估时，语言病理学家要获得必要的临床资料来判断 VPD 的存在与严重程度，识别和描述语言特征，确定疑似病因，并就治疗建议做出初步决定以团队讨论。另外，语言病理学家还要对有关并发状况的存在，如发音清晰度失常、声音失调、言语困难等，做出诊断性的决定。框 26.1 列举了一系列常用于描述与 VPD 相关的语音特征的语音病理学术语。VPD 最常见的语言后遗症包括：言语可理解性的降低；声音清晰度失常，从严重的代偿性声音清晰度失常（例如声门闭锁音替换的普遍应用）到轻微的继发于咬𬌗不正的发音错误和失真；发口腔压力辅音时口腔内的压力降低；发口腔压力辅音时可听到鼻腔漏气或鼻腔紊流；鼻腔共鸣过高；可能的声音嘶哑和声音响度的降低[47-49]。

框 26.1　常用言语病理学术语

言语可懂度：能被领会理解的言语数量（即单词量）

共鸣：发音时口腔和鼻腔内气流量的感知平衡。在腭咽闭合功能障碍的患者，会有异常过多的气流量从腭咽闭合裂隙逸出进入鼻腔，也被称为鼻音过重

鼻音过重：指发音时鼻腔气流量过大，通常是发元音、滑音（W、Y）和流音（L、R）的时候

鼻音过轻：指发音时鼻腔气流量降低，通常是发鼻音（M、N）的时候，多由于结构性梗阻引起（如腺样体肥大、鼻塞）

混合型共鸣：发音时既有鼻音过重又有鼻音过轻。Cul-de-sac（无效腔）共鸣有时也被认为是混合型共鸣的一种，即声音气流漏出到鼻腔前部后，被鼻腔内异常结构阻挡或者压缩，比如鼻中隔偏曲

鼻漏气：发辅音时气流从鼻孔异常漏出（可听见或无声），能被听见时，也可称为鼻腔湍流

代偿性发音错误：通常在唇腭裂或腭咽闭合功能障碍人群中观察到，被认为是由发音时主动试图调整压力和气流量而产生的一种发音错误。通常包括在后声道即咽或喉产生的发音模式，咽或喉等结构象控制阀一样，在气体到达腭咽和口腔之前"调节"压力和气流量

声门闭塞音替换：唇腭裂或腭咽闭合功能障碍的患儿中最常见的一类代偿性发音错误。由声带内收并突然松开，释放其下方的压力，来产生一个类似于口腔压力辅音的声音。患者通常用其替换压力型辅音，如 P、B、T、D、K、G

鼻音替换：患者主动用鼻腔音 M、N 替换口腔音 P、B、T、D

主动鼻腔摩擦音：后天习得性语音行为，由无声的鼻腔音（即所有气流由鼻孔逸出）替代某些口腔音（S、SH、CH）。有时候伴有因鼻部扭曲形成的"鬼脸"

弱压辅音：指口腔辅音如 P、B、T、D、F，由于瘘或者腭咽闭合裂隙导致的压力降低，并由此呈现一定的鼻音化（如 B 被误认为 M，D 被认为是 N），尽管发音者实际是试图产生正确的发音。经常与鼻漏气同时发生

齿擦音失真：由于错误学习或者咬𬌗畸形导致发音时舌的位置错误，而发出的不准确的 S 和 Z 音

用于评估发音时的腭咽闭合的标准语音评估的组成部分应包括对即兴的语音样本、对话和 / 或图片描述期间语言的可理解性、共鸣、声音和清晰度的评估[50]。建议青少年和成年患者使用一段标准的阅读文章。发音技巧应通过标准的测量方法（即标准清晰度测试）来评估，以及单词和句子的重复任务（例如，美语例句[50, 51]）进行评估。单纯口腔或单纯鼻腔刺激（Buy baby a bib，Pet the puppy，Mama made muffins 等）也常用于评估共鸣、鼻腔漏气（可听到的和听不到的）以及发辅音时的压力。

也可利用特制的镜子或助听管来测定是否存在听不到

的鼻腔漏气。语音参数通常是以 5 或 7 个点的相同间隔频率出现,也可采用其他的频率标准(如视觉模拟量表)[47]。The Cleft Audit Protocol for Speech-Augmented(CAPS-A)[52]是一种评分工具,如今被广泛用于许多唇腭裂治疗机构,其改编版如今也适用于美式英语(CAPS-A-Americleft modification[53])。应尽可能完善语音检查的音频或视频记录,以备临床存档、治疗前后对比、语音结果评估和潜在研究之用。如果出现 VPD 的临床症状,则应进行追加的诊断检测。对唇腭裂或 VPD 人群,至少每年要进行一次标准言语评估,如果需求发生变化(如手术后、治疗后),则应更频繁地进行检测。对接受过手术处理(如咽后壁组织瓣转移术)的患者应至少在术后 3~6 个月再进行语音评估,以便有足够的愈合时间,减少术后水肿,也是为了患者可以在这一初始阶段利用刚刚改良的语言机制"练习"发声。

发音时腭咽闭合的间接测量

当临床语言评估提示存在 VPD 时,发音和腭咽闭合的仪器评估可以作为对知觉判断的一种有用的辅助手段。仪器测量不仅能证实知觉判断,为干预的必要性提供进一步的证据,也客观地反映了治疗前后的测量数据。最常用于临床的间接仪器评估工具包括鼻音化和空气动力学测试的声学评价。

鼻流量是鼻音化的一个声学指标,而鼻音化显示与共鸣的知觉判断有关系[54]。一些已经商业化的产品可以用于测量鼻流量,如凯得宾鼻流计(Kay Pentax)(图 26.6)、鼻音可视化系统(Glottal Enterprises)、鼻流量检测仪(Tiger DRS),以及其他类似的产品。鼻流量是指在发语音信号时鼻腔声音能量与口腔加鼻腔声音能量的总和的比率[54]。患者佩戴一个有鼻腔话筒和口腔话筒的特制头盔,当患者朗读或者重复一段标准的语音样本时,用于捕获语音信号(见图 26.6),

自动分析系统会给出一个鼻流量值(以百分比表示),随后解释感知性语音观测值。鼻流量的范围可以从 0 到 100%,较高的数值代表在发音时鼻音化的程度越高。各种各样的规范化和"中断式"的分值,依据用于鼻流量计算方法的语音刺激类型而加以解释[55~58]。

然而,外科医生和临床医生在依赖鼻流量数值评分时应谨慎行事,因为多种潜在的混杂变量会人为地夸大或减少鼻流量数值评分。这些变量包括鼻腔湍流、发音错误、声音嘶哑、混合共鸣和设备位置变动等,这可能降低测量的有效性[58~60]。鼻流量应该作为对语音评估的补充,而不是替代品。

通过 Warren 及其同事[61,62]的倡导,压力流测试已经发展到用于定量测量发音时口腔内和鼻腔的压力和气流、腭咽孔的大小和腭咽闭合的时机。图 26.7 的原理图阐明了常用于发音时腭咽闭合的空气动力学评估的仪器类型和组装。特别定制和商业化提供的空气动力学系统,例如 PERCISARS

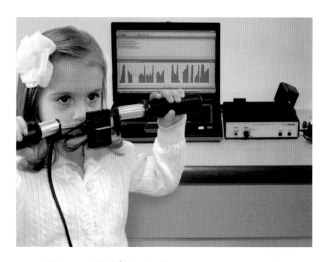

图 26.6　Ⅱ型鼻流计。(Courtesy of Kay Pentax.)

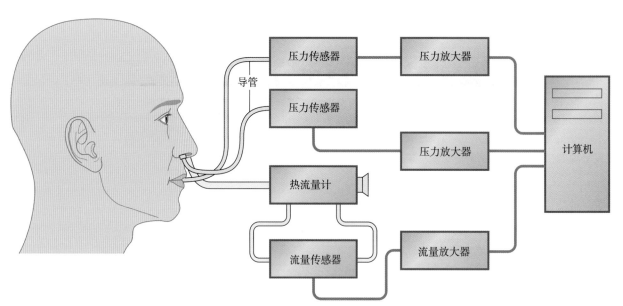

图 26.7　压力流设备,用于测量发音时口腔气流压力、鼻腔气流压力、腭咽孔的大小和腭咽闭合的时机

（微电子学），能够满足发音时腭咽闭合评估的临床和科研应用。Warren 等[61,66] 建议使用单词"hamper"作为压力流测试的语言刺激物，因为它的 /mp/ 声音顺序需要腭咽快速地打开和关闭。在发这一语音刺激物的 /p/ 音时腭咽孔为 10~20mm²（或更大），已被证明与高鼻音有较高的关联[62]。一些研究认为即使口径稍小一些也可能具有临床意义，尤其是当腭咽闭合时机也存在变化的情况下[46,64-66]。压力流测试提供了对诊断目的易于解释的量化数据。一些压力流系统也具有提供语音疗法的生物反馈信息的能力。压力流测试的不足之处包括成本和应用于年幼儿童时需要更多的配合度。

影像学检查

　　腭咽部的影像学检查对制定最佳治疗方案的决定至关重要。对于外科医生而言，在讲话过程中，在体内可视化腭

咽闭合机制以识别或确认病因和问题的程度，以及确定哪种类型的手术方法最能解决讲话问题非常重要。此外，影像学检查有助于明确可能影响治疗计划的上呼吸道附属结构的情况，如扁桃体和腺样体的大小。影像学检查必须由训练有素的语言病理学家完成，以确保检查时选择合适的语音样本，从而确保诊断的正确性。如果被检查者在补偿语音之外，能够将发音器官置于正确的位置，并至少发出几个口腔压力辅音，就能获得可以显示患者腭咽闭合的最大程度的最有价值的影像学资料。

静态射线照片

　　患者静息状态和持续发 /u/ 或 /s/ 等声音时的颅面侧位 X 线片是腭咽闭合功能最基本的传统检查之一[67]（图 26.8）。这些检查有助于确认腭部的长度和软腭的延展性，以及扁桃体和腺样体的大小，但无法记录连贯发音和腭咽闭合功能的动态功能[68]。

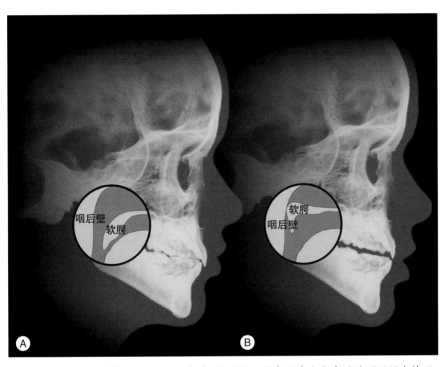

图 26.8 （A，B）静态颅面侧位 X 线片，分别显示静息状态和发音时的腭咽闭合情况

多视图视频透视检查（视频 26.1、视频 26.2）

　　多视图视频透视检查能够记录连贯发音的样本，而运动透视可从多个角度记录腭咽机构的运动。这种检查的优点在于对患者配合度的要求更低（与鼻咽纤维镜相比），而且能够同时提供患者腭部长度、咽深度、腭咽闭合间隙大小，以及扁桃体和腺样体的大小。电视透视检查能够记录连续发音时的腭咽闭合功能的动态变化（与静态射线照片相比），从而提高了轻度和非持续性腭咽闭合不全的检出灵敏性，但放射量明显增加。检查时经常应用经鼻气钡双重造影来强化鼻侧软腭表面和咽后壁，以帮助更好地显示腭咽间隙。造影可以是多角度的，包括侧位、正位、基底位和额枕位，而以侧位最为常用[69]。由于辐射暴露和其他检查方法的出现，

在很多唇腭裂治疗机构，电视透视检查已经很少应用。

鼻咽镜

　　鼻咽镜是通过可弯曲的光导纤维内镜进入鼻腔内检查。一旦内镜置于腭咽闭合端口上方，该视图应可完整观察发音和吞咽过程中的所有与腭咽部有关的结构，包括前方的软腭，后方的咽后壁或腺样体，以及侧方的咽侧壁。检查通常由外科医生、耳鼻喉科医生或训练有素的语言病理学家完成。无论如何，语言病理学家应该在检查期间在场，为患者在检查过程中现场示范正确发音方式，以供患者模仿，并协助解释成像结果。大多数 4~5 岁的患儿都能很好地配合检查，甚至很多发育较快的 3 岁患儿也能发出足够的语音样本

完成检查。局部麻醉、减充血药和润滑剂常用于增加患者的舒适度和配合度。

　　纤维镜要尽可能从中鼻道进入,因为由于观察角度的问题,从下鼻道观察腭咽闭合常会产生伪影。通过鼻咽镜,医生能够估算发音时腭咽闭合间隙的大小、形状和持续性,并能够确定腭咽闭合的类型(图 26.9)。需要的时候还可以一并检查扁桃体、腺样体和咽部的结构。鼻咽纤维镜的优点在于其能够从上面直观地观察发音过程中的腭咽闭合情况,并显示各器官的颜色。它能够更好地评估小的腭咽闭合不全、不对称性腭咽闭合、咽后壁瓣转移术后持续的腭咽闭合不充分,而且是诊断可疑腭隐裂的最直观方法。鼻咽镜的另一个优点是它能够用于记录和评估稍年长的患儿、青少年和成人患者,他们可能会在语音治疗期间受益于生物反馈(视频 26.3)。

　　进行多视图电视透视检查和鼻咽镜检查时,语言病理学家会让被检查者说出某些精心挑选的语音样本包括单词、词

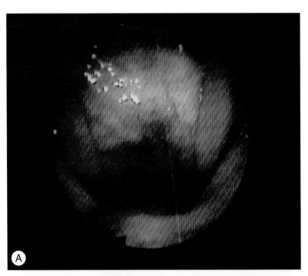

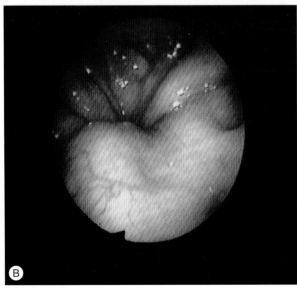

图 26.9　鼻咽纤维镜观察到的腭咽闭合部位的影像。(A)腭咽闭合无力患者发音时可见中间位置的大裂隙。(B)发音时腭咽完全闭合的影像

语和语句等,以看清正确发音时的腭咽闭合情况,当然也会将其与掺杂了鼻音和补偿性发音的情况相对比。记录影像学资料的时候要尽可能一起录音和录像以备日后检阅。先前已经有很多关于电视透视检查和鼻咽镜检查的标准操作、评估和分析的文献报道[70]。

　　另外两项影像学检查是计算机断层扫描(computed tomopgraphy,CT)和核磁共振(magnetic resonance imaging,MRI),它们已被用于腭咽闭合不全的临床评估,但主要用于研究目的。应用动态 MRI 评估腭咽闭合功能尚处在早期探索阶段,但初步的研究已经显示动态 MRI 可以捕捉到在发元音、辅音和某些特定语句时的腭咽闭合情况[71-73]。

治疗 / 手术技术

　　手术治疗腭咽功能障碍的首要目的是恢复腭咽闭合机制,同时避免出现鼻腔阻塞带来的并发症,包括鼻音过轻、强迫性张口呼吸、打鼾和阻塞性睡眠呼吸暂停等。所有患者的手术方案必须依个体情况而定,综合考虑每位患者腭咽闭合的解剖和功能特点,以及是否存在可能影响手术效果的任何合并症。所有用于治疗 VPD 的外科手术方法都力求减少腭咽闭合裂口的面积和 / 或改善软腭的动态功能为目的。最常用于治疗 VPD 的手术包括 Furlow 软腭反向双 Z 改形术、咽后壁瓣转移术和腭咽肌瓣成形术。咽后壁提升术已经较少应用。

术前评估

　　所有准备行手术治疗的患者均需行全面的术前评估,以获得最好的手术效果和避免并发症。个体化治疗是手术成功的关键。即必须根据每位患者腭咽闭合不全的具体解剖和功能障碍情况,选择针对性的最可能恢复正常腭咽闭合功能的手术方案。

　　如本章前文所述,术者应该详细询问病史,并且仔细评估以往手术对软腭、腭咽、扁桃体和腺样体的影响。应注意是否存在相关的综合征和并发症,以及是否有过上呼吸道梗阻的既往史。适当的内科和麻醉科术前会诊也是很有必要的。有 Pierre Robin 综合征病史,或大声打鼾,或阻塞性睡眠呼吸暂停病史的患者,应进行术前仔细的术前气道评估,包括多导睡眠描记检查。对这些患者行 VPD 治疗之前需首先保证上呼吸道的畅通。

　　对准备行腭咽闭合不全手术治疗的患者,除了术前的感知性语音评估之外,还需要进行详细的体格检查。要注意鉴别患者的症状是否为某些并发症的表性特征,如 22 q11.2 缺失综合征的患者可能会影响手术及预后,而 Pierre Robin 综合征的患者需注意手术有可能会发生术后上呼吸道梗阻。口内检查能够明确口咽部解剖结构的重要信息。扁桃体和 / 或腺样体肥大的患者行咽后壁瓣转移术前需要先行扁桃体和腺样体切除术以预防术后上呼吸道梗阻的发生。而对已行扁桃体切除术患者,又要注意术后的瘢痕对腭咽肌瓣

成形术的影响。软腭成形术后的患者需要注意是否有软腭裂隙和口鼻瘘。有软腭裂的需要先行软腭的二次修复,然后再行腭咽闭合功能评估,以决定是否行咽成形术。同样,较大的口鼻瘘也需要首先行口鼻瘘修复术。对咽成形术后腭咽闭合不全仍然存在或复发的患者,口咽检查也能提供很多有价值的信息。比如,口内检查时很难看到应该被妥善转移到位于软腭闭合水平的咽后壁瓣。如果很容易看到,则需要考虑是否为咽后壁瓣位置过低限制了软腭的运动而导致了腭咽闭合不全。

此外,术前的影像学检查对于手术方案的制定是必不可少的。如前所述,VPD 的诊断需要鼻咽镜检查和多视图活动影像放射造影来确认。影像学检查能够提示腭咽闭合不全的位置、类型和对称性以及裂隙的大小、形状和位置,还能帮助术者评估腭帆提肌纤维的方向、软腭的解剖结构和功能,以及扁桃体和腺样体的大小和形态。某些患者的巨大扁桃体或形状不规则的腺样体能影响腭咽闭合功能。术前影像学检查能够帮助术者评估患者的 VPD 与扁桃体或腺样体畸形的相关性,以避免误将腺样体切除术或扁桃体切除术作为初始手术的患者,进行腭咽成形手术。既往研究发现,咽后壁瓣的最佳适应证为软腭短或位置低,但发音时咽侧壁活动度应为中度以上。相反,对软腭长度和位置正常,但是咽侧壁活动度差的患者,腭咽肌瓣成形术是最佳选择。作为治疗决策过程的一部分,外科医生的经验、手术技巧和偏好,以及患者病史中对气道阻塞的任何潜在担忧等都会和影像学检查结果一起作为治疗方案制定的考虑因素。

Furlow 反向双 Z 腭成形术(图 26.10)

Furlow 反向双 Z 腭成形术原本用于治疗腭裂[74],后来因为其手术操作特点逐渐成为治疗某些 VPD 的理想选择。蒂在后的肌黏膜瓣的旋转能够使腭帆提肌纤维由矢状位恢复到水平位,从而重建了提肌吊带。而 Z 成形术能延长软腭,避免直线缝合引起的软腭缩短。因此,Furlow 反向双 Z 腭成形术适用于未修复软腭黏膜下裂或者已修复腭裂但是没有重建腭帆提肌的 VPD 患者。但该术式不适合用于腭帆提肌不是位于矢状位的患者,因为肌黏膜瓣的转移有可能会破坏解剖上正常的或者已经重建过的提肌吊带。

Furlow 软腭改形术是在软腭口腔侧和鼻侧分别行呈镜像关系的 Z 成形术,这样蒂部在后方的 Z 组织瓣内含有黏膜和腭帆提肌,而前方蒂的只有黏膜和黏膜下组织。Z 成形术的设计取决于腭部的解剖结构,切口从一侧的翼突钩处到裂缘软硬腭交界处,另一侧从悬雍垂基底到翼突钩。蒂在后的组织瓣从鼻侧黏膜下层剥离,从而形成口内的肌黏膜瓣。必须小心地把提肌纤维从硬腭后缘完全剥离,以彻底地向后旋转组织瓣并横向重置提肌。而对侧则在口腔黏膜下层剥离,形成蒂在前的黏膜瓣。必须小心地将提肌纤维与硬腭后缘完全剥离,以彻底地向后旋转组织瓣并横向重置提肌。而对侧则在口腔黏膜下层剥离,形成蒂在前的黏膜瓣。

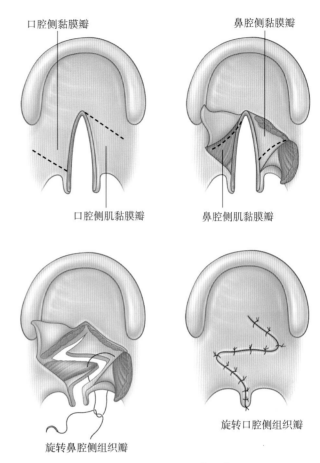

图 26.10　Furlow 咽成形术

在鼻侧黏膜行悬雍垂基底到咽鼓管开口内侧的切口会形成蒂在前的鼻黏膜瓣。而在对侧,沿硬腭后缘切开并完全离断肌肉与腭骨的附着,形成蒂在后的鼻腔侧肌黏膜瓣。首先旋转并缝合鼻侧的组织瓣,然后再缝合口腔侧,重建提肌吊带结构,并完成修复。

有些研究已经证实,Furlow 反向双 Z 腭成形术对未行手术治疗的腭隐裂和腭裂修复术后患者的腭咽闭合功能障碍中的疗效。Hudson 等[75]在一个系列报道中指出 Furlow 反向双 Z 腭成形术使 85% 的一期腭成形术后 VPD 患者恢复了正常的发音。Chen 等[76]的研究发现 Furlow 术式对腭咽闭合裂隙为 5mm 以下的大部分患者效果良好,但是对超过10mm 的患者改善欠佳[67]。D'Antonio 等[77] 对 8 例腭裂术后持续 VPD 患者应用 Furlow 反向双 Z 腭成形术,其中 6 例恢复了正常发音。所有患者术后检查均发现在软腭中部有一个 V 形的向后的突起,良好的腭帆活动,以及"小"腭咽闭合裂隙。

Furlow 反向双 Z 腭成形术对治疗腭隐裂患者的 VPD 成功率很高。与腭裂修复术后的患者相比,腭隐裂 VPD 患者手术成功与否与腭咽闭合裂隙的大小直接相关。Seagle 等[78]的研究发现,83% 的腭隐裂 VPD 患者应用 Furlow 手术后恢复了腭咽完全闭合,特别指出的是在腭咽裂隙小于 8mm 的患者中,手术成功率明显增加。Chen 等[79]的研究也得出了相同的结果,97% 腭咽裂隙小于 5mm 的腭隐裂 VPD 患者手术效果良好,腭咽闭合恢复。研究进一步证实,Furlow 反向双Z腭成形术能延长大多数患者的软腭长度,而软腭长度又与发音的改善程度密切相关。软腭延长程度主要由Z成形术的夹角决定[77]。然而,如上所述,Z成形术的夹角不是随便设定的,而是必须根据每位患者的腭部解剖结构特点决定。软腭越短,Z成形术夹角越大,组织瓣转移后软腭延长的有效长度就越小。因此医生也就能够预测Furlow反向双Z腭成形术的术后效果,裂隙越小,软腭越长,术后效果越好;反之,裂隙越大,软腭越短,术后效果越差。

Furlow反向双Z腭成形术的术后并发症包括出血、口鼻瘘和鼻腔堵塞。通过减小缝合张力,能减少口鼻瘘发生的概率。必要时可以行外侧减张切口以达到无张力缝合。尽管有术后发生轻度阻塞性睡眠呼吸暂停的报道,但3个月后症状几乎都

消失了[80]。应用Furlow手术的患者在半年以后发生上呼吸道梗阻的概率和严重程度都明显低于行咽后壁瓣手术的患者[81]。

咽后壁瓣转移术(图26.11)

应用咽后壁中线上的黏膜瓣来修复VPD是历史最悠久的手术方法。早在1865年,Passavant就发表了第一篇将软腭黏附在咽后壁上来治疗VPD的文章[82]。1875年,Schoenborn描述了蒂在下的咽后壁瓣的应用,十年后,他又报道了蒂在上的咽后壁瓣[83,84]。Padgett在1930年首先在美国开始应用蒂在上的咽后壁瓣转移术[85]。到了20世纪中叶,该手术被广泛应用为VPD的标准手术治疗。

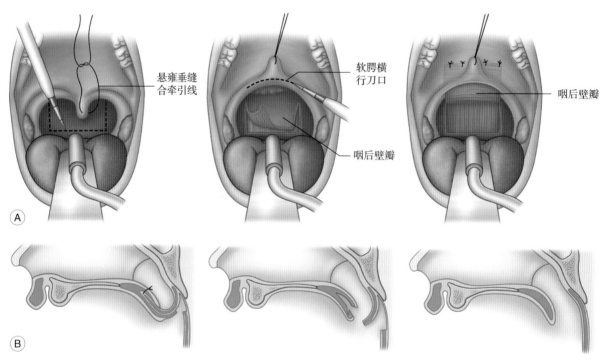

图26.11 (A,B)咽后壁瓣转移术

咽后壁瓣主要用于封闭发音时腭咽闭合时的中间位置,两侧的裂隙则通过咽侧壁肌肉的内收完成。因此,咽后壁瓣尤其适用于腭咽闭合裂隙位于中间位置而且咽侧壁肌肉运动良好的患者。咽后壁瓣需要仔细地放置在术前影像学检查所显示的腭咽闭合平面才能有效。位置太低或者因为术后瘢痕挛缩导致的咽后壁瓣向下移位,都有可能牵拉限制软腭运动并干扰腭咽闭合。不对称性VPD患者需要根据情况调整咽后壁瓣的设计。

咽后壁瓣的宽度需要参照术前的影像学检查,针对每位患者的功能和解剖结构需求量身定制。即腭咽闭合裂隙越大,咽侧壁肌肉运动性越差,咽后壁瓣需要设计得越宽。瓣的宽度不仅取决于皮瓣本身的宽度,还由其插入软腭后壁的宽度决定。咽后壁瓣插入软腭的方式可以是通过软腭正中切口,也可以是一个深达黏膜下层的横行切口(鱼嘴样切口)。后者可能在皮瓣宽度和两侧腭咽通道大小的设计方面更加灵活[86]。术后咽后壁瓣的瘢痕样变或者"管样"变

可能会导致瓣的明显变窄,并导致腭咽闭合功能的恶化[87]。减小咽后壁瓣变窄的方法包括应用软腭黏膜瓣作为咽后壁瓣的衬里以避免组织的暴露,或者设计更宽更短的黏膜瓣。但是任何情况下,都要巧妙地平衡黏膜瓣宽度与术后发生阻塞性呼吸睡眠暂停的风险之间的关系。

术前仔细和个性化的皮瓣设计对于手术成功至关重要。然而,由于以往的研究中应用的手术方法不同,选取的患者各异,而且缺少为大家所接受的可信的术后评价标准,所以难以准确地阐述和评价这一术式。Argamaso曾报道,226名患者中有96%术后鼻音过重减轻[86]。同样,Sullivan等也有类似的报道,他们所做的包含有104名非综合征性VPD患者的研究中,97%的患者术后达到了正常或者临界的腭咽闭合[88]。Cable等对咽后壁瓣术后患者进行了14年的术后随访,结果发现语音评分稳定,提示该术式改善效果持久[89]。

有些报道表达了咽后壁瓣可能会影响中面部发育的担忧。尽管有些研究产生了相互矛盾的结果,但绝大多数的大

样本研究都没有发现咽后壁瓣对上颌骨的发育有任何显著的长期影响[90]。

咽后壁瓣手术的并发症包括出血、瓣脱落和鼻腔堵塞（包括梗阻性呼吸睡眠暂停）[91]。因为手术死亡的报道罕见，死亡主要和呼吸道狭窄相关[92]。Fraulin 等认为，与手术并发症相关的因素主要包括手术者的经验、相关的医疗条件、有无同时行别的手术以及供区的暴露程度[93]。在所有并发症中，上呼吸道狭窄最常见。几乎所有患者在术后早期都会经历短暂的鼻腔阻塞和轻度的睡眠呼吸暂停。几个月后，随着水肿消退，绝大多数患者的症状消失，夜间多相睡眠图也提示正常了。Well 等发现在 111 名咽后壁瓣术后患者中有 12 名存在夜间上呼吸道梗阻的症状，其中有 3 例需要取下黏膜瓣。这 12 名患者中有 9 名接受了夜间多相睡眠图检查，结果显示仅有 1 人提示存在阻塞性呼吸暂停。由此可见，术后夜间上呼吸道梗阻的临床证据和睡眠呼吸暂停可能无关。综合征患者和有 Pierre Robin 病史的患者由于存在相关的功能障碍和气道解剖畸形，发生呼吸道梗阻的可能性更高[94,95]。同样，有扁桃体肥大的患者在术后呼吸道梗阻的风险可能更大，因此应在咽后壁瓣手术时或之前进行扁桃体切除术[96]。

咽后壁瓣术后需要常规监测患者的上呼吸道情况，包括持续血氧饱和度监测。对容易发生呼吸道梗阻的高危患者，应考虑术中放置鼻咽导气管，而且术后需要转入重症监护病房（ICU）通宵监测。一旦患者呼吸道状况稳定，能够经口进食流质饮食，便可出院。

腭咽肌瓣手术（图 26.12）

1950 年，Hynes 首次描述了通过包含咽鼓管咽肌的肌黏膜瓣转移咽成形术[97]。后来他又改为旋转腭咽肌黏膜瓣，并指出手术的成功是由于缩小腭咽闭合裂隙的同时，用肥厚的、"时常能收缩"的组织瓣填充了咽后壁[98,99]。Orticochea 强调了通过创建"动态括约肌"来实现腭咽闭合的概念[100]。他分离两侧的腭咽肌瓣，并将其插入蒂在下的咽后壁黏膜瓣中。后来 Jackson 和 Silverton 改进了这一术式，不再剥离咽后壁瓣，而是直接在咽后壁偏上的位置做一横切口，然后将腭咽肌瓣插入这一切口[92]。

目前最广泛应用的腭咽肌瓣手术是 Hynes 手术的改进型。首先在扁桃体后柱的前壁做一个纵切口并显露腭咽肌。注意仔细地从咽壁外侧壁剥离纵行的肌纤维，以确保每个瓣中都包含有整块的肌肉[101]。然后于扁桃体后柱的后壁做纵切口，两切口间宽度为 1cm 左右。再于两侧扁桃体后柱的最下方做横行的切口，连接两个平行的纵切口以掀起皮瓣。最后在腭咽肌瓣基底最高位置，作一咽后壁横切口，连接两侧的后纵行切口，并将组织瓣转移插入这一横切口中。

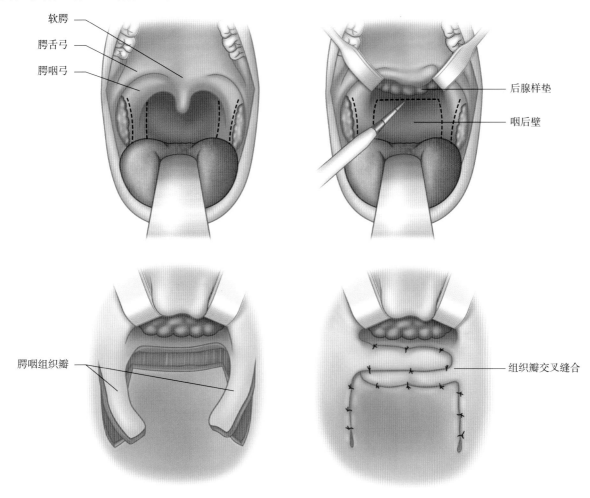

软腭
腭舌弓
腭咽弓
后腺样垫
咽后壁
腭咽组织瓣
组织瓣交叉缝合

图 26.12　腭咽缩窄术

Riski 等强调,手术成功与否的关键在于患者的选择和恰当的手术方案[102]。组织瓣插入的位置,应该位于咽后壁影像学检查所显示的腭咽闭合处的上部。只能在一部分患者中实现腭咽肌瓣成形术形成了动态括约肌,大部分患者腭咽闭合功能的改善主要取决于腭咽闭合裂隙的缩小和咽后壁的增厚[103,104]。在一个包含有 48 名患者的回顾性研究中,Shewmake 等的研究发现,有 85.4% 的患者发音恢复正常[105]。Riski 等报道,在 139 名行腭咽肌瓣成形术的患者中,有 78% 的患者鼻音过重得到解决,压力 - 流量测量恢复正常。大部分手术失败是由于瓣插入咽后壁的位置过低[106]。Witt 等也发现了有 16% 的患者需要再次行咽成形术,尽管手术失败的首要原因被指出是组织瓣的全部或部分裂开[107]。在一个有 250 名患者的系列研究中,Losken 等记录到了 12.8% 的复发率,尤其是在 22q11.2 缺失综合征的患者中,术后仍持续存在 VPD 的情况更为常见[108]。鼻流量评分越高、术前评估腭咽闭合不全裂隙越大的患者手术失败的可能性越大。

有些研究比较了咽后壁瓣转移术和腭咽肌瓣手术的语音改善效果。Ysunza 等对 50 名腭裂术后 VPD 患者,随机应用这两种手术方法之一进行矫正,结果显示仍然存在 VPD 的概率分别为 12% 和 16%,且两者没有显著差异[109]。Abyholm 等[110] 在一个多中心随机试验研究中也发现,术后一年应用两种手术方式的患者语音检查结果没有显著性差异。

腭咽肌瓣转移术后的并发症与咽后壁瓣手术相似,主要包括出血、瓣脱落和上呼吸道梗阻。在一项包含有 97 名患者的多中心、前瞻性随机研究中,Abyholm 等[110] 发现在术后 1 年内多相睡眠图检查提示呼吸睡眠暂停的病例很少,而且咽后壁瓣和腭咽肌瓣转移术两者之间没有显著性差异。Saint Raymond 等[111] 对 17 名行腭咽肌瓣转移术的患者进行了检查,结果发现手术前后的呼吸暂停低通气指数和夜间氧饱和度均没有明显变化。然而,尽管如此,手术后还是发现慢波睡眠减少、皮质微觉醒次数增加,提示尽管没有检测到呼吸睡眠暂停,但是鼻咽直径的减小、气道阻力增加,足以导致睡眠结构的破碎。

咽后壁填充术

外科医生长期以来一直使用自体组织和异体材料来填充咽后壁,缩小腭咽孔径以治疗 VPD 患者。但由于患者症状严重程度的差异和填充材料的不同,该治疗方法长期随访结果各异。总体而言,软腭活动度越高,腭咽闭合裂隙越小,术后效果越好越持久。

1862 年,Passavant 最先应用局部组织填充咽后壁。他起初是将腭咽肌缝合在咽后壁中线。后来在 1879 年,他又应用了带蒂的咽喉壁黏膜瓣,卷曲后横插在咽后壁[112]。但是,这些方法都由于术后效果不尽如人意而被放弃。接近一个世纪后,Hynes 应用了含有咽鼓管咽肌(后改为腭咽肌)的肌黏膜瓣填充咽后壁[97,98]。1997 年,Witt 等报道了应用蒂在上的卷曲咽壁瓣填充咽后壁治疗 14 名患者,结果发现

术后 VPD 症状没有显著改善[113]。然而,相比之下,Gray 等的研究却发现年软腭活动度好的年轻患者咽后壁填充后效果良好[114]。

1912 年,Hollweg 和 Perthes 通过颈部切口将自体软骨移植到咽后壁,后来其他人将这一方法改进为经口入路[115]。尽管有很多自体软骨移植成功的报道,关于这种手术方法的效果和持久性的争议却一直存在。Denny 等的研究发现,20 名应用咽后壁自体骨和软骨填充术后的患者中,有 25% 患者的鼻音过重情况得到了改善,但是仍有 65% 的患者改善不明显,对同一批患者的远期随访更是发现术后效果难以长期维持[116]。大量证据表明,软骨移植后的移位和不同程度的吸收似乎是不可避免的。近期又有咽后壁自体脂肪移植,对某些患者而言能改善腭咽闭合功能的报道[117],但这一方法的适用性和有效性,有待于更多的经验积累和长期随访研究。

最早应用外源性材料的是 Gersuny,他在 1900 年将凡士林油注射填充至咽后壁[118]。尽管该技术在改善患者发音方面取得了一些成功,但是存在产生严重并发症的危险,如栓塞导致的失明和死亡。1904 年,Eckstein 应用石蜡注射而没有发生不良并发症[119]。Blocksma 应用块状或液态的硅胶移植或注射于咽后壁,尽管许多患者的术后语言能力有所改善,但感染和移植物露出的高发生率,还是让他转而推荐自体组织移植[120]。1965 年,Lewy 做了应用聚四氟乙烯咽后壁注射治疗 VPD 的个案报道[121]。Bluestone 等后来将其用于多名患者,术后效果良好,没有感染、外露和异物反应发生[122]。Smith 和 McCabe 的研究发现,80 名患者中有 60% 咽后壁注射聚四氟乙烯后,鼻音过重情况完全消失[123]。Furlow 等的研究也发现,35 名患者中有 74% 的人手术非常成功[124]。但是,尽管如此,FDA 还是因为潜在的高风险而没有批准聚四氟乙烯在咽后壁填充中的应用。其他曾被应用于咽后壁填充的外源性材料,还包括四氟乙烯均聚物和钙羟基磷灰石。

大多数证据表明,咽后壁填充术可能只对精心挑选过的软腭活动度好、而且腭咽闭合裂隙小的患者有效。为了达到最佳效果,应该在术前影像学检查所显示的软腭与咽后壁相接触的准确位置进行咽后壁填充。迄今为止,学界尚未发现被认为绝对安全、有效和可靠的单一外源性材料,也没有一种自体材料有持续的远期效果。因此,在精心挑选的 VPD 患者中,咽后壁填充术只能作为次要选择。

22q11.2 缺失综合征的手术治疗

腭咽功能障碍患者伴有 22q11.2 缺失综合征(22q11DS)是多因素的,通常由结构性和功能性原因共同引起,例如黏膜下腭裂、腭咽不对称、钝型颅底和 / 或肌张力减退。在这一特定患者群体中取得理想的手术结果,需要精确的诊断、手术治疗和多学科团队的护理。与其他唇腭裂和 VPD 人群相比,患有 22q11DS 的儿童往往有更严重的鼻音共鸣。此外,22q11DS 患儿传统上要比腭裂或非综合征性 VPD 患儿接受 VPD 手术的年龄稍晚,个中原因很多,包括但不限于:

①显著存在的内科问题(如心脏,呼吸道);②表达性语言发育迟缓;③严重的发音障碍,在进行拍摄腭咽成像时,这可能会影响到获取足够准确的发音和配合度。

非手术治疗方法

虽然手术是大多数 VPD 病例的首选治疗方案,但可能存在患者特定的因素导致需要考虑非手术方案。其中假体治疗和语言行为治疗最常被应用于那些无法进行手术、不希望进行手术或者术后预期改善效果有限的患者。

假体治疗

发音假体对于那术改善预后不明确、预后改善有限或较差的患者而言可能是合适的治疗选择,如:①基于言语知觉和 / 或影像学表现对 VPD 诊断不明确时;②言语障碍同时存在,难以确定手术治疗是否能有效地改善时;③当患者有

已知的神经肌肉或退行性疾病,并已被证明会导致手术结果欠佳时。此外,患者可能有已知的手术禁忌证,或与文化、宗教信仰或其他的伦理冲突。要想成为使用假体的良好人选,患者和家属必须表现出有足够的依从性和奉献精神来完成假体治疗方案,装配假体以及良好的口腔卫生,可能需要多次就诊。

软腭提升器和语音球是最常用的语音假体[125](图 26.13)。儿科或普通牙医、正畸医生或口腔修复医生都可以装配该装置,通常需要语言病理学家的发音训练输入。软腭提升器基本上是标准的正畸保持器,其向后延伸的部分可以"提升"软腭。对于软腭足够长,但在说话和 / 或吞咽时缺乏足够运动的患者,如腭咽功能障碍患者而言,这是一种合适的治疗选择。语音球更适合于上颚太短而无法接触咽后壁的腭咽功能障碍患者。语音球类似于软腭提升器,附有丙烯酸材料的"球",在说话时来填充剩余的腭咽间隙。其他类型的阻塞器,没有任何后部延伸,也可能有助于暂时或长期闭塞腭瘘。

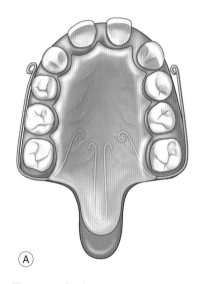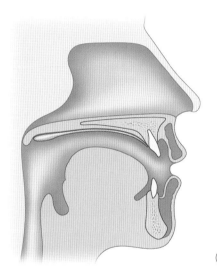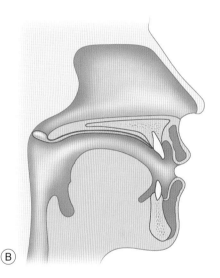

图 26.13 (A)提升软腭部位的示意图(口内和侧位视图)。注意该提升是如何沿唇颊的口腔表面延伸到软腭平面的。软腭长度是足够的,但在腭咽功能障碍的情况下,腭咽机制的功能受损。腭帆提肌将软腭膜置于适当位置,为发音和吞咽提供足够的闭合。(B)语音球装置有助于发音时的腭咽闭合。请注意,由于腭帆提肌的长度不足以独立实现闭合,球囊与腭咽口相吻合以封闭腭咽端口

语言行为治疗

对处于临界状态或者非持续性 VPD 和 / 或腭咽闭合丧失的患者,在确定手术治疗之前至少尝试一个阶段的语言行为治疗是很有裨益的[126,127]。语言治疗一直最适用于错误发音的矫正,因为手术不能改变发音时嘴唇和舌头的定位。语言治疗也最适合某些特定发音的鼻漏气或者鼻音化(腭咽闭合丧失),因为手术无法矫正这些发音障碍[128]。也有一些语言行为治疗方法可能对减少轻度或非持续性鼻音过重或者鼻漏气有效,尤其是能利用生物反馈机制进行调整的时候。如果一个人认为软腭也是一个与嘴唇和舌头一样的发音器官,那么改变软腭"行为"的想法也就变得合理了。当然,假定患者的腭咽闭合机制的解剖基础看上去是完整的情况下,要对患者进行治疗必须要有正确的方法和反馈机制。最适合进行尝试性治疗的患者,需要具有以下特点:

- 6~8 岁或以上
- 认知能力完整
- 运动能力健全
- 足够的注意广度和成熟度
- 听力视力正常
- 良好的自我监控或语音自我纠正能力
- 发音时至少能间断性地达到腭咽闭合
- 至少在发音时已经有一些准确的发音技巧
- 在治疗的最初几个阶段后就有可测量的变化

生物反馈机制常常是语言行为治疗改善腭咽闭合功能的基石,可以通过强化听觉、视觉或触动觉等暗示的方式实现。患者也会受益于在线发音分析技术,它能提供口内压力、鼻腔气流和鼻音情况等信息。鼻咽纤维镜也是很有用的生物反馈工具,因为它使医生得以直观地观察腭咽及其发音

时的运动情况,有助于治疗特定患者的习得性鼻漏音,甚至声门闭锁音替换[129~131]。最近,持续呼吸道正压(continuous positive airway pressure,CPAP)技术被用于作为改善腭咽闭合的新方法,发音时它能够使肌肉"工作",以更长时间地对抗人为增加的鼻腔阻力(鼻腔压力)。CPAP 第一轮临床治疗的尝试结果各异[132]。相反,需要说明的是,尽管腭咽闭合由动态的肌肉系统完成,但学界尚未证明唇、舌和腭部等"口腔运动练习"对改善长期发音效果有效。多项研究也证实腭部按摩、电刺激、吞咽练习、吹气练习和阻力性吹气练习(比如吹喇叭/口哨)实际上对改善发音是无效的[133~135]。总之,学界仍需要进行大量研究,以证实能最有效改善腭咽闭合不全患者发音的语言行为治疗方法。

参考文献

1. Moon JB, Smith AE, Folkins JW, et al. Coordination of velopharyngeal muscle activity during positioning of the soft palate. *Cleft Palate J*. 1994;31:45–55.
2. Seaver EJ, Kuehn DP. A cineradiographic and electromyographic investigation of velar positioning in non-nasal speech. *Cleft Palate J*. 1980;17:216–226.
3. Dickson DR. Anatomy of the normal velopharyngeal mechanism. *Clin Plast Surg*. 1975;2:235–248.
4. Azzam NA, Kuehn DP. The morphology of the musculus uvulae. *Cleft Palate J*. 1975;14:78–87.
5. Kuehn DP, Folkins JW, Linville RN. An electromyographic study of the musculus uvulae. *Cleft Palate J*. 1988;25:348.
6. Croft CB, Shprintzen RJ, Daniller A, et al. The occult submucosal cleft palate and the musculus uvulae. *Cleft Palate J*. 1978;15:150–154.
7. Shprintzen RJ, McCall GN, Skolnick ML, et al. Selective movement of the lateral aspects of the pharyngeal walls during velopharyngeal closure for speech, blowing, and whistling in normals. *Cleft Palate J*. 1975;12:51–58.
8. Iglesias A, Kuehn DP, Morris HL. Simultaneous assessment of pharyngeal wall and velar displacement for selected speech sounds. *J Speech Hear Res*. 1980;23:429–446.
9. Fritzell B. The velopharyngeal muscles in speech. *Acta Otolaryngol*. 1969;250(suppl):1–81.
10. Nishio J, Matsuya T, Machida J, et al. The motor nerve supply of the velopharyngeal muscles. *Cleft Palate J*. 1976;13:20–30.
11. Nishio J, Matsuya T, Ibuki K, et al. Roles of the facial, glossopharyngeal, and vagus nerves in velopharyngeal movement. *Cleft Palate J*. 1976;13:201–214.
12. Peterson-Falzone SJ, Hardin-Jones MA, Karnell MP. Anatomy and physiology of the velopharyngeal system. In: Peterson-Falzone SJ, Hardin-Jones MA, Karnell MP, eds. *Cleft Palate Speech*. 3rd ed. St. Louis: Mosby; 2001:69–86.
13. Moll KL. Velopharyngeal closure on vowels. *J Speech Hear Res*. 1962;5:30–37.
14. Karnell MP, Folkins JW, Morris HL. Relationship between perceived and kinematic aspects of speech production in cleft palate speakers. *J Speech Hear Res*. 1985;28:63–72.
15. Karnell MP, Linville RN, Edwards BA. Variations in velar position over time: a nasal videoendoscopic study. *J Speech Hear Res*. 1988;31:417–424.
16. Skolnick ML, Shprintzen RJ, McCall GN, et al. Patterns of velopharyngeal closure in subjects with repaired cleft palate and normal speech: a multi-view videofluoroscopic analysis. *Cleft Palate J*. 1975;12:369–376.
17. Croft CB, Shprintzen RJ, Rakoff SJ. Patterns of velopharyngeal valving in normal and cleft palate subjects: a multi-view videofluoroscopic and nasendoscopic study. *Laryngoscope*. 1981;91:265–271. *The authors studied 80 control subjects and 500 patients with velopharyngeal dysfunction using direct nasopharyngoscopy and multi-view videofluoroscopy. The incidence of the different patterns of velopharyngeal closure was found to be similar in frequency in both groups. The importance of these patterns is discussed in relation to the surgical management of patients with velopharyngeal dysfunction.*
18. Passavant G. On the closure of the pharynx in speech. *Arch Heilk*. 1863;3:305.
19. Lubker JF. An electromyographic-cinefluorographic investigation of velar function during normal speech production. *Cleft Palate J*. 1968;5:1–17.
20. Perry JL, Sutton BP, Kuehn DP, Gamage JK. Using MRI for assessing velopharyngeal structures and function. *Cleft Palate Craniofac J*. 2014;51:476–485.
21. Bae Y, Kuehn DP, Sutton BP, et al. Three-dimensional magnetic resonance imaging of velopharyngeal structures. *J Speech Lang Hear Res*. 2011;54:1538–1545.
22. Perry JL, Kuehn DP, Sutton BP, Gamage JK. Sexual dimorphism of the levator veli palatini muscle: an imaging study. *Cleft Palate Craniofac J*. 2014;51:544–552.
23. Shinagawa H, Ono T, Honda E-I, et al. Dynamic analysis of articulatory movement using magnetic resonance imaging movies: methods and implications in cleft lip and palate. *Cleft Palate Craniofac J*. 2005;42:225–230.
24. Drissi C, Mitrofanoff M, Talandier C, et al. Feasibility of dynamic MRI for evaluating velopharyngeal insufficiency in children. *Eur Radiol*. 2011;21:1462–1469.
25. Jackson O, Stransky CA, Jawad AF, et al. The Children's Hospital of Philadelphia modification of the Furlow double-opposing Z-palatoplasty: 30-year experience and long-term speech outcomes. *Plast Reconstr Surg*. 2013;132:613–622.
26. Moss M. Malformations of the skull base associated with cleft palate deformity. *Plast Reconstr Surg*. 1956;17:226–234.
27. Ricketts RM. The cranial base and soft structures in cleft palate speech and breathing. *Plast Reconstr Surg*. 1954;14:47–61.
28. Subtelny JD. Width of the nasopharynx and related anatomic structures in normal and unoperated cleft palate children. *Am J Orthodontia*. 1955;41:889–909.
29. Osborne GS, Pruzansky S, Koepp-Baker H. Upper cervical spine anomalies and osseous nasopharyngeal depth. *J Speech Hear Res*. 1971;14:14–22.
30. Ross RB, Lindsay W. The cervical vertebrae as a factor in the etiology of cleft palate. *Cleft Palate J*. 1965;2:273–281.
31. Ruotolo RA, Veitia NA, Corbin A, et al. Velopharyngeal anatomy in 22q11.2 deletion syndrome: a three-dimensional cephalometric analysis. *Cleft Palate Craniofac J*. 2006;43:446–456.
32. Ren Y-F, Isberg A, Henningson G. Velopharyngeal incompetence and persistent hypernasality in children without palatal defect. *Cleft Palate Craniofac J*. 1995;32:476–482.
33. MacKenzie-Stepner K, Witzel MA, Stringer DA, et al. Velopharyngeal insufficiency due to hypertrophic tonsils: a report of two cases. *Int J Pediatr Otorhinolaryngol*. 1987;14:57–63.
34. Shprintzen RJ, Sher AE, Croft CB. Hypernasal speech caused by tonsillar hypertrophy. *Int J Pediatr Otorhinolaryngol*. 1987;14:45–56.
35. Duffy JR. *Motor Speech Disorders: Substrates, Differential Diagnosis, and Management*. St. Louis: Mosby; 1995.
36. Peterson-Falzone SJ, Hardin-Jones MA, Karnell MP. Noncleft velopharyngeal problems. In: *Cleft Palate Speech*. 4th ed. St. Louis: Mosby; 2010:257–258.
37. McHenry MA. Aerodynamic, acoustic, and perceptual measures of nasality following traumatic brain injury. *Brain Inj*. 1999;13:281–290.
38. Hoodin RB, Gilbert HR. Parkinsonian dysarthria: an aerodynamic and perceptual description of velopharyngeal closure for speech. *Folia Phoniatr (Basel)*. 1989;41:249–258.
39. Workinger MS, Kent RD. Perceptual analysis of the dysarthrias in children with athetoid and spastic cerebral palsy. In: Moore CA, Yorkston KM, Beukelman DR, eds. *Dysarthria and Apraxia of Speech: Perspectives on Management*. Baltimore: Brookes; 1991:109–126.
40. Shriberg LD, Aram DM, Kwiatkowski J. Developmental apraxia of speech. *J Speech Lang Hear Res*. 1997;40:273–285.
41. Weber J, Chase RA. Stress velopharyngeal incompetence in an oboe player. *Cleft Palate J*. 1970;7:858–861.
42. Malick D, Moon J, Canady J. Stress velopharyngeal incompetence: prevalence, treatment and management practices. *Cleft Palate Craniofac J*. 2007;44:424–433.
43. Dibbell DG, Ewanowski S, Carter WL. Successful correction of velopharyngeal stress in musicians playing wind instruments. *Plast Reconstr Surg*. 1979;54:662–664.
44. Peterson-Falzone SJ, Trost-Cardamone JE, Karnell MP, et al. *The Clinician's Guide to Treating Cleft Palate Speech*. St. Louis: Mosby Elsevier; 2006:18.
45. Trost JE. Articulatory additions to the classical description of the speech of persons with cleft palate. *Cleft Palate J*. 1981;18:193–203.
46. Baylis AL, Watson PJ, Moller KT. Aeromechanical and auditory-perceptual speech characteristics of children with velocardiofacial syndrome (22q11.2 deletion): a preliminary analysis. *Folia Phoniatr (Basel)*. 2009;61:93–96.

47. Kuehn DP, Moller KT. Speech and language issues in the cleft palate population: the state of the art. *Cleft Palate Craniofac J.* 2000;37:348–383. *This summary paper covers all aspects of speech language assessment and treatment options relevant to cleft palate and velopharyngeal dysfunction. A review of the anatomy and physiology and instrumental assessment of the velopharyngeal mechanism is also provided.*

48. Peterson-Falzone SJ, Hardin-Jones MA, Karnell MP. Diagnosing and managing communication disorders in cleft palate. In: *Cleft Palate Speech.* 4th ed. St. Louis: Mosby; 2010:221–247.

49. D'Antonio L, Muntz H, Province M, et al. Laryngeal/voice findings in patients with velopharyngeal dysfunction. *Laryngoscope.* 1988;98:432–488.

50. Henningsson G, Kuehn DP, Sell D, et al. Universal parameters for reporting speech outcomes in individuals with cleft palate. *Cleft Palate Craniofac J.* 2008;45:1–17. *The Universal Parameters System (UPS) for rating speech in patients with cleft palate and velopharyngeal dysfunction is discussed. Examples of standard speech stimuli, a rating form, and various rating scales are included.*

51. Trost-Cardamone J. *American English Sentence Sample.* 2011.

52. John A, Sell D, Sweeney T, Harding-Bell A, Williams A. The cleft audit protocol for speech-augmented: A validated and reliable measure for auditing cleft speech. *Cleft Palate Craniofac J.* 2006;43:272–288.

53. Chapman KL, Baylis A, Trost-Cardamone J, et al. The Americleft Speech Project: A Training and Reliability Study. *Cleft Palate Craniofac J.* 2015;53:93–108.

54. Fletcher SG. "Nasalance" vs listener judgments of nasality. *Cleft Palate J.* 1976;13:31–44.

55. Seaver EJ, Dalston RM, Leeper HA, et al. A study of nasometric values for normal nasal resonance. *J Speech Hear Res.* 1991;34:715–721.

56. Van Doorn J, Purcell A. Nasalance levels in the speech of normal Australian children. *Cleft Palate Craniofac J.* 1998;35:287–292.

57. Kummer AW. Nasometry. In: *Cleft Palate and Craniofacial Anomalies: Effects on Speech and Resonance.* 2nd ed. New York: Thomson Delmar; 2007.

58. Hardin MA, Van Demark DR, Morris HL, et al. Correspondence between nasalance scores and listener judgments of hypernasality and hyponasality. *Cleft Palate Craniofac J.* 1992;29:346–351.

59. Karnell MP. Nasometric discrimination of hypernasality and turbulent nasal airflow. *Cleft Palate Craniofac J.* 1995;32:145–148.

60. Zajac DJ, Lutz R, Mayo R. Microphone sensitivity as a source of variation in nasalance scores. *J Speech Hear Res.* 1996;39:1228–1231.

61. Warren DW, DuBois AB. A pressure-flow technique for measuring orifice area during continuous speech. *Cleft Palate J.* 1964;1:52–71.

62. Warren DW, Dalston RM, Trier WC, et al. A pressure–flow technique for quantifying temporal patterns of palatopharyngeal closure. *Cleft Palate J.* 1985;22:11–19.

63. Warren DW, Dalston RM, Mayo R. Hypernasality and velopharyngeal impairment. *Cleft Palate Craniofac J.* 1994;31:257–262.

64. Leeper HA, Tissington ML, Munhall KG. Temporal characteristics of velopharyngeal function in children. *Cleft Palate Craniofac J.* 1998;35:215–221.

65. Warren DW, Dalston RM, Mayo R. Hypernasality in the presence of "adequate" velopharyngeal closure. *Cleft Palate Craniofac J.* 1993;30:150–154.

66. Warren DW, Dalston RM, Morr KE, et al. The speech regulating system: temporal and aerodynamic responses to velopharyngeal inadequacy. *J Speech Hear Res.* 1989;32:566–575.

67. Williams WN, Eisenbach CR. Assessment of VP function: the lateral still technique vs cinefluorography. *Cleft Palate J.* 1981;18:45.

68. Skolnick ML, Cohn ER. *Videofluoroscopic Studies of Speech in Patients With Cleft Palate.* New York: Springer Verlag; 1989:10–11.

69. Skolnick ML. Videofluoroscopic examination of the velopharyngeal portal during phonation in lateral and base projections: a new technique for studying the mechanics of closure. *Cleft Palate J.* 1970;7.

70. Golding-Kushner KJ. Standardization for the reporting of nasopharyngoscopy and multiview videofluoroscopy: a report from an international working group. *Cleft Palate Craniofac J.* 1990;27:337–348. *This manuscript describes a protocol for rating velopharyngeal structures and movement during speech using multiview videofluoroscopy and flexible nasopharyngoscopy. These standards were published as a result of an International Working Group meeting of experts in the field of clefting/velopharyngeal dysfunction and speech pathology.*

71. Sutton BP, Conway C, Bae Y, et al. Dynamic imaging of speech and swallowing with MRI. *Conf Proc IEEE Eng Med Biol Soc.* 2009;6651–6654.

72. Ha S, Kuehn DP, Cohen M, et al. Magnetic resonance imaging of the levator veli palatine muscle in speakers with repaired cleft palate. *Cleft Palate Craniofac J.* 2007;44:494–505.

73. Ettema SL, Kuehn DP, Perlman AL, et al. Magnetic resonance imaging of the levator veli palatini muscle during speech. *Cleft Palate Craniofac J.* 2002;39:130–144.

74. Furlow LT. *Cleft palate repair: preliminary report on lengthening and muscle transposition by Z-plasty.* Presented at the Annual Meeting of the Southeastern Society of Plastic and Reconstructive Surgeons, Boca Raton, FL; 1978.

75. Hudson DA, Grobbelaar AO, Fernandes DB, et al. Treatment of velopharyngeal incompetence by the Furlow Z-plasty. *Ann Plast Surg.* 1995;34:23–26.

76. Chen PK, Wu JT, Chen YR, et al. Correction of secondary velopharyngeal insufficiency in cleft palate patients with the Furlow palatoplasty. *Plast Reconstr Surg.* 1994;94:933–941. *The results of this study demonstrate that a Furlow palatoplasty can satisfactorily correct velopharyngeal dysfunction in carefully selected patients. The most important factor is the size of the velopharyngeal gap. The majority of patients with a successful surgical outcome had a velopharyngeal gap less than 5 mm.*

77. D'Antonio LL, Eichenberg BJ, Zimmerman GJ, et al. Radiographic and aerodynamic measures of velopharyngeal anatomy and function following Furlow Z-plasty. *Plast Reconstr Surg.* 2000;106:539–549.

78. Seagle MB, Patti CS, Williams WN, et al. Submucous cleft palate: a 10-year series. *Ann Plast Surg.* 1999;42:142–148.

79. Chen PK, Wu JT, Hung KF, et al. Surgical correction of submucous cleft palate with Furlow palatoplasty. *Plast Reconstr Surg.* 1996;97:1136–1146.

80. Liao YF, Yun C, Huang CS, et al. Longitudinal follow up of obstructive sleep apnea following Furlow palatoplasty in children with cleft palate: a preliminary report. *Cleft Palate Craniofac J.* 2003;40:269–273.

81. Liao YF, Noordhoff MS, Huang CS, et al. Comparison of obstructive sleep apnea syndrome in children with cleft palate following Furlow palatoplasty or pharyngeal flap for velopharyngeal insufficiency. *Cleft Palate Craniofac J.* 2004;41:152–156.

82. Passavant G. Ueber die Beseitigung der naeselnen Sprache bei angeborenen Spalten des harten und weichen Gaumens (Gaumensegel, Schlundnaht und Ruecklagerund des Gaumensegels). *Arch Klin Chir.* 1865;6:333–349.

83. Schoenborn K. Ueber eine neue Methode der Staphylorrhaphie. *Verth Dtsch Ges Chir.* 1875;4:235–239.

84. Schoenborn K. Vorstellung eines falle von Staphyloplastik. *Verh Dtsch Ges Chir.* 1886;15:57–68.

85. Padgett EC. Cleft palate repair after unsuccessful operations, with special reference to cases with extensive loss of palatal tissue. *Arch Surg.* 1930;20:453.

86. Argamaso RV. Pharyngeal flap surgery for velopharyngeal insufficiency. In: Jurkiewicz MJ, Culbertson JH, eds. *Operative Techniques in Plastic and Reconstructive Surgery.* Philadelphia: WB Saunders; 1995:233–238.

87. Vandevoort MJ, Mercer NS, Albery EH. Superiorly based flap pharyngoplasty: the degree of postoperative "tubing" and its effect on speech. *Br J Plast Surg.* 2001;54:192–196.

88. Sullivan SR, Marinan EM, Mulliken JB. Pharyngeal flap outcomes in nonsyndromic children with repaired cleft palate and velopharyngeal insufficiency. *Plast Reconstr Surg.* 2010;125:290–298.

89. Cable BB, Canady JW, Karnell MP, et al. Pharyngeal flap surgery: long-term outcomes at the University of Iowa. *Plast Reconstr Surg.* 2004;113:475–478.

90. Semb G, Shaw W. The influence of pharyngeal flap on facial growth. In: Bardach J, Morris HL, eds. *Multidisciplinary Management of Cleft Lip and Palate.* Philadelphia: WB Saunders; 1990:414–418.

91. Hofer SO, Dhar BK, Robinson PH, et al. A 10-year review of perioperative complications in pharyngeal flap surgery. *Plast Reconstr Surg.* 2002;110:1393–1397.

92. Valnicek SM, Zucker RM, Halpern LM, et al. Perioperative complications of superior pharyngeal flap surgery in children. *Plast Reconstr Surg.* 1994;93:954–958.

93. Fraulin FO, Valnicek SM, Zuker RM. Decreasing the perioperative complications associated with the superior pharyngeal flap operation. *Plast Reconstr Surg.* 1998;102:10–18.

94. Wells MD, Vu TA, Luce EA. Incidence and sequelae of nocturnal respiratory obstruction following posterior pharyngeal flap

operation. *Ann Plast Surg*. 1999;43:252–257.

95. Abramson DL, Marrinan EM, Mulliken JB. Robin sequence: obstructive sleep apnea following pharyngeal flap. *Cleft Palate Craniofac J*. 1997;34:256–260.

96. Ysunza A, Garcia-Velasco M, Garcia-Garcia M, et al. Obstructive sleep apnea secondary to surgery for velopharyngeal insufficiency. *Cleft Palate Craniofac J*. 1993;30:387–390.

97. Hynes W. Pharyngoplasty by muscle transplantation. *Br J Plast Surg*. 1950;3:128–135.

98. Hynes W. The results of pharyngoplasty by muscle transplantation in failed "cleft palate" cases, with special reference to the influence of the pharynx on voice production. *Ann R Coll Surg Engl*. 1953;13:17–35.

99. Hynes W. Observations on pharyngoplasty. *Br J Plast Surg*. 1967;20:244–256.

100. Orticochea M. Construction of a dynamic muscle sphincter in cleft palates. *Plast Reconstr Surg*. 1968;41:323–327.

101. Jackson IT, Silverton JS. The sphincter pharyngoplasty as a secondary procedure in cleft palates. *Plast Reconstr Surg*. 1977;59:518–524.

102. Riski JE, Serafin D, Riefkohl R, et al. A rationale for modifying the site of insertion of the Orticochea pharyngoplasty. *Plast Reconstr Surg*. 1984;73:882–894. *The authors demonstrate the importance of insetting the sphincter pharyngoplasty at the site of attempted velopharyngeal closure. With this modification, successful outcomes were achieved in 93% of patients.*

103. Kawamoto HK. Pharyngoplasty revisited and revised. In: Jurkiewicz MJ, Culbertson JH, eds. *Operative Techniques in Plastic and Reconstructive Surgery*. Philadelphia: WB Saunders; 1995:239–244.

104. Witt PD, Marsh JL, Arlis H, et al. Quantification of dynamic velopharyngeal port excursion following sphincter pharyngoplasty. *Plast Reconstr Surg*. 1998;101:1205–1211.

105. Shewmake K, Elias D, Fromwiller S, et al. *Modification of the Orticochea pharyngoplasty for the correction of velopharyngeal insufficiency: seven-year experience*. Portland, OR: American Cleft Palate Craniofacial Association; 1992.

106. Riski JE, Ruff GL, Georgiade GS, et al. Evaluation of the sphincter pharyngoplasty. *Cleft Palate Craniofac J*. 1992;29:254–261.

107. Witt PD, Myckatyn T, Marsh JL. Salvaging the failed pharyngoplasty: intervention outcome. *Cleft Palate Craniofac J*. 1998;35:447–453.

108. Losken A, Williams JK, Burstein FD, et al. An outcome evaluation of sphincter pharyngoplasty for the management of velopharyngeal insufficiency. *Plast Reconstr Surg*. 2003;112:1755–1761.

109. Ysunza A, Pamplona C, Ramirez E, et al. Velopharyngeal surgery: a prospective randomized study of pharyngeal flaps and sphincter pharyngoplasties. *Plast Reconstr Surg*. 2002;110:1401–1407.

110. Abyholm F, D'Antonio L, Davidson Ward SL, et al. Pharyngeal flap and sphincteroplasty for velopharyngeal insufficiency have equal outcome at 1 year postoperatively: results of a randomized trial. *Cleft Palate Craniofac J*. 2005;42:501–511.

111. Saint Raymond C, Bettega G, Deschaux C, et al. Sphincter pharyngoplasty as a treatment for velopharyngeal incompetence in young people: a prospective evaluation of effects on sleep structure and sleep respiratory disturbances. *Chest*. 2004;125:864–871.

112. Passavant G. Concerning the improvement in speech after operation on the palate. *Arch Klin Chir*. 1879;23:771–780.

113. Witt PD, O'Daniel TG, Marsh JL, et al. Surgical management of velopharyngeal dysfunction: outcome analysis of autogenous

posterior pharyngeal wall augmentation. *Plast Reconstr Surg*. 1997;99:1287–1296.

114. Gray SD, Pinborough-Zimmerman J, Catten M. Posterior wall augmentation for treatment of velopharyngeal insufficiency. *Otolaryngol Head Neck Surg*. 1999;121:107–112.

115. Hollweg E, Perthes G. *Treatment of cleft palates*. Tübingen: Franz Pietzcher. 1912.

116. Denny AD, Marks SM, Oliff-Carneol S. Correction of velopharyngeal insufficiency by pharyngeal augmentation using autologous cartilage: a preliminary report. *Cleft Palate Craniofac J*. 1993;30:46–54.

117. Leuchter I, Schweizer V, Hohlfeld J, et al. Treatment of velopharyngeal insufficiency by autologous fat injection. *Eur Arch Otorhinolaryngol*. 2010;267:977–983.

118. Gersuny R. About a subcutaneous prosthesis. *Zschr Heilk*. 1900;21:199–204.

119. Eckstein H. Demonstration of paraffin prosthesis in defects of the face and palate. *Dermatology*. 1904;11:772–778.

120. Blocksma R. Correction of velopharyngeal insufficiency by silastic pharyngeal implant. *Plast Reconstr Surg*. 1963;31:268–274.

121. Lewy R. Teflon injection in the correction of velopharyngeal insufficiency. *Ann Otol Rhinol Laryngol*. 1965;74:874.

122. Bluestone CD, Musgrave RH, McWilliams BJ. Teflon injection pharyngoplasty. *Cleft Palate J*. 1968;5:19–22.

123. Smith JK, McCabe BF. Teflon injection in the nasopharynx to improve velopharyngeal closure. *Ann Otol Rhinol Laryngol*. 1977;86:559–563.

124. Furlow LT, Williams WN, Eisenbach CR, et al. A long term study on treating velopharyngeal insufficiency by Teflon injection. *Cleft Palate J*. 1982;19:47–56.

125. Reisberg DJ. Dental and prosthodontic care for patients with cleft or craniofacial conditions. *Cleft Palate Craniofac J*. 2000;37:534–537.

126. Glaze LE. Behavioral approaches to treating velopharyngeal dysfunction and nasality. In: Moller KT, Glaze LE, eds. *Cleft Lip and Palate: Interdisciplinary Issues and Treatment*. 2nd ed. Austin, TX: Pro-Ed; 2009:415–452.

127. Tomes LA, Kuehn DP, Peterson-Falzone SJ. Behavioral treatments of velopharyngeal impairment. In: Bzoch K, ed. *Communicative Disorders Related to Cleft Lip and Palate*. Austin: Pro-Ed; 1997.

128. Ruscello DM, Shuster LI, Sandwisch A. Modification of context-specific nasal emission. *J Speech Hear Res*. 1991;34:27–32.

129. Witzel M, Tobe J, Salyer K. The use of videonasopharyngoscopy for biofeedback therapy in adults after pharyngeal flap surgery. *Cleft Palate J*. 1988;26:129–134.

130. Yamaoka M, Matsuya T, Miyazaki T, et al. Visual training for velopharyngeal closure in cleft palate patients: a fiberscopic procedure (preliminary report). *J Maxillofac Surg*. 1983;11:191–193.

131. Ysunza A, Pamplona M, Femat T, et al. Videonasopharyngoscopy as an instrument for visual biofeedback during speech in cleft palate patients. *Int J Pediatr Otorhinolaryngol*. 1997;24:45–54.

132. Kuehn DP, Imrey PB, Tomes L, et al. Efficacy of continuous positive airway pressure for treatment of hypernasality. *Cleft Palate Craniofac J*. 2002;39:267–276.

133. Lof GL. Oral motor exercises and treatment outcomes. *Perspect Lang Learn Educ*. 2003;10:7–11.

134. McCauley RJ, Strand E, Lof GL, et al. Evidence-based systematic review: effects of nonspeech oral motor exercises on speech. *Am J Speech Lang Pathol*. 2009;18:343–360.

135. Lass NJ, Pannbacker M. The application of evidence-based practice to nonspeech oral motor treatments. *Lang Speech Hear Serv Sch*. 2008;39:408–421.

第 27 章

唇裂、腭裂与鼻部的继发性畸形

Edward P. Buchanan, Laura A. Monson, Edward I. Lee, David Y. Khechoyan, John C. Koshy, Kris Wilson, Lawrence Lin, and Larry H. Hollier Jr.

概要

▨ 患者是如何步入现阶段的？是什么导致了继发畸形？
   ● 裂隙的分类：类型和严重程度
   ● 一期修复术的手术方式
   ● 技术专长/经验
   ● 生长发育
   ● 修复时机
▨ 按照医生的设计进行操作。
▨ 预防为先。

简介

即使是经验最丰富的外科医生，鉴别和治疗继发性唇裂和腭畸形也是一项具有挑战性的工作。正确的诊断包括对既往手术的了解以及彻底的身体检查。手术时机取决于畸形的严重程度、患者的年龄以及家属的理解和意愿。

体格检查与评估

天生唇腭裂的儿童最好由一个多学科唇腭裂治疗团队进行护理，该团队需要遵循美国腭裂和颅面协会制定的国际标准[1]。该组织制定的标准提供了适当的护理和复诊，以取得成功的长期疗效。有时，患儿无法获取到这些团队的照护，则无法按照该标准来执行。如果这些患儿最初在别处接受治疗并被转诊到团队中，则可能会出现与他们最初治疗相关的继发性畸形。

必须获取全面的病史，包括对以前所有干预措施的了解。通常，了解患儿先前的治疗机构有助于医生了解既往的治疗操作。许多父母并不熟悉修复手术，但外科医生通常了解在世界不同地区进行的修复类型。体格检查可以提供关于既往治疗的进一步线索。鼻部与唇部周围的瘢痕可以使医生充分意识到是初次修复或继发性的手术。动态信息可以帮助医生了解下层口轮匝肌的状态。口腔内检查可以揭示上颌既往接受过的手术类型，并确定是否存在口鼻瘘、腭帆提肌的状态、软腭的长度以及是否存在牙槽裂。鼻内检查将有助于确定是否进行过一期鼻整形术，鼻中隔和鼻甲的状态，以及鼻腔的通畅性。一个适当的言语评估将确定上颌的功能以及是否还需要进行更多测试。

单侧唇裂

继发性单侧唇裂畸形在唇裂治疗机构较为常见[1,2]。这些畸形的病因是多种多样的，可能由多种因素引起，包括但不限于面部持续发育、瘢痕、感染或一期修复错误。

继发性畸形经常需要手术干预进行矫正，从小修到完全拆除再重新修复。具体取决于位置和严重程度，许多不同的手术技术已经被阐述[2-6]。正确的治疗首先要对相关解剖结构的畸形进行准确分析（视频27.3）。

病史和体格检查应以系统的方式进行全面记录在病历中。二维照片应以标准记录，以便一致、客观地捕捉术前和术后数据，用于评估预后目的。在检查唇裂时，为了简便起见，提倡采用自上而下的方法。医生从鼻部开始检查，到上唇黏膜结束。注意评估唇裂一侧和另外一侧双方之间的对称性极为重要。应该以系统的方式检查鼻部（鼻背、鼻尖、鼻翼、鼻翼基底和鼻槛）和唇部（人中单位、丘比特弓、唇红和黏膜）。记录所有相关的解剖结构的清单。治疗计划应考虑所有相关的解剖结构，以便制定能恢复到适当的外形和功能的治疗计划。

唇裂修复的时机取决于畸形的严重程度、患者的年龄以及患者、家人和外科医生的选择。畸形的严重程度和功能障碍与手术时机有关。如果唇部修复不到位,影响到正常进食或饮水能力,影响说话,或者是无法社交,则可以在评估后尽快计划修复。以上这些发现将代表有更严重的情况,而不是常态,因为大多数的修复可以推迟到上幼儿园前(4~5岁)或在完全融入社会之前。这可使先前的唇部手术瘢痕完全成熟,如有所需则还有机会结合其他与唇裂相关的手术,如语言手术。

唇红 / 黏膜

唇红凹痕

对于打造对称、显得协调的嘴唇而言,完全对齐以及修复唇红至关重要。要做到这一点,唇裂一侧唇红的高度应与对侧相匹配。如果不是这种情况,而在唇裂一侧的唇红高度较低,则会导致唇红凹痕。短嘴唇可能是带有唇红凹痕的唇部的初始外观,但在进一步检查中,唇红的差异应该被重视。唇裂一侧的中切牙或侧切牙可能比对侧更明显。此外,如果黏膜被移置成唇红,将导致一个皮肤持续干燥的区域。这对患者而言变得非常烦人,对家人而言也是显而易见的。

尽管完全对齐了唇红 / 黏膜"红线"交界处,但仍有可能发生唇红凹痕。修复部位的瘢痕可能会导致唇红凹痕,可能需要再次修复。重要的是需要注意这种畸形不一定是组织减少或缺损的结果,但可能继发于异常瘢痕或红线错位。

这种畸形可以通过在侧唇元件上适当地选择丘比特弓点(Noordhoff 点)来预防[7]。切口过于外侧,会有损在横向 / 水平方向上已经很短的唇缘。切口太靠内侧,会影响唇部和唇红的垂直高度,并且还有可能失去白线。因此,在初步修复期间定准 Noordhoff 点,对于建立唇红的正确高度至关重要。

如果唇部凹痕由瘢痕挛缩引起,可采用 Z 成形术来打断瘢痕。在术前就诊期间应注意最初未能修复肌肉或随后的肌肉开裂,并通过剥离和重新缝合口轮匝肌来解决。这有助于预防在动态期间进一步的瘢痕挛缩和凹陷。

自体脂肪填充已被用于矫正唇裂患者的凹痕以及唇红缺乏症。当畸形仅由软组织不一致引起时,可采用此技术。

唇黏膜过多

初次修复后,在黏膜产生的瘢痕组织量的增加会损害到上唇的对称性(图 27.1)。嘴唇缘的瘢痕是不可预测的,会导致嘴唇不对称。仔细注意将黏膜直接对准唇红的下方,并向上直到牙龈沟非常重要。此外,使用不引起过多炎症反应的缝合线,有助于防止术后留下大量的瘢痕。

唇黏膜增厚是一种常见现象,也是一个难以预防的问题。通常,在伤口愈合过程中会出现唇黏膜过多,无法控制瘢痕组织的形成,也很令人无奈。切除这种黏膜可能是一个令人满意的手术,但在后续复诊期间会导致不满意的体验。其次,在黏膜水平,低于唇红黏膜红线边缘,做一个简单的横楔,通常是为了达到平衡。如果修复手术后黏膜增厚复发,则需等待一整年至 18 个月使其成熟,并进行瘢痕治疗。通常,随着面部的发育,这种厚度会变得"平坦",可能不需要进一步修复。

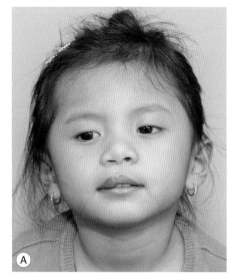

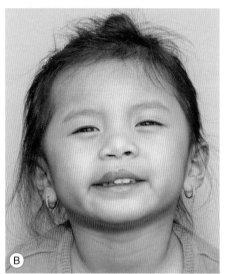

图 27.1　外侧唇红丰满的年轻女性。面无表情时(A)以及微笑时(B),沿着唇红缘可见组织颜色差异

皮肤

上唇过短

单侧唇裂修复后,术后瘢痕会造成上唇过短,但也可能是由于无法使丘比特弓保持平衡造成的(图 27.2)。这种畸形是最常见的畸形之一,因为修复后会有扭曲唇部结构的倾向。所有直线瘢痕都可能挛缩;而且,随着时间的推移,完美修复过的唇裂可能会挛缩,并导致无法修复平衡以及丘比特弓的"旋转不到位"。可以通过在初次修复过程中"打断"切口来预防这种畸形。

可通过在之前唇裂瘢痕红白线处,使用椭圆形切口来纠正高达 1mm 的轻微垂直高度缺陷[4,8]。由于 Rose-Thompson 效应,这将拉长嘴唇所需的 1mm,以匹配对侧的嘴唇长度并平衡丘比特弓。如果初次进行过三角瓣修复并且唇部较短(约 2~3mm),则可以在白线正上方进行 Z 成形术,以平整丘比特弓,并打断瘢痕。或者,可以在白线上方的内侧唇段切

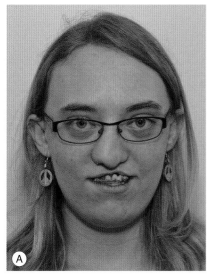
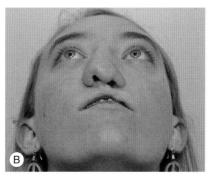
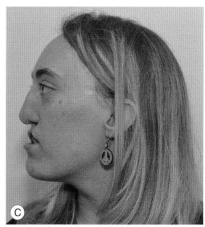

图 27.2 （A~C）与单侧唇裂相关的经典继发性唇裂和鼻畸形,包括上唇过短畸形、鼻翼基底下外侧移位以及鼻尖凹陷。她还展示了面中部后缩

开一个切口,外侧唇段的三角形瓣可以填补此切口[8]。垂直高度的任何重大差异都需要进行彻底的唇部修复,包括从异常附着处充分释放所有唇部组织、"解开"侧唇肌肉、精确的肌肉对齐,以及精准地调平丘比特弓的唇裂侧峰。应考虑使用永久性或长效可吸收缝合线进行肌肉修复,以减轻闭合时的张力,并防止术后瘢痕变宽。

上唇过长

在单侧唇裂患者中,上唇过长作为继发性畸形的出现并不常见。更常见于 Z 成形术修复后的患者(图 27.3)[8,9]。当裂侧的高度被过度矫正,并且丘比特弓旋转过度时,就会发生这种畸形。

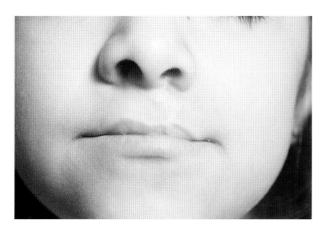

图 27.3 该患者具有 Randall-Tennison 型唇裂修复术的瘢痕特征。其嘴唇呈现出漂亮的立体形状,但瘢痕横向穿过嘴唇的中部。这是此类修复术的主要缺点

轻微的垂直高度过多,可以通过沿着鼻翼基底进行水平楔形切除来减少。切口保持在凹槽中,以防止任何明显的瘢痕。主要的垂直高度差异,应通过对解剖结构的全面修复和

重新对齐缝合来解决。

白线错位

白线错位是单侧唇裂畸形中的另一个常见问题,也是可以从谈话距离最容易观察到的问题之一。鉴于其位于唇红 - 皮肤交界处的位置,以及其对整个上唇轮廓协调性的影响,肉眼总是很容易检测到这一水平的塌陷(图 27.4)。

在白线错位的情况下,菱形切口切除白线瘢痕,延伸到白线上方和下方,将对齐白线。白线错位可能与内侧唇段旋转不足或垂直高度不足有关。通常,切除瘢痕就足以拉长嘴唇,并恢复适当的平衡。

瘢痕形成

术后瘢痕形成是一种不良事件,它超出了最佳手术技术的范围,并且完全不可预测。尽管如此,仍有一些因素被认为与瘢痕形成有关,包括伤口局部张力、感染和遗传倾向。采取干预措施来预防或减轻任何可能导致瘢痕形成的因素。为帮助减张,对相关结构进行彻底剥离,以及强力修复肌肉。这将使皮肤结构在没有过度张力的情况下轻易地修复。进行积极的术后伤口护理以防止感染。瘢痕管理有助于形成薄、平且均匀的瘢痕(图 27.5)。这通常通过贴硅胶贴、瘢痕按摩和防晒来完成。瘢痕管理持续 12~18 个月,或直到瘢痕完全成熟。

缝合材料类型的选择一直备受争议,取决于手术外科医生的偏好。永久缝合线需要在 5~7 天内拆除,以防止缝合部位留下永久性瘢痕。通常需要在手术室再次麻醉下拆线。可吸收缝线的患者不需要拆线;然而,缝线必须在第 5~7 天内脱落。否则,沿着切口方向,可能会留下明显的瘢痕。

瘢痕位置是唇裂手术的另一个重要注意事项。大多数单侧唇裂手术试图将修复的瘢痕沿着唇裂侧的人中嵴放置,以与正常一侧匹配。一些修复将采用侧鼻切开术切口来帮鼻翼基底部重新定位。由于它的可见性和对鼻翼生长的潜在负面影响,应谨慎操作该切口。

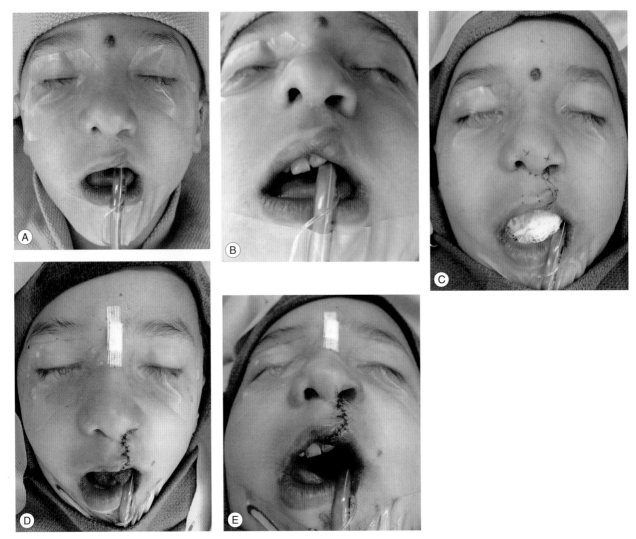

图 27.4　该年轻男子在唇红处存在显著错位及明显的唇裂瘢痕。其鼻小柱也有瘢痕（A,B）。进行标记以重新对齐白线,并切除增宽的瘢痕（C）,术后即刻效果（D,E）

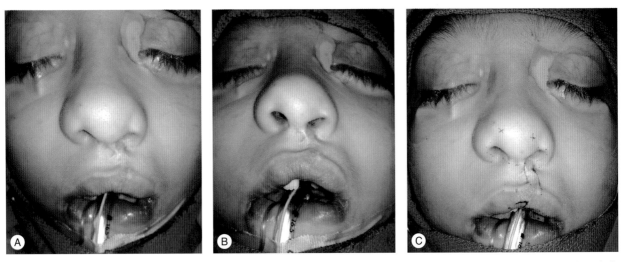

图 27.5　该年轻男子存在瘢痕增生、白线凹痕和错位,以及红线处的唇红错位（A,B）。外科手术干预需要切除增生性瘢痕区域,以及基于 Z 成形术的红线重新对齐（C,D）。术后即刻结果显示（E,F）

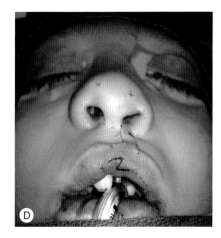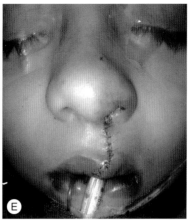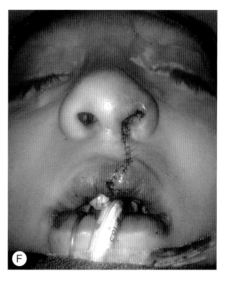

图 27.5（续）

可预期术后会出现红色或粉红色的瘢痕,这属于瘢痕成熟的正常范围。瘢痕消退所需的时间应该告知父母和家人,让他们为其有所心理准备。但是,如果瘢痕开始变厚、凸起和变红,则可能会形成增生性瘢痕,治疗方法包括贴硅胶贴和药物注射。应进行更频繁的随访,以监测瘢痕的进展情况。

难看的瘢痕可以通过瘢痕修复来解决,方法是将瘢痕向下切除到下面的肌肉,并充分移动皮瓣以实现无张力闭合。在瘢痕修复时评估下面的肌肉。如果肌肉有瘢痕或方向异常,则建议切除并全层修复。如果肌肉修复完好无损,则可以进行肌肉叠瓦,以减少闭合时的张力。重要的是要了解瘢痕修复也会缩短已经有缺陷的皮肤包膜,应谨慎处理,以防止不必要的挛缩。

在修复过程中,评估鼻翼底部的位置很重要。如果鼻翼基底不对称,通常是往后侧和头侧,瘢痕修复可以帮助纠正这个问题。可以进入鼻翼基底部分和口轮匝肌的鼻肌部分进行修复,以便重新定位。在任何修复手术中,都应仔细全面地评估所有其他畸形,并着眼于整体美学亚单位的矫正。

肌肉

裂开

一期修复时未能适当剥离和修复肌肉,或术后肌肉裂开,会导致唇部不对称、动作不自然、鼻翼基底部不平衡和唇红有缺口。在做动作期间,肌肉连续性可以通过鼓起的横向肌肉来评估。

在肌肉和唇红相互作用的水平上未能修复口轮匝肌的边缘部位的话,可能导致唇红的缺口。未能正确识别鼻翼基底部口轮匝肌的鼻肌部分,可能会导致鼻翼位置异常和鼻部不对称。仔细检查可以发现这些非常细微、又易于纠正的问题。

当怀疑肌肉裂开时,建议进行唇部修复。修正应包括完全剥离肌肉以及鼻肌、边缘肌和口轮匝肌主要部分的方向正确。比初次修复更重要的是,应考虑使用永久或持久的可吸

收缝合线,以防止肌肉裂开和瘢痕变宽。

双侧唇裂

继发性双侧唇裂畸形患者的治疗,需要先了解既往手术,并对解剖结构进行全面评估。对常见畸形的识别将有助于促进手术计划过程,并在未来的手术过程中为外科医生提供帮助。任何手术干预的时机取决于畸形的严重程度、患者的年龄以及家属的理解和期望。有别于单侧唇裂,双侧唇裂有一些特殊的继发性畸形特征,包括嘴唇中央唇组织的缺乏、鼻小柱的大小以及对唇红缘的血液供应有限。从嘴唇分层的问题方面来考虑双侧唇裂畸形是有益的:黏膜/红唇、肌肉和皮肤。如果考虑到这些,就可以实现成功的二次修复。

就如侧唇裂一样,双侧唇裂修复的时机可能会存在争议,应与患者家属沟通决定。二次修复具有功能和美学部分。如果存在言语、鼻腔反流或社交方面的重大问题,应尽早考虑修复。如果修复只是出于美观考虑,则可以推迟到患者和家属有意为止。修复应该延迟足够长的时间以供最大限度的瘢痕成熟。除非有功能上的问题,否则修复通常会推迟到学前班之前（4~5 岁）。

当修复双侧唇裂时,诊断畸形和了解既往手术至关重要。鼻、上唇和龈颊沟应详细考虑。此外,唇部的组成部分,包括皮肤、黏膜、唇红和口轮匝肌,都应该在制定手术计划之前进行检查并处理。将家人纳入手术计划很重要,这样他们才能知道会发生什么。

红唇 / 黏膜

红唇缺乏——口哨畸形

中线红唇缺乏主要与双侧唇裂有关,也是最常见的唇红畸形。"口哨畸形"是多种因素导致的结果,例如无法在唇

红水平上恢复正常的肌肉连续性,未能适当恢复黏膜和唇红的连续性,肌肉裂开或严重的术后瘢痕。对这些因素的识别,将有助于决定手术方法。

　　口哨畸形的治疗可能是修复双侧唇裂的最常见原因之一(图27.6)。如果口哨畸形仅由红唇缺乏引起,则需要进行简单的唇红修复,重新对齐唇红,并塑造更加丰满的嘴唇。这有时可以通过在唇红水平上进行简单的Z成形术来完成,以打断以前的直线瘢痕。如果畸形是由于唇红缺乏和肌肉裂开所引起的,则应计划进行更深层次的修复。如果口哨畸形包括唇部皮肤瘢痕,则应完全拆除先前的修复之后再进行一次唇裂修复。这将使术者得以最大限度地获取黏膜、肌肉和皮肤。对于年龄较大的儿童,应考虑使用永久性缝线进行肌肉修复,以防止肌肉逐渐裂开和术后瘢痕变宽。

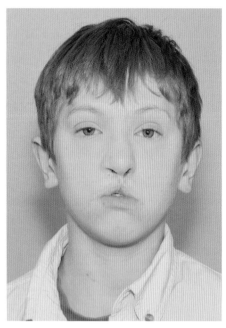

图27.6　此图显示口哨畸形,即上唇和下唇没有集中对合

红唇过多

　　Manchester修复术后,双侧畸形的患者通常会看到红唇过多。最初的Manchester修复术合并了唇缘部分的红唇。此外,口轮匝肌括约肌和前牙龈颊沟没有形成。这种修复通常会导致中央结节处出现难看、干燥和片状的红唇。此外,由于前唇部分天生缺乏足够的白线,因此上唇的白线没有连续性。这种畸形从谈话距离就很明显,显而易见这也变成患者和家属不满的根源。该区域的红唇会有一个"被压住"的外观,没有对称和合拢的唇印(图27.7)。接受曼彻斯特型双侧唇裂修复术的患者,上唇的原始唇红缘部分会露出红唇[10]。如果是这种情况,至少需要修复皮肤和红唇。通常,这种修复还需要进行更具侵入性的肌肉修复,以及解决龈颊沟不足的问题。因此,建议对黏膜、红唇、肌肉和皮肤进行彻底的切除和修复(视频27.3)。侧唇元素需要在唇红、黏膜和白线水平上结合在一起,以创造出和谐对称的唇部。

黏膜赘余

　　双侧唇裂修复后常见的问题是动作时的黏膜赘余以及黏膜露出。在初期修复过程中形成前龈颊沟,对防止此类畸形至关重要(视频27.5)。一些较老的技术不包括创建前龈颊沟,且上唇被拴在上颌骨上。如果龈颊沟形成不足,则多余的前唇黏膜会在活动和休息期间盖住上中切牙。如果是这种情况,则进行前庭成形术。释放前唇的上唇黏膜,并缝合到前上颌骨的骨膜表面。重要的是使前唇黏膜变薄,使其附着在前上颌骨的骨膜上,重建附着的牙龈,并成功地创建龈颊沟的后表面。保留有1~2mm的黏膜边缘,可自由缝合到龈颊沟深处的唇段侧黏膜。侧面的黏膜唇段形成了龈颊面的前表面。

皮肤

瘢痕形成

　　尽管采用了最完美的手术技术,但唇部瘢痕形成会导致任何唇裂修复变得明显(图27.8)。除了常见的危险因素外,双侧唇裂患者特有的危险因素可能包括口轮匝肌的释放和修复不足、前上颌骨突以及唇裂宽度过大——所有这些因素都会导致修复时的伤口闭合张力过大。

　　使用永久性皮肤缝合线、保留时间过长或溶解缝合线溶解不够快,都会导致唇部瘢痕具有明显的十字交叉痕迹(图27.9)。确保缝合线在5天内拆除,将防止缝线造成的永久性瘢痕。

　　与任何难看的瘢痕一样,建议行修复瘢痕术。如果瘢痕增宽或有十字交叉痕迹,可以进行切除和重新对齐缝合(图27.10)。为了预防将来瘢痕增宽,可以考虑通过覆盖下面的口轮匝肌,从而在皮肤水平产生无张力的闭合。特别是在肌肉记忆和协调能力已经建立良好的较大儿童中,这可以通过永久性缝合来完成。瘢痕修复很少单独进行,通常涉及其他畸形的矫正,例如前唇增宽、白线错位、红唇不对称或鼻翼基底位置不正。

皮肤缺损

　　上唇紧绷可见于多次修复过的患者、初期手术期间切除过多侧唇皮肤的患者,或修复后出现前唇坏死的患者。接受过多次修复的患者需要反复切除皮肤来对齐皮肤标志,这使得上唇在水平方向上比上下唇更短,使上唇具有平坦的外观。

　　手术期间应注意前唇的血供,以防止局部缺血。手术干预后,前唇应为粉红色并灌注,以确保存活。如果它看起来是白色的,则应拆除缝线,以防止组织缺血。如果前唇缺血和坏死,将愈合为瘢痕,导致美容效果不佳,并可能导致上唇短而紧绷。

　　当组织重排的局部选择已经用尽并有皮肤缺损时,可以合并Abbe皮瓣(视频27.1)[11,12]。当多次手术造成组织缺损或前唇被丢弃时,将采用此方法。鉴于主要技术的改进,Abbe皮瓣的使用越来越少。它确实有能力进行上唇所有3个层次的重建,恢复正常外观的丘比特弓、唇珠和人中。此外,它减少了下唇的水平大小,帮助掩饰上唇缺陷。

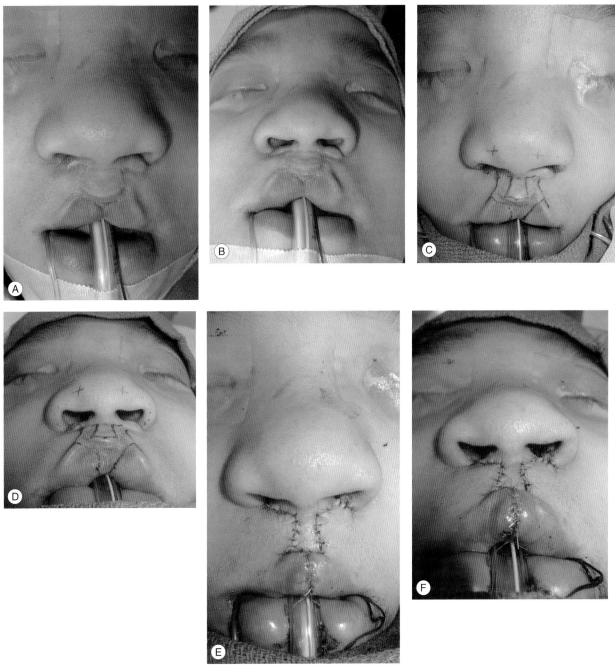

图 27.7　一名年轻男性，典型的 Manchester 修复相关的后遗症。保留中央唇红缘段以重建鼻槛、白线和唇红中部。患者人中增宽，白线不连续（A，B）。患者随后接受了修复手术，以切除增宽的瘢痕以及鼻槛上多余的组织（C，D），术后即刻结果（E，F）

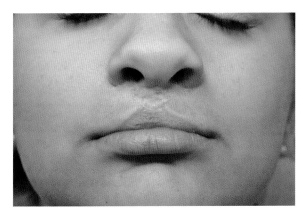

图 27.8　术前图像显示之前双侧唇裂修复中出现的间断白线的矫正

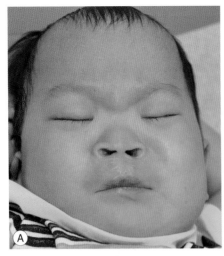

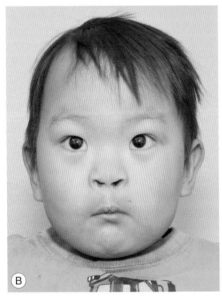

图 27.9　该图（A）显示先前双侧唇裂修复术后明显的缝合痕迹。随后的手术矫正需要切除和基本修复（B）

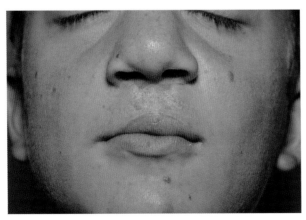

图 27.10　该图显示了与双侧唇裂畸形相关的瘢痕增宽。成熟的增宽瘢痕一般采用切除和一期闭合来处理

在设计 Abbe 皮瓣时，应计划重建完整的人中单元，改善上唇紧缩，并提供一个平衡的面部轮廓。皮瓣从下唇的中间转移，并插入上唇。这允许重新形成丘比特弓和完整的人中

单元。将这个皮瓣设计得比正常情况略小，将考虑到皮瓣插入后的拉伸和下唇供区的无张力闭合。皮瓣基于下唇动脉为蒂，可在带蒂皮瓣转移后至少 10~14 天断蒂。在皮瓣断蒂和转移时，可在断蒂前对蒂部进行按压，以确定皮瓣的存活。

皮肤赘余

在双侧唇裂中，随着时间的推移，人中会逐渐变宽。这种增宽最可能的原因是发育成长，但瘢痕和张力也被认为是原因之一。当代主要修复技术建议，前唇设计在半丘比特弓约 1.5~2mm 处和底部的 2~3mm 处[13]。这些测量值解释了随着发育可能发生的人中增宽。考虑到这种尺寸的前唇有血管供应的风险，应注意保持基底完整，以防止血管供应阻断。

增宽的人中可以在生长过程中的任何时候解决，但通常建议等到最终生长完成后再进行，以防止将来再进行修复。如果嘴唇外观对发育中患者而言是一个严重担忧，可以在咨询相关未来手术后进行修复。在设计人中亚单位的大小时，拟人研究已经计算评估了正常男性和女性人中的大小[14]。这些测量值可以纳入手术计划，但应进行临床判断，因为它涉及最终外观。

肌肉

裂开

在初期修复时，未能适当剥离和重新对齐口轮匝肌，以及术后的肌肉裂开，是导致许多继发性双侧唇裂畸形的原因。这是通过动作过程中，侧唇肌肉的隆起所诊断的，代表肌肉吊带的不连续性。此外，如果未能从鼻翼基底适当地剥离口轮匝肌，则会导致鼻翼基底变宽。应仔细识别和修复上唇口轮匝肌的不同组成部分[15]。尝试修复鼻肌、口轮匝肌的边缘以及主要成部分，对于恢复上唇的正常轮廓非常重要。如果肌肉得到适当的修复，皮肤修复时张力也是最小的，这可以防止未来瘢痕增宽。

如果怀疑肌肉裂开，则建议重新修复以达到正常的唇部外观和功能。恢复口轮匝肌的连续性是修复成功的最重要的要素之一。建议在修复过程中确认口轮匝肌的不同组成部分。永久性或持久的可吸收缝合线将有助于防止术后肌肉裂开，防止皮肤闭合时过度紧张，还有助于防止瘢痕增宽。

腭裂

有些人认为，与唇裂相比，腭裂手术的结果被忽视了，这不仅是因为缺乏可视性，还因为定义不明确和评估方法不一致。语音效果评估和鉴定的标准化是一个困难的目标，部分原因是语音评估的主观性；然而，这个目标将极大地帮助衡量结果的能力。与唇裂修复不同，所有人都能看到，腭裂修复的结果需要更深入的评估。虽然腭裂修复的目标是正常说话和共鸣，但也可能发生瘘管和腭咽功能不全。对瘘管和腭咽功能不全的

一致和公认的定义,将有助于唇腭裂治疗团队更有效地沟通。

腭咽功能不全

腭咽功能不全(velopharyngeal insufficiency,VPI)的特征之一是鼻音过重,其诊断和二期手术的建议可能因每位患者而异,并且高度取决于腭裂治疗中心。理想情况下,儿童应在 6 岁之前至少每年进行一次言语评估,并在学龄前完成任何 VPI 治疗手术[16]。然而,也会有失访、腺样体退化、上颌发育或上颌前移的患者,需要在较大年龄进行检查和治疗。有症状的瘘管也可能是鼻腔漏气的来源,可能需要单独解决,或与二次语言手术一起解决。

体检与评估方法

出现持续语言障碍的患者,需要由一位唇腭裂治疗团队经验丰富的语音和语言病理学家进行彻底检查。正式的语言评估将诊断腭咽功能不全的特征,包括鼻音过重、可听见的鼻漏气、轻微的构音接触以及补偿性发音错误。该评估用于设定治疗目标以及确定手术干预的功效。鼻内镜检查和视频透视检查可观察言语产生过程中腭咽闭合的模式。间接测量,例如压力流量测试和鼻测量,通常在正式语言评估中完成。这些研究被用作客观测量来补充感知评级。在全面检查的指导下,语言病理学家可以确定语言差异是否由结构问题引起,因此需要手术治疗,或者是否可以通过语言治疗来矫正。语言病理学家还将根据腭咽闭合的模式,帮助确定哪种手术方案是最好的。

为 VPI 患儿概述完整的语言评估超出了本章的范围;然而,外科医生应该了解一些基本的考虑因素。首先,患者需要足够成熟来配合,并提供足够的语音样本。对于没有明显语言延迟障碍的儿童,这通常可以在 3 岁之前完成。压力流和鼻测量可以通过非常成熟并配合的学龄前儿童来完成。鼻内镜检查虽然是作者首选的影像学检查方法,但在孩子长大之前,可能无法产生具有代表性的语音样本。视频透视可以在年仅 3 岁或 4 岁的儿童身上进行,也可以在无法忍受鼻内镜检查的儿童身上进行。

除了知觉和工具辅助语音检查之外,在发声过程中对上颚的实际检查可以为外科医生提供大量的信息。先前使用直中线技术修复的上腭,没有彻底剥离和修复腭帆提肌,将显示"拱形 V"形提高模式。这是由于矢状方向的腭帆提肌从未完全从腭裂位置剥离,并处于解剖横向方向。当受到刺激时(发声或干呕),肌肉在上颚横向隆起,沿着中线没有运动,导致上颚隆起呈拱形 V 形模式。这一发现应提醒检查者注意异常的肌肉方向,并帮助他们确定最合适的干预措施。

口鼻瘘可导致严重的言语困难以及腭咽功能不全。正式的语言评估可以帮助确定瘘管是否导致任何语言异常。瘘管可分为功能性或非功能性。非功能性瘘管通常不会导致任何语言障碍,也不需要手术干预。这些瘘管通常很小,不需要手术矫正。随着瘘管变大,它们会导致鼻腔反流、空

气逸出和鼻腔共鸣过高(图 27.11)。这些有症状的瘘管被认为是功能性的,并且需要手术治疗。

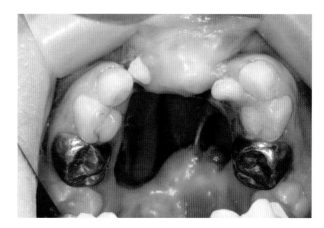

图 27.11 该患者有一个大的Ⅳ、Ⅴ和Ⅵ型口鼻瘘,并伴有双侧腭裂。她有持续性的鼻腔反流和漏气

已经接受过二次语言手术但仍有 VPI 迹象的患者,处于唇裂护理的更高级阶段,需要再次进行语言评估,以帮助确定其残疾的原因。和以前一样,应考虑通过客观检测(例如压力流量测试和鼻测量以及影像学)进行语音评估。应进行彻底的口内检查以评估软腭结构和腭咽结构。鼻内镜检查是在发声期间观察腭咽结构的最佳方式。这有助于治疗医生了解初次腭裂手术的局限性,以及其他任何已经实施过的手术。对于已经接受过二次语言手术的患者,尤其是疑似的缺陷非常小的时候,视频透视检测可能获益有限。

瘘管闭合

腭部瘘管的闭合对腭裂修复外科医生而言是一个重大挑战。如果小瘘管,无功能或无症状,则可以保守治疗。当腭部瘘管导致鼻气逸出(鼻音过重和可听到鼻漏气)、言语失真或液体和固体的鼻腔反流时,瘘管在临床或功能性方面具有重大意义。已报道的术后腭瘘发生率差异很大,从 0~70% 不等[17-19]。这其中的部分原因是缺乏标准的分类方案,这也阻碍了交流和科研工作。在作者的机构,作者更喜欢使用 Losee 等描述的 Pittsburgh 瘘管分类系统,因为它使用方便[20]。Pittsburgh 瘘管分类系统包括 7 种瘘管类型:悬雍垂或分裂的悬雍垂(Ⅰ型);软腭(Ⅱ型);软硬腭交界(Ⅲ型);硬腭内(Ⅳ型);在切牙孔,或主次腭交界处—预留作 Veau 分类Ⅳ型裂口(Ⅴ型);齿槽的舌侧(Ⅵ型);以及齿槽的唇侧(Ⅶ型)(图 27.12)。

瘘管很难修复,据报道复发率接近 65%[21]。多年来已经报道了许多腭瘘修复的策略,其复杂性使重建阶梯不断上升[21-40]。从 1967 年 Obermeyer 的直接烧灼术[41],到 Berkman 的器械/闭孔器,从 von Langenbeck 到 1964 年 Gabka 的无数局部皮瓣的设计,再到 Ohsumi 的游离耳甲移植术[25, 36, 38, 41],为闭合腭瘘提出的选项的已不计其数。Guerrero-Santos 和 Altamirano 在 20 世纪 60 和 70 年代推广了舌瓣手术,该瓣在

某些机构仍然是用于闭合较大前瘘管的中流砥柱[32-42]。包括面动脉肌黏膜（facial artery myomucosal, FAMM）瓣在内的多个带蒂皮瓣，已被描述用于治疗最难治的前瘘管[23,28,32,42,43]。当所有其他方式都用尽时，甚至游离组织转移也被阐述过[24,27,31,35,37,38]。与整形手术中的许多情况一样，当在介绍许多手术时，通常是因为没有一种选项是普遍适用的。如 Kirschner 等所述[33,34]，瘘管治疗的最新进展是脱细胞真皮基质（acellular dermal matrix, ADM）以及颊脂肪垫皮瓣的使用[44]。

　　一般而言，瘘管越大，闭合时所需的手术就越大。局部小皮瓣用于已结疤的僵硬组织时有一个固有的问题，由于持续暴露于反流的鼻腔和口腔内容物，这些组织通常脆弱且难以处理（图 27.13）。面动脉肌黏膜瓣和舌瓣等广泛描述的

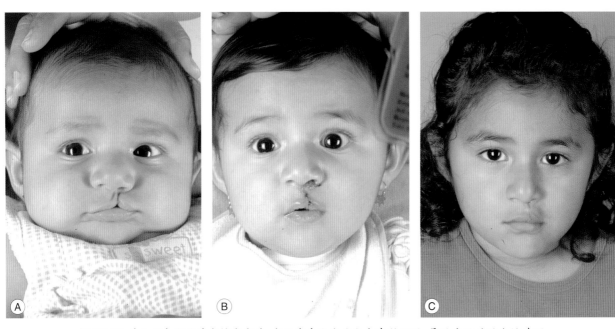

图 27.12 （A~C）即使手术技术完美，术后瘢痕和炎症也会有所不同，导致广泛的继发性畸形

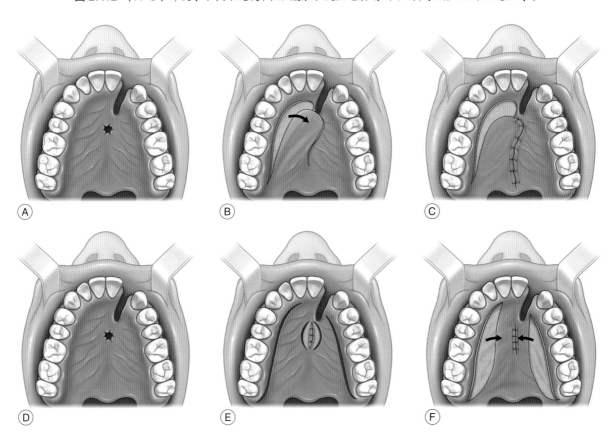

图 27.13 （A~F）闭合腭瘘的第一种选择是局部随机组织，可以采用单蒂或双蒂。然而，重要的是要注意，在一期腭成形术后，大部分的外周硬腭是颗粒状黏膜

手术可以带来血管化、无瘢痕组织的优点,但代价是供区发病率高、技术难度大、术后护理要相当谨慎,并且需要再次手术(图 27.14、图 27.15)。仅针对于软腭瘘(Ⅰ型和Ⅱ型),作者机构的首选方法是直接切除和修复,如果瘘管发生在腭咽功能不全的情况下,通常与转换 Furlow 腭成形术结合使用。

位于硬、软腭交界处的瘘管(Ⅲ型)和硬腭(Ⅳ型)的瘘管,由于其性质和缺乏可塑性的局部组织,需要的不仅仅是直接切除和闭合。各种教科书中所描述的局部转位皮瓣往往不足以完全闭合,因为旋转弧度通常会不足。如果局

部鼻组织证明不足,可以使用基于腭部的铰链瓣或鼻中隔瓣。基于 Kirschner 和 Losee 等的研究[33,34,45-48],另一种选择是当局部软组织选择不足以进行防水闭合时,可以使用脱细胞真皮基质作为辅助手段(图 27.16)。他们主张使用纤薄的脱细胞真皮基质来增强鼻内衬闭合,并有数据支持将其用于所有瘘管类型(仅软腭除外),瘘管复发率减少至3.6%[33,34,45]。

当局部组织不足以闭合鼻腔或口腔内壁时,另一种选择是使用颊脂肪垫瓣闭合腭缺损,已被广泛描述在头颈部以及

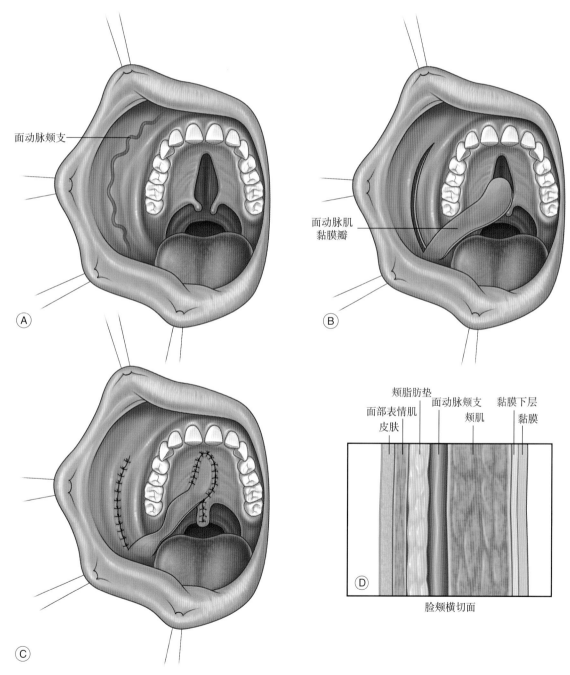

图 27.14 （A~D）颊组织可以通过基于面动脉的轴型皮瓣获取

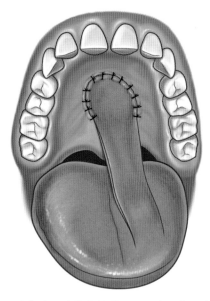

图 27.15   舌部为腭瘘修复提供了另一种区域性的选择

腭裂文献中[44,49-51]。它比其他方法有几个优点,并已成为作者机构用于闭合较大硬腭瘘管的首选方法。它是一个简单的皮瓣,不需要烦琐乏味的剥离,也可靠,供区发病率最低,不需要制作隧道或二次手术,并且可以很容易地到达中线或舌中切牙。此外,它是血管丰富良好,易于上皮化的自体组织,可用于鼻腔或口腔闭合。

与大多数继发性腭裂手术一样,对于瘘管病例而言,预防是关键。良好的一期腭成形术是防止瘘管形成的最佳方法。无张力闭合和细心的术后护理对于预防至关重要。在一期腭成形术期间,无论是使用腭内成形术还是 Furlow 腭成形术,都应注意包括以下要素以防止瘘管形成:松弛的切口、完整的腭内成形术、张肌腱于钩部的完全释放、神经血管束的完整剥离与非强制性的骨孔截骨术、细致的精准手术以限制对黏膜边缘的不必要处理或挤压,以及勤勉的术后护理。

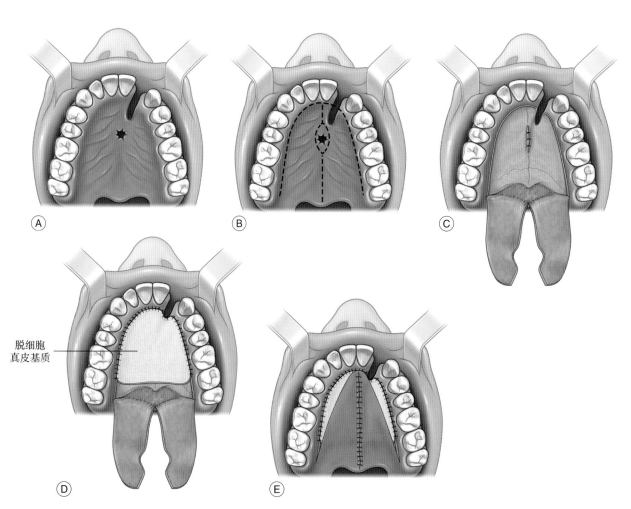

脱细胞
真皮基质

图 27.16   （A~E）脱细胞真皮基质的放置提供了一种实现和支持鼻内壁完全闭合的工具

Furlow 腭成形术

如 Leonard Furlow 所描述，反向双 Z 成形术是二期语言手术的一线治疗方法之一[52]。它实现了腭后半部分的腭帆提肌在解剖学上的重叠，并将它们置于最大功能张力下的目的。它延长了上颚，并且由于 Z 成形术的效果性质，导致腭咽口狭窄，从而形成内置的咽成形术。上颚短但可移动，之前未完全修复腭帆提肌以及冠状闭合的患者，Furlow 腭成形术成为一种选择。

它被拉成反向双 Z 字形，一个在口腔一侧，一个在鼻侧。后瓣，左侧 / 口腔侧和右侧 / 鼻侧，包含腭帆提肌和黏膜。前基底瓣（口腔表面在右侧和鼻表面在左侧）仅包含黏膜。左侧肌黏膜瓣从硬腭和软腭的交界处，向内侧腭帆提肌从颅底外侧（或颅骨）离开的点成大约 60°（图 27.17）。口腔右侧的黏膜瓣从悬雍垂和软腭的交界处向钩部拉出略大于 60°。在左侧，从硬腭后缘取下肌肉，向外侧和向后剥离，注意取下所有异常的外侧附着物，直到肌肉可以旋转 90° 到颅底，并容易转位穿过中线。从悬雍垂和软腭的交界处以 60° 行左侧鼻部 Z 成形术，朝向腭帆提肌离开颅底和钩部的位置。在右侧，基于前部的黏膜瓣被提升到硬腭的后缘。然后从硬腭的后缘，从内侧到外侧剥离腭帆提肌。从硬腭后缘的正后方沿提肌的轨迹以 60° 角从内侧向外侧切开鼻内衬；小心地将提肌附着在鼻内衬上并取下所有异常的侧向附着物。鼻黏膜由内侧到外侧，从硬腭后缘的后面，沿着腭帆提肌的轨迹，以 60° 的角度切开，小心地将提肌附着在鼻内黏膜上，并取下所有异常的外侧附着物。这个切口是横向的——仅在需要将右侧基于后部的肌肉黏膜瓣充分转位并插入左侧时才行。鼻支此时可以转位和插入。用间断的可吸收缝线封闭鼻黏膜。有些外科医生更喜欢使用永久性或可吸收缝线进行肌间修复。然后用间断的可吸收缝合线闭合口腔黏膜（图 27.18）。

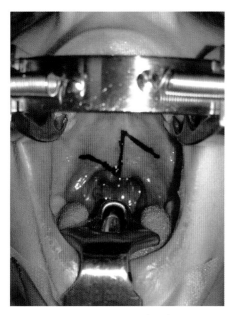

图 27.17　此图展示了 Furlow 腭裂修复术的口腔侧标记

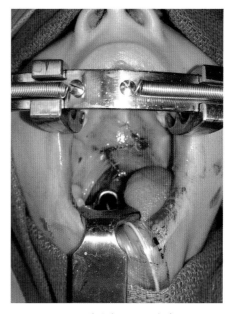

图 27.18　Furlow 腭裂修复。同一患者如图 27.1 所示

根据每位外科医生的偏好，可放置鼻咽通气道或舌固定针以进行术后气道管理。患者术后保持流食一周，随后继续软食两周。

咽后瓣

咽后瓣（posterior pharyngeal flap，PPF）是一种二期言语手术（咽成形术），可在软腭的后自由边缘和咽后壁之间建立一个静态组织桥。PPF 依靠足够的咽侧壁运动来实现腭咽功能。它非常适合具有矢状或圆形闭合模式的患者[53]。PPF 的设计存在差异；然而，现今大多数外科医生都使用一种上层皮瓣，内衬着鼻黏膜的软腭。

正确执行的 PPF 在口内检查时是看不到的，因为它应该放置在腭咽闭合的水平，通常在腭平面以上。值得注意的是，在计划 PPF 时，尤其是在患有软腭 - 心 - 面综合征的儿童中，外科医生应谨记颈内动脉向内侧移位的可能性，并应谨慎行事。

手术首先将软腭沿着中线剥离，然后双侧回缩每个半腭。沿着咽后壁标出 PPF 的范围，其长度足以到达硬腭的后缘。皮瓣的宽度将由患者的解剖结构、术前间隙的大小以及外科医生的偏好来决定。一些外科医生在手术时放置红色橡胶导管、鼻胃管、鼻咽气道或三者的任意组合，以帮助确定侧孔的大小。上基皮瓣在椎前筋膜水平采取。瓣的颅底刚好位于腭平面之上，应放置在腭咽闭合的预期水平。从咽后壁采取的皮瓣将成为 PPF 的鼻侧，PPF 的口腔内衬将是软腭后自由缘为蒂的鼻黏膜瓣。

然后从软腭提取鼻黏膜衬里瓣，并在软腭后部的自由边缘上做蒂，注意取得足够的内衬宽度。咽后壁缺损可以部分或全部一期闭合。插入瓣采用可吸收缝线；每一针都被放置并标记，直到所有缝线都被放置。作者的首选方法是使用 4-0 铬肠线缝合，沿硬腭后缘缝合 3 根，沿咽后壁缝合 3 根，两侧各 2 根,总共 10 根缝合线。

首选使用脉搏血氧仪、鼻咽气道和鼻胃管,在下一阶病房单位中进行夜间监测。建议流食一周,然后再软食两周。由于其静态特性,PPF 有造成阻塞性睡眠呼吸暂停(obstructive sleep apnea, OSA)的风险。应密切监测接受过PPF 手术的患儿,不仅在术后即刻,而且在整个生长和发育过程中都应密切监测 OSA 的迹象。

括约肌咽成形术

括约肌咽成形术是一种治疗腭咽功能障碍的动态咽成形术,利用腭咽肌来减少腭咽区域的整体大小。通过减小横向直径,软腭能够更好地实现腭咽能力。

在确定扁桃体后柱后,从扁桃体上 1/3 到其下极在前黏膜(扁桃体和后柱之间)和后黏膜(后扁桃体和咽后壁之间)做一个垂直切口。腭咽肌与上括约肌分离,提取肌黏膜瓣,延伸到扁桃体下极下方,并蒂部向上。在靠近软腭的上附着处必须小心,那里的肌肉受神经支配。这是双侧都需要进行的。

在第二颈椎水平位置,在咽后壁(横向连接到后黏膜切口)上做一个水平切口,以接收切除的扁桃体后柱。水平切口必须由黏膜、咽内和咽肩腱膜以及上括约肌纤维组成[54]。括约肌瓣沿后咽部的创面缝合在一起。它们可以端到端地组合在一起或完全重叠,其具体取决于所需的腭咽孔的大小。一个由重新定位的扁桃体后柱、软腭和咽后壁构成的中央动态开口最终构成。如果手术后仍然存在鼻音重,可以通过收紧括约肌瓣来二次修复腭咽孔的大小。

咽后壁填充术

咽后壁填充术是另一种形式的咽成形术,旨在通过将咽后壁移近上颚来减少腭咽孔的大小。填充术通常比其他二次语言手术侵入性更小,因为它通常涉及注射或植入耐用、持久的材料,不需要解剖和组织重新排列。许多不同的材料已被报道用于填充,包括凡士林、硅树脂、软骨、脱细胞真皮基质和自体脂肪。对于发声过程中腭咽部有多个微孔,作者更倾向于脂肪移植来进行填充。

具体取决于脂肪含量,脂肪可以从腹部或臀部获取。大多数儿童在学龄早期相当瘦,需要臀部作为供区。腹部供区最常用于年龄较大的儿童。通常使用 10ml 注射器和大抽脂针,通过小切口进行手动抽吸。一旦获取,脂肪可以通过多种不同的方式进行加工,以增加脂肪细胞的活力[55]。获取和加工之后,将脂肪装入注射器进行注射。作者的标准做法是在耳鼻喉科团队的协助下进行手术。注射时进行鼻内镜检查,并由两位外科医生确认注射。术前鼻内镜检查在手术之前进行检查,并应能随时确认注射部位。每位患者注射不少于 10ml 的脂肪,以考虑脂肪吸收[56]。脂肪移植手术通常在门诊进行,患者出院时给予止痛药和口服抗生素。术后 1~3 个月进行随访语言评估。

唇裂继发鼻畸形

唇裂继发鼻畸形涉及皮肤、软骨、黏膜和骨架。关于畸形病因的理论已被广泛讨论,并且仍在争论中。确切的发现结果已经被很好地测量和记录[57]。了解单侧和双侧鼻裂畸形的病理解剖结构,对于获得令人满意的美学与功能性的结果至关重要。

术前应通过病史和体格检查对患者进行彻底的评估。应回顾既往手术,为术中可能发现的结果做好准备。应解决患者对其鼻气道、鼻部和唇部对称性的担忧。拍摄术前照片以记录畸形;向患者咨询手术目标时,它们也很有帮助。

鼻部的体检应根据其在面部骨骼上的位置进行。头影测量分析需评估下颌和下颏的位置,以及对整体面部平衡的影响。这些问题应该向患者和家属提出,如果他们对正颌手术不感兴趣,并且对整体面部外观感到满意,则进行以鼻部形状和对称性为中心的检查。

鼻腔检查应始终以非常具系统性和可重复的方式进行。Gunter 图对于术前计划非常有帮助。唇裂继发鼻畸形与一期修复时、因之前任何手术而改变了的鼻畸形有关。了解这些变化很重要,因为它可能会影响到手术计划。

单侧唇裂继发鼻畸形涉及鼻部的软组织和骨骼(图 27.19)。异常的肌肉插入可导致受上颌骨发育不全而影响的失衡[58]。肌肉以不连续的方式插入到非唇裂侧的鼻小柱基部,而不是水平方向和连续的口轮匝肌穿过上唇。这会产生一种不相对抗的力量,将小柱和鼻中隔尾部拉向非唇裂侧[4]。在唇裂侧,口轮匝肌插入鼻翼基部,将其向外侧、下方和后方缩回(由于上颌骨骼支撑不良)(图 27.20)。

不对称的鼻尖是由于唇裂侧不规则的下外侧软骨造成的。虽然未被普遍接受,但唇裂侧下外侧软骨的长度被认为与非唇裂侧的软骨相同,主要是形状和位置不同[59-62]。在唇裂侧,内侧脚较短,外侧脚较长,圆顶较宽[6]。与非唇裂侧相比,这会导致鼻尖表现点不足(见图 27.2)。

双侧可见鼻中隔偏曲。在健侧,口轮匝肌和前上颌韧带的不受阻碍的拉力导致尾中隔偏曲。然而,前上颌韧带仅影响鼻中隔尾部,允许大部分中隔向唇裂侧弯曲。无论是单独或与肥大的鼻甲联合,内鼻阈的孔径都会缩小,导致鼻阻塞[63]。

由内翻的下外侧软骨引起的外鼻阈处的鼻塞很常见。下外侧软骨的头侧边缘,向后下方内倾进入前庭,导致明显增厚和帽状鼻翼[64]。鼻外侧侧壁附着在凹陷的唇裂侧梨状体上,导致前庭蹼状结构,通过唇裂侧鼻孔可见。

唇裂继发鼻畸形手术的时机可分为一期、中期和二期修复。研究已经驳斥了早期操作鼻软骨会干扰发育的观点[59]。最初的实验研究表明,大的黏膜下切除术的鼻中隔会影响随后的鼻腔和中面部的生长;然而,McComb 和 Coghlan 的研究表明,在未切除软骨的情况下,重新定位下外侧软骨不会影响随后的鼻部和中面部发育[65,66]。作为这项研究的结果,现今的一期唇裂继发鼻畸形修复术与初次的

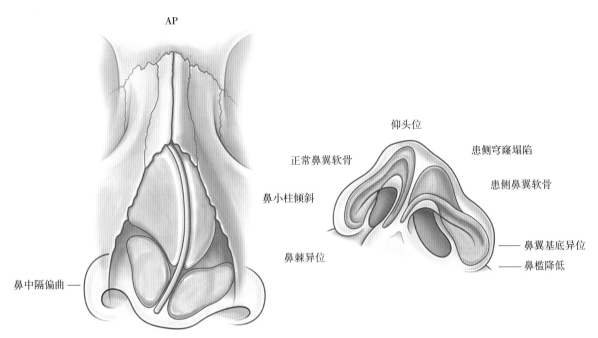

图 27.19　唇裂继发鼻畸形涉及的骨软骨结构异常的主要表现。AP，正位

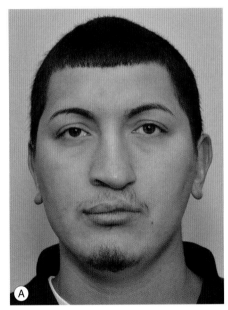

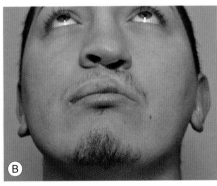

图 27.20　这些图片（A，B）展示了与唇裂继发鼻畸形相关的典型畸形，包括鼻中隔和鼻尖偏曲、裂侧鼻翼基底向下外侧和后方移位，以及鼻槛异常

唇部修复术同时进行[67]。早期干预的好处是恢复鼻部形状，并有可能使鼻部发育更加对称。然而，重要的是要注意，早期手术会导致瘢痕组织，可能对未来的手术会有影响。

中期隆鼻术

中期隆鼻术通常在学龄前进行，年龄介于 4 至 6 岁之间[68]。手术的目的是矫正左下侧软骨的异常位置，使未来的鼻腔发育不会加剧唇裂继发鼻畸形。此时，外科医生还可以根据需求，进行任何轻微的唇部修复。鼻中隔手术应推迟到青春期后，以免妨碍鼻腔发育[64]。

在单侧唇裂畸形中，中期隆鼻术处理唇裂侧的鼻翼软骨（lower lateral cartilage，LLC）以及任何前庭皱襞。可以进行开放入路隆鼻术以暴露鼻翼软骨，直接观察解剖差异，并通过缝合技术进行矫正。在这个年纪还没有进行软骨移植是考虑到鼻部剩余的发育潜力[69]。如果有前庭皱襞，V-Y 形切口可以延长前庭皱襞，并使鼻翼软骨向前推进[68]。

在双侧唇裂患者中，中期隆鼻术可解决鼻翼软骨的凹陷，并延长被缩短的小柱[13,68]。这是通过开放入路隆鼻术完成的，通过经鼻小柱和软骨下切口来暴露鼻翼软骨。LLC用跨穹窿缝合法，减少其辐散角，并使鼻尖更尖[13]。通常在 LLC 圆顶点之间的软组织可以修薄，以帮助实现更美的鼻尖和轮廓。然后在前庭用平肠线缝合，并在鼻小柱上永久缝合。

唇裂继发鼻畸形二期隆鼻术—单侧

面部发育完成后可进行二期的唇裂继发鼻畸形隆鼻术，女性患者大约在 14~16 岁，男性患者大约在 16~18 岁[70,71]。

手术技术依赖于广为接受的单侧或双侧唇裂继发鼻畸形隆鼻术原则[72-74]。开放入路方法能更好的可视化和展示手术视野。放置软骨移植来支撑和加强是唇裂继发鼻畸形隆鼻术的主要组成部分。软骨移植可加强鼻部的结构支撑,改善鼻尖轮廓,并防止伤口挛缩和塌陷。

鼻翼基底支撑对于获得最终修复至关重要,并依赖于面部的骨骼基础。唇裂患者通常存在不同程度的单侧或双侧上颌发育不全。通常在 9 至 11 岁之间的犬齿萌出之前使用骨移植物桥接牙槽嵴裂(视频 27.2)[4,75,76]。该移植物用于支撑、扩大和复位鼻翼基底。当遇到鼻翼基底支撑不足时,可以使用骨、软骨和异体置入物进行二次填充。在严重的上颌发育不全中,上颌截骨术和前移可用于重建面部的前后维度。应在最终鼻整形之前完成改善[69]。

切口

通过开放入路方法进行唇裂继发鼻畸形整形术可以直接观察鼻部结构以及异常结构的解剖重建。经鼻小柱和软骨下切口最常用显示鼻翼软骨以及鼻中隔。抬高鼻小柱时应注意不要损伤鼻翼软骨的内侧脚。应在这些区域进行浅层剥离,以防止损伤上述结构。一旦提起皮肤,就可以对鼻部结构进行处理(视频 27.4)。

鼻中隔

通过分离鼻翼软骨的内侧脚,可进入鼻中隔。确定尾中隔,可以开始进行软骨膜下剥离,确保剥离在正确的平面上,并通过软骨的蓝色外观进行验证。采取一部分鼻中隔软骨用于移植,并矫正导致鼻气道阻塞的偏曲。应保留 1cm 的背侧和尾侧支撑,以避免鼻塌陷。此时应通过释放面部中线和重新定位,来矫正任何尾中隔的位移。唇裂通常伴有骨性鼻中隔 / 犁骨刺,需要去除以实现鼻腔的通畅。

鼻尖

鼻尖使用鼻小柱支撑,置于内侧脚之间并缝合到位(图 27.21)。使用床垫缝合线将 LLC 推进并固定到支柱上,

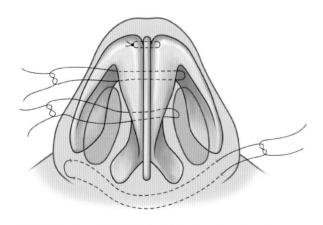

图 27.21　鼻小柱支撑是将移植物放置在鼻翼软骨内侧脚之间,并将它们褥式缝合在一起。这样可以增加鼻尖的支撑力和突度,延长鼻小柱,改善鼻唇角

获得适当的鼻尖突出(图 27.22)[77]。鼻小柱支撑位于内侧脚后面,因此不会增加鼻小柱宽度[78]。当鼻翼软骨较宽时,头部修剪可使鼻尖改善。尽管如此,在唇裂侧的鼻尖突度可能不足,在唇裂侧鼻翼软骨上用软骨镶嵌移植,可以提供更好的支撑和形状[78]。放置尖端定义缝线,将使圆顶恢复到更偏向于头侧的位置(图 27.22、图 27.23)。高嵌盾牌移植物可以增加鼻尖的轮廓,而其他移植物则可以掩盖剩余的鼻尖不对称(图 27.24)[78]。

鼻前庭

由一期修复或矫正时所引起的鼻前庭挛缩,是二期鼻整形修复过程中常见的疑难问题。瘢痕可导致鼻孔狭窄和外鼻阈塌陷。用健康组织进行局部组织重排可以帮助重建该区域并阻断收缩力。或者,可以切除瘢痕以及多余的上皮下软组织,然后放置支撑物,以促进横向愈合[79]。多余的皮肤也可用于排列填满狭窄的前庭[80]。使用之前的唇裂瘢痕采取外侧或内侧滑动软骨皮瓣,由于其健康的血液供应,可用于内衬前庭缺陷[80]。

微型鼻孔是一个非常难以纠正的问题,在一期修复过程中应该认识到,并不惜一切代价避免这种畸形的产生。如果有明显的鼻孔缩小,以及沿鼻孔的组织缺失,则应重新定位鼻翼。矫正此问题的一种方法是用鼻翼周围的鼻唇沟转位皮瓣,将新皮肤引入鼻槛。这可以增大鼻孔的大小,将内侧移位的鼻翼基底向侧面重新定位,并增加鼻槛的长度,与对侧更准确地匹配。

前庭侧蹼是二期鼻整形术中常见的问题。V-Y 推进会将软骨 - 黏膜瓣移动到解剖方位更正常的位置。通过将鼻外侧侧壁从梨状肌松解,并将鼻翼基底推进到其正确的位置,可以在一期唇部修复期间避免此类畸形。

鼻背

鼻背根通常朝向唇裂侧,导致鼻尖偏离唇裂侧。如果存在背侧驼峰,可在从鼻中隔采取软骨移植前处理,从而确保背侧鼻中隔足够的 1cm 厚。鼻骨通常厚而宽;因此,可以采用低侧至低侧截骨联合上内侧到外侧的截骨术来将鼻根复位至中线,并缩小鼻翼基底宽度[78]。如果这不能充分缩小鼻背,可以通过旁正中截骨术去除中央部分,形成一个开放的屋顶。然后可以使鼻骨骨折达到足够的缩窄。如果这样做了的话,可能需要使用扩展移植来重建内鼻阈。

鼻翼

解决错位的鼻翼通常是二期鼻整形术的最后阶段之一(图 27.25)。鼻翼可能处于任何方向,通常是横向和向下错位。通过鼻翼周围的全切,可以将鼻翼置于对称位置。可以使用沿着鼻翼面部凹槽的 V-Y 推进来重新定位鼻翼。侧位皮瓣移位至鼻翼基底,可将鼻翼侧向移动。通过切除上唇皮肤,可去除上位鼻翼。颊部皮肤向上推进,可使位于下方的鼻翼处于更对称的位置。

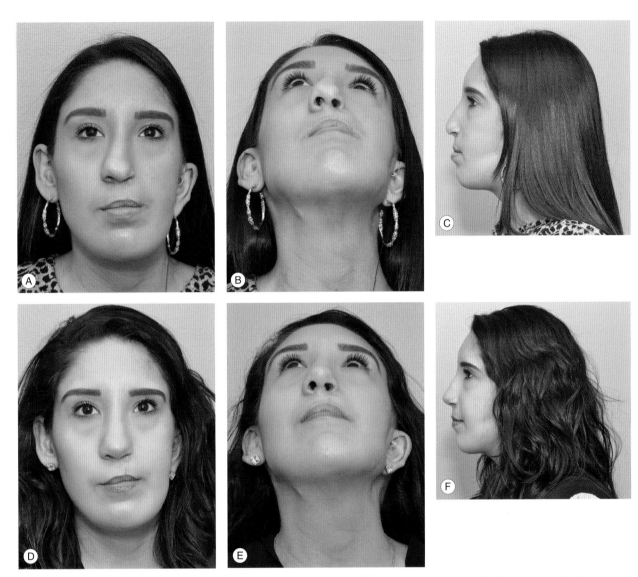

图 27.22　术前（A~C）和术后图像（D~F）显示该患者的鼻背部美学线条、较小的背侧驼峰鼻、鼻中隔偏斜、较宽而四四方方的鼻尖、鼻尖突出和鼻孔形状 / 对称性得以改善

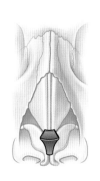 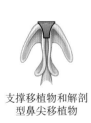 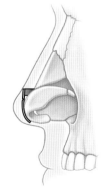 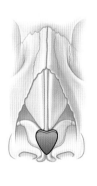 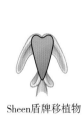 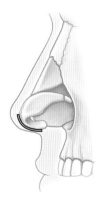

支撑移植物和解剖型鼻尖移植物

Sheen盾牌移植物

图 27.23　盾牌移植修整鼻尖和鼻尖前小叶

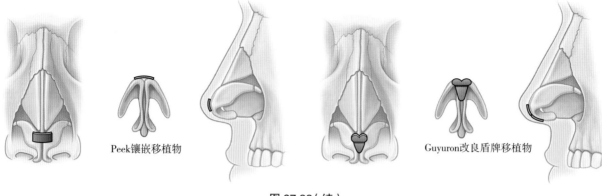

Peek镶嵌移植物   Guyuron改良盾牌移植物

图 27.23（续）

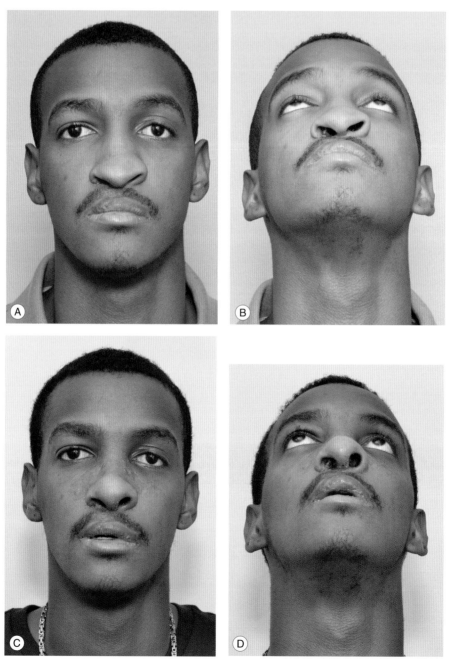

图 27.24 该图展示了单侧唇裂继发鼻畸形的另一常见畸形例子。该患者最显著的是鼻尖突度缺失和宽阔的鼻背侧美学线（A,B）,通过进行开放入路鼻整形术和截骨术已得到改善（C,D）

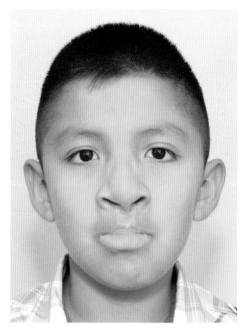

图 27.25　该图显示了与双侧唇裂修复相关的增生性瘢痕。实际上，这可能受益于类固醇注射；然而，在瘢痕成熟的情况下，治疗将涉及瘢痕切除术以及一期闭合

双侧唇裂继发鼻畸形

双侧唇裂鼻畸形的组成部分通常类似于单侧畸形的组成部分；然而，双侧畸形通常具有更大的对称性（图 27.26、图 27.27）。鼻小柱可能很短或几乎没有，鼻尖和红唇之间的软组织则减少[81]。鼻小柱缩短的程度与前唇发育程度、头侧鼻尖旋转程度和唇裂严重程度有关。由于异常的肌肉插入，鼻翼软骨的嵴间距离增加，导致突度和鼻尖轮廓减少[64]。在不完全唇裂中，鼻中隔可能位于中线；然而，在完全性和不对称的双侧唇裂中，鼻中隔经常移位和阻塞。鼻中隔宽并不少见，可能表现为鼻阻塞。

双侧畸形需要使用重塑技巧和鼻尖缝合技术重新定位两个鼻翼软骨。剥离鼻翼软骨后，去除纤维脂肪组织有助于鼻尖塑形。如果鼻翼软骨的强度不足以进行塑型适当的突度，鼻小柱支撑和镶嵌软骨移植都是有益的[78]。盾牌移植或 Sheen 移植可为典型的厚鼻皮肤的双侧唇裂提供鼻尖轮廓。同样，双侧畸形的目标是减少 LLC 圆顶点之间的发散角，并为鼻尖突度供强而有力的柱状框架。

鼻背通常都很宽。对称的低到高截骨术，或外侧低到低结合内侧到外侧的上截骨术，可使背侧狭窄并形成更合适的背部美学线条。如果这些截骨术不能提供足够的鼻背变窄，可以考虑鼻背软骨移植。然而，抬高鼻背会增加所需的鼻尖突出——这在双侧唇裂继发鼻畸形中已经是一项具有挑战性的任务。

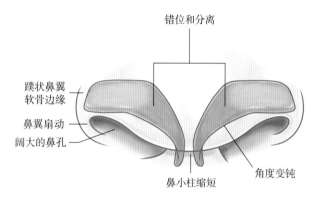

图 27.26　双侧唇裂鼻畸形涉及双侧鼻部骨软骨结构的异位和扭曲。鼻小柱缩短在双侧唇裂鼻畸形中表现显著，必须在后续治疗中加以延长

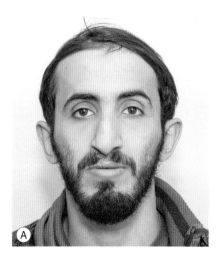
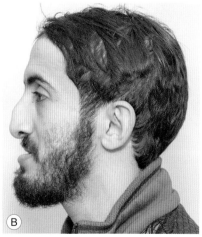
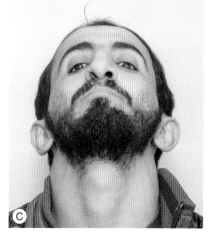

图 27.27　唇裂鼻整形的术前（A~C）和术后（D~F）图像显示鼻背部美学线条得到矫正，鼻尖突度和对称性得到改善

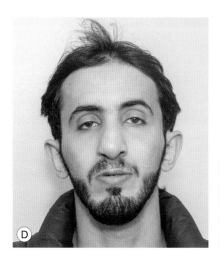

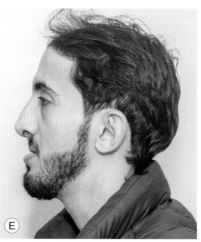

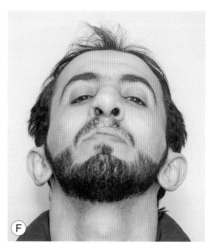

图 27.27（续）

结论

　　治疗唇裂和腭裂患者是一项具有挑战性的任务,应该由该领域经验丰富的团队承担。继发性畸形的最佳治疗方法就是预防,并执行适当的一期手术。理想情况下,唇裂治疗团队在最初手术期间成功解决畸形,可减少手术次数。使用该方法可以最大限度地减少继发性唇裂手术次数。二期手术在技术上可能更具挑战性,术后结果更难以预测。拥有专业团队并每天治疗唇裂患者的机构应该逐渐改善患者的预后效果。

参考文献

1. American Cleft Palate – Craniofacial Association. *Standards for Cleft Palate and Craniofacial Teams*. Available from: http://www.acpa-cpf.org/team_care/standards/; 2016.
2. Stal S, Hollier LH. Correction of secondary cleft lip deformities. *Plast Reconstr Surg*. 2002;109:1672–1681.
3. Mathes SJ. *Plastic Surgery*. 2nd ed. New York: Elsevier; 2006.
4. Fisher DM, Sommerlad BC. Cleft lip, cleft palate, and velopharyngeal insufficiency. *Plast Reconstr Surg*. 2011;128:342e–360e. *Fisher and Sommerlad provide a comprehensive overview of cleft lip and palate repair in the 21st century. Beginning with a foundation in pathological anatomy of the cleft lip and palate, the authors step through surgical management of the cleft alveolus, lip, and palate. The article details multiple techniques for unilateral cleft lip repair, discussing their origins and aesthetic outcomes in comparison to others. Similar attention is given to techniques of palatoplasty. A discussion of velopharyngeal insufficiency, a measure of success for palate repair, guides the reader in choosing an appropriate reconstructive technique. It is important to consider the outcome most significant to the patient to select the best cleft lip and palate repair.*
5. Stewart TL, Fisher DM, Olson JL. Modified Von Langenbeck cleft palate repair using an anterior triangular flap: decreased incidence of anterior oronasal fistulas. *Cleft Palate Craniofac J*. 2009;46:299–304. *Oronasal fistulas are a frequent complication during primary cleft palate repair with a high rate of recurrence. The authors present a modified Von Langenbeck technique resulting in a fistula rate close to 0%. Their inclusion of an anterior triangular oromucosal flap reflected posteriorly reduces tension for nasal side mucosal closure. At 4 to 8 weeks postoperatively, 0 of 182 patients who had a modified Von Langenbeck had a suspected oronasal fistula. The modification to the common Von Langenbeck technique described provides a substantial reported reduction in oronasal fistula rates for closure of U-shaped fistulas. Even with a growing array of successful techniques for secondary fistulas, prevention during the primary cleft repair remains the ideal outcome.*
6. Byrd HS, El-Musa KA, Yazdani A. Definitive repair of the unilateral cleft lip nasal deformity. *Plast Reconstr Surg*. 2007;120:1348–1356.
7. Noordhoff MS, Chen YR, Chen KT, et al. The surgical technique for the complete unilateral cleft lip-nasal deformity. *Operat Tech Plast Reconstr Surg*. 1995;2:167–174.
8. Fisher DM. Unilateral cleft lip repair: an anatomical subunit approximation technique. *Plast Reconstr Surg*. 2005;116:61–71. *Fisher presents a technique for repair of unilateral cleft lip based on meticulous adherence to anatomical subunits of the lip. Upon observation of Noordhoff and Thomson's techniques, this repair attempts to place the majority of the scar line along the reconstructed cleft-side philtral column. There is no rotation incision unlike Millard's technique. A total of 144 unilateral cleft lip repairs using the new technique are presented. In the subsequent discussion, major benefits of the technique are presented such as an exact approximation of vertical height on the lateral lip element. This new method of repair has steadily gained use among cleft lip/palate surgeons since its conception.*
9. Tennison CW. The repair of the unilateral cleft lip by the stencil method. *Plast Reconstr Surg*. 1952;9:115–120.
10. Manchester WM. The repair of the bilateral cleft lip and palate. *Br J Plast Surg*. 1965;52:878–882.
11. Koshy JC, Ellsworth WA, Sharabi SE, et al. Bilateral cleft lip revisions: the Abbe flap. *Plast Reconstr Surg*. 2010;126:221–227.
12. Wu D, Song T, Li H, et al. An innovative cross-lip flap with a musculomucosal pedicle based on the vascular network of the lower lip. *Plast Reconstr Surg*. 2013;131:265–269.
13. Mulliken JB. Primary repair of bilateral cleft lip and nasal deformity. *Plast Reconstr Surg*. 2001;108:181–194. *Mulliken set out to describe the advances in bilateral cleft lip repair as well as the movement towards single-stage cleft repairs such as primary nasolabial repair. Bilateral cleft surgical care has lagged behind advances in unilateral cleft care; however, recent surgical advancements have improved bilateral cleft lip and nasal repair to match or overtake unilateral cleft repair. Mulliken describes in-detail the primary nasolabial repair of a bilateral cleft lip and nasal deformity, followed by consideration for anatomical variants such as asymmetric or incomplete bilateral clefts. Objective measurements for weighing surgical revisions are also addressed with a section dedicated to common revisions after primary cleft repair. Lastly, the author comments on the distribution of care and structure of multidisciplinary teams for cleft patients in a rapidly changing healthcare environment.*
14. Farkas LG. *Anthropometry of the Head and Face in Medicine*. New York: Elsevier; 1981. *In the 1980s, Farkas created the first comprehensive atlas of craniofacial surface anthropometry. The atlas outlines a measurement system that is meticulously applied to the identification and layout of anthropometric landmarks on the head and face. The text was immediately useful for anthropological studies but has grown in application to plastic and oral/maxillofacial surgery. Its utility has come to include even medical and clinical genetics. For plastic surgery, Farkas's measurements are critical in preoperative evaluation, surgical planning, and postoperative assessment. This text continues to be the reference for standard and objective measurements in craniofacial surgery.*
15. Nicolau PJ. The orbicularis oris muscle: a functional approach to its repair in the cleft lip. *Br J Plast Surg*. 1983;36:141–153.
16. American Cleft Palate – Craniofacial Association. Parameters for the evaluation and treatment of patients with cleft lip/palate or other craniofacial anomalies. *Cleft Palate Craniofac J*. 1993;30(suppl 1):S1–S16.
17. Bardach J, Morris H, Olin W, et al. Late results of multidisciplinary

management of unilateral cleft lip and palate. *Ann Plast Surg.* 1984;12:235–242. *This study describes the status of 45 pediatric patients with history of unilateral cleft lip and palate treated by a multidisciplinary cleft care team. At 14 to 22 years of age, the patients were evaluated for completion of treatment by the comprehensive team, composed of plastic surgery, orthodontics, and speech pathology. It was uncovered that only 16% of patients had completed treatment for all three specialties. Factors including lack of patient cooperation, socioeconomic factors, and changing treatment algorithms were cited as possible culprits for delayed treatment. However, the most significant effect in the authors' opinion was that a multidisciplinary cleft palate team experienced significant delay in overall treatment for patients. With a well-run and organized team providing substandard treatment, poor care was certain for patients seeking medical treatment outside multidisciplinary teams.*

18. Maeda K, Ojimi H, Utsugi R, et al. A T-shaped musculomucosal buccal flap method for cleft palate surgery. *Plast Reconstr Surg.* 1987;79:888–896.

19. Senders CW, Sykes JM. Modifications of the Furlow palatoplasty (six- and seven-flap palatoplasties). *Arch Otolaryngol Head Neck Surg.* 1995;121:1101–1104.

20. Smith D, Vecchione L, Jiang S, et al. The Pittsburgh Fistula Classification System: a standardized scheme for the description of palatal fistulas. *Cleft Palate Craniofac J.* 2007;44:590–594.

21. Schultz RC. Management and timing of cleft palate fistula repair. *Plast Reconstr Surg.* 1986;78:739–747.

22. Thaller SR. Staged repair of secondary cleft palate deformities. *J Craniofac Surg.* 1995;6:375–381.

23. Assuncao AG. The design of tongue flaps for the closure of palatal fistulas. *Plast Reconstr Surg.* 1993;91:806–810.

24. Batchelor AG, Palmer JH. A novel method of closing a palatal fistula: the free fascial flap. *Br J Plast Surg.* 1990;43:359–361.

25. Berkman MD. Early non-surgical closure of postoperative palatal fistulae. *Plast Reconstr Surg.* 1978;62:537–541.

26. Brusati R, Mannucci N. Repair of the cleft palate without lateral release incisions: results concerning 124 cases. *J Craniomaxillofac Surg.* 1994;22:138–143.

27. Chen HC, Ganos DL, Coessens BC, et al. Free forearm flap for closure of difficult oronasal fistulas in cleft palate patients. *Plast Reconstr Surg.* 1992;90:757–762.

28. Coghlan K, O'Regan B, Carter J. Tongue flap repair of oro-nasal fistulae in cleft palate patients: a review of 20 patients. *J Craniomaxillofac Surg.* 1989;17:255–259.

29. Cohen SR, Kalinowski J, LaRossa D. Cleft palate fistulas: a multivariate statistical analysis of prevalence, etiology, and surgical management. *Plast Reconstr Surg.* 1991;87:1041–1047.

30. Denny AD, Amm CA. Surgical technique for the correction of postpalatoplasty fistulae of the hard palate. *Plast Reconstr Surg.* 2005;115:383–387.

31. Eufinger H, Machtens E. Microsurgical tissue transfer for rehabilitation of the patient with cleft lip and palate. *Cleft Palate Craniofac J.* 2002;39:560–567.

32. Guerrero-Santos J, Altamirano JT. The use of lingual flaps in repair of fistulas of the hard palate. *Plast Reconstr Surg.* 1966;38:123–128.

33. Kirschner RE, Cabiling DS, Slemp AE, et al. Repair of oronasal fistulae with acellular dermal matrices. *Plast Reconstr Surg.* 2006;118:1431–1440.

34. Kirschner RE, LaRossa DD, Losee JE, et al. *Repair of oronasal fistulae using acellular dermal matrices: preclinical study and clinical case series.* Presented at the 60th Annual Meeting of the American Cleft Palate-Craniofacial Association, Asheville (NC), April 10–13, 2003.

35. Krimmel M, Hoffmann J, Reinert S. Cleft palate fistula closure with a mucosal prelaminated lateral upper arm flap. *Plast Reconstr Surg.* 2005;116:1870–1872.

36. Millard DR. *Cleft Craft: The Evolution of its Surgery.* 1st ed. Boston: Little, Brown; 1976.

37. Ninkovic M, Hubli EH, Schwabegger A, et al. Free flap closure of recurrent palatal fistula in the cleft lip and palate patient. *J Craniofac Surg.* 1997;8:491–495.

38. Ohsumi N, Onizuka T, Ito Y. Use of a free conchal cartilage graft for closure of a palatal fistula: an experimental study and clinical application. *Plast Reconstr Surg.* 1993;91:433–440.

39. Rintala AE. Surgical closure of palatal fistulae: follow-up of 84 personally treated cases. *Scand J Plast Reconstr Surg.* 1980;14:235–238.

40. Wilhelmi BJ, Appelt EA, Hill L, et al. Palatal fistulas: rare with the two-flap palatoplasty repair. *Plast Reconstr Surg.* 2001;107:315–318.

41. Obermeyer P. Early closure of suture dehiscence after uranoplasty by means of a conservative method. *Dtsch Stomatol.* 1967;17:168–173. [in German].

42. Guerrero-Santos J, Fernandez JM. Further experience with tongue flap in cleft palate repair. *Cleft Palate J.* 1973;10:192–202.

43. Ashtiani AK, Emami SA, Rasti M. Closure of complicated palatal fistula with facial artery musculomucosal flap. *Plast Reconstr Surg.* 2005;116:381–388.

44. Levi B, Kasten SJ, Buchman SR. Utilization of the buccal fat pad flap for congenital cleft palate repair. *Plast Reconstr Surg.* 2009;123:1018–1021.

45. Smith DM, Vecchione L, Jiang S, et al. *Progress in palatoplasty: strategies to eliminate fistulae.* Presented at the 64th Annual Meeting of the American Cleft Palate-Craniofacial Association, Broomfield (CO), April 23–28, 2007.

46. Clark JM, Saffold SH, Israel JM. Decellularized dermal grafting in cleft palate repair. *Arch Facial Plast Surg.* 2003;5:40–45.

47. Cole P, Horn TW, Thaller S. The use of decellularized dermal grafting (AlloDerm) in persistent oronasal fistulas after tertiary cleft palate repair. *J Craniofac Surg.* 2006;17:636–641.

48. Steele MH, Seagle MB. Palatal fistula repair using acellular dermal matrix: the University of Florida experience. *Ann Plast Surg.* 2006;56:50–53.

49. Hanazawa Y, Itoh K, Mabashi T, et al. Closure of oroantral communications using a pedicled buccal fat pad graft. *J Oral Maxillofac Surg.* 1995;53:771–776.

50. Baumann A, Ewers R. Application of the buccal fat pad in oral reconstruction. *J Oral Maxillofac Surg.* 2000;58:389–393.

51. Samman N, Cheung LK, Tideman H. The buccal fat pad in oral reconstruction. *Int J Oral Maxillofac Surg.* 1993;22:2–6.

52. Furlow LT. Cleft palate repair by double opposing Z-plasty. *Plast Reconstr Surg.* 1986;78:724–736. *Furlow proposed a primary cleft palate repair of two opposing Z-plasties across the primary defect. At a time when cleft palate repairs achieved either normal speech production or matched midfacial growth, the proposed opposing Z-plasty repair simultaneously achieved improved speech by palatal muscle mobilization and palatal lengthening to counteract midface hypoplasia. In a series of 22 patients, 90% achieved velopharyngeal sufficiency. Although evidence of crossbite, a criterion for midface growth, was present in 11 of 19 patients, only three had more-than-mild crossbites. The Furlow palatoplasty technique has become a commonplace surgical technique for the primary repair of the cleft palate.*

53. Armour A, Fischbach S, Klaiman P, et al. Does velopharyngeal closure pattern affect the success of pharyngeal flap pharyngoplasty? *Plast Reconstr Surg.* 2005;115:45–52.

54. Orticochea M. Construction of a dynamic muscle sphincter in cleft palates. *Plast Reconstr Surg.* 1968;41:323–327.

55. Coleman SR. Structural fat grafting: more than a permanent filler. *Plast Reconstr Surg.* 2006;118:108S–120S.

56. Lau D, Oppenheimer AJ, Buchman SR, et al. Posterior pharyngeal fat grafting for velopharyngeal insufficiency. *Cleft Palate Craniofac J.* 2013;50:51–58.

57. Blair V, Brown JB. Nasal abnormalities, fancied and real surgery. *Surg Gynecol Obstet.* 1931;53:797.

58. Rifley W, Thaller SR. The residual cleft lip nasal deformity: an anatomic approach. *Clin Plast Surg.* 1996;23:81–92.

59. McComb H. Primary correction of unilateral cleft lip nasal deformity: a 10-year review. *Plast Reconstr Surg.* 1985;75:791–797. *In 1985, McComb addressed a long-standing concept of postponing cleft nasal deformity repair until adulthood and facial maturity. The author presented a series of 10 patients now 10 years of age or greater who had combined primary lip and nasal corrections. During primary lip repair, the displaced alar cartilages were elevated to improve symmetry. After ten years of growth, the patients did not present with worse nasal deformities or interference to nasal growth. Additionally, they benefitted from improved nasal appearance during childhood. The evidence showed that surgical intervention of nasal structures did not grossly alter the growth pattern. This study along with many others has helped shift cleft lip and nasal care towards fewer procedures and improved quality of life for pediatric patients.*

60. McComb H. Primary repair of unilateral cleft lip nasal deformity. *Oper Tech Plast Reconstr Surg.* 1995;2:200–205.

61. Li AQ, Sun YG, Wang GH, et al. Anatomy of the nasal cartilages of the unilateral complete cleft lip nose. *Plast Reconstr Surg.* 2002;109:1835–1838.

62. Wolfe SA. A pastiche for the cleft lip nose. *Plast Reconstr Surg.* 2004;114:1–9.

63. Latham RA. The pathogenesis of the skeletal deformity associated with unilateral cleft lip and palate. *Cleft Palate J.* 1969;6:404–414.

64. Fisher DM, Mann RJ. A model for the cleft lip nasal deformity. *Plast Reconstr Surg.* 1998;101:1448–1456.

65. Bernstein L. Early submucous resection of nasal septal cartilage. A

pilot study in canine pups. *Arch Otolaryngol.* 1973;97:273–278.

66. McComb HK, Coghlan BA. Primary repair of the unilateral cleft lip nose: completion of a longitudinal study. *Cleft Palate Craniofac J.* 1996;33:23–30.

67. Morovic CG, Cutting C. Combining the Cutting and Mulliken methods for primary repair of the bilateral cleft lip nose. *Plast Reconstr Surg.* 2005;116:1613–1619.

68. Shih CW, Sykes JM. Correction of the cleft-lip nasal deformity. *Facial Plast Surg.* 2002;18:253–262.

69. Byrd HS, Salomon J. Primary correction of the unilateral cleft nasal deformity. *Plast Reconstr Surg.* 2000;106:1276–1286.

70. Kohout MP, Aljaro LM, Farkas LG, et al. Photogrammetric comparison of two methods for synchronous repair of bilateral cleft lip and nasal deformity. *Plast Reconstr Surg.* 1998;102:1339–1349.

71. Mulliken JB, Burvin R, Farkas LG. Repair of bilateral complete cleft lip: Intraoperative nasolabial anthropometry. *Plast Reconstr Surg.* 2001;107:307–314.

72. Mulliken JB. Principles and techniques of bilateral complete cleft lip repair. *Plast Reconstr Surg.* 1985;75:477–486. *In the 1980s, evidence was slowly building to begin cleft nasal repair as early as cleft lip repair. Mulliken described a two-stage repair supporting early cleft nasal deformity correction with nasal repositioning in the second procedure. The author performed the two-stage repair for 15 pediatric patients, presenting follow-up pictures ranging from 1 to 6 years postoperatively. Five principles for successful bilateral cleft lip were discussed: (1) attention to symmetry, (2) primary muscle continuity, (3) prolabial shape and size, (4) central tubercle construction from lateral lip tissue, and (5) early reconstruction of nasal tip and columella. The concepts presented in this text were critical to gradually improving bilateral cleft care to meet satisfactory outcomes of its simpler sibling, the unilateral cleft lip.*

73. Cutting CB. Secondary cleft lip nasal reconstruction: state of the art. *Cleft Palate Craniofac J.* 2000;37:538–541. *Cutting provides a thorough and step-wise review of procedures for secondary cleft lip nasal reconstruction. The article discusses treatment for the skeletal base, nasal dorsal bone and cartilage, nasal tip cartilage, the skin envelope, and the bilateral cleft nose. By altering the skeletal base through a Le Fort I advancement or prosthesis, the lower maxilla can be projected forward without altering nasal dorsum projection. Cutting also describes several techniques for altering nasal dorsal bone and cartilage through single block maneuvers or spreader-strut grafts. The use of cartilage flaps through either Potter or Dibbell's techniques can be used to revise nasal tip projection. The author introduces Tajima's incision as a method to improve the skin envelope of the patient. As the nose is a focal point for facial aesthetics, techniques of secondary cleft nasal repair can provide considerable relief for the patient.*

74. Stal S, Brown RH, Hiquera S, et al. Fifty years of the millard rotation-advancement: looking back and moving forward. *Plast Reconstr Surg.* 2009;123:1364–1377.

75. Boyne PJ, Sands NR. Secondary bone grafting of residual alveolar and palatal clefts. *J Oral Surg.* 1972;30:87–92.

76. Kane AA, Pilgram TK, Moshiri M, et al. Long-term outcome of cleft lip nasal reconstruction in childhood. *Plast Reconstr Surg.* 2000;105:1600–1608.

77. Guyuron B, Ghavami A, Wishnek SM. Components of the short nostril. *Plast Reconstr Surg.* 2005;116:1517–1524.

78. Guyuron B. MOC-PS(SM) CME article: late cleft lip nasal deformity. *Plast Reconstr Surg.* 2008;121(suppl):1–11.

79. Sykes JM, Jang YJ. Cleft lip rhinoplasty. *Facial Plast Surg Clin North Am.* 2009;17:133–144.

80. Madorsky SJ, Wang TD. Unilateral cleft rhinoplasty: a review. *Otolaryngol Clin North Am.* 1999;32:669–682.

81. Penfold C, Dominguez-Gonzalez S. Bilateral cleft lip and nose repair. *Br J Oral Maxillofac Surg.* 2011;49:165–171.

第28章

颅面裂与颅面正颌外科手术

Jesse A. Goldstein and Stephen B. Baker

概要

- 牙颌面畸形，特别是因上颌骨发育不足所引起的Ⅲ类错牙合畸形，是唇裂/腭裂人群的典型特征。在这类患者中，25%~30%的患者伴有中面部发育不足，严重到需要正颌手术。

- 正颌手术适宜在颅面裂患者面部生长发育结束之后进行。如果较早进行手术，则当患者在颌骨生长发育完成时，可能需要再次手术治疗，（尽管后期的手术矫治可能并不复杂）。

- 治疗应采用扩张运动（颌牙骨段向前、向下复位移动）以实现Ⅰ类咬合关系，而不是收缩运动（向后、向上复位移动），以最大程度地减少过早衰老。

简介

正颌外科手术是指通过外科手术的方式来移动上下颌牙骨段。正颌外科手术的适用人群是仅通过正畸治疗难以改善牙颌面畸形的患者。患有唇腭裂及某些颅面发育畸形的儿童更容易伴发错牙合畸形。事实上，在普通人群中，需要接受正颌外科手术矫治错牙合畸形者约占2.5%，而在婴儿时期接受治唇裂和腭裂手术矫正的患者中，会有25%~30%需要接受正颌外科手术治疗严重的中面部发育不足[1]。颅面裂及颅面畸形的患者，常常因上颌骨发育不足伴发Ⅲ类错牙合畸形或Ⅱ类错牙合畸形，前牙开颌，咬合偏斜以及其他牙颌面畸形。但无论病因如何，对患者的检查及治疗设计原则是一致的。正颌外科的治疗目的，是矫正颌骨的异常位置关系，建立理想的咬合，以优化面部外形及功能。

历史回顾

正颌外科的历史是复杂的，跨越两个世纪和两个大洲，并以整形外科领域的一些创新者为特色。下颌外科手术的比上颌外科手术早了50多年。Hullihan于1846年报道了第一次下颌截骨术，Blair和Kostecka共同发表了第一个旨在解决下颌面部不对称问题的大型系列病例。这些早期病例都是在使用简单乙醚镇静的牙科椅上进行的。经皮应用Gigli锯对下颌支进行的盲截骨术，耗时不超过15分钟。

自早期手术以来，该领域发生了很大变化。也许对该领域影响最大的是出生于奥地利的牙医Hugo Obwegeser，他因推动了正颌外科领域的现代化，并将其引入美国而受到赞誉。他的贡献包括用于下颌前移的矢状劈开截骨术和用于骨颏成形术的口内入路，这对下颌手术技术起到了显著的推动作用。但直到1965年，当Obwegeser[2]证明上颌骨可以通过一次手术完全移动，并可靠稳定地重新定位时，现代正颌手术才获得了广泛的吸引力。

基础科学

生长与发育

患儿接受正颌外科手术的时机，是获得可预测的、良好的手术结果的关键所在，且手术时机的选择也与颅面骨的生长发育有关。颅面部发育基于基因因素与微观和宏观的环境因素之间复杂的相互作用，必须理解了这些因素，才能为患有颅面裂及颅面疾病的患者计划正颌手术。

颌面部骨骼的骨生成通过两个众所周知的过程发生：膜

内骨化和软骨内骨化。颅顶、上面部、中面部和大部分下颌骨起源于前一种机制。尽管个体和性别之间存在很大的差异,但骨骼成熟通常是从头到尾的方向进行的,在青春期早期颅顶接近成人大小,紧随其后的是在青少年早期的上面部,青少年中期的上颌骨,青少年晚期的下颌骨(图28.1)[3]。

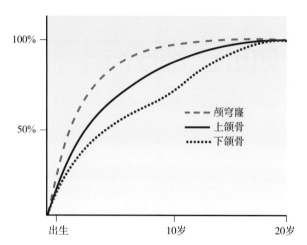

图28.1　从婴儿期到骨成熟期,颅穹窿及上下颌骨的生长发育情况(100%代表成人水平)

牙齿萌出同样也是逐渐进行的,混合牙列(6~12岁)到恒牙列(12~20岁)的替换过程反映了颌面骨发育成熟的过程。事实上,中面部和下面部的发育一定程度上是由乳牙列和恒牙列的萌出所介导的,为牙槽骨局部产生信号并刺激骨沉积。在此期间,若牙齿位置发生改变,将相应的影响上、下颌骨生长的方向。正畸医生可以利用这发育活跃期,通过借助矫治器、腭部扩张器以及各种外部装置来改变上、下颌骨的生长轨迹[4]。因此,通常延迟到骨生长发育快结束时,以及当功能性矫治不再起作用时,才进行手术治疗。

诊断 / 患者表现

术前评估

颅面裂治疗团队

在进行术前设计时,若能与颅面裂治疗团队成员(包括整形外科医生、耳鼻喉科医生、口腔医生、遗传学家、正畸医生等)合作,将有利于获得最佳的手术治疗结果。例如,语言病理学家在评估腭咽机制和上颌骨前徙后可能对鼻音和清晰发音造成的影响方面,就起到了不可或缺的作用。术前进行视频透视和/或鼻咽纤维镜检查,已被证明可以提供有助于预测术后是否出现鼻音过高的信息。

正畸医生在术前评估和治疗方面起着至关重要的作用。在手术前,需要对可能接受手术治疗的患者进行一个全面的术前检查,包括分析患者的咬合特征以及面部骨骼发育的年龄分析,是否需要术前正畸,拔牙,甚至可能进行腭部扩弓术。如果在面部骨骼生长发育成熟之前尝试进行正颌手术,

术后随着颌骨持续生长,将增加二期矫治手术的概率。

病史采集与体格检查

详细采集患者完整的病史,牙科治疗史以及既往手术史非常重要。系统性疾病(如青少年类风湿性关节炎、糖尿病以及硬皮病)会影响治疗方案。既往多次进行唇腭裂和颅面手术会增加瘢痕形成,并可能使上颌前移手术增加难度。对于下颌不对称,与综合征有关的,创伤、手术或肿瘤导致的颌骨肥大畸形或发育不全也将会对治疗产生影响。应询问每位患者是否存在颞下颌关节疾病或肌筋膜疼痛的症状。患者的治疗动机以及切实可行的预期对取得最佳的治疗效果也很重要。同样地,让患者清楚地了解治疗程序,术后恢复以及预期结果也很重要。在年轻患者中,用他们能理解的方式进行家庭讨论,有助于减轻术前焦虑情绪。正颌手术是一项大工程,而除了手术本身之外,还必须适当地鼓励患者及其家属进行必要的术前和术后正畸治疗。

术前应对每位患者进行全面的体格检查。正面观察垂直向的面部"三庭"(从发际正中到眉间点,从眉间点到鼻下点,从鼻下点到颏下点)以及水平向的"五眼"(从颧骨到外眦点,从外眦点到内眦点,从内眦点到内眦点)。评估上颌骨垂直向高度的方法,是在上唇自然松弛状态下,检查上切牙露出的程度。男性上切牙应至少露出2~3mm,而女性应至少露出5~6mm,才被认为具有魅力。如果在上唇自然松弛的状态下,患者上切牙露出的程度在正常范围内,而大笑时露出过多的牙龈,仍然认为上颌骨的垂直向高度是正常的。相比于大笑时,在上唇自然松弛的状态下上切牙露出的程度在正常范围内更为重要。上唇过短或颏肌紧张常意味着上颌骨垂直向高度过大。

眶下缘、颧骨以及梨状区用于评估上颌骨突出的程度。在颅面裂患者中,这些区域常常表现为发育不足,需要前移上颌骨;若这些区域前突,则需要后移上颌骨。由于正颌手术可能改变鼻翼基底的宽度,从而加重颅面裂患者鼻不对称畸形的程度,因此术前也应当评估鼻翼基底的宽度。体格检查时,应详细记录上下颌骨是否对称,以及偏离面中线的程度。

侧面观主要评估额部、颧骨区域、上下颌骨、鼻、颏及颈部的前突度。有经验的临床医生往往只需观察患者,就能知道畸形是由上颌骨或下颌骨,或两者共同引起的。通过临床印象给予初步评估,随后通过头影测量分析确证。口内检查时,首先检查口腔卫生状况和牙周健康。这两个因素是正畸、正颌治疗的关键。记录乳牙滞留或恒牙未萌的情况。记录咬合关系以及切牙覆𬌗覆盖的程度。由于既往的腭裂修复术常常会导致上颌骨横向生长受限,因此外科医生应当评估上颌骨的宽度。若要进行下颌骨矢状劈开截骨术,如有第三磨牙存在,则在术前6个月应予拔除。记录缺失牙和根尖周病变的情况,以及颞下颌关节功能障碍的任何体征或症状。术前应重点解决上述问题。术语"牙代偿"的含义是,为了尽量减少错𬌗畸形的程度,牙齿有向某一个方向倾斜的趋势。例如,深覆𬌗(安氏Ⅱ类错𬌗畸形)的患者,上切牙舌倾以及下切牙唇倾,可减轻错𬌗畸形的程度。反合的患

者（安氏Ⅲ类错𬌗畸形）牙代偿的情况则刚好相反。因此，牙代偿（通常是正畸治疗的结果）会掩盖骨性错𬌗畸形的真实程度。头颅侧位 X 线片可精确分析牙代偿的情况。

若患者希望通过手术矫治畸形，术前正畸将排齐牙齿去除咬合代偿，从而逆转已经发生的代偿性移位。这虽然会加重错𬌗畸形的程度，但也使外科医生得以最大程度地移动骨段。若患者对手术治疗犹豫不定或不感兴趣，则轻度错𬌗畸形的患者可通过增加牙代偿的程度进行治疗，这样将会掩盖畸形，并且获得合适的覆𬌗覆盖关系。在正畸治疗之前，是否决定手术非常重要，这是因为去代偿和代偿治疗，其牙移动的方向是完全相反的，因此，在正畸治疗之前，需要决定是否接受手术[5]。

患者选择

选择合适的正颌手术患者是保证患者满意度以及手术成功的关键步骤。这包括简单的病史采集及体格检查，还应收集大量的数据资料，并与颅面裂治疗团队的其他成员合作。

头影测量与牙科检查

头影测量分析以及与规范值的比较，可帮助外科医生设计骨移动量，以获得最佳的咬合关系和美学效果。在可重复的条件下进行拍摄患者不同阶段的头颅侧位 X 线片，这样就可以比较序列图像。通常，在正畸医生的办公室里采用一种特制的装置——头颅固定架和头架，来保持恒定的头位，拍摄头颅侧位片。确保手术医生既能观察到骨性容貌，又能观察到软组织容貌，以便定位每个标志点。一旦定位了正常结构，就能测定几个平面和角度（图 28.2）。

蝶鞍中心点 - 鼻根点 - 上牙槽座点三点形成的角（sella-nasion-subspinale，SNA 角）和蝶鞍中心点 - 鼻根点 - 下牙槽座点三点形成的角（sella-nasion-supramentale，SNB 角）是决定上下颌骨之间及上下颌骨对颅底的位置关系最重要的两个角度。连接蝶鞍中心点、鼻根点至 A 点或 B 点分别形成 SNA 角和 SNB 角。通过连接蝶鞍中心点和鼻根点，反映了与颅底的位置关系。A 点反映上颌骨与颅底的前后向位置关系。如果 SNA 角过大，相对于颅底，就是上颌骨前突。如果 SNA 角小于正常值，相对于颅底，即为上颌骨后缩。上述原理同样适用于下颌骨：B 点反映下颌骨对颅底的位置关系。将颅底作为参考平面的重要性在于，它可使临床医生确定现有的畸形是由单个颌骨或两者共同造成的。例如，Ⅲ类错𬌗畸形（咬合不正）可由以下几种不同的病因引起：上颌后缩，下颌位置正常，这在颅面裂患者中很常见；下颌前突，上颌位置正常；或下颌后缩，伴后缩畸形更为严重的上颌骨；或上颌前突，伴前突畸形更为严重的下颌骨。上述情况都能造成Ⅲ类错𬌗畸形，但每一种情况又需要不同的治疗方法。外科医生可分别通过上、下颌骨对颅底这一稳定参考平面的位置关系，来描述颌面部畸形的真正原因。接下来，描迹头影测量的标志点。

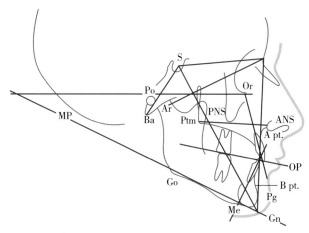

图 28.2　在头影测量 X 线片上，标定骨性标志点，通过这些点组成的线、角，反映面部发育情况，并通过测量分析，确定上下颌骨造成的牙颌面畸形程度。S，蝶鞍，蝶鞍中心点；N，鼻根点，鼻额缝的最前点；A，"A 点"，前鼻棘与牙槽缘间之骨部最凹点；B，"B 点"，下牙槽缘点与颏前点间之骨部最凹点；Ba，基底点，颅底最下点；Pg，颏部最突点；Go，下颌角点，下颌平面和下颌升支后缘切线交角的角平分线与下颌角的交点；Po，耳点，外耳道的最上点；Or，眶点，眶下缘最低点；PNS，后鼻棘点，上颌骨的最后点；ANS，前鼻棘点，上颌骨的最前点；Gn，颏顶点，颏前点与颏下点之中点；Me，颏下点，颏部最下点；MP，下颌平面，下颌角点 Go 与颏顶点 Gn 之间的连线；OP，咬合平面

通过头影测量描迹，外科医生可了解颌骨的移动对软硬组织面型侧貌轮廓的影响，并确定颌骨需要移动的距离，以达到手术目的。在醋酸纸上用不同的描绘方法设计单颌（上颌骨或下颌骨）或双颌手术。然而，如今外科医生通过计算机辅助的头影测量分析，在头颅定位片上，确定上下颌骨的位置，同时记录软组织变化，并确定颌骨移位的距离，这一方法很大程度上代替了传统的手绘头影测量描迹。

完成牙科记录（包括牙科模型），进行术前模型外科，并制作咬合导板。外科医生通过模型，可在上𬌗架前、后评估咬合的合适位置。临床医生通过分析新的咬合关系，来了解是否需要术前正畸治疗。临床医生通过模型还能判断上颌骨的横向宽度是绝对还是相对不足。上颌骨横向宽度绝对不足，表现为Ⅰ类咬合关系，后牙反合。上颌骨横向宽度相对不足，则常见于Ⅲ类错𬌗畸形的患者，当观察到患者后牙反合时，外科医生会怀疑其上颌骨宽度可能不足。而前移上颌骨或后退下颌骨后，反合情况则会消失。将模型安装在𬌗架上，调整咬合为Ⅰ类关系，外科医生很容易就能判断出上颌骨宽度到底是绝对不足还是相对不足。

模型外科

利用头影测量描迹作为引导，下一步则是在转移到𬌗架上的牙科模型上，复制出上颌骨和 / 或下颌骨的移动，以此制作咬合导板，术中用于引导确定颌骨位置，为固定骨段做准备。模型外科首先要获得患者精确的咬合模型。如果外科医生没有牙科实验室,则由正畸医生获取模型。正颌外科是否能获得成功与模型外科及合板制作的精确性有直接的关系。

单纯下颌手术

需要指出的是,若只进行单纯下颌骨手术,则无需将模型安置在合架上,可直接拼对出理想的咬合关系。Galetti 合架通过一个螺丝型接环将模型牢牢固定,再通过一个万向关节将模型调整到理想的位置关系,然后制作手术咬合导板。如果在模型上获得的最大牙尖交错位正是术后要获得的咬合关系,则可能不必制作咬合导板。外科医生利用牙尖交错位作为引导,将下颌骨移动到新的位置并固定住。术前,外科医生应与正畸医生核对该咬合关系,是否为术后所期望的咬合关系。

单纯上颌手术与双颌手术

采用“面弓”装置将上颌模型相对于颅骨位置准确转移到合架上。如果要实施上颌截骨术,则应采用面弓将一套上下颌模型转移到合架上。另外两套模型则用于手术方案的设计。接下来,用 Erickson 模块测量当前上颌中切牙,尖牙以及第一磨牙的近中颊尖位置。将固定在面弓上的上颌模型安置在模块上,然后,对上颌模型的垂直向,前后向以及横向宽度进行测量,精确到 0.1mm。根据三维的记录数据,外科医生就可复制出上颌模型的具体位置,并确定一个新的位置。围绕上颌模型,每 5mm 划一条参考线。根据之前的头影测量数据,决定上颌骨前后向,侧向以及垂直向移动的距离。用在模块上测得的数据加上或减去前述数据来确定上颌模型新的三维位置。将上颌模型的咬合部分从基底部锯开。修整去除模型上多余的石膏,以拼对新的上颌位置。一旦在模块上确定上颌摆在新的位置后,就用蜡或石膏将模型固定在环形固定架上,再将模型安放在合架上。此时,相对于术前的下颌骨位置,外科医生获得了一个术后的上颌骨位置,并根据此时的上下颌骨位置关系制作一个丙烯酸合板,被称为中间合板,其作用是,相对于术前下颌骨的位置,在术中使用中间合板引导上颌骨的新位置。再根据正畸医生所期望的咬合关系,安置模型位置,并在模型上制作终末合板,以此来代表下颌骨相对于移位后的上颌骨的新位置。制作终末合板的方法类似于下颌手术时制作合板的方法。如果咬合关系良好,可不使用合板,而是用牙尖交错位确定下颌骨的位置。

三维 CT 模型

市场上已有多种计算机辅助设计(computer-assisted design, CAD)程序来协助外科医生进行部分或全部术前准备工作。在术前获得面部骨骼的计算机断层扫描(computed tomography, CT)以及更新的牙模。尽管传统螺旋 CT 对面部的精细扫描能够获得理想的图像质量,但锥形束 CT 扫描也能获得大致相当的图像质量,并且其花费和辐射剂量都更小(锥形束 CT, 50μSv;螺旋 CT, 2 000μSv)。利用三维 CT 扫描数据,不仅可以进行头影测量分析,还能模拟颌骨和颏部在任意方向上的移动。当外科医生确定了截骨段的移动后,就可以利用 CAD/CAM 技术制作手术合板。如有必要,还可以制作患者的三维模型,展示骨段具体的移动方向和距离(图 28.3)。有些系统甚至能够用二维的数字图像“包裹”显示软组织的三维 CT 图像,从而复制出彩色的患者面部三维图像。

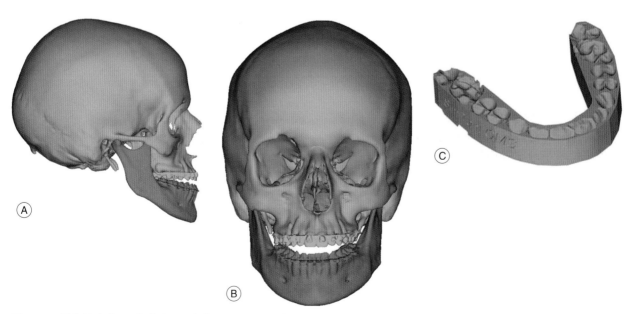

图 28.3　Ⅲ类错𬌗畸形,伴前牙开𬌗患者的三维 CT 重建图像。(A)术前侧面观。(B)术前正面观。(C)计算机设计的中间合板的三维图像,术中使用

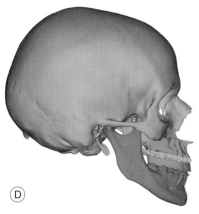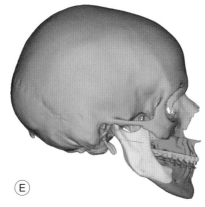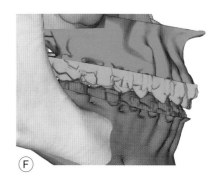

图 28.3（续）（D）侧面观，模拟上颌 Le Fort I 型截骨术后，戴有中间合板。（E）术后侧面观，模拟上颌 Le Fort I 型截骨术以及双侧下颌升支矢状劈开截骨术后，Ⅲ类错𬌗畸形及前牙开𬌗已得到矫正。（F）预测的术后咬合像

治疗方案设计

根据作者经验，三维 CT 模型在诊断和治疗方面已经显示出更好的精确性。淘汰传统的模型外科，使用三维 CT 模型，节省了外科医生术前准备的时间。最后，这种通过三维图像辅助的术前设计方法，将最终提高外科医生预测截骨术对面部软组织影响的能力。上述优点使得整形外科医生能够为患者提供最佳的治疗。

治疗方案设计

一旦获得数据，外科医生就能确定患者牙颌面畸形的类型以及各项测量值与正常值的偏差程度。利用这些数据，医生设计治疗方案，为患者建立 I 类咬合关系，同时提供最佳的美学效果。由于面部骨骼周围的软组织外貌是决定正颌手术能否获得美学成功的关键因素，因此治疗目的不在于将每一位患者的头影测量数值都矫正到正常值，而是通过移动颌骨的位置，使软组织能够获得最佳的骨性支撑。

在过去，由于将面部软组织向外扩展的骨移动不稳定，因而外科医生更偏爱向后、向上的更为稳定的骨移动，但这会导致面部骨骼的塌陷，使得周围的软组织呈现一个过早衰老的面型特征。自从开始使用坚强固定系统，实施向外移动骨段的截骨术，术后可预测性好。设计治疗方案时，需扩大或保持术前的面部空间体积。如果计划将上颌骨或下颌骨向上、向后（收缩性）移动，则应尝试将下颌骨或上颌骨，或颏，向前或向下移动，以抵消骨骼的收缩性移动导致的面部空间体积减小。由于面部骨骼空间体积缩小可能导致早衰面型，因此避免骨骼的收缩性移动很重要。

在不同的颌骨位置关系上，都能获得 I 类咬合关系。因而设计治疗方案的目的是使用来自患者的检查数据，来预测颌骨位置，并在该位置关系上获得最佳的面部软组织外形。通过减少对"正常值"的过分强调和增强软组织对骨移动影响的意识，人们意识到，骨性比例失调往往会带来更好的美学效果[6]。

治疗 / 手术技术

总体原则及相关解剖

颌骨手术有几项基本原则。进行颅面部手术时，可导致大量出血，尤其是在儿童中，即使出血量很少，也可能产生严重的临床后果。减少出血量的标准方法包括将头抬高，控制性降压麻醉，提前备血，以及术前使用促红细胞生成素等，是减少术中出血的标准、有效的辅助方法，尤其是在年轻人群中。在作切口之前，使用抗菌冲洗液冲洗口腔可有效减少口内细菌的数量。唇部局部使用类固醇激素，可减轻因长时间牵拉引起的唇部疼痛和肿胀。静脉使用类固醇激素也能有效减轻术后水肿。

最大牙尖交错位可能不是手术所期望获得的咬合位，当两者不统一时，合板能有效保持住手术所期望获得的咬合关系。对正畸医生而言，通过正畸治疗关闭后牙开𬌗很容易，而关闭前牙开𬌗则非常困难。术后使前牙和尖牙呈 I 类关系，保持前牙无开𬌗非常重要。

术后采用弹性牵引可有效控制咬合。采用Ⅱ类牵引（即上颌支托位于下颌支托前方），可矫正Ⅱ类咬合关系。Ⅲ类牵引则用于矫正Ⅲ类咬合偏斜。由于采用坚固固定的方式固定骨断端，弹性牵引不能起到矫正异常颌骨位置关系的作用，而仅仅起到帮助患者适应新的咬合关系的作用。轻度错𬌗畸形，可通过术后正畸治疗得到矫正。

某些类型的骨移动本质上就比其他类型更稳定。稳定性较好的移动包括下颌前移及上颌上移。稳定性中等的移动包括上颌内收性移动，同时下颌前移者，上颌前移同时下颌后退者，以及矫正下颌不对称的移动方式。稳定性差的移动包括下颌后退，以及上颌下移。上颌骨的横向扩张，是稳定性最差的移动方式。单颌手术时，坚固固定方式，其远期复发率并不一定低于非坚固固定方式，但双颌手术时，采用坚固固定的方式，可减少复发率。外科医生根据上述情况做出判断，决定面部骨骼可扩展的程度，同时避免不可接受的复发情况出现。

与上颌骨相关的组织结构包括腭降动脉,眶下神经,牙根和颌内动脉。颌内动脉距离翼上颌连接约 25mm,腭降动脉下行进入上颌窦后内侧。眶下神经位于眶下缘下方,眶下孔处,沿着瞳孔中心线分布。上颌牙牙根在上颌骨内向上排列。上颌尖牙牙根最长,且常常能透过皮质骨看到牙根。

唇腭裂患者的解剖结构与其他患者有些差异。唇腭裂患者的上颌骨在前后向以及垂直向上明显发育不足。由于中面部明显后缩,因而常常看起来下颌前突,但下颌真性前突者很少见,而是继发于上颌后缩,所表现出的下颌相对前突。最终,由于腭裂侧较小骨段的塌陷,上颌牙列中线常常向患侧偏斜。

即使接受了牙槽嵴植骨手术,很多唇腭裂患者在牙槽嵴裂区仍然有骨量不足或骨缺的情况下,也还可能存在腭瘘。这一类患者上颌侧切牙常常缺失,因此在进行治疗设计时,要考虑术中关闭缺失牙间隙。如果牙槽嵴上有一个大的瘘口,可采用改良 Le Fort I 型手术,以便无张力关闭牙槽嵴瘘口。

实施下颌骨截骨术时,可能损伤的重要结构包括颏神经、下牙槽神经以及根尖。三叉神经第三支进入下颌孔,分出下牙槽神经,沿根尖下方走行,在第一、第二前磨牙处穿颏孔而出。在下颌骨外斜线处,下牙槽神经与外侧骨皮质的距离最大,因而此处也是矢状劈开截骨术垂直骨切口的位置。

上颌 Le Fort I 型截骨术

实施任何面部截骨术,首先需要很好地固定住经鼻气管导管。作者倾向于使用 Ring-Adair-Elwin(RAE)经鼻气管导管。测量眼内眦至正畸弓丝的距离,就能确定上颌骨的垂直位置,这些垂直方向上的测量数据相当重要。软组织切开之前,使用肾上腺素在上颌前庭沟局部注射。从上颌一侧第一磨牙至对侧第一磨牙,膜龈联合上方 5mm 处,以电刀尖做切口。然后用骨膜剥离器剥离、暴露上颌骨,直达梨状孔边缘以及眶下神经周围。助手站在手术台头侧,握持 Obwegeser 前束牵引器。需紧贴骨面剥离,潜行剥离至上颌

骨外侧,避免暴露颊脂垫。用 Woodson 剥离器翻起鼻黏膜,再用骨膜剥离器将鼻底和鼻腔外侧壁黏膜完全剥离。使用双面骨凿,从上颌骨处凿断鼻中隔;使用单面骨凿,从上颌骨处凿断鼻腔外侧壁。术者可将手指放入腭骨后部,感受鼻中隔、鼻腔外侧壁是否完全离断。使用骨膜剥离器保护鼻黏膜,自一侧梨状孔边缘向后向外,达上颌最后一颗磨牙处,并下穿上颌结节,用往复锯完成上颌骨的横向截骨。根据术前曲面体层片,确定截骨线距根尖的距离,截骨线至少应在根尖上方 5mm。若已充分截开离断,术者借助手指的力量就可将上颌骨段折断并降下。也可以使用 Rowe 骨折嵌入拔出钳,自梨状孔伸入该钳,置于腭骨上,利用更大的杠杆作用,将上颌骨段折断并降下。将上颌骨段折断并降下时,动作不能快,应控制力量,力道应缓慢稳定。如果不能轻松地移动上颌骨段,有可能是截骨不充分,应重新评估。将上颌骨段折断并降下后,此时由助手使用骨钩把持住上颌骨段并将其下拉,移除其他的骨干扰。此时,在上颌窦后内侧,可见腭降动脉,对该动脉进行预防性钳夹,也并不会影响上颌骨的血供(图 28.4)。使用合板,将上颌牙骨段置于与下颌骨咬合的合适位置上。以 26 号钢丝固定结扎在手术托槽上,行颌间固定。用眼内眦 - 切牙的距离加上或减去术前设计好的上颌向后、向下或向前、向上移动的距离,以此确定上颌骨新的垂直向位置。使用 4 块 L 形、2mm 厚钛板固定上颌骨段。关闭切口前,拆除颌间固定并确认咬合关系。若鼻翼基底变宽,可将鼻翼钉牢,使鼻翼基底宽度恢复正常。关闭切口可能使上唇变短,此时,在中切牙处行 V-Y 缝合,可改善该问题。

某些患者需要增加面颊部突度,可选择高位 Le Fort I 型截骨术。该术式不同之处在于,将横向截骨线上移至眶下神经水平。如果还需要增加面颊部突度,可选择植骨。当上颌骨向前、向下移动,骨段之间的间隙超过 3mm 时,应选择植骨,植骨材料可选用自体骨,尸体骨或块状羟基磷灰石。最后,如果需要同期增加上颌骨横径宽度时,可将上颌骨分块截骨至两段或更多。

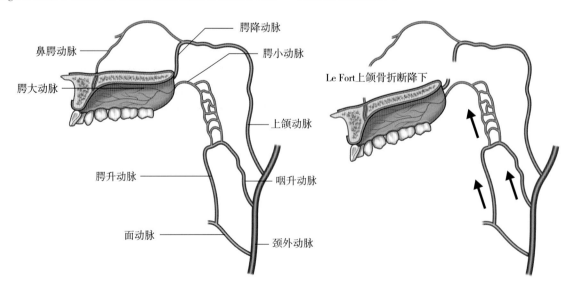

图 28.4 上颌 Le Fort I 型截骨及折断降下术,术前(左图)和术后(右图)上颌的血供。当切断鼻腭动脉及腭降动脉后,上颌骨血供由腭小动脉供给

手术辅助快速腭扩展技术

腭裂术后患者或其他颅面综合征（例如 Apert 综合征；尖头并指综合征或 Cruzon 综合征；颅面骨发育不全综合征）患者常常需要矫正上颌骨横向宽度发育不足。在青春期，这一类腭骨发育不足可采用非手术的正畸治疗，但在青春期后，随着骨缝的融合，采用非手术的正畸治疗，其复发率会增高。Le Fort Ⅰ型分段截骨术可同时增加上颌骨宽度，但复发率很高。年轻成人常常采用手术辅助快速腭扩展技术（Surgically assisted rapid palatal expansion，SARPE）。正畸医生在术前安置好腭扩张器。术中行 Le Fort Ⅰ型截骨术，将上颌牙槽骨段从面上份完全游离，然后用小骨凿在中切牙牙根之间凿一个小切口，自中线处至后鼻棘处做矢状劈开截骨术。通过启动腭扩张器，以确认矢状劈开截骨术将上颌牙槽骨段完全纵行分离，并撑开上颌骨直到牙龈黏膜颜色发白，然后再松开，反复几次，以避免牙龈缺血。对年轻成人或年龄更大的患者而言，SARPE 技术可稳定地增加上颌骨横向宽度。下颌骨横向宽度发育不足可用另一类似的技术来矫正，即牵引成骨术（distraction osteogenesis，DO）。

双侧下颌骨升支矢状劈开截骨术

气管内插管和肾上腺素的使用方法同 Le Fort Ⅰ型截骨术。自下颌升支中部到第二磨牙间龈颊沟偏颊侧面约 10mm 处做切口，电刀切开黏膜。若切口近牙侧黏膜组织量不足，关闭切口时将更困难。用骨膜剥离子沿骨膜下剥离，暴露颊侧下颌骨以及喙突前份。暴露冠突后，放置适用于喙突的带有凹口的牵引器（前缘拉钩），以便进一步剥离。可用一个带有固定链的弯曲的 Kocher 钳，钳夹住喙突，同时将固定链固定于手术单上。仅在截骨部位沿骨膜下剥离，以尽可能保证周围软组织对骨组织的血供。用 J 型剥离子剥离翼内肌、咬肌在下颌骨下缘的附丽。术中应暴露外斜嵴、下颌骨下缘和升支内侧骨面，同时需确认下牙槽神经，并在升支内侧放置 Seldin 剥离子，以保护下牙槽神经。在升支内侧，使用 Lindermann 侧向切割钻，完成与颌平面相平行的水平骨切口，向后直达距下颌升支后缘 2/3 处。

从内向外完成升支水平骨切口，其深度达骨松质内即可。接着安置下颌骨体部牵开器（后缘拉钩），使用裂钻或往复锯，从升支中部向下，沿着外斜嵴，轻轻弯向下颌骨下缘，完成截骨术。使用骨凿劈开骨切口，接着将骨刀插入骨切口，旋转骨刀，轻柔地分开骨段。下颌牙槽骨骨段即为远心骨段，带有髁突的骨段即为近心骨段。

下牙槽神经应该在远心骨段中，若部分神经位于近心骨段中，应使用小刮匙轻轻地将其从近心骨段中分离出来。双侧截骨术完成以后，使远心牙骨段进入与上颌牙列的咬合中，用 26 号钢丝圈固定结扎在手术托槽上。如需使用咬合导板来获得所需的咬合关系，则在颌间固定之前，将咬合导板安置在牙列上，然后轻轻旋转近心骨段，确认髁突位于颞下颌关节窝内后，旋转排齐近远心骨段下缘，并钳夹固定。每侧下颌骨用三颗拉力螺钉在近远心骨段重叠部分的

上缘固定。为了保证穿颊套管针放置的位置合适，可用一把止血钳放在准备固定螺钉的位置，并朝向颊部。在皮肤上做一个小的穿刺切口，用套管针自该切口钝性穿刺组织，直至针尖与口内切口相通。然后，取出套管针，并安置钻导引架，用 2.0mm 及 1.5mm 钻依次在近远心骨段的重叠部分打三个钻孔。测量螺钉长度后，植入螺钉。拆除颌间固定，轻轻打开和关闭上下颌，确认咬合关系。另外，Dal Pont 对双侧下颌骨升支矢状劈开截骨术进行改良，将颊侧截骨术向前推进到第一下颌磨牙的水平，从而形成较长的近心骨段，无需经颊螺钉即可固定。相反，在放置咬合夹板后，则使用带有单皮质螺钉的 2.0mm 钢板固定。拆除颌间固定，缓缓打开和关闭下颌骨以确认咬合关系。如果存在咬合关系错乱，最可能的原因是行坚固内固定时，一侧或双侧髁突位置不合适所致。此时应该拆除螺钉，重新安置，直到咬合关系正确为止。冲洗创口后，用 4-0 的铬制羊肠线行间断缝合。

口内入路下颌升支垂直截骨术

矫正下颌前突或偏颌畸形的第二个手术方法是口内入路下颌升支垂直截骨术。口内切口与前述相同。剥离升支外侧黏骨膜，并用 Le Vasseur Merrill 牵开器牵开黏骨膜。然后使用摆动锯在乙状切迹与下颌骨下缘之间做垂直切口，须在位于升支内侧的下颌小舌后方进行截骨。在下颌升支外侧可找到一个凸起，即对舌隆突，这是一个有用的解剖标志，意味着其对应的升支内侧位置即为下颌小舌位置。双侧截骨术完成以后，移动远心骨段，恢复咬合关系，确保近心骨段位于远心骨段后外侧。由于很难进行坚固内固定，因此可用单根金属丝固定或者不固定，行颌间固定 6 周。也可经口外入路截骨，但颈部切口将遗留瘢痕。

双颌手术

在同一手术中，上下颌骨同期均进行截骨术，并移动上下颌骨，并精确将其固定在术前设计好的位置上。若有正规的术前设计、模型外科及咬合导板制作，上下颌骨均能够精确地进入理想的位置。在上颌优先入路中，首先做下颌骨切口，但并不完成截骨。行上颌骨截骨术后，利用中间合板将上颌骨置于新的位置。中间合板的作用是引导上颌骨，进入与术前（未矫正）的下颌骨位置相对应的新位置，并进行颌间固定。在髁突轻轻就位的情况下，旋转上下颌骨复合体，使上颌切牙切缘达到合适的垂直高度，将上颌骨坚固固定后，拆除颌间固定及中间合板。接着完成下颌骨截骨术，使用终末合板，使远心牙骨段进入合板，获得所需的咬合关系。若在不使用合板的情况下，如咬合关系良好，则可能不需要终末合板来建立所需的咬合关系。如前所述，以钢丝圈固定咬合关系，行坚固固定。

颏成形术

颏成形术可弥补因下颌向后移动所导致的软组织塌陷问题，或增加下颌向前移动的程度，是辅助下颌骨移动的有

效手段。当矫正偏颌畸形时,颏成形术也能矫正轻度下颌骨不对称畸形。

充分的局部浸润麻醉后,在双侧尖牙之间,龈颊沟偏唇侧 5mm 处,用电刀针尖切开黏膜。横行切断颏肌,并保留足够的肌袖,便于复位缝合,否则可能造成表面的软组织下垂,或形成"女巫颏"畸形。随后剥离黏骨膜,确认并保护双侧颏神经。用往复锯在下颌骨中线上轻轻做标记,便于截骨后固定时,中线不偏斜。颏孔下 3mm 行横向截骨术,以保护骨内的颏神经和尖牙牙根不受损。根据手术需要,截骨线方向可不同。以中线标记做参考,将颏部骨段移动到所需位置后,用钛板钛钉固定。分层对位缝合颏肌及黏膜。

唇腭裂患者正颌手术

唇腭裂患者正颌手术的方法与非唇腭裂患者类似,但在保证血供和瘘闭合方面有几点重要的不同之处。

对于单侧唇裂患者而言,标准的上颌切口几乎不会影响前颌骨的血供(图 28.5)。裂隙的每一侧都有一个类似于牙槽嵴植骨的切口,以便分别缝合腭侧及鼻侧黏膜。如果术中还需植骨,固定骨段之后,可将采集的骨植入牙槽嵴裂隙中。若瘘口较宽,手术医生可压紧两侧骨段,从而减小牙槽间隙,以保证软组织缝合时张力最小,尽可能关闭瘘口。此时,裂隙侧尖牙可能邻近中切牙,但修复科医生可通过全冠修复,将尖牙外形修改成侧切牙外形。

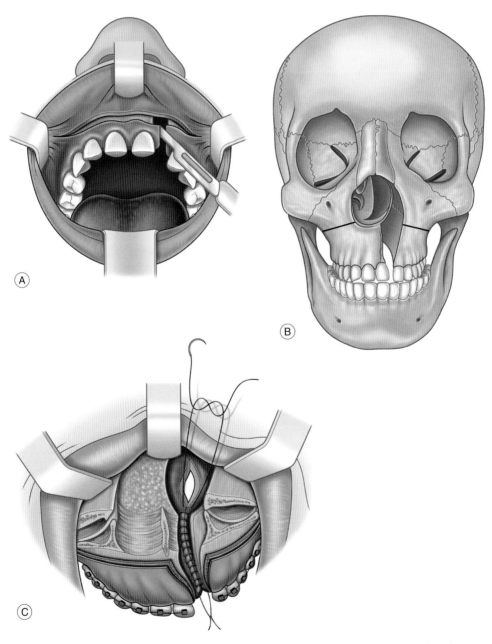

图 28.5 (A)对于单侧唇裂患者,切口与标准上颌 Le Fort I 型截骨术切口类似。若术中还需植骨或瘘口闭合,则需另外剥离牙槽黏骨膜。(B)若需关闭预先存在的瘘口,Le Fort 截骨术后,可压紧两侧上颌骨段。(C)压紧骨段,暴露鼻侧、腭侧组织后,瘘口修补更易实施

对于双侧唇裂患者而言,需要注意,在前颌骨不能作前庭沟切口。前颌骨血供来源于犁骨和唇侧黏膜。术中劈开犁骨后,前颌骨的血供主要来自唇侧黏膜。沿着前庭沟黏膜作切口,将严重影响前颌骨段的血供(图 28.6)。为了尽量减少并发症的风险,双侧前庭沟黏膜切口均止于牙槽嵴裂缘外侧,尽可能减少对前颌骨黏膜的影响,保证前颌骨血供。选择位于切牙孔前方的腭侧入路,行前颌骨段截骨术,

可在不破坏唇侧黏膜的情况下,移动前颌骨骨段。与伴有单侧裂的上颌骨类似,双侧裂者也可能存在残余瘘和牙槽骨缺损的情况。若发现其中任何一个情况,可在牙槽骨缺损区植骨,并分两层缝合黏膜。如果存在影响瘘孔关闭的宽大裂隙,可压紧牙槽裂隙两端的骨段,以减小关闭瘘孔时的张力。术后正畸或修复治疗几乎可以矫正任何术后牙列不齐。

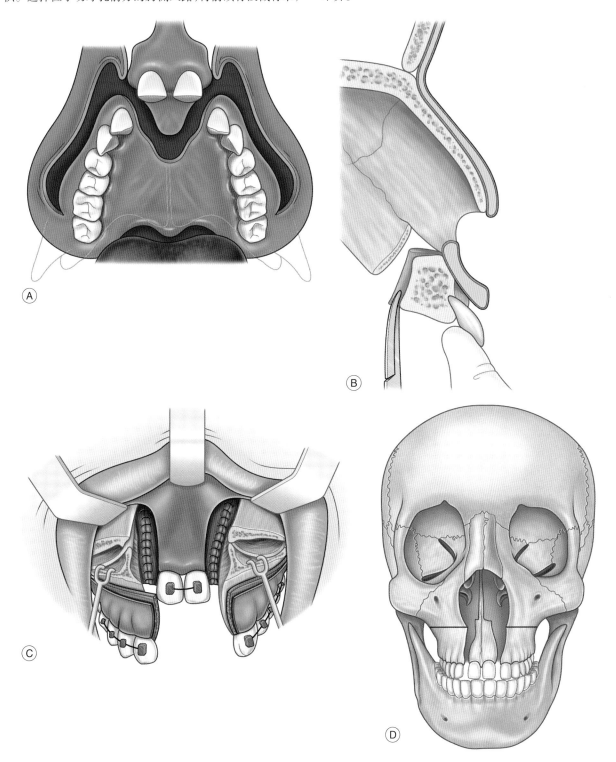

图 28.6 (A)伴有双侧唇腭裂的患者,应注意避免切口经过前颌骨唇侧黏膜。(B)经腭侧入路完成前颌骨截骨术。(C)同期可修补瘘孔或再次植骨。(D)若瘘孔很宽,可压紧上颌骨段

切开黏膜后,翻开黏骨膜,暴露梨状孔,颧突支柱以及上颌骨后外侧壁。多数情况下,使用往复锯,做水平骨切口(切口位置尽可能高,但须保证在眶下孔下方至少5mm),从梨状孔向外侧至颧突支柱,完成高位Le Fort I型截骨术。于水平骨切口外侧边缘,离根尖约5mm处,做垂直骨切口。使用单面骨刀,凿断鼻腔外侧壁。侧方上颌骨截骨术完成后,可触及犁骨和鼻中隔,且保留了前颌骨唇侧黏膜。用10mm宽的弯骨凿凿断翼上颌连接,或在上颌最后一颗磨牙后方凿断上颌结节。第二种方法更容易折断降下上颌骨,且并发症也更少。用手指力量或者使用Rowe骨折嵌入拔出钳折断降下上颌骨。若牙槽嵴瘘孔很宽,可压紧两侧骨段,在术前模型手术期间,在牙科模型上评估由此导致的咬合改变。进行坚固固定后,若仍存在牙槽骨缺损,可再次植骨,同时修补瘘孔。

置入手术咬合导板,确定上颌骨相对于下颌骨的新位置。用26号钢丝圈进行颌间固定。当上下颌骨复合体旋转到新的垂直向位置时,须确保髁突位于关节窝内。一般而言,除了上颌骨前后向发育不足,唇腭裂患者通常还伴有上颌骨高度发育不足,这就需要将上颌骨向下移动到新的位置。如果下移的距离超过5mm,需在骨段之间植骨以减少术后复发。使用坚固内固定术保持上颌骨的新位置,若骨段之间仍存在任何不稳定性,可用小钛板跨过这些骨段固定,以减少动度,同时固定植入的骨块。由于伴有唇腭裂的上颌骨截骨后,存在多块骨段,因此术后需戴手术合板6~8周,以保证骨愈合。

牵引成骨术

牵引成骨术(DO)是一项能够获得大量骨延长,同时复发率相对较低的可靠技术。该技术利用截骨后在张力拉力的作用下具有骨诱导的特性,快速延长下颌骨或上颌骨骨段,同时导致骨周软组织的同步生长。相比于传统的正颌手术,DO术中无需解剖复位或行坚固内固定,通常技术更为简单、快速。此外,牵引方法多种多样,能够在几个不同方向上精确控制,将截骨后的骨段准确放置在与颅底和其他牙面解剖标志点相对应的空间位置上。

常见问题的基本治疗方法

下文将简要介绍正颌患者中常见牙颌面畸形的基本治疗方法。

骨性Ⅱ类错𬌗畸形

Treacher-Collins综合征(眼睑-颧骨-下颌发育不全综合征)、Sickler综合征以及Pierre Robin序列征常常伴有Ⅱ类错𬌗畸形,且几乎均由下颌后缩引起,相应地,前移下颌骨也几乎是这一类畸形最好的治疗方案(见图28.7)。由于下颌骨小,因此下颌骨前移这一扩展性移动能改善面部外

形。如果上颌骨也存在轻度发育不足,或位置异常,可以考虑双颌前移,以进一步改善面部软组织轮廓,尤其是在年龄较大的患者中。如果错𬌗畸形程度很轻,且几乎没有牙性代偿,则可选择正畸治疗,有意制造牙性代偿,以矫正咬合关系,从而避免手术治疗。相反,如果错𬌗畸形程度看上去很轻微,但有牙性代偿,则在正畸医生去除牙性代偿后,骨性关系不调将更严重。因此这一类患者可以选择手术治疗(图28.8)。

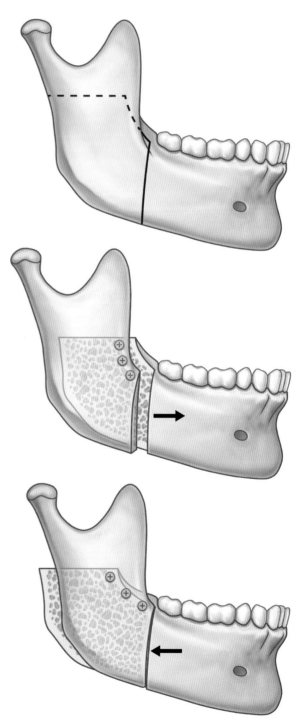

图28.7　下颌骨矢状劈开截骨术,图示下颌骨前移与下颌骨后退

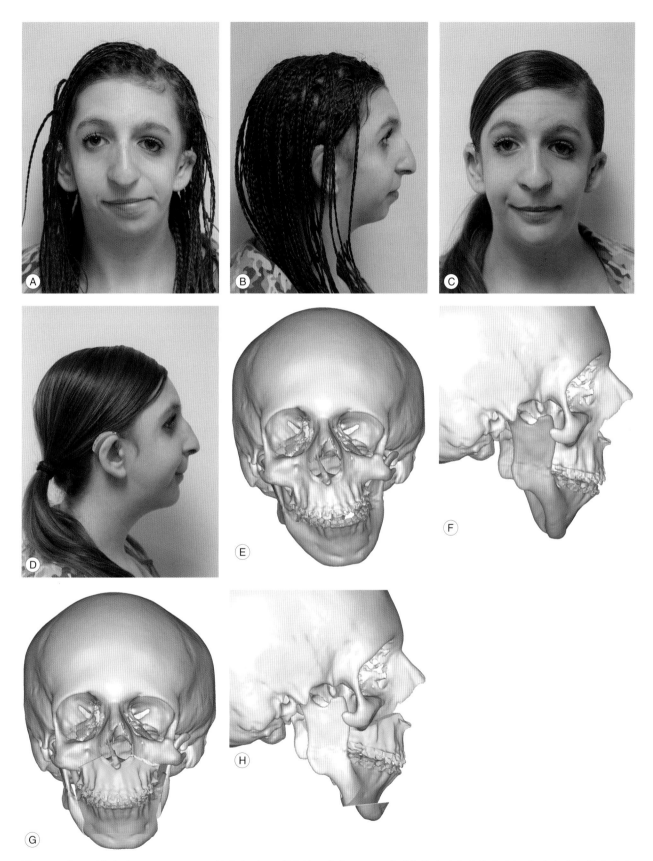

图 28.8 （A～H）患有 Treacher Collins 综合征的 17 岁女性。上颌 Le Fort Ⅰ型截骨术的术前和术后视图,包括上颌骨水平和逆时针旋转,抬高不对称双侧下颌骨升支矢状劈开截骨术的和抬高额成形术

骨性Ⅲ类错𬌗畸形

Ⅲ类错𬌗畸形治疗手段包括前移上颌骨、后退下颌骨或同时前移上颌骨并后退下颌骨。要获得美学效果，需要分别考虑下颌骨和颏所起的作用，因为两者所需要的治疗手段是不同的。如果需要后退下颌骨，则需要前移上颌骨以抵消下颌骨后退导致的骨骼空间体积缩小。此外，患者可能会受益于颏部前移成形术，也能抵消因下颌骨后退导致的骨骼空间体积缩小。与Ⅱ类错𬌗畸形患者相同，如果错𬌗畸形程度很轻，且几乎没有牙性代偿，可能仅需正畸治疗就能得以矫正。相反，如果错𬌗畸形程度很轻，但存在牙性代偿，则在去除牙性代偿后，错𬌗畸形程度可能会很严重。因此这一类患者可以选择手术治疗。在Ⅲ类唇腭裂错𬌗畸形患者中，上颌骨可能因既往的手术干预而留下瘢痕，即使对于相对较小程度的负覆盖（除非考虑上颌骨 DO），也可能需要结合上颌 Le Fort Ⅰ型截骨术的推进和双侧下颌骨升支矢状劈开截骨术的复位（图 28.9）。

上颌缩窄畸形

患者可表现为上颌骨横向宽度过窄。上颌缩窄可以表现为单独的症状，也可以是多种畸形症状之一。对于未满15岁的患者，正畸医生常常可以使用腭扩张器以非手术治疗方式来扩大上颌骨。如果无法通过正畸治疗扩展上颌骨，可采用手术辅助快速腭扩展技术（SARPE）。如果上颌骨还需要其他方向上的移动，可实施上颌 Le Fort Ⅰ型截骨术，或上颌 Le Fort Ⅰ型分块截骨术，将上颌骨移动到新的位置，同时扩展其横向宽度（图 28.10）。

开𬌗畸形

前牙开𬌗由后牙早接触所致，常见于综合征性颅缝早闭，例如尖头并指综合征（Apert syndrome）或颅面骨发育不全综合征（Crouzon syndrome）。推荐的治疗方案是抬高上颌骨后部，即通过减少上颌骨后部的垂直高度，使其他下颌牙可与上颌牙咬合。抬高上颌骨后部并不一定同时抬高切牙；

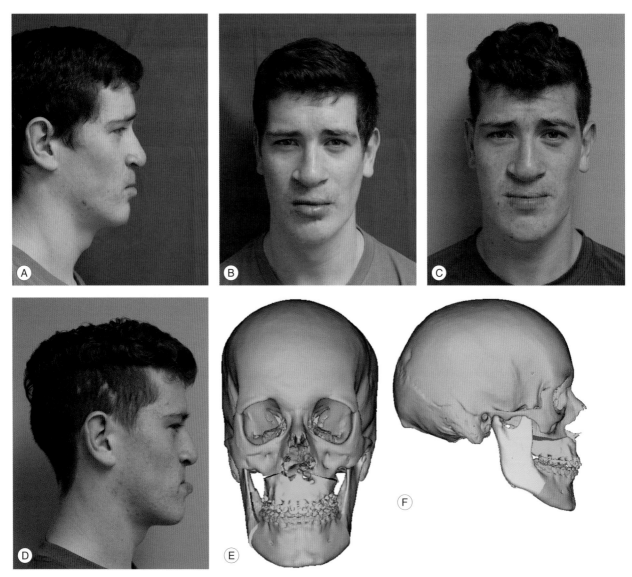

图 28.9 （A~H）19 岁单侧唇腭裂患者。上颌 Le Fort Ⅰ型截骨术和双侧下颌骨升支矢状劈开截骨术复位后的术前和术后视图

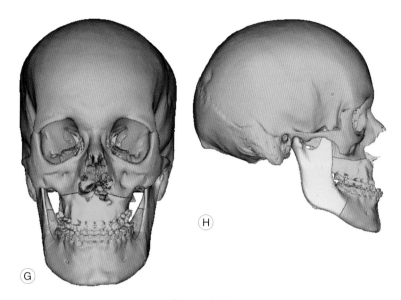

图 28.9（续）

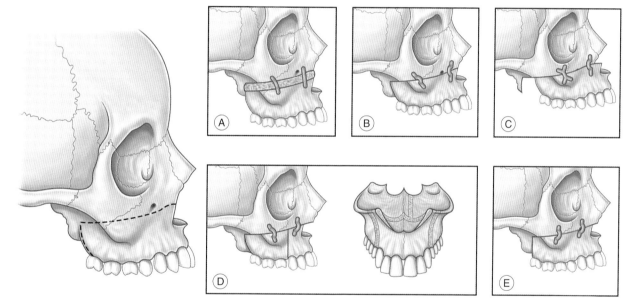

图 28.10 （A~E）上颌 Le Fort I 型截骨术。图示上颌骨前移、抬高、后退及分块截骨

以切牙端为旋转轴，顺时针旋转、抬高上颌骨后部。因此，唇齿关系不会改变。如果同时想要改变唇齿关系，在抬高上颌骨后部之后，可将整个上颌骨下移或上移到新的位置（图 28.11）。

上颌垂直向发育过度畸形

　　上颌垂直向发育过度的典型表现是上唇过短，颏肌紧张和牙龈露出过多（长面综合征），其治疗方法是通过抬高上颌骨来获得静息状态下合适的唇齿关系。但在抬高上颌骨的同时，可能导致骨骼空间体积缩小，因此手术医生须考虑前移颌骨，以抵消由此所致的与软组织相关的不良效果。当抬高上颌骨后，下颌骨也逆时针旋转（患者右侧脸），以保持咬合关系。下颌骨逆时针旋转，使得颏部向前移动，也被称

为下颌骨自旋转。当上颌骨向下移动时，上述过程则相反。在这种情况下，颏点顺时针旋转，使得颏点后移。头影测量描迹进行术前设计时需要注意上述问题，这可能需要实施颏成形术来重新建立正常的颏部位置。

短面畸形

　　短面畸形的典型表现是切牙露出不足和 / 或鼻下点至颏前点之间距离过短。建立适当的切牙面是治疗的目标。应当扩大面部骨骼空间体积以获得最佳的软组织外观。当上颌骨下移时，下颌骨将顺时针旋转，从而导致颏点后移。手术医生术前需通过头影测量描迹来预测颏部的新位置，以决定是否需要实施颏成形术，前移颏部，以抵消下颌骨顺时针旋转所带来的效应。

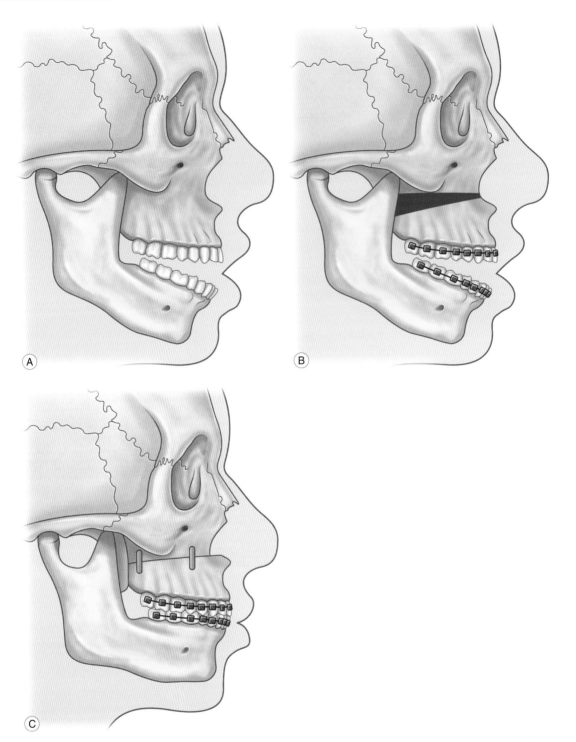

图 28.11 （A）前牙开𬌗。（B）上颌 Le Fort I 型截骨,抬高上颌骨后部,并顺时针旋转。（C）下颌逆时针自旋转,关闭前牙开𬌗

术后护理

正颌手术术后护理是患者获得手术成功,使患者和家属满意的最重要的环节。确保口腔卫生,包括定期刷牙,使用氯己定漱口液以及短期内使用针对口腔常驻菌群的抗生素,将最大限度地降低术后感染的风险。此外,减轻肿胀能大大提高患者的舒适度,包括局部冰敷,抬高头部以及使用抗炎药物,如甲泼尼龙等。术后至少须进软食 3 周,以减少骨错位愈合或骨不愈合的风险。同时,需保持弹性牵引 2~3 周。

结果、预后及并发症

准确评估正颌手术效果,对于保持安全操作,获得患者最大满意度以及有效评估一个瞬息万变的领域至关重要。确实,研究人员在分析术后结果时也在反复强调这一点的重要性。评估手段包括测量工具,如三维 CT 扫描和体积分析

（用于评估骨与软硬组织的术后即刻和长期的变化），以及评估患者满意度和生活质量的问卷调查。虽然目前尚无公认、准确可靠的手段来评估患者正颌手术术后效果，但如果患者、家属以及手术医生都有相似的、合情合理的预期值，正颌手术就能够从功能和美学层面均获得较高的满意度。

对唇腭裂以及颅面畸形的人群而言，特别重要的一点是正颌手术对语言的影响。学界通常认为，唇腭裂患者腭咽闭合功能不全（velopaharyngeal insufficiency, VPI）的病因在于腭部肌肉系统排列不齐或长度不足，以及生长、发育和/或手术后遗症所导致的结构关系异常。软腭肌肉错综复杂地附着在上颌骨，并随着上颌骨移动而改变，从而改变术前的腭咽闭合功能。

Janulewice 等进行了一项为期 21 年的回顾性研究，观察 54 例唇腭裂患者在接受了上颌骨前移，同期有或没有接受下颌骨后退手术的腭咽功能变化[7]。如表 28.1 总结，研究显示腭咽闭合功能完全闭合的比例下降（从 42% 降至 18%）；边缘性腭咽闭合不全（从 9% 升至 22%）以及完全性腭咽闭合不全（从 13% 升至 20%）的比例都有所增加。作者还指出，患者语音质量也有所降低，客观性语音总得分从 2.46 升至 4.24（得分越高，语音越差）。相比之下，作者指出发音问题有所改善，术前 84%（46 名）的患者至少有一项发音问题，术后降至 73%（40 名患者），但上述差异没有统计学意义。

表 28.1　术前术后语音参数的变化

患者总数：54	术前评估 %（n）	术后评估 %（n）
腭咽功能：完全闭合	42%（23）	18%（10）
腭咽功能：边缘性闭合	36%（20）	40%（22）
腭咽功能：边缘性闭合不全	9%（5）	22%（12）
腭咽功能：完全性腭咽闭合不全	13%（7）	20%（11）
正常鼻音	40%（22）	40%（22）
轻度过高鼻音	18%（10）	29%（16）
中度过高鼻音	4%（2）	15%（8）
重度过高鼻音	4%（2）	2%（1）
过低鼻音	33%（18）	15%（8）
齿擦音口内气压减小	26%（14）	35%（19）
摩擦音口内气压减小	16%（9）	26%（14）
爆破音口内气压减小	6%（3）	22%（12）
齿音错误	64%（35）	47%（26）
平均语音得分	2.46	4.24

其他研究显示，接受颌骨手术后，患者 VPI 功能可出现上述类似的改变或没有变化。Phillips 等[8]的研究表明，上颌骨前后向移动的程度与腭咽闭合功能减退的程度无关，不能作为预测腭咽闭合功能改变的指标。该研究中有 26 名唇腭裂患者（16 名单侧、9 名双侧完全性唇腭裂患者），Phillips 等发现所有患者在术前有过高鼻音，接受上颌骨前移术后，仍存在过高鼻音。另外，术前经鼻咽镜检查发现 12 名患者

存在边缘性腭咽闭合或边缘性腭咽闭合不全，其中 9 名患者术后发展为腭咽闭合不全。基于上述结果，Phillip 等得出结论，术前评估能够预测术后语音和腭咽闭合功能。

综上所述，正颌手术可能会改善发音清晰度，但同时也可能影响腭咽闭合功能。进一步的前瞻性对照研究将有助于阐明上颌骨前移和语音之间的关系。

Posnick 和 Tompson[9] 进行了一项回顾性研究，评估从 1987 年到 1990 年接受过正颌手术的唇腭裂患者的复发情况。研究发现，仅接受上颌手术者，与接受双颌手术者相比，并没有显著差异。另外，采用不同类型的自体骨移植或不同类型的分块截骨，其结果也没有显著差异。该研究中，35 名患者均接受了改良上颌 Le Fort Ⅰ型截骨术，并不同程度地前移上颌骨、扩宽牙弓以及垂直向移动上颌骨；其中 11 名患者还接受了下颌矢状劈开截骨术；其中 13 名患者，接受上颌 Le Fort Ⅰ型截骨术的同时，还接受了咽成形术。研究结果见表 28.2。

表 28.2　单侧完全性唇腭裂患者接受上颌 Le Fort Ⅰ型截骨术，使用微型钛板固定：上颌水平/垂直向移动的平均距离以及复发情况

术后时间	水平前移的有效平均距离 /mm	垂直移动的有效平均距离 /mm
1 周	6.9 ± 2.6	2.1 ± 2.4
6~8 周	6.3 ± 2.6	1.9 ± 2.1
1 年	5.3 ± 2.7	1.7 ± 2.0

术中上颌骨前移的平均距离是 6.9mm，术后 1 年为 5.3mm（复发的平均距离为 1.6mm）。在 35 名患者中，有 11 名复发的平均距离小于 1mm。13 名同时接受上颌 Le Fort Ⅰ型截骨术和咽成形术的患者，术后即刻测得上颌前移的平均距离为 8.2mm，术后 1 年为 6.5mm。同时也评估了垂直向移动的稳定性。35 名患者中有 12 名并不需要改变上颌垂直向高度。其余患者上颌垂直向移动的平均距离为 2.1mm；术后 1 年为 1.7mm。作者得出结论，水平向和垂直向的复发情况，均与移动的程度无关。从头影测量 X 线片观察，术后 1 年所有患者的覆盖大小均无改变；而 35 名患者中仅 30 名（85%）的患者，覆𬌗大小无改变。

而其他学者则发现复发情况与移动的程度是有关联的。为了研究唇腭裂患者正颌术后复发的相关因素，Hirano 和 Suzuki[10] 对 58 名接受正颌手术术后 10 年的唇腭患者，进行了一项回顾性研究。研究中发现了以下复发相关的因素：

1. 水平前移：与术中前移的平均距离相比，复发的平均距离为 24.1%。复发程度与前移程度显著相关。术中充分移动上颌骨，对预防术后复发很重要。
2. 垂直移动（向下移动）：在研究中，术中垂直下移的平均距离为 3.0mm，术后复发平均距离为 2.1mm。根据研究，作者建议下移上颌骨时，应过度矫正 2mm。
3. 顺时针或逆时针旋转：作者报告称，大部分的手术旋转都丢失，无论是顺时针还是逆时针旋转，术后绝大多数都复发。建议术中过度矫正，以规避复发。
4. 唇腭裂类型：根据研究，双侧唇腭裂患者正颌术后更易复

发。作者将增加复发的可能性归因于双侧唇腭裂患者腭部瘢痕组织的增加和多颗牙齿的缺失。

5. 既往的牙槽嵴植骨：尽管曾有研究报道，牙槽嵴植骨可增加前移的稳定性，并减少复发，但 Hirano 和 Suzuki[10] 在研究中发现，在单侧唇腭裂患者中，牙槽嵴植骨和复发率之间并无关联。

6. 缺牙数量：Hirano 和 Suzuki[10] 也发现缺失牙数量与复发率之间并无关联，但作者强调，多颗牙缺失可影响咬合的稳定性。

7. 正颌手术类型：仅接受上颌手术者与接受双颌手术者相比，其复发率没有差异。

　　虽然在正颌术中进行的移动，可能会导致复发和腭咽闭合功能不全更加恶化，但这也与既往唇腭裂手术瘢痕形成前的原发性软组织缺失，以及患者本身存在的畸形有关，因此术者很难控制此情况。而一些并发症则与外科医生直接相关。

　　咬合不正或明显缺乏美感的手术结果，则与颌骨位置不当有关。下颌骨截骨固定时，必须特别注意髁突位置是否合适。若是髁突位置不合适导致的咬合不正，则必须重新固定。同样地，若合板不合适，也须重新制作。因此，术前最好检查合板是否合适。而精细的术前设计可最大程度降低合板出现问题的概率。

　　应始终采取以下措施，减少下颌骨劈开术的不良事件发生率。术前 6 个月拔除下颌第三磨牙，以保证让牙槽骨有时间愈合，从而降低劈开术失败的概率。如果近远心骨段不易分开，手术医生应检查截骨是否完整。过大的力量，可减弱手术医生劈开下颌骨时的控制力，应予以避免。若发生意外骨折，可用钛板将该骨段重新解剖复位并固定，然后将近远心骨段移至所需的位置，行坚固内固定。

　　术中任何部位都可能出血，但最常见的出血部位是上颌腭降动脉。可填塞创口或钳夹该动脉止血。骨边缘渗血可以骨蜡止血。

　　神经损伤虽很少见，但也可能发生。可能损伤的神经包括眶下神经，下牙槽神经以及颏神经。如果不慎切断神经，建议使用 7-0 尼龙线吻合神经。应当告知患者，感觉异常的发生率，术后即刻约 70%，但仅有 25% 的患者会出现永久性感觉异常。

　　术后骨不愈合或错位愈合的发生率很少。如果发生错位愈合，应当再次实施截骨术，将颌骨移至恰当的位置。骨不愈合则需要二次植骨，以重建骨连续性。

二期手术

　　正颌手术中需要接受二期手术并不常见，尤其是在对患者进行了仔细的筛选和术前评估的情况下。然而，正颌手术很少能够完全解决术前的明显的牙面畸形问题。实际上，上下颌骨的移动，除了改变咬合关系和骨骼比例以外，也使得术前由于咬合关系不正而被忽略的外貌问题在术后突显出来。在这种情况下，诸如鼻整形术、脂肪移植术或颧骨提升术等能帮助恢复面部协调性。

　　人们必须意识到，正颌手术不一定能够完全解决与唇腭裂或颅面疾病相关的基本问题。例如，唇腭裂术后患者在接受了正颌手术解决Ⅲ类错殆畸形后，可能仍然需要手术治疗，以完成牙科修复。接受正颌手术以后，可能仍然需要接受植骨术和口腔前庭沟成形术[11]。同样地，如果存在缺牙区，考虑到骨结合种植体会影响颌骨移动，因此需在颌骨手术或术后正畸最终确定牙位后，再进行种植。

参考文献

1. DeLuke DM, Marchand A, Robles EC, et al. Facial growth and the need for orthognathic surgery after cleft palate repair: literature review and report of 28 cases. *J Oral Maxillofac Surg.* 1997;55:694–697, discussion 7–8.

2. Obwegeser H. Surgery of the maxilla for the correction of prognathism. *SSO Schweiz Monatsschr Zahnheilkd.* 1965;75:365–374.

3. Enlow EH. Craniofacial growth and development: normal and deviant patterns. In: Posnick JC, ed. *Craniofacial and Maxillofacial Surgery in Children and Young Adults.* Philadelphia: W B Saunders; 2000:22–35. *In this comprehensive chapter, the author provides a detailed account of the development of the craniofacial skeleton, under both normal conditions and in disease states. It highlights the temporal relationship between growth of the cranial skeleton and the facial skeleton as well as the differences among genders and in specific conditions of craniofacial abnormalities.*

4. Mao JJ, Wang X, Kopher RA. Biomechanics of craniofacial sutures: orthopedic implications. *Angle Orthod.* 2003;73:128–135.

5. Tompach PC, Wheeler JJ, Fridrich KL. Orthodontic considerations in orthognathic surgery. *Int J Adult Orthodon Orthognath Surg.* 1995;10:97.

6. Selber JC, Rosen HM. Aesthetics of facial skeletal surgery. *Clin Plast Surg.* 2007;34:437–445. *This article highlights the changing paradigm in orthognathic treatment planning from one based on pure cephalometric analysis to one encompassing an evaluation of the aesthetic facial soft-tissue proportions.*

7. Janulewicz J, Costello BJ, Buckley MJ, et al. The effects of Le Fort I osteotomies on velopharyngeal and speech functions in cleft patients. *J Oral Maxillofac Surg.* 2004;62:308–314.

8. Phillips JH, Klaiman P, Delorey R, et al. Predictors of velopharyngeal insufficiency in cleft palate orthognathic surgery. *Plast Reconstr Surg.* 2005;115:681–686. *This article is a retrospective examination of 26 patients who underwent orthognathic advancement. Assessments of speech and velopharyngeal function before and after orthognathic surgery and the role of nasopharyngoscopy are detailed.*

9. Posnick JC, Tompson B. Cleft-orthognathic surgery: complications and long-term results. *Plast Reconstr Surg.* 1995;96:255–266. *This article is a retrospective evaluation of 116 patients with cleft palate who underwent orthognathic surgery to correct malocclusion. The authors report a mean follow-up of 40 months and describe common complications and outcomes.*

10. Hirano A, Suzuki H. Factors related to relapse after Le Fort I maxillary advancement osteotomy in patients with cleft lip and palate. *Cleft Palate Craniofac J.* 2001;38:1–10. *This article is a retrospective study of 58 patients (42 unilateral cleft and 16 bilateral cleft) who underwent orthognathic surgery to correct maxillary hypoplasia. The authors report a mean follow-up period of 2.5 years. Based on cephalometric and statistical analyses, the authors elucidate factors related to relapse after Le Fort I maxillary advancement.*

11. Baker S, Goldstein JA, Seiboth L, Weinzweig J. Posttraumatic maxillomandibular reconstruction: a treatment algorithm for the partially edentulous patient. *J Craniofac Surg.* 2010;21:217–221.

第29章

小儿面部骨折

Edward H. Davidson and Joseph E. Losee

概要

■ 由于儿童解剖结构的特殊性，导致成人骨折的外伤诱因通常不会引起小儿骨折。

■ 在治疗小儿骨折时，应充分考虑儿童解剖结构的特殊性，以及儿童将来生长发育的影响。

■ 在决定手术治疗或非手术保守治疗时，医生应权衡利弊，评估精确复位内固定的收益与手术对未来生长发育不良影响的风险。

■ 明确采取手术治疗的情况下，应选择尽可能微创的方式进行治疗。

简介

　　相较于成人，小儿骨折并不多见。由于儿童解剖结构的特殊性（如脂肪垫较大、鼻窦气化较少、骨骼可塑性较强、骨缝尚存、骨骼韧性较大等），那些容易导致成人骨折的外伤诱因不容易引起小儿骨折。父母的监护也避免了很多骨折的发生[1]。因此，儿童颅颌面部较少骨折发生。在接诊小儿面部骨折病例时，通常从传统的创伤评估开始，再做临床和影像学检查，最终决定采取保守治疗或手术治疗。在决定治疗方案时，应充分考虑儿童独特的解剖结构，以及未来生长发育的影响。在条件允许时，建议尽可能采取非手术治疗，并告知相关注意事项、进行长期随访，以确保远期预后良好。本章旨在为读者介绍儿童颅颌面部骨折修复相关的解剖和发育方面的特殊因素，并就具体的治疗方案进行讨论。

历史回顾

　　人们一直在设法加强对面部骨折的预防，包括汽车技术、个人防护装备的改进、交通工具限速和禁止酒驾、驾车过程中禁止打电话或发短信等法规的引入。影像技术的不断进展，有助于儿童颅面损伤类型的鉴别，通过二维和三维的计算机断层扫描（computerized tomography，CT），人们可以清楚地看到面部骨骼的形态改变。治疗方面，人们在不断探寻与颅面生长发育生物相容性更好的生物材料。医生也逐渐意识到儿童颅面骨骼的顺应性，以及后期正畸治疗的实用性，使得医生逐渐倾向于保守治疗。随着越来越多长期随访数据的产生，骨折治疗对颅面生长发育的影响会越来越明晰。未来的治疗可能会纳入计算机辅助设计和制造（computer-aided design and computer-aided manufacturing，CAD-CAM）的三维打印骨替代物和固定装置，以及组织工程材料等。

总体原则

流行病学

　　根据诸多面部骨折的分析报道，小儿面部骨折仅占所有面部骨折的不到15%。小儿面部骨折的发生率随年龄逐年上涨、男孩发病率更高，男女比例约为2∶1~3∶1。不仅如此，小儿面部骨折的严重程度也随年龄增加而加重、男孩的受伤程度也一般更为严重。车祸、斗殴和摔跌是小儿面部骨折最常见的病因[2-7]。据报道，小儿面部骨折好发于春夏季节、午夜和中午，且周日发生率最高、周四发生率最低[4]。

　　在全年龄段的儿童中，眼眶骨折是最常见的面部骨折。然而，许多研究报道存在选择偏倚。如根据入院状态（住院/门诊）、手术与否和治疗专业组等纳入和排除受试者，从而在骨折类型的相对发生率方面尚存在一定争议。为了更好地描述各种小儿面部骨折，作者在本章中主要描述一家大型儿童医院急诊接诊的所有儿童骨骼病例的损伤类型、相关损伤和治疗效果（无论他们是否需要手术、住院或特殊治疗）。在该大型队列中，根据年龄将所有患者细分为 3 个组别：0~5 岁、6~11 岁和 12~18 岁[8]。虽然这个分类主要是基于牙齿的生长情况，但同时也可反映一些其他特征。0~5 岁的儿童处于乳牙期，大部分活动处于监护下，同时他们有着最大的颅面比。6~11 岁的儿童处于混合牙列期，开始上学，逐渐开展体育活动。12~18 岁的儿童处于恒牙期，更加独立，逐渐开始参加一些有风险的活动。12~18 岁的患儿数量占所有骨折病例的将近一半（48%），6~11 岁的患儿占 32%，而 5 岁以下的患儿仅占 20%[8]。这一分布特点与其他文献报道相类似[1-4,9]。虽然对全年龄段的儿童而言，眼眶骨折是最常见的骨折类型（约 29.8%），但这一比例在不同年龄段中尚有变化。上颌骨、颧 - 上颌复合体和鼻骨骨折在年龄较大的儿童中更为常见，而斜向的颅面部骨折（颅骨骨折与面部骨折同时发生）在年龄较小的儿童中更为多见。而在下颌骨骨折中（作者队列中共纳入 179 例儿童下颌骨骨折病例），髁突和髁突下骨折最为常见（48%）[10]。随着年龄增长，下颌骨的解剖结构发生变化，髁突骨折的发生率下降，下颌体部和下颌角区的骨折发生率上升[11]。鼻骨骨折的实际发病率通常要高于文献报道的数值，因为很多患者仅在门诊进行诊疗，甚至选择不治疗[12]。面中部骨折较为少见（在作者队列中儿童面中部骨折仅占约 10.4%），可能是由于儿童额部和下颌骨较为突出，对面中部形成保护，同时该区域的解剖结构较为稳固[8]。颧 - 上颌复合体（zygomaticomaxillary complex，ZMC）骨折是最常见的面中部骨折。

骨折的病因也随年龄有所变化。暴力、打斗和车祸是 12~18 岁儿童最常见的病因，而 0~5 岁儿童的骨折多由日常活动引起[8]。在受虐待的儿童中，50% 的损伤发生在头部或颈部，面部骨折仅占约 2.3%[13]。颅面部损伤是第二常见的与运动相关的损伤，占全美全部儿童运动相关损伤的约 20%，而美国 10.6% 的颅面部损伤与运动相关[14]。就交通事故而言，未加管束的儿童更容易发生面部骨折。据报道，65%~70% 因汽车或自行车事故导致面部骨折的儿童没有佩戴头盔。在作者的队列中，面部骨折的患儿男女比例为 69%：31%，62.6% 的患者曾住院治疗，18.6% 的患者曾住进重症监护室，这一比例与其他文献报道基本一致[8]。但文献报道中小儿面部骨折的手术干预率存在很大差异（25%~78% 不等）。总体而言，年龄越大的儿童通常更需要进行手术干预[15]。

作者还对儿童颅面骨折的流行病学数据进行了研究，将暴力与其他原因导致的骨折进行比较，发现暴力相关的骨折患儿通常年龄较大、男性、非白人、生活在社会经济萧条地区。暴力相关的骨折通常为鼻骨和下颌角骨折，而非暴力相关的骨折多为颅骨和眼眶骨折[16]。

相关损伤

面部骨折是高能量损伤，因此常并发有其他损伤（在某些报道中，并发症发生率高达 88%）[13]。面部骨折伴有低 Glasgow 昏迷评分，高度提示颅内出血和颈椎骨折。对于面部骨折且 Glasgow 昏迷评分异常的患者应进行相关评估[17]。在作者的队列中，除软组织损伤外，脑损伤是全年龄段小儿面部骨折最常见的相关损伤。约 55% 的面部骨折患者存在相关损伤：其中 81% 为重症，包括心血管、颈椎或者腹腔内损伤；约 47% 有神经系统损伤（其中 60% 为脑震荡），3% 有眼部损伤，包括失明。约 1.4% 的儿童因面部骨折而死亡[8]。相关损伤的发生情况跟损伤机制有关：若是由非暴力原因引起的颅面骨折，通常更易并发神经系统损伤，如蛛网膜下腔出血、硬膜下出血、脑震荡和昏迷。非暴力原因引起的骨折也更容易合并其他重要器官损伤，如呼吸系统损伤、腹部损伤和骨骼肌肉系统损伤等[16]。在作者的回顾性研究中，近 1/3 面部骨折的患者被诊断为脑震荡。这些数据提示，对于颅骨骨折和眼眶 / 上颌骨折的患者，应高度怀疑脑震荡的可能。脑震荡若是延误诊断，预后通常较差，因此，面部骨折患者应进行更积极的早期脑震荡检测[18]。

虽然软组织损伤在小儿面部骨折中司空见惯，但损伤的特征、对治疗的影响以及后续对面部发育的影响尚未明确[19]。面部骨折，合并狗咬伤，虽然不常见（约 1.4%），但也是软组织损伤的一个重要原因。80% 合并狗咬伤的病例，都需要较为复杂的软组织修复手术[20]。

生长、发育与骨折类型

颅面部发育是一种细胞内、细胞间信号通路和环境因素相互作用的复杂的累积效应，具体机制尚未完全明晰。颅 - 面比例随着生长发育逐渐下降，从出生时的 8：1 降到成人时的 2：1（图 29.1、图 29.2）[21]。颅骨随着大脑的发育而生长，第一年可增长 3 倍[21-24]。这是一个持续的生长过程，出生时可完成约 25%，2 岁时约 75%，到 10 岁时约 95%。面部的发育过程就较为分散，3 个月时可完成约 40%，4 岁时约 70%，5 岁时约 80%，然后发育几乎暂停，直至青春期恢复发育，17 岁左右完成[21]。上面部的发育主要继发于大脑和眼眶的发育，面中部的发育则主要随着鼻甲和牙齿的发育而发育。眼眶发育一般在 6~8 岁完成，而鼻部发育大部分在 12~14 岁完成。鼻部的生长发育有两个明显的高峰期，第一

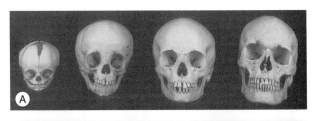

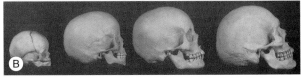

图 29.1　颅面骨骼生长发育示意图。随着生长发育，颅 - 面比逐渐下降，面部骨性突起逐渐明显。（A）正面观（B）侧面观

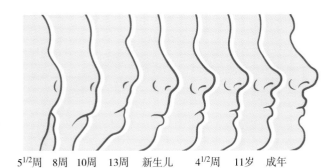

图 29.2　面部轮廓生长发育示意图。随着生长发育，颅骨对面部的保护逐渐减少，下颌骨逐渐突出，受伤风险增加

5¹ᐟ²周　8周　10周　13周　新生儿　4¹ᐟ²周　11岁　成年

个是 2~5 岁期间，第二个是青春期。剩下的部分通常在女孩 16~18 岁，男孩 18~20 岁时完成，但鼻中隔可持续生长到25 岁[25]。腭骨和上颌骨在 6 岁时可以长到成人的 2/3 大小[26]。在出生时，下颌骨由两块骨头组成，在联合处由软骨联结，在出生后一年内会逐渐骨化。大部分的恒牙会在 12 岁时完成萌出。下颌角逐渐突出，下颌骨升支和体部逐渐增大，牙列和下颌缘之间的距离增加。皮质骨取代牙胚成为下颌骨体积的主要组成部分。下齿槽神经向上移位，最终移动到下颌骨上下缘的中线位置。颏孔随之逐渐移动，最终落于第一或第二前磨牙的下方[27]。

　　婴儿颅骨矿物质含量低，对外力的耐受性较强，不容易发生骨折；如果发生骨折，也多为不完全的青枝骨折。随着年龄增长，骨骼矿化、窦房气化、牙齿萌出，会逐步增加颅面部的负载能力，也会改变骨折类型（图 29.3、图 29.4）。上颌窦大概在 12 岁时气化，而额窦要直到成年才会完成气化。不同于成人常见的 Le Fort 型骨折，儿童患者更易发生斜向的颅面骨折。因为儿童额窦尚未完全气化，它会将外来的能量直接从受击位置传递到眶上孔，再传递到眼眶和颧骨。一项大型研究表明，Le Fort 型骨折只会出现在大于 10 岁的患者身上[9]。儿童额骨骨折可能会发展为颅骨骨折（约 0.6%~2%）[28]，这主要是由于隐匿性的硬脑膜破裂，让大脑搏动传导出来，使骨

骼分离，甚至会导致软脑膜囊肿或者脑疝的发生。额窦发育不全还会导致孤立的眶顶爆裂骨折发生率增加[29]。而由于外力直接传导到眼眶，致盲率也会增加[29]。而由于儿童骨骼的弹性较大，常见"活门板"式骨折[30]。小儿骨折后一般不会有眼球内陷或垂直方向移位，这可能是由于儿童眼周的支撑结构较成人强健。眼球内陷或移位一般是因为骨骼、韧带和骨膜的复合损伤，导致眼内容积增大引起的（图 29.5）。

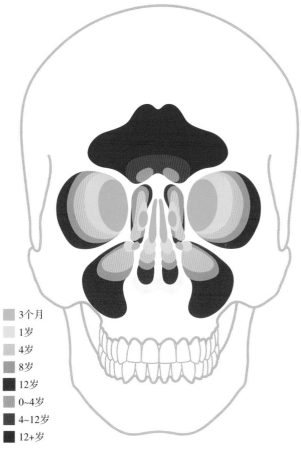

3个月
1岁
4岁
8岁
12岁
0~4岁
4~12岁
12+岁

图 29.3　窦房气化。随着窦房发育，骨折类型逐步改变

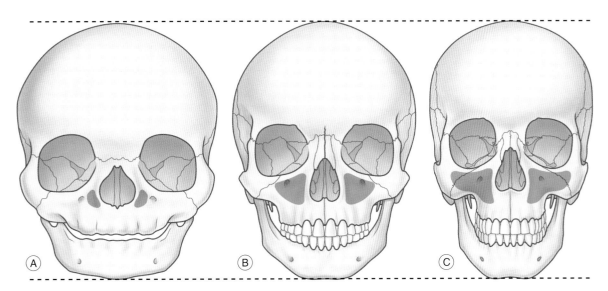

图 29.4　（A~C）上颌窦的发育示意图。上颌窦对外力在面中部的传导有重要作用

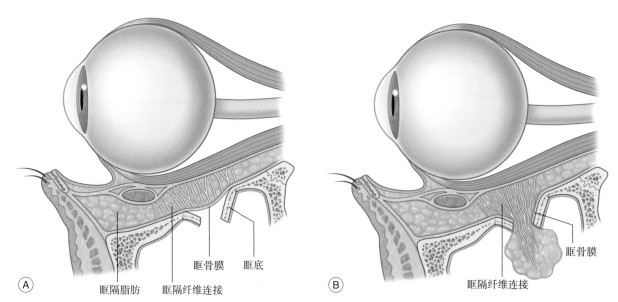

图 29.5　眼眶的矢状截面图。(A)在眼眶骨膜完整的情况下,眶底虽然骨折,但眼眶容积保持正常;(B)相反,如果眼眶骨膜破裂,则眶底骨折会伴有眶内容物的膨出,从而造成眼球内陷或垂直方向的移位

　　儿童面中部被突出的额头和下颌骨所遮掩保护,因此儿童患者孤立的面中部骨折较为少见[31]。因为儿童硬腭尚未完全骨化的原因,腭骨骨裂反而较为常见。面中部存在上颌骨和鼻囊的生发中心,面中部的损伤可能会影响其生长发育的潜能[32,33]。因为颧额缝尚未完全闭合,骨折移位主要表现为颧骨和眶底向下移动,进一步促使斜形骨折的发生[26]。当然,斜形骨折的形成也有面中部骨骼和支撑系统发育尚不完善的原因。直到差不多 10 岁,尚未发育完全的上颌窦都会把外力传导到牙槽骨,从而导致牙槽骨骨折,而非成人的 Le Fort Ⅰ 型骨折。在尚未发育完全的骨骼系统中,成人 Le Fort Ⅱ 型骨折通常表现为单侧的鼻眶筛骨折,而成人 Le Fort Ⅲ 型骨折则会表现为多发性斜型颅面部骨折(图 29.6~

图 29.8)[9]。

　　儿童下颌骨矿化程度较低、顺应程度较高,因而较能抵抗粉碎性骨折。但同时,儿童下颌骨骨化不全,髁突颈较为薄弱,髁突和髁突下骨折较为多见(图 29.9、图 29.10)。虽然下颌骨某些区域被认为是下颌骨的生发中心(如髁突和下颌小舌等),但髁突截骨术和差异化咀嚼等系列研究发现,下颌骨发育是一个分散的动态过程,在骨沉积和骨吸收的协同作用下逐渐完成下颌骨形态的塑造[27]。目前对儿童下颌骨骨折的并发症尚不完全清楚,在处理这类疾病,如髁突骨折时,应高度警惕对未来生长发育的影响以及颞颌关节(temporomandibular joint, TMJ)强直的可能等。

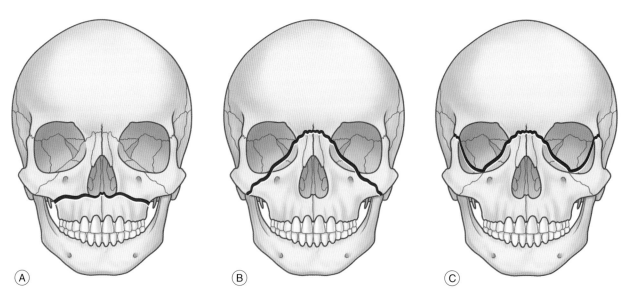

图 29.6　成人颅面部骨折经典的 Le Fort 骨折类型。(A)Le Fort Ⅰ 型;(B)Le Fort Ⅱ 型;(C)Le Fort Ⅲ 型。小儿骨折类型与成人不同,详见图 29.7 和图 29.8

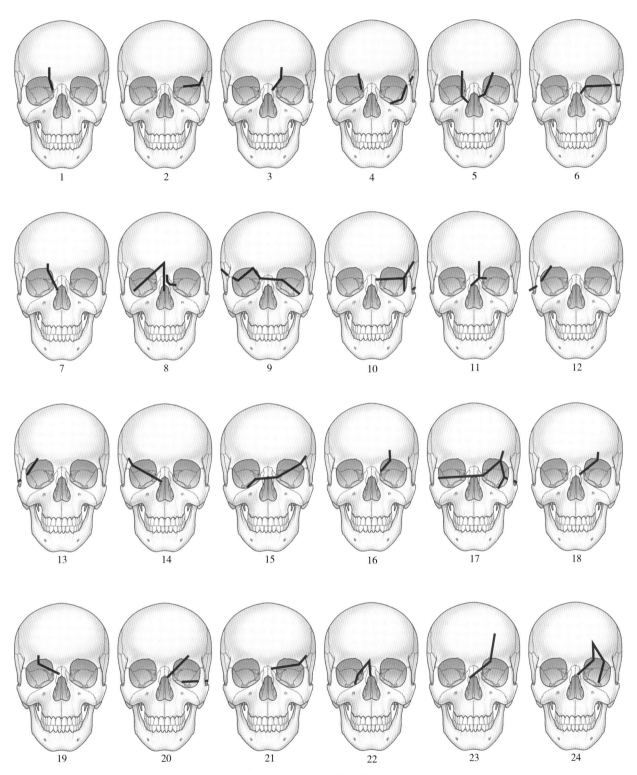

图 29.7　儿童颜面部斜形骨折原理图

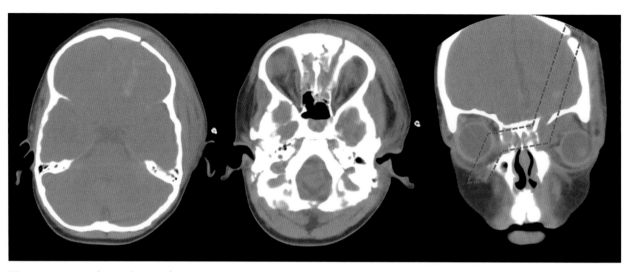

图 29.8　一例儿童颅面部斜形骨折的 CT 扫描图。左侧：头颅水平的轴平面；中间：颅底水平的轴平面；右侧：同一患者的矢状面重建图，斜形骨折区域已用红线框出

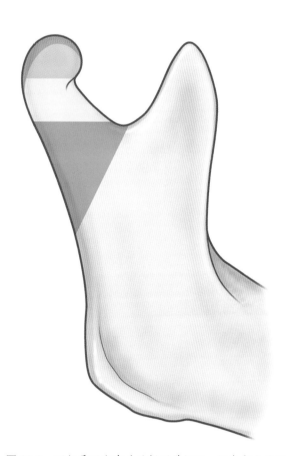

图 29.9　下颌骨髁突有关的解剖学词汇。绿色部分为髁突头，蓝色部分为颞颌关节表面，黄色部分是髁突颈，橙色部分是髁突下区域。在临床实践和文献报道中，这些结构的专业术语常因表述含糊而造成误解

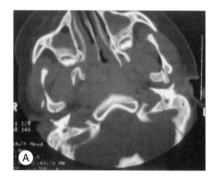

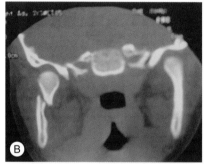

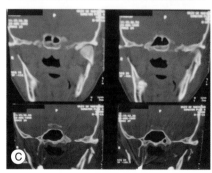

图 29.10　（A）下颌骨髁突头骨折的 CT 影像截面图；（B）髁突颈骨折的冠状面影像图;（C）髁突下骨折的冠状面影像图

诊断与临床表现

对于颅面部外伤的患儿，应积极采用一系列方法进行评估。首先应完善各项体格和辅助检查。颅面外科医生与这一步骤最直接相关的部分是确保气道的安全，特别是对于那些因创伤导致解剖结构发生改变的病例，应格外留意。基于目前已报道的各种相关损伤发生率较高，特别是神经系统损伤，以及那些通过全身体格检查难以发现的损伤，作者建议面部骨折的患儿均应进行常规的全头颅、面部和下颌骨 CT 扫描检查。若存在眼周损伤，则应同时进行眼科检查。

作者建议要对所有患儿做系统的体格检查。婴儿仅能通过鼻腔进行呼吸，但他们的鼻气道相对狭窄，因此容易发生堵塞[34]。儿童血容量相对较少，而且在快速失代偿期前血压会保持正常，容易掩盖大量失血的问题，因此必须要做到细致精确的止血[34,35]。儿童体表面积和体积的比值较大，因此体温容易过低[34]。眼睑血肿、听力减退、鼓膜出血和脑神经麻痹等，提示可能存在颅底骨折。眼球突出和眼球向下移位意味着可能存在眼眶骨折。上睑下垂可能是提上睑肌受损瘫痪的结果。眼眶外伤可能伴有眼周瘀斑和结膜下血肿。眼外肌运动受限可能会导致复视（图 29.11、图 29.12）。对于这些运动受限的患儿，应设法解除肌肉的嵌顿。如果遇到眶上裂综合征［内外眼肌麻痹（如脑神经Ⅲ、Ⅳ、Ⅵ瘫痪）、眼球突出和脑神经 V 感觉异常］和眶尖综合征（眶上裂综合征合并失明，主要继发于脑神经Ⅱ受累），必须紧急处理（图 29.13）。如果存在注视受限，即使基本没有其他临床症状或体征，影像学检查也没有明显异常，要小心儿童"白眼"爆裂性眶骨折的可能[36]。在鼻眶筛骨折中，弓弦试验（在向外牵拉下眼睑时触诊内眦的骨性附着点）可以用来评估内眦韧带的完整性。同时也应该注意评估眶内距离，以排除外伤性内眦距过宽。

上颌骨活动度异常和咬合关系不正可提示面中部骨折。颧-上颌复合体骨折可伴有上颊沟血肿、上颌窦骨折继发鼻出血、耳前凹陷、颊部扁平或外眦移位。如果外力导致颧弓塌陷，压迫喙突，则可导致牙关紧闭、张口受限。如果眼眶外侧壁向内移位，引起眼眶容积减小，则可导致眼球突出（图 29.14）。在检查时还应注意有无歪鼻、鼻背压缩、鼻中隔血肿等。鼻气道阻塞提示可能存在鼻中隔血肿。

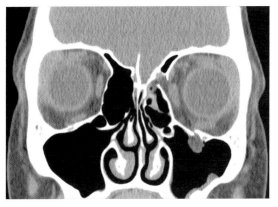

图 29.11　CT 冠状面影像提示左侧眶底骨折伴下直肌嵌顿

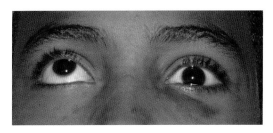

图 29.12　一例左侧下直肌嵌顿的患者。当医生让他向上看时，他的左眼因为下直肌卡顿而没办法向上转动

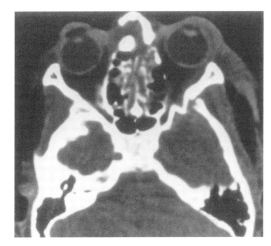

图 29.13　一例左侧额-颧-眶骨折导致眶上裂塌陷的 CT 冠状面影像图。类似的损伤可引起眶上裂综合征

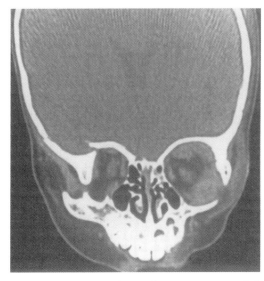

图 29.14　一例右侧额-颧-眶骨折的 CT 冠状位影像图。因眶外侧壁向内侧移位，眶容积减小，导致眼球突出

与下颌骨骨折相关的症状和体征包括咬合不正、流涎、牙关紧闭、张口受限、下颌骨运动不适、牙齿脱落等。可在下颌运动时，触诊外耳道区，对颞颌关节进行检查。某些咬合不当与特定的骨折类型有关。前方开𬌗通常是由于双侧髁突/髁突下骨折引起下颌骨后方高度降低，磨牙过早接触造成的。单侧的髁突/髁突下骨折可能会引起对侧开𬌗。同时，因为解剖结构邻近，以及造成下颌骨骨折的外力一般较

治疗

儿童颅面部骨折有着较为固定的治疗原则。在决定手术治疗与否时，医生应充分权衡利弊，评估手术精确复位内固定的收益与其对儿童未来生长发育的影响。对于那些颅面骨骼尚未成熟、骨折错位程度较小的患儿，应选择保守治疗。对于年龄较大、颅面骨骼已接近成熟且骨折错位程度较大的患儿，应选择在就近位置切开复位内固定（open reduction and internal fixation, ORIF）。但是，以上只是两种极端情况，医生大多数时候面临的是介于两者之间的"灰色地带"，而这也恰恰是大部分小儿面部骨折的情况。如何处理颅面骨骼发育尚未成熟、骨折错位程度不严重的患儿，仍是一个难题。

患儿年龄越小，采取手术干预的阈值就应越高。如果进行手术治疗，则应充分暴露骨折线，尽可能减少骨膜的剥离。因为根据 Moss 和 Salentijn 的"功能基质"学说，骨膜的剥离会影响骨骼的生长和发育[37]。某些报道提示，对骨骼未发育完全的患者，使用可吸收板，可以减小对生长发育的影响。一份 44 例患者为期 10 年的回顾性研究结果发现，可吸收板和可吸收钉对于乳牙期和混合牙列期的小儿面部骨折而言，都是一种有效的内固定方法。无论是用于下颌骨牙槽区，还是骨锚定，或是十面中部的低承重区域，它们都可以在骨骼愈合期内提供足够的稳定性。从理论上来讲，可吸收螺钉的钝头和可吸收的特性，不仅可降低对牙齿、神经和面部后续发育的影响，还可消除远期异物残留的风险。在这些病例的随访过程中，没有患儿因为使用可吸收聚合物而发生迟发性异物反应或炎症[38]。

针对下颌骨骨折，作者主张对乳牙期和混合牙列期的患儿采用牙弓治疗。虽然与传统的教学内容有所不同，但这是一种安全有效的方法。一项 23 例儿童下颌骨骨折的队列研究发现，牙弓辅助可有效治疗下颌骨骨折，在患儿随访过程中没有发现治疗相关的牙周缺损、牙齿脱落或者恒牙萌出障碍[39]。

虽然有一些外科医生倾向于在肿胀消退后再对面部骨折进行手术干预，但必须注意儿童颅面部骨骼愈合速度快于成人，骨折碎片在伤后 3~4 天即可形成粘连[26]。20 世纪 60 年代，Converse 提出过早期快速修复的主张[40]。作者赞同这一观点，如果决定采取手术治疗，则只要肿胀程度没有到禁止手术的地步，就应该尽早手术干预。

结果、预后及并发症

小儿面部骨折治疗效果和并发症的相关研究较少。文献报道中并发症发生率波动较大（2.6%~21.6%），且对这些并发症的描述较为模糊[9,41,42]。在后续研究中，有必要记录随时间推移的照片、影像和功能学情况，以便学界知晓这些治疗措施对后续生长发育的可能影响。但数据采集需要有更高的标准化程度，这样结果的分析才会更有意义[43]。为此，作者引入了一种分类系统，有助于清晰描述和讨论这些

损伤的不良后果[44]。Ⅰ型：骨折本身引起的不良后果，如眼眶骨折引起的失明、下颌骨骨折引起的牙齿脱落等。Ⅱ型：手术干预直接引起的不良后果，如下睑缘切口引起的睑外翻、眼眶骨折引起的眼球内陷等。Ⅲ型：继发于骨折本身、手术治疗和/或后续生长发育障碍引起的不良后果，如下颌骨骨折多年后形成安氏二类错颌畸形（表 29.1）。具体而言，这些不良后果，无论是下颌骨发育不良还是安氏二类错颌畸形，都是继发于下颌骨骨折本身、手术治疗（切开复位内固定）和/或下颌骨固有生长速率受损的结果。

表 29.1　作者对于小儿面部骨折不良后果的分类方法

分类	定义	示例
Ⅰ类	由骨折本身引起	下颌骨骨折引起的恒牙脱落
Ⅱ类	继发于手术干预	下颌骨骨折切开复位内固定过程中下颌缘神经损伤
Ⅲ类	继发于后续生长发育	髁突骨折后下颌骨生长发育不对称

与成人相比，小儿骨折感染、骨不连和畸形愈合较为罕见。这主要是由于儿童成骨能力较强、切开复位的指征较少和严重错位的发生率较低[15]。但应注意生长期的患儿使用金属的颅骨置入物，存在一定风险。随着患儿生长发育，颅外骨沉积、颅内骨吸收，金属置入物可慢慢移至颅内（图 29.15、图 29.16）。

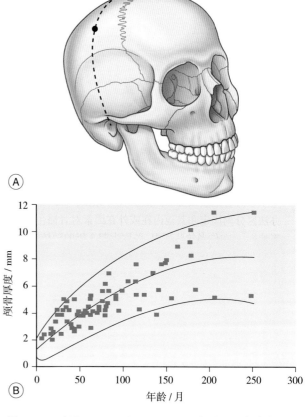

图 29.15　根据 Pensler 和 McCarthy 的报道，颅骨厚度随颅面发育而增加

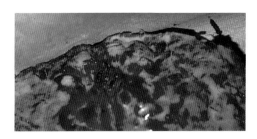

图 29.16　一块颅骨瓣的内表面,提示儿童病例中金属的颅骨置入物会逐渐向颅内迁移

对生长发育的影响

面部外伤对生长发育的影响目前尚未完全明晰。同时,也难以确定是最初的创伤本身,还是之后的处理过程,抑或是两者的共同作用,对面部生长发育产生的影响。许多学者都对小儿面部骨折后的生长情况作了研究。Mustoe 等认为,闭合性鼻骨骨折复位不会对生长发育有不利影响[45]。而根据 Ortiz-Monasterio 和 Olmedo 的研究,开放性鼻修复术同样是无害的[46]。其他作者也表达了对于手术对生长发育的影响的重大关切[47,48]。而另一份研究发现,在眶距增宽症的矫形手术中,完全切除鼻中隔对面中部的生长发育具有毁灭性的影响[49]。高达 40% 的患者在经历严重的骨性和软骨中央性面部损伤后会有生长发育异常[21]。但是,这并不意味着这一观点已是无可争议的共识。Schliephake 等研究了 12 名在童年时期遭受过面中部骨折的患者,发现年龄、损伤的严重程度、手术治疗与否和由此导致的畸形之间并没有明显相关性[50]。

置入物对生长发育的影响也尚不清楚。Laurenzo 等通过实验,观察软组织手术、坚强内固定和多次截骨手术对家兔面中部生长发育的影响,发现坚强内固定会引发颅面部生长发育障碍。但创伤本身有时也可引起后续生长发育障碍,与固定与否无关[51]。然而,也有学者报道,在幼兔的动物实验中,颅颌面骨骼内置物不会造成生长抑制。他们在长期的随访过程中,没有发现生长受损的迹象,推测可能是由于局部骨骼的代偿性生长,抵消了生长抑制[52,53]。Berryhill 等报道,在 96 例接受切开复位内固定的面部骨折患儿中,有 6 例发生生长发育迟缓或受限。然而,正如他们所述,目前仍没有办法区分内固定和其他内在或外在因素对骨骼生长发育的影响[54]。在作者的队列中,平均为期 3 年的随访时间内,下颌骨骨折的患儿未表现有生长受限[10]。然而,高达 86% 的严重面中部创伤病例存在明显的生长障碍[19]。

二期手术

Imola 等概括了儿童颅面骨折可能需要的二期手术[55]。软组织畸形和瘢痕是治疗取得最佳结果的最大阻碍。骨折复位不佳的患者可能需要截骨后重新复位内固定。外伤性眶距增宽可能需要经鼻固定;如果内眦韧带需要重新复位,则要确保充分地向上、向后固定。鼻背的缺失可能会加重眶

距增宽征的外观,但这也可以通过手术进行干预。下颌骨生长障碍可能需要颏前移或骨牵引手术进行修复。眼球内陷的二期矫正需要眼眶的重新定位、眶内容物的复位和/或截骨手术进行骨骼重排。垂直方向的眼眶异位一般需要四壁的截骨才能获得最佳效果[55]。复视可继发于眼外肌功能障碍和/或眼位不正;下直肌和上斜肌是最常受累的肌肉。进行性发展的颅骨骨折需要硬脑膜修复术和颅骨成形术。二期手术中,置入物应尽可能取出,以最大程度减少对生长发育的干扰,并避免与颅内迁移相关的风险。或者,只要置入物引起不适或美观问题,就应该选择取出。对于儿童鼻部外伤,通常建议采取保守治疗,以尽可能减轻医源性的生长发育障碍。可选择在骨骼发育成熟后,二期行鼻中隔成形术,恢复正常形态。

颅底与颅骨骨折

诊断与临床表现

在儿童中,10%~30% 的头部外伤会导致颅骨骨折。值得特别注意的是,对于额窦尚未发育完全的儿童而言,额部的创伤可能会导致颅骨和颅底骨折。接诊患者时,应注意评估是否存在骨折移位、脑脊液漏、颅内血肿、面部轮廓畸形、伴有占位效应的额叶挫伤和进行性发展的颅骨骨折等,这些都可能是手术指征。

治疗

儿童颅骨骨折的处理与成人有很大不同,儿童颅骨具有更为强大的愈合和重塑能力,因此大多数儿童颅骨骨折可以选择保守治疗[56,57]。作者对 897 例儿童颅骨骨折患者进行了回顾性研究,发现 86% 的患者接受非手术治疗,而其余患者根据不同的手术指征进行相应的手术治疗。6.5% 的患者进行了骨折修复,包括颅骨掀开术、额窦修复术、开放性骨折清创术或美容修复术;7.5% 的患者进行了脑外伤的相关手术治疗,包括血肿清除术、脑室外引流(external ventricular drain,EVD)或去骨瓣减压术[57]。

颅底和颅骨骨折修复的目标包括保护颅脑、硬脑膜重建、控制脑脊液漏、预防感染以及颅面轮廓的美学修复。对于儿童患者,必须要保留一个能够在生长发育过程中充分引流的有功能的静脉窦。可以选择采用冠状切口,进行开颅和切开复位内固定术(图 29.17~图 29.19)。通过骨膜下剥离,暴露骨折部位后,必须充分去除骨折碎片,检查下方的硬脑膜。若存在硬膜外血肿和硬脑膜撕裂,应由儿童神经外科医生进行血肿清除和硬脑膜修补,再清除碎片,完成骨折复位。因为解剖位置邻近,在处理额-颞-眶骨骨折时,应特别小心脑膜中动脉。对于额窦足够大的患者,Roduiguez 等描述了一种治疗方式的选择方法[58]。如果鼻额管阻塞,则有进行闭塞术或者颅骨成形术的指征(图 29.18)。相比闭塞术,颅骨成形术可以更充分地暴露受伤区域,并且可以一期清

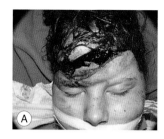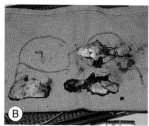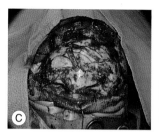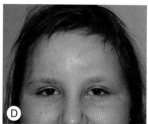

图 29.17 （A）车祸后额骨骨折;（B）清创得到骨骼碎片;（C）利用骨骼碎片和可吸收板进行重建手术;（D）6 月后随访结果

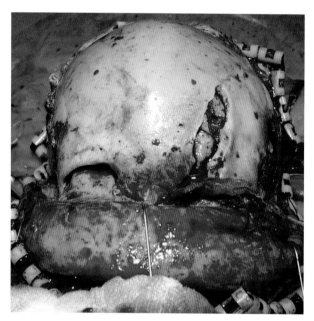

图 29.18 额骨骨折

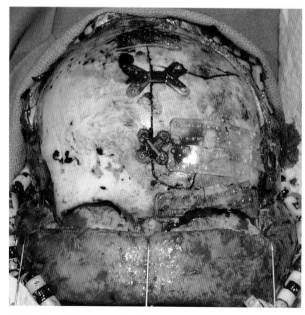

图 29.19 图 29.18 中的骨折通过图 29.17 中描述的方法进行重建手术

除窦道,以防感染。如果鼻额管受创,但仍存在,对于那些没有向前 / 向后错位的骨折,应予以小心随访;对于那些严重错位的骨折,应予以修复重建。如果额窦保存完好,则应予以密切随访,以确保后期额窦的正常生长发育和充分引流,可以选择经鼻置入鼻额管。额窦骨折时,应根据脑脊液漏的情况及时调整治疗策略[59]。可以先选择卧床观察;若 4~7 天后脑脊液漏依然存在,可选择腰椎穿刺引流;若脑脊液漏持续存在,应选择颅骨成形术。如果脑脊液漏停止,同时鼻额管没有阻塞,则窦道可以保留。如果脑脊液漏停止,但鼻额管堵塞,则应选择额部的切开复位内固定术,并在彻底清除额窦黏膜后行部分闭塞术(用骨折碎片来闭塞鼻额管和额窦底部)。轻中度的孤立性额骨骨折患儿,仅有美观需求,没有任何功能异常的话,可以选择保守治疗。作者曾报道一例 11 岁的额窦凹陷性骨折患儿,他具有手术指征,但他选择不做任何治疗,在一年期的随访时,其骨折部位已经完全重塑。这可能是由于后续的生长发育和尚未发育完全的额窦后续的气化[56]。

对于尚未发育完全的患儿,颅骨缺损是一个临床难题。对于 2 岁以上的儿童,较大的颅骨缺损已经往往不能自行再生修复。同时,因为幼儿颅骨板障层尚未发育完全,也不能采用颅骨外板移植的方法[60,61]。当然,这一点尚有争议,部分学者曾报道对幼儿行颅骨外板移植术,甚至包括小于 1 岁的患儿[62-64]。但作者认为,即使分离颅骨外板在技术上可行,这一操作的核心问题在于这样得到的颅骨外板质量是否足以用于重建修复。高达 8% 的患儿在自体骨移植术后会发生供区病变,如感染、疼痛、出血和神经损伤等,再加上患儿可获取的组织量小等问题,儿童自体骨移植的应用有着极大的限制[65]。而因为生物相容性和可能引起感染等问题,儿童骨替代物的应用也存在很大的局限性[66]。对于伤口条件良好的患儿,作者倾向于采用双层重建的方法,在颅内外各用一块可吸收的固定网,中间放脱钙骨基质、骨粉和骨头碎片[67]。作者认为未来可能会有蛋白质疗法应用于儿童颅面重建领域[68,69]。关于在儿童颅骨骨折的治疗中,是否应该预防性应用抗生素未有定论。

结果、预后及并发症

颅底和颅骨骨折可并发脑脊液漏、脑膜炎、窦炎、黏液囊肿、黏膜囊肿或者脑脓肿。脑脊液漏通常在一周内可自愈;如果未能自愈,应先尝试 5~7 天的腰椎穿刺引流;若仍无效,则应选择手术干预[70,71]。伴有隐匿性硬脑膜破裂的颅底骨折可能会因大脑搏动导致原有颅骨骨折的不断加重,即使这骨折原本几乎不可见。这种不断加重的颅骨骨折大概占所有颅骨骨折的 0.03%~1%,而且一般发生于小于 3 岁的患儿[72,73]。漏诊可能会导致神经胶质过多、侧脑室扩张、脑疝、搏动性眼球突出和垂直方向眼眶异位等[28]。

在作者的队列中,采用手术治疗的颅骨和颅底骨折患者,并发症发生率约为 42%。在所有并发症中,24% 为手术相关,76% 与创伤本身有关,主要包括伤口感染、疼痛和脑脊液漏。

眼眶骨折

诊断与临床表现

儿童眼眶骨折的临床诊断较为复杂,因为患儿不合作,很难进行全面检查。因此,当怀疑患儿存在眼眶骨折或者神经损伤时,应进行 CT 检查。1965 年,Soll 和 Poley 报道了 4 例眼眶外伤的年轻患儿,他们在影像学检查上基本没有损伤痕迹,但在手术中,他们注意到眶内组织被嵌顿在线形或楔形的眶底骨折。这份报道首次揭示了儿童眼眶骨折与成人的不同。成人通常会发生眼眶粉碎性骨折,但儿童因为骨骼韧性大,眼眶骨折通常表现为线性和 / 或"活板门"样骨折[74]。1998 年,Jordan 和同事们提出了"白眼爆裂性骨折"这一名词,患儿因为结膜下没有充血而呈现"白眼"状态[36],整个眼睛看上去没有损伤,但因为软组织在骨折处的嵌顿,患儿会有较为严重的眼球运动受限。骨折线可能不明显,在 CT 上没有明显的影像表现,但受累的眼外肌可出现在上颌窦内,而非在眶内,所以也叫做"肌肉失踪综合征"[75]。通常会合并有眼心反射(心动过缓、恶心、晕厥),是急诊手术的绝对指征。这些损伤发生的机制是因为外力作用导致眶底或眶壁发生线形或"活板门"样骨折,而在外力作用下,眼压增加,所以在骨折开放时,眶内软组织被挤压到开放的地方。同时,因为儿童骨骼较有弹性,会迅速复位,且复位速度远快于软组织的恢复速度,从而造成骨性组织对软组织的嵌顿。对于那些发生眶骨错位或缺损的儿童患者,虽然这种骨折表型和成人相似,但儿童发生眼球内陷和垂直方向眼眶异位的概率要远低于成人,可能是因为儿童骨骼更具弹性、眼眶骨膜和支持韧带更为强健(图 29.20)[76]。

治疗

在没有嵌顿或急性眼球异位(如眼球内陷和 / 或垂直方向眼眶异位)的情况下,儿童眼眶骨折可以选择非手术治疗。成人眼球内陷的预测指征可能不适用于儿童,因为儿童眼眶的韧带和骨膜更为强健,可以有效抵抗撕裂,从而防止眶内容积的扩张,并有利于骨折愈合[76-81]。在儿童眼眶骨折中,因为其更强的支撑结构,一定程度上减少了切开复位内固定的必要性。作者依据临床经验,提出眼眶骨折分类系统,将所有患者分为 3 组,用于评估手术干预的必要

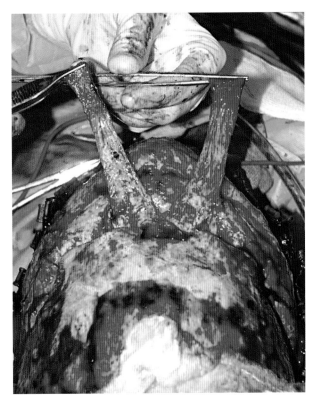

图 29.20 从眉弓水平分离筋膜瓣,衬于重建后的前颅底。通过类似操作,建立一个有效屏障保护颅内容物,以免其与外界接触

性(n=81):1 型:单纯眼眶骨折(骨折局限于眼眶,未累及周围骨组织);2 型:颅面骨折(从颅骨到眶底到面部的斜形骨折);3 型:特定骨折类型的眼眶骨折(复合性眼眶爆裂性骨折、眶颧颌复合体骨折、鼻眶筛骨折)(表 29.2)[76]。1 型骨折一般无须手术(88%),除非有急性眼球内陷、垂直方向眼眶异位或肌肉嵌顿。2 型骨折一般先采取保守治疗,并密切随访,直到出现严格手术指征再行手术(最终约 17% 的患者需要进行手术治疗)。3 型骨折大概率需要手术干预(72%),因为眼球内陷和 / 或垂直方向眼眶异位会导致功能障碍。总体而言,共 23 例(28.3%)眼眶骨折的患儿进行了手术治疗[76]。这一保守治疗策略的有效性已经得到充分验证,采用保守治疗的患儿很少出现治疗效果欠佳的情况。

眼眶骨折的治疗目标包括眼球复位和复视矫正。有学者指出,如果切开复位内固定是必要的,则选择经结膜入路可能更好,因为经结膜入路术后的美观性更好以及睑外翻的风险更低。但如果需要暴露眼眶外侧,可以选择下睑缘入路或者从下睑缘中点向外侧"鱼尾纹"方向作延长切口,这样可以避免行外眦切开术,同时充分暴露眼眶外上部分。如果需要暴露眼眶内侧,通常选择采用冠状切口以避免泪囊损伤。在手术过程中,将嵌顿组织复位、清理骨折碎片,并对骨折和移植物进行固定。儿童患者采用的移植物多为自体骨和 / 或可吸收网。

成人因为骨性眶壁较薄,眼眶受伤时通常表现为粉碎性骨折,因此很难进行骨折复位。那些骨碎片通常会遗失不见或者不可再用,通常需要利用骨片或其他生物材料来重建眶壁,以恢复原有的解剖结构。然而,在儿童患者中,眼眶骨折

表 29.2　作者的眼眶骨折分类系统

1 型	单纯眼眶骨折
1a	眶底骨折
1b	眶内侧壁骨折
1c	眶顶骨折
1d	眶外侧壁骨折
1e	眶底和眶内侧壁复合骨折
2 型	颅面骨折
2a	不断加重的颅骨骨折
3 型	特定骨折类型的眼眶骨折
3a	眶底和眶下缘骨折
3b	颧 - 上颌复合体骨折
3c	鼻眶筛骨折
3d	其他骨折类型

通常表现为线型或"活板门"样骨折,只要小心解除骨折区域的软组织嵌顿,剩下的小缺损一般不需要另行重建。如果骨折区域缺损较大,可以选用任何一种生物材料完成重建[82]。对于儿童患者,特别推荐可吸收的内置物,最具代表性的是聚乳酸和聚乙醇酸的聚合物。这些内置物会在 1 年或几年的时间内完全吸收,而且从理论上,这些内置物在吸收后,还会在原处留下一片纤维组织,为眼球组织提供足够的支撑力。现有的文献报道未发现在内置物被吸收后,患者会出现眼球内陷等问题[81]。或者,也可以选择采用颅骨外板进行修复(图 29.21)。一些医生认为,随着时间推移,移植的颅骨外板会逐渐重塑成正常的眶骨解剖结构和生长情况。在修复眶底骨折时,无论采用何种内置物,都应该沿着眶底,在眼球垂直轴后方放置一片置入物,以重建上颌窦向上隆起的突度,这对于保持眼球的前置位置至关重要[82,83]。置入物应确保不会引起并发症和 / 或眼球突出。在手术室内,术者应该在重建完成的即刻,对眼球位置进行评估。因为手术过程会引起一定的水肿,所以轻度过矫、突出的眼部外观是达到解剖结构重建的标志。然而,不应该存在垂直方向的不对称(如眼位过高),因为这一点不会随着水肿消退而改变。关窗时,应小心悬吊面中部的软组织。

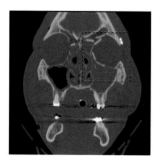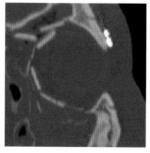

图 29.21　采用颅骨外板进行眼眶重建的影像图(冠状面)(右图是左图红框区域的放大图)

结果、预后及并发症

和成人一样,儿童眼眶骨折术后可并发球后血肿、眼眶蜂窝织炎、眼睑错位、持续性眼球内陷和持续性复视等[84]。球后血肿是一种并不常见,但可能会影响视力的并发症,表现为加重性的疼痛、眼球突出、内眼肌麻痹、瞳孔反射障碍或消失。应采取紧急内外眦切开术进行眼眶减压,并用甘露醇、乙酰唑胺、皮质类固醇和噻吗洛尔等药物辅助治疗。眼眶蜂窝织炎也较为罕见,但如果骨折或手术修复时伴发鼻旁窦炎,蜂窝织炎的发生率会明显增高。眶周疼痛、红斑和水肿可以采取抗生素静脉注射治疗,脓肿可以采用引流手术。如果不加处理,上述情况可引发失明、海绵窦血栓、脑膜炎或脑脓肿。目前没有证据表明常规的抗生素预防性用药会影响患病风险。任何眼睑切口都有发生睑退缩、睑外翻或睑内翻的风险。采取下睑缘切口时,睑外翻的风险会更高。这可能是暂时性的,轻度的睑外翻可通过眼睑按摩和闭眼训练恢复。严重的睑外翻或保守治疗无效,持续存在的睑外翻,需要手术修复,但这并不容易,可能需要进行眦成形术、黏膜移植术和皮片移植术等。一些眼眶骨折因为眶内容物的损伤或水肿会导致复视,类似于术后早期的情况。但如果是持续性的术后复视,则除了适当的复位手术外,可能还需要斜视手术。眼球内陷的程度可以通过眼球突出测量法进行客观测量,或者通过虫眼图上眼球的后置位置、上睑褶皱的不对称性、睑状缘上下角膜缘的距离等进行评估[76]。眼球内陷有时可以通过眶底或眶壁骨移植进行矫正,但有时也需要截骨术、骨重排术或内 / 外眦矫正术。

在作者的队列中,10.8% 的孤立性眼眶骨折患者治疗效果不佳:1 型占 3.6%,2 型占 3.6%,3 型也占 3.6%。其中 3 名患儿表现为眼球内陷,但均小于 2mm,在临床可接收的范围内。在作者的队列中没有发现持续性复视的患儿。但在 Cope 等的报道中,持续性复视的发生率可高达 36%[76,85]。

鼻骨骨折与鼻眶筛骨折

诊断与临床表现

儿童鼻部结构与成人不同。损伤类型与解剖结构密切相关。在非常年幼的儿童中,鼻骨骨折相当罕见,因为他们鼻骨发育不全,前鼻突出部分主要由软骨组成,这些软骨顺应性很强,在受到外力作用时,容易发生弯曲。当受到钝力时,力量会传递到上颌骨和后方,并随之消散,但随后可引起广泛的肿胀。鼻中隔软骨的错位可导致急性呼吸道阻塞,并引起远期生长发育障碍。2 岁以下的儿童骨骼较为柔韧,容易发生青枝骨折,两三岁后,骨骼逐渐矿化,青枝骨折就不那么常见了[86,87]。

医生应注意评估患儿鼻气道的阻塞情况,评估鼻部的偏斜程度、鼻背部的压缩情况、鼻底部的撕裂、瘙痒、水肿、压痛、偏斜或增宽情况。可以借助鼻咽镜进行充分的鼻内检查。同时应注意评估鼻中隔,以排除相关的血肿、骨折或阻塞。

鼻眶筛骨折以鼻骨和眶内侧缘向后、向外移位,伴眶内侧壁和筛骨骨折为主要特征。游离的内侧眶缘碎片可伴发内眦韧带移位(图 29.22),从而导致外伤性内眦距过宽。内眦距过宽可能不会在伤后马上出现,可以在伤后 7~10 天内逐渐显现。其他鼻眶筛骨折的典型表现有鼻部缩短伴鼻尖上翘,鞍鼻畸形伴鼻背变钝。儿童额窦尚未发育完全,对外来钝力没有良好的缓冲吸收作用,外力易直接向眶上、颅底和颅内传导。因此,儿童鼻眶筛骨折还应警惕颅内损伤[86,87]。

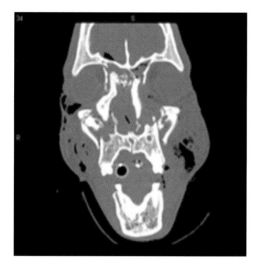

图 29.22　计算机断层扫描(冠状面)显示双侧鼻眶筛骨折伴内眦韧带移位

治疗

鼻中隔血肿应通过黏膜骨膜切口进行即刻干预。如果需要做双侧切口,两侧切口应避免重叠,以防止鼻中隔穿孔。术中可以采用间隔缝合法或内部夹板法消除无效腔,让黏膜软骨膜和鼻中隔软骨紧贴在一起。

未发生移位或移位较小的鼻骨骨折可以采用夹板外固定。对于发生移位的骨折,闭合性的复位可能是不够的,因为鼻中隔、软骨和骨性结构的张力没有得到充分释放。然而,对儿童采用积极的开放治疗容易对其面部生长发育造成不利的影响。因此,对于儿童鼻骨骨折,通常先采取闭合复位,待其骨骼成熟后,再行开放治疗。单纯性的鼻中隔损伤,如鼻中隔软骨从上颌嵴脱位,也可以采用闭合的方式进行治疗。

儿童患者,因为愈合较快,需要在更短的时间窗内进行复位治疗,通常是伤后 3~7 天内[87-90]。然而,有学者报道,在早期和晚期干预的儿童鼻骨骨折患者间,治疗后气道的堵塞情况和美观状况并没有显著差异[91,92]。

对于严重错位的儿童鼻骨骨折患者,如鼻腔阻塞导致睡眠呼吸暂停、慢性口呼吸(会引起咬合不正)和慢性难治性

鼻窦疾病等,应在伤后及时进行鼻中隔成形术。儿童患者是否应该进行鼻部手术的衡量标准在于,早期手术干预的预期收益是否高于其对鼻部未来生长发育不良影响。同时,医生还应在术前与患者家属明确,早期手术的改善效果只是暂时的,随着鼻部的生长发育可能会逐渐消失,存在需要二期手术的可能。总体而言,越是年幼的儿童,越应尽可能地避免手术[25]。如果一定要对儿童进行鼻中隔成形术,术中应注意避开上颌骨鼻嵴的生长中心,这样对生长发育的不良影响相对较小[87]。

儿童鼻眶筛骨折的治疗策略与成人类似,但在复位眶内侧缘时,内眦距离应根据年龄进行矫正(表 29.3)。如果需要对内眦韧带进行复位固定(Markowitz 分类中的 2 型和 3 型鼻眶筛骨折)[93],内眦韧带应经鼻固定于后泪嵴的后上方。术中还可以采用悬臂式的骨移植物来恢复鼻背高度。复杂性鼻眶筛骨折需要采取冠状切口、眶缘下切口和龈颊沟切口。和儿童鼻中隔成形术一样,由于儿童未来的生长发育,鼻眶筛骨折的患儿很可能在未来需要二期手术治疗[86]。如果鼻眶筛骨折累及前颅底,须高度怀疑颅内损伤。

表 29.3　不同年龄的眼眶间距
(interorbital distance,IOD)标准值

年龄	标准眼眶间距
新生儿	10~15mm
2 岁	20mm
12 岁	25mm
成人	35mm

影像学:IOD= 泪点之间的距离。临床:IOD= 内眦之间的距离(4~6mm)。

结果、预后及并发症

鼻骨骨折可导致外观畸形或通气功能障碍。歪鼻畸形通常是由软骨弯曲或者复位不完全引起的。鼻中隔血肿如果不作处理,可能会导致鼻中隔增厚或者穿孔,最终会导致鞍鼻畸形。过多的骨痂形成和骨骼的过度生长可能会导致驼峰畸形。如前所述,这些畸形需要二期手术进行修复。因此,长期的术后随访、检查和记录都非常有必要。目前缺乏长期随访结果,以明确儿童鼻眶筛骨折是否会引起生长发育障碍。

一项 20 例面中部骨折(包含鼻眶筛区域)患儿的回顾性研究表明,8 例患儿(40%)需要二期手术以修复各种畸形,其中 6 例进行鼻背的骨移植和内眦复位术,1 例进行额骨轮廓修复术,1 例面中部发育不良矫形术[21]。另一项研究报道表明,鼻眶筛骨折切开复位内固定后有 5% 的概率发生迟发性泪道阻塞,需要通过泪囊鼻腔造瘘术进行治疗[94]。在作者的队列中,21.7% 的鼻骨骨折治疗效果欠佳(1 型占 8.7%,3 型 17.4%),表现为持续性鼻部畸形或气道

阻塞[8]。除非临床上有明显的鼻气道阻塞症状，否则二期矫正手术应推迟到骨骼发育成熟后再进行。

上颌骨、颧 - 上颌复合体与面中部骨折

诊断与临床表现

儿童面中部骨折的临床症状和体征与成人相似，然而，因为鼻旁窦较小，且牙胚尚未萌出，儿童面中部骨折一般不会表现为典型的 Le Fort 骨折类型。体格检查可发现腭部、前庭和眶周瘀斑和水肿、口腔黏膜和结膜出血，以及面中 1/3 的区域变平、变宽和变长。面部轮廓的评估，包括牙弓、腭骨、鼻梁、额头、颧额缝和颧颌缝，这些地方可能存在压痛、咬合不当或异常活动，提示骨折的存在。CT 影像是确诊的金标准，特别是对于儿童患者，其青枝骨折的发生率较高，常规体格检查难以发现[95,96]。

治疗

儿童面中部骨折的治疗原则也与成人相似，旨在良好复位并充分固定，以促进骨骼愈合，同时尽可能避免对未来生长发育影响。

对于几乎没有发生错位的和青枝骨折，建议采取非手术治疗，特别是对于年幼的儿童。保守治疗的策略主要为软食和常规复查，直到骨折愈合。

对于存在错位和不稳定的骨折，可选择闭合复位结合上下颌结扎固定的方法，或切开复位内固定的方法。固定的强度和时间都应小于成人。由于儿童齿列尚未发育完全，不能采用传统的牙弓板，通常需要一些与众不同的方法，如环下颌骨固定和梨状孔悬吊（图 29.23、图 29.24）。虽然在传统教学中，牙弓板可用于乳牙和混合牙列期的儿童患者，但作者不予推荐[39]。根据患者的年龄，上下颌结扎的时间可适当缩短，有些学者建议可以缩短至 1 周甚至更短，对非常年幼的患儿，之后可改用牙用橡皮筋。

如果必须进行切开复位内固定，则术者在安放固定装置时应避免损伤牙胚。与传统的钛板等不可吸收材料相比，可吸收材料因为其引起生长发育障碍的风险更小，正获得越来越多术者的青睐。儿童面中部切开复位内固定的治疗策略与成人相同。颧 - 上颌复合体骨折的手术目标包括解决眼眶损伤（如垂直方向眼眶移位，眼球内陷），矫正咬合不当和修复外观（如使颧部变平）。颧骨是颧部突出，影响面部美观的重要因素，颧骨的向下移位可能改变外眦韧带在 Whitnall 结节处的附着而引起外眦移位。颧骨骨折的手术入路可以选择睑缘下切口，结膜下切口辅以外眦切开或上睑重睑术切口的外侧部分。在必要的时候，可以通过上侧龈颊沟切口来获得更充分的暴露。有学者报道，一般大块的颧骨骨折，可以通过单一的上龈沟切口，充分暴露颧骨前方、完成骨折复位，并通过上颌窦内镜辅助下确认眶底结构的连续性[31]。目前学界广泛认为，眶外侧壁或蝶骨大翼的充分复

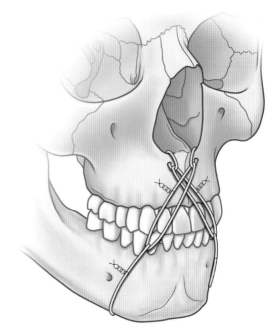

图 29.23　对于儿童患者，需要采用不同于成人的上下颌骨固定方法

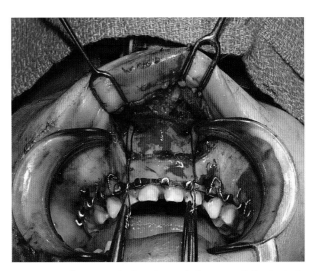

图 29.24　在一例儿童病例中，通过梨状孔固定钢丝，完成上下颌骨固定

位对于重建至关重要。眶外侧缘、颧骨骨折线、眶下缘、颧 - 上颌复合体也必须准确复位。之后依次在颧骨骨折线、眶下缘和颧 - 上颌复合体完成固定。术者必须确保眼眶容积和形态没有因创伤或治疗改变，在手术过程中也应该完成眶底的重建[34]。

结果、预后及并发症

上颌骨骨折可导致鼻泪管堵塞或咬合不当。颧 - 上颌复合体骨折修复治疗效果欠佳包括持续性的眶下神经感觉异常、眼球内陷、垂直方向眼眶移位、面部变宽、颧部变扁平、外眦畸形和下睑入路继发的睑外翻。严重的颧骨骨折可能

会引起颧骨 - 喙突的强直[31]。采用上下颌间结扎固定的患儿有很大的营养不良的风险，可以通过营养咨询、适当宣教和提供资源等方式尽可能避免。

作者对一群面中部骨折患儿的生长发育情况进行了长期的随访。严重的儿童期面中部创伤，如累及眼眶和至少半个面中部的骨折，会造成日后骨骼生长发育受限，永久面部畸形。对这些病例，虽然数量较少，但有必要采取进一步手术干预来恢复他们正常的面部结构和外观。具体的受伤类型、严重程度，以及手术干预对生长发育的影响尚不清楚[19]。

下颌骨骨折

诊断与临床表现

下颌骨外伤的儿童通常有气道阻塞的风险。遇到下颌骨外伤的患者，必须要先处理气道阻塞的问题，通过调整患者体位、吸引、用手指清理阻塞物（如血块、脱落的牙齿或异物等）。还可以采取下颌下推、前拉或舌固定术。必要时还可选用气管插管或气管切开的方式。颈椎和头部的创伤也必须予以考虑，并通过临床检查和 CT 扫描进行评估。

裂伤、瘀斑和水肿可提示骨折的部位。一般而言，颏下的裂伤代表患者在中线位置受到了从下往上的外力，可能存在髁突损伤。下颌骨体部骨折可引起下齿槽神经的感觉异常。在发生显著移位的骨折中，还可出现舌头和颏部的感觉异常。应该注意询问患者咬合时的感觉，特别是有无疼痛。流涎或者牙关紧闭都可能与下颌骨骨折有关。下颌骨的双手触诊检查可以发现骨骼的错位，而在下颌运动过程中，在外耳道区域对颞颌关节进行触诊，可以发现髁突的移位或爆裂。也可能会发生外耳道出血和瘀斑。必须进行详尽的口腔检查，以评估咬合关系和牙齿损伤。过去 X 线片被认为是首选的影像学检查手段，但目前已基本上被 CT 取代。诊断最基本的部分和确定是否需要干预的关键在于主观上是否存在咬合不当[97]。

治疗

下颌骨骨折的治疗目标包括恢复正常的咬合关系，在尽可能避免引起未来生长发育障碍和损伤牙胚的条件下让骨折愈合。对于混合牙列期的儿童患者而言，骨骼尚未发育完全，随着生长发育，乳牙会脱落，下颌骨会重塑，将来还可能进行正畸治疗，因此，对于轻度咬合不当的患者，作者倾向于保守治疗，而非积极干预（如切开复位内固定），力求达到完美的咬合关系。

未移位的骨折

对于下颌骨未发生移位或移位程度极小的儿童患者，

咬合关系基本正常，可以通过休息、制动（下颌托和 / 或颈托）、流质饮食来进行治疗，同时保持常规随访，直至痊愈[11]。骨折愈合后轻度的咬合不当，可以进行正畸治疗。牙槽骨骨折通常采用颌板、牙弓板或结扎线等进行保守治疗。同时要注意休息、软食和保持良好的口腔卫生。很多儿童患者都处于混合牙列期，除了牙齿的磨损程度，患者受伤前的牙科记录是术者判断受伤前咬合关系的唯一依据，可以通过这些数据制作颌板等。在必要的情况下，也可以采用上下颌结扎。对于儿童，需要采用不同的结扎方法（图 29.23、图 29.24），但这种方法是安全可行的[39]。

髁突骨折

如果咬合关系正常，则髁突骨折的手术指征是存在争议的。儿童髁突被认为是生发中心，对血供和形态的破坏相当敏感，容易导致关节强直和下颌骨发育障碍[98]。关节囊内的损伤应尽可能采用保守治疗，以减少对生长发育的干扰和关节强直的风险。儿童下颌骨具有骨重塑的潜能，随着生长发育，髁突可通过再生恢复正常。单侧的髁突颈骨折通常采用闭合复位、牙弓板和对侧橡皮筋牵引治疗。双侧的髁突颈骨折，伴有下颌骨后方高度降低、前方开颌，可能需要更积极的治疗方法。对于年幼的儿童，可以选择闭合复位加外固定（如上下颌结扎 2~3 周）。有些学者认为，对于年龄较大的儿童，由于髁突在 7 岁以后基本不会再生，可以选择截骨术和软骨移植术，以恢复颞下颌关节功能和咬合关系[99,100]。对于年龄较大的双侧髁突颈骨折患儿，可以选择一侧的切开复位内固定，并行短期的颌间固定。其他开放治疗的指征包括颞下颌关节有异物、通过闭合治疗无法恢复正常咬合关系、髁突移位到颅中窝内。对于不影响咬合关系和咬合运动的损伤，如关节囊内骨折、髁突颈高位骨折、喙突骨折等，都应尽可能避免开放治疗[11,101]。髁突头部骨折可以通过短期休息，后辅以物理治疗（如咀嚼口香糖）。髁突头部骨折合并另一处下颌骨骨折的话，那处下颌骨骨折就有切开复位内固定的手术指征，以期颞颌关节可以早期恢复运动。在作者队列的 96 名患者中，53% 的患者进行了手术治疗[10]。髁突和下颌骨旁正中部的复合骨折，是最常见的双侧下颌骨骨折的模式。对于这类骨折，可以采用自制的 IMF 挂钩，既可以有效完成下颌骨旁正中部位骨折的坚强固定，同时也不会妨碍颞下颌关节的活动（图 29.25）。

错位骨折

对于伴有咬合不当的下颌骨错位骨折，需要开放治疗，应尽可能利用面部原有的裂伤或口内切口。儿童下颌骨尚未发育完全，在咬合力的作用下，可以随着生长发育不断重塑，且后期也可以进行正畸治疗，因此为了保护牙胚，不需要严格的解剖复位及恢复咬合。下颌骨的骨间固定、齿间固定和 / 或短期的上下颌结扎固定，都足以维持骨折复位（图 29.26）。如果年幼儿童需要采用内固定，则应选择单皮质骨螺钉，固定板应放置在靠近下颌下缘的地方，以避免损伤牙胚。或者，可以选用可吸收固定系统[102]。

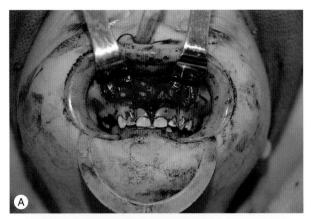

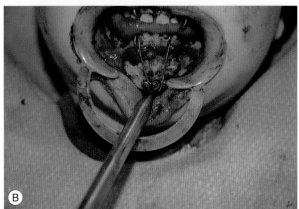

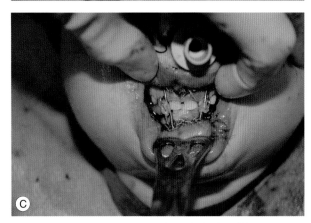

图 29.25 （A~C）采用自制的 IMF 挂钩治疗髁突和下颌骨旁正中部复合骨折，在达到旁正中部坚强固定的同时，可保留颞下颌关节足够的活动度

结果、预后及并发症

下颌骨骨折可能因为生长发育障碍或者功能障碍而变得复杂，如咬合不当、牙关紧闭、颞下颌关节强直等。下颌缘神经可能因为手术损伤。在作者的队列中，有 120 例下颌骨骨折患者，共计 215 处下颌骨骨折，63% 的进行手术的患儿治疗效果欠佳，而这个比例在保守治疗组仅为 17%。但没有发现严重功能受损的情况，如张口受限、持续疼痛等。

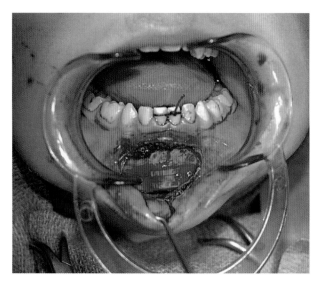

图 29.26 儿童下颌骨联合处骨折，采用环牙缝合结合单骨皮质可吸收板进行固定

20% 的手术治疗患儿和 0% 的保守治疗患儿治疗结果为 1 型（$P=0.05$），13.3% 的手术治疗患儿和 0% 的保守治疗患儿治疗结果为 2 型（$P=0.115$），66.7% 的手术治疗患儿和 45% 的保守治疗患儿治疗结果为 3 型（$P=0.402$）[10]。在另一项报道中，4~7 岁的下颌骨骨折患儿最容易发生生长发育障碍和面部不对称，而小于 4 岁的患儿很少会有后遗症，大于 11 岁的患儿则属于中等风险（图 29.27）。该报道的作者解释这样的年龄分布可能是因为 4 岁以下的患儿具有更好的髁突血供，有利于下颌骨再生，从而避免了生长发育障碍。此外，他们还发现，下颌骨的两个生长发育高峰分别为 4 岁和 7 岁[103]。

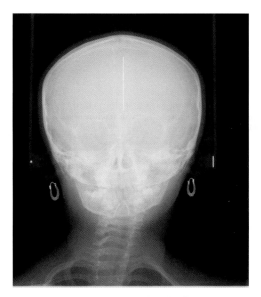

图 29.27 一名左侧下颌骨体部骨折患儿 2 年后随访的头颅定位片。与对侧相比，左侧下颌骨升支、下颌角和体部生长明显受限

结论

从婴儿到成人的生长发育过程中,颅面骨骼会发生巨大的结构和形态变化。儿童颅骨和成人颅骨的巨大不同,使得它们遭受外来损伤后的反应大相径庭,造成独特的损伤类型。在重建儿童颅面骨骼时,应注意不同区域特殊的功能和美学要求。选择治疗策略时应充分考虑到未来的生长发育。颅面部的继续发育,以及儿童骨骼和支撑系统较强的顺应性促使医生通常可以选择侵入性更小的方式来处理这些复杂损伤。小儿面部骨折特有的处理原则包括:应意识到颅骨骨折有持续扩大的可能性;应根据临床特点而不是影像学检查来决定眼眶骨折的干预措施;应允许儿童下颌骨骨折时存在轻度的咬合不当。

参考文献

1. Hatef DA, Cole PD, Hollier LH Jr. Contemporary management of pediatric facial trauma. *Curr Opin Otolaryngol Head Neck Surg.* 2009;17:308–314.
2. Vyas RM, Dickinson BP, Wasson KL, et al. Pediatric facial fractures: current national incidence, distribution, and health care resource use. *J Craniofac Surg.* 2008;19:339–349.
3. Imahara SD, Hopper RA, Wang J, et al. Patterns and outcomes of pediatric facial fractures in the United States: a survey of the National Trauma Data Bank. *J Am Coll Surg.* 2008;207:710–716.
4. Ferreira PC, et al. Pediatric facial fractures: a review of 2071 fractures. *Ann Plast Surg.* 2016;77:54–60. *This large series describes nearly 1500 pediatric facial fracture patients over a 20-year period. Fracture patterns, demographics, and associated injuries were assessed.*
5. Hoppe IC, Kordahi AM, Paik AM, et al. Age and sex-related differences in 431 pediatric facial fractures at a level 1 trauma center. *J Craniomaxillofac Surg.* 2014;42:1408–1411.
6. Allareddy V, Itty A, Maiorini E, et al. Emergency department visits with facial fractures among children and adolescents: an analysis of profile and predictors of causes of injuries. *J Oral Maxillofac Surg.* 2014;72:1756–1765.
7. Kim SH, Lee SH, Cho PD. Analysis of 809 facial bone fractures in a pediatric and adolescent population. *Arch Plast Surg.* 2012;39:606–611.
8. Grunwaldt L, Smith DM, Zuckerbraun NS, et al. Pediatric facial fractures: demographics, injury patterns, and associated injuries in 772 consecutive patients. *Plast Reconstr Surg.* 2011;128:1263–1271.
9. Ferreira PC, Amarante JM, Silva PN, et al. Retrospective study of 1251 maxillofacial fractures in children and adolescents. *Plast Reconstr Surg.* 2005;115:1500–1508.
10. Smith DM, et al. 215 mandible fractures in 120 children: demographics, treatment, outcomes, and early growth data. *Plast Reconstr Surg.* 2013;131:1348–1358. *A 10-year study outlining management principles for pediatric mandible fractures.*
11. Smartt JM Jr, Low DW, Bartlett SP. The pediatric mandible: ii. management of traumatic injury or fracture. *Plast Reconstr Surg.* 2005;116:28e–41e.
12. Cole P, Kaufman Y, Hollier LH Jr. Managing the pediatric facial fracture. *Craniomaxillofac Trauma Reconstr.* 2009;2:77–83.
13. Ryan ML, Thorson CM, Otero CA, et al. Pediatric facial trauma: a review of guidelines for assessment, evaluation, and management in the emergency department. *J Craniofac Surg.* 2011;22:1183–1189.
14. Macisaac ZM, Berhane H, Cray J Jr, et al. Nonfatal sport-related craniofacial fractures: characteristics, mechanisms, and demographic data in the pediatric population. *Plast Reconstr Surg.* 2013;131:1339–1347.
15. Zimmermann CE, Troulis MJ, Kaban LB. Pediatric facial fractures: recent advances in prevention, diagnosis and management. *Int J Oral Maxillofac Surg.* 2006;35:2–13.
16. Mericli AF, DeCesare GE, Zuckerbraun NS, et al. Pediatric craniofacial fractures due to violence: comparing violent and nonviolent mechanisms of injury. *J Craniofac Surg.* 2011;22:1342–1347.
17. Hoppe IC, Kordahi AM, Paik AM, et al. Examination of life-threatening injuries in 431 pediatric facial fractures at a level 1 trauma center. *J Craniofac Surg.* 2014;25:1825–1828.
18. Afrooz PN, et al. Pediatric facial fractures: occurrence of concussion and relation to fracture patterns. *J Craniofac Surg.* 2012;23:1270–1273.
19. Davidson EH, et al. Severe pediatric midface trauma: a prospective study of growth and development. *J Craniofac Surg.* 2015;26:1523–1528. *This prospective cephalometric study highlights the effect on growth and resultant facial deformity from severe pediatric midface trauma and the need for new methods of management.*
20. Wei LA, Chen HH, Hink EM, Durairaj VD. Pediatric facial fractures from dog bites. *Ophthal Plast Reconstr Surg.* 2013;29:179–182.
21. Singh DJ, Bartlett SP. Pediatric craniofacial fractures: long-term consequences. *Clin Plast Surg.* 2004;31:499–518.
22. Haug RH, Foss J. Maxillofacial injuries in the pediatric patient. *Oral Surg Oral Med Oral Pathol Oral Radiol Endod.* 2000;90:126–134.
23. Sticker M, Raphael B, Van Der Meulen J, eds. *Craniofacial Malformations.* New York: Churchill Livingstone; 1990:61–85.
24. Sperber GH, Sperber SM, Guttmann GD. *Craniofacial Embryogenetics and Development.* 2nd ed. Shelton, CT: People's Medical Publishing House USA; 2001.
25. Wright RJ, Murakami CS, Ambro BT. Pediatric nasal injuries and management. *Facial Plast Surg.* 2011;27:483–490.
26. Mathes S, Hentz V. *Plastic Surgery.* Vol. 3. 2nd ed. Philadelphia, PA: Elsevier; 2006 [Ch. 67].
27. Smartt JM Jr, Low DW, Bartlett SP. The pediatric mandible: I. A primer on growth and development. *Plast Reconstr Surg.* 2005;116:14e–23e.
28. Havlik RJ, Sutton LN, Bartlett SP. Growing skull fractures and their craniofacial equivalents. *J Craniofac Surg.* 1995;6:103–110, discussion 111–112.
29. Bentz ML, Bauer BS, Zuker RM. *Principles of Practice of Pediatric Plastic Surgery.* St. Louis, Mo: Quality Medical Publishing; 2008.
30. Manson PN, Iliff N, Robertson B. Discussion: trapdoor fracture of the orbit in a pediatric population. *Plast Reconstr Surg.* 2002; 109:490.
31. Enlow DH. *Handbook of Facial Growth.* 2nd ed. Philadelphia: WB Saunders; 1982.
32. Kaban LB. Diagnosis and treatment of fractures of the facial bones in children 1943–1993. *J Oral Maxillofac Surg.* 1993;51:722–729.
33. Koltai PJ, Amjad I, Meyer D, et al. Orbital fractures in children. *Arch Otolaryngol Head Neck Surg.* 1995;121:1375–1379.
34. Gassner R, Tuli T, Hachl O, et al. Craniomaxillofacial trauma in children: a review of 3385 cases with 6060 injuries in 10 years. *J Oral Maxillofac Surg.* 2004;62:399–407.
35. Meier JD, Tollefson TT. Pediatric facial trauma. *Curr Opin Otolaryngol Head Neck Surg.* 2008;16:555.
36. Jordan DR, Allen LH, White J, et al. Intervention within days for some orbital floor fractures: the white-eyed blowout. *Ophthal Plast Reconstr Surg.* 1998;14:379.
37. Moss ML, Salentijn L. The primary role of functional matrices in facial growth. *Am J Orthod.* 1969;55:566–577.
38. Eppley BL. Use of resorbable plates and screws in pediatric facial fractures. *J Oral Maxillofac Surg.* 2005;63:385–391.
39. Naran S, Keating J, Natali M, et al. The safe and efficacious use of arch bars in patients during primary and mixed dentition: a challenge to conventional teaching. *Plast Reconstr Surg.* 2014;133:364–366.
40. Converse JM, Smith B, Obear MF, et al. Orbital blowout fractures: a ten-year survey. *Plast Reconstr Surg.* 1967;39:20–36.
41. Anderson PJ. Fractures of the facial skeleton in children. *Injury.* 1995;26:47–50.
42. Ogunlewe MO, James O, Ladeinde AL, et al. Pattern of paediatric maxillofacial fractures in Lagos, Nigeria. *Int J Paediatr Dent.* 2006;16:358–362.
43. Eggensperger Wymann NM, Hölzle A, Zachariou Z, et al. Pediatric craniofacial trauma. *J Oral Maxillofac Surg.* 2008;66:58–64.
44. Losee J, Chao M. Complications in pediatric facial fractures. *Craniomaxillofac Trauma Reconstr.* 2009;2:103–112.
45. Mustoe TA, Kaban LB, Mulliken JB. Nasal fractures in children. *Eur J Plast Surg.* 1987;10:135–138.
46. Ortiz-Monasterio F, Olmedo A. Corrective rhinoplasty before puberty: a long-term follow-up. *Plast Reconstr Surg.* 1981;68:381.
47. Ousterhout DK, Vargervik K. Maxillary hypoplasia secondary to midfacial trauma in childhood. *Plast Reconstr Surg.* 1987;80:491–499.
48. Stucker FJ Jr, Bryarly RC, Shockley WW. Management of nasal

trauma in children. *Arch Otolaryngol.* 1984;110:190–192.

49. Mulliken JB, Kaban LB, Evans CA, et al. Facial skeletal changes following hypertelorbitism correction. *Plast Reconstr Surg.* 1986;77:7.

50. Schliephake H, Berten JL, Neukam FW, et al. Growth disorders following fractures of the midface in children. *Dtsch Zahnarztl Z.* 1990;45:819–822.

51. Laurenzo JF, Canady JW, Zimmerman MB, Smith RJ. Craniofacial growth in rabbits. Effects of midfacial surgical trauma and rigid plate fixation. *Arch Otolaryngol Head Neck Surg.* 1995;121:556–561.

52. Eppley BL, Platis JM, Sadove AM. Experimental effects of bone plating in infancy on craniomaxillofacial skeletal growth. *Cleft Palate Craniofac J.* 1993;30:164–169.

53. Mooney MP, Losken HW, Siegel MI, et al. Plate fixation of the premaxillomaxillary suture and compensatory midfacial growth changes in the rabbit. *J Craniofac Surg.* 1992;3:197–202.

54. Berryhill WE, Rimell FL, Ness J, et al. Fate of rigid fixation in pediatric craniofacial surgery. *Otolaryngol Head Neck Surg.* 1999;121:269–273.

55. Imola MJ, Ducic Y, Adelson RT. The secondary correction of post-traumatic craniofacial deformities. *Otolaryngol Head Neck Surg.* 2008;139:654–660.

56. MacIsaac ZM, Naran S, Losee JE. Pediatric frontal sinus fracture conservative care: complete remodeling with growth and development. *J Craniofac Surg.* 2013;24:1838–1840.

57. Bonfield CM, Naran S, Adetayo OA, et al. Pediatric skull fractures: the need for surgical intervention, characteristics, complications, and outcomes: clinical article. *J Neurosurg Pediatr.* 2014;14:205–211.

58. Rodriguez ED, Stanwix MG, Nam AJ, et al. Twenty-six-year experience treating frontal sinus fractures: a novel algorithm based on anatomical fracture pattern and failure of conventional techniques. *Plast Reconstr Surg.* 2008;122:1850–1866. *An extensive clinical experience is distilled into a practical, clearly presented algorithm for the clinical management of frontal sinus fractures*

59. Chen KT, Chen CT, Mardini S, et al. Frontal sinus fractures: a treatment algorithm and assessment of outcomes based on 78 clinical cases. *Plast Reconstr Surg.* 2006;118:457–468.

60. Cowan CM, Aalami OO, Shi YY, et al. Bone morphogenetic protein 2 and retinoic acid accelerate *in vivo* bone formation, osteoclast recruitment, and bone turnover. *Tissue Eng.* 2005;11:645–658.

61. Wan DC, Aalami OO, Wang Z, et al. Differential gene expression between juvenile and adult dura mater: a window into what genes play a role in the regeneration of membranous bone. *Plast Reconstr Surg.* 2006;118:851–861.

62. Steinbok PS, Seal KF, Courtemanche DJ. Split calvarial bone grafting in patients less than 1 year of age: technical note and use in craniofacial surgery for craniosynostosis. *Childs Nerv Syst.* 2011;27:1149–1152.

63. Barone CM, Jimenez DF. Split-thickness calvarial grafts in young children. *J Craniofac Surg.* 1997;8:43–47.

64. Vercler CJ, Sugg KB, Buchman SR. Split cranial bone grafting in children younger than 3 years old: debunking a surgical myth. *Plastic Reconstr Surg.* 2014;133:822e–827e.

65. David L, Argenta L, Fisher D. Hydroxyapatite cement in pediatric craniofacial reconstruction. *J Craniofac Surg.* 2005;16:129–133.

66. Cho YR, Gosain AK. Biomaterials in craniofacial reconstruction. *Clin Plast Surg.* 2004;31:377–385.

67. Chao MT, Jiang S, Smith D, et al. Demineralized bone matrix and resorbable mesh bilaminate cranioplasty: a novel method for reconstruction of large-scale defects in the pediatric calvaria. *Plast Reconstr Surg.* 2009;123:976.

68. Smith DM, Afifi AM, Cooper GM, et al. Bmp-2-based repair of large-scale calvarial defects in an experimental model: regenerative surgery in cranioplasty. *J Craniofac Surg.* 2008;19:1315–1322.

69. Smith DM, Cooper GM, Mooney MP, et al. Bone morphogenetic protein 2 therapy for craniofacial surgery. *J Craniofac Surg.* 2008;19:1244–1259.

70. Bell RB, Dierks EJ, Homer L, et al. Management of cerebrospinal fluid leak associated with craniomaxillofacial trauma. *J Oral Maxillofac Surg.* 2004;62:676–684.

71. Jones DT, McGill TJ, Healy GB. Cerebrospinal fistulas in children. *Laryngoscope.* 1992;102:443–446.

72. Amirjamshidi A, Abbassioun K, Sadeghi Tary A. Growing traumatic leptomeningeal cyst of the roof of the orbit presenting with unilateral exophthalmos. *Surg Neurol.* 2000;54:178–181, discussion 181–172.

73. Jamjoom ZA. Growing fracture of the orbital roof. *Surg Neurol.* 1997;48:184–188.

74. Soll DB, Poley BJ. Trapdoor variety of blowout fracture of the orbital floor. *Am J Ophthalmol.* 1965;60:269–272.

75. Wachler BS, Holds JB. The missing muscle syndrome in blowout fractures: an indication for urgent surgery. *Ophthal Plast Reconstr Surg.* 1998;14:17–18.

76. Losee J, Afifi A, Jiang S, et al. Pediatric orbital fractures: classification, management, and early follow-up. *Plast Reconstr Surg.* 2008;122:886–897.

77. Bite U, Jackson IT, Forbes GS, et al. Orbital volume measurements in enophthalmos using three-dimensional Ct imaging. *Plast Reconstr Surg.* 1985;75:502–508.

78. Manson PN, Grivas A, Rosenbaum A, et al. Studies on enophthalmos: II. The measurement of orbital injuries and their treatment by quantitative computed tomography. *Plast Reconstr Surg.* 1986;77:203–214.

79. Manson PN, Iliff N. Management of blow-out fractures of the orbital floor. II. Early repair for selected injuries. *Surv Ophthalmol.* 1991;35:280–292.

80. Parsons GS, Mathog RH. Orbital wall and volume relationships. *Arch Otolaryngol Head Neck Surg.* 1988;114:743–747.

81. Cole P, Boyd V, Banerji S, et al. Comprehensive management of orbital fractures. *Plast Reconstr Surg.* 2007;120:57S–63S.

82. Ellis E III. Orbital trauma. *Oral Maxillofac Surg Clin North Am.* 2012;24:629–648.

83. Kawamoto K. Late posttraumatic enophthalmos: A correctable deformity? *Plast Reconstr Surg.* 1982;69:423–430.

84. Oppenheimer AJ, Monson LA, Buchman SR. Pediatric orbital fractures. *Craniomaxillofac Trauma Reconstr.* 2013;6:9–20.

85. Cope MR, Moos KF, Speculand B. Does diplopia persist after blow-out fractures of the orbital floor in children? *Br J Oral Maxillofac Surg.* 1999;37:46–51.

86. Liau JY, Woodlief J, van Aalst JA. Pediatric nasoorbitoethmoid fractures. *J Craniofac Surg.* 2011;22:1834–1838.

87. Desrosiers IIIAE, Thaller SR. Pediatric nasal fractures: evaluation and management. *J Craniofac Surg.* 2011;22:1327–1329.

88. Ridder GJ, Boedeker CC, Fradis M, Schipper J. Technique and timing for closed reduction of isolated nasal fractures: a retrospective study. *Ear Nose Throat J.* 2002;81:49–54.

89. Rohrich RJ, Adams WP Jr. Nasal fracture management: minimizing secondary nasal deformities. *Plast Reconstr Surg.* 2000;106:266–273.

90. Lascaratos JG, Segas JV, Trompoukis CC, Assimakopoulos DA. From the roots of rhinology: the reconstruction of nasal injuries by Hippocrates. *Ann Otol Rhinol Laryngol.* 2003;112:159–162.

91. Yabe T, Tsuda T, Hirose S, Ozawa T. Comparison of pediatric and adult nasal fractures. *J Craniofac Surg.* 2012;23:1364–1366.

92. Lee DH, Jang YJ. Pediatric nasal bone fractures: Does delayed treatment really lead to adverse outcomes? *Int J Pediatr Otorhinolaryngol.* 2013;77:726–731.

93. Markowitz BL, Manson PL, Sargent L, et al. Management of the medial canthal tendon in nasoethmoid orbital fractures: the importance of the central fragment in classification and treatment. *Plast Reconstr Surg.* 1991;87:843–853. *This landmark paper introduces a clinically relevant classification scheme for management of nasoethmoid orbital fractures.*

94. Furnas DW. Emergency diagnosis of the injured orbit. In: Tessier P, Callahan A, Mustarde JC, et al., eds. *Symposium on Plastic Surgery in the Orbital Region.* Vol. 12. St. Louis: CV Mosby; 1976.

95. Morales JL, Skowronski PP, Thaller SR. Management of pediatric maxillary fractures. *J Craniofac Surg.* 2010;21:1226–1233.

96. Yu J, Dinsmore R, Mar P, Bhatt K. Pediatric maxillary fractures. *J Craniofac Surg.* 2011;22:1247–1250.

97. Wolfswinkel EM, Weathers WM, Wirthlin JO, et al. Management of pediatric mandible fractures. *Otolaryngol Clin North Am.* 2013;46:791–806.

98. Blackwood HJ. Vascularization of the condylar cartilage of the human mandible. *J Anat.* 1965;99:550–563.

99. Lehman JA, Sadawi ND. Fractures of the mandible in children. *J Trauma.* 1976;16:773.

100. Ziccardi VB, Ochs MW, Braun TW, et al. Management of condylar fractures in children: review of the literature and case presentations. *Compend Contin Educ Dent.* 1995;16:874.

101. Chrcanovic BR. Open versus closed reduction: mandibular condylar fractures in children. *Oral Maxillofac Surg.* 2012;16:245–255.

102. Goth S, Sawatari Y, Peleg M. Management of pediatric mandible fractures. *J Craniofac Surg.* 2012;23:47–56.

103. Demianczuk AN, Verchere C, Phillips JH. The effect on facial growth of pediatric mandibular fractures. *J Craniofac Surg.* 1999;10:323–328.

第 30 章

眶距增宽征

Eric Arnaud, Giovanna Paternoster, and Syril James

概要

- 眶距增宽征本身并不是一种疾病,只是一种临床体征。可能由多种情况引起。
- 眶距增宽征常见于面裂患者,可伴有颅缝早闭。颅缝早闭可在 1 岁以前单独治疗。
- 眶距增宽征的手术治疗可在 4 岁之后进行,但最好不晚于 8 岁,即在大脑发育完成之后,额窦开始发育之前。
- 手术方法取决于眼眶间距和咬合关系。
- 根据眼眶间距的严重程度,手术可经颅下或经颅入路,进行两壁、三壁或四壁的骨重排。
- 如果咬合关系正常,则应采用眼眶移位术;如果咬合关系成角,则应选用面部劈开术,再将左右两半向中线靠拢对位。
- 鼻整形术最好在生长发育结束后再进行,这是整个治疗序列中最重要的形态学改变。
- 可采取一些小的辅助手术以提高手术效果,如内眦赘皮矫正术、内眦固定术、外眦固定术、颞部脂肪移植术等。
- 面裂患者的智力发育通常是正常的。

简介

颅面畸形是指同时影响头颅和面部的疾病。在颅缝早闭中,面部的发育不良与颅缝早闭(一条或多条颅缝过早融合)密切相关。在面裂中,畸形集中在面部,但偶尔也与头颅疾病有关。眶距增宽征是指眼眶间距(骨性眼眶之间的距离)异常增加,可以是对称性的,也可以是非对称性的。

在胚胎发育过程中,面部发育较早,大概在妊娠第 4~8 周。面中部的发育就位于前脑的正前方,因此,面部和大脑之间显然存在紧密联系。在这个突出的中线两侧,出现成对的结构:鼻板和上颌突。这些结构在中线处融合,而额鼻隆突位于头部。该突起逐渐变窄,形成鼻梁和鼻根。发育中的眼睛以视泡的形式从大脑中浮现出来,最初位于两侧,离中线很远。随着额鼻隆突逐渐变窄,视泡逐渐向中间移动,相互靠近。同时,鼻尖形成,成对的上颌突和下颌突融合形成下面部。当这个精细的发育过程被干扰时,就会出现颅面结构中线位置的裂隙。

历史回顾

眶距增宽征本身并不危险,而且直到 Tessier 在 20 世纪 60 年代后期提出手术治疗之前,很多成人的眶距增宽征患者都是未经治疗的。多数患者是由面裂引起的,而眶距增宽就是他们最明显的特征。眶距增宽征的患者通常精神发育正常,除了美观问题外,没有其他不适主诉。颅内入路是治疗中的一大重要进展,促使手术能够有效矫正畸形。毫无疑问,在巴黎郊区 Hôpital Foch 工作的 Tessier 和他的同事神经外科医生 Gérard Guyot,用他们的创造力和胆识,让这一切变成了现实。当 Tessier 问 Guoyt 是否可以通过颅内入路把眼眶向中线移动时,Guoyt 用那句经典的"为什么不可以呢?"作出了回答。从那开始,颅内入路治疗眶距增宽征成为可能。1967 年,第一例眶距增宽征患者通过分期手术进行了治疗,一期手术通过植皮闭合了鼻窝的上半部分,牺牲了嗅神经;6 个月后,二期手术完成了眼眶的内移。

基础科学与疾病进程

如果额鼻隆突保留在其胚胎时期的位置,视泡不能向中线靠拢,就会导致眶距增宽征,通常会合并有不同程度的额部和鼻部畸形。曾有学者表示,通过面部的发育情况可预知脑部的发育情况,面中部畸形的严重程度似乎与前脑缺陷相平行。如果内侧突起发育中断,可能会导致中线处的结构因过度狭窄而缺失,比如独眼畸形或头颅畸形。单独的眶距增宽征属于这个疾病序列中,眼眶部位的一种轻度表现。

眶距增宽征相关的上颌骨畸形,主要表现为上颌骨向前生长发育不足,从而导致上颌骨后缩。由于婴儿面部就生理性发育欠佳,随着生长发育,到发育完成时,面部畸形可能会更明显。

关于颅面畸形的基因型,学界目前知之甚少,可能是由于病例数较少所致。由于严重的面裂患者较为罕见,学界对于这类畸形病因学的了解都是基于唇腭裂的机制研究。然而,在更为常见的唇裂、腭裂和面横裂等中,遗传因素还是较为明显的。

放射、感染和妊娠期代谢不平衡,都与唇裂的发生有关,但目前尚无其与颅面畸形的相关性报道。药物和化学物质,如维甲酸、沙利度胺、糖皮质激素,甚至阿司匹林,都是已知的畸形病因。与此同时,由于面部发育发生在妊娠早期,孕妇可能在没有意识到自己受孕的情况下服用各种药物。环境因素和遗传因素可能在特定畸形的形成过程中起着各式各样的表观调控作用。

关于颅面裂,有许多种不同的分类方法。其中两种分类方法在评估颅面畸形时有着特殊的价值,分别是面正中裂和Tessier 分类。Tessier 分类是一种以眼眶为中心的颅面裂分类方法。

眶距增宽征的诊断和面裂患者的临床表现

面正中裂

面正中裂可以分为两类:一类是有明显组织和结构缺失的;另一类是没有组织缺损,反而呈现为增宽畸形的。

面中线组织缺损畸形几乎都伴有前脑缺损。历史上曾使用"脑发育失常"(arrhinencephaly)这一名词,但由 De Myer 等[1] 提出的"前脑无裂畸形"(holoprosencephaly)这一名词更好地反映了面中部组织的缺失。在脑 - 面发育存在密切联系的基础上,结合 Cohen 及其同事的一些概念,前脑无裂畸形一般呈现为眶距缩短,与眶距增宽相反[3]。

与前一类不同,后一类表现为近乎正常或者多余的面中线区域组织,与面部畸形和大脑之间没有高度的相关性。畸形的程度可以表现为上唇缺口,到鼻部增宽,直至最严重的面正中裂。Sedano 等建议将这类异常命名为"额鼻发育异常"(frontonasal dysplasia)[4]。这一命名已得到广泛应用,尤其是在遗传学家中。额鼻发育异常和前脑无裂畸形是面正中线畸形分类系统的两种情况。

这个分类系统没有纳入非对称性的和旁正中的畸形。为了方便定义和明确治疗指征,作者在后文采用 Tessier 分类方法。这一方法是基于手术经验提出的。

面裂的 Tessier 分类

在 Tessier 分类中[5],眼眶是颅骨和面部共同的参考标志。0~14 号裂沿眼眶分布,并沿着较为恒定的路线分布于骨骼和皮肤上(图 30.1)。如果分布在眼睑上方(7~14 号

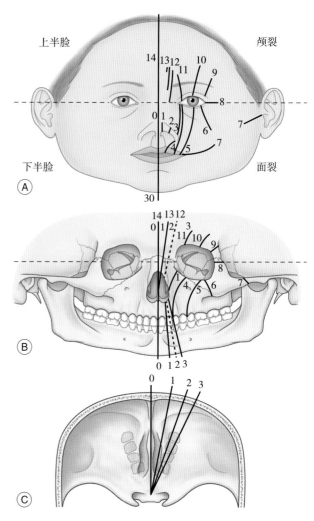

图 30.1   Tessier 分类方法

裂),则大多数是颅骨裂,而如果分布在睑裂下方(0~6 号裂),则大多数为面裂。如果上下相连,则表现为颅面裂。

临床上可以观察到如下组合:0 号裂和 14 号裂、1 号裂和 13 号裂、2 号裂和 12 号裂、3 号裂和 11 号裂、4 号裂和10 号裂。面裂和颅骨裂相加等于 14 这一概念,在检查患者时相当有用。沿着眼眶的上方和下方,对裂痕的全长进行检查,可以更清楚地确定畸形情况。严重程度不一,可以从轻度的软组织凹陷到完全的开放性裂缝。一般而言,软组织和骨骼的裂缝是可以叠加的。但是,因为骨性标志点较为恒定,相对于骨骼裂缝,还应该详细描述软组织缺损的情况,这会更为可靠。Tessier 分类将额鼻发育异常中出现的面中线增宽的情况具体分为 0~14 号裂。

单侧裂和双侧裂可以有许多种不同的组合方式。当表现为双侧裂时,通常是不对称的。三维计算机断层(computed tomography,CT)扫描极大地推动了诊断,而磁共振成像可以用于脑组织检查,以观察有无相关畸形存在。因为这类畸形较为罕见,且不同患者之间异质性较高,可以根据 CT 图像重建的立体模型,用于诊断和术前规划。

一些孤立的面裂,如 Treacher-Collins 综合征中影响侧部的面裂(双侧 6、7、8 号裂),不需要神经外科医生的参与。

而颅骨和面部正中和旁正中的裂缝,一般需要神经外科医生的参与,因为颅骨是手术矫正的主要入路。

眶距增宽征的诊断与面颅缝早闭患者的临床表现

眶距增宽征不是面颅缝早闭征的主要特征,其表现形式多样[6]。如果眶距增宽征较为轻微,那通常可以不予治疗;但如果较为明显,则可以通过单独的手术进行矫正。根据牙齿咬合情况,特别是上颌骨上半部分的水平位置情况,眶距增宽征的治疗可以选择移动眼眶或者劈开手术。根据疾病情况的不同,治疗的推荐时间点不同。但根据作者的经验,颅缝早闭的治疗应早于眶距增宽征的矫正,以利于颅脑的生长发育[7,8]。

Crouzen 综合征

由 Crouzen 于 1912 年首次报道[9],该综合征仅包含面部和颅骨的畸形,无其他四肢或躯干部位的相关畸形。最基本的畸形是面中部发育不良、眼球突出(继发于眼眶发育不良、深度不足)、颧骨发育不良、安氏三类错𬌗畸形。可能会伴发有眶距增宽征,但通常较为轻微。鼻部一般较短。通常表现为短头畸形,但也可表现为舟状头畸形、斜头畸形,甚至三角头畸形。在补充分类中,这些相关的面部后缩和颅缝早闭体征可被命名为 Crouzen 相关畸形。通常而言,Crouzen 综合征的诊断在出生后第一年很难准确得出,即使短头畸形通常较为明显。即使通过放射学检查,也难以判断面中部是否受累。面中部的后缩和眼球突出的体征一般随着生长发育逐渐显现。然而,在某些病例中,出生时诊断就相当明确。

严重的上颌后缩可能会导致气道阻塞伴强制的张口呼吸。Crouzen 综合征可以有多种不同的表现形式,即使在同一家系中,也可以同时观察到重症和轻症的病例。

面颅缝早闭征的治疗策略可以分为两期[10-12](一期额眶前移、二期面部前移),也可以选择额面部整块截骨前移[13-15]。额面部整块截骨前移术一般通过牵引的方式进行[16]。如果患者表现为眶距增宽征,可以选择在 4~5 岁时进行矫正治疗,通常选择眼眶移动(图 30.2),因为在 Crouzen 综合征中,上颌骨一般是正常的,至少在水平方向上是正常的。

Pfeiffer 综合征

由 Pfeiffer 于 1964 年首次报道,该综合征主要包括面颅缝早闭征和手足畸形。通常表现为由双侧冠状缝早闭引起的不对称短头畸形,和继发于上颌骨发育不良的面中部后缩。该综合征一般伴有眶距增宽征。拇指和大脚趾宽大且向内偏斜,可合并软组织并指(趾)畸形。软组织并指(趾)畸形在早期难以准确诊断。一些严重的病例存在明显的鼻周后缩,导致视力和呼吸问题。这种病例有时合并有三角头畸形。

该综合征的治疗策略与 Crouzen 综合征相似,但 Pfeiffer 综合征通常较 Crouzen 综合征更为严重,前移手术后的复发率更高。

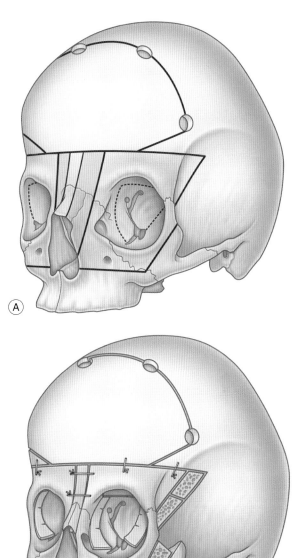

图 30.2　眼眶移位手术示意图。(A)术前;(B)术后

Apert 综合征(尖头并指综合征)

由 Apert 于 1906 年首次报道[17],该综合征因为手足的并指(趾)畸形,比较容易辨别。Cohen 和 Kreiborg[18] 根据并指(趾)的严重程度做了进一步分类:1 类为中间三指(趾)的并指畸形;2 类为 2~5 指(趾)的并指畸形;3 类是全部 5 根手指(足趾)的并指畸形。

与 Crouzen 综合征不同,Apert 综合征颅面部的畸形一般在出生时就较为明显,表现为短头畸形(有时不对称)合并面部后缩。一般而言,患者表现为双侧冠状缝早闭,但极少数病例表现为单侧冠状缝早闭甚至没有颅缝早闭的情况(在作者的队列中,有 4 例患者没有颅缝早闭的体征)。眶距增宽征和前方的开颌畸形可进一步与 Crouzen 综合征相鉴别。事实上,在 Apert 综合征中,上颌骨牙槽突的位置高于腭骨的后半部分。另一个与 Courzen 综合征的主要鉴别点在于 Apert 综合征中一岁时额部的矢状缝一般保持未闭合状态,这使得患者额头和面部较为宽大。相较其他的综合征型颅缝早闭,Apert 综合征伴发中枢神经系统异常的概率较高。唯一的例外就是由人字缝早闭导致的 Chiari 样畸形,但这种畸形常见于 Crouzen 综合征,在 Apert 综合征中并不多见[19]。因为这类患者冠状面较为宽大,眶距增宽征的治疗更应选择面中部劈开手术。然而,针对颅缝早闭征,一般在 1 岁之前需要先进行颅腔(无论是前颅还是后颅)的扩大手术。

颅额鼻发育不良

在颅面部发育不良(详见面正中裂 - 额鼻发育不良的讨论部分)中,某些病例表现为双侧冠状缝早闭,包含一个亚分类,名为颅额鼻发育不良。通常表现为明显的短头畸形、合并额鼻发育不良的面部畸形(包括眶距增宽征、鼻梁宽大、鼻裂畸形等),也可能存在软组织并指(趾)畸形。

颅额鼻发育不良是一种 X 连锁遗传疾病,在女性中更为常见。在作者的队列中,36% 的病例是家族性的,91% 的病例是女性。

患者选择

眼眶移动还是面中部劈开?

眼眶移动还是面中部劈开的手术选择主要与下列因素有关:

1. 上颌弓:如果上颌弓狭窄、翻转(切牙位置高于磨牙),则应选择面中部劈开,因为面中部劈开手术可以增宽上颌骨并改善上齿列的角度。但如果上颌弓和咬合关系基本正常,则应避免翼上颌之间的截骨。
2. 眼眶的轴线:如果眼眶轴线正常,则眼眶水平移动就可以取得令人满意的手术效果;但如果眼眶向外、向下倾斜,则应该选择面中部劈开手术。
3. 鼻窝:如果鼻窝狭窄,应选择面中部劈开手术。通过将上面部向中线移动,扩大下面部的空间,从而改善气道状况。
4. 眶距增宽征的严重程度:对于严重病例,应选择面中部劈开手术。眼眶移动只能提供有限的移动距离。
5. 面中部劈开手术可以用于处理颅底损伤。一些面正中裂合并有蝶筛部位脑膨出,采用面中部劈开术,便于处理脑膨出。

治疗 / 手术技术

面裂的手术原则

Tessier 在整形外科和神经外科间突破性的合作使他在理论上最小化了面部和头颅的手术界限,同时极大地增强了对上面部面裂的手术治疗能力[20]。Tessier 证明了前颅入路是一种很好的处理鼻部和眼眶问题的手术方式,可以同时

处理前颅和面部的问题。1967 年前后,神经外科医生相当害怕面部腔隙感染,因此,在第一例眶距增宽征的治疗中,Tessier 和他的神经外科医生同事 Guyot,在剥离颅前窝硬脑膜后先采用了真皮移植,主动牺牲了嗅神经。在几个月后,他们进行了联合颅面手术。到 1970 年,从上方和下方入路同期处理眼眶问题被认为是安全可行的,且这种术式可以保留嗅神经[21]。通过鼻腔的初步消毒、鼻部穿窿黏膜的分离(如果有破损及时进行修复)、硬脑膜的保护或修复、经过面部腔隙时更换手术器械、围手术期抗生素治疗等手段,可有效预防感染、骨炎和脑膜炎。

在矫正眶距增宽征时,有两种方法来移动眼眶位置。治疗方案的选择应根据眶距增宽征的严重程度、上颌骨的发育情况和患者的年龄综合评估。在牙齿咬合情况正常或基本正常的情况下,可以选择简单的眼眶移动手术;如果上颌骨横向发育受限,则应选择面中部劈开术,调整两边脸的位置,在矫正眶距增宽征的同时矫正腭骨。

Tessier 等在 1967 年[20] 提出的经典术式主要包括先去除异常增宽的中面部分,再将整个眼眶向内侧移动。下方的水平截骨线位于眶下缘下方,经过颧骨和上颌骨。在 Tessier 的方案中,特别是对成人患者而言,为了确保眼眶移动后的整体稳定性,眶上必须要保留一条骨带[22]。

由 Van der Meulen[23, 24] 提出,Tessier[25, 26] 进一步改进的面中部劈开术,以两个半面的移动为特点(图 30.3)。术者在颧弓、翼上颌联结处和腭骨中线截骨,而不是在眼眶下方截骨。内侧的截骨线应呈 V 字形,便于骨块旋转,在中线处缩窄。同时,骨块的旋转可增宽上颌弓和鼻窝,也可以改善眼眶轴线向外侧倾斜的问题。

面裂的手术技术

原则

面裂手术的两大目标为缩短眼眶间距和创造正常的鼻部外观。基本的解剖异常为眼眶间距增加、鼻骨和眉间距离比正常宽大。手术需要去除中线位置异常增大的部分,移动调整眼眶的位置,调整鼻骨的形态。如果需要更好的鼻背形态,可以选择采用骨移植(图 30.4)。

颅内外联合入路使外科医生得以移动眼眶,修复额眶鼻复合体的骨性异常。眼眶位置是大部分颅面裂的治疗关键。眼眶可以沿水平或垂直方向、向前或向后移动,来矫正所有的畸形。眶顶或额骨缺失、眦成形术和软组织矫正等修复手术可以同期进行。

不是所有的眶距增宽征都是对称的,不对称的病例矫正起来更为困难。颅底也可能是不对称的,需要通过 CT 扫描三维重建细致评估不同的扭转角度。有时两侧眼眶也需要沿不同的方向移动[26, 27]。

手术年龄相当重要。如果是颅骨裂,最好等正中的额骨缺损完全骨化后再进行手术。神经外科的入路需要用到额骨瓣。下缘的位置取决于眶缘的高度,一般包括眼眶抬高,向另一侧横向移动。

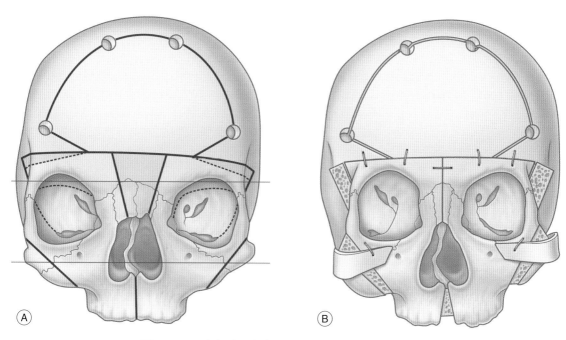

图30.3 面中部劈开术手术示意图。(A)术前;(B)术后

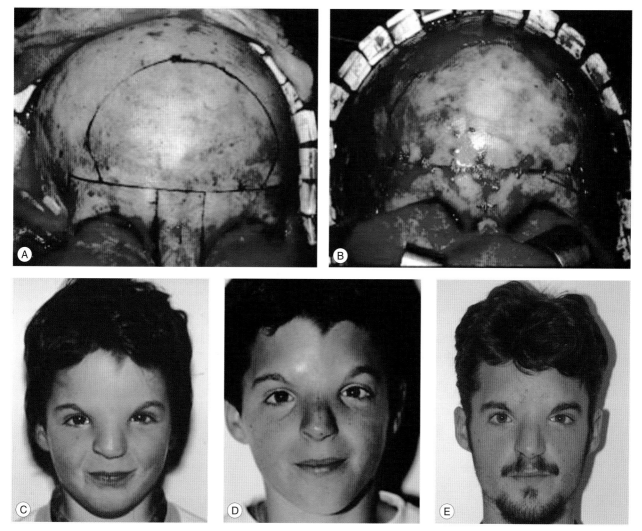

图30.4 眼眶箱式移动治疗中线裂。(A)截骨术前:注意外侧的凸起设计,可以避免使用眶上带;(B)往中间移动后;(C)5岁患儿,治疗前;(D)6岁患儿,治疗后;(E)21岁时随访

软组织的畸形,如多余的皮肤,可以在手术时即时采用矢状切口切除,也可以随访观察,随着时间推移这部分组织可能会收缩。另一个延迟切除中线位置多余皮肤的原因是,大部分患者为了得到更好的鼻部整形效果,会选择鼻背骨移植,而这个过程中需要一定量多余的皮肤。

对于轻度患者,一壁到三壁的眼眶移动可能已足够。

眶距增宽征的眶下矫正

对于极轻度的眶距增宽征(眼眶间距小于35mm)患者,可以采取单独眼眶内侧壁的移动。这个操作可以通过睑缘下切口进行,但作者更倾向于采用冠状切口,除非中间皮肤过多,必须要采用鼻部切口。眶内侧壁的骨骼较为菲薄,很容易弯向内侧完成矫正(图30.5)。

对于轻度对称性的眶距增宽征(35~40mm)患者,额窦较大,且垂体鞍较高,则眶上缘和眶顶可以保留不动,只移动其他三个眶壁[20,28-31]。然而,该方法对于眼眶间距的矫正效果不如箱式移动法。当筛板足够高时,这种手术方法也可以作水平移动或面中部劈开术。Raveh和Vuillemin[32]用这种手术方法,从下方切开眶顶和筛窦,无需额骨开窗术。他们表示采用这种方法,对硬脑膜保护良好,并且由于手术较小,恢复期较短。

通过冠状切口和睑缘下切口,眶周结构可以充分暴露剥离。截骨线应足够靠后,以保证有足够的骨组织支撑,将眼球向内侧推动。中线位置,可以通过逆行入路,在鼻骨下分离鼻黏膜。可以从上方用环钻开一个孔,以便于眶间的切除、鼻骨提升和调整眶内侧壁的位置。如果硬脑膜破损,可以采用额骨瓣进行修补。其余截骨术与颅内入路的方法相同。眼眶的移动必须十分小心,因为三壁的骨性眼眶相当脆弱。在内侧采用不锈钢钢丝进行固定。鼻骨和内眦的调整可以在关窗前最后进行。

箱式移动截骨术(对称性眶距增宽征)

当眼眶间距大于40mm(图30.6)时,必须采用神经外科的手术入路,因为它可以到达眶顶和中央筛蝶区域。只有在极少数情况下,或者年龄较大的患儿中,可以在保留眶顶完整性的条件下,在筛板下方去除中央鼻部多余组织,移动下3/4的眼眶。这种颅外的方法只适用于筛板位置较高,畸形程度较轻的患者。

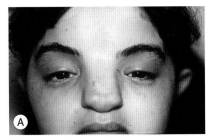
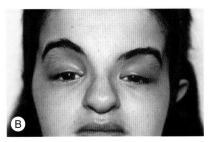
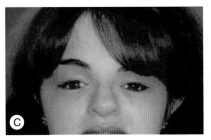

图30.5　眼眶三壁截骨,向中间水平移动。(A)7岁患儿,治疗前。(B)治疗后。(C)21岁时随访

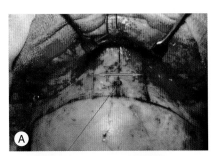
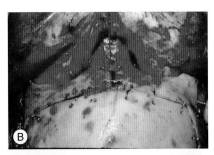

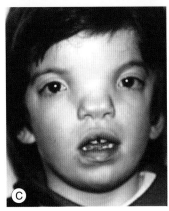
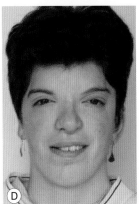
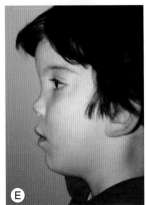
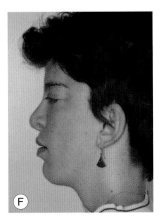

图30.6　面正中裂方块截骨。(A)截骨前:注意骨切除术的最大宽度。(B)内侧移动后。(C)4岁术前正面图。(D)25岁术后正面图。(E)4岁术前侧视图。(F)25岁术后侧视图

跟大多数的颅面外科团队一样,作者更倾向于使用额部入路,这样颅前窝的视野更为清晰,如果发生硬脑膜破损,也有利于及时修补。在眶距增宽征中,中线部位一般存在解剖异常,需要充分暴露以尽可能减少硬脑膜损伤。值得注意的是,鸡冠部位的异常隆起并不罕见。

额骨开窗术

额骨开窗术提供了眶顶和内侧结构的入路。颅面外科医生应仔细斟酌额骨开窗术的设计。开窗的下缘至关重要。一些医生倾向于按照 Tessier 的方法,在额骨瓣和要移动的眼眶之间保留一条完整的骨带,以提高稳定性。在这种情况下,骨带要在眶上缘上方至少 1cm,而骨带本身也需要 1cm 的高度,则额骨开窗术的下缘应在眼眶上方至少 2cm 处。许多颅面外科医生,包括作者,选择不保留水平的骨带。用这种方法的话,开窗术的下缘只需在眼眶上方 1cm 处。这个方法也便于进入颅前窝。对于额骨开窗术而言,前后范围的标志点和稳定的固定都很重要。基于此,作者一般在额骨瓣的下外侧,眼眶中线左右的位置各保留一个向上的凸起(见图 30.2)。

额骨瓣必须小心地进行剥离,因为该处常伴有畸形(如异常加深的纵行沟壑或异常增厚,甚至分成两瓣的鸡冠等)。在抬起额骨瓣后,应对眶顶周围、蝶骨大翼边缘和颞窝附近的硬脑膜进行细致分离。筛板周围的区域是整个分离过程中最具挑战性的部分。如果筛板基本正常或只是中度畸形,可以选择任意一边的筛窦进行截骨,以缩短眼眶间距。但有时筛板高度异常,两侧嗅沟分别分布在靠近眶内侧壁的位置。在这种情况下,内侧大量截骨时,将不可避免地牺牲嗅神经。

在切除嗅神经后,必须谨慎地修复硬脑膜。可以用骨膜进行修补。颅面外科医生应先完成鼻骨下鼻黏膜的充分剥离,再行中线区域的截骨。鼻旁的截骨术应保持垂直略向外的角度进行。之后进行横向的后侧截骨术。如果嗅神经是完好的,截骨线通常在鸡冠前。而对于大部分的严重病例,截骨线可以更靠后,以去除大部分的筛骨。这块骨块整体切除后,会暴露鼻

黏膜穿窿。如果鼻黏膜有破损,应立即进行缝合修复。

眼眶截骨术

下一步,经眶顶、眶外侧壁、眶内侧壁后方行截骨术。眶下缘的截骨术取决于术式(眼眶移动/面中部劈开)。之后将眼眶向内侧移动,在中线位置汇合。中间的所有结构都应该彻底清除,如异常增宽的鼻骨或残留的筛窦等。在这些操作过程中,要注意小心保护硬脑膜。当眼眶在中线位置通过钢丝或钛板等坚强固定后,该手术中神经外科的部分就基本完成了。应反复确认颅前窝和颞窝区域硬脑膜的完整性和彻底的止血,再将颅骨瓣安全复位。

可以从颅顶取骨瓣来填补眶壁之间的空隙,以及增加鼻背的高度。对于青少年和成人而言,有时也可以将额骨瓣劈开,取后半部分用于骨移植。但更多时候还是会从颅顶获取骨移植物。具体而言,一般会取一段 5cm 左右长的笔直骨片用于鼻部重建。在额骨瓣后方取这些骨片是比较便捷的。在作者的实践中,会将钻孔产生的骨屑和小的碎骨片用纤维蛋白胶混合在一起,用于取走移植物后颅顶缺损的填充。

视神经不是笔直的,它具有一定的松弛度,可以随着眼球的移动而移动。视神经可以耐受相当大的位移。为了确保眼球能固定在一个良好的位置,眶内侧壁也需要向中线位置移动。如果截骨线过于靠前,则会产生阶梯效应,限制眼球的移位。

为了得到更好的外观,一般需要二期行鼻整形术。

颅内入路面中部劈开术(严重的对称性眶距增宽征伴拱状腭)

该手术技术与眼眶箱式移动有些许不同,但大多数手术步骤是一致的。不同点如下(见图 30.3):
1. 鼻部 V 形截骨;
2. 上颌骨(眼眶下方)不需要截骨;
3. 翼上颌联结处需要截骨;
4. 上面部向中线移动的同时,扩宽腭骨平面(图 30.7)。

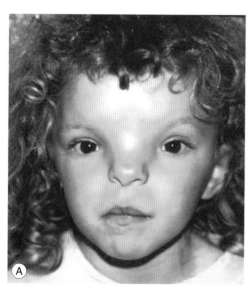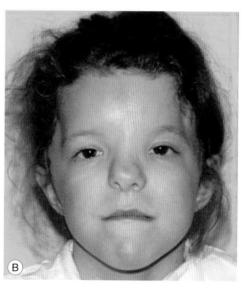

图 30.7 面中部劈开术治疗前颅发育不良引起的眶距增宽征。(A)患儿 4.5 岁,治疗前。(B)治疗后(颞部凹陷,可通过二期手术进行矫正)

不对称的眶距增宽征

不对称的眶距增宽症患者的治疗通常难于那些对称的患者。有时每个眼眶都需要往不同的方向进行移动，而有时只有一个眼眶需要移动。颅底也是不对称的，各种矫正方式应在术前通过 CT 扫描三维重建仔细评估。旁正中裂会导致受累的眼眶一定程度地向外、向下错位。额骨缺损也常与不对称的眶距增宽征有关。眼眶也可能过小（无眼症或小眼症）。上颌骨和鼻部的各种畸形也可能与之相关。

在完成畸形的评估和根据 Tessier 分类体系（参见前文）完成分类后，明确手术方案。手术方案应遵从从上到下的原则，即额骨和眼眶区域应最先完成重建。大多数不对称病例两侧需要进行不同程度的矫正。如果要采用额骨瓣的手术方法，必须要仔细设计其下缘截骨线，因为不对称的病例重建眶上缘时通常需要抬高其中一侧。一般只在患侧采用横向移动。对于旁正中裂，筛骨区域也是不对称的，硬脑膜的剥离需要格外小心。当眼眶完成矫正固定后，复位额骨瓣并进行固定。

有时只有一个眼眶错位，通常是向下错位，即一个眼球低于另一个，这种情况被称为眼眶异位。对于这种情况，可以移动整个眼眶。如果只调整部分眼眶，如抬高眶顶或在眶底垫片骨片，通常治疗效果欠佳。眼眶的整体移动需要打开额骨瓣，以充分暴露眶顶区域，但这个额骨瓣可以是单侧的，取决于眼眶截骨术的宽度。术中需要去除一部分的额骨，以便于整个眼眶的上移，而这部分额骨，正好可以垫在眼眶下方因上移造成的缺损处，提供支撑。

在某些不对称裂的患者中，也可以考虑采用不对称的面部劈开术。

面颅缝早闭征的手术时机和指征

颅缝早闭的患儿，如果没有早期诊断，颅内高压可能会导致视神经萎缩和失明。这常见于 Crouzen 综合征和尖头畸形。在 Hôpital Necker Enfants-Malades 的队列中，35% 的 Crouzen 综合征患者存在视乳头水肿，10% 的患者存在视神经萎缩。而在其他综合征中，仅有 4%~5% 的患者有视乳头水肿，没有一例患者有视神经萎缩。由于这些风险的存在，

以及如前所述的原因，面颅缝早闭征的治疗通常需要至少两个阶段[7,8,11,12]：第一阶段先处理颅缝早闭的问题，后续阶段再处理面部畸形。Apert 综合征无疑是其中最难治疗的疾病，可能需要最多的后续治疗。

眼眶

以 Necker 的经验而言，综合征相关的眶距增宽征的手术治疗，一般可以等到额骨前移术后以及 4 岁后[7,8]。那时的颅骨厚度足以在截骨移动后完成坚强固定。眼眶移动术和面部劈开术的选择依据以下几个因素：

1. 上颌弓：如果上颌弓和咬合关系基本正常，则应尽可能避免断开翼上颌联结，箱式移动截骨术就足够了。Crouzen 综合征和 Apert 综合征一般是这种情况。相反，如果上颌弓狭窄、翻转，切牙位置高于磨牙，则应选择面部劈开术，因为面部劈开术可以增宽上颌骨并改善上齿列的角度。
2. 眼眶轴线：如果眼眶轴线正常，则眼眶水平移动就可以取得令人满意的手术效果；但如果眼眶向外、向下倾斜，则应该选择面中部劈开手术以矫正这些畸形。
3. 鼻窝：如果鼻窝狭窄，应选择面中部劈开术，可以改善气道状况，特别是对于上颌弓增宽而引起狭窄的病例而言。

按照上述三个原则，Apert 综合征应选择面部劈开术。面部劈开术可以结合 Le Fort Ⅲ 型截骨前移术同期进行，也可以通过骨牵引的方式。对于同时行 Le Fort Ⅲ 型截骨术、面部劈开术和骨牵引术的患者，作者会推荐结合使用内固定和外固定的牵引装置（图 30.8）。

面部

Le Fort 根据面部骨折的横向走形，描述了三种经典的上颌骨骨折类型。由于面部前移手术差不多在面部重现了这些骨折线，因此 Tessier 又将那些面部截骨线命名为 Le Fort Ⅰ、Ⅱ、Ⅲ 型。虽然 Gillies 在 20 世纪 40 年代后期[33]就首次进行了面部前移手术，但 Tessier[10]开创了 Le Fort Ⅲ 型前移术。与 Gillies 的手术方式相比，Tessier 的截骨线更深，位于泪器的后方。目前医生使用的面部前移术一般都是 Le Fort Ⅲ 型。

曾行额部前移术的患者通常会有不同程度的面部后

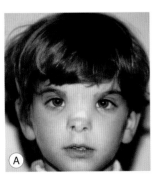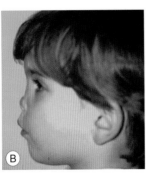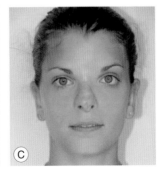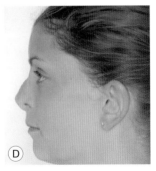

图 30.8　眼眶箱式移动术治疗中线裂。（A）4 岁患儿，术前正面观；（B）4 岁患儿，术前侧面观；（C）23 岁患者，鼻整形术后正面观（鼻部瘢痕恢复良好）；（D）23 岁患者，鼻整形术后侧面观（二期手术去除驼峰）

缩。一般而言,作者倾向于在恒牙期,咬合关系稳定后再行面部前移。如果只是中等程度的畸形,说服患者和其家人耐心等待应该没有问题。如果患者畸形较为严重,社会和心理压力较大,患者和家庭的需求会较为迫切。对于那些特别严重的病例,影响正常咀嚼、呼吸困难以及眼球明显突出等症状,在告知家属恒牙期后还需要进行二期手术修复(通常是 Le Fort Ⅰ 型截骨)后,可以先行一期的面部前移手术。

在 Apert 综合征中,如前所述,面部前移将与面部劈开术同期进行。这个手术一般在恒牙萌出前进行,因此无需矫正开颌问题。

面颅缝早闭症中眶距增宽征矫正的手术技术

面颅缝早闭征以额部和面中部的后缩为主要特征,两者都需要向前移动,可以通过分开或同时前移额部和面部进行矫正。前移手术可以与眶距增宽征的矫正手术同期进行。

经典的术式包括一期前颅重塑、二期面部前移(具体细节如前所述)。对于那些早期行额面前移的患者,可以二期行眶距增宽征的矫正手术。

面部劈开术结合 Le Fort Ⅲ 型截骨术矫正眶距增宽征(图 30.9、图 30.10)

Apert 综合征的治疗中,因为眶距增宽征和上颌骨畸形的同时存在,使面部劈开术成为了首选的术式。如果有需要的话,也可以结合骨牵引术。

冠状切口

用肾上腺素溶液在皮下充分浸润后切开头皮。如果之前做过头颅扩张术,切口应尽可能沿着原手术的瘢痕。在帽状腱膜下或骨膜上暴露颅骨可能会并发瘢痕组织和骨骼裂伤。眼周组织应在骨膜下进行充分剥离。在剥离两侧颞肌后,完成鼻根、眼眶外侧壁和颧弓的暴露。

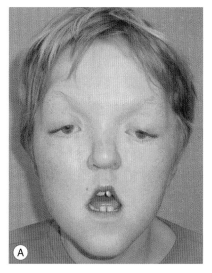
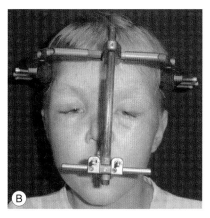
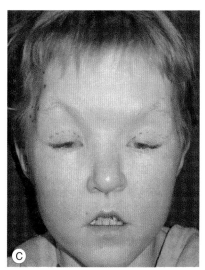
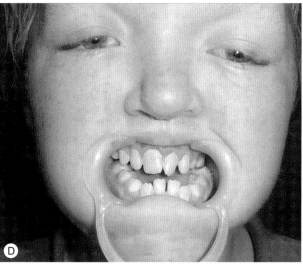
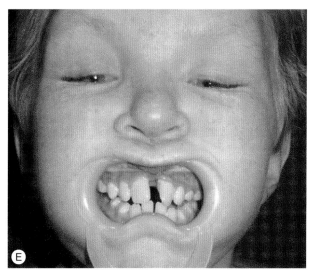

图 30.9 面部劈开术结合 Le Fort Ⅲ 型截骨术、外固定骨牵引术治疗一名 11 岁未经正畸治疗的 Apert 综合征患儿(注意切牙之间的空隙)。(A)术前正面观;(B)安装外固定牵引器后的正面观;(C)术后正面观(注意眼睑倾斜度已基本正常);(D)术前咬合情况;(E)术后咬合情况

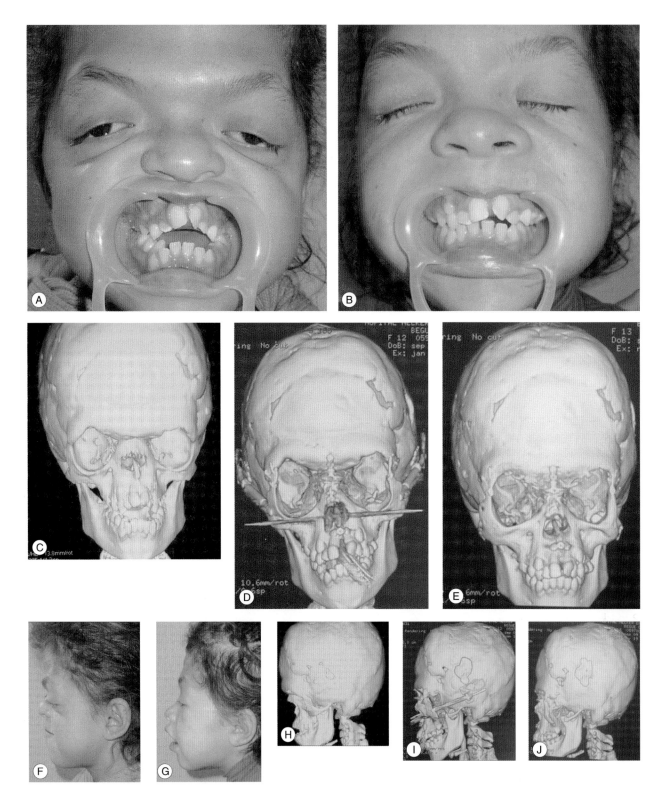

图 30.10 面部劈开术结合 Le Fort Ⅲ 型截骨术、内固定牵引术（牵引期间存在经面部的牵引杆）和上颌弓角度的矫正。（A）术前正面观;（B）术后正面观;（C）Le Fort Ⅲ 型截骨术前 CT 扫描影像（注意面中部明显后缩）;（D）牵引期的 CT 扫描影像（存在经面部的牵引杆）;（E）牵引完成，拆除牵引器后的 CT 扫描影像;（F）面部前移术前侧面观;（G）面部前移术后侧面观;（H）面部前移术前 CT 影像侧面观;（I）牵引期 CT 影像侧面观，可见内置式牵引器;（J）牵引完成后 CT 影像侧面观

颅下截骨

眼眶的下 3/4 部分、鼻部、颧骨和上颌骨上半部分将被移动。用往复锯以双向模式进行截骨。眼眶外侧的截骨通常从额颧联结处起始，过眶底，直至蝶上颌缝。要注意避免向前截骨时切割眶下缘，以免造成眶下缘骨折，导致整个眼眶变形、变浅。颧弓的横向截骨比较容易做到。鼻根部水平截骨，后方大约保留 3mm 厚度的颅骨。然后在内侧行 V 形截骨，截骨线向下延伸到每个眼眶的眶内侧壁。注意截骨线要足够靠后，以避免对内眦的损伤。最后，通过翼窝自上而下离断双侧翼上颌联结。此时应注意放一根手指在口内，以控制骨凿的位置。

在腭骨黏膜下也充分浸润肾上腺素溶液。在切牙后方，可能需要通过一个小的黏膜切口，作正中截骨。这使得腭骨分成两半，可以进行旋转。此时，整个面部被分为两半，可以各自独立地进行移动、固定，上半部分向内侧旋转靠拢、下半部分向外侧旋转分开，矫正眶距增宽征和眼睑下斜等问题。

骨固定和骨移植

必须用金属线或钛板等对眼眶外侧和颧弓等部位进行固定，以维持面部前移的效果。骨移植物，通常是顶骨外板，一般也是必需的，用于填充鼻根部和眼眶外侧等。额颧联结处的骨移植物通常是三角形的，而鼻根部一般需要两块四方形的，像房子屋顶的两个部分一样。如果行 Le Fort Ⅲ 型截骨前移，且前移量较大，在眼眶外侧的空隙中填充骨移植物，可能有助于防止眼球内陷的发生。

可以采用牙弓板加金属线以维持上颌骨的稳定性。

关窗时，将颞肌向前转位，覆盖由眼眶向内侧移动而造成的颞部缺损区。

如果在前移手术中应用牵引器，则以下几个技术要点有所不同：

1. 鼻部和额颧区域还是需要骨移植物填充，但不需要坚强固定；
2. 如果采用外置式牵引，牵引线最好放在梨状孔区域（见图 30.9）；
3. 如果采用内置式牵引，需要借助一根经面部的螺杆以作固定（见图 30.10）。内置式牵引器需要在体内放置 3~4 个月（稳固期）。

术后护理

与所有经颅的颅面外科手术一样，该手术的术后护理取决于手术本身以及它对全身稳态的影响。在术后至少 24 小时内，患者应在专门的儿科重症监护室接收密切观测。根据作者的经验，由于术后气道水肿导致气管插管需要延长到术后 3~4 天的情况并不少见。眼睑和气道急性期的水肿有时直到术后 48 小时依旧相当严重。通过这样的延迟拔管，急性期的水肿即使不能完全消退，也可以基本解决。这种保守的气道管理方法可以避免在早期拔管后不得已的二次插管。特别要注意的是，对于面部劈开术的患者，虽然手术本身扩大了鼻底部的气道，但气道水肿的风险依旧很大。

必须密切监控由截骨可能继发的术后出血，尤其是对于术前和术中失血严重，可能存在凝血障碍的患者。根据侵入性颅面手术的治疗原则，对于存在污染空间（如筛窦、额窦等）暴露的手术，预防性抗生素的应用不应超过 48 小时。

预防性的睑缘缝合术应保留至拔管之后。睑缘缝合术可以有效保护角膜，防止角膜溃疡的发生，并减少结膜严重水肿的发生。当进行"箱式"截骨移位术时，睑缘下的缝线最好在术后第三天拆除，换成免缝胶带。而中线位置去除多余皮肤的切口缝线，除非采用的是皮内缝合，应像其他面部缝合一样，在术后第五天拆线。

术后预防并发症是重中之重。

结果、预后及并发症

可能的并发症可分为急性和迟发两种。如前所述，急性并发症应在术后早期积极预防：

1. 出血过多：主要可能与术前输血导致的凝血功能障碍有关。
2. 脑脊液鼻漏：并不少见，可能需要腰椎穿刺进行治疗。如果腰椎穿刺后 3 天还存在脑脊液漏，应行腰椎引流。脑脊液鼻漏存在脑膜炎的风险。术中应对球后区域进行细致解剖，尽可能予以避免。
3. 额窦颅骨化不足相关的感染：如果手术时患者存在额窦，需要对额窦进行清扫，使其颅骨化。该并发症也可以通过提早手术年龄进行避免（4 岁左右的患儿，额窦尚未发育）。相关感染可以在术后几天到几个月内出现。
4. 眼科并发症：部分眼科并发症（如角膜炎、结膜水肿等）可以通过睑缘缝合术进行预防。失明是较为罕见，但很严重的并发症，应告知所有患者存在这个风险。术后斜视的发生率比较高，应注意截骨术后将内侧眶壁充分内推，防止阶梯状结构的产生，影响内直肌的功能。也可能是由于截骨位置没有足够靠后，从而导致虽然充分内移了骨性眼眶，但眼球的内移距离依然不足。
5. 矫正不足：从长期来看，最重要的并发症就是矫正不足。主要原因是由于软组织的松弛，尤其是内眦韧带，而不是疾病的复发。在这种情况下，通常需要进行二期手术修复（图 30.11）。成年后还可以进行二期鼻整形手术，有助于极大地改善外貌。
6. 颞部凹陷：颞部凹陷是一种较为常见的并发症，尤其是对于一期做过颅骨成形术或面部劈开术的患儿而言，颞窝的凹陷会尤为明显。

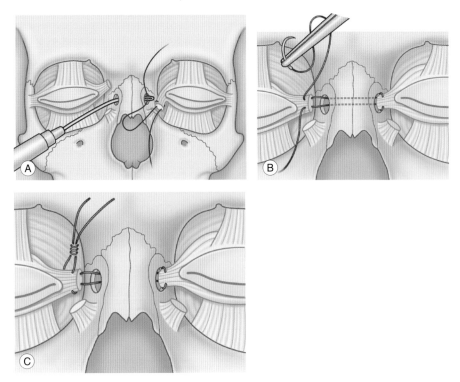

图 30.11 （A~C）内眦韧带的二期矫正手术

二期手术

软组织的问题比骨性结构异常更为复杂。

一些颅面畸形只累及骨骼,如轻度对称性的眶距增宽征、眼眶异位、额骨或颧骨不对称,位置异常等。矫正可以通过隐蔽的切口完成,如冠状切口、口内切口或结膜切口等。这些切口基本都不会留下可见的瘢痕。

颞部凹陷可以通过脂肪移植来改善,可以参照 Coleman 的治疗方案。脂肪移植可能需要多次重复手术。

多余的皮肤可以进行调整,也会一定程度上自行回缩。在中度眶距增宽征的矫正手术后,眉间和鼻背部的多余皮肤在用骨移植物提升鼻背高度后,可以适当切除。在最初的治疗方案中,必须考虑到未来软组织修复的问题。拟进行的手术入路不应以牺牲皮瓣为代价。例如,如果打算采用额部皮瓣进行后续治疗,则不应采用冠状切口入路。冠状切口的入路会破坏额部皮瓣的血供。

重建骨骼通常比矫正软组织缺陷要容易得多。整形外科很少能在不留瘢痕的条件下完成轮廓的重塑。作者将在本章结尾简要讨论先天性颅面畸形中存在的主要软组织问题。

无论如何,成年后的鼻整形术将是外观最重要的影响因素。

眶距增宽征（面裂或颅缝早闭症患者）的治疗优化

额部、鼻部和颞部通常会出现不规则。可以选择在早期或延迟到颅面发育基本完成（>15 岁）进行整形手术进一步改善外貌。改善轮廓的手术包括骨骼重塑、骨骼移植、生物材料植入。最近,由 Coleman 提出的脂肪移植也被证明可有效矫正小的畸形,如颞部凹陷等。

而软组织的改善一般都是出于美观考量,可分为以下几个步骤。

内眦矫正

在眶距增宽征的矫正过程中,作者倾向于保留内眦韧带的骨性附着,从而避免复位内眦韧带的需要。这点在手术中不难做到,但远期来看效果不佳。即使术中内眦韧带保留了骨性附着,在正中位置切除 2cm 骨块的情况下,术后内眦韧带间的距离可能只减少 1cm,在软组织水平可能只有 50% 的有效率。因此,可能需要二期行内眦韧带的修复手术（采用经鼻技术,见图 30.11）和内眦赘皮的矫正手术（Y-V 成形术或者 Del Campo 提出的不对称 Z 成形术）[34]。

外眦的问题较少被提及。因为如果有需要的话,可以在颅面手术的最后行外侧悬吊,以调整外眦的位置。如果远期矫正效果不佳,也可以通过外侧的小切口行外眦成形术。

头皮和眉毛

在颅面裂中,通常可以观察到发际线的扭曲,一般是因为颅面裂延续到了头皮水平。额部的头发可以直接去除。可以在术中一期切除,便于暴露术野,也可以二期进行。眉毛也可能裂开或错位。额部和头皮不同的重新定位方式都可以矫正眉毛的错位问题。通常会选择降低较高的部分。

鼻部

对于鼻背部存在多余皮肤的对称性眶距增宽征患者，作者建议不要作简单的正中切口切除皮肤。一些切口瘢痕随着时间推移，恢复良好，变得不再显眼。但有些瘢痕会挛缩、色素沉着，非常醒目。因此，如前所述，作者建议先等待皮肤的自然回缩。

如果鼻部存在面裂，则应在颅面手术的同时，利用切除鼻周组织时，产生的相对多余的软组织进行鼻部修复。鼻部的裂缝可以采用鼻翼周围的组织进行修复，如果存在组织缺损，也可以考虑鼻部的皮瓣，比如鼻部上方多余的皮肤可以转移到鼻部下方。

在某些病例中，鼻部扭曲，从一开始皮肤组织就较为不足，则可以从额部来获取。在眶距增宽征的矫正过程中，会在额部产生多余的软组织，可以用来做额部皮瓣。有时，也可以做额部皮肤扩张以提供足够的软组织。在手术规划的起始，就应该仔细考量鼻部重建的需求。因为如果需要从额部获取软组织，常规的冠状切口入路可能需要相应调整。

眼睑和眼眶

眼睑裂主要表现为下眼睑裂，可以在面中部重建手术时进行治疗。眼鼻裂亦是如此。本章讨论的颅面裂也可能会导致眼眶的异常。

在无眼症或小眼症的情况下，骨性眼眶没有发育到正常的大小。常用的治疗策略是用复合材料逐渐扩大结膜面积[35,36]，但复合材料很难进行放置。相比起来，眶内扩张器更为有效，几乎可以达到正常的眼眶大小，之后可以安装假体。然而，眼眶扩张术难以实施且需要极为密集的随访。如果眼眶扩张失败，或者患者根本没有进行尝试，则医生必须要面对小眼眶的问题。应该先将小眼眶放置到一个，相对另一侧的眼眶而言，垂直和水平方向都较为合适的位置，然后通过手术扩大整个眼眶。类似于治疗眼眶异位，可以通过局部的额骨开窗术到达眶顶。后续的软组织手术就是要创造一个可以容纳眼球假体的空间，包括用耳廓复合皮瓣重建短缩的眼睑。相比骨骼手术，这会难度更大，耗时更长。

眼球运动障碍

颅面手术很多时候会发生眼球运动障碍，特别是严重的眶距增宽征。治疗原则为先处理骨骼问题，再处理眼球运动障碍。眼球运动障碍的具体治疗方案不在本章的讨论范围之内。

眶距增宽征复发

根据作者的经验，如果在 4 岁之后（即颅骨发育基本完成之后）进行眶距增宽征的手术治疗一般不会复发。复发可能是由于眶距增宽征治疗较早导致的，例如，在 1 岁时进行矫正，但术后颅脑继续快速发育，从而导致了复发。作者曾遇到过一种眶距增宽征复发的特殊情况，患者由于脑室-

腹腔分流障碍，导致两眼眶间周期性的脑膨出。脑膨出相当于两眼眶间的扩张器，逐渐地扩大了两眼眶之间的距离。

与之相反，面颅缝早闭征中因为固有的生长障碍，可能会导致上颌后缩等畸形的相对复发，但这类复发不需要另行处理。

三维 CT 影像的出现极大地推动了精确截骨的术前设计[37]。然而，相比复发而言，眶距增宽征矫正手术中小的矫正不足更为常见。虽然骨性结构的矫正一般都较为令人满意，但术者常忽视了软组织修复的重要性，特别是鼻部整形方面。鼻部整形是决定临床效果的最终因素。对于一些较为年长的患者而言，鼻部畸形不仅仅是一个主诉，更是手术修复最后，也是最重要的一步[38,39]。

颅面外科是团队工作

本章节中讨论的先天性颅面畸形的治疗显然需要颅面外科团队的良好协作。当团队成员完成对患者的检查后，整形外科医生和神经外科医生需要在现代影像学技术的辅助下，综合形态学和功能学需求，规划治疗方案。因为涉及的问题过多，操作过于复杂，在没有大量经验的情况下，治疗难以进行。但目前只有少数几个能开展这类手术的专科机构能提供这类宝贵的经验。

参考文献

1. De Myer W, Zeman W, Palmer CA. The face predicts the brain: diagnostic significance of median facial anomalies for holoprosencephaly (arrhinencephaly). *Pediatrics*. 1964;34:256–263.
2. Patten BM. *Human Embryology*. 3rd ed. New York: McGraw Hill; 1968.
3. Cohen MM Jr, Jirasek JE, Guzman RT, et al. Holoprosencephaly, and facial dysmorphia: nosology, etiology and pathogenesis. *Birth Defects*. 1971;7:125.
4. Sedano HO, Cohen MM Jr, Jirasek J, et al. Frontonasal dysplasia. *J Pediatr*. 1970;76:906.
5. Tessier P. Anatomical classification of facial, craniofacial and laterofacial clefts. *J Maxillofac Surg*. 1976;4:69.
6. Cohen MM Jr. *Craniosynostosis: Diagnosis, Evaluation and Management*. New York: Raven Press; 1986.
7. Marchac D, Renier D, Broumand S. Timing of treatment for craniosynostosis : a 20 year experience. *Br J Plast Surg*. 1994;47:211–222. *The authors report their extensive experience in this 983-patient series. With early diagnosis, brachycephalies are corrected between 2 and 4 months of life; other craniosynostoses are addressed in the second half of the first year of life.*
8. Marchac D, Arnaud E. Midface surgery from Tessier to distraction. *Child's Nerv Syst*. 1999;15:681–694.
9. Crouzon O. Dysostose craniofaciale héréditaire. *Bull Soc Med Hôp Paris*. 1912;33:545–555.
10. Tessier P. Osteotomies totales de la face: Syndrome de Crouzon, syndrome d'Apert, oxycephalies, scaphocephalies, turricephalies. *Ann Chir Plast*. 1967;12:273.
11. Marchac D, Renier D. Le front flottant, traitement précoce des faciocraniosténoses. *Ann Chir Plast*. 1979;24:21.
12. Marchac D, Renier D. *Craniofacial Surgery for Craniosynostosis*. Boston: Little, Brown; 1982:125.
13. Ortiz-Monasterio F, Fuente del Campo A, Carillo A. Advancement of the orbits and the midface in one piece, combined with frontal repositioning for the correction of Crouzon's deformities. *Plast Reconstr Surg*. 1978;61:507–516. *The authors advocate composite advancement of the orbits and midface in addition to frontal advancement for the management of Crouzon's syndrome. They caution that, while they are optimistic, their data do not have sufficient follow-up to demonstrate the longevity of their results.*
14. Mühlbauer W, Anderl H, Marchac D. *Complete Frontofacial*

Advancement in Infants with Craniofacial Dysostosis: Transactions of the Eighth International Congress of Plastic Surgery, Montreal. Montreal: McGill University; 1983:318–320.

15. Marchac D, Renier D. Early monobloc frontofacial advancement. In: Marchac D, ed. *Craniofacial Surgery: Proceedings of the First International Congress of Cranio-maxillo-facial Surgery.* Berlin: Springer-Verlag; 1987:130–136.

16. Arnaud E, Marchac D, Renier D. Reduction of morbidity of frontofacial advancement in children with distraction. *Plast Reconstr Surg.* 2007;120:1009–1026. *This is a prospective analysis of 36 patients undergoing monobloc distraction for faciocraniosynostosis. The authors assessed their outcomes and concluded that their use of internal distraction reduced the risks inherent to monobloc advancement.*

17. Apert E. De l'acrocephalosyndactylie. *Bull Soc Med Hop Paris.* 1906;23:1310.

18. Cinalli G, Renier D, Sebag G, et al. Chronic tonsillar herniation in Crouzon's and Apert's syndromes. The role of the premature synostosis of the lambdoid suture. *J Neurosurg.* 1995;83:575–582.

19. Renier D, Sainte-Rose C, Marchac D, et al. Intracranial pressure in craniostenosis. *J Neurosurg.* 1982;57:370–377. *Pre- and postoperative intracranial pressure (ICP) measurements were taken in 23 craniosynostosis patients. Elevated ICP normalized after surgery. A correlation was noted between elevated ICP and lower cognitive testing.*

20. Tessier P, Guiot J, Rougerie JP, et al. Ostéotomies cranio-naso-orbito-faciales. *Hypertelorisme Ann Chir Plast.* 1967;12:103.

21. Converse JM, Ransohoff J, Matthew E, et al. Ocular hypertelorism and pseudohypertelorism. Advances in surgical treatment. *Plast Reconstr Surg.* 1970;45:1. *This review begins with a discussion of the definition of hypertelorism and associated diagnoses. A detailed survey of corrective procedures follows.*

22. Tessier P. Experience in the treatment of orbital hypertelorism. *Plast Reconstr Surg.* 1974;53:4.

23. Van der Meulen J. Medial faciotomy. *Br J Plast Surg.* 1979;32:339.

24. Van der Meulen J, Vaandrager JM. Surgery related to the correction of hypertelorism. *Plast Reconstr Surg.* 1983;71:6.

25. Tessier PL. Facial bipartition: A concept more than a procedure. In: Marchac D, ed. *Proceedings of the First International Congress of the International Society of Cranio-maxillo-facial Surgery.* Berlin: Springer-Verlag; 1987:217–245.

26. David DJ, Moore MH, Cootes RD. Tessier clefts revisited with a third dimension. *Cleft Palate J.* 1989;26:163.

27. Kawamoto H. Rare craniofacial clefts. In: McCarthy J, ed. *Plastic Surgery.* Philadelphia: W. B. Saunders; 1990:2922–2973.

28. Tessier P. *Chirurgie Orbito-palpebrale.* Paris: Masson; 1977.

29. Jackson I, Munro I, et al. *Atlas of Craniofacial Surgery.* St-Louis: Mosby; 1982.

30. Marchac D, Renier D, Arnaud E. Infrafrontal correction of teleorbitism. In: Whitaker L, ed. *Proceedings from the Seventh Meeting of the ISCFS.* USA: Santa Fe; 1997:173–175.

31. Wolfe SA. *Facial Surgery of the Facial Skeleton.* Boston: Little Brown; 1989.

32. Raveh J, Vuillemin T. Advantages of an additional subcranial approach in the correction of craniofacial deformities. *Craniomaxillofac Surg.* 1988;16:350.

33. Gillies HD, Harrison SM. Operative correction by osteotomy of recessed malar maxillary compound in a case of oxycephaly. *Br J Plast Surg.* 1950;2:123.

34. Fuente Del Campo A. Surgical treatment of the epicanthal fold. *Plast Reconstr Surg.* 1984;73:566–570.

35. Marchac D, Cophignon J, Achard E, et al. Orbital expansion for anophthalmia and micro-orbitism. *Plast Reconstr Surg.* 1977;59:486.

36. Marchac D. Surgical enlargement of the anophthalmic pocket. In: Toth B, Keating R, Stewart W, eds. *An Atlas of Orbitocranial Surgery.* London: Martin Dunitz; 1999:203–208.

37. Moreira Gonzalez A, Elahi M, Barakat K, et al. Hypertelorism: the importance of three dimensional imaging and trends in the surgical correction by facial bipartition. *Plast Reconstr Surg.* 2005;115:1537–1546.

38. Ortiz-Monasterio F, Fuente Del Campo A. Nasal correction in hypertelorbitism. *Scand J Plast Reconstr Surg.* 1981;15:27.

39. Marchac D, Sati S, Renier D, et al. Hypertelorism correction: what happens with growth? Evaluation of a series of 95 operated cases. *Plast Reconstr Surg.* 2012;129.713–727.

第31章

颅面裂

James P. Bradley and Henry K. Kawamoto Jr.

概要

- 先天性颅面裂表现为不同类型、不同严重程度的颅面部缺陷。
- 除合并 6、7、8 号面裂的综合征（如 Treacher-Collins 综合征、半面短小）外，颅面裂一般自发发生。
- 如果胚胎发育过程中，神经外胚层的正常迁移和侵袭发生障碍，上皮组织就会形成面裂。面裂的严重程度与神经外胚层侵袭障碍的严重程度成正比。
- Tessier 分类法将颅面裂命名为 0~14 号裂（0~8 号裂为面裂；9~14 号裂为颅裂），为颅面裂提供了一种描述性的、易于理解的分类系统，也有一定的治疗指导作用。
- 中颅面发育异常可分为 3 类：发育不良（组织缺损）、闭合不全（组织量正常，但存在裂隙）、增生畸形（组织过多）。
- 在婴儿期（3~12 个月），可选择矫正功能异常、软组织裂和中颅裂（如脑膨出）。
- 在儿童期（6~9 岁），可选择骨移植术或面部劈开术矫正面中部和眼眶畸形。
- 在骨骼发育完成后，可选择正畸治疗和软组织修复手术完成最后的矫正。

简介

先天性颅面裂是指颅面部呈线状分布的组织缺陷、组织过多或组织量正常，但存在裂隙的各种异常[1-4]。在所有的先天性面部畸形中，颅面裂是最影响容貌的。它可以表现为不同类型、不同严重程度的畸形。虽然乍看起来，颅面裂没有固定的类型，但大部分颅面裂还是与胚胎发育的过程相关的[5]。颅面裂可以是单侧的，也可以是双侧的。双侧病例两侧颅面裂的类型和严重程度可以不一。

颅面裂分类

颅面裂较为罕见，表现形式多样，严重程度不一。规范胚胎发育异常、遗传学病因或解剖学标志的专业术语有利于诊断和治疗。将看起来截然不同的颅面裂畸形根据一定规律进行分类，有助于理解颅面裂的病因、了解手术治疗相关的解剖学异常。因此，不少学者曾提出各种有序分类系统[1-4]。

美国腭裂修复协会（American Association of Cleft Palate Rehabilitation, AACPR）基于疾病部位将颅面裂分为 4 类：①下颌突裂；②眼鼻裂；③口眼裂；④口耳裂[6]。第一类下颌骨裂指下颌骨和下唇的畸形；第二类眼鼻裂指鼻翼和内眦之间的畸形；第三类口眼裂指口腔到眼眶内外眦之间的畸形；第四类口耳裂指口角到耳屏之间的畸形。后来 Boo-Chai 基于面部解剖标志（包括骨性标志）改良了 AACPR 分类[7]，将口眼裂根据眶下孔的位置，细分为口 - 内眦裂和口 - 外眦裂。

Karfik 基于胚胎发育和形态学将颅面裂分为 5 类：①A 类：嗅脑畸形；②B 类：第一和第二腮弓畸形；③C 类：眶睑畸形；④D 类：颅脑畸形（如 Apert 和 Crouzen 综合征）；⑤E 类：与胚胎融合无关的不典型畸形，继发于先天性肿瘤、萎缩、增生和斜裂等[8]。A 类嗅脑畸形，又可细分为两个亚类：A1 类为由额鼻突分化的轴线畸形；A2 类为鼻部邻近区域的轴线旁畸形。B 类第一和第二腮弓畸形，也可细分为两个亚类：B1 类包含外耳畸形（颅面短小、Treacher-Collins 综合征、Pierre-Robin 综合征和耳廓畸形）；B2 类包含下颌中线畸形。

由于某些畸形并没有真正裂隙的临床表现，Van der Meulen 在分类中引入了"发育异常"（dysplasia）这一名词，然后用发育起源的区域来命名缺损[9]。目前认为畸形是在面突融合前或融合过程中发生的，且早于骨化的发生（图 31.1）。

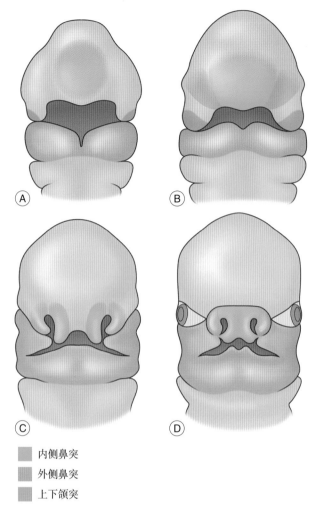

内側鼻突
外側鼻突
上下颌突

图 31.1　面部胚胎发育示意图。面部发育的不同阶段，内侧鼻突、外侧鼻突和上下颌突的迁移情况。（A）27 天；（B）33 天；（C）39 天；（D）46 天

由于畸形和变形程度不一，中颅面裂的诊断需要格外谨慎。它既可能表现为组织发育不全和前脑无裂畸形，也可表现为额鼻过度发育，组织过多，还有可能组织量正常，但中线位置存在畸形[10]。Noordhoff 等将"前脑无裂畸形"这一名词特指无叶型的患者，且更青睐"发育异常"这一名词，而非"发育不全"[11]。因此，为了便于区分，中颅面裂被分为以下 3 类：

Ⅰ. 中颅面发育不良（组织缺少或缺失）；
Ⅱ. 中颅面发育异常（组织正常，但存在畸形）；
Ⅲ. 中颅面发育过度（组织过多或重复）。

在每个分类下面，又分为不同的亚类，来描述 0~14 号裂的畸形情况（表 31.1）。

Ⅰ. 中颅面发育不良（组织缺少和 /或缺失）

A. 前脑无裂畸形（无叶脑）

1. 独眼畸形：表现为单眼眶单眼球。可伴有鼻畸形或无鼻畸形，鼻部结构位于单眼上方。可也伴有小头畸形。

2. 筛形头畸形：重度眶距短缩，但两眼眶在解剖结构上是分开的。可伴有鼻畸形或无鼻畸形，但鼻部结构位于两眼眶之间。

3. 猴头畸形：中重度眶距短缩。鼻部具有基本正常的解剖结构，位于更正常的解剖位置。

4. 原发腭发育不良：原发腭，包括前颌骨结构和相关的中线结构，缺失或严重缺陷。可以并发眶距短缩。

B. 中颅面发育不良（叶型脑）

中线位置的面部发育不良和大脑畸形同时存在。可伴有单侧或双侧的唇腭裂。

C. 面中部发育不良

中线位置的面部发育不良，但不累及大脑。可伴有单侧或双侧的唇腭裂。

D. 轻度面中部发育不良

面中部结构发育不良可能导致一些轻度的面中部畸形。可伴有单侧或双侧的唇腭裂。主要包括：

1. Binder 综合征：以鼻部和上颌骨区域扁平为主要特征，鼻梁低平，甚至缺失，通常还表现为安氏三类错殆畸形。
2. 上颌骨中切牙异常：又可分为三小类：
　（a）上颌骨中切牙缺失；
　（b）单个上颌骨中切牙；
　（c）上颌骨中切牙发育不良。
3. 上唇系带缺失

Ⅱ. 中颅面发育异常

中颅面发育异常指中线位置具有正常的组织量，但存在结构异常。这一类异常又可分为两类，一类具有真正的裂隙（真性唇正中裂）；一类表现为结构错位（脑膨出）。这类异常介于发育不良和发育过度之间。

A. 真性正中裂

真性正中裂可表现为孤立的上唇裂，即 0 号裂，跟发育不良或发育过度无关。但真性正中裂也可能伴有组织缺损，如鼻中隔缺失。真性正中裂也可能伴有组织过多，如两个鼻中隔。上唇畸形是一种真性正中唇裂，表现为球状突之间的裂缝。这需要与球状突发育不良导致的假性正中裂相鉴别。真性正中裂可从两个中切牙间裂开，后方可影响到原发腭和继发腭。如果裂缝影响到了眼眶间的区域，可能会导致眶距增宽征。

B. 颅前部脑膨出

脑膨出是一种先天性囊性畸形，包含中枢神经系统的囊性结构从颅骨缺损区膨出，并保持脑脊液的灌注。如果在正常发育的区域中，有一块相对薄弱的位置，就会促使脑膨出的发生。而脑膨出后会进一步挤开周围组织。

颅前部脑膨出可分为额筛部脑膨出和颅底部脑膨出。

表 31.1 中颅面发育异常的分类

分类	描述
Ⅰ. 中颅面发育不良	组织缺损
A. 前脑无裂畸形（无叶脑）	大脑无叶，中颅面发育不良
1. 独眼畸形	单眼眶单球。可伴有鼻畸形或无鼻畸形，鼻部结构位于单眼上方。可也伴有小头畸形
2. 筛形头畸形	重度眶距短缩，但两眼眶在解剖结构上是分开的。可伴有鼻畸形或无鼻畸形，但鼻部结构位于两眼眶之间
3. 猴头畸形	中重度眶距短缩。鼻部具有基本正常的解剖结构
4. 原发腭发育不良	前颌骨结构缺失或发育不良
B. 中颅面发育不良（叶型脑）	大脑分叶，但中线位置大脑畸形；面中部发育不良
C. 面中部发育不良	大脑不受累。面中部发育不良
D. 轻度面中部发育不良	1. Binder 综合征（上颌骨、鼻部发育不良）
	2. 上颌骨中切牙异常
	3. 上唇系带缺失
Ⅱ. 中颅面发育异常	组织量正常但畸形
A. 真性正中裂	孤立的上唇裂或球状突之间的异常分裂。可表现为不完全裂或完全裂
B. 颅前部脑膨出	包含中枢神经系统的囊性结构异常或从颅骨缺损区膨出
Ⅲ. 中颅面发育过度	各种形式的组织过多，从鼻中隔的增厚到各种严重类型的额鼻发育异常

在额筛部脑膨出中，缺损区域通常位于额骨和筛骨的联结处（即盲孔）[12]。鼻筛部脑膨出也被认为是 Tessier 分类中的 14 号裂，或者 Mazzola 形态学分类中的额鼻发育异常。颅底脑膨出一般与鸡冠处或鸡冠后方的缺损有关。在某些病例中，脑膨出可发生于蝶骨缺损处，也被称为经蝶骨脑膨出。

Ⅲ. 中颅面发育过度（组织过多或重复）

此分类包含各种形式的组织过多，从鼻中隔的增厚到各种严重类型的额鼻发育异常。

以往，"额鼻发育异常"是这类畸形最广为人知的专业术语[14]。但关于该术语存在反对意见，因为"发育异常"这一词包含了从组织发育不良到组织发育过度间所有的异常情况。目前已逐渐规范为"额鼻发育过度"这一术语。

中颅面发育过度的发病机制尚不清楚。从胚胎发育学角度，如果鼻囊不能正常发育，原始脑泡占据鼻囊应有的位置，从而形成前颅隐形颅裂，并导致眼睛和鼻孔停止迁移，停留在发育相对早期的位置[15, 16]。实验表明，迁移的神经嵴细胞数量的减少会导致这些多发畸形[17, 18]。

鼻部畸形表现不一，可表现为带切迹的宽大鼻尖，也可表现为发育不全、完全分裂的鼻孔结构，甚至可表现为缺乏基本的鼻部和上颌骨结构，伴有正中唇裂。除此之外，也可能表现为鼻翼不同程度的切迹。有时还可合并有其他的相关畸形，如鼻旁皮赘、低位耳、传导性耳聋、轻到重度的发育迟滞、基底部脑膨出、胼胝体发育不全等。眼畸形也有较高的发病率。还可能存在颅外畸形，如法洛四联症、胫骨缺失等。当表现为重度眶距增宽征或存在颅外畸形时，心智缺陷的发生率较高，且通常更为严重[14, 15, 17]。

Tessier 在 1976 年阐述了他关于颅面裂的分类方法。该分类方法是最为完善的，经过了时间的考验。该分类方法是 Tessier 基于他解剖实验室和手术室大量的个人经验，结合胚胎发育学的知识所创立的。分类中所涉及的术语是统一的，关于各个分类特征的描述是细致的。对于临床医生而言，用这个分类方法评估颅面裂的情况，具有高度可重复性。除此以外，该分类还将临床表现与术前三维 CT 扫描得到的骨骼异常联系在了一起。骨骼异常的情况还在手术中得到了确认。临床表现与术中解剖发现的紧密联系进一步提高了该分类方法的临床应用价值。Tessier 分类的具体内容详见下文。

流行病学与病因学

颅面裂真正的发病率尚未可知，一方面是因为颅面裂较为罕见，另一方面是因为在轻症患者中难以识别轻微畸形。但根据文献报道，颅面裂的发病率预估在（1.4~4.9）/100 000 活产[1-3]。这个发病率相较常见（9.5/1 000~34/1 000）的唇腭裂畸形而言，要低得多[3]。

大部分颅面裂是散发病例。但在 Treacher-Collins 综合征和某些家族性 Goldenhar 综合征中，似乎有遗传因素的参与。显性基因 TCOF-1 是 Treacher-Collins 综合征的病因[19]。虽然该基因的外显率会有所变化，但疾病的临床表现相当一致。在 TCOF-1 基因敲除的动物模型中，局部大量的细胞死亡影响嵴细胞的迁移，导致颧骨畸形。限制性肢体畸形（羊膜带综合征）也与面裂有关。Coady 等发现颅面裂与肢体环状束缚具有显著关联性[20]。

基于动物实验和临床研究,许多环境因素已被证明与面裂的发生有关。这些发现可大致分为4类:①放射[21,22];②感染[23,24];③孕妇代谢失调[25];④药物和化学品[26]。在动物实验中,大量的药物和化学品都有潜在致畸性,但很少发现它们会引起人类的颜面畸形。目前一些药品,包括含视黄酸的药物,被认为是面部畸形的病因之一[27]。

即使了解药物的潜在致畸性和它们对面部发育的影响,但在胚胎颜面分化发育的关键阶段,孕妇可能还没有意识到自己受孕。畸形学家需要面对多种因素影响多条通路的复杂问题,目前还没有找到颜面裂形成的发病机制。

颜面部的胚胎发育过程

对胚胎期正常形态发生的理解有助于临床医生对颜面裂的描述和分类。类似地,对颜面裂的研究有助于人们深入理解面部发育和神经胚胎学。下文将基于神经胚胎学概述传统正常面部发育的认知和遗传因素调控发育方面的进展。

所有组织和器官的生成都基于3个原始胚层:内胚层、中胚层和外胚层[28]。在孕3周时,这3个原始胚层分化为脊索和脊索前中胚层。同时,延髓外胚层分化出高度特异性的神经嵴细胞,这些神经嵴细胞最终会分化为大脑和面中部结构[29]。外胚层先分化成两侧的神经褶,之后会联结形成神经管。在神经管的闭合过程中,神经嵴细胞(间叶细胞)迁移到相应的组织中,形成多向潜能T细胞。胚胎发生期间面突就是由神经嵴细胞的迁移构成的。神经嵴腹侧的迁移形成分段结构,也称为菱脑原节,分化出面部和头部软骨、骨骼、肌肉和结缔组织的前体细胞。

外胚层间质迁移过程中任何数量或质量的缺陷都会导致颜面畸形,可以表现为严重的前脑无裂畸形,也可以表现为轻症的凹陷或皮赘[30]。另一个影响发育导致发育障碍和异位的原因胚胎发育过程中动脉的异常发育或退化[31]。

从妊娠第4周起,面部结构可以初步辨别[32]。在妊娠第4~8周时,顶臀长从大约3.5mm快速增长到28mm。双层的口道膜形成口凹(原始口腔)结构。上方的额鼻突构成了上界[2]。神经嵴细胞的迁移,围绕着口凹,形成五个突起(额鼻突、双侧上颌突、双侧下颌突)(图31.1)。额鼻突是由神经嵴细胞从中脑腹侧迁移过来的,会分化为额骨和鼻骨。上颌突和下颌突由尾部的神经嵴细胞迁移而来,这些神经嵴细胞在腹侧主动脉弓附近与咽内胚层相接。

视泡由间脑外侧凹陷形成,且诱导外胚层增厚形成晶状体板,神经嵴细胞迁移形成巩膜。视泡的发育缺陷会导致小眼畸形或无眼畸形。随着生长发育,额鼻突缩窄,侧面部扩宽,眼部组织从外侧向内侧迁移。迁移不足会导致眶距增宽征,而迁移过度则会引起眶距短缩,甚至独眼畸形[33]。

妊娠第6周时,内侧鼻突增大突起,在中线位置融合。在额鼻突的下外侧、口凹的上方,局部外胚层组织增厚成一对鼻板,继而中央凹陷形成鼻窝,边缘隆起形成马蹄形的内侧鼻突和外侧鼻突。内侧鼻突向下生长(即球状突),与发育中的上颌突相互融合,形成上唇。内侧鼻突发育形成鼻尖、鼻小柱、人中和前颌骨;外侧鼻突发育形成鼻翼;额鼻突则参与了鼻梁和鼻根的形成。

鼻窝的后方与口凹之间有一层口鼻膜相隔。正常情况下,口鼻膜会随着生长发育退化消失。如果口鼻膜没有正常退化,那会导致后鼻孔闭锁[34]。内侧鼻隆起逐渐向中线迁移,上方与额鼻突融合,共同构成额突;下方(球状突)与上颌突融合,共同形成上唇。大约在妊娠第6周时,内侧鼻突在中线位置完成融合。内侧鼻突分化成鼻尖、鼻小柱、人中和前颌骨。外侧鼻突分化成鼻翼。额鼻突分化成鼻梁和鼻根。该发育过程中的异常可导致鼻裂或无鼻畸形。

上颌突是成对的三角形状的中胚层组织,位于下颌弓的头侧,视泡的腹侧。随着生长发育,上颌突逐渐增大,与下颌弓分离,并向腹侧迁移。上颌突最终会与球状突融合,共同构成上唇。上颌突还会分化为面颊、上颌骨、颧骨和继发腭。上颌突和外侧鼻突之间,从鼻窝到结膜囊(鼻泪管)存在一定的凹陷,一般由上皮细胞完成填充。如果神经嵴细胞迁移不足,则凹陷会持续存在,表现为面斜裂。

随着间质迁移,上颌突和下颌突会逐渐融合,形成口角,口凹会逐渐缩小。神经嵴细胞的迁移不足会导致巨口畸形,迁移过度会导致小口畸形。下颌突位于口凹和第一腮沟之间,是面部的最下端。在大约妊娠第六周时,两侧下颌弓逐渐增大,向腹侧迁移,分化成下唇和下颌骨。两侧下颌弓的外侧舌隆起部分共同构成舌前2/3部分。

外耳和中耳也在妊娠第6周时初步形成。第一腮弓的尾端增殖形成三个小丘状隆起,逐步分化为耳屏和耳轮。中耳的锤骨和砧骨也是由第一腮弓分化形成的。其余的外耳结构是由第二腮弓头端的三个小丘状隆起分化形成的。中耳的镫骨也是由第二腮弓分化形成的。

在短短4周的时间内,在细胞迁移、细胞相互作用和细胞凋亡的协同作用下,颜面部完成了初步的发育。这个复杂的过程一旦出错,就有可能导致颜面裂的发生,而且裂隙通常会沿着胚胎发育的路径发生。

融合异常

关于胚胎期颜面裂畸形发生的机制,目前有两套主流理论。"融合异常"学说认为颜面裂是由于胚胎发育过程中各面突的融合异常所导致的[36]。"中胚层侵袭异常"学说认为中胚层和神经外胚层在迁移和侵袭双层结构的外胚层结构时存在异常,从而导致颜面裂畸形的发生[37]。虽然目前大部分的知识都来源于动物实验中唇腭裂的研究,但这些罕见的颜面裂可能是由相似的机制引起的。

融合异常学说是Dursy于1869年提出,由His于1892年进行补充完善的假说。该假说认为随着生长发育,面突的游离端在面部逐渐融合,面部形态逐渐形成[35]。当两侧的面突之间建立上皮连接之后,就完成了融合。Dursy认为上颌突手指样的末端和成对的球状突共同构成了上唇结构,当这个过程被干扰时,就会导致颜面裂畸形。

中胚层侵袭异常学说的支持者们认为面突并不存在手指样的末端结构。Warbrick[38]以及Stark和Ehrmann[39]认为面突是一种由外胚层分化而成的双层结构,边界由上皮细胞构成。在生长发育的过程中，间质组织需要迁移、侵袭进入这个双层的外胚层结构，也称为"上皮屏障"。口凹的尾部，即下面部是由腮弓分化形成的，而腮弓是由一薄层的中胚层构成的。在发育过程中，起源自神经管背侧面的神经外胚层来源的神经嵴细胞，在外胚层下进行迁移，补充额鼻突和腮弓的中胚层细胞[40]。大部分颅面骨骼都是由这些神经嵴细胞分化形成。如果神经外胚层细胞的迁移和侵袭未能正常进行，则上皮屏障会崩塌，从而形成面裂。面裂的严重程度与神经外胚层细胞迁移和侵袭受累的情况成正比。很遗憾的是，截至目前，学界尚不了解这些颅面裂畸形形成的具体机制，但以上这两个假说一定程度上有助于人们理解颅面裂畸形。

神经管节学说

神经胚胎学的最新研究表明，神经系统与它所支配的结构的发育情况息息相关。神经管被认为是一系列发育的起源，包括中枢神经系统[41,42]。前脑的神经管和神经元可以分为6个原粒，构成Cartesian系统。类似地，中脑可分为两个原始节，后脑可分为12个菱脑原节。每个神经管节都由胚胎轴线上特定的几个基因编码区共同调节。后脑和尾椎尾部区域的神经管节一般由Hox家族调控，前脑的基因调控较为复杂，主要有Sonic hedgehog（Shh）、Wingless（Wnt）和Engrailed（En）等。

每个神经管节都有一个独特的"条形码"，从这里分化的所有细胞都会带有这个"条形码"，从而进入特定的中胚层和内胚层。例如，Hox基因参与编码菱脑原节2和3（这两个菱脑原节组成第一腮弓），而构成第一腮弓的所有中胚层细胞都携带有这个基因。不仅如此，之后才迁移到第一腮弓中胚层的神经嵴细胞也都携带有这个基因。这些神经嵴细胞参与后续相应面部组织的分化。因此，面部所有的骨骼和软组织都可以被认为是受基因调控的，表达特定基因的细胞就会出现在相应应该出现的位置。后期随着胚胎的折叠，这些细胞又出现在正确的拓扑学位置，形成正确的三维结构。

这个学说使人们能够按照前体细胞不同的起源，重新审视面部的发育构成。构成眼睛和鼻部中线位置结构的中胚层细胞，与构成其周围组织的中胚层细胞，就有着截然不同的起源、神经支配和血供。当把所有面部区域与前体细胞一一对应时，颅面裂就是相应的前体细胞在发育过程中存在缺陷，从而导致不同程度的软组织功能基质或骨骼缺失。Tessier的解剖学实验和临床实践，以及他所提出的分类系统，与这个学说基本一致。只有以下几点不同：①2号裂和3号裂来源于同一区域（3号裂更靠后一些）；②4号裂和5号裂来源于上颌的同一区域，只是受累程度不同。Tessier分类经过时间的考验，已经得到了广泛的临床应用。但遗传学家和胚胎学家对该数字分类系统的接受度不高，主要因为以往的胚胎发育理论都无法解释这个分类方法。而这个新的神经管节理论与Tessier颅面裂畸形分类的高度一致性进一步加强了Tessier这个发现的重要性。随着神经管节理论的

深入探究，Tessier分类的价值必将得到胚胎学家和遗传学家的认可。

患者选择

Tessier颅面裂的特征

Tessier基于其解剖和临床经验，提出了一种颅面裂的分类方法（图31.2A、B）。他将颅面裂按照面部和眼眶的分布情况，分为0~14号，该分类方法也与胚胎发育图谱相关（图31.2C）。他还依据术中发现将软组织缺损和骨缺损联系起来。骨骼的受累情况近来更多地通过术前三维CT扫描的方式得以发现。

Tessier用眼睑和眼眶定义一个水平轴，将整个面部分为上下两部分。他采用这些标志点是因为眼眶既属于颅脑，也属于面部。因此，眼眶可以用于区分颅裂和面裂。此外，在临床上常可以观察到颅面裂的组合情况：0号裂和14号裂；1号裂和13号裂；2号裂和12号裂；3号裂和11号裂；4号裂和10号裂；5号裂和9号裂；6号裂和8号裂。5~9号裂因为位于眶下孔的外侧，所以被认为是外侧裂。7号裂是最外侧的颅面裂。

颅面裂的临床表现多样。据Tessier报道，软组织和骨骼的严重长度很少一致。骨骼的标志点一般比较固定，比软组织更为可靠。一般而言，相较眶下孔外侧的面裂，眶下孔内侧的面裂软组织畸形会更为严重。而相较眶下孔内侧的面裂，眶下孔外侧的面裂骨骼畸形会更为严重。如果表现为双侧面裂，两侧的严重程度通常不一，表现为不对称畸形。

下文将借助Tessier分类详细介绍颅面裂，包括软组织畸形和骨骼畸形之间的相关性。疾病的严重程度会影响治疗策略。整体介绍顺序为先是从内侧到外侧的面裂，然后再是外侧到内侧的颅裂。

0号裂

0号裂也被称为中颅面发育障碍、面中部短小、额鼻发育不良、中面裂综合征或前脑无裂畸形。但准确地说，0号裂只是正中颅面发育不良中的面部表现[43,44]。0号裂的患者面裂可能向上延伸到颅部，也就是14号裂。如上所述，0号裂是较为特殊的一种颅面裂，因为它既可以表现为组织缺失，也可以表现为组织量正常，甚至可以表现为组织过多。

中颅面发育不良（中线结构缺失）

这类患者存在面部中线结构的发育不全或缺失（图31.3），轻症患者可表现为鼻上颌区域的发育不良、眶距短缩，重症患者可表现为独眼畸形、筛形头畸形或猴头畸形。表31.1详细阐述了各亚分类面部畸形的严重程度与脑畸形和精神发育迟缓之间的联系。脑部CT扫描可以区分无叶脑和叶型脑畸形，以及完善前脑无裂畸形的亚分类。从临床角度，对这类患者进行区分非常重要，因为脑部分化差的患

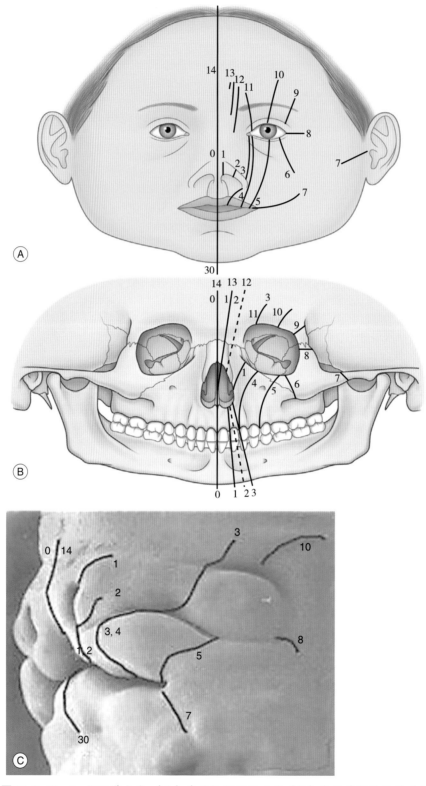

图 31.2 Tessier 颅面裂分类。(A) 基于软组织的分类;(B) 基于骨性结构的分类,
0~7 号裂为面裂,8~14 号裂为颅裂,30 号裂是下颌骨正中裂;(C) Tessier 分类与胚胎
发育学的相关性:45 天的胎儿各生长中心联结处与 Tessier 各分类的对应关系

者很可能在婴儿期夭折,而脑部分化较好的患者一般预后较好。

软组织缺陷

0 号裂的软组织缺陷一般包括上唇和鼻部。发育不良可能会导致假性正中唇裂和人中嵴缺失。当存在较宽的正中裂时,上唇的长度会增宽,且上唇会向上延伸至鼻底部(图 31.3A、B)。鼻部畸形通常表现为鼻小柱变窄甚至完全缺失,鼻尖因为缺乏鼻中隔支撑而塌陷。鼻中隔可表现为发育不全,与腭骨失去连接。牙齿畸形可包括上颌中切牙缺失、上颌单个中切牙和 / 或上颌中切牙发育不良。

骨骼缺陷

骨骼缺陷轻则表现为上颌中切牙分离,重则可表现为前上颌缺失,继发腭裂(图 31.3C)。鼻部缺陷可包括鼻中隔软骨部分或完全缺失,甚至鼻骨缺失。骨骼缺失可向头侧延

伸,直至筛窦区,从而导致眶距短缩或独眼畸形。类似的鼻上颌区域缺陷还可见于 Binder 综合征。

中颅面发育异常(组织量正常但组织畸形)

这类患者的畸形介于发育不良和发育过度之间,表现为组织量正常,但存在裂缝(真性正中裂)或异位(脑膨出)。

软组织受累情况

如果表现为孤立的上唇裂,而没有合并组织缺失(如鼻中隔缺失)或组织过多(如两个鼻中隔),则应考虑诊断为真性正中唇裂。真性正中裂指的是在两个球状突之间存在裂缝,而假性正中唇裂是由于球状突发育不全引起的。脑膨出表现为含有中枢神经系统的囊性先天畸形,通过头颅缺损区域膨出,且保留脑脊液灌注[45]。正常发育的区域中,有一块相对薄弱的位置,就会促使脑膨出的发生,而脑膨出后的团块会进一步挤开周围组织[42]。

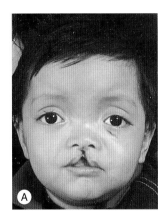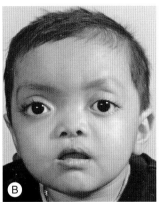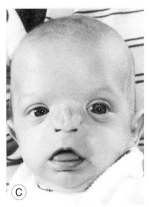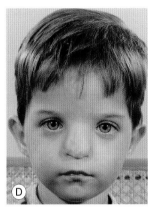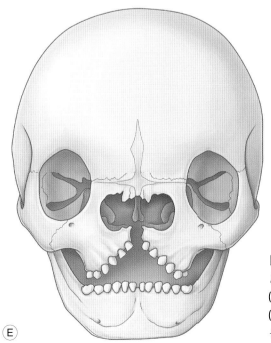

图 31.3　0号裂。(A、B)真性正中唇裂、腭裂、眶距增宽征、蝶筛脑膨出(照片中不可见)的患者照片;(A)术前;(B)唇裂修复术后;(C、D)中颅面组织过多,表现为鼻裂、鼻背皮肤过多的患者照片;(C)术前;(D)一期鼻整形术后;(E)骨骼受累示意图,可见上颌中切牙分离、鼻部增宽和眶组增宽征

骨骼受累情况

如果正中唇裂穿过上颌中切牙,它可能继续向后延伸,表现为正中腭裂。如果裂隙延伸到两眼眶间,可能会导致眶距增宽征。颅前部脑膨出可分为额筛部脑膨出和颅底部脑膨出。在额筛部脑膨出中,缺损区域通常位于额骨和筛骨的联结处(即盲孔处)[12]。颅底脑膨出一般与鸡冠处或鸡冠后方的缺损有关。在某些病例中,脑膨出也可发生于蝶骨缺损处。

中颅面发育过度(中线组织过多)

这类患者可表现为各种形式的组织过多,轻则鼻中隔增厚、两个鼻中隔(见图 31.3C),重则各种形式的额鼻发育异常。

软组织过多

软组织过多可表现为人中嵴增宽或两个唇系带。鼻部可表现为鼻裂伴有鼻小柱增宽、鼻背中部皮肤褶皱。鼻翼和上外侧软骨可向外侧异位。

骨骼过多

0 号面裂中骨骼过多可表现为上颌中切牙之间距离增宽。可存在两个鼻嵴。可见特征性的平底船样的上颌牙槽骨。前牙向中线方向倾斜,造成前方开𬌗。面中部的高度是缩短的。鼻中隔增厚或表现为两个鼻中隔。鼻骨和上颌骨鼻突扁平宽大,并向远离中线方向移位。筛窦和蝶窦可增大,造成前颅窝对称性增宽和眶距增宽征。筛板低平、鸡冠增宽。蝶骨体部增宽,翼部远离中线方向移位。

1 号裂

Tessier 将旁正中的面裂定义为 1 号裂[1]。Van der Meulen 等将这类面裂定义为 3 型鼻裂 / 鼻发育异常[9]。1 号裂如果延伸到颅部,则被称为 13 号裂。

软组织受累情况

1 号裂,类似于传统的唇裂,一般从上唇延伸至鼻翼软骨区。鼻部软组织三角形的切迹是一种典型特征(图 31.4A)。鼻小柱可短缩宽大。鼻尖和鼻中隔可向健侧偏曲。如果面裂进一步向头侧延伸,鼻背部可表现为软组织褶皱。再向上的话,在内眦内侧会有明显的裂隙,且患侧内眦会有一定移位,可表现为内眦距过宽。如果继续延伸到颅部(即 13 号裂),可表现为眼眶垂直方向异位。

骨骼受累情况

上颌骨呈平底船样,前切牙向裂隙处倾斜,造成前方开𬌗。牙槽裂较为罕见,但如果存在的话,一般在中切牙和侧切牙之间。这类旁正中的面裂一般在鼻嵴外侧,梨状孔附近,割裂鼻底(图 31.4C)。该面裂可向后延伸,造成完全性的硬腭裂和软腭裂。向头侧的延伸一般经过鼻骨和上颌骨额突的连接处。鼻骨常发生异位,且扁平。筛骨的扩大会导致眶距增宽征。同时,可引起蝶骨大翼、蝶骨小翼、翼突和前颅窝的不对称。

2 号裂

软组织受累情况

这是另一种旁正中的面裂,也可起自传统唇裂的发生区域。但这类患者的鼻畸形在鼻翼边缘的中 1/3(图 31.5)。在 2 号裂中,鼻翼表现为发育不良;而 1 号裂中,鼻翼仅仅是在穹窿部有一定切迹;3 号裂中,鼻翼基底部存在移位。鼻外侧扁平,穹窿部宽大。眼睑通常不受累,裂隙一般在睑裂内侧。虽然内眦会发生一定的移位,但泪管不受累。如果 2 号裂继续向头侧延伸(即 12 号裂),会引起内侧眉毛的扭曲。

骨骼受累情况

2 号裂一般起自侧切牙和尖牙之间。向上延伸至梨状孔区域,位于鼻中隔外侧、上颌窦内侧。可存在硬腭裂和软腭裂。鼻中隔可向健侧偏曲。2 号裂如果向上延伸,会经过鼻骨和上颌骨额突,常引起鼻骨的扭曲。如果筛窦受累,则可导致眶距增宽征。可见蝶骨大翼、蝶骨小翼和前颅窝的不对称畸形。

3 号裂

3 号裂是最常见的颅面裂。Morian 报道了第一例这样的病例,并在他的分类系统中将其定义为 Morian I 型裂[46]。它也被称为 Tessier 口 - 鼻 - 眼裂。3 号裂向头侧的延伸,即 11 号裂。与常见的唇腭裂不同,3 号裂具有以下特征:①发病率男女相同,无性别差异;②1/3 病例为右侧发病,1/3 病例为左侧发病,最后 1/3 病例为双侧发病。双侧发病的病例一般一侧为 3 号裂,另一侧表现为 4 号或 5 号裂。

软组织受累情况

3 号裂的起始位置与 1 号和 2 号裂相类似,一般起自人中嵴和鼻底。鼻翼基底部和下眼睑之间的组织缺损会导致患侧短鼻畸形。裂隙向头侧延伸,位于在内眦和下泪点之间(图 31.6A)。泪器,特别是下泪小管,通常会受损,因此患者很容易发生鼻泪管阻塞和泪囊的反复感染。下泪点通常向下移位,泪液的引流可直接到达面颊部,而非进入鼻腔。

内眦可向下移位,可发育不良。泪下点内侧可有下眼睑缺损。对于轻症的患者而言,下眼睑的部分缺损可能是唯一的外观异常。因此对于轻症患者进行 CT 检查,明确骨骼的受累情况是非常必要的,同时,还应注意对泪器的检查。眼球受累较为罕见,但存在发生小眼畸形的可能。一般而言,眼睛表现为向下、向外的移位。眼睛的损伤,如角膜糜烂、眼球穿孔和失明等,多由眼睛干燥引起。要注意对这类患者眼球的保护。

骨骼受累情况

这类患者的骨性特征表现为眼眶受累,口腔、鼻腔和眼眶的贯通(图 31.6B)。裂隙起自侧切牙和尖牙之间。与 1

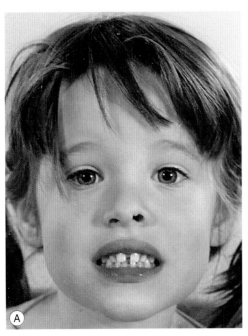
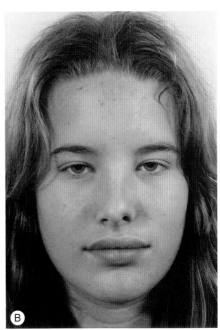

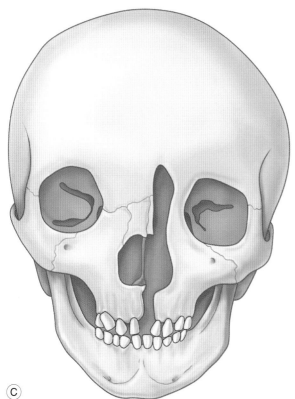

图 31.4 1 号裂。(A)患者左侧鼻翼切迹和眼眶异位。(B)同一患者发育完全后行复合组织瓣移植治疗左侧鼻翼软组织缺损。(C)骨骼受累示意图。裂隙在鼻嵴和鼻中隔外侧,经梨状孔向头部延伸。可见眼眶向外侧移位

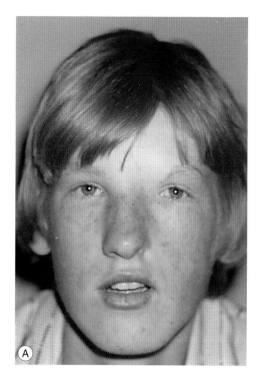
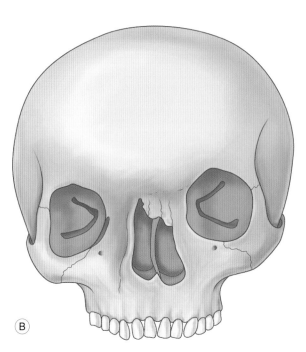

图 31.5 2 号裂。(A) 患者右侧鼻孔中 1/3 发育不良,呈现类似鼻基底退缩的外貌,外侧鼻翼扁平。右侧眉毛内侧缘扭曲,提示存在 12 号裂。同时患者存在眼眶异位和右侧内眦移位。(B) 骨骼受累示意图。2 号裂可导致梨状孔和鼻骨畸形

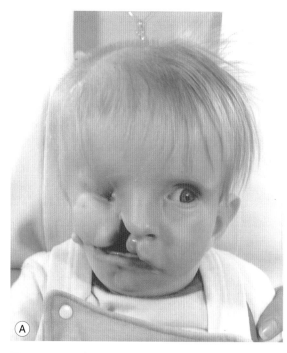
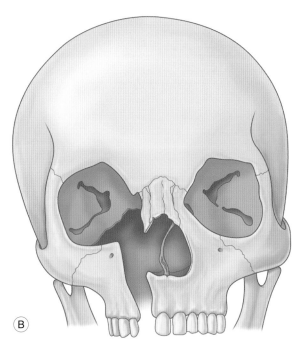

图 31.6 3 号裂。(A) 完全性 3 号裂的患儿照片。右侧唇裂、腭裂、鼻翼基底和内眦之间严重的组织缺失。右侧鼻翼向上移位、内眦向下移位,鼻泪管发育不良。(B) 骨骼受累示意图。裂隙起自外切牙和尖牙之间,止于泪沟,贯通眼眶、上颌窦、鼻腔和口腔

号和 2 号裂不同，3 号裂中上颌弓前部低平。3 号裂经上颌骨额突向头侧延伸，止于泪沟处。严重的病例可表现为双侧面裂，且骨骼受累严重。双侧病例中，一侧表现为 3 号面裂，另一侧常为 4 号或 5 号裂。可存在筛窦和蝶窦的缩小，眶底和颅前窝可向下移位。

4 号裂

　　4 号裂发生于鼻部和其他正中结构的外侧，也曾被称为面颊裂。von Kulmus 在 1732 年首次用拉丁文报道了该类病例[47]，之后 Dick 首次用英文报道了该类病例。该面裂也被称为口 - 眼裂、口 - 面裂[1]、内侧上颌骨发育不良等[1,44]。4号裂延伸到颅部则称为 10 号裂。对于单侧的 4 号裂的发病率，右侧：左侧 =2：1.3，男性：女性 =2.5：1。而对于双侧面裂，男女发病率无明显差异。双侧病例一侧表现为 4 号裂，另一侧可表现为 3 号、5 号或 7 号裂。

软组织受累情况

　　与 1、2、3 号裂不同，4 号裂起自唇峰和人中嵴外侧，口

角内侧（图 31.7A）。口轮匝肌仅存在于裂隙外侧，内侧则没有。裂隙沿着鼻翼外侧向头侧延伸。虽然鼻翼没有受累，整个鼻部结构完整，但患侧鼻翼一般会向上移位。双侧受累的病例中，整个鼻部会向上移位（图 31.7B）。裂隙经面颊部，向上延伸至下眼睑（下泪点外侧）。下眼睑和睫毛可陷入裂隙外侧。内眦和鼻泪管结构正常。一般而言，眼球也是正常的，但偶尔可见小眼畸形和无眼畸形。

骨骼受累情况

　　4 号裂骨骼受累的情况一般没有 3 号裂广泛。齿槽裂起于侧切牙和尖牙之间（图 31.7C）。裂隙沿着梨状孔外侧延伸至上颌窦。上颌窦的内侧壁一般是完好的。口腔、上颌窦和眼眶相通，但不与鼻腔相通。之后裂隙沿眶下孔内侧延伸。眶下孔是区分 4 号面裂（内侧）和 5 号面裂（外侧）的重要解剖标志。4 号面裂一般止于眼眶下缘的内侧。因为内侧眶底和眶壁的缺失，眼球可向下脱垂。双侧病例中，内侧面中部和前上颌区域可突出。还可伴有蝶骨体部不对称，翼突异位，但前颅底一般不受累。

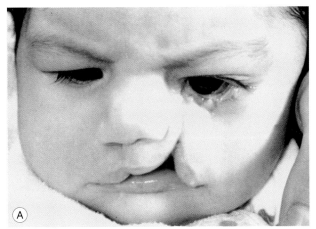

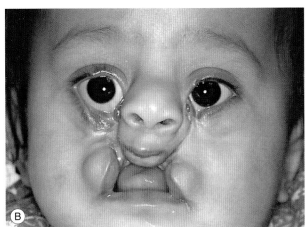

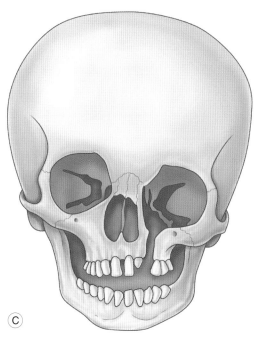

图 31.7　4 号裂。（A）左侧 4 号裂，起自唇峰外侧，止于下眼睑（下泪点内侧）。（B）双侧不对称性面裂，起自上唇唇峰外侧，经鼻外侧过颊部，止于下眼睑。（C）骨骼受累示意图。起自侧切牙和尖牙之间，在梨状孔和眶下孔之间穿过上颌骨，连通眼眶、上颌窦和口腔

5 号裂

　　5 号裂是面斜裂中最罕见的一类,又名 Ⅱ 型眼 - 面裂、Morian Ⅲ 型裂、上颌骨外侧发育不良、Ⅲ 型口 - 眼裂 (AACPR 分类) [1, 48]。5 号裂向颅延伸,则为 9 号裂。在所有的 5 号裂患者中,1/4 为单侧病例,1/4 为双侧病例,剩下一半则表现为一侧 5 号裂,一侧其他面裂。

软组织受累情况

　　5 号裂起自口角稍内侧,沿鼻翼外侧经过面颊部 (图 31.8A 、B),止于下眼睑的外侧 1/2。虽然眼球一般是正常的,但偶有小眼畸形发生。

骨骼受累情况

　　齿槽裂起自尖牙外侧,前磨牙区。与 4 号裂不同,5 号裂沿眶下孔外侧走行,止于外侧眶缘和眶底 (图 31.8A 、C),不经过眶下裂。患侧上颌窦可发育不良。眶内容物可通过外侧眶底的缺损脱垂到上颌窦内,引起垂直方向的眼异位。患侧眶外侧壁可增厚,蝶骨大翼可异常,但颅底一般不受累。

6 号裂

　　6 号裂表现为颧 - 上颌裂,是 Treacher-Collins 综合征的一部分表现形式。Van der Meulen 等[44]又将其命名为上颌骨颧骨发育不良。类似的面裂类型也可见于 Nager 综合征,但 Nager 综合征中面裂一般较为严重,还可伴有上肢桡骨畸形。

软组织受累情况

　　6 号裂常因软组织发育不良,表现为口角到外侧下眼睑的垂直沟 (图 31.9A)。这条垂直沟沿着下颌角和外侧睑裂的虚拟连线,经过颧突区域。外侧睑裂和外眦向下移位,引

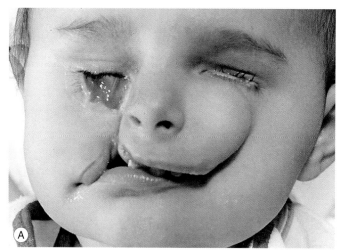

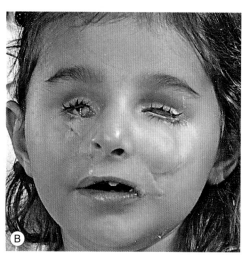

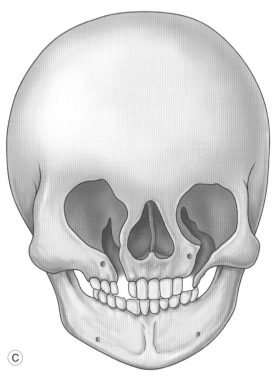

图 31.8　5 号裂 (左侧) 和 4 号裂 (右侧)。(A) 双侧面裂患者:左侧 5 号裂起自口角稍内侧,经颊部外侧,止于下眼睑中部。右侧 4 号裂起自唇峰外侧,止于下眼睑的内 1/3 处;(B) 同一患者面裂修复术后照片;(C) 骨骼受累示意图:左侧 5 号裂起自前磨牙区,沿眶下孔外侧走行,而右侧 4 号裂起自侧切牙和尖牙之间,沿眶下孔内侧走行

起严重的下睑外翻和睑裂下斜。裂隙一般止于外侧下眼睑区,造成眼睑缺损。

骨骼受累情况

6 号裂沿着颧 - 上颌缝,在上颌骨和颧骨之间走行(图 31.9B)。一般不会有齿槽裂,但上颌骨后方的短小可导致咬合偏斜。常见后鼻孔闭锁。裂隙在眶缘和眶底外 1/3 处通入眼眶,与眶下裂相通。颧骨发育不良,颧弓缺失。颅前窝缩小,但蝶骨正常。

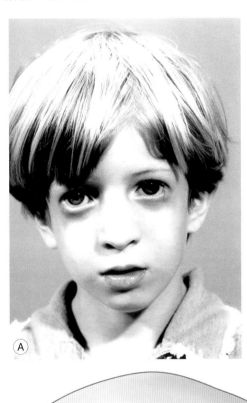

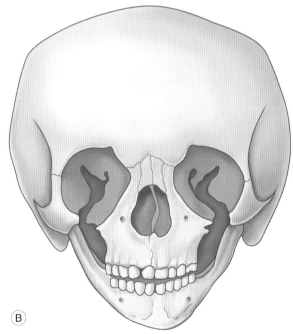

图 31.9　6 号裂。(A)Treacher-Collins 综合征的部分表现,双侧颧部呈线状发育不良;(B)骨骼受累示意图:颧 - 上颌缝受累,颧骨发育不良

7 号裂

7 号裂,即颞颧裂,是最常见的颅面裂,又称颅面短小、半面短小、口 - 下颌发育异常、第一、第二腮弓综合征、耳腮发育不良、半下颌和小耳综合征、口耳裂(AACPR 分类)、颞颧发育不良等[48-51]。Goldenhar 综合征(眼 - 耳 - 脊柱发育不良)是一种常染色体显性遗传疾病,面裂一般较为严重,且合并有眼球皮样囊肿和脊柱畸形[52]。7 号面裂也可见于 Treacher-Collin 综合征。发病率约为 1/5 600。男性发病率稍高(男女比例 =3∶2),可双侧受累。

软组织受累情况

7 号裂起自口角,终于耳前区发际线。疾病的严重程度不一,轻症可表现为口角增宽、耳前皮赘,重症可表现为巨口畸形、小耳畸形(图 31.10)。一般而言,裂隙不会超过咬肌前缘,但可伴有同侧舌、软腭和咀嚼肌、三叉神经的发育不良。腮腺和腮腺导管可缺失。面神经可受累。可合并有不同程度的外耳畸形,轻则耳前皮赘,重则完全缺失。Longacre 等[51]、Grabb[53] 和 Converse 等[54] 对外耳和中耳的畸形作了详细描述。颅面短小患者耳前的头发会缺失。Treacher-Collins 综合征的患者则会有耳前的头发,从颞部指向口角方向。同侧的软腭和舌通常发育不良。

骨骼受累情况

7 号裂的骨骼畸形表现形式多样。骨性裂缝会通过翼上颌连接处。Tessier 认为裂缝位于颧 - 上颌 - 颞缝的中央区域。上颌骨后部和下颌骨升支在垂直方向发育不良,导致患侧咬合平面向头侧偏斜。喙突和髁突也通常发育不良且不对称,导致患侧后开殆。颧骨体部严重畸形、发育不良、错位。在严重的病例中,颧弓连续性中断,只保留一小部分残端。由于颧骨发育不良,眼眶的外上方会向下移位,外眦随之移位。有些严重的 7 号裂病例可导致真性眼眶异位。

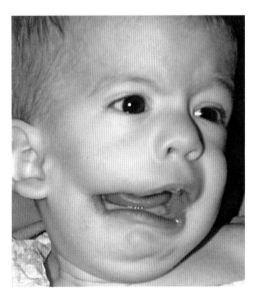

图 31.10　7 号裂。患者右侧口角处,向外耳方向延伸的完全裂,导致巨口畸形

颧弓前半部分异常,但后方的颞骨颧突部分一般是正常的。颅底通常不对称、倾斜,导致关节窝异常。蝶骨的解剖结构也异常,可见退化的翼突内侧板和外侧板。

8 号裂

8 号裂,即额颧裂,位于外眦,相当于 Tessier 颅面裂分类体系中的"赤道",可用作颅裂和面裂的分界线(图 31.11)。它又称为口 - 外眦裂在颞部的延续(AACPR 分类)、眼 - 眼眶连合处裂、颧额发育不良[44]。8 号裂很少单独发生,常与其他颅面裂合并发生。8 号裂可认为是 6 号裂的颅侧延伸。双侧的 6、7、8 颅面裂是较为独特的一种组合类型,Tessier 用它来描述 Treacher-Collins 综合征(图 31.12)。Goldenhar 综合征的患儿通常有更多的软组织畸形,而 Treacher-Collins 综合征的患儿骨骼畸形更重一些。

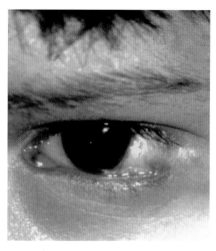

图 31.11 8 号裂。该患者左睑裂外侧联合处缺损。局部皮肤松弛遮盖了该处缺损。8 号裂可作为颅裂和面裂的分界线

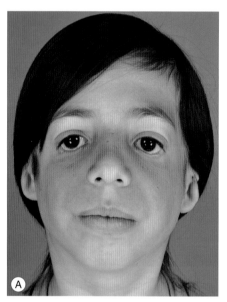
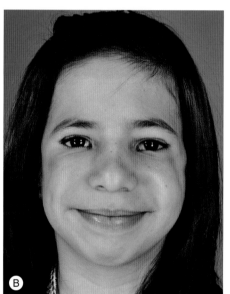

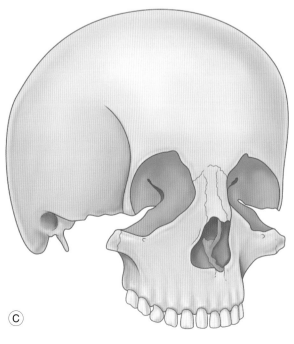

图 31.12 6、7、8 号裂。(A) Treacher-Collins 综合征患者,表现为颧骨发育不良,睑裂下斜;(B)颅骨移植重建颧骨、上睑皮瓣修复下睑缺损的术后照片;(C)骨骼受累示意图:完整的 Treacher-Collins 综合征临床表现包括颧骨缺失、眶外侧壁缺失(蝶骨大翼参与构成部分眶外侧壁)和外侧眶底缺失

软组织受累情况

8 号裂从外眦延伸到颞部。软组织畸形表现为真性睑外侧连合处缺损和外眦缺失。局部的皮肤松弛可遮盖睑外侧连合的缺损。有时在颞部和外眦的连线上,可见毛发生长。有时还可见眼球畸形,如眼球皮样囊肿,特别常见于 Goldenhar 综合征。

骨骼受累情况

骨性缺损可见于额颧缝。Tessier 观察到 Goldenhar 综合征的患者在这个区域有一个凹陷(即 6、7、8 号裂)。Treacher-Collins 综合征除表现为 6、7、8 号裂外,颧骨可发育不良或缺失,眶外侧壁可缺失(图 31.12C)。因此,蝶骨大翼是外侧睑裂的唯一支撑,睑裂会向下倾斜。但眼眶和颞窝之间的软组织是完好连续的。

9 号裂

9 号裂,即眶外侧壁上方的颅裂,是最罕见的颅面裂。从 9 号裂开始,就是颅裂了,而且随着数字的增大,颅裂的位置越靠内侧。这类颅裂被 Van der Meulen 命名为额蝶发育不良[44]。它是 5 号面裂向颅的延伸。

软组织受累情况

9 号裂表现为上眼睑和眉毛外侧 1/3 的畸形。外眦变形。严重病例可出现小眼畸形(图 31.13)。眼眶外上方的骨性缺损可使眼球向外侧移位。裂隙再向头部延伸,会到达颞顶部头皮。9 号裂中常见颞部发际线的向前移位,以及颞部头发的突出。额部和上眼睑处还常见面神经瘫痪。

骨骼受累情况

9 号裂的骨性缺损沿眼眶外上方延伸。蝶骨大翼上半部分、颞骨磷部和周围的顶骨可发生畸形。蝶骨大翼的发育不良会导致眶外侧壁向后外侧的旋转。翼突可发育不良。颅前窝的前后径可缩小。

10 号裂

10 号裂表现为眼眶中央上方的颅裂,也被称为额部发育不良[44]。10 号裂是 4 号裂的颅部延伸段。

软组织受累情况

10 号裂起自上眼睑和眉毛的中 1/3。外侧眉毛可趋向颞部(图 31.14A)。睑裂狭长,眼球可向外下方移位,伴弱视(图 31.14B)。在严重的病例中,整个上眼睑可缺损,呈无睑畸形。可伴有眼组织缺损或其他眼畸形。额部的毛发可连接颞顶区和眉毛外侧。

骨骼受累情况

10 号裂的骨性缺损位于眶上缘的中央,眶上孔的外侧(图 31.14C)。额骨缺损区常发生脑膨出,额部可观察到明显凸起。眼眶可能朝外下方转位。严重病例,可有眶距增宽征。颅前窝也可受累。

11 号裂

11 号裂是眶上缘内侧的颅裂,是 3 号裂的颅部延伸段。Van der Meulen 将该畸形归为额部发育不良[44]。

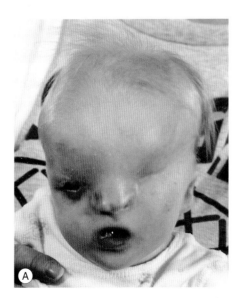
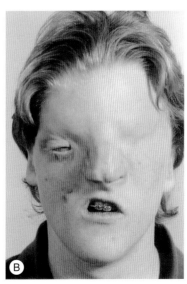

图 31.13　9 号裂。(A)左侧罕见 9 号裂的患者,裂隙通过眶顶上外方,伴无眼畸形;(B)同一患者鼻部整形和正颌治疗后

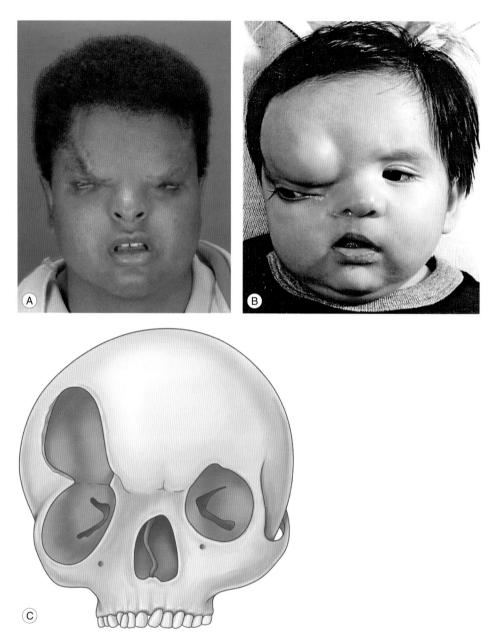

图 31.14   10 号裂。(A) 起自眶上缘中央的双侧裂,伴小眼畸形;(B) 右额区的脑膨出,右眼球向下移位;(C) 右侧骨骼缺损,伴不对称的眶距增宽征

软组织受累情况

上眼睑的内侧 1/3 可表现为眼睑缺损。眉毛可有明显断裂,向额部发际线延伸(图 31.15)。额部中 1/3 可见舌形发际线。

骨骼受累情况

如果裂缝处于筛骨外侧,则表现为眶上缘内 1/3 裂;如果裂缝经过筛骨,则筛窦的气化腔会因此增大,且可见眶距增宽征。颅底、蝶骨、翼突,一般是对称且正常的。

12 号裂

12 号裂是 2 号裂的颅部延伸段。

软组织受累情况

软组织裂位于内眦内侧,软组织缺损可向上延伸到眉根部。内眦可向内移位,伴眉根部发育不良。眼睑完好。额部可见旁正中处额部发际线部分向下生长(图 31.16A)。

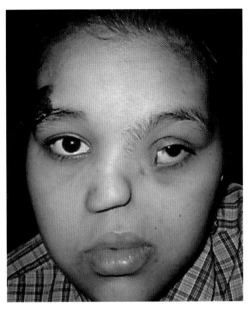

图 31.15　11 号裂。表现为左侧上眼睑内 1/3 处眼睑缺损,向上延伸穿过眉毛的内 1/3

骨骼受累情况

12 号裂经过上颌骨额突(图 31.16B),如果它向上走行,则会增加筛窦的横向距离,引起眶距增宽征和内眦距过宽。额窦和蝶窦也可表现为气腔增大,但额骨和蝶骨的其他部分是正常的。额鼻角成钝角。裂缝处于嗅沟外侧,因此筛板宽度一般是正常的。该类患者一般不会并发脑膨出,患侧可表现为颅前窝和窝中颅增宽,但另一侧是正常的[55]。

13 号裂

13 号裂是 1 号裂的颅部延伸段(图 31.17)。

软组织受累情况

鼻骨和上颌骨额突间,可见明显的额部旁正中脑膨出。软组织裂位于眼睑和眉毛内侧。眼睑和眉毛一般不受累,但眉根可向下移位。额部发际线可呈 V 形分布。

骨骼受累情况

筛板的改变是 13 号裂的骨性特征。骨性裂缝位于旁正中线,穿过额骨,沿嗅沟走行。可见嗅沟、筛板和筛窦的增宽,以及眶距增宽征。额部旁正中位置的脑膨出,会使筛板向下移位,引起眼眶异位。同其他的颅面裂一样,13 号裂可以单侧和双侧的形式存在。严重的双侧裂可见眶距增宽征。

14 号裂

14 号裂一般发生于额骨中线位置,是 0 号裂的颅部延伸段。同 0 号裂一样,14 号裂可表现为组织缺乏、组织过多或组织量正常但存在裂缝。

软组织受累情况

类似 0 号面裂,14 号裂可表现为组织缺乏或组织过多。当表现为组织缺乏时,可见眶距短缩,包括前脑无裂畸形等颅颌面畸形(图 31.18A)。一般表现为小头畸形和眶距短缩。颅底中线位置的结构可完全缺失,导致两侧眼眶合并。前脑畸形的严重程度与面部畸形的严重程度成正比。患有严重 14 号裂的新生儿一般预期寿命只有几个小时到几个月。

当 14 号裂表现为组织过多时,可见眶距增宽征(图 13.18B)。Van der Meulen 用"额鼻 / 额鼻筛发育障碍"这一术语来形容这类畸形[44]。因中线部分组织团块(额鼻部脑膨出或额部脑膨出)的堆积,眼眶常向外侧移位(图 31.18C、D)。Cohen 等认为胚胎发育过程中最基本的谬误在于鼻囊的

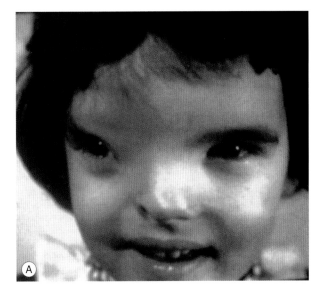

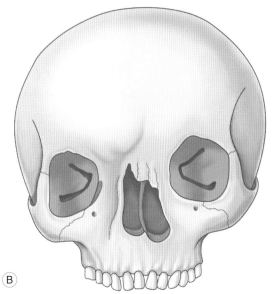

图 31.16　12 号裂。(A)右侧 12 号裂的患者,表现为眶距增宽征和左侧眉根部异常;(B)骨骼受累情况:右侧裂缝沿上颌骨额突走行,导致眼眶向外侧移位和眶距增宽征

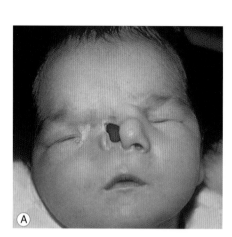
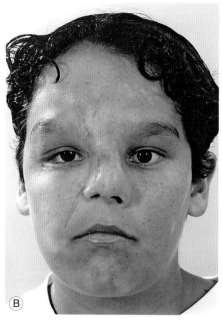

图 31.17　13 号裂。（A）患者右侧鼻翼穹窿部裂（1 号裂），向上延伸到额部（13 号裂），引起眶距增宽征。（B）面部劈开术矫正面部畸形和额部皮瓣鼻部重建的术后照片

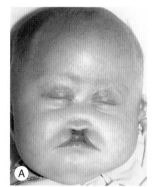
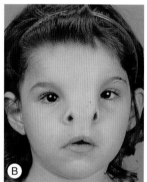
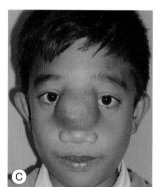
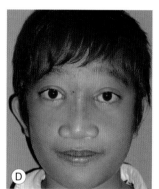

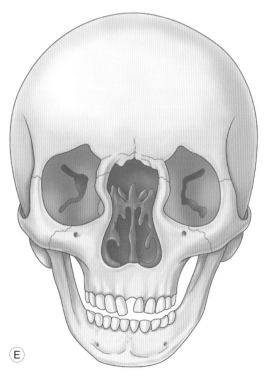

图 31.18　14 号裂。（A）表现为前脑无裂畸形的 14 号裂（组织缺乏型）患者；（B）表现为额鼻筛部脑膨出的 14 号裂（组织量正常，但存在裂缝）患者；（C）表现为颅额鼻发育异常的 14 号裂（组织过多）患者；（D）脑膨出修复、眼眶重排和鼻部骨移植的术后照片；（E）骨骼受累示意图：上颌骨额突、鼻骨和眼眶内侧壁异位。脑组织可从巨大的骨骼缺损区膨出

发育异常,随着生长发育,前脑未能正常迁移,始终位于低位[56]。眼睛向中线位置的正常迁移受阻,眼眶保持在分开的位置。可见眉间低平和内眦的外侧移位。眼周组织,如眼睑和眉毛等结构,是相对正常的。额部发际线中线位置的投影标志着 14 号裂的向上延伸区域。

骨骼受累情况

脑组织可经额骨内侧缺损膨出,导致额部脑膨出。额骨尾部低平,造成眉间低平。额窦没有气化,但蝶窦会广泛气化。可见鸡冠和筛板分裂,嗅沟之间距离增加(图 31.18E)。如果鸡冠明显增宽,在眶距增宽征的手术矫正过程中,一般无法保留嗅神经。可见鸡冠和筛骨增宽,并向下移位。筛板通常位于眶底平面下方 5~10mm,而在该类患者中,筛板可移位到眶底平面下方 20mm[57]。可见蝶骨大翼和蝶骨小翼转位,造成窝中颅短缩。颅前窝向上倾斜,在 X 线片上可见

"小丑样"眼部畸形。

30 号裂

30 号裂,即下唇和下颌骨的正中裂。由 Couronne 首次报道,极为罕见,目前的病例报道少于 100 例[58]。30 号裂是 14 号裂和 0 号裂的向下延伸(图 31.19)。30 号裂包括下颌突裂、正中腮裂综合征和下颌骨内发育不良。

软组织受累情况

轻症患者可表现为下唇红唇切迹。但一般而言,整个下唇和颏部都会受累。可见舌前部正中裂,分别通过致密的纤维组织与分裂的下颌骨连接。也可见舌系带过短和舌缺失。可见颈前带肌发育不良,被致密的纤维组织替代,因此颈部运动受限。

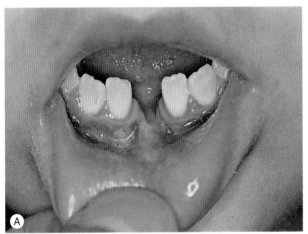

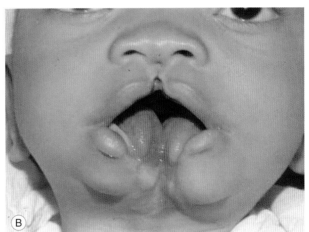

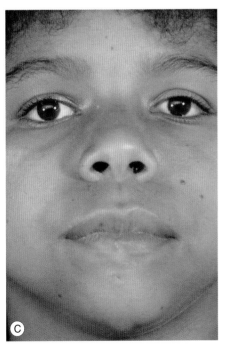

图 31.19　30 号裂。(A)30 号裂患者的口内特写,可见中切牙间的骨裂;(B)30 号裂患者的术前照片,可见舌槽加深,与分裂的下颌骨融合;(C)同一患者经骨骼和软组织修复术后的照片

骨骼受累情况

裂缝一般起自中切牙之间,向下颌骨正中联合处延伸。该畸形被认为是由于第一腮弓的融合障碍引起的。然而,相关的颈部畸形,倾向于是由其他腮弓的融合障碍导致的。有时可见舌骨缺失、甲状软骨发育不全。

31 号裂

下唇和下颌骨的旁正中裂比 30 号裂更为罕见。Tessier 在其临床生涯中没有经手过这样的患者,因此,这类患者不在 Tessier 分类系统内。这类新报道的下颌旁正中裂,被后来的学者命名为 31 号裂(图 31.20)[59,60]。

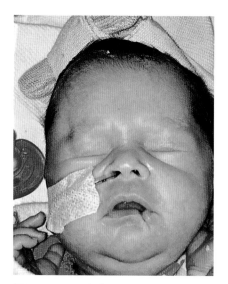

图 31.21   32 号裂。左侧下唇和皮肤的旁正中裂,裂隙位于中线和口角之间

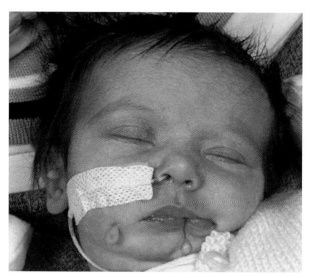

图 31.20   31 号裂。左侧旁正中裂,表现为正中旁的红唇全层裂、线状皮肤瘢痕和颏部皮赘。(Courtesy of Steve Wall, MD.)

软组织受累情况

软组织受累可表现为红唇正中旁的切迹或凹陷,也可见下唇和下颌中线旁线型的瘢痕和皮赘。

骨骼受累情况

可表现为中切牙和侧切牙之间的齿槽切迹。也可进一步延伸,引起下颌骨正中联合旁裂。

32 号裂

另一种下唇和下颌骨的旁正中裂,位于 31 号裂的外侧,一般位于下颌正中线和口角的中间位置(图 31.21)。

软组织受累情况

可表现为红唇凹陷,下唇正中到口角之间内 1/2 的口轮匝肌局部变薄或发育不良。

骨骼受累情况

可表现为侧切牙外侧的齿槽切迹,也可向下延伸引起下颌骨正中联合外侧、颏孔内侧裂。

33 号裂

33 号裂位于 32 号裂的外侧,多并发其他严重的面部畸形,如 Goldenhar 综合征。因裂隙位于下颌骨邻近磨牙区,可导致严重的咬合不正(图 31.22)[61]。

软组织受累情况

可表现为下唇口角稍内侧的红唇切迹或凹陷。

骨骼受累情况

可表现为前磨牙区(颏孔后、第一磨牙前)的齿槽切迹或完全裂。

总结

颅面裂的临床表现多样,可表现为不同程度的骨骼和软组织缺损,轻症者几不可见,重症者容貌受损。Tessier 基于骨性和软组织标志点,提出了一种颅面裂分类方法。该分类已被神经胚胎学所证实。颅面裂不应被认为是一种怪异现象。对颅面裂的深入研究,有助于整形外科医生在将来更好地修复和理解面部的发育过程。

治疗

颅面裂的治疗

因为颅面裂临床表现多样、严重程度不一,颅面裂没有

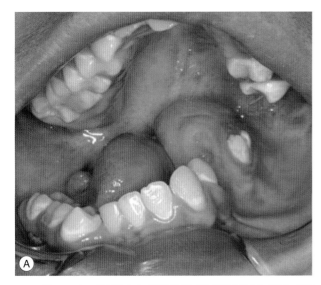

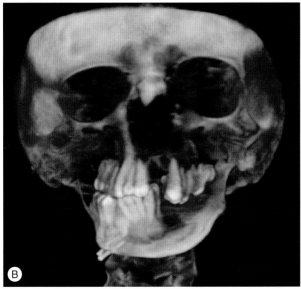

图 31.22　33 号裂。(A) 33 号裂患者的口腔照片,可见前磨牙和第一磨牙之间的下颌骨裂,伴齿龈过度增生;(B)三维锥体束 CT 扫描示左侧下颌骨体部骨骼缺损,但下缘完整

标准化的治疗方案。但了解颅面裂的治疗时机和顺序,有助于颅面裂的治疗[2-4]。如果存在功能问题,如眼球外露、气道问题或畸形相当严重,手术应尽早进行。如果畸形较轻,手术可以延后。软组织裂和正中颅裂(如脑膨出)的治疗可在婴儿期(3~12 月龄)进行。通过骨移植进行的面中部和眼眶的重建手术可在儿童期(6~9 岁)展开。而正颌治疗可等到骨骼发育完成后(≥14 岁)。

颅面裂的矫正手术取决于受累的解剖区域。按照手术时机和手术操作,所有的颅面裂畸形可大致分为以下 3 类:①正中裂和旁正中裂(0~14 号裂、1~13 号裂、2~12 号裂或其他组合类型);②口 - 鼻 - 眼眶裂(3~11 号裂、4~10 号裂、5~9 号裂);③侧面裂,如 Treacher-Collins 综合征中的 6、7、8 号面裂。

对于正中裂,应首先明确组织量的情况,是组织过少、组织量正常但有裂缝、还是组织过多,这有助于治疗方案的确定。正中裂一般表现为对称性畸形,如鼻软骨裂或对称性眶距增宽征,而旁正中裂通常表现为不对称畸形,如单侧鼻切迹或水平 / 垂直方向的眼眶异位。上唇的修复,类似常见的唇裂畸形,主要包括唇白线和唇红线的对齐,以及口轮匝肌肌肉连续性的恢复。轻度的畸形可以通过口内切口完成修复,从而避免皮肤瘢痕的产生(图 31.23)。对于外侧裂,一般采用旋转推进瓣进行修复重建。

正中裂的鼻部畸形可在儿童期行一期鼻整形术,切除多余的纤维、脂肪组织,缝合分裂的鼻软骨。旁正中裂的鼻部畸形,特别是不对称的三角形样的软组织缺损,通常需要软骨移植或皮肤 - 软骨复合组织移植进行修复。鼻翼退缩可通过局部旋转瓣或 Z 成形术进行修复。二期鼻整形术可进行鼻中隔成形术或悬臂式的颅骨移植术。多余鼻中隔的去除手术,应等到鼻部发育完全后再进行。

针对眼眶异位,可采取眼眶截骨移动术进行治疗,但面部劈开术可能适用范围更广,特别是对于混合牙列期的患儿而言,咬合关系的矫正不是最重要的,可优先恢复骨骼的正常形态和位置。面部劈开术需要做双侧的整块截骨,包括颧弓前部、眼眶外侧壁、眶顶、眼眶内侧壁、眶底、翼上颌后方、鼻中隔等。在中线位置固定前,需要完成颅前部脑膨出的复位和颅底的骨移植(图 31.24)[62]。对于巨大的颅前部脑膨出,手术造成的腭裂可能需要用咽部皮瓣来修复鼻腔衬里。对于旁正中裂(1~13 号裂、2~12 号裂),面部劈开后垂直 / 水平方向的调整对恢复眼眶正常位置至关重要(图 31.25)。在上述手术过程中,咬合关系的紊乱都是暂时的,未来可进行矫正修复。后续可能还需要进行内眦成形术。

对于口 - 鼻 - 眶裂(3~11 号裂、4~10 号裂、5~9 号裂)的软组织畸形,以往一般先采取 Z 成形术进行修复,以增加患侧内眦和鼻翼基底部之间的距离。但如今的观念推荐按照美学单位来设计皮瓣,把瘢痕藏在美学曲线内(图 31.26)[55]。修复需要将裂隙周围充分剥离,可采用小的眶底骨移植物或骨基质填充缺损处,将眼眶和上颌窦隔离开来。可沿鼻内侧壁取一长条皮瓣,转入患侧下眼睑的眼睑下切口,修复下眼睑缺损,还可同期行经鼻内眦成形术。垂直方向和 / 或水平方向的眼眶异位都可以通过面部劈开术进行矫正(图 31.27)。眦解剖异常也通过内眦 / 外眦成形术进行修复。儿童期的治疗目标是完成眼眶的矫正,治疗后咬合不当的问题没有解决,甚至变得更严重,也没有关系。口 - 鼻 - 眶裂也可因颅骨缺损而伴有巨大的脑膨出(图 31.28)。对于这类患者,可自婴儿期起,采取多次手术进行矫正。值得注意的是,外侧唇裂(4 号和 5 号裂)的修复中,应注意去除人中嵴和外侧裂之间的多余组织。

侧面裂(6、7、8 号裂)的患者,可见于 Teacher-Collins 综合征和颅面短小等综合征。7 号裂,即巨口畸形,通常会影响喂养、流涎、语言学习,因此应在早期进行修复。口角应基于对称性进行修复,大约在同侧内眦的垂直线位置。口轮匝肌应在新的口角处进行调整、缝合,裂隙应以直线的方

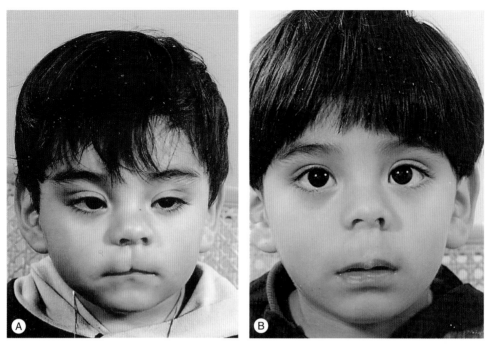

图 31.23 0号裂的矫正。(A) 正中不完全唇裂患者的术前正面观;(B) 采用口内切口行口轮匝肌修复术的患者术后正面观,未见皮肤瘢痕

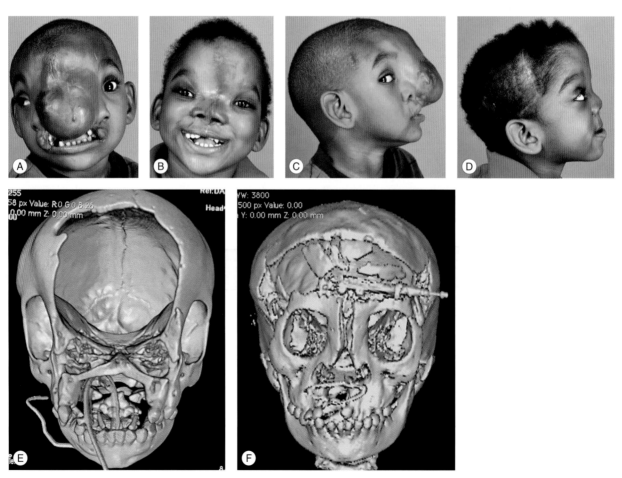

图 31.24 0~14 号裂的矫正。(A,B) Tessier 0~14 号颅面裂患者正面观:(A) 术前可见正中额鼻区域巨大脑膨出;(B) 眼眶牵引、唇裂修复和鼻部整形术后;(C,D) Tessier 0~14 号颅面裂患者侧面观:(C) 术前可见巨大脑膨出、眼球运动功能障碍、流涎;(D) 术后眼球功能恢复、口语能力正常;(E) 术前三维 CT 影像,可见巨大骨缺损,两泪点间距离为 81mm;(F) 眼眶牵引(中线处可见牵引装置)术后三维 CT 影像,两泪点间距离为 17mm

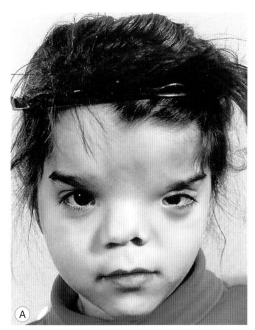
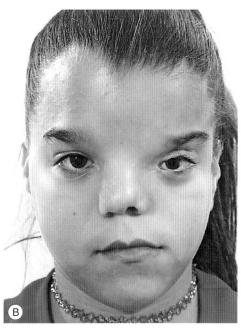

图 31.25　2~12 号裂的矫正。(A) 术前正面观,可见左侧鼻翼畸形、眼眶异位、发际线异常;
(B) 术后正面观(面部劈开术、内眦成形术)。后期将行鼻整形术

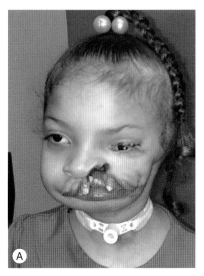
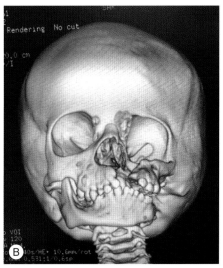
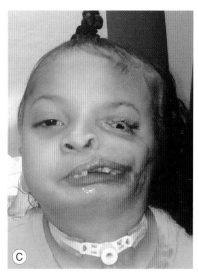

图 31.26　3 号裂的矫正。(A) 术前照片,可见左侧唇裂、腭裂、鼻翼基底部切迹、内眦变形。鼻翼基底部到内眦的距离缩短。
合并有左侧 7 号和 8 号裂。(B) 三维 CT 扫描影像,示左侧骨骼缺损,眼眶、上颌窦、鼻腔和口腔相通。(C) 术后(左侧鼻翼
向下转位、内眦成形、上睑皮瓣修复下睑缺损、唇裂修复)照片。未来还拟进行腭裂修复、巨口修复、小耳再造

式完成缝合。内侧部分可以采用小的 Z 成形术,这样垂直
部分可沿鼻唇沟分布。对于下唇裂(包括 30 号裂),应作垂
直切口,向两侧延伸(注意不应超过唇颏沟),并采用分层
缝合[63]。

　　对于需要下颌骨重建的患者(也可见于颅面短小和
Treacher-Collins 综合征),可在儿童期(6~8 岁)进行手术治
疗[64],严重者可采用肋软骨移植、轻中度患者可采用牵引成
骨。对于轻度的上颌骨畸形导致的咬合平面倾斜,可以待患

者成年后通过 Le Fort I 截骨术再行矫正。视情况决定是否
需要同期行下颌骨截骨术。

　　对于许多颅面裂患者而言,眶周的畸形需要通过手术进
行矫正。如果眼球外露或有角膜溃疡的风险,应进行急诊干
预。但开展这些眼球保护措施的同时,应保证眼球有足够的
使用时间,以防失用性弱视。对于眼睑畸形,上下眼睑的转
位皮瓣常用于修复皮肤 / 肌肉缺损。腭组织移植也可用于
下睑结膜的衬里。眼眶可采用颅骨移植来重塑眼眶的连续

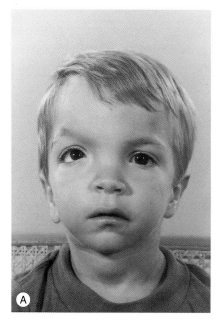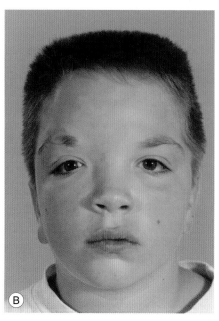

图 31.27   10 号裂的矫正。(A) 术前照片,示右侧眼眶垂直和水平方向异位,伴眉毛中外侧缺口;(B) 术后(面部劈开术和中外侧眉毛向下旋转)照片

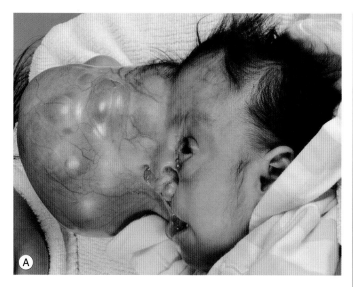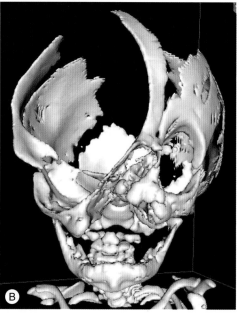

图 31.28   3~10 号裂的矫正。(A) 术前左侧面观,可见巨大的右侧额部脑膨出。患者右侧 3 号、10 号裂,左侧 3 号裂。(B) 三维 CT 影像,示右侧额眶区域巨大骨性缺损、脑膨出包囊和骨骼畸形

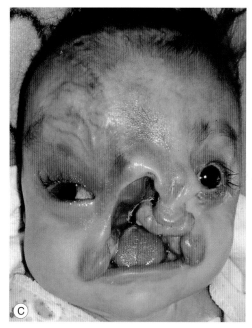
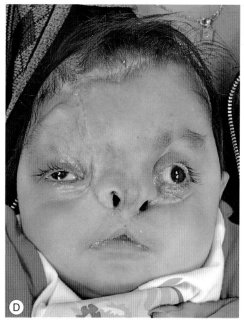

图 31.28（续）（C）一期手术修复脑膨出，重建右侧额骨、眼眶后，患者外貌有明显改善，但仍可见眼眶畸形和面裂畸形；（D）双侧唇裂修复、右侧鼻额旋转皮瓣和内眦成形术。未来还需要进一步的修复手术

性、矫正眼眶异位。内眦的精准复位可采取经鼻固定的术式。有时候，为了提高对称性，可采取外眦成形术。8 号裂的修复通常采用 Z 成形术。泪小管的损伤可用 Silastic 支架或泪囊鼻腔造瘘术进行治疗。

结果与并发症

　　合适的手术时机和手术技巧可减少围手术期并发症和远期的后遗症。如果术后某些功能障碍（如眼球外露）没有及时处理，可导致角膜溃疡，甚至失明。类似地，同大多数常见的唇腭裂畸形一样，颅面裂的患者常伴有语言问题。手术并发症随临床表现而变化，因为不同的软组织或硬组织畸形，需要不同的矫正手术，从而会引起不同的并发症。

总结

　　颅面裂的临床表现多样，可表现为不同程度的骨骼和软组织缺损，轻症者几不可见，重症者容貌受损。Tessier 基于骨性和软组织标志点，提出了一种颅面裂分类方法。该分类已被神经胚胎学所证实。对于颅面裂修复手术而言，明确治疗时机和手术顺序，有助于颅面裂的治疗。如果存在功能问题（如眼球外露、气道问题），手术应尽早进行。颅面裂畸形的手术方案可大致分为以下 3 类：①正中裂和旁正中裂（0~14 号裂、1~13 号裂、2~12 号裂）；②口 - 鼻 - 眶裂（3~11 号裂、4~10 号裂、5~9 号裂）；③侧面裂（6、7、8 号裂，如 Treacher-Collins 综合征）。

参考文献

1. Tessier P. Anatomical classification of facial, cranio-facial and latero-facial clefts. *J Maxillofac Surg.* 1976;4:69–92. *Tessier introduces his now ubiquitous classification scheme for craniofacial clefts in this account. Cleft position is described in reference to the orbit.*

2. Kawamoto HK Jr. The kaleidoscopic world of rare craniofacial clefts: order out of chaos (Tessier classification). *Clin Plast Surg.* 1976;3:529–572.

3. Kawamoto HK Jr. Rare craniofacial clefts. In: McCarthy JG, ed. *Plastic Surgery.* Philadelphia: Saunders; 1990:2922–2973.

4. Bradley JP, Kawamoto HK. Rare craniofacial clefts. In: Grabb WC, Smith JW, eds. *Plastic Surgery.* Philadelphia: Saunders; 1990:2922–2973.

5. Carstens MH. Functional matrix repair: a common strategy for unilateral and bilateral clefts. *J Craniofac Surg.* 2000;11:437–469.

6. Harkins CS, Berlin A, Harding RL, et al. A classification of cleft lip and cleft palate. *Plast Reconstr Surg.* 1962;29:31–39.

7. Boo-Chai K. The oblique facial cleft: a report of 2 cases and a review of 41 cases. *Br J Plast Surg.* 1970;23:352–359.

8. Karfik V. Proposed classification of rare congenital cleft malformations in the face. *Acta Chir Plast.* 1966;8:163–168.

9. Van der Meulen JC, Mazzola R, Vermey-Keers C, et al. A morphogenetic classification of craniofacial malformations. *Plast Reconstr Surg.* 1983;71:560–572. *The authors describe a new classification scheme for craniofacial clefts. Pathogenesis and cerebral involvement are emphasized.*

10. Allam K, Wan D, Kawamoto HK, et al. The spectrum of median craniofacial dysplasia. *Plast Reconstr Surg.* 2011;127:812–821. *Midline craniofacial malformations are further defined from an embryological perspective. The authors separate these entities into hypoplasias (tissue deficiency), dysraphias (normal amount of tissue, but clefted), and hyperplasias (tissue excess).*

11. Noordhoff SM, Huang CS, Lo LJ. Median facial dysplasia in unilateral and bilateral cleft lip and palate: a subgroup of median cerebrofacial malformations. *Plast Reconstr Surg.* 1993;91:996–1005. *A group of patients characterized by midface anomalies without cerebral involvement is identified. Topics ranging from anatomical considerations to growth potential are addressed.*

12. Acherman DS, Bosman DK, Van Der Horst CM. Sphenoethmoidal encephalocele: a case report. *Cleft Palate Craniofac J.* 2003;40:329–333.

13. MacFarlane R, Rutka JT, Armstrong D, et al. Encephalocele of the anterior cranial fossa. *Pedaitr Neurosurg.* 1995;23:148–158.

14. Guion-Almeida ML, Richieri-Costa A, Saavedra D, et al. Frontonasal dysplasia: analysis of 21 cases and literature review. *Int J Oral Maxillofac Surg.* 1996;25:91–97.

15. Gorlin RJ, Cohen MM, Raoul CM, *Syndromes of the Head and Neck,* 4th ed. New York, NY: Oxford University Press; 2001:707–709, 977–981.

16. Goodman RM, Gorlin RJ. *The Malformed Infant and Child: An Illustrated Guide.* New York: Oxford University Press; 1983.

17. Gabal CW, Yencha MW, Kosnik S. Frontonasal dysplasia. *Otolaryngol Head Neck Surg.* 2005;133:637–638.

18. Jones MC. Etiology of facial clefts: prospective evaluation of 428 patients. *Cleft Palate J.* 1988;25:16–20.

19. Dixon MJ. Treacher–Collins syndrome. *Hum Molec Genet.* 1996;5:1391–1396.

20. Coady MSE, Moore MH, Wallis K. Amniotic band syndrome: the association between rare facial clefts and limb ring constrictions. *Plast Reconstr Surg.* 1998;101:640–649.

21. Warkany J, Schraffenberger E. Congenital malformation induced in rats by roentgen rays. *Am J Roentgenol Radium Ther.* 1947;57:455–463.

22. Callas G, Walker BE. Palate morphogenesis in mouse embryos after x-irradiation. *Anat Rec.* 1963;145:61–71.

23. Ferm VH, Kilham L. Congenital anomalies induced in hamster embryos with H, virus. *Science.* 1964;145:510–511.

24. Leck I, Hay S, Witte JI, Greene JC. Malformations recorded on birth certificates following A_2 influenza epidemics. *Public Health Rep.* 1969;84:971–979.

25. Tocci PM, Beber B. Abnormal phenylalanine loading test in mothers of children with cleft defects. *Cleft Palate J.* 1970;7:663.

26. Braun JT, Franciosi RA, Mastri AR, et al. Isotretinoin dysmorphic syndrome. *Lancet.* 1984;1:506–507.

27. Lammer EJ, Chen DT, Hoar RM, et al. Retinoic acid embryopathy. *N Engl J Med.* 1985;313:837–841.

28. Patten BM. *Human Embryology.* 3rd ed. New York: Blakiston Division, McGraw-Hill; 1968.

29. Elias DL, Kawamoto HK Jr, Wilson LF. Holoprosencephaly and midline facial anomalies: redefining classification and management. *Plast Reconstr Surg.* 1992;90:951–958.

30. Schutte BC, Murray JC. The many faces and factors of orofacial clefts. *Hum Molec Genet.* 1999;8:1853–1859.

31. Noden DM. Development of craniofacial blood vessels. In: Feinberg RN, Sherer GK, Auerbach R, eds. *The Development of the Vascular System.* Vol. 14. Issues in Biomedicine. Basel: Karger; 1991:1–24.

32. Hamilton WJ, Boyd JD, Mossman HW. *Human Embryology: Development of Form and Function.* 3rd ed. Baltimore: Williams and Wilkins; 1962.

33. O'Rahilly R, Mueller F. Interpretation of some median anomalies as illustrated by cyclopia and symmelia. *Teratology.* 1989;40:409–421.

34. English GM. Congenital anomalies o the nose, nasopharynx and paranasal sinuses. In: English GM, ed. *Otolaryngology.* Philadelphia: J.B. Lippincott; 1990.

35. Sperber GH. *Craniofacial Development.* Hamilton: B.C. Decker; 2001.

36. Dursy E. *Zur Entwicklungsgeschichte des Kopfes des Menschen und der hoheren Wirbeltheire.* Tubingen: Verlag der H. Lauppschen-Buchhandlung; 1869:99.

37. Stark RB. The pathogenesis of harelip and cleft palate. *Plast Reconstr Surg.* 1954;13:20.

38. Warbrick JG. Early development of the nasal cavity and upper lip in the human embryo. *J Anat.* 1938;94:459.

39. Stark RB, Ehrmann NA. The development of the center of the face with particular reference to surgical correction of bilateral cleft lip. *Plast Reconstr Surg.* 1958;21:177–192.

40. Johnston MC. *The Neural Crest in Vertebrate Cephalogenesis.* Ph.D.

dissertation. Rochester, NY: University of Rochester; 1965.

41. Carstens MH. Functional matrix repair: a common strategy for unilateral and bilateral clefts. *J Craniofac Surg.* 2000;11:437–469.

42. Ewings EL, Carstens MH. Neuroembryology and functional anatomy of craniofacial clefts. *Indian J Plast Surg.* 2009;1:42, S19–S34.

43. Sedano HO, Gorlin RJ. Frontonasal malformation as a field defect and in syndromic associations. *Oral Surg Oral Med Oral Pathol.* 1988;65:704–710.

44. Van der Meulen JC, Mazzola R, Vermey-Keers C, et al. A morphogenetic classification of craniofacial malformations. *Plast Reconstr Surg.* 1983;71:560–572.

45. French BN. Midline fusion defects and defects of formation. In: Youmans JR, ed. *Neurological Surgery.* Vol. 2. 3rd ed. Philadelphia: W.B. Saunders; 1990:1150.

46. Morian R. Ueber die schrage Gesichtsspalte. *Arch Klin Chir.* 1887;35:245.

47. Dick W. A case of hyperencephalous monstrosity. *Lond Med Gaz.* 1837;19:897.

48. Caronni EP. Embryogenesis and classification of branchial auricular dysplasia. In: *Transactions of the Fifth International Congress on Plastic and Reconstructive Surgery.* Melbourne: Butterworth; 1971.

49. Franceschetti A, Zwahlen P. Un syndrome nouveau: la dysostose mandibulo-faciale. *Bull Schweiz Akad Med Wiss.* 1944;1:60.

50. Stark RB, Saunders DE. The first branchial syndrome: the oral-mandibular-auricular syndrome. *Plast Reconstr Surg.* 1962;29:229–239.

51. Longacre JJ, Stevens GA, Holmstrand KE. The surgical management of first and second branchial arch syndrome. *Plast Reconstr Surg.* 1963;31:507.

52. Gorlin RJ, Jue KL, Jacobsen U, et al. Oculoauriculovertebral syndrome. *J Pediatr.* 1963;63:991.

53. Grabb WC. The first and second branchial arch syndrome. *Plast Reconstr Surg.* 1965;36:485.

54. Converse JM, Coccaro PJ, Becker M, et al. On hermifacial microsomia. *Plast Reconstr Surg.* 1973a;51:268.

55. Longaker MT, Lipshutz GS, Kawamoto HK Jr. Reconstruction of Tessier number 4 clefts revisited. *Plast Reconstr Surg.* 1997;99:1501–1507.

56. Cohen MM Jr, Jirasek JE, Guzman RT, et al. Holoprosencephaly and facial dysmorphia: nosology, etiology and pathogenesis. *Birth Defects Orig Artic Ser.* 1971;7:125–135.

57. Tessier P. Orbital hypertelorism. 1. Successive surgical attempts, material and methods, causes and mechanisms. *Scand J Plast Reconstr Surg.* 1972;6:135–155. *Orbital hypertelorism is described. An extensive case series informs observations on diagnosis and management.*

58. Senan M. Case Report: Tessier Number 30. *Indian J Plastic Surg.* 2007;40:57–60.

59. Morritt DG. A paramedian cleft of the lower lip. *J Craniofac Surg.* 2007;18:704–706.

60. Oka M. A bilateral total cleft of lip and hard and soft palate and transverse cleft face with an atypical paramedian defect of the lower lip and lower jaw on the right side. *J Maxillofac Surg.* 1983;11:232–235.

61. Tanna N, Wan DC, Perry AD, et al. Paramedian mandibular cleft: revisiting the Tessier classification. *J Craniofac Surg.* 2012;23:38–40.

62. Kumar A, Heling E, Guenther D, et al. Correction of frontonasoethmoidal encephalocele: the HULA procedure. *Plast Reconstr Surg.* 2009;123:661–669.

63. Zide BM, McCarthy J. The mentalis muscle an essential component of chin and lower lip position. *Plast Reconstr Surg.* 1989;83:413–420.

64. Keagle J, Bradley JP. Craniofacial microsomia. In: Thaller SR, Bradley JP, Garri JI, eds. *Craniofacial Surgery.* New York, NY: Informa Healthcare; 2009.

第 32 章

非综合征型颅缝早闭

Patrick A. Gerety, Jesse A. Taylor, and Scott P. Bartlett

概要

- 颅缝早闭是一个或多个颅缝融合,通常会导致头部形状异常的临床表现。

- 非综合征型颅缝早闭是在没有相关遗传综合征的情况下特定性发生、非家族性遗传。

- 异常融合的骨缝导致颅骨畸形,并有局部限制发育和代偿性增长,有潜在的功能性和器质性问题,如颅内压(intracranial pressure,ICP)增加最为明显。

- 诊断需要临床检查和计算机断层扫描(computed tomography,CT)确诊。治疗的最佳时机是在婴儿期(6~9个月期间)。

- 传统开放成形技术和新的术式(如牵引成骨)可改善症状。

- 手术方法的选择取决于具体的颅缝融合情况和畸形程度。一般而言,手术目标包括开放颅缝异常融合区域,将颅骨在解剖位置过度矫正,以减少二次复发畸形,用碎骨填充截骨间隙,和无张力闭合的软组织。

- 生理学目标是减轻功能问题(如减轻颅内高压和发育迟缓、视盘萎缩和斜视)。

- 并发症可分为早期或晚期。

- 当累及软组织、骨或两者兼有时,可能需要进行二期整复。

- 在少数情况下,需要重复进行颅内径路手术修复头颅继发畸形。然而,颅缝早闭现代手术方案围手术期发病率和死亡率并不常见。

简介

颅缝早闭是一种涉及颅缝的早期和病理性融合的疾病,累及最常见的有 6 条相关颅缝。这类颅缝早期融合通常会导致肉眼可见的头颅形态异常。与导致缝合线融合以及其他颅面异常的许多其他遗传综合征形成的情况相比(见第 33 章),在未知的遗传问题或是遗传综合征及其他医学问题的情况,称为非综合征型颅缝早闭。非综合征型患者最常表现为一条颅缝融合,但也有多条颅缝融合的情况。非综合征型颅缝早闭的发生率约为每 2 500 名活产婴儿中有 1 例[1]。此类患者约占颅缝早闭病例的 80%,其发病率约为综合征型(如 Apert 和 Crouzon 综合征)的 10~50 倍。矢状缝早闭发生率最高,而人字缝早闭发生率最低。费城儿童医院 2008 年回顾性经验表明,相对单侧冠状缝早闭的诊断,矢状缝早闭的发病率一直在增加[2]。这一发现也被其他研究团队报道,研究表明矢状缝早闭大约是额缝早闭的两倍,是单侧冠状缝早闭的 4 倍[3,4]。非综合征型颅缝早闭的病因尚不明确,一般被认为是多种因素所致。

基础科学

虽然非综合征型颅缝早闭的病因不明,但已确定了许多可能会导致或促成颅缝过早融合的因素。理论上,颅缝早闭可能是骨缝生物学固有的主要事件,也可能是外部因素导致的次要事件。

已知有遗传性和家族性非综合征型颅缝早闭病例。大约 10% 的病例存在常染色体显性遗传。冠状缝和额缝融合比矢状缝早闭更具家族性(10% vs 2%)。一些数据表明,父系年龄的上升可能会增加额缝早闭的发病率。一些颅面综合征(如 Muenke、Saethre-Chotzen 综合征)中表现为不一致,并且可能具有轻度表型。因此,可以假设它们在出现时为非综合征型。事实上,此类患者会受到 FGFR3 或 TWIST 突变的影响。任何可能有家族性颅缝早闭的患者都应尽可能地接受遗传筛查及检查。

颅缝在早期发育中发挥着关键作用,在出生时允许颅骨发生显著形变,允许大脑早期快速生长扩张,以及控制复杂的信号传导和引导整个颅骨生长和成熟。学界对非综合征型颅缝早闭的明确病因和潜在的颅缝生物学仍知之甚少。动物模型实验使人们对颅缝的复杂性有了更深入的了解。颅缝表现为组织(硬脑膜、骨缘、间充质组织、骨膜)的复杂相互作用,并在组织内为复杂的分子信号传导和生长过程[5]。已确定了几个重要分子,包括转化生长因子β(transforming growth factor beta, TGFB)、骨形态发生蛋白(bone morphogenetic protein, BMP)、TWIST、MSX2和成纤维细胞生长因子受体(fibroblast growth factor receptor, FGFR)[6]。虽然人们通过实验证明了上述所有分子都可能会影响颅缝融合,但它们在非综合征型患者中的确切作用仍然未知[7]。基因调控和异常融合骨缝间产生的产物与开放颅缝中明显不同[8]。精准基因分析的相继出现,可进一步发现可能对非综合征型颅缝早闭的遗传作用[9]。

环境因素已被证明影响颅缝融合。其中颅骨生长受到严重外部限制或脑/颅骨生长导致的颅缝早闭最能说明外界因素可导致颅缝早闭。子宫形状(双角)、宫内位置(臀位)、巨大胎儿和多胎妊娠都与颅缝早闭及其后遗症有关。这些外因显然会导致或增加颅缝早闭的风险。这些情况已在实验和动物数据中得到验证。大脑生长缺乏外向力或颅骨其他区域生长受限也被认为是导致颅缝早闭的原因。长期以来,颅底生长受限一直被认为是相邻颅缝融合和颅缝早闭的原因。同样,大脑容量不正常的生长导致颅内压力使颅缝张力过低,也可导致颅缝早闭。

除机械因素外,已确定其他环境风险因素会增加非综合征型颅缝早闭的风险。孕期吸烟、白人孕妇、高龄孕妇、高海拔妊娠、使用亚硝化药物(如呋喃妥因)、父亲职业(如农业、林业)、生育治疗、内分泌异常(如甲状腺功能亢进)和妊娠期间华法林摄入等都与颅缝早闭的发生有关[10-12]。

患者表现与诊断

颅缝早闭可在婴儿出生时或出生后即刻诊断。父母或儿科医生经常会注意到明显异常的头部形状,并将被转诊给颅面或神经外科医生。相比之下,位置性斜头畸形患者通常在4个月到7个月后才出现[13]。这两种诊断经常被医护人员混淆。

应获得完整的病史,包括产前信息(出生体位、多胎妊娠、妊娠持续时间)、受影响的父母或兄弟姐妹、任何其他已识别异常的标志性事件。在年龄较大的儿童和成人中,颅内压升高(intracranial pressure, ICP)可能会导致头痛、视力障碍、嗜睡和呕吐等症状。在新生儿和婴儿中,这些症状很难引起。眼科检查可以识别视乳头水肿,这是ICP升高的症状,并且应在所有疑似颅缝早闭的患者中进行。

可通过体格检查做出诊断[14]。检查应侧重于头部形状、耳部位置、眼眶形状和对称性、囟门、颅缝和颅骨形态测量(头围、头颅指数;表32.1)。特定颅缝早闭表现是特征性的,Virchow定律曾对此进行过经典描述[15]。该理论将颅骨

生长描述为垂直于颅缝。当颅缝异常融合时,代偿性生长与融合的颅缝平行发生。这会产生特征性的颅面形态特征。个别颅缝早闭诊断的方式见图 32.1,并在下文详细描述。

位置性斜头畸形患者几乎完全是一种非外科性诊断,完整内容的讨论超出了本章的范围[16]。然而,将其纳入探讨至关重要,因为它也会导致特征性的头部形变且经常与颅缝早闭混淆。颅面外科医生经常与患者沟通,为暂时位置性斜头畸形患者提供咨询和协调护理(体位、体位辅助、头盔矫形器)[17]。降低婴儿猝死综合征(sudden infant death syndrome, SIDS)发生率的运动鼓励婴儿仰睡,会导致位置性斜头畸形患者的增加[18-20]。特征性表现包括扁平枕骨,通常为不对称,同侧耳朵前移。这种诊断可能与人字缝早闭相混淆;这两种诊断的比较见表 32.2。位置性斜头畸形的另外一个重要原因是斜颈,它可能先于(并因此导致)位置性斜头畸形[21]。

表 32.1　头颅指数

双顶骨直径和额枕骨直径的比。在距离最大值的位置测量头颅指数 = 双顶骨直径 / 额枕骨直径 × 100

头颅指数	颅骨形态
<76	头颅畸形或长头畸形
76~81	正常头畸形
>81	短头畸形

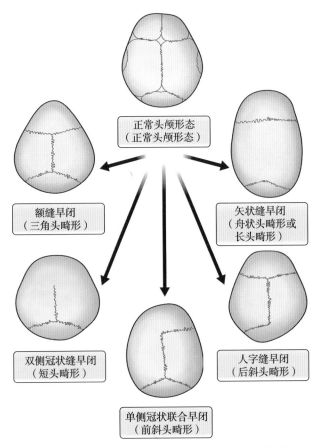

图 32.1　颅缝早闭特征性头颅形状取决于受累颅缝

正常头颅形态
(正常头颅形态)

额缝早闭
(三角头畸形)

矢状缝早闭
(舟状头畸形或长头畸形)

双侧冠状缝早闭
(短头畸形)

人字缝早闭
(后斜头畸形)

单侧冠状联合早闭
(前斜头畸形)

表 32.2　人字形 / 单侧冠状颅缝早闭与位置性斜头畸形的鉴别诊断

	额骨扁平	枕骨扁平	
	单侧冠状缝早闭	单侧人字缝早闭	位置性斜头畸形
主要特征	同侧额头后缩	同侧枕骨平坦	同侧枕骨平坦
补偿变化	对侧额头可能有凸起 枕骨没有变化	同侧乳突隆起（倾斜的颅底） 同侧额部，无变化或凹陷	同侧额头可能凸出 对侧额部可能会后缩
同侧耳位	前和上	多变 后位和下位	多变 前部
眶周区	同侧 睑裂宽 较高的后缩眶上缘，眉头 X 线特征性表现	通常在解剖头部位置不受影响	通常不受影响 可能有额眶颧骨区对侧后缩
鼻根	偏向患侧	解剖头部位置的中线	中线
从上面看的头形	同侧额头后缩	梯形	平行四边形
发病率	罕见	很罕见	常见

对颅缝早闭最敏感和特异性的诊断是 CT 扫描和三维重建。这类检查可见所有颅缝以及脑室形态、脑干位置（Chiari）和中线脑异常（胼胝体）的检查。也可以评估 ICP 增加导致的特有影像学表现。在三维 CT 扫描表现明显时，

可见特征性的"拇指印征"或"铜打碗征"影像学表现，说明颅内压升高[22]（图 32.2）。与之类似，轴切位影像可以显示脑内表面的脑回折叠缺失和脑池变钝，这与大脑和颅骨穹窿限制性发育表现一致。三维 CT 扫描还可以帮助制定手

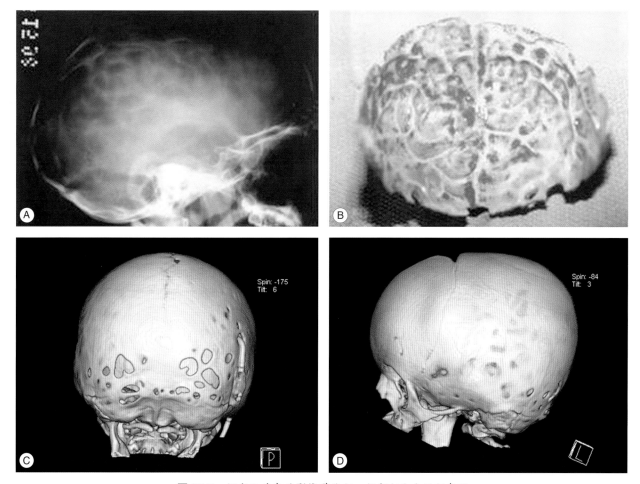

图 32.2　颅内压升高的影像学体征。指印征和虫蚀征表现

术计划,并作为术前参考研究,对比术后改变。同时,也可以用作虚拟手术计划的原始数据[23]。在过去 10 年中,人们开始关注电离辐射的有害影响,尤其是对幼儿的有害影响[24]。这导致作者所在机构使用低剂量放射学评估方案并避免 CT 扫描的高频率使用,包括减少常规术后 CT 评估。

当颅骨的 6 个主要颅缝中的一个或多个过早融合(矢状缝、额缝、冠状缝、人字缝)时,就会出现头颅形态改变。现在详细描述这些形态,模式图见图 32.1。还有其他一些次要的颅缝,也可能会异常融合,不在本章讨论的范围。

矢状缝早闭是由于颅骨中线或矢状缝过早融合所致(图 32.3)。这限制了双颞叶的生长并促进了前后扩张,从而形成了一个特征性的"船形"头颅外形。这种畸形也被称

为长头畸形或舟状头畸形。头颅指数(cephalic index, CI),即双颞距离(bitemporal distance, BPD)与额枕距离(fronto-occipital distance, FOD)的比值,是评估头颅畸形最常用的测量方法。头颅指数通常为 76~82,在矢状缝早闭患者中通常测量值 <76。检查时,矢状缝可能触诊为骨嵴,一个或两个囟门可能已经闭合。由于矢状缝闭合的位置不同可导致头部形态不同(即整个、前部、后部)的影响。矢状缝前部的融合会导致显著的额部凸起。同样,枕部隆起是由于矢状缝后部受累所致。形态的不同取决于矢状缝闭合的程度和位置。

额缝早闭导致典型的"龙骨"形额部和三角形头部外观,又被称为三角头畸形(图 32.4)。与其他颅缝相比,额缝线通常在 8 个月时融合[25],因此在婴儿后期检测到的轻微头部形

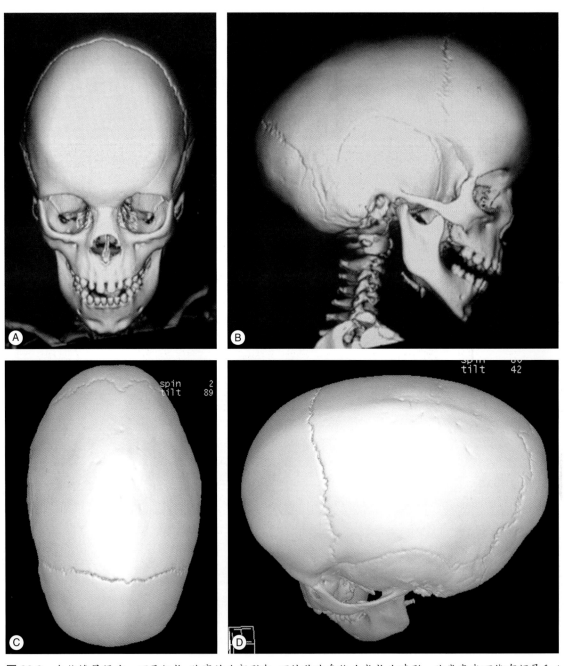

图 32.3   矢状缝早闭症。可见细长、狭窄的头部形态,可被称为舟状头或长头畸形。此类患者可能有额骨和 / 或枕骨突起

状异常不一定需要过早的诊断和手术。其他特征包括双颞部狭窄、穹窿扩大、眶上和眶外侧后缩以及眶距增宽症状。额缝早闭的眼眶形态为滴泪状，顶点指向早闭的额缝。额缝早闭症也与大脑中线畸变有关，一份报告表明，Chiari Ⅰ畸形的伴随症状通常更高[26]。额缝早闭症的症状表现的严重程度是不同的。虽然有些人认为额骨隆起是这类疾病中最轻微的表现，但它没有完全展现眼眶或其他异常表现累及的颅缝早闭的特征。严重程度可以通过眼眶后缩程度、三角头畸形程度和双顶骨狭窄的程度来衡量。额角是在CT扫描的轴切面上从鼻根到翼点绘制的两条线之间的角度。正常值>104°，重度额缝早闭症患者<89°。额叶狭窄衡量双顶狭窄的严重程

度，是双顶间距离与双冠状间距离的比值[27]。Persing等描述了两种不同严重程度的额缝早闭症；这类描述性研究也可能有助于指导治疗[28]。

单侧冠状缝早闭（unicoronal synostosis, UCS）过去被称为"前斜头畸形"。由于该术语可能会造成混淆，因此多数外科医生现在主张在讨论颅缝早闭的诊断时指定颅缝。斜头畸形是一个通用术语，表示头部的一部分不对称扁平。这类斜头畸形发生在位置性斜头畸形、单侧冠状缝早闭和人字缝早闭（见表32.2）。在文献中仍然经常会遇到这种令人困惑的术语。UCS导致不对称的头部形状，有同侧和对侧对比明显不对称表现（图32.5）。同侧，额前部生长受限，导致额

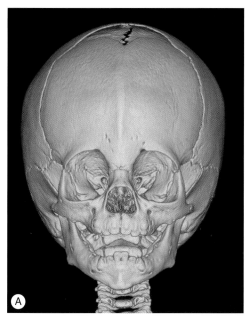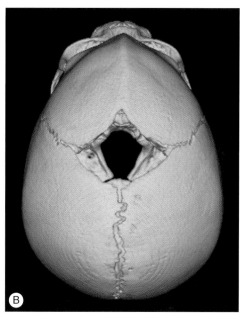

图32.4　额缝早闭。导致三角头畸形或龙角形头部。重要特征是双颞窄、过短和滴泪状眼眶。泪珠顶点指向早闭的额缝

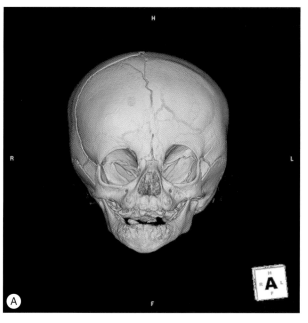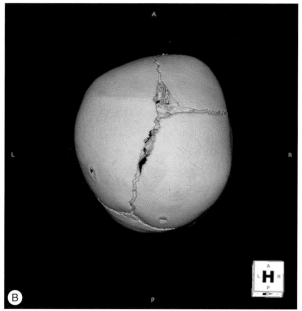

图32.5　单侧冠状缝早闭。导致头部形状不对称，被称为前斜头畸形。重要特征包括同侧额部和眶上后缩、同侧眼眶较高，眼睛睁大和鼻根（基底）偏向患侧颅缝。对侧有代偿性额部隆起。下颌偏向患侧颅缝

部和眶上缘扁平,颞部凹陷。同侧眼眶畸形可能非常显著,与对侧相比,眼眶更高、更窄,使眉毛抬起和眼睛睁大的外观。这导致了丑角畸形,丑角畸形可定义为眼眶形态向外上凸出。对侧发生代偿性过度生长,产生额部隆起。同侧耳通常位于正常的对侧前后生长的前上方。UCS引起鼻根向同侧移位并扭曲面部中1/3和下1/3。当下颌偏向健侧,继发于关节窝的位置改变[29]。头后部形状通常不受影响。这种正常的后部形状表明该过程不是位置性斜头畸形,但是这两个诊断可能同时存在。

双侧冠状缝早闭导致对称性头颅畸形形态(图32.6)。这种诊断更可能发生在综合征或家族遗传的情况。前后生长不足会导致顶叶颅骨明显隆起和扩张,从而导致双顶叶直径(biparietal diameter, BPD)变大。头部形状变形表现为短

头畸形[30]。这会导致额部和眶上脊变钝。在某些情况下,顶叶高度可能会代偿性增加,从而导致头颅呈现短头畸形(高扁平头)。

单侧人字缝早闭是一种罕见的诊断(每40 000例活产中有1例[31]),导致头后部不对称。这种畸形经常与位置性斜头畸形比较(见表32.2)。它的传统特征是同侧扁平枕骨、外耳后移和乳突凸出。过去,也有人认为在对侧出现代偿性额部隆起,上面观表现为整体梯形头部形状[32](图32.7)。这种梯形形状与变形斜头畸形中常见的平行四边形形状形成对比。临床上,外耳位置较为多变,在某些情况下可能会前下移位,使外耳位置不确切[33]。人字缝早闭的特征实际上是同侧枕骨变平和显著的对侧顶枕隆起。这种后部异常可以转化为一定程度的面部不对称,但较为多变。

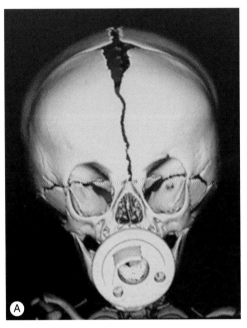
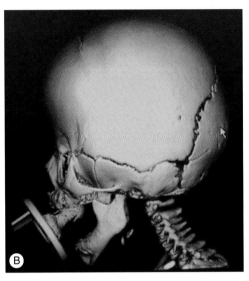

图32.6   双侧冠状缝早闭。导致头部形状缩短的额枕,被称为短头畸形。以双侧眶上后缩为特征。整个额部可能因过度向后倾斜而后缩。头顶和颅骨可能较高,被称为尖头畸形

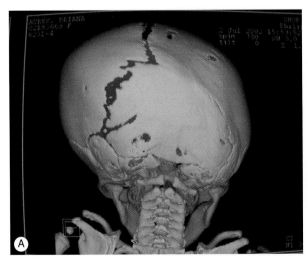
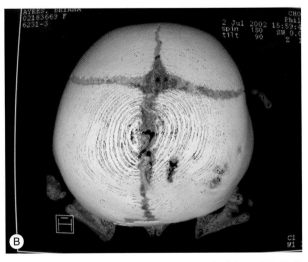

图32.7   人字缝早闭。导致不对称头部形状,被称为斜头畸形。这导致同侧枕骨变平和典型的同侧乳突隆起。对侧枕骨和额叶区域可能有代偿性隆起

患者选择

与其他颅面疾病一样,颅缝早闭的治疗需要多学科团队合作。颅面外科医生在诊断和治疗过程中尤其需要与神经外科、遗传学、眼科、听力学、儿童心理学、儿科医生和其他专家合作。对于特定基因突变(FGFR、TWIST)和存在综合征的患者,应为其提供遗传筛查。存在家族性、双侧冠状缝早闭、多条颅缝和其他异常表现的等其他表现需要进行遗传学评估。需要神经眼科医生进行检眼镜检查以评估视乳头水肿。这些检查还可以揭示视觉基本信息并识别术前斜视。神经外科医生是整个过程中的关键合作伙伴。神经外科医生是此类患者护理的术中参与者,并在术前评估脑实质的状态和相关异常(如脑积水、Chiari 畸形)。

手术治疗的基本目标有两个:①缓解异常升高的颅内压并为正常的大脑生长留出空间;②引导美观的头部形状。头部形状轻度异常、一条颅缝部分融合、无颅内压升高表现的患者可观察。相比之下,有明显颅内压升高表现的患者,通常是头部形状严重异常的患者,应接受手术矫正。

颅内高压仍然是一个具有挑战性的话题。在极端情况下,颅内压升高会导致失明。有文献表明,当颅内压升高不降时,即便颅内压水平较低,也会导致发育迟缓。颅内压是一个挑战,因为迄今为止,没有一种无创检查为颅内压的侵入性颅内测量提供较好的服务[34]。眼底检查显示视乳头水肿提示颅内压升高,但大约 80% 的患儿颅内压升高而无视乳头水肿[35]。CT 扫描有颅内指压征,如铜打碗征、指印征和扇贝形,以及提示颅内压升高的脑回变钝(见图 32.2)。有几种技术试图弥合这一差距,但仍未得到证实。在非综合征型患者中,颅内压升高的发生率被认为在 10% 到 20% 之间[36]。

手术时机取决于技术。对于额眶前移和后颅骨重塑等颅骨重塑手术,大多数外科医生都认为 6 个月至 9 个月是理想的年龄。大脑在快速生长,这将为术后提供内部成形力,颅骨已经成熟,成为硬骨,但仍可塑形,并且麻醉风险较低。较新的技术,如弹簧介导的颅骨成形术或条状颅缝带切除术,在 3~4 个月时可进行。手术时机的衡量根据减少神经认知影响(早期手术)和减少二期/修正手术(后期手术)为依据。

手术技术

颅穹窿重塑术需要高度专业化,最好在有儿科麻醉、重症监护和神经外科专家的儿科医院进行。传统上,颅穹窿重塑术致死亡的主要原因与失血相关。通过手术和麻醉团队的适当识别和操作,这种情况有所减轻。空气栓塞的风险极低,通过心肺监测和呼气末 CO_2 记录来评估[37]。需要有创血流动力学监测(动脉导管)。交叉配血的血液制品应在手术开始前提前存放在手术室内。

失血及其后遗症是颅骨手术中最重要的考虑因素。必须控制失血,围手术期合理的恢复阶段(通常需要输血)必须仔细监测血流动力学。基于外科医生经验及机构条件有不同的控制出血方案,一般可包括切口周止血为目的的预防性缝合("阻断出血")、Raney 夹、科罗拉多针式电刀和含有肾上腺素的肿胀液注射[38]。大多数常规失血发生在皮肤切开过程,因此这些步骤可有助于控制出血。但医生也要注意和防范,这些技术会导致不同程度的脱发[39]。常规失血的其他原因包括组织的暴露、骨穿支静脉和截骨过程中出血。通过无血管区的外科剥离、骨蜡填塞和减少手术时间可以降低这些因素造成的失血。颅骨截骨后,硬脑膜会覆盖(如 Surgicel 和 Floseal)止血敷料。如果发生意外的严重出血,则一般是因为损伤了静脉窦(如矢状窦、枕窦和横窦)。这必须通过快速手术止血和静脉回输来治疗。医用辅料,特别是抗纤溶剂,已用于颅缝早闭手术控制出血。最常见的是氨基己酸和传明酸;且在其他侵入性小儿外科手术的研究中数据显示,这些药物的使用可有效控制失血量、输血需求和输血量[40,41]。为了避免输血,一些外科医生主张使用促红细胞生成素在术前使用,同样获得了显著的安全性[42,43]。在这些情况下,学界已经使用了许多技术来试图避免或减少因为出血而导致的输血量。然而,即使需要输血,文献也充分证实现代医疗输血流程是非常安全的。

颅面前入路手术时应取仰卧位,后入路手术时应用头枕作俯卧位。改进的俯卧位("狮身人面像")可用于同时进行前颅顶和后颅骨重塑[44]。在这种情况下,作者更倾向于分期手术治疗,以最大限度地减少失血,通过更彻底的手术入路行单一体位手术方案(因此可达到更彻底的重建),而不是受限制于两个解剖区域。大多数颅穹窿重塑手术都需要冠状切口。切口通常从耳上方和耳屏或耳屏开始。设计为非线性(例如锯齿形、正弦形),以避免明显的瘢痕和瘢痕挛缩[45]。

手术的选择取决于所涉及的具体颅缝、畸形程度和就诊年龄。下文将深入讨论各类畸形矫正的步骤。这些步骤可分为几大类:传统的颅骨重塑、颅缝切除术、牵引成骨术和弹簧介导的颅骨成形术。可以使用内镜来减小切口范围并直接可视化硬脑膜剥离。颅骨重塑的目的是通过一定程度的过度矫正来矫正畸形。相比之下,颅缝切除术的目标是让正在发育的大脑重塑颅骨(通常在头盔矫正的帮助下)[46,47]。骨间隙产生不可避免,可使用劈开颅骨瓣移植物进行治疗,或像作者使用骨屑来填充骨间隙(图 32.8)。

骨移植物通过缝线、可吸收板和螺钉来达到重塑骨块的稳定性。目标是创建一个稳定的结构,但不限制大脑生长和随后的颅骨扩展。考虑到避免由于头颅生长及骨块迁移,对婴儿中患者不使用钛板或钛钉来固定骨块[48-50]。颅缝切除术的局部切口和微创内镜技术的较小切口无需固定。

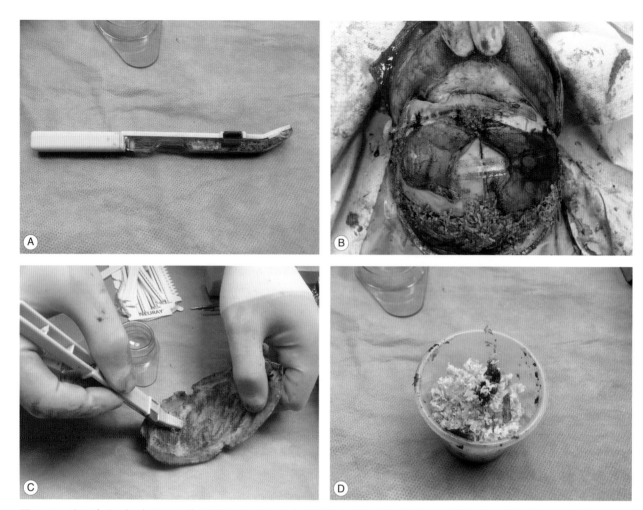

图 32.8   获取骨屑。（A）安全地骨刨刮板。（B）镶嵌在骨间隙中的骨颗粒。（C）从额骨收获的移植物。（D）收集的骨屑

矢状缝早闭症

过去 20 年中，矢状缝早闭症治疗发生了重大变化。关于如何通过手术矫正此类患者仍然存在分歧[51]。传统上，医生会通过开放式颅骨重塑来重塑舟状头。1998 年，Jimenez 和 Barone 报道了使用内镜条状颅骨切除术[52]。该手术使用内镜方法减少了软组织暴露。去除矢状缝，在颅顶骨进行桶形板条截骨以完成横向加宽。大约在 20 世纪 90 年代后期的同一时间，Lauritzen 首次报道了弹簧介导的颅骨成形术（spring mediated cranioplasty，SMC）[53]。该手术涉及使用金属丝制造弹簧，缓慢扩张双侧颞骨增宽。该技术已在许多机构被采用，大多数外科医生都认为，如果在 4 个月龄后应用，此技术是无效的[54-56]。该技术需要进行第二次手术以移除弹簧。

对于年龄较大（>8 个月）的矢状缝早闭患者，仍然使用传统的颅穹窿重塑术。一些颅面外科医生提倡一次性全头颅重建[57]，而部分医生（包括作者在内）更倾向于分期的方法——一期后路重建，二期前路重建 +/- 额眶重建（如有指征）（图 32.9、图 32.10）。PI 方案是常用的颅穹窿重建技术[58]。这涉及两个顶骨的平行矢状旁截骨术，与横向截骨

术相连，位于冠状缝后面，并延伸到颞区（类似于希腊符号 对于圆周率）。额骨和剩余的融合骨缝用缝线或板固定成形以达到额枕缩短的效果。这种缩短用以达到双顶 / 双额加宽的目的。PI 手术的优点是通过一次性手术矫正颅骨外形且能保持更多的骨血管化，但缺点是不能很好地矫正颅骨指数，且不能解决眼眶畸形。还有许多其他形式的颅穹窿重塑，它们通过不同的颅骨截骨模式和重排方法达到头颅矫正的目的。

在作者的机构中，以往治疗矢状缝早闭的方案是基于畸形程度，仅使用传统的颅穹窿重塑术[59]。目前的方案是对 4 个月以下的患者使用弹簧介导的颅骨成形术，之后使用分期颅骨重塑（图 32.11、图 32.12）。在一项技术比较的 meta 分析中，作者发现传统的颅穹窿重塑术比带状颅缝切除术在矫正头颅指数方面有更可靠的效果。作者也发现，弹簧介导的颅骨成形术对比传统的颅穹窿重塑术同样达到了等效的矫正。围手术期统计显示，带状颅缝切除术和弹簧介导的颅骨成形术获得了更好的效果，例如手术时间、失血量、住院时间和成本显著降低[60]。弹簧介导的颅骨成形术将在下文详细介绍。

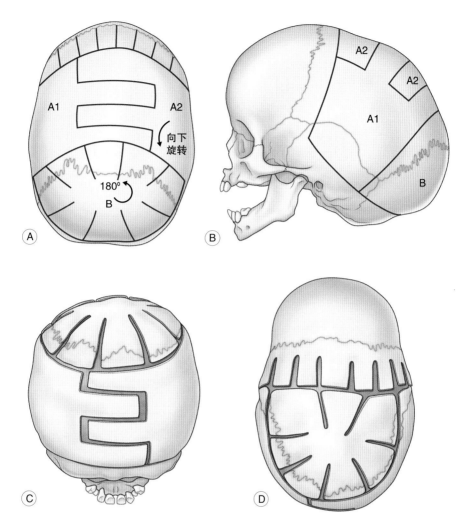

图 32.9 （A~D）矢状缝早闭的后颅骨重塑。在显示顶点处的 A1 和 A2 做舌槽模式截骨标记，加宽并延伸到枕骨。枕部 "B" 是沿半径标记，用于创建一个降低的顶点。前部桶形板条截骨用于匹配前部和后部骨块。术后骨块的形态如图所示

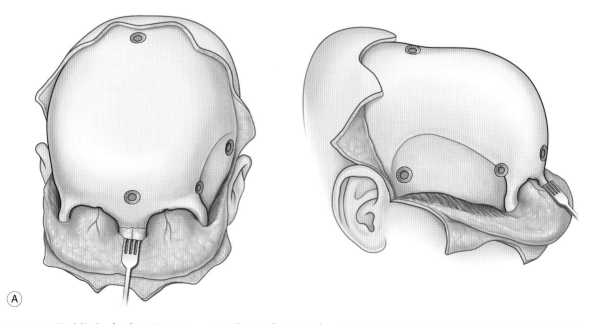

图 32.10 额轨道推进。（A）双侧冠状切口用于暴露额骨和额眶带。颞肌可以合并到头皮瓣中（如图所示）或单独翻瓣

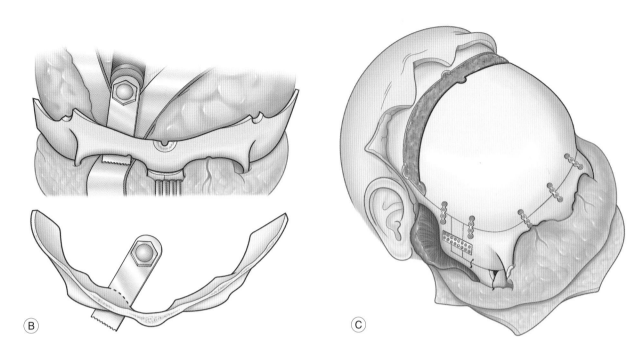

图 32.10（续）（B）额部开颅截骨后，额眶带可取下。然后将额眶带固定到前面的位置，替换额骨。患者的解剖结构和颅面外科医生的经验决定额骨和额眶带的宽度和形状。（C）完成额眶前移术

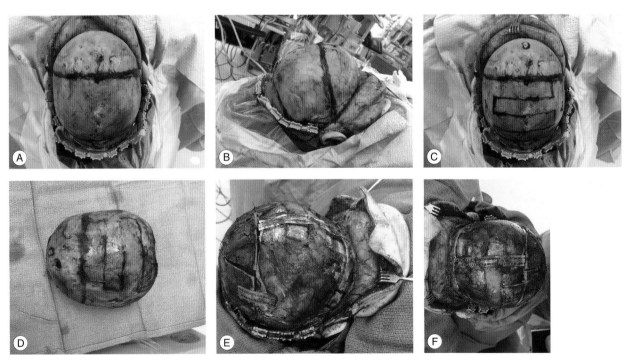

图 32.11   矢状缝早闭后颅骨穹窿重塑。与图 32.9 扩张术相似。（A，B）患者处于俯卧位。广泛的后颅切开范围已画线标记。（C）加宽切口画线标记——可以指导颅骨钻孔的位置。（D）手术台上全头颅解剖标本。如有必要，神经外科医生可以通过截骨将其分成两部分。（E，F）顶点已经旋转到枕骨，并通过舌槽将颅穹窿加宽。用可吸收板和缝合线固定。原始枕骨已被沿半径切割塑形，以容纳顶点

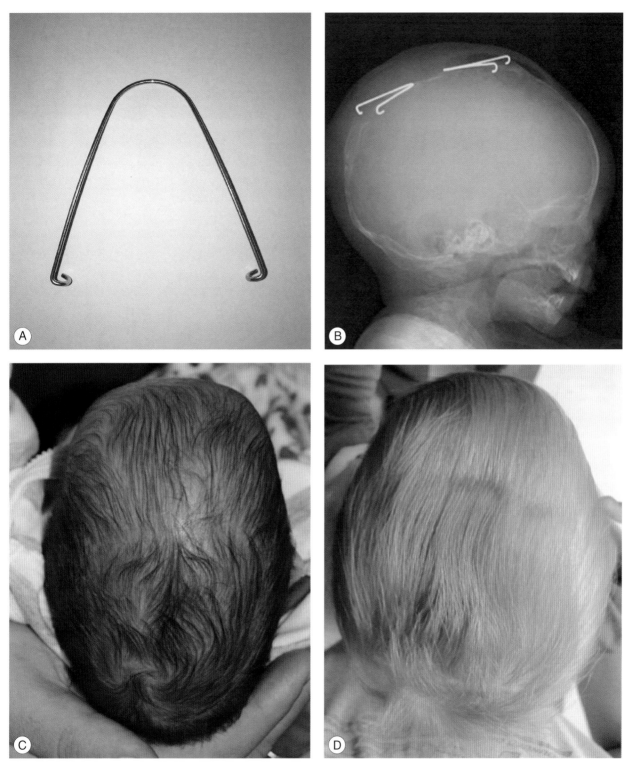

图 32.12　弹簧介导的颅骨成形术治疗矢状面颅缝早闭。（A）置入前的典型弹簧。（B）显示弹簧位置的头颅影像。（C）术前舟状头畸形。（D）术后头部形状矫正良好

额缝早闭症

手术矫正额缝早闭的主要目的包括额颅扩张,以矫正双侧颞骨凹陷和三角形头部外观[29]。治疗目标是使额部形状变圆,并扩大和推进眶上骨带,以改善眶距增宽和眼眶后缩。

大多数治疗额缝早闭的颅面外科医生使用某种形式的额眶前移。这项技术已经使用了近50年,尽管它经历了重大改进[61,62]。作者所在机构目前的改进是在额眶带中线分裂额眶骨块并插入骨段以增加双颞和眶间距离(见图32.10、图32.13)。新结构表现出更钝的颅内角,可使侧缘和颞区的前移和扩张效果明显。额眶带在颧额部和鼻额部

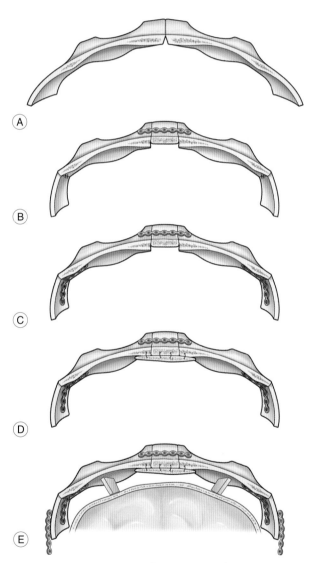

图 32.13   额缝早闭额眶带。(A)额眶带中线处切开以允许加宽。(B)骨移植物和可吸收板用于稳定的加宽。(C)颧额缝(ZF)和后部的颞部颅骨被重新塑形,以矫正额眶带的异常几何形状。通常颅骨内侧可行可吸收板固定塑形支撑。(D)中线的额外稳定是通过缝合线或金属丝固定的骨移植物实现的。这可能尤为重要,因为额眶带和颅骨移植物之间有厚度差异。(E)通过固定眶上缘可吸收板处的骨移植物和颞部骨移植物进一步稳定额眶带向前移的位置

用缝线固定,并在颞部用可吸收板固定。缝合线、可吸收板和颞部前移处骨块移植物以及眶周的骨块移植物可防止额眶带的复发和塌陷。考虑到额眶带骨生长潜力的丧失和颅骨整体的持续生长,该技术以过度矫正的方式进行了额眶重塑[62]。图 32.14 为临床案例。

其他方式也被用于治疗额缝早闭症。这些方案包括内镜带状颅骨切除术,以及头盔矫正[47]、弹簧介导的颅骨成形术[63]和牵引成骨术[64]。由于没有针对这些方案的大型病例系列或长期数据,因此它们的疗效仍然未被肯定。在此类病例系列文章中,Jimenez 和 Barone 报告了 50 名接受颅缝切除术治疗的额缝早闭症患儿,结果表明其有效率仅为43%[47]。除新技术外,关于哪些患者需要手术矫正仍然存在较大分歧[65]。

单侧冠状缝早闭症

单侧冠状缝早闭症(unicoronal synostosis, UCS)患者可表现为额部不对称,同侧额部和眶上缘后缩,以及同侧眶缘抬高。对侧额部可能有代偿性隆起。因此,同侧治疗的主要目标是向前推进额部和眶上缘(图 32.15)。与额缝早闭症患者类似,可靠矫正单侧冠状缝早闭畸形的最有效方法仍然是额眶前移术。根据畸形的严重程度,可以进行双侧或单侧额眶前移[66]。该方法可以矫正同侧眼眶畸形,并重塑同侧和对侧额部外形。通常需要进行双侧颅骨切开,同时推进同侧或双侧额眶带(临床案例见图 32.15)。一般而言,可以通过同侧额眶前移进行矫正。额眶带的设计是在眶上缘上方 2cm 处直线截骨。在两处额眶带(通常为5mm)之间通过骨移植加宽,以适应眼眶宽度的差异,以及向前推进到过度矫正的位置,通常为 6~7mm。额眶前移的目的是将眶上缘定位在角膜前方 12~13mm 处。患侧通常需要 8~15mm 的束带前移量。根据所需矫正和畸形的严重程度,额眶前移的术式有多种改进[67](见图 32.13)。在重新定位眶缘的同时,同侧额部前移,可降低眶高,必要时对侧额部凹陷或塑造轮廓。如果存在向上倾斜,可以进行眦固定术以降低受影响的侧外眦。一些人主张包括与额骨连续的鼻骨,并通过闭合楔形截骨术使鼻根偏移直立。其他人则认为鼻根偏差在青春期得到矫正,缺乏对融合缝线的持续"拉动"[68]。

学界已经提出并尝试了微创技术(牵引成骨术、弹簧介导的颅骨成形术),但这些技术尚未成熟到能够产生可靠有效结果的程度。Jimenez 和 Barone 在一系列 UCS 患者中使用内镜缝合术,然后进行头盔治疗,发现成功率为 43%[47]。

双侧冠状缝早闭症

与单侧冠状联合早闭相比,双侧冠状缝早闭涉及的不对称性要小得多。这类畸形矫正主要涉及额眶带塑形和额眶前移。这是通过双侧额眶带开颅术来完成的。目前的技术涉及双额开颅和双侧额眶带的创建。前部尺寸增加,产生更大的额部穹窿,并前移眶上缘位于角膜顶点之前。通过对重

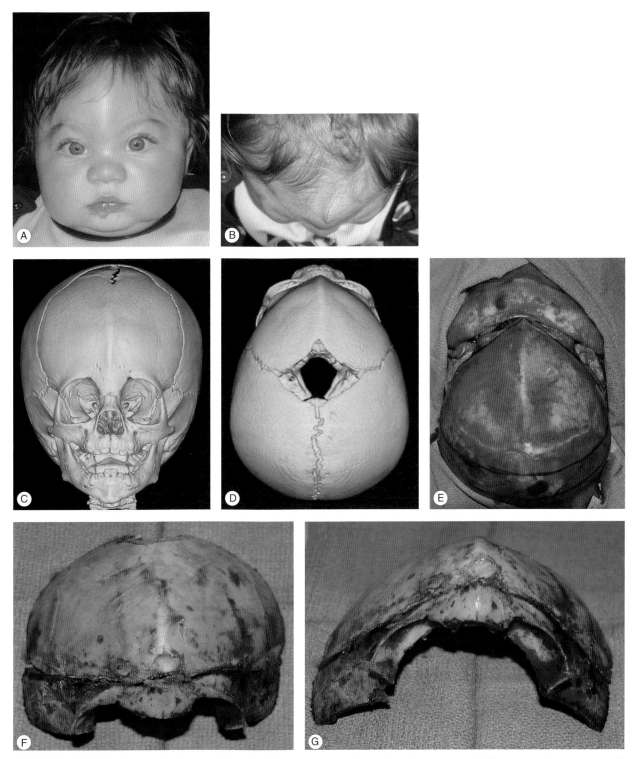

图 32.14　使用额眶前移治疗额缝早闭的案例。(A,B) 术前照片。(C,D) 术前 CT 扫描。(E) 位于冠状缝后方双侧颅骨截骨标记线。(F,G) 额眶带和额部截骨后塑形前形态

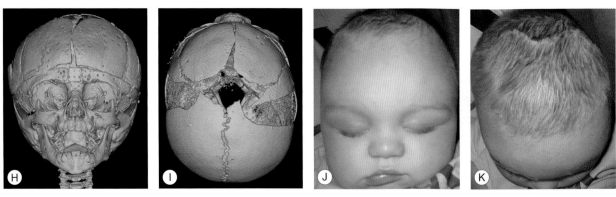

图 32.14（续）（H，I）术后 CT 扫描。（J，K）术后照片

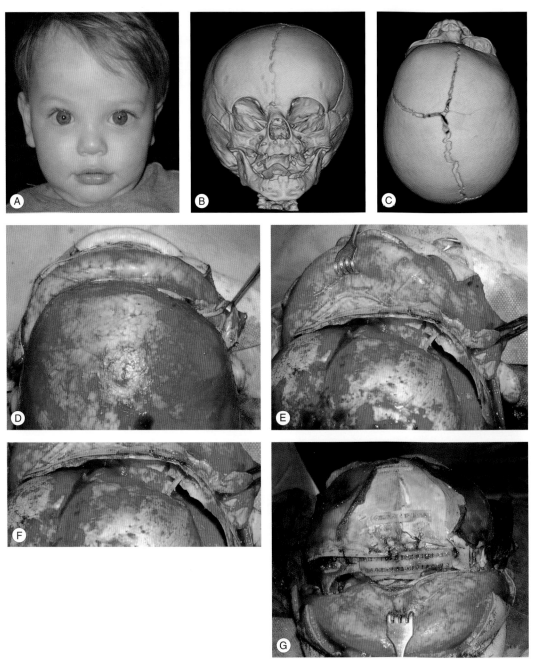

图 32.15　治疗右侧冠状缝早闭。（A）术前正面照片。（B，C）术前 CT 扫描。（D）术中：颅骨切开和半额眶带。（E，F）术中：额眶带塑形固定和过度矫正。（G）术中：可吸收板固定情况

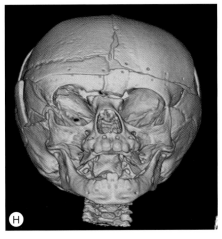
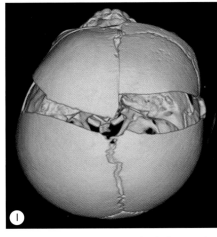
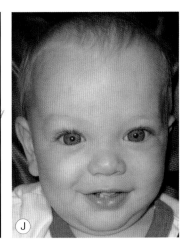

图 32.15（续）（H，I）术后 CT。（J）术后照片

新固定的额骨进行中线颅内屈曲或正中骨切除术来缩小宽度。在双侧冠状缝早闭症中，颅骨穹窿高度也可扩展（头颅畸形），这可以通过后顶骨或枕骨的桶状截骨和青枝塑形来解决[30]。

人字缝早闭症

人字缝早闭症是一种罕见的颅面疾病诊断。如果畸形轻微，可通过广泛颅缝切除同侧枕骨桶状截骨和青枝塑形矫正。由于婴儿仰睡，术后头颅畸形容易复发，因此建议使用半稳定（可吸收）固定来避免这种情况发生。年龄较大的婴儿和具有更严重畸形的儿童需要通过颅穹窿重塑术进行治疗。作者推荐使用带一侧固定的活动颅骨瓣成形术[33,69]（图 32.16）。后枕部颅骨瓣对半切开，旋转 90°~180° 后匹配到对侧固定塑形以达到最佳后颅形态。可吸收板固定，骨间隙用骨屑填充。此外，许多颅后窝颅骨重建术式也被用于人字缝早闭的矫正[70]。

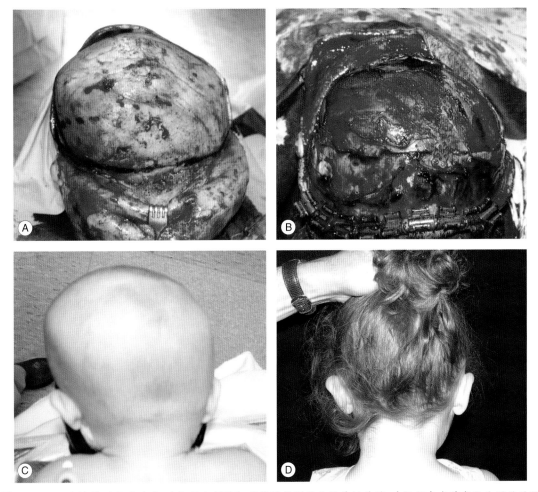

图 32.16　人字缝早闭症的治疗。（A，B）颅骨切开换瓣成形术和枕骨板前移。（C，D）术前术后头形后面观

一些婴幼儿也提倡用内镜带状颅缝切除和成形术。据报道,少数患者的头围和头部形状对称性有所改善,但此类数据有限[71,72]。

创新思考

弹簧介导的颅骨成形术

弹簧介导的颅骨成形术(spring-mediated cranioplasty, SMC)使用简单的弹簧对颅缝切除后骨瓣施加牵开力。它的原理类似骨牵引术器牵截骨端两个骨段,不同的是一旦放置到位,弹簧就不需要像牵引器那样需要主动操作。Persing等[73]、Lauritzen等首次对兔子进行实验,证明了这一概念的有效性,他们也是第一个在临床上证明该技术的团队[53]。SMC已被证明可用于多种颅缝早闭治疗,包括额缝[63,74]、双侧冠状缝[63]、矢状缝[63]和多条颅缝[75]。

SMC已在非综合征病例中获得广泛应用,并且在许多机构中,这已成为4个月龄内就诊的患者的标准治疗(见图32.12)。目前的文献包含来自多个组的比较数据[54,55,76-79]以及系统评价[56,60]。David等报道的75名患者为目前最大样本量。通过4年的随访研究表明,此项技术的头颅指数的矫正效果与开放式颅骨重塑效果相当,同时可改善围手术期其他指标,如失血量、手术时间、输血需求和住院时间。该技术在作者的机构中常规使用,作者也在其在文献中证实了类似的发现[56]。作者的患者平均年龄为4.6个月。放置的手术时间为90分钟,平均失血量为85ml。重要的是,平均住院时间仅为2.2天。要认识到这项技术需要行二次手术取出弹簧,同样在作者的临床队列中,这项手术需要45分钟,失血量45ml,住院时间为0.9天。此外,作者对比较文献的系统回顾表明,与颅骨重塑相比,SMC的手术时间减半,失血量为前者的1/4,住院时间减半,成本约为前者的1/3[60]。重要的是,研究发现临床矫正头颅指数效果等效。

SMC通常用于年龄不超过6个月或7个月的患者。对于年龄更大的患者,颅穹窿的牵开需要更大的力量,而弹簧牵开提供的力量有限。此类患者需要进行开放式颅骨重建术或牵引成骨术。在作者的机构中,3~4个月龄的患儿会接受弹簧放置。该技术的弹簧通常在手术室制作。使用FDA批准的不锈钢丝。直径通常为1.3mm(18号)。平均弹簧力在6到12N之间——随着时间的推移,医生可选择更高的牵开力。从压缩位置到放松位置的平均弹簧膨胀距离为5~7cm。制造通常使用专用的弯线机进行。弹力钢丝可被弯曲成U形,末端弯曲成3mm的钩子,用于连接骨块。然后使用数字测力计验证压缩弹簧的牵开力[56,80]。

手术在仰卧位进行。每个囟门处有两个小的(5cm)横向切口。通过这些切口,使用超声骨刀切开矢状缝和周围的颅骨带(1.5cm)。一般情况下不必使用硬脑膜内镜可视系统。用咬骨钳制作小槽口,以制成弹簧脚部。然后在切开骨间隙部位放置两个弹簧——前部一个,后部一个。如果在放置两个弹簧后中段矫正不充分,可添加第三个。碎骨移植物放置在截骨间隙中,特别是弹簧深处。术后获得X线平片,并计划在4个月后取出弹簧。

颅骨牵引成骨术

牵引成骨术(distraction osteogenesis, DO)最早被McCarthy推广用于颅颌面下颌牵引[81]。该技术使用刚性硬件来缓慢分离骨骼,从而成骨。牵引成骨术的使用已扩展到面中部和颅骨。牵引成骨术目前在颅缝早闭治疗中发挥的最大作用是在综合征患者中用于扩大颅后窝,即颅后窝牵引成骨术(posterior vault distraction osteogenesis, PVDO)(图32.17)。牵引成骨的出现为颅缝早闭治疗提供了新的思路。这种方法也被多个团体[82-85]提倡,其中PVDO被推荐用于早期患者的颅腔体积扩增,在颅脑发育高生长期保护大脑,然后根据需要后续行额眶前移术头颅塑形。牵引成骨术具有许多优势,包括能够比传统开放式颅骨重建获得更大的骨骼长度或体积变化以及降低围手术期发病率。作者机构最近的一项研究表明,PVDO产生的颅内容积是额眶前移术的近两倍[86]。外科医生仍然认为,与传统的开放式颅穹窿切开重建术(calvarial vault reconstruction, CVR)相比,PVDO的手术和围手术期效果指标更好,然而这些比较都是基于直接观察得出的。Taylor等的临床研究表明,两者在失血量、手术时间、输血需求和住院时间方面没有差异[87]。

牵引成骨术的缺点主要是低龄年幼的婴儿骨骼太软太薄,无法承受硬件的应用和牵开力量。此外,需要进行二次手术来去除牵引器置入部件。Losee等的综述表明,在有限的文献回顾性研究中发现牵引成骨术用于颅骨成形的并发症发生率很高。在对11项研究和86名患者的回顾中,他们发现并发症发生率为35.5%(12.5%~100%)。这些并发症包括脑脊液漏、感染、伤口裂开和牵引器故障;然而,没有报告包括显著的发病率或死亡率[88]。Johnson等的最大系列PVDO研究再次证实了这一高并发症发生率,报告的并发症发生率为61%[89]。上述许多并发症与牵引装置的半内置式特性有关。

在单侧颅缝非综合征型颅缝早闭中也有使用牵引成骨术。这是亚洲首创的额眶推进。牵引成骨术也已被用于治疗其他部位颅缝早闭。Hirabayashi等首次报道了将牵引成骨术用于短头畸形婴儿的额眶前移的临床应用[90]。此后多组文献报道,包括单颅缝早闭、多颅缝早闭[91]以及综合征和非综合征颅缝早闭的应用。牵引成骨术已用于治疗额缝[92]、单侧冠状缝[64,93,94]和人字缝[95]的早闭。扩大牵引成骨术用于其他颅缝早闭中的应用未来可能会带来一些进展。可能以非侵入方式移除牵引器,从而无需额外的手术,如研究已经展示的牵引器安装部位用可吸收装置固定[96]。

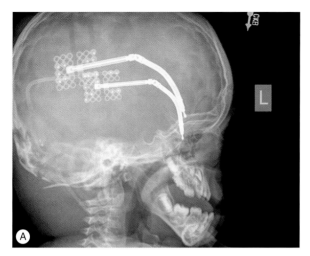

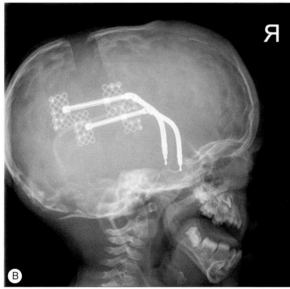

图 32.17　后颅骨牵引成骨术（PVDO）。（A）术后立即行颅骨 X 线片显示牵开之前牵引器。证明前向活动杆和 VP 牵引器的存在。牵引器的精确位置受颅骨形状和牵引器等影响。通常它们是横向的。（B）牵开 30mm 牵引器后的颅骨 X 线。在最初的操作中，低桶板条外压已经减轻了枕骨板

术后护理

一般而言，所有接受颅骨成形手术的患者术后均应入住 ICU。在作者的机构中，也包括微创手术，如弹簧介导的颅骨成形术。这可密切监测血流动力学和神经系统状态。术后应尽可能恢复患儿自主进食为目标。血流动力学不稳定或失血性贫血时需要给予血液制品支持。患儿的疼痛控制通常是多模式的，包括口服／直肠／静脉注射对乙酰氨基酚以及需要时口服／静脉注射麻醉镇静剂。常规围手术期使用抗生素 72 小时。文献中没有数据支持针对此类患者的特定抗生素治疗方案，但在系列报道中，手术部位感染的发生率非常低。术后第二天取下颅面敷料。定期监测、排空和记录来自帽状腱膜下引流管的引流。无论引流量多少，只要引

流管是血清性的，通常在术后第三天予以拔除引流管。如果引流清澈，和／或存在已知的硬脑膜撕裂或脑脊液渗漏，则可以尝试用 Jackson-Pratt（JP）引流管，通过夹持和移除引流管与吸引器交替进行。这可以防止持续主动吸引导致的脑脊液漏，并可促使硬脑膜撕裂处闭合。

建议告知家长注意，额部颅骨重塑术后会出现眶周水肿，但通常不会在术后立即出现，其高峰在术后 2~3 天。接受颅后窝重建并长时间俯卧位的儿童，由于长期的体位依赖性，术后可能立即出现眶周水肿现象。减少术后水肿的措施包括术中按解剖入路轻柔手术、术中在眶周局部注射和全身给予糖皮质激素[97-99]。过去，术后常规拍摄头颅三维 CT，但鉴于更多的研究和证据表明相关电离辐射对儿童有害，所以这种模式已经改变。对于低龄患儿，CT 扫描时也可能需要麻醉配合，出于这些原因，作者的理念已转变为"仅在必要时"的理念。出于教学和学习的目的，可以使用以往影像学资料作为案例。孩子通常在术后第三或第四天出院。第一次随访在 3~4 周进行，随后的随访通常在 12 周、6 个月、1 年，之后每年或每两年进行一次。

结果

颅缝早闭手术的结果可大致分为 3 部分评价：围手术期安全性、认知和发育影响以及美学效果的评估。

围手术期并发症

并发症可能发生在手术中或术后即刻。并发症的情况可导致严重后果——有报道颅骨重塑后死亡的情况。然而报告的并发症发生率，包括作者所在机构，是非常低的。在系列研究中，作者报告了 746 名非综合征型单侧颅缝早闭患者的主要并发症发生率为 1.1%，次要并发症发生率为 3.5%[100]。术中及术后出血是最常见情况。如上所述，采取了许多措施来控制失血，并使用了许多策略来使患者恢复。在作者机构，为每位患者预留 2 单位交叉配型全血和 1 单位浓缩红细胞，切开时开始输注。所有这些都是为了避免血容量不足、休克和凝血障碍。通常在关闭手术创面时大多数出血已经消退并且不会继续。可能会发生术后出血，其形式可能是封闭式吸引引流管中的持续引流、头皮皮瓣下方的血肿，或者在更严重的情况下可能有颅骨下出血（硬膜外、硬膜下、脑实质）。术后早期（48~72 小时）必须在 ICU 密切观察患者的血流动力学状态、尿量和神经系统检查。精神状态如有变化或癫痫病发作时需要行紧急头部 CT 扫描检查是否有出血，如果得到证实，需紧急返回手术室进行处理。应密切监测全血细胞计数和凝血，必要时应用凝血因子和血小板。正如作者在其机构所做的那样，实施基于循证医学输血方案可以减少患者血液制品的使用[101]。

罕见的视神经损伤或梗死报告可导致颅骨重建后失明。1 例报告的病例表明出院后出现延迟，这被认为是由长时间俯卧位和失血引起的缺血性双侧视神经损伤[102]。

感染也是一种风险。这可能包括手术部位感染、线感染、骨移植物的骨髓炎和脑膜炎。在此类患者群体中，所有这些感染的发生率都很低。术中硬脑膜损伤和随后的脑脊液漏可能会增加脑膜炎的风险。如果发现，应修复硬脑膜损伤。复位的骨板引起的骨髓炎较为罕见，但可能具有破坏性的并发症，与颅骨重塑相关[103]。值得庆幸的是，这些感染也极为罕见。越过鼻窦边界的年龄较大的儿童更容易发生感染。如果及早发现，有限的清创和胃肠外及局部（如导管冲洗）抗生素的施用可以根除感染并促进骨愈合。对于晚期出现或更广泛的感染，可能需要进行大量的清创术和骨切除术，从而留下未受保护的硬脑膜。这经常需要长期的抗菌治疗和颅骨分期重建。

神经认知结果

非综合征型颅缝早闭对未修复和已修复患者的确切差异影响尚不清楚[104-106]。这对研究而言是一个挑战，因为后续需要队列研究。早期，研究受到方法论方面的困扰，包括缺乏对照和较差的测试方式。但目前在幼儿和学龄儿童中越来越多的证据表明，即使在早期矫正非综合征型颅缝早闭后仍存在认知缺陷。Speltz 及其同事以多中心的方式广泛研究了这一主题。2015 年，他们发表了一项研究，将单侧颅缝早闭患者与对照组（7 岁）进行比较[107]。该研究的结果表明，颅缝早闭患者在所有使用的智力测试中得分较低（智商低 2.5~4 分，0.25~0.5SD），学习延迟的可能性是正常组的两倍多，42% 的人有学习障碍，而对照组为 33%。亚组分析显示，单侧冠状缝和人字缝颅缝早闭患者与对照组的差异更大。本文并未就这些延误的原因得出结论。重要的是，对照患者在性别、年龄和父母智力方面非常匹配。实际上，评分的偏倚影像可能更大，因为颅缝早闭患者接受专业帮助的比例高于对照组患者。有人认为早期矫正颅缝早闭可能会带来更好的神经认知结果，但在这项研究中，患者在 7.4 个月大时接受了矫正。其他数据未能显示病例和对照之间的显著差异[107]。Birgfeld 等使用 Bayley 婴儿发育量表检查了麻醉持续时间的影响[106]。该研究表明，增加的麻醉剂暴露与神经发育结果的降低有关，并且非矢状缝早闭比矢状缝早闭更差。2014 年的一项系统评价表明，在评估的 33 项研究中，大多数发现单侧颅缝早闭患者的智力下降[108]。

Persing 等最近也对这方面的文献做出了重大贡献。他们在一项针对非综合征矢状缝早闭（n=70）的研究中发现，与早期治疗的患者相比，较晚治疗（12 个月后）的患者在智商方面的表现明显更差。在不到 6 个月大的时候接受治疗的那组智商得分最高，学习障碍发生率最低[109]。在另一项类似的研究中表明，开放式颅骨重塑术比微创颅骨重塑（颅缝切除术）对智力改善更有意义[110]。

了解非综合征型颅缝早闭的神经认知影响仍然是一个挑战。手术在减轻智力损失和行为问题方面的作用尚不清楚。麻醉剂的使用也可能对神经认知产生长期负面影响的新数据使情况变得更加复杂。

美学效果

颅骨重塑的美学效果与手术时最终骨块位置和患者成年后颅面骨生长情况的平衡有关。除此之外，骨移植物的吸收和骨间隙的不完全骨化可能导致额外的轮廓不规则。Whitaker 分类（框 32.1）的提出是为了对这群不同患者的审美结果进行综合分类。该分类根据不断增加的修订需求进行分层：Ⅰ，效果极佳，无需修整；Ⅱ，效果满意，需修复软组织；Ⅲ，效果不足，存在骨骼不规则，需重塑轮廓；Ⅳ，效果不可接受，必须再次开颅和/或重塑额眶[111]。复发一词可指 Whitaker Ⅳ级患者，但情况可能更复杂。此类患者更有可能在初次手术时矫正不足，并且其持续颅骨生长也可能受到手术的影响。在对作者所在机构的非综合征型患者的回顾中发现，虽然只有 3.4% 的患者为 Whitaker Ⅳ级且随访时间超过 1 年，但超过 35% 的患者为 Whitaker Ⅲ级。该分析证实，过度矫正可以改善长期结果，但过度矫正的确切程度仍然未知。颞部凹陷和眶上缘后缩是绝大多数术后美学缺陷[112]（图 32.18）。青少年和成人对于婴儿期手术的次优结果不愿意进行大手术修复，这可以理解。因此，至关重要的是继续跟踪结果直至发育成熟，并改进确保高质量结果的技术。作者的分析表明，再手术率高代表美学效果不佳。在 1 岁前进行颅缝早闭手术时，许多骨间隙会通过边缘和硬脑膜成骨重新骨化。尽管如此，此类患者仍可能会出现相当大的全层颅骨间隙。作者在初次手术时填补这些空白的首选方法已经演变为颅骨刨花填充。有趣的是，这似乎显著减少了相当大的缺陷数量[113]。在年龄较大的儿童中，人们担心这些全层缺损可能会使儿童面临创伤性脑损伤的风险。而既往从未报道过颅缝早闭中的此类损伤，但这仍然是一个问题。出于这一原因，作者的做法是用钛网颅骨修补术修复较大的间隙。这类技术通常与修复骨骼轮廓相结合。一般而言，颅骨劈开移植物不再用于此目的。轮廓的不规则修复通常可用骨水泥治疗（见下文）。

除了对不完全骨化的颅骨间隙进行颅骨成形术和对骨性不规则（通常在重建骨移植物的界面处）进行轮廓修复外，还有一些患者的骨修复区额外生长。这可能是非手术区域颅面骨骼持续生长和重建区域骨生长潜力受影响所致（如额眶带和额骨区域）[72]。少数获得 Whitaker Ⅳ级结果的患者导致这一观念以及关于颅缝早闭手术技术方案选择的讨论。有人提出，使用微创技术（弹簧介导的颅骨成形术、头盔辅助的骨缝切除术）可以避免破坏骨骼发育增长潜力的论据；然而，这些新技术在很大程度上无法获得长期可靠的效果。对于传统的颅穹隆重建术，许多人主张过度矫

框 32.1 手术二期修复方案的 Whitaker 分类

1. 效果极佳，无需修整
2. 效果满意，需修复软组织
3. 效果不足，存在骨骼不规则，需重塑轮廓（骨移植、异体/骨再生）
4. 效果不可接受，必须再次开颅和/或重塑额眶

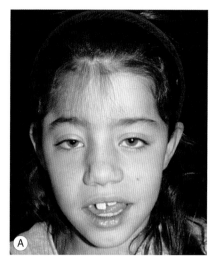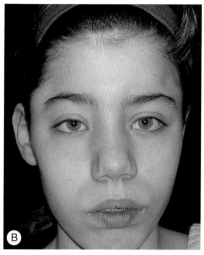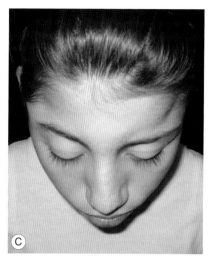

图 32.18 （A~C）额眶前移后的颞部凹陷

正。这适用于每个颅缝早闭模式。在额缝早闭症患者中，额眶带应加宽并过度前移推进。额骨（额部）同样加宽并与此连续。如果避免在未受影响的（对侧）额部进行单颅缝手术，则应类似地处理单冠状缝额眶带塑形。在矢状面重建的分步穹窿重建中，双顶径应过度矫正，特别是在儿童为婴儿的第一阶段颅后窝手术中。实际上，必须认识到软组织封套会限制过度矫正。这迫使必须执行拆卸和缩小扩展骨架以允许皮肤闭合的情况。观察到在低龄时（<6 个月）进行第一次手术的患者出现更高的手术修复情况，这促使人们呼吁推迟初次手术 [57,72,114]。这种呼吁也因可能限制大脑发育的空间和避免潜在颅内压升高而被讨论。

关于 Whitaker 分类的长期结果报告差异很大，再手术率也有很大差异。作者机构最近的一篇综述对 207 名非综合征型颅缝早闭患者进行了回顾，术后平均随访时间为 6.2年。发现大多数患者（55%）是 Whitaker Ⅰ 级，但重要的是，35% 的患者是 Whitaker Ⅲ 级。这是相当数量的患者，该研究还显示，随着随访时间的延长，眶上缘后缩等畸形发生率增加 [112]。Whitaker Ⅲ 级结果的这一数量与作者之前关于特异位颅缝早闭的报告非常相似，即 178 名患者和 5.8 年的随访 [115]。与许多其他研究一样，Whitaker Ⅳ 级患者的数量非常少（1.5%~3%）。这些研究的再手术率约为 11%。

另外两个长期的美学问题是额眶手术后冠状切口瘢痕和颞部凹陷。冠状瘢痕可能会变宽，如前所述，可通过使用非线性切口设计使其后期瘢痕不那么明显。为避免扩大，必须进行仔细的帽状腱膜闭合，尽管随着患者的增长瘢痕是不可避免的。瘢痕修复的耐受性很好，可以在任何时候进行。颞部凹陷是一个有争议的问题，很可能是颞肌和潜在颅骨异常共同作用的结果。颞肌在手术过程中被破坏时，可能无法充分重新悬吊、复位（即没有推进）或在解剖过程中受伤导致萎缩。外科医生对肌肉的处理是多种多样的，有些人倾向于单独剥离，而另一些人则将头皮内的肌肉作为一个整体翻瓣，以确保在闭合时悬浮 [116-118]。颅骨形态当然在颞部凹陷中也起着一定的作用。在单侧冠状缝早闭患者中，这可能与术前形态以及额眶前移后生长不足有关。治疗颞部凹陷的

策略包括用脂肪移植进行软组织增量、增加骨缺损的骨移植颅骨成形术和颞肌再悬吊术或组合方案。虽然脂肪移植已被用于掩盖这种凹陷，但单侧冠状缝早闭患者的表层脂肪含量似乎没有不同。

二期手术

一般而言，修复手术由患者及其父母的意愿所决定。颅骨畸形的修复分为两组——重做手术和轮廓修整。重做手术较为罕见，并且同样需要基于初次手术需要的矫正原则。一般而言，轮廓手术可以治疗任何颅骨间隙并修复令人不满意的轮廓不规则或轻微的矫正不足。如上所述，作者选择的二期颅骨成形术通常是钛网。这种材料很少被感染，尽管据报道它偶尔侵犯头皮创面。对于为了达到平滑及小范围矫正，作者的偏好是添加骨水泥。这是一种速凝磷酸钙水泥。它必须在严格的无菌条件下使用，并且只能用作非常薄的轮廓物质。骨水泥的污染和感染可能是灾难性的，需要进行高难度的手术清创。此外，如果涂得太厚，长期使用的水泥会断裂和变形。如果正确使用，多年后骨水泥仍可保持外观形态并达到骨融合血管化 [119]。

瘢痕可以在任何时候通过手术修复，或者作为独立治疗计划，或者在重新打开冠状切口以解决更深的骨轮廓不规则时进行同期修复。宽阔的无毛发的瘢痕可能很明显且令人烦恼，尤其是当头发剪短或较薄时。初期手术骨前移以及在张力下闭合创面，导致宽大不美观的瘢痕。避免在初次闭合时留下难看的瘢痕的尝试包括保护毛囊下闭合创面，以及避免使用电凝止血头皮和减少使用头皮夹，这些努力尽管重要，但瘢痕的发生和发展仍然无法预测。

脂肪移植术可以用填充凹陷区域。最常见的是，由于骨缺损，在额眶前移手术后可以观察到颞部凹陷 [120]。虽然没有解决导致问题的组织类型，但脂肪移植是一种侵入性较小的技术，可以提供体积和改善这些部位的轮廓 [121]。主要问题与它的不可预测性有关，即会部分吸收。患者可能需要多

次重复注射脂肪。三角头畸形矫正后可能会出现内眦赘皮凹陷。这可以通过在下压的鼻根上使用覆盖骨移植来缓解（有效地撑内侧软组织）。

　　眼周手术是颅缝早闭修复后的另一类修复范围。可分为眉头部、眼睑位置/功能、内眦位置和眼外肌失衡等大类。不对称的眉位置可以作为二期手术来解决。医生应该认识到潜在的骨骼不对称可能导致不同的眉毛位置（相对升高或降低）。例如，眶上嵴后缩和额部变平可能会使眉毛位置更高（类似于单侧冠状缝早闭症中的畸形）。在这些情况下，眶上缘域的骨性增加有助于正确定位眉毛。在文献中，软组织提眉手术有很多。常见的有效方法包括将冠状皮瓣从所需的提升侧旋转，以及骨铆着和缝合技术[122,123]。应采用基底部支撑和软组织眉毛固定技术的组合来有效地矫正眉位置。有几种技术可以对外眦位置的不同角度进行眼角固定术（最常见于单侧冠状缝早闭症）[124]。这可能在最初的额眶整形时进行，但关于眼角固定术是否合适始终存在争议。作为一种择期手术，眦固定术可涉及骨铆着，较深且优于颧骨缝合线[125]。其他缝合方法也有报道，涉及外眦韧带或睑外侧连合和内外侧眶缘骨膜[126]。斜视手术和上睑下垂修复不在本章讨论范围内，但它们可能是必要的，通常由颅面团队的眼科医生执行。

参考文献

1. Cohen MM Jr. Epidemiology of craniosynostosis. In: *Craniosynostosis: Diagnosis, Evaluation and Management.* 2nd ed. Oxford: Oxford University Press; 2000.
2. Selber J, Reid RR, Chike-Obi CJ, et al. The changing epidemiologic spectrum of single-suture synostoses. *Plast Reconstr Surg.* 2008;122:527–533. *This series relied upon approximately 800 patients with nonsyndromic synostosis to derive epidemiologic patterns. There was a relative increase in metopic patients and a relative decrease in unicoronal patients. These findings are corroborated by other similar series.*
3. Di Rocco F, Arnaud E, Renier D. Evolution in the frequency of nonsyndromic craniosynostosis. *J Neurosurg Pediatr.* 2009;4:21–25.
4. Kolar JC. An epidemiological study of nonsyndromal craniosynostoses. *J Craniofac Surg.* 2011;22:47–49.
5. Lenton K, Nacamuli R, Wan D. Cranial suture biology. *Curr Top Dev Biol.* 2005;66:287–328.
6. Slater B, Lenton K. Cranial sutures: a brief review. *Plast Reconstr Surg.* 2008;121:170e–178e.
7. Fitzpatrick DR. Filling in the gaps in cranial suture biology. *Nat Genet.* 2013;45:231–232.
8. Potter AB, Rhodes JL, Vega RA, et al. Gene expression changes between patent and fused cranial sutures in a nonsyndromic craniosynostosis population. *Eplasty.* 2015;15:e12.
9. Justice CM, Yagnik G, Kim Y, et al. A genome-wide association study identifies susceptibility loci for nonsyndromic sagittal craniosynostosis near BMP2 and within BBS9. *Nat Genet.* 2012;44:1360–1364.
10. Bradley C, Alderman B, Williams MA, et al. Parental occupations as risk factors for craniosynostosis in offspring. *Epidemiology.* 1995;6:306–310.
11. Alderman B. An epidemiologic study of craniosynostosis: risk indicators for the occurrence of craniosynostosis in Colorado. *Am J Epidemiol.* 1988;128:431–438.
12. Gardner J, Guyard-Boileau B, Alderman BW, et al. Maternal exposure to prescription and non-prescription pharmaceuticals or drugs of abuse and risk of craniosynostosis. *Int J Epidemiol.* 1998;27:64–67.
13. Graham JM, Gomez M, Halberg A, et al. Management of deformational plagiocephaly: repositioning versus orthotic therapy. *J Pediatr.* 2005;146:258–262.
14. Fearon JA, Singh DJ, Beals SP, Yu JC. The diagnosis and treatment of single-sutural synostoses: are computed tomographic scans necessary? *Plast Reconstr Surg.* 2007;120:1327–1331.
15. Persing JA, Jane JA, Shaffrey M. Virchow and the pathogenesis of craniosynostosis: a translation of his original work. *Plast Reconstr Surg.* 1989;83:738–742.
16. Marchac A, Arnaud E, Di Rocco F, et al. Severe deformational plagiocephaly: long-term results of surgical treatment. *J Craniofac Surg.* 2011;22:24–29.
17. Lin RS, Stevens PM, Wininger M, Castiglione CL. Orthotic management of deformational plagiocephaly: consensus clinical standards of care. *Cleft Palate Craniofac J.* 2016;53:394–403.
18. Willinger M, Hoffman HJ, Hartford RB. Infant sleep position and risk for sudden infant death syndrome: report of meeting held January 13 and 14, 1994, National Institutes of Health, Bethesda, MD. *Pediatrics.* 1994;93:814–819.
19. Littlefield TR, Saba NM, Kelly KM. On the current incidence of deformational plagiocephaly: an estimation based on prospective registration at a single center. *Semin Pediatr Neurol.* 2004;11:301–304.
20. Branch LG, Kesty K, Krebs E, et al. Deformational plagiocephaly and craniosynostosis: trends in diagnosis and treatment after the 'back to sleep' campaign. *J Craniofac Surg.* 2015;26:147–150.
21. Rogers GF, Oh AK, Mulliken JB. The role of congenital muscular torticollis in the development of deformational plagiocephaly. *Plast Reconstr Surg.* 2009;123:643–652.
22. Tuite G, Evanson J, Chong W. The beaten copper cranium: a correlation between intracranial pressure, cranial radiographs, and computed tomographic scans in children with craniosynostosis. *Neurosurgery.* 1996;39:691–699.
23. Seruya M, Borsuk DE, Khalifian S, et al. Computer-aided design and manufacturing in craniosynostosis surgery. *J Craniofac Surg.* 2013;24:1100–1105.
24. Brenner D, Hall E. Computed tomography—an increasing source of radiation exposure. *N Engl J Med.* 2007;357:2277–2284.
25. Weinzweig J, Kirschner RE, Farley A, et al. Metopic synostosis: Defining the temporal sequence of normal suture fusion and differentiating it from synostosis on the basis of computed tomography images. *Plast Reconstr Surg.* 2003;112:1211–1218.
26. Tubbs RS, Elton S, Blount JP, Oakes WJ. Preliminary observations on the association between simple metopic ridging in children without trigonocephaly and the Chiari I malformation. *Pediatr Neurosurg.* 2001;35:136–139.
27. Van der Meulen J. Metopic synostosis. *Childs Nerv Syst.* 2012;28:1359–1367.
28. Beckett JS, Chadha P, Persing JA, Steinbacher DM. Classification of trigonocephaly in metopic synostosis. *Plast Reconstr Surg.* 2012;130:442e–447e.
29. Williams JK, Ellenbogen RG, Gruss JS. State of the art in craniofacial surgery: nonsyndromic craniosynostosis. *Cleft Palate Craniofac J.* 1999;36:471–485.
30. Wagner J, Cohen S. Critical analysis of results of craniofacial surgery for nonsyndromic bicoronal synostosis. *J Craniofac Surg.* 1995;6:32–37, discussion 38–39.
31. Kadlub N, Persing JA, da Silva Freitas R, Shin JH. Familial lambdoid craniosynostosis between father and son. *J Craniofac Surg.* 2008;19:850–854.
32. Ploplys EA, Hopper RA, Muzaffar AR, et al. Comparison of computed tomographic imaging measurements with clinical findings in children with unilateral lambdoid synostosis. *Plast Reconstr Surg.* 2009;123:300–309.
33. Smartt JM, Reid RR, Singh DJ, Bartlett SP. True lambdoid craniosynostosis: long-term results of surgical and conservative therapy. *Plast Reconstr Surg.* 2007;120:993–1003.
34. Raboel P, Bartek J. Intracranial pressure monitoring: invasive versus non-invasive methods—a review. *Crit Care Res Pract.* 2012;2012:950393.
35. Tuite GF, Chong WK, Evanson J, et al. The effectiveness of papilledema as an indicator of raised intracranial pressure in children with craniosynostosis. *Neurosurgery.* 1996;38:272–278.
36. Marchac D, Renier D. Craniofacial surgery for craniosynostosis improves facial growth: a personal case review. *Ann Plast Surg.* 1985;14:43–54.
37. Faberowski L, Black S, Mickle J. Incidence of venous air embolism during craniectomy for craniosynostosis repair. *Anesthesiology.* 2000;92:20–23.
38. White N, Bayliss S, Moore D. Systematic review of interventions for minimizing perioperative blood transfusion for surgery for craniosynostosis. *J Craniofac Surg.* 2015;26:26–36.

39. Papay FA, Stein J, Luciano M, Zins JE. The microdissection cautery needle versus the cold scalpel in bicoronal incisions. *J Craniofac Surg*. 1998;9:344–347.

40. Basta MN, Stricker PA, Taylor JA. A systematic review of the use of antifibrinolytic agents in pediatric surgery and implications for craniofacial use. *Pediatr Surg Int*. 2012;28:1059–1069. *This systematic review examined the available literature for evidence on the efficacy of blood loss reducing agents in use for craniosynostosis surgery. Antifibrinolytics reduced blood loss and transfusion volume but did not demonstrate increased risk for adverse outcomes.*

41. Dadure C, Sauter M, Bringuier S. Intraoperative tranexamic acid reduces blood transfusion in children undergoing craniosynostosis surgery: a randomized double-blind study. *Anesthesiology*. 2011;114:856–861.

42. Fearon J, Weinthal J. The use of recombinant erythropoietin in the reduction of blood transfusion rates in craniosynostosis repair in infants and children. *Plast Reconstr Surg*. 2002;109:2190–2196.

43. Naran S, Cladis F, Fearon J, et al. Safety of preoperative erythropoietin in surgical calvarial remodeling: an 8-year retrospective review and analysis. *Plast Reconstr Surg*. 2012;130:305e–310e.

44. Francel PC, Bell A, Jane JA. Operative positioning for patients undergoing repair of craniosynostosis. *Neurosurgery*. 1994;35:304–306, discussion 306.

45. Munro IR, Fearon JA. The coronal incision revisited. *Plast Reconstr Surg*. 1994;93:185–187.

46. Persing J. MOC-PS (SM) CME article: management considerations in the treatment of craniosynostosis. *Plast Reconstr Surg*. 2008; 121:1–11.

47. Jimenez DF, Barone CM. Early treatment of anterior calvarial craniosynostosis using endoscopic-assisted minimally invasive techniques. *Childs Nerv Syst*. 2007;23:1411–1419.

48. Fearon JA, Munro IR, Bruce DA. Observations on the use of rigid fixation for craniofacial deformities in infants and young children. *Plast Reconstr Surg*. 1995;95:634–637, discussion 638.

49. Persing JA, Posnick J, Magge S, et al. Cranial plate and screw fixation in infancy: an assessment of risk. *J Craniofac Surg*. 1996;7:267–270.

50. Yu JC, Bartlett SP, Goldberg DS, et al. An experimental study of the effects of craniofacial growth on the long-term positional stability of microfixation. *J Craniofac Surg*. 1996;7:64–68.

51. Doumit GD, Papay FA, Moores N, Zins JE. Management of sagittal synostosis: a solution to equipoise. *J Craniofac Surg*. 2014;25: 1260–1265.

52. Jimenez D, Barone C. Endoscopic craniectomy for early surgical correction of sagittal craniosynostosis. *J Neurosurg*. 1998;88:77–81.

53. Lauritzen C, Sugawara Y, Kocabalkan O, Olsson R. Spring mediated dynamic craniofacial reshaping. Case report. *Scand J Plast Reconstr Surg Hand Surg*. 1998;32:331–338.

54. David LR, Plikaitis CM, Couture D, et al. Outcome analysis of our first 75 spring-assisted surgeries for scaphocephaly. *J Craniofac Surg*. 2010;21:3–9.

55. Taylor JA, Maugans TA. Comparison of spring-mediated cranioplasty to minimally invasive strip craniectomy and barrel staving for early treatment of sagittal craniosynostosis. *J Craniofac Surg*. 2011;22:1225–1229.

56. Arko L, Swanson JW, Fierst TM, et al. Spring-mediated sagittal craniosynostosis treatment at the Children's Hospital of Philadelphia: technical notes and literature review. *Neurosurg Focus*. 2015;38:E7.

57. Fearon JA, McLaughlin EB, Kolar JC. Sagittal craniosynostosis: surgical outcomes and long-term growth. *Plast Reconstr Surg*. 2006;117:532–541. *A series of approximately 40 patient surgically treated for sagittal synostosis. The series provided long term measurements of head shape and growth with an average follow up of 4.7 years. The paper finds relapse of cephalic index over time and suggest impaired growth over time.*

58. Jane JA, Edgerton MT, Futrell JW, Park TS. Immediate correction of sagittal synostosis. *J Neurosurg*. 1978;49:705–710.

59. Weinzweig J, Baker SB, Whitaker LA, et al. Delayed cranial vault reconstruction for sagittal synostosis in older children: an algorithm for tailoring the reconstructive approach to the craniofacial deformity. *Plast Reconstr Surg*. 2002;110:397–408.

60. Gerety PA, Basta MN, Fischer JP, Taylor JA. Operative management of nonsyndromic sagittal synostosis: a head-to-head meta-analysis of outcomes comparing 3 techniques. *J Craniofac Surg*. 2015;26:1251–1257.

61. Marchac D, Renier D. [The 'floating forehead'. Early treatment of craniofacial stenosis]. *Ann Chir Plast*. 1979;24:121–126.

62. Selber J, Reid R, Gershman B. Evolution of operative techniques for the treatment of single-suture metopic synostosis. *Ann Plast Surg*. 2007;59:6–13.

63. Lauritzen CGK, Davis C, Ivarsson A, et al. The evolving role of springs in craniofacial surgery: the first 100 clinical cases. *Plast Reconstr Surg*. 2008;121:545–554. *A series of 100 patients treated with spring assisted expansion. This demonstrated a 5% rate of reoperation for additional expansion and a low rate of hardware failure.*

64. Choi JW, Ra YS, Hong SH, et al. Use of distraction osteogenesis to change endocranial morphology in unilateral coronal craniosynostosis patients. *Plast Reconstr Surg*. 2010;126:995–1004.

65. Yee ST, Fearon JA, Gosain AK, et al. Classification and management of metopic craniosynostosis. *J Craniofac Surg*. 2015;26:1812–1817.

66. Bartlett S, Whitaker L, Marchac D. The operative treatment of isolated craniofacial dysostosis (plagiocephaly): a comparison of the unilateral and bilateral techniques. *Plast Reconstr Surg*. 1990;85:677–683.

67. Fearon JA. Beyond the bandeau: 4 variations on fronto-orbital advancements. *J Craniofac Surg*. 2008;19:1180–1182.

68. Anderson PJ, David DJ. Late results after unicoronal craniosynostosis correction. *J Craniofac Surg*. 2005;16:37–44.

69. Al-Jabri T, Eccles S. Surgical correction for unilateral lambdoid synostosis: a systematic review. *J Craniofac Surg*. 2014;25:1266–1272.

70. Rhodes JL, Tye GW, Fearon JA. Craniosynostosis of the lambdoid suture. *Semin Plast Surg*. 2014;28:138–143.

71. Berry-Candelario J, Ridgway EB, Grondin RT, et al. Endoscope-assisted strip craniectomy and postoperative helmet therapy for treatment of craniosynostosis. *Neurosurg Focus*. 2011;31:E5.

72. Fearon JA, Ruotolo RA, Kolar JC. Single sutural craniosynostoses: surgical outcomes and long-term growth. *Plast Reconstr Surg*. 2009;123:635–642.

73. Persing JA, Babler WJ, Nagorsky MJ, et al. Skull expansion in experimental craniosynostosis. *Plast Reconstr Surg*. 1986;78:594–603.

74. Shen W, Cui J, Chen J, et al. Correction of craniosynostosis using modified spring-assisted surgery. *J Craniofac Surg*. 2015;26:522–525.

75. Costa MA, Ackerman LL, Tholpady SS, et al. Spring-assisted cranial vault expansion in the setting of multisutural craniosynostosis and anomalous venous drainage: case report. *J Neurosurg Pediatr*. 2015;16:1–6.

76. Mackenzie KA, Davis C, Yang A, MacFarlane MR. Evolution of surgery for sagittal synostosis: the role of new technologies. *J Craniofac Surg*. 2009;20:129–133.

77. Windh P, Davis C, Sanger C, et al. Spring-assisted cranioplasty vs pi-plasty for sagittal synostosis–a long term follow-up study. *J Craniofac Surg*. 2008;19:59–64.

78. Guimarães-Ferreira J, Gewalli F, David L, et al. Spring-mediated cranioplasty compared with the modified pi-plasty for sagittal synostosis. *Scand J Plast Reconstr Surg Hand Surg*. 2003;37:208–215.

79. Ririe DG, David LR, Glazier SS, et al. Surgical advancement influences perioperative care: a comparison of two surgical techniques for sagittal craniosynostosis repair. *Anesth Analg*. 2003;97:699–703.

80. Pyle J, Glazier S, Couture D, et al. Spring-assisted surgery-a surgeon's manual for the manufacture and utilization of springs in craniofacial surgery. *J Craniofac Surg*. 2009;20:1962–1968.

81. McCarthy J, Stelnicki E, Grayson B. Distraction osteogenesis of the mandible: a ten-year experience. *Semin Orthod*. 1999;5:3–8.

82. Nowinski D, Di Rocco F, Renier D, et al. Posterior cranial vault expansion in the treatment of craniosynostosis. Comparison of current techniques. *Childs Nerv Syst*. 2012;28:1537–1544.

83. Hopper RA. New trends in cranio-orbital and midface distraction for craniofacial dysostosis. *Curr Opin Otolaryngol Head Neck Surg*. 2012;20:298–303.

84. Derderian CA, Bastidas N, Bartlett SP. Posterior cranial vault expansion using distraction osteogenesis. *Childs Nerv Syst*. 2012;28:1551–1556.

85. Ong J, Harshbarger R, Kelley P, George T. Posterior cranial vault distraction osteogenesis: evolution of technique. *Semin Plast Surg*. 2014;28:163–178.

86. Derderian CA, Wink JD, McGrath JL, et al. Volumetric changes in cranial vault expansion. *Plast Reconstr Surg*. 2015;135:1665–1672.

87. Taylor JA, Derderian CA, Bartlett SP, et al. Perioperative morbidity in posterior cranial vault expansion. *Plast Reconstr Surg*. 2012;129:674e–680e.

88. Greives MR, Ware BW, Tian AG, et al. Complications in posterior cranial vault distraction. *Ann Plast Surg*. 2016;76:211–215.

89. Thomas GPL, Wall SA, Jayamohan J, et al. Lessons learned in

posterior cranial vault distraction. *J Craniofac Surg*. 2014;25: 1721–1727.

90. Hirabayashi S, Sugawara Y, Sakurai A. Frontoorbital advancement by gradual distraction: technical note. *J Neurosurg*. 1998;89: 1058–1061.

91. Paine KM, Tahiri Y, Paliga JT, Taylor JA. Simultaneous unicoronal and sagittal distraction osteogenesis for the treatment of nonsyndromic multisutural craniosynostosis. *J Craniofac Surg*. 2015;26:214–216.

92. Park DH, Yoon SH. The trans-sutural distraction osteogenesis for 22 cases of craniosynostosis: a new, easy, safe, and efficient method in craniosynostosis surgery. *Pediatr Neurosurg*. 2011;47:167–175.

93. Taylor JA, Tahiri Y, Paliga JT, Heuer GG. A new approach for the treatment of unilateral coronal synostosis based on distraction osteogenesis. *Plast Reconstr Surg*. 2014;134:176e–178e.

94. Tahiri Y, Swanson JW, Taylor JA. Distraction osteogenesis versus conventional fronto-orbital advancement for the treatment of unilateral coronal synostosis: a comparison of perioperative morbidity and short-term outcomes. *J Craniofac Surg*. 2015;26: 1904–1908.

95. Satoh K, Mitsukawa N. Suitable indication for the application of distraction osteogenesis: occipital enlargement for lambdoid synostosis. *J Craniofac Surg*. 2013;24:1530–1534.

96. Maurice SM, Gachiani JM. Posterior cranial vault distraction with resorbable distraction devices. *J Craniofac Surg*. 2014;25:1249–1251.

97. Choi W-T, Greensmith AL, Chatdokmaiprai C, et al. Tumescent steroid infiltration reduces postoperative eye closure after craniofacial surgery. *Plast Reconstr Surg*. 2008;122:30e–32e.

98. Neil-Dwyer JG, Evans RD, Jones BM, Hayward RD. Tumescent steroid infiltration to reduce postoperative swelling after craniofacial surgery. *Br J Plast Surg*. 2001;54:565–569.

99. Wei ATJ, Madsen C, Al-Sheemy A, Kumar AR. Does perioperative steroid use improve clinical outcomes in open repair of craniosynostosis? *J Craniofac Surg*. 2015;26:226–231.

100. Tahiri Y, Paliga JT, Wes AM, et al. Perioperative complications associated with intracranial procedures in patients with nonsyndromic single-suture craniosynostosis. *J Craniofac Surg*. 2015;26:118–123.

101. Stricker PA, Fiadjoe JE, Kilbaugh TJ, et al. Effect of transfusion guidelines on postoperative transfusion in children undergoing craniofacial reconstruction surgery. *Pediatr Crit Care Med*. 2012;13:e357–e362.

102. Lee J, Crawford MW, Drake J, et al. Anterior ischemic optic neuropathy complicating cranial vault reconstruction for sagittal synostosis in a child. *J Craniofac Surg*. 2005;16:559–562.

103. Fearon JA, Yu J, Bartlett SP, et al. Infections in craniofacial surgery: a combined report of 567 procedures from two centers. *Plast Reconstr Surg*. 1997;100:862–868.

104. Starr JR, Collett BR, Gaither R, et al. Multicenter study of neurodevelopment in 3-year-old children with and without single-suture craniosynostosis. *Arch Pediatr Adolesc Med*. 2012;166:536–542.

105. Starr JR, Lin HJ, Ruiz-Correa S, et al. Little evidence of association between severity of trigonocephaly and cognitive development in infants with single-suture metopic synostosis. *Neurosurgery*. 2010;67:408–415, discussion 415–416.

106. Naumann HL, Haberkern CM, Pietila KE, et al. Duration of exposure to cranial vault surgery: associations with neurodevelopment among children with single-suture craniosynostosis. *Paediatr Anaesth*. 2012;22:1053–1061.

107. Speltz ML, Collett BR, Wallace ER, et al. Intellectual and academic functioning of school-age children with single-suture craniosynostosis. *Pediatrics*. 2015;135:e615–e623. *This series compared the IQ/intellectual outcomes of 182 single suture craniosynostosis patients to 183 controls. Patients were evaluated preoperatively and at 18 months, 36 months, and 7 years. This study demonstrates decreased measures of IQ and other specific cognitive abilities in craniosynostosis patients in school age.*

108. Knight SJ, Anderson VA, Spencer-Smith MM, Da Costa AC. Neurodevelopmental outcomes in infants and children with single-suture craniosynostosis: a systematic review. *Dev Neuropsychol*. 2014;39:159–186.

109. Patel A, Yang JF, Hashim PW, et al. The impact of age at surgery on long-term neuropsychological outcomes in sagittal craniosynostosis. *Plast Reconstr Surg*. 2014;134:608e–617e.

110. Hashim PW, Patel A, Yang JF, et al. The effects of whole-vault cranioplasty versus strip craniectomy on long-term neuropsychological outcomes in sagittal craniosynostosis. *Plast Reconstr Surg*. 2014;134:491–501.

111. Whitaker LA, Bartlett SP, Schut L, Bruce D. Craniosynostosis: an analysis of the timing, treatment, and complications in 164 consecutive patients. *Plast Reconstr Surg*. 1987;80:195–212.

112. Taylor JA, Paliga JT, Wes AM, et al. A critical evaluation of long-term aesthetic outcomes of fronto-orbital advancement and cranial vault remodeling in nonsyndromic unicoronal craniosynostosis. *Plast Reconstr Surg*. 2015;135:220–231.

113. Goldstein JA, Paliga JT, Bartlett SP. Cranioplasty: indications and advances. *Curr Opin Otolaryngol Head Neck Surg*. 2013;21:400–409.

114. Seruya M, Oh AK, Boyajian MJ, et al. Long-term outcomes of primary craniofacial reconstruction for craniosynostosis: a 12-year experience. *Plast Reconstr Surg*. 2011;127:2397–2406.

115. Wes AM, Paliga JT, Goldstein JA, et al. An evaluation of complications, revisions, and long-term aesthetic outcomes in nonsyndromic metopic craniosynostosis. *Plast Reconstr Surg*. 2014;133:1453–1464.

116. Steinbacher D, Wink J, Bartlett S. Temporal hollowing following surgical correction of unicoronal synostosis. *Plast Reconstr Surg*. 2011;128:231–240.

117. Derderian CA, Wink JD, Cucchiara A, et al. The temporal region in unilateral coronal craniosynostosis: a volumetric study of short- and long-term changes after fronto-orbital advancement. *Plast Reconstr Surg*. 2014;134:83–91.

118. Oh AK, Greene AK, Mulliken JB, Rogers GF. Prevention of temporal depression that follows fronto-orbital advancement for craniosynostosis. *J Craniofac Surg*. 2006;17:980–985.

119. Smartt JM, Karmacharya J, Gannon FH, et al. Repair of the immature and mature craniofacial skeleton with a carbonated calcium phosphate cement: assessment of biocompatibility, osteoconductivity, and remodeling capacity. *Plast Reconstr Surg*. 2005;115:1642–1650.

120. Van der Meulen JJNM, Willemsen J, van der Vlugt J, et al. On the origin of bitemporal hollowing. *J Craniofac Surg*. 2009;20:752–756.

121. Laurent F, Capon-Dégardin N, Martinot-Duquennoy V, et al. [Role of lipo-filling in the treatment of sequelae in craniosynostosis surgery]. *Ann Chir Plast Esthet*. 2006;51:512–516.

122. Walden JL, Orseck MJ, Aston SJ. Current methods for brow fixation: are they safe? *Aesthetic Plast Surg*. 2006;30:541–548.

123. Flowers RS, Ceydeli A. The open coronal approach to forehead rejuvenation. *Clin Plast Surg*. 2008;35:331–351, discussion 329.

124. Carraway JH, Grant MP, Lissauer BJ, Patipa M. Selection of canthopexy techniques. *Aesthet Surg J*. 2007;27:71–79.

125. Yaremchuk MJ, Chen Y-C. Bridge of bone canthopexy. *Aesthet Surg J*. 2009;29:323–329.

126. Stuzin JM. Endoscopic brow lift, upper and lower blepharoplasty, retinacular canthopexy: personal approach. *Plast Reconstr Surg*. 2007;120:1697–1698.

第33章

综合征型颅缝早闭

Jeffrey A. Fearon

概要

- 综合征型颅缝早闭的定义为除颅缝融合外,同时存在异常。
- 治疗模式的设计应更多地根据表型而不是基因型。
- 避免神经认知延迟需要关注睡眠呼吸暂停、慢性颅内压升高的预防,以及减少麻醉时间和次数。
- 综合征型颅缝早闭的治疗最好由经验丰富的专科医生组成的专门颅面团队进行。

简介

颅缝早闭是一种导致一个或多个颅缝异常融合的情况。当只有一条缝合线受到影响时,可称为"孤立性颅缝早闭"。综合征型颅缝早闭指的是在颅骨外胚胎发育明显的区域出现额外的异常。一般而言,出现单一颅缝早闭的婴儿不会出现综合征,而出现多发性颅缝早闭的婴儿更有可能出现综合征。然而,一些综合征被描述为仅与单一缝骨融合有关,而多种多样的缝骨融合模式(也称为"复杂颅缝融合")可能在没有一种公认的综合征时发生。大多数综合征都是以描述病情的医生的名字命名的;然而,许多也可以用描述性较强的名称来指代,如头指并指:1型(Apert)、2型(Crouzon)、3型(saethrei-chotzen)和5型(Pfeiffer)。综合征型颅缝早闭相对少见,在颅面外科医生治疗的所有异常中,它们可能带来一些最大的治疗挑战。对这些不寻常综合征患者的最佳护理,最好由经验丰富的颅面团队组成,该团队由多个亚专科医生组成。由于经验水平的提高,以及跨专业协调护理的能力,这样的团队既能减少受影响儿童必须忍受的手术总数,又能最大限度地提高效果。

历史回顾

多年来,颅面畸形的婴儿会引起恐惧和排斥的情绪。柏拉图在其著作《理想国》中建议消灭畸形儿童,不仅因为他们被认为是不幸的先兆,而且为了尽可能地保持种族的强大和完美[1]。Vesalius在1543年发表了关于头颅骨畸形的观察报告,这是对头骨形状异常的最早的表型描述之一[2]。早期对异常颅骨形状的治疗依赖于外部成形绷带的使用,直到19世纪,外科医生才首次报道手术干预作为治疗方法。本着"解锁大脑"和缓解"精神低能"的动机,Lane是第一批通过骨条切除术治疗婴儿颅缝早闭的患者之一(这种"缓解"是短暂的,因为孩子术后过早死亡)。随着学界认识到缝合导致了正常头骨生长的损害,似乎合乎逻辑的是,如果受影响的缝合线被移除,正常的生长可以恢复不受抑制。尽管有很高的死亡率报告,但在20世纪,许多外科医生仍继续对颅缝早闭进行线性颅切除术。然而,随着这些带状颅骨切除术的经验的增长,显然,在婴儿时期孤立地取出受影响的缝合线只能提供有限的改善,部分原因是桥接骨的快速再生。这些观察结果导致了妨碍再骨化的辅助技术的发展,如更宽截骨间隙的产生,新鲜截骨部位的化学烧灼,以及用各种材料包裹骨边缘[4,5]。学界后来观察到,尽管在新切骨的边缘用聚乙烯薄膜包裹,这些骨间隙仍能相当迅速地重新生长[6]。颅面外科医生开始意识到,一个头骨切片(甚至是整个头骨,就像一些人建议的那样)都无法制作出一个正常形状的头骨,更不用说创建一个功能良好的缝合线,甚至一个完整的头骨,需要更多方法来实现令人满意的颅缝早闭矫正效果[7,8]。这些认识使外科医生认识到,为了完成正常颅骨结构的恢复,有必要通过外科手术重新定位颅骨受影响的区域。

通过多年不幸的战争,负责照顾伤员的人在治疗头骨和面部畸形方面获得了相当多的经验。在此基础上,外科医生开始着手治疗与颅缝早闭综合征相关的面部异常。面中部凹陷的早期治疗一直保留到面部生长完成，并采用基于 20 世纪初 Rene Le Fort 首次报道的骨折模式线的面部截骨术[9,10]。1950 年，Harrison 和 Giles 描述了在一个患有 Crouzon 综合征的年轻人中使用 Le Fort Ⅲ型截骨术来推进面中部；然而，他们的挑战是不能提供足够的固着来稳定其前进[11]。在这一公开的尝试之后，Tessier 报告了其在治疗罕见的面部畸形和与 Crouzon 和 Apert 综合征相关的"巨大畸形"方面的尝试[12,13]。他改进了 Giles 的 Le Fort Ⅲ手术，将眶骨切开术置于泪窝后方（而不是前方），并使用中间骨移植（特别是在翼上颌间区域），并用金属丝固定。Tessier 还描述了颅骨重建的使用（这是一个迄今为止整形外科医生还没有解决的领域），以及眼眶骨膜下截骨术移动眼眶。在这些范式转换程序报告的催化下，整形外科医生对治疗颅面部骨发育障碍及其他新生儿缺陷产生了新的兴趣，颅面外科也真正发展为一门亚学科。

基础科学 / 疾病进程

随着颅面遗传学领域的成熟，对综合征融合的分子基础的更完整的描述正在出现。如今，学界已描述了超过 150 种不同的颅缝早闭综合征[14]。大多数综合征型颅缝早闭与 FGFR 基因突变相关，这主要是常染色体显性遗传[15]。除了更常见的 Apert、Crouzon 和 Pfeiffer 综合征，其他 FGFR 相关的颅缝早闭综合征包括 Muenke 综合征、Crouzon 综合征伴黑棘皮病、Jackson-Weiss 综合征和 Bear-Stevenson 综合征（表 33.1）。非 FGFR 突变包括波士顿型颅缝早闭（MSX2）、费城型和 Saethrei-Chotzen（Twist 1）所有 FGFR 相关的颅缝早闭都是功能获得性突变，而 MSXS 也是功能获得性突变，Twist 突变代表功能丧失[16]。值得注意的是，TWIST 突变已被报道与乳腺癌和肾癌的发病率增加有关；然而随后发布的澳大利亚的一项多中心研究未能支持这些早期发现[17-19]。

大多数出生时患有其中一种综合征的婴儿会表现为双侧冠状面颅缝早闭，要么是孤立的，要么与其他缝合线早闭相关。此外，对面中部以及手脚的发育也可能有不同的影响。学界已经注意到，一些在颅骨发育中有表现的基因也表现在肢体发育上[20,21]。较常见的颅缝早闭综合征之一是 Crouzon 综合征，其显著特征是出现典型的正常手足。Pfeiffer 综合征可通过增大的拇指和拇趾来识别，Apert 综合征可通过与之相关的复杂的手足并指来识别。随着分子遗传学领域的发展，许多外科医生希望基因测试能够为每一种独特的颅面综合征提供具体和准确的诊断。到目前为止，事实证明并非如此。不仅相同的突变可以引起不同的综合征，不同的突变可能与相同的综合征相关[22,23]。例如，在 Crouzon 综合征、Pfeiffer 综合征和 Jackson-Weiss 综合征的个体中发现了相同的突变，这表明非链接修饰基因或表观遗传因子在决定最终表型中发挥着重要作用[24,25]。在几乎所有情况下，Apert 综合征都是由至少两种不同的氨基酸误替换

表 33.1 FGFR 相关颅缝早闭

综合征	FGFR1 构成突变	FGFR2 构成突变	FGFR3 构成突变
Muenke			100%
Crouzon		100%	
Crouzon 伴黑棘皮病			100%
Jackson Weiss		100%	
Apert		100%	
Pfeiffer Ⅰ型	5%	95%	
Pfeiffer Ⅱ型		100%	
Pfeiffer Ⅲ型		100%	
Beare Stevenson		<100%	
FGFR2 孤立性冠状面融合		100%	

（Adapted from Robin NH, Falk MJ, Haldeman-Englert CR. FGFR-related craniosynostosis syndromes. Gene Reviews.）

引起的——Ser252Trp 或 Pro253Arg。据报道，Ser252Trp 突变发生得更常见，并与增加的发病率腭裂有关，而 Pro253Arg 突变通常与一种更严重的并指畸形有关[26,27]。通过使用扩增难解突变系统，这些 Apert、Crouzon 和 Pfeiffer 综合征突变的父系起源已被证实，并与父亲年龄相关[28-30]。此外，在综合征内部可能有显著的表型变异。例如，根据头骨的外观，Pfeiffer 综合征在表型上被分为 3 种不同的类型：Ⅰ型被描述为"典型 Pfeiffer"，表现较温和，Ⅱ型明显为三叶草型（或 Kleeblattschädel）颅骨畸形。Ⅲ型为儿童受影响最严重。Apert 综合征也表现在不同的颅骨形态中：Ⅰ型描述的是没有任何明显的尖头畸形的劈裂型异位缝合，Ⅱ型婴儿有闭合型异位缝合，并伴有中度尖头畸形Ⅲ型为严重的尖头畸形，与Ⅲ型 Pfeiffer 头骨相似[27]。尽管存在这些差异，但学界尚未注意到与每一种描述的表现型相关的特定基因突变[31]。

诊断 / 患者表现

了解每个缝合处的融合如何影响颅骨生长（融合处出现径向生长抑制，其余开放缝合线出现代偿生长），将使机敏的检查者能够正确诊断哪些颅骨缝合线融合[32]。触诊开敞的囟门，以及任何先天性或后天的颅骨缺损，都可以提供颅内压力潜在升高的信息。例如，硬脑膜不断通过囟门凸起，如果在囟门周围可触及骨锁骨凸起（"火山征"），或者如果发现多个意外的颅骨缺损，这些都可能是颅内压升高的指标（图 33.1）。同样重要的是，在生命早期经常跟踪连续的头围测量，以监测脑积水的潜在发展，这可以通过生长曲线的逐渐向上偏差确定，评估眼球突出程度和眼睑覆盖能力，以防止结膜干燥。随着婴儿的啼哭，眼球被监测是否进一步向前移位，这样上眼睑可能会被困在眼球后面。确诊后，最好的治疗方法是产生半永久性的边缘内粘连。检查腭裂，评估患

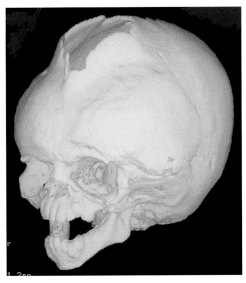

图 33.1 囟门周围可见升高的骨脊（"火山标志"），这是颅内压升高的指标之一

儿卧位时的呼吸噪声。进一步辨证往往可以通过检查手指和脚趾来确定。表 33.2 列出了更常见症状的识别特征。初步检查中最重要的方面是评估潜在的急性生活障碍，如气道阻塞或喂养障碍（摄入不足、回流、吸入等）。颅内压虽然很重要，但在最初的评估中通常处于次要地位。这是因为在生命早期，剩余的开放缝合线可能会有效地补偿那些融合。

初诊时，如怀疑有气道损伤（有打鼾史、检查时注意到呼吸噪声增加、明显面中部发育不全），应首先行多导睡眠图检查。患有颅缝早闭综合征的儿童可发展为阻塞性或中枢性睡眠呼吸暂停。最常见的情况是，受影响的婴儿会出现阻塞性睡眠呼吸暂停。这种阻塞的原因可能是多因素的，但通常与三维面中发育不全直接相关。除了上颌的下移，还有鼻底的抬高（由于腭下移失败），伴随着腭部的变窄，相应地减少了鼻道的尺寸。由此产生的气道压缩不同于真正的后鼻孔闭锁，后鼻孔闭锁是由分离口鼻的先天性组织持久性定义的。鼻道导气管孔径的缩小最好不进行治疗，因为在任何早期手术干预后观察到的成功率都很低[33]。气道阻塞的其他原因包括气管软化、气管狭窄（尤其是 II 型 Pfeiffer 综合征）、反应性气道疾病和胃食管反流（所有综合征婴儿都应考虑使用抗反流药物）[34]。在患有综合征型颅缝早闭的婴

儿中，中枢性睡眠呼吸暂停更不常见。这是因为该症状是通常是获得性 Chiari I 变形的结果，导致脑干受压。随着生长，可出现进行性扁桃体突出，导致中枢性睡眠呼吸暂停恶化。除 Chiari 变形外，中央呼吸暂停也不常发生于颅内压的普遍升高。中枢性呼吸暂停常出现在严重阻塞性呼吸暂停的儿童身上。这可能是假性中央呼吸暂停，通常在梗阻治疗后消失。喂养问题通常与气道阻塞有关，当与神经肌肉不成熟有关时，可能会导致误吸。因此，可能需要进行吞咽研究。当发现阻塞性睡眠呼吸暂停时，更保守的治疗包括使用持续气道正压通气（continuous positive airway pressure，CPAP）口罩和扁桃体样体切除术（尽管这种手术的效果目前尚不清楚）。一些外科医生报告称，他们在婴儿时期就进行了正面面部推进手术；然而，目前没有证据支持这些早期干预的有效性。因此，这种治疗必须被认为是在当前主流护理之外[35,36]。另一方面，暂时性气管切开术可降低较严重的综合征型颅缝早闭的死亡率，应在保守治疗失败的所有婴儿和幼儿中加以考虑[34]。随着面中部发育不全的进展，气道损伤的发生率会随着年龄的增长而增加[37]。

除了气道管理，对于任何患有颅缝早闭综合征的儿童而言，第二个关键的重点领域是避免颅内压升高，颅内压会随着年龄显著增加。通常，医生在对任何头骨形状异常的婴儿进行检查时，都会安排 CT 扫描。虽然这些研究可以提供一个明确的缝合融合模式的评估，但研究已经表明，对于单一的缝合融合，仅通过仔细的身体检查就可以作出准确的诊断[38]。更重要的是，这些扫描不可能诊断颅内压升高。一些人认为，慢性颅内压升高可能会导致颅骨 X 线片上可观察到的变化，如印记（"铜斑"和/或骨骼变薄）；然而，没有支持性的研究来证实这种关系，这一发现似乎也与智力无关[39]。在颅缝早闭综合征患儿的扫描中常见脑室增大，但这一发现并不表明需要室性腹腔分流术。确定患有颅缝早闭综合征的儿童是否需要分流术通常最好通过连续的头围测量来确定。然而，临床测定颅内压升高是一项极具挑战性的工作。目前尚无发表的研究评估任何常被引用的临床症状的特异性或敏感性颅内压升高。目前，学界尚不清楚需要将颅内压提高到多高或多长时间才会对认知功能产生不可逆转的不良影响。然而，必须尝试确定是否存在潜在的颅内压升高。使用直接测量技术的研究表明，当融合的缝合线多于一条时，颅内压也更有可能升高（即使头骨体积

表 33.2 特定 FGFR 相关综合征颅缝早闭的临床表现

综合征	头颅形状测量	面中部	手足
Apert	中度至重度短头畸形，偶有重度角头畸形	中度发育不全	手足泛并指（拇指可自由，小指、脚趾可出现部分并指）
Crouzon	短头畸形	轻中度发育不全	一般不受影响
Muenke	单侧或双侧短头畸形	轻微到无症状	腕骨和跗骨融合不同
Pfeiffer I 型	短头畸形	中度	宽大的拇指和幻觉。变量有限并指
Pfeiffer II 型	三叶草形颅骨畸形伴全骨短缩	中度	宽大的拇指和幻觉。变量有限并指
Pfeiffer III 型	泛骨短聚具明显的尖顶	中度到重度	宽大的拇指和幻觉。变量有限并指

正常）[40-42]。考虑到直接颅内压检测的侵入性，对每个颅缝早闭综合征患儿进行系列检测并不合理。取而代之的是对压力升高的二次评估，如对囟门或其他颅骨缺损的物理评估（以评估硬脑膜张力）、连续的头部周长测量（以观察生长曲线的变化）、检眼镜检查（以评估视乳头水肿）、反向视觉诱发电位，光学相干断层扫描和 MRI 扫描（以监测脑室缩小、视神经增大或进行性扁桃体突出）[42-48]。虽然有报道称乳头水肿和颅内压升高之间有很高的特异性，但该测试的敏感性却很低，特别是对于 8 岁以下的儿童[47,49]。尽管渐进式颅骨畸形可能与颅内压增高和发育问题相关，这似乎是一种直觉，但迄今为止，这种关系尚未得到回顾性单一缝合线愈合研究的支持[50,51]。除了需要评估儿童潜在的气道损伤和颅内压升高外，还必须考虑其他异常。小脑扁桃体突出与颅缝早闭综合征之间的关系在 30 多年前首次被描述；从那时起，研究表明这些 Chiari 畸形是一种获得性缺陷，脑室-腹膜分流术可能使其恶化[52-54]。Chiari 畸形在 Apert 综合征中较为常见，在 Crouzon 综合征中较为常见，而在 Pfeiffer 综合征中几乎总是出现更严重的表现[27,34,44,55]。因此，磁共振成像（magnetic resonance imaging, MRI）扫描可能是合并综合征婴儿最好的成像方式，因为它对脑的成像更优越。所有患有颅缝早闭综合征的儿童都应考虑这种筛查试验，因为当存在 Chiari 畸形时，可能导致吞咽障碍、脊髓空洞症，以及症状性、甚至可能致命的中枢性睡眠呼吸暂停。连续扫描有助于诊断脑积水，有时直到最初的颅骨扩张手术后才变得明显。当发现杂音时，还可进行心脏超声心动图检查，因为据报道，在颅缝早闭综合征中，尤其是房间隔和室间隔缺损中，这些异常的发生率升高[56]。最后，需要考虑上消化道造影和小肠随访评估是否存在旋转不良，这似乎在 Pfeiffer 综合征中更为常见，但也可能发生在 Apert 综合征患者中[34]。

在为任何患有颅缝早闭综合征的儿童制定终身治疗策略时，通过①避免长时间的缺氧和②避免长时间的颅内压升高来预防可避免的神经认知功能丧失，从而最大限度地发展至关重要。相比于手术治疗，出生时患有其中一种综合征型颅缝早闭的儿童的初始治疗通常需要更多的医学治疗。随着受影响的婴儿在严重程度连续体上移动得更远，气道受损的可能性可能增加，喂食问题的可能性也可能增加。

患者选择

手术类型和最佳手术时机不能根据综合征来决定；相反，这些决定需要基于表型表现。认识到综合征短闭实际上代表了出生缺陷的连续统一体是有用的。在综合征型颅缝早闭的一端是孤立的双侧冠状面颅缝早闭（没有任何相关的面中部发育不全，只有轻微的头颅生长受损），在另一端是严重收缩的颅骨畸形和完全的泛早闭，伴有面中部生长极度不足，并伴有严重的气道异常（图 33.2）。了解每个孩子的具体情况，可以让外科医生应用特定的治疗方式来解决遇到的问题。

学界对于任何一种颅缝早闭的初始手术干预时间都没有很好地进行过研究。关于处理受损的颅骨生长，治疗的两个主要目标是改善外观和防止持续的颅内压升高（足以影响认知）。这些目标所隐含的信息是能够以尽可能少的治疗来安全地将其实现。人们很容易相信，需要进行早期手术来释放颅骨和降低颅内压。然而，早期手术更有可能损害生长而不是促进生长。对单次缝合矫正术后长期头颅生长的研究表明，术后生长不正常[57-61]。考虑到婴儿时期大脑的快速发展，推迟手术干预可能会取得更好的长期效果。早期的外科手术必须克服婴儿颅骨薄而机械刚性降低的问题，这可能会削弱颅骨显著增大的能力，并限制了外观显著改善的能力。此外，早期手术干预的缺点是快速生长的大脑会迅速占据任何可获得的颅内体积的增加。重点在于考虑这样一个问题：如果在婴儿出生后的头几个月就进行手术，那么

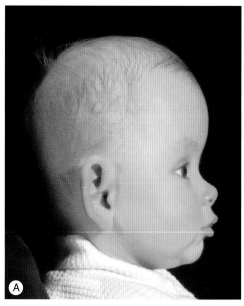

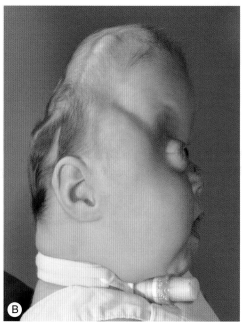

图 33.2　综合征性颅缝早闭可有不同表现，从 Muenke 颅缝早闭的双侧冠状缝早闭（A）到 Pfeiffer 综合征的多颅缝早闭（B）

手术的效果预期能持续多久？相反，人们也必须考虑手术干预的不适当延迟是否可能导致可预防的视力或发育性损失[43,45]。测量颅缝早闭患儿颅内压的研究表明，多重缝合线融合时更容易出现颅内压升高，颅内压升高可能与心理功能呈负相关，手术可成功降低颅内压[40-42]。虽然关注预防发育迟缓肯定比仅仅治疗颅内压数值更重要，但发育水平更难测量。有关发育和手术时机之间关系的研究揭示了相互矛盾的结论。一些人认为，早期（1岁以下）手术与高智商或其他发育有关分数[62-64]。然而，其他研究表明，在时间和发育之间没有这种相关性[65-67]。更让人困惑的是，所有这些相互矛盾的研究都是回顾性的，而且很可能受到无意识偏见的影响。由于缺乏设计良好的研究，外科医生目前必须用他们最好的判断来决定推迟多久的颅骨扩大手术是安全的。融合缝合线的数量，广泛开放的减压缝合线的存在，以及出现的颅骨畸形的程度都是可能影响颅骨减压时机的因素。当对颅内压升高的担忧较低时，很可能是手术时孩子年龄越大，长期的形态学结果越好。

治疗 / 手术技术

在所有先天性颅面异常中，综合征型颅缝早闭可能是治疗的最大挑战。上述的治疗目标（功能和外观的正常化）需要通过尽可能安全、次数尽可能少的手术来完成。颅缝早闭综合征的治疗需要一个专门的专家团队，理想情况下应保留给那些既对这些复杂问题有重点兴趣，又有足够专业知识来提供安全和有效治疗的机构。治疗较严重的综合征型颅缝早闭的挑战在于在这一亚人群中所描述的显著（据报道，高达66%~85%）死亡率[68,69]。颅骨手术的时机和理想手术程序的选择，是基于表型严重程度的最佳选择。对于在颅缝早闭综合征谱系中较轻的孩子（轻度短头畸形或颅骨减压，有异位或矢状缝裂），作者将推迟手术，直到开放的骨缺损已关闭或硬脑膜开始紧张。随着颅骨畸形的程度沿着这一严重程度连续体的进展，医生将会注意到进行性的尖头畸形。如果允许发展超过中等阶段，增加的头骨高度可以是非常困难的，稍后矫正；因此，明显的尖头畸形可以被认为是早期手术干预的相对指征。在作者的实践中，对于任何轻度至中度综合征型颅缝早闭谱系的儿童，处理受损颅骨生长的第一个外科手术通常包括前窝的扩大。颅容量的增加是通过将眶上带尽可能前伸来实现的，同时减少相关的尖头畸形。9个月以下的儿童生长受限较严重，由于颅骨较薄，手术难度较大。对于在年幼的婴儿中实现持续矫正，更复杂的因素在于，学者观察到任何程度的已完成的扩大都会被扩大的大脑迅速填补，并出现短头畸形的早期复发。由于这些原因，并且由于在移动更大的颅骨表面积时有可能实现更大程度的扩张，一些外科医生提倡最初进行后路减压，而不是前路推进，最近使用牵引技术进行这些推进[70-72]。尽管颅骨牵引术比重塑术有可能提供更大程度的扩张，但需要进行两种手术（一种是放置设备，另一种是移除设备），而且需要考虑更高的并发症发生率的可能性（从机械问题）。此外，由于婴儿时期骨相对柔软，牵引装置可能会在装置-骨界面附近产生不良的颅骨变形。一项比较研究表明，无论是对于已完成的颅骨扩大，还是对于消除后续扩大程序的需要，牵引技术似乎都没有提供任何优势，因此需要进一步的比较研究来更好地定义牵引技术的作用[73]。

虽然有许多重要的因素需要评估，以确定最初的颅骨扩张应该发生在前方还是后方，但其中一个重要的考虑因素是获得性Chiari变形是否存在。据报道，这种情况会影响30%的Apert综合征患儿，70%的Crouzon综合征患儿，以及高达100%的Pfeiffer症状更严重的患儿[27,34,44,55]。一旦被发现，可提示枕大孔减压后低颅后窝增大[74]。当对1岁以下患儿实施减压时，似乎更有可能的是，这些释放只会带来短暂的好处，因为有可能导致随后的骨再生。因此，一些人认为，后脑颅骨膨大应在可能的情况下暂缓，直到出现症状性Chiari畸形为止。决定是否进行前路减压或后路减压的另一个考虑因素是儿童的长期外观。众所周知，在生长过程中发生的任何重塑过程后，移除的骨瓣会随着时间的推移而发展成后续的不规则性。作者首选的一种长期策略是保留后顶骨的一段，在骨骼成熟时，将这一未经修整的光滑骨段换成不规则的额骨，使额部实现终身理想外观。如果在婴儿期手术改变后颅骨，特别是进行牵引时，这种美学重建策略便无效了。出于这一原因，作者倾向于用前路手术治疗大多数患有颅缝早闭综合征的儿童，理想情况下，应该推迟到1岁以后，这样可以利用骨骼结构更硬的优势，使推进幅度更大、更稳定。尽管一些外科医生描述了在治疗颅缝早闭综合征时使用成型头盔的情况，但作者认为，无需使用这些成型头盔，因为其作用机理（在某些部位压缩增长，在其他部位直接大脑改变头-骨形状）在治疗可能会引起颅内压的情况方面似乎违反直觉。

学界已描述过多种用于扩大颅缝早闭综合征患儿的额窝的技术；大多数利用不同长度的轨道上带的某种形式。一旦切断，束带可以推进到所需的位置，并重新连接额骨。条纹的准确位置至关重要，因为随着条纹的变化，重建的其他部分也会随之变化。一些外科医生倾向于使用水平短束带，其向外侧仅延伸至眶外侧缘（图33.3）[7,62,75]。这种特殊的带设计缺乏任何固有的稳定性；因此，为了稳定进路，需要非常坚硬的骨固定。采用较长的水平带设计，榫式舌槽关节向后延伸穿过颞骨，可以获得更大的内在稳定性（图33.4）[76-78]。然而，通过仔细分析冠状面融合导致的畸形，医生会发现，除了眶上凹陷外，还有眶上隆起。因此，带状推进的理想矢量可能不是通常建议的简单的向前水平运动[79]。相反，上轨道需要在正向和向下两个方向重新定位。此处的条带设计存在许多潜在的变化，可用于对观测到的位移进行三维过度矫正[80]。例如，对于简单孤立的双侧冠状面颅缝早闭，可采用阶梯截骨术推进和稳定颅缝束带（图33.5）。然而，当额叶/颞叶区域出现代偿性过度生长时，定制截骨术可在推进和降低眶上部的同时收窄脸缘（图33.6）。额骨也可以在不设计真性束带的情况下切除（也可以在不切开额窦的情况下切除，避免术野受到污染），然后通过颞骨嵌套在更前或更下的位置重新定位，或用另一个骨瓣替换（图33.7）。

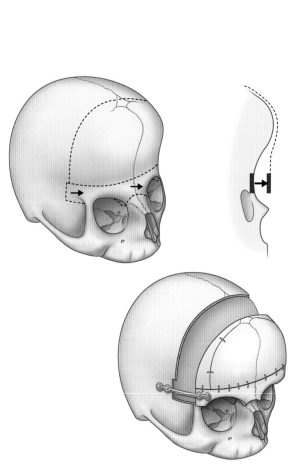

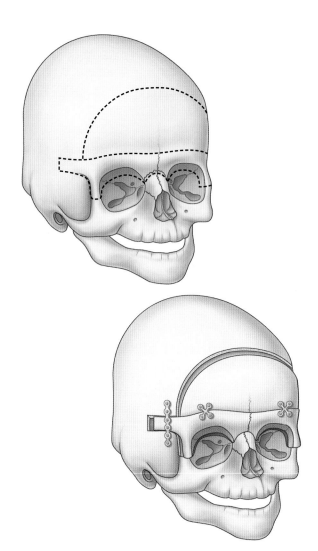

图 33.3　可使用额部水平短骨束带前移扩大颅前窝。使用钛板固定系统以提供稳定性。然而,显著的额骨带前移可能导致颞部凹陷

图 33.4　使用较长的骨束带设计,具有榫卯舌槽接头提供固有的稳定性,并可能更平滑地过渡到颞部。这种特殊截骨设计的一个潜在问题在于,它不能向下重新定位眶上部,而这对于冠状缝早闭的矫正是必要的

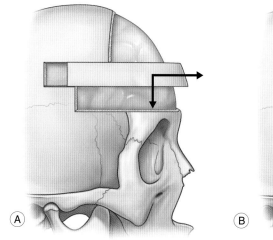
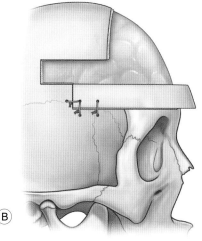

图 33.5　台阶式截骨术可用于推进和稳定骨束带。这种设计允许向前推进并同时向下重塑骨束带

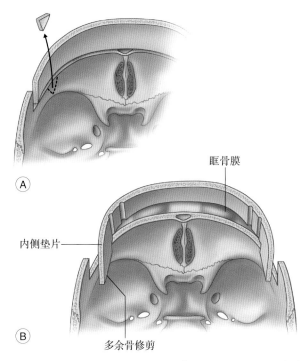

图 33.6 （A，B）当额颞区宽度异常增加时，可进行颅底截骨术，以缩小骨束带，同时推进并降低至眶上

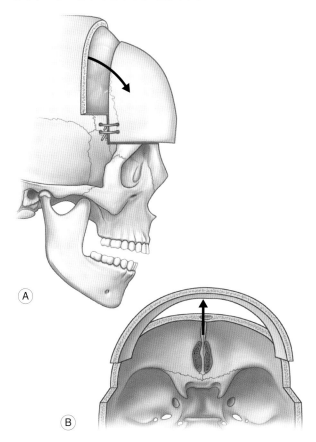

图 33.7 （A，B）作为标准骨束带的替代方法，可以进行下额骨截骨术来切除几乎整个额骨。可将骨段重新定位（或旋转 180°），并插入更前和更下的位置。这种特殊的设计允许保存额窦（避免潜在的污染），特别是在骨束带强度不佳时尤其有效

当面对泛颅缝早闭导致的颅骨变形时，应考虑在早期进行中穹窿减压术（最好是 6 个月龄后）。该方法为以后的推进保留了具有重要美学意义的额部，此时骨骼更厚，更适合创建一个稳定的结构。低位后颅骨也保持完整，以防止瘢痕形成（如果以后需要进行 Chiari 减压）。中穹窿减压术需要去除和替换顶骨，特别注意异常受压的区域（图 33.8）。该术式的要求很高，因为经常会遇到可能深入到脑沟的龙骨（图 33.9）。同样重要的是要认识到，由于相关的颅底受压，静脉高压可继发于经骨静脉扩大，典型表现为枕中央低区（图 33.10）。这些扩张的静脉最好保存下来，因为结扎被认为是随后术后死亡的原因[81]。在避免早期后路减压的告诫中有一个警告，即注意到在脑室 - 腹腔分流时有严重 Chiari 变形的婴儿。这种特殊的组合可能是枕骨大孔早期减压的

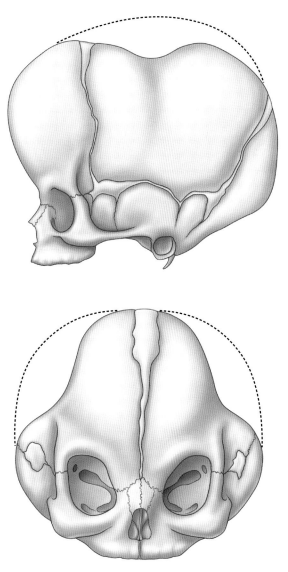

图 33.8 穹窿中颅成形术可有效降低多颅缝早闭患儿颅内压。这一过程需要仔细地移除和替换异常凹陷的顶骨

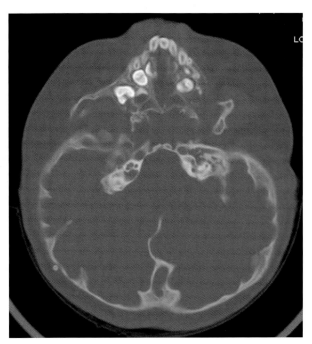

图 33.9 多颅缝早闭综合征患者,特别是 Pfeiffer 综合征患者的后枕骨脊可深入延伸内陷至硬脑膜

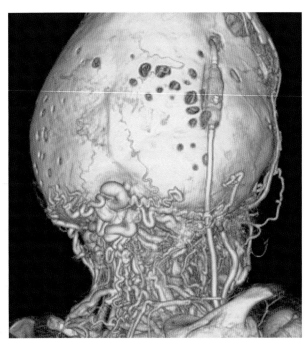

图 33.10 低、后部颅静脉引流增大可常见于 Apert 和 Pfeiffer 综合征等较严重的表型表现。理想情况下,手术中应该保留这些血管,以避免潜在的危及生命的脑水肿

一种指示。这是因为在患有严重 Chiari 畸形的儿童中,分流失败可能是毁灭性的,导致脑干卒中,甚至死亡。在发育的早期阶段,任何手术的表现都意味着在孩子 18 个月大之前,几乎肯定需要后续进行颅穹窿增大。频繁的临床评估潜在的颅内压升高,以及监测后发性颅内压的发展 Chiari 畸形,需要常规手术。最后,对于所有在儿童早期进行的前颅穹窿推进术,特别是对于术前有明显眼窝突出的儿童,应考虑放

置可吸收缝合线的临时眼缝,以防止可能导致角膜损伤和失明的严重术后球结膜水肿[34]。

治疗儿童颅缝早闭综合征的第二个重点领域是面中部。显著的气道损伤可由相关的面中部发育不全引起;因此,受影响的患者需要进行临床跟踪和系列多导睡眠图跟踪。确定手术推进面中部手术的理想时间取决于两个指标之一的发展。第一种是阻塞性睡眠呼吸暂停,它不适合任何侵入性较小的矫正(如药物治疗、腺扁桃体切除、夜间使用持续气道正压口罩)。虽然学界已经发表了婴儿期面中部发育的报道,但考虑到随后的生长损害,这些早期干预最多只能提供短暂的好处,因此作者并不推荐[35,36,82]。多项研究表明,正面部手术后,面中部生长会停止,也有报道称,面中部手术后,阻塞性呼吸暂停可能复发[37,83-86]。因此,对于表现为阻塞性睡眠呼吸暂停的年龄更小的儿童,采用保守治疗难以解决,作者建议在 6 岁或更晚时进行暂时气管切开术,这样可以安全有效地进行面中部推进术。面中部推进术的第二个指征是基于患儿的社会心理发展和自我认知问题。目前,只要有可能,作者都倾向于将面中部推进的时间推迟到 8 或 9 岁左右。此时,它已被证明与避免需要后续二次推进术的能力相关[37]。

虽然有许多不同的截骨模式被描述用于推进发育不全的面中部,但所有这些模式可以被细分为两组:需要颅内暴露的和不需要颅内暴露的。在涉及颅内间隙的手术中,最常用的正面部推进方法是“整体推进”,这是由 Ortiz-Monasterio 等首先描述的(图 33.11)[87]。该术式的优点是同时推进面中部与颅前窝,理论上可以让患儿免于手术。正面部推进的另一个变化是分两部分推进(图 33.12)[88-91]。虽然该方法最初被用于治疗超远视,但目前已被用于推进面中部,同时减少眶内距离和矢状弯曲面中部。第二种面中突是颅下突,采用 Le Fort Ⅲ 截骨术(图 33.13)。在骨骼成熟的患者中,Le Fort Ⅲ 可与 Le Fort Ⅰ 水平截骨结合,允许面中部同时向前推进,同时垂直延长下上颌,并使咬合关系正常化(图 33.14)。虽然外科医生尚未就最佳推进术式最佳达成共识,但目前大多数外科医生似乎更倾向于颅骨下的 LeFort Ⅲ 入路,有以下几个原因:扩大颅前窝和推进面中部的适应证很少一致,面中部通常需要差异推进(通常是额部的 2~3 倍),以及报道的正面推进的并发症率高于下颅推进,这可能与鼻窦和颅内间隙之间的连接有关[92]。

外科医生在对儿童进行面中部推进手术时面临的最早的挑战之一是无法获得并维持一个合理的推进。这一困难促使许多外科医生探索牵引成骨术的应用。目前在使用的牵引技术一般有两种:侧向的半埋入式牵引装置和中心式的外部晕轮装置(图 33.15、图 33.16)[35,93-98]。在这两种技术中,以中心为基础的 halo 牵引术具有中心盘状面畸形矫正效果更好的优点,同时允许在设备放置后操纵牵引向量[96]。Halo 牵引 Le Fort Ⅲ 也被证明具有较低的已发表的并发症发生率(包括用于抢救半埋入式器械故障)[96,99]。理想的牵引矢量最好是通过考虑颧骨隆起的最终理想位置以及鼻背延长的需要来确定。当面中部除凹陷外还被垂直

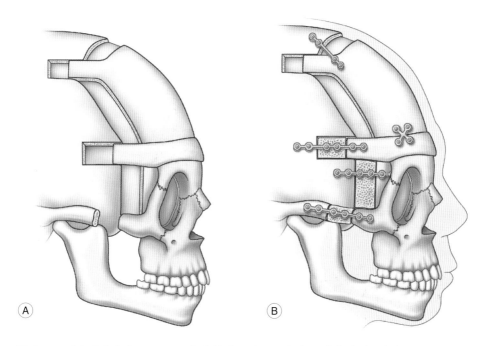

图 33.11 （A,B）额部 MonoBloc 截骨推进同时可和扩大颅前窝前移面中部。然而,这种手术导致了鼻窦和颅内腔之间的贯通,需要放置一些生物屏障(如颅骨膜瓣)来分离这两个腔隙,或使用牵引技术

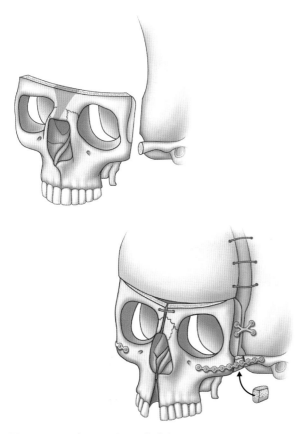

图 33.12 面部 Bipartition 截骨术是经过颅内 - 颅外联合入路。这项技术可同时达到面中部前移和缩窄眶距的作用,并改善面部矢状面弯曲情况。这一过程也导致了鼻窦和颅内腔之间的贯通,需要放置一些生物屏障(如颅骨膜瓣)来隔离这两个腔隙

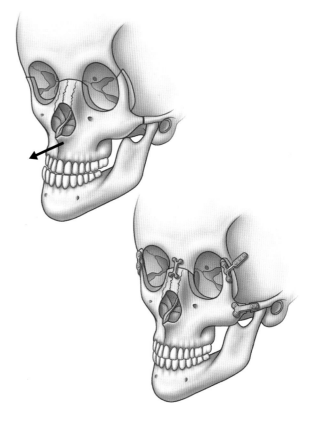

图 33.13 传统的 Le Fort Ⅲ 型截骨术是颅底下截骨整块前移面中部。侧面 Z 形截骨可有助于固定前移

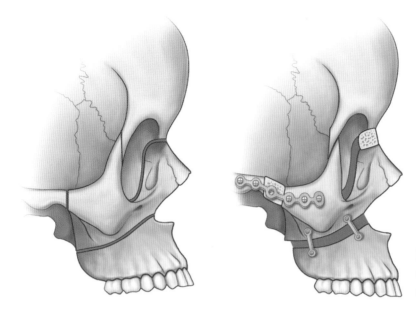

图 33.14　Le Fort Ⅲ 型结合 Le Fort Ⅰ 型截骨是两块骨块面中部前移, 允许垂直面部延长和改善牙咬k, 并重塑颧部隆起

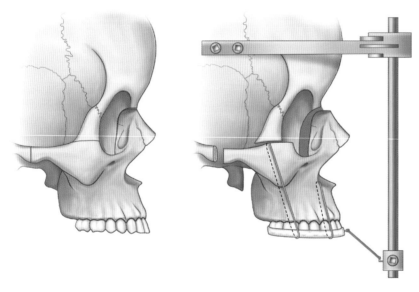

图 33.15　Le Fort Ⅲ 型截骨 halo 牵引成骨术采用外侧眶低位直线截骨术, 并提供了显著的上颌前移潜力。该技术允许在术后改变牵引骨块移动的矢量方向

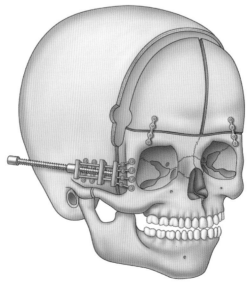

图 33.16　半埋置侧位面部牵张装置可用于推进 Le Fort Ⅲ 型截骨术或 Monobloc 截骨术 (见图)。这些装置不允许在牵引时改变矢量方向, 并可能加剧面中部 "凹盘" 畸形

缩短时，牵引向量的设计目的不应为咬合关系正常化。矫正垂直上颌发育不全需要推迟到次生牙列萌出时，此时可进行单独 Le Fort Ⅰ型或 Le Fort Ⅰ型结合 Le Fort Ⅲ型手术，以完成所需的面部垂直拉伸[96]。

术后护理

在伴有综合征型颅缝早闭的儿童中，颅穹窿重塑和面中部推进手术均可伴有中度至大量的术中失血，这可能会进一步受到气道受损的挑战[100-102]。因此，这类患者的术后护理需要全面的儿科麻醉和重症监护管理。尽量减少失血，以及由此产生的容积变化，可以大大有助于术后恢复的顺利进行。随着手术经验的增加，可以减少手术次数和并发症。此外，术前促红细胞生成素的使用、术中血液循环、氨甲环酸输注、合理使用骨蜡和谨慎电灼都有助于减少围手术期输血的需要[103-105]。经验丰富的外科医生会以使麻醉师能够确保维持足够的血容量为目的来调整手术过程。术后，"第三空间"体积转移继发于毛细血管通透性的改变，导致液体在扩大的颅内硬膜外"无效腔"和腱膜下间隙以及身体其他部位积聚。这些体积变化可能会因术后腱膜下引流（作者倾向于不使用）而加剧。血红蛋白水平一般会在术后最初几天下降，几天后才达到平衡。当预估的失血量接近大部分患者的计算总血容量时，重点在于监测潜在的稀释凝血病变。术中灌注不足相关的无氧代谢（导致乳酸的产生）也可能导致酸碱平衡紊乱，拔管后立即通气不足可加重（特别是随后的麻醉）。如果用碳酸氢钠治疗此类酸中毒，可能导致继发性低钾血症（钾离子在细胞内的运输）[106]。一些人认为，最好让这种早期酸中毒在没有干预的情况下自我矫正，因为围手术期换气不足会减弱，正常的换气会随之而来，从而使得二氧化碳更快地流失。密切关注患者的整体精神状态也很重要，以监测颅内血肿的潜在发展或不适当的抗利尿激素综合征（一旦发现，最好的初始处理方法是限制自由饮水量）[107, 108]。对于接受面中部推进术的儿童，气道监测至关重要。如有需要，可建立管理气道损伤的协议，并可随时实施。

结果、预后及并发症

考虑到手术的目标（预防发育迟缓和外观正常化）是难以量化的结果，测量颅缝早闭综合征的治疗结果是一项具有挑战性的工作。一些机构已经调查了首次颅缝早闭矫正后是否需要进行二次手术，报道的再手术率在 2%~13% 之间[58, 77, 109, 110]。一项研究具体检查了合并综合征的再手术率，报道的再手术率为 37%，平均随访 6 年[111]。目前，尚无研究结果发表骨骼成熟时的再手术率，一般经验表明，大多数儿童需要多次手术。许多因素可能会影响第二次（或第三次）颅穹窿重塑的需要：首次手术的年龄（早期干预增加了这种风险）、生长抑制的程度（部分与综合征相关）、初次手术的效果，以及用于确定是否需要二次手术的标准。此

外，目前尚无测量认知功能的长期结果评估。然而，一项关于 Apert 综合征的研究表明，早期手术和更高的智商存在关联，而另一项更大规模的研究却没有发现这种联系[27, 112]。

学者对 Le Fort Ⅲ型 halo 牵引术后的结果进行了评估，这些研究表明，术后骨骼稳定无复发；虽然学者注意到，在牵引术后，上颌骨未出现进一步向前生长[37, 83, 85]。虽然有些研究测量了 Le Fort Ⅲ型牵引术后气道直径的改善，只有一项研究评估了术后通气的变化（通过术前和术后多导睡眠图测量），这项研究证实了气道气体交换的改善[83, 113, 114]。虽然很少有研究试图评估治疗结果，并发症的发生率已经得到了更广泛的检查。据报道，颅穹窿重塑手术后的感染率在 2.5%~6.5%，二次手术和较长的手术时间被认为是潜在的危险因素[115-117]。一些回顾性研究调查了颅内手术后的死亡率。这些报告表明，颅内扩张术后与手术经验相关的死亡率下降，发病率从 2.2% 下降到目前的 0.1% 左右[118-123]。

二期手术

除了治疗综合征型颅缝早闭通常需要的两项主要手术（颅穹窿重塑和面中部推进）外，一些辅助手术可能是必要的。虽然学界已描述过在颅缝早闭综合征患者中使用颅内远距矫正，但作者发现，此类矫正通常是不必要的[124, 125]。大多数患有综合征型颅缝早闭的儿童只会出现眶内距离的中度增加，不能满足定向眶内平移的通常要求[126]。当选择一个适当延长和抬高鼻背的面中部推进向量时，这些变化显著降低了远眶畸形的感觉，消除了考虑额外的眼眶运动的需要。

所有患 Apert 综合征的儿童，以及少数患 Pfeiffer 综合征的儿童，都需要治疗其相关的并指，已有大量数字分离技术的报道[127, 128]。作者倾向于两期的方法，将十个手指和脚趾分开治疗；然而，这种综合治疗模式确实需要一个专门的团队[129]。当骨骼生长接近完成时，可能需要进行手指截骨术来矫正斜指发育和改善功能。

随着面部生长的完成，一个单独的 Le Fort Ⅰ型手术可能是必要的，以最大化咬合关系，并垂直延长面中部。该正颌手术完成后，可以通过置入同种异体假体来实现后续的颧隆牙，减少了重复 Le Fort Ⅲ型手术的需要。

最后，大多数患有颅缝早闭综合征的儿童在骨骼成熟时，为了使鼻背平滑，并矫正由于先天性下外侧软骨移位而导致的"喙形畸形"，可以从鼻再造整形术中获益。除了使鼻翼软骨旋转到一个更正常的关系外，鼻尖头侧旋转和背侧增强可能有利于鼻气流。

参考文献

1. Stricker M. *Craniofacial Malformations*. Edinburgh; New York: Churchill Livingstone; 1990.
2. Goodrich JT, Tutino M. An annotated history of craniofacial surgery and intentional cranial deformation. *Neurosurg Clin N Am*. 2001;12:45–68, viii.
3. Lane L. Pioneer craniectomy for relief of mental imbecility due to premature sutural closure and microcephalous. *JAMA*. 1892;18:

49–50.

4. Norwood CW, Alexander E Jr, Davis CH Jr, Kelly DL Jr. Recurrent and multiple suture closures after craniectomy for craniosynostosis. *J Neurosurg*. 1974;41:715–719.

5. Teng P. Premature synostosis of the sagittal suture, and its treatment. A modification of the linear craniectomy and the use of synthetic fabrics. *J Neurosurg*. 1962;19:1094–1097.

6. Shillito J Jr, Matson DD. Craniosynostosis: a review of 519 surgical patients. *Pediatrics*. 1968;41:829–853.

7. Marchac D. Radical forehead remodeling for craniostenosis. *Plast Reconstr Surg*. 1978;61:823–835. *This classic article marks the progression from treating craniosynostosis with strip craniectomies to a true remodeling procedure. It was also one of the earliest to depict a frontal bandeau.*

8. Powiertowski H, Matlosz Z. [Effects of the treatment of craniostenosis with upper skull resection]. *Ann Chir*. 1970;24: 1175–1180.

9. Tessier P. The classic reprint: experimental study of fractures of the upper jaw. 3. Rene Le Fort, M.D., Lille, France. *Plast Reconstr Surg*. 1972;50:600–607.

10. Tessier P. The classic reprint. Experimental study of fractures of the upper jaw. I and II. Rene Le Fort, M.D. *Plast Reconstr Surg*. 1972;50:497–506.

11. Gillies H, Harrison SH. Operative correction by osteotomy of recessed malar maxillary compound in a case of oxycephaly. *Br J Plast Surg*. 1950;3:123–127. *This is the first description of a Le Fort III-type osteotomy for advancing the midface. Although his osteotomy lines did not actually follow the "true" Le Fort III pattern, this report is the first to attempt to advance the "whole face and palate".*

12. Tessier P. [Surgical treatment of rare orbito-facial malformations]. *J Genet Hum*. 1966;15(suppl):322–355.

13. Tessier P. The definitive plastic surgical treatment of the severe facial deformities of craniofacial dysostosis. Crouzon's and Apert's diseases. *Plast Reconstr Surg*. 1971;48:419–442. *It is likely that patients presenting with Apert and Crouzon syndrome were the real catalyst that spurred Tessier to develop techniques upon which the foundations of craniofacial surgery were built. This article describes some of Tessier's early forays into treating these rare anomalies.*

14. Cohen MM Jr. Craniosynostoses: phenotypic/molecular correlations. *Am J Med Genet*. 1995;56:334–339.

15. Robin NH, Falk MJ, Haldeman-Englert CR. *FGFR*-Related Craniosynostosis Syndromes. In: Pagon RA, Adam MP, Ardinger HH, Wallace SE, Amemiya A, Bean LJH, Bird TD, Ledbetter N, Mefford HC, Smith RJH, Stephens K, eds. *GeneReviews® [Internet]*. Seattle (WA): University of Washington, Seattle; 1993–2017. 1998 Oct 20 [updated 2011 Jun 7].

16. Cunningham ML, Seto ML, Ratisoontorn C, et al. Syndromic craniosynostosis: from history to hydrogen bonds. *Orthod Craniofac Res*. 2007;10:67–81.

17. James PA, Culling B, Mullan G, et al. Breast cancer risk is not increased in individuals with TWIST1 mutation confirmed Saethre-Chotzen syndrome: an Australian multicenter study. *Genes Chromosomes Cancer*. 2009;48:533–538.

18. Sahlin P, Windh P, Lauritzen C, et al. Women with Saethre-Chotzen syndrome are at increased risk of breast cancer. *Genes Chromosomes Cancer*. 2007;46:656–660.

19. Seifert G, Kress W, Meisel C, et al. Genetic investigations of Saethre-Chotzen syndrome presenting with renal cell carcinoma. *Cancer Genet Cytogenet*. 2006;171:76–78.

20. Schneider RA, Hu D, Helms JA. From head to toe: conservation of molecular signals regulating limb and craniofacial morphogenesis. *Cell Tissue Res*. 1999;296:103–109.

21. O'Rourke MP, Tam PP. Twist functions in mouse development. *Int J Dev Biol*. 2002;46:401–413.

22. Ito S, Sekido K, Kanno H, et al. Phenotypic diversity in patients with craniosynostoses unrelated to Apert syndrome: the role of fibroblast growth factor receptor gene mutations. *J Neurosurg*. 2005;102:23–30.

23. Mulliken JB, Steinberger D, Kunze S, Muller U. Molecular diagnosis of bilateral coronal synostosis. *Plast Reconstr Surg*. 1999;104:1603–1615.

24. Hollway GE, Suthers GK, Haan EA, et al. Mutation detection in FGFR2 craniosynostosis syndromes. *Hum Genet*. 1997;99: 251–255.

25. Oldridge M, Lunt PW, Zackai EH, et al. Genotype-phenotype correlation for nucleotide substitutions in the IgII-IgIII linker of FGFR2. *Hum Mol Genet*. 1997;6:137–143.

26. Slaney SF, Oldridge M, Hurst JA, et al. Differential effects of FGFR2 mutations on syndactyly and cleft palate in Apert syndrome. *Am J Hum Genet*. 1996;58:923–932.

27. Fearon JA, Podner C. Apert syndrome: evaluation of a treatment algorithm. *Plast Reconstr Surg*. 2013;131:132–142.

28. Glaser RL, Broman KW, Schulman RL, et al. The paternal-age effect in Apert syndrome is due, in part, to the increased frequency of mutations in sperm. *Am J Hum Genet*. 2003;73:939–947.

29. Glaser RL, Jiang W, Boyadjiev SA, et al. Paternal origin of FGFR2 mutations in sporadic cases of Crouzon syndrome and Pfeiffer syndrome. *Am J Hum Genet*. 2000;66:768–777.

30. Moloney DM, Slaney SF, Oldridge M, et al. Exclusive paternal origin of new mutations in Apert syndrome. *Nat Genet*. 1996;13:48–53. *This article is one of the first to describe the comprehensive care of patients with Pfeiffer syndrome and details a more updated approach to treating the syndromic craniosynostosis.*

31. Cohen MM Jr. Pfeiffer syndrome update, clinical subtypes, and guidelines for differential diagnosis. *Am J Med Genet*. 1993;45:300–307.

32. Fearon JA. Evidence-based medicine: Craniosynostosis. *Plast Reconstr Surg*. 2014;133:1261–1275.

33. Ortiz Monasterio F, Fuente del Campo A, Dimopulos A. Nasal clefts. *Ann Plast Surg*. 1987;18:377–397.

34. Fearon JA, Rhodes J. Pfeiffer syndrome: a treatment evaluation. *Plast Reconstr Surg*. 2009;123:1560–1569.

35. Cohen SR, Boydston W, Burstein FD, Hudgins R. Monobloc distraction osteogenesis during infancy: report of a case and presentation of a new device. *Plast Reconstr Surg*. 1998;101: 1919–1924.

36. Polley JW, Figueroa AA, Charbel FT, et al. Monobloc craniomaxillofacial distraction osteogenesis in a newborn with severe craniofacial synostosis: a preliminary report. *J Craniofac Surg*. 1995;6:421–423.

37. Patel N, Fearon JA. Treatment of the syndromic midface: a long-term assessment at skeletal maturity. *Plast Reconstr Surg*. 2015;135:731e–742e.

38. Fearon JA, Singh DJ, Beals SP, Yu JC. The diagnosis and treatment of single-sutural synostoses: are computed tomographic scans necessary? *Plast Reconstr Surg*. 2007;120:1327–1331.

39. van der Meulen J, van der Vlugt J, Okkerse J, Hofman B. Early beaten-copper pattern: its long-term effect on intelligence quotients in 95 children with craniosynostosis. *J Neurosurg Pediatr*. 2008;1:25–30.

40. Gault DT, Renier D, Marchac D, Jones BM. Intracranial pressure and intracranial volume in children with craniosynostosis. *Plast Reconstr Surg*. 1992;90:377–381.

41. Renier D, Sainte-Rose C, Marchac D, Hirsch JF. Intracranial pressure in craniostenosis. *J Neurosurg*. 1982;57:370–377.

42. Tamburrini G, Caldarelli M, Massimi L, et al. Intracranial pressure monitoring in children with single suture and complex craniosynostosis: a review. *Childs Nerv Syst*. 2005;21: 913–921.

43. Bartels MC, Vaandrager JM, de Jong TH, Simonsz HJ. Visual loss in syndromic craniosynostosis with papilledema but without other symptoms of intracranial hypertension. *J Craniofac Surg*. 2004;15:1019–1022, discussion 23–24.

44. Fearon JA, Swift DM, Bruce DA. New methods for the evaluation and treatment of craniofacial dysostosis-associated cerebellar tonsillar herniation. *Plast Reconstr Surg*. 2001;108:1855–1861.

45. Stavrou P, Sgouros S, Willshaw HE, et al. Visual failure caused by raised intracranial pressure in craniosynostosis. *Childs Nerv Syst*. 1997;13:64–67.

46. Thompson DA, Liasis A, Hardy S, et al. Prevalence of abnormal pattern reversal visual evoked potentials in craniosynostosis. *Plast Reconstr Surg*. 2006;118:184–192.

47. Tuite GF, Chong WK, Evanson J, et al. The effectiveness of papilledema as an indicator of raised intracranial pressure in children with craniosynostosis. *Neurosurgery*. 1996;38:272–278.

48. Skau M, Yri H, Sander B, et al. Diagnostic value of optical coherence tomography for intracranial pressure in idiopathic intracranial hypertension. *Graefes Arch Clin Exp Ophthalmol*. 2013;251:567–574.

49. Nazir S, O'Brien M, Qureshi NH, et al. Sensitivity of papilledema as a sign of shunt failure in children. *J AAPOS*. 2009;13:63–66.

50. Ruiz-Correa S, Starr JR, Lin HJ, et al. Severity of skull malformation is unrelated to presurgery neurobehavioral status of infants with sagittal synostosis. *Cleft Palate Craniofac J*. 2007;44: 548–554.

51. Warschausky S, Angobaldo J, Kewman D, et al. Early development

of infants with untreated metopic craniosynostosis. *Plast Reconstr Surg.* 2005;115:1518–1523.

52. Francis PM, Beals S, Rekate HL, et al. Chronic tonsillar herniation and Crouzon's syndrome. *Pediatr Neurosurg.* 1992;18:202–206.

53. Saldino RM, Steinbach HL, Epstein CJ. Familial acrocephalosyndactyly (Pfeiffer syndrome). *Am J Roentgenol Radium Ther Nucl Med.* 1972;116:609–622.

54. Venes JL. Arnold-Chiari malformation in an infant with Kleeblattschadel: an acquired malformation? *Neurosurgery.* 1988;23:360–362.

55. Cinalli G, Renier D, Sebag G, et al. Chronic tonsillar herniation in Crouzon's and Apert's syndromes: the role of premature synostosis of the lambdoid suture. *J Neurosurg.* 1995;83:575–582.

56. Cohen MM Jr, Kreiborg S. Visceral anomalies in the Apert syndrome. *Am J Med Genet.* 1993;45:758–760.

57. Fearon JA, McLaughlin EB, Kolar JC. Sagittal craniosynostosis: surgical outcomes and long-term growth. *Plast Reconstr Surg.* 2006;117:532–541.

58. Fearon JA, Ruotolo RA, Kolar JC. Single sutural craniosynostoses: surgical outcomes and long-term growth. *Plast Reconstr Surg.* 2009;123:635–642.

59. Wes AM, Paliga JT, Goldstein JA, et al. An evaluation of complications, revisions, and long-term aesthetic outcomes in nonsyndromic metopic craniosynostosis. *Plast Reconstr Surg.* 2014;133:1453–1464.

60. Taylor JA, Paliga JT, Wes AM, et al. A critical evaluation of long-term aesthetic outcomes of fronto-orbital advancement and cranial vault remodeling in nonsyndromic unicoronal craniosynostosis. *Plast Reconstr Surg.* 2015;135:220–231.

61. Seruya M, Oh AK, Boyajian MJ, et al. Long-term outcomes of primary craniofacial reconstruction for craniosynostosis: a 12-year experience. *Plast Reconstr Surg.* 2011;127:2397–2406.

62. Arnaud E, Meneses P, Lajeunie E, et al. Postoperative mental and morphological outcome for nonsyndromic brachycephaly. *Plast Reconstr Surg.* 2002;110:6–12, discussion 13.

63. Renier D, Arnaud E, Cinalli G, et al. Prognosis for mental function in Apert's syndrome. *J Neurosurg.* 1996;85:66–72.

64. Hashim PW, Patel A, Yang JF, et al. The effects of whole-vault cranioplasty versus strip craniectomy on long-term neuropsychological outcomes in sagittal craniosynostosis. *Plast Reconstr Surg.* 2014;134:491–501.

65. Starr JR, Kapp-Simon KA, Cloonan YK, et al. Presurgical and postsurgical assessment of the neurodevelopment of infants with single-suture craniosynostosis: comparison with controls. *J Neurosurg.* 2007;107:103–110.

66. Mathijssen I, Arnaud E, Lajeunie E, et al. Postoperative cognitive outcome for synostotic frontal plagiocephaly. *J Neurosurg.* 2006;105:16–20. *This paper is the earliest description of a combined "orbitofacial advancement", which was later to become known as the monobloc advancement.*

67. Da Costa AC, Walters I, Savarirayan R, et al. Intellectual outcomes in children and adolescents with syndromic and nonsyndromic craniosynostosis. *Plast Reconstr Surg.* 2006;118:175–181, discussion 182–183.

68. Hockstein NG, McDonald-McGinn D, Zackai E, et al. Tracheal anomalies in Pfeiffer syndrome. *Arch Otolaryngol Head Neck Surg.* 2004;130:1298–1302.

69. Plomp AS, Hamel BC, Cobben JM, et al. Pfeiffer syndrome type 2: further delineation and review of the literature. *Am J Med Genet.* 1998;75:245–251.

70. Sgouros S, Goldin JH, Hockley AD, Wake MJ. Posterior skull surgery in craniosynostosis. *Childs Nerv Syst.* 1996;12:727–733.

71. Wall SA, Goldin JH, Hockley AD, et al. Fronto-orbital re-operation in craniosynostosis. *Br J Plast Surg.* 1994;47:180–184.

72. White N, Evans M, Dover MS, et al. Posterior calvarial vault expansion using distraction osteogenesis. *Childs Nerv Syst.* 2009;25:231–236.

73. Fearon JA, Varkarakis GM, Kolar J. A comparative study of anterior cranial vault distraction versus remodeling. *J Craniofac Surg.* 2014;25:1159–1163.

74. Scott WW, Fearon JA, Swift DM, Sacco DJ. Suboccipital decompression during posterior cranial vault remodeling for selected cases of Chiari malformations associated with craniosynostosis. *J Neurosurg Pediatr.* 2013;12:166–170.

75. Marchac D, Renier D, Jones BM. Experience with the "floating forehead". *Br J Plast Surg.* 1988;41:1–15.

76. Hoffman HJ, Mohr G. Lateral advancement of the supraorbital margin. A new corrective technique in the treatment of coronal synostosis. *J Neurosurg.* 1976;45:376–381.

77. McCarthy JG, Glasberg SB, Cutting CB, et al. Twenty-year experience with early surgery for craniosynostosis: I. Isolated craniofacial synostosis–results and unsolved problems. *Plast Reconstr Surg.* 1995;96:272–283.

78. Whitaker LA, Schut L, Kerr LP. Early surgery for isolated craniofacial dysostosis. Improvement and possible prevention of increasing deformity. *Plast Reconstr Surg.* 1977;60:575–581.

79. Jackson IA, Munro IR, Salyer KE, Whitaker LA. *Atlas of Craniomaxillofacial Surgery.* St. Louis: C.V. Mosby Company; 1982.

80. Fearon JA. Beyond the bandeau: 4 variations on fronto-orbital advancements. *J Craniofac Surg.* 2008;19:1180–1182.

81. Thompson DN, Hayward RD, Harkness WJ, et al. Lessons from a case of kleeblattschadel. Case report. *J Neurosurg.* 1995;82:1071–1074.

82. Witherow H, Dunaway D, Ponniah A, Hayward R. Monobloc distraction in an infant, using the rigid external distractor: problems and solutions–a case report. *J Craniomaxillofac Surg.* 2008;36:15–20.

83. Fearon JA. Halo distraction of the Le Fort III in syndromic craniosynostosis: a long-term assessment. *Plast Reconstr Surg.* 2005;115:1524–1536.

84. Hopper RA, Sandercoe G, Woo A, et al. Computed tomographic analysis of temporal maxillary stability and pterygomaxillary generate formation following pediatric Le Fort III distraction advancement. *Plast Reconstr Surg.* 2010;126:1665–1674.

85. Shetye PR, Boutros S, Grayson BH, McCarthy JG. Midterm follow-up of midface distraction for syndromic craniosynostosis: a clinical and cephalometric study. *Plast Reconstr Surg.* 2007;120:1621–1632.

86. Warren SM, Shetye PR, Obaid SI, et al. Long-term evaluation of midface position after Le Fort III advancement: a 20-plus-year follow-up. *Plast Reconstr Surg.* 2012;129:234–242.

87. Ortiz-Monasterio F, del Campo AF, Carrillo A. Advancement of the orbits and the midface in one piece, combined with frontal repositioning, for the correction of Crouzon's deformities. *Plast Reconstr Surg.* 1978;61:507–516.

88. Bradley JP, Levitt A, Nguyen J, et al. Roman arch, keystone fixation for facial bipartition with monobloc distraction. *Plast Reconstr Surg.* 2008;122:1514–1523.

89. Cohen SR, Boydston W, Hudgins R, Burstein FD. Monobloc and facial bipartition distraction with internal devices. *J Craniofac Surg.* 1999;10:244–251.

90. Ponniah AJ, Witherow H, Richards R, et al. Three-dimensional image analysis of facial skeletal changes after monobloc and bipartition distraction. *Plast Reconstr Surg.* 2008;122:225–231.

91. Sarukawa S, Sugawara Y, Park S. Subcranial facial bipartition osteotomy with glabellar reverse V-shaped and temporal approaches instead of the bicoronal approach. *J Craniofac Surg.* 2006;17:147–151, discussion 151–152.

92. Fearon JA, Whitaker LA. Complications with facial advancement: a comparison between the Le Fort III and monobloc advancements. *Plast Reconstr Surg.* 1993;91:990–995.

93. Bradley JP, Gabbay JS, Taub PJ, et al. Monobloc advancement by distraction osteogenesis decreases morbidity and relapse. *Plast Reconstr Surg.* 2006;118:1585–1597.

94. Chin M, Toth BA. Distraction osteogenesis in maxillofacial surgery using internal devices: review of five cases. *J Oral Maxillofac Surg.* 1996;54:45–53, discussion 54.

95. Chin M, Toth BA. Le Fort III advancement with gradual distraction using internal devices. *Plast Reconstr Surg.* 1997;100:819–830, discussion 831–832.

96. Fearon JA. The Le Fort III osteotomy: to distract or not to distract? *Plast Reconstr Surg.* 2001;107:1091–1103, discussion 1104–1106.

97. Toth BA, Kim JW, Chin M, Cedars M. Distraction osteogenesis and its application to the midface and bony orbit in craniosynostosis syndromes. *J Craniofac Surg.* 1998;9:100–113, discussion 119–122.

98. Yu JC, Fearon J, Havlik RJ, et al. Distraction osteogenesis of the craniofacial skeleton. *Plast Reconstr Surg.* 2004;114:1E–20E.

99. Gosain AK, Santoro TD, Havlik RJ, et al. Midface distraction following Le Fort III and monobloc osteotomies: problems and solutions. *Plast Reconstr Surg.* 2002;109:1797–1808.

100. Kang JK, Lee SW, Baik MW, et al. Perioperative specific management of blood volume loss in craniosynostosis surgery. *Childs Nerv Syst.* 1998;14:297–301.

101. Meyer P, Renier D, Arnaud E, et al. Blood loss during repair of craniosynostosis. *Br J Anaesth.* 1993;71:854–857.

102. White N, Marcus R, Dover S, et al. Predictors of blood loss in fronto-orbital advancement and remodeling. *J Craniofac Surg.* 2009;20:378–381.

103. Fearon JA. Reducing allogenic blood transfusions during pediatric cranial vault surgical procedures: a prospective analysis of blood recycling. *Plast Reconstr Surg.* 2004;113:1126–1130.

104. Fearon JA, Weinthal J. The use of recombinant erythropoietin in the reduction of blood transfusion rates in craniosynostosis repair in infants and children. *Plast Reconstr Surg.* 2002;109:2190–2196.

105. Dadure C, Sauter M, Bringuier S, et al. Intraoperative tranexamic acid reduces blood transfusion in children undergoing craniosynostosis surgery: a randomized double-blind study. *Anesthesiology.* 2011;114:856–861.

106. Parham WA, Mehdirad AA, Biermann KM, Fredman CS. Hyperkalemia revisited. *Tex Heart Inst J.* 2006;33:40–47.

107. P TM. Professor Theobald Smith and a new outlook in animal pathology. *Science.* 1914;39:751–754.

108. Verbalis JG, Goldsmith SR, Greenberg A, et al. Hyponatremia treatment guidelines 2007: expert panel recommendations. *Am J Med.* 2007;120:S1–S21.

109. Foster KA, Frim DM, McKinnon M. Recurrence of synostosis following surgical repair of craniosynostosis. *Plast Reconstr Surg.* 2008;121:70e–76e.

110. Williams JK, Cohen SR, Burstein FD, et al. A longitudinal, statistical study of reoperation rates in craniosynostosis. *Plast Reconstr Surg.* 1997;100:305–310.

111. McCarthy JG, Glasberg SB, Cutting CB, et al. Twenty-year experience with early surgery for craniosynostosis: II. The craniofacial synostosis syndromes and pansynostosis–results and unsolved problems. *Plast Reconstr Surg.* 1995;96:284–295, discussion 296–298.

112. Renier D, Arnaud E, Cinalli G, et al. [Mental prognosis of Apert syndrome]. *Arch Pediatr.* 1996;3:752–760.

113. Flores RL, Shetye PR, Zeitler D, et al. Airway changes following Le Fort III distraction osteogenesis for syndromic craniosynostosis: a clinical and cephalometric study. *Plast Reconstr Surg.* 2009;124:590–601.

114. Ishii K, Kaloust S, Ousterhout DK, Vargervik K. Airway changes after Le Fort III osteotomy in craniosynostosis syndromes. *J Craniofac Surg.* 1996;7:363–370, discussion P-371.

115. David DJ, Cooter RD. Craniofacial infection in 10 years of transcranial surgery. *Plast Reconstr Surg.* 1987;80:213–225.

116. Fearon JA, Yu J, Bartlett SP, et al. Infections in craniofacial surgery: a combined report of 567 procedures from two centers. *Plast Reconstr Surg.* 1997;100:862–868.

117. Yeung LC, Cunningham ML, Allpress AL, et al. Surgical site infections after pediatric intracranial surgery for craniofacial malformations: frequency and risk factors. *Neurosurgery.* 2005;56:733–739, discussion 739.

118. Czerwinski M, Hopper RA, Gruss J, Fearon JA. Major morbidity and mortality rates in craniofacial surgery: an analysis of 8101 major procedures. *Plast Reconstr Surg.* 2010;126:181–186.

119. Esparza J, Hinojosa J. Complications in the surgical treatment of craniosynostosis and craniofacial syndromes: apropos of 306 transcranial procedures. *Childs Nerv Syst.* 2008;24:1421–1430.

120. Munro IR, Sabatier RE. An analysis of 12 years of craniomaxillofacial surgery in Toronto. *Plast Reconstr Surg.* 1985;76:29–35.

121. Poole MD. Complications in craniofacial surgery. *Br J Plast Surg.* 1988;41:608–613.

122. Stieg PE, Mulliken JB. Neurosurgical complications in craniofacial surgery. *Neurosurg Clin N Am.* 1991;2:703–708.

123. Whitaker LA, Munro IR, Salyer KE, et al. Combined report of problems and complications in 793 craniofacial operations. *Plast Reconstr Surg.* 1979;64:198–203.

124. Tan ST, Mulliken JB. Hypertelorism: nosologic analysis of 90 patients. *Plast Reconstr Surg.* 1997;99:317–327.

125. Yaremchuk MJ, Whitaker LA, Grossman R, Castiglione C. An objective assessment of treatment for orbital hypertelorism. *Ann Plast Surg.* 1993;30:27–34.

126. Fearon JA. Hypertelorism. In: Bentz ML, Bauer BS, Zuker RM, eds. *Principles of Practice of Pediatric Plastic Surgery.* St. Louis, Mo.: Quality Medical Pub.; 2008:571–582.

127. Chang J, Danton TK, Ladd AL, Hentz VR. Reconstruction of the hand in Apert syndrome: a simplified approach. *Plast Reconstr Surg.* 2002;109:465–470, discussion 471.

128. Zucker RM, Cleland HJ, Haswell T. Syndactyly correction of the hand in Apert syndrome. *Clin Plast Surg.* 1991;18:357–364.

129. Fearon JA. Treatment of the hands and feet in Apert syndrome: an evolution in management. *Plast Reconstr Surg.* 2003;112:1–12, discussion 13–19.

第34章

颅面短小症

Youssef Tahiri, Craig Birgfeld, and Scott P. Bartlett

概要

■ 颅面短小症(craniofacial microsomia, CFM)患者需要由熟练的多学科临床团队进行护理。

■ CFM 的表型特征高度可变。虽然耳廓、下颌骨和上颌骨的最常见的三处受影响结构,但第一或第二鳃弓的任何衍生物也都有可能发生异常发育。

■ 在评估 CFM 时,必须通过内镜检查和睡眠研究评估舌后空域变窄和阻塞性睡眠呼吸暂停,尤其是对于双侧病例。

■ 应考虑对患有严重呼吸系统疾病的 CFM 新生儿和婴儿实施下颌骨牵引成骨(distraction osteogenesis, DO),否则可能需要进行气管切开术。

■ 下颌骨牵引的矢量(垂直、斜向或水平)应该根据治疗目标进行规划。

■ 在严重下颌发育不全的情况下,应进行分期手术移植(非血管化或血管化骨),手术通常在下颌骨牵引成骨后进行。

■ 如需为 CFM 患者进行双颌手术,则需要使用双夹板(中间夹板)技术,该技术通常推迟到骨骼成熟后应用。

■ 正畸监测在整个生长发育过程中都很重要。牵引术中与术后的干预尤其重要,以防止出现非预期的活动(即前开合、侧移)。两颌手术期间的干预也很重要。

简介

颅面短小症(CFM)累及一系列起源于第一和第二鳃弓或与之密切相关的先天性颅面结构畸形:下颌骨、上颌骨、外耳和内耳、眼眶、颞骨、面部软组织和肌肉以及面神经[1](图 34.1)。这些畸形会导致面部外观美观问题,以及进食、听力、气道解剖、面部表情、言语、全身保护等各种功能障碍。鉴于 CFM 患者表现的严重程度广泛,其护理应由多学科颅面团队进行,包括整形外科医生、颅面外科医生、显微外科医生、耳鼻喉科医生、眼科医生、儿科医生、喂养专家、心理学家、言语治疗师和护理人员。

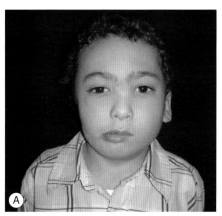

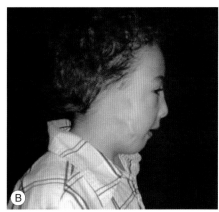

图 34.1 一名 5 岁男童患有右侧颅面短小症。(A)正视图突出面部不对称,右侧软组织缺损,眼眶反托,下颌不对称,右侧大口。(B)右侧视图显示右侧无耳/小耳,再次显示软组织缺损

基础科学／疾病进程

发病率

颅面短小症是头颈部最常见的先天性畸形之一,仅次于唇裂和腭裂[2,3]。CFM 的发病率估计在 1/26 000~ 1/642[4-8]。大多数 CFM 病例发生在散发型;然而,连续几代人患有 CFM 可能表明存在多种遗传模式。

CFM 可以为单侧或双侧。虽然在 5%~30% 的病例中发现双侧发育不全,但当出现时,通常是不对称的[9,10]。诊断为单侧受累的患者,对侧的耳朵、下颌骨或眶部通常有细微的异常。近期文献记录的双侧受累率较高,这可能是由于越来越多的人注意/记录了对侧细微的软组织异常,如大口畸形、面颊发育不全、耳前皮肤下垂等。

尽管许多研究已经证明了该疾病多发于右侧和男性,其他研究也发现了同样的左右和性别分布。例如,Grabb 报告称,该疾病多发于男性,男女比例为 63:39[5],而 Rollnick[11] 报告的比例为 191:103。Horgan 等[12] 的临床研究报道了相等的性别比例——59 名男性和 62 名女性。

相关结构的胚胎学

第一鳃弓(下颌弓)由上颌骨、下颌骨、颧骨、三叉神经、咀嚼肌、面部结缔组织和少数外耳(耳屏、耳轮根部、耳轮上部)组成。第二鳃弓(舌骨弓)产生镫骨、茎突、舌骨部分、面神经、面部肌肉组织、外耳大部(耳轮下部、对耳轮、对耳屏和小叶)[13-16]。

在妊娠的前 3 个月,所有鳃弓都有自身起源于主动脉弓的动脉[16,17]。第一主动脉支供给第一鳃弓,第二主动脉支供给第二鳃弓。在妊娠第 3 周,颈内、外动脉由第三鳃裂弓发育而来,而第一、第二主动脉弓的必要性减弱。第二主动脉弓的残存部分为镫骨动脉,在妊娠第 4 周形成颈内动脉与颈外动脉的吻合。在这一周,镫骨是第一和第二鳃弓的主要血液供应。妊娠第 5 周,镫骨动脉萎缩消失,第 40 天左右,颈外动脉供应第一和第二鳃弓的血液[15-17]。

病因学

CFM 的病因仍不清楚,但可能在个体之间存在异质性,外部和内部因素的影响不一。它被认为主要与血管扰乱、致畸剂暴露、神经性折痕病或三者的结合有关。

学界提出的第一种假说涉及在妊娠前 6 周第一和第二鳃弓发育过程中的血管破裂。Poswillo[18-20] 通过给药致畸剂(三嗪)导致足跖动脉血肿并导致局部和区域坏死,在小鼠中复制了 CFM 表型中出现的一些表型异常(图 34.2)。这种广泛的面部异常被认为是由血管损伤引起的,会导致组织坏死,无法再生。虽然"镫骨动脉出血的病因"很有吸引力,这是因为该血管是第二鳃裂弓的衍生物,但出血和畸形之间的因果关系尚未确定。出血发生在使用致畸剂后的第 14 天,出血的外观和相关的表型畸形之间没有明确的时间关系。当小鼠在发育后期(妊娠 10 天)暴露于三嗪时,所有动物都出现畸形;然而,只有 1/3 的患者有血肿的迹象。作者认为三嗪具有直接致畸作用和镫骨致畸作用,动脉发现只是一个副作用。与 Poswillo 的描述相比,这些动物表现出更多双侧畸形和内耳异常的证据。此外,暴露于维甲酸衍生物依维甲酸的大鼠,表现出与第一和第二鳃弓综合征相似的畸形。这一发现与神经嵴细胞表达大量维甲酸结合蛋白的发现相一致。此外,当维甲酸在发育早期使用时,它会干扰细胞迁移。然而,在妊娠后期使用维甲酸时,它会杀死神经节的胎盘细胞,导致类似下颌骨软骨发育不全的畸形(Treacher Collins 综合征)。

另一方面,妊娠晚期胎羊颈内动脉系统的间歇性闭塞已被证明会导致与 CFM 外观相似的畸形。因此,血管破裂假说不能被排除。

为了在大队列患者中评估与 CFM 相关的个体畸形之间的关联,Tuin 等[21] 的研究揭示了眼眶、下颌骨和软组织畸形之间的显著相关性。神经受累和耳畸形以及神经受累和软组织缺损显著相关。个体前兆成分的畸形程度较高表明下颌骨、眼眶和软组织在同侧存在巨口。因此,他们假设胚胎学 CFM 所涉及的结构的起源可以解释这项研究的发现,从第一鳃弓衍生的不同结构的畸形程度是显著相关的。第一足弓畸形包括眶畸形(因为眶下缘是由颧骨和上颌骨形

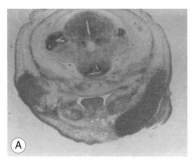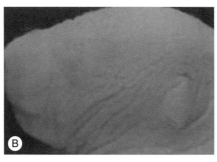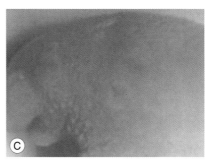

图 34.2　三嗪诱导的小鼠颅面短小症表型。(A)头部组织学切片显示双侧血肿。较小的血肿位于耳区(右),较大的血肿范围涉及下颌骨分支和下颌角(左)。(B)正常动物足月时耳颌关系正常。(C)单侧颅面短小症表现为小螺旋和下颌骨异常。(Reproduced from Poswillo D. The pathogenesis of the Treacher Collins syndrome [mandibulofacial dysostosis]. Br J Oral Surg.1975; 13; 1.)

成的），下颌畸形和大口畸形，这是由于第一鳃弓的下颌和上颌突融合不良造成的。然而，面神经和耳的大部分（85%）是从第二鳃弓发育而来的。他们的研究结果表明，这些主要来自第二鳃弓的结构也具有显著的相关性。此外，面神经的受累程度与耳畸形的严重程度也有相关性[21]。

研究表明，在一些患者中，基因传播起着重要作用[22]。常染色体显性遗传和隐性遗传模式已在具有 CFM 特征的家族中被描述，并且在大量病例中观察到 50% 的阳性家族史。这种病因学上的异质性，以及外显率和表达的多样性，可以解释 CFM 中所见的广泛表型谱。近期对小鼠的研究表明，Edn1、Ednra、Dlx5、Dlx6、Gsc、Pitx1 和等基因的失活或等位基因减少。结果表明，CFM 在发育中的下颌骨或中耳、外耳的近端缺损也是 CFM 的特点。动物和人类研究都支持 CFM 的遗传病因学。一个转基因小鼠 CFM 模型，在小鼠 10 号染色体上有一个插入缺失，以常染色体为主的传播模式和 25% 的渗透。受影响的动物显示低耳位、单侧小耳、下颌不对称，没有中耳异常的证据。

各种人类基因研究表明，32 个先证者中有 9.4% 的人有阳性家族史，57 个先证者中有 21% 的人有阳性家族史，88 个先证者中的 26% 有阳性家族史，82 个先证者中的 44% 有阳性家族史。Kaye 等[23]对 74 个先证者家族进行了分离分析，并否认了基因传递不是致病因素的假设。证据支持常染色体显性遗传；然而，隐性和多基因模型不能区分。尽管存在常染色体显性传播，他们发现在一级亲属中只有 2%~3% 的总复发率。与此相比，在早期 294 例 CFM 患者的研究中，同一组报告的一级和二级亲属的复发风险为 10%。

研究颅面异常的发生率和表达在双胞胎有助于人们深入了解 CFM 的病因学。Mulliken 的研究小组[24]描述了 10 对患有 CFM 的双胞胎。这两对中只有一对是同卵的，这一异常是一致的。其他双胞胎研究已经注意到在同卵双胞胎中 CFM 的高度不一致性。

总而言之，CFM 的确切病因仍是一个有争议的问题。这种明显的异质实体可能涉及多个因素，包括具有各种内在修饰因素的遗传异常，以适应诸如致畸剂或血管事件等外部损害。

专业术语

最早由 Canton[25]于 1861 年和 Von Arlt[4]于 1881 年描述，人们为这种反常现象取了各种各样的名字，包括颅面短小症[26]，半侧面部短小[26]，第一、第二鳃弓综合征[5,27]，耳下颌综合征[28,29]，耳支原性发育不良[30]，宫内面部坏死[31]，侧面部发育不良[32]，半颌小骨综合征[27]，坏死性面部发育不良[33]，耳 - 下颌 - 面部发育不良[34]，下颌侧位畸形[35]，眼耳椎谱[36]，以及面耳椎体畸形复合体[37]。这份定义广泛的名单证明，标记定义该类综合征的畸形范围难以实现公认的标准。的确，正如 Longacre 等所指出：“这些发育不良的显著特征就在于它们的可变性。”[38]

病理学

眶骨

同侧颧眶区各种异常是常见的发现。眶部可以是一个较小的尺寸和 / 或可以有一个不正常的位置。这些异常偶尔可导致眶内异位（见图 34.1A）。此外，眼周异常可从轻微的外眦和 / 或睑裂下移位到小眼症 / 无眼症。在罕见的情况下，也可发现虹膜缺损或上眼睑缺睫毛[39]。

下颌畸形

长期以来，下颌骨一直被认为是颅面短小症的“基石”，并且总是在一定程度上受累[40,41]。下颌骨发育不全可以是髁突头轻度发育不全或变平，也可以是髁突、支和关节盂窝完全发育不全（图 34.3）。各种各样的颞下颌关节异常由不同的下颌发育不全引起，导致从轻度异位，颅底关节异常到完全闭塞的各种畸形。下颌体也可能在所有维度减小，通常随着角的增大而减小[42]。Steinbacher 等[43]试图与对照组相比，从体积上评价和表征 CFM 患者的下颌骨，并对其进行

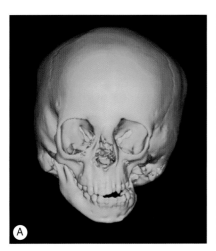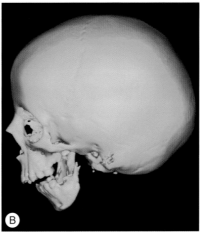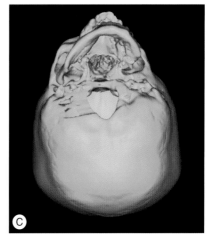

图 34.3　伴有严重左下颌畸形的 CFM 患者头部和面部三维 CT，该患者的左下颌分支和髁状突缺失，与对侧相比体积较小。（A）正视图。（B）左侧视图。（C）仰视图

评估与 Pruzansky 评分的相关性。不出所料,随着 Pruzansky 评分严重程度的增加,半下颌骨和近端节段体积减小。半面齿状节段也被证明明显减少,与近端体积损失的程度相对应。

上颌畸形

历史上,人们认为下颌畸形与上颌发育不全有关[44]。学界一般认为,上颌发育不全合并下颌骨缺损往往导致牙齿错牙合,根据上颌下颌缺损的严重程度,上颌斜面向患侧倾斜。

Wink 等[45]最近的一项研究为颅面短小症的上颌畸形提供了新的线索。在评估同一患者患侧与未患侧骨结构的体积差异和线性测量时,他们发现下颌和上颌畸形之间很少存在或没有关系。他们的研究结果表明,患者没有任何明显的中面骨和窦体积损失。上颌分割模型的二维头位测量分析也显示,在所有严重程度组中,上颌宽度、深度和高度的平均值没有统计学显著差异。

对不同严重程度组的所有体积和线性测量值的测量比(同侧 / 对侧)进行分析发现,各严重程度组间的下颌体积有统计学差异,但按下颌畸形程度分组时,上颌骨体积比无统计学显著差异。

这些发现表明,上颌畸形并不是真正的体积缺陷。观察到的上颌斜面继发于由病理学层面的小下颌骨抑制的垂直生长。

Song 等[46]证实了这些发现,他们认为咬合不和谐是由于牙槽和牙齿的异常,在上颌形状和体积方面,病侧和健侧之间没有差异。

耳

由于外耳 / 中耳和下颌骨的某些部分具有共同的胚胎起源,因此,耳廓和 / 或耳前畸形是该综合征的基本特征(如果不是强制性特征的话)并不令人惊讶[47]。当单独出现时,耳廓畸形(如小耳)或耳廓前畸形(如皮赘)或鼻窦可能是颅面短小症的最轻度形式。在 CFM 中所见的耳廓畸形与该综合征的其他成分特征一样多样。与 CFM 相关的耳畸形可分为外耳畸形(如小耳)、中耳畸形和闭锁,以及鳃裂残余和窦道的存在[5,47]。虽然孤立的鳃残体的存在通常不被认为是 CFM 表型谱的一部分,但孤立的小鳃体的存在通常被认为是 CFM 的一个组成部分,因为危险因素和受影响的组织是相似的。

外耳发育不全的范围从轻微的耳廓结构消失到完全的耳廓发育不全和外耳道闭锁不等。在严重的病例中,外耳发育的唯一可观察到的证据是位于尾部和腹侧的原始耳廓残体(图 34.4),而在罕见的病例中,没有可见的残体。可变的中耳结构发育不全也是一个常见的特征。外耳和中耳发育不良可导致高达 75% 的患者的听力损失[48]。传导性的外耳畸形的严重程度可以预测中耳受累的程度。

神经系统

CFM 存在多种多样的大脑异常[22],包括同侧大脑发育不全、胼胝体发育不全、交通性和梗阻性脑积水、颅内脂肪瘤、脑干和小脑发育不全和畸形。其他相关异常包括认知延迟、癫痫和提示癫痫的脑电图结果。

脑神经异常在 CFM 中很常见,包括:单侧和双侧型的脑后畸形,单侧视神经发育不全和发育不全,继发改变外侧膝状体和视觉皮层,先天性眼麻痹和 Duane 回缩综合征,滑车核、外展核、神经发育不全,先天性三叉神经麻醉,以及三叉神经、运动核、感觉核发育不全。

最常见的脑神经异常是由于颞骨面神经发育不全或脑干面神经颅核发育不全而继发的面瘫[49,50]。面神经(脑神经Ⅶ)可不同程度地影响颅面短小症。上神经功能、下神经功能或全部神经功能都可能受到损害。在极少数情况下,舌下神经(脑神经Ⅻ)和三叉神经(脑神经 Ⅴ)也会受到影响。

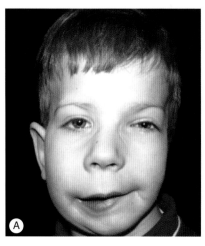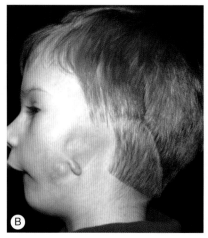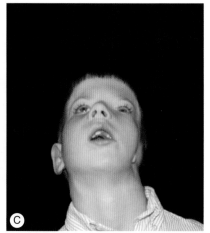

图 34.4　一名 4 岁男童患有严重左颅面短小和小骨。注意外耳发育的唯一可观察到的证据是位于尾侧和腹侧的原始耳残体。(A) 正视图。(B) 左侧视图。(C) 仰视图

软组织

面部软组织的变异缺陷是颅面短小症表型谱的重要组成部分。这些缺陷可能累及皮肤、皮下脂肪和神经肌肉组织。此类缺陷在面部的颧骨和咬肌区以及外耳、眶和颞区最为明显（图 34.5）。软组织容量的缺乏会导致典型的颧骨扁平和颞部凹陷，从颏下角度观察最明显。

此外，这种现象可能会因咀嚼肌发育不全而加重，包括咀嚼肌颞肌、咬肌、内侧和外侧翼状肌，也导致患侧咀嚼肌功能的损害。

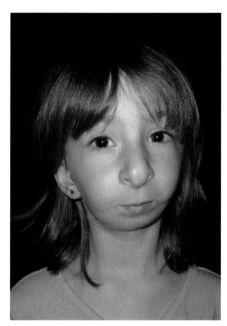

图 34.5　一名 7 岁女性患有左侧 CFM（双侧视图）。注意面部不对称和左侧软组织明显缺损

巨口

可出现大口畸形，或口腔连合裂开（Tessier 7 号唇腭裂）和腮腺发育不全[51]。从咬肌内侧到前缘的轻微畸形，到穿过所有结构的严重裂口，并在外耳道结束。

颅底

研究发现，颅底和面部不对称之间存在显著的相关性，有几位作者证明，颅底不对称会导致面部不对称[52-61]。这种联系是基于颅底的前和颅中窝与面部关节相连，因此可能会影响面部形态，或被面部形态的改变所影响。

Paliga 及其同事[62] 使用颅骨测量来表征 CFM 患者前、颅中窝的颅内形态。他们的研究结果表明，CFM 患者的前颅底角很少或没有偏移，而且颅内不对称或轻微不对称，这意味着颅内不对称不是半面短小症（hemifacial microsomia，HFM）中所见的面部畸形的起源（图 34.6）。

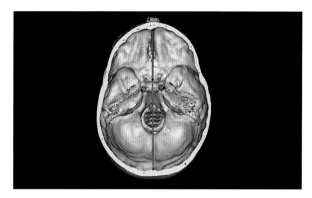

图 34.6　HFM 患者（蓝色）和对照组（红色）的平均颅底轴成角差异小于 1 度。这种差异在统计学上不显著

舌畸形

舌畸形在颅面短小症中经常被忽视，其程度通常轻微。舌畸形从轻度不对称到严重发育不全不等，可能会导致这一患者群体的进食和言语困难。Chen 等[63] 报道了舌、软组织和下颌骨异常的正相关性，指出了妊娠早期常见的错误或相邻生长中心的相互依赖。

腭的异常

同侧腭异常包括软腭软或软腭麻痹在 CFM 患者中已被发现。如果影响严重，会导致腭咽功能不全，需要手术（咽成形术）以获得正常的语言能力。一项研究发现，50% 的 CFM 患者有半腭麻痹，14% 有明显的腭咽功能不全。

额外颅面异常

颅面短小症的文献已经报道了大量相关的颅面外异常，包括骨骼、心脏、肾脏、胃肠和肺部畸形[11,12]。例如，半面肌发育不全、外球脂皮样和椎体异常（包括融合和 / 或半椎体）的集合定义了 CFM 的一个亚群，被称为 Goldenhar 综合征[7]（图 34.7）。

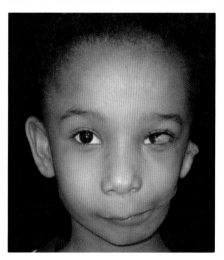

图 34.7　一名 4 岁女性患有左颅面短小（具体为 Goldenhar 综合征）伴左上球皮样

Goldenhar 综合征曾被认为是半面部短小症的变种,如今被广泛认为是慢性疲劳综合征的一部分[63-68]。

疾病的自然史

CFM 的畸形是渐进性的还是静态的尚不清楚[69-76]。Kaban 等[69]进行的纵向临床研究表明,下颌骨生长受限与同侧和对侧颅面骨骼的渐进性变形有关。相反,Polley[70]和 Kusnoto[71]等得出的结论为,患侧下颌骨的生长平行于健侧的生长,包括分支高度和体长。

Ongkosuwito 等[72]完成了一项评估 CFM 患者生长情况的综合纵向研究。他们的小组比较了单侧下颌骨 CFM(未手术的下颌骨)儿童与荷兰正常人的线性分支高度生长曲线。他们比较了 84 例单侧 CFM 患者的全口牙位曲面体层片(orthopantomogram, OPT),对照组为 2 260 例来自 329 名健康个体的 OPT,后者确定了下颌支的距离。他们发现 CFM 患者(患侧和健侧)与对照组之间有明显的支管高度差异;然而,随着时间的推移,两组的生长增长是相同的。这种显著的分支高度差异也发生在 CFM 患者患侧和健侧的分支高度之间。此外,他们的研究结果表明,随着时间的推移,类似的常数增加,但"轻微"和"严重"HFM 组之间的分支高度存在显著差异。

诊断 / 患者表现

鉴别诊断

面部不对称的鉴别诊断包括 Romberg 综合征、面部脂肪营养不良、颞下颌关节强直、后移位畸形、髁突增生、半面部肥大。Treacher-Collins 综合征或严重的眶面裂也可与双侧 CFM 混淆;然而,不存在具有 CFM 特征的分支和髁突畸形[77]。

出生后的创伤或感染影响髁突和髁突软骨可导致下颌生长下降,从而对周围同侧颅面骨骼的生长产生继发性影响。然而,与出生后的畸形不同,CFM 的特征是软组织缺损,受累侧外耳畸形以及更广泛的骨骼受累,包括颞骨、乳突和颅底。此外,CFM 患者的异常通常出现在出生时。Couley 和 Calvert[78]提出 CFM 的最低诊断标准为:①同侧下颌骨和耳部缺损或②不对称下颌骨或耳部缺损与(a)两种或更多间接相关异常或(b)CFM 家族史阳性。间接相关的异常被定义为"不正常"。

分类系统

临床上有用的分类系统的发展是所有医学领域所面临的难题。任何疾病的最佳分类应为一个易于执行的系统,可在评估者之间重现,并有助于预测治疗和预后。

在 20 世纪 60 年代晚期发表的一篇经典文章中,

Pruzansky 主要根据分支和髁突的形态,将颅面短小症的下颌异常分为增加性发育不全的 3 个等级(Ⅰ~Ⅲ型)[34]。假设正常和未受影响的对侧半下颌骨构成了所有类型比较的基础。值得注意的是,Pruzansky 分类法(后来由 Kaban 及其同事改良)[75]在 OMENS 分类系统的下颌部分进行了精确的复制,只是在命名法上做了微小的改良。

最全面的分类方案是 OMENS(Orbital Mandible Ear Nerve Soft tissue,眶下颌骨耳神经软组织)分类,后来被改良为 OMENS+,包括眶外表现(图 34.8)。用 Cohen[67]的话来说:"半面部短小症的征兆分类…是对该主题文献的有效补充。"该系统由 Vento 等[41]在 1991 年开发,他们评估了 154 例 CFM 患者,并对其五种 CFM 解剖表现,根据畸形严重程度在 0 到 3 的范围内进行了分级。这五种解剖表现分别构成首字母缩写的一个字母:眼眶不对称、下颌发育不全、耳畸形、神经功能障碍和软组织缺损。该系统使用 Kaban 对 Pruzansky 系统的改良,对下颌畸形进行了量化分析,使人们得以对眶部、耳部、面神经和软组织缺陷进行详细的表征,以指定严重程度评分。评分基于常规 X 线扫描进行,包括前/后、侧位、颏下和全景图,以及体格检查和照片[40, 75]。Gougoutas 等[79]对 OMENS+ 系统的图示进行了描述,包含了每种畸形的表型谱图。这使临床医生得以对严重程度进行评估,并通过在适当的图上圈出每个特征来分配分类分数,并且可以很容易地将其合并到患者的医疗记录中。

眶畸形的评分反映了眶的大小和位置。后者在不正常时,用箭头标明位移的高低。

下颌骨分类的评分基于 X 线扫描结果,使用 Pruzansky 的评分系统,该系统后来被 Kaban 改良(表 34.1、图 34.9):

Ⅰ型:所有的下颌和颞下颌关节构件均存在,形态正常,但发育不良程度不同。

ⅡA 型:有下颌支、髁突、颞下颌关节,但发育不全、形态异常。

ⅡB 型:下颌支发育不全,形态和位置明显异常,为内侧和前部。与颞骨没有连接。

Ⅲ型:下颌支、髁突和颞下颌关节缺失,若有翼外侧肌和颞肌,则未附着在下颌残体上。

外耳异常的评分使用 Marx[80]和 Meurman[81]的系统,增加了 0 级类别,表示没有任何可观察到的外耳畸形。

在面神经分类组内,颞、颧支为一组,颊、下颌边缘支、颈支为另一组,从而将面神经受累分为上下两部分。泛面瘫无神经受累可分为一类。

最后,软组织缺陷评分采用 Murray 及其同事开发的改良版系统[3],将皮下/肌肉缺陷分为无、轻度、中度和重度。在双侧 CFM 的情况下,每侧脸的分类是分开进行的。包括显著的颅面外异常。

Horgan 等在 1995 年[12]改良了 OMENS 分类,可选择添加一个加号(OMENS+),以表示相关颅面外异常的存在。

此外,对该系统的批评集中在其对眼眶异位的定义上。Cousley 和 Calvert[78]建议,该定义需要进一步细化,以明确在大小和位置(O₃ 标识)上将眶部划分为异常眶部所需的放射学证据数量。最后一项建议也是由 Cousley[82]提出的,

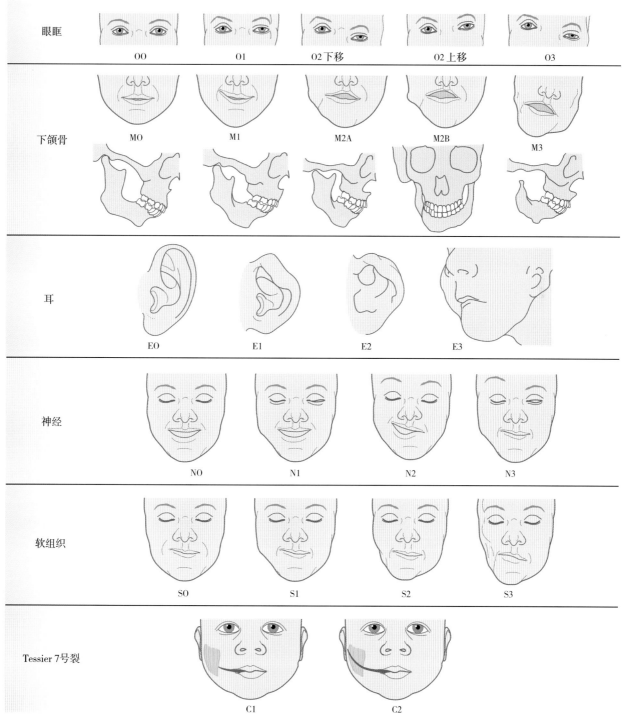

图 34.8 OMENS+ 分类象形图

表 34.1 Pruzansky 下颌畸形分类,包含 Kaban、Padwa 和 Mulliken 的改良

类型	描述
Ⅰ	所有的下颌和颞下颌关节部件都存在,形状正常,但发育不良的程度不同
Ⅱa	下颌支、髁突和颞下颌关节存在,但发育不全和形状异常
Ⅱb	下颌支发育不全,形态和位置明显异常,为内侧和前部。与颞骨没有连接
Ⅲ	下颌支、髁突和颞下颌关节缺失。翼外侧肌和颞肌,如果存在,不附着在下颌残体上

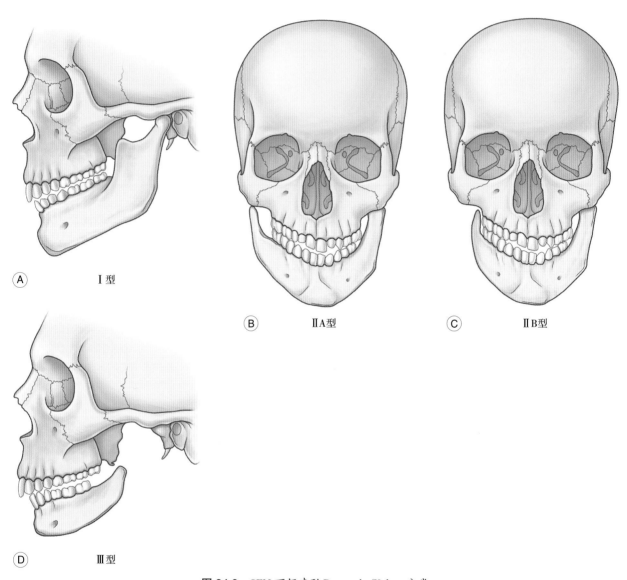

(A) Ⅰ型

(B) ⅡA型

(C) ⅡB型

(D) Ⅲ型

图 34.9 CFM 下颌畸形 Pruzansky/Kaban 分类

他呼吁扩大耳廓的范畴,将中耳和耳廓都包括在内耳前缺陷。此外,该系统没有解释或描述经常相关的侧面裂(大口),也没有舌或腭的畸形。

尽管有这些批评,但 OMENS 系统仍代表了一个非常易用、灵活、全面和大体客观的,对构成 CFM 的异常范围进行分类的方法。每个类别的分级系统包含发育不良严重程度的全部范围,以非常简单和可复制的方式定义每个解剖畸形。数字分类的使用也有助于在一定范围内客观化这种疾病的许多固有的主观特征,这样做有助于在机构内部和机构

之间分析这一人群。

Bartlett 及其同事开发了一种利用三维计算机断层扫描(computed tomography, CT)的解剖分类,希望能更好地记录疾病的范围并指导治疗,特别是下颌畸形的治疗。初步调查结果表明,基于常规 X 线扫描的 CFM 下颌畸形分级系统和 Pruzansky/Kaban 分类法的应用,三维 CT 显示评分者间重现性较低[83]。他们提出并验证了一种分类系统,该系统结合了基于三维 CT 的诊断标准和基于畸形严重程度的相应治疗方式[84](表 34.2)。每个下颌骨的特征为正常(T0)、轻度

表 34.2　CFM 下颌畸形 Bartlett 分类

类型	诊断特征	预期治疗
0 型正常	正常	无
1 型轻微变异	下颌骨轻度发育不全,髁突在正常位置	青春期正畸或正颌手术与正畸联合治疗
2 型中度变异	下颌支垂直适度不足,髁突功能正常	童年期牵引成骨
3 型严重畸形,下颌体充分	髁突和支未发育 / 缺失,足够的下颌体骨储备	非血管化(如软骨)植骨
4 型严重畸形,下颌体骨储备不足	髁突和支未发育 / 缺失,下颌体骨储备不足	带血管(如游离腓骨)骨瓣

(T1)、中度(T2)或严重(T3、T4)。如果在半侧面部受影响的患者中,下颌骨相对于对侧明显发育不全,则 1 型与 0 型区分开来。2 型与 1 型的区别在于,如果它的分支显示出足够的垂直缺陷,在儿童时期可能出现同侧交叉咬伤或超过几毫米的突出,但有一个允许功能关节的髁状突。3 型与 2 型的区别在于髁突分支复合体缺失或退化到即使延长也不太可能发挥功能的程度。3 型与 4 型的区别在于,与需要游离腓骨瓣相比,下颌体有足够的骨量来支持肋软骨移植的新髁构造(见表 34.2)。

更广泛、更复杂、偶尔模糊的分类系统也被开发出来,包括 CFM 范围的多种特征。

例如,1963 年 Longacre 等[38] 将 CFM 患者分为两组,一组为单侧面部短小,一组为双侧面部短小。这两组进一步细分为四类不断增加的面部畸形。定义每个类别的面部特征没有被指定。

1965 年,Grabb[5] 根据骨骼和软组织缺陷的不同组合,将 CFM 患者分为 6 组。Rollnick 等[11] 也开发了一种包括五组的混合特征分类,每组以小耳症作为基本特征。Marsh[8] 将患者分为四组"显性发育不良"(下颌骨、软组织、耳、复合)。最后,David 等[85] 提出了一种分类系统,是以恶性肿瘤、淋巴结、转移(tumor, node, metastasis, TNM)为模型的恶性肿瘤分级系统[86]。

目前,Pruzansky/Kaban 分类法仍然是最常用的分类法,但随着技术的发展,它有望在未来被基于 CT 的三维分类法取代。

头影测量

除 CT 和锥束扫描外,头颅摄影也是评估面部骨骼结构的常用工具。

经典侧位头片提供了上颌下颌关系的信息,以及骨骼和软组织剖面偏离文献规范的信息。在评估 CFM 患者时,前后脑和基底脑造影同样重要,因为它们与侧位相结合,可以在三维空间中记录面部中线和面部不对称程度。

Grayson 等描述了多平面头位测量技术[87]。通过侧位、冠状位和基底位 X 线片,可以在三个冠状位和三个轴向位上识别骨骼标志,并用于构建每个平面的中线估计。这些中线与矢状面中线相比较,矢状面由相对稳定的双侧结构确定,如枕髁、枕骨大孔中心和蝶骨软骨联合中轴。通过该技术,可以观察到 CFM 患者骨骼内的翘曲现象。随着冠状面

从颅底向前经过梨状边缘,轴向面从眼眶向下经过下颌骨,中线结构逐渐向外侧偏离。

CT

包括锥束成像在内的 CT 已成为所有 CFM 患者的主要诊断和评估工具。与头颅照相术不同,它不受骨骼标志的叠加影响,而且骨骼和软组织都可以成像。轴向和冠状切面提供了骨骼和软组织不对称的详细信息,以及整个颅面骨骼畸形的严重程度。

由于 CT 的数据是基于计算机的,因此可以编写程序,以任何格式显示信息,包括三维 CT 和多平面重构。三维 CT 图像提供了底层骨骼的视觉总结,可以从任何角度查看和分析。这些图像也可以很容易地与患者和家属分享,在讨论可能的治疗方案时可能非常有用。另一种有用的 CT 数据处理方法是多平面重建(CT/MPR)或 DentaScan,该软件可以处理轴向 CT 信息,以获得真实的横切面图像以及与 Panorex 检查类似的下颌骨和上颌骨全景图。针对骨性未成熟患者的牙囊与可用骨量的关系进行扫描的结果极具价值,此类患者年龄过小,无法接受传统牙科成像,医生计划对其实施下颌牵引术。

与常规螺旋 CT 相比,锥束 CT 技术可以以更低的成本、更小的辐射暴露范围和更短的时间对上颌下颌复合体进行详细的成像。

磁共振成像

随着 CT 精度的提高,磁共振成像(magnetic resonance imaging, MRI)补充的信息十分有限,在评估骨骼时不能提供 CT 的精度。然而,MRI 对 CFM 严重畸形患者的脑及其他软组织的成像有一定的帮助。

内镜检查

对于呼吸功能不全或睡眠呼吸暂停的患者,内镜检查用于记录梗阻的位置。在双侧 CFM 中,偶尔在单侧 CFM 中,可能会有明显的舌基气道阻塞,这可能导致致命的、继发于下颌缺损的舌后狭窄。内镜检查还可以看到气管支气管树的其余部分,以排除其他部位的梗阻。

睡眠研究

对于有阻塞性睡眠呼吸暂停症状的患者,睡眠研究(多导睡眠图)可以确定呼吸功能障碍的程度。多导睡眠图连同对临床症状和内镜检查结果的解释,对于决定是否进行手术干预(即下颌牵引)非常宝贵。

摄影

基线摄影应使用标准的照明和头部定位,嘴唇静止。标准化记录应包括全脸、颏下顶点、俯视图、侧视图、斜位微笑和咬合视图。功能性面神经图也很有必要。三维摄像机系统的开发为量化记录畸形手术干预后和记录体积和轮廓变化提供了一个有用的工具;这也是术前计划过程的重要组成部分。

治疗 / 手术技术

气管造口术 / 胃造口术

在新生儿期,气管造口术可以挽救严重呼吸窘迫患者的生命,但近年来,由于下颌牵引术的引入,对这种治疗方式的需求已经减少。一些需要围生期气管插管的新生儿,在他们成熟几天后,可以成功地耐受拔管。然而,如果拔管是不可能的,必须考虑需要下颌牵引或气管切开术(图 34.10)。严重的 CFM(Ⅲ 型下颌畸形更严重的形式),当不能进行下颌牵引时,可能有必要进行气管造瘘。

对于有严重吞咽 / 进食问题的婴儿,胃造口术可以改善儿童的营养状况,并提供生长发育所需的热量。营养问题常因呼吸机能不全而增加的能量需求而复杂化。

口角成形术

唇裂和 / 或连合裂(Tessier 7 号)通常在婴儿期修复,以提高喂养效率[88]。

融合成形术,或称外侧面裂闭合术,适用于大口或真性外侧面裂的患者。学界已描述了多种技术。为实现效果,手术必须:①使口腔连合位置正常化;②重建口轮匝肌;③减少瘢痕并创建正常的唇红结构。在确定突出的口腔连合位置后,设计唇红和口腔黏膜瓣。皮瓣采用可吸收缝线近似缝合。口轮匝肌残余部分被骨骼化,并用可吸收缝合线闭合。皮肤闭合可以结合 Z 成形术,以模拟鼻唇沟(图 34.11)。

神经麻痹管理

当面神经麻痹被确诊时,重要的是要确定 CFM 患者是否能保护和润滑面神经角膜。如否,则考虑使用眼药水、润滑剂、胶布或外科手术(如跗缝术、金秤、眼睑肌腱吊带)。暴露性角膜炎最终会导致角膜瘢痕和永久性失明。

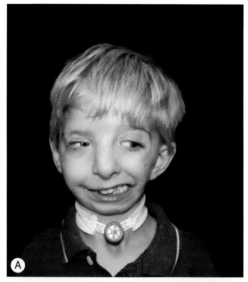

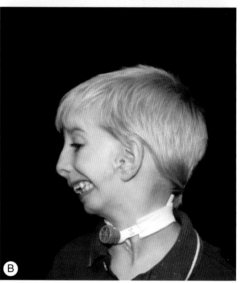

图 34.10　一名 4 岁患者患有严重左侧 CFM。他在新生儿期因严重呼吸窘迫而接受了气管切开术。(A)正视图。(B)左侧视图。左下颌骨移植后,成功脱环

由于颊侧和下颌边缘分支的缺陷而不能移动嘴(即微笑)的患者应接受面部恢复手术。功能性肌肉移植仍然是面部复苏的金标准。

其中一种技术包括颞肌转移。颞肌可从冠状突分离并向前伸至连合肌[89],或翻转并使筋膜伸展,以提供侧口的运动[99]。该技术的优点包括易于操作、易于恢复和可靠的运动建立。缺点是拉力强度弱,拉力矢量受限,需要激活第 5 对脑神经来刺激微笑。

面部复苏,连同功能性肌肉移植,也可以采用两期入路,即跨面神经移植物和游离肌瓣来完成[91]。这是最常见的手术。在第一期,收集腓肠神经移植物,并连接到功能侧多余的颊部分支的切断端。然后移植物通过上唇到面部瘫痪的一侧,移植物在此处被保留至轴突长入(以 1mm/d 的速度)。在第二期,对神经进行活检,以确认髓磷脂的存在;然后取一块游离肌瓣放到脸上。肌肉附着在 4 个点上:连合、上唇、

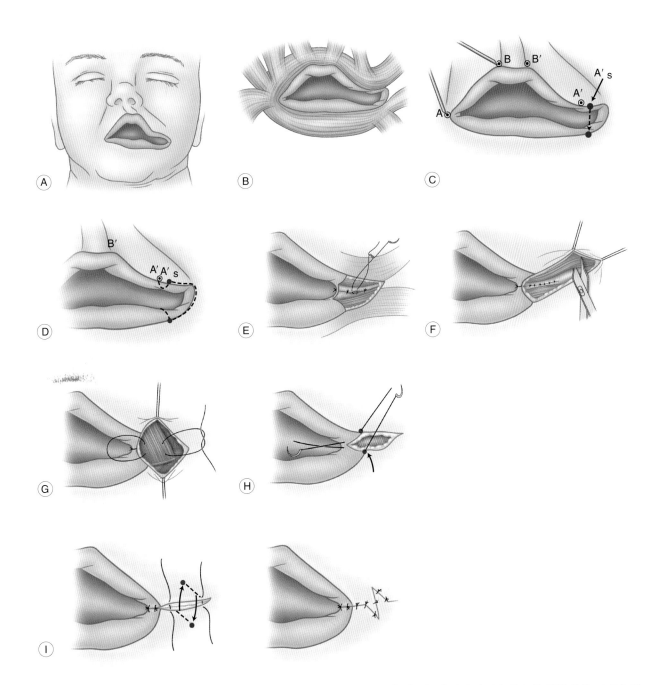

图 34.11 面部外侧裂的矫正（McCarthy 技术）。（A）术前外观，左侧面部裂。（B）连合处的括约肌轮匝肌断裂。（C）用墨水在白线上做标记：A，健侧口连合；B，健侧人中嵴；B′，患侧人中嵴；A′，建议连合位置（距离＝AB）。A′点更向外侧（过度矫正），因为预期会出现术后收缩。A点被置于对面的下唇处。（D）建议的唇红翻转皮瓣（虚线标记）。（E）口腔黏膜闭合。（F）上、下轮匝肌束被骨骼化和分割。（G）缝合轮匝肌束上下分端。（H）在白线处对两个 A′ 点进行简单缝合。（I）建议的 Z 成形术闭合。由此产生的中心线必须与鼻唇沟同方向。（Reproduced from McCarthy JG, Grayson BH, Hopper RA, Tepper OM. Craniofacial microsomia. In：Neligan PC, Gurtner GC, Warren RJ, et al（eds）. W B Saunders. 2012；Volume 3，Section Ⅱ，Chapter 36：761-791.）

下唇和颧骨弓,其方向模仿对侧正常侧的微笑矢量。然后在显微镜下对静脉、动脉和神经进行吻合[90]。股薄肌是最常用的肌肉。该方法允许在一个矢量中创造更接近于健侧的自发微笑。其缺点包括手术时间长、恢复时间长和需要利用显微外科技术[92]。

复苏手术的时机必须基于患者的需要,并围绕其他手术干预进行计划。在进行面部复苏手术之前,最好先进行小骨重建和大颅面和 / 或正颌手术。

下颌重建

CFM 患者正常但发育不良的支、髁突和颞下颌关节(Pruzansky/Kaban Ⅰ 和 Ⅱ A 型下颌畸形)保留了准确的颞下颌关节功能和位置。对这类患者的治疗包括下颌牵引成骨延长或常规截骨术[93]。对于 Ⅱ B 和 Ⅲ 型患者,颞下颌关节的功能和位置都不充分,通常需要重建下颌骨以改善功能[94,95]。

患者选择

患者的治疗方法因人而异。治疗方法的选择应根据患者的需求和期望,但也要根据现有骨储备的数量和质量以及颞下颌关节结构。每位患者的治疗目标都是实现适当的对称和咬合与理想的美学结果。应力求使上颌和下颌牙齿中线与正中矢状面对齐,矫正下颌斜面或使其水平,恢复面部对称[95]。

基于上述解剖特征,学界已描述过几种处理发育不全下颌骨的技术。然而,重建依赖于支和髁突缺损的程度,其中自体骨移植和牵引成骨是最常用的两种方法。

Pruzansky Ⅰ 型下颌畸形(Bartlett 1 型)患者的手术干预通常推迟到骨骼生长完成。对于轻度病例,咬合关系可以通过正畸处理。然而,在更严重的 I 型病例中,可能有必要进行正颌手术,以改善咬合斜面和面部对称性。因此,重点在于评估牙面关系,并确定患者是否需要单侧或双侧下颌骨推进 / 旋转,或是否需要双颌手术。

由于 Pruzansky 型 Ⅱ A(Bartlett 2 型)下颌畸形患者目前的髁突、支和乙状形切痕较小,且盂窝处于满意的位置,这类患者通常需要某种形式的下颌垂直延长。这可以通过牵引成骨或截骨和骨成熟后植入骨来完成。

Pruzansky Ⅱ B 型(Bartlett 3 型)下颌畸形患者的治疗仍存在争议,且视严重程度而异。牵引成骨术和肋骨移植已被单独或联合用于这类患者的治疗。

另一方面,重度 Pruzansky Ⅲ 型患者(Bartlett 4 型)下颌缺损至少需要植骨,以创建一个功能支和髁突单元,并恢复下颌高度和面部对称。

正颌外科

如符合指征,传统上颌正颌手术可以成为颅面外科医生治疗骨性成熟 CFM 患者的一个有用的工具。下颌截骨术包括双侧矢状分支截骨术和垂直或斜向分支截骨术。

Obwegeser[96] 将 Le Fort Ⅰ 上颌截骨术与双侧下颌支矢状裂和颏成形术相结合,以确保咬合平面的平整度和建立最佳的咬合关系(图 34.12)。根据术前计划重新定位 Le Fort Ⅰ 截

骨,用钢板和螺钉进行刚性骨骼固定。矢状分裂和垂直或倾斜的截骨术允许重新定位的下颌齿节段。固定可用拉力螺钉或钢板完成。最后完成下颏成形术,通常在 3 个平面内完成。

仔细的计划很有必要。在单侧 CFM 中观察到的咬合斜面是由于下颌骨垂直尺寸的初次减少和上颌骨垂直尺寸的

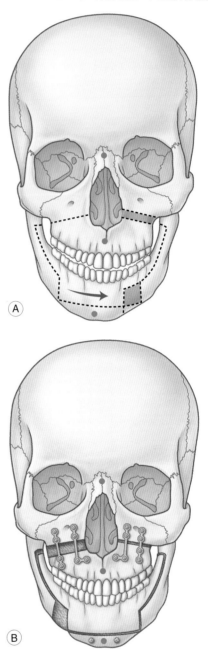

图 34.12　联合双侧下颌骨矢状裂截骨、Le Fort Ⅰ 截骨和颏成形术(Obwegeser 法)。(A)截骨线。大点表示颜面中线的偏移,箭头表示下颌骨(和上颌骨)的预期运动方向。阴影区域代表上颌骨的部分和下颌骨的颊皮质将被切除。注意受影响较小的一侧上颌骨的切除和嵌顿区域。(B)上颌缺损植骨,刚性固定 Le Fort Ⅰ 段后。拉力螺钉用于下颌支和颏成形术节段。(Reproduced from McCarthy JG, Grayson BH, Hopper RA, Tepper OM. Craniofacial microsomia. In: Neligan PC, Gurtner GC, Warren RJ, et al(eds). W B Saunders. 2012; Volume 3, Section Ⅱ, Chapter 36: 761-791.)

二次减少[45]。此外,在这种生长异常的基础上,一些患者还可能出现长脸或短脸综合征的特征面部表现,表现为休息或微笑时过度或缺乏上颌牙龈暴露。正颌手术的最终目标包括矫正咬合斜面的同时优化唇切关系。

下颌牵引成骨

牵引成骨术已成为利用自体组织增强发育不良骨结构的一种有价值的工具。牵引成骨最初被 Ilizarov[97] 描述,随后被 Snyder[98] 应用到颅面骨骼上,并由 McCarthy[99] 推广开来。下颌牵引成骨术(mandibular distraction osteogenesis,

MDO)与同种软骨移植相比有几个明显的优点。MDO 能增加下颌骨的垂直长度,产生更大的骨量,并改善软组织不对称。其他优点包括手术时间更短、失血更少、推进矢量更好控制,以及对年轻患者延长下颌骨的能力更好,因为骨移植并不总是必要的。MDO 可用于治疗 Ⅱ a 和 Ⅱ b 型下颌骨(Bartlett 2 型),并结合植骨治疗 Ⅲ 型下颌骨(Bartlett 3 型和 4 型)。执行 MDO 时要控制的变量包括矢量方向、要使用的设备类型,以及内部或外部入路[100-111]。

推进矢量应取决于下颌的形状[112]。在一些下颌畸形中(图 34.13、图 34.14),通常只需要一个垂直矢量便足够,而在

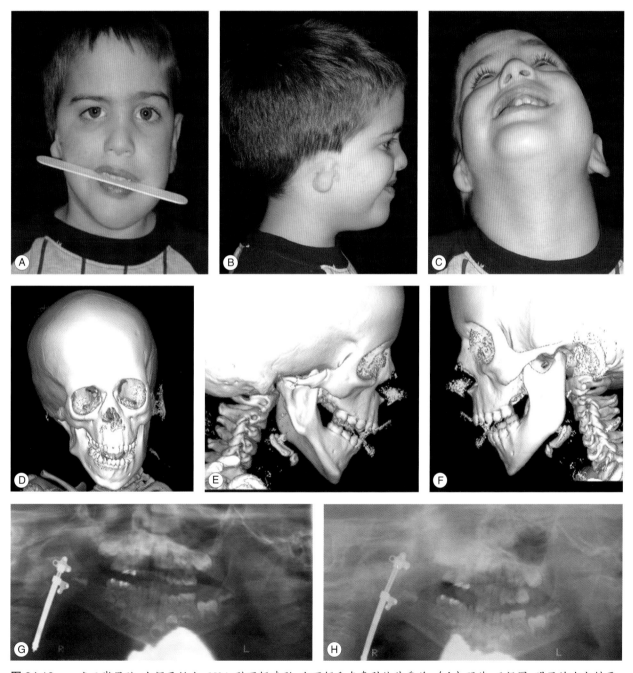

图 34.13 一名 6 岁男孩,右颅面矮小,M2A 型下颌畸形,右下颌垂直牵引使其受益。(A)照片,正视图,明显的右上斜面。(B)照片,右侧视图。(C)照片,仰视图。(D)三维 CT,正视图。(E)三维 CT,右侧视图。(F)三维 CT,左侧视图。(G)术后 3 天 X 线片,正视图。(H)术后 2 周 X 线片,正视图

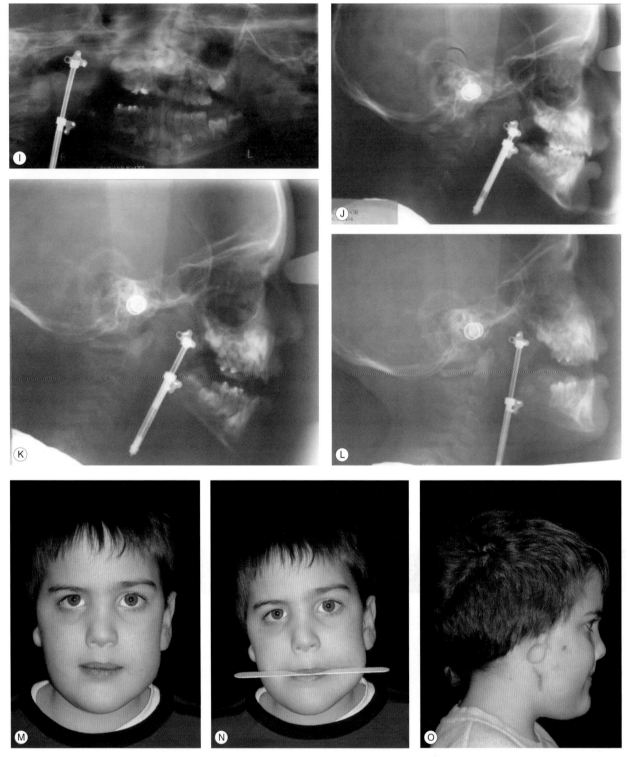

图 34.13（续）（I）X 线片，正视图，牵引完成。（J）术后 3 天 X 线片，侧视图。（K）术后 2 周 X 线片，侧视图。（L）X 线片，侧视图，牵引完成。（M）术后照片，正视图。（N）术后照片，正视图，注意斜面的矫正。（O）术后照片，侧视图

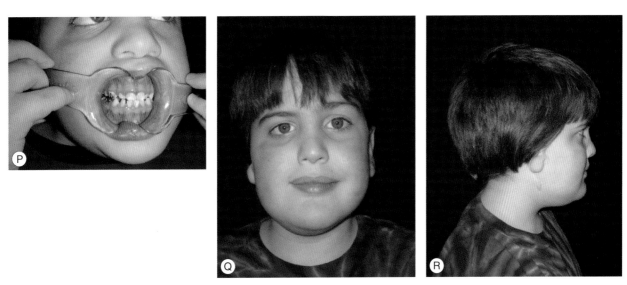

图 34.13（续）（P）口内照片显示上颌和下颌弓充分对齐。（Q）牵引术后 3 年,照片,正视图。（R）牵引术后 3 年,照片,右侧视图

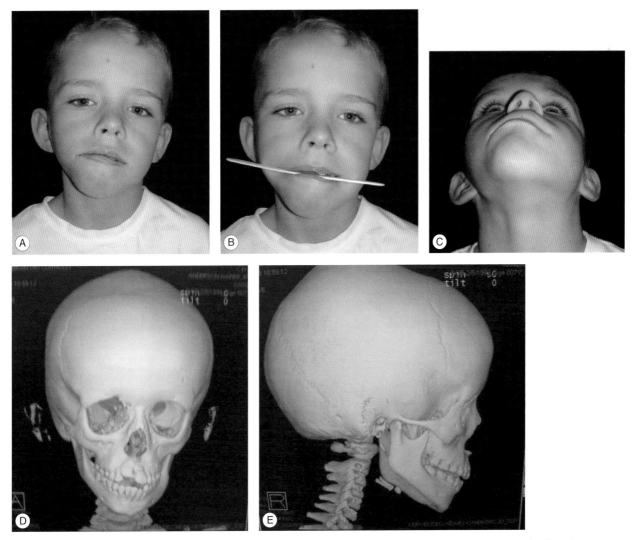

图 34.14　一名 5 岁男孩,右颅面矮小,下颌 M2A 型畸形,右下颌垂直牵引使其获益。（A）照片,正视图。（B）照片,正视图,明显的右上斜面。（C）照片,仰视图。（D）三维 CT,正视图。（E）三维 CT,右侧视图

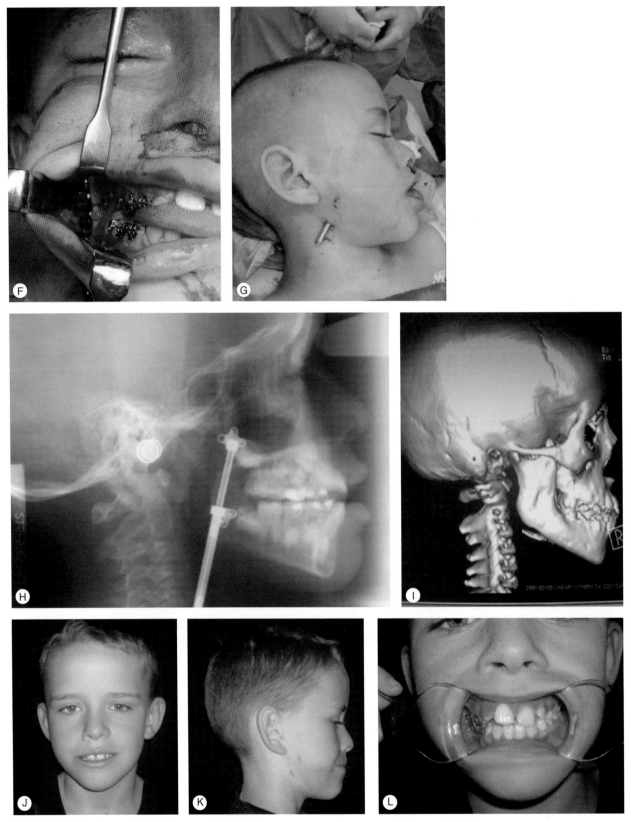

图 34.14（续）（F）术中口内照片显示截骨和牵引器的放置。（G）术中照片显示牵引器就位。（H）术后 3 周 X 线片，侧视图。（I）三维 CT，右侧视图，表明牵引后充分再生。（J）移除牵引器 2 个月后的照片，正视图。（K）移除牵引器 2 个月后右侧视图。（L）口内照片显示上颌和下颌弓充分对齐

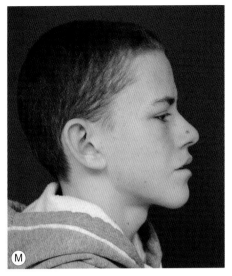
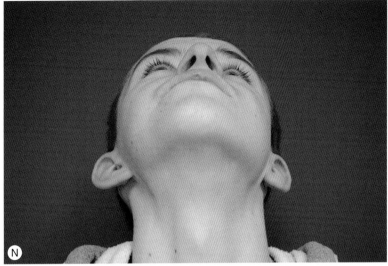
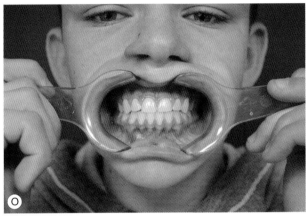
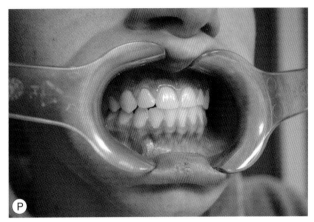

图 34.14（续）（M）术后 9 年,照片,右侧视图。（N）牵引后 9 年,照片,仰视图。（O）牵引术后 9 年,口内照片,正视图,显示上颌和下颌弓充分对齐。（P）术后 9 年,口内照片,3/4 视图

其他情况下,通常需要一个更斜向的矢量来处理垂直和水平分支缺陷。

可使用单矢量和多矢量外部设备(图 34.15)和半埋入式内部设备(图 34.16);每一种都有其独特的优点和不足[113]。在截骨后,外置设备通过改变撑开的矢量,允许更大的自由空间塑造再生体。此外,针的放置需要很少的骨储备,这允许在发育不全的下颌骨中准确地放置设备,并尽可能减少对骨膜的破坏。然而,外置设备会造成难看的瘢痕,容易脱落,在 MDO 过程中会明显改变患者的外观,容易出现针位感染。内置设备不太显眼,造成的瘢痕更少,也更不容易造成创伤和感染。由于一旦设备固定,载体就不能改变,因此对于内置设备,需要更大的术前计划。它们也需要额外的手术移除,除非选择可吸收的设备。

作者首选的下颌垂直牵引技术如下:

通过口内的牙龈 - 颊部切口,在骨膜下平面暴露支和后体,并注意到标志(冠状切迹,前角切迹)。然后确定皮质切开术 / 截骨术的位置,并注意放置牵引器的矢量。术前,这是根据 X 线片和咬合分析确定的:当几乎没有垂直缩短时,主要是矢状矢量;当同时存在垂直和矢状缺损时,主要是倾斜的垂直矢量;最后,当矢状面咬合关系正常时,矢量与下

颌平面成钝角,需要进行无矢状面推进的垂直延长。

然后使用常规或超声锯对外侧前、后皮质进行完整的截骨,使内侧皮质完好无损。然后放置牵引器。如果使用内部牵引器,需要在下颌骨位于颈部的皮肤处创建一个腔隙和一个出口点。然后使用经颊螺钉固定牵引器。最后用锯子或截骨器完成内侧皮质切开术。

如果使用外部牵引器,在截骨完成前,在截骨的两侧各放置两根经皮针。然后放置牵引器,完成内侧皮质切开术。

随后,该设备被激活,以确定发生了完全的骨分离,特别是通过髓骨,因为髓骨已经被最低限度截骨。一旦完整性截骨确定后,将器械恢复到初始位置,软组织分层闭合。

2~5 天的潜伏期过后(取决于患者的年龄),牵引期以每天 1mm 的速度开始。每周对患者进行 X 线随访,以确认设备的功能和分散距离。通过临床检查确定牵引终点,目的是使上颌和下颌牙体中线与矢状面中部平面对齐,矫正 / 平整下颌骨斜面,恢复面部对称性。牵引完成后开始巩固期,持续时间大约是牵引期的两倍。

外科医生和正畸医生之间的协调至关重要。当下颌骨被拉长时,撑开技术会产生张开的咬合。为了防止复发,开放的咬合必须保持,直到上颌牙列可以降低,以创建稳定的

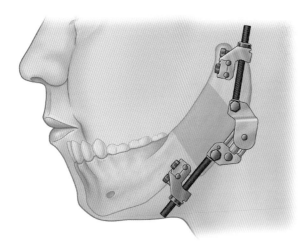

图 34.15 外置下颌牵引设备示意图

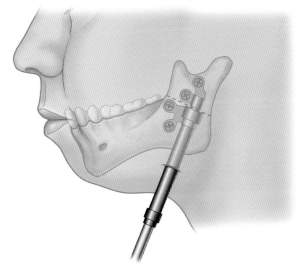

图 34.16 内置 / 半埋式下颌牵引设备示意图

咬合。这在 4~6 岁的儿童中发生得很快，可能几乎无需管理。然而，对于混合牙列，开放的咬合往往是通过咬合夹板或牙承或骨固定进行正畸管理。上颌骨可能需要与下颌骨同时运动，这可通过在骨成熟后使用双上颌骨牵引，或在移除牵引器的同时行 Le Fort Ⅰ 型截骨术来实现。

在牵引和巩固阶段完成后，牵引器被移除。对于外部设备，需要拆卸和销钉拆卸，而对于内部设备，则需要通过二次手术移除。

骨和软骨移植

Gillies 于 1920 年描述了第一例用于颞下颌关节（temporomandibular joint，TMJ）重建的肋软骨移植[114]。此后，已有多种自体骨移植被描述用于 TMJ 重建，如锁骨和胸锁关节[115]、腓骨[116]、髂骨[117] 和距骨[118]，尤其是对于颞下颌关节伴有下颌发育不全的 CFM 患者。然而，自体肋移植仍然是 Pruzansky/Kaban 型 Ⅱ B 和 Ⅲ 型（Bartlett 3 型）患儿下颌 / 颞下颌关节重建的首选方法。

作者的首选技术[95]（图 34.17）如下：

术前：对于 Pruzansky/Kaban 型 Ⅱ B、Ⅲ 型下颌发育不全、明显咬合异常、面部不对称的患儿，可采用肋软骨移植术进行下颌重建。该手术的目的是利用肋骨移植物重建一个新的分支和假髁，将其放置在一个紧靠颅底的腔隙中，随后在颅底用足够的软组织包膜形成一个假关节。作者的目标是将上颌和下颌牙齿中线与中矢状面对齐，矫正 / 平整下颌斜面和恢复面部对称。由于作者的技术依赖于随后的肋软骨移植物生长，因此不需要过度矫正。术前，正畸医生与外科医生合作，利用结石模型、放射学分析和临床评估来计划最终的下颌位置。在该模型手术的基础上，正畸医生使用石头模型创建一个预制的咬合夹板。一个大的后开殆固有创建于患侧，作为分支延伸的结果，使下颌斜面水平，并使颏点移至矢状面正中。在作者的早期实践中，当现场没有正畸医生时，可在术中使用聚甲基丙烯酸甲酯制造夹板。值得注意的是，咬合夹板的预制也可以使用三维 CT 技术进行虚拟规划。

术中：在获得满意的鼻气管麻醉后，在患侧下颌角下约 1.5 cm 处做一个 4cm 的下颌下切口。切开颈阔肌，用神经刺激器验证下颌边缘神经纤维的缺失后将颈阔肌分开。向上提升颈阔肌，解剖向下延伸到下颌边界。用烧灼术切开骨膜，并对下颌骨进行广泛的骨膜下剥离。

钝性剥离在骨膜下平面上进行，始终保持在面神经深处，直到形成一个紧靠颅底的腔隙。颞骨的颧骨突和颧骨弓如果存在，可在腔隙的外侧触及，腔隙将承载肋移植。在下颏下方使用骨钩，将下颌骨向前移动并朝向健侧，以矫正后颌，并使上颌和下颌中线与中矢状面对齐。利用预制的咬合夹板，患者利用预制的咬合夹板，使用 IMF 螺钉和 2-0 交叉连接钢丝对患者进行上 - 下颌固定（maxillary-mandibular fixation，MMF）。

同时从同侧取肋骨移植物在第 6 或第 7 肋软骨上做一个小的横向切口。在劈开直肌纤维后，骨软骨连接被暴露。使用 Doyen 肋骨解剖器剥离软组织，剥离从内侧和外侧进行到骨软骨交界处。侧面切开骨膜，从骨向上剥离至骨软骨交界处，骨膜保存在此处。在内侧，软骨膜被保留以 1~1.5cm 的骨软骨交界处，以促进软骨与骨骼的黏附和骨软骨交界处的生长。然后用刀从剩下的肋骨上获取移植物。用刀将肋骨移植物的软骨头部削圆，使其达到所需的尺寸，高度约为 0.5~1cm（图 34.18）。

在对侧颞下颌关节和局部软组织允许的情况下，将下颌骨向前和向下移位后，将肋骨结构置入，紧挨头骨底部。可观察到肋骨移植物尾侧部分和下颌骨的预期重叠。然后将移植物修剪到合适的长度，使其与下颌骨最大程度重叠，并使用 2 个或 3 个 1.5mm 或 2.0mm 的单孔板钛螺钉将其尾侧固定（图 34.19）。这些螺钉作为广泛接触区域的垫圈，限制了肋骨的分裂和损伤。最大的骨对骨接触是安全的，以促进骨接合，允许术后早期负荷 3 周。

然后冲洗供区和受区，并分层封闭。患者在 MMF 中保持 3 周，然后在手术室中松解，测试移植物稳定性。然后他们开始进行一系列活动，其中包括进食质地柔软的常规食物。可能需要进行物理治疗。

时机：作者建议，在可行的情况下，对 5 岁以上的患者实施该手术。5 岁以下患者的肋骨移植质量欠佳；肋骨移植物可能非常小和薄，因此增加了劈裂和固定不良的风险。

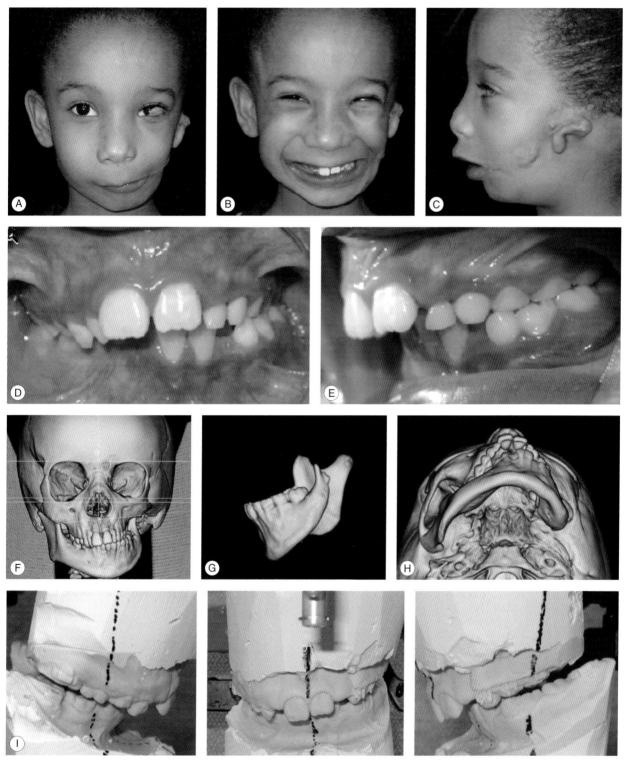

图 34.17　一名 6 岁女性，患有 Goldenhar 综合征和 3 型左侧下颌畸形。她受益于肋移植重建左下颌骨发育不全。(A) 照片，正视图（注意左侧眼球上表皮样皮样和大口）。(B) 照片，正视图，患者微笑。(C) 照片，左侧视图（注意左侧小耳）。(D) 正视图，突出错咬合和交叉咬合的口内照片。(E) 口内照片，左侧视图。(F) 三维 CT，面部，正视图。(G) 二维 CT，下颌骨，左侧视图。(H) 三维 CT，面部，仰视图。(I) 术前结石模型，右侧、正面、左侧

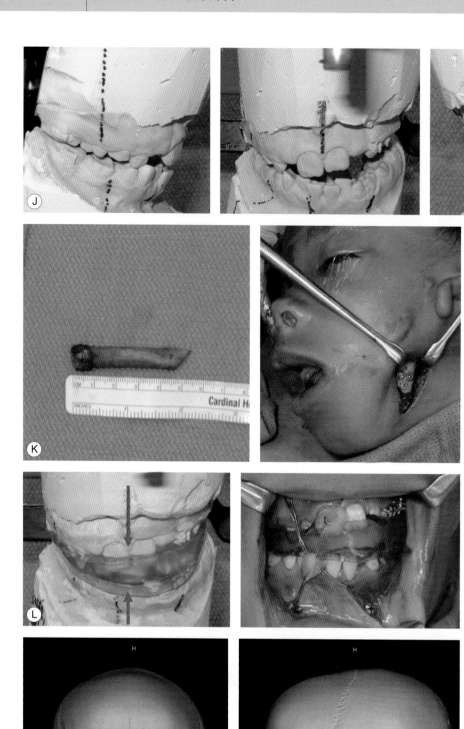

图 34.17（续）（J）显示手术结束指标的结石模型，右侧、正面、左侧。（K）术中紧靠颅底的肋骨结构就位的照片。然后将移植物修剪到合适的长度，使其与下颌骨最大程度重叠，并使用 2 或 3 枚 1.5 或 2.0 mm 钛螺钉与单孔钢板进行尾侧固定。螺钉作为广泛接触区域的垫圈，限制了肋骨的分裂和损伤。（L）术后即刻照片，突出使用夹板创建和维持的后开𬌗。（M）术后三维 CT 正视图与侧视图

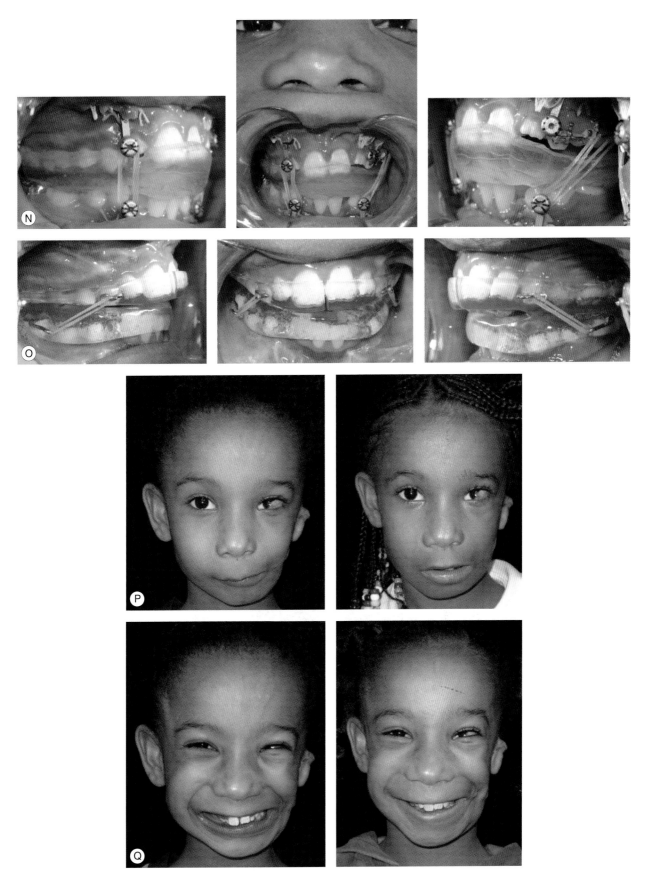

图 34.17（续）（N）口内术后照片，显示正畸器具帮助关闭后开𬌗。（O）持续术后正畸护理。（P）术前、术后 2 年对比。（Q）术前、术后 2 年对比（微笑）

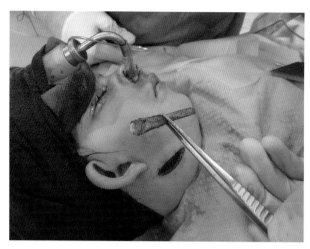

图 34.18　从同侧第 6 或第 7 肋获取的肋软骨移植物。软骨膜保存在骨软骨交界处约 1~1.5cm 处。然后用刀将肋骨移植物的头部削圆，使其达到所需的尺寸（约 0.5cm）

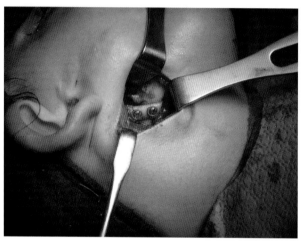

图 34.19　在对侧颞下颌关节和局部软组织允许的情况下，将下颌骨向前和向下移位后，将肋骨结构置入，紧挨头骨底部。可观察到肋骨移植物尾侧部分和下颌骨的预期重叠。然后将移植物修剪到合适的长度，使其与下颌骨最大程度重叠，并使用 2 枚或 3 枚 1.5mm 或 2.0 mm 钛螺钉与单孔钢板进行尾侧固定。螺钉作为广泛接触区域的垫圈，限制了肋骨的分裂和损伤。确保最大的骨对骨接触，以促进骨接合，允许术后 3 周早期负重

术后正畸

　　本文介绍的技术固有地在患侧 / 重建侧创建一个后开𬌗。下颌重建可平整下颌骨斜面和矫正其位置，但上颌骨斜面仍然是继发于既往受病理下颌骨抑制的垂直生长。仔细的正畸管理，以关闭后开𬌗，对于手术成功和恢复功能性咬合至关重要。在这一阶段，作者通过垂直延伸患侧来矫正上颌咬合斜面，同时保持下颌咬合平面的水平。本文介绍了几种实现这些目标的技术。弓间弹性配合固定正畸器具[119-124]、临时固定设备[120,121]和 / 或咬合夹板[121-123]都被

用于选择性挤压患侧的上颌牙齿。年龄和牙齿发育阶段是决定最适合患者的正畸治疗类型的关键因素。

综合治疗

　　在利用肋骨移植重建 2B 型和 3 型发育不全的下颌骨时，如果同种软骨移植生长不充分，牵引成骨是一种有用的工具。文献已描述过利用牵引术与肋软骨移植结合的方法[98,125-129]。Corcoran 等[125]最初报道的 8 例患者中的高并发症率（62.5%）和 Stelnicki 等[126]报道的高不愈合率（33%）似乎归因于他们最初的牵引截骨术是在移植肋骨上进行的。Wan 和加州大学洛杉矶分校（UCLA）的研究小组[129]最近发表了 17 例下颌骨再造术的病例，这些病例均采用同种软骨肋骨移植联合下颌骨牵引。下颌骨牵引在 3 个可能的位置进行：自身下颌骨内（n=4，25%）、下颌骨 - 肋骨移植交界处（n=3，19%）和肋骨移植物内（n=9，56%）。他们报告称，在下颌骨 - 移植物交界处进行牵引的患者的并发症发生率明显更高。在其他两个撑开部位，只出现了 1 例并发症，而所有在下颌 - 肋骨连接处撑开的病例都有并发症。Bradley 等[129]提出的假说认为，肋骨移植物（软骨内骨化）和下颌骨（膜内骨化）在胚胎学上的差异在它们的交界处造成了某种形式的不稳定。

　　作者建议牵引截骨术应在下颌骨的水平上进行，略靠近下颌骨 - 肋骨移植物交界处内侧。有人可能会说，在某些情况下，下颌骨 - 肋骨移植物交界处可能由于愈合而难以察觉；因此，仍应努力在靠近交界处内侧进行牵引。Tahiri 等先前发表的一项研究结果表明，在肋骨生长不足或骨移植吸收不足的情况下，牵引成骨术在矫正下颌不对称方面是成功的（图 34.20）。

眼眶重建

　　CFM 患者的眼眶重建术通常包括骨或软组织手术。刺激婴儿的视觉皮层以避免弱视是最重要的。此外，球上皮样瘤和眼睑缺损可能需要分别治疗，以防止视轴断裂和保护角膜[130,131]。早期保护角膜可预防暴露性角膜炎。

　　通常，由于眶骨不对称而进行的眶骨重建只有在严重时才会进行矫正，因此手术通常会推迟到眶骨生长完全，大约在 4 岁或 5 岁。眼眶复位可以简单地采用劈裂式颅骨植骨，或在更严重的不对称病例中采用颅内入路的四壁箱形截骨术。该眶盒可向各个方向移动，然后固定到与对侧轨道对称的位置。如有需要，还可以同时行颅骨手术。在这种情况下，简单劈开颅骨植骨，然后固定到与对侧眼眶对称的位置。然而，这种情况并不常见。

软组织重建

　　下文所述的重建技术可用于软组织独立缺损或伴有下方骨不对称的患者。

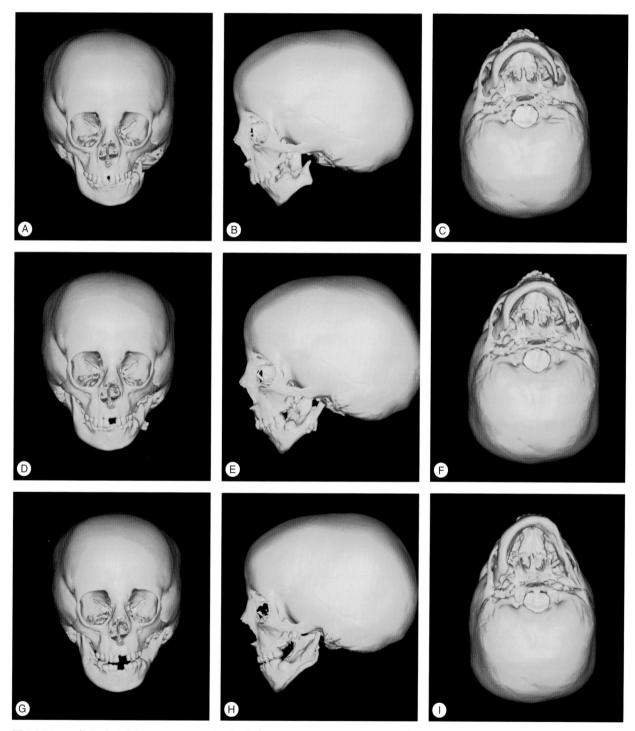

图 34.20　5 岁半男孩左侧 CFM 及 3A 型下颌骨畸形的三维 CT 图。他接受了第一次肋软骨移植术以重建下颌升支。由于移植肋骨缺乏生长，他成功接受了单侧下颌骨牵引成骨术（DO）。（A）术前前后位视图。（B）术前左侧位视图。（C）术前下视位图。（D）肋软骨移植术后前后位视图。（E）肋软骨移植术后左侧视图。（F）肋软骨移植后牵引成骨术。（G）牵引成骨术后的前后位视图。（H）牵引成骨术后的左侧侧向视图。（I）牵引成骨术

脂肪移植

结构性脂肪移植已经彻底改变了包括 CFM 在内的许多疾病的治疗方式[132,133]。这种技术需要：①从腹部、侧翼、大腿或臀部获取脂肪；②净化；③在面部缺损区域的多个平面注射小的等分脂肪（<0.1mm）。脂肪注射的好处是精确度高，瘢痕极小，以及供区发病率极低。此外，小的等分脂肪不会破坏面部的连接韧带，所以脂肪不太可能会下垂或破坏正常的面部运动。一些学者报告了上覆皮肤质感与外观的改善。这种技术的缺点在于再吸收。根据不同的部位，注射的脂肪有 30%~80% 会被吸收。这需要进行多次脂肪移植手术。在整个儿童时期，最好将脂肪注射治疗与其他治疗协调起来，以尽量减少恢复时间，并在学龄期和青春期的发育时期改善面部对称性。

显微血管游离皮瓣

脂肪筋膜游离皮瓣是在一次手术中为严重缺陷的患者提供大量软组织的最佳方法[134,135]。游离皮瓣选择包括肩胛、肩胛旁[136]、腹股沟[137,138]、大网膜[139]、大腿前外侧（anterolateral thigh，ALT）[140]，以及腹壁下动脉穿支（deep inferior epigastric perforator，DIEP）等。由于脂肪筋膜游离皮瓣移植可以实现这样的增容效果，因此可能有必要随后进行减容手术[141]。其他缺点包括供体部位的发病率和瘢痕、手术时长，以及对显微外科技术的要求。该术式通常在 CFM 骨骼异常被矫正后进行。

真皮脂肪移植

真皮脂肪移植是为轻度到中度缺乏的患者提供一定软组织的单次手术的另一种方法。然而，真皮脂肪移植比较容易再吸收，可能需要额外的增容手术[141]。

耳再造

耳再造方法因畸形严重程度而异。如耳廓结构轻度消失，耳廓结构轻度发育不全，且所有耳廓结构都存在（E1），手术治疗包括软骨折叠、刻痕或弱化技术，以恢复正常形状和解剖结构[142]。另一方面，当发育不全较严重时（E2 和 E3），可以采用自体或异体方式进行耳再造，重建新的耳廓框架。

自体重建

自体重建包括使用患者自身的肋软骨来创建新的耳廓框架。手术过程包括获取肋软骨移植物、雕刻支架、放置移植物、小叶转位，以及建立耳廓后沟[143-153]。

Burt Brent[154] 描述了一种四期手术方法，其已被改为三期手术，使用对侧第 6 和第 7 肋软骨结合以及第 8 肋软骨[149]，第一期手术在 6 岁时实施，此时耳部已经达到 85% 的成人大小，且软骨量充足[155]。保留第 6 肋的边缘，以尽量减少胸壁畸形。在重建耳后的头皮上，有一新月形软骨沉积，以备日后用作"楔形"软骨。从对侧耳朵追踪模板，并解剖腔隙，以使框架与面部特征协调一致，并与对侧耳对称

放置。腔隙的剥离平面位于真皮下神经丛和颞顶筋膜之间。新耳的位置与对侧对称，以外侧眼角、鼻翼边缘和口腔连合为标志。丢弃残余软骨。第二期手术包括小叶转位，外科医生用"楔形"软骨形成耳郭后沟，头皮推进，第三期手术使用皮片移植。

另一方面，Nagata 技术涉及一种两期方法[145-148,156]。患者一般在 10 岁和胸围至少 60cm 时才接受治疗，以确保有足够的软骨按照成人的尺寸进行构造。从软骨膜下平面获取同侧第 6、7、8 和 9 肋的软骨，以允许再生和尽量减少畸形。一期手术中，三维结构被雕刻、放置，然后小叶被转置。Nagata 的框架已经包含了耳屏，因此无需进行二期手术。第 6、7 肋软骨被用作基架，第 8 肋软骨被用作螺旋和螺旋脚，第 9 肋软骨被用作上下脚和对螺旋脚。二期手术包括耳部提升和头耳沟的形成。在二期手术中，利用包裹于颞顶筋膜内的软骨移植物提升结构。通常利用取自头皮的皮片移植物进行覆盖。

异体重建

不同材料已被用于异体耳重建，治疗结果各不相同[157-161]。多孔聚乙烯的惰性和孔径提供了最好的安全性，并允许一些组织长入。John Reinisch 推广了这项技术。他提供了良好的长期随访结果，发病率在可接受的范围内，认为该技术值得推荐[158]。该技术有两种不同大小的预制构件可供使用，可与对侧耳相匹配，固定，并用颞顶筋膜瓣覆盖，然后植皮。该技术的优点包括结构刚性、供区发病率低，以及能够在年轻、体型较小的患者中进行重建。对该技术批评包括挤压和感染，尽管有些学者报道称并未出现此类问题[158,159,161]。

结论

颅面短小症的表型表达与下覆颅面骨骼复杂的三维畸形有关。由于颅面异常，CFM 患者可能表现为气道阻塞、进食困难、错颌畸形、视力障碍、听力障碍、言语和语言迟缓以及社交障碍。因此，CFM 患者通常需要复杂、多学科、分期的治疗计划。

参考文献

1. Gorlin RJ, Pindborg JJ. *Syndromes of the Head and Neck*. New York: McGraw-Hill; 1964:641–646.
2. Christiansen RL, Evans CA. Habilitation of severe craniofacial anomalies: the challenge of new surgical procedures. *Cleft Palate J.* 1975;12:167–176.
3. Murray JE, Kaban LB, Mulliken JB. Analysis and treatment of hemifacial microsomia. *Plast Reconstr Surg.* 1984;74:186–199.
4. Gorlin RJ, Cohen MM, Hennekam RCM. *Syndromes of the Head and Neck*. New York: Oxford University Press; 2001:790–798.
5. Grabb WC. The first and second branchial arch syndrome. *Plast Reconstr Surg.* 1965;36:485.
6. Poswillo D. The pathogenesis of the first and second branchial arch syndrome. *Oral Surg Oral Med Oral Pathol.* 1973;35:302–328.
7. Gorlin RJ, Jue KL, Jacobsen U, et al. Oculoauriculovertebral dysplasia. *J Pediatr.* 1963;63:991–999.

8. Edgerton MT, Marsh JL. Surgical treatment of hemifacial microsomia: first and second branchial arch syndrome. *Plast Reconstr Surg*. 1977;59:653–666.

9. Ross RB. Lateral facial dysplasia (first and second branchial arch syndrome, hemifacial microsomia). *Birth Defects*. 1975;11:51–59.

10. Posnick JC. *Craniofacial and Maxillofacial Surgery in Children and Young Adults*. 1st ed. Philadelphia: Saunders; 2000:419–445.

11. Rollnick BR, Kaye CI, Nagatoshi K, et al. Oculoauriculovertebral dysplasia and variants: phenotypic characteristics of 294 patients. *Am J Med Genet*. 1987;26:361–375.

12. Horgan JE, Padwa BL, LaBrie RA, Mulliken JB. OMENS-Plus: analysis of craniofacial and extracraniofacial anomalies in hemifacial microsomia. *Cleft Palate Craniofac J*. 1995;32:405–412.

13. Lucente FE, Lawson W, Novick NL. *The External Ear*. Philadelphia: WB Saunders; 1995.

14. Gupta A, Malhortra G, Akadiri O, Jackson IT. Head and neck embryology and anatomy. In: Siemionow MZ, Eisenmann-Klein M, eds. *Plastic and Reconstructive Surgery*. London: Springer; 2010:235–252.

15. Mathes SJ, Hentz VR. Embryology of the craniofacial complex. In: Mathes SJ, Hentz VR, eds. *Plastic Surgery: Pediatric Plastic Surgery*. Vol. 4. Philadelphia: Saunders Elsevier; 2008:20.

16. Moore KL, Persaud TVN, Torchia MG. Derivates of pharyngeal arch arteries. In: *Before We Are Born. Essentials of Embryology and Birth Defects*. 8th ed. Elsevier Health Science Division; 2011:99–105.

17. Brookes M, Zietman A. Great vessels: arteries. In: *Clinical Embryology: A Color Atlas and Text*. Boca Raton, Florida: CRC Press LLC; 1998:108.

18. Poswillo D. The pathogenesis of the first and second branchial arch syndrome. *Oral Surg Oral Med Oral Pathol*. 1973;35:302–328.

19. Poswillo D. Hemorrhage in development of the face. *Birth Defects Orig Artic Ser*. 1975;11:61–81.

20. Poswillo D. The pathogenesis of the Treacher–Collins syndrome [mandibulofacial dysostosis]. *Br J Oral Surg*. 1975;13:1.

21. Tuin AJ, Tahiri Y, Paine KM, et al. Clarifying the relationships between the different features of the OMENS + classification in craniofacial microsomia. *Plast Reconstr Surg*. 2015;135:149e–156e.

22. McCarthy JG, Grayson BH, Hopper RA, Tepper OM. Craniofacial microsomia. In: Neligan P, Rodriguez E, Losee E, eds. *Craniofacial, Head and Neck Surgery and Pediatric Plastic Surgery*. Vol. 3. 3rd ed. of *Plastic Surgery*. Edinburgh: Elsevier Health Sciences; 2012: 761–791.

23. Kaye CI, Martin AO, Rollnick BR, et al. Oculoauriculovertebral anomaly: segregation analysis. *Am J Med Genet*. 1992;43:913–917.

24. Werler MM, Sheehan JE, Hayes C, et al. Demographic and reproductive factors associated with hemifacial microsomia. *Cleft Palate Craniofac J*. 2004;41:494–450.

25. Canton E. Arrest of development of the left ramus of the lower jaw, combined with malformation of the external ear. *Trans Pathol Soc Lond*. 1861;12:237.

26. Converse JM, McCarthy JG, Coccaro PJ, et al. Clinical aspects of craniofacial microsomia. In: Converse JM, McCarthy JG, Wood-Smith D, eds. *Symposium on Diagnosis and Treatment of Craniofacial Anomalies*. St. Louis: Mosby; 1979:461–462.

27. Stark RB, Saunders DE. The first branchial arch syndrome, the oral-mandibular-auricular syndrome. *Plast Reconstr Surg*. 1962;29:229–239.

28. Francois J. *Heredity in Ophthalmology*. St. Louis: Mosby; 1961:122–123.

29. Obwegeser HL. Correction of the skeletal anomalies of otomandibular dysostosis. *J Maxillofac Surg*. 1974;2:73–92.

30. Caronni EP. Embryogenesis and classification of branchial auricular dysplasia. *Transactions of the Fifth International Congress of Plastic and Reconstructive Surgery, Melbourne, Australia*; 1971.

31. Walker DG. *Malformations of the Face*. Baltimore: Williams & Wilkins; 1961:67–68.

32. Ross RB. Lateral facial dysplasia (first and second branchial arch syndrome, hemifacial microsomia). *Birth Defects*. 1975;11:51–59.

33. Keith A. Three demonstrations on congenital malformations of the face, head and foot. *Br J Surg*. 1940;28:173.

34. Pruzansky S. Not all dwarfed mandibles are alike. *Birth Defects*. 1969;1:120–129.

35. Dingman RO, Grabb WC. Mandibular laterognathism. *Plast Reconstr Surg*. 1963;31:563.

36. Gorlin RJ, Cohen MM, Levin LS. *Syndromes of the Head and Neck*. New York: Oxford University Press; 1990:641–649.

37. Jongbloet PH. Goldenhar syndrome and overlapping dysplasias in vitro fertilisation and ovopathy. *J Med Genet*. 1987;24:616–620.

38. Longacre JJ, De Stephano GA, Holmstrand KE. The surgical management of first and second branchial arch syndromes. *Plast Reconstr Surg*. 1963;31:507.

39. Cohen MM. Variability versus "incidental findings" in the first and second branchial arch syndrome: unilateral variants with anophthalmia. *Birth Defects*. 1989;7:103–108.

40. Kaban JC, Mulliken JB, Murray JE. Three-dimensional approach to analysis and treatment of hemifacial microsomia. *Cleft Palate J*. 1981;18:90–99.

41. Vento AR, LaBrie RA, Mulliken JB. The O.M.E.N.S. classification of hemifacial microsomia. *Cleft Palate Craniofac J*. 1991;28:68–76.

42. McCarthy JG. Craniofacial microsomia: a primary and secondary surgical treatment plan. *Clin Plast Surg*. 1997;24:459.

43. Steinbacher DM, Gougoutas A, Bartlett SP. An analysis of mandibular volume in hemifacial microsomia. *Plast Reconstr Surg*. 2011;127:2407–2412.

44. Fawcett. The development of the human maxilla, vomer, and paraseptal cartilages. *J Anat Physiol*. 1911;45:378–405.

45. Wink JD, Paliga JT, Tahiri Y, et al. Maxillary involvement in hemifacial microsomia: an objective three-dimensional analysis of the craniofacial skeleton. *J Craniofac Surg*. 2014;25:1236–1240.

46. Song SY, Hong JW, Roh TS, et al. Volume and distances of the maxillary sinus in craniofacial deformities with midfacial hypoplasia. *Otolaryngol Head Neck Surg*. 2009;141:614–620.

47. Rollnick BR, Kaye CI. Hemifacial microsomia and variants: pedigree data. *Am J Med Genet*. 1983;15:233–253.

48. Carvalho GJ, Song CS, Vargervik K, et al. Auditory and facial nerve dysfunction in patients with hemifacial microsomia. *Otolaryngol Head Neck Surg*. 1999;125:209–212.

49. Bassila MK, Goldberg R. The association of facial palsy and/or sensorineural hearing loss in patients with hemifacial microsomia. *Cleft Palate J*. 1989;26:287–291.

50. Bergstrom L, Baker BB. Syndromes associated with congenital facial paralysis. *Otolaryngol Head Neck Surg*. 1981;89:336–342.

51. Whitaker LA, Bartlett SP. Craniofacial anomalies. In: Jurkiewicz MJ, Krizek TJ, Mathes SJ, Ariyan S, eds. *Plastic Surgery Principles and Practice*. Vol. 1. 1st ed. St. Louis: Mosby; 1990:99–136.

52. Kane AA, Lo LJ, Vanier MW, Marsh JL. Mandibular dysmorphology in unicoronal synostosis and plagiocephaly without synostosis. *Cleft Palate Craniofac J*. 1996;33:418–423.

53. Miller RI, Clarren SK. Long-term developmental outcomes in patients with deformational plagiocephaly. *Pediatrics*. 2000;105: E26.

54. Sakurai A, Hirabayashi S, Sugawara Y, Harii K. Skeletal analysis of craniofacial deformities in brachycephaly: comparison with craniofacial deformities in plagiocephaly. *Scand J Plast Reconstr Surg Hand Surg*. 2001;35:165–175.

55. Besson A, Pellerin P, Doual A. Study of asymmetries of the cranial vault in plagiocephaly. *J Craniofac Surg*. 2002;13:664–669.

56. Peitsch WK, Keefer CH, Labrie RA, Mulliken JB. Incidence of cranial asymmetry in healthy newborns. *Pediatrics*. 2002;110:e72.

57. St John D, Mulliken JB, Kaban LB, Padwa BL. Anthropometrics analysis of mandibular asymmetry in infants with deformational posterior plagiocephaly. *J Oral Maxillofac Surg*. 2002;60:873–877.

58. Meara JG, Burvin R, Bartlett RA, Mulliken JB. Anthropometric study of synostotic frontal plagiocephaly: before and after fronto-orbital advancement with correction of nasal angulation. *Plast Reconstr Surg*. 2003;112:731–738.

59. Baumler C, Leboucq N, Captier G. Mandibular asymmetry in plagiocephaly without synostosis (in French). *Rev Stomatol Chir Maxillofac*. 2007;108:424–430.

60. Lee RP, Teichgraeber JF, Baumgartner JE, et al. Long-term treatment of effectiveness of molding helmet therapy in the correction of posterior deformational plagiocephaly: a five-year follow up. *Cleft Palate Craniofac J*. 2008;45:240–245.

61. Plooij JM, Verhamme Y, Berge SJ, et al. Unilateral craniosynostosis of the frontosphenoidal suture: a case report and a review of the literature. *J Craniomaxillofac Surg*. 2009;37:162–166.

62. Paliga JT, Tahiri Y, Wink J, et al. Cranial base deviation in hemifacial microsomia by craniometric analysis. *J Craniofac Surg*. 2015;26:e61–e64.

63. Chen EH, Reid RR, Chike-Obi C, et al. Tongue dysmorphology in craniofacial microsomia. *Plast Reconstr Surg*. 2009;124:583–589.

64. Funayama E, Igawa HH, Nishizawa N, et al. Velopharyngeal insufficiency in hemifacial microsomia: analysis of correlated factors. *Otolaryngol Head Neck Surg*. 2007;136:33–37.

65. Figueroa AA, Friede H. Craniovertebral malformations in hemifacial microsomia. *J Craniofac Genet Dev Biol Suppl*. 1985;1:167–178.

66. Cohen MM, Rollnick BR, Kaye CI. Oculoauriculovertebral spectrum: an updated critique. *Cleft Palate J.* 1989;26:276–286.

67. Cohen MM. A critique of the OMENS classification system of hemifacial microsomia. *Cleft Palate Craniofac J.* 1991;28:77.

68. Tuin AJ, Tahiri Y, Paliga JT, et al. Distinguishing Goldenhar syndrome from craniofacial microsomia. *J Craniofac Surg.* 2015;26:1887–1892.

69. Kaban LB. Mandibular asymmetry and the fourth dimension. *J Craniofac Surg.* 2009;20(suppl 1):622–631.

70. Polley JW, Figueroa AA, Liou EJ, Cohen M. Longitudinal analysis of mandibular asymmetry in hemifacial microsomia. *Plast Reconstr Surg.* 1997;99:328–339.

71. Kusnoto B, Figueroa AA, Polley JW. A longitudinal three-dimensional evaluation of the growth pattern in hemifacial microsomia treated by mandibular distraction osteogenesis: a preliminary report. *J Craniofac Surg.* 1999;10:480–486.

72. Ongkosuwito EM, Dieleman MMJ, Kuijpers-Jagtman AM, et al. Linear mandibular measurements: comparison between orthopantomograms and lateral cephalograms. *Cleft Palate Craniofac J.* 2009;46:147–153.

73. Hartsfield JK. Review of the etiologic heterogeneity of the oculo-auriculo-vertebral spectrum (Hemifacial Microsomia). *Orthod Craniofac Res.* 2007;10:121–128.

74. Rune B, Selvik G, Sarnas KV, Jacobsson S. Growth in hemifacial microsomia studied with the aid of roentgen stereophotogrammetry and metallic implants. *Cleft Palate J.* 1981;18:128–146.

75. Kaban LB, Moses MH, Mulliken JB. Surgical correction of hemifacial microsomia in the growing child. *Plast Reconstr Surg.* 1998;82:9–19.

76. Shetye PR, Grayson BH, Mackool RJ, McCarthy JG. Long-term stability and growth following unilateral mandibular distraction in growing children with cranio-facial microsomia. *Plast Reconstr Surg.* 2006;118:985–995.

77. Franceschetti A, Klein D. The mandibulofacial dysostosis: a new hereditary syndrome. *Acta Ophthal (Kbh).* 1949;27:143.

78. Cousley RR, Calvert ML. Current concepts in the understanding and management of hemifacial microsomia. *Br J Plast Surg.* 1997;50:536–551.

79. Gougoutas AJ, Singh DJ, Low DW, Bartlett SP. Hemifacial microsomia: clinical features and pictographic representations of the OMENS classification system. *Plast Reconstr Surg.* 2007;120:112e–120e.

80. Marx H. Die Missbildungen des Ohres: Sekundare Ohrmissibildungen. In: Henke OLF, ed. *Handbuch der speziellen pathologischen Anatomie and Histologie.* 1st ed. Berlin: Springer-Verlag; 1962:697–702.

81. Meurman Y. Congenital microtia and meatal atresia. *Arch Otolaryngol.* 1957;66:443.

82. Cousley RRJ. A comparison of two classification systems for hemifacial microsomia. *Br J Oral Maxillofac Surg.* 1993;31:78–82.

83. Wink JD, Goldstein JA, Paliga JT, et al. The mandibular deformity in hemifacial microsomia: a reassessment of the Pruzansky and Kaban classification. *Plast Reconstr Surg.* 2014;133:174e–181e.

84. Swanson J, Wink JD, Bartlett SP. Surgical classification of the mandibular deformity in craniofacial microsomia. *Plast Reconstr Surg Glob Open.* 2016;4:e598.

85. David DJ, Mahatumarat C, Cooter RD. Hemifacial microsomia: a multisystem classification. *Plast Reconstr Surg.* 1987;80:525–535.

86. Copeland MM. American Joint Committee on Cancer Staging and end results reporting: objectives and progress. *Cancer.* 1965;18:1637.

87. Grayson B, McCarthy JG, Bookstein F. Analysis of craniofacial asymmetry by multiplane cephalometry. *Am J Orthod.* 1983;84:217–224.

88. Franco D, Franco T, da Silva Freitas R, Alonso N. Commissuroplasty for macrostomia. *J Craniofac Surg.* 2007;18:691–694.

89. Sidle DM, Fishman AJ. Modification of the orthodromic temporalis tendon transfer technique for reanimation of the paralyzed face. *Otolaryngol Head Neck Surg.* 2011;145:18–23.

90. May M, Drucker C. Temporalis muscle for facial reanimation. A 13-year experience with 224 procedures. *Arch Otolaryngol Head Neck Surg.* 1993;119:378–382, discussion 383–384.

91. Fattah A, Borschel GH, Manktelow RT, et al. Facial palsy and reconstruction. *Plast Reconstr Surg.* 2012;129:340e–352e.

92. Birgfeld C, Neligan PN. Surgical approaches to facial nerve deficits. *Skull Base.* 2011;21:177–184.

93. Meazzini MC, Mazzoleni F, Gabriele C, Bozzetti A. Mandibular distraction osteogenesis in hemifacial microsomia: long-term follow-up. *J Craniomaxillofac Surg.* 2005;33:370–376.

94. James D, Ma L. Mandibular reconstruction in children with obstructive sleep apnea due to micrognathia. *Plast Reconstr Surg.* 1997;100:1131–1137.

95. Tahiri Y, Chang C, Tuin J, et al. Costochondral grafting in craniofacial microsomia. *Plast Reconstr Surg.* 2015;135:530–541.

96. Obwegeser HL. Orthognathic surgery and a tale of how three procedures came to be: a letter to the next generations of surgeons. *Clin Plast Surg.* 2007;34:331–355.

97. Ilizarov GA, Devyatov AA, Kamerin VK. Plastic reconstruction of longitudinal bone defects by means of compression and subsequent distraction. *Acta Chir Plast.* 1980;22:32–41.

98. Snyder CC, Levine GA, Swanson HM, Browne EZ Jr. Mandibular lengthening by gradual distraction. Preliminary report. *Plast Reconstr Surg.* 1973;51:506–508.

99. McCarthy JG, Schreiber J, Karp N, et al. Lengthening the human mandible by gradual distraction. *Plast Reconstr Surg.* 1992;89:1–8, discussion 9.

100. McCarthy JG, Stelnicki EJ, Mehrara BJ, Longaker MT. Distraction osteogenesis of the craniofacial skeleton. *Plast Reconstr Surg.* 2001;107:1812–1827.

101. McCarthy JG. The role of distraction osteogenesis in the reconstruction of the mandible in unilateral craniofacial microsomia. *Clin Plast Surg.* 1994;21:625–631.

102. Cakir-Ozkan N, Eyibilen A, Ozkan F, et al. Stereologic analysis of bone produced by distraction osteogenesis or autogenous bone grafting in mandible. *J Craniofac Surg.* 2010;21:735–740.

103. Roth DA, Gosain AK, McCarthy JG, et al. A CT scan technique for quantitative volumetric assessment of the mandible after distraction osteogenesis. *Plast Reconstr Surg.* 1997;99:1237–1247, discussion 1248–1250.

104. Tahiri Y, Taylor JA. An update on midface advancement using Lefort II and III distraction osteogenesis. *Semin Plast Surg.* 2014;28:184–192.

105. Fisher E, Staffenberg DA, McCarthy JG, et al. Histopathologic and biochemical changes in the muscles affected by distraction osteogenesis of the mandible. *Plast Reconstr Surg.* 1997;99:366–371.

106. Mackool RJ, Hopper RA, Grayson BH, et al. Volumetric change of the medial pterygoid following distraction osteogenesis of the mandible: an example of the associated soft-tissue changes. *Plast Reconstr Surg.* 2003;111:1804–1807.

107. McCarthy JG, Katzen JT, Hopper R, Grayson BH. The first decade of mandibular distraction: lessons we have learned. *Plast Reconstr Surg.* 2002;110:1704–1713.

108. Van Strijen PJ, Breuning KH, Becking AG, Tuinzing DB. Stability after distraction osteogenesis to lengthen the mandible: results in 50 patients. *J Oral Maxillofac Surg.* 2004;62:304–307.

109. Hollier LH, Rowe NM, Mackool RJ, et al. Controlled multiplanar distraction of the mandible. Part III: laboratory studies of sagittal (anteroposterior) and horizontal (mediolateral) movements. *J Craniofac Surg.* 2000;11:83–95.

110. Williams JK, Rowe NM, Mackool RJ, et al. Controlled multiplanar distraction of the mandible, Part II: laboratory studies of sagittal (anteroposterior) and vertical (superoinferior) movements. *J Craniofac Surg.* 1998;9:504–513.

111. Singh DJ, Glick PH, Bartlett SP. Mandibular deformities: single-vector distraction techniques for a multivector problem. *J Craniofac Surg.* 2009;20:1468–1472.

112. Grayson BH, McCormick S, Santiago PE, McCarthy JG. Vector of device placement and trajectory of mandibular distraction. *J Craniofac Surg.* 1997;8:473–480, discussion 481–482.

113. Nout E, Cesteleyn LLM, Van der Wal KGH, et al. Advancement of the midface from conventional Le Fort III osteotomy to the Le Fort III distraction: review of the literature. *Int J Oral Maxillofac Surg.* 2008;37:781–789.

114. Gillies HD. *Plastic Surgery of the Face.* London: Oxford University Press; 1920.

115. Snyder CC, Benson AK, Slater PV. Construction of the temporomandibular joint by transplanting the autogenous sternoclavicular joint. *South Med J.* 1971;64:807–814.

116. Ware WH, Taylor RC. Cartilaginous growth centers transplanted to replace mandibular condyles in monkeys. *J Oral Surg.* 1966;24:33–43.

117. Harvold EP. New treatment principles for mandibular malformations. In: Cook J, ed. *Transactions of the Third International Orthopedic Congress.* St. Louis: Mosby; 1975:148–154.

118. Dingman RO, Grabb WC. Reconstruction of both mandibu- lar

condyles with metatarsal bone grafts. *Plast Reconstr Surg.* 1964;34:441–451.

119. Choi SH, Kang DY, Hwang CJ. Adult patient with hemifa- cial microsomia treated with combined orthodontics and distraction osteogenesis. *Am J Orthod Dentofacial Orthop.* 2014;145: 72–84.

120. Kim S, Seo YJ, Choi TH, Baek SH. New approach for the surgico-orthodontic treatment of hemifacial microsomia. *J Craniofac Surg.* 2012;23:957–963.

121. Amm EW. Three-year follow-up of a patient with hemifacial microsomia treated with distraction osteogenesis, temporary anchorage devices, and orthodontics. *Am J Orthod Dentofacial Orthop.* 2014;145:72–84.

122. Moulin-Romsée C, Verdonck A, Schoenaers J, Carels C. Treatment of hemifacial microsomia in a growing child: the importance of co-operation between the orthodontist and the maxillofacial surgeon. *J Orthod.* 2004;31:190–200.

123. Grayson BH, Santiago PE. Treatment planning and biomechanics of distraction osteogenesis from an orthodontic perspective. *Semin Orthod.* 1999;5:9–24.

124. Hanson PR, Melugin MB. Orthodontic management of the patient undergoing mandibular distraction osteogenesis. *Semin Orthod.* 1999;5:25–34.

125. Corcoran J, Hubli EH, Salyer KE. Distraction osteogenesis of costochondral neomandibles: a clinical experience. *Plast Reconstr Surg.* 1997;100:311–315, discussion 316.

126. Stelnicki EJ, Hollier L, Lee C, et al. Distraction osteogenesis of costochondral bone grafts in the mandible. *Plast Reconstr Surg.* 2002;109:925–933, discussion 934–935.

127. McCarthy JG. Mandibular bone lengthening. *Oper Tech Plast Reconstr Surg.* 1994;1:99–104.

128. Mofid MM, Manson PN, Robertson BC, et al. Craniofacial distraction osteogenesis: a review of 3278 cases. *Plast Reconstr Surg.* 2001;108:1103–1114, discussion 1115.

129. Wan DC, Taub PJ, Allam KA, et al. Distraction osteogenesis of costocartilaginous rib grafts and treatment algorithm for severely hypoplastic mandibles. *Plast Reconstr Surg.* 2011;127:2005–2013.

130. Hertle RW, Quinn GE, Katowitz JA. Ocular and adnexal findings in patients with facial microsomias. *Ophthalmology.* 1992;99: 114–119.

131. Nevares RL, Mulliken JB, Robb RM. Ocular dermoids. *Plast Reconstr Surg.* 1988;82:959–964.

132. Strong AL, Cederna PS, Rubin JP, et al. The current state of fat grafting: a review of harvesting, processing, and injection techniques. *Plast Reconstr Surg.* 2015;136:897–912.

133. Coleman SR. Facial augmentation with structural fat grafting. *Clin Plast Surg.* 2006;33:567–577.

134. Longaker MT, Siebert JW. Microsurgical correction of facial contour in congenital craniofacial malformations: the marriage of hard and soft tissue. *Plast Reconstr Surg.* 1996;98:942–950.

135. Siebert JW, Anson G, Longaker MT. Microsurgical correction of facial asymmetry in 60 consecutive cases. *Plast Reconstr Surg.* 1996;97:354–363.

136. Siebert JW, Longaker MT, Angrigiani C. The inframammary extended circumflex scapular flap: an aesthetic improvement of the parascapular flap. *Plast Reconstr Surg.* 1997;99:70–77.

137. Anderl H. Free vascularized groin fat flap in hypoplasia and hemiatrophy of the face (a three years observation). *J Maxillofac Surg.* 1979;7:327–332.

138. Cooper TM, Lewis N, Baldwin MA. Free groin flap revisited. *Plast Reconstr Surg.* 1999;103:918–924.

139. Jurkiewicz MJ, Nahai F. The omentum: its use as a free vascularized graft for reconstruction of the head and neck. *Ann Surg.* 1982;195:756–765.

140. Tuncali D, Baser NT, Terzioglu A, Aslan G. Romberg's disease associated with Horner's syndrome: contour restoration by a free anterolateral thigh perforator flap and ancillary procedures. *Plast Reconstr Surg.* 2007;120:67e–72e.

141. Mordick TG II, Larossa D, Whitaker L. Soft-tissue reconstruction of the face: a comparison of dermal-fat grafting and vascularized tissue transfer. *Ann Plast Surg.* 1992;29:390–396.

142. Bauer BS. Reconstruction of the microtic ear. *J Pediatr Surg.* 1984;19:440–445.

143. Brent B. The correction of microtia with autogenous cartilage grafts: II. Atypical and complex deformities. *Plast Reconstr Surg.* 1980;66:13–21.

144. Brent B. Auricular repair with autogenous rib cartilage grafts: two decades of experience with 600 cases. *Plast Reconstr Surg.* 1992;90:355–374, discussion 375–376.

145. Nagata S. Modification of the stages in total reconstruction of the auricle: Part IV. Ear elevation for the constructed auricle. *Plast Reconstr Surg.* 1994;93:254–266, discussion 267–268.

146. Nagata S. Modification of the stages in total reconstruction of the auricle: Part III. Grafting the three-dimensional costal cartilage framework for small concha-type microtia. *Plast Reconstr Surg.* 1994;93:243–253, discussion 267–268.

147. Nagata S. Modification of the stages in total reconstruction of the auricle: Part II. Grafting the three-dimensional costal cartilage framework for concha-type microtia. *Plast Reconstr Surg.* 1994;93:231–242, discussion 267–268.

148. Nagata S. Modification of the stages in total reconstruction of the auricle: Part I. Grafting the three-dimensional costal cartilage framework for lobule-type microtia. *Plast Reconstr Surg.* 1994;93:221–230, discussion 267–268.

149. Brent B. Microtia repair with rib cartilage grafts: a review of personal experience with 1000 cases. *Clin Plast Surg.* 2002;29:257–271, vii.

150. Cho BC, Kim JY, Byun JS. Two-stage reconstruction of the auricle in congenital microtia using autogenous costal cartilage. *J Plast Reconstr Aesthet Surg.* 2007;60:998–1006.

151. Cho BC, Lee SH. Surgical results of two-stage reconstruction of the auricle in congenital microtia using an autogenous costal cartilage alone or combined with canaloplasty. *Plast Reconstr Surg.* 2006;117:936–947.

152. Pan B, Jiang H, Guo D, et al. Microtia: ear reconstruction using tissue expander and autogenous costal cartilage. *J Plast Reconstr Aesthet Surg.* 2008;61(suppl 1):S98–S103.

153. Firmin F. [Auricular reconstruction in cases of microtia. Principles, methods and classification]. *Ann Chir Plast Esthet.* 2001;46:447–466.

154. Brent B. The correction of microtia with autogenous cartilage grafts: I. The classic deformity? *Plast Reconstr Surg.* 1980;66:1–12.

155. Farkas LG. Anthropometry of normal and anomalous ears. *Clin Plast Surg.* 1978;5:401–412.

156. Nagata S. A new method of total reconstruction of the auricle for microtia. *Plast Reconstr Surg.* 1993;92:187–201.

157. Lynch JB, Pousti A, Doyle JE, Lewis SR. Our experiences with silastic ear implants. *Plast Reconstr Surg.* 1972;49:283–285.

158. Reinisch JF, Lewin S. Ear reconstruction using a porous polyethylene framework and temporoparietal fascia flap. *Facial Plast Surg.* 2009;25:181–189.

159. Wellisz T. Clinical experience with the Medpor porous polyethylene implant. *Aesthetic Plast Surg.* 1993;17:339–344.

160. Baluch N, Nagata S, Park C, et al. Auricular reconstruction for microtia: a review of available methods. *Plast Surg (Oakv).* 2014;22:39–43. Review.

161. Yang SL, Zheng JH, Ding Z, et al. Combined fascial flap and expanded skin flap for enveloping Medpor framework in microtia reconstruction. *Aesthetic Plast Surg.* 2009;33:518–522.

第35章

半侧面部萎缩

Peter J. Taub, Kathryn S. Torok, and Lindsay A. Schuster

概要

- 最早由 Caleb Hillier Parry 介绍。
- 准确的病因学尚不清楚，但是该疾病与自身免疫与神经起源密切相关。
- 最初的临床表现包括皮肤的症状和皮下组织萎缩。
- 其他脂肪萎缩的表现通常不局限于面部。
- 目前最安全的手术治疗方案主要是提供大量的组织移植。
- 二期治疗应该贯穿所有的治疗方案中。

历史回顾

半面萎缩的临床发现最初由 Caleb Hillier Parry 报道[1]。然而，Parry 的医学著作是在他去世后发表的，因为他在1816 年患了卒中，这迫使他停止了临床医学的实践。在女儿的帮助下，他继续以书面形式进行观察，包括对原发性半面萎缩的观察。1825 年，在他去世后 3 年，他的儿子 Charles Parry 发表了这些文章，其中包括对这种疾病的初步描述。

1846 年，Moritz Heinrich Romberg 出版了第一本系统的神经学教科书，从而彻底改变了欧洲的神经学领域，他进一步描述了半面肌萎缩的临床表现[2]。1871 年，德国神经学家 Albert Eulenburg 创造了"进行性半面萎缩"（PHA）一词[3]。1945 年，Wartenberg 发表了一篇广泛的综述文章，涵盖了其临床特征[4]。

PHA 的发病机制基本上是未知的，多年来对这种病因有多种建议。最近，Mulliken 将其称为"淋巴细胞性神经血管炎"，累及三叉神经长支的慢性细胞介导的血管损伤和不完全内皮再生在历史上，人们曾考虑过先天性半面萎缩可能是一种局部硬皮病，特别是当它在额部被标记为"刀痕"时。这两者是不同的实体，还是同一种疾病的不同形式（即局限性硬皮病），在文献中仍不清楚[5]。

近年来，Rogers 回顾了 772 例 PHA 病例[6]，并在 1983年由 Lewkonia 和 lowry 进行了进一步明确的回顾[7]。这种疾病已被证明与其他身体不对称有关，并被描述为具有许多神经学特征。许多神经学文献指出，虽然不太常见，但骨性畸形可能与软组织缺损也可以同时出现，同时，也有报告累及双侧的病例，但不常见。

在半面肌萎缩的治疗选择的时间表中，显然，随着现代重建外科技术的发展，该疾病的治疗已经逐渐改变。20 世纪 30 年代的 Blair[8] 和 50 年代的 Sarnat[9] 与 Neumann[10]描述了使用局部皮瓣来增加软组织缺损。带蒂管型皮瓣被用于从具有自身血液供应的远端部位转移软组织到缺损部位，这种治疗方式曾被应用多年。管蒂去上皮，适量脂肪和真皮用于重建。在本章提到的一个案例中（20 世纪 60 年代），Barsky 使用了腹部组织，通过该技术将其转移到面部。

20 世纪 50 年代，骨和软骨移植开始流行。Campbell和后来的 Converse 都描述了使用高嵌层髂骨移植来增加萎缩区域的方法[11]。后来 Longacre 为了同样的目的，提倡切开肋骨[12]。随着更多生物相容性金属的出现，Kiskadden 和 McGregor 描述了钽在硬组织缺损重建中的应用[13]。20 世纪 70 年代，Rees 和 Ashley 发表了他们用硅胶注射治疗 PHA 的经验[14, 15]。学界曾发表过数篇关于这种异体材料治疗方法的文章。在 20 世纪 70 年代，Wells 和Edgerton 描述了使用游离真皮和来自小腹的脂肪作为填充材料。

游离组织移植的时代见证了 PHA 治疗的应用。在 20 世纪 70 年代，Wallace 描述了大网膜游离皮瓣用于软组织增强的应用[16]。1985 年，Jurkiewicz 同样描述了 PHA 患者使用游离血管化组织的方法。到 20 世纪 90 年代早期，Siebert和 Longaker[17] 及其他[18] 发表了一系列使用游离肩胛和肩胛旁皮瓣组织治疗这种疾病的文章，目前该技术的各种改良似乎已成为治疗的标准。

简介

先天性进行性半面萎缩（progressive hemifacial atrophy, PHA），也被称为 Parry-Romberg 综合征，通常发生于学龄期儿童，女性多见，无人种差异[19,20]。该疾病的典型特点是缓慢的渐进性单侧面部皮肤及软组织萎缩，累及深层的肌肉和软骨结构，导致口面部功能与外形问题。该疾病通常局限于面部一侧，尽管有双侧病例的报道，身体同侧躯干和手足（手臂和/或大腿）偏侧萎缩并不常见（图 35.1）[21]。其发病机理可能为多因素的，但是，淋巴细胞神经血管炎（皮肤和大脑）[5,19,22] 的组织学证据表明，其有自身免疫性的基础，脑成像异常与炎症和/或血管过程一致，并且在血清（自身抗体）和脑脊液（寡克隆带）[22,26] 有相应实验室标记。

尽管在文献中存在争议，但 PHA 被认为与其伴发疾病 "en coup de sabre"（ECDS）属于同一谱系疾病，"en coup de sabre" 在法语中意为 "像刀割一样"，描述了这类患者头皮和额部的凹陷[27]。PHA 和 ECDS 被认为是局限性硬皮病和影响头部的线状硬皮病的亚型[28]。"典型" PHA 有更多的皮下和骨萎缩（不明显的皮肤表现），ECDS 有色素沉着硬化的皮肤线状带伴脱发。有些人认为 ECDS 是 PHA 的一种亚型，这两种诊断是否 "同一"，是否属于同一疾病过程的频谱，这是有争议的。许多直线型硬皮病影响头部（面部和/或头皮）的患者混合了这两种情况（见图 35.1）[19,29,30]。经研究，PHA 和 ECDS 均有相同数量的皮肤外临床表现，如牙齿、眼睛和神经系统的受累，进一步支持这些情况属于同一谱系。治疗往往取决于疾病活动状态的临床评估。如果皮肤或皮肤外的表现出现进展或显示证据炎症（而非纤维化），则有必要进行全身免疫抑制治疗[33,34]。当被认为处于不活跃状态时，可以进行手术干预。

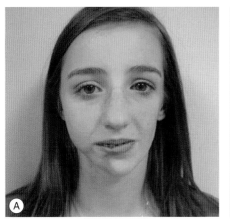
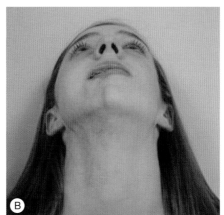
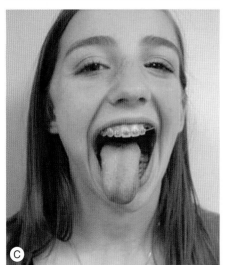
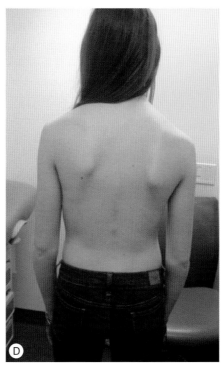

图 35.1 （A，B）一位 14 岁女童，长期患有头部线状硬皮病，有 Parry-Romberg 亚型（左半边面肌萎缩）和皮肤剑鞘特征（影响其右下脸/颈部）。（C）她还患有半舌萎缩、上颌歪斜、错𬌗和其他牙齿畸形。（D）进一步检查支持右肩、上背部和胸部萎缩

基础科学 / 疾病进程

PHA 的确切病因尚不清楚,目前认为与自身免疫和神经发生有着巨大的关系。部分组织学研究的结果显示是以上两种原因的结合,最好描述为"淋巴细胞性神经血管炎"。

自身免疫过程

PHA 可能是自身免疫性局限性硬皮病的一个变种,特别是影响面容的线性硬皮病的一种亚型,被称为 ECDS。由于 ECDS 常导致皮下组织和面部骨骼萎缩,继而在病程后期疾病引起半侧面部萎缩,所以常常很难区分这两种疾病。除临床表现外,其他的病因、病理、临床表现方面,PHA 和 ECDS 都极为相似,这印证了它们为同一疾病的不同阶段的说法。两者都有类似的特征,包括发病年龄、女性易患、神经系统受累、活检可见淋巴细胞浸润、稳定前经历数年逐渐进展的病程特点。在 ECDS 进行检测时,可发现某些如抗核抗体等自身抗体阳性的表现,该抗体阳性也同样出现在"经典"的 PHA(半侧面部萎缩不伴有硬皮病样的皮肤改变)患者中[24,35,36]。

组织学表现

PHA 和 ECDS 的组织学表现相似,但有一些差异。PHA 是指特发性进行性半面部萎缩,通常与 ECDS 相比没有明显的皮肤累及,其中皮肤表现为色素沉着和 / 或硬化的线性标记。然而,特发性 PHA 患者的皮肤活检没有明显的皮肤发现,显示类似于局限性硬皮病的细胞浸润。真皮血管周围单核细胞浸润,主要是淋巴细胞和单核细胞[19],真皮神经血管束周围有一个特别的病灶,Mulliken 及其同事称之为"淋巴细胞性神经血管炎"[5]。在电子显微镜下,也记录了血管内皮的退行性改变。这些发现提示自身免疫性疾病的过程类似于局限性硬皮病。

组织学表现上,ECDS/ 局限性硬皮病和 PHA 存在部分差异。PHA 患者真皮胶原纤维排布更为紧密[5],不像 ECDS 患者那样呈均质状和分散状。PHA 皮肤弹性纤维保留完好,皮肤附属器(毛囊、皮脂腺)发育不全;相比之下,ECDS/ 局限性硬皮病皮肤的弹性纤维遭到破坏、皮肤附属器出现萎缩[37,38]。

神经再生过程

部分临床表现显示,PHA 可能是神经源性的。面部萎缩的范围沿三叉神经的皮支分布,95% 的病例是单侧发病的,很少越过面中线。Pensler 等[1]总结了 41 例 PHA 患者面部萎缩的初始分布区域,其对应于三叉神经皮支的范围是 35% V1、45% V2、20% V3;随着疾病进展最终受累的区域为 65% V1、80% V2、50% V3[5]。在组织发生萎缩前,一些患者如果发生间歇性疼痛则提示有三叉神经炎的存在[39]。Stone 对 205 例 PHA 患者进行网上调查,46% 的回复者表示存在面部疼痛[20]。皮肤组织学上,真皮内淋巴细胞浸润围绕血管神经束的表现也印证了炎症的神经靶向[5]。尽管大多数患者 PHA 没有合并面部感觉、交感神经、副交感神经功能障碍,但部分患者确实存在周围性面神经麻痹、眼球运动麻痹和视神经炎[31,40]。

另一种和神经系统相关的理论是交感神经系统的过度活跃造成了 PHA 的特征表现,特别是颈上神经节的炎症理论。动物实验的研究支持了这一假说。Resende 等切除兔、猫、狗的颈上神经节后,在 30 天内观察到与 PHA 一致的临床特征,如局部脱发、角膜炎、眼球内陷和伴有轻度骨萎缩的半侧面部萎缩[41]。Moss 等在大鼠侧颈交感神经切除术后,也观察到了类似的结果[42]。

PHA 患者的临床、影像学和脑脊液实验室检测结果都表明,疾病以一种自身免疫的方式影响着患者的中枢神经系统。大约 8%~20% PHA 患者存在中枢神经系统受累的临床表现(与 ECDS 的比例相同)[19]。通常表现为慢性头痛、癫痫发作和 / 或视神经炎,偶表现为神经精神疾病,智力减弱和 / 或缺血性脑卒中。在有症状的患者中进行脑成像检查,常可见萎缩和钙化等异常。Kister 等对 49 例患者进行磁共振成像(MRI)检查,发现高达 63% 的患者合并多个或弥漫性脑损伤[31]。最近的一项 PHA 队列研究评估了异常脑成像[30],指出最常见的发现是白质 T2 高强度病变。虽然在同侧面部和头皮皮下萎缩更严重,但这些病变大多数出现在双侧,支持"区域性炎症过程"。这在其他神经皮肤综合征中没有发现,如 Sturge-Weber 综合征[43],其只强烈侧化同侧,支持发育的病因,而 PHA 被认为是获得性的,可能是自身免疫过程。

腰椎穿刺行脑脊液分析结果与少克隆带和 IgG 水平升高炎性过程相一致[44]。进一步支持中枢神经系统炎症的证据包括:PHA 患者脑组织活检发现与局限性硬皮病相一致的改变:慢性血管淋巴细胞性炎症伴部分血管内膜周围增厚及玻璃样变[43]。

感染假说

与大多数的自身免疫性疾病相同,据推测 PHA 的病原体是某些有传染性的病原体。已经发现疾病的临床表现进展与病毒或细菌感染相关。PHA 和 ECDS 最可能的致病源是伯氏疏螺旋体菌[46,47];然而,尚无进一步的研究进行证实[48,49]。病毒感染理论提示疾病和 10~20 岁以内接触到感染性病毒有关,如 Epstein-Barr 病毒。但这种情况更可能是巧合而非致病因素。

创伤学说

创伤对 PHA 的诱导作用目前存在很多争议。但在部分患者中,患病区均经历过特殊的创伤史,尤其是牙损伤或拔牙病史[50,51]。在一份 205 例 PHA 患者的自我调查报告中,12% 的患者认为创伤与他们的疾病具有直接关系[20]。目前这一假说尚缺乏标准的流行病学研究验证。

流行病学研究

PHA 的发病率尚不明确,但与局限性硬皮病的 ECDS 亚型密切相关,许多研究将这两种疾病合并在一起总结报道[5,26,52]。局限性硬皮病的发病率约为 3/100 000,患病率为 50/100 000。在这些局限性硬皮病患者中,约 40% 为线性亚型,只有 30% 累及面部和/或头皮,称为 ECDS[53]。因此,通过计算评估 PHA 的发病率为 5/1 000 000,患病率为 8/100 000。PHA 的发病没有种族差异。女性发病率稍高,大部分研究认为女性与男性的发病率比例在 2.2∶1~3∶1。大多数研究认为发病年龄多在 5~15 岁,平均发病年龄为 10 岁,与 ECDS 相符[54]。大多数 PHA 病例是散发的,但也有家族性病例报道[7]。

临床表现

疾病初期的临床表现包括皮肤改变和皮下组织萎缩两类。一项针对 49 例 PHA 患者初始症状的调查报告显示:37% 的患者出现皮肤色素沉着或肤色较黑,22% 的患者出现斑状或条纹状的皮肤色素减退,6% 的患者出现头皮脱发、睫毛眉毛向面中部生长,24% 的患者出现皮下组织萎缩所致的"压痕"样改变[55](图 35.2)。皮下组织萎缩通常最先累及脸颊部或额部,继而延伸至眉毛、口角和/或颈部[56]。疾病后期,可出现深部骨及软骨组织的萎缩或生长发育停滞。进一步加深面部畸形。面部肌肉也可出现萎缩,但一般能维持其生理功能。该病缓慢进展数年(2~10 年),然后逐渐进入稳定期[50,56]。

皮肤及皮下组织表现

在 PHA 患者中,皮肤组织的色素性改变十分常见。其色素沉着通常呈现为"淤青"样的变色,往往被误认为是尚未消退的淤青(图 35.3)。有人认为这是表现在疾病活动或免疫期的一种血管增生活跃的反映[57]。有时,初期的蓝斑、紫斑或红斑期十分短暂,未引起注意便自行消散,仅残留褐色改变和/或局部的色素减退。这些色素改变通常沿三叉

神经皮肤分支分布。如果这些皮损向纤维化进展(皮肤增厚)或逐渐萎缩,就能在额顶部或单侧面部造成界限清楚的线性凹痕/槽,这就形成了头面部的 ECDS 硬斑或线性硬皮病[58](图 35.4)。

许多患者在经历皮肤、皮下硬化和萎缩性改变后,进一步累及深层组织,呈现出半侧面部萎缩的病程进展过程。因此,ECDS 最终的结果与不伴有硬皮病变化的 PHA 表现相

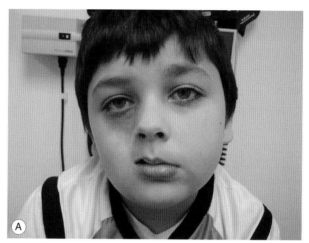

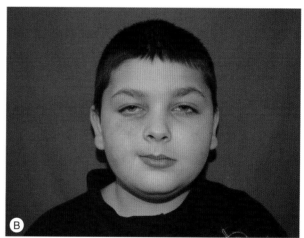

图 35.2 (A)一位患有右侧半侧面部萎缩的 8 岁男孩,表现为内侧下睫毛缺乏面颊部皮下组织萎缩区的色素沉着。(B)患者术后 3 个月,患者进行了两次自体脂肪移植治疗后

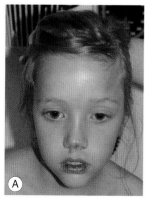
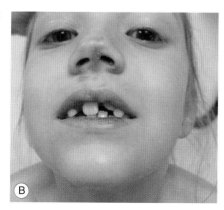
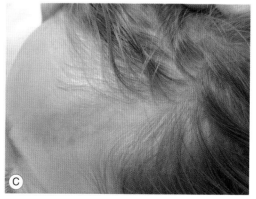

图 35.3 一位进展期伴有"军刀痕"的 7 岁女孩。表现出鼻部(A)、人中部(B)和左额部(C)的红斑样病变

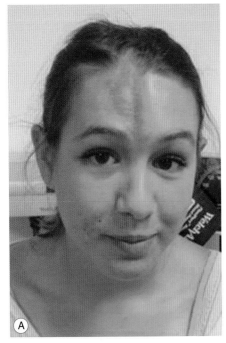

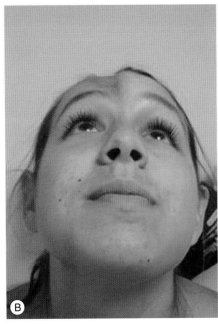

图 35.4 （A，B）一位 13 岁的女孩有典型的刀伤，额部和头皮损伤，颅骨凹陷

同。皮肤病损的指征包括皮肤颜色的改变（色素沉着及色素减退）、皮肤萎缩（表现为皮肤透光、皮下静脉可见）、皮下组织萎缩（表现为皮下组织菲薄或凹陷），以及病变部位中心的皮肤增厚和纤维化[59]。由于包括汗腺和毛囊在内的部分皮肤附属器位于真皮层中，故而有时可见头皮脱发、眉毛和睫毛脱失[60]。Pensler 等应用多元分析的方法研究 42 例 PHA 患者的皮下组织萎缩情况，发现疾病损伤的严重程度和三叉神经分布、左右侧、发病年龄及疾病进展中受累范围（表面）的影响关系不大[5]。

骨骼肌肉组织表现

面部肌肉系统发生萎缩及变薄，主要累及咬殆肌群、舌肌（见图 35.1C）及腭肌，通常肌肉功能尚存。骨骼的受累程度取决于发病年龄，10 岁之前发病的患者危险性最高[39]。不同于皮下组织，有人推论面部骨骼并不发生萎缩，但可能在骨骼生长期出现停滞（发育不全）。这或许是受局部炎症及上覆皮肤、皮下组织萎缩的影响。最经常累及的是上、下颌骨，在垂直方向及矢状方向上均出现发育迟缓，导致外观及牙齿异常。因为上颌骨和 / 或下颌骨发育不足均出现于单侧面部，使得咬殆平面逐渐发生倾斜。当 PHA 病变位于三叉神经 V1 的分布范围时，常可见眼球内陷，但眶骨 X 线测量往往正常。引起眼球内陷的是眶周皮下的组织萎缩，而非骨骼发育不全[5]。

中枢神经系统表现

大约 8%~21% 的 PHA 患者存在中枢神经系统的症状，包括癫痫、偏瘫、偏头痛、神经精神障碍、缺血性脑卒中和智力减退[19,20,21,52,54]。据报道，在 ECDS 患者中也有着相同的中枢神经系统症状及发病率。少数人（约 16%）神经症状出现于皮肤 / 皮下症状之前；但大部分患者出现于皮肤 / 皮下症状的数年后，平均 4.3 年[31]。

最常见的中枢神经系统症状是与发病部位相关的癫痫发作。据 Kister 等的文献回顾，在 54 例有神经相关症状的 PHA 和 / 或 ECDS 患者中，73% 为癫痫发作，其中的 33% 表现出药物难以控制的抽搐[31]。相较其他中枢神经系统自身免疫性疾病而言，多发性硬化症（multiple sclerosis，MS）和 PHA（及 ECDS）的脑部病变等似乎更容易引起癫痫发作[61]。最近一项 PRS/ECDS 队列研究的结果支持了这一观点，该研究对 88 名有癫痫病史的受试者进行了研究，所有患者均出现皮质或皮质下白质 T2 高信号[30]。相比较 MS，PHA 病灶处中枢神经系统症状更为少见，约 11% 的患者出现。总体上，有 35% 的患者报道存在神经功能障碍（不包括面神经麻痹）。Kister 对 54 例患者的文献回顾发现，15% 的病例存在神经精神症状，头痛占其中的 35%[31]。Stone 对 205 例 PHA 患者的网上调查显示，46% 的患者发生焦虑、10% 存在抑郁、52% 伴有偏头痛[20]。

有神经症状的人大脑成像通常是不正常的。在 Kister 的回顾中，54 例 PHA 患者中有 49 例进行了核磁共振成像，90% 显示异常。每位患者均至少有 1 个 T2 高信号灶，主要位于皮质下白质，其次为胼胝体、深灰色核和脑干（图 35.5）[31]。MRI 发现的其他异常包括实质内钙化和脑萎缩。Blaszczyk 等报道了钙化与灶性癫痫之间的关联[52]。研究人员也曾观察到脑萎缩，其范围从灶性较强且与邻近皮下萎缩有关，到范围更广，累及整个大脑半球，但与皮肤病变一样，脑萎缩向中线方向，通常不跨越对侧半球[31]。在最近的队列研究中，脑萎缩和脑软化的 MRI 发现确实与癫痫的存在相关。尽管有明显的脑损伤，但皮肤和皮下受累的严重程度与脑损伤之间没有直接的相关性[62]。但在最近的两项

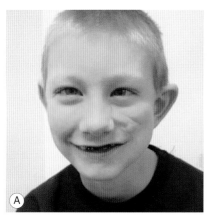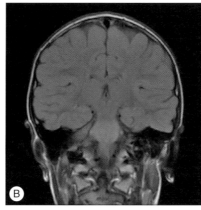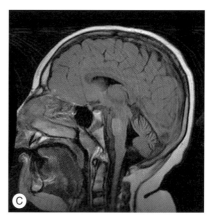

图 35.5　（A）一位 7 岁的男孩，有 4 年的 PHA 病史，出现言语模糊和共济失调。（B，C）脑 MRI 显示脑桥新 T2 延长信号及小脑萎缩

通过重复成像和神经评估进行的纵向队列研究中，神经和皮肤表现的病程似乎也不相关[30,63]。在小队列研究中，PHA 或 ECDS 患者中神经系统无症状伴脑损伤的百分比是未知的，因为该研究并没有常规成像所有出现此类情况的患者。

在 Kister 的 54 例患者队列研究中，20 例患者行磁共振血管或脑血管造影，其中 8 例（40%）存在与血管炎表现一致的血管畸形。这些病例中，3 例患者的病理活检证实有轻度的脑血管炎[31]。其他几例患者的脑组织活检结果为血管周围呈现淋巴细胞套状包裹的脑实质炎[45]。有报道称，脑实质、脑膜和脉管系统会出现硬化、纤维化及胶质增生改变[64]。PHA/ECDS 患者的脑脊液检查显示出少克隆区，且 IgG 抗体升高，也证明了其炎症过程[44]。

眼部表现

各种眼部的异常也被认为与 PHA 相关，包括眼球附属结构、眼球前后段以及视神经结构的改变。累及眼球的比例尚未明确；然而，在 Kister 的研究及 Stone 的网上调查报道中，分别有 29% 和 46% 的患者存在眼部症状，以葡萄膜炎、视神经炎及眼球内陷最为常见[31]。大多数病变位于面部

三叉神经 V1 分支范围的 PHA 患者，都表现出由于软组织萎缩所导致的明显眼球内陷[5]。已被报道的其他异常包括眼肌麻痹、上睑下垂、Horner 综合征、虹膜异色和瞳孔扩张固定。学界已证实，眼部同样处于炎性环境，包括葡萄膜炎（前、后）、巩膜炎、角膜炎、脉络膜炎及视乳头水肿[65,66]。建议采用裂隙灯对 PHA 和 / 或 ECDS 患者进行细致的眼科学检查，评估其眼部炎症及纤维化的病变程度，以便及时采用免疫抑制疗法进行治疗。

口腔表现

PHA 累及的软组织和颅面骨骼可显著影响口面复合体的外观和功能。患侧的舌头和上唇经常明显萎缩。上颌和下颌骨可能发育不全（发育不全），导致错𬌗和牙列改变。由于颌骨发育不全，常出现单侧后牙合和咬合倾斜，也可观察到异常歪斜的高弓上颚（图 35.6）。PHA 的活跃期与牙根的形成和恒齿的萌出相吻合，因此会出现牙根发育不足和延迟萌出的情况[67]。

在 X 线片上，牙齿根部萎缩可能导致延迟牙齿萌出，但受影响的牙齿在临床上是重要的[68]。在一项调查中，

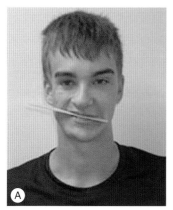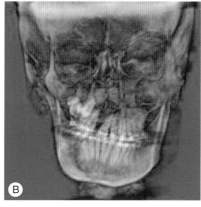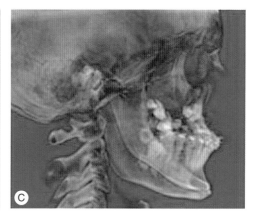

图 35.6　一位 15 岁患者有口面解剖学特征的半面肌萎缩。患者正在接受正畸治疗，为正畸手术做准备上颌 - 下颌咬合斜度及下颌支高度差异的矫正。（A，B）咬合斜面和颏点向患侧偏移。（B~D）患侧下颌支短，下颌平面不对称。（C，D）上颌右侧犬齿嵌塞，缺根形成，缺乏上颌右侧萌出前磨牙。上颌右第二磨牙根裂。下颌阻生右第二磨牙

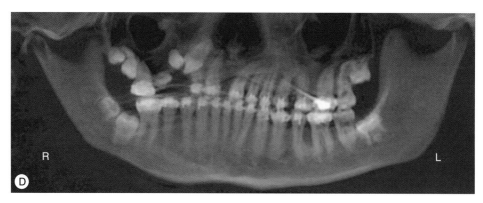

图 35.6（续）

201 名 PHA 患者中有 35% 的人抱怨下颌开合困难或有颚痛[20]。该疾病的其他口腔特征包括嘴唇僵硬、嘴唇功能不全/患侧牙齿外露、舌头硬化、有限的下颌运动、下颌骨髁突位置与窝的关系下颌关节受限（假强直）[69]、牙根撕裂[70]、下颌点向患侧偏移，少数病例会有角膜炎[71]、腮腺和下颌下腺缺失[68]。一项对 16 例患者的多中心研究报告称，主要的牙颌并发症是错𬌗（94%）、面部前下 1/3 有过度生长倾向（82%）、颌改变（69%）、牙齿异常（63%）、骨骼不对称（56%）、骨受累（50%）和颞下颌关节受累（19%）[72]。图 35.5 中的患者包含了上述口腔-面部特征中的几个。早期的正畸转诊是重要的，因为在活跃的面部生长和牙齿发育阶段的治疗有助于优化功能和美学效果的目标。

实验室检查结果及预后指标

相关文献回顾及病例报道表明，对炎症标志物的实验室检查在评估疾病活动性方面意义不大，仅有约 10% 的患者出现白细胞或嗜酸性粒细胞计数升高，20% 的患者血沉升高[73]。另一方面，自身抗体十分常见，40%~50% 的病例检测抗核抗体阳性，呈现出核仁斑点状的、均质的染色模式[24,73]。同时，可检测出特定的可提取性核抗原抗体，包括抗单链 DNA 抗体（ss-DNA）、组蛋白抗体、抗双链 DNA 抗体、抗着丝粒抗体以及抗 Scl-70 抗体。由于这些抗体反映的是如 PHA 这类自身免疫疾病的病原学介质，所以无法体现疾病的活动度。已证实在 ECDS/PHA 中存在病灶较大的皮损或皮损不断进展时，单链 DNA 抗体及抗组蛋白抗体与疾病的严重程度和疾病进展有相关性[25]。

鉴别诊断

在 PHA 的鉴别诊断上，主要的两种疾病是先天性半侧面部萎缩及局限性硬皮病的 EDCS 亚型。先天性半侧面部萎缩在出生即出现，并伴有患侧牙齿的缩小，表现得如 PHA 一般，却不像 PHA 那样进行性发展。相比之下，ECDS 就很难与 PHA 区分开来。如前所述，还有许多学者认为它们是同一种疾病的不同改变，而非两种不同疾病。由于 ECDS 发生于活跃期，皮肤、皮下组织以及骨骼的萎缩，在形态学上与 PHA 所见的萎缩完全相同。有学者将由于半侧面部萎缩

所导致的 ECDS 归为 PHA 的一种亚型。可能仅有的几个鉴别点在于：ECDS 相较"经典" PHA 而言更区域化，常累及头皮、额部，并在急性期即出现皮肤及皮下组织硬化。然而，这仍不明确，组织学证据显示两种疾病均表现出类似的淋巴细胞浸润，它们也具备相同的神经及眼科症状。两种疾病具有相当大的重叠，30%~40% 患者被归类为同时患有 ECDS 和 PHA（见图 35.1）[19,31]。此外，部分 PHA 患者合并有其他亚型的局限性硬皮病，病变累及到头面部以外的身体其他部位，如深在的、广泛的斑驳块状病变（图 35.7）[35]。

其他疾病的脂肪萎缩通常不发生于面部，如儿童早衰症、Dunnigan 综合征和 Kobberling 综合征等先天性脂肪代谢障碍疾病。其他的广泛性脂肪萎缩需要与内分泌疾病相鉴别，如甲状腺功能亢进、糖尿病及其他自身免疫性疾病，后者例如系统性硬化症、皮肌炎和药物性萎缩——其中最著名的是用于治疗人类免疫缺陷病毒的蛋白酶抑制剂。其他伴有骨发育不全的颅面部疾病（如半侧面部短小畸形），其相关临床特征不同于 PHA。

患者选择

选择合适的患者和治疗方案时，需要考虑的以下几个因素：①患者的年龄；②畸形的类型及复杂程度（即受累的组织类型）；③是否存在相关的异常及症状；④患者对疾病和治疗方案的理解；⑤手术时机。

在选择患者时，手术时机十分重要。普遍认为，重建手术最好是在疾病"进展完成"时进行，这可能需要等待长达数年的时间，直到疾病的进展结束。但是，也有文献表明也可以早期应用游离皮瓣等血管化组织治疗，并可能会减少进行性的组织流失（即可能中断疾病的进展）。目前，广为接受的观点是等到疾病进展完成再治疗。最重要的是，这种疾病的治疗是由患者畸形的个体差异所决定的，程度轻重不一。

轻度畸形可采用材料注射或脂肪注射的方法，也可以用其他材料（例如脂肪、筋膜、真皮、脱细胞真皮）填充。这些材料通常作为辅助手段，也用在更严重畸形的治疗中。但是，对于严重畸形的治疗还是趋于使用游离组织移植。在不同程度畸形的治疗中，联合组织填充、材料注射和游离皮瓣移植的不同组合方式都发挥着一定的作用。

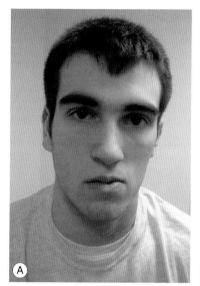
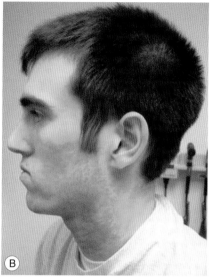
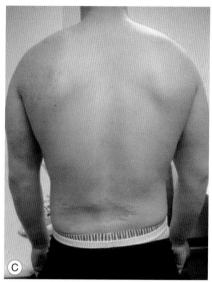
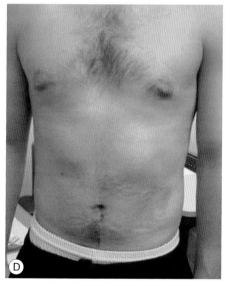
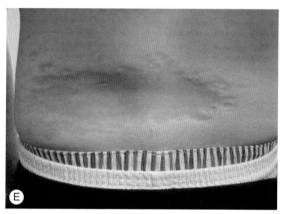

图 35.7　17 岁患者进行性半面肌萎缩,(A)累及左脸,(B)颈部,(C,E)背部及(D)腹部同时存在全身性斑块

虽然整体上效果尚可,但肌肉或肌皮瓣这些组织游离移植区仍显轻微臃肿。游离大网膜移植有两个缺点:需要腹腔探查且难以固定于面部区域。因此,目前人们常选择筋膜皮瓣来满足特定畸形修复的需要。某些筋膜皮瓣(腹股沟、大腿前外侧及下腹壁浅表皮瓣)已经应用于治疗畸形。然而,目前最常见是以肩胛血管为蒂的游离皮瓣移植,即提供皮瓣体积,柔韧性又有良好的固定。可以考虑各种不同的组合,必要时可带有骨组织。

治疗 / 手术技术

免疫抑制作用

具有局限性硬皮病皮肤特征(红斑 / 紫斑、硬结、色素沉

着或增厚 / 纤维化),或出现皮肤军刀样痕的 PHA 患者,和 ECDS 一样,应考虑免疫抑制治疗。通常采用糖皮质激素与疾病改善剂如甲氨蝶呤组合,对带有这类病变的患者,进行免疫抑制治疗,可使疾病进展停止、皮损修复 / 反转(图 35.8),如皮肤色素沉着变轻、皮肤硬结变软,皮下萎缩在一些脂肪的"填充"下不那么明显、脱发区域头发再生、舌萎缩减轻[74-77]。许多具有如癫痫发作、视神经炎等神经精神症状的 PHA 患者,已经从免疫抑制治疗中获益,但当脱离治疗后其中一些症状出现了复发[34]。在进行了为期 3~5 年免疫抑制治疗及定期的临床检查后,免疫抑制治疗需逐步脱离,因为此时疾病已基本"进行完成"。在脱离药物后,进入为期 1 年的病情观察期,疾病稳定后,方可认为是"安全"的重建时机。

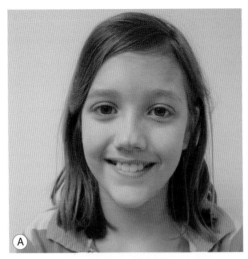

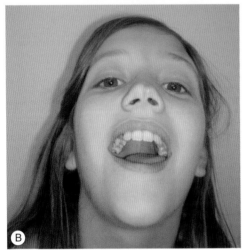

图 35.8 （A,B）图 37.2 中所示的 7 岁女孩。以泼尼松和甲氨蝶呤联合进行初始免疫抑制治疗 3 年后,低剂量维持治疗

非手术治疗

口腔重建

骨缺损通常见于 15 岁以前的萎缩表现。额 - 上颌缺损在 5 岁前出现,下颌缺损在 5 岁时出现。发病时间在 5~15 岁之间,晚发病（15 岁）几乎只发生软组织病变[78]。因此,口腔重建选择与发病阶段和解剖性质有关。正畸治疗方案包括:①第一阶段正畸,通常通过矫形扩大上颌中腭缝和口腔萌出指导来进行交叉咬合矫正;②在疾病活动期,面部骨骼生长时进行功能性器械治疗;和 / 或③允许疾病进展和面 / 骨骼生长完成,然后采用确定的正畸和正颌联合手术干预来解决由此产生的错𬌗。全面的口腔 / 牙齿康复还包括修复治疗,以取代缺失或受损的牙列。

正畸功能矫治器治疗是利用口腔矫治器改变口面神经肌肉环境,以改善咬合发育和 / 或颅面骨骼生长[79]。通常,这些肌肉力是通过改变下颌矢状和垂直位置而产生的,从而导致正畸和矫形改变。治疗效果的时间与活跃的颌骨生长

有关。尽管功能性器具有很长的使用历史（可以追溯到 20 世纪 30 年代）,但关于功能性器具的使用、作用方法和有效性仍然存在很多争议[80]。

功能性矫治器治疗生长中的 PHA 患者的目的是维持面平面的平行性,特别是下颌支高度和合成的下颌平面的双侧对称性。治疗的目的是在垂直方向上刺激患侧髁突生长,以获得下颌骨的垂直发育相等,并尽量减少面部生长的进行性萎缩[67,81]。已发表的病例报告讨论了在患侧上颌和下颌后牙之间放置丙烯酸咬块的可移动正畸矫治器的使用[67,81]。在一份报告中,积极治疗持续 6 年,每天使用器具 12~14 小时;在此治疗期间,每月进行正畸检查以调整矫治器。治疗被报道影响下颌骨生长,减少下颌骨平面不对称。对患侧的后开𬌗进行固定正畸治疗。

异体材料填充

应用异体材料填充的非手术方法对面部轮廓重建十分有利,它无需供区,并且来源充足。但这些优点也仅仅是抵消了其导致局部组织反应的不足,包括包膜形成、皮下积液的产生、感染、排斥以及其材料成本。硅胶、羟基磷灰石粉和透明质酸都属于此类材料。

脂肪等自体组织材料的移植的优势在于可以很容易从患者的一个或多个供区采集得到,并且一般不会导致供区损伤或功能丧失。自体脂肪不会发生排斥反应,只可能有一部分移植组织发生萎缩。在特别瘦的患者身上,可能难获取皮下脂肪。

手术干预

手术治疗方案能非常安全地提供目前可用的最大组织量。手术应该配合使用填充材料以保证最好的可能效果[82]。这些手术选择包括真皮脂肪移植、局部 / 带蒂皮瓣和游离组织移植。

可以使用真皮脂肪移植,这些是更大的游离脂肪移植,附着在上面的真皮上。首先将皮肤原位去上皮化,然后将移植物作为一个整体收获。

之前已经描述过局部带蒂皮瓣重建头、颈部缺损及畸形的方法。但是,皮瓣体积的不足限制了其在广泛软组织缺损病例中的应用（图 35.9）。最常见的选择是以颞浅区为蒂的软组织瓣,将其旋转向下填充更表浅面部凹陷。也有报道将游离的真皮脂肪移植物夹在折叠的颞浅筋膜之间形成类似三明治样结构实现增加皮瓣的体积[83]。

许多游离皮瓣已应用于纠正 PHA 患者的面部轮廓畸形,包括肌肉、脂肪以及常用的联合各种组织的组织瓣,其优点要超过任何单一类型的组织瓣。较小的面部凹陷可采用较小的肌瓣或筋膜瓣进行重建,例如股薄肌瓣及前臂筋膜脂肪瓣[84]（图 35.10）。另外,腹壁下动脉穿支（deep inferior epigastric perforator, DIEP）可以营养大容积的软组织瓣。对于较胖的患者,大网膜也可提供足量的软组织填充用的脂肪[16,85,86]。网膜可由胃左网膜动脉或胃右网膜动脉供血,可以采用传统的开腹方法或腹腔镜的方法经

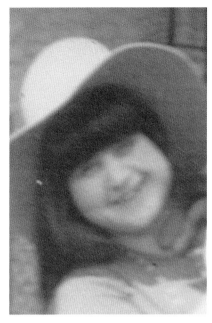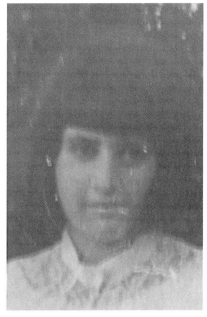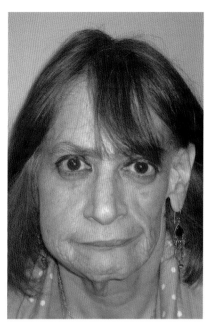

图 35.9　一位进行性半侧面部萎缩的 59 岁女性患者。采用管型皮瓣由腹部移植到腕部,最终通过腮旁切口移植到面部

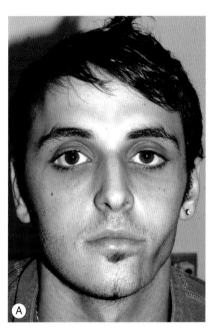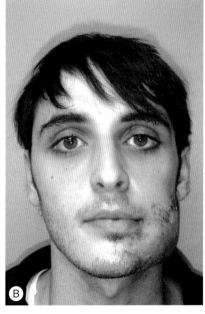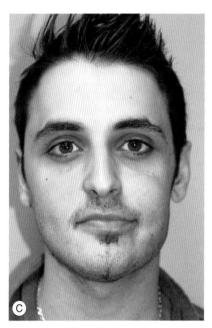

图 35.10　（A）20 岁男性患者术前照片,局部渐进性的半侧面部萎缩主要累及左侧下面部。（B）制备并移入游离股薄肌瓣术后的照片。（C）行股薄肌瓣修薄的术后照片

腹采集。网膜缺内部的支撑性结构,随着时间推移,常常会出现组织下垂。其他可供选择的皮瓣包括:腹壁浅动脉皮瓣[87,88]、横腹直肌肌皮瓣[89]和胸三角皮瓣[90,91]。1984年,Song 等首次报道了股前外侧脂肪筋膜皮瓣的制备及应用[92]（图 35.11）。其优点在于可在仰卧位时并远离受区制备出大面积、血供可靠的有效皮瓣;可结合邻近的肌肉组织以增加皮瓣体积;皮瓣具有相对较长血管蒂。供区可在张力较小情况下直接关闭,或植皮修复。其缺点在于皮肤穿支血管可具有一定的变异性;因为血管蒂走行在肌肉内,当希望获得足够的长度时,解剖分离非常困难[93]。如果需要

增加骨量,可采用带血管蒂的肋及肋软骨合并背阔肌肌皮瓣共同移植的方法来治疗[94]。

肩胛与肩胛旁皮瓣

以旋肩胛动脉为蒂的肩胛及肩胛旁筋膜脂肪瓣,是填补面部体积缺损的最佳皮瓣（图 35.12）[95-98]。其优点在于皮瓣制备相对简单、供区瘢痕藏于躯干后、造成的功能损伤最小。其缺点在于需在患者俯卧或侧卧位时制备。作者更倾向于侧卧位,这样患者术中就不需要翻身。但这样的话,对侧面部显露不足,如需要术中进行比较时较为困难。

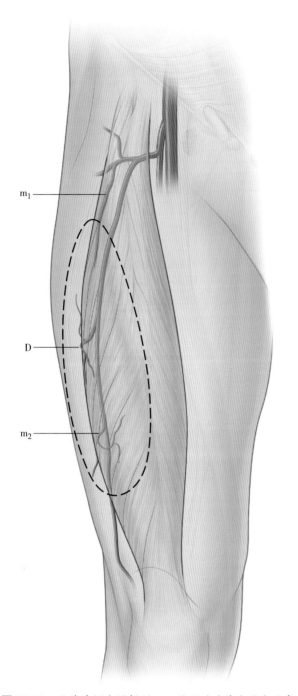

图 35.11 股前外侧皮瓣解剖。D,旋股动脉降支的皮肤穿支;m1,旋股外侧动脉横支的肌皮穿支;m₂,旋股外侧动脉降支的肌皮穿支

在面部软组织修复填充术前,首先要对选择的局部带蒂皮瓣或远位游离皮瓣进行标记(图 35.13A)。此操作应在患者进入手术室前进行。进而,以 X 线片显示出缺损部位的透视图(图 35.13B)。如需采用肩胛或肩胛旁皮瓣,患者麻醉后应小心将其摆放成侧卧位或取仰卧位并旋转一侧肩膀以暴露躯干后部。旋转皮瓣血管蒂的尖端,从小圆肌、大圆肌及肱三头肌长头围绕的三边孔穿过。以多普勒超声检查可确认相应血管位于此三角区。腋动脉分支出肩胛下动脉,

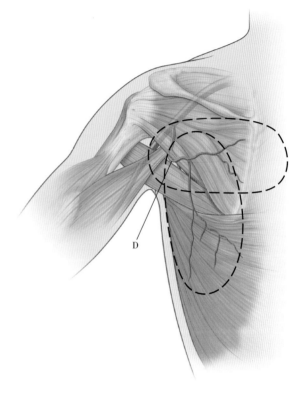

图 35.12 旁肩胛皮瓣的解剖。D,旋肩胛动脉

肩胛下动脉发出约 1~4cm 后,再分出旋肩胛动脉。有时,旋肩胛动脉可直接由腋动脉直接发出。旋肩胛动脉通常有成对的静脉伴行,而肩胛下动脉则有单一的静脉伴行。旋肩胛动脉穿过三角区进入躯干后面,发出肩胛血管横行皮肤分支及纵向的肩胛旁分支。后者供血于肩胛旁皮瓣。继而,可依据缺损部位的 X 线透视图来评估修复所需的最大软组织量(图 35.13C)。

供区和受区的切口处,需注射利多卡因和肾上腺素盐水。眼部需涂以润滑剂,并可进行暂时性的睑缘缝合以保护角膜。稀释碘附溶液消毒面部以预防角膜炎。手术开始后,首先在面部剥离出皮下腔隙。剥离的范围须越过萎缩病灶的外缘,以保证面部轮廓的过渡。选择合适的受区血管以供吻合。在剥离结束后在皮肤封套内,用双极电凝和海绵填塞彻底止血。

随后,可在躯干后区制备肩胛皮瓣,此时无需将患者完全翻转过来。解剖分离时,应首先确定斜方肌和冈下肌的位置,以作为皮瓣的重要解剖标志。解剖过程应从内侧向外侧、从下方向上方进行。最好于肌筋膜上方的疏松结缔组织层掀起皮瓣。如果皮瓣掀起时已深入筋膜层,在三边孔由于蒂部的存在会在解剖上变得难以识别。

此皮瓣可以完全地去除上皮并埋入皮下,或保留细小的皮蒂和切口缝合,用于术后皮瓣监测(图 35.13D)。皮瓣的尖端应修整成适应于相应皮肤的轮廓,并在外部缝合固定。需多点缝合固定,每一个点上均以窄卷凡士林纱布(油钉)缝合支撑。缝合方法为以平滑尼龙线或聚丙烯缝线从凡士

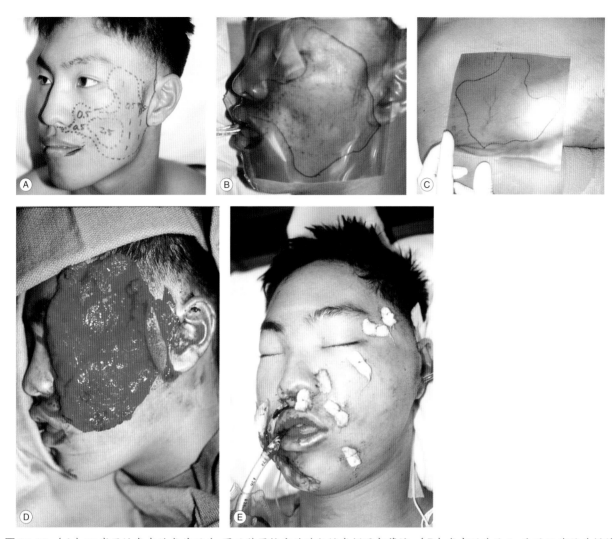

图 35.13 （A）25 岁男性患者的术前照片,累及范围较广的进行性半侧面部萎缩。（B）术中照片显示,应用 X 线胶片描计受累区域并评估所需软组织量的作用。（C）术中照片显示在制备游离旁肩胛瓣前应用转移模板。（D）皮瓣插入前,组织瓣置于患侧面部前术中照片。注意图中皮瓣近端部分留置出薄的、垂直的皮肤蒂,用于监测术后皮瓣的存活情况。（E）移入游离肩胛旁组织瓣后的术中照片。注意图中采用凡士林纱卷支撑固定皮瓣,将其远端边缘填充于相应的皮下腔隙中

林纱卷的一侧,穿过皮肤到达皮下腔隙,以褥式缝合挂住皮瓣,再从腔隙内进针在进针口附近皮肤穿出,至凡士林纱卷的另一侧,留置长线,并将其余的缝合点就位。全部完成后,顺序打结,以确保皮瓣平铺充满解剖腔隙(图 35.13E)。

面部术区留置一根小的引流物,供区部位留置另一个大的引流物。当引流量不大时,前者可在出院前拔除。后者需要留置更长的时间,以便其继续排出积液。逐层关闭切口并于面部应用枯草菌素敷料包扎,避免皮瓣受压。

即便是无皮肤蒂的皮瓣,也应于手术后首日每小时记录 1 次经皮肤的多普勒超声信号检查;于术后次日每 2 小时记录 1 次。患者术后首夜应禁食,然后逐步到清淡饮食最后至普食。

正颌手术治疗

学界已经观察到,症状出现越早,骨性萎缩进展越

快[99]。在严重的情况下,软组织增加可能不足以掩盖患者的面部和咬合不对称。正畸和正颌联合手术治疗 PHA 的骨骼畸形包括:①颧骨复合体和上颌发育不全,可引起眼眶畸形和颧上颌压缩性畸形;上颌骨向上和向后倾斜,体积缩小;②下颌骨发育不全,特别是升支发育不全,导致颏部和咬合平面明显偏移[100]。

术前固定矫治器(牙套)通常需要为术后正常咬合做准备,便于术中移动和术后颌位保持。术后需要一段时间的正畸治疗,以达到最佳的咬合效果。用于治疗上颌和下颌骨 PHA 畸形的外科手术包括 LeFort Ⅰ 截骨术、下颌根尖下全截骨术、MEDPOR 种植体、骨缺损植骨、肋骨植骨、下颌骨延长、颏部成形术和下颌骨牵引[100-102]。通常情况下,重建手术会推迟到疾病过程停止。PHA 对口腔面部功能和外观的影响可能是深远的。在疾病发病时进行正畸转诊是很重要的,因为在面部生长和牙齿发育的活跃阶段进行治疗有助于实现优化功能和美学效果的综合目标。

结果、预后及并发症

以对称性为终极目标来看,软组织填充的术后效果通常都很好。修复重建的成功主要依赖于确定受累的组织类型、明确缺损部位以及选择适当的治疗策略。可合理采用多种治疗方案,通常能达到更佳效果。

二期手术

软组织一旦移入,每一种治疗方案都包括修整的步骤。能以一次手术就将修复病变所需的组织量精确获取并精准就位是极为罕见的。术中组织不断水肿,也会使正常组织和缺损组织的界限变得模糊。

首次修整应在皮瓣术后6个月以上进行,以便让水肿消退,在皮瓣周围建立血供。面部轮廓仍处于改建期,等待越久效果越好。皮瓣修薄应用直接切除术或脂肪抽吸术,或两者结合应用。

通常,沿既往的手术切口足以掀开皮瓣。在6个月时,断蒂往往不再会导致皮瓣损伤。然而,仍应熟知血管蒂的位置,以避免损伤、减少出血。同时,可再次使用外支撑固定皮下的软组织就位。建议对皮瓣行持续的改进,解决部分顽固的问题。

皮瓣修薄是皮瓣修整的一个方面,修整另一方面是对仍遗留的不足应进一步增加软组织,对于后一种情况,可以将邻近的过于臃肿的皮瓣组织旋转至组织量缺乏的部位。同样的,对于需要小面积修复的患者,可采用自体脂肪或异体材料填充。

参考文献

1. Parry C. *Collections From Unpublished Medical Writings of the Late Caleb Hillier Parry*. Vol. I. London: Underwoods; 1825:478.
2. Romberg M. *Trophoneurosen in Romberg's Klinische Ergebrisee*. Berlin: Forstner; 1846:75–81.
3. Eulenberg A. *Lehrbuch der Functionellen Nervenkrakheiten*. Berlin: Hirshwald; 1871.
4. Wartenberg R. Progressive facial hemihypertrophy. *Arch Neurol Psychiatr*. 1945;54:75–96.
5. Pensler JM, Murphy GF, Mulliken JB. Clinical and ultrastructural studies of Romberg's hemifacial atrophy. *Plast Reconstr Surg*. 1990;85:669–676.
6. Rogers BO. *Progressive Facial Hemiatrophy: Romberg's Disease; a Review of 772 Cases*. Third International Congress in Plastic Surgery. Amsterdam: Excerpta Medica; 1964:681.
7. Lewkonia RM, Lowry RB. Progressive hemifacial atrophy (Parry–Romberg syndrome) report with review of genetics and nosology. *Am J Med Genet*. 1983;14:385–390.
8. Blair B, referred to by Padgett E and Stephenson K. *Plastic and Reconstructive Surgery*. Springfield: CC Thomas; 1948:569.
9. Sarnat BG, Greeley PW. Effect of injury upon growth and some comments on surgical treatment. *Plast Reconstr Surg (1946)*. 1953;11:39–48.
10. Neumann CG. The use of large buried pedicled flaps of dermis and fat; clinical and pathological evaluation in the treatment of progressive facial hemiatrophy. *Plast Reconstr Surg (1946)*. 1953;11:315–332.
11. Crockford DA, Converse JM. The ilium as a source of bone grafts in children. *Plast Reconstr Surg*. 1972;50:270–274.
12. Longacre JJ, Destefano GA. Reconstruction of extensive defects of the skull with split rib grafts. *Plast Reconstr Surg (1946)*. 1957;19:186–200.
13. Kiskadden WS, McGregor MW. Report of a case of progressive facial hemiatrophy with pathological changes and surgical treatment. *Plast Reconstr Surg*. 1946;1:187–192.
14. Rees T. Facial atrophy. *Clin Plast Surg*. 1976;3:637–646.
15. Rees T, Ashley F, Delgado J. Silicone fluid injection for facial atrophy: A ten-year study. *Plast Reconstr Surg*. 1973;52:118–127.
16. Wallace JG, Schneider WJ, Brown RG, et al. Reconstruction of hemifacial atrophy with a free flap of omentum. *Br J Plast Surg*. 1979;32:15–18.
17. Siebert JW, Longaker MT. Aesthetic facial contour reconstruction with microvascular free flaps. *Clin Plast Surg*. 2001;48:361–366.
18. Upton J, Albin R, Mulliken J, et al. The use of scapular and periscapular flaps for cheek reconstruction. *Plast Reconstr Surg*. 1992;90:959–971.
19. Tollefson MM, Witman PM. En coup de sabre morphea and Parry-Romberg syndrome: a retrospective review of 54 patients. *J Am Acad Dermatol*. 2007;56:257–263.
20. Stone J. Parry-Romberg syndrome: a global survey of 205 patients using the Internet. *Neurology*. 2003;61:674–676.
21. El-Kehdy J, Abbas O, Rubeiz N. A review of Parry–Romberg syndrome. *J Am Acad Dermatol*. 2012;67:769–784.
22. Luer W, Jockel D, Henze T, et al. Progressive inflammatory lesions of the brain parenchyma in localized scleroderma of the head. *J Neurol*. 1990;237:379–381.
23. Chiu YE, Vora S, Kwon EKM, et al. A significant proportion of children with morphea en coup de sabre and Parry-Romberg syndrome have neuroimaging findings. *Pediatr Dermatol*. 2012;29:738–748.
24. Garcia-de la Torre I, Castello-Sendra J, Esgleyes-Ribot T, et al. Autoantibodies in Parry-Romberg syndrome: a serologic study of 14 patients. *J Rheumatol*. 1995;22:73–77.
25. Arkachaisri T, Fertig N, Pino S, et al. Serum autoantibodies and their clinical associations in patients with childhood- and adult-onset linear scleroderma. A single-center study. *J Rheumatol*. 2008;35:2439–2444.
26. Sathornsumetee S, Schanberg L, Rabinovich E, et al. Parry–Romberg syndrome with fatal brain stem involvement. *J Pediatr*. 2005;146:429–431.
27. Torok KS. Pediatric scleroderma: systemic or localized forms. *Pediatr Clin North Am*. 2012;59:381–405.
28. Zulian F, Woo P, Athreya BH, et al. The Pediatric Rheumatology European Society/American College of Rheumatology/European League against Rheumatism provisional classification criteria for juvenile systemic sclerosis. *Arthritis Rheum*. 2007;57:203–212.
29. Blaszczyk M, Jablonska S. Linear scleroderma en Coup de Sabre. Relationship with progressive facial hemiatrophy (PFH). *Adv Exp Med Biol*. 1999;455:101–104.
30. Doolittle DA, Lehman VT, Schwartz KM, et al. CNS imaging findings associated with Parry-Romberg syndrome and en coup de sabre: correlation to dermatologic and neurologic abnormalities. *Neuroradiology*. 2015;57:21–34.
31. Kister I, Inglese M, Laxer RM, et al. Neurologic manifestations of localized scleroderma: a case report and literature review. *Neurology*. 2008;71:1538–1545.
32. Zulian F, Vallongo C, Woo P, et al. Localized scleroderma in childhood is not just a skin disease. *Arthritis Rheum*. 2005;52:2873–2881.
33. Li SC, Torok KS, Pope E, et al. Development of consensus treatment plans for juvenile localized scleroderma: a roadmap toward comparative effectiveness studies in juvenile localized scleroderma. *Arthritis Care Res (Hoboken)*. 2012;64:1175–1185.
34. Korkmaz C, Adapinar B, Uysal S. Beneficial effect of immunosuppressive drugs on Parry-Romberg syndrome: a case report and review of the literature. *South Med J*. 2005;98:940–942.
35. Duymaz A, Karabekmez FE, Keskin M, et al. Parry–Romberg syndrome: facial atrophy and its relationship with other regions of the body. *Ann Plast Surg*. 2009;63:457–461.
36. Sommer A, Gambichler T, Bacharach-Buhles M, et al. Clinical and serological characteristics of progressive facial hemiatrophy: a case series of 12 patients. *J Am Acad Dermatol*. 2006;54:227–233.
37. Lever WF, Elder DE, Elenitsas R, et al. *Lever's Histopathology of the Skin*. 8th ed. Philadelphia: Lippincott-Raven; 1997.
38. McKee PH. *Pathology of the Skin: With Clinical Correlations*. 2nd ed. London: Mosby-Wolfe; 1996.
39. Thorne C, Grabb WC, Smith JW. *Grabb and Smith's Plastic Surgery*. 6th ed. Philadelphia: Lippincott Williams & Wilkins; 2007.
40. Gambichler T, Kreuter A, Hoffmann K, et al. Bilateral linear scleroderma "en coup de sabre" associated with facial atrophy and

neurological complications. *BMC Dermatol.* 2001;1:9.

41. Resende LA, Dal Pai V, Alves A. [Experimental study of progressive facial hemiatrophy: effects of cervical sympathectomy in animals]. *Rev Neurol (Paris).* 1991;147:609–611.

42. Moss ML, Crikelair GF. Progressive facial hemiatrophy following cervical sympathectomy in the rat. *Arch Oral Biol.* 1960;1:254–258.

43. Comi AM. Pathophysiology of Sturge–Weber syndrome. *J Child Neurol.* 2003;18:509–516.

44. Stone J, Franks AJ, Guthrie JA, et al. Scleroderma "en coup de sabre": pathological evidence of intracerebral inflammation. *J Neurol Neurosurg Psychiatry.* 2001;70:382–385.

45. Holland KE, Steffes B, Nocton JJ, et al. Linear scleroderma en coup de sabre with associated neurologic abnormalities. *Pediatrics.* 2006;117:132–136.

46. Aberer E, Stanek G. Histological evidence for spirochetal origin of morphea and lichen sclerosus et atrophicans. *Am J Dermatopathol.* 1987;9:374–379.

47. Abele DC, Bedingfield RB, Chandler FW, et al. Progressive facial hemiatrophy (Parry-Romberg syndrome) and borreliosis. *J Am Acad Dermatol.* 1990;22:531–533.

48. Wienecke R, Schlupen EM, Zochling N, et al. No evidence for Borrelia burgdorferi-specific DNA in lesions of localized scleroderma. *J Invest Dermatol.* 1995;104:23–26.

49. Raguin G, Boisnic S, Souteyrand P, et al. No evidence for a spirochaetal origin of localized scleroderma. *Br J Dermatol.* 1992;127:218–220.

50. Crikelair GF, Moss ML, Khuri A. Facial hemiatrophy. *Plast Reconstr Surg Transplant Bull.* 1962;29:5–13.

51. Schachner LA, Hansen RC, Happle R. *Pediatric Dermatology.* 3rd ed. Edinburgh: Mosby; 2003.

52. Blaszczyk M, Krolicki L, Krasu M, et al. Progressive facial hemiatrophy: central nervous system involvement and relationship with scleroderma en coup de sabre. *J Rheumatol.* 2003;30:1997–2004.

53. Peterson LS, Nelson AM, Su WP, et al. The epidemiology of morphea (localized scleroderma) in Olmsted County 1960–1993. *J Rheumatol.* 1997;24:73–80.

54. Zulian F, Athreya BH, Laxer R, et al. Juvenile localized scleroderma: clinical and epidemiological features in 750 children. An international study. *Rheumatology (Oxford).* 2006;45:614–620.

55. *Parry–Romberg Syndrome Resource II. Parry–Romberg Initial Symptom Survey.* <http://www.PHAresource.com>. Reported date: October 25, 2008.

56. Schachner L, Hansen RC. *Pediatric Dermatology.* 2nd ed. New York: Churchill Livingstone; 1995.

57. Li SC, Feldman BM, Higgins GC, et al. Treatment of pediatric localized scleroderma: results of a survey of North American pediatric rheumatologists. *J Rheumatol.* 2010;37:175–181.

58. Krafchik BR. Localized cutaneous scleroderma. *Semin Dermatol.* 1992;11:65–72.

59. Arkachaisri T, Vilaiyuk S, Torok KS, et al. Development and initial validation of the localized scleroderma skin damage index and physician global assessment of disease damage: a proof-of-concept study. *Rheumatology (Oxford).* 2010;49:373–381.

60. Fleischmajer R, Perlish JS, West WP. Ultrastructure of cutaneous cellular infiltrates in scleroderma. *Arch Dermatol.* 1977;113:1661–1666.

61. Poser CM, Brinar VV. Epilepsy and multiple sclerosis. *Epilepsy Behav.* 2003;4:6–12.

62. Woolfenden AR, Tong DC, Norbash AM, et al. Progressive facial hemiatrophy: abnormality of intracranial vasculature. *Neurology.* 1998;50:1915–1917.

63. Careta MF, Leite Cda C, Cresta F, et al. Prospective study to evaluate the clinical and radiological outcome of patients with scleroderma of the face. *Autoimmun Rev.* 2013;12:1064–1069.

64. Obermoser G, Pfausler BE, Linder DM, et al. Scleroderma en coup de sabre with central nervous system and ophthalmologic involvement: treatment of ocular symptoms with interferon gamma. *J Am Acad Dermatol.* 2003;49:543–546.

65. Hoang-Xuan T, Foster CS, Jakobiec FA, et al. Romberg's progressive hemifacial atrophy: an association with scleral melting. *Cornea.* 1991;10:361–366.

66. Zulian F. Systemic manifestations in localized scleroderma. *Curr Rheumatol Rep.* 2004;6:417–424.

67. You KH, Baik HS. Orthopedic and orthodontic treatment of Parry–Romberg syndrome. *J Craniofac Surg.* 2011;22:970–973.

68. Foster TD. The effects of hemifacial atrophy on dental growth. *Br Dent J.* 1979;146:148–150.

69. Defabianis P. Scleroderma: a case report of possible cause of restricted movement of the temporomandibular joint with effects on facial development. *J Clin Pediatr Dent.* 2003;27:33–38.

70. O'Flynn S, Kinirons M. Parry-Romberg syndrome: a report of the dental findings in a child followed up for 9 years. *Int J Paediatr Dent.* 2006;16:297–301.

71. Gonul M, Dogan B, Izci Y, et al. Parry-Romberg syndrome in association with anti-dsDNA antibodies: A case report. *J Eur Acad Dermatol Venereol.* 2005;19:740–742.

72. Trainito S, Favero L, Martini G, et al. Odontostomatologic involvement in juvenile localised scleroderma of the face. *J Paediatr Child Health.* 2012;48:572–576.

73. Marzano AV, Menni S, Parodi A, et al. Localized scleroderma in adults and children. Clinical and laboratory investigations on 239 cases. *Eur J Dermatol.* 2003;13:171–176.

74. Fitch PG, Rettig P, Burnham JM, et al. Treatment of pediatric localized scleroderma with methotrexate. *J Rheumatol.* 2006;33:609–614.

75. Kreuter A, Gambichler T, Breuckmann F, et al. Pulsed high-dose corticosteroids combined with low-dose methotrexate in severe localized scleroderma. *Arch Dermatol.* 2005;141:847–852.

76. Uziel Y, Feldman BM, Krafchik BR, et al. Methotrexate and corticosteroid therapy for pediatric localized scleroderma. *J Pediatr.* 2000;136:91–95.

77. Christen-Zaech S, Hakim MD, Afsar FS, et al. Pediatric morphea (localized scleroderma): review of 136 patients. *J Am Acad Dermatol.* 2008;59:385–396.

78. Madasamy R, Jayanandan M, Adhavan UR, et al. Parry Romberg syndrome: A case report and discussion. *J Oral Maxillofac Pathol.* 2012;16:406–410.

79. Premkumar S. *Prep Manual for Undergraduates: Orthodontics.* New Delhi, India: Elsevier; 2008.

80. Bishara, Samir E. Functional appliances: a review. *Am J Orthod Dentofacial Orthop.* 1989;95:250–258.

81. Grippaudo C, Deli R, Grippaudo FR, et al. Management of craniofacial development in the Parry-Romberg syndrome: report of two patients. *Cleft Palate Craniofac J.* 2004;41:95–104.

82. Vaienti L, Soresina M, Menozzi A. Parascapular free flap and fat grafts: combined surgical methods in morphological restoration of hemifacial progressive atrophy. *Plast Reconstr Surg.* 2005;116:699–711.

83. Zhang Y, Jin R, Shi Y, et al. Pedicled superficial temporal fascia sandwich flap for reconstruction of severe facial depression. *J Craniofac Surg.* 2009;20:505–508.

84. Koshy CE, Evans J. Facial contour reconstruction in localized lipodystrophy using free radial forearm adipofascial flaps. *Br J Plast Surg.* 1998;51:499–502.

85. Losken A, Carlson GW, Culbertson JH, et al. Omental free flap reconstruction in complex head and neck deformities. *Head Neck.* 2002;24:326–331.

86. Asai S, Kamei Y, Nishibori K, et al. Reconstruction of Romberg disease defects by omental flap. *Ann Plast Surg.* 2006;57:154–158.

87. Dunkley MP, Stevenson JH. Experience with the free "inverted" groin flap in facial soft tissue contouring: a report on 6 flaps. *Br J Plast Surg.* 1990;43:154–158.

88. Inigo F, Rojo P, Ysunza A. Aesthetic treatment of Romberg's disease: experience with 35 cases. *Br J Plast Surg.* 1993;46:194–200.

89. Coessens BC, Van Geertruyden JP. Simultaneous bilateral facial reconstruction of a Barraquer-Simon lipodystrophy with free TRAM flaps. *Plast Reconstr Surg.* 1995;95:911–915.

90. Fujino T, Tanino R, Sugimoto C. Microvascular transfer of free deltopectoral dermal-fat flap. *Plast Reconstr Surg.* 1975;55:428–434.

91. Shintomi Y, Ohura T, Honda K, et al. The reconstruction of progressive facial hemi-atrophy by free vascularized dermis fat flaps. *Br J Plast Surg.* 1981;34:398–409.

92. Song YG, Chen GZ, Song YL. The free thigh flap: a new free flap concept based on the septocutaneous artery. *Br J Plast Surg.* 1984;37:149–159.

93. Teng L, Jin X, Wu G, et al. Correction of hemifacial atrophy using free anterolateral thigh adipofascial flap. *J Plast Reconstr Aesthet Surg.* 2010;63:1110–1116.

94. Poole MD. A composite flap for early treatment of hemifacial microsomia. *Br J Plast Surg.* 1989;42:163–172.

95. Longaker MT, Siebert JW. Microvascular free flap correction of severe hemifacial atrophy. *Plast Reconstr Surg.* 1995;96:800–809.

96. Siebert JW, Anson G, Longaker MT. Microsurgical correction of facial asymmetry in 60 consecutive cases. *Plast Reconstr Surg.*

1996;97:354–363.

97. Longaker MT, Siebert JW. Microsurgical correction of facial contour in congenital craniofacial malformations: the marriage of hard and soft tissue. *Plast Reconstr Surg.* 1996;98:942–950.

98. Rigotti G, Cristofoli C, Marchi A, et al. Treatment of Romberg's disease with parascapular free flap and polyethylene porous implants. *Facial Plast Surg.* 1999;15:317–325.

99. Moore MH, Wong KS, Proudman TW, et al. Progressive hemifacial atrophy (Romberg's disease): skeletal involvement and treatment. *Br J Plast Surg.* 1993;46:39–44.

100. Hu J, Yin L, Tang X, et al. Combined skeletal and soft tissue reconstruction for severe Parry-Romberg syndrome. *J Craniofac Surg.* 2011;22:937–941.

101. Scolozzi P, Herzog G. Total mandibular subapical osteotomy and Le Fort I osteotomy using piezosurgery and computer-aided designed and manufactured surgical splints: a favorable combination of three techniques in the management of severe mouth asymmetry in Parry-Romberg syndrome. *J Oral Maxillofac Surg.* 2014;72:991–999.

102. Myung Y, Lee YH, Chang H. Surgical correction of progressive hemifacial atrophy with onlay bone graft combined with soft tissue augmentation. *J Craniofac Surg.* 2012;23:1841–1844.

第36章

Pierre Robin 序列征

Chad A. Purnell and Arun K. Gosain

概要

- Pierre Robin 序列征包括舌后坠、小颌畸形,气道梗阻以及可能的继发腭裂的临床症候群。
- Pierre Robin 序列征可以独立存在或为某一综合征的临床表现。
- 该症候群表现多样,需要有效的多学科病情检查。
- 病情检查必须从气道评估开始。
- 对于大多数患有 Pierre Robin 序列征和孤立性舌底气道梗阻的儿童,呼吸窘迫可以通过俯卧位和补充氧气来控制。
- 如果呼吸窘迫不能矫正,需要使用鼻咽通气导管。
- 对于保守措施难以解决的气道问题,可能需要手术干预,主要包括舌唇粘连、下颌撑开或气管造口术。学界关于首选的手术治疗存在争议。
- 营养支持对于大多数患儿非常重要。根据患儿情况,可使用专门的奶瓶、奶嘴、喂养体位和喂养管。
- 因病情涉及多系统,这类患儿需要长期多学科团队治疗。

历史回顾

最早在 1822 年,St. Hilaire 首先描述 Pierre Robin 序列征,随后在 1846 年,Fairbain 也进行了报道[1]。19 世纪末,Taruffi 尝试将这一临床疾病分为小颌畸形和无颌畸形。这表明早在 19 世纪,临床医生便已知晓这一疾病的主要受累部位是下颌骨。1891 年,Lanneloague 和 Monard 报道了 4 例患者,其中 2 例患者伴腭裂。1902 年,Shukowsky 报道了一例因下颌骨发育不全导致呼吸窘迫患者。

尽管有早期报道,但是该疾病仍是以法国口腔学家 Pierre Robin 而命名。Pierre Robin 生于 1867 年,卒于 1949 年。他是法国口腔学院的教授和口腔学杂志的编辑。他对

Pierre Robin 序列征知识体系的主要贡献在于传播。自 1923 年起,他撰写了 17 篇关于"舌后坠"问题的文章,并被认为是这一术语的引进人。他强调了潜在呼吸并发症的严重性和患儿在喂养和体重增加方面的困难[2,3]。Robin 认为较为严重的患者是非常悲惨的,他写道:"我从未看到一个发育不良的下颌骨在上颌骨后方超过 1cm 的孩子能活过 16~18 个月"。为了解决气道梗阻的问题,Robin 应用一种"整体"的装置来保持下颌骨向前,重建正常的上下颌关系。然而,Robin 绘制了很多与这一症候群无关联症状,并将其在新生儿群体中的发病率高估为 3/5(图 36.1)。

1902 年,Shukowsky 通过舌与唇简单的缝合完成了第 1 例唇舌粘连术(toung-lip adhesion,TLA),但直到 1911 年才公开发表。仅一例患者获得成功,另一例因缝线穿过舌头而死于窒息。在此期间,唇舌粘连术的应用未得到广泛的认可。随后的 40 年,这一症候群呼吸窘迫的治疗包括各种置于下颌骨上的外置式牵引装置。例如一种装置是儿童后背支具携带面具,并通过它实施牵引。保持 4 周,通常能成功缓解气道梗阻。但是,这一方式导致明显的颞颌关节强直。随后,在 20 世纪 40 年代,Douglas 发表了一种完善的唇舌粘连术并使这一技术再现[5]。

自初期的描述以来,随着对其发病机制的理解的加深,Pierre Robin 序列征的命名也逐步改进。最初,这一临床症候群被命名为"Pierre Robin 综合征"。1976 年,Gorlin、Pinborg 和 Cohen 注意到这一疾病并非综合征,而将其命名为"Pierre Robin 形态缺陷"[6]。"形态缺陷"一词用于描述其病因学上的非特异性复合体,它可出现在各种已知或未知的综合征中或独立存在。有作者开始应用"Robin 复合体"一词,但在 1984 年,就被 Pashayan 和 Lewis 提出的"Pierre Robin 序列征"(Pierre Robin Sequence,PRS)或"Robin 序列征"所替代[7]。Purists 认为命名不应包括姓名里的名字,而倾向于应用"Robin 序列征"。

近 30 年来,随着牵引成骨术的发展,学界出现了新的争

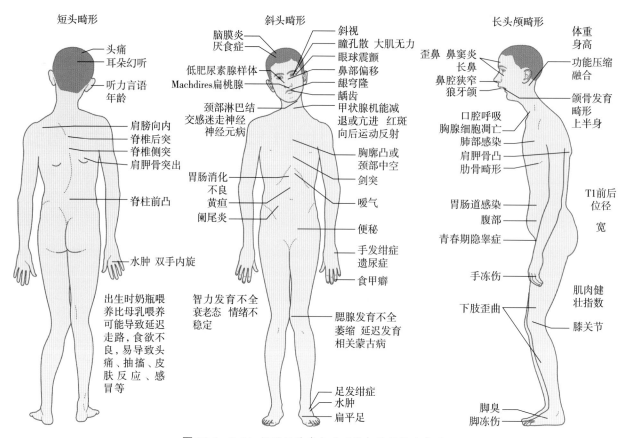

图 36.1　Robin 假设了许多与舌后坠相关的临床表现

论，并陆续发表了许多新的技术和书籍。所有这些努力都是为了缓解舌底的梗阻这一目的。随着新技术的出现，"哪种外科技术最好"的争议似乎仍将会继续。

过去 30 年，关于 PRS 的诊断、自然史和治疗出现了重大的争论。这一辩论的一个重要部分围绕着牵引成骨（distraction osteogenesis，DO）的普及和该技术在 PRS 中的适应证。目前，治疗思路似乎正在向扩大牵引成骨的指征转变；然而，由于缺乏良好设计的临床研究用以评估 TLA 和 DO 的长期结果，限制了对这些手术效果做最终的判断。

基础科学 / 疾病进程

Pierre Robin 序列征包括舌后坠、小颌畸形、气道梗阻和可能发生在继发腭的裂隙的临床症候群。"舌后坠"一词是指舌向后移位而阻塞气道，而非舌增大。腭裂不是诊断所必须，可呈 U 形或 V 形，出现在大约 50% 的患者中（图 36.2）。Pierre Robin 序列征可独立存在，也可出现在某综合征患儿的临床表现中[8-10]。

Pierre Robin 序列征的发病率相差很大，新生儿发病率估计 1/20 000~1/8 500[10-12]。除罕见的 X- 连锁综合征相关性外，在发病率方面没有性别差异。

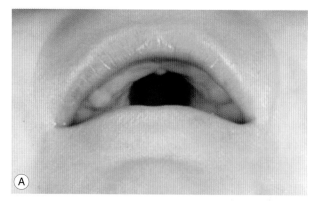

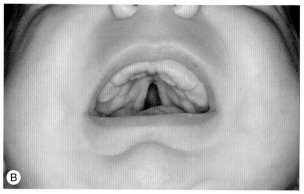

图 36.2　（A）Pierre Robin 序列征患儿表现典型的 U 形腭裂。（B）Pierre Robin 序列征的腭裂也可呈 V 形

Pierre Robin 序列征病因不明。这类临床问题被认为是一种序列征,有很多可能的病因。在分析病因前,清楚地认识综合征和临床序列征之间的差异很重要。综合征是指一组症状和体征,表现有一定差异,但最终均起因于一个病理损害。序列征指一些畸形谱,可能由不同疾病某一过程所激发,但最终集中于同一表现。这一区别是恰当的,因为部分 Pierre Robin 序列征是综合征型,例如伴发 Stickler 综合征的病例。反之则未必如此,并非所有 Stickler 综合征患者都有 Pierre Robin 序列征的表现(图 36.3)。

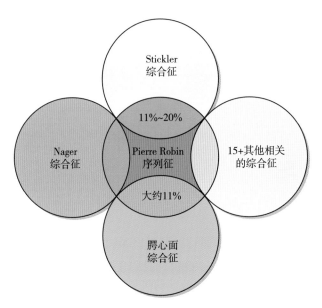

图 36.3　有许多综合征与 Pierre Robin 序列征相关,但 Pierre Robin 序列征可独立存在

Pierre Robin 序列征的病因上不完全明确,很可能是多因素导致的。Shprintzen[13] 推测其病因是多因素的。如果患儿患有相关综合征,如 Treacher-Collins, Nager 或 Stickler 综合征,下颌骨可能被归类为下颌后缩,这叫“畸形”病因。后缩的下颌骨也可能源于“变形性”病因,例如子宫内生长受限。子宫内生长受限的原因有多胎,羊水过少或子宫畸形。他们会使患儿的颏部向胸部收缩,限制其生长发育。

Chiriac 及其同事等[14] 提出了 Pierre Robin 序列征病因学的三个假说,在“机械理论”中,在孕 7~11 周各种病因可激发下颌骨发育不良,导致舌体抬高,干扰侧腭突从垂直方向朝水平方向的生长运动(图 36.4)。研究人员通过制造子宫局缩的实验动物模型模拟这一理论[15,16],导致实验动物出现与 Pierre Robin 序列征一致的症候群。有人认为由于舌的阻碍作用可引起 U 形腭裂,但其他人认为腭裂可为 U 形或 V 形。在“神经发育延迟理论”中,在舌、咽和上颚的肌肉系统中出现神经肌肉发育延迟。这种延迟现象可在这些患者的肌电图上发现。在“菱脑神经胚发育不良理论”中,菱脑的运动和调控系统与发育过程中主要的并发症相关。

Cohen[17] 也描述了几个不同的发病机制:畸形、变形和结缔组织发育不良。最后一个机制论证了结缔组织发育不良疾病与 Pierre Robin 序列征的联系。Pierre Robin 序列征和 Stickler 综合征是其中一个典型的例子。很多作者同意子宫内接触致畸剂导致 Pierre Robin 序列征,可能的致畸剂包括酒精、三甲双酮和乙内酰脲。

由于 PRS 的多综合征型及其多因素的发病机制,遗传分析较为复杂。Cohen[18] 在 1978 年报道了多达 18 种与 PRS 相关的症状。目前公认的关联列表相当广泛(框 36.1)。

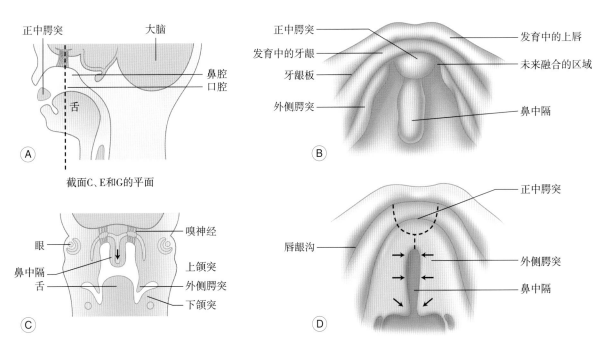

图 36.4　(A~H)舌和上腭的胚胎学对于理解 Pierre Robin 序列征的腭裂很重要,向后移位的舌阻碍侧腭突从垂直位向水平位的移动

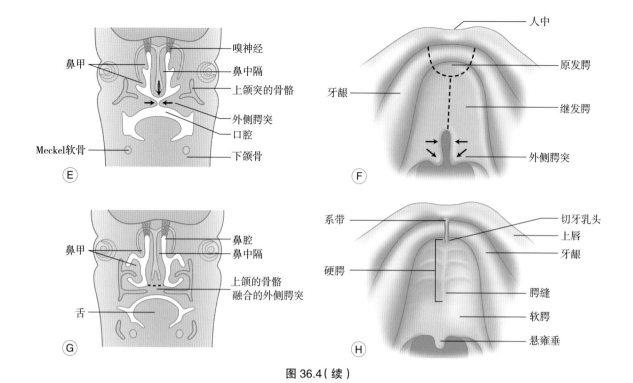

图 36.4（续）

框 36.1　有很多公认的综合征与 Pierre Robin 序列征相关。可能的基因位点如下 [8, 17, 19-21]

- Abruzzo-Erickson 综合征
- 软骨发育不全 II 型：12q13.11-q13.2, COL2A1
- ADAM 序列征（羊膜畸形，粘连，肢残）
- 羊膜带综合征
- Andersen-Tawil：17q23.1-q24.2, KCNJ2 基因
- Beckwith-Wiedemann 综合征：11p15.5, 11p15.5, 11p15.5, 5q35.p57, H19, LIT1 基因位点
- Bruce-Winship 综合征
- Campomelic 综合征
- Carey-Fineman-Ziter
- Catel-Mancke 综合征
- Cerebrocostomandibular 综合征
- CHARGE association
- Chitayat 综合征
- 胶原 XI 基因序列
- 先天性肌强直性发育不良
- Del（4q）综合征
- Del（6q）综合征
- 骨畸形性发育不良
- 远端关节挛缩 -Robin 序列征
- Donlan 综合征
- Dup（11q）综合征
- 股骨发育不全异常面容综合征
- 胎儿酒精综合征
- Froster 挛缩 - 斜颈综合征
- Kabuki 综合征

- Larsen 综合征：3p14.3, FLNB（Filamin B）基因突变
- Marshall 综合征：COL11A1
- Martsolf 综合征：1q41 基因编码蛋白 RAB3GAP2
- Miller-Dieker 综合征：17p13.3
- Mobius 综合征：13q12.2-q13
- Nager 综合征：9q32
- PARC 综合征（皮肤异色病，秃头，下颌后缩，腭裂）
- 永存左上腔静脉综合征
- 腘窝翼状赘蹼综合征
- 轴后性肢端面骨发育不全（Miller 综合征）
- 桡肱骨结合
- Richieri-Costa 综合征
- Robin- 少指综合征
- Sanderson-Fraser 综合征
- 先天性脊椎骨骺发育不良：12q13.11-q13.2, COL2A1
- Stickler 综合征：12q13.11-q13.2, COL2A1, COL9A1, COL11A1, COL11A2
- Stoll 综合征
- Toriello-Carey 综合征
- Treacher-Collins 综合征："treacle" 基因突变（TCOF1），位点 5q32-q33.1
- 腭心面综合征：22 号染色体 q11.2 带微缺失
- Weissenbacher-Zweymuller 综合征（耳 - 脊柱 - 大骨骺发育不良）（Stickler 综合征 II 型或"非眼型 Stickler 综合征"）：COL11A2 基因位点 6p21.3

与 Pierre Robin 序列征最相关的综合征是 Stickler 综合征,该综合征与 PRS 病例的 11%~20% 相关[8-10, 22, 23]。这种结缔组织疾病存在多种亚型,最常见的是常染色体显性遗传。致病基因包括 COL2A1(12q13,占 80%~90% 的病例)、COL9A1、COL11A1(1p21)或 COL11A2(6p21),它们影响 Ⅱ、Ⅸ 或 Ⅺ 型胶原蛋白[24]。Stickler 综合征以正中裂、中面部扁平、下颌骨发育不良、鼻梁低平、人中过长、内眦赘皮、突眼、视网膜脱离、白内障、关节过度伸张和感觉神经性耳聋为特征。可以对致病基因进行分子遗传检测,但大多数情况下,最初的诊断是依据临床表现。

另一个相关的综合征是 Shprintzen 综合征,或称腭心面综合征,占 PRS 病例的 11%[23]。其发病机制被认为是继发于 22q11 缺失。临床特征包括腭裂、下颌后缩、上唇和人中过长、长面、杏眼、宽鼻、小耳、传导性耳聋、细长的手指、甲状旁腺功能减退、免疫功能紊乱和学习障碍。心胸畸形包括肺动脉瓣闭锁、室间隔缺损和肺动脉发育不良。大约 21% 的患者患有小颌畸形,11% 患有腭裂[25]。

Nager 综合征,或肢端骨发育不良,是一种罕见的综合征,可表现为常染色体隐性遗传,或更常见的常染色体显性遗传[26, 27]。多数病例为基因 SF3B4 单倍不足所致[28]。颅面特征类似于 Treacher Collins 综合征,眼睑裂向下倾斜,下颌和颧骨发育不全。此外,这些患者可能有拇指、桡骨发育不全或发育不全,偶尔还有矮小的下肢畸形。常出现腭裂。下颌骨发育不全可能很严重,患者没有正常的下颌骨生长潜力[26, 27]。

诊断 / 患者表现

PRS 的严重程度可以是多种多样的。继发性呼吸障碍的情况也各不相同;这些症状从轻微(多导睡眠图显示轻微)到严重(需要在出生时紧急插管)不等。在严重的病例中,可发生周期性的低饱和度,并伴有缩回、喘鸣或缺氧和低氧性神经损伤。如果不治疗,这些儿童可能会发展成肺心病。由于舌尖下垂,患有舌尖挛缩症的儿童始终存在局限于舌根水平的梗阻。然而,同步气道病变在 PRS 中是常见的,发病率高达 28% 的患者[29, 30]。最常见的是喉软化症,10%~15% 的早产儿有声门上结构支持的缺失。心脏异常也常与 PRS 相关。在 14%~30% 的病例中,先天性心脏缺损与 PRS 有关[31-33]。心脏检查结果可以是孤立的,也可以是综合征相关性的结果。心脏异常的存在与最初进入重症监护病房的 PRS 患者的死亡率增加有关[33]。

患有 PRS 的婴儿也可能出现喂养困难和发育不良。进食不良、进食时间长、进食时缺氧、呕吐、误吸、频繁的肺炎和胃食管反流疾病都是可能的。该队列中发育不良有双重因果关系,一方面是摄入不足,另一方面是呼吸努力增加和喂养时间延长导致代谢需求增加[34]。PRS 的喂养困难是多因素。通过降低胸腔内压力,气道受损可导致胃食管反流,而反流可加剧呼吸问题[35]。此外,患有 PRS 的儿童食管运动异常,综合征性 PRS 患者经常有异常的口腔和 / 或面部肌肉神经支配[36-38]。

随着学界对 PRS 的理解和治疗方案的发展,对死亡率的估计也有所改善。如上所述,Robin 对任何患有 PRS 的儿童描绘了一幅暗淡的画面[39]。1946 年,Douglas 报道了使用保守治疗方法,死亡率超过 50%[5]。学界认为,主要死亡原因是继发性的呼吸问题。1994 年,Caouette-Laberge 等将死亡率分层分为 3 组。对于俯卧位呼吸充足且有能力喂奶的患者,死亡率为 1.8%,如果需要灌胃喂养的患者,死亡率可增至 10%。在需要气管插管和灌胃喂养的呼吸窘迫患者中,死亡率进一步上升至 41%。最近,Costa 等描述了一项为期 11 年的 181 例患者的研究,总死亡率为 16.6%。伴随的心脏和神经畸形是死亡率的最大预测因素。在孤立的 PRS 患者中没有死亡病例[33]。

患者选择

虽然 PRS 的产前诊断可以成功完成[41-43],但绝大多数病例是在出生第一天或之后发现的[44]。疑似 Pierre Robin 序列征的儿童最好安置在有儿科多学科团队的三级医疗机构,该治疗团队包括小儿呼吸科专家、遗传学家、语言治疗师、营养师、麻醉师、耳鼻喉科专家和颅面外科医生[45]。

患儿最初的治疗是在产房中进行的。呼吸窘迫是致命的,因此气道管理至关重要。对疑似 Pierre Robin 序列征的儿童,根据美国儿科学会新生儿复苏指南给予俯卧位和吸氧复苏措施。如果无效,可尝试应用喉罩(laryngeal mask airway, LMA)或鼻咽气道(图 36.5)。如果这一方式失败,可在纤维喉镜帮助下进行气管插管术[46]。由于后缩的下颌骨和舌后坠,有许多特殊的插入气管导管的方法描述,但均在手术室特定环境下[46, 47]。所有的前期步骤依据新生儿的心肺功能状态,内科医生气道管理技能和适当设备的可用性而定。如果紧急状态下,所有这些均失败,可行紧急气管切开术[48]。如果患儿产前诊断为多发性先天畸形,也可选择体外治疗(子宫外产时治疗)。用这个方案,可确保仍有胎盘血液循环的患儿通气通畅。一旦气道安全,则可以进一步评估。

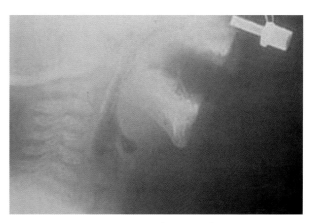

图 36.5　侧位 X 线片显示鼻咽通气管绕过舌根梗阻

Pierre Robin 序列征患儿的治疗未必从产房开始,如非综合征型 Pierre Robin 序列征,患儿症状可能较轻[49]。一旦临床怀疑 Pierre Robin 序列征,病情检查应按部就班逐步开始。病情检查应集中于 Pierre Robin 序列征患儿正承受的主要问题:氧饱和度下降和喂养困难。同时要牢记任何前期尝试失败的治疗措施。需要多种模式来充分评估患者的气道损害程度并指导治疗。

应收集完整的病史,包括患儿母亲的既往史和产前情况。不应仅专注于明显的解剖异常,其他病理情况也会有作用。既往史的关键点是患儿母亲的饮酒史、药物服用史、孕期感染史、产前保健和筛查,综合征的家族史。

必须对特征性的下颌骨进行评估。需要测量小下颌的生长发育,应用木质的棉签,可以很简单地测量上下颌间距(maxillary-mandibular discrepancy, MMD)[49,50]。棉签顶在下颌牙槽骨牙龈的前面,在上颌牙槽骨牙龈的前面位置做标记(图 36.6)。如果不是系统有序测量,数值会有很大的变化。俯卧位时,下颌骨有后坠的趋势,因此上下颌间距应在患儿直立位时获取。上下颌间距不应是选择 Pierre Robin 序列征患儿治疗方法的绝对指标。有学者认为上下颌间距在 8~10mm 是手术治疗的指征。Robin[51] 曾认为当上下颌间距超过 10mm,患儿活不过 18 个月。然而,在实践中,这个距离应该作为选择治疗方式的指导,而不是绝对的。手术指征应由整体临床情况和其他客观评估得出。

对于临床疑似 Pierre Robin 序列征患者,通气评估对于选择适当的治疗方案至关重要。如临床患者一定存在呼吸道梗阻,临床医生必须对氧饱和度降低进行评估。从出生到下颌骨自身内在生长帮助舌根不再堵塞气道或口咽部的肌肉系统恢复维持气道通畅功能等阶段,氧饱和度下降可以随时出现。有人认为在 Pierre Robin 序列征新生儿前 4 周,气道梗阻发生的频率会有所增加。因此,简单的评估后不应做出错误的安全判断。在 Gosain 及其同事[49]进行的一项系列研究中,18 例患者出生后第一周即出现气道梗阻,而 3 例患者在 12~33 个月龄才出现。初始气道评估应包括不同生理状态下连续的脉搏血氧仪监测,例如患者清醒时,睡眠时和喂养时。监测时间要求:新生儿睡眠监测至少 12 小时,儿童定期睡眠监测。氧饱和度下降的标准被界定为任何时间发生的任一次血氧饱和度数值小于正常的 80% 或血氧饱和度数值小于正常 90% 占监测时间的 5% 及以上[49]。初始气道评估的第二部分是正式的多导睡眠图,包括鼻咽气道到位和不到位。多导睡眠描记术有助于识别隐匿性阻塞性睡眠呼吸暂停(obstructive sleep apnea, OSA),这种情况在超过 50% 的 PRS 患者中存在,而且通常相当严重[34,52,53]。如果阻塞性睡眠呼吸暂停在鼻咽气道到位后得到缓解,这提示(但不能证实)梗阻孤立于舌根。如果患者在连续脉搏血氧仪上有低饱和度或在多导睡眠图上有阻塞性睡眠呼吸暂停,则对气道进行内镜评估。

鼻内镜检查包括鼻内镜检查和支气管内镜检查。这对显示正确的梗阻水平至关重要。分为 3 个主要类别:无可见的气道梗阻,声门下气道梗阻,舌根水平气道梗阻。发现

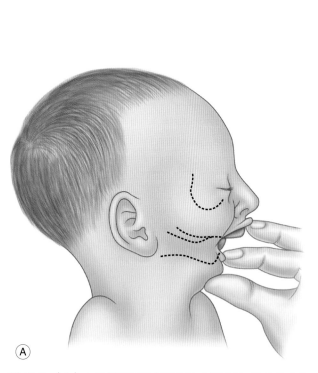

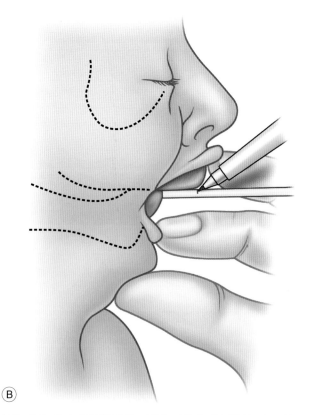

(A)　　　　　　　　　　　　　　　　　(B)

图 36.6 (A)上下颌间距的客观测量应标准化:患儿直立位,并轻扶下颌,防止其旋转移位。(B)测量上下颌间距:在一根棉签上标记从下颌牙槽骨的最前面到上颌牙槽骨的最前面,然后用尺子测量

舌根水平气道梗阻后应格外小心,而非仅仅中止检查。如之前所提到的,患儿可能有双重病损。如果怀疑 Pierre Robin 序列征的患儿鼻咽内镜显示无可见的气道梗阻,需怀疑中枢神经系统或肺部疾病。应该请小儿神经病专家和小儿肺病专家的会诊。

Sher 及其同事[54]通过对 53 例 Pierre Robin 序列征患儿行鼻咽软镜检查,将气道梗阻分为 4 型。1 型气道梗阻被描述为"真性舌后坠",舌在软腭水平下与咽后壁接触(图 36.7)。2 型气道梗阻指舌向后移位,与 1 型一样,但在软腭水平或软腭以上,这样上腭类似三明治式夹在舌与上咽部的咽后壁之间(图 36.8)。3 型气道梗阻指咽侧壁的向内塌陷导致气道梗阻(图 36.9)。4 型气道梗阻指咽腔的塌陷或括约肌样缩窄(图 36.10)。在此分析中,59% 的患者是 1 型,21% 患者是 2 型,10% 患者是 3 型,10% 患者是 4 型。

支气管镜检查是为了排除伴随的声门下气道阻塞。如前所述,同步气道病变在 PRS 中很常见,最常见的是喉腭部[29]。然而,并非所有气道病变都是相同的,喉软化在 PRS 中的作用一直存在争议。由于这种梗阻的自然史是随着时间的推移大多数会消失,一些组将在没有额外干预的情况下治疗 PRS,除非以后需要[55,56]。

应该对所有 PRS 患者进行完整的喂养评估,因为大多数患者都有某种类型的喂养困难,特别是在综合征相关性中[57,58]。首先在孩子的成长图上画出起点和体重的连续趋势。大多数 PRS 患者最初低于第 50 百分位[45]。此外,不进行治疗也可以看到体重下降的趋势。儿童还应由语言治疗师进行正式的评估,包括观察喂养情况并同时进行脉搏血氧测量。患有慢性阻塞性睡眠呼吸暂停综合征的儿童通常会有喂食时间延长和食管不协调的症状[38]。患者在进食时可能会呕吐和咳嗽,甚至出现缺氧。此外,有研究表明,高达 87% 的新生儿患有胃食管反流[35,59]。PRS 儿童已经有吸入性倾向,再加上严重的反流只会加剧这种情况。pH 值探针可用于确定儿童是否能从药物治疗中获益。然而,任何 PRS 患者有反流,标准 pH 监测可能检测不到,所以这些结果应谨慎解释,如果临床高度怀疑,应考虑测压[38]。在语言治疗师的决定下,应该通过电视透视吞咽检查或上消化道检查进行进一步的评估。大多数 PRS 患者将需要临时的补充喂养策略,如鼻胃管[57]。值得注意的是,PRS 患者固有的食管功能障碍在 12 个月时可自行消退[38]。

进一步的病情诊断在体格检查和临床怀疑指导下,由临床遗传学家进行评估。对每一名患有 PRS 的儿童,尤其应进行听力和视力评估。这有两个原因:一是 PRS 通常是 Stickler 综合征的唯一初始表现,二是 PRS 患者通常比其他唇裂患者具有更高的听力损失风险[60-61]。在一组研究中,有 83% 的先天性唇腭裂儿童有一定程度的听力损失,而仅有 60% 的腭裂儿童有听力损失[60]。听力损失在患有 PRS

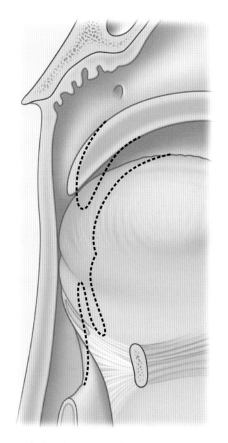

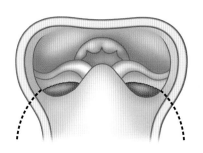

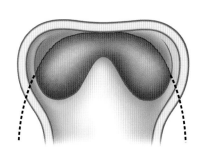

图 36.7　Pierre Robin 序列征患儿行纤维鼻咽镜检查示气道梗阻的类型。1 型气道梗阻被描述为"真性舌后坠",舌在软腭水平以下与咽后壁接触。(Reproduced from Sher AE, Sphrintzen RJ, Thorpy MJ. Endoscopic observations of obstructive sleep apnea in children with anomalous upper airways: predictive and therapeutic value. Int J Pediatr Otorhinolaryngol 1986;11:135.)

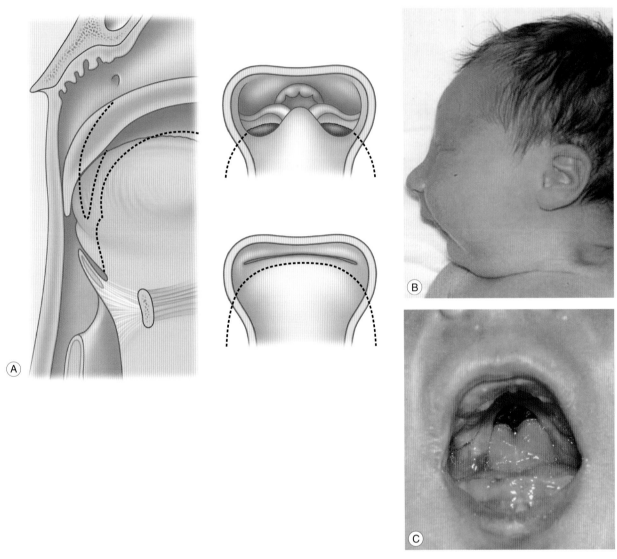

图 36.8 （A）2 型气道梗阻与 1 型气道梗阻一样,舌向后移位,但在软腭水平或软腭以上,这样上腭夹在舌与上咽部的咽后壁之间。（B,C）此儿童患腭裂伴舌超过上腭向颅侧移位

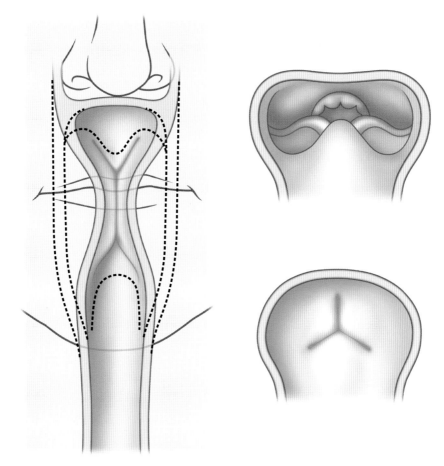

图 36.9 Ⅲ 型气道梗阻指咽侧壁的内壁塌陷导致气道梗阻

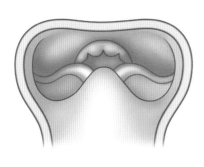

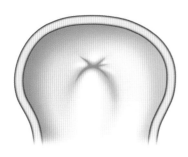

图 36.10 Ⅳ 型气道梗阻指咽腔的塌陷或括约肌样缩窄

的儿童中也更为严重,并且在自然界中具有典型的传导性。尽管中耳和内耳的解剖结构正常,中耳积液的发生率也有所增加。如果有腭裂,腭帆张肌和腭帆提肌的异常插入容易导致咽鼓管功能障碍。由于继发于腭裂的持续回流,咽鼓管口也可能发生慢性炎症。

治疗

由于患儿临床表现的异质性,治疗 PRS 呼吸道梗阻是一个复杂的过程。对于这些患者的诊断检查,必须从最小的创伤、最恰当的方式开始。气道管理主要有两类:非手术和手术。

讨论气道梗阻的治疗之前,必须熟悉其内在的机制。Robin[39] 将其机制描述为下颌骨的后缩导致舌的向后移位。其他学者有类似的报道——舌根覆盖在声门上,起一"球形阀"样作用(图 36.11)。口咽部肌肉的协调性在气道梗阻中也起重要作用。神经肌肉的损伤可能使气道易于塌陷。Delorme 等[62] 描述了颏舌肌的功能不全。在其描述中,颏舌肌缩短,舌向后旋转。Delorme 等进而假设这是导致下颌骨的后缩原因,并且不可逆转。这一理论未被广泛接受,并说

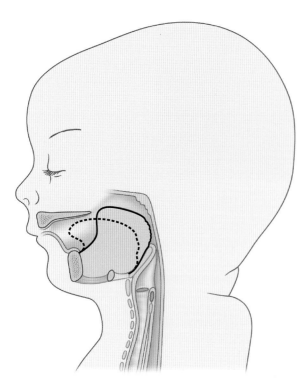

图 36.11 舌向后移位,起一"球形阀"样作用。虚线示舌的正常位置。实线示 Pierre Robin 序列征患者舌的可能位置

明 Pierre Robin 序列征病因学的复杂性和缺乏一致性。继发性气道病变也加重气道阻塞。

另一争论点是腭裂在 Pierre Robin 序列征中起的不同作用。有人认为这一解剖会加重上呼吸道的梗阻。Hotz 和 Gnoinsk 推测舌可能嵌入腭裂,维持舌后位和上呼吸道梗阻(图 36.12)[63]。其他人坚持腭裂作为口鼻的一个空气通道可能是有益的。

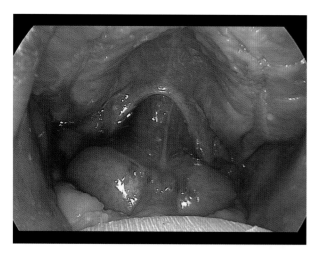

图 36.12 舌尖下垂的内镜图,后移位的舌被夹在腭裂内,口咽完全闭塞

在 PRS 中,下颌骨的自然发育史是一个广泛争论的话题。Pruzansky 最初描述了随着时间的推移,患者下颌骨异常快速的"追赶性"生长,同时气道也有相应的改善随着时间的推移[64]。这一发现被用来证明保守干预的合理性,允许下颌骨在 PRS 中生长并解决气道问题。然而,后来公布的头影测量数据为这一观点增添了细微差别。虽然在许多情况下,在 PRS 中的 MMD 确实随着时间的推移而改善,但上颌也比正常的小,因此正常的牙弓关系并不一定意味着正常的下颌骨大小[49,65-67]。虽然一项精心设计的研究支持孤立的 PRS 下颌骨在 3 个月至 2 岁之间生长速度的增加[68],但来自一个较小队列的项研究没有支持在 2~22 个月之间生长速度的任何增加[69,70]。不同的症状似乎也有不同的下颌骨生长潜力,腭-心-面综合征和 Stickler 综合征比 Treacher Collins、Nager 综合征或双侧半面短小有更正常的生长速度[71]。迄今为止规模最大的研究似乎表明,超过正常的"追赶"生长速度不会在生命的 5 年之后出现;下颌骨,上颌骨和气道在整个儿童时期都比正常对照组小[67,68,71-74]。

非手术气道管理

大多数 PRS 患者(特别是单独的 PRS)可以通过非手术治疗[9,10,12,57,75]。然而,在这些策略中完全评估的重要性再怎么强调也不过分。一旦发现一种干预措施可急性改善氧饱和度,应进行连续脉搏血氧测定仪和多导睡眠图以确认梗阻性症状的解决。之前已经描述了这一群体的急性气道管理方法。俯卧位是气道管理的最初尝试的方法。这一动作将下颌和舌根向前移动。在 1934,Robin[51] 已经描述了这一策略的优势,并由 Sjolin[76] 在 1950 年通过放射影像学获得证实。Cogswell 和 Easton[77] 证明 Pierre Robin 序列征患儿俯卧位时气道气流阻力最小。这种治疗方案可通过给患儿吸氧来获得加强。如果有效,俯卧位必须每天保持 24 小时,包括在喂养,洗澡和换尿布的时候(图 36.13)。如果有足够的父母理解和支持,俯卧位可能是唯一用于 PRS 患者的治疗;然而,始终保持这种状态可能是具有挑战性的。

如果俯卧位无效,应放置直径 3mm 的鼻咽导气管。一些学者推荐放置深度为 8cm 或直至气道梗阻解除。最近的系列研究表明,对 20 个 Pierre Robin 序列征新生儿采用俯卧位和放置鼻咽导气管的治疗取得很好的效果[25,26]。在其报道中,鼻咽导气管平均留置 44 天。需要患儿在此期间一直住院。在另一报道中,在家庭医疗保健服务的帮助下,平均住院天数是 10 天,鼻咽导气管留置的平均时间是 105 天。通过适当的训练,患儿父母可以无需家庭护士的帮助而很好地护理鼻咽导气管。

如果俯卧位失败,则应考虑鼻咽导气管[78]。一些学者建议放置在会厌,或直到阻塞消失。一些机构已经成功地单独使用鼻咽气道进行了 PRS 的长期管理[79-83]。鼻咽导气管的治疗可用于住院患者或门诊患者[81,84]。在迄今为止规模最大的鼻咽部治疗中,有 77 例患者尝试单独使用鼻咽部气道进行治疗。其中 63 人(81.8%)获得了成功治疗,平均住院时间为 10 天。患者出院后,父母的能力被证明和后气道多导睡眠图显示显著改善。在多导睡眠图的指导下,直到气道移除的平均时间为 8 个月。虽然鼻咽气道显然是 PRS 管理的一个可行选择,但它需要父母的重要教育和参与,以及频繁的随

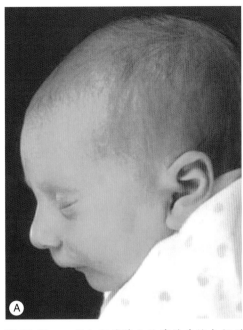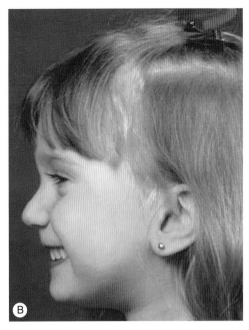

图 36.13　一位仅行俯卧位治疗的非综合征型 Pierre Robin 序列征女性患者的 1 周龄和 3 岁照片,显示非综合征型病例下颌骨的"快速代偿生长"能力

访,或长时间的住院治疗(如果选择住院管理)[79,81,84]。

如果鼻咽导气管无效,需要经鼻持续正压通气,如果成功,则进行长期治疗进一步治疗可包括 LMA 或气管插管[85]。一旦发生呼吸道的紧急情况,由于一些设备可能不能轻易或及时获得,很多步骤可以省略,患儿应立即行气管插管术。

如果内镜检查发现孤立的舌底阻塞,各种腭矫治器已被描述用于治疗[86-89]。这些丙烯酸板的作用是向前推动舌底(图 36.14)。在使用压板最多的报告中,122/134(91%)诊断为 PRS 的新生儿气道阻塞得到了缓解。然而,该压板在缓解喂养困难方面效果较差,26.2% 的患者需要鼻胃或胃造口喂养[88]。

手术气道管理

需要手术治疗的指征:保守治疗无法缓解气道阻塞;家属不能遵守非手术的家庭治疗;儿童综合征相关性预测保守治疗失败;患儿无法拔管;或医疗团队和家属同意进行更具侵入性的治疗。气道管理可以通过软组织或骨骼技术,或气管切开术来完成。这些手术的最佳管理、适应证和禁忌证仍然存在重大的争议[90,91]。世界上各国家、地区和各亚专业之间也存在差异偏好[92,93]。

软组织手术技术

虽然已经开发了许多软组织技术,但都依赖于舌的前部推进来缓解上气道阻塞。舌唇粘连(TLA)由 Shukowsky[4]在 1911 年最先报道,将舌简单地缝在下唇上。这一观念被 Douglas[5]于 1946 年普及。在 Douglas 的技术中,在舌下,沿口底、牙槽骨到下唇剥离出一矩形区域,然后将舌向前拉,创面相对贴,从舌背至颏部行褥式张力缝合。1960 年,Routledge[94]改良了这一技术,而最近又被 Argamaso[95]加以改良。TLA 在许多机构仍然是一种常见的治疗方法,但仍在继续改进。作者首选的技术包括从舌腹面提起一个近端基础的矩形黏膜瓣和从下唇面提起一个互补的上基础黏膜瓣(图 36.15~图 36.18)。皮瓣大约 1cm×1.5cm 大小。注意保护 Wharton 管。如果有一个短而紧的唇系带,系带切开术或系带切除术是有所帮助的。在 Argamaso[95]改良的技术中,通过一个小的骨膜剥离子将颏舌肌从下颌骨上剥离,将舌瓣缝在下唇黏膜下方缺损区,然后通过颏联合后缘一个小的切口,将舌黏膜创面缝在口轮匝肌创面和其前面的软组织上。此外,较粗大的缝线穿舌体肌肉环绕下颌骨。有些学者报道应用不同的方法来实现这一目的,包括应用克氏针或尖锥[95,96]。随后,缝线通常穿过一个纽扣后打结[97,98]。应放置鼻咽通气管并留置 2~3 天。应用鼻饲喂养,伤口愈合前避免吸吮动作。在手术后在监护下拔除气管插管并确保后续气道通畅,在此期间这些患儿应留在重症监护室里。

唇舌粘连断开的时间非常重要。某些学者建议唇舌粘连断开的同时如存在腭裂可行修复术。这一方法导致必要的唇舌粘连断开的推迟和口部主动运动延迟。另外,腭裂修复术和唇舌粘连断开的联合手术可能导致严重的气道水肿和呼吸窘迫。保守的原则是在 1 月龄评估患儿以确保唇舌粘连术有效。然后,每 2 个月评估一次直至唇舌粘连断开。评估的重点是舌头的运动功能,它在婴儿早期活动很弱,并可能是静止的。随着婴儿成熟,舌将呈现有节奏的肌肉运动。舌发育成熟的一个良好的临床标志是对接触做出主动运动。唇舌粘连断开的决定并不仅仅依据于此,还需依据上下颌间距和全面的临床表现。上下颌间距小于 3mm 通常是一个良好的预后指标,唇舌粘连可以安全地断开。在这些指

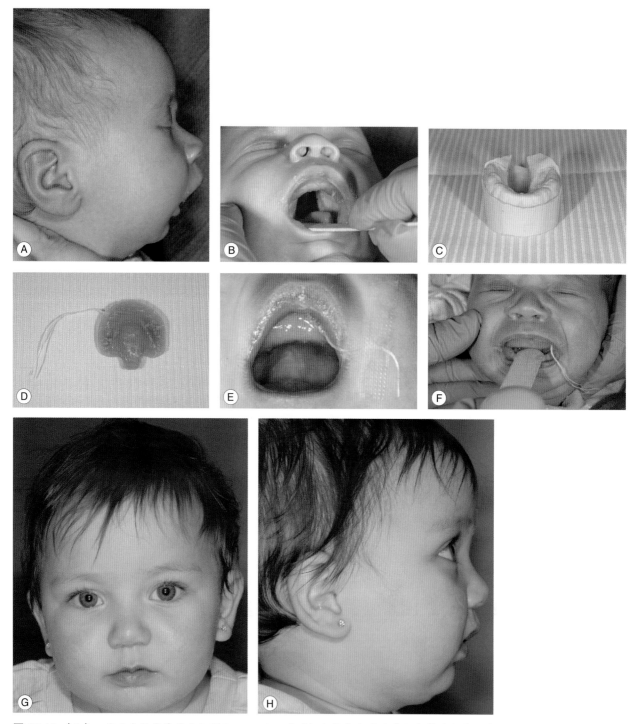

图 36.14 （A）一位 3 个月龄非综合征型 Pierre Robin 序列征女性患儿呼吸过程中氧饱和度下降。上下颌间距最初检查数据是 4mm。（B）伴腭裂。（C,D）制作牙模和腭托。（E,F）腭托适配，用牙科黏胶将其固定于上腭。（G,H）该患者 6 月龄时，上下颌间距为 0。无需吸氧，且喂养良好

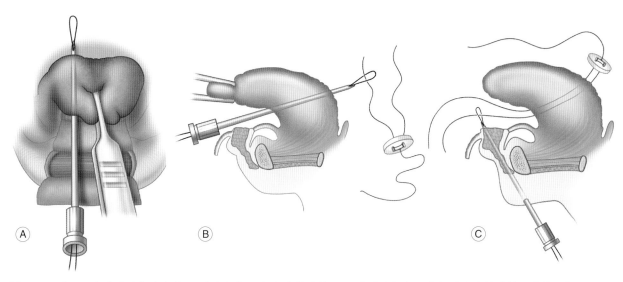

图 36.15 （A~C）在唇舌粘连术中,从舌上掀起一个后端黏膜瓣,从下唇唇面掀起一个相对应的黏膜瓣。注意保护 Wharton 管。将舌瓣插入掀起唇瓣后所致缺损区的后缘,然后,将一不可吸收线贯穿舌和舌瓣掀起后的创面,再穿过唇瓣掀起后的创面。注意应穿过口轮匝肌。缝线再经下颌骨前方于颏下区域穿出。然后,唇瓣插入舌缺损区

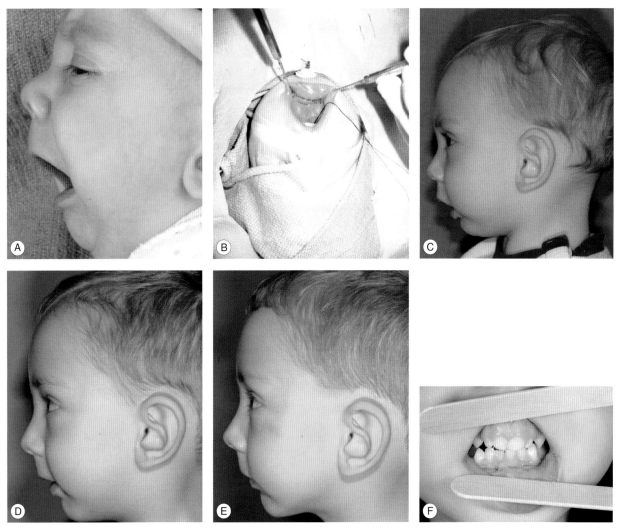

图 36.16 （A）Pierre Robin 序列征患儿。（B）应用唇舌粘连术治疗该患儿。（C~F）该患者整个童年康复情况良好。显示随时间推移,下颌骨生长发育良好

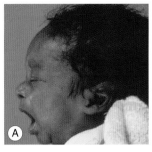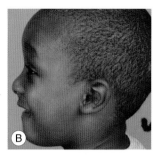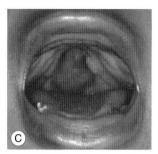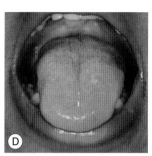

图 36.17 （A~D）仅通过唇舌粘连术成功治疗气道梗阻和喂养困难的另一患儿

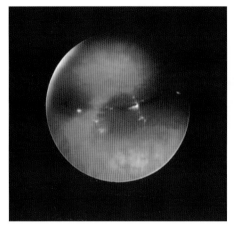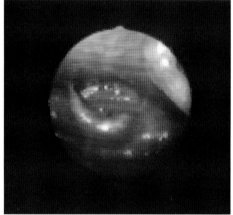

图 36.18 左图示图 36.17 患者鼻内镜检查显示舌后坠。右图示唇舌粘连术后 3 天，气道清晰

导下，大多数患儿可以在 6~7 月龄断开唇舌粘连。腭裂可在常规时间段内选择性进行修复，作者一般选择 11~12 月龄。断开唇舌粘连时，切开并应用电凝分开两个黏膜瓣。然后关闭，这样不遗留可能导致粘连的组织创面。通过这种方案，没有残留任何舌形态的畸形和舌运动的损害。

TLA 的支持者称，这是一种最小限度的手术，可以不受限制地实现下颌自然"追赶"生长。他们还注意到，如果由经验丰富的外科医生实施手术，长期发病率和良好的并发症概况。

关于 TLA 的文献有分歧。很多研究是回顾性的，在多年的过程中进行，通常伴随着技术上的变化，很难做出明确的决定。有一点很清楚，TLA 在伴有下气道梗阻的患者中并不成功，这强调了在进行手术前明确支气管镜检查的必要性。多位学者已经描述了 TLA 在同步气道病变（如气管软化）患者的失败[49,97-100]。

目前文献中最大的 TLA 系列是 Rogers 等，在 11 年的时间里共实施了 53 例 TLA，其中包括颏舌肌松解和下颌周围保留缝合[97]。其中有 6 次失败，成功率为 89%。所有的失败都发生在综合征患者中。作者认为，胃食管反流、术前插管、年龄 >2 周、出生体重 <2 500g 和综合征诊断是 TLA 术后不良预后的预测因素，其中≥3 个因素是 TLA 无法缓解气道问题的预测因素。值得注意的是，所有患者术前均进行了支气管镜检查，有 4% 的破裂率。这些发现在后续研究中得到了支持[101]。

TLA 的反对者认为应避免该手术，其原因包括高破裂率、解决气道阻塞的能力下降、晚年生活中语言和吞咽问题以及 Wharton 黏膜管损伤。在某些系列中，裂缝高达

20%~29%[99,100,102]。然而，技术的进步似乎降低了这一比率。Kirschner 等描述了只有黏膜粘连的裂开率为 41%，但一旦加入肌肉保留缝线，裂开率为 0%[98]。其他使用保留缝线的系列的发生率为 4%~5%[95-97]。

气道阻塞的解决在 TLA 研究中是变化的，并且在每篇论文中，由于适应证和术前检查的不同，很难完全描述。据报道，成功率低至 43%，高至 89%[97,103]。在 Denny 和 Kalantarian 的 11 例 PRS 患者中，只有 2 例单独使用 TLA 成功治疗。5 例患者因复发性气道梗阻在 4 个月内需要二次手术治疗；然而，11 例患者中有 7 例为综合征[104]。Kirschner 等也描述了综合征患者较高的失败率[98]。文献中关于 TLA 对多导睡眠图检查结果影响的数据有限。Sedaghat 及其同事评估了 8 名患者 TLA 前后的多导睡眠图。虽然 8 名患者中有 7 人术后呼吸暂停低通气指数有所改善，但 8 名患者中只有 3 人术后呼吸暂停下降至轻度或无症状[105]。其他系列描述了多导睡眠描记术的类似改善[106]。Flores 等提供的唯一比较数据来自 15 例 TLA 患者的多导睡眠图和氧饱和度改善，但这些改善程度明显低于术后 1 个月和 1 年下颌牵引成骨患者[107]。

LeBlanc 和 Golding-Kushner 检查了 TLA 后的语言结果，发现患者对语言发展的长期影响很小[108]。舌根固定术似乎只通过延迟声音的产生而影响早期的言语产生。一旦 TLA 被解除，患者就会加速发展和"追赶"来控制患者。在 TLA 队列中可以看到形态变化，如下唇黏膜厚、舌尖钝、舌前突偏斜，但都是暂时的。在 18 个月时，TLA 队列在维持发音完整性和语音产生发育方面与腭裂患者和综合征匹配的患者相同。

唇舌粘连术以外的其他软组织手术也有报道,Oecon-onopoulas[109] 应用粗丝线穿过舌根固定于下颌骨中线偏外 1cm 处软骨部。Hadley 和 Johnson[110] 也设计了一种手术技术,其牵拉的重点在于舌根。在其描述中,应用巾钳牵拉舌部,拉动鼻咽管以确定适当的气道间隙。然后,用一根 0.2cm 或 0.1cm 的克氏针从一侧的下颌角穿入,通过舌根,从对侧下颌角穿出,小心操作使其位于在气管插管前方,避免损伤下齿槽神经和牙胚(图 36.19)。有些也报道,在巾钳位置留置一根丝线,作为气管拔管后的一个预防措施。Lewis 等[111] 报道应用阔筋膜悬吊进行治疗。在这项技术中,取一长条阔筋膜张肌,通过颏下切口向后方通过舌头。然后将移植物拉紧并缝合到下颌联合的骨膜上。Bergoin 及其同事[112] 描述了一种叫做“Hyomandibulopexie”的手术。在这项技术中,用 3-0 编织尼龙缝线将舌骨和下颌骨的前腹面固定在舌骨上。Lapidot 和 Ben-Hur[113] 描述通过 18 号钢丝进入舌根最后中线部分,并在舌骨周围张紧(图 36.20)。在 Duhamel 手术中[114],重尼龙缝线穿过舌头的最后面,从侧面穿过脸颊或口腔缝合处,然后绑在扣子上。

最近,Delorme 及其同事[62] 发现 PRS 患者嘴底的肌肉组织承受着越来越大的压力,导致舌头向头部和后部旋转。基于这一假设,从下颌骨前完全松解软组织即可通过舌去旋转来缓解气道阻塞(图 36.21)。通过 2cm 的颏下切口,在下颌联合的下缘切开骨膜。然后从下颌联合到双侧角进行口底肌广泛的骨膜松解。这包括放开颏舌肌、颏舌骨肌和下颌舌骨肌的起端。Caouette-Laberge 及其同事在 12 名患者中的 11 人身上成功地使用了这项技术,随后在 31 名患者中的 26 人身上也成功地使用了这项技术[40, 106]。Breugem 及其同事强调,在他们治疗 14 例骨膜下松解患者时,需要严格的适应证。7 例患者失败,需要气管切开术,其中 6 例是综合征[115]。Dudiewicz 等[35] 认为,将骨膜下松解与腭裂闭合相结合,可以获得成功。作者认为,适当修复的腭裂提供了一个屏障,以防止舌的后部移位。

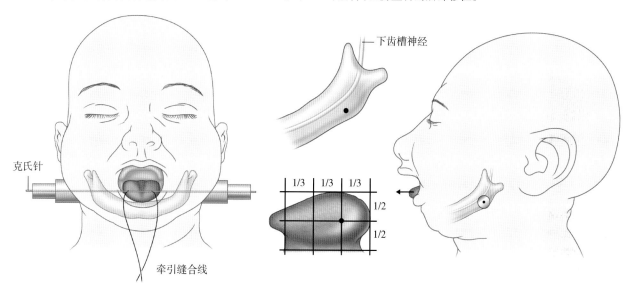

图 36.19　Hadle 和 Johnson[36] 报道了一种技术,用动力将一根克氏针从一侧下颌角经舌穿过另一侧下颌角

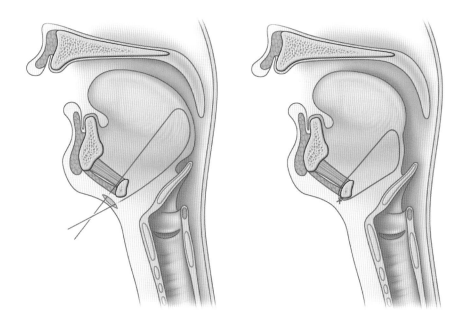

图 36.20　Lapidot 和 Ben-Hur[51] 技术,将一根 18G 钢丝置入舌根中线的最后部分,然后向前,其尾端在舌骨下方露出。钢丝的另一端经黏膜下穿至舌盲孔,然后向下,在舌骨上方露出

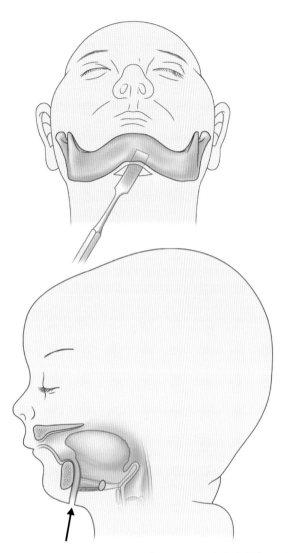

图 36.21　在 Delorme 及其同事所描述的手术中[62]，通过 2cm 颏下切口对口腔底肌肉组织进行骨膜下松解。广泛的骨膜松解在下颌角的后方进行。这包括放开颏舌肌、颏舌骨肌和下颌舌骨肌的起端

总之，所有的软组织技术为同一目的而努力：将舌底向前下颌骨相对的方向牵拉。作者认为，目前掌握的最符合逻辑的操作是将舌纵向朝唇牵拉，这与唇舌粘连术一致。

骨骼手术技术

随着时间的推移，骨骼技术已经从牵引术过渡到牵引成骨术。下颌骨牵引作为一种治疗下颌骨压迫综合征的方法已成为历史，但仍有一些机构在实践。环下颌头对下颌骨施加牵引作用。这项技术的一个主要缺点是在正中联合旁环下颌骨的钢丝可以切断新生儿的细骨。一种方法是通过周围的下颌钢丝将亚克力板固定在下颌骨上，张力均匀分布，减少切口（图 36.22）。1~2 周后松开牵引力进行喂食。随着时间的推移，配重会减少。这些钢丝可能会保留 5 周。一些机构已经在门诊患者身上取得了成功。

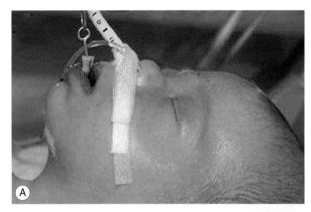

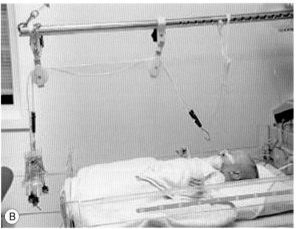

图 36.22　（A，B）示通过下颌骨的牵引来减轻气道梗阻。在这一技术中，将一块亚克力板固定在下颌骨上，而牵引力作用于板上

随着牵引成骨技术的出现，颅面外科的设备扩展了许多用途。1927 年，Rosenthal[118] 应用口内牙支持式牵引器首次完成下颌骨牵引成骨术。Ilizarov 在长骨牵引方面的工作以指数方式增加了这一知识体系。1972 年，Cosman 和 Crikelair[119] 报道 3 例小颌畸形伴呼吸困难行下颌骨前移治疗。1989 年，McCarthy[120] 对 4 个儿童行口外法牵引成骨术。1997 年，Guerrero 等[121] 首先报道口内法下颌骨牵引成骨术扩宽治疗 11 例患者下颌骨横径的不足。1994 年，McCarthy 研制出微型单向下颌骨牵引器。1994 年，Havlik 和 Bartlett[122] 以及随后的 Haug 等[123] 报道通过口外牵引装置治疗严重的小颌畸形。随后出现许多口内牵引装置应用的报道（图 36.23）。

下颌骨牵引成骨术（mandibular distraction osteogenesis，MDO）对 Pierre Robin 序列征畅通气道的作用机理与以前的报道类似。通过在颌骨上附着，下颌骨牵引，舌根前移，舌从下咽部牵出（图 36.24），气道前后径增加[124,125]。大约 8mm 的牵引成骨后，舌位置每天明显改变。舌位到口腔底正常水平位置的改变是拔管时机的临床指标，尽管确定舌基性气道阻塞的解决需要重复鼻内镜检查。

选择下颌骨牵引成骨来改善 Pierre Robin 序列征婴儿的舌根位置涉及 3 个基本原则：①下颌骨的哪一部分需要延长？②使用哪个牵引方向？③选用哪种类型的牵引装置？

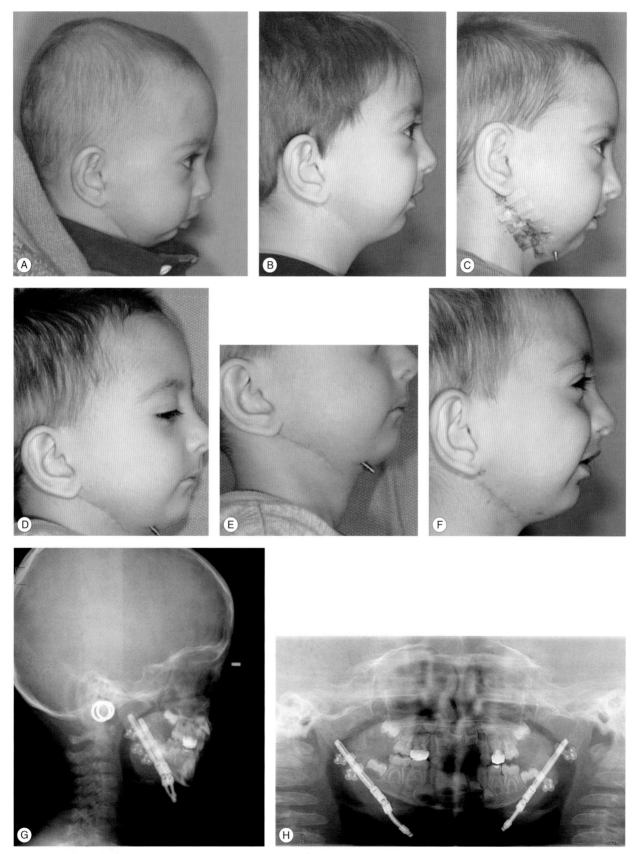

图 36.23　一位 Pierre Robin 序列征患儿,应用一个内置式牵引器行下颌骨牵引成骨术的序列治疗

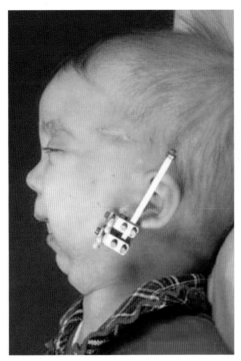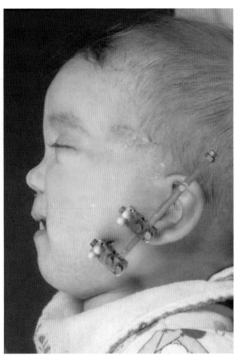

图 36.24　一位 Pierre Robin 序列征患儿,应用一个外置式牵引器行下颌骨牵引成骨术的序列治疗。上下颌的错颌得到明显的改善

对于第一个问题,Pierre Robin 序列征新生儿总有短小的下颌升支,因此,作者倾向于延长下颌升支而不是下颌骨的体部。但是,非常短小的下颌骨将面临技术上的挑战。延长下颌骨的体部是较早的技术,必须认识到下颌骨的体部是"牙库",不仅在截骨和/或固定牵引器的区域可能出现牙齿脱落或牙根损伤,而且在牵引成骨的部位将不可避免地出现恒牙列的间隙。因此,作者在使用内部干扰设备时倾向于在下颌体后部的分支实施反向 L 截骨术,将垂直分量后牙芽和咬合的平面上方的水平分量下牙槽神经的风险降到最低。当使用外牵开器时,作者倾向于在下颌支横截骨,放置在咬合平面以上,以避免下牙槽神经。其他类型的截骨术也有文献描述(图 36.25)。牵引方向的选择将基于患者的临床表现。但是,Pierre Robin 序列征新生儿在生后第 1 个月需通过下颌骨的牵引开放气道,而咬𬌗评估不能进行。因此,在选择牵引方向时,必须遵循基本原则而不是咬𬌗评估。一个粗略的指导是延长下颌升支时,牵引方向要与下颌升支后缘平行。通常,这样提供的牵引方向与咬𬌗平面呈 60° 角,即可延长下颌升支,又可使颏点前移。当使用内牵开器时,

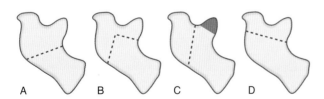

图 36.25　治疗新生儿半面短小症的下颌截骨术类型:(A)斜角截骨术;(B)倒 L 截骨术(作者首选的内牵引术);(C)垂直支截骨术伴或不伴冠突切除术以避免颧骨撞击;(D)水平支截骨术(作者首选的外牵引术)

为了在技术上方便放置牵开器,作者将牵开器平行于下颌骨体(视频 36.1)。关于使用哪种类型的牵引装置,可选择外置式和内置式牵引装置。内部牵引相对于外部牵引的优点包括通过牵引装置激活的一对一骨延长,而外部牵引装置可能在销钉水平扭转而不能实现一对一牵引。由于新生儿下颌骨薄骨的创伤或针扭矩,内部装置也不容易发生装置脱臼,并且在皮肤上没有外部撑开针固有的拉伸瘢痕。内部设备的缺点包括设备放置时需要更广泛的曝光,与多维外部设备相比,设备放置时固定的分散向量,以及需要第二次手术来移除设备。随着可吸收分散装置的不断发展,第二次手术摘除的需要可能被排除[126,127]。如果选择外部撑开装置,截骨术可通过口内或口外切口进行。如果选择口内入路,在斜线和下颌颊面注射含肾上腺素的局麻药。两侧做外侧前庭切口。进行骨膜下剥离以暴露角和下颌后体。针孔位置的选择是非常重要的,因为这决定了分散矢量。在放置经皮针之前,将皮肤束成一束并向中心拉,以在分散注意力时造成松弛,从而在设备伸长时最大限度地减少针点的拉伸和瘢痕。

当放置下颌外牵开器时,针的放置精度至关重要,因为新生儿的下颌骨是脆和狭窄的。作者倾向于通过口腔内切口进入下颌骨,并通过皮肤放置撑开针。应测试引脚,确保其骨量良好。谨慎的做法是在皮质切除术完成之前放置针并暂时固定牵引器,以便在皮质切除术完成后将下颌骨恢复到原来的复位状态。如果要进行牵引以延长支,则在咬合平面以上支进行横向皮质切开术,以避开牙芽和下牙槽神经。皮质切开术可用机械锯在下颌骨的颊皮质处进行。在骨皮质切开术后,骨截骨器被用作杠杆,以确保近端和远端节段独立活动,从而确保截骨完整。此时可以完成牵引装置的固定,以稳定下颌骨。注意,如果在此之前牵引器已完全固定,

则不能确保截骨完成,这可能导致牵引器过早巩固和 / 或装置失效。在对侧放置干扰物时,为了平行放置干扰物,必须检查两侧的放置向量。如果不这样做,将导致中线偏移和 / 或下颌咬合平面的改变。然后用可吸收缝线缝合口内切口。在手术室检查干扰物的自由运动,然后将设备恢复到起始位置。注意正在启动的 MMD。

通常,经 3 天的潜伏期后开始牵引,1 岁以下儿童的牵引速度是每天 1.5~2mm。注意 Pierre Robin 序列征患儿实施牵引成骨的年龄。相对于年龄大的患者,牵引速度要增加,以防止过早愈合。患儿在重症监护室内恢复。记录上下颌间距以确保有效的牵引。用双氧水清洗牵引钉,并每天 2 次应用抗生素软膏。连续牵引直至获得预期的上下颌间距和舌根梗阻得到临床缓解。不同医疗机构稳定期时间不同,但作者推荐的稳定期为 8 周[128]。

当放置下颌内牵引器时,作者倾向于在下颌下 0.5~1cm 处的皮肤皱褶处使用双侧口腔外切口。2.5cm 的切口长度足以提供放置设备的通道;较小的切口虽然可行,但可能不允许放置某些器械。然后分离颈阔肌,注意不要损伤下颌边缘神经。应使用神经刺激器,避免使用局麻药,以维持运动神经功能。切开翼弓并剥去咬肌,露出下颌骨的颊皮质。需要注意的是,一旦设备固定,分散的矢量就固定了,因此分散的位置对最终结果至关重要。由于新生儿下颌骨表面面积有限,固定装置远端不可避免地会在牙根区域,建议使用单皮质螺钉。在完成截骨手术之前,该装置已固定,以确保牵引向量正确,且该向量必须与对侧牵引器平行。因此,必须仔细规划放置位置,以便在不移除器械的情况下完成截骨。

作者在装置固定后完成反向 L 截骨术的横向组件,该组件位于牵引器头侧并在咬合平面以上。不建议一次性拆除螺钉,因为插入和拆除螺钉会松动新生下颌骨发育不全的骨。如前所述,如果无法使用内固定装置固定螺钉,可使用外固定装置进行跨下颌钉置入虽然有些外科医生通过口内切口将激活装置带出,并将该装置留在口腔内[129]。但作者倾向于通过耳小叶下方和后部的刺入切口将激活装置带出,以便在牵引过程中获得。

下颌骨牵引成骨术的支持者认为这是避免气管切开术最有效的方法。他们也相信由舌根引起的气道阻塞可以被缓解,瘢痕在美学层面可以接受,如有需要,下颌骨也可以二次牵引成骨[104]。其他支持者则认为,与 TLA 相比,进食和多导睡眠图的结果得到了改善[107]。当然,MDO 在大多数 PRS 病例中是一种成功的技术。在最近的荟萃分析的 MDO 小儿气道阻塞,有 89% 的成功率,包括气管拔管率 84% 和 96% 的改善 OSA[130]. 那些引用这些类似的成功在其他所有儿科 MDO 多个适应证的 meta 分析,以及大型回顾系列[128,131-133]。

对于 MDO 的关注与气道的逐渐改善、高并发症发生率以及缺乏长期发育结果数据有关。根据治疗方案,牵引通常以 0.5~2mm/d 的速度进展。患儿仍可能需要延长插管或气管切开术,同时进行牵引。的确,一项 TLA 与 MDO 的小型比较研究发现,尽管 MDO 患者的喂养和呼吸结果优于 TLA,但 MDO 患者的平均住院时间更长[134]。最近的文献分析显示,在不同适应证下,下颌牵引成骨术的总体并发症发生率为 20.5%~43%(图 36.26~ 图 36.28)[130,131,135]。MDO 术后最常见的并发症是感染,外用器械的发生率较高。设备故

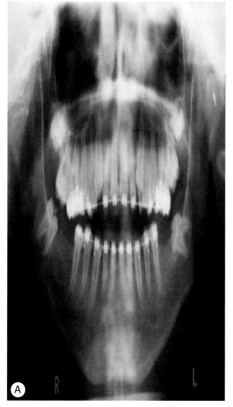
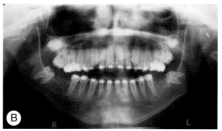

图 36.26 (A,B)2 次下颌骨牵引成骨术后 8 年出现的异位第二磨牙

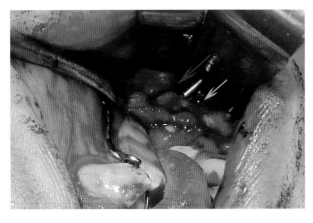

图 36.27 术中照片显示固定在骨内的牵引装置的远端两根牵引钉。在两钉（小箭头）之间出现的骨折,位于最初截骨线（大箭头）过早愈合区域的远侧

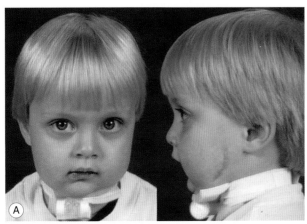

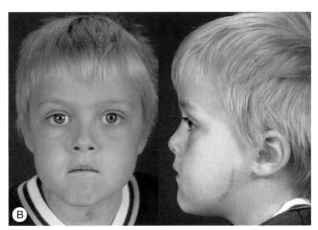

图 36.28 （A）下颌骨牵引术后行气管切开术的 3 岁 PRS 患儿。（B）该患儿于二次下颌骨牵引术及气管重建术后成功拔管

障在外部设备中也更常见,高达 7.9%。报告的复发病例高达 65%。然而,缺乏骨骼成熟年龄之前的数据。其他显著并发症包括增生性瘢痕占 2%~15%;神经损伤 6%~11%;3% 为前开牙。发展中的牙芽损害 / 错位在 MDO 中很常见,在长期随访中有一些异常（大多数是轻微的）高达 55%~76% 的病例[136,137]。然而,这可能与技术有关,因为一些作者报道了较低的牙齿损伤率[138]。

最后,缺乏对接受 MDO 的 PRS 患者自然史的长期数据。手术本身需要剥离骨膜并进行截骨,理论上,这可能会限制生长。目前关于 MDO 术后生长的研究包括了不具有正常生长潜力的半面短小、Nager 综合征和 Treacher Collins 综合征,进一步的长期研究 MDO 对孤立的 PRS 患者的完整骨骼和牙齿成熟将极大地提高学界对术后并发症和长期面部生长潜力的了解。

对于是否选择早期下颌撑开术而不是其他方法（如 TLA、鼻咽通气管或口内器械）,学界一直存在争论。一些作者认为,在气管切开术前,牵引应是最后的手段,应首先尝试微创措施。这些作者表达了对新生儿截骨术后下颌骨长期生长的关注,以及下颌骨活动范围、牙齿发育和精神神经感觉的潜在后遗症。如果患儿在 6~7 个月后继续表现出气道困难,则下颌骨生长不足以充分清除舌底,可能需要撑开。有些人认为,下颌骨牵引应在 PRS 治疗中较早执行,以取代 TLA。由 Dauria 与 Marsh[140] 提出了该治疗方案,Denny 和 Kalantarian[104] 连续对 5 名新生患儿使用了双侧下颌骨牵引成骨术。这 5 个病例在避

免气管切开术的同时消除了所有的呼吸系统症状,并在完成牵引之前就已拔管,拔管后不再需要其他呼吸道支持。

Flores 等最近的一系列回顾性研究描述了一位外科医生 15 年的经验,针对 PRS 患者进行了 15 例 TLA 和 24 例 MDO[107]。这些手术并非同时进行,因此可能存在经验偏差。然而,这是目前最大的 TLA 与 MDO 的对比研究。MDO 组无气管造口术,TLA 组有 4 例。多导睡眠图数据显示,MDO 组术后 1 个月和 1 年的呼吸暂停低通气指数和氧饱和度均有显著改善。

总之,软组织和骨骼手术都能成功清除呼吸道阻塞。目前的数据似乎表明,与 MDO 相比,TLA 必须使用更严格的适应证,而且缺乏这两种方法的长期数据。在这两种情况下,对气道进行全面评估非常重要,因为这两种方法都不能解决声门下气道阻塞。喉软化在这两种手术中的作用是一个不断发展的概念[29,55]。在适当的适应证和术前检查的情况下,这两种方法都有良好的结果[29,97,101,107]。在非综合征性 PRS 的新生儿,非手术措施失败,并在没有喉软化的情况下出现孤立性舌基性气道阻塞,作者倾向于尝试 TLA。如果呼吸窘迫没有缓解,则有必要进行下颌牵引成骨。如果患儿有舌基性气道阻塞,除了局限于声门上喉部的轻度喉软化外,没有其他同步气道病变,或伴有生长潜力差的相关综合征,则作者首选下颌牵引成骨术而非 TLA 作为初始手术干预（图 36.29）。如果这样做不能清除气道阻塞,气管切开术是最后的选择。

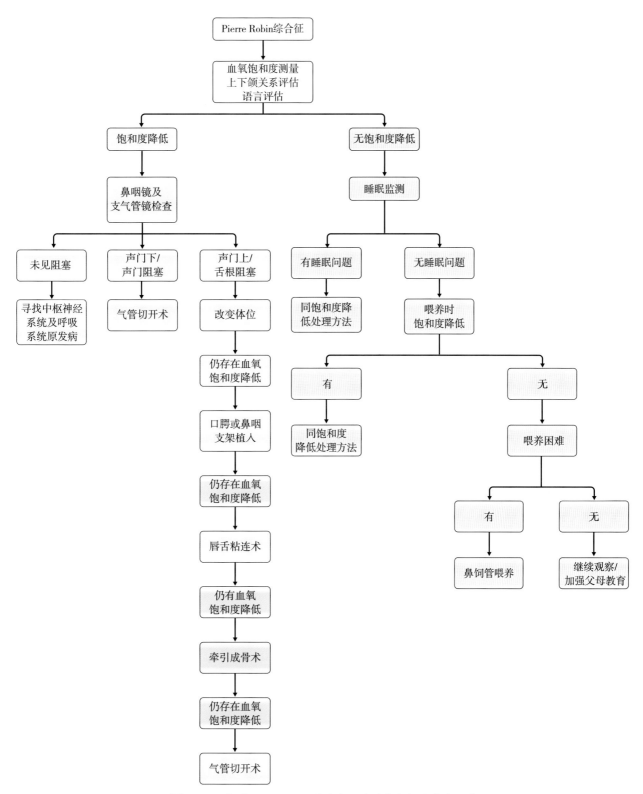

图 36.29 疑有 Pierre Robin 综合征儿童的诊断与治疗流程图

气管切开术

在急性情况下,可能需要对 PRS 患儿的气道进行外科治疗。在某些情况下,气管切开术也可能是不可避免的,如 PRS 患儿伴有声带下梗阻、因综合征诊断而并发多种疾病、中枢睡眠呼吸暂停或下颌牵引成骨失败。然而,气管切开术的位置涉及显著的发病率,以及虽低但已被详细描述的死亡率[141]。新生儿气管造口管因直径小,容易出现黏液堵塞和错位。有些 PRS 患儿在拔管前可能需要 2~4 年或更长时间的气管切开术。在此期间,可发生明显的肉芽组织形成和狭窄[143]。长期的语言、行为和发育问题与小儿气管切开术有关多项研究也表明,气管切开术治疗 PRS 是一种劳动密集型和昂贵的方法[142,144,145]。由于这些原因,作者倾向于尽可能避免对 PRS 患儿行气管切开术。

营养不良的治疗

切记处理 PRS 中的喂养困难,因为营养不良的儿童无论采取任何气道干预都难以茁壮成长。新生儿除了在反射水平上提供的协调空气消化结构的技能外,几乎没有其他技能。在 PRS 中,后颌可能会阻止舌的前向化和足够的闭锁。此外,如前所述,食管运动功能障碍在 PRS 中也很常见[36,38]。所有这些因素使 PRS 患者容易出现喂养困难。言语和吞咽治疗师的参与,立即诊断 PRS 是必要的,以优化营养摄入。

典型的 PRS 新生患儿每日需要进食 20kcal/oz(约 28.35g)的配方奶或母乳 150~165ml/kg,这相当于每日摄入 100~110cal/kg 的热量。理想的体重增加为每天 20~30g。若体重增长不理想,需要增加摄入量。若患儿正接受母乳或瓶装母乳喂养,需要在母乳中加入阶段配方奶粉或中链甘油三酯油。因为磷元素可能会导致新生儿手足搐搦,所以不应加入母乳强化剂。

许多辅助喂养方式均可以尝试。比如在喂养时用手托住患儿的下颌骨可以更好地形成负压并改善口唇肌肉的功能。同时这种方法也可缓解舌根的梗阻。再比如,可在喂养时有节律地晃动乳头或奶瓶,以刺激患儿加强吸吮。将乳头放置到舌表面对喂养而言也是有益处的。

母乳喂养通常较为困难,需要不懈努力和改进技巧。因此许多人选择通过特殊的奶瓶与奶嘴来对新生患儿进行人工喂养。这种特殊人工喂养装置可以保持乳汁以平稳的速度流出,通常由一个防负压增长的奶嘴与一个可供家长调节流出速度的软性奶瓶构成[57]。这种奶嘴较普通奶嘴更软更长。长度需要达到能足够接触到舌头但又不引起恶心。奶嘴需要全部置入口内,因此基底部较窄的奶嘴更好。奶嘴的开口可以大一些,但需注意不能引起误吸。

如果新生儿不能用专门的乳头和奶瓶进行足够的口服喂养,则应使用鼻胃或口胃喂养。大多数 PRS 患者在一段时间内需要这些类型的喂养[34,45,57]。必须注意,使用饲管可能会增加胃食管反流的风险。放置胃造瘘管用于长期喂食可能是必要的,但这些管的使用很大程度上依赖于机构,因此很难在报告之间进行比较[146]。胃造口术的位置应根据反流情况、语言疗法对进食情况的全面分析以及患者的整体症状来决定。

重要的是,在进食的同时保持气道畅通会消耗大量的卡路里,这导致了 Pierre Robin 患者整体的卡路里不足。缓解气道阻塞将使孩子克服喂养困难和增加体重。多项研究表明,MDO 和 TLA 治疗后喂养功能有显著改善[59,98,100,129]。

耳科治疗

鼓膜切开置管引流可有效防止中耳炎的反复发作并恢复正常听力。耳鼻喉科医生需要对这种患儿进行密切的随诊。若为综合征性 PRS,则需要根据相关的综合征而调整治疗方案。

二期手术

50% 的患儿会同时伴有腭裂,治疗时间的选择十分重要。前文已述,作者并不赞同在唇舌粘连术离断术同时行腭裂修复术。有报道称在同期行这两种手术时会出现紧急气管切开的情况[147]。而作者所在机构常规在 11~12 月龄对患儿进行腭裂修复术。

与其他患有腭裂的儿童一样,均需要加强对患儿的语言功能培养。因此需要后期矫正腭咽闭合不全。研究已证明,在应用咽壁瓣手术治疗后,PRS 患儿出现呼吸系统疾病的风险会增高[45,148]。

参考文献

1. Sadewitz VL. Robin Sequence: changes in thinking leading to changes in patient care. *Cleft Palate Craniofac J.* 1992;29:246–253.
2. Randall P, Krogman WM, Jahins S. Pierre Robin and the syndrome that bears his name. *Cleft Palate J.* 1965;36:237–246.
3. Robin P. A fall of the base of the tongue considered as a new cause of nasopharyngeal respiratory impairment: Pierre Robin sequence, a translation. 1923. *Plast Reconstr Surg.* 1994;93:1301–1303.
4. Shukowsky W. Zur aetiologie des stridor inspriatorius congenitus. *Jahrb Kinderheilk (Berl).* 1911;73:459–474.
5. Douglas D. The treatment of micrognathia associated with obstruction by a plastic procedure. *Plast Reconstr Surg (1946).* 1946;1:300.
6. Cohen MM. The Robin anomalad – its nonspecificity and associated syndromes. *J Oral Surg.* 1976;34:587–593.
7. Pasyayan HM, Lewis MB. Clinical experience with the Robin sequence. *Cleft Palate J.* 1984;21:270–276.
8. Izumi K, Konczal LL, Mitchell AL, et al. Underlying genetic diagnosis of Pierre Robin sequence: retrospective chart review at two children's hospitals and a systematic literature review. *J Pediatr.* 2012;160:645–650.e2. *The authors present an analysis of the underlying genetic diagnosis in patients with Pierre Robin Sequence in 125 patients at two different institutions. They also perform a comprehensive literature review of genetic and other causes of PRS.*
9. Evans AK, Rahbar R, Rogers GF, et al. Robin sequence: a retrospective review of 115 patients. *Int J Pediatr Otorhinolaryngol.* 2006;70:973–980. *The authors describe their experience with 115 consecutive patients with PRS over 40 years, including syndromic diagnosis, operative, and nonoperative management*
10. Printzlau A, Andersen M. Pierre Robin sequence in Denmark: a retrospective population-based epidemiological study. *Cleft Palate Craniofac J.* 2004;41:47–52.
11. Bush PG, Williams AJ. Incidence of the Robin Anomalad (Pierre Robin syndrome). *Br J Plast Surg.* 1983;36:434–437.

12. Maas C, Poets CF. Initial treatment and early weight gain of children with Robin Sequence in Germany: a prospective epidemiological study. *Arch Dis Child Fetal Neonatal Ed.* 2014;99:F491–F494.

13. Shprintzen RJ. The implications of the diagnosis of Robin sequence. *Cleft Palate Craniofac J.* 1992;29:205–209.

14. Chiriac A, Dawson A, Krapp M, et al. Pierre-Robin syndrome: a case report. *Arch Gynecol Obstet.* 2008;277:95–98.

15. Ricks JE, Ryder VM, Bridgewater LC, et al. Altered mandibular development precedes the time of palate closure in mice homozygous for disproportionate micromelia: an oral clefting model supporting the Pierre-Robin sequence. *Teratology.* 2002;65:116–120.

16. Schubert J, Jahn H, Berginski M. Experimental aspects of the pathogenesis of Robin sequence. *Cleft Palate Craniofac J.* 2005;42:372–376.

17. Cohen M. Robin sequences and complexes: causal heterogeneity and pathogenetic/phenotypic variability. *Am J Med Genet.* 1999;84:311–315.

18. Cohen M. Syndromes with cleft lip and palate. *Cleft Palate J.* 1978;15:308.

19. Johnston JJ, Teer JK, Cherukuri PF, et al. Massively parallel sequencing of exons on the X chromosome identifies RBM10 as the gene that causes a syndromic form of cleft palate. *Am J Hum Genet.* 2010;86:743–748.

20. Jakobsen LP, Knudsen MA, Lespinasse J, et al. The genetic basis of the Pierre Robin Sequence. *Cleft Palate Craniofac J.* 2006;43:155–159.

21. Tan TY, Kilpatrick N, Farlie PG. Developmental and genetic perspectives on Pierre Robin sequence. *Am J Med Genet C Semin Med Genet.* 2013;163C:295–305.

22. Evans KN, Sie KC, Hopper RA, et al. Robin sequence: from diagnosis to development of an effective management plan. *Pediatrics.* 2011;127:936–948.

23. van den Elzen AP, Semmekrot BA, Bongers EM, et al. Diagnosis and treatment of the Pierre Robin sequence: results of a retrospective clinical study and review of the literature. *Eur J Pediatr.* 2001;160:47–53.

24. Robin NH, Moran RT, Ala-Kokko L. Stickler syndrome. In: Pagon RA, Adam MP, Ardinger HH, et al., eds. *GeneReviews*. Seattle: Seattle University of Washington; 1993.

25. McDonald-McGinn DM, Sullivan KE. Chromosome 22q11.2 deletion syndrome (DiGeorge syndrome/velocardiofacial syndrome). *Medicine (Baltimore).* 2011;90:1–18.

26. Schlieve T, Almusa M, Miloro M, et al. Temporomandibular joint replacement for ankylosis correction in Nager syndrome: case report and review of the literature. *J Oral Maxillofac Surg.* 2012;70:616–625.

27. Trainor PA, Andrews BT. Facial dysostoses: etiology, pathogenesis and management. *Am J Med Genet C Semin Med Genet.* 2013;163C:283–294.

28. Bernier FP, Caluseriu O, Ng S, et al. Haploinsufficiency of SF3B4, a component of the pre-mRNA spliceosomal complex, causes Nager syndrome. *Am J Hum Genet.* 2012;90:925–933.

29. Andrews BT, Fan KL, Roostaeian J, et al. Incidence of concomitant airway anomalies when using the university of California, Los Angeles, protocol for neonatal mandibular distraction. *Plast Reconstr Surg.* 2013;131:1116–1123.

30. Knapp K, Powitzky R, Digoy P. Subglottic stenosis: another challenge for intubation and potential mechanism of airway obstruction in Pierre Robin Sequence. *Int J Pediatr Otorhinolaryngol.* 2011;75:1075–1077.

31. Monroe CW, Ogo K. Treatment of micrognathia in the neonatal period. Report of 65 cases. *Plast Reconstr Surg.* 1972;50:317–325.

32. Pearl W. Congenital heart disease in the Pierre Robin syndrome. *Pediatr Cardiol.* 1982;2:307–309.

33. Costa MA, Tu MM, Murage KP, et al. Robin sequence: mortality, causes of death, and clinical outcomes. *Plast Reconstr Surg.* 2014;134:738–745.

34. Daniel M, Bailey S, Walker K, et al. Airway, feeding and growth in infants with Robin sequence and sleep apnoea. *Int J Pediatr Otorhinolaryngol.* 2013;77:499–503.

35. Dudiewicz Z, Sekula E, Nielepiec-Jalosiriska A. Gastroesophageal reflux in Pierre Robin sequence - early surgical management. *Cleft Palate Craniofac J.* 2000;37:205–208.

36. Baudon JJ, Renault F, Goutet JM, et al. Motor dysfunction of the upper digestive tract in Pierre Robin sequence as assessed by sucking-swallowing electromyography and esophageal manometry. *J Pediatr.* 2002;140:719–723.

37. Renault F, Baudon JJ, Galliani E, et al. Facial, lingual, and pharyngeal electromyography in infants with Pierre Robin sequence. *Muscle Nerve.* 2011;43:866–871.

38. Baujat G, Faure C, Zaouche A, et al. Oroesophageal motor disorders in Pierre Robin syndrome. *J Pediatr Gastroenterol Nutr.* 2001;32:297–302.

39. Robin P. A fall in the base of the tongue considered as new cause of nasopharyngeal respiratory impairment. *Bull Acad Natl Med (Paris).* 1923;89:37.

40. Caouette-Laberge L, Bayet B, Larocque Y. The Pierre Robin sequence: review of 125 cases and evolution of treatment modalities. *Plast Reconstr Surg.* 1994;93:934–942.

41. Bronshtein M, Blazer S, Zalel Y, et al. Ultrasonographic diagnosis of glossoptosis in fetuses with Pierre Robin sequence in early and mid pregnancy. *Am J Obstet Gynecol.* 2005;193:1561–1564.

42. Captier G, Faure JM, Baumler M, et al. Prenatal assessment of the antero-posterior jaw relationship in human fetuses: from anatomical to ultrasound cephalometric analysis. *Cleft Palate Craniofac J.* 2011;48:465–472.

43. Paladini D, Morra T, Teodoro A, et al. Objective diagnosis of micrognathia in the fetus: the jaw index. *Obstet Gynecol.* 1999;93:382–386.

44. Vatlach S, Maas C, Poets CF. Birth prevalence and initial treatment of Robin sequence in Germany: a prospective epidemiologic study. *Orphanet J Rare Dis.* 2014;9:9.

45. Filip C, Feragen KB, Lemvik JS, et al. Multidisciplinary Aspects of 104 Patients With Pierre Robin Sequence. *Cleft Palate Craniofac J.* 2015;52:732–742. *In this large retrospective series, the authors report more long-term follow-up for patients with PRS. Interesting observations include a higher rate of both VPI and autism spectrum disorders in this cohort compared to cleft-only controls.*

46. Marston AP, Lander TA, Tibesar RJ, et al. Airway management for intubation in newborns with Pierre Robin sequence. *Laryngoscope.* 2012;122:1401–1404.

47. Cladis F, Kumar A, Grunwaldt L, et al. Pierre Robin Sequence: a perioperative review. *Anesth Analg.* 2014;119:400–412.

48. DaValle B, Nagel E, Gonzalez S, et al. Ex utero intrapartum treatment of fetal micrognathia. *Mil Med.* 2014;179:e705–e711.

49. Schaefer RB, Stadler JA, Gosain AK. To distract or not to distract: an algorithm for airway management in isolated Pierre Robin sequence. *Plast Reconstr Surg.* 2004;113:1113–1125. *This paper delineates a comprehensive treatment pathway that provides a safe methodology for treating the child with Pierre Robin Sequence. Many issues are discussed such as airway issues, glossoptosis, and feeding. The paper discusses the difference in treatment options due to differences in severity seen between the isolated and syndromic subsets of PRS. Tongue-lip adhesion demonstrated favorable results in the isolated PRS group.*

50. Schaefer RB, Gosain AK. Airway management in patients with isolated Pierre Robin sequence during the first year of life. *J Craniofac Surg.* 2003;14:462–467.

51. Robin P. Glossoptosis due to atresia and hypotrophy of the mandible. *Am J Dis Child.* 1934;48:541–547.

52. van Lieshout MJ, Joosten KF, Hoeve HL, et al. Unravelling Robin sequence: considerations of diagnosis and treatment. *Laryngoscope.* 2014;124:E203–E209.

53. Anderson IC, Sedaghat AR, McGinley BM, et al. Prevalence and severity of obstructive sleep apnea and snoring in infants with Pierre Robin sequence. *Cleft Palate Craniofac J.* 2011;48:614–618.

54. Sher A, Sphrintzen R, Thorpy M. Endoscopic observation of obstructive sleep apnea in children with anomalous upper airways: predictive and therapeutic value. *Int J Pediatr Otorhinolaryngol.* 1986;11:135.

55. Tholpady SS, Costa M, Hadad I, et al. Mandibular distraction for Robin sequence associated with laryngomalacia. *J Craniofac Surg.* 2015;26:826–830.

56. Wright CT, Goudy SL. Congenital laryngomalacia: symptom duration and need for surgical intervention. *Ann Otol Rhinol Laryngol.* 2012;121:57–60.

57. Glynn F, Fitzgerald D, Earley MJ, et al. Pierre Robin sequence: an institutional experience in the multidisciplinary management of airway, feeding and serous otitis media challenges. *Int J Pediatr Otorhinolaryngol.* 2011;75:1152–1155.

58. Cruz MJ, Kerschner JE, Beste DJ, et al. Pierre Robin sequences: secondary respiratory difficulties and intrinsic feeding abnormalities. *Laryngoscope.* 1999;109:1632–1636.

59. Hong P, Brake MK, Cavanagh JP, et al. Feeding and mandibular distraction osteogenesis in children with Pierre Robin sequence: a case series of functional outcomes. *Int J Pediatr Otorhinolaryngol.* 2012;76:414–418.

60. Handzic J, Bagatin M, Subotic R, et al. Hearing levels in Pierre Robin syndrome. *Cleft Palate Craniofac J*. 1995;32:30–36.

61. Antunes RB, Alonso N, Paula RG. Importance of early diagnosis of Stickler syndrome in newborns. *J Plast Reconstr Aesthet Surg*. 2012;65:1029–1034.

62. Delorme RP, Larocque Y, Caouette-Laberge L. Innovative surgical approach for the Pierre Robin anomalad: subperiosteal release of the floor of the mouth musculature. *Plast Reconstr Surg*. 1989;83: 960–964.

63. Hotz M, Gnoinski W. Clefts of the secondary palate associated with the "Pierre Robin syndrome". Management by early maxillary orthopaedics. *Swed Dent J Suppl*. 1982;15:89–98.

64. Pruzansky S, Richmond JB. Growth of mandible in infants with micrognathia; clinical implications. *AMA Am J Dis Child*. 1954;88:29–42.

65. Shen YF, Vargervik K, Oberoi S, et al. Facial skeletal morphology in growing children with Pierre Robin sequence. *Cleft Palate Craniofac J*. 2012;49:553–560.

66. Ozawa TO, Lorenzoni DC, de Oliveira LG, et al. Facial profile evaluation of isolated pierre robin sequence. *Cleft Palate Craniofac J*. 2012;49:546–552.

67. Suri S, Ross RB, Tompson BD. Craniofacial morphology and adolescent facial growth in Pierre Robin sequence. *Am J Orthod Dentofacial Orthop*. 2010;137:763–774.

68. Figueroa AA, Glupker TJ, Fitz MG, et al. Mandible, tongue, and airway in Pierre Robin sequence: a longitudinal cephalometric study. *Cleft Palate Craniofac J*. 1991;28:425–434. *In this study, the authors follow cephalometrics in 17 patients with isolated PRS at three time points in the first 2 years of life, compared with isolated cleft palate and normal controls. They demonstrate a dramatic increase in airway size and mandible length compared with controls in PRS over the 1st year of life. Although these measurements did not normalize, this provides some evidence for a possible catch-up growth process.*

69. Eriksen J, Hermann NV, Darvann TA, et al. Early postnatal development of the mandible in children with isolated cleft palate and children with nonsyndromic Robin sequence. *Cleft Palate Craniofac J*. 2006;43:160–167.

70. Hermann NV, Kreiborg S, Darvann TA, et al. Craniofacial morphology and growth comparisons in children with Robin Sequence, isolated cleft palate, and unilateral complete cleft lip and palate. *Cleft Palate Craniofac J*. 2003;40:373–396.

71. Rogers GF, Rogers G, Lim AAT, et al. Effect of a syndromic diagnosis on mandibular size and sagittal position in Robin sequence. *J Oral Maxillofac Surg*. 2009;67:2323–2331.

72. Staudt CB, Gnoinski WM, Peltomaki T. Upper airway changes in Pierre Robin sequence from childhood to adulthood. *Orthod Craniofac Res*. 2013;16:202–213.

73. Daskalogiannakis J, Ross RB, Tompson BD. The mandibular catch-up growth controversy in Pierre Robin sequence. *Am J Orthod Dentofacial Orthop*. 2001;120:280–285.

74. Krimmel M, Kluba S, Breidt M, et al. Three-dimensional assessment of facial development in children with Pierre Robin sequence. *J Craniofac Surg*. 2009;20:2055–2060.

75. Paes EC, van Nunen DP, Speleman L, et al. A pragmatic approach to infants with Robin sequence: a retrospective cohort study and presence of a treatment algorithm. *Clin Oral Investig*. 2015.

76. Sjolin S. Hypoplasia of the mandible as a cause of respiratory difficulties in the infant. *Acta Paediatr Scand*. 1950;49:905–908.

77. Cogswell JJ, Easton DM. Cor pulmonale in the Pierre Robin syndrome. *Arch Dis Child*. 1974;49:905–908.

78. Mondini CC, Marques IL, Fontes CM, et al. Nasopharyngeal intubation in Robin sequence: technique and management. *Cleft Palate Craniofac J*. 2009;46:258–261.

79. Abel F, Bajaj Y, Wyatt M, et al. The successful use of the nasopharyngeal airway in Pierre Robin sequence: an 11-year experience. *Arch Dis Child*. 2012;97:331–334.

80. Horikiri M, Park S, Kinoshita M, et al. Respiratory management of Pierre Robin sequence using nasopharyngeal airway with Kirschner wire. *J Plast Reconstr Aesthet Surg*. 2010;63:390–394.

81. Anderson KD, Cole A, Chuo CB, et al. Home management of upper airway obstruction in Pierre Robin sequence using a nasopharyngeal airway. *Cleft Palate Craniofac J*. 2007;44:269–273.

82. Marques IL, de Sousa TV, Carneiro AF, et al. Clinical experience with infants with Robin sequence: a prospective study. *Cleft Palate Craniofac J*. 2001;38:171–178.

83. Whitaker IS, Koron S, Oliver DW, et al. Effective management of the airway in the Pierre Robin syndrome using a modified nasopharyngeal tube and pulse oximetry. *Br J Oral Maxillofac Surg*. 2003;41:272–274.

84. Wagener S, Rayatt SS, Tatman AJ, et al. Management of infants with Pierre Robin sequence. *Cleft Palate Craniofac J*. 2003;40: 180–185.

85. Leboulanger N, Picard A, Soupre V, et al. Physiologic and clinical benefits of noninvasive ventilation in infants with Pierre Robin sequence. *Pediatrics*. 2010;126:e1056–e1063.

86. Bacher M, Sautermeister J, Urschitz MS, et al. An oral appliance with velar extension for treatment of obstructive sleep apnea in infants with Pierre Robin sequence. *Cleft Palate Craniofac J*. 2011;48:331–336.

87. Ludwig B, Glasl B, Sader R, et al. [Conservative orthodontic primary care of four newborns with the Pierre-Robin sequence triad]. *J Orofac Orthop*. 2007;68:56–61.

88. Butow KW, Hoogendijk CF, Zwahlen RA. Pierre Robin sequence: appearances and 25 years of experience with an innovative treatment protocol. *J Pediatr Surg*. 2009;44:2112–2118.

89. Buchenau W, Urschitz MS, Sautermeister J, et al. A randomized clinical trial of a new orthodontic appliance to improve upper airway obstruction in infants with Pierre Robin sequence. *J Pediatr*. 2007;151:145–149.

90. Jarrahy R. Controversies in the management of neonatal micrognathia: to distract or not to distract, that is the question. *J Craniofac Surg*. 2012;23:243–249.

91. Mackay DR. Controversies in the diagnosis and management of the Robin sequence. *J Craniofac Surg*. 2011;22:415–420.

92. Scott AR, Mader NS. Regional variations in the presentation and surgical management of Pierre Robin sequence. *Laryngoscope*. 2014;124:2818–2825.

93. Collins B, Powitzky R, Robledo C, et al. Airway management in Pierre Robin sequence: patterns of practice. *Cleft Palate Craniofac J*. 2014;51:283–289.

94. Routledge RT. The Pierre-Robin syndrome: a surgical emergency in the neonatal period. *Br J Plast Surg*. 1960;13:204–218.

95. Argamaso RV. Glossopexy for upper airway obstruction in Robin sequence. *Cleft Palate Craniofac J*. 1992;29:232–238.

96. Mann RJ, Neaman KC, Hill B, et al. A novel technique for performing a tongue-lip adhesion-the tongue suspension technique. *Cleft Palate Craniofac J*. 2012;49:27–31.

97. Rogers GF, Murthy AS, LaBrie RA, et al. The GILLS score: part I. Patient selection for tongue-lip adhesion in Robin sequence. *Plast Reconstr Surg*. 2011;128:243–251. *In the largest series of TLA procedures published to date, the authors identify possible predictors of failure of TLA. They also include a guide for both patient optimization and patient selection for the procedure.*

98. Kirschner R, Low D, Randall P, et al. Surgical airway management in Pierre Robin sequence: is there a role for tongue-lip adhesion? *Cleft Palate Craniofac J*. 2003;29:239.

99. Huang F, Lo L-J, Chen Y-R, et al. Tongue-lip adhesion in the management of Pierre Robin sequence with airway obstruction: technique and outcome. *Chang Gung Med J*. 2005;28:90–96.

100. Hoffman W. Outcome of tongue-lip plication in patients with severe Pierre Robin sequence. *J Craniofac Surg*. 2003;14:602–608.

101. Abramowicz S, Bacic JD, Mulliken JB, et al. Validation of the GILLS score for tongue-lip adhesion in Robin sequence patients. *J Craniofac Surg*. 2012;23:382–386.

102. Bijnen CL, Don Griot PJ, Mulder WJ, et al. Tongue-lip adhesion in the treatment of Pierre Robin sequence. *J Craniofac Surg*. 2009;20: 315–320.

103. Li HY, Lo LJ, Chen KS, et al. Robin sequence: review of treatment modalities for airway obstruction in 110 cases. *Int J Pediatr Otorhinolaryngol*. 2002;65:45–51.

104. Denny A, Kalantarian B. Mandibular distraction in neonates: a strategy to avoid tracheostomy. *Plast Reconstr Surg*. 2003;109:1789–1803.

105. Sedaghat AR, Anderson IC, McGinley BM, et al. Characterization of obstructive sleep apnea before and after tongue-lip adhesion in children with micrognathia. *Cleft Palate Craniofac J*. 2012;49:21–26.

106. Caouette-Laberge L, Borsuk DE, Bortoluzzi PA. Subperiosteal release of the floor of the mouth to correct airway obstruction in pierre robin sequence: review of 31 cases. *Cleft Palate Craniofac J*. 2012;49:14–20.

107. Flores RL, Tholpady SS, Sati S, et al. The surgical correction of Pierre Robin sequence: mandibular distraction osteogenesis versus tongue-lip adhesion. *Plast Reconstr Surg*. 2014;133:1433–1439. *In this comparative study, the authors describe their 15-year experience with both TLA and MDO. With the most comprehensive comparative analysis of both procedures to date, they demonstrate improved avoidance of tracheostomy and polysomnographic outcomes in MDO.*

108. LeBlanc SM, Golding-Kushner KJ. Effect of glossopexy on speech

sound production in Robin sequence. *Cleft Palate Craniofac J.* 1992;29:239–245.

109. Oeconomopoulos CT. The value of glossopexy in Pierre-Robin syndrome. *N Engl J Med.* 1960;262:1267–1268.

110. Hadley RC, Johnson JB. Utilization of the Kirschner wire in Pierre Robin syndrome with case report. *Plast Reconstr Surg.* 1963;31:587–596.

111. Lewis SR, Lynch JB, Blocker TG. Fascial slings for tongue stabilization in the Pierre Robin Syndrome. *Plast Reconstr Surg.* 1968;42:237–241.

112. Bergoin M, Giraud JP, Chaix C. [Hyomandibulopexy in the treatment of severe forms of Pierre Robin syndrome]. *Ann Chir Infant.* 1971;12:85–90.

113. Lapidot A, Ben-Hur N. Fastening the base of the tongue forward to the hyoid for relief of respiratory distress in Pierre Robin syndrome. *Plast Reconstr Surg.* 1975;56:89–91.

114. Duhamel B. In: Redon H, et al., eds. *Nouveau Traite de Technique Chirugical.* Paris: Masson; 1972.

115. Breugem CC, Olesen PR, Fitzpatrick DG, et al. Subperiosteal release of the floor of the mouth in airway management in Pierre Robin sequence. *J Craniofac Surg.* 2008;19:609–615.

116. Baciliero U, Spanio di Spilimbergo S, Riga M, et al. Respiratory distress in Pierre Robin sequence: an experience with mandible traction by wires. *Int J Oral Maxillofac Surg.* 2011;40:464–470.

117. Dong CB, Zheng S, Shen C, et al. Mandible traction with wires for the treatment of upper airway obstruction caused by Pierre Robin sequence in Chinese infants: preliminary findings. *J Craniomaxillofac Surg.* 2014;42:1122–1127.

118. Rosenthal W. In: Sonntag E, Rosenthal W, eds. *Lehrbuch der Mund- un Kieferchirurgie.* Leipzig: Georg Thieme; 1930:173–175.

119. Cosman B, Crikelair GF. Mandibular hypoplasia and the late development of glossopharyngeal airway obstruction. *Plast Reconstr Surg.* 1972;50:573–579.

120. McCarthy JG, Schreiber J, Karp N, et al. Lengthening the human mandible by gradual distraction. *Plast Reconstr Surg.* 1992;89:1–8.

121. Guerrero CA, Bell WH, Contasti GI, et al. Mandibular widening by intraoral distraction osteogenesis. *Br J Oral Maxillofac Surg.* 1997;35:383–392.

122. Havlik RJ, Bartlett SP. Mandibular distraction lengthening in the severely hypoplastic mandible: a problematic case with tongue aplasia. *J Craniofac Surg.* 1994;5:305–310.

123. Haug SP, Richard GE, Margiotti E, et al. An in vivo evaluation of adhesives used in extraoral maxillofacial prostheses. *J Prosthodont.* 1995;4:11–15.

124. Looby JF, Schendel SA, Lorenz HP, et al. Airway analysis: with bilateral distraction of the infant mandible. *J Craniofac Surg.* 2009;20:1341–1346.

125. Abramson ZR, Susarla SM, Lawler ME, et al. Effects of mandibular distraction osteogenesis on three-dimensional airway anatomy in children with congenital micrognathia. *J Oral Maxillofac Surg.* 2013;71:90–97.

126. Breugem C, Paes E, Kon M, et al. Bioresorbable distraction device for the treatment of airway problems for infants with Robin sequence. *Clin Oral Investig.* 2012;16:1325–1331.

127. Burstein FD, Williams JK. Mandibular distraction osteogenesis in Pierre Robin sequence: application of a new internal single-stage resorbable device. *Plast Reconstr Surg.* 2005;115:61–69.

128. Ow AT, Cheung LK. Meta-analysis of mandibular distraction osteogenesis: clinical applications and functional outcomes. *Plast Reconstr Surg.* 2008;121:54e–69e.

129. Monasterio FO, Molina F, Berlanga F, et al. Swallowing disorders in Pierre Robin sequence: its correction by distraction. *J Craniofac Surg.* 2004;15:934–941.

130. Tahiri Y, Viezel-Mathieu A, Aldekhayel S, et al. The effectiveness of mandibular distraction in improving airway obstruction in the pediatric population. *Plast Reconstr Surg.* 2014;133:352e–359e. *The authors provide a meta-analysis of the existing literature on airway improvement, including tracheostomy decannulation, after pediatric MDO. They highlight complications, distraction techniques utilized, and functional airway outcomes.*

131. Paes EC, Mink van der Molen AB, Muradin MS, et al. A systematic review on the outcome of mandibular distraction osteogenesis in infants suffering Robin sequence. *Clin Oral Investig.* 2013;17:1807–1820.

132. Murage KP, Tholpady SS, Friel M, et al. Outcomes analysis of mandibular distraction osteogenesis for the treatment of Pierre Robin sequence. *Plast Reconstr Surg.* 2013;132:419–421.

133. Genecov DG, Barcelo CR, Steinberg D, et al. Clinical experience with the application of distraction osteogenesis for airway obstruction. *J Craniofac Surg.* 2009;20(suppl 2):1817–1821.

134. Papoff P, Guelfi G, Cicchetti R, et al. Outcomes after tongue-lip adhesion or mandibular distraction osteogenesis in infants with Pierre Robin sequence and severe airway obstruction. *Int J Oral Maxillofac Surg.* 2013;42:1418–1423.

135. Master D, Hanson P, Gosain A. Complications of mandibular distraction osteogenesis. *J Craniofac Surg.* 2010;21:1565–1570.

136. da Silva Freitas R, Tolazzi AR, Alonso N, et al. Evaluation of molar teeth and buds in patients submitted to mandible distraction: long-term results. *Plast Reconstr Surg.* 2008;121:1335–1342.

137. Kleine-Hakala M, Hukki J, Hurmerinta K. Effect of mandibular distraction osteogenesis on developing molars. *Orthod Craniofac Res.* 2007;10:196–202.

138. Hong P, Graham E, Belyea J, et al. The long-term effects of mandibular distraction osteogenesis on developing deciduous molar teeth. *Plast Surg Int.* 2012;2012:913807.

139. Hollier LH, Kim JH, Grayson B, et al. Mandibular growth after distraction in patients under 48 months of age. *Plast Reconstr Surg.* 1999;103:1361–1370.

140. Dauria D, Marsh J. Mandibular distraction osteogenesis for Pierre Robin sequence: what percentage of neonates need it? *J Craniofac Surg.* 2008;5:1237–1243.

141. Zeitouni A, Manoukian J. Tracheotomy in the first year of life. *J Otolaryngol.* 1993;22:431–434.

142. Demke J, Bassim M, Patel MR, et al. Parental perceptions and morbidity: tracheostomy and Pierre Robin sequence. *Int J Pediatr Otorhinolaryngol.* 2008;72:1509–1516.

143. Jiang D, Morrison GA. The influence of long-term tracheostomy on speech and language development in children. *Int J Pediatr Otorhinolaryngol.* 2003;67(suppl 1):S217–S220.

144. Runyan CM, Uribe-Rivera A, Karlea A, et al. Cost analysis of mandibular distraction versus tracheostomy in neonates with Pierre Robin sequence. *Otolaryngol Head Neck Surg.* 2014;151:811–818.

145. Hong P, Bezuhly M, Mark Taylor S, et al. Tracheostomy versus mandibular distraction osteogenesis in Canadian children with Pierre Robin sequence: a comparative cost analysis. *J Otolaryngol Head Neck Surg.* 2012;41:207–214.

146. Denny AD, Amm CA, Schaefer RB. Outcomes of tongue-lip adhesion for neonatal respiratory distress caused by Pierre Robin sequence. *J Craniofac Surg.* 2004;15:819–823.

147. Antony AK, Sloan GM. Airway obstruction following palatoplasty: analysis of 247 consecutive operations. *Cleft Palate Craniofac J.* 2002;39:145–148.

148. Patel KB, Sullivan SR, Murthy AS, et al. Speech outcome after palatal repair in nonsyndromic versus syndromic Robin sequence. *Plast Reconstr Surg.* 2012;130:577e–584e.

第37章

Treacher Collins 综合征

Fernando Molina

概要

- Treacher Collins 综合征是一种先天性的颅面畸形,主要累及面中下 2/3 部分的骨组织以及软组织,尤其是容易累及眼眶、颧上颌复合体以及下颌骨。
- 特征性改变为下睑缺损、睑裂下斜、外眦移位以及眉毛与上睑的切迹。
- 手术重建包括软组织及骨组织畸形修复。
- 顶骨外板移植用于扩大颧骨高度。双侧骨牵引技术用于矫正下颌骨升支及体部的短小,可同时持续改善呼吸与消化系统功能。
- 软组织缺损与巨口畸形的治疗应优先于骨组织重建,小耳畸形的治疗年龄应于 9~10 岁为宜。

历史回顾

从 Thompson(1846)的描述——由 Golin 再次证实——到 Berry(1889)、Treacher Collins(1900)和 Pires de Lima(1944)的描述[1-3],该疾病已被广泛研究。法国和欧洲文献将这些发现称为 Franceschetti-Klein 综合征[4,5]。Franceschetti 和 Klein 描述了这种畸形的各种细节,并首先称之为"下颌面部发育不良";他们提出了 3 种不同程度的严重程度的分类:完全、不完全和其他。Tessier[6] 将该综合征描述为双侧 6、7 和 8 面裂,根据严重程度,可影响颧骨,导致其发育不全或缺如。智力通常正常(见图 37.1)。

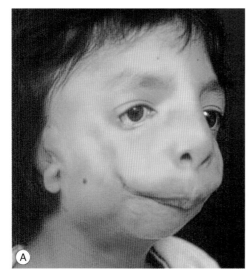
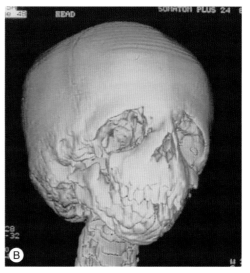

图 37.1 (A)一名 7 岁的 Treacher-Collins 综合征患儿表现有严重下睑缺损、颧骨发育不全、上颌狭小前突、双侧小耳畸形及大口畸形。下颌骨包括颏部发育严重不足。(B)三维计算机断层扫描(computed tomography,CT)显示颧骨颧弓缺失、眶下壁缺损。下颌骨升支短小、上颌骨后部垂直高度不足

简介

第一、二鳃弓的发育异常可导致与 Treacher Collins 综合征有相同特征的双侧的 Tessier 6、7、8 号颅面裂。Treacher Collins 综合征是一种常染色体显性遗传的疾病,其在活婴中的发生率为 1/50 000,其中 60% 为散发突变。通过分期的软组织及骨组织手术可以较为成功地治疗该病。

对于新生儿患儿而言,呼吸道管理是首要需要处理的问题。狭窄的咽腔以及短小的下颌骨可以导致阻塞性睡眠呼吸停止,进而发生新生儿死亡。早期牵引治疗可以避免在某些严重新生儿病例中应用气管切开治疗。

可使用颅顶骨游离移植重建颧骨。而双侧下颌骨牵引,通过精确设计牵引向量,延长升支,进而矫正小颌畸形以及前牙开𬌗。正畸治疗可以改善上颌骨后部垂直方向的生长。

软组织缺损以及大口畸形的修复应早于骨组织重建。小耳畸形的治疗年龄应于 9~10 岁为宜。

基础科学 / 疾病进程

Treacher Collins 综合征或称为下颌面骨发育不全,这种复杂的先天性颅面畸形常累及面部中下 2/3 的骨组织及软组织,它是一种常染色体显性遗传的疾病,其外显率及表型表达多变,疾病的严重程度历代加重[7,8]。文献报道的所有病例中无家族史的约占 50%,因此可以推断外源因素对于突变表达有一定影响。高龄父亲被认为是一个危险因素。这种基因异常将导致发源于第一、二鳃弓的结构出现双侧结构缺损。

诊断 / 患者表现

下颌面骨发育不全的患者可能会表现出以下部分或全部临床特征(表 37.1):睑裂缩短下斜、下睑缺损、外眦移位、睫毛缺失以及眉毛与上睑存在切迹。颅面骨骼也可受累,表现为颧骨颧弓低平或缺失、上颌狭窄、前突和腭骨高狭。下颌骨发育不全伴有严重升支短小,髁突也可严重受累。颏部较长且后缩,下颌体部短小,伴有明显特征性的下颌角前切迹。可表现不同程度的小颌畸形,伴有前开𬌗。鼻部突出,鼻背宽阔,额鼻角平坦。其他临床特征包括耳畸形或小耳、外耳道缺失、中耳畸形,大口畸形等[9](见图 37.1)。

影像学方面,Waters 位或头颅后前位和正位片可见颧骨发育不全和颧弓的部分或全部缺失。由于眶底和外侧壁的部分或全部缺失可导致眼眶的形态异常。

根据 Tessier 分类方法,颧骨缺失是由于 6、7 和 8 号颅面裂共同作用的结果。6 号颅面裂位于上颌骨与颧骨之间,经过眶下裂。7 号裂是一种颧颞裂,可导致耳畸形及巨口畸形。8 号裂可累及颧额缝[6](图 37.2)。其表型存在一个较为广泛

表 37.1　Treacher-Collins 综合征的典型临床表现
眼睑
● 睑裂下斜
● 下睑缺损
● 外眦移位
● 睑裂缩短
● 睫毛缺失
● 眉毛与上睑存在切迹
眼眶
● 眶壁下部缺失
● 额骨上外侧部下移
颧骨
● 发育不全或缺失
● 颧弓缺失
上颌骨
● 上颌狭小、前突
● 腭盖高拱
下颌骨
● 发育不全
● 咬合平面垂直
● Ⅲ类错𬌗伴有前开𬌗
● 颏部较长且后缩
鼻部
● 鼻背突出、宽阔
● 额鼻角平坦
● 咽腔狭窄
其他
● 小耳畸形及其他外耳畸形
● 外耳道缺失
● 中耳畸形
● 大口畸形
● 可能存在腭咽闭合不全

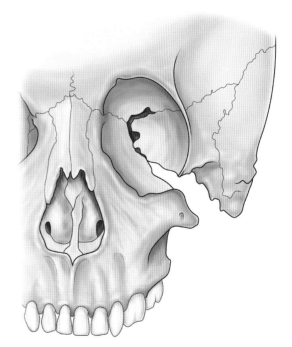

图 37.2 根据 Tessier 的分类,颅面 6、7、8 号裂共同导致了骨骼结构的缺失或发育不全,包括颧骨、眼眶、上颌骨以及下颌骨升支

表达图谱,有些临床变化并不明显。同时,由于双侧面部表型表达的不同可导致有些病例存在双侧不对称的情况。

三维 CT 重建技术可以详细显示面部结构受累情况。近年来,虚拟外科手术计划(virtual surgical planning, VSP)计算机程序在骨重建序列中发挥了重要作用,特别是在重症患者中。

患者选择

详细的体格检查可以对咽后间隙进行充分的功能评估。严重的小颌畸形可以导致呼吸困难,有些患者在早期便需要气管切开或者下颌骨牵引术。听力与语言能力的评估也相当重要。对于年龄较大的患者,必须通过牙模来协助制定下颌或上下颌治疗方案。

治疗 / 手术技术

治疗旨在矫正缺损,重建颧骨颧弓,建立正确的上下颌关系以及有功能的咬合关系,改善面部不同区域的比例使轮廓更为协调,并且矫正耳畸形以及巨口畸形。

手术干预可以分为四个阶段。第一阶段主要是处理出现的紧急情况。呼吸困难需要早期下颌骨牵引或气管切开。角膜暴露需要通过眼睑成形术来处理。重建的第二阶段主要通过颅骨移植来进行颧上颌复合体重建[12,13]。这些治疗通常需要在 2~4 岁进行。重建的第三阶段为下颌骨牵引手术,通常在 3~6 岁进行。其目的是延长双侧下颌升支,关闭前开𬌗[14,15]。第四阶段是对重建的颧上颌复合体及眶侧壁进行骨牵引成骨。当颧上颌复合体生长成为整个颅面骨生长的限制性因素时,应进行此类牵引。这一阶段治疗一般在 5~8 岁进行。

眼睑缺损

缺损一般都发生在下眼睑,常常表现为全层缺损。因此重建应当包括眼睑全层组织。最常用的方法为将上睑的肌皮瓣旋转移植到下睑缺损部位。通常沿缺损边缘设计 Z 成形术(图 37.3),缺损位于下睑,将上睑的肌皮瓣抬起旋转到下睑缺损处。眶隔松解以矫正外眦移位。通常不需要睑板结膜的重建。

颧骨

颧上颌复合体的重建无疑是各位专家关注的焦点。硅胶、真皮脂肪组织、软骨组织等各种异体及自体材料,均在重建中取得了不同程度的成功应用。很多人认为,颅顶骨移植物是颧骨和颧弓重建的最佳选择。这种手术的独特的挑战性在于移植骨量的需求较大,移植骨的形态须恰好填补缺损的轮廓,新建的骨结构须实现必要的前突度,并且应当避免

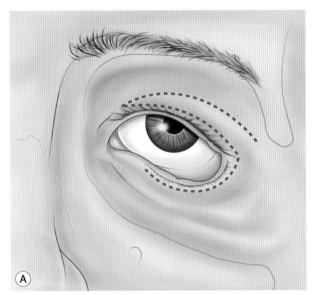

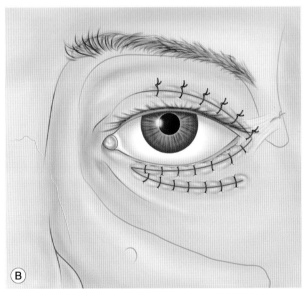

图 37.3 (A)眼睑缺损的修复。虚线为上睑肌皮瓣转位的设计线。(B)转瓣和外眦固定后的效果,韧带固定于其原始位置上方约 4~5mm

骨吸收[12,13,16-18]。

作者倾向于用顶骨作为移植供区。首先制作一个包含了颧骨颧弓以及眼眶侧壁的纸质模板,辅助设计双侧顶骨移植区获取骨移植物,每侧为一个独立单位。利用供区骨曲度获得自然的轮廓和实现新建立的颧上颌复合体的前突度。左侧顶骨区应用于重建右侧面部,反之亦然(图 37.4)。用 3~4 枚 16mm 长的螺钉将游离移植骨块固定于邻近的眼眶及上颌骨上。通常这种处理已经可以获得足够稳定的固位。新的颧弓结构向外侧应当达到双侧外耳道骨嵴。除坚固固定外,移植骨块的后面需要与咬肌以及该区域的其他软组织有良好接触,以尽可能地减少骨吸收(图 37.5)。此外,可对颊部软组织进行骨膜下悬吊,用 3~4 根单丝缝合固定于颞肌。如有必要,可同时将外眦再次悬吊。

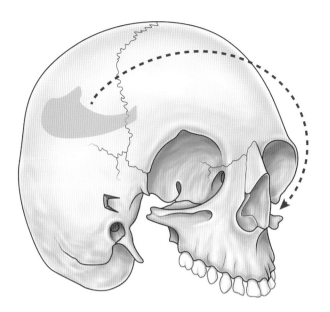

图 37.4　利用模板,取下一块双层皮质的顶骨移植物。右侧的顶骨移植物应用于左侧颧上颌区。利用移植物的自然曲度可在重建部位形成很好的前突度

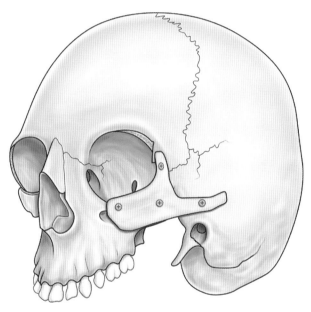

图 37.5　用 3~4 螺钉将游离顶骨移植物固定于下方骨骼上。为减少骨吸收,应使骨移植物的曲度与受区骨骼相适应

通过这些方法,一个拥有良好曲度和理想突度的颧上颌区自然外观得以重建。对于上方覆盖的软组织行骨膜下悬吊,可以增加该区域的体积,眶周皮肤的再悬吊使得外表更加美观(图 37.6)。

在此之前,颞顶复合瓣曾被广泛应用,然而,肌肉萎缩和肌肉旋转可继发导致颞窝凹陷[13,17,18]。同时,为了保证血运良好,往往无法精确的制备骨肌瓣形态。即便如此,这种技术也只能保证维持 60% 的骨骼表面有肌肉附着。血运并不充足,因为颅骨血运的 80% 来源于硬脑膜,而仅仅 20% 来源于骨膜。

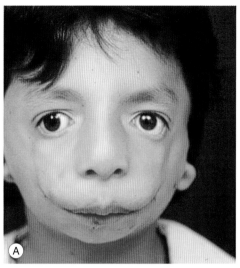

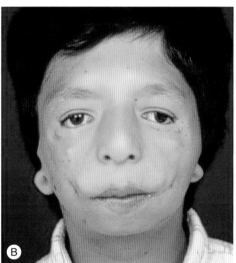

图 37.6　(A)一名具有典型临床表现的 7 岁重度 Treacher-Collins 综合征男性患儿术前正面观。(B)经过颧上颌区重建、眼睑缺损修复以及双侧双方向的下颌骨牵引术后的效果图。双侧颧骨新的结构间距离增加明显

下颌骨

Treacher-Collins 综合征的小颌畸形较为独特,因为它的下颌骨畸形表现为全方位的发育不全。除此之外,患者可能会患有慢性的呼吸或消化问题。畸形通常累及双侧的下颌升支与体部的形态和体积。因此这些患者需要双侧、双向的治疗方案。

对这类患者应施行两种骨皮质切开术:垂直方向的骨皮质切开术,位于下颌骨体部;水平方向的骨皮质切开术,位于下颌升支部。需要 3 枚牵引固位钉:中间的一枚位于下颌角处,第二枚位于下颌体部,第三枚位于下颌升支部的中心。每侧安置一个双向牵引装置,每个牵引器必须包含两个牵引杆,可以分别对两部分进行独立而精确地延长。中间的固位钉是升支与体部牵引的固定支点(图 37.7)。

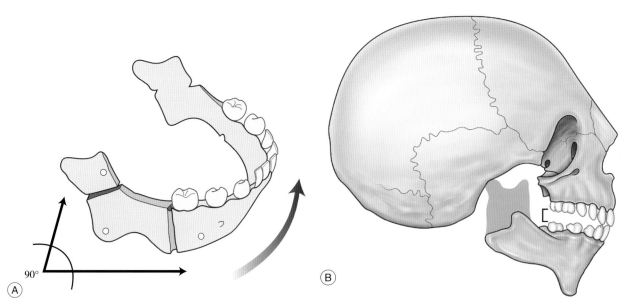

图 37.7 （A）图示为下颌骨两侧的骨皮质切开术。需要注意延长器在下颌骨升支放置的位置以及与体部形成的角度,同时也要注意垂直与水平牵引向量所形成的关系。（B）随着下颌骨升支延长,会出现较重的后牙开𬌗。逐渐减少咬合导板,以促进上颌骨后部垂直方向的生长

升支延长可导致严重的后开𬌗,而体部无需延长过多:只要得以矫正磨牙关系并关闭典型的前开合畸形便足够。精确设计的牵引向量对最终获得理想的延长效果以及咬合关系非常关键。垂直向量（升支）与水平向量（体部）的角度应当小于 90°。这种向量关系可导致一种过度的逆时针下颌骨旋转,关闭前开𬌗畸形,并在磨牙后区域与上颌骨后部的引起开𬌗。置入后部咬合导板,逐渐减少垂直方向上的高度,诱导上颌骨后部的生长增加垂直方向的高度关闭开𬌗。

多数患者由于面下 1/3 和颈部部分的软组织发育缺陷和舌骨上肌群短缩,因此都有面部突出和颏颈角不明显等典型表现。表型严重的患者张口度极小,甚至无法张口,通常需要长期保留气管切开导管呼吸。通过骨牵引,从皮肤到骨骼所有组织均可被持续延长,无需骨移植术或组织扩张术。对比而言,传统的截骨和骨移植术后,肌肉收缩以及软组织封套都会阻碍骨骼生长,常常会引起复发,必须通过复杂的处理步骤才能达到理想的美学效果。组织扩张技术虽然增加了皮肤量,但对于肌肉、血管和神经等软组织是无效的。

双向下颌骨牵引延长技术的总体功能和美学效果是令人满意的（图 37.8）。颈部外形更为自然,颏颈角明显,咀嚼

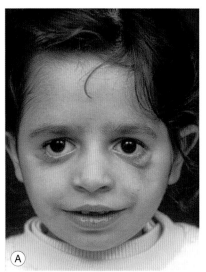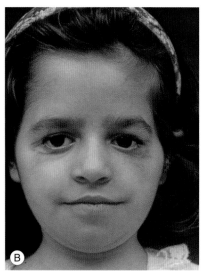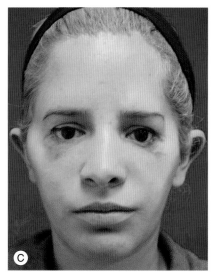

图 37.8 （A）一名 3 岁 Treacher-Collins 综合征女性患儿的术前观,此时下睑缺损已被修复。（B）5 岁时的术后效果。下面部经双侧双方向的下颌骨牵引治疗获得改建,下颌骨旋转关闭了前开𬌗。（C）11 岁时的术后效果。上下颌关系基本正常,然而颧上颌移植区的生长较为缓慢。此时患者已准备行颧上颌区牵引术以及脂肪填充术

肌、口底的肌肉等软组织得到有效延长,颏部能处于明显的前突位。这些解剖学改变重建了面下 1/3 部分,改善了面部整体的比例关系。当下颌骨的形态和大小接近正常时,张口受限获得矫正,患者就可以开始接受正畸和牙齿的治疗。另外,作者也观察到术后患者的吞咽和呼吸功能均得到显著改善。通常此时,气管切开的患者可以移除气管导管,患者由鼻饲也可以转为经口进食。

颧上颌区牵引

患者 7~10 岁左右,可以对移植后的颧上颌复合体进行牵引。通过冠状切口到达眶颧区和颧骨区,截骨术设计包括颧弓、颧骨后方、侧眶壁的下 1/3,以及向中间到达眶下孔位置的眶下缘。内置的牵引器固定在顶骨上,它的另一头固定在颧突的后方。静止 5 天后正式牵引,牵引速度 1mm/d。骨骼开始新的塑形,达到较理想的颧骨结构(图 37.9)。

正颌手术

对于某些成年患者,传统的面中部旋转和下颌骨截骨延长术仍然适用[19]。通过 Le Fort Ⅲ 型截骨术,以额鼻角为支点,将面中部旋转到与下颌骨合适的位置(图 37.10)。这样

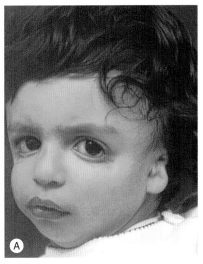
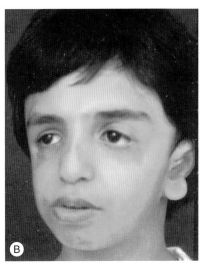
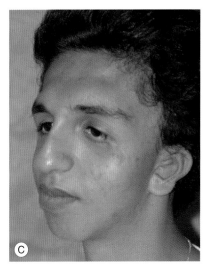

图 37.9　(A)一名 2 岁具有 Treacher-Collins 综合征典型症状的男性患儿的术前观。(B)7 岁:曾行眼睑缺损修复、颧上颌区移植重建、下颌骨牵引术以及耳再造术后。(C)16 岁:颧上颌区牵引形成的新骨体积理想。面部轮廓在经历两期脂肪注射之后效果改善明显

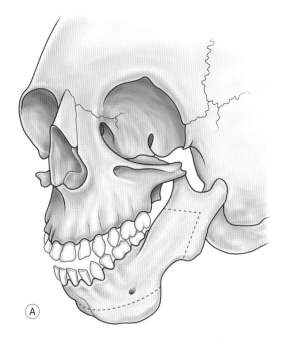
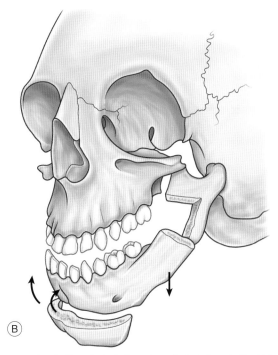

图 37.10　(A)Tessier 提出的面中部旋转和下颌骨延长的治疗方法。(B)第一期的手术治疗目的为延长下颌骨并矫正颏下点位置

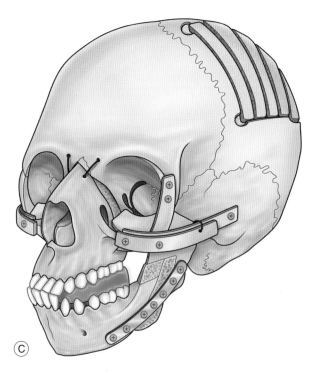

©

一来,上颌骨明显前突。同时,创造了一个更合适的水平面,更适合在垂直及矢状方向上大量延长下颌骨。然而,软组织紧致的封套层限制了骨骼移位,同时也是复发的一个重要原因。

术后护理

为最终获得良好功能性咬合,口腔正畸十分必要。在固定期应用正畸弹性牵引允许骨痂区改建,可根据上颌进一步调整下颌位置。诸如 Frankel Ⅲ 型等口内肌肉功能装置可长期应用,以维持骨骼与牙齿的良好关系。

二期手术

脂肪移植技是一项重要的辅助技术,它可以塑造颊部、颧骨区以及下颌角的最终轮廓。根据作者的经验,15 岁之后用自体脂肪移植来最后细微调整软组织轮廓和体积(图 37.11)。脂肪可从腹部获取,用 2mm 的填充针注射,从骨膜下开始,由深至浅到达肌肉层,最后少量注射于皮下层。每侧颊部大概需要注射 15~20ml 的脂肪量。

图 37.10(续)(C)第二期手术治疗包括面中部截骨术,目的为适应新下颌骨三维改变带来的咬合关系的变化,多余的顶骨移植物可应用于眼眶及颧骨

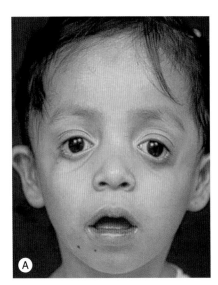
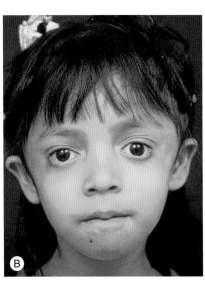
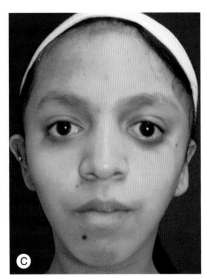

Ⓐ　Ⓑ　Ⓒ

图 37.11 (A)一名 3 岁女性患儿的术前正面观。可见严重的眼睑缺损、颧上颌区发育不良、小颌畸形以及前部开𬌗。(B)5 岁时的术后效果。此时已接受颧上颌区的骨移植重建、双侧双方向的下颌骨牵引术。注意双侧颧骨区以及下面部的新生骨结构。(C)17 岁时的术后效果。经过对颧上颌区移植骨的牵引,颧骨突出部位的体积有所增加。最后通过脂肪填充完成了面部轮廓的最终调整

参考文献

1. Gorlin RJ, Cohen MM, Levin LS. *Syndromes of the Head and Neck*. 3rd ed. New York: Oxford University Press; 1990.
2. Berry GA. Note on a congenital defect of the lower lid. *R Lond Hosp Rep*. 1889;12:255.
3. Treacher Collins E. Case with symmetric congenital notches in the outer part of each lid and defective development of the malar bones. *Trans Ophthalmol Soc UK*. 1900;20:109.
4. Franceschetti A, Zwahlen P. Un Syndrome nouveau: La dysostose mandibulo-faciale. *Bull Schweiz Akad Med Wiss*. 1944;1:60–66.
5. Franceschetti A, Klein D. The mandibulofacial dysostosis: a new hereditary syndrome. *Acta Ophthalmol*. 1949;27:143–224.
6. Tessier P. Vertical and oblique facial clefts (orbitofacial fissures). In: Mustarde JC, ed. *Plastic Surgery in Infancy and Childhood*. Philadelphia: WB Saunders; 1971:94.
7. Dixon MJ. Treacher Collins syndrome. *Hum Mol Genet*. 1996;5:1391–1396.
8. Teber AO, Gillessen-Kaesbach G, Fisher S, et al. Genotyping in 46 patients with tentative diagnosis of Treacher Collins syndrome revealed unexpected phenotypic variation. *Eur J Hum Genet*. 2004;12:879–890.
9. Arvystas M, Shprintzen RJ. Craniofacial morphology in Treacher Collins syndrome. *Cleft Palate J*. 1971;28:226–231.
10. Garner L. Cephalometric analysis of Berry–Treacher Collins syndrome. *Oral Surg Oral Med Oral Pathol*. 1967;23:320–327.
11. Marsh JL, Celin SE, Vannier MW, et al. The skeletal anatomy of mandibulofacial dysostosis (Treacher Collins syndrome). *Plast Reconstr Surg*. 1986;78:460–470. *This paper is an observational study of 3D craniofacial CT scans of patients with Treacher Collins syndrome. The authors find that the zygomatic process of the temporal bone is the most frequently aplastic component of these patients' craniofacial skeletons.*
12. Casanova R, Cavalcante D, Grotting JC, et al. Anatomic basis for vascularized outer-table calvarial bone flaps. *Plast Reconstr Surg*. 1986;78:300–308.
13. McCarthy JG, Zide BM. The spectrum of calvarial bone grafting: introduction of the vascularized calvarial bone flap. *Plast Reconstr Surg*. 1984;74:10–18. *The authors describe traditional methods of bone grafting. A vascularized calvarial flap (based on the temporal vessels) is then presented; it is noted that vascularized bone flaps are ideal for devitalized recipient sites, such as may be encountered in midface reconstruction for Treacher Collins syndrome.*
14. Molina F, Ortiz Monasterio F. Extended indications for mandibular distraction: unilateral, bilateral and bidirectional. *International Craniofacial Congress*. 1993;5:79.
15. Molina F, Ortiz Monasterio F. Mandibular elongation and remodeling by distraction: A farewell to major osteotomies. *Plast Reconstr Surg*. 1995;96:825–842. *The authors discuss a novel corticotomy-based method for mandibular distraction. Improved facial symmetry was noted in their cohort, with no observed relapse.*
16. Raulo Y. Treacher Collins syndrome: Analysis and principles of surgery. In: Caronni E, ed. *Craniofacial Surgery*. Berlin: Springer-Verlag; 1985:9371.
17. Vaandrager JM. Composite frontal bone flap for bony reconstruction in Treacher Collins syndrome and hemifacial microsomia. In: Marchac D, ed. *Craniofacial Surgery*. Berlin: Springer-Verlag; 1987:364.
18. Van der Meulen JCH, Hauben DJ, Vaandrager JM, et al. The use of a temporal osteoparietal flap for the reconstruction of malar hypoplasia in Treacher Collins syndrome. *Plast Reconstr Surg*. 1984;74:687–693. *The temporalis muscle provides an axial vascular supply to the temporal periosteal bone flap described in this paper. The osseous component of the flap may seed further bone growth when this flap is used for malar reconstruction in patients with Treacher Collins syndrome.*
19. Tessier P, Tulasne JF. Treacher Collins syndrome. Combined rotation of the midfacial segment and mandibular lengthening. In: Marchac D, ed. *Craniofacial Surgery*. Berlin: Springer-Verlag; 1987:369.

第 38 章

先天性黑素细胞痣

Sara R. Dickie, Neta Adler, and Bruce S. Bauer

概要

- 先天性黑素细胞痣由丛集的新生黑素细胞组成,通常在出生时可见,但有时可在出生多年后出现。病变由从神经嵴移行至胚胎真皮的黑素干细胞形成并向上移行至表皮,也可能移行至软脑膜。
- 尽管大部分的病变很小并呈良性,但那些覆盖了身体大部分或在明显位置的皮损可造成外表的不美观,进而导致心理问题。此外,潜在的恶变风险会使患者焦虑,初级护理医师和外科医生亦然。
- 小色素细胞痣在每 100 名新生儿中出现 1 例,大色素细胞痣仅为每 20 000 名新生儿中出现 1 例,巨大色素细胞痣则更少发生。因此,大多数外科医生对此经验很少,也很难有机会建立合理的治疗规范。

简介

先天性黑素细胞痣(congenital melanocytic nevi, CMN)由在子宫内发育生成的黑素细胞簇组成。尽管很多先天性色素痣在出生时即可见,但仍有一些是"迟发的",可能是它们在出生时太小或没有足够多的黑素而未被察觉[1,2]。CMN是最终发展为皮肤黑素瘤或皮肤外黑素瘤的危险因素之一,细胞痣越大,风险越大。基于此,CMN 在过去根据成年后估测的皮损最大直径分类。小色素细胞痣直径最大为 1.5cm;中等色素细胞痣直径在 1.5~19.9cm;大色素细胞痣的估测直径大于 20cm。巨大色素细胞痣直径为 40cm 甚至更大。新的分类依据大小、位置、不同的表型特点以及是否伴随卫星细胞痣[3]。先天性痣在出生时的发生率约为 1%[4],大 CMN在出生时的发生率约为 1/20 000,而巨大色素细胞痣(大于40cm)的发生率为 1/500 000[5]。

虽然大多数外科医生对小色素细胞痣和中等大小的细

胞痣的治疗比较熟悉,但在治疗更多广泛的皮损时仍很难获得足够的经验。

许多策略都被尝试用于移除或重建大型和巨大色素细胞痣。当直接切除和一期缝合不可行时,组织扩张是治疗中型至大型色素细胞痣的主要方式。面部色素细胞痣覆盖多个美容单元结构,包括眶周区域,需要联合全厚皮片移植(扩张或非扩张)。最终,一些特殊病例可由游离皮瓣和组织扩张作为辅助过程以关闭供体区。

历史回顾

最初的关于先天性巨痣的报道是描述性的:1832 年,Alibert 在其皮肤病专著[6]中第一次描述了一个"像束腰上衣和短裤式的痣"。1861 年,伟大的奥地利病理学家 Karl Rokitansky 在《维也纳医学期刊》[7]中描述了一位先天性巨痣患者。

多种用于治疗先天性色素痣的技术被记载下来。组织扩张术自引入以来,成为解决外科切除先天性巨痣后的非常重要的皮肤广泛损伤重建方式。

基础科学 / 疾病进程

学界尚未明确 CMN 的病因,CMN 被认为是在妊娠期第5~24 周之间在子宫内部形成的。一种黑素细胞分化的理论认为,神经管在早期胚胎形成期发育,黑素母细胞从神经嵴沿着软脑膜移行至胚胎真皮[6]。黑素细胞祖细胞从胚胎真皮移行进入表皮,分化成树突状黑素细胞。

黑素细胞在皮肤和软脑膜中的失调的迁移、增殖和分化与 CMN 和神经皮肤黑素沉着症(neurocutaneous melanosis,NCM)的发病机制密切相关[8,9]。

一些分子信号传导通路与 CMN 的发病机制相关。黑素细胞的发育一部分受控于 c-met 和 c-kit 原癌基因，这两个基因分别编码 met 和 kit 蛋白。肝细胞生长因子（hepatocyte growth factor，HGF），也称为分散因子（scatter factor，SF），是一种多功能调节因子，调节上皮细胞表达由 c-met 编码的酪氨酸激酶受体。过度表达的 HGF/SF 是 met 蛋白受体的配体，受到黑素细胞增殖、分化、存活和移行的干扰[10]。过度表达 HGF/SF 的转基因鼠出生时即患有皮肤和软脑膜黑素细胞增多症[11]。HGF/SF 也调节前肌原细胞在胚胎形成期的迁移和分化[11]。有证据表明，该信号分子在老鼠体内的过度表达可能引发横纹肌肉瘤[12]，这种肿瘤在极少的情况下会在大型 CMN 患者中出现[13,14]。此外，对无 met 基因的老鼠的研究表明，met 对 NCM 的发生有影响，因为 met 基因敲除鼠不会发生 NCM[12]。过度表达的 HGF/SF 和 / 或 met，以及 met 的持续激活，可以解释皮肤和软脑膜黑素瘤以及横纹肌肉瘤在 CMN 患者中的发生机制。C-kit 是一种原癌基因，为 SCF 配体编码 kit 酪氨酸激酶受体，该基因在黑素细胞的发育中也起到一定作用。在细胞组织培养中，表达 c-kit 的神经嵴细胞克隆时只见黑素细胞[15]。包含 CMN 真皮内的全部上皮样或纺锤形未成熟良性黑素细胞的增生性结节，高度表达 c-kit16[16]。另外，kit 可以激活 N-RAS 癌基因，其在某些结节性黑素瘤中发生了突变[17]。

最近，研究人员在大多数 CMN 病例中发现了两个癌基因的突变。N-RAS 和 B-RAF 的突变互不相容，并且在高达 85% 的皮损中出现[18]。在 NCM 患者相关皮损和中枢神经系统（central nervous system，CNS）中也发现了 N-RAS 的密码子 Q61 发生了相同的突变，但这种突变在正常皮肤中没有发生[19]。这种镶嵌式的突变可能表明了这些癌基因在体细胞和生殖系中的突变。BRAF 突变在 NCM 患者中可能更普遍[18]。这些突变的识别以及进一步的研究都提示了基因治疗的发展是有希望的。

CMN 发展成黑素瘤的确切的风险尚不明确。但据报道，大型 CMN 患者一生中罹患黑素瘤的风险比之前所认为的大约要低 2%~5%[20-23]，但最高风险人群是罹患巨型躯干痣的儿童（12% 的 CMN>60cm）[24]。小型和中型 CMN 的患者罹患黑素瘤的风险更低，据报道绝对低于 1%[24,25]。许多讨论黑素瘤的相对风险问题的文章没有区分皮肤和皮肤外黑素瘤，NCM 的发生可能是随后发生恶性肿瘤的更大风险因素。

NCM 的特点为沿着软脑膜过量沉积的黑素细胞（图 38.1），它在大型 CMN 患者和多发小型或中型 CMN 患者中均可出现。大型 CMN 位于后轴的患者被认为患 NCM 的风险更高，但是一项多变量分析指出，大型先天性色素痣患者患 NCM 唯一的危险因素是具有多发卫星色素痣：20 个以上卫星痣，与卫星痣较少的患者相比，患 NCM 的风险增加 5.1 倍[26]。真实的发病率仍然不明，但是 6%~11% 的大型 CMN 患者可能出现有症状的 NCM。有症状的 NCM 预后差。症状在儿童早期频繁出现。神经系统症状表现为癫痫，发育迟缓，脑积水和运动发育迟缓。

其他肿瘤（如横纹肌肉瘤和脂肪肉瘤合并 CMN）较为少见。

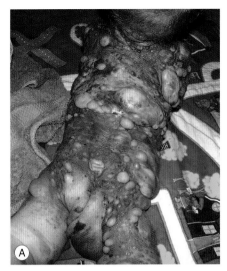

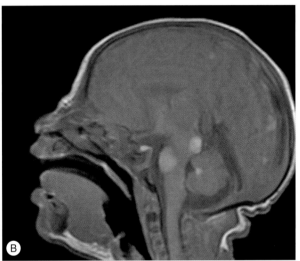

图 38.1 （A）这位几乎全身长满痣的孩子身上显示了痣的厚度、颜色和表面结构的不同。可见多个肥厚神经痣。（B）MRI T1 加权影像证实了数个典型的神经皮肤黑变病

诊断 / 患者表现

长期以来，人们把预估成人病损直径作为唯一的标准来分类 CMN，从而把不同的病损做区分。随着对这些病损的基因组成的深入了解以及数据收集技术的改进，分类系统的标准化工作已经开始进行。2012 年，Krengel 等提出了一个被许多 CMN 领域的专家普遍接受的图表（表 38.1）[3]。通过使用一套标准的系统来描述这些极其多变的病损，临床医生和研究人员将能够把这种罕见疾病的细胞遗传学基础和形态学特征联系起来，从而最终改进了治疗方法、靶基因治疗，也更好地理解了黑痣细胞的行为。

小至中等大小的 CMN 常呈圆形或椭圆形均匀的色素改变，颜色由浅棕至深棕色，边界清晰，表面粗糙起皱并伴有多毛症状。而尤其是大型 CMN，形状不对称，边缘不规则，色素不均匀，表面有皱褶和结节。此外，大型 CMN 通常伴有

表 38.1　先天性黑素细胞痣（CMN）的标准化描述表[3]

CMN 直径	术语	定义
成人突起 CMN 大小	小型	<1.5cm
	中等	
	M1	1.5~10cm
	M2	10~20cm
	大型	
	L1	>20~30cm
	L2	>30~40cm
	巨型	
	G1	>40~60cm
	G2	>60cm
	多数痣	>3 个中型 CMN 且没有单独明显的 CMN
CMN 生长位置		
头部	面部、头皮	
躯干	颈部、肩部、上 / 中 / 下背部、乳房 / 胸部、腹部、侧腰部、臀部、生殖器	
四肢	上肢、前臂、手部、大腿、小腿、足部	
卫星痣数量（指出生第 1 年的数量）	S0	无卫星痣
	S1	<20 个卫星痣
	S2	20~50 个卫星痣
	S3	>50 个卫星痣
其他形态学特征	C0, C1, C2	无、中度、显著的颜色异质性
	R0, R1, R2	无、中度、显著的表面皱褶
	N0, N1, N2	无、分散、广泛的结节
	H0, H1, H2	无、显著的多毛

Adapted from Table Ⅲ（Krengel S, Scope A, Dusza SW, et al. New recommendations for the categorization of cutaneous features of congenital melanocytic nevi. J Am Acad Dermatol. 2013；68：441-451.）

多个小的卫星色素痣。随着儿童成长，尤其到青春期，CMN 可能改变颜色，变得更浅或更深，长出毛发，更为异质化或同质化。CMN 可能自发消退，一些可发展成白癜风。结节增生可能在出生时就出现或随着年龄增长而出现。CMN 常常不对称，而皮损大的患者常表现瘙痒、干燥、皮肤脆弱、腐烂或溃疡，并且受累皮肤分泌汗液能力下降（图 38.2）。

一篇有关先天性色素痣的皮肤镜表现的综述发现大部分色素痣展示了网状、球状或网状球状混合模式，而这些模式的变化与年龄和色素痣的解剖位置相关，球状模式更多地出现在低龄儿童，网状模式在 12 岁以上患者中可见[27]。

由于先天性色素痣发生黑素瘤的风险升高，为区分先天性色素痣和获得性色素痣，研究人员在组织学基础上做了一些尝试。可区分的组织学特点包括：①痣细胞累及皮肤深部附属器和神经血管结构（包括毛囊、皮脂腺、立毛肌和血管内壁）；②痣细胞向真皮深层和皮下脂肪延伸；③痣细胞浸润胶原纤维束；④痣细胞缺乏的表皮下区[28-30]。与先天性色素痣不同，获得性色素痣通常由痣细胞组成，并局限在乳突和网状真皮上层，并不侵犯附属器。

对高度怀疑合并 NCM 的患者，中枢神经系统的磁共振成像系统具有辅助诊断的作用（见图 38.1B）。

患者选择

大型和巨大色素痣的治疗存在争议。尽管先天性色素痣的恶变风险已经明确[21, 31-34]，很多人还是认为发展成黑素瘤的风险太低，不值得出现治疗后难看的瘢痕或移植痕迹。文献中没有证据表明大型先天性黑素细胞痣在切除后，黑素瘤的发生率下降。并且，这些患者患皮肤外黑素瘤的风险增加[34, 35]。其他人认为，NCM 患者的最大风险潜伏在中枢神经系统，因此切除皮肤病灶的疗效有限。然而，皮损的外观明显让患者感到耻辱并造成严重的心理影响。对于治疗修复复杂皮损的形态的外科医生而言，挑战在于不仅要完成全部或大部分的色素痣的切除，还要实现最佳的美学和功能结果。

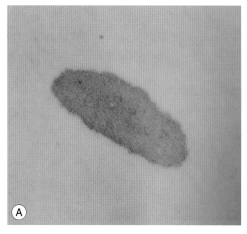
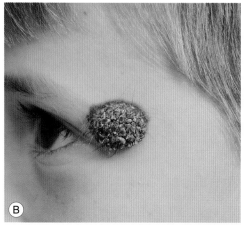

图 38.2　痣的形态和大小的丰富多样性。（A，B）扁平且具有均一颜色和边界的小型、中型痣，或肥厚疣状痣。

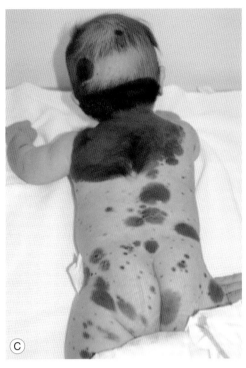
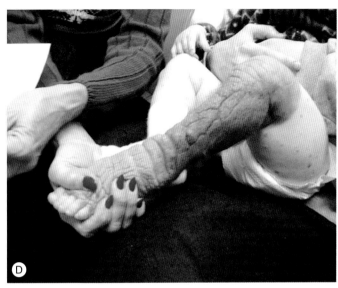

图 38.2（续）（C）伴有多发性小型和中型卫星痣的大型痣，或（D）在下肢可表现为肥厚的脑回状隆起，伴严重瘙痒和慢性破溃

　　尽管据报道小型和中等大小先天性色素细胞痣的终身恶变为黑素瘤的风险为 0~4.9%[36]，但小型色素痣至青春期之前恶变风险近乎零[37,38]，因此可以安心等到儿童患者能够接受局麻手术后再行病灶切除术。如果皮损位于切除和重建可能无法在局麻下完成的位置，或者位于早期切除瘢痕更小的位置，则早期行全麻下手术更为合适。当然，许多色素痣位于面部突出部位，可能很早就在学校被同龄人嘲笑，因此为避免全身麻醉而延迟手术对儿童而言并不是最好的选择。

　　作者主张多数大型和巨大色素痣应于出生后 6 个月左右治疗。尽管许多用于治疗大型细胞痣的组织扩张术可以应用在较大的儿童和成人身上，但是无法忍受反复进行手术以及皮肤弹性下降的情况使得切除扩张皮损对于年龄稍大的患者可行性下降。另外，对于更大的色素痣，最大恶变的风险便是在最初的几年内[24,39,40]。

治疗 / 手术技术

　　人们曾运用过许多治疗策略来尝试切除或重建大型或巨型色素细胞痣。系列切除术通常可用于切除大的皮损，但很难做到完全清除。切除术和中厚皮片移植有着普遍较差的功能和美学效果。皮肤磨削术、刮除术、化学剥脱和激光治疗都存在复发的问题，这些方法只能消除痣的表面部分，而先天性色素痣的痣细胞通常深达皮下脂肪，甚至在更深的结构中[32]。这组"部分厚度"切除术可能减少了痣细胞数量，减轻了色素沉着程度，但通常发生后

期的深部痣细胞渗漏，可能表现为异常的皮肤着色和多毛症（图 38.3）。由于瘢痕形成，随访追踪皮损的恶变情况同样存在困难。激光治疗对剩余的痣细胞的长期影响仍有待确定。

　　青少年的皮肤虽然很有弹性，但没有成年人皮肤松弛的现象，因此成人所用的局部皮瓣技术往往很难应用于儿童。当直接切除和一期缝合不可行时，组织扩张是许多中型到大型痣的"主力"治疗方式。面部色素痣横跨多个美学结构单元，并且涉及眶周区，可能需要扩张术结合全厚皮片移植（扩张或非扩张）。最后，一些特殊病例可能用游离皮瓣和组织扩张术作为辅助程序关闭供区皮肤。

部分厚度切除

　　大型和巨大色素细胞痣的部分厚度切除术采用早期皮肤磨削术、刮除术、激光或最近采用手术切除，留下皮下脂肪在原位，以最大程度减少外形畸形，并用真皮胶原结构和非常薄的中厚皮片甚至是培养皮肤覆盖创面。这些较新方法已被用于扩张术等技术无法很好应用的部位，尤其是用于四肢。这些方法潜在的缺点是当表面细胞痣数量减少，深层痣细胞频繁地随着时间"渗漏"，导致更大的畸形，甚至此时已经无法完全切除。四肢的圆周移植采用这些方法也可能导致后期的严重功能障碍。

分次切除

　　分次切除是指分 2 个阶段及以上切除一块皮损。利用

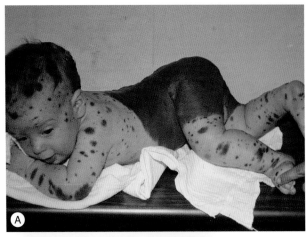
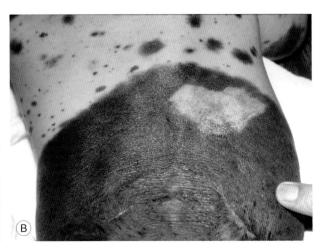
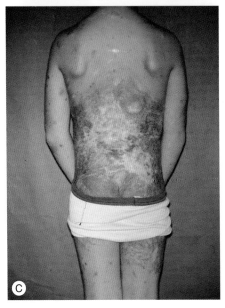

图 38.3 （A）该婴儿患有巨型痣并伴有多发卫星痣。（B）在新生儿阶段使用刮除术治疗后造成黑痣的中间区域颜色偏正常。（C）尽管在 3 个月龄时候通过取皮进行了中厚皮片的切除，但在 7 岁时，痣细胞仍然渗透于整个后背，甚至存在在最初的刮除区域，虽然这些区域颜色持续减轻

皮肤固有的黏弹性，使皮肤随着时间推移逐渐延展开。和原病灶仅行一次性椭圆切除相比，这些技术使伤口闭合后仅留一个较短的瘢痕，并可以重新调整瘢痕接近松弛的皮肤线。此技术可应用于小型或中型痣，根据痣的位置及局部皮肤松弛程度而定（图 38.4）。然而分次切除的每一阶段都有一些回缩，分次切除本身可能使靠近敏感部位如下眼睑和口角处出现皮肤组织不足和长期的结构畸形，而联用组织扩张术而非单纯分次切除则可避免以上情况的发生。

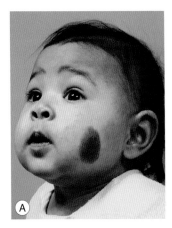
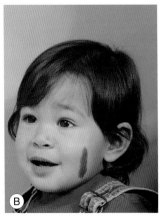
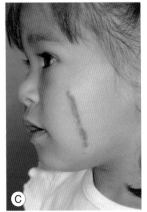
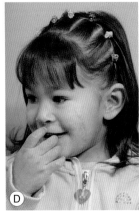

图 38.4 患儿面颊的中型痣在经历了三次手术后，不仅最终瘢痕的长度缩短，而且也避免了周围面部结构的潜在畸形危险。（A）术前;（B）第一次切除术后 6 个月;（C）第二次切除术后 6 个月;（D）第四次，即最后一次切除术后 4 个月

切除联合皮片移植重建

如上所述,如果希望避免切除后还残留痣,包括后期"渗漏"风险或潜在的晚期才能识别的退行性风险,先天性色素痣的深度要求切除深达筋膜层水平。然而,皮片移植确实在治疗先天性色素痣中有一定作用。

在面部(眼周和耳部),扩张和非扩张的全厚皮片在颜色和厚度方面与受区皮肤匹配良好。同样,扩张的全厚皮片是覆盖手背和足背(和小腿远端 1/3)非常好的选择(图 38.5)。然而,如果切除到筋膜层,因切除和皮片移植产生的四肢和躯干的外形畸形会很明显,造成日后的美学和功能缺陷。

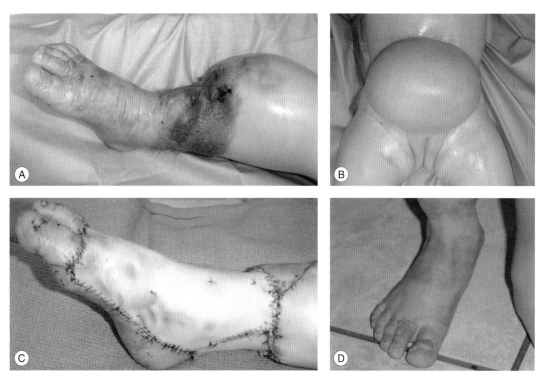

图 38.5　一扩张全厚皮瓣给足背和下 1/4 至 1/3 下肢提供良好的功能和美学重建。(A,B)该患者在下腹部和两侧腹股沟局部及供区进行扩张。(C)扩张的全厚皮瓣移植完成以及临近扩张皮片的推进,以减少皮片和皮瓣之间的厚度差。(D)移植后 1 年效果

在躯干上使用中厚皮片移植,甚至使用非网状中厚皮片时,当移植皮片的生长跟不上周围皮肤生长速度时,也可能造成相当程度的晚期畸形和潜在的相关功能障碍。躯干上唯一一处移植后不会产生明显移植后外形畸形的部位是背部,因其表面相对平坦一致。当移植部位是两侧腰部和躯干前部时,明显的轮廓畸形在移植后期会显现出来(尤其是体重较重的患者,移植和非移植部位的皮肤交界处产生明显的畸形)(图 38.6)。虽然如此,在潜在退行性变概率更高的部位,背部皮片移植可以作为切除大的节段性痣的方式,加强皮肤科医生的定位和跟踪剩余皮损的能力。

组织扩张

不同类型的组织扩张器有不同的形状、大小和填充瓣类型。作者最常用来治疗先天性色素细胞痣的扩张器为矩形。扩张器容积的范围很广,而且根据解剖部位而改变。生理盐水以可控的方式通过注射壶注入,注射壶距扩张器有一定的距离,表面覆盖坚硬组织。一些医生使用集成壶,而尽管通常由家长们做扩张器注射,作者对所有患者采用远程注射壶

且不外置,因为覆盖注射壶的皮肤很容易进行局部麻醉,外置注射壶没有必要。

考虑到切口,扩张器放置和皮瓣移动与皮肤缺损和术后瘢痕相关,需要在术前与患者和家属进行计划和讨论。供体区域必须与受体区域的颜色、质地和轮廓达到美观和功能的最大契合。供体区组织须无感染或有稳定的瘢痕,使扩张失败的风险或受挤压的可能性降至最小。谨慎地在供体薄层皮肤区域内选择扩张器大小也很必要,这是为了避免扩张器发生褶皱或凸起造成局部压力过大和皮肤损害。在大部分病例中,扩张器放置在皮损边缘内的切口中。在扩张器被反复使用,且瘢痕出现在残余的痣边缘和之前皮瓣的连接处的病例中,新的扩张器应置于被重量或新扩张器拉伸力度最小的瘢痕处(即远离最相关的点)。对于其他病例,如不稳定的瘢痕、血管瘤和颅面畸形,切口应放在缺损边缘之外,或有时在距离较远处。一个扩张囊切开用于置入扩张器,在有稳定的骨骼支撑的位置,另一个扩张囊被用来置入注射壶,方便门诊患者注入盐水。对扩张器进行部分注水(扩张囊体积的 10%~20%),保证扩张器的正确放置,没有产生引起扩张的皮瓣压力的表面皱褶。封闭的引流管放置一段时间(3~10 天)来控制潜在坏死区域的广泛破坏。

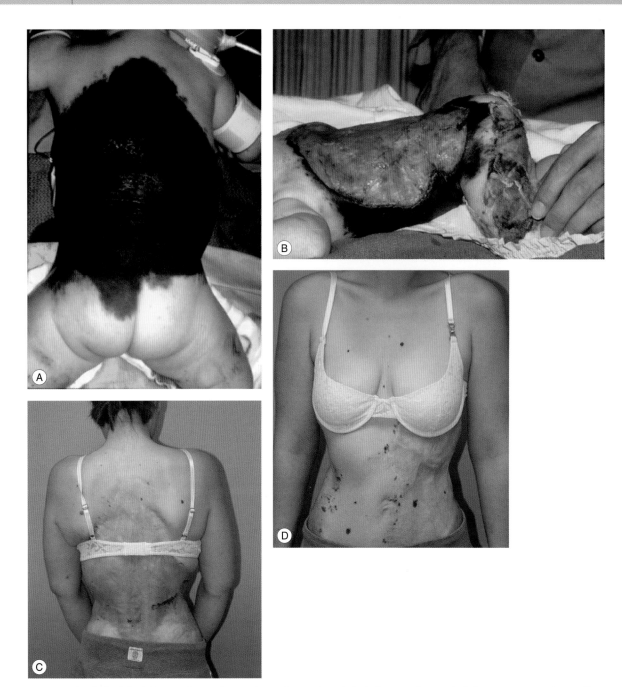

图 38.6 （A）在作者早期巨型痣的治疗经验中，该病例的特点非常特殊，巨型痣固定在背部深层组织上，并且侵袭下层的背阔肌。（B）切除术后 1 周，非网状中厚皮片愈合良好。（C,D）在筋膜层水平上切除残留痣 22 年后，可见明显的轮廓变形

如果皮瓣状态良好，系列注水在扩张器置入后 7~10 天开始，并在每周一次注水的基础上维持大约 10~12 周。大多数儿科患者在家中，家长在护士和医生的指导下进行注水扩张工作。

如果需要另外的扩张器来将皮损完全切除（系列扩张），作者通常在两者之间间隔 4~6 个月。

广谱抗生素在手术开始时服用，直至引流管移除方可停药。在可疑感染开始的时候，通过保持置入扩张器患者体内抗生素的低阈值，大部分感染可以在失去扩张器之前被控制。

扩张皮瓣的设计非常重要。早期学界武断地认为组织扩张只强调设计推进皮瓣，超过二十年的经验说明，扩张转

位皮瓣和旋转皮瓣可能更经常被选用。这为皮瓣设计和范围提供了更多选择[41,42]。扩张皮瓣通过扩张得来的高血供保证了设计的安全。在扩张转位皮瓣中，皮瓣基底部也被扩张，这样除了组织转位，皮瓣基底还能够前移，因此比单纯推进皮瓣提供更大的覆盖面积。

儿科组织扩张中的部位注意事项

最佳治疗方式因身体部位而异，下文将讨论与每个身体部位成功完成组织扩张所需最相关的问题和注意事项。

头皮

扩张器放置在帽状腱膜下骨膜上的扩张囊中。皮瓣设计考虑到头皮主要血管的方向（颞浅血管、耳廓后血管、枕骨血管、和来自眶上血管的血供）。扩张器不能置入某区域时，注射壶放置在耳廓前区域更好，因为这里更容易触及、覆盖皮肤风险低，转移风险低。用于头皮重建的扩张器容量通常为 250ml、350ml 或 500ml（但 70ml 扩张器可能被用于中等大小色素痣）。大型和巨型色素痣可能需要在每个阶段置入更大的扩张器，这使得扩张的力可以均匀地分布到每一个毛囊。根据之前的研究，组织扩张本身并不诱导毛发毛囊的增殖，但可以将头皮面积加倍而不显著降低毛发密度[43]。尽管学界曾认为扩张可能会影响颅顶形态，但它通常在 3~4 个月内可自行修正[44,45]。

扩张转位皮瓣设计与单纯推进皮瓣相比能更明显地减少系列扩张的次数，并且重建毛发方向和发际线效果更好（图 38.7）。

面部与颈部

面部的大型和巨型色素痣皮损最为明显，并且是不美观的瘢痕最容易被看到的部位；因此，整形手术的计划和执行必须非常仔细。

为达到面部和颈部最佳的美学和功能效果，医生必须谨遵亚单位原则。该原则指导切口位置，最终使得瘢痕隐藏在自然的皮褶里（如鼻唇沟）。面部结构上（眉毛、眼睑、唇部）过度的张力会造成畸形，如眉毛不对称或下垂、前发际线不对称、下眼睑和口角下垂，尤其是使用颈部皮瓣向头部方向通过颌颈角扩张时。

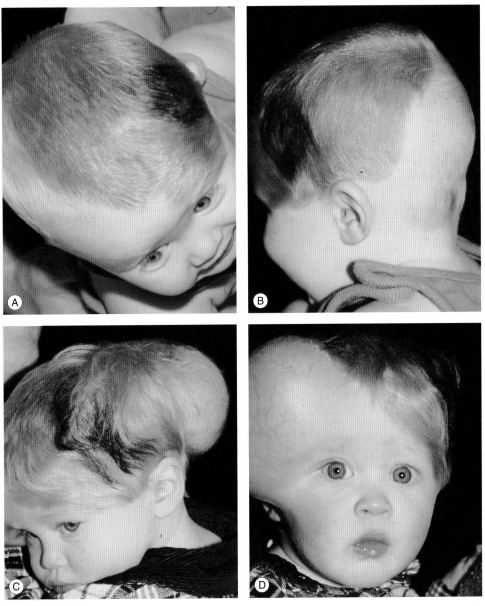

图 38.7 （A，B）该婴儿几乎一半的头皮和额部左外侧被先天性大型黑素痣覆盖。（C，D）患者 6 个月时，扩张器分别被置于黑素痣后部以及额部及邻近部位头皮下面

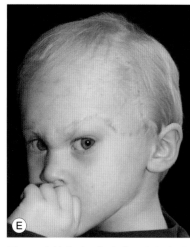
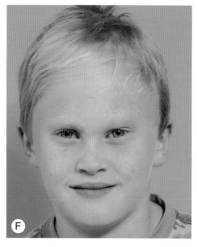
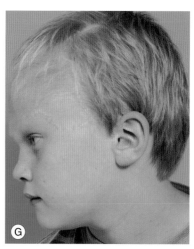

图 38.7（续）（E）需要二次扩张的头皮残留黑素痣被切除后 1 年，2 岁时头皮和额部重建后的外形。额部宽度、发际线和头发生长方向均恢复良好。在眉毛部位还有一些赘余皮肤。（F，G）在扩张器治疗完成及眉毛部位瘢痕的轻微修复后 6 年，患者面部显示极佳的对称性，发际线和头发生长方向自然

Neale 及其同事的相关研究报道了 10% 的下眼睑外翻率和大于 10% 的下眼睑畸形发生率[46]。建议医生进行审慎的皮瓣设计、扩张转位皮瓣和旋转皮瓣的使用，以及多个扩张器的使用和过度扩张，以减轻上述并发症。

对于额部皮损，通常应在正常额部皮肤下使用最大的扩张器，甚至偶尔在皮损下埋置。作为额部重建最初的步骤，医生应沿眶上缘使用永久缝合术固定眉毛的位置。这可以使眉毛的位置在皮瓣被移位时不受额部移位的影响。避免抬高同侧或对侧的眉毛非常重要，因为只能通过使用植入额外的无毛发的额部皮肤来使其恢复术前位置。一旦皮肤缺损已形成，仅扩张缺损部位将不能降低眉毛[47]。过度延伸扩张皮瓣会造成皮瓣损伤以及增加眉毛和发际线变形的风险。通过额部重复扩张来完成额部重建也可能限制非受累侧眉毛上部瘢痕的生长。

对于眼睑重建而言，扩张的全厚皮片可以比中厚皮片达到更好的功能和美学效果。过去，作者通过使用供体端单一且大的全厚移植皮片预扩张来重建眼睑、内外眦、重睑和眉毛之间的眼皮[48]。最近几年，外科医生计划使用额部带蒂皮瓣来修复上睑褶皱和眉毛之间的区域。小儿的组织外表更一致，然而该区域的移植物看起来更加单薄，美学上也无法预测。锁骨上区域和耳后区域是为面部提供皮片的理想供体区，因其颜色和质地可以达到完美契合。对于需要扩张的更大的移植物，部分扩张提供了移植组织的一部分，其余用于供体区的一期缝合。当局部组织不足时，供体区的扩张也允许从远端部位取游离皮片来覆盖全颊部或额部美学单位。当色素痣累及到眶周和鼻部时，外科医生之前会将单一皮瓣移植到鼻背，而现在会用额部扩张的皮瓣进行覆盖（通常与额部痣的切除结合）（图 38.8）。

在邻近的额部或眼睑痣切除后，眉毛可与眼睑同时修复，或作为一个重要的美容标志留置不切除（见图 38.8C）。当眉毛受累的部分很大，目前的处理方式是留下一小部分色素痣不切，用于模拟正常眉毛。如果浅肤色的儿童色素痣颜色较深，剩余的皮损在后期可能通过激光治疗变浅。然而，

该方法的长期效果尚未完全确定。对剩余的眉毛色素痣进行紧密随访，如果在表面特点或颜色上有改变，导致潜在的退行性问题，涉及的眉毛需切除或重建。重建的选择包括由颞浅动脉的分支供血的颞部头皮的岛状皮瓣。如果颞部头皮受色素痣累及面积很小，并且同时计划扩张颞部头皮，岛状皮瓣可以从最大化地扩张皮瓣准备，在扩张过程中毛发密度会降低，因此重建后眉毛将不会太致密。然而，对于颞部头皮受累的患者，可能有必要使用微小皮片或带状皮片。在患者十八九岁之前或成年之前，不太可能决定接受上述治疗。

躯干

巨型色素痣最常见的部位就是背部，通常沿着皮节分布向前延伸。

在躯干前部，如果皮损局限于下腹部或中腹中部，并且需扩张的痣的上方或上、下方都有足够的非受累皮肤，组织扩张将非常有效。在女性乳头或其附近需避免扩张，乳房的皮损治疗应在乳房发育完全后再进行。为避免乳头乳晕复合体下垂，胸部下方的皮瓣可以设计成转位或旋转皮瓣，而不是直接下拉推进皮瓣。

此外，扩张的皮瓣可以前拉横向跨过腹部，重新安置肚脐，方式与标准腹壁成形术相同（图 38.9）。

使用扩张的转位皮瓣使得切除上背部 / 颈部痣和背部 / 臀部 / 会阴部的痣成为可能，而学界之前认为只有皮片移植是可行的。500~750ml 范围内的组织扩张在婴儿和儿童中应用最为广泛。详细计划的分次扩张使得逐步增大的背部和臀部大型色素痣的切除成为可能，并获得非常好的效果。随着儿童逐渐长大，随后的肩部扩张和上背部扩张应用 250~500ml 容量的扩张器，下背部 / 臀部扩张应用 1 000~1 200ml 容量的扩张器（图 38.10、图 38.11）。

对于巨型细胞痣累及全部或接近全部后背、侧腹和腹部，颜色和结构明显不一致的患者，应单独切除背部较大部

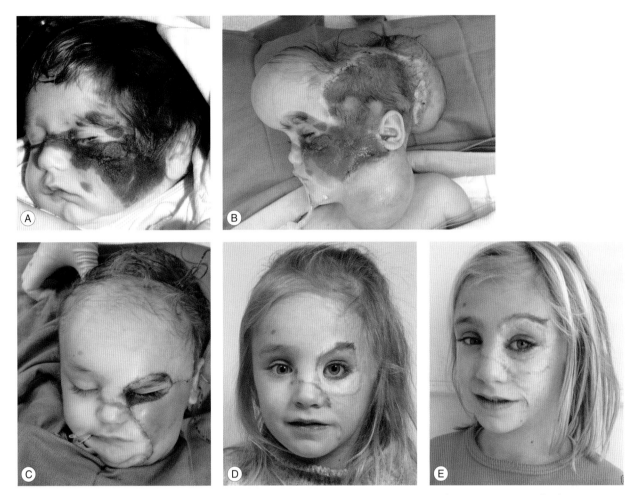

图 38.8 （A）一位患有先天性肥厚性乳头状毛发痣的婴儿,患处中心颜色深,边缘颜色浅,且逐渐加深。（B）可见 3 个扩张器,头发修剪后,痣的整个范围可见。（C）周密设计的扩张之后,患儿额部、颊部、鼻部和头皮的痣被切除。（D）扩张器治疗 3 年后,在眼睑上的痣进一步切除,移植物以及眉毛和内外眦区域瘢痕的修整前的模样。从锁骨上区域获取扩张后的单一全厚皮片,一直到上下眼睑。（E）患儿 7 岁时,眼眉处对称性好,患儿准备使用手术和激光进行轻微修整

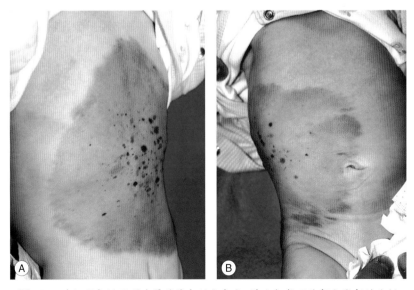

图 38.9 （A,B）该巨型痣覆盖背部的大部分,并且包裹下胸部和腹部的右侧

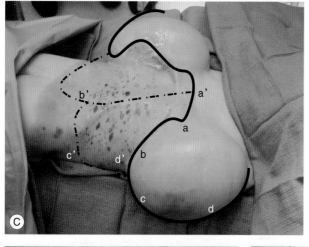

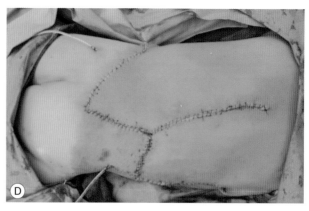

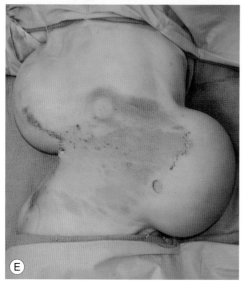

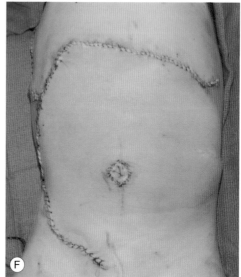

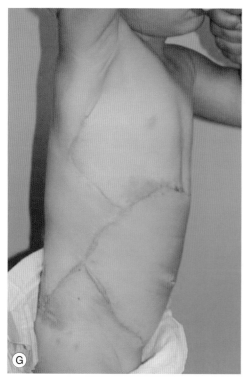

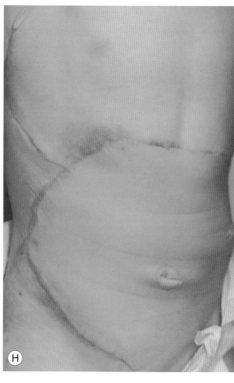

图38.9(续)(C,D)第一次背部扩张完成时,皮瓣转位覆盖大部分的后背。皮瓣设计成一个上内侧基地,从身体两侧的后部切除(点c至d)。这种设计使得皮片基地推进后正常组织达到更多的覆盖面积(点d至d')(E)第二套扩张器被放置在之前扩张的背部皮瓣之一和未受累的左腹部皮肤的下层(F)当腹部皮片水平推进覆盖腹部时,从前到后,该扩张皮片形成了右侧腰部,并在该皮片上形成了肚脐。(G,H)术后2个月前方和侧方视角可见,只有小范围的黑色素痣残留,且可以从上腹部切除。该步骤不需要进一步组织扩张,从而避免了右侧乳房的下拉

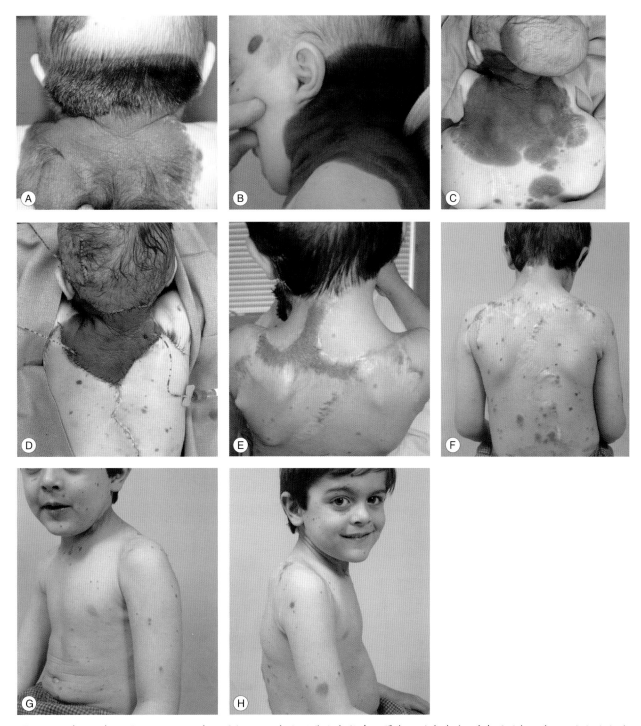

图 38.10　（A，B）如图 38.2C 所示，患儿的枕后、颈部和后背上部长有肥厚色深的色素痣，并在周围躯干部、四肢和脸上伴有许多卫星痣。（C，D）第一批扩张器置于黑色素痣的上方的枕后以及位于黑色素痣下方的背部两侧或身体侧面。这样就能切除头皮和后背下部的黑色素痣，把残余的背部和肩部的黑色素痣边上的正常肩部皮肤和正常背部皮肤相接。（E）患儿 3 岁时，在最后一次切除前，扩张的皮片已经延伸至颈部后侧中线。（F~H）在肩部前区有一些未受累皮肤的患者可以接受一系列肩部皮片扩张术，从而来完成肩部、颈部和后背上部的黑色素痣切除术。虽然还有一些卫星痣残留，后背上部瘢痕增宽，但是肩部、颈部和上臂的外形正常且瘢痕被定位，这样可以避免生长或功能的抑制

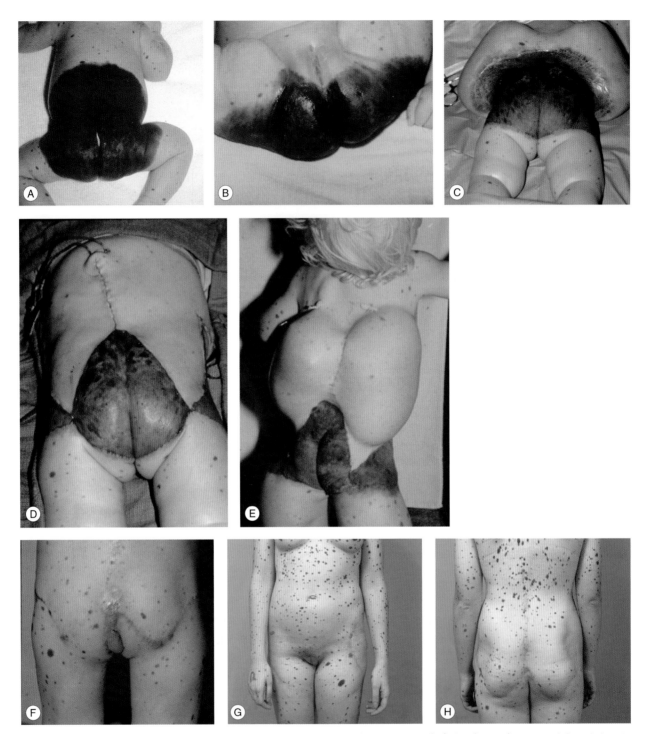

图 38.11 （A,B）患儿出生后在后背下半部、臀部、会阴部及大腿上部可见巨型黑色素痣。（C,D）扩张转移皮瓣决定了长度和皮瓣的方向，从而使得（E,F）重复的扩张术后，皮瓣包裹了有残留痣的臀部、会阴和肛周区域。（G,H）患儿之后随访了 13 年，无需额外的瘢痕修复。然而她全身广泛受累卫星痣，切除和重建造成的瘢痕应避免严重的外形畸形和生长干扰

分色素痣，然后用中厚（非网状）皮片覆盖（见图 38.6）。有些文章认为这是退行性变的最危险区域，而且当色素痣的颜色、质地或特征使得随访较为困难时，切除它们可以使得随访更简单。作者认为，中厚皮片在躯干和四肢的其他地方可能与生长过程中发生的明显畸形和潜在功能失调有关，因此不建议在其他区域进行皮片移植。如果移植皮片不是网状的，背部是中厚皮片移植后达到合理美学效果的唯一部位。

四肢

四肢的组织扩张被认为是经典的，其价值有限，且并发症发生率较高[49,50]。

四肢的几何形态和皮肤弹性的限制性（尤其是下肢），使得区域扩张的应用受限。扩张的皮瓣可以在圆周方向高效移动，但是在轴向则很困难。然而，当色素痣超过 1/3 圆

周的四肢面积时,尝试移除一定面积的皮肤来重建病损可造成严重的四肢受限,尤其是在上臂(图 38.12~图 38.14)。

过去十年,作者已开始寻找解决四肢受限的办法[49]。作者使用来自肩胛区的大型扩张转位皮瓣来覆盖上臂和肩膀。对从肱骨中部到腕部的圆周形色素痣,腰部扩张提供了一个大的带蒂皮瓣,通过它,前臂可以置于来自受体的皮瓣血供之下。3 周后将蒂分离。扩张的全厚皮片已从背部转移被用于手背,取得非常好的美学效果(见图 38.12)。

尽管有蒂皮瓣对上臂、大腿或小腿更大的皮损而言不容易获得,但作者也成功应用了来自腹部和肩胛区的扩张的自由皮瓣。此外,当患者在婴儿早期被发现,从后腿部 / 臀部到小腿、从膝盖到脚踝的扩张带蒂皮瓣和从腹部 / 腰部到上

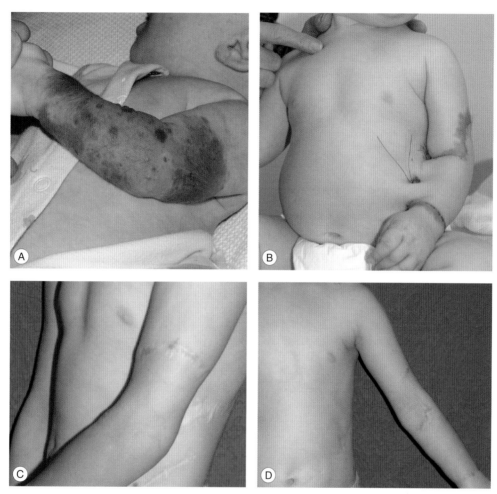

图 38.12 (A,B)手臂环形黑色素痣患儿接受了来自腹部和腰部的带蒂皮瓣修复。经过 3 周扩张后,移除扩张器并切除黑色素痣,扩张皮瓣通过减张固定缝合技术固定在手臂上,而手臂穿过此皮瓣形成的隧道。3 周后断蒂,切除该皮片近端和远端的狭窄条状残余痣,使瘢痕更小。(C,D)皮片分开后 3 年,该患儿手臂外形良好,供区美观满意

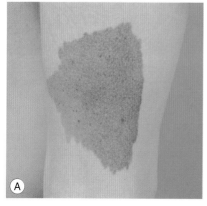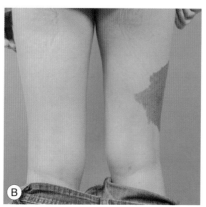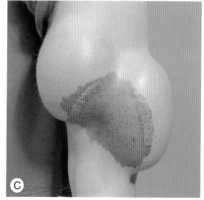

图 38.13 (A,B)该少年的大腿前外侧大型黑色素痣。(C)13 周扩张后的形态

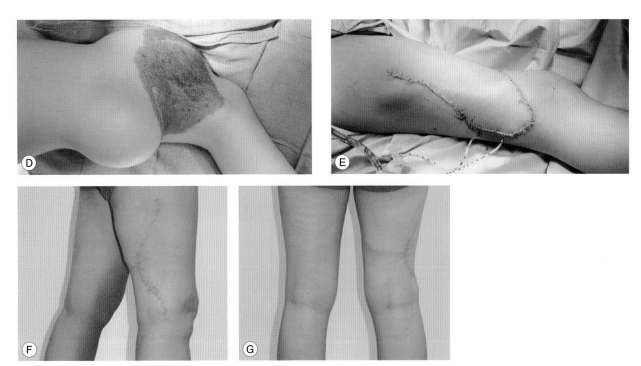

图 38.13（续）（D，E）黑色素痣的大部分被切除（只有一小条后侧的黑色素痣边缘残留），膝盖上部的皮瓣移位覆盖，使得瘢痕最隐蔽，使由于直接推进皮瓣造成的明显外形畸形风险降至最低。（F，G）最终部分的黑色素痣切除后 3 年的结果，外形极佳，瘢痕位置也可以避免影响后续的肢体功能

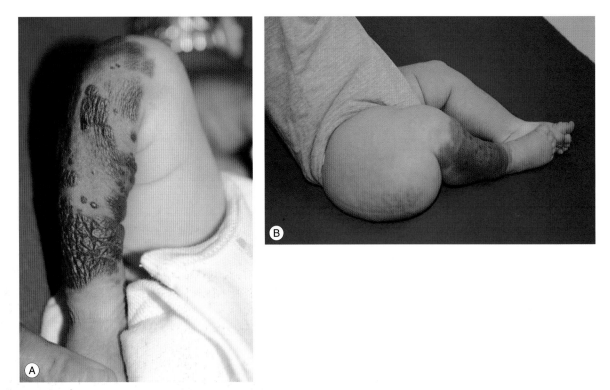

图 38.14 （A）婴儿小腿的柔韧性使得这类从膝盖到脚踝上的环绕黑色素痣的切除更有优势。（B）婴儿 4 个月龄时大腿后侧开始扩张

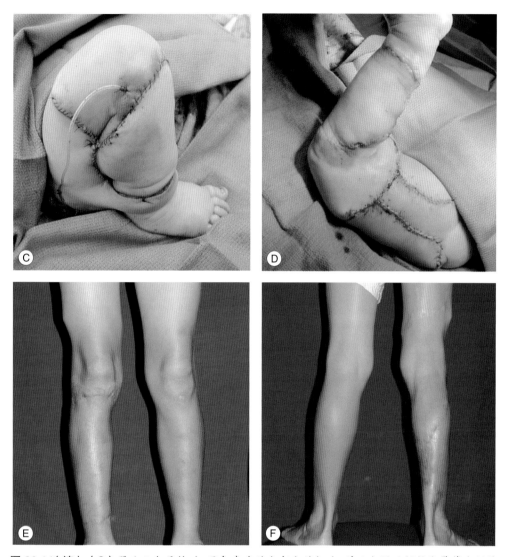

图 38.14（续）（C）婴儿 7 个月龄时，黑色素痣的大部分被切除，并从大腿后侧扩张带蒂皮瓣修复重建缺损，通过把脚放在皮肤"桶柄"下方来固定，该"桶柄"置于最初放置扩张器的切口和皮片近端之间。（D）3 周后断蒂，"桶柄"双蒂皮瓣变成了单一皮瓣，并用于覆盖部分大腿后侧供区缺损。（E，F）从前后两个方向看，经过切除和皮瓣重建 6 年半后，小腿和大腿近端外形极佳

肢的扩张带蒂皮瓣的效果相同（图 38.14）。这些手术方法仅用于严格筛选的病例中，并且这一复杂的重建过程的最佳时机仍在考量之中。

卫星痣

卫星痣可能在刚出生几年内出现在任何部位，其数量和 NCM 出现的可能性直接相关[26]，范围从小到中等皮损不等（见图 38.2、图 38.3 和图 38.11）。截至目前，只有一例报道从卫星痣发展成黑素瘤的病例[51]。鉴于此，学界通常认为切除卫星痣的首要原因是为了美观。在儿童进入学龄前时切除面部多发性卫星痣的很重要。此外，一些四肢上大一点的卫星痣可以在婴儿期或幼儿期切除（大型皮损用其他方式同时切除）；如果保留至儿童后期和青春期，皮下脂肪的减少和周围组织的皮肤弹性下降，可能无法再进行无扩或

移植的切除术。

术后护理

儿童术后第一夜留诊观察让父母更为放心。医生会检测患者的疼痛和血肿形成。敷料应在几天内每日更换（缝合处涂抗生素药膏，上置干纺纱布和软性辅料）。通常根据渗出量判断，术后 3~10 天拔除引流管。如皮瓣的状态很好，可在扩张器插入后 7~10 天开始一系列的注射。术后回访 1~2 次并完成一次宣教后，大多数患者直接在家中由父母或监护人开始扩张过程。家长会得到一张卡片来记录扩张过程开始以来的日期和注入盐水的量。作者鼓励家长拍下数码照片来记录过程，并随时让手术团队知晓最新情况[52]。在注射开始前，可将局部麻醉膏涂于皮肤上以减轻

疼痛。扩张应持续进行，直到患者皮肤紧绷但不是特别疼痛或对皮肤造成危害时停止。

结果、预后及并发症

除前文提到的组织扩张的局部特殊并发症，主要并发症可能包括感染、扩张器外露和皮瓣缺血。对于早期术后感染，通常应移除扩张器并使用抗生素；然而，早期发现感染并维持低剂量的抗生素使用可能避免扩张器损失。当周围伤口稳定时，就算有扩张器的微小挤出也还可能继续进行一些额外的扩张和保留扩张器。小型并发症包括扩张时疼痛（暂时性）、血肿、供区猫耳和瘢痕变宽[53,54]。

考虑到大型和巨大色素痣的相对瘢痕概率，对许多外科医生而言，很难积累足够多数量的病例来得出关于不同的手术方式的有效性对降低退行性变和/或降低功能和美学效果的风险的结论。自1988年以来，作者密切跟踪了总计超过300例患者的身体不同部位早期治疗大型和巨大色素痣的有效性。长时间的随访和重复相关受累区域的模式已为作者提供了独特的机会来对比不同的切口，以及提升美学效果或应对晚期功能问题的二次手术操作的需要。作者一直在调整治疗规程来改善效果，并最大程度减少二次手术的需要。

根据作者早期的经验，不容易借位扩张的部位的治疗目的主要是切除细胞痣和缺损皮片移植。在相对短期的随访后发现，当皮损切除深度能保证完全或几乎完全切除时，中厚皮片重建的美学效果不佳，并且，当在躯干或四肢周围进行治疗时，儿童之后的生长发育会出现越来越重的轮廓畸形和潜在的生长干扰。为了改善美学效果，提供更大概率跟上生长发育的重建，大的全厚皮片可从扩张供体部获取。全厚移植的相对大小的限制几乎消除。然而，当这些患者发育到10岁左右时，尽管皮肤表面外观和生长发育相对正常，轮廓畸形却足够明显，说明全厚皮片移植到手背或足背和眶周并不可取。对于四肢，选择性使用扩张带蒂皮片，可以避免这些后期畸形，并且使用转移组织的后续扩张的转移自由组织来增加其覆盖面积。

由于组织扩张随着年龄增长的难度，其中一些术式只在患者年幼时进行才有效。尽管不排除对年龄稍长的儿童/成人进行任何重建术式（而不是从大腿后部到小腿下部的扩张带蒂皮瓣），但必须承认的是，目前许多从腰部延伸到膝盖的巨大细胞痣患者需要接受监测，而不是承受外观不佳的瘢痕和潜在的功能障碍。无论是否使用前期扩张，游离组织转移用更易进行的供体区缝合，允许更大的皮瓣获取，并可能提供了一种方法，用于矫正一些继发于早期治疗并发症或初始治疗选择失败的后期畸形。

参考文献

1. Clemmensen OJ, Kroon S. The histology of "congenital features" in early acquired melanocytic nevi. *J Am Acad Dermatol*. 1988;19:742–746.
2. Mizushima J, Nogita T, Higaki Y, et al. Dormant melanocytes in the dermis: Do dermal melanocytes of acquired dermal melanocytosis exist from birth? *Br J Dermatol*. 1998;139:349–350.
3. Krengel S, Scope A, Dusza S, et al. New recommendations for the categorization of cutaneous features of congenital melanocytic nevi. *J Am Acad Dermatol*. 2013;68:441–451. *An expert consensus-based schema to standardize the description of congenital melanocytic nevi that includes several morphologic features as well as size criterion, the goal of which is to improve intraobserver agreement and aid the development of an international database to collate phenotypic and genetic morphology of CMN.*
4. Walton RG, Jacobs AH, Cox AJ. Pigmented lesions in newborn infants. *Br J Dermatol*. 1976;95:389–396.
5. Castilla EE, da Graça Dutra M, Orioli-Parreiras IM. Epidemiology of congenital pigmented naevi: I. Incidence rates and relative frequencies. *Br J Dermatol*. 1981;104:307–315.
6. Alibert JL. *Monographie des Dermatoses*. Paris: Germer Baillière; 1832:801.
7. Rokitansky J. Ein ausgezeichneter Fall von Pigment-mal mit ausgebreiteter Pigmentierung der inneren Hirn- und Ruchenmarkshaute. *Allg Wien Med Z*. 1861;6:113–116.
8. Cramer SF. The melanocytic differentiation pathway in congenital melanocytic nevi: theoretical considerations. *Pediatr Pathol*. 1988;8:253–265.
9. Kovalyshyn I, Braun R, Marghoob A. Congenital melanocytic naevi. *Australas J Dermatol*. 2009;50:231–240. *A comprehensive review about congenital melanocytic nevi, including pathogenesis, natural history, and complications.*
10. Otsuka T, Takayama H, Sharp R, et al. c-Met autocrine activation induces development of malignant melanoma and acquisition of the metastatic phenotype. *Cancer Res*. 1998;58:5157–5167.
11. Takayama H, La Rochelle WJ, Anver M, et al. Scatter factor/hepatocyte growth factor as a regulator of skeletal muscle and neural crest development. *Proc Natl Acad Sci USA*. 1996;93:5866–5871.
12. Takayama H, LaRochelle WJ, Sharp R, et al. Diverse tumorigenesis associated with aberrant development in mice overexpressing hepatocyte growth factor/scatter factor. *Proc Natl Acad Sci USA*. 1997;94:701–706.
13. Hoang MP, Sinkre P, Albores Saavedra J. Rhabdomyosarcoma arising in a congenital melanocytic nevus. *Am J Dermatopathol*. 2002;24:26–29.
14. Schmitt FC, Bittencourt A, Mendonca N, et al. Rhabdomyosarcoma in a congenital pigmented nevus. *Pediatr Pathol*. 1992;12:93–98.
15. Luo R, Gao J, Wehrle-Haller B, et al. Molecular identification of distinct neurogenic and melanogenic neural crest sublineages. *Development*. 2003;130:321–330.
16. Herron MD, Vanderhooft SL, Smock K, et al. Proliferative nodules in congenital melanocytic nevi: a clinicopathologic and immunohistochemical analysis. *Am J Surg Pathol*. 2004;28:1017–1025.
17. Jafari M, Papp T, Kirchner S, et al. Analysis of ras mutations in human melanocytic lesions: activation of the ras gene seems to be associated with the nodular type of human malignant melanoma. *J Cancer Res Clin Oncol*. 1995;121:23–30.
18. Salgado CM, Basu D, Nikiforova M, et al. BRAF mutations are also associated with neurocutaneous melanosis and large/giant congenital melanocytic nevi. *Pediatr Dev Pathol*. 2015;18:1–9.
19. Kinsler VA, Thomas AC, Ishida M, et al. Multiple congenital melanocytic nevi and neurocutaneous melanosis are caused by postzygotic mutations in codon 61 of NRAS. *J Invest Dermatol*. 2013;133:2229–2236.
20. Zaal LH, Mooi WJ, Klip H, et al. Risk of malignant transformation of congenital melanocytic nevi: a retrospective nationwide study from The Netherlands. *Plast Reconstr Surg*. 2005;116:1902–1909. *Retrospective study of a national database of patients with large and giant congenital nevi from the Netherlands. The authors compared melanoma rates between patients with giant nevi and the general population over a 10-year period and revealed an increased rate of melanoma in patients with giant congenital melanocytic nevi when compared with the general population.*
21. Krengel S, Auschild A, Schafer T. Melanoma risk in congenital melanocytic naevi: a systematic review. *Br J Dermatol*. 2006;155:1–8.
22. Watt AJ, Kotsis SV, Chung KC. Risk of melanoma arising in large congenital melanocytic nevi: a systematic review. *Plast Reconstr Surg*. 2004;113:1968–1974.
23. Vourc'h-Jourdain M, Martin L, Barbarot S, aRED. Large congenital melanocytic nevi: therapeutic management and melanoma risk a systematic review. *J Am Acad Dermatol*. 2013;68:493–498.e14.
24. Kinsler VA, Birley J, Atherton DJ. Great Ormond Street Hospital for Children registry for congenital melanocytic nevi: prospective study 1988–2007. Part 1 – epidemiology, phenotype and outcomes. *Br J Dermatol*. 2009;160:143–150.

25. Alikhan A, Ibrahimi OA, Eisen DB. Congenital melanocytic nevi: Where are we now? Part I. Clinical presentation, epidemiology, pathogenesis, histology, malignant transformation and neurocutaneous melanosis. *J Am Acad Dermatol.* 2012;67:495.e1–495.e17.

26. Marghoob AA, Dusza S, Oliveria S, et al. Number of satellite nevi as a correlate for neurocutaneous melanocytosis in patients with large congenital melanocytic nevi. *Arch Dermatol.* 2004;140:171–175.

27. Changchien L, Dusza SW, Agero AL, et al. Age- and site-specific variation in the dermoscopic patterns of congenital melanocytic nevi: an aid to accurate classification and assessment of melanocytic nevi. *Arch Dermatol.* 2007;143:1007–1014.

28. Mark GJ, Mihm MC, Liteplo MG, et al. Congenital melanocytic nevi of the small and garment type. Clinical, histologic, and ultrastructural studies. *Hum Pathol.* 1973;4:395–418.

29. Rhodes AR, Silverman RA, Harrist TJ, et al. A histologic comparison of congenital and acquired nevomelanocytic nevi. *Arch Dermatol.* 1985;121:1266–1273.

30. Everett MA. Histopathology of congenital pigmented nevi. *Am J Dermatopathol.* 1989;11:11–12.

31. Marghoob AA, Kopf AW, Bittencourt FV. Moles present at birth: their medical significance. *Skin Cancer Foundation J.* 1999;36:95–98.

32. Arneja JS, Gosain AK. Giant congenital melanocytic nevi. *Plast Reconstr Surg.* 2007;120:26e–40e.

33. Kopf AW, Bart RS, Hennessey P. Congenital nevocytic nevi and malignant melanomas. *J Am Acad Dermatol.* 1979;1:123–130.

34. Marghoob AA, Schoenbach SP, Kopf AW, et al. Large congenital melanocytic nevi and the risk for the development of malignant melanoma: a prospective study. *Arch Dermatol.* 1996;132:170–175.

35. Bittencourt FV, Marghoob AA, Kopf AW, et al. Large congenital melanocytic nevi and the risk for development of malignant melanoma and neurocutaneous melanocytosis. *Pediatrics.* 2000;106:736–741.

36. Tromberg J, Bauer B, Benvenuto-Andrade C, et al. Congenital melanocytic nevi needing treatment. *Dermatol Ther.* 2005;18:136–150.

37. Chun K, Vázquez M, Sánchez JL. Malignant melanoma in children. *Int J Dermatol.* 1993;32:41–43.

38. Rhodes AR, Melski JW. Small congenital nevocellular nevi and the risk of cutaneous melanoma. *J Pediatr.* 1982;100:219–224.

39. Kaplan EN. The risk of malignancy in large congenital nevi. *Plast Reconstr Surg.* 1974;53:421–428.

40. Trozak DJ, Rowland WD, Hu F. Metastatic malignant melanoma in prepubertal children. *Pediatrics.* 1975;55:191–204.

41. Bauer BS, Margulis A. The expanded transposition flap: shifting paradigms based on experience gained from two decades of pediatric tissue expansion. *Plast Reconstr Surg.* 2004;114:98–106. *This paper demonstrates the advantages of transposition flaps used in tissue expansion when compared with advancement flaps.*

42. Joss GS, Zoltie N, Chapman P. Tissue expansion technique and the transposition flap. *Br J Plast Surg.* 1990;43:328–333.

43. MacLennan SE, Corcoran JF, Neale HW. Tissue expansion in head and neck burn reconstruction. *Clin Plast Surg.* 2000;27:121–132.

44. Colonna M, Cavallini M, De Angelis A, et al. The effects of scalp expansion on the cranial bone: a clinical, histological, and instrumental study. *Ann Plast Surg.* 1996;36:255–260.

45. Moelleken BR, Mathes SJ, Cann CE, et al. Long-term effects of tissue expansion on cranial and skeletal bone development in neonatal miniature swine: clinical findings and histomorphometric correlates. *Plast Reconstr Surg.* 1990;86:825–834.

46. Neale HW, Kurtzman LC, Goh KB, et al. Tissue expanders in the lower face and anterior neck in pediatric burn patients: limitations and pitfalls. *Plast Reconstr Surg.* 1993;91:624–631.

47. Bauer BS, Few JW, Chavez CD, et al. The role of tissue expansion in the management of large congenital pigmented nevi of the forehead in the pediatric patient. *Plast Reconstr Surg.* 2001;107:668–675. *This paper suggests guidelines for treatment of forehead and scalp congenital nevi with an emphasis on preserving or reconstructing the landmarks of hairline, hair direction, and brow position.*

48. Bauer BS, Vicari FA, Richard ME, et al. Expanded full-thickness skin grafts in children: case selection, planning, and management. *Plast Reconstr Surg.* 1993;92:59–69.

49. Pandya AN, Vadodaria S, Coleman DJ. Tissue expansion in the limbs: a comparative analysis of limb and non-limb sites. *Br J Plast Surg.* 2002;55:302–306.

50. Casanova D, Bali D, Bardot J, et al. Tissue expansion of the lower limb: complications in a cohort of 103 cases. *Br J Plast Surg.* 2001;54:310–316.

51. Bett BJ. Large or multiple congenital melanocytic nevi: occurrence of cutaneous melanoma in 1008 persons. *J Am Acad Dermatol.* 2005;52:793–797.

52. Margulis A, Bauer BS, Fine NA. Large and giant congenital pigmented nevi of the upper extremity: an algorithm to surgical management. *Ann Plast Surg.* 2004;521:158–167.

53. Bauer BS, Corcoran J. Pediatric tissue expansion. In: Bentz ML, Bauer BS, Zuker RM, eds. *Principles and Practice of Pediatric Plastic Surgery.* St. Louis: Quality Medical Publishing; 2008:309–337.

54. Manders EK, Schenden MJ, Furrey JA, et al. Soft-tissue expansion: concepts and complications. *Plast Reconstr Surg.* 1984;74:493–507. *This paper reviews the early concepts of how and why expansion works and discusses potential complications with avoidance techniques.*

第 39 章

血管异常

Arin K. Greene and John B. Mulliken

概要

- 血管异常分为肿瘤或畸形。
- 血管肿瘤由增生的内皮细胞组成;畸形的内皮衬里更为静止。
- 婴儿血管瘤是婴儿期最常见的肿瘤;出生后生长迅速,童年时退化。
- 婴儿血管瘤多见;有问题的病变可以通过药物治疗或切除。
- 血管畸形在出生时就存在,尽管并不总是很明显;在儿童和青少年时期,它们可能会慢慢增大。
- 血管畸形可通过观察、激光、硬化治疗、栓塞或切除治疗;药物治疗不可用。

简介

血管异常是一个领域,包括几个外科和医学专业。由于这些疾病通常涉及皮肤,最初的沟通通常在患者与整形外科医生(或儿童皮肤科医生)之间进行。由于缺乏标准化的术语,这一领域的发展受到阻碍。几个世纪以来,人们认为血管胎记是母亲的情绪或饮食在未出生的孩子身上留下的印记。这反映在颜色鲜艳的食物描述血管异常的词语中。诸如"樱桃""草莓"和"波尔酒"等形容词,都源于这些传统观念。内科医生通常更喜欢用拉丁语"母痣"来形容血管胎记。

19 世纪,Virchow 首次尝试对血管异常进行组织学分类。Virchow 单纯性血管瘤成为"毛细血管"或"草莓"血管瘤的同义词。他的术语"海绵状血管瘤"被不加区别地用于皮下血管瘤(退化)和静脉畸形(从不退化)。总状血管瘤改为总状动脉瘤或"动静脉血管瘤",是指动静脉畸形。他的学生 Wegener 为"淋巴管瘤"开发了一个类似的组织形态亚范畴。该术语一直沿用到 20 世纪。通常同一个词用于完

全不同的血管异常。这种混乱的病因学已经造成不正确的诊断、不合理的治疗和错误的研究方向。

1982 年引入的生物分类系统[1]消除了长期以来模糊该领域的术语混乱。该方案从相关物理发现、自然历史和细胞特征的研究中发展而来。这个生物学分类的关键是正确使用希腊主格后缀"-oma",它曾经意为"肿胀"或"肿瘤"。在现代,"-oma"表示由上调的细胞生长引起的病变。有两大类血管异常——肿瘤和畸形(表 39.1)。血管肿瘤是以内皮细胞更新增加为特征的内皮细胞肿瘤(图 39.1)。婴儿血管瘤是婴儿最常见的肿瘤。其他血管肿瘤有先天性血管瘤、血管内皮瘤、簇状血管瘤、血管外皮细胞瘤、血管肉瘤和化脓性肉芽肿。血管畸形是胚胎发生过程中血管成分异常发育的结果(图 39.2)。根据主要经络类型分为毛细血管畸形、淋巴管畸形、静脉畸形、动静脉畸形和毛细血管淋巴管静脉畸形等复杂类型。有动脉成分的畸形在流变学上是快速流动的;剩下的是慢流。这一生物学分类在 1996 年被国际血管异常学会接受[2]。重要的是要强调,血管畸形,虽然基本结构紊乱,可表现为内皮增生,可能引发凝血,缺血,栓塞,部分切除,或激素的影响。

病史和体格检查对鉴别血管肿瘤和血管畸形的诊断准确率应在 90% 以上(图 39.3)[3]。在指定临床诊断时最可能的错误仍然是术语的不准确和不精确的使用(表 39.2)[4,5]。也许最离奇的例子是"血管瘤",它经常被广泛和不加区别地应用于组织学和行为完全不同的血管病变。没有"海绵状血管瘤"这样的实体。病变不是婴儿深部血管瘤就是静脉畸形。

术语"先天性"和"获得性"在描述血管异常时应谨慎使用。"先天性"一词应限于在出生时完全表达的血管病变。血管瘤可以是新生的或完全生长在新生儿。血管畸形,虽然在出生时就出现在细胞水平上,但可能要到儿童期或成人期才会表现出来。"获得性"是一个经常用于 1 年后出现的皮肤病变的术语,对于并不适用于出生时出现但临床上不明显的血管异常。

表 39.1　脉管性疾病分类

肿瘤	畸形	
	慢流	快流
婴儿血管瘤	毛细血管畸形	动脉畸形
	先天性大理石样皮肤病	动脉瘤
	毛细血管扩张	闭锁
		扩张
	淋巴管畸形	狭窄
	囊型	
先天性血管瘤	大囊性	动静脉畸形
快速消退的先天性血管瘤	原发性淋巴水肿	毛细血管畸形动静脉畸形
非退化性先天性血管瘤		遗传性出血性毛细血管扩张症
血管内皮细胞瘤		PTEN 相关血管异常
卡波西状血管内皮细胞瘤	静脉畸形	合并畸形
其他	脑海绵状血管畸形	毛细血管动静脉畸形
	皮肤黏膜静脉畸形	毛细淋巴动静脉畸形
	球细胞静脉畸形	
	疣状静脉畸形	
化脓性肉芽肿		
	合并畸形	
	毛细血管静脉畸形	
	毛细血管淋巴管畸形	
	毛细淋巴静脉畸形	
	淋巴静脉畸形	

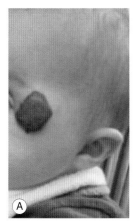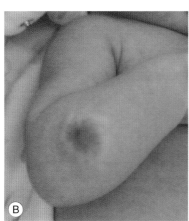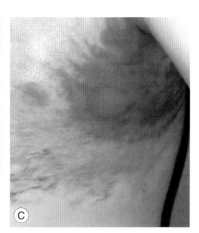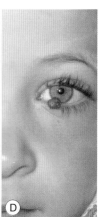

图 39.1　婴儿期和儿童期的血管肿瘤。（A）3 个月龄女婴,在 1 岁时首次发现婴儿面颊血管瘤。（B）6 周大男婴,患有快速退化的先天性血管瘤（RICH）。注意紫色和周边光晕。（C）1 岁男婴,患有卡波西状血管内皮瘤,并伴有 Kassabach-Merritt 现象。（D）左下眼睑出血性化脓性肉芽肿病史 2 个月的 5 岁儿童

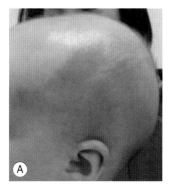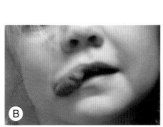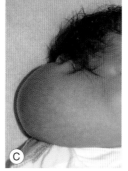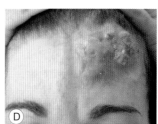

图 39.2　血管畸形（A）一名 4 个月龄男性,头皮毛细血管畸形。（B）一名 3 岁女性,出生时首次发现唇部静脉扩张畸形。（C）患有大囊性淋巴管畸形的婴儿男性。（D）一位 39 岁女性,额部出血,溃疡性动静脉畸形

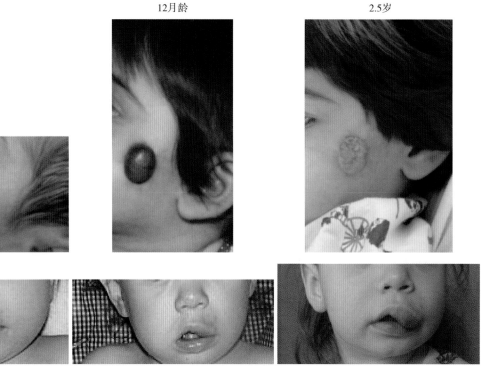

图 39.3　婴儿血管瘤与血管畸形的自然史比较。（A）婴儿血管瘤在婴儿期生长迅速,然后在幼儿期退化。（B）静脉畸形随着时间的推移慢慢扩大,不会退化

表 39.2　通常被用于描述血管性疾病的不正确术语

肿瘤		畸形	
生物名称	不正确术语	生物名称	不正确术语
婴儿血管瘤	"毛细血管瘤"	毛细血管畸形	"葡萄酒色斑"
	"海绵状血管瘤"		"毛细血管瘤"
	"草莓状血管瘤"		
血管内皮瘤	"毛细血管瘤"	淋巴管畸形	"囊性水瘤"
		静脉畸形	"淋巴管瘤"
		动静脉畸形	"海绵状血管瘤"
			"动静脉血管瘤"

血管肿瘤

婴儿血管瘤

发病机制

　　婴儿血管瘤(infantile hemangioma, IH)是一种良性内皮肿瘤,其生物学行为独特,生长迅速,退行性变慢,永不复发。其生命周期分为 3 个阶段:增殖期(0~1 岁);退化阶段(1~4 岁);以及渐开线相位(4 岁后)。在增殖期,组织病理学检查显示内皮细胞簇丰满,血管通道小,结缔组织少[6]。在退化过程中,形成成熟的血管。血管通道扩大,由扁平的内皮细胞排列。细胞外基质增多,基底膜多层,周细胞沉积在血管周围。复旧后,大部分 IH 被脂肪细胞和结缔组织取代。

剩下的都是薄壁血管,具有多层基底膜和更大的供血和引流血管[6]。

　　IH 似乎起源于来自祖细胞的血管形成,而不是来自预先存在的血管系统的血管形成[7]。很可能,IH 开始于干细胞的内在(遗传)改变;其生命周期可能受到局部血管生成因子上调或下调的外在影响。IH 的前体细胞可能是已分离的多能干细胞(hemangioma-derived stem cell, HemSC)[7]。在免疫功能低下小鼠克隆扩张后,它们产生人 GLUT1 阳性微血管。分化为内皮细胞并表达 CD31[7]。

　　一些机制可能有助于迅速扩大 IH。缺氧可刺激循环血管瘤源性内皮祖细胞(hemangioma-derived endothelial progenitor cell, HemEPC)向生长中的肿瘤募集。IH 患儿循环内皮祖细胞增多[8]。局部因素,如抗血管生成蛋白的减少,也可能在增殖期促进肿瘤生长[9]。IH 退化的机制尚不清楚。随着内皮细胞增殖减慢,细胞凋亡增加,IH 被纤维脂

肪组织取代。细胞凋亡在 1 岁之前开始, 24 个月时达到高峰,导致肿瘤体积减小[10]。减少循环的母体雌激素,这是原血管生成,可能会导致退化[9]。另外,在血管瘤的表皮增加血管生成抑制剂可能会促进退化。退化过程中脂肪细胞的来源是 HemSC, HemSC 也可以分化为周细胞[7]。

临床特征

婴儿血管瘤发生在大约 4%~5% 的白人婴儿中[11]。IH 在早产儿和女性中更为常见(4 : 1)[12]。肿瘤通常为单发(80%),累及头颈部(60%)、躯干(25%)或四肢(15%)[3]。中位出现年龄为 2 周;30%~50% 在出生时表现为毛细血管扩张斑、淡斑或瘀斑[3]。IH 在前 9 个月(增殖期)的生长速度比儿童快;其尺寸的 80% 在 3.2(±1.7)个月内达到[13]。当它涉及浅层真皮时呈红色。皮肤下的病变在 3~4 个月龄时才可能被发现,因为它已经长大到足以引起可见的肿块;上面的皮肤可能会呈现蓝色。到 9~12 个月时, IH 的生长达到一个稳定期。12 个月后,肿瘤开始消退(消退期);颜色变淡,病变变平。大多数儿童在 4 岁前停止消退(复旧期)[14]。复旧后,一半的儿童会有残留的毛细血管扩张、瘢痕、纤维脂肪残留、皮肤多余或解剖结构破坏。

头颈部血管瘤

大多数 IH 为小型、无害的病变,可以在儿科医生的监视下监测。然而,少数增殖性 IH 可导致严重畸形或并发症,通常位于头部或颈部。溃疡性病变可能破坏眼睑、耳、鼻部或嘴唇。头皮或眉毛发炎可导致脱发。眼眶周围血管瘤可阻塞视轴或使角膜变形,引起弱视。声门下血管瘤可阻塞气道。

多发性血管瘤

大约 20% 的婴儿有一个以上的 IH[3]。"血管瘤病"一词指 5 个或 5 个以上的小(<5mm)肿瘤。这些儿童更容易发生内脏 IH,尽管风险较低(约 16%)[15]。肝脏最常见;脑、肠或肺很少受累。超声检查应考虑排除肝内出血。

肝血管瘤

肝脏是 IH 最常见的皮肤外部位。肝血管瘤有 3 种亚型:局灶性、多灶性或弥漫性[16]。尽管大多数肝脏 IH 没有问题,而且是偶然发现的,但大的肿瘤会引起心力衰竭、肝大、贫血或甲状腺功能减退。局灶性肝血管瘤通常无症状,与皮肤血管瘤无关;病变是一种迅速消退的先天性血管瘤(rapidly involuting congenital hemangioma, RICH),出生后立即消退[16]。这类肿瘤偶尔会引起心脏负荷过重和血小板减少;然而,这些症状会随着肿瘤的消退而消失。多灶性肝内出血常伴有皮肤损害。虽然通常无症状,肝内多灶性病变可导致高输出量心力衰竭,这是管理口服药物治疗或栓塞。弥漫性肝内出血可引起巨大的肝脏肿大、呼吸系统损害或腹腔室综合征。婴儿也有甲状腺功能减退和不可逆转的脑损伤的风险,因为大肿瘤体积表达足够的脱碘酶使甲状腺激素失活[17]。患者需要进行促甲状腺激素监测,如果出现异常,需要静脉注射甲状腺激素替代,直到 IH 开始消退。

血管瘤与结构异常

IH 在头 / 颈或腰骶部有少见的畸形表现。PHACE 相关性影响 2.3% 的 IH 患者,包括在面部区域分布的斑块样 IH,至少有以下异常之一:颅后窝脑畸形;血管瘤;脑血管畸形;主动脉缩窄和心脏缺损;眼睛 / 内分泌异常[18]。当存在腹侧发育缺陷[胸骨出现裂口(sternal clefting)或脐上中缝(supraumbilical raphe)]时,则加 "S"(PHACES)[18]。在婴儿中,90% 是女性,脑血管异常是最常见的相关发现(72%)[18]。由于 8% 的 PHACE 相关儿童在婴儿期有卒中,这些患者应该做 MRI 来评估大脑和脑血管[18]。婴儿被转诊进行眼科、内分泌和心脏评估,以排除这些相关异常。

腰椎联合(下半身婴儿血管瘤、泌尿生殖系统异常、脊髓病、骨性畸形、肛门直肠畸形、肾脏异常)是后躯干相当于 PHACE[19]。血管瘤是广泛和浅表的。肿瘤在出生后生长很小,溃疡的风险很高。血管瘤通常累及骶骨或腰椎。患者可能有腹 - 尾侧畸形(脐膨出、直肠 - 阴道瘘、阴道 / 子宫重复畸形、单肾 / 双肾畸形、肛门闭锁、脊髓栓系性脂肪脊髓脊膜膨出)[19]。超声检查可排除 4 个月以下婴儿的相关异常。较大的婴儿或超声检查(ultrasonography, US)不明确时需要进行 MRI 检查[19]。

诊断

大多数 IH 很容易通过病史和体格检查确诊。使用手持式多普勒设备确认快速血流。经正式超声检查, IH 表现为软组织肿块,血流速度快,动脉阻力降低,静脉引流增加[20]。MRI 检查显示,肿瘤 T1 呈等信号, T2 呈高信号,增殖期增强[20]。退化的 IH 表现为小叶增多和脂肪组织增多;减少了容器的数量和流量。少数情况下,如果怀疑有恶性肿瘤或影像学检查后诊断仍不明确,则需要进行活检。如果需要活检,红细胞型葡萄糖转运体(GLUT 1)免疫染色阳性可将 IH 与其他血管肿瘤和畸形区分开来[21]。

非手术治疗

观察

大多数 IH 是简单的观察,因为它们通常为小型、局部,不涉及解剖上重要的领域。只有 22% 的潜在有问题的病变在增殖期才得到治疗[22]。如果病变有可能导致阻塞、破坏或溃疡需要干预,则在增殖期每月对婴儿进行密切跟踪。一旦 IH 生长稳定,如有可能,每年都要对患者进行复旧期随访。在儿童时期,对于多余的皮肤、残留的纤维脂肪组织或受损结构的重建,有必要实施手术干预。

创面护理

在增生期,至少有 16% 的病灶溃疡,中位年龄为 4 个月[23]。浅表性 IH 易发生溃疡,因为肿瘤会损伤皮肤。此外,动静脉分流减少了氧气输送到皮肤,造成缺血。因此,干燥或轻伤可导致皮肤破裂。位于易受创伤区域的肿瘤更易发生溃疡;嘴唇、颈部和肛门生殖器是最常见的部位。为了防止溃疡,在增生期,这些区域的 IH 应该用含水石油保持湿润,以尽量减少皮肤的干燥和剪切。肛门生殖器区域的 IH 可通过使用石油纱布屏障进一步保护,以防止尿布摩擦。

如果出现溃疡,用肥皂和水轻轻冲洗创面,每天至少两次。小型、浅表区域的治疗应用局部抗生素软膏,偶尔与石油纱布屏障。大而深的溃疡需要湿到干的换药。为了尽量减少不适,少量局部利多卡因可每天使用不超过 4 次,以避免毒性。溃疡性出血通常是轻微的,并通过直接施压治疗。所有溃疡都会在局部创面护理下愈合;通常愈合至少需要 2 周。

局部糖皮质激素

局部糖皮质激素相对无效;尤其是当 IH 累及真皮和皮下组织时[24]。超强效药物可能对非常表浅的 IH 有效。虽然可能会提亮肤色,但如果有深层组织,则其不会受到影响。不良反应包括色素减退、皮肤萎缩,甚至肾上腺抑制[24]。

外用噻吗洛尔

这种 β 受体阻滞剂可能对浅表病变有效,但不会影响含有皮下成分的血管瘤。副作用包括脱发和皮疹。由于可能发生全身吸收,因此在吸收较大的部位(如眼睑、黏膜、溃疡)每天使用不应超过两次[25]。

糖皮质激素

对于阻塞视轴或鼻气道的小型、定位良好的 IH(直径 <3cm),或有损害重要结构(即眼睑、嘴唇、鼻部)风险的 IH,最好通过病变内糖皮质激素治疗(图 39.4)。曲安奈德(不超过 3mg/kg)可阻止病变生长;2/3 的体积会缩小[26]。糖皮质激素注射持续 2~3 周,因此婴儿在增殖期可能需要 2~3 次注射。糖皮质激素可引起皮下脂肪萎缩(2%)。注射上睑病变时应谨慎,因为曾有过注射后由于视网膜动脉栓塞而失明的报道[26]。

全身药物疗法

直径大于 3~4cm 的问题性 IH(注射需要 >3mg/kg 的曲安奈德)可通过口服泼尼松龙或普萘洛尔治疗。口服糖皮质激素已被用于治疗 IH 超过 40 年,并已被证明是非常安全和有效的(图 39.4)[27-30]。给予泼尼松龙 3mg/(kg·d),疗程 1 个月;然后,药物每 2~4 周逐渐减少 0.5ml,直到在

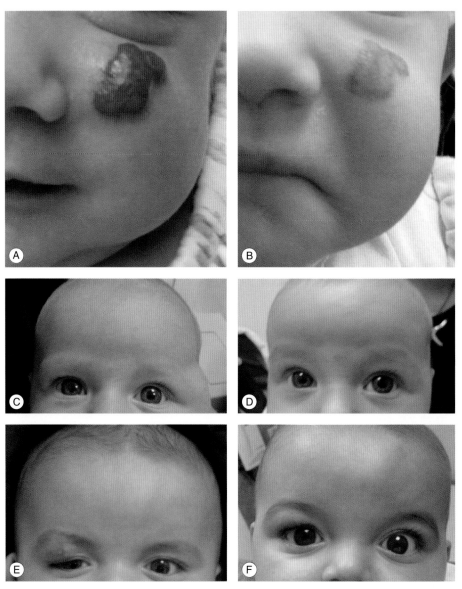

图 39.4　婴儿血管瘤的药物治疗。(A)在 3 个月龄时用曲安奈德注射脸颊病变。(B)12 个月龄时加速退化。(C)一位 3 个月龄的女性,在开始口服糖皮质激素之前患有左侧面部的婴儿深部血管瘤。(D)经过一个月的药物治疗,肿瘤已经消退。(E)4 个月龄的女性,患有上睑弥漫性婴儿血管瘤,引起散光和阻塞。(F)药物治疗 2 个月后,病变消退,散光减弱

10~12 个月龄时停止使用,这时肿瘤不再增殖[30]。该药每天早晨服用一次,婴儿每月门诊随访一次。通过此方案,所有肿瘤的生长都会稳定,88% 的肿瘤会变小(加速退化)[30]。治疗反应通常在治疗后 1 周内表现为消退迹象:生长速度下降、颜色褪色和病变软化。患者无需预防胃刺激或预防性抗生素。大约 20% 的婴儿会出现丘疹样外观,在逐渐减少治疗期间会消失[30]。在 3 个月龄后接受治疗的婴儿中,约有 12% 的婴儿身高增长下降,但到 24 个月时又恢复到治疗前的生长曲线[28]。

普萘洛尔是另一种治疗问题婴儿血管瘤的有效方法。典型剂量为 2mg/kg/d[31,32]。大约 90% 的肿瘤会停止生长或消退。风险(<3%)包括支气管痉挛、心动过缓、低血压、低血糖、癫痫和高钾血症[33-36]。早产儿和小于 3 个月龄的婴儿更有可能发生不良事件。患者通常接受心脏病学咨询、心电图、超声心动图、血糖 / 电解质测量以及频繁的血压、心率和呼吸检查[32]。对于早产儿或小于 3 个月龄的婴儿,可采用住院治疗[32]。潜在的禁忌证包括哮喘、血糖异常、心脏病、低血压、心动过缓和 PHACE 相关性。如果婴儿生病,应该停止服用该药物,因为减少口服会增加低血糖和癫痫发作的风险。与泼尼松龙相比,普萘洛尔治疗的患者出现反弹生长的时间要晚得多,因此患者可能需要更长的治疗时间。最近,学界开始关注普萘洛尔对婴儿的长期神经认知功能的潜在负面影响[37]。

激光治疗

脉冲染料激光治疗增殖性 IH 几乎没有作用。激光只能穿透真皮层 0.75~1.2mm,因此只影响肿瘤的表面部分。虽然可能会提亮肤色,但血管瘤的质量不会受到影响[38,39]。这些患者皮肤萎缩和色素减退的风险会增加[39]。激光对缺血真皮的热损伤增加了溃疡、疼痛、出血和瘢痕形成的风险[40]。然而,脉冲染料激光是指在退化阶段淡出残余毛细血管扩张。

手术治疗

增殖期

通常不建议在生长早期切除 IH。在这个时期,肿瘤是高度血管性的,有失血、医源性损伤的风险,与肿瘤消退后切除残余组织相比,预后较差。然而,对于有经验的外科医生,在这个阶段有手术干预的指征:①药物治疗失败或禁忌证;②在解剖上有利的区域内定位良好的肿瘤;③将来是否需要切除,瘢痕是否相同(图 39.5)。位于可见区域的圆形病变,特别是面部,最好通过环形切除和荷包闭合来清除[41]。这种技术使瘢痕的长度和周围结构的变形最小化。扁豆状切除圆形血管瘤的结果是瘢痕长达病变直径的 3 倍。相比之下,6~12 个月后进行两期环形切除,然后进行晶状体切除 / 线性缝合,将留下与原病灶直径大致相同长度的瘢痕[41]。在某些面部位置,如嘴唇和眼睑,首选晶状体切除和线性闭合(视频 39.1)。

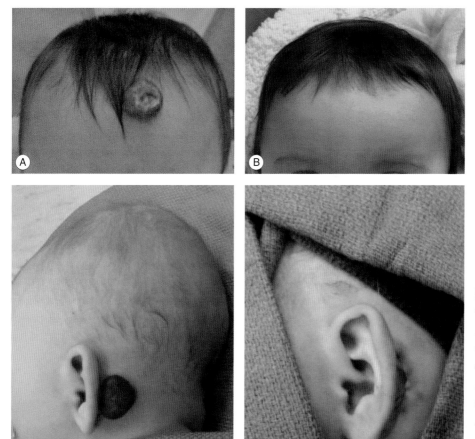

图 39.5　增殖性婴儿血管瘤的手术治疗。(A)一位 7 个月龄的女性,在解剖上有良好的局部溃疡。肿瘤切除采用横行豆状核切除及线形切除术关闭,因为其位置靠近发际线。(B)术后 6 周。(C)一名 4 个月龄的女性,患有快速生长的溃疡性耳后肿瘤,有可能导致显著的耳畸形。(D)耳后沟切除及线性闭合术后

渐开相位

　　大约 50% 的 IH 在肿瘤消退后留下纤维脂肪组织或受损皮肤,导致畸形(图 39.6)。有时孩子需要重建受损的结构(如鼻部、耳朵、嘴唇)。3 岁后手术治疗比增生期切除更安全,因为病变血管较少,体积较小。因为切除的范围缩小

了,瘢痕就不那么明显了。最好在 3~4 岁进行手术干预。在这段时间内,婴儿血管瘤将不再有明显改善,手术是在孩子 4 岁左右开始形成长期记忆和自尊之前进行的[14]。一些父母可能会选择等到孩子长大,能够做出决定再继续进行手术干预,特别是对于轻微残疾的患儿。

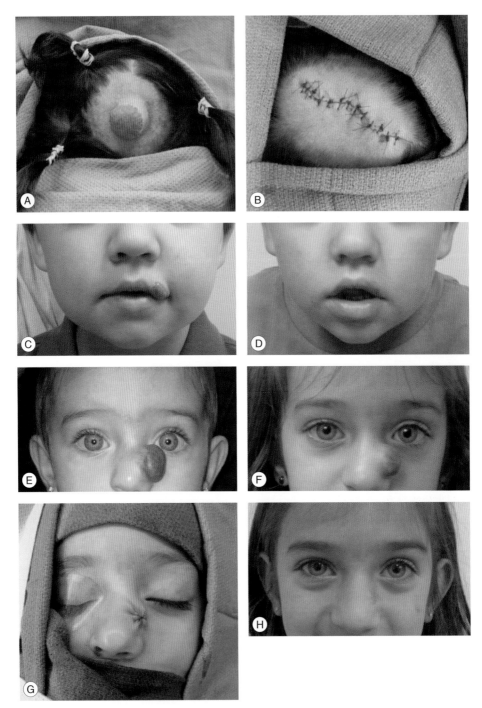

图 39.6　复旧期婴儿血管瘤的手术治疗。(A)一名 2 岁女性,患有残余纤维脂肪和脱发。选择一期豆状核切除术是因为头皮是不利于环形闭合的部位,而线状瘢痕被毛发掩盖。(B)注意瘢痕的长度大约是肿瘤直径的 3 倍。(C)3 岁男性,上唇残留纤维脂肪组织。(D)病灶切除采用豆状核切除术,瘢痕沿红皮交界处放置。(E)一名 8 个月龄的女性患有一个巨大的鼻血管瘤。(F)同一患者 3 岁时,肿瘤已消退,便于手术治疗。(G)以下环形切除和荷包闭合,以限制瘢痕的长度。(H)在第二阶段环形切除和荷包闭合后 3 个月

先天性血管瘤

临床特点

胎儿血管瘤甚少出现,出生时是充分生长,没有产后生长[42-44]。先天性血管瘤呈紫红色,毛细血管粗大,中央苍白,周围有淡晕。这些病变多见于四肢,性别分布均匀,平均直径为 5cm[42-44]。有两种形式:快速消退的先天性血管瘤(RICH)和未消退的先天性血管瘤(non-involuting congenital hemangioma, NICH)。出生后迅速复旧,50% 的病灶在 7 个月时已完全消退;剩下的肿瘤在 14 个月后完全消退[42-44]。RICH 影响头部或颈部(42%)、四肢(52%)或躯干(6%)。与常见的 IH 不同,RICH 不会留下显著的脂肪成分。相反,NICH 不会消退;它会保持不变,持续快速流动[44]。NICH会累及头部或颈部(43%)、四肢(38%)或躯干(19%)[43]。

治疗

RICH 在婴儿期通常不需要切除,因为它退行太快。少数情况下,RICH 会并发充血性心力衰竭,随着病变的消退,这是由糖皮质激素或栓塞控制的。退行后,RICH 可能会留下萎缩的皮肤和皮下组织。可采用自体移植物(脂肪、真皮)或无细胞真皮进行重建。NICH 在婴儿期很少出现问题;观察直到诊断明确。只要手术瘢痕比病灶不明显,切除 NICH 可以改善受影响区域的外观。

卡波西状血管内皮瘤

临床特点

卡波西状血管内皮瘤(Kaposiform hemangio-endothelioma, KHE)是一种罕见的血管肿瘤(儿童发病率为 1/100 000),具有局部侵袭性,但不转移[45-47]。尽管一半的病变在出生时就存在,但 KHE 可能在婴儿期(58%)、1~10 岁(32%)或11 岁后(10%)发生[48];成人发病很少见[49]。KHE 具有相同的性别分布,单独,影响头部 / 颈部(40%)、躯干(30%)或四肢(30%)[48]。肿瘤直径常 >5cm,呈扁平、红紫色水肿状[50]。KHE 会导致明显的畸形和疼痛。约 70% 的患者有 Kasabach-Merritt 现象(血小板减少 <25 000/mm[3]、瘀点、出血)[51]。KHE 没有表现出快速的产后生长;然而,随着KMP 的发生,肿瘤可以扩大。KHE 在 2 岁后部分消退,尽管它通常长期存在,引起慢性疼痛和僵硬。KHE 与另一种肿瘤簇状血管瘤有重叠的临床和组织病理学特征,提示它们位于同一肿瘤谱上。KMP 也可使簇状血管瘤复杂化,其解剖分布与 KHE 相似,但更多的是红斑和斑块样。

通过病史、体格检查和影像学诊断。MRI 可用于诊断和评估肿瘤的范围。MRI 显示边界不清,血管小,侵犯邻近组织。T2 高信号,后钆增强,信号空洞也可能存在。组织学上,KHE 有毛细血管内皮细胞浸润片或结节[6]。含铁血黄素充盈,血管缝隙状,有红细胞碎片,淋巴管扩张。丛生血管瘤与 KHE 的区别在于真皮的中到下 1/3 的小毛团("炮弹")[6]。

治疗

大多数病变是广泛的,涉及多个组织,并远远超出了切除范围。KMP 患者需要全身治疗以防止危及生命的并发症。没有 KMP 的无症状大肿瘤也可以通过药物治疗来减少纤维化和随后的长期疼痛和僵硬。长春新碱是一线治疗药物,有效率 90%[52]。KHE 对二线药物、干扰素(50%)或糖皮质激素(10%)没有反应[52]。近年来,西罗莫司作为首选药物治疗高血压病,疗效良好[53]。血小板输注不能显著改善血小板减少,因为血小板被困在肿瘤中。血小板输注也会加重肿胀,除非有活动性出血或计划进行外科手术,否则应避免输注。到 2 岁时,肿瘤通常已部分消退,血小板计数正常。

化脓性肉芽肿

化脓性肉芽肿(pyogenic granuloma, PG)既不是"化脓性"也不是"肉芽肿性"。一些病理学家将其称为"小叶毛细血管瘤"[54]。PG 是一个孤立的红色丘疹,在茎上迅速生长。它很小,平均直径为 6.5mm;平均发病年龄 6.7 岁[54]。男女比例为 2∶1。PG 通常伴有出血(64%)和溃疡(36%)[54]。PG主要累及皮肤(88%),但也可累及黏膜(11%)。分布于头颈部(62%)、躯干(19%)、上肢(13%)或下肢(5%)[54]。在头颈部,受累部位包括脸颊(29%)、口腔(14%)、头皮(11%)、额部(10%)、眼睑(9%)或嘴唇(9%)[54]。

一旦出现,PG 很少自发愈合。PG 需要干预以控制可能的溃疡和出血。学界已描述过许多治疗方法:刮宫、剃毛切除、激光治疗和手术切除[54,55]。由于病变延伸到真皮网状组织,可能是在脉冲染料激光、烧灼或剃毛切除的范围之外。因此,这些方法的复发率约为 50%[55,56]。全层切除能实现更好的根治效果[54,55]。

血管畸形

毛细血管畸形

发病机制

毛细血管畸形(capillary malformation, CM)是过时的"portwine 染色"的现代术语。CM 的分布模式通常为区域性或皮肤病(特别是三叉神经分支),表明与发育中的神经系统有关。CM 的皮肤潮红部分可能是由于交感神经支配减弱导致这些血管无法收缩所致。最近,在综合征(即 Sturge-Weber 综合征)和散发性病变的 GNAQ 中发现了 CM 的致病突变[56]。

临床特点

毛细血管畸形发生在身体的任何部位;畸形可以是局部的或广泛的。少数情况下,畸形为多发性和广泛性(如

Sturge-Webe 综合征）。CM 不应与新生儿鲜红痣混淆,后者是最常见的血管胎记,在 50% 的白人新生儿中可见。这些黄斑通常被称为"天使之吻",会出现在额部、眼睑、鼻部和上唇或"鹳咬"在颈部区域。这些黄斑可预见在患儿 2 岁前褪色,代表轻微的皮肤血管短暂扩张。

皮肤变色通常在出生时较明显,但并非总是如此,因为黄斑可能被新生儿皮肤红斑掩盖。CM 通常会引起心理上的担忧,因为儿童时期的粉红色会变暗,皮肤变厚,有时还会出现纤维血管的鹅卵石样隆起。面部 CM 常分布于皮肤区域,通常可注意到其覆盖感觉皮肤,越过中线或发生在两侧。化脓性肉芽肿可在 CM 中发展,引起溃疡和出血。CM 也会导致色斑下方的软组织和骨骼过度生长。CM 位于面部时,可发生唇、颊、额肥大;嘴唇是最常见的受影响部位[57]。上颌骨或下颌骨增大可导致咬合超高(即垂直上颌过度生长),增加牙齿显示和错殆。

四肢广泛的 CM 通常与周长增加和肢体长度差异有关。躯干或四肢分布的 CM 很少显示面部 CM 的纹理和颜色变化。CM 常伴有中枢神经轴发育缺陷。枕部 CM 通常伴有相关的毛簇,可以覆盖在脑膨出或异位脑膜上。胸腔后部的毛细血管染色可显示脊髓动静脉畸形。颈椎或腰骶椎上方的脊髓损伤是隐匿性脊髓闭合不全、脑膜脂肪瘤、脊髓栓系和脊髓纵裂的危险信号。

治疗

对于上面部 CM 以及 V_1-V_2 分布的患者,应考虑 Sturge-Weber 综合征的可能性。脉冲染料激光治疗可通过增色改善 CM 的外观;头部和颈部比四肢反应更好[58,59]。较小的病变和年龄较小的患者的治疗效果也更优[60,61]。15% 的患者至少改善了 90%,65% 的患者改善了 50%~90%,20% 的患者反应不佳[62]。据报道,深色皮肤患者的并发症发生率较高,包括色素改变和增生性瘢痕。脉冲染料激光治疗后,CM 往往随着时间推移重新变暗[63]。

面部 CM 最好在儿童早期,即记忆或自我意识开始前用脉冲染料激光治疗。与儿童后期的光凝治疗相比,在婴儿期进行干预可以使病变减轻,并降低随后变暗和肥大的风险。婴儿可以在清醒时用脉冲染料激光治疗(使用表面麻醉),这取决于 CM 的大小和位置。婴儿期后,抑制清醒的孩子更加困难,除非病变很小,否则首选全身麻醉。青少年通常在清醒时耐受激光治疗,这取决于 CM 的位置和范围。通常需要间隔 6 周的多次治疗,直到 CM 无法通过额外的治疗得到改善。有些家庭可能会选择等到孩子大到可以做出决定时再治疗躯干或四肢的 CM。同样,患者可能只有当他们的病变变暗,随着时间推移变得更明显时才希望接受激光治疗。

由于过度生长通常不会出现在出生时,是渐进的,因此大多数患者直到青春期或成年后才需要塑形,最常见的是唇部塑形(图 39.7)。皮肤纤维血管肥大可在多个年龄段出现,需要在成年期进行干预[64]。错殆可在青春期通过正畸矫正。如果正畸效果不足,可在颌骨完全发育后考虑行正颌手术。颧骨、上颌骨或下颌骨过度生长引起的面部不对称可以通过轮廓调整来改善。

躯干或四肢软组织过度生长可能与皮下脂肪组织增多有关[65]。吸脂辅助脂肪切除术可以改善轮廓,同时避免大切口。小的纤维血管结节或化脓性肉芽肿很容易切除。严重的皮肤增厚和鹅卵石样隆起可以切除并通过线性闭合重建、植皮或使用局部皮瓣治疗。

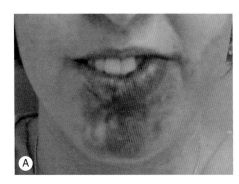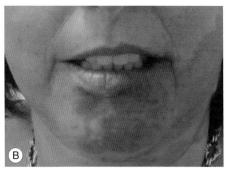

图 39.7　毛细血管畸形的治疗。(A) 一位 48 岁女性,因面部毛细血管畸形导致唇部过度生长。先天性毛细血管扩张性皮肤褐斑;(B) 脉冲染料激光治疗后的下颌外观,以及对轮廓肥大的下唇通过横向黏膜切除塑形

先天性大理石样皮肤病

先天性大理石样皮肤病(cutis marmorata telangiectasia congenita, CMTC)表现为先天性皮肤大理石纹,即使在正常温度下,随着温度的降低或哭闹而变得更加明显[65]。受累的皮肤呈蛇形网状凹陷,呈深紫色。鉴别诊断包括网状皮肤(或 livedo 网状)和网状血管瘤。网状皮肤只是正常的皮肤血管强化模式。当患儿被置于低温环境时,它被视为短暂的斑点模式时,但会在气温变暖时消失。

CMTC 偶有发生,性别分布均等。CMTC 可引起溃疡,可为局限性、节段性或全身性。最常累及躯干和四肢;通常为单侧(65%),累及下肢(69%)[65]。患肢常发育不良。几乎所有的婴儿在进入青春期后的第一年都有所改善。浅静脉的萎缩、色素沉着和扩张通常会持续到成年。CMTC 可能与髂静脉和股静脉发育不良有关。

巨头毛细血管畸形(macrocephaly-capillary malformation,

M-CM）是一种临床离散性疾病。血管病变为斑片状网状 CM（不是 CMTC 或大理石样皮肤）。斑点通常出现在鼻部和人中，也可能出现在躯干或四肢。与 CMTC 不同，M-CM 的血管畸形不会溃疡或消退。此外，常见下肢肥大[66]。这类患儿的神经系统异常的风险很高，包括发育迟缓、巨头症和脑积水[65]。

淋巴管畸形

发病机制

研究表明淋巴管起源于静脉，而非源于间充质结构。淋巴管畸形（lymphatic malformation, LM）的一个病因理论是，淋巴囊原基的或其萌生的淋巴管都会从主淋巴系统中被"掐断"，导致淋巴液填充空间的异常聚集。另一种理论将 LM 归因于淋巴系统异常出芽，与中央淋巴管失去联系，或是淋巴组织在异常部位发育。近期研究发现，散发性 LM 在 PIK3CA 中存在体细胞突变[67]。淋巴水肿是四肢淋巴异常的一种普遍类型，可以为遗传性，VEGFR3、FOXC2、SOX18、CCBE1 的突变是某些主要形式的原因（表 39.3）[68]。

表 39.3　已知基因突变的血管畸形

病症	突变基因	遗传特征
静脉畸形		
散发性静脉畸形	TIE2（40%~50%）	
疣状静脉畸形	MAP3K3	体细胞
球细胞静脉畸形	Glomulin	显性遗传
皮肤黏膜静脉畸形	TIE2	显性遗传
脑海绵状血管畸形	KRIT1	显性遗传
淋巴管畸形		
散发性淋巴管畸形	PIK3CA	体细胞
家族性先天性原发性淋巴水肿	VEGFR3	显性遗传
淋巴水肿	FOXC2	显性遗传
淋巴结-少毛症-毛细血管扩张	SOX18	隐形遗传
Hennekam 综合征	CCBE1	隐形遗传
动静脉畸形		
毛细血管畸形-动静脉畸形	RASA1	显性遗传
Ⅰ型遗传性出血性毛细血管扩张症	ENG	显性遗传
Ⅱ型遗传性出血性毛细血管扩张症	ACVRLK1	显性遗传
PTEN 相关血管异常	PTEN	显性遗传

临床特点

淋巴管畸形的特征是畸形通道的大小：微囊性、大囊性或混合性。大囊性病变是指大到可以被针刺穿并经硬化治疗的囊肿。LM 最常见于头颈部；其他常见部位为腋下、胸部和会阴。病变柔软可压缩。上覆的皮肤可能是正常的，呈蓝色调，或布满粉红色的小泡。LM 通常会导致畸形和社会心理问题，尤其当累及头部和颈部时。LM 最常见的两种并发症为出血和感染。病灶内出血导致瘀斑变色、疼痛或肿胀。感染很常见，可以迅速发展为败血症。皮肤水泡会出血并伴臭味。口腔病变可能导致巨舌、口腔卫生不良和龋齿。出血、局部感染或全身疾病引起的肿胀可能会阻塞重要结构。患有面颈部 LM 的婴儿可能需要气管切开术。骨过度生长是另一个并发症；下颌骨是最常见的受累部位，会导致开放性咬合和前突畸形。胸部或腹部 LM 可导致胸膜、心包或腹腔乳糜积液。眼眶周围 LM 导致永久性视力下降（40%），7% 的患者患块失明[69]。全身淋巴异常和 Gorham-Stout 病表现为多灶性或溶骨性骨质病变、脾脏受累以及胸膜和/或心包积液；肠淋巴管扩张伴蛋白丢失性肠病也可出现[70]。

淋巴管畸形经病史和体检确诊。小而浅的病变不需要进一步评估。对大或深部 LM 进行 MRI 检查：①明确诊断；②确定畸形的范围；③计划治疗。LM 表现为大囊性、微囊性或合并病变，伴有不同厚度的间隔。T2 加权序列呈高信号，无弥漫性增强[20]。虽然超声不如 MRI 准确，但它可以提供诊断确认或记录病灶内出血。大囊性 LM 的超声表现包括无回声囊肿伴内部分隔，常伴有碎片或液位[20]。微囊膜表现为边界不清的回声肿块，周围组织弥漫性受累[20]。只有少数情况下才有必要进行 LM 的组织学检查确认。光镜显示血管壁异常，有嗜酸性、富含蛋白质的液体和淋巴细胞聚集。淋巴标记物 D2-40 和 LYVE-1 的免疫染色呈阳性[6]。

治疗

淋巴管畸形是良性病变；干预并非强制性。可观察到小的或无症状的病变。感染的 LM 通常不能用口服抗生素控制，可能需要静脉抗菌治疗。LM 的干预是保留给引起疼痛、严重畸形或威胁生命结构的症状性病变。

硬化疗法

硬化治疗是大型或有问题的大囊性/联合 LM 的一线治疗（图 39.8）。囊肿被抽吸，然后注射炎性物质，这会导致囊肿壁彼此结疤。硬化治疗是首选，其并发症发生率低于切除治疗[71]。几种硬化剂可用于收缩 LM：多西环素、十四烷基硫酸钠（sodium tetradecyl sulfate, STS）、乙醇、博来霉素和 OK-432。作者更倾向于多西环素，因为它有效（可使畸形缩小 83%）且安全（皮肤溃疡风险 <5%）[71]。STS 是二线硬化剂。乙醇是一种有效的硬化剂，但并发症发生率最高。

LM 硬化治疗最常见的并发症是皮肤溃疡（<5%）。乙醇与其他全身毒性有关：中枢神经系统抑制、肺动脉高压、

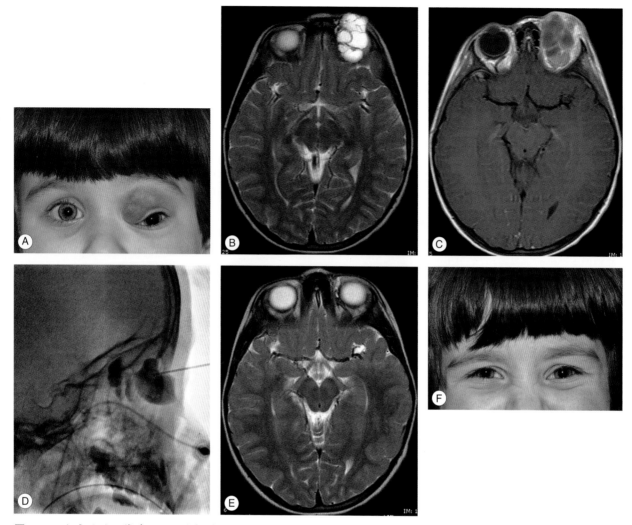

图 39.8　大囊性淋巴管畸形的治疗（A）一位 3 岁女性，左眼眶淋巴管畸形，引起外斜视和上睑下垂。（B）轴位 t2mr 显示眼眶上外侧室有一个巨大的高信号病灶，内有多个薄间隔。（C）造影后 T1 MR 显示间隔强化。有两种不同的信号强度，这是由于病变内出血引起的液体水平。（D）针吸和注射乳浊多西环素后的荧光图像。（E）治疗后 MR 显示淋巴管畸形几乎完全消失。（F）患者在硬化治疗后 4 个月无症状

溶血、血栓栓塞和心律失常[71]。硬化剂外渗到肌肉中可导致萎缩和挛缩。LM 通常会随着时间的推移而重新扩张，因此患者在其一生中经常需要反复治疗。如果一个有问题的 LM 复发和大囊肿不再存在，切除是下一个选择。近年来，博来霉素硬化治疗已显示出对微囊病的疗效。对于切除不利（如面部）且存在轻度 / 中度畸形的问题性病变，可考虑采用该方式；畸形的大小大约可以减少10%。

切除术

尝试摘除 LM 可导致严重的疾病：严重失血、医源性损伤和畸形。切除通常是次全切除，因为 LM 涉及多个组织平面和重要结构；复发是常见的。切除术适用于：①引起出血、感染、重要结构扭曲或严重畸形的症状性微囊膜；②症状性大囊肿 / 合并 LM，由于所有大囊肿均已治疗，不能再进行硬化治疗；③小型、定位良好的 LM（微囊性或大囊性），可以完

全切除（图 39.9）。在考虑切除时，应根据病变的术前外观权衡切除 LM 后的瘢痕 / 畸形。

对于弥漫性畸形，建议分期切除明确的解剖区域。应该对有问题的部位进行次全切除，如水泡出血或嘴唇肥大，而不是试图"完全"切除，可能导致比畸形本身更严重的畸形。巨舌症可能需要复位以使舌头回到口腔或矫正开咬畸形。骨性生长过度是改善骨轮廓和错𬌗可能需要正颌矫治。

如果皮肤水泡是局部的，则可以通过切除来控制出血或渗漏，并且可以通过直接接近组织来闭合创面。小泡经常通过瘢痕复发。大面积水泡出血或引流最好采用硬化疗法或二氧化碳激光治疗；另外，还需要广泛的切除和植皮覆盖。涉及口腔的微囊泡对射频消融术反应良好[73]。患者和家属被告知，在任何干预措施后，LM 都会扩张，因此在将来常常需要额外的治疗。

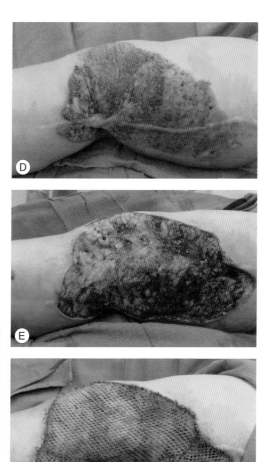

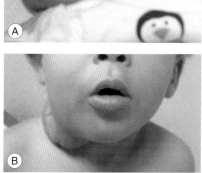

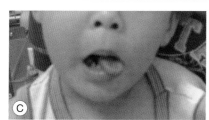

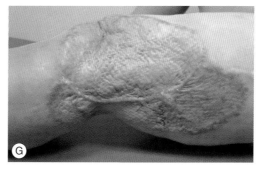

图 39.9　淋巴管畸形的手术治疗。(A) 新生男性,右面部和颈部有巨大的囊性淋巴管畸形。(B) 2 岁时。硬化治疗后的患儿有残余皮肤过剩与微囊淋巴管畸形。(C) 术后 6 周,采用耳周切口去除多余皮肤和畸形 (D) 一名 7 岁男性,下肢弥漫性出血性微囊淋巴小泡。(E) 切除术后。(F) 创面的中厚皮片覆盖。(G) 术后 6 个月植片愈合

静脉畸形

发病机制

　　静脉畸形(venous malformation, VM)由血管形态发生错误所致。病变由薄壁、扩张的海绵状通道组成,大小和壁厚不一[6]。内壁细胞表现正常,存在异常的是平滑肌结构。平滑肌 α 肌动蛋白染色显示平滑肌细胞减少,成团排列而不是同心排列[6]。这类壁异常可能是这些畸形随时间逐渐扩大的原因。此外,病变内常常发生凝血,从单纯的纤维蛋白沉积到后来出现的病理性钙化"静脉结石"。

　　VM 的分子病因是已知的。例如,50% 的散发性 VM 患者的内皮受体 TIE2 会发生体细胞突变[74]。大约 10% 的 VM 患者有多灶性家族性病变。球细胞静脉畸形(glomuvenous malformation, GVM)是最常见的类型;剖宫产静脉畸形(cutaneomucosalvenous malformation, CMVM)是罕见的[75]。GVM 是一种常染色体显性遗传病,在扩张静脉沿线有异常的平滑肌样血管球细胞。它是由 glomulin 基因的功能缺失突变引起的[75]。CMVM 是一种由 TIE2 受体功能获得性突变引起的常染色体显性遗传病[76]。脑海绵状血管畸形(cerebral cavernous malformation, CCM)由 CCM1/(KRIT1)、CCM2 和 CCM3 基因突变引起[68]。

临床特点

静脉畸形呈蓝色，柔软，可压缩；可触及钙化性静脉结石。VM 的范围从小的局限性皮肤病变到涉及多个组织平面、重要结构和内脏器官的弥漫性畸形。VM 在 90% 的患者中为典型的散发性和孤立性[75]。零星 VM 通常 >5cm（56%），单发（99%），位于头 / 颈（47%）、四肢（40%）或躯干（13%）[75]。几乎所有病变都累及皮肤、黏膜或皮下组织；50% 的病变还影响深层结构（即肌肉、骨骼、关节、内脏）[75]。

球细胞静脉畸形通常为多发（70%），小型（2/3 的畸形 <5%），位于皮肤和皮下组织；较深的结构受影响的情况较为罕见[75]。GVM 累及四肢（76%）、躯干（14%）或头 / 颈（10%）。病变比典型的 VM 更痛苦[75]。皮肤黏膜静脉畸形是多发性皮肤黏膜病变；它们比 GVM 更不常见。病变很小（76% 的病变 <5cm），多发（73%），位于头 / 颈（通常为舌或颊黏膜）（50%）、四肢（37%）或躯干（13%）[75]。CCM 是一种罕见的家族性疾病，VM 累及脑和脊髓；患者也可能有角化过度的皮肤病变[68]。患者有出现新的颅内病变和出血的风险。

蓝橡皮泡痣综合征（blue rubber bleb nevus syndrome, BRBNS）是一种罕见的疾病，其特征是多发性、小型（<2cm）VM 累及皮肤、软组织和胃肠道[77]。发病率与需要长期输血的胃肠道出血有关。Bockenheimer 的弥漫性静脉扩张症是一个古老的名字，用于描述广泛的肢体 VM，包括皮肤、皮下组织、肌肉和骨骼[78]。颅骨周围窦是指头皮或面部的静脉异常，并与硬脑膜窦有经颅沟通。疣状静脉畸形（verrucous venous malformation, VVM）（以前被称为"疣状血管瘤"）是一种低流量血管畸形，临床上类似于角化过度的 VM[79,80]。病变范围为 2~8 位于四肢（91%）或躯干（9%）[79]。VH 累及皮肤和皮下组织，随着时间的推移，角化过度，经常导致出血。近期研究在疣状静脉畸形中发现了 MAP3K3 突变[80]。

纤维脂肪血管畸形（fibroadipose vascular anomaly, FAVA）与肌内静脉畸形具有相同的特征[81]。它最常影响小腿，其次是大腿、前臂、臀肌和脚踝 / 脚。它与肌肉内静脉畸形的区别在于明显的疼痛、挛缩和非海绵状静脉皮肤成分（静脉扩张、毛细血管畸形或淋巴小泡）。MRI 检查显示，FAVA 表现为脂肪和纤维化，T2 图像上信号微弱，小通道不均匀。硬化疗法是无效的，因为蚕豆是固体。治疗方法为糖皮质激素注射、冷冻治疗或切除[81]。

Maffucci 综合征是指皮肤静脉畸形与骨外生骨疣和内生软骨瘤并存[82]。骨病变首先出现，最常见于手、脚、四肢长骨、肋骨、骨盆和颅骨。复发性骨折是常见的[82]。VM 最常见于远端肢体，但也可能发生在任何部位。恶性转化，通常是软骨肉瘤，发生在 20%~30% 的患者，平均年龄 40 岁（范围：13~69 岁）[82]。大多数软骨肉瘤为低级，通常通过切除治愈。

VM 的并发症包括疼痛、肿胀和心理社会问题。头颈部 VM 可出现黏膜出血或进行性变形，导致气道或眼眶损害。肢体 VM 可导致腿部长度差异、失用性萎缩引起的发育不良、病理性骨折、血管炎和退行性关节炎。肌肉的 VM 可能导致纤维化和随后的疼痛和残疾。累及深静脉系统的巨大 VM 有血栓形成和肺栓塞的风险。胃肠道 VM 可引起出血和慢性贫血。在一个大型 VM 内的停滞会导致局部的血管内凝血病（localized intravascular coagulopathy, LIC）和疼痛的静脉血栓。

至少 90% 的 VM 是通过病史和体检确诊的。病变部位的独立定位通常能证实诊断。小而浅的 VM 不需要进一步的诊断检查。对较大或较深的病变进行 MRI 评估：①明确诊断；②确定畸形的范围；③计划治疗。在 T2 加权序列上，VM 呈高信号[20]。与 LM 相比，VM 增强，常显示静脉瘤为信号空洞，更易累及肌肉[20]。超声表现为可压缩的无回声低回声通道，由回声变化较大的实性区域隔开[20]。静脉瘤呈高回声，伴有声阴影。CT 偶尔被用于评估骨 VM。只有在少数情况下才有必要进行 VM 的组织学诊断，但可以排除恶性肿瘤或影像学诊断不明确。

治疗

对于四肢广泛 VM 的患者，医生会为其开定制的压迫服，以减少血液停滞，减少扩张、LIC、静脉血栓形成和疼痛。对继发于静脉血栓形成的复发性疼痛患者，每天给予预防性阿司匹林（81mg）以防止血栓形成。大病灶有凝血、凝血酶刺激和纤维蛋白原向纤维蛋白转化的危险[83]。创伤或治疗干预后，LIC 可成为弥散性血管内凝血病（disseminated intravascular coagulopathy, DIC）。慢性消耗性凝血病可导致血栓形成（静脉炎）或出血（关节炎、血肿、术中失血）[83]。低分子量肝素（low molecular weight heparin, LMWH）可用于有 DIC 风险的严重 LIC 患者[83]。发生严重血栓事件的患者需要长期抗凝或腔静脉滤器。

硬化疗法

VM 的干预是保留给引起疼痛、畸形、阻塞（即视力、气道）或胃肠道出血的症状性病变。一线治疗是硬化治疗，比切除更安全有效（图 39.10）[71]。在 75%~90% 的患者中取得了良好的效果，包括缩小畸形的大小和减轻症状[71]。弥漫性畸形的治疗方法是针对特定的症状区域，通常整个病变范围很广，无法一次治疗。硬化治疗是重复的，直到症状减轻或注射血管腔不再存在。虽然硬化治疗有效地缩小了病变的大小并改善了症状，但畸形仍然存在。因此，患者在治疗后可能有肿块或可见畸形，可以通过切除来改善。此外，硬化治疗后 VM 通常会再次扩张，因此患者通常需要额外的治疗。

VM 的首选硬化剂是十四烷基硫酸钠（sodium tetradecyl sulfate, STS）和乙醇；STS 是最常用的。虽然乙醇比 STS 更有效，但它的并发症发生率更高。大多数患者，尤其是儿童，在全身麻醉下使用超声或透视成像进行治疗。VM 硬化治疗最常见的局部并发症是皮肤溃疡[71]。硬化剂外渗入肌肉可引起肌肉萎缩和挛缩。治疗后肿胀可能需要密切监测。腔室压迫是硬化治疗肢体 VM 的严重后果。硬化治疗后的系统性不良事件，包括溶血、血红蛋白尿和 DIC，在大病灶中更为常见。低纤维蛋白原患者在术前、术后 14 天给予低分

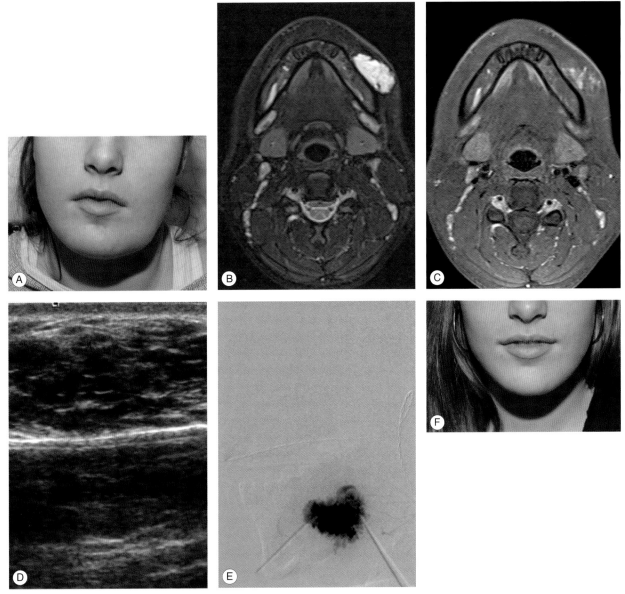

图 39.10 静脉畸形的硬化治疗。(A) 一名 15 岁女性，左脸颊病变扩大。(B) 轴位 t2mr 脂肪抑制显示局限性病变累及脸颊。(C) 轴位 t1mr 显示病灶不均匀强化，并与对照组比较。(D) 超声显示可压缩的低回声静脉腔有回声壁。(E) 海绵状静脉畸形伴少量引流静脉的静脉造影。(F) 十四烷基硫酸钠硬化治疗 2 个月后面部不对称的消退

子量肝素[82]。抗凝 24 天手术期间 (干预前后 12 小时) 预防出血并发症。

切除术

与硬化治疗相比，切除很少作为首选治疗方式，因为：①整个病变难以切除；②复发的风险很高，因为邻近可见病

灶的隐藏通道没有被切除；③失血和医源性损伤的风险更大。对于以下情况应考虑切除：①可以完全切除的小的、定位良好的病变；②硬化治疗完成后的持续性肿块或畸形 (专利通道不再可用于进一步注射) (图 39.11)。当考虑切除时，术后瘢痕 / 畸形应与术前病变外观相权衡。建议对有问

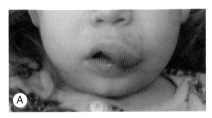
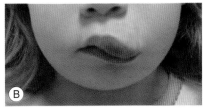
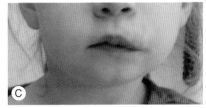

图 39.11 静脉畸形手术切除后硬化治疗。(A) 一位两岁半女性，上唇静脉畸形扩大。(B) 两次硬化治疗后静脉畸形减少。进一步的硬化治疗是不可能的，因为静脉腔已经被纤维化所取代。(C) 横行黏膜切口切除残余瘢痕静脉畸形 3 个月后外形改善

题的区域(如唇肥大)进行次全切除,而不是尝试对良性病变进行"完全"切除,这可能导致比畸形本身更严重的畸形。建议患者和家属在切除后 VM 可以扩大,将来可能需要额外的手术。

几乎所有 VM 在手术干预前都应该进行硬化治疗。经过适当的硬化治疗后,VM 被瘢痕所取代,从而减少失血、医源性损伤和复发的风险。此外,纤维化有利于切除和重建。由于 GVM 通常较小,不易接受硬化治疗,因此疼痛性病变的一线治疗可能是切除。伴有慢性出血、贫血和输血需求的胃胃肠道 VM 通常通过切除来处理。孤立性病变可通过内镜下束带或硬化治疗。BRBNS 的多灶性病变需要通过多次小肠切开术切除尽可能多的病变,而不是肠切除术,以保持肠道长度。

动静脉畸形

发病机制

毛细血管床缺失导致血液直接从动脉到静脉循环分流,通过瘘管(动脉到静脉的直接连接)或病灶(连接供血动脉和引流静脉的异常通道)。动静脉畸形可能因血流增加而扩大,引起侧支循环、血管扩张(特别是静脉扩张)和邻近动静脉增厚[6]。潜在的动静脉分流可能打开,刺激周围血管因压力增加而肥大[6]。或者,动脉瘤可能增加这些病变的大小。两种血管生成(从已有的血管系统生长出新血管和新血管的从头形成)也可能参与 AVM 的扩张[83]。虽然新生血管可能是 AVM 生长的主要刺激因素,但也可能是继发性事件。例如,缺血是一种有效的血管生成刺激剂,会在近端动脉结扎或创伤后引起动静脉畸形扩大。另外,动静脉分流导致的血流量增加可能促进血管生成;血管内皮生长因子的产生和内皮细胞的增殖是由增加的血流量所刺激的[83]。男性和女性在青春期都有两倍的发展风险;在此期间增加循环激素可能会促进血管扩张[84]。

临床特点

颅外动静脉畸形最常见的部位是头部和颈部,其次是四肢、躯干和内脏。虽然在出生时就有动静脉畸形,但在儿童期之前,动静脉畸形可能并不明显。早期病变表现为粉红色皮肤斑点,无明显震颤或杂音。通常它们最初被误认为是毛细血管畸形或婴儿血管瘤。动静脉分流术减少毛细血管供氧,导致缺血。随着时间的推移,患者会有疼痛、溃疡和出血的危险。动静脉畸形也可能导致畸形、组织破坏和重要结构阻塞。高压分流可导致静脉出血;破裂的动脉可以在动脉瘤或薄弱部位形成。动脉出血最常发生在皮肤或黏膜表面,由侵蚀进入病变的浅表部分。动静脉畸形通过高阻力、高压力的动脉系统与低阻力、低压力的静脉系统之间的直接联系,引起心脏增大,导致高输出量心力衰竭。虽然动静脉畸形可能会难以处理,但病变的扩大是发病的主要原因。AVM 可根据 Schobinger 分期系统进行分类(表 39.4)[85]。

表 39.4　动静脉畸形的 Schobinger 分期

分期		临床发现
Ⅰ	静止期	温暖、粉蓝色、多普勒分流
Ⅱ	膨胀期	扩大、搏动、震颤、杂音、血管弯曲
Ⅲ	破坏期	营养不良性皮肤改变、溃疡、出血、疼痛
Ⅳ	失代偿期	心力衰竭

大多数动静脉畸形是通过病史和体格检查确诊的。手持式多普勒显示快速血流,排除慢血流血管异常。如怀疑动静脉畸形,应经彩色多普勒超声确诊。MRI 也有必要:①明确诊断;②确定病变范围;③计划治疗。为了充分评估这种异常,有必要进行 MRI 检查,包括对比剂和脂肪抑制,以及 T2 加权序列[20]。MRI 显示供血动脉和引流静脉扩张、强化和空洞[20]。如果超声和 MRI 后诊断仍不清楚,有时需要进行血管造影。通常血管造影仅在栓塞前或计划切除时显示。特征性表现为动脉迂曲、扩张伴动静脉分流和引流静脉扩张[20]。血管造影显示病灶为迂曲、小血管,偶有边界不清的较大相邻血管间隙。如果动静脉畸形累及骨,CT 可能是指征。只有在少数情况下才有必要进行动静脉畸形的组织学诊断,但可能被用于排除恶性肿瘤,或在成像模棱两可时应用。

治疗

由于动静脉畸形往往是弥漫性的,涉及多个组织平面和重要结构,治愈是罕见的。治疗的目的通常是控制畸形。干预的重点是减轻症状(如出血、疼痛、溃疡),保持重要功能(如视力、咀嚼),改善畸形。治疗方法包括栓塞、切除或联合治疗。切除提供了长期控制的最佳机会,但再扩张率很高,切除可能导致更严重的畸形[84]。几乎所有 AVM 在栓塞后都会再次扩张[84]。因此,栓塞用于减少切除过程中的出血量,有时用于缓解无法切除的病变。

无症状的动静脉畸形应该被观察到,除非它能以最低的发病率被完全切除;栓塞或不完全切除无症状的病变可能会刺激它扩大,并成为问题。介入决定于:①动静脉畸形的大小和位置;②患者的年龄;③Schobinger 分期。虽然切除无症状的Ⅰ期动静脉畸形提供了长期控制或"治愈"的最佳机会,但必须根据切除和重建造成的畸形进行个体化干预。例如,在非解剖重要部位(即躯干、近端)的大型Ⅰ期动静脉畸形可以在进展到更高阶段(切除更困难且复发率更高)之前切除而不产生任何后果。类似地,一个小型、局部、位置更难处理(即脸部和手部)的动静脉畸形可能会在其扩大之前被切除"治愈",而完全切除是不可能的。

相反,位于解剖敏感区的无症状大动静脉畸形最易观察到;尤其是对于一个心理上还没有准备好接受大手术和重建的小孩。尽管Ⅰ期 AVM 切除后复发率相对较低,但仍有较高的复发率,因此,即使在大部切除和重建后,畸形仍有可能复发。一些患者(17%)没有明显的长期发病率[84]。

Ⅱ期动静脉畸形的介入治疗与Ⅰ期病变相似。如果扩大的病变导致畸形恶化或出现功能问题,治疗的阈值较低。

Ⅲ期和Ⅳ期动静脉畸形需要干预以控制疼痛、出血、溃疡或充血性心力衰竭。

栓塞

栓塞是通过导管将惰性物质注入动静脉畸形病灶以阻断血流和 / 或填充血管间隙。瘢痕减少动静脉分流，缩小病变，减轻症状。栓塞可以作为术前切除的辅助手段，也可以作为不能切除的病灶的单一治疗方法。因为动静脉畸形没有被切除，几乎所有的病变在治疗后最终都会再次扩大。Ⅰ期 AVM 的复发率低于高分期病变。大多数复发发生在栓塞后 1 年内，98% 在 5 年内再扩张，尽管再扩张的可能性很高，栓塞可以通过缩小 AVM 的体积、减缓扩张、减轻疼痛和出血来有效地减轻 AVM。术前栓塞也能减少拔出时的出血量，但不能减少切除范围。

用于栓塞的物质可以是液体（氰基丙烯酸正丁酯（n-butyl cyanoacrylate, n-BCA），玛瑙）或固体（聚乙烯醇颗粒（polyvinyl alcohol particles, PVA），线圈）。栓塞的目的是阻断病灶和近端静脉流出。栓塞物质被输送到病灶，而不是近端动脉供血血管。血流阻断会引起动静脉畸形的侧支化和扩张；进入病灶的通道也会被阻塞，阻止将来的栓塞[86]。对于术前栓塞，使用经过吞噬作用的临时闭塞物质（明胶海绵粉、聚乙烯醇、栓子球）。当栓塞是主要的治疗方法时，使用能渗透病灶的永久性液体制剂（n-BCA，Onyx）[86]。栓塞最常见的并发症是溃疡。

切除术

切除 AVM 较单纯栓塞复发率低；它被认为是很好的局部病变或畸形治疗（即出血或溃疡的地区，唇肥大）（图 39.12）。大面积弥漫性动静脉畸形的广泛切除和重建应慎重，这是由于：①治愈率低，复发率高；②由此产生的畸形往往比原本的畸形外观更严重；③切除与严重失血、医源性损伤和发病率相关。当计划切除时，术前栓塞将通过缩小动静脉畸形的大小，减少出血量，并产生瘢痕组织来辅助解剖来促进手术。切除前可能需要间隔 6 周的多次栓塞。切除应在 24~72 小时内完成栓塞后，再通前恢复病灶血流。

切除边缘最好通过评估创面边缘出血的类型来确定。局部皮瓣推进可修复部分缺损。溃疡部位植皮失败率高，因为皮下组织缺损；可能需要切除局部皮瓣转移。游离皮瓣重建允许广泛切除和一期闭合复杂的缺损，但似乎不能改善长期的动静脉畸形控制[84]。尽管有次全切除和假定的"完全"切除，大多数动静脉畸形切除治疗复发。大部分复发发生在术后 1 年内，86.6% 的患者在术后 5 年内复发[84]。尽管如此，这些患者仍有许多没有症状。患者和家属被告知，动静脉畸形有可能在切除后再次扩大，因此可能需要额外的治疗。

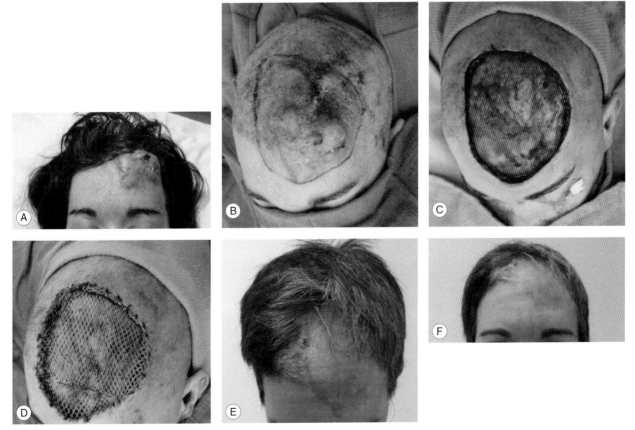

图 39.12　动静脉畸形的治疗。（A）一位 39 岁女性，额部和头皮有一个扩大、出血、溃疡的Ⅲ期病变。（B）术前栓塞后的术中观察。（C）取出后的创面。（D）中厚皮片覆盖骨膜。（E，F）术后 4 个月植片愈合

毛细血管畸形 - 动静脉畸形

毛细血管畸形 - 动静脉畸形（capillary malformation-arteriovenous malformation, CM-AVM）是由 RASA1 基因功能缺失突变引起的常染色体显性遗传病；白种人患病率为 1/100 000 [87]。患者有非典型毛细血管畸形（capillary malformation, CM），畸形为小型、多灶、圆形、粉红色、周围常有淡晕（50%）（图 39.13）[84]。共有 30% 的人同时患有

另一种 AVM，包括 Parkes-Weber 综合征（12%）、脑外 AVM（11%）或脑内 AVM（7%）。对于有多个 CM 表现的患者，尤其是有类似病变家族史的患者，医生应评估可能的动静脉畸形。由于 7% 的 CM-AVM 患者会有颅内快速血流病变，因此应考虑进行脑部 MRI 检查[88]。由于颅外动静脉畸形尚未发现累及脏器，因此无需对其他解剖部位进行探查性成像[88]。尽管 CM 很少出现问题，但相关的动静脉畸形可导致主要的发病率。

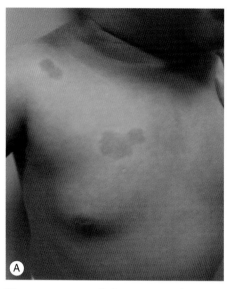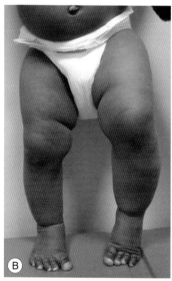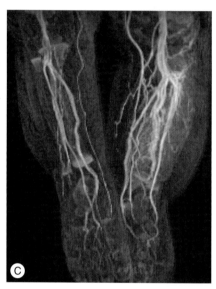

图 39.13　毛细血管畸形 - 动静脉畸形（CM-AVM）。（A）一位 1 岁女性，胸部和肩部多发性毛细血管畸形。（B，C）左下肢动静脉畸形伴过度生长

同名血管异常伴过度生长

Sturge-Weber 综合征

Sturge-Weber 综合征（Sturge-Weber syndrome, SWS）是一种散发性神经皮肤疾病，预计发生率为 1/50 000 活产（图 39.14A）[89]。这 3 个主要特征是三叉神经分布的毛细血管畸形（capillary malformation, CM）、眼部异常（青光眼、脉络膜血管异常）和软脑膜血管畸形[89]。患者通常也有软组织和 / 或骨质增生（60%~83%）；其发生率与青光眼

（65%~77%）和神经系统后遗症（87%~93%）相似[57]。除面部毛细血管染色外，颅外 CM（29%）和肢体肥大（14%）也经常出现[57]。

在所有上面部 CM 的患者中，应在最初表现时考虑诊断为 Sturge-Weber 综合征。毛细血管染色可位于眼部（V1），延伸至上颌（V2），或累及所有三对皮肤。单纯上颌骨受累的患者发生 SWS 的风险较低。软脑膜畸形可以是毛细血管畸形、静脉畸形或动静脉畸形。小病灶可能是无症状的，但广泛的软脑膜血管病变可导致顽固性癫痫发作、对侧偏瘫、运动和认知发育延迟。脉络膜血管异常可导致视网膜

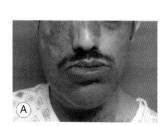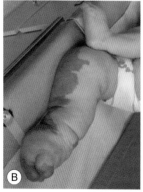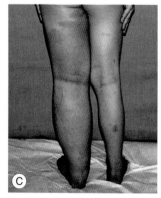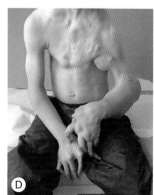

图 39.14　同名血管异常伴过度生长。（A）一名患有 Sturge-Weber 综合征的 36 岁男性。（B）患有 Klippel-Trenaunay 综合征的女婴。（C）一名患有 Parkes-Weber 综合征的 7 岁男性。（D）一名患有丁香综合征的 11 岁男性

脱离、青光眼和失明。眼科检查应每 6 个月进行一次,直到 2 岁,此后每年进行一次。MRI 最能显示被认为患有 Sturge-Weber 综合征的婴儿或儿童的软脑膜血管强化。

Klippel-Trénaunay 综合征

Klippel-Trénaunay 综合征(Klippel-Trénaunaysyndrome,KTS)是指与软组织和 / 或骨骼过度生长相关的肢体血流缓慢、毛细血管淋巴静脉畸形(capillary-lymphatic-venous malformation,CLVM)(图 39.14B)[90]。这种疾病的表现有很大的变异性,从一个有毛细血管染色的轻微肿大的肢体到一个有畸形手指的奇怪肿大的肢体。KTS 影响下肢的患者占 95%,影响上肢的患者占 5%,最不常见的是躯干[90]。有时对侧脚或手增大,常伴有巨指成分,常无毛细血管染色。在 10% 的 KTS 患者中,受累肢体发育不良。骨盆受累常见于下肢 CLVM。它通常是无症状的,但会发生血尿、膀胱出口梗阻、膀胱炎和便血。上肢或躯干 CLVM 可累及后纵隔和胸膜后间隙,尽管这很少有症状。毛细血管畸形分布于四肢、臀部或胸部的外侧。新生儿的毛细血管畸形通常是黄斑状的,后来它就会布满血淋巴小疱。CLVM 的静脉成分表现为病变区引流异常。淋巴管异常在骨盆和大腿有典型的大囊性,在腹壁、臀部和远端肢体有微囊性。

磁共振成像被用来确认诊断和确定异常的程度。皮下组织中的一条大的胚胎静脉(Servelle 边缘静脉),通常位于小腿和大腿外侧,与深静脉系统相连。并发症包括血栓性静脉炎(20%~45%)和肺栓塞(4%~24%)[90]。与其他一些半肥大综合征不同,KTS 患者患肾母细胞瘤的风险不增加,无需进行超声筛查[91,92]。到 2 岁时,可以通过平片对腿部长度进行放射学监测。如果差异大于 1.5cm,短肢提鞋可以防止跛行和脊柱侧凸。股骨远端生长板的骨骺形成通常在 11 岁左右完成。扩大的脚可能需要一个射线、中足或 Syme 截肢,以允许使用鞋。VM 成分的处理是保守的,加压袜用于治疗功能不全,阿司匹林用于减少静脉血栓形成。有症状的静脉曲张可以切除或硬化。硬化治疗可能是必要的局灶性大囊性淋巴管畸形或治疗皮肤小疱。对于弥漫性出血和 / 或渗出的皮肤水疱,切除和移植有时是必要的。周向过度生长可以通过分期轮廓切除来控制。分期皮下切除或切除 Servelle 边缘静脉后不发生静脉功能不全。深静脉系统功能正常,但由于浅静脉占主导地位,通常难以显示。

Parkes-Weber 综合征

Parkes-Weber 综合征(Parkes-Webe syndrome,PWS)是一种弥漫性动静脉畸形,位于过度生长的肢体上,上覆 CM(图 39.14C)[88]。PWS 累及下肢的频率约为上肢的两倍;患者的肌肉有微血管痉挛。出生时畸形明显,患肢对称性增大,呈粉红色。皮肤色斑趋向于汇合而不是斑片状,并且通常比平庸的毛细血管畸形更暖。诊断通过检测到杂音或震颤来证实。磁共振成像可以评估畸形的程度。患肢皮下、肌肉和骨质增生,伴有弥漫性微瘘。增大的肢体肌肉和骨骼显示异常信号和增强。血管造影显示离散性动静脉分流。

治疗取决于症状。在少数情况下,婴儿表现为高输出量充血性心力衰竭继发于分流通过动静脉瘘。这种情况需要使用永久性封堵剂进行紧急栓塞术,通常需要反复进行。每年对患儿进行观察,仔细监测轴向过度生长和皮肤问题的发展。栓塞治疗疼痛或皮肤缺血性改变可能有用。有时必须进行截肢。

PTEN 错构瘤肿瘤综合征(Bannayan-Riley-Ruvalcaba 综合征)

PTEN 突变(一种肿瘤抑制基因)的患者患有 PTEN 错构瘤 - 肿瘤综合征(PTEN hamartoma-tumor syndrome,PHTS)(图 39.15)。这种常染色体显性遗传病也被称为 Cowden 综合征或 Bannayan-Riley-Ruvalcaba 综合征。男性和女性同样受到影响,大约一半(54%)的患者有独特的快速血流血管异常伴动静脉分流,被称为 PTEN 相关血管异常[93]。患者可能有多处病变(57%),85% 是肌肉内病变[93]。

PTEN 相关血管异常的怀疑通常开始于对怀疑 AVM 的患者进行 MRI 或血管造影检查后。与典型的动静脉畸形不同,这些病变可能是多灶性的,与异位脂肪组织有关,并且引流静脉有不相称的节段性扩张[93]。如果患者在影像学检查中怀疑有 PTEN 相关血管异常,则应进行体格检查。所有 PHTS 患者都有大头畸形(>97%),所有男性都有阴茎雀斑[93]。此外,PHTS 与智力低下 / 孤独症(19%)、甲状腺病变(31%)或胃肠息肉(30%)有关[93]。活检有助于 PTEN 快速血流病变的诊断。组织病理学显示骨骼肌浸润脂肪组织,纤维带和淋巴聚集。此外,患者表现为动脉迂曲伴跨壁肌肉增生,以及异常静脉丛生伴平滑肌变化[93]。虽然在临床诊断为 PHTS 的家庭中,9% 的家庭没有发现种系突变,但基因检测是确证的[92]。

如果体检结果与 PHTS 一致,则有必要进行分子检测,因为这种突变与需要监测的多种良性和恶性肿瘤有关。密切跟踪患者是否存在肿瘤,尤其是内分泌和胃肠道恶性肿瘤。此外,医生还会与患者及其家人沟通有关将该基因传播给后代的风险。症状性病变的处理与非综合征性动静脉畸形相似,可采用栓塞或切除术。根据作者的经验,这些干预措施后的复发率甚至高于非综合征性动静脉畸形,这可能是因为肿瘤抑制蛋白的丢失有利于更增殖的环境。

丁香综合征

先天性脂肪过度生长(congenital lipomatosis overgrowth)、血管畸形(vascular malformation)、表皮痣(epidermal nevi)和脊柱侧凸(scoliosis)(CLOVES)是一种新描述的过度生长综合征[94]。许多患者以前被认为有“变形杆菌综合征”。所有患者都有躯干脂肪瘤性肿块、慢血流血管畸形(最常见的是脂肪瘤性肿块上覆 CM)和手 / 脚畸形(宽度增加、巨指、第一蹼间隙)(图 39.14D)[94]。患者也可能有动静脉畸形(28%)、神经功能损害(50%)或脊柱侧凸(33%)[94]。脂肪瘤性病变的治疗方法是切除,但复发率高。

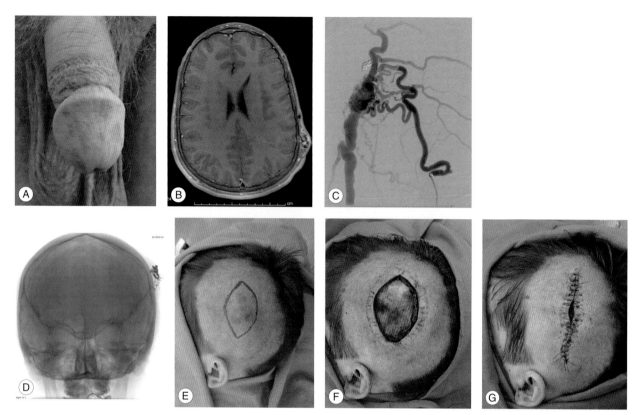

图 39.15 PTEN 错构瘤肿瘤综合征（Bannayan-Riley-Ruvalcaba 综合征）。（A）一例 16 岁男性，头皮肿大疼痛，伴有阴茎雀斑。（B）轴位 T1 磁共振图像显示增强的软组织病变与 PTEN 相关血管异常一致。（C）血管造影显示无病灶的动静脉分流。（D）术前栓塞后病变的玛瑙铸型。（E）术中视图。（F）9cm×4.5cm 切除后 CM 创面。（G）宽头皮破坏和帽下评分后线性闭合

结论

血管异常的患者常常是医学上的"游牧者"。在婴儿和儿童时期，他们的父母带着他们去见一个又一个医生，因为似乎没有人了解这种情况。问题通常在于，这些异常存在于外科学和其他几个医学领域之间的交界处。没有一个专家有足够的知识来治疗各种各样的疾病。

术语混乱已被一种共同语言所取代。感兴趣的专家如今可以互相交流。基于不同部位的兴趣、热情和能力，由多个学科组成的血管异常团队继续在许多主要转诊中心组建。这些团队处于独特的地位，因为这样一个团队的集体知识为那些看起来"太复杂"或"无法解决"的问题提供了一个论坛。此外，它们也是该领域临床和基础研究的重点。

血管异常领域的未来令人兴奋，因为存在着改善这类患者生活的重大机会。整形外科医生由于受过良好的训练而处于取得进步的有利地位；对这些病变的处理需要创造力、通过手术解决问题的技巧和对手术原理的掌握。整形外科医生与其他专家合作，将继续担任血管异常患者的主要看护者。

参考文献

1. Mulliken JB, Glowacki J. Hemangiomas and vascular malformations in infants and children: a classification based on endothelial characteristics. *Plast Reconstr Surg.* 1982;69:412–422. *A total of 49 tissue specimens from various vascular lesions were analyzed histologically and by tritiated thymidine uptake. Hemangiomas showed endothelial hyperplasia during the proliferative phase, while malformations had quiescent endothelium. This landmark study clarified the field of vascular anomalies by proposing a binary classification: hemangiomas and malformations.*
2. Enjolras O, Mulliken JB. Vascular tumors and vascular malformations (new issues). *Adv Dermatol.* 1998;13:375–423.
3. Finn MC, Glowacki J, Mulliken JB. Congenital vascular lesions: clinical application of a new classification. *J Pediatr Surg.* 1983;18:894–900.
4. Hassanein AH, Mulliken JB, Fishman SJ, et al. Evaluation of terminology for vascular anomalies in current literature. *Plast Reconstr Surg.* 2011;127:347–351.
5. Greene AK, Liu AS, Mulliken JB, et al. Vascular anomalies in 5621 patients: guidelines for referral. *J Pediatr Surg.* 2011;46:1784–1789.
6. Gupta A, Kozakewich H. Histopathology of vascular anomalies. *Clin Plast Surg.* 2011;38:31–44.
7. Khan ZA, Boscolo E, Picard A, et al. Multipotential stem cells recapitulate human infantile hemangioma in immunodeficient mice. *J Clin Invest.* 2008;118:2592–2599.
8. Kleinman ME, Greives MR, Churgin SS, et al. Hypoxia-induced mediators of stem/progenitor cell trafficking are increased in children with hemangioma. *Arterioscler Thromb Vasc Biol.* 2007;27:2664–2670.
9. Bielenberg DR, Bucana CD, Sanchez R, et al. Progressive growth of infantile cutaneous hemangiomas is directly correlated with hyperplasia and angiogenesis of adjacent epidermis and inversely correlated with expression of the endogenous angiogenesis inhibitor, IFN-beta. *Int J Oncol.* 1999;14:401–408.

10. Razon MJ, Kräling BM, Mulliken JB, et al. Increased apoptosis coincides with onset of involution in infantile hemangioma. *Microcirculation*. 1998;5:189–195.

11. Kilcline C, Frieden IJ. Infantile hemangiomas: how common are they? A systematic review of the medical literature. *Pediatr Dermatol*. 2008;25:168–173.

12. Drolet BA, Swanson EA, Frieden IJ. Infantile hemangiomas: an emerging health issue linked to an increased rate of low birth weight infants. *J Pediatr*. 2008;153:712–715.

13. Chang LC, Haggstrom AN, Drolet BA, et al. Growth characteristics of infantile hemangiomas: implications for management. *Pediatrics*. 2008;122:360–367.

14. Couto RA, Maclellan RA, Zurakowski D, et al. Infantile hemangioma: clinical assessment of the involuting phase and implications for management. *Plast Reconstr Surg*. 2012;130:619–624.

15. Horii KA, Drolet BA, Frieden IJ, et al. Prospective study of the frequency of hepatic hemangiomas in infants with multiple cutaneous infantile hemangiomas. *Pediatr Dermatol*. 2011;28:245–253.

16. Kulungowski AM, Alomari AI, Chawla A, et al. Lessons from a liver hemangioma registry: subtype classification. *J Pediatr Surg*. 2012;47:165–170.

17. Huang SA, Tu HM, Harney JW, et al. Severe hypothyroidism caused by type 3 iodothyronine deiodinase in infantile hemangioma. *N Engl J Med*. 2000;343:185–189.

18. Metry DW, Garzon MC, Drolet BA, et al. PHACE syndrome: current knowledge, future directions. *Pediatr Dermatol*. 2009;26: 381–398.

19. Iacobas I, Burrows PE, Frieden IJ, et al. LUMBAR: association between cutaneous infantile hemangiomas of the lower body and regional congenital anomalies. *J Pediatr*. 2010;157:795–801.

20. Arnold R, Chaudry G. Diagnostic imaging of vascular anomalies. *Clin Plast Surg*. 2011;38:21–29.

21. North PE, Waner M, Mizeracki A, et al. GLUT1: a newly discovered immunohistochemical marker for juvenile hemangiomas. *Hum Pathol*. 2000;31:11–22. *This is a retrospective immunohistochemical study of 143 hemangiomas, 66 vascular malformations, 20 pyogenic granulomas, and five hemangioendotheliomas. GLUT1 (erythrocyte-type glucose transporter) only was expressed in infantile hemangioma (during proliferation and involution). GLUT1 is a sensitive marker to differentiate infantile hemangioma from congenital hemangiomas, other vascular tumors, and vascular malformations.*

22. Couto JA, Maclellan RA, Greene AK. Infantile hemangioma: treatment rate during the proliferating phase. *J Craniofac Surg*. 2014;25:1933–1934.

23. Chamlin SL, Haggstrom AN, Drolet BA, et al. Multicenter prospective study of ulcerated hemangiomas. *J Pediatr*. 2007;151:684–689.

24. Garzon MC, Lucky AW, Hawrot A, et al. Ultrapotent topical corticosteroid treatment of hemangiomas of infancy. *J Am Acad Dermatol*. 2005;52:281–286.

25. McMahon P, Oza V, Frieden IJ. Topical timolol for infantile hemangiomas: putting a note of caution in "cautiously optimistic". *Pediatr Dermatol*. 2012;29:127–130.

26. Couto JA, Greene AK. Management of problematic infantile hemangioma using intralesional triamcinolone: efficacy and safety in 100 infants. *J Plast Reconstr Aesthet Surg*. 2014;67:1469–1474.

27. Zarem HA, Edgerton MT. Induced resolution of cavernous hemangiomas following prednisolone therapy. *Plast Reconstr Surg*. 1967;39:76–83.

28. Boon LM, MacDonald DM, Mulliken JB. Complications of systemic corticosteroid therapy for problematic hemangiomas. *Plast Reconstr Surg*. 1999;104:1616–1623.

29. Bennett ML, Fleischer AB, Chamlin SL, et al. Oral corticosteroid use is effective for cutaneous hemangiomas. *Arch Dermatol*. 2001;137: 1208–1213.

30. Greene AK, Couto RA. Oral prednisolone for infantile hemangioma: efficacy and safety using a standardized treatment protocol. *Plast Reconstr Surg*. 2011;128:743–752.

31. Leaute-Labreze C, Dumas de la Roque E, Hubiche T, et al. Propranolol for severe hemangiomas of infancy. *N Engl J Med*. 2008;358:2649–2651.

32. Drolet BA, Frommelt PC, Chamlin SL, et al. Initiation and use of propranolol for infantile hemangioma: report of a consensus conference. *Pediatrics*. 2013;131:128–140.

33. Lawley LP, Siegfried E, Todd JL. Propranolol treatment for hemangioma of infancy: risks and recommendations. *Pediatr Dermatol*. 2009;26:610–614.

34. Frieden IL, Drolet BA. Propranolol for infantile hemangiomas: promise, peril, pathogenesis. *Pediatr Dermatol*. 2009;26:642–644.

35. Holland KE, Frieden IJ, Frommelt PC, et al. Hypoglycemia in children taking propranolol for the treatment of infantile hemangioma. *Arch Dermatol*. 2010;146:775–778.

36. Pavlakovic H, Kietz S, Lauerer P, et al. Hyperkalemia complicating propranolol treatment of an infantile hemangioma. *Pediatrics*. 2010;126:e1589–e1593.

37. Langley A, Pope E. Propranolol and central nervous system function: potential implications for paediatric patients with infantile haemangiomas. *Br J Dermatol*. 2015;172:13–23.

38. Scheepers JH, Quaba AA. Does the pulsed tunable dye laser have a role in the management of infantile hemangiomas: observations based on 3 years' experience. *Plast Reconstr Surg*. 1995;95: 305–312.

39. Batta K, Goodyear HM, Moss C, et al. Randomized controlled study of early pulsed dye laser treatment of uncomplicated childhood haemangiomas: results of a 1-year analysis. *Lancet*. 2002;360: 521–527.

40. Witman PM, Wagner AM, Scherer K, et al. Complications following pulsed dye laser treatment of superficial hemangiomas. *Lasers Surg Med*. 2006;38:116–123.

41. Mulliken JB, Rogers GF, Marler JJ. Circular excision of hemangioma and purse-string closure: the smallest possible scar. *Plast Reconstr Surg*. 2002;109:1544–1554.

42. Boon LM, Enjolras O, Mulliken JB. Congenital hemangioma: evidence of accelerated involution. *J Pediatr*. 1996;128:329–335.

43. Enjolras O, Mulliken JB, Boon LM, et al. Noninvoluting congenital hemangioma: a rare cutaneous vascular anomaly. *Plast Reconstr Surg*. 2001;107:1647–1654.

44. Berenguer B, Mulliken JB, Enjolras O, et al. Rapidly involuting congenital hemangioma: clinical and histopathologic features. *Pediatr Dev Pathol*. 2003;6:495–510.

45. Kasabach HH, Merritt KK. Capillary hemangioma with extensive purpura: report of a case. *Am J Dis Child*. 1940;59:1063–1070.

46. Zukerberg LR, Nikoloff BJ, Weiss SW. Kaposiform hemangioendothelioma of infancy and childhood: an aggressive neoplasm associated with Kasabach–Merritt syndrome and lymphangiomatosis. *Am J Surg Pathol*. 1993;17:321–328.

47. Sarkar M, Mulliken JB, Kozakewich HP, et al. Thrombocytopenic coagulopathy (Kasabach–Merritt phenomenon) is associated with kaposiform hemangioendothelioma and not with common infantile hemangioma. *Plast Reconstr Surg*. 1997;100:1377–1386.

48. Lyons LL, North PE, Mac-Moune Lai F, et al. Kaposiform hemangioendothelioma: a study of 33 cases emphasizing its pathologic, immunophenotypic, and biologic uniqueness from juvenile hemangioma. *Am J Surg Pathol*. 2004;28:559–568.

49. Karnes JC, Lee BT, Phung T, et al. Adult-onset kaposiform hemangioendothelioma in a post-traumatic site. *Ann Plast Surg*. 2009;62:456–458.

50. Mulliken JB, Anupindi S, Ezekowitz RA, et al. Case 13–2004: A newborn girl with a large cutaneous lesion, thrombocytopenia, and anemia. *N Engl J Med*. 2004;350:1764–1775.

51. Croteau SE, Liang MG, Kozakewich HP, et al. Kaposiform hemangioendothelioma: atypical features and risks of Kasabach-Merritt phenomenon in 107 referrals. *J Pediatr*. 2013;162:142–147.

52. Haisley-Royster C, Enjolras O, Frieden IJ, et al. Kasabach-Merritt phenomenon: a retrospective study of treatment with vincristine. *J Pediatr Hematol Oncol*. 2002;24:459–462.

53. Drolet BA, Trenor CC 3rd, Brandão LR, et al. Consensus-derived practice standards plan for complicated Kaposiform hemangioendothelioma. *J Pediatr*. 2013;163:285–291.

54. Patrice SJ, Wiss K, Mulliken JB. Pyogenic granuloma (lobular capillary hemangioma): a clinicopathologic study of 178 cases. *Pediatr Dermatol*. 1991;8:267–276.

55. Lee J, Sinno H, Tahiri Y, et al. Treatment options for cutaneous pyogenic granulomas: a review. *J Plast Reconstr Aesthet Surg*. 2011;64:1216–1220.

56. Shirley MD, Tang H, Gallione CJ, et al. Sturge-Weber syndrome and port-wine stains caused by somatic mutation in GNAQ. *N Engl J Med*. 2013;368:1971–1979.

57. Greene AK, Taber SF, Ball KL, et al. Sturge-Weber syndrome: frequency and morbidity of facial overgrowth. *J Craniofac Surg*. 2009;20:617–621.

58. Tan OT, Sherwood K, Gilchrest BA. Treatment of children with port-wine stains using the flashlamp-pulsed tunable dye laser. *N Engl J Med*. 1989;320:416–421.

59. van der Horst CM, Koster PH, de Borgie CA, et al. Effect of the timing of treatment of port-wine stains with the flash-lamp-pumped pulsed-dye laser. *N Engl J Med*. 1998;338:1028–1033.

60. Stier MF, Glick SA, Hirsch RJ. Laser treatment of pediatric vascular lesions: port wine stains and hemangiomas. *J Am Acad Dermatol*. 2008;58:261–285.

61. Chapas AM, Eickhorst K, Geronemus RG. Efficacy of early treatment of facial port wine stains in newborns: a review of 49 cases. *Lasers Surg Med*. 2007;39:563–568.

62. Astner S, Anderson RR. Treating vascular lesions. *Dermatol Ther*. 2005;18:267–281.

63. Huikeshoven M, Koster PH, de Borgie CA, et al. Redarkening of port-wine stains 10 years after pulsed-dye-laser treatment. *N Engl J Med*. 2007;356:1235–1240.

64. Lee MS, Liang MG, Mulliken JB. Diffuse capillary malformation with overgrowth: a clinical subtype of vascular anomalies with hypertrophy. *J Am Acad Dermatol*. 2013;69:589–594.

65. Amitai DB, Fichman S, Merlob P, et al. Cutis marmorata telangiectatica congenita: clinical findings in 85 patients. *Pediatr Dermatol*. 2000;17:100–104.

66. Toriello HV, Mulliken JB. Accurately renaming macrocephaly-cutis marmorata telangiectatica congenital (M-CMTC) as macrocephaly-capillary malformation (M-CM). *Am J Med Genet A*. 2007;143A:3009.

67. Luks VL, Kamitaki N, Vivero MP, et al. Lymphatic and other vascular malformative/overgrowth disorders are caused by somatic mutations in *PIK3CA*. *J Pediatr*. 2015;166:1048–1054.e1–e5.

68. Limaye N, Boon LM, Vikkula M. From germline towards somatic mutations in the pathophysiology of vascular anomalies. *Hum Mol Genet*. 2009;18:65–75.

69. Greene AK, Burrows PE, Smith L, et al. Periorbital lymphatic malformation: clinical course and management in 42 patients. *Plast Reconstr Surg*. 2005;115:22–30.

70. Lala S, Mulliken JB, Alomari AI, et al. Gorham-Stout disease and generalized lymphatic anomaly–clinical, radiologic, and histologic differentiation. *Skeletal Radiol*. 2013;42:917–924.

71. Choi DJ, Alomari AI, Chaudry G, et al. Neurointerventional management of low-flow vascular malformations of the head and neck. *Neuroimaging Clin N Am*. 2009;19:199–218.

72. Chaudry G, Guevara CJ, Rialon KL, et al. Safety and efficacy of bleomycin sclerotherapy for microcystic lymphatic malformation. *Cardiovasc Intervent Radiol*. 2014;37:1476–1481.

73. Kim SW, Kavanagh K, Orbach DB, et al. Long-term outcome of radiofrequency ablation for intraoral microcystic lymphatic malformation. *Arch Otolaryngol Head Neck Surg*. 2011;137:1247–1250.

74. Limaye N, Wouters V, Uebelhoer M, et al. Somatic mutations in angiopoietin receptor gene TEK cause solitary and multiple sporadic venous malformations. *Nat Genet*. 2009;41:118–124.

75. Boon LM, Mulliken JB, Enjolras O, et al. Glomuvenous malformation (glomangioma) and venous malformation: distinct clinicopathologic and genetic entities. *Arch Dermatol*. 2004;140:971–976.

76. Vikkula M, Boon LM, Carraway KL, et al. Vascular dysmorphogenesis caused by an activating mutation in the receptor tyrosine kinase TIE2. *Cell*. 1996;87:1181–1190. *Two families with inherited multiple venous malformations were found to have an activating mutation in the endothelial receptor tyrosine kinase TIE2, suggesting that the TIE2 signaling pathway is critical for endothelial-smooth muscle cell interaction. This was the first mutation implicated in the pathogenesis of vascular anomalies; the disorder is called cutaneous-mucosal venous malformation.*

77. Fishman SJ, Smithers CJ, Folkman J, et al. Blue rubber bleb nevus syndrome: surgical eradication of gastrointestinal bleeding. *Ann Surg*. 2005;241:523–528.

78. Kubiena HF, Liang MG, Mulliken JB. Genuine diffuse phlebectasia of Bockenheimer: dissection of an eponym. *Pediatr Dermatol*. 2006;23:294–297.

79. Tennant LB, Mulliken JB, Perez-Atayde AR, et al. Verrucous hemangioma revisited. *Pediatr Dermatol*. 2006;23:208–215.

80. Couto JA, Vivero MP, Kozakewich HP, et al. A somatic MAP3K3 mutation is associated with verrucous venous malformation. *Am J Hum Genet*. 2015;96:480–486.

81. Alomari AI, Spencer SA, Arnold RW, et al. Fibro-adipose vascular anomaly: clinical-radiologic-pathologic features of a newly delineated disorder of the extremity. *J Pediatr Orthop*. 2014;34:109–117.

82. Kaplan RP, Wang JT, Amron DM, et al. Maffucci's syndrome: two case reports with a literature review. *J Am Acad Dermatol*. 1993;29:894–899.

83. Adams DM. Special considerations in vascular anomalies: hematologic management. *Clin Plast Surg*. 2011;38:153–160.

84. Lu L, Bischoff J, Mulliken JB, et al. Increased endothelial progenitor cells and vasculogenic factors in higher-staged arteriovenous malformations. *Plast Reconstr Surg*. 2011;128:260e–269e.

85. Liu AS, Mulliken JB, Zurakowski D, et al. Extracranial arteriovenous malformations: natural progression and recurrence after treatment. *Plast Reconstr Surg*. 2010;125:1185–1194.

86. Kohout MP, Hansen M, Pribaz JJ, et al. Arteriovenous malformations of the head and neck: natural history and management. *Plast Reconstr Surg*. 1998;102:643–654.

87. Wu IC, Orbach DB. Neurointerventional management of high-flow vascular malformations of the head and neck. *Neuroimaging Clin N Am*. 2009;19:219–240.

88. Eerola I, Boon LM, Mulliken JB, et al. Capillary malformation-arteriovenous malformation: a new clinical and genetic disorder caused by RASA1 mutations. *Am J Hum Genet*. 2003;73:1240–1249.

89. Revencu N, Boon LM, Mulliken JB, et al. Parkes Weber syndrome, vein of Galen aneurysmal malformation, and other fast-flow vascular anomalies are caused by RASA1 mutations. *Hum Mutat*. 2008;29:959–965.

90. Comi AM. Pathophysiology of Sturge–Weber syndrome. *J Child Neurol*. 2003;18:509–516.

91. Kulungowski AM, Fishman SJ. Management of combined vascular malformations. *Clin Plast Surg*. 2011;38:107–120.

92. Greene AK, Kieran M, Burrows PE, et al. Wilms tumor screening for Klippel-Trenaunay Syndrome is Unnecessary. *Pediatrics*. 2004;113:E326–E329.

93. Tan WH, Baris HN, Burrows PE, et al. The spectrum of vascular anomalies in patients with PTEN mutations: implications for diagnosis and management. *J Med Genet*. 2007;44:594–602.

94. Alomari A. Characterization of a distinct syndrome that associates complex truncal overgrowth, vascular, and acral anomalies: a descriptive study of 18 cases of CLOVES syndrome. *Clin Dysmorphol*. 2009;18:1–7.

第40章

小儿胸部与躯干缺陷

Lawrence J. Gottlieb, Russell R. Reid, and Mark B. Slidell

概要

- 小儿躯干缺陷需要多学科的综合治疗,以最大限度地改善患者安全和治疗效果。
- 小儿外科的重建手术需要考虑到小躯体内可用组织的缺乏、生长发育的需要,以及先天性缺陷的儿童可能伴随有脆弱的生理功能。
- 修复腹侧壁缺陷的闭合对新生儿循环可能构成重大挑战,而修复腹壁缺陷的闭合必须解决暴露的神经元。

简介

　　严重的先天性躯干缺损患者通常在产前超声检查或出生时就被确诊,此时需要多学科的配合,包括重建整形手术。小儿外科的重建手术需要考虑小躯体内可用组织的缺乏、生长发育的需要,以及先天性缺陷的儿童可能伴随有脆弱生理功能。体壁缺陷有暴露重要结构和感染的潜在风险。修复腹侧壁缺陷的闭合对新生儿循环可能构成重大挑战,而修复腹壁缺陷的闭合必须解决暴露的神经元。

胚胎学

　　体壁的发育开始于妊娠第4周,此时中胚层组织发育成近轴、中间和侧板层。近轴中胚层与神经管相邻,分化为骨骼组织和周围软组织,组成背侧体壁,并包围中枢神经系统。中胚层形成泌尿生殖结构。侧板中胚层分化为腹侧体壁的软组织和骨骼结构。侧板中胚层被外胚层覆盖,在妊娠第4周末期发生折叠和融合[1,2]。先天性腹壁缺损是由于侧板未融合所致。

胸壁缺陷

漏斗胸

　　胸壁凹陷畸形又称漏斗胸,是最常见的先天性前胸畸形。其发生率为1/300~1/400活产儿,占胸壁缺陷的90%。主要表现是胸骨凹陷和肋软骨移位。男女比例3∶1,白种人居多。漏斗胸通常在1岁以内确诊,但更细微的缺陷往往直到青少年时期才被发现。其中最典型的是,轻微的漏斗胸畸形会在青春期快速生长发育阶段变得更加明显。

　　漏斗胸畸形常显示家族聚集性,37%~47%的患者有家族史,但具体病因尚不清楚。尽管其与Marfan综合征、Poland综合征、脊柱侧弯、马蹄足和并指的相关性已明确,但是漏斗胸畸形遗传的孟德尔模式仍未被确定,没有发现明确的突变基因。目前现有的证据表明它是不完全外显的基因突变或者多种因素共同作用的结果[3,4]。

临床表现与评估

　　通常在吸气时胸骨收缩,漏斗胸患者表现出胸骨凹陷,右侧通常更加明显[5,6]。胸骨体和胸肋交界处的肋软骨都有后角(图40.1)。肩部圆形倾斜,轻度背侧后凸,腹部凸出,但可能与体位改变有关,患者表现出继发于有意识或潜意识试图隐藏其畸形。

　　患者常主诉呼吸困难或胸痛,并可能存在明显的形象问题。正确识别结构不规则的程度、生理结构的限制和对残疾的心理反应,对于治疗决策至关重要。基本检查包括胸部CT和/或X线片、肺功能检查、超声心动图或心电图(图40.2)。Haller等利用计算机断层扫描(computed tomography,CT)图片定义漏斗胸严重指数(pectus severity index,PSI),对漏斗胸的解剖严重程度进行分级[7,8]。Haller指数的计算方法是将胸部冠状面内径值除以从漏斗最深点到脊柱前方的最小前后径距离的值。正常值在 2.5~3.25 之间，PSI>3.25 被视为可实施手术干预的指征之一[9]。

手术适应证

大多数无症状患者，特别是这些特征在其青春期生长发育高峰期变得更加突出时，会寻求选择性干预性措施来矫正外形畸形。尽管心肺损伤尚有争议，但解剖学上严重的漏斗胸被认为可通过手术治疗[10,11]。Kelly 建议，当出现以下两种以上畸形时，应进行手术治疗：严重的有症状的畸形、进展期畸形、逆呼吸性胸壁运动、CT 扫描 PSI >3.25、心脏或肺压迫或病理、显著的身体意象干扰，或修复失败[12]。历史

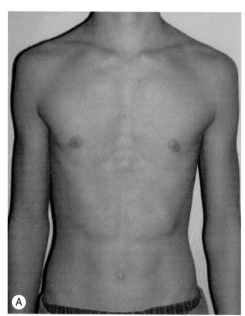

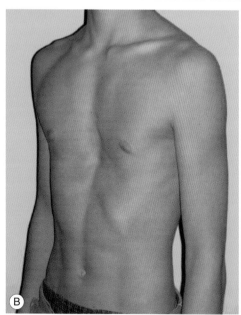

图 40.1　漏斗胸是最常见的先天性前胸壁缺损，其特征是胸骨凹陷畸形和肋软骨移位。男性多发。(A)漏斗胸患者的前视图。(B)患者侧面观。胸骨和脊柱前后距离减小

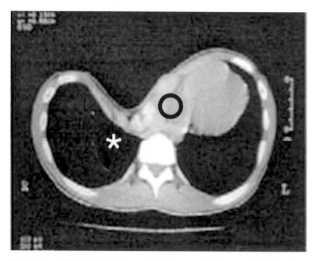

图 40.2　漏斗胸畸形的 CT 扫描显示胸骨凹陷的严重程度、凹陷的形态及其对受累器官的影响。胸肌严重指数(PSI)利用 CT 扫描分层畸形，将胸内宽度除以最小的前后距离。如果 PSI >3.25，通常进行手术干预

上，许多漏斗胸的修复手术都是在年龄较小的儿童中进行的，而最佳手术时机一直是备受争议的话题。最大的专科医疗机构手术干预的患者中位年龄为 14 岁，大多数外科医生倾向于对 12~18 岁的青春期发育高峰儿童进行手术[13]。

治疗

对于一些轻度畸形的患者，通过物理治疗去改善患儿的姿态及胸肌的体枳可得到满意的治疗效果。这种方法并不能矫正畸形，而是通过改善姿势和强调其他部位的自然肌肉发育来降低畸形的显著程度。

漏斗胸矫正术可以分为伪装和修复两种。轮廓形状的伪装已经成功用自体组织或定制的修复术完成。自体组织的缺点是供体瘢痕和潜在的发病率。包含肌肉的皮瓣则不应该只有受神经支配才能收缩时，才能进行体积矫正，因为肌肉如果不受神经支配并收缩，就会萎缩。最常见的轮廓伪装技术是放置定制的硅胶假体(图 40.3)[14-17]。硅胶假体的效果令人满意，除血清肿外短期并发症较少。修复术的其他问题是移位、边缘的可视化和潜在的挤压，特别是对于体形较瘦的患者。对于特定患者，自体重建已被作为假体置入的一种替代术式[17-21]。最近，Sinna 等描述了一种联合定制假体与双侧去上皮胸背动脉穿支皮瓣的术式[22]。学界也曾报道过注射自体脂肪或假体组织填充剂的治疗方法[23,24]。

轮廓伪装技术最适合轻度畸形患者，而中度至重度畸形患者更适合轮廓修复技术。Ravitch 描述了一种开放修复技术，提升双侧胸肌肌瓣，切除异常肋软骨，然后横截胸骨并固定在正确的位置(图 40.4)[4]。从那以后，Ravitch 术式在很多方面都有所改进：从保留软骨膜到微小软骨切除，以及各种支持胸骨的技术[25,26]。Haller 及其同事描述了通过在三脚架固定中重叠肋软骨的胸骨端来支撑抬高的胸骨[27,28]。几乎所有的开放技术都采用横向乳房下折痕或短的 Chevron 切口，但高龄患者或 Marfan 综合征患者除外，他们通常采用

垂直中线切口。将双侧胸大肌和上腹直肌从胸骨和肋骨中分离并抬起以暴露肋软骨。无论是否牺牲软骨膜,都要或多或少地切除肋软骨。从 Ravitch 最初的经历开始,显然幼童应保留肋软骨最内侧和最外侧的部分,以减少继发性生长障碍。在与胸骨凹陷上缘相对应的第 3 或第 4 肋间空间水平,

通过横向楔形截骨术矫正胸骨成角。然后用缝合线、钢丝或刚性固定钢板固定截骨术[29,30]。剑突与胸骨分离并向下缩回。

水平胸骨固定技术并非普遍使用,但目前许多外科医生认为,该技术是持久修复的必要条件。大多数外科医生用

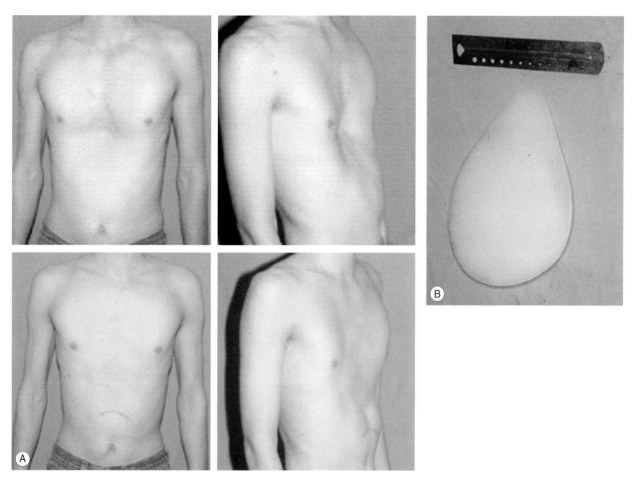

图 40.3　定制硅胶假体是掩盖漏斗胸轮廓畸形的常用方法。(A)置入假体后的术前(上)和术后(下)照片。(B)自定义硅胶假体

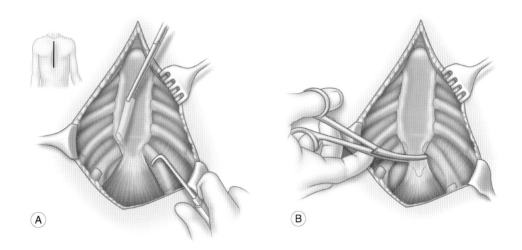

图 40.4　1949 年,Ravitch 描述了他的漏斗胸修复经典方法。(A)从中线切口开始,切开并抬高胸肌,暴露胸骨和胸骨肋交界处。(B)切除最低的两个肋软骨和软骨膜,切除剑突,开始动员胸骨

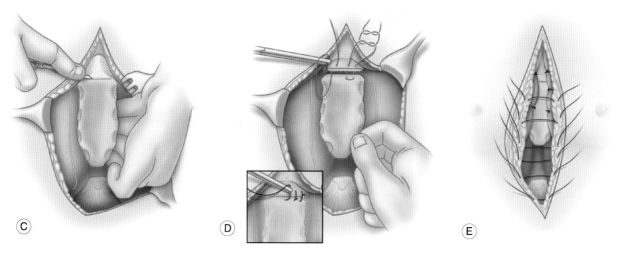

图 40.4（续）（C）5 根肋软骨向两侧分离,并在上方行皮质截骨术。(D) 下胸骨在矫正位置用编织线褥式缝合固定。(E) 胸肌于中线处重新缝合,皮肤切口关闭

Adkins 和 Blades 开发的金属支柱来支撑胸骨[31]。Fonkalsrud 及其同事报道了一种改良的开放技术,在 450 例患者中采用最小的软骨切除和 Adkins 支架。大多数患者采用胸骨后支架,但最近他们改用胸骨上支柱,以方便移除(6 个月时)并减少进入胸膜腔的需要[32]。Hayashi 和 Maruyama 描述了在乳房内动脉前肋间分支的基础上使用带血管蒂的肋骨支柱,而不是金属支柱[33]。Robicsek 等有超过 600 例患者接受了胸骨后 Marlex 补片"吊床"技术治疗,并取得了极佳的长期效果[34]。最近,学界报道了在 Robicsek 技术中放置生物可吸收网片用于胸骨后支撑的技术,并发现其与减少炎症反应、减少术后疼痛和消除胸骨后金属支撑装置脱落的风险相关[35]。

有一种根治性修复骨轮廓畸形的方法,采用胸骨转换骨移植[36]。该技术已经遇到了由于血液供应中断导致的胸骨缺血性坏死的问题。后来学界开发了吻合微血管的胸骨瓣内乳腺血管的技术,以防止这种并发症,并且已经有了几个成功案例的报道[37-39]。尽管技术有所改进,但这种方法从未被广泛接受。

随着胸腔镜技术的发展和进步,漏斗胸微创修复已成为一种可行的方法[40-42]。该方法被称为 Nuss 术式,由外科医生 Donald Nuss 发明。该方法包括胸腔镜下显露胸骨,并放置定制的弯曲钢或钛棒(图 40.5)。需要二次手术来移除棒子。与 Ravitch 和改良的 Ravitch 术式不同,Nuss 术式不需要进行骨骼切除,这种侵入性更小的入路造成的瘢痕更少,

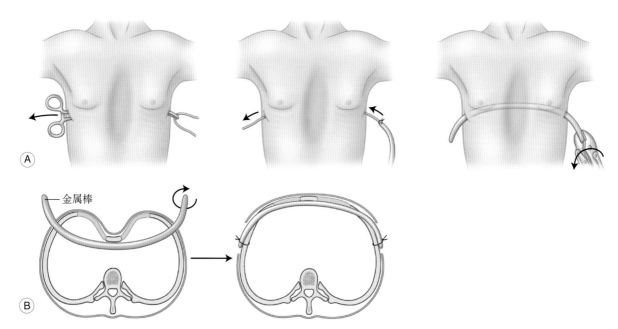

金属棒

图 40.5　Nuss 修复术,也称为漏斗胸微创修复术(minimally invasive repair of pectus excavatum, MIRPE),是一种胸腔镜下使用弯曲棒进行轮廓修复的方法。(A) 使用 Kelly 钳穿过胸骨下方的纵隔(左图)。钳引导弯曲棒放置于胸骨后间隙(中间图和右图)。(B) 插入时,杆的凹曲率与变形胸腔相同(左图)。放置好后,将胸骨棒沿轴旋转 180°,迫使胸骨前凸(右图)

手术时间也更短。然而,对于不对称畸形的患者,该术式的效果不太令人满意,对于这类患者,Ravitch 手术通常是更好的选择。

漏斗胸修补的早期并发症除了气胸(67%)或缝合线感染(1%)外很少发生,气胸通常是自限性的,只有 4% 需要胸管引流[13]。Nuss 术式的长期并发症,如棒脱位(5.7%)、过度矫正(3.7%)、棒过敏(3%)和棒感染(0.5%),已被报道[13]。晚期并发症,如复发性胸畸形(1%),非常少,并且由于大多数外科医生只会将棒置于体内 2~3 年,晚期并发症进一步减少。继发性胸廓畸形是一种严重的晚期并发症,已在早期接受矫正的患者中观察到。患者会出现胸部狭窄和严重的肺损伤,这被认为是由于生长中心中断和胸内瘢痕形成所致。Haller 将这种现象称为获得性 Jeune 综合征[43]。在过去的 20 年里,大多数外科医生将修复保留给正在或已经进入青春期的儿童。可吸收的经胸骨棒已在 Nuss 术式中使用,但它们具有较高的破损率,且大多已被放弃[44]。

学界正在开发一些新的矫正装置,包括真空钟治疗和置入磁铁与外部磁性"支撑"。真空钟是一个甜甜圈形状的附件,患者每天佩戴数小时,用负压抬高胸骨。初步结果令人鼓舞,但迄今为止的数据有限[45]。Harrison 等已经开发了磁性微型移动程序(3MP),其中置入的磁铁通过手术连接到胸骨上,患者佩戴一个吸引磁铁,并将胸壁拉到一个更正常的位置的外支具。FDA 最初发起的临床试验招募了 10 名患者,取得了一定的成功。一半的患者需要二次手术来重新放置胸骨上的磁铁,30% 的患者退出了研究,选择接受 Nuss 术式。在使用 3MP 设备完成完整治疗的患者中,费用几乎是 Nuss 术式费用的一半[46]。

鸡胸

胸隆突,也被称为"鸽子胸",比漏斗胸少见,但被认为是在同一谱系的畸形。其特征是前胸壁突出畸形(图 40.6)。与漏斗畸形相似,隆胸没有明确的病因。胸壁畸形的发病率约为 1/10 000,占胸壁畸形的 5%~7%,男性的发病率是女性的 6 倍。

临床表现与手术指征

3 种类型的前胸突出畸形已被描述为胸隆突谱[47]。胸骨剑突型是最常见的版本,其特征是胸骨轴体前移位,肋软骨凹陷。在一侧肋软骨移位和胸骨位置正常的情况下,也可能发生不对称混合畸形。第三种也是最不常见的类型是软骨柄连接处突出,胸骨凹陷。与漏斗胸不同的是,年轻患者没有心肺损害,在临床检查中往往仅有轻微的表现。患者往往在晚些时候被诊断出来,并因轮廓不规则才寻求手术矫正。隆凸也可能是继发于漏斗胸修复的后天性缺损[48]。与漏斗胸患者相比,隆凸畸形儿童不太可能出现相关症状,最常见的症状是肋软骨交界处的胸痛。外部支撑通常对这些患者有效,手术的主要适应证是极度畸形或无法通过支撑改善美学外观。

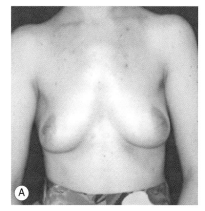

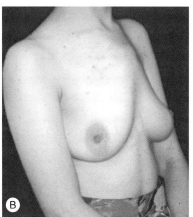

图 40.6　胸隆突是一种胸前突畸形,位于漏斗胸的背面,但通常被认为是同一类型的畸形。图示 28 岁女性胸隆突的(A)前位和(B)斜位照片

治疗

文献对少数病例描述了使用矫形器进行非手术矫正以改善隆凸畸形的方法[49,50]。外部支撑的成功治疗在很大程度上取决于患者是否遵守支撑方案。使用"Calgary 协议"进行支撑的成功率高达 80%。这要求患者定制一个由患者自己控制的轻型胸部支具,最初必须每天佩戴 23 小时。一旦凸畸形得到矫正,支撑时间可以减少到每天 8 小时,并且可以在夜间完成。这种"维持阶段"一直持续到轴向骨骼成熟停止。使用支具时患者很少感到不适,多数患者对支具后胸壁外观非常满意,会再次使用支具[51]。支撑后自尊也有显著改善[52]。如果支具失败,仍可选择手术矫正。

Ravitch 术式是治疗胸隆突缺损的首选术式。典型的入路是通过一个横向的 chevron 切口从一个乳房下皱襞延伸到另一个。典型的做法是抬高胸肌和直肌以暴露肋软骨和胸骨。对于软骨畸形,肋骨软骨下切开术结合单或双截骨术使胸骨恢复到正确的位置(图 40.7)[47]。对于不对称畸形,用楔形截骨术切除肋软骨后矫正胸骨位置。该术式最新的改进包括一种通过沿纤维分裂肌肉来切除肋软骨,而不是抬高整个肌肉的方法[49]。也有人尝试开发一种微创胸腔镜治疗胸隆突的方法。该术式在胸腔镜下做软骨切开术,并放置

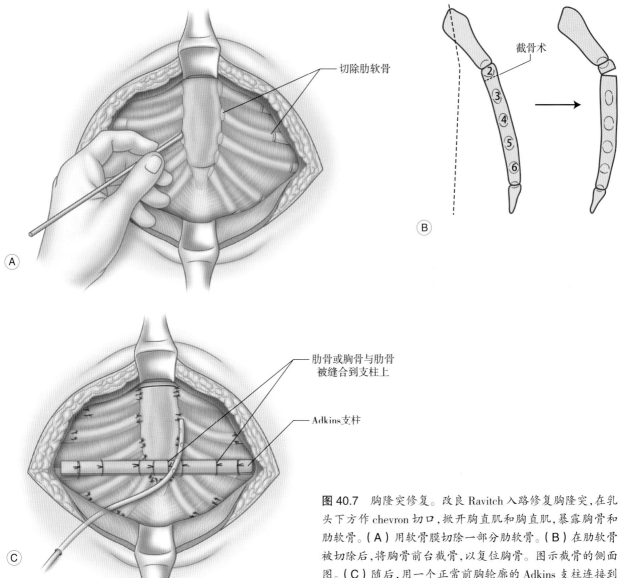

图 40.7 胸隆突修复。改良 Ravitch 入路修复胸隆突,在乳头下方作 chevron 切口,掀开胸直肌和胸直肌,暴露胸骨和肋软骨。(A)用软骨膜切除一部分肋软骨。(B)在肋软骨被切除后,将胸骨前台截骨,以复位胸骨。图示截骨的侧面图。(C)随后,用一个正常前胸轮廓的 Adkins 支柱连接到肋骨外侧。复位的胸骨和内侧肋软骨被缝合到支柱上

胸骨上棒来压迫隆突缺损并矫正畸形[53]。虽然只有少数患者接受了这一术式,但对于突起缺陷非常对称的患者,它被证明是 Ravitch 术式的有用补充。

Jeune 综合征

　　窒息性胸廓营养不良,即 Jeune 综合征,是弥漫性骨骼疾病中最常见的胸廓畸形。其他综合征包括脊柱胸廓发育不良(Jarcho-Levin 综合征)和脑口下颌综合征,由于没有针对这些缺陷的手术治疗,因此本章将不再进一步讨论。

　　Jeune 综合征是一种罕见的家族性常染色体隐性骨软骨营养不良症,其特征是胸部狭窄、静止,腹部隆起(图 40.8)[54]。虽然早期文献通过死于呼吸功能不全的新生儿案例对其进行描述,但后来的报告表明,Jeune 综合征有多种多样表达形式,也可在一些存活的案例中表达[55]。尽管如此,仍有60%~70%的患者会在婴儿期死于呼吸衰竭[56]。在 Jeune 综

合征病情较轻的患者中,肾脏疾病和肝脏疾病很常见(分别为 17% 和 22%),成年后可能导致器官衰竭。

临床表现与手术指征

　　Jeune 综合征的表现形式多种多样[57]。患有严重 Jeune 综合征的新生儿通常被描述为胸部狭窄,呈钟形,在横向和矢状面上均狭窄,并伴有轻度短指畸形。肋骨短而宽,几乎达不到腋前线。肋软骨连接处的组织学检查显示软骨内骨化紊乱。这些患者患有严重的限制性肺病,经常需要机械通气和气管切开术。相比之下,中度表达 Jeune 综合征的患者往往胸部狭窄,没有呼吸系统损害、严重的短肢畸形,以及后期的肾衰竭。这些患者通常在接受肾移植或肾替代治疗时才被确认。最后,轻度的 Jeune 综合征可能仅表现为多指和严重短指。正处于呼吸衰竭的患者可以尝试手术扩大胸腔,但通常不成功,会导致住院时间延长和呼吸衰竭死亡。

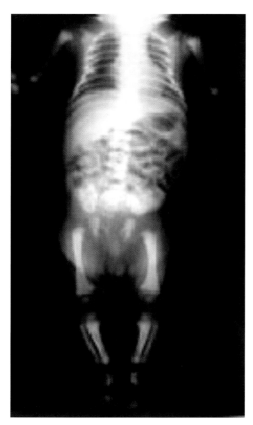

图 40.8　一名患有 Jeune 综合征的 3 个月龄的婴儿窒息性胸部营养不良的 X 线片。注意肋骨的水平方向,典型的"钟形"胸,下肢短,骨盆异常

治疗

Jeune 综合征的手术干预主要是扩大胸腔。有两种术式较为成功:胸骨正中切开术和胸骨外侧扩张成形术。胸骨正中切开术通常需要添加骨移植物、不锈钢支柱或假体间隔[58-61]。另外,Davis 和 Shah 描述了一种侧胸扩张技术(图 40.9)。在该术式中,第 4~9 肋被不同程度地横切,从骨膜中分离,不同的肋用钛板以扩大的方式固定在一起[62-64]。

该术式通常分期执行,每次手术间隔几个月。Waldhausen及其同事报告了一项成功的技术,在两名儿童中使用垂直可膨胀假体钛肋骨(vertical expandable prosthetic titanium rib, VEPTR)胸廓成形术治疗儿童胸功能不全综合征。这些患者无法进行长期随访[65]。

异位心

心脏异位表现为四种罕见的先天性胸骨畸形,均以胸骨中线缺损为特征。心脏异位的发生率为 0.8/100 000 活产,从无症状的良性裂口到死亡率高的严重情况不等。许多病例可以通过产前超声诊断来确诊(图 40.10)。目前被广泛接受的分类系统是基于心脏的组织覆盖范围,包括颈部心脏异位、胸部心脏异位、胸腹部心脏异位和胸骨裂。

临床表现与手术指征

颈部异位心脏是最严重的变异,表现为心脏上移位和颅面畸形。它与胸椎异位的区别在于心脏上移位的程度。迄今尚无成功修复颈部异位心脏缺损的病例报道。

胸外心脏异位是指典型的胸外心脏无软组织或骨质覆盖。也有常见的先天性心脏缺陷。在天生有这类缺陷的儿童中,只有少数幸存者。

胸腹心脏异位是胸壁和腹壁缺损的结合(图 40.11)。这类缺损与 Cantrell 五联征有关,包括腹壁中线缺损、胸骨下段缺损、前膈肌缺损、心包缺损和心内畸形[66]。

最后,胸骨裂是一个相对良性的发现,上胸骨裂很少引起明显的生理障碍(图 40.12)。这是胸骨缺损中严重程度最低的,与之相关的先天性心脏缺损较罕见。

胸腹缺损有必要进行手术矫正,首要目标是当患者有足够的储备时覆盖心脏,最终将心脏移回胸腔。胸腹异位的成功修复比真正的胸外翻更容易。没有合并先天性心脏病是成功修复的另一个预示因素。对于胸骨裂患者,手术的目的是为心脏提供保护性骨覆盖,并可能改善呼吸力学。由产科

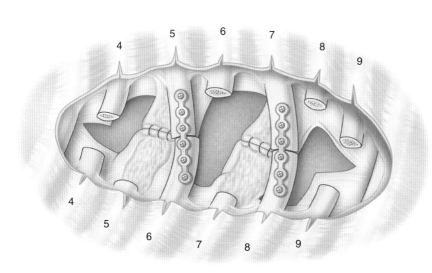

图 40.9　Jeune 综合征的修复,Davis 描述的侧胸扩张技术涉及第 4~9 肋的横断和交替肋骨的刚性固定。胸腔通过增加肋骨之间的空间而扩大

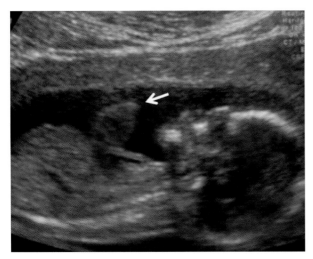

图 40.10　产前超声诊断心脏异位。32 周胎儿的产前超声显示胸外心脏（箭头）

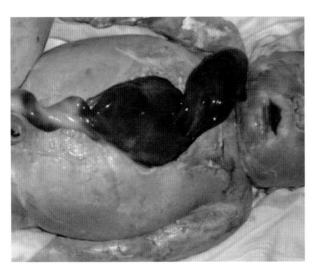

图 40.11　胸腹心脏异位。与图 40.10 中的患者相同,患有心脏异位、脐上中线缺损和胸骨下段缺损

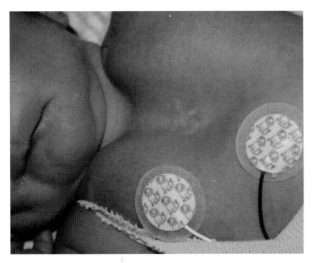

图 40.12　胸骨裂在心脏异位缺损中是一种良性病变。与更严重的情况类似,胸骨融合失败是明显的。然而,胸部内容物的解剖位置合理,且没有相关的生理异常

医生、新生儿医生、重症监护麻醉师、心胸外科医生和整形外科医生参与的多学科协调护理对于降低这类高危新生儿的死亡率至关重要。

治疗

分期进行胸腹心异位修复的效果最为成功。成功的手术治疗的关键原则是建立围绕心脏的组织覆盖作为部分前胸腔,并且推迟尝试移动心脏到原位。第一步是在出生后的最初几个小时内进行,包括用双侧胸皮肤瓣覆盖暴露的心脏或合成或生物补片。此时不应试图将心脏返回胸腔,因为压迫会导致心肺损伤[67]。在几个月到 2 岁时,患者接受胸壁重建和心脏复位。胸壁重建可以采用自体肋骨移植上的肌皮瓣和同种异体定制支架的形式[68,69]。Hochberg 及其同事[68]描述了一种将胸肌和直肌提升为一个单位,并将双蒂肌皮瓣内侧移位,外侧切开松弛切口的方法。最终的供体部位被移植到患者的侧面。

不暴露心脏的胸骨裂明显不那么复杂。手术修复通常可以在出生后的第一个月内进行。双侧胸大肌推进皮瓣在肋骨移植上已取得良好的美学效果[70]。也有人报道过用钛板进行刚性固定的技术[71]。

Poland 综合征

Poland 综合征是一种罕见的疾病,其特点是单侧胸大肌胸骨头缺如、乳房发育不全或发育不全、肋骨缺如或变形、腋窝秃发和同侧上肢短短并指[72,73]。据报道,Poland 综合征的发生率约为 1/30 000 活产,男性数量超过女性[74],病因不明。Poland 综合征的机制之一是发生在妊娠第 6 周左右的锁骨下动脉供血不足,右侧受影响的频率是左侧的两倍。另外,也有人提出侧板中胚层单侧发育失败的原因。

临床表现与手术指征

Poland 综合征患者各不相同,其症状特征是胸大肌胸骨头缺失伴前腋窝褶缺损（图 40.13）,可发生不同程度的胸壁和手受累（图 40.14）。在罕见的严重情况下,第 2~5 肋骨衰减,前软骨缺失,导致胸壁反常运动或肺疝,可发生凹陷畸形。部分患者有对侧胸隆突畸形。Poland 综合征并不排除漏斗胸缺陷的矫正。在 1/3 的患者中,乳房受到影响,范围从发育不全到完全缺失。背阔肌可能减弱。通过产前超声诊断 Poland 综合征是可能的,但通常最好通过产后体检进行评估。

Poland 综合征的基础检查从产后体检开始。躯干和上肢需要整体检查,并与对侧进行比较。胸大肌、前锯肌和背阔肌的存在应通过触诊确认。胸部标准 X 线片是显示肋骨的必要条件。计算机断层扫描或磁共振造影可能有助于手术计划。早期修复的主要手术指征是导致心肺损害的胸腔发育不良。年龄增长后,手术原因通常是为男性和女性对轮廓异常的关切。

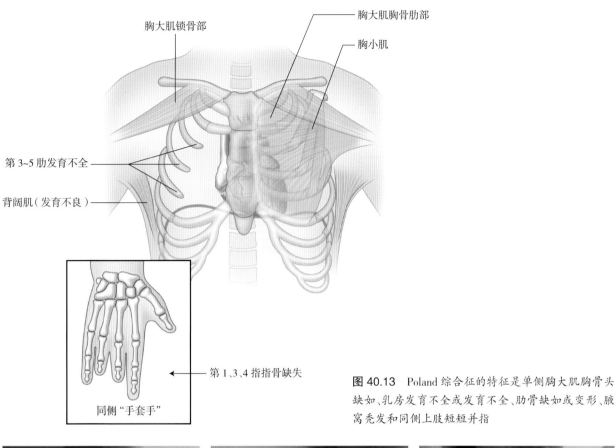

图 40.13　Poland 综合征的特征是单侧胸大肌胸骨头缺如、乳房发育不全或发育不良、肋骨缺如或变形、腋窝秃发和同侧上肢短短并指

胸大肌锁骨部

胸大肌胸骨肋部

胸小肌

第 3~5 肋发育不全

背阔肌（发育不良）

第 1、3、4 指指骨缺失

同侧"手套手"

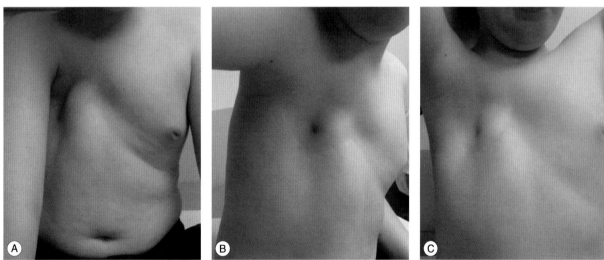

图 40.14　Poland 综合征是一种罕见的男性疾病，一名男童（A）患右侧 Poland 综合征。（B，C）注意乳头发育不良和胸大肌胸骨头缺失

治疗

　　Poland 综合征的矫治存在不同的重建方案。Poland 综合征的轻度形式通常有严格的软组织缺乏，可能不需要任何干预。与成人乳房重建类似，硅胶假体和自体组织重建技术都曾有过描述。为胸壁畸形定制的假体有很高的移位、侵蚀、不适和边缘可见度的发生率，特别是在体形较瘦的患者身上[76]。多个研究小组已经提供了证据表明，带蒂背阔肌肌皮瓣伴或不伴硅胶假体都可以取得良好的效果，以分期的方式改善胸壁轮廓。一些研究小组对这种方法进行了改进，使用微创内镜提升

阔肌[77,78]。游离组织移植，如腹直肌肌皮支、腹壁下深穿支、臀上动脉穿支（superior gluteal artery perforator，SGAP）和股前外侧穿支皮瓣，已被用于乳房重建和软组织伪装/填充轮廓缺损[79,80]。对侧背阔肌显微神经血管移植已被描述为功能性替换缺失的胸肌，以及当同侧背阔肌减弱或以其他方式无法使用时，重建一个更正常的外观前腋窝皱襞[81]。

　　在更为严重的 Poland 综合征中，胸壁重建的骨支持传统上是通过自体劈肋骨移植（图 40.15）或 Marlex 补片来完成的（图 40.16）[82,83]。这两种技术都取得了成功；然而，放置 Marlex 补片往往会导致外观扁平，因此，通常与背阔肌肌皮瓣

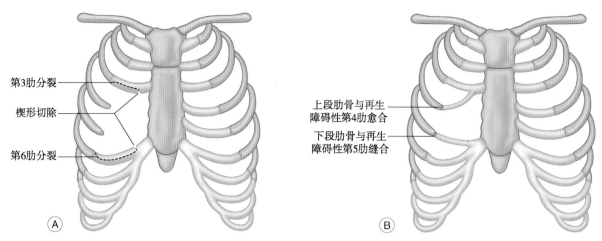

图 40.15（A，B）分割肋骨移植修复 Poland 综合征。Poland 综合征的骨骼支持可以通过切除现有的上、下肋骨来实现肋下软骨，切开软骨，重新固定于畸形肋骨

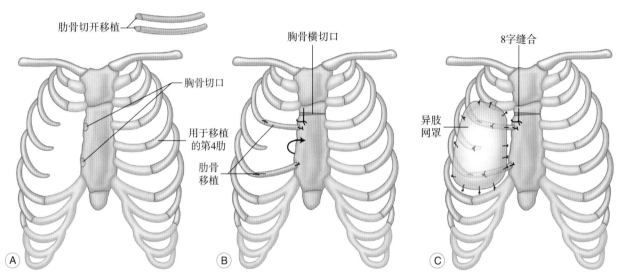

图 40.16（A~C）补片在 Poland 综合征修复中的应用。除了自体肋骨裂开，在肋骨移植物上放置 Marlex 网片也有助于矫正骨骼轮廓畸形。但是，单独肋骨移植物或肋骨移植物上放置 Marlex 补片后会导致胸部的外观变平。轮廓畸形也需要在骨重建上增加软组织或假体

一起使用。另外，网状假体与肋骨移植，模制硅胶假体，以及冷冻保存肋软骨技术均获得了不同程度的成功[16,84,85]。对侧脊突畸形的对称性随后可通过胸骨截骨和旋转来矫正。

腹壁缺损

脐膨出与腹裂

先天性腹壁缺损包括各种各样的畸形，从脐疝到巨大的脐膨出以及与腹裂相关的肠膨出。这些疾病在其病因、相关发病率和治疗上有很大的不同。

脐带膨出缺损的范围从巨大的脐带膨出到脐带疝。区分巨大脐疝和脐膨出很重要。脐疝是一种腹壁中央缺损，累及白线，腹内内容物疝入脐柄。疝气上的皮肤完好无损。相比之下，脐膨出的特点是腹壁中线缺损，导致腹内内容物挤出，被腹膜、Wharton 果冻和羊膜组成的膜覆盖。脐带起源于膜囊，缺损可能位于中腹、上腹或下腹。脐膨出的缺陷是由于身体皱褶不能完成行程。单纯的侧皱襞缺损在脐部是孤立的，但头皱襞缺损会导致脐膨出上方的相关缺损，如心脏异位或腕五官畸形。相反，尾褶缺损导致脐膨出下方的缺损，如膀胱和泄殖腔外翻。根据缺损的大小和位置，疝气可能包含肠、肝和其他器官。脐膨出可以被称为"轻微"或"巨大"，巨大脐膨出的定义是典型的 5cm 缺损或缺损内有肝脏[86]。

腹裂的特征是腹壁全层缺损，通常位于中线右侧，不累及脐部。这会导致腹部内容物的剜除，没有任何囊或覆盖物。小肠总是存在的，而胃、结肠和性腺也可能受累。与脐膨出不同的是，肝脏在腹腔外疝较为罕见。暴露的器官通常在出生时看起来正常，但很快就会形成由纤维蛋白渗出物组成的外皮。外皮被认为是由于长期暴露于羊水和空气的综合作用。

这种发炎的肠道经常表现为运动障碍和吸收不良。腹部外有肠妨碍了正常的肠道固定子宫,因此,所有腹裂儿童都有肠旋转异常或"旋转不良"。他们通常不需要 Ladd 术式来矫正肠道旋转异常,但重要的是要记住,他们的肠道旋转不正常。

脐膨出和腹裂发生率分别为(1~2.5)/5 000 活产和(2~4.9)/10 000 活产[87,88]。脐膨出通常比腹裂范围更大,并累及肠、肝和其他器官疝入脐带,并覆盖羊膜囊。男性和女性同样受到影响。脐带膨出和腹裂的遗传原因尚不清楚,但两者被认为并不相同。

临床表现与手术指征

脐膨出的腹壁缺损直径一般为 4~7cm,而腹裂的缺损往往较小。脐带膨出的婴儿常并发遗传性疾病,如染色体异常(如 18- 三体)、Beckwith-Wiedemann 综合征(先天性腹壁缺损、巨舌症和低血糖伴晚期腹部肿瘤增多)、心脏异位和 OEIS[脐带膨出(omphalocele)、膀胱外翻(exstrophy of bladder)、肛门闭锁(imperforate anus)和脊柱缺损(spinal defect)]序列(图 40.17)[89]。脐膨出患者常见心脏异常,发生率高达 45%。异常包括室间隔缺损、房间隔缺损、心脏异位、三尖瓣闭锁、主动脉缩窄和新生儿持续性肺动脉高压[90]。巨大脐膨出患者的生存率通常取决于肺发育不全的存在和肺动脉高压的程度。与脐膨出相比,腹裂患者不太可能有其他相关的缺陷,大约 14% 的腹裂婴儿会有相关的不相关遗传缺陷。最常见的相关异常是肠闭锁[91]。

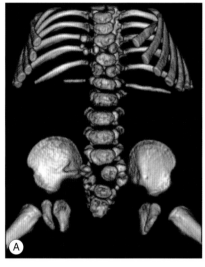 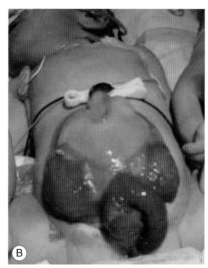 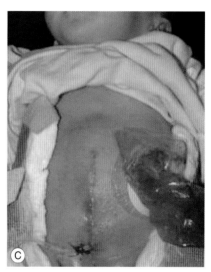

图 40.17　(A)一例新生儿 OEIS(脐膨出、膀胱外翻、肛门闭锁和脊柱缺损)的 CT 三维重建。注意耻骨联合骨盆分离与脊柱缺损。(B)同一例新生儿 OEIS 术前表现为广泛的腹壁缺损。(C)多期脐膨出修补术、泌尿生殖道重建术、腹部闭合术和骨盆矫形术后几周患者的术后照片

根据肠闭锁、狭窄、扭转或穿孔等肠道异常的表现,腹裂可分为单纯性腹裂和复杂型腹裂。肠闭锁是最常见的相关异常,可以发现各种各样的肠闭锁。缺损的大小不一,偶尔会发现一个非常狭窄的缺损,只有少量中肠位于腹部外。仔细检查往往会发现肠道缺乏,这很可能是由于产前扭转。这被称为"消失性腹裂",因为缺损很小,基本上是封闭的子宫[92]。

治疗

脐膨出和腹裂的重建方法与腹壁缺损的大小和腹内"失域"(loss of domain, LOD)的大小直接相关。小的缺损可以初次闭合,也可以在对周围软组织的破坏程度最小的情况下闭合。巨大的脐膨出通常不能闭合,主要是由于缺损的大小和严重的生理后果,即在腹壁缩小的情况下,肝脏和肠道返回腹部。肺部疾病恶化和静脉回流减少是遇到的典型问题。

小型脐膨出可能主要在出生后的头几天闭合。脐带脐膨出可受益于将缺损悬吊在腹部上方 24~48 小时,以使重力协助将脐膨出内容物减少回腹部(图 40.18)。无论是尝试早期或延迟关闭,重要的是监测患者的生理状态,因为内容的脐膨出返回腹腔。评估闭合生理反应的方法将在下文进一步讨论。

巨大的脐膨出往往呈现独特的挑战。一种常见的方法是在脐膨出囊上应用硬化剂,如 0.25% 汞或 0.5% 硝酸银,直到发生完全的上皮化,并推迟明确的手术治疗,直到肺功能不全的问题得到稳定。磺胺嘧啶银(Silvadne)是一种潜在毒性较小的极佳替代品(图 40.19)[93]。敷料每天进行两次,直到上皮化完成,并且对于特定患者,有可能在门诊完成[94]。或者,可以通过直接在脐膨出囊上使用植皮来加速皮肤覆盖,避免长时间更换敷料。

一旦新的上皮覆盖物完全包裹了脐膨出,用 ACE 包裹物轻轻外压通常可以逐渐将腹部内容物压缩回腹部,并且通常可以一期完成缺损的最终闭合。在复杂的情况下,有许多创造性的方法被采用:植皮[95];通过有意识的气膜扩张腹壁[96];组织扩张器拉伸腹壁,为闭合做准备[97-99];肝部分切除术[100];筋膜外侧松弛切口[101];腹直肌的分支[102]。

手术闭合技术经常被分期或延迟。1948 年,学界首次报道了一种带分期皮瓣的眼睑膨出闭合术[103]。虽然缝合成功,但单独使用皮肤的缺点是造成巨大的腹疝。一个更明确的封闭将需要筋膜的再氧化或人工合成或异塑性材料的介入。

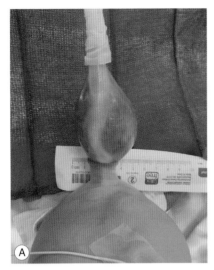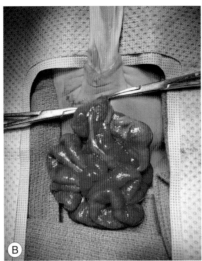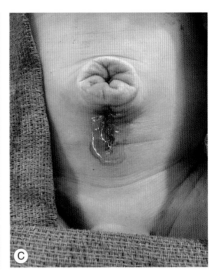

图 40.18 （A）脐部有非常窄缺陷的脐带隆起。（B）脐下切口脐膨出致小肠缩小。该患儿需要做 Ladd 手术来去除狭窄的 Ladd 带并扩大狭窄的肠系膜。（C）脐带缺损及脐下切口闭合后

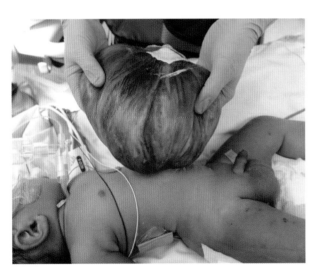

图 40.19 用磺胺嘧啶银局部治疗的巨大脐膨出在大约 6 个月内完全重新上皮化

　　腹腔组织扩张术是腹壁扩张术治疗 LOD 的一种替代方法。在两份报告中，腹膜内组织扩张术是在 3~5 周的时间内用一个肾盂内扩张器进行的[104,105]。两组均成功闭合，并发症发生率低。最后介绍了巨大脐膨出闭合术中的组分分离技术。对 10 例中位年龄 6.5 个月的巨大脐膨出患儿，采用切开外斜角腱膜的方法进行成分分离[106]。与以前的技术不同，闭合术是在一段时间的非手术治疗后进行的，直到脐膨出完全再上皮化。并发症包括中线脓毒症、中线皮肤坏死和血肿。

　　筋膜替代可以通过使用假体或生物假体材料来完成。早期关于人工关节置入的报道包括将聚四氟乙烯片附在腹膜上和将 Marlex 片附在前直肌鞘上作为二次手术[107]。生物假体材料，如心包补片[108]和异体皮，也在病例报告中有描述[109]。作者的做法是使用 Strattice 生物假体网或硅胶网，以允许分期关闭。腹部闭合后的二次手术是经常需要的。在脐膨出患者中，脐成形术可以立即进行，也可以延迟

进行[110,111]。膀胱和泄殖腔外翻常伴有脐膨出。泌尿生殖系统的重建见第 43 章。

　　在腹裂症中，羊膜囊的缺乏会导致出生后立即暴露在外部环境中。这可能会导致快速的液体丢失和体温过低，适当的液体复苏和早期生理覆盖对新生儿的生存至关重要。缺损或随后闭合的并发症包括肺炎、肠梗阻、肠梗阻、败血症和坏死性小肠结肠炎。

　　应检查肠道是否有其他病变，包括闭锁、坏死或穿孔，并检查婴儿是否有其他相关异常。腹壁的紧密缺损可能需要紧急扩大，而扭转可能需要紧急缩小。在没有发现上述问题的情况下，必须决定是尝试立即缩小和修复，还是执行分期（筒仓）关闭[112]。只要可行，首选一次修理；然而，许多关键变量可能会阻止这种情况，包括：缺陷的大小；腹卵比例失调程度；肠道状况；极度早产；严重肺部疾病；以及相关的情况或异常。

　　原发性减容和闭合的风险与内脏返回腹部导致的腹内压不可避免地增加有关，这反过来又可能导致呼吸衰竭、肾功能不全和腹腔间隔室综合征[113]。随着腹部不相称程度的增加，这些风险也相应地增加。同样，在极早产儿或患有严重肺部疾病的婴儿中，肺状态可能相当脆弱，肺功能可能更容易和/或更严重地受损。在这些情况下，采取分期关闭往往更为谨慎。有几项研究比较了腹裂一期闭合和竖井闭合的疗效，观察了总的并发症发生率、呼吸机使用时间、完全进食时间和住院时间。虽然这些研究的结果可能由于固有的选择偏差而难以解释，但已经表明，通过明智的患者选择，结果可能是等效的[114,115]。

　　无论是闭合巨大的脐膨出还是巨大的腹裂缺损，闭合过程中腹内压的急性变化都有风险。有几种方法可以测量和监控这些变化。应放置导尿管定期测量膀胱压力。膀胱压力和气道峰值压力是确定腹内压的指标，内脏减少后该值显著升高可能预示上述严重并发症。

　　膀胱压力 >1mmHg 在儿童中被认为是升高的[116]，一些

作者主张在决定是否进行修复时应严格遵守 20mmHg 的临界值。与膀胱压力指示腹腔内高压和急性腹腔间隔室综合征不同,气道峰值压力没有绝对值,根据年龄和先前存在的肺共病,患者之间可能存在显著差异。因此,气道峰值压力的相对变化可作为腹内压升高和术后患者拔管能力的代用指标。膀胱压力和气道压力的变化趋势应持续到术后即刻[117]。

近红外光谱法(near-infrared spectrometry,NIRS)是一种附加的无创检测方法,能可靠地反映小于 10kg 新生儿的内脏组织氧合和灌注情况。然而,它在较大婴儿身上的可靠性和实用性却存在争议[118]。作者在新生儿重症监护室应用 NIRS 的初步经验表明,该技术前景良好。作者提倡在有肠血管供应危险的腹部筋膜缺损的新生儿中使用 NIRS。

后牙缺损

胚胎学

神经外胚层最初是一层细胞。妊娠 4 周时,体壁从侧板中胚层开始发育的同时,神经板出现并相互迁移形成神经管[119]。融合发生方向为从前到后,方式为从头侧到尾侧。前路闭合失败会导致脊髓纵裂和前脑膜膨出。后路闭合失败会导致脊柱裂[120]。

脊柱裂

脊柱裂分为三大类。开窗脊柱裂是一种开放性脊髓膨出,没有覆盖在神经元件上。出生时神经功能丧失。脊髓裂包括脑膜膨出、脑膜脊髓膨出和脊髓空洞膨出。脊膜膨出占 14% 的神经管缺损,通常发生在腰椎。脑膜膨出是指没有脊髓成分的脑膜疝。脑膜脊髓膨出发生在脊髓圆锥,其特征是脑膜突出,脊髓通过椎体。脊膜脊髓膨出是最常见的神经管缺陷,占所有神经管缺陷的 85%,全球患病率为(0.17~6.39)/1 000 活产[121]。它经常与运动和感觉缺陷有关。脊髓空洞症是指中央管扩张的脑膜膨出。隐性脊柱裂是最良性的神经管缺损,临床意义极小。患者常表现为真皮窦、后发斑或脂肪瘤,但通常没有神经系统症状。

临床表现与评估

囊性脊柱裂患者通常在产前超声和出生时就被诊断出来。囊性脊柱裂患者暴露的脊髓有一个薄的膜状脑膜囊,需要用湿衣服防止其脱水以保护神经功能。

新生儿的评估应首先由神经外科医生和重建外科医生咨询脐带元素的平均值。神经管缺损常伴有其他缺陷,如肢体畸形和神经性膀胱,需要分别面诊骨科和泌尿外科医生。

手术指征

在 20 世纪 60 年代以前,脊膜脊髓膨出患者在出生后 6 个月内的死亡率约为 65%~75%,很少有人能存活到 6 岁[122,123]。从那时起,早期关闭已被认为是必不可少的预防感染,现在被认为是标准的护理。在出生后 24~48 小时内成功关闭,3 个月存活率约为 85%,1 年存活率为 60%~70%,3 年存活率为 40%~50%[124]。尽管取得了进展,但由于脑积水和 / 或脊髓栓系等并存的疾病,患者仍有显著的发病率。另一方面,有足够皮肤覆盖的脑膜膨出可以推迟到 3 个月龄时。脊柱裂的骨缺损通常没有得到解决。

治疗

如上所述,暴露的脊柱成分的早期生理闭合是必要的。其主要目的是保护脊髓,避免感染,并密封任何脑脊液(cerebrospinal fluid,CSF)泄漏。软组织闭合对硬脑膜的修复,无论是用肌肉、植皮还是皮瓣,都是维持硬脑膜修复完整性的重要手段。

从历史上看,原发性脊膜脊髓膨出的皮肤闭合约占所有修复的 75%[125]。剩下的 25% 的大面积脊膜脊髓膨出需要其他的重建方法(表 40.1)。通过适度的皮肤破坏,已完成了 20cm² 的较大缺损。De Brito Henriques 等描述了 16 名患者中的 15 名通过急性术中组织扩张和间断性皮肤牵引技术获得了一期闭合,缺损达 64cm²[150]。这种方法的缺点是增加了术中缓慢牵引技术所需的手术时间。

许多研究者描述了随机型皮瓣和筋膜皮瓣的变化,以防止一期闭合常见的皮肤边缘坏死。邻近组织重排,包括旋转、移位、推进、Z 成形术和 Limberg 皮瓣均有过文献描述,且都通过真皮血管供应。Cruz 及其同事描述了一种创新的双 Z 菱形皮瓣,其中皮肤边缘以菱形的形式切除,相邻角度为 60° 和 120°。两组 60° 等边 Z 成形术皮瓣,从 120° 角度扩大切口,在缺损的对侧牵拉,并转位成骨瓣缺陷[127]。尽管该报告取得了成功,但依赖于随机模式血供的局部组织重排对于大的缺损通常是不可靠的。覆盖所需的皮肤和皮下组织的数量通常没有很好的灌注,没有明确的穿支或轴向血管供应,从而导致频繁的伤口破裂。

尽管随机型皮瓣对于大面积缺损通常不可靠,但这种皮瓣的发展归功于几何形筋膜皮瓣、肌皮瓣和穿支皮瓣的设计,提供了更可靠的无张力皮肤闭合技术(图 40.20、图 40.21)。

多普勒对皮瓣根部穿支的确定有助于术中规划。在描述双侧上下筋膜转位皮瓣时,Iacobucci 确定了 3 个血管穿支区[151]。旋肩胛动脉的肩胛旁和肩胛上筋膜支代表了上交通皮瓣的主要血供。中 1/3 区域的血管来源于肋间下动脉肋沟段的肌支和外侧皮支。下皮瓣接受旋髂浅动脉穿支的供血。这种皮瓣的排列包括筋膜皮肤 Z 推进旋转(Z advancement rotation,ZAR)皮瓣和带曲线切口的双侧旋转转位皮瓣[130,134]。这两种皮瓣都是以保留胸腰椎筋膜和穿支血管为基础的坚固皮瓣。曲线推进旋转皮瓣有额外的优势,移动皮肤切口,使其不超过硬脑膜修补切口线。

其中最常见的筋膜皮肤转位技术利用 V-Y 侧面推进。据报道,学界对该技术进行了一些改进,如将 V 形切口的顶端延伸部分放置在由棘旁穿支供应的位置,在双侧皮瓣的上下两侧保留皮肤桥[129,152,153],以及在作者的机构设计的新月形皮瓣[154]。

表 40.1　脊髓膨出修补术

类型	方法	病例数（n=74）	疾病性质	缺陷大小（平均或范围）	并发症	参考文献
皮瓣、肌瓣、植皮	皮瓣、翻转或推进、背阔肌、中厚皮片	皮瓣（n=37）阔筋膜皮瓣（n=5）中厚皮片（n=32）	急性	初始：22.7cm^2 中厚皮片：37.3cm^2	初始：41% 皮瓣坏死 13.5% 脑脊液渗漏，10.8% 败血症，2.7% 死亡 中厚皮片：6.3% 部分移植损失 6.3% 脑脊液渗漏，3.1% 败血症，无死亡	126
皮瓣	双 Z 菱形	10	急性	4~23cm^2	1 例患者出现皮瓣坏死；1 例患者出现脑脊液渗漏	127
筋膜皮瓣	改良双蒂 V-Y 成形术	11	急性	7~40cm^2	无	128
筋膜皮瓣	双侧旋转推进成形术	5	急性	30~80cm^2	无	129
筋膜皮瓣	双侧旋转推进成形术	9	5 例急性，4 例延迟	24~48cm^2	1 例患者皮肤坏死	130
筋膜皮瓣	三角形不等 Z 形成形术	5	急性和延迟	54~102cm^2	1 例患者血肿	131
筋膜皮瓣	双叶成形术	20	急性	38.4cm^2	1 例患者皮瓣部分缺损及脑脊液渗漏	132
筋膜皮瓣	双叶成形术	5	急性	12.25~36cm^2	无	133
筋膜皮瓣	双侧 Z 推进翻转	11	10 例急性，1 例延迟	45~114cm^2	无	101
筋膜皮瓣	菱形	1	急性	42cm^2	无	134
筋膜皮瓣	改良 Limberg 皮瓣	4	急性	16~68cm^2	1 例患者伤口裂开	135
筋膜皮瓣	双蒂皮瓣	12	急性	6~7cm^2	无	136
肌皮瓣	阔筋膜翻转岛状皮瓣、单侧	12	7 例急性，5 例再手术	不详	2 例供区内侧有轻微伤口破裂	120
肌皮瓣	阔肌移位，中厚皮片至继发性缺损	2	延迟	不详	无	137
肌皮瓣	近阔筋膜岛状皮瓣、双边	20	延迟	6 ± 1.2cm^2	无	138
肌皮瓣	单侧和双侧阔肌（双足、近端和逆流）	23	急性	35~74.16cm^2	伤口裂开 2 例，远端皮瓣坏死 2 例	139
肌皮瓣	菱形阔肌转位术	30	急性	最大：60cm^2	不详	140
肌肉和肌皮瓣	臀阔肌伴中厚皮片	8	急性	97.9cm^2	所有病例均出现脑脊液泄漏，需要做 VP 分流	141
肌皮瓣	阔肌、V-Y 推进	1	急性	117cm^2	无	142
肌肉	单侧背阔肌，肌肉上方有中厚皮片	1	急性一期修复，再手术	不详	无再手术	143
肌皮瓣	臀上动脉穿支	6	急性	32.64cm^2	静脉瘀血常见，1 例表皮松解	144
肌皮瓣	双侧阔肌伴臀筋膜，切口松弛	19	多数急性，部分延迟	20~50cm^2	无	145
肌皮瓣	阔肌和 / 或斜方肌	82	急性	不详	无	146
肌皮瓣	双侧相连的阔肌和臀大肌	9	急性	42~80cm^2	无	147
骨肌皮瓣	棘旁肌 / 脊柱双歧翻转 ± 中厚皮片	不详	急性	不详	不详	148
骨肌皮瓣	斜方肌 / 阔肌	6	急性和再手术	不详	无	149

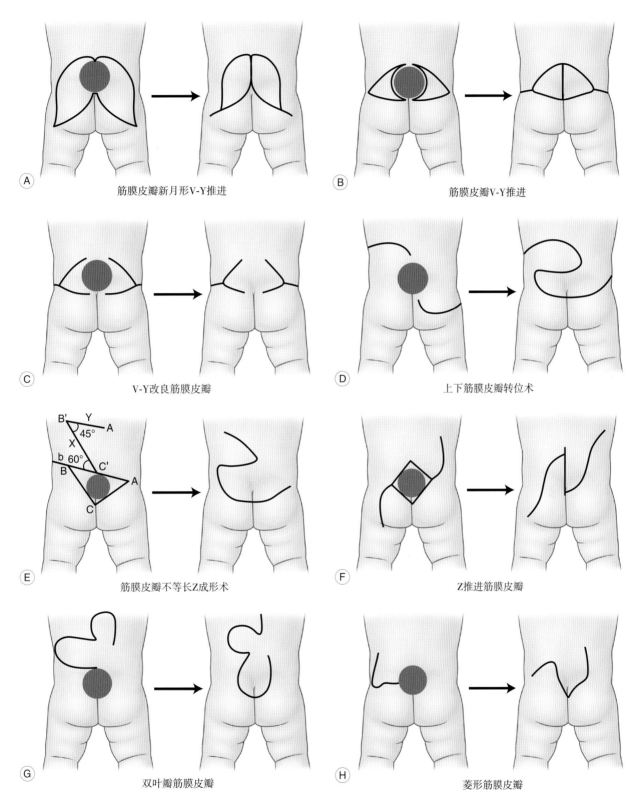

图 40.20　筋膜皮瓣修复脊膜脊髓膨出。（A）双侧新月形 V-Y 推进。（B）经典双边 V-Y 推进。（C）改良双足 V-Y 推进。（D）上下旋转移位。（E）不等 Z 成形术。（F）Z 形推进。（G）双叶转位。（H）菱形移位

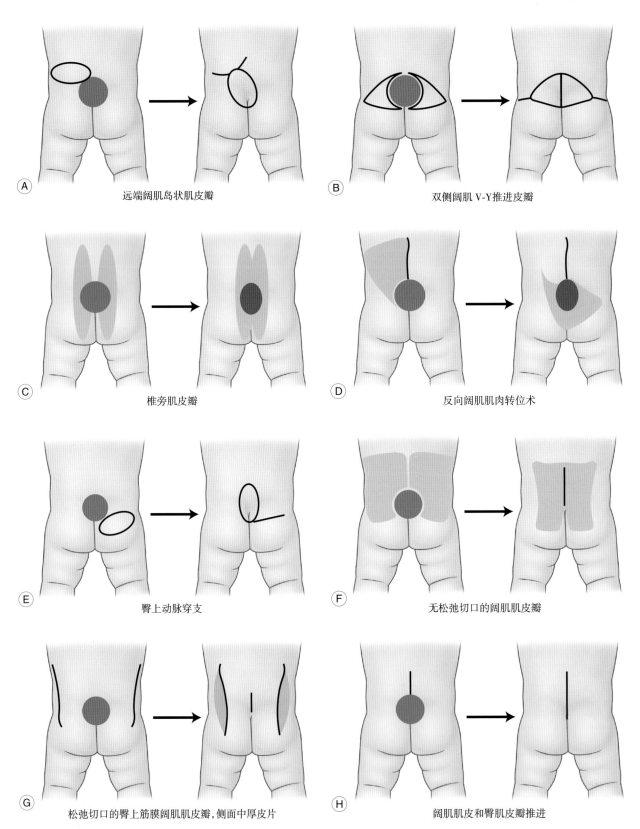

图 40.21　肌瓣和肌皮瓣在脊膜脊髓膨出修复中的应用。（A）远端阔肌肌皮推进。（B）双侧阔肌 V-Y 肌皮推进。（C）棘旁肌推进或翻转。（D）远端阔肌翻转肌皮瓣，皮瓣上覆盖中厚皮片。（E）臀上动脉穿支间置术。（F）双侧阔肌肌皮推进。（G）双侧阔肌肌皮推进，外侧松弛切口覆盖中厚皮片（split thickness skin grafts, STSG）。（H）双侧阔肌和臀大肌相互连接的肌肉皮肤推进

少数研究报道的其他筋膜皮瓣设计包括大双叶转位、菱形穿支和不等 Z 成形术[128,132,133,155]。双叶瓣和菱形瓣均以经典方式抬高，并注意穿支血管的合并。然而，Mutaf 的不等 Z 成形术有独特的几何标准。这种皮瓣设计的优点是转位后，皮肤切口不覆盖硬脑膜修复，而是将皮肤切除，转化为三角形缺损，设计相当复杂，限制了它的实用性。

Duffy 提出单侧 SGAP 岛状皮瓣，缺损平均 4.8cm×6.8cm²[144]。尽管用肌肉袖带保留穿支蒂，但这种皮瓣通常会出现静脉淤血。虽然骨重建被认为是不需要的脑膜脊髓膨出修复，Mustarde 提出了一种创新的方法，重建骨椎管下翻转椎旁肌瓣（图 40.22）[148]。硬脑膜闭合后，切开椎旁肌并截骨横突。椎旁肌在中线处聚在一起，并用中厚皮片覆盖。

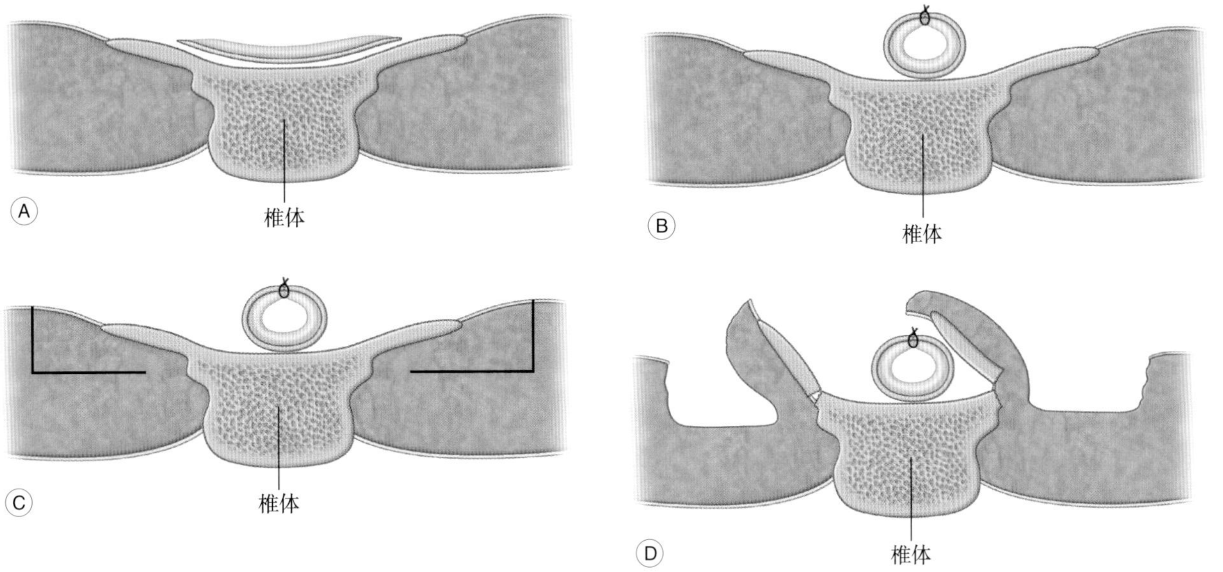

图 40.22 （A~D）1968 年，Mustarde 提出在椎管重建中使用双歧突。他认为仅仅用皮肤覆盖不足以保护脊髓。硬膜闭合后，侧切椎旁肌。脊柱突被截骨术和椎旁肌瓣与相关的脊柱突合并成翻转皮瓣

Mustarde 的棘旁肌推进和翻转皮瓣对其他人在闭合的神经板上方提供良好的血管层是有用的[156]。然后可以通过植皮、直接缝合或各种皮瓣进行皮肤缝合。棘旁肌瓣闭合的特殊优点在于，如果有任何上覆皮肤破裂，它可以保护硬脑膜修复。

肌肉和肌皮瓣经常涉及使用背阔肌。单侧近端阔肌皮瓣是最有用的高病变，而反向和岛状皮瓣可以达到低腰骶部缺损[120,138,143,156]。然而，许多这样的缺损需要双侧肌瓣[157]，这是 Desprez 及其同事首先认识到的[149]。作者记录了 6 名新生儿至 2 岁儿童，其中巨大脑膜脊髓膨出通过侧皮肤切口双侧双椎体推进背阔肌和斜方肌闭合。横断肌肉，向内侧推进。双歧棘突截骨术类似于 Mustarde 重建椎管的技术。侧切口用 V-Y 推进皮瓣闭合。Moore 及其同事改进了这项技术，在腋后线的阔肌外侧边缘放松切口[145]。解剖在阔肌下进行，胸腰椎筋膜与臀浅筋膜相连。肋间穿支和腰骶穿支中间分开。副棘筋膜被纳入提供额外的力量，以深层的封闭。虽然作者报告本系列没有并发症，但他们闭合的最大缺损是 50cm²。在松弛的切口处需要植皮，给患者增加了瘢痕，使得这项技术不太理想。相反，McCraw 及其同事报道了 82 例患者接受了类似的双侧背阔肌和斜方肌肌皮瓣推进术，而不需要放松切口[146,158]。

Ramirez 及其同事提出了一个更广泛的双侧肌肉阔肌室皮推进模型[147]。作者报告了 9 例大面积胸腰椎脊膜膨出的新生儿，在穿支闭塞的情况下，将胸腰椎筋膜从棘旁肌抬高至阔肌外侧缘。臀大肌从髂骨嵴和骶骨开始，并从臀中分离出来。整个单位组成的背阔肌连接到臀大肌，然后推进双边没有放松切口和关闭中线。

硬脑膜闭合处植皮术由 Luce 和 Walsh 推广[126]。作者回顾了 74 例新生儿的治疗经验，包括一期缝合（n=37）、阔肌肌皮瓣（n=5）和中厚皮片移植（n=32）。采用宽皮瓣破坏治疗的患者显示出明显的伤口愈合并发症，导致脑脊液渗漏、败血症和死亡的发生率较高。尽管阔肌皮瓣取得了成功，但出于对失血的考虑，这些作者更倾向于采用中厚皮片（临时异种皮片或即刻自体皮片）进行缝合。他们指出，转为移植手术减少了一期缝合术中出现的所有直接并发症，并且不会造成大量失血。因此，植皮提供了一种快速覆盖硬脑膜修复的简单方法；然而，它缺乏足够的软组织来保护修复免受创伤。在长期随访中，腰骶部皮片移植没有增加皮肤溃疡，但胸腰椎胸段患者采用中厚皮片覆盖，与原发性皮肤闭合术相比，不仅皮肤溃疡发生率增加，而且上臂猿畸形的发生率也有所增加[159]。Gibbus 畸形的病因以及与胸腰椎和胸脊膜脊髓膨出的植皮重建的关系尚不清楚。考虑到这项长期随访研究的结果，皮片移植只应用于胸腰椎和胸部区域，作为新生儿立即闭合的临时措施。Mestoe 等报道了对脊柱缺损皮肤覆盖质量差的较大儿童采用组织扩张和延迟一期缝合的方法[160]。

首选方法

脑膜脊髓膨出表现出异质性，因此有必要为每位患者提供不同的重建选择，目的是使用血管化良好的组织提供可靠的无张力闭合（图 40.23）。虽然上面提到的许多研究都涉

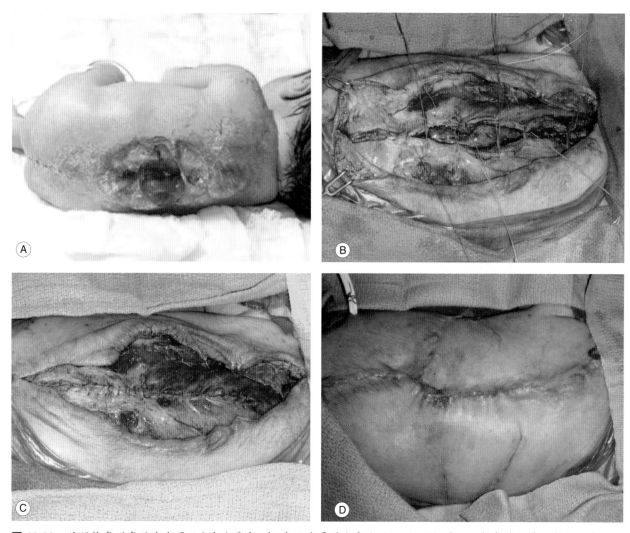

图 40.23　胸腰椎脊膜脊髓膨出累及大部分背部。(A)注意覆盖大部分缺陷的细膜。(B,C)在神经管修复和棘旁肌强化后,臀肌、阔肌和斜方肌以最小限度的破坏前进到中线。(D)V-Y 放松切口,穿过皮肤和皮下组织,从而得以中线无张力闭合

及测量,但缺陷的大小不如周围未受影响的背部皮肤的相对数量重要(图 40.24)[154]。

治疗的主要目的是保护脐带元件,避免感染,并密封任何脑脊液泄漏。因此,由神经外科医生和整形外科医生组成的多学科团队通常会在出生后 24 小时内进行手术。神经外科医生将椎板闭合后(图 40.25),整形外科团队提供了一个多层、无张力、血管化良好的最终闭合。第一层以上的神经关闭是棘旁翻转皮瓣,以帮助密封和保护神经修复(图 40.26)。然后进行以穿支为基础的新月形 V-Y 推进 / 旋转皮瓣,以提供良好的血管化组织。这个皮瓣的设计使得 Y 的尾部朝向皮肤松弛的最外侧。它的目标是将中线的皮肤张力降到最低。由于缺损外侧皮肤稀少,V-Y 的新月形设计允许从外侧臀部和大腿区域重新组织。用于闭合腰骶部缺损的皮瓣是基于臀穿支推进和旋转皮肤从下外侧到中线(图 40.27)。用于闭合胸腰椎缺损的皮瓣通常以椎旁或阔肌穿支为基础,将皮肤(带或不带肌肉)从上外侧旋转到中线,类似于 Sarifakioglu 等的病例报告[157]。

骶尾部畸胎瘤

骶尾部畸胎瘤是后干最常见的先天性肿瘤,发病率为 1/40 000,患者主要为女性[161]。畸胎瘤被认为是起源于胚胎细胞材料来源于全能细胞,因此器官部位经常发现元素或各种不同的组织类型。大多数骶尾部畸胎瘤是良性的,由分化良好的成熟组织组成。随着年龄的增长,它们会发生恶性转化,因此通常在出生后不久就被切除。当肿瘤在新生儿期切除时,患者往往恢复良好,恶性肿瘤和复发的发生率很低。恶性肿瘤需要辅助化疗。

临床表现与手术指征

患者通常在出生时就被发现骶骨或尾骨有一个中线圆形、囊性或实性肿块。畸胎瘤在肿瘤周围肌肉的拉伸作用下向后下方生长。巨大的肿瘤可能导致分娩困难。偶尔有腹腔内扩张。Altman 及其同事根据畸胎瘤的解剖位置建立了一个分类系统。Ⅰ 型(46.7%)主要为外部型,骶前区延伸

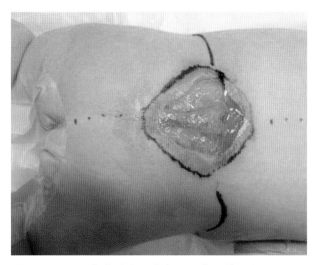

图 40.24　腰骶部脊膜脊髓膨出。没有足够的皮肤侧面的缺陷,以允许早期关闭没有张力。髂骨嵴的位置是有标记的,如中线(虚线)和受损皮肤的边缘

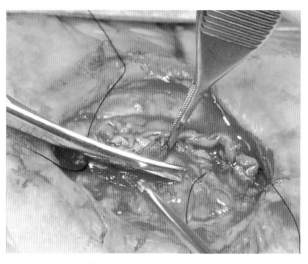

图 40.25　脑膜脊髓膨出。神经外科医生在软组织闭合前准备闭合神经元件

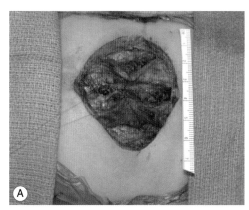
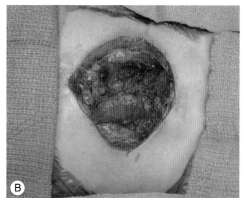

图 40.26　椎旁肌瓣。(A)棘旁肌的外侧边缘被切开并向前推进到正中线。(B)棘旁肌瓣关闭完成提供了一个良好的血管层,以保护其下的脊柱闭合

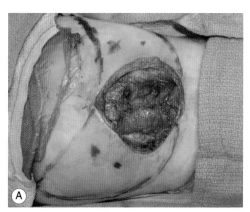
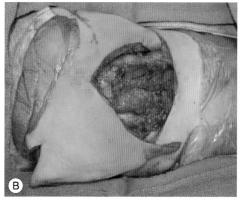

图 40.27　新月形 V-Y(A)关闭椎旁肌瓣后,皮肤缺损得到修复。由于缺损外侧皮肤稀少,V-Y 的新月形设计允许从外侧臀部和大腿区域重新募集组织。术中手持式多普勒有助于识别穿孔血管,促进皮瓣规划和提升。(B)切取带 V-Y 背部切口的新月形 V-Y 推进筋膜皮瓣上肢,将皮瓣与主要穿支分离。只有在需要释放张力的情况下,下肢才能完成(使真正的 V-Y 皮瓣岛状化)。

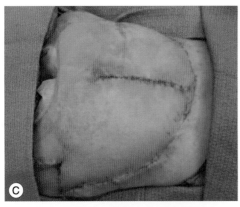
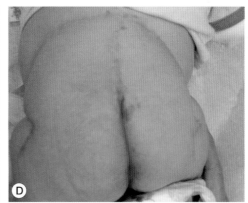
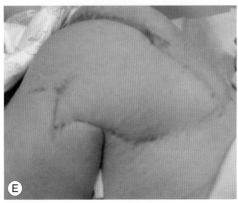

图 40.27（续）（C）皮肤闭合在中线没有张力的情况下完成。V-Y 背部切口转换为 Z 形，以便于移入皮瓣的外侧端。（D，E）术后 3 个月切口

最小；Ⅱ型（34.7%）也先于母体外部，但有明显的肾盂内成分；Ⅲ型（8.8%）主要是盆腔和腹部肿块，但也有较小的外部成分；最后，Ⅳ型（9.8%）包括骶前肿块，没有任何可见的外部部分[162]。畸胎瘤通常可以通过母体甲胎蛋白水平升高和常规产前超声来检测。Ⅰ~Ⅲ型在产前超声检查中很容易分类。在产前超声检查中发现羊水过多也很常见。

治疗

切除术通常在新生儿出生后不久进行，此时新生儿被认为身体状况稳定，可以接受手术。由此产生的缺损通常可以通过一个带有局部组织重排的 V 形切口主要闭合。一例巨大骶尾部畸胎瘤切除术后皮肤缺损需行臀肌皮瓣修复[163]。

其他后部畸形

真皮窦和肛后窝是先天性背部病变，很少需要广泛重建[164]。真皮窦位于枕骨和骶骨之间的背部中线，有时与血管瘤有关。窦道感染可导致复发性脑膜炎。

尾骨上有肛后窝，类似于毛囊肿。无症状凹坑不构成危险，可以观察到。感染时，切除肛后窝通常只需一期缝合。

新生儿脊髓栓系常表现为栓系部位有一簇毛发或血管瘤样病变。神经外科修复对于预防未来的神经功能障碍非常重要。皮肤基本上总是封闭的。

脊髓纵裂表现类似于脊髓栓系[165]。脊髓被一个中隔分开，患者往往有局灶性神经功能缺损。预后良好，原发性闭合较常见。

参考文献

1. Netscher DT, Peterson R. Normal and abnormal development of the extremities and trunk. *Clin Plast Surg.* 1990;17:13–21.
2. Sadler TW, Feldkamp ML. The embryology of body wall closure: relevance to gastroschisis and other ventral body wall defects. *Am J Med Genet C Semin Med Genet.* 2008;148C:180–185.
3. Kelly RE Jr, Shamberger RC, Mellins R, et al. Prospective multicenter study of surgical correction of pectus excavatum: Design, perioperative complications, pain, and baseline pulmonary function facilitated by internet-based data collection. *J Am Coll Surg.* 2007;205:205–216.
4. Creswick HA, Stacey MW, Kelly RE Jr, et al. Family study of the inheritance of pectus excavatum. *J Pediatr Surg.* 2006;41:1699–1703.
5. Ravitch MM. The operative treatment of pectus excavatum. *Ann Surg.* 1949;129:429–444.
6. Ravitch MM. New trends in pediatric surgery; pectus excavatum, esophageal atresia, intussusception, Hirschsprung's disease. *Surg Clin North Am.* 1949;29:1535–1550.
7. Garcia VF, Seyfer AE, Graeber GM. Reconstruction of congenital chest-wall deformities. *Surg Clin North Am.* 1989;69:1103–1118.
8. Haller JA Jr, Kramer SS, Lietman SA. Use of CT scans in selection of patients for pectus excavatum surgery: a preliminary report. *J Pediatr Surg.* 1987;22:904–906.
9. Fonkalsrud EW, DeUgarte D, Choi E. Repair of pectus excavatum and carinatum deformities in 116 adults. *Ann Surg.* 2002;236:304–314.
10. Beiser GD, Epstein SE, Stampfer M, et al. Impairment of cardiac function in patients with pectus excavatum, with improvement after operative correction. *N Engl J Med.* 1972;287:267–272.
11. Cahill JL, Lees GM, Robertson HT. A summary of preoperative and postoperative cardiorespiratory performance in patients undergoing pectus excavatum and carinatum repair. *J Pediatr Surg.* 1984;19:430–433.
12. Kelly RE Jr. Pectus excavatum: historical background, clinical picture, preoperative evaluation and criteria for operation. *Semin Pediatr Surg.* 2008;17:181–193.
13. Kelly RE, Goretsky MJ, Obermeyer R, et al. Twenty-one years of experience with minimally invasive repair of pectus excavatum by

the Nuss procedure in 1215 patients. *Ann Surg.* 2010;252:1072–1081.

14. Margulis A, Sela M, Neuman R, et al. Reconstruction of pectus excavatum with silicone implants. *J Plast Reconstr Aesthet Surg.* 2006;59:1082–1086.

15. Marks MW, Argenta LC, Lee DC. Silicone implant correction of pectus excavatum: indications and refinement in technique. *Plast Reconstr Surg.* 1984;74:52–58.

16. Saour S, Shaaban H, McPhail J, et al. Customised silicone prostheses for the reconstruction of chest wall defects: technique of manufacture and final outcome. *J Plast Reconstr Aesthet Surg.* 2008;61:1205–1209.

17. Snel BJ, Spronk CA, Werker PM, et al. Pectus excavatum reconstruction with silicone implants: long-term results and a review of the English-language literature. *Ann Plast Surg.* 2009;62:205–209.

18. Yamamoto Y, Sugihara T. Aesthetic correction of mild funnel chest with autologous tissue augmentation. *Plast Reconstr Surg.* 1997;99:892–894.

19. Komuro Y, Masuda T, Kobayashi S, et al. Correction of pectus excavatum with free latissimus dorsi musculocutaneous flap. *Eur J Plast Surg.* 1999;22:276–278.

20. Rudolph R. Pectus excavatum repair with tram flap. *Plast Reconstr Surg.* 2002;110:352.

21. Michlits W, Windhofer C, Papp C. Pectus excavatum and free fasciocutaneous infragluteal flap: a new technique for the correction of congenital asymptomatic chest wall deformities in adults. *Plast Reconstr Surg.* 2009;124:1520–1528.

22. Sinna R, Perignon D, Qassemyar Q, et al. Case report. A double thoracodorsal artery perforator flap technique for the treatment of pectus excavatum. *Eplasty.* 2010;10:281–286.

23. Pereira LH, Sterodimas A. Free fat transplantation for the aesthetic correction of mild pectus excavatum. *Aesthet Plast Surg.* 2008;32:393–396.

24. Lahiri A, Waters R. Experience with Bio-Alcamid, a new soft tissue endoprosthesis. *J Plast Reconstr Aesthet Surg.* 2007;60:663–667.

25. Nakajima H, Chang H. A new method of reconstruction for pectus excavatum that preserves blood supply and costal cartilage. *Plast Reconstr Surg.* 1999;103:1661–1666.

26. Fonkalsrud EW. Open repair of pectus excavatum with minimal cartilage resection. *Ann Surg.* 2004;240:231–235.

27. Haller JA Jr, Katlic M, Shermeta DW, et al. Operative correction of pectus excavatum: an evolving perspective. *Ann Surg.* 1976;184:554–557.

28. Haller JA Jr, Shermeta DW, Tepas JJ, et al. Correction of pectus excavatum without prostheses or splints: objective measurement of severity and management of asymmetrical deformities. *Ann Thorac Surg.* 1978;26:73–79.

29. Bentz ML, Futrell JW. Improved chest wall fixation for correction of pectus excavatum. *Br J Plast Surg.* 1992;45:367–370.

30. Bentz ML, Rowe MI, Wiener ES. Improved sternal fixation in the correction of pediatric pectus excavatum. *Ann Plast Surg.* 1994;32:638–641.

31. Adkins PC, Blades B. A stainless steel strut for correction of pectus excavatum. *Surg Gynecol Obstet.* 1961;113:111–113.

32. Fonkalstrud EW, Mendoza J, Finn PJ, et al. Recent experience with open repair of pectus excavatum with minimal cartilage resection. *Arch Surg.* 2006;141:823–829.

33. Hayashi A, Maruyama Y. Vascularized rib strut technique for repair of pectus excavatum. *Ann Thorac Surg.* 1992;53:346–348.

34. Robicsek F, Watts LT, Fokin AA. Surgical repair of pectus excavatum and carinatum. *Semin Thorac Cardiovasc Surg.* 2009;21:64–75.

35. Luzzi L, Voltolini L, Zacharias J, et al. Ten year experience of bioabsorbable mesh support in pectus excavatum repair. *Br J Plast Surg.* 2004;57:733–740.

36. Davis MV, Shah HH. Sternal turnover operation for pectus excavatum. *Ann Thorac Surg.* 1974;17:268–272.

37. Hirayama T, Nozaki M, Wakamatsu S. A new surgical method for repair of funnel chest. *Ann Plast Surg.* 1985;14:213–223.

38. Tang Chen YB, Chen JS, Lee YC, et al. Revascularization of turnover sternum: A definitive treatment for intractable funnel chest. *Microsurgery.* 1999;19:296–302.

39. Ninkovic M, Schwabegger A, Gardetto A, et al. Free sternum turnover flap for correction of pectus excavatum deformity. *Plast Reconstr Surg.* 2003;112:1355–1361.

40. Nuss D, Kelly RE Jr, Croitoru DP, et al. A 10-year review of a minimally invasive technique for the correction of pectus

excavatum. *J Pediatr Surg.* 1998;33:545–552.

41. Nuss D. Recent experience with minimally invasive pectus excavatum repair "Nuss Procedure. *Jpn J Thorac Cardiovasc Surg.* 2005;53:338–344.

42. Boehm RA, Muensterer OJ, Till H. Comparing minimally invasive funnel chest repair versus the conventional technique: an outcome analysis in children. *Plast Reconstr Surg.* 2004;114:668–675.

43. Haller JA Jr, Colombani PM, Humphries CT, et al. Chest wall constriction after too extensive and too early operations for pectus excavatum. *Ann Thorac Surg.* 1996;61:1618–1625.

44. Pilegaard HK, Licht PB. Can absorbable stabilizers be used routinely in the Nuss procedure? *Eur J Cardiothorac Surg.* 2009;35:561–564.

45. Haecker FM. The vacuum bell for conservative treatment of pectus excavatum: the Basle experience. *Pediatr Surg Int.* 2011;27:623–627.

46. Harrison MR, Gonzales KD, Bratton BJ, et al. Magnetic mini-mover procedure for pectus excavatum III: safety and efficacy in a Food and Drug Administration-sponsored clinical trial. *J Pediatr Surg.* 2012;47:154–159.

47. Shamberger RC, Welch KJ. Surgical correction of pectus carinatum. *J Pediatr Surg.* 1987;22:48–53.

48. Swanson JW, Colombani PM. Reactive pectus carinatum in patients treated for pectus excavatum. *J Pediatr Surg.* 2008;43:1468–1473.

49. Schwabegger AH, Jeschke J, Schuetz T, et al. Refinements in pectus carinatum correction: the pectoralis muscle split technique. *J Pediatr Surg.* 2008;43:771–774.

50. Egan JC, DuBois JJ, Morphy M, et al. Compressive orthotics in the treatment of asymmetric pectus carinatum: a preliminary report with an objective radiographic marker. *J Pediatr Surg.* 2000;35:1183–1186.

51. Kravarusic D, Dicken BJ, Dewar R, et al. The Calgary protocol for bracing of pectus carinatum: a preliminary report. *J Pediatr Surg.* 2006;41:923–926.

52. Colozza S, Bütter A. Bracing in pediatric patients with pectus carinatum is effective and improves quality of life. *J Pediatr Surg.* 2013;48:1055–1059.

53. Bell R, Idowu O, Kim S. Minimally invasive repair of symmetric pectus carinatum: bilateral thoracoscopic chondrotomies and suprasternal compression bar placement. *J Laparoendosc Adv Surg Tech A.* 2012;22:921–924.

54. Jeune MCR, Beraud C. Polychondrodystrophie avec blocage thoracique d'evolution fatale. *Pediatrie.* 1954;9:390–392.

55. Kozlowski K, Masel J. Asphyxiating thoracic dystrophy without respiratory disease: report of two cases of the latent form. *Pediatr Radiol.* 1976;5:30–33.

56. Baujat G, Huber C, El Hokayem J, et al. Asphyxiating thoracic dysplasia: clinical and molecular review of 39 families. *J Med Genet.* 2013;50:91–98.

57. Tuysuz B, Baris S, Aksoy F, et al. Clinical variability of asphyxiating thoracic dystrophy (Jeune) syndrome: Evaluation and classification of 13 patients. *Am J Med Genet A.* 2009;149A:1727–1733.

58. Aronson DC, Van Nierop JC, Taminiau A, et al. Homologous bone graft for expansion thoracoplasty in Jeune's asphyxiating thoracic dystrophy. *J Pediatr Surg.* 1999;34:500–503.

59. Sarimurat N, Elcioglu N, Tekant GT, et al. Jeune's asphyxiating thoracic dystrophy of the newborn. *Eur J Pediatr Surg.* 1998;8:100–101.

60. Sharoni E, Erez E, Chorev G, et al. Chest reconstruction in asphyxiating thoracic dystrophy. *J Pediatr Surg.* 1998;33:1578–1581.

61. Todd DW, Tinguely SJ, Norberg WJ. A thoracic expansion technique for Jeune's asphyxiating thoracic dystrophy. *J Pediatr Surg.* 1986;21:161–163.

62. Davis JT, Heistein JB, Castile RG, et al. Lateral thoracic expansion for Jeune's syndrome: midterm results. *Ann Thorac Surg.* 2001;72:872–878.

63. Davis JT, Long FR, Adler BH, et al. Lateral thoracic expansion for Jeune syndrome: evidence of rib healing and new bone formation. *Ann Thorac Surg.* 2004;77:445–448.

64. Davis JT, Ruberg RL, Leppink DM, et al. Lateral thoracic expansion for Jeune's asphyxiating dystrophy: a new approach. *Ann Thorac Surg.* 1995;60:694–696.

65. Waldhausen JH, Redding GJ, Song KM. Vertical expandable prosthetic titanium rib for thoracic insufficiency syndrome: a new method to treat an old problem. *J Pediatr Surg.* 2007;42:76–80.

66. Cantrell JR, Haller JA Jr, Ravitch MM. A syndrome of congenital defects involving the abdominal wall, sternum, diaphragm,

pericardium, and heart. *Surg Gynecol Obstet.* 1958;107:602–614.

67. Dobell AR, Williams HB, Long RW. Staged repair of ectopia cordis. *J Pediatr Surg.* 1982;17:353–358.

68. Hochberg J, Ardenghy MF, Gustafson RA, et al. Repair of thoracoabdominal ectopia cordis with myocutaneous flaps and intraoperative tissue expansion. *Plast Reconstr Surg.* 1995;95:148–151.

69. Ley EJ, Roth JJ, Kim KA, et al. Successful repair of ectopia cordis using alloplastic materials: 10-year follow-up. *Plast Reconstr Surg.* 2004;114:1519–1522.

70. Jadhav V, Rao S, D'Cruz A. Autologous repair of isolated complete sternal cleft in an adolescent. *J Pediatr Surg.* 2009;44:2414–2416.

71. Hazari A, Mercer NS, Pawade A, et al. Superior sternal cleft: construction with a titanium plate. *Plast Reconstr Surg.* 1998;101:167–170.

72. Poland A. Deficiency of the pectoral muscles. *Guys Hosp Rep.* 1841;6:191–193.

73. Clarkson P. Poland's syndactyly. *Guys Hosp Rep.* 1962;111:335–346.

74. McGillivray BC, Lowry RB. Poland syndrome in British Columbia: incidence and reproductive experience of affected persons. *Am J Med Genet.* 1977;1:65–74.

75. Shamberger RC, Welch KJ, Upton J 3rd. Surgical treatment of thoracic deformity in Poland's syndrome. *J Pediatr Surg.* 1989;24:760–766.

76. Seyfer AE, Icochea R, Graeber GM. Poland's anomaly: Natural history and long-term results of chest wall reconstruction in 33 patients. *Ann Surg.* 1988;208:776–782.

77. Gravvanis AI, Panayotou PN, Tsoutsos DA. Poland syndrome in a female patient reconstructed by endoscopically assisted technique. *Acta Chir Plast.* 2007;49:37–39.

78. Freitas Rda S, o Tolazzi AR, Martins VD, et al. Poland's syndrome: different clinical presentations and surgical reconstructions in 18 cases. *Aesthetic Plast Surg.* 2007;31:140–146.

79. Gautam AK, Allen RJ Jr, LoTempio MM, et al. Congenital breast deformity reconstruction using perforator flaps. *Ann Plast Surg.* 2007;58:353–358.

80. Liao HT, Cheng MH, Ulusal BG, et al. Deep inferior epigastric perforator flap for successful simultaneous breast and chest wall reconstruction in a Poland anomaly patient. *Ann Plast Surg.* 2005;55:422–426.

81. Kelly EJ, O'Sullivan ST, Kay SP. Microneurovascular transfer of contralateral latissimus dorsi in Poland's syndrome. *Br J Plast Surg.* 1999;52:503–504.

82. Haller JA Jr, Colombani PM, Miller D, et al. Early reconstruction of Poland's syndrome using autologous rib grafts combined with a latissimus muscle flap. *J Pediatr Surg.* 1984;19:423–429.

83. Urschel HC Jr, Byrd HS, Sethi SM, et al. Poland's syndrome: improved surgical management. *Ann Thorac Surg.* 1984;37:204–211.

84. Akal M, Kara M. The use of a homologous preserved costal cartilage in an infant with Poland's syndrome. *Eur J Cardiothorac Surg.* 2002;21:146–148.

85. Zhou F, Liu W, Tang Y. Autologous rib transplantation and terylene patch for repair of chest wall defect in a girl with Poland syndrome: a case report. *J Pediatr Surg.* 2008;43:1901–1905.

86. Towne BH, Peters G, Chang JH. The problem of "giant" omphalocele. *J Pediatr Surg.* 1980;15:543–548.

87. Weber TR, Au-Fliegner M, Downard CD, et al. Abdominal wall defects. *Curr Opin Pediatr.* 2002;14:491–497.

88. Baerg J, Kaban G, Tonita J, et al. Gastroschisis: A sixteen-year review. *J Pediatr Surg.* 2003;38:771–774.

89. Stoll C, Alembik Y, Dott B, et al. Omphalocele and gastroschisis and associated malformations. *Am J Med Genet A.* 2008;146A:1280–1285.

90. Gibbin C, Touch S, Broth RE, et al. Abdominal wall defects and congenital heart disease. *Ultrasound Obstet Gynecol.* 2003;21:334–337.

91. Mastroiacovo P, Lisi A, Castilla EE, et al. Gastroschisis and associated defects: an international study. *Am J Med Genet A.* 2007;143:660–671.

92. Kimble RM, Blakelock R, Cass D. Vanishing gut in infants with gastroschisis. *Pediatr Surg Int.* 1999;15:483–485.

93. Lewis N, Kolimarala V, Lander A. Conservative management of exomphalos major with silver dressings: are they safe? *J Pediatr Surg.* 2010;45:2438–2439.

94. Lee SL, Beyer TD, Kim SS, et al. Initial nonoperative management and delayed closure for treatment of giant omphaloceles. *J Pediatr Surg.* 2006;41:1846–1849.

95. Kearns JE, Clarke BG. One stage surgical repair of gastroschisis (omphalocele) by cutis graft technic. *Plast Reconstr Surg.* 1950;6:41–45.

96. Nissan S. Pneumoperitoneum as aid for second stage repair of omphalocele. *Arch Surg.* 1965;91:839–841.

97. Ravitch MM. Giant omphalocele: Second stage repair with the aid of pneumoperitoneum. *JAMA.* 1963;185:42–44.

98. Martin AE, Khan A, Kim DS, et al. The use of intraabdominal tissue expanders as a primary strategy for closure of giant omphaloceles. *J Pediatr Surg.* 2009;44:178–182.

99. Buchanan RW, Cain WL. A case of a complete omphalocele. *Ann Surg.* 1965;143:552–556.

100. Kleinhaus S, Kauffer N, Boley SJ. Partial hepatectomy in omphalocele repair. *Surgery.* 1968;64:484–485.

101. Banfield EE. Congenital omphalocele. *Northwest Med.* 1955;54:258–259.

102. Lacey SR, Carris LA, Beyer AJ, et al. Bladder pressure monitoring significantly enhances care of infants with abdominal wall defects: A prospective clinical study. *J Pediatr Surg.* 1993;28:1370–1375.

103. Gross RE. A new method for surgical treatment of large omphaloceles. *Surgery.* 1948;24:277–292.

104. Bax NM, van der Zee DC, Pull ter Gunne AJ, et al. Treatment of giant omphalocele by enlargement of the abdominal cavity with a tissue expander. *J Pediatr Surg.* 1993;28:1181–1184.

105. Tenenbaum MJ, Foglia RP, Becker DB, et al. Treatment of giant omphalocele with intraabdominal tissue expansion. *Plast Reconstr Surg.* 2007;120:1564–1567.

106. van Eijck FC, de Blaauw I, Bleichrodt RP, et al. Closure of giant omphaloceles by the abdominal wall component separation technique in infants. *J Pediatr Surg.* 2008;43:246–250.

107. Perrin ER. Repair of a large omphalocele. *Plast Reconstr Surg.* 1969;43:583–586.

108. Saxena AK, van Tuil C. Delayed three-stage closure of giant omphalocele using pericard patch. *Hernia.* 2008;12:201–203.

109. Alaish SM, Strauch ED. The use of Alloderm in the closure of a giant omphalocele. *J Pediatr Surg.* 2006;41:e37–e39.

110. Lee SL, DuBois JJ, Greenholz SK, et al. Advancement flap umbilicoplasty after abdominal wall closure: postoperative results compared with normal umbilical anatomy. *J Pediatr Surg.* 2001;36:1168–1170.

111. Park S, Hata Y, Ito O, et al. Umbilical reconstruction after repair of omphalocele and gastroschisis. *Plast Reconstr Surg.* 1999;104:204–207.

112. Schuster SR. A new method for the staged repair of large omphaloceles. *Surg Gynecol Obstet.* 1967;125:837–850.

113. Kidd JN Jr, Jackson RJ, Smith SD, et al. Evolution of staged versus primary closure of gastroschisis. *Ann Surg.* 2003;237:759–764.

114. Pastor AC, Phillips JD, Fenton SJ, et al. Routine use of a SILASTIC spring-loaded silo for infants with gastroschisis: a multicenter randomized controlled trial. *J Pediatr Surg.* 2008;43:1807–1812.

115. Schmidt AF, Gonçalves A, Bustorff-Silva JM, et al. Does staged closure have a worse prognosis in gastroschisis? *Clinics (Sao Paulo).* 2011;66:563–566.

116. Malbrain ML, De Laet IE, De Waele JJ, et al. Intra-abdominal hypertension: definitions, monitoring, interpretation and management. *Best Pract Res Clin Anaesthesiol.* 2013;27:249–270.

117. Sanders RC, Blackmon LR, Hogge WA, et al. *Omphalocele. Structural Fetal Abnormalities: the Total Picture.* 2nd ed. St. Louis: Mosby; 2002:221–223.

118. Scott JP, Hoffman GM. Near-infrared spectroscopy: exposing the dark (venous) side of the circulation. *Pediatr Anesth.* 2014;24:74–88.

119. Wallingford JB. Neural tube closure and neural tube defects: studies in animal models reveal known knowns and known unknowns. *Am J Med Genet C Semin Med Genet.* 2005;135C:59–68.

120. Scheflan M, Mehrhof AI Jr, Ward JD. Meningomyelocele closure with distally based latissimus dorsi flap. *Plast Reconstr Surg.* 1984;73:956–959.

121. Bowman RM, Boshnjaku V, McLone DG. The changing incidence of myelomeningocele and its impact on pediatric neurosurgery: a review from the Children's Memorial Hospital. *Childs Nerv Syst.* 2009;25:801–806.

122. Katzen M. The total care of spina bifida cystica. *Surg Annu.* 1981;13:325–339.

123. Laurence KM. Effect of early surgery for spina bifida cystica on survival and quality of life. *Lancet.* 1974;1:301–304.

124. Brocklehurst G. *Spina Bifida for the Clinician.* London: Heinemann

Medical for Spastics International Medical Publications; 1976.

125. Patterson TJ. The use of rotation flaps following excision of lumbar myelo-meningoceles: an aid to the closure of large defects. *Br J Surg*. 1959;46:606–608.

126. Luce EA, Walsh J. Wound closure of the myelomeningocoele defect. *Plast Reconstr Surg*. 1985;75:389–393.

127. Cruz NI, Ariyan S, Duncan CC, et al. Repair of lumbosacral myelomeningoceles with double Z-rhomboid flaps. Technical note. *J Neurosurg*. 1983;59:714–717.

128. Komuro Y, Yanai A, Koga Y, et al. Bilateral modified V-Y advancement flaps for closing meningomyelocele defects. *Ann Plast Surg*. 2006;57:195–198.

129. Turhan Haktanir N, Eser O, Demir Y, et al. Repair of wide myelomeningocele defects with the bilateral fasciocutaneous flap method. *Turk Neurosurg*. 2008;18:311–315.

130. Ozcelik D, Yildiz KH, Is M, et al. Soft tissue closure and plastic surgical aspects of large dorsal myelomeningocele defects (review of techniques). *Neurosurg Rev*. 2005;28:218–225.

131. Mutaf M, Bekerecioglu M, Erkutlu I, et al. A new technique for closure of large meningomyelocele defects. *Ann Plast Surg*. 2007;59:538–543.

132. Atik B, Tan O, Kiymaz N, et al. Bilobed fasciocutaneous flap closure of large meningomyeloceles. *Ann Plast Surg*. 2006;56:562–564.

133. Lapid O, Rosenberg L, Cohen A. Meningomyelocele reconstruction with bilobed flaps. *Br J Plast Surg*. 2001;54:570–572.

134. Gumus N. A new approach to closure of myelomeningocele defect: z advancement-rotation flap. *Ann Plast Surg*. 2008;61:640–645.

135. Ohtsuka H, Shioya N, Yada K. Modified Limberg flap for lumbosacral meningomyelocele defects. *Ann Plast Surg*. 1979;3:114–117.

136. Habal MB, Vries JK. Tension free closure of large meningomyelocele defects. *Surg Neurol*. 1977;8:177–180.

137. Blaiklock CR, Demetriou EL, Rayner CR. The use of a latissimus dorsi myocutaneous flap in the repair of spinal defects in spina bifida. *Br J Plast Surg*. 1981;34:358–361.

138. Hosseinpour M, Forghani S. Primary closure of large thoracolumbar myelomeningocele with bilateral latissimus dorsi flaps. *J Neurosurg Pediatr*. 2009;3:331–333.

139. El-khatib HA. Large thoracolumbar meningomyelocele defects: incidence and clinical experiences with different modalities of latissimus dorsi musculocutaneus flap. *Br J Plast Surg*. 2004;57:411–417.

140. Jaworski S, Dudkiewicz Z, Lodzinski K, et al. Back closure with a latissimus dorsi myocutaneous flap. *J Pediatr Surg*. 1992;27:74–75.

141. Lehrman A, Owen MP. Surgical repair of large meningomyeloceles. *Ann Plast Surg*. 1984;12:501–507.

142. Hayashi A, Maruyama Y. Bilateral latissimus dorsi V-Y musculocutaneous flap for closure of a large meningomyelocele. *Plast Reconstr Surg*. 1991;88:520–523.

143. VanderKolk CA, Adson MH, Stevenson TR. The reverse latissimus dorsi muscle flap for closure of meningomyelocele. *Plast Reconstr Surg*. 1988;81:454–456.

144. Duffy FJ Jr, Weprin BE, Swift DM. A new approach to closure of large lumbosacral myelomeningoceles: the superior gluteal artery perforator flap. *Plast Reconstr Surg*. 2004;114:1864–1870.

145. Moore TS, Dreyer TM, Bevin AG. Closure of large spina bifida cystica defects with bilateral bipedicled musculocutaneous flaps.

146. McCraw JB, Penix JO, Freeman BG, et al. Soft-tissue repair of myelomeningocele defects using bilateral latissimus dorsi and trapezius musculocutaneous flaps. *Ann Plast Surg*. 1987;18:147–155.

147. Ramirez OM, Ramasastry SS, Granick MS, et al. A new surgical approach to closure of large lumbosacral meningomyelocele defects. *Plast Reconstr Surg*. 1987;80:799–809.

148. Mustarde JC. Reconstruction of the spinal canal in severe spina bifida. *Plast Reconstr Surg*. 1968;42:109–114.

149. Desprez JD, Kiehn CL, Eckstein W. Closure of large meningomyelocele defects by composite skin-muscle flaps. *Plast Reconstr Surg*. 1971;47:234–238.

150. De Brito Henriques JG, Filho GP, Gusmao SN, et al. Intraoperative acute tissue expansion for the closure of large myelomeningoceles. *J Neurosurg*. 2007;107:98–102.

151. Iacobucci JJ, Marks MW, Argenta LC. Anatomic studies and clinical experience with fasciocutaneous flap closure of large myelomeningoceles. *Plast Reconstr Surg*. 1996;97:1400–1410.

152. Thomas CV. Closure of large spina bifida defects: a simple technique based on anatomical details. *Ann Plast Surg*. 1993;31:522–527.

153. Ulusoy MG, Kocer U, Sungur N, et al. Closure of meningomyelocele defects with bilateral modified V-Y advancement flaps. *Ann Plast Surg*. 2005;54:640–644.

154. Butz DR, Seitz IA, Frim DM, et al. A ten-year review of myelodysplastic defect management and use of novel closure technique with V-Y crescentic rotation advancement flaps. *J Plast Reconstr Aesthet Surg*. 2014;67:533–539.

155. Muneuchi G, Matsumoto Y, Tamai M, et al. Rhomboid perforator flap for a large skin defect due to lumbosacral meningocele: a simple and reliable modification. *Ann Plast Surg*. 2005;54:670–672.

156. Richards TA, Kortesis BG, Glazier S, et al. Double myelomeningocele: case report and review. *Br J Plast Surg*. 2003;56:306–308.

157. Sarifakioglu N, Bingul F, Terzioglu A, et al. Bilateral split latissimus dorsi V-Y flaps for closure of large thoracolumbar meningomyelocele defects. *Br J Plast Surg*. 2003;56:303–306.

158. McCraw JB, Penix JO, Baker JW. Repair of major defects of the chest wall and spine with the latissimus dorsi myocutaneous flap. *Plast Reconstr Surg*. 1978;62:197–206.

159. Luce EA, Stigers SW, Vandenbrink KD, et al. Split-thickness skin grafting of the myelomeningocele defect: a subset at risk for late ulceration. *Plast Reconstr Surg*. 1991;87:116–121.

160. Mustoe TA, Gifford GH, Lach E. Rapid tissue expansion in the treatment of myelomeningocele. *Ann Plast Surg*. 1988;21:70–73.

161. Barksdale EM Jr, Obokhare I. Teratomas in infants and children. *Curr Opin Pediatr*. 2009;21:344–349.

162. Altman RP, Randolph JG, Lilly JR. Sacrococcygeal teratoma: American Academy of Pediatrics Surgical Section Survey-1973. *J Ped Surg*. 1974;9:389–398.

163. Baccarani A, Jacob V, Pedone A, et al. Composite lower back and buttock reconstruction with gluteal myocutaneous flap in the just born. *Plast Reconstr Surg*. 2009;124:269e–270e.

164. Radmanesh F, Nejat F, El Khashab M. Dermal sinus tract of the spine. *Childs Nerv Syst*. 2010;26:349–357.

165. Weinzweig J, Holman PD, Rekate HL. Diastematomyelia: a congenital anomaly not to be confused with a giant hairy nevus. *Plast Reconstr Surg*. 1995;96:183–193.

Plast Reconstr Surg. 1984;73:288–292.

第41章

小儿肿瘤

Sahil Kapur and Michael Bentz

概要

神经纤维瘤病

■ 神经纤维瘤病是一组遗传性疾病,其诊断标准基于症状表现。

■ 该疾病的颅面表现根据可用的手术治疗方案进行分类。

青少年侵袭性纤维瘤病

■ 成纤维细胞或成肌细胞肿瘤是局部侵袭性病变。

■ 不同的专题介绍包括:

● 颈纤维瘤病

● 先天性孤立性或全身性纤维瘤病

● 婴儿指纤维瘤

● 牙龈纤维瘤病

● 青少年鼻咽血管纤维瘤。

皮样囊肿

■ 该疾病从出生起就存在,由外胚层和内胚层组成。

■ 该疾病通常出现在头部和颈部,可以变大以压缩相邻结构。

■ 不同类型包括鼻皮样囊肿、硬膜内皮样囊肿、角外皮样囊肿和颈部皮样囊肿。

鳃裂异常

■ 每个鳃弓、鳃袋和鳃沟复合体形成头部和颈部的特定区域。

■ 第一和第二鳃裂异常占所有此类异常的98%。第3和第4臂裂畸形占2%。最终治疗包括手术切除。

甲状舌管囊肿

■ 甲状舌管下降的胚胎残留形成囊肿。

■ 该疾病会在生命的前20年临床上表现出来。

■ 治疗包括使用Sistrunk技术进行切除。

毛母质瘤

■ 该疾病起源于外胚层,起源于毛囊的外根鞘细胞。

■ 此类肿瘤通常发生在儿童的头颈部。

■ 治疗方法是手术切除,对恶性病变进行放射治疗。

横纹肌肉瘤

■ 这是间质来源的恶性肿瘤。

■ 在头颈部,最常见的表现是在眼眶、鼻咽、鼻窦和中耳。

■ 四种组织学类型包括胚胎型、梭形细胞肺泡型和多形性横纹肌肉瘤。

滑膜软组织肉瘤

■ 此类肉瘤起源于多能干细胞的滑膜母细胞分化。

肺泡状软部肉瘤

■ 一种罕见的肿瘤,主要发生在四肢骨骼肌或肌筋膜平面。

淋巴结病

■ 急性细菌性淋巴结炎表现为轻度发热、压痛、硬化、淋巴结红斑或全身毒性。

■ 慢性局部淋巴结病见于猫抓病等疾病。

■ 颈部结核性腺炎(淋巴结核)始于肺部感染,并扩散到淋巴结。

神经纤维瘤病

简介

神经纤维瘤病是一组遗传性疾病,包括神经纤维瘤病-1(neurofibromatosis-1,NF-1)、神经纤维瘤病-2(neurofibromatosis-2,NF-2)和神经鞘瘤病。所有这些都会导致良性神经鞘肿瘤的形成[1]。

基础科学/疾病进程

神经纤维瘤病-1是一种具有完全外显率和可变表达的常染色体显性疾病,累及17号染色体。发病率为1/30 00,儿童出现时的平均年龄为7岁[1-3]。

咖啡 - 牛奶斑

诊断 / 患者表现

咖啡斑以皮肤色素沉着病变为特征,通常直径为20~30mm。它们含有大量黑素体增多的角质形成细胞。在90%~99% 的病例中发现大于 6 个病变[4,5]。

治疗 / 手术技术

很少建议进行手术。可考虑通过激光治疗改善外观[6,7]。

Lisch 结节

诊断 / 患者表现

Lisch 结节是在虹膜表面发现的圆顶状黑色素细胞错构瘤[4,5]。

该疾病出现在 10 岁左右,在 20 岁之前几乎所有 NF-1 患者中都存在。

治疗 / 手术技术

无需治疗。

视神经胶质瘤

诊断 / 患者表现

视神经胶质瘤是 NF-1 患者最常见的中枢神经系统肿瘤。该肿瘤发生在 15% 的病例中,在组织学上被确定为低度毛细胞型星形细胞瘤[4,5,8]。该疾病相对隐秘,有时无症状。如果有症状,则可导致眼球突出、斜视、色觉异常、视野丧失、瞳孔异常和下丘脑功能障碍[7]。

治疗 / 手术技术

治疗包括长春新碱和顺铂[9]。如果眼球突出且需要去除广泛的视交叉胶质瘤,则需行手术。

血管球瘤

诊断 / 患者表现

血管球瘤通常是孤立性病变,但在 NF-1 患者中呈多发性。它们出现在指甲下,有冷敏感和局部压痛增加的症状[10]。

治疗 / 手术技术

治疗方法是局部切除。

颅面部表现

诊断 / 患者表现

在颅面部区域,眶颞区最常见。眶颞部神经纤维瘤病相关的骨骼畸形和畸形包括[11-17]:

- 蝶骨翼发育不全,导致颅中窝扩张至后眼眶并导致眼球突出
- 后眼眶重塑和 / 或脱钙
- 眶上肿瘤,导致眶顶缺损、眼球向下和向外移位
- 眶外侧缘和眶下缘变薄
- 眶底凹陷,眶顶和眶上缘升高,增加眶容积
- 颧骨发育不良和向下脱位
- 颞区进行性丛状神经纤维瘤病,导致眼睑持续肿大、过度机械性上睑下垂、搏动性眼球突出、眼痛和溢泪。

治疗 / 手术技术

治疗基于 Jackson 的分类[11,14]:

1 类:严重软组织受累,最少骨受累,视力正常。治疗包括通过前、外侧或前外侧眼眶切开术去除肿瘤软组织成分。如果存在上睑下垂,则进行提上睑肌切除术[16]。在仅进行部分切除的情况下,建议使用特氟隆网片对剩余组织进行网罩(图 41.1)[18]。

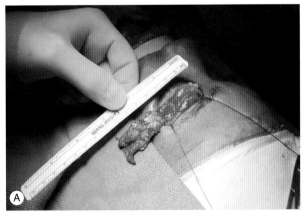

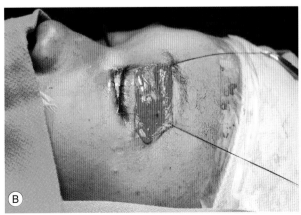

图 41.1 (A,B)左眶颞部神经纤维瘤病的前路眼眶截骨减容术

2 类：视力正常的软组织和骨受累。治疗包括颅内入路肿瘤去毛刺和眶后壁重建[16]。肿瘤去毛刺后，将突出的颞叶复位，并使用从对侧额骨分离获得的骨移植物重建眶后壁和眶上壁。通过截骨术增加眼眶容积，通过提升眦韧带和地板来抬高眼球。有人提出了一种两期的方法，即在一期完成颅内肿瘤去瘤和眼眶重建。随后进行二期手术，完成皮下去

毛刺、眼睑、面部和眼眶重建（图 41.2）[19]。

3 类：失明或眼球缺失的软组织和骨骼受累。治疗包括切除肿瘤。眶入路用于将突出的颞叶缩小到颅中窝。骨缺损用分割肋骨 / 骨移植物覆盖。通过截骨术和骨移植，缩小眼眶容积并调整其位置。最后，安装一个义眼座。

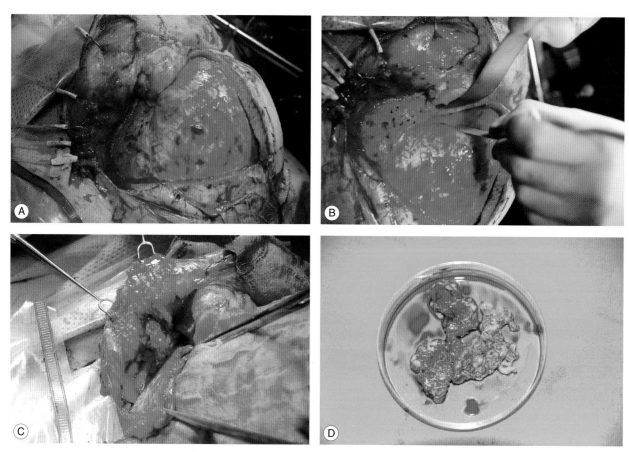

图 41.2 （A~C）隐形引导下的颅面神经纤维瘤病左额开颅术、眼眶截骨术、眶顶 / 前床突切除术、硬膜外眶额肿瘤切除术和眶周颅骨重建术。（D）标本：神经纤维瘤病变

神经纤维瘤

诊断 / 患者表现

神经鞘肿瘤发生在背根神经节和终末神经分支之间[4,5,20]。它们由施万细胞、成纤维细胞、肥大细胞和神经周围细胞组成[7,20,21]。局限性皮肤神经纤维瘤是最常见的神经鞘肿瘤。它们表现为多个生长缓慢、有蒂的病变，逐渐增大[7]。此类病变可通过手术切除以改善症状。然而，这可能导致增生性瘢痕。二氧化碳激光治疗的好处尚未明确确定。弥漫性皮肤神经纤维瘤表现为真皮和皮下组织的斑块状增厚，最常见于头颈部。这些是非破坏性的、柔软的、可压缩的病变，在儿童和青年人中沿着纤维间隔生长。切除这些皮下损伤可能导致相关神经区域的神经功能缺损。局限性神经内纤维瘤是第二常见的类型，表现为周围神经梭形肿大。这些是最常见的上肢神经纤维瘤，占病例的85%[22]。脊神经和脑神经也可能受累。巨大的软组织神经

纤维瘤（象皮病性神经纤维瘤）会导致面部变形，需要完全切除[23]。丛状神经纤维瘤由沿神经长度增殖的神经鞘细胞组成，与上覆软组织肥大、色素沉着、色素沉着有关，以及上覆皮肤的多毛症。丛状神经纤维瘤发生在 16%~40% 的 NF 患者中。此类病变累及躯干（43%~44%）、四肢（15%~38%）和头颈部（18%~42%）[20]。它们起源于先天性，在 2 岁时变得明显。丛状神经纤维瘤是在激素变化期间生长的局部破坏性病变，可能累及多个神经分支和神经丛[24]。

治疗 / 手术技术

推荐术前对比增强 CT、MRI、血管造影和栓塞[20-22,25]。此类病变的高度血管性使手术切除变得复杂[24]。学界正在探索多种非手术治疗方案，如法尼基转移酶抑制剂、抗血管生成药物和成纤维细胞抑制剂[26]。由于西罗莫司（mTOR）途径的机制靶点是 NF-1 中肿瘤生长的主要介质，西罗莫司等药物正在显示出有益的作用，如阻止肿瘤进展和减轻疼痛[27]。近期研究表明，替吡法尼等法尼基转移酶抑制剂在

降低肿瘤进展率方面具有优势[28]。10 岁以下儿童切除的肿瘤会在 60% 的患者中复发,而年龄超过 10 岁的患者会有 30% 复发恶性变性[29]。

周围神经鞘肿瘤的恶性变性

诊断 / 患者表现

此类肿瘤发生恶性变性的终生风险为 8%~13%,主要发生在 20~35 岁[4,7]。大腿、臀部、臂丛和棘旁区的中、大神经受累。

恶性退行性变的症状包括疼痛加剧、新的神经功能缺损、括约肌紊乱、神经纤维瘤迅速增大或质地的改变[30]。氟脱氧葡萄糖正电子发射断层扫描有助于细胞内葡萄糖代谢的定量,并有助于区分良性和恶性病变[31,32]。

治疗 / 手术技术

需要及时进行手术干预,包括去毛刺和神经移植。有必要完全切除肿瘤边缘。对于 >5cm 的肿瘤的辅助放射治疗,建议用于高级别病变或未完全切除的肿瘤[7,30]。由三苯氧胺和三氟拉嗪组成的化疗方案被证明在啮齿动物模型中能有效阻止肿瘤的进展[33]。

恶性神经鞘瘤(神经纤维肉瘤)

诊断 / 患者表现

神经纤维肉瘤可累及颈迷走神经或交感神经链,表现为咽旁肿块,伴有感觉异常、疼痛和肌无力[34]。也可能起源于腮腺。患有 NF-1 的儿童发生此类病变的风险增加[35]。

治疗 / 手术技术

手术是主要的治疗方式。可能需要辅助化疗和放疗。局部复发和肺转移较常见[36,37]。

青少年侵袭性纤维瘤病

基础科学 / 疾病进程

成纤维细胞或肌成纤维细胞肿瘤是局部侵袭性病变。发病的平均年龄是生命的第三个十年。然而,此类肿瘤也可能发生在生命的第一个月。大约 5% 的病例发生在手部[38]。

颈纤维瘤病

诊断 / 患者表现

颈纤维瘤病是胸锁乳突肌(sternocleidomastoid muscle,

SCM)的孤立性肿瘤,在婴儿期表现为颈部肿块。该疾病是新生儿斜颈最常见的原因。肿瘤最早见于 3 至 4 周龄。该疾病发生在胸锁乳突肌的下部,可能累及胸骨和锁骨的肌肉头。诊断是通过细针穿刺产生成纤维细胞、退行性萎缩的骨骼肌细胞和大量巨细胞。超声也可以作为一种非侵入性检查手段,以便于诊断。在生命的前 6 个月,肿瘤自然消退。23%~33% 的患者斜颈与颈纤维瘤病相关,17% 的患者可能在治疗后继续[39],这是由肌肉组织进行性纤维替代所致。

治疗 / 手术技术

手术包括通过有限的横向切口释放胸锁乳突肌的两个头部。锁骨头被提升并连接到胸骨头,以延长肌肉并保留胸骨柱的解剖标志。对斜颈持续 1 年的患者进行手术[40]。

先天性纤维瘤病

诊断 / 患者表现

先天性纤维瘤病可表现为单发或全身性。在皮肤、皮下组织、肌肉中可见界限清晰、坚实、可触及的肿块(<3mm),或在骨骼中可见高透光肿块。此类病变通常在出生时出现,但以后可能会出现其他病变。

治疗 / 手术技术

治疗是手术切除。复发率约为 32%[41]。

婴儿手指纤维瘤

诊断 / 患者表现

该疾病通常表现为手指或脚趾上的单个或多个凝胶状或坚硬结节。它们很罕见,在男性和女性身上都能看到。它们通常是无害的,但由于摩擦鞋类造成的不适而被移除。皮肤活检显示真皮中有梭形细胞和胶原纤维,可以证实诊断。通常采用射线照片确定病变范围(图 41.3)。

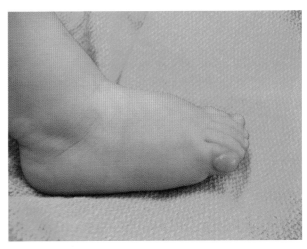

图 41.3 婴儿趾端纤维瘤

治疗 / 手术技术

手术操作相对简单,需要刮除肿块。术后复发率高。

结果、预后及并发症也可以采取保守治疗,因为许多纤维瘤可以在 2~3 年内自行再吸收和消失。

牙龈纤维瘤

诊断 / 患者表现

牙龈纤维瘤是由导致结缔组织增生的慢性刺激引起的口腔常见病变。它们会出现在任何口腔黏膜表面,包括舌、腭、颊和唇。病变苍白、光滑、坚实,基部无梗或有蒂,直径通常 <1cm。

治疗 / 手术技术

治疗是手术切除。如果去除刺激源,复发较为罕见。

青少年鼻咽血管纤维瘤

诊断 / 患者表现

青少年鼻咽血管纤维瘤是良性、局部侵袭性血管病变,通常见于 10 至 17 岁的青少年男性。它们起源于后外侧鼻咽,靠近蝶腭孔,并伴有鼻塞和鼻出血。约 66% 的患者存在局部疾病,20% 有颅内侵犯。CT 显示翼腭窝和翼腭裂扩大。

MRI 用于描绘软组织侵犯,而血管造影有助于确定血管供应。鉴于此类肿瘤的高度血管性,不应尝试活检。

治疗 / 手术技术

治疗包括栓塞和手术。可采用经腭、经面、面中部脱套或 Le Fort Ⅰ 截骨术。前颅下入路用于经颅病变[42-44]。由于仪器、颅底解剖和手术策略的进步,内镜入路变得越来越流行。最近发表的一篇比较开放式和内镜治疗方法的系统综述发现,内镜治疗方法与较低的出血量和复发率相关[45,46]。

结果、预后及并发症

复发率为 73%,但边缘阳性的复发率可高达 90%。复发通常发生在切除后 3 个月内[38]。

皮样囊肿

简介

皮样囊肿从出生起就存在,由于融合组织层之间的生殖细胞胚胎内含物而形成。它们通常出现在头部和颈部。

鼻皮样囊肿

基础科学 / 疾病进程

胚胎发生的第 3 周和第 8 周之间,当神经沟加深形成神经管时,神经外胚层与体细胞外胚层的不完全分离导致盲孔与鼻额窝的持续连接,盲肠孔和鼻前间隙。此类连接会导致鼻皮样囊肿、真皮窦、胶质瘤和脑膨出的形成[47]。鼻腔皮样囊肿可出现在眉间和小柱基之间的任何部位。颅内延伸可以通过鼻中隔和盲肠孔的通道存在,也可以通过扩大的额鼻缝(鼻额窝)和盲肠孔存在。在这些情况下,在镰叶和裂鸡冠之间存在皮样体(图 41.4)。

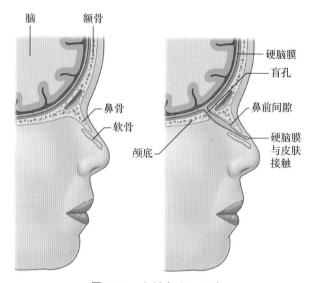

图 41.4　皮样囊肿胚胎学

诊断 / 患者表现

皮样囊肿表现为坚硬、囊性病变或感染性持续脓肿。它们缓慢扩张,导致鼻骨破坏和鼻崤变宽。MRI 有助于区分前颅底的正常解剖变异与真皮窦束的颅内延伸。CT 有助于描绘鼻部和颅底的骨性解剖结构,并通过三维重建帮助制定手术计划[48,49]。

治疗 / 手术技术

小柱处的皮样囊肿或鼻窦通常延伸至鼻脊柱。切除包括局限性切除窦道。如果囊肿与之相关,则通过唇沟进行解剖。从鼻根部到鼻尖的鼻窦和囊肿,但没有颅内延伸,结合开放入路鼻整形术。据报道,改方法改善了截骨术、上侧软骨和鼻中隔的暴露(图 41.5)[50]。

有人提出了一种闭合入路鼻整形技术,用于切除远端鼻尖浅表皮样囊肿。由于大多数鼻皮样囊肿局限于鼻腔浅表区域,因此该技术可被证明是有益的[51]。对于怀疑 / 确认颅内扩张的病变,未能完全切除该区域可导致脓肿形成、脑膜炎或骨髓炎[52,53]。学界已提出多种方法[54-67]。传统方法要求将颅内手术(如双额开颅术)与颅外手术(如横向、垂直、倒 U 形、侧鼻手术或鼻整形术)相结合,以处理整个鼻窦[54,55]。

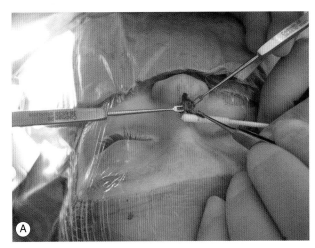

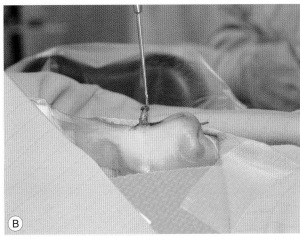

图 41.5 （A，B）无颅内贯通的鼻皮样囊肿切除

第二种方法被称为"keystone"技术，包括一个位于眶上缘上方的双额骨开颅术、两个沿鼻骨长度向下延伸的旁正中矢状截骨术，然后是 keystone 部件的外骨折。这项技术可以完全暴露窦道和增强暴露鼻窦前颅底[59]。类似的经眉间入路包括眶上缘上方和鼻骨水平的水平截骨术，以及眶上缘的垂直截骨术，以暴露皮样囊肿的颅内部分。这项技术使术者得以从一个方向接近病变，从而维持单一视野。这也归因于需要减少额叶回缩，因此具有较低的挫伤、脑水肿和长期神经缺损风险[61]。截骨术的尺寸小于传统的额叶开颅术，从而降低了硬膜撕裂或脑脊液泄漏的风险（图 41.6）[64]。

结果、预后及并发症

手术切除后鼻皮样囊肿的复发率为 12%[67]。一项 meta 分析显示，传统颅面入路的并发症发生率为 30%，而颅下入路将并发症发生率降低至 16%[63]。并发症包括张力性气胸、脑脊液漏、硬膜下血肿、更长的手术时间和更长的 ICU 住院时间[64,65]。

二期手术

首选即刻重建，可能包括使用鼻甲或肋软骨移植物，以及骨移植物重建鼻软骨骼。"keystone"颅底缺损的重建可以用取自颅骨顶骨的骨移植物进行。额窦的起源可能会

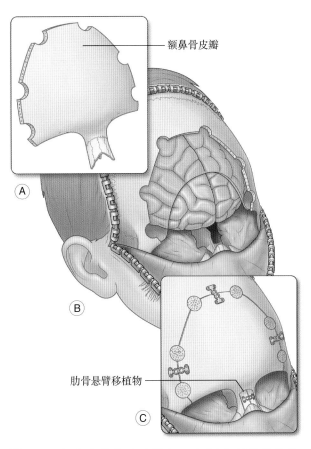

图 41.6　颅内皮样囊肿的颅底入路:（A）额鼻骨骨瓣;（B）颅底入路,同时进入额叶、前颅底和鼻腔;（C）额鼻骨骨瓣重建,鼻背肋骨悬臂移植,眶底裂颅骨移植重建

受到干扰,由此产生的缺陷,如果与额窦不连续,偶尔可以矫正,一些人报告过使用羟基磷灰石。

硬膜内皮样囊肿和真皮窦束

基础科学 / 疾病进程

胚胎发生过程中神经外胚层和体细胞外胚层的不完全隔离可导致从枕骨到骶骨的持续真皮窦束[68,69]。此类束中约 1% 位于颈椎,10% 位于胸椎,41% 位于腰椎,35% 位于腰骶椎[70]。此类窦束面向头部,内衬复层上皮,可通向脊柱,最终形成硬膜内皮样囊肿[68]。

诊断 / 患者表现

真皮窦束可表现为多毛症、皮肤标记、异常色素沉着、皮下脂肪瘤或血管瘤[71,72]。此类束的存在也可导致复发性细菌性脑膜炎。此外,脊髓上可能发生牵引,并可能导致运动无力、自主神经刺激或括约肌功能障碍的症状。MRI 是首选的成像工具,有助于评估其他相关病理,如包涵体肿瘤、皮样囊肿、表皮样囊肿、畸胎瘤[73-80]、分裂脊髓畸形和栓系脊髓（图 41.7）[81-83]。

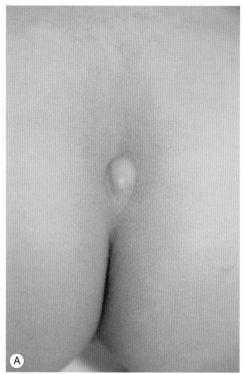
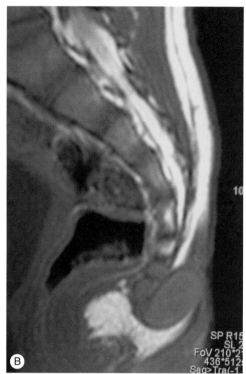
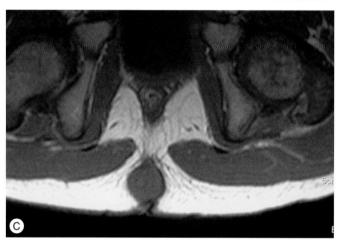

图 41.7 （A）硬膜内皮样囊肿的外部表现。（B，C）磁共振成像显示硬膜内皮样囊肿病变

治疗 / 手术技术

切除包括通过皮下组织、腰骶筋膜和骨缺损追踪肠道。如果硬脑膜受累，需要行椎板切除术以打开硬脑膜并探查硬脑膜内间隙。可能需要行椎板切除术来检查蛛网膜下腔内的硬膜内延伸。位于圆锥的髓内皮样囊肿通常与头伸有关。偶尔也会出现相关的增厚的栓系脊髓，这需要对纤维进行切片[83]。先前切除部位存在粘连和相关的进行性神经功能缺损，需要再次探查和溶解粘连[84,85]。

眼外角皮样囊肿

基础科学 / 疾病进程

外角皮样囊肿通常固定在眶缘骨膜和额颧骨缝上，很少

在骨内延伸。骨内延伸表现为骨内囊肿，很少侵蚀颅内[86]。外角皮样囊肿通常位于 10 号 Tessier 裂的轨迹上。它们也可能出现在眉内侧和眶上区。如果它们接近额鼻交界处，需要评估为额鼻皮样囊肿。

诊断 / 患者表现

外部角质皮样囊肿生长缓慢，很少超过 4cm。大小因汗腺活动而不同[86]。

治疗 / 手术技术

大多数病变通过上盖外侧部分的切口切除。皮样囊肿通常位于轮匝肌下方。如果皮样变大并有暂时性延长，可以做发际线切口。不鼓励采用内镜辅助的侧向切除，因为它与面神经损伤有关。

颈部皮样囊肿

基础科学 / 疾病进程

　　与头部皮样囊肿形成对比,头部皮样囊肿位于不同的融合平面,表现为皮下肿块。其中约 28% 为真皮来源。位于颈部中线,由外胚层组织、皮脂腺和毛发组成[87-89]。表皮样囊肿是最常见的皮样囊肿[89]。

诊断 / 患者表现

　　在新生儿中,该疾病可表现为口底肿块,并延伸至颈部中线[90]。

鳃裂畸形

简介

　　鳃弓融合发生在妊娠第 3~6 周。此类弓融合失败会导致鳃裂畸形,表现为囊肿、内窦、外窦、瘘管或以前的综合征。鳃裂异常低于其相关弓的所有胚胎衍生物,优于下一弓的所有胚胎衍生物[91]。囊肿最常见,由鳞状上皮或柱状上皮排列。囊肿及其相关肿块通常位于颈前三角靠近淋巴组织处[92]。内窦存在感染和口臭。外窦在颈前三角或外耳的中下颈开口。

第二鳃裂异常(90%)

基础科学 / 疾病进程

　　完整的第二鳃裂开始于胸锁乳突肌的胸骨起点附近,沿胸锁乳突肌的前边缘,位于舌下神经和舌咽神经的外侧,终止于扁桃体窝,优于舌下神经和舌咽神经(图 41.8)。

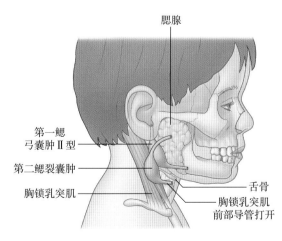

图 41.8　鳃裂

诊断 / 患者表现

　　囊性肿块更常见。鼻窦和瘘管可能沿尿道的上 2/3 存在[93]。该尿道可能是一个盲窦,或可能一直延伸到扁桃体窝,导致慢性唾液引流问题。此类病变也表现为复发性深颈感染,CT 有助于识别感染(图 41.9)[94]。

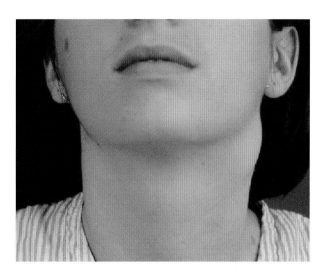

图 41.9　第二鳃裂囊肿

治疗 / 手术技术

　　在 CT 后向瘘管内注入亚甲蓝或放射性不透明材料,可识别瘘管[95]。由于在切除过程中容易遵循瘘管,因此可避免此步骤。在解剖这条神经束时,要注意保留舌下神经和舌咽神经以及颈内动脉和颈外动脉。如果该束延伸至扁桃体窝底部,则可能需要切除扁桃体(图 41.10)。

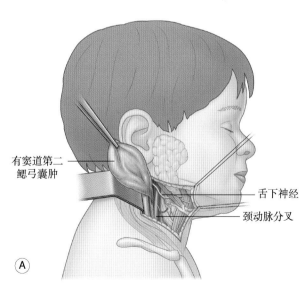

图 41.10　(A)切除第二鳃裂囊肿

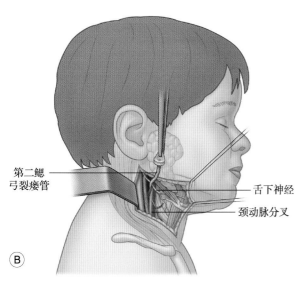

图 41.10　（B）第二鳃裂瘘管切除术

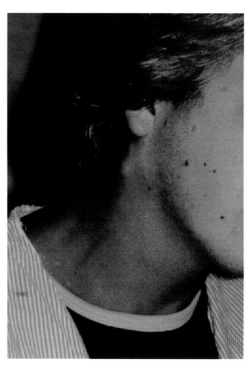

图 41.11　第一鳃裂囊肿

第一鳃裂异常（8%）

基础科学 / 疾病进程

第一鳃弓正常融合，表现为外耳道。第一个牙弓完全不融合会留下一个从外耳道沿下颌骨边缘和下颌骨边缘一直延伸到中线的裂缝。

诊断 / 患者表现

约 66% 的相关病变为囊肿。该疾病通常表现为腮腺区域的肿块以及外耳道附近的凹坑或凹陷[96]。鼻窦和瘘管不太常见。这些束可能穿过腮腺，切除后可能损害面神经分支。瘘管可以从耳朵和软骨管的交界处追溯到上覆皮肤（图 41.11）。

瘘管有两种类型：

1 型异常是膜性外耳道的重复，由外胚层成分组成。该束开始于耳廓和耳甲软骨的内侧、前下方或后部。然后平行于外耳道，在鼓室中部有一个盲端。

2 型异常是膜性耳道和耳廓的重复，因此包含外胚层和中胚层结构。该束开始于颈前部的一个开口，位于舌骨之上骨骼和胸锁乳突肌前面。它向上延伸穿过皮下组织，刺穿腮腺实质，然后通过浅、深或面神经两支之间[97,98]。

治疗 / 手术技术

在最终手术前，可能需要切开和引流感染囊肿。窦 / 瘘管束延伸至腮腺，其切除可能危及面神经[93,98,99]。完全切除包括腮腺浅表切除和面神经剥离。

第三鳃裂异常

第三鳃裂异常表现为沿胸锁乳突肌的前边缘有一个开口深入颈动脉，朝向或穿过甲状舌膜。它起源于梨状窦的基部 / 颅端，然后经过喉上神经上方[100]。

第四鳃裂异常

第四鳃裂异常始于梨状窦顶端，穿过喉上神经下方的环甲膜。然后在气管食管沟中向下移动，在甲状腺后面进入胸腔。然后，该束在左主动脉弓和右锁骨下动脉的周围循环，并在颈总动脉的上方、后方循环。它最终在舌下神经周围形成另一个环，并终止于胸锁乳突肌的内侧边界。

呼吸道的下降部分感染的可能性最高。患者表现为呼吸窘迫、纵隔脓肿和化脓性甲状腺炎[101,102]。

结果、预后及并发症

如果术前有与异常相关的多发感染史，且标本中未发现上皮组织，则预后、并发症和复发率会增加[91]。

甲状舌管囊肿

简介

甲状舌管囊肿是颈前区最常见的肿瘤，通常位于舌骨水平或以下的中线。它们是甲状舌管下降的持久性胚胎残余。

基础科学 / 疾病进程

在妊娠第 3 周，甲状腺从盲孔开始发育，在舌咽交界处。随着甲状腺原基开始下降，第二鳃弓融合导致腺体向前移动。甲状舌管通过舌骨表面、穿过舌骨或深入舌骨。导管组织分化为甲状腺,导管中部解体。如果中间区域持续存在,则它可以分化为柱状、纤毛状或鳞状上皮,从而形成囊肿。此类囊肿位于舌骨前方和下方,在出生后的第一或第二个十年出现。

诊断 / 患者表现 / 患者选择

患者选择甲状舌管囊肿与舌骨相连,因此随着吞咽和舌头突出而移动(图 41.12)。除非被感染,否则肿块通常为无痛性。如果囊肿感染或破裂,就会形成甲状舌管窦道。这些窦道随后会排出透明或混浊的黏液[93, 103, 104]。

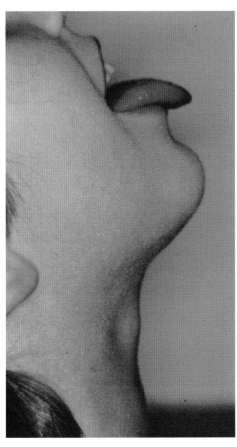

图 41.12　伸舌运动可见胸舌管囊肿运动

治疗 / 手术技术

治疗包括使用 Sistrunk 技术进行手术切除。在囊肿上做一个弧形切口,通过切除盲肠孔及舌骨中央 1cm 处的完整导管[105]。应进行甲状腺扫描,以确保该组织不是功能正常的异位甲状腺。也可进行激素评估、CT 或超声波扫描[103, 106]。

结果、预后及并发症

如果留下舌侧甲状腺组织,则可能复发。在这种情况下,治疗可能包括经口切除盲孔周围的舌组织。Sistrunk 技术将复发率从 20%~49% 降至 <5%[107]。

毛母质瘤

简介与历史

1880 年,Malherbe 和 Chenantais 首次描述了这种病变,他们认为这种病变起源于皮脂腺,并称之为“Malherbe 钙化性上皮瘤”。1961 年,Forbis 和 Helwig 提出这是一种良性病变,并将其命名为“毛母质瘤”[108-112]。

基础科学 / 疾病进程

毛基质瘤起源于真皮下部毛囊的外根鞘细胞,形成结缔组织囊。组织学上,此类肿瘤被视为基底样细胞的非侵入性岛屿,细胞核深染,无核仁。肿瘤的另一个主要成分是显示中央未染色区域的细胞,代表丢失细胞核的阴影,被称为鬼细胞。此类肿瘤界限清楚,完全或部分被纤维化或炎症反应包围[109]。儿童恶性转化尚未报道,但成人恶性转化已有报道。成人毛母细胞癌的表现类似于基底细胞癌,并具有类似的转移潜能[110]。毛母细胞癌表现为肿瘤细胞浸润性巢状结构,边界不规则,泡状核大,核仁突出,多核分裂,局灶性坏死。

诊断 / 患者表现

平均发病年龄为 7 岁,高峰年龄为 8 至 13 岁[111, 112]。此类肿瘤通常发生在儿童的细绒毛生长区域,如脸颊和眶周区域(图 41.13)[111]。据报道,此类肿患者主要为女性瘤,9% 的患者有局部创伤史[109, 112]。多发性肿瘤的发生率约为 2%~3%,但也有高达 10% 的报道[110]。Gardner 综合征、Steinert 病、强直性肌营养不良和结节病[112-115]。当皮肤被遮盖并在其下方触诊肿瘤时,可以感觉到多个结节[116]。肿块的自由移动特征排除了皮样囊肿,其结节性质有助于排除表皮囊肿。细针穿刺可确定细胞学和鬼影细胞、基底细胞和 / 或钙沉积的存在,并有助于巩固诊断[117]。超声波费用低且有效,有助于确定肿瘤与腮腺的关系[118]。

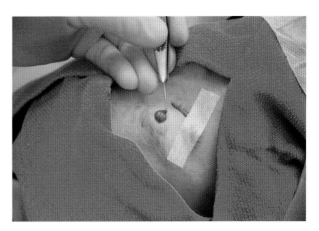

图 41.13　毛母质瘤切除术

治疗 / 手术技术

恶性病变的治疗是广泛的局部切除。重建延迟 1 年,同时观察复发情况。辐射可能有助于局部区域控制[110]。良性病变完全切除。当肿瘤黏附在皮肤上时,覆盖的皮肤被切除。手术通常是治愈性的,复发是罕见的[119]。有报道称,对于美容重要部位的大型肿瘤,采用切开刮除术治疗。

术后护理

恶性病变复发的可能性高;因此,需要观察患者的复发情况。

结果、预后及并发症

良性病变的复发率很低,患者预后良好。转移性扩散发生在 6% 的恶性病变患者中[120]。转移性病变通常见于肺部,但也有报道称见于淋巴结、肝脏、胸膜、肾脏和心脏[121]。

软组织肉瘤

横纹肌肉瘤

简介

软组织肉瘤占所有小儿恶性肿瘤的 10%,其中 50% 为横纹肌肉瘤[122]。此类肿瘤是第三常见的实体、颅外、小儿肿瘤(仅次于 Wilm 肿瘤和神经母细胞瘤),每年约有 250 名患者被诊断。

基础科学 / 疾病进程

横纹肌肉瘤通常起源于致力于成为骨骼肌细胞的间充质细胞。然而,也发现它们来自内脏,如前列腺、胆囊和膀胱。此类肿瘤类似于产前肌肉形成的不同阶段。有 4 种组织学类型:胚胎型、梭形细胞型、肺泡型和多形型。横纹肌肉瘤也发现存在于多种综合征中,如 Li-Fraumeni、Beckwith-Wiedemann 和 Gorlin 综合征的一个子集[123]。

诊断 / 患者表现

患者最常见的病变部位为头颈部、泌尿生殖道和四肢[124]。在头颈部,最常见的病变部位为眼眶(20%~40%)、鼻咽、鼻旁窦和中耳。60% 的病例中发现胚胎肿瘤[125],20% 的病例中发现肺泡肿瘤,10% 的病例中发现多形性和梭形细胞肿瘤。胚胎性横纹肌肉瘤发生在出生至 15 岁之间,预后相对较好。通常见于头颈部和泌尿生殖系统。梭形细胞横纹肌肉瘤呈双峰分布,见于儿童和成人。通常发生在头颈部或睾丸旁区。儿童预后较好。肺泡横纹肌肉瘤具有相对的侵袭性,见于青少年和年轻成人。此类肿瘤发生在四肢、头部、颈部和生殖器肛门区域。多形性横纹肌肉瘤通常

影响六七十岁的成年人[123]。通常,横纹肌肉瘤的中位发病年龄为 5 岁[126]。此类肿瘤往往表现为结膜和阴道的真菌性肿块,或泌尿生殖道和胆道系统的阻塞性肿块。当它们累及眼眶时,会引起眼球突出和复视;当它们累及椎旁区的神经根时,会引起神经系统表现。颞骨横纹肌肉瘤表现为听力损失、耳痛和耳漏(图 41.14)。头部和颅底的 CT 以及腰椎穿刺用于评估疾病是否扩展到颅骨、脑膜和大脑。

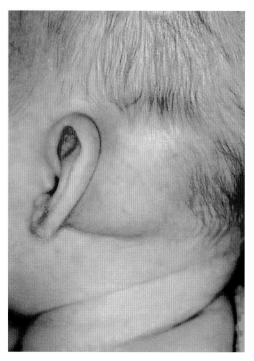

图 41.14　横纹肌肉瘤

治疗 / 手术技术 / 术后护理

风险分层由术前分期、术后临床分组和肿瘤组织学决定。所有在有利部位的非转移性胚胎性横纹肌肉瘤(embryonal rhabdomyosarcoma, ERMS)和在非有利部位完全切除的肿瘤被认为是低风险的。非转移性肺泡横纹肌肉瘤(alveolar rhabdomyosarcoma, ARMS)和非有利部位未完全切除的 ERMS 为中等风险,远处转移为高风险。主要治疗方式为多药化疗和外照射治疗,方案根据风险分层进行调整。如果不能完全缓解,则进行辅助放射治疗和手术。手术介入(分期和治疗)会造成残废,并导致功能丧失。只有在完全切除不影响功能或美学结果的情况下才能尝试一次切除[127]。

结果、预后及并发症

接受初级治疗的患者有 74% 的 5 年生存率,而 33% 的患者有致命的复发性转移性疾病。转移通过血液或淋巴管转移到淋巴结、肺、骨骼或大脑[126]。

二期手术

根据外科医生的判断,化疗后可考虑二期切除。如果肿瘤仍然无法切除,则采用放射治疗。

滑膜软组织肉瘤

简介

滑膜软组织肉瘤是最常见的手足软组织肉瘤,占所有恶性躯体软组织肿瘤的 8%~10%。

基础科学 / 疾病进程

此类肉瘤起源于多能干细胞的滑膜分化。组织学研究显示假上皮细胞和梭形细胞的双相模式,具有纤维肉瘤样外观[128]。

诊断 / 患者表现

滑膜软组织肉瘤在上肢或下肢表现为孤立、边界清楚的病变(80%)。它们位于关节旁,从不在关节内出现,与正常滑膜组织无关。非肢体部位包括躯干(8%)、腹膜后 / 腹部(7%)和头颈部(5%)[129]。颈部常见部位包括咽旁 / 咽后间隙、喉、咽、舌和扁桃体[130]。最常见的症状是存在数周至数年的无痛性肿块。此类病变也可能表现为慢性挛缩、急性关节炎、滑囊炎或创伤后肿瘤。高达 30% 的滑膜软组织肉瘤在 X 线片上有钙化。MR 是首选的影像学检查方法,它显示肿瘤边缘清晰,大部分为囊性。

治疗 / 手术技术

治疗的选择是手术切除,术前或术后放射治疗。如果肿瘤 >5cm,辅助化疗可改善局部控制。手术的目标是获得 1~3cm 的无瘤边缘[131-134]。

结果、预后及并发症

手术和放疗的总生存率在 5 年时为 76%,在 10 年时为 57%。无病生存率 5 年为 59%,10 年为 52%。局部失败率低于 20%,但 10 年后转移扩散率为 44%。大于 5cm 的肿瘤生存率较差[134]。5 年并发症发生率为 7%,10 年并发症发生率为 9%。并发症包括骨折、纤维化、软组织坏死、神经病变和水肿。最常见的转移部位是肺(74%~81%)、淋巴结(12%~23%)和骨(10%~20%)[135]。

肺泡软部肉瘤

肺泡软部肉瘤是一种罕见的肿瘤,病因或组织发生未知,但预后较差。

基础科学 / 疾病进程

肺泡软组织肉瘤占所有软组织肉瘤的 1%。它们主要发生在四肢的骨骼肌或肌筋膜平面,以及儿童的头部和颈部区域。

诊断 / 患者表现

年龄在 15~35 岁的儿童、青少年和年轻人更有可能进行此诊断。肿瘤好发于女性,通常表现为柔软、无痛、生长缓慢的肿块。大多数患者在诊断时有转移。

治疗 / 手术技术

广泛的局部切除是治疗的主要手段。转移扩散发生在肺、骨、中枢神经系统和肝脏。

结果、预后及并发症

据报道,生存率在 2 年时为 82%,5 年时为 59%,10 年时为 47%[136-138]。肺泡软部肉瘤在一期手术 10 年后也可复发。

淋巴结病

简介

约 30% 的淋巴结位于头颈部[139]。耳后和枕后淋巴结引流头皮后部和后上颈部浅部[140]。耳前和眶下淋巴结引流颞部头皮、侧眼睑、结膜和面颊。这些淋巴结在外侧与腮腺淋巴结相连腮腺。下颌下和颏下淋巴结引流牙齿、牙龈、舌头和颊黏膜。颈深淋巴结链沿颈内静脉延伸至胸锁乳突肌,其上部排出舌头和后咽,下部排出喉部、气管、甲状腺和食管。颈浅淋巴结位于胸锁乳突肌的表面。前淋巴结链沿颈内静脉走行,后淋巴结链位于后三角。这些淋巴结接受来自颈部、乳突、耳后淋巴结和鼻咽的浅表组织的引流。扁桃体结节引流腭扁桃体。

细菌性淋巴结炎

基础科学 / 疾病进程

细菌性淋巴结炎通常发生在 4 岁以下的儿童,先于上呼吸道感染或咽炎。它可以表现为轻度发热、压痛、硬化和红斑淋巴结,或全身毒性。半数患者的下颌下淋巴结受到影响。25% 的患者受上颈部淋巴结影响。3 岁以下儿童最常见的致病微生物包括金黄色葡萄球菌和无乳链球菌(G 组链球菌)。脓毒症最有可能发生在这个年龄组。在 3 岁以上的儿童中,金黄色葡萄球菌和化脓性链球菌(A 组链球菌)是最常见的微生物。细菌性淋巴结炎也可由大肠杆菌和厌氧菌在牙周疾病中引起。

诊断 / 患者表现

金黄色葡萄球菌腺炎最有可能引起脓肿。约 30% 的急性感染淋巴结在 2 周内化脓[141,142]。A 组链球菌性腺炎导致双侧颈静脉二腹结肿大、发热、严重喉咙痛、额头头痛、腹痛、中毒性外观和渗出性扁桃体炎。它也可能表现为轻微的全身症状和非压痛性腺病。

治疗 / 手术技术

急性淋巴结炎脓肿的治疗包括切开和引流。这可以防止疾病通过筋膜平面转移到胸部和腹部。

慢性局部淋巴结病

基础科学 / 疾病进程

猫抓病是影响儿童和青年人头部和颈部的慢性局部淋巴结病的最常见原因[143-146]。高达 50% 的病例累及头部和颈部淋巴结。所涉及的细菌有机体为巴尔通体（Bartonella henselae）和猫科动物（Afipia felis），它们通过猫抓或咬伤传播[147]。

诊断 / 患者表现

本病的临床病程始于接种部位 3~12 天形成红色丘疹。丘疹发展为水疱，然后发展为脓疱，形成焦痂，然后消退。1 周后出现淋巴结病。约 85% 的患者在接种部位出现深部肿大的淋巴结。近端淋巴结可能被跳过，远端淋巴结发展为淋巴结病[148,149]。该疾病是自限性的，但可能导致 5%~13% 的并发症。

治疗 / 手术技术

抗生素治疗用于症状严重的患者。如果淋巴结出现波动，则建议手术切除肿大的淋巴结[146]。

结果、预后及并发症

并发症包括脑病、结节性红斑、血小板减少性紫癜、Parinaud 眼淋巴结综合征和肝炎[146,150]。如果患者免疫功能低下，淋巴结病随后可能发展为细菌性血管瘤病，其特征是播散性疾病和皮肤结节性病变。

宫颈结核性腺炎（阴囊）

基础科学 / 疾病进程

宫颈结核性腺炎是由吸入的分枝杆菌引起的，可导致肺部感染。感染最终通过淋巴管扩散到局部淋巴结，或通过血管扩散到远端淋巴结[151]。

诊断 / 患者表现

6 岁以下的儿童通常表现为无痛性肿物。双侧受累的颈前下和颈后淋巴结。扁桃体和下颌下淋巴结也可能受累。症状包括发烧、体重减轻、盗汗和食欲下降。淋巴结偶尔会发生化脓性改变并产生引流窦。全身淋巴结病可由该病的粟粒性传播发展而来。通过血沉、结核菌素皮肤试验、胸片和细针抽吸进行诊断[152]。

治疗 / 手术技术

建议手术切除，以防止形成慢性引流瘘，尤其是在存在开放性伤口的情况下。如果结核菌素皮肤试验呈阳性，则发送培养物并开始 4 种药物治疗，包括利福平、异烟肼、吡嗪酰胺和乙胺丁醇。疗程 6 个月。根据培养结果，治疗可逐渐减少为两种药物治疗。

非典型非结核分枝杆菌

基础科学 / 疾病进程

阴囊分枝杆菌和鸟白细胞分枝杆菌是导致这种淋巴结病的最常见非典型非结核分枝杆菌。这两种生物都常见于美国东南部。进入的部位是口腔，然后扩散到区域淋巴结。

诊断 / 患者介绍

患者表现为单侧淋巴结病，主要累及下颌下淋巴结。淋巴结最初无痛且可移动，但最终会发炎、固定和化脓（图 41.15）。感染局部扩散至皮下周围组织，导致慢性引流窦道。发病年龄在 1~5 岁，患者通常没有全身症状，其血沉、胸片和白细胞计数正常。通过培养进行最终诊断[153]。

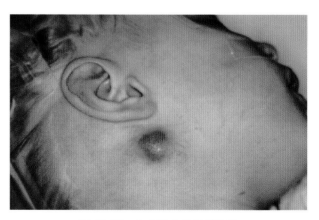

图 41.15　非典型分枝杆菌脓肿

治疗 / 手术技术

最终治疗包括手术切除加或不加药物治疗。这些微生物对抗结核药物更具耐药性。如果怀疑存在非典型分枝杆菌感染，则在等待结果时进行治疗，包括克拉霉素、乙胺丁醇、利福平和环丙沙星的联合用药[154]。

参考文献

1. Theos A, Korf BR. Pathophysiology of neurofibromatosis type 1. *Ann Intern Med.* 2006;144:842–849.
2. Griffith BH, McKinney P, Monroe CW, et al. Von Recklinghausen's disease in children. *Plast Reconstr Surg.* 1972;49:647–653.
3. Boyd KP, Korf BR, Theos A. Neurofibromatosis type 1. *J Am Acad Dermatol.* 2009;61:1–14.
4. Friedman JM. Neurofibromatosis I: clinical manifestations and diagnostic criteria. *J Child Neurol.* 2002;17:548–554.
5. Young H, Hyman S, North K. Neurofibromatosis I: clinical review and exceptions to the rules. *J Child Neurol.* 2002;17:613–621.
6. Alster TS. Complete elimination of large café-au-lait birthmarks by the 510 nm pulse dye laser. *Plast Reconstr Surg.* 1995;96:1660–1664.
7. Ferner RE, Huson SM, Thomas N, et al. Guidelines for the diagnosis and management of individuals with Neurofibromatosis 1. *J Med Genet.* 2007;44:81–88.
8. Listernick R, Louis DN, Packer RJ, et al. Optic pathway gliomas in children with neurofibromatosis type 1: consensus statement from the NF1 optic pathway glioma study. *Ann Neurol.* 1997;41:1433–1439.
9. Packer RJ, Alter J, Allen J, et al. Carboplatin and vincristine chemotherapy for children with newly diagnosed progressive low-grade gliomas. *J Neurosurg.* 1997;86:747–754.

10. De Smet L, Sciot R, Legius E. Multifocal glomus tumours of the fingers in two patients with neurofibromatosis type 1. *J Med Genet*. 2002;39:e45.

11. Jackson IT, Carbonnel A, Portparic Z, et al. Orbitotemporal neurofibromatosis: classification and treatment. *Plast Reconstr Surg*. 1993;92:1–11. *This article divides the clinical presentation of orbitotemporal neurofibromatosis into three groups based on orbital and soft tissue involvement and the state of the eye. The treatment methods differ based on the severity of presentation and therefore this classification helps guide the treatments used. The article presents 24 patients who are followed for a maximum of 12 years.*

12. Hunt JA, Hobar PC. Common craniofacial anomalies: conditions of craniofacial atrophy/hypoplasia and neoplasia. *Plast Reconstr Surg*. 2003;111:1497–1510.

13. Carraway JH, Rubinstein C, Christensen FH. Congenital deformities of the eyelids. In: Bentz ML, ed. *Pediatric Plastic Surgery*. Norwalk: Appleton & Lange; 1997:393–426.

14. Erb MH, Uzcategui N, See RF, et al. Orbitotemporal neurofibromatosis: classification and treatment. *Orbit*. 2007;26:223–228.

15. Snyder BJ, Hanieh A, Trott JA, et al. Transcranial correction of orbital neurofibromatosis. *Plast Reconstr Surg*. 1998;102:633–642.

16. Marchac D. Intracranial enlargement of the orbital cavity and palpebral remodeling for orbitopalpebral neurofibromatosis. *Plast Reconstr Surg*. 1984;73:534–541.

17. Krastinova-Lolov D, Hamza F. The surgical management of cranio-orbital neurofibromatosis. *Ann Plast Surg*. 1996;36:263–269.

18. Park BY, Hong JP, Lee W. Netting operation to control neurofibroma of the face. *Plast Reconstr Surg*. 2002;109:1228–1236.

19. Henderson JW. *Orbital Tumors*. Philadelphia: Saunders; 1994:221.

20. Rosser T, Packer RJ. Neurofibromas in children with neurofibromatosis 1. *J Child Neurol*. 2008;17:585–591.

21. Grabb RC, Dingman RO, Oneal RM, et al. Facial hamartomas in children: neurofibroma lymphangioma and hemangioma. *Plast Reconstr Surg*. 1980;66:509–527.

22. Forthman CL, Blazar PE. Nerve tumors of the hand and upper extremity. *Hand Clin*. 2004;20:233–242.

23. Kobus K, Wojcicki P. Giant facial neurofibroma. *Przeglad Chirurgiczny*. 2009;81:53–57.

24. Korf BR. Diagnostic outcome in children with multiple café au lait spots. *Pediatrics*. 1992;90:924–927.

25. Rasmussen SA, Yang Q, Friedman JM. Mortality in neurofibromatosis 1: an analysis using US death certificates. *Am J Hum Genet*. 2001;68:1110–1118.

26. Packer RJ, Gutmann DH, Rubenstein A, et al. Plexiform neurofibromas in NF1: toward biologic-based therapy. *Neurology*. 2002;58:1461–1470.

27. Weiss BB, Widemann BC, Wolters P, et al. Sirolimus for progressive neurofibromatosis type 1–associated plexiform neurofibromas: a Neurofibromatosis Clinical Trials Consortium phase II study. *Neuro Oncol*. 2015;17:596–603.

28. Widemann BC, Dombi E, Gillespie A, et al. Phase 2 randomized, flexible crossover, double-blinded, placebo-controlled trial of the farnesyltransferase inhibitor tipifarnib in children and young adults with neurofibromatosis type 1 and progressive plexiform neurofibromas. *Neuro Oncol*. 2014;16:707–718.

29. Wise JB, Patel SG, Shah JP. Management issues in massive pediatric facial plexiform neurofibroma with neurofibromatosis type 1. *Head Neck*. 2002;24:207–211.

30. Wise JB, Patel SG, Shah JP. Management issues in massive pediatric facial plexiform neurofibroma with neurofibromatosis type 1. *Head Neck*. 2002;24:207–211.

31. Ferner RE, Gutmann DH. International consensus statement on malignant peripheral nerve sheath tumours in neurofibromatosis 1. *Cancer Res*. 2002;62:1573–1577.

32. Ferner R, Lucas JD, O'Doherty M, et al. Evaluation of 18-fluorodeoxyglucose positron emission tomography (18FDG PET) in the detection of malignant peripheral nerve sheath tumours arising from within plexiform neurofibromas in neurofibromatosis 1. *J Neurol Neurosurg Psychiatry*. 2000;68: 353–357.

33. Brosius SN, Turk AN, Byer SJ, et al. Combinatorial therapy with tamoxifen and trifluoperazine effectively inhibits malignant peripheral nerve sheath tumor growth by targeting complementary signaling cascades. *J Neuropathol Exp Neurol*. 2014;73:1078–1090.

34. Perrin RG, Guha A. Malignant peripheral nerve sheath tumors. *Neurosurg Clin N Am*. 2004;15:203–216.

35. Sharaki MM, Talaat M, Hamam SM. Schwannoma of the neck. *Clin Otolaryngol Allied Sci*. 1982;7:245.

36. Fineman N, Yakovac W. Neurofibromatosis in childhood. *J Pediatr*. 1970;76:339–346.

37. Neville H, Corpron C, Blakely ML, et al. Pediatric Neurofibrosarcoma. *J Pediatr Surg*. 2003;38:343–346.

38. Ingari J, Faillace J. Benign tumors of fibrous tissue and adipose tissue in the hand. *Hand Clin*. 2004;20:243–248.

39. Sharma S, Mishra K, Khanna G. Fibromatosis colli in infants. A cytologic study of eight cases. *Acta Cytol*. 2003;47:359–362.

40. Ferkel RD, Westin GW, Dawson EG, et al. A modified surgical approach. *J Bone Joint Surg Am*. 1983;65:894–900.

41. Dehner LP, Askin FB. Tumors of fibrous origin in childhood. *Cancer*. 1976;38:888–900.

42. Lewark TM, Allen GC, Chowdhury K, et al. LeFort I osteotomy and skull base tumors: a pediatric experience. *Arch Otolaryngol Head Neck Surg*. 2000;126:1004–1008.

43. Bales C, Kotapka M, Loevner LA, et al. Craniofacial resection of advanced juvenile nasopharyngeal angiofibroma. *Arch Otolaryngol Head Neck Surg*. 2002;128:1071–1078.

44. Lowlicht RA, Jassin B, Kim M, et al. Long-term effects of LeFort I osteotomy for resection of juvenile nasopharyngeal angiofibromas on maxillary growth and dental sensation. *Arch Otolaryngol Head Neck Surg*. 2001;128:923–927.

45. Boghani Z, Husain Q, Kanumuri VV, et al. Juvenile nasopharyngeal angiofibroma: a systematic review and comparison of endoscopic, endoscopic-assisted, and open resection in 1047 cases. *Laryngoscope*. 2013;859–869.

46. Cloutier T, Pons Y, Blancal JP, et al. Juvenile nasopharyngeal angiofibroma does the external approach still make sense? *Otolaryngol Head Neck Surg*. 2012;147:958–963.

47. Sessions RB. Nasal dermal sinuses: new concepts and explanations. *Laryngoscope*. 1982;92:1–28. *This is a classic paper that describes, evaluates, and unifies the various existing theories describing the etiology of dermoids. The paper shows how dermoids and encephaloceles are a continuum in the manifestation of congenital anterior cranial base defects. The diagrams in the paper clearly illustrate the surgical anatomy of these defects.*

48. Barkovich AJ, Vandermarck P, Edwards MS, et al. Congenital nasal masses: CT and MR imaging features in 16 cases. *AJNR Am J Neuroradiol*. 1991;12:105–116.

49. Hedlund G. Congenital frontonasal masses: development anatomy, malformations and MR imaging. *Pediatr Radiol*. 2006;36:647–662.

50. Rohrich RJ, Lowe JB, Schwartz MR. The role of open rhinoplasty in the management of nasal dermoid cysts. *Plast Reconstr Surg*. 1999;104:1459–1471.

51. Harris RL, Daya H. Closed rhinoplasty approach for excision of nasal dermoids. *J Laryngol Otol*. 2009;1:5.

52. Yavuzer R, Bier U, Jackson IT. Be careful: it might be a nasal dermoid cyst. *Plast Reconstr Surg*. 1999;103:2082–2083.

53. Posnick JC, Bortoluzzi P, Armstrong DC. Nasal dermoid sinus cysts: an unusual presentation, computed tomographic scan findings, and surgical results. *Ann Plast Surg*. 1994;32:519–523.

54. Pensler JM, Bauer BS, Naidich TP. Craniofacial dermoids. *Plast Reconstr Surg*. 1988;82:953–958.

55. Bartlett SP, Lin KY, Grossman R, et al. The surgical management of orbitofacial dermoids in the pediatric patient. *Plast Reconstr Surg*. 1993;91:1208–1215.

56. Hanikeri M, Waterhouse N, Kirkpatrick N, et al. The management of midline transcranial nasal dermoid sinus cysts. *Br J Plast Surg*. 2005;58:1043–1050.

57. Pensler J, Bauer B, Naidich T. Craniofacial dermoids. *Plast Reconstr Surg*. 1988;82:953–958.

58. Raveh J, Laedrach K, Speiser M, et al. The subcranial approach for fronto-orbital and anteroposterior skull-base tumors. *Arch Otolaryngol Head Neck Surg*. 1993;119:385–393.

59. Van Aalast JA, Luerssen TG, Whitehead WE, et al. "Keystone" approach for intracranial nasofrontal dermoid sinuses. *Plast Reconstr Surg*. 2005;116:13–19.

60. Goyal P, Kellman RM, Tatum IIISA. Transglabellar subcranial approach for the management of nasal masses with intracranial extension in pediatric patients. *Arch Facial Plast Surg*. 2007;9: 314–317.

61. Costantino PD, Janecka IP. Cranial-base surgery. In: Bailey BJ, ed. *Head and Neck Surgery–Otolaryngology*. Philadelphia: Lippincott Williams & Wilkins; 2001:1575–1596.

62. Fliss DM, Zucker G, Amir A, et al. The combined subcranial and midfacial degloving technique for tumor resection: report of three cases. *J Oral Maxillofac Surg*. 2000;58:106–110.

63. Kellman RM, Marentette L. The transglabellar/subcranial

approach to the anterior skull base: a review of 72 cases. *Arch Otolaryngol Head Neck Surg*. 2001;127:687–690. *This paper describes the transglabellar/subcranial approach to the anterior skull base in patients who have dermoids with intracranial extension. Through a retrospective analysis of 72 cases in two academic medical centers it analyses parameters such as average operating room time, complication rates, and length of ICU stay, and compares them with results published for traditional craniofacial approaches.*

64. Moore CE, Ross DA, Marentette LJ. Subcranial approach to tumors of the anterior cranial base: analysis of current and traditional surgical techniques. *Otolaryngol Head Neck Surg*. 1999;120: 387–390.

65. Jung TM, TerKonda RP, Haines SJ, et al. Outcome analysis of the transglabellar/subcranial approach for lesions of the anterior cranial fossa: a comparison with the classic craniotomy approach. *Otolaryngol Head Neck Surg*. 1997;116:642–646.

66. McQuown SA, Smith JD, Gallo AE Jr. Intracranial extension of nasal dermoids. *Neurosurgery*. 1983;12:531–535.

67. Rahbar R, Shah P, Mulliken JB, et al. The presentation and management of nasal dermoid: a 30-year experience. *Arch Otolaryngol Head Neck Surg*. 2003;129:464–471.

68. Ackerman LL, Menezes AH. Spinal congenital dermal sinuses: a 30-year experience. *Pediatrics*. 2003;112:641–647.

69. Amador LV, Hankinson J, Bigler JA. Congenital spinal dermal sinuses. *J Pediatr*. 1955;47:300–310.

70. French BN. Midline fusion defects and defects of formation. In: Youmans JR, ed. *Neurological Surgery*. Philadelphia: WB Saunders; 1990:1081.

71. Elton S, Oakes WJ. Dermal sinus tracts of the spine. *Neurosurg Focus*. 2001;10:1–4.

72. McComb JG. Congenital dermal sinus. In: Pang D, ed. *Disorders of the Pediatric Spine*. New York: Raven; 1995:349–360.

73. French BN. The embryology of spinal dysraphism. *Clin Neurosurg*. 1983;30:295–340.

74. Kanev PM, Park TS. Dermoids and dermal sinus tracts of the spine. *Neurosurg Clin N Am*. 1995;6:359–366.

75. Park TS, Kanev PM, Henegar MM, et al. Occult spinal dysraphism. *Neurol Surg*. 1997;2:873–889.

76. Alafaci C, Salpietro FM, Grasso G, et al. Lumbosacral congenital dermal sinus presenting in a 52-year-old man. Case report. *J Neurosurg Sci*. 2000;44:238–242.

77. Black SPW, German WJ. Four congenital tumors found at operation within the vertebral canal with observations on their incidence. *J Neurosurg*. 1950;7:49–61.

78. Martinez-Lage JF, Esteban JA, Poza M, et al. Congenital dermal sinus associated with an abscessed intramedullary epidermoid cyst in a child: case report and review of the literature. *Childs Nerv Syst*. 1995;11:301–305.

79. Martinez-Lage JF, Masegosa J, Sola J, et al. Epidermoid cyst occurring within a lumbosacral myelomeningocele. Case report. *J Neurosurg*. 1983;59:1095–1097.

80. Schiffer J, Till K. Spinal dysraphism in the cervical and dorsal regions in childhood. *Childs Brain*. 1982;9:73–84.

81. Pang D, Dias MS, Ahab-Barmada M. Split cord malformation: part I. A unified theory of embryogenesis for double spinal cord malformations. *Neurosurgery*. 1992;31:451–480.

82. Swift DM, Carmel PW. Congenital intradural pathology. *Neurosurg Clin N Am*. 1990;1:551–567.

83. Hoffman HJ, Hendrick EB, Humphreys RP. The tethered spinal cord: its protean manifestations, diagnosis and surgical correction. *Childs Brain*. 1976;2:145–155.

84. Eller TW, Bernstein LP, Rosenberg RS, et al. Tethered cervical spinal cord. Case report. *J Neurosurg*. 1987;67:600–602.

85. Smith KA, Rekate HL. Delayed postoperative tethering of the cervical spinal cord. *J Neurosurg*. 1994;81:196–201.

86. Thaller SR, Bauer B. Cysts and cyst-like lesions of the skin and subcutaneous tissue. *Clin Plast Surg*. 1987;14:327–340.

87. Pryor SG, Lewis JE, Orvidas LJ. Pediatric dermoids cysts of the head and neck. *Otolaryngol Head Neck Surg*. 2005;132: 938–942.

88. Telander RL, Filston HC. Review of head and neck lesions in infancy and childhood. *Surg Clin North Am*. 1992;72:1429–1447.

89. Fetter H. Benign congenital neoplasms: dermoids and teratomas. *Arch Otolaryngol*. 1975;101:333–334.

90. Bloom D, Carvalho D, Edmonds J, et al. Neonatal dermoid cyst of the floor of the mouth extending to the midline neck. *Arch Otolaryngol Head Neck Surg*. 2002;128:68–70.

91. Schroeder JW, Mohyuddin N, Maddalozzo J. Branchial anomalies in the pediatric population. *Otolaryngol Head Neck Surg*. 2007;137(2):289–295. *This paper reviews the presentation, evaluation, and treatment of branchial anomalies. It accomplishes this task through a retrospective study involving 97 pediatric patients with branchial anomalies who were treated over a 10-year period. The associated complications and the rates of recurrence after treatment are also discussed.*

92. Wild G, Mischke D, Lobeck HN, et al. The lateral cyst of the neck: congenital or acquired? *Acta Otolaryngol*. 1987;103:546–550.

93. Drake AF, Hulka GF. Congenital neck masses. In: Shockley WM, Pillsbury HC III, eds. *The Neck: Diagnosis and Surgery*. St. Louis: Mosby Year Book; 1993.

94. Nusbaum AO, Som PM, Rothschild MA, et al. Recurrence of a deep neck infection: a clinical indication of an underlying congenital lesion. *Arch Otolaryngol Head Neck Surg*. 1999;125:1379–1382.

95. Dean SA, Telander RL. Surgery for thyroglossal duct and brachial cleft anomalies. *Am J Surg*. 1978;136:348–353.

96. Albert GD. Branchial anomalies. *JAMA*. 1963;183:399.

97. Murthy P, Shenoy P, Khan NA. First cleft branchial fistula in a child. A modified surgical technique. *J Laryngol Otol*. 1994;108: 1078–1080.

98. Work WP. Newer concepts of first branchial cleft defects. *Laryngoscope*. 1972;82:1581–1593.

99. Wilson CP. Lateral cysts and fistulae of the neck of developmental origin. *Ann R Coll Surg Engl*. 1955;17:1–26.

100. Nicoucar K, Giger R, Pope HG Jr, et al. Management of congenital fourth branchial arch anomalies: a review and analysis of published cases. *J Pediatr Surg*. 2009;44:1432–1439.

101. Yamakawa Y, Masaoka A, Kataoka M, et al. Mediastinal abscess caused by a pyriform sinus fistula: report of a case. *Surg Today*. 1993;23:462–464.

102. Murdoch MJ, Culham JA, Stringer DA. Pediatric case of the day. Infected fourth branchial pouch sinus with an extensive complicating cervical and mediastinal abscess and left-sided empyema. *Radiographics*. 1995;15:1027–1030.

103. Josephson GD, Spencer WR, Josephson IS. Thyroglossal duct cyst: the New York Eye and Ear Infirmary experience and a literature review. *Ear Nose Throat J*. 1998;77:642–646.

104. Demello DE, Lima JA, Liapis H. Midline cervical cysts in children: thyroglossal anomalies. *Arch Otolaryngol Head Neck Surg*. 1987;113:418–420.

105. Sistrunk WE. The surgical treatment of cysts of the thyroglossal tract. *Ann Surg*. 1920;71:121–122.

106. Kessler A, Eviatar D, Lapinsky J, et al. Thyroglossal duct cyst: is thyroid scanning necessary in the preoperative evaluation? *Isr Med Assoc J*. 2001;3:409–410.

107. Sattar AK, McRae R, Mangray S, et al. Core excision of the foramen cecum for recurrent thyroglossal duct cyst after Sistrunk operation. *J Pediatr Surg*. 2004;39:E3–E5.

108. Malherbe A, Chenantais J. Note sur l'épithéliome calcifié des glandes sébacées. *Prog Med (Paris)*. 1880;8:826–837.

109. Danielson-Cohen A, Lin SJ, Hughes CA, et al. Head and neck pilomatrixoma in children. *Arch Otolaryngol Head Neck Surg*. 2001;127:1481–1483.

110. Black SJ, Marble BF, Vuitch F. Multiple giant pilomatrix carcinomas of the head and neck. *Otolaryngol Head Neck Surg*. 1993;109: 543–547.

111. Orlando RG, Rogers GL, Bremer DL. Pilomatricoma in a pediatric hospital. *Arch Ophthalmol*. 1983;101:1209–1210.

112. Forbis R, Helwig EB. Pilomatrixoma (calcifying epithelioma). *Arch Dermatol*. 1961;83:606–618.

113. Urvoy M, Legall F, Toulemont PJ, et al. Multiple pilomatricoma: apropos of a case. *J Fr Ophthalmol*. 1996;19:464–466.

114. McCulloch TA, Singh S, Cotton DWK. Pilomatrix carcinoma and multiple pilomatrixomas. *Br J Dermatol*. 1996;134:368–371.

115. Harper P. Calcifying epithelioma of Malherbe: association with myotonic dystrophy. *Arch Dermatol*. 1972;106:41–44.

116. Graham JL, Merwin CF. The tent sign of pilomatricoma. *Cutis*. 1978;22:577–580.

117. Domanski HA, Domanski AM. Cytology of pilomatrixoma (calcifying epithelioma of Malherbe) in fine needle aspirates. *Acta Cytol*. 1997;41:771–777.

118. Fink AM, Berkowitz RG. Sonography in preauricular pilomatrixoma of childhood. *Ann Otol Laryngol*. 1997;106: 167–169.

119. Prousmanesh A, Reinisch JF, Gonzalez-Gomez I, et al. Pilomatrixoma: a review of 346 cases. *Plast Reconstr Surg*. 2003;112:1784–1789. *This article examines the cause, clinical, and*

histologic presentation, management, and treatment outcomes of pilomatrixoma. A retrospective review of patient records spanning a period of 11 years is conducted, during which 346 pilomatrixomas were excised from 336 patients at Children's Hospital in Los Angeles. The study concludes that the treatment of choice is surgical excision and that the rate of recurrence is low.

120. Marrogi AJ, Wick MR, Dehner LP. Pilomatrical neoplasms in children and young adults. *Am J Dermatopathol*. 1992;14:87–94.

121. Aslan G, Erdogan B, Aköz T, et al. Multiple occurrence of pilomatrixoma. *Plast Reconstr Surg*. 1996;98:510–533.

122. Wexler L, Meyer M, Helman L. Rhabdomyosarcoma. In: Pizzo PA, Poplack DG, eds. *Principles and Practice of Pediatric Oncology*. 6th ed. Philadelphia: Lippincott Williams & Wilkins; 2011:923–953.

123. Kashi VP, Hatley ME, Galindo RL. Probing for a deeper understanding of rhabdomyosarcoma: insights from complementary model systems. *Nat Rev Cancer*. 2015;15:426–439.

124. Dagher R, Halman L. Rhabdomyosarcoma: an overview. *Oncologist*. 1999;4:34–44.

125. McGill T. Rhabdomyosarcoma of the head and neck: an update. *Otolaryngol Clin North Am*. 1989;22:631–636.

126. Kraus DH. Pediatric rhabdomyosarcoma of the head and neck. *Am J Surg*. 1997;174:556–560.

127. Malempati S, Hawkins DS. Rhabdomyosarcoma: review of the Children's Oncology Group (COG) Sarcoma committee experience and rationale for current COG studies. *Pediatr Blood Cancer*. 2012;59:5–10.

128. Lockey MW. Rare tumors of the ear nose and throat: synovial sarcoma of the head and neck. *South Med J*. 1976;69:316–320.

129. Eilber FC, Dry SM. Diagnosis and management of synovial sarcoma. *J Surg Oncol*. 2008;97:314–320.

130. Barnes L, Peel R Soft tissue tumors with special emphasis on the head and neck. *Proceedings of the American Society of Clinical Pathologists Workshop No. 1074*. Orlando, Florida, 1986.

131. Okcu MF, Despa S, Chorozy M, et al. Synovial sarcoma in children and adolescents: thirty three years of experience with multimodal therapy. *Med Pediatr Oncol*. 2001;37:90–96.

132. Van der Heide HJ, Veth RP, Pruszczynski M, et al. Synovial sarcoma: oncological and functional results. *Eur J Surg Oncol*. 1998;24:114–119.

133. Ferrari A, Casanova M, Massimino M, et al. Synovial sarcoma: report of a series of 25 consecutive children from a single institution. *Med Pediatr Oncol*. 1999;32:32–37.

134. Guadagnolo BA, Zagars GK, Ballo MT, et al. Long-term outcomes for synovial sarcoma treated with conservation surgery and radiotherapy. *Int J Radiat Oncol Biol Phys*. 2007;69:1173–1180.

135. McCarville MB, Spunt SL, Skapek SX, et al. Synovial sarcoma in pediatric patients. *AJR Am J Roentgenol*. 2002;179:797–801.

136. Park YK, Uhni KK, Kim YW, et al. Primary alveolar soft part sarcoma of bone. *Histopathology*. 1999;35:411–417.

137. Ogose A, Yazawa Y, Ueda T, et al. Alveolar soft part sarcoma in Japan: multi institutional study of 57 patients from the Japanese Musculoskeletal Oncology Group. *Oncology*. 2003;65:7–13.

138. Pang LM, Roebuck DJ, Griffith JF, et al. Alveolar soft-part sarcoma: a rare soft-tissue malignancy with distinctive clinical and radiological features. *Pediatr Radiol*. 2001;31:196–199.

139. Herzog LW. Prevalence of lymphadenopathy of the head and neck in infants and children. *Clin Pediatr (Phila)*. 1983;22:485.

140. Marcy SM. Infections of lymph nodes of the head and neck. *Pediatr Infect Dis*. 1983;2:397–405.

141. Heiber JP, Davis AT. Staphylococcal cervical adenitis in young infants. *Pediatrics*. 1976;57:424–426.

142. Yamauchi T, Ferrieri P, Anthony BF. The etiology of acute cervical adenitis in children: serological and bacteriological studies. *J Med Microbiol*. 1980;13:37–43.

143. Ginsburg CM. Cat-scratch adenitis. *Pediatr Infect Dis*. 1984;3:437–439.

144. Margileth AM. Cat scratch disease. *Adv Pediatr Infect Dis*. 1993;8:1–21.

145. Zangwill KM, Hamilton DH, Perkins BA, et al. Cat scratch disease in Connecticut: epidemiology, risk factors and evaluations of a new diagnostic test. *N Engl J Med*. 1993;329:8–13.

146. Rombaux P, M'Bilo T, Badr-el-Din A. Cervical lymphadenitis and cat scratch disease: an overlooked disease? *Acta Otorhinolaryngol Belg*. 2000;54:491–496.

147. Days S, McHenry JA, Roscelli JD. Pruritic rash associated with cat scratch disease. *Pediatrics*. 1998;81:559–561.

148. Margileth AW, Wear DJ, Hadfield TL. Cat-scratch disease bacteria in skin at the primary inoculation site. *JAMA*. 1984;252:928–931.

149. Wear DJ, Margileth AW, Hadfield TL. Cat-scratch disease. A bacterial infection. *Science*. 1983;221:1403–1405.

150. Rizkallah MF, Meyer L, Ayoub EM. Hepatic and splenic abscesses in cat scratch disease. *Pediatr Infect Dis J*. 1988;7:191–195.

151. Dandapat MC, Mishra BM, Dash SP. Peripheral lymph node tuberculosis: a review of 80 cases. *Br J Surg*. 1990;77:911–912.

152. Ibekwe AO, al Shareef Z, al Kindy S. Diagnostic problems of tuberculous cervical adenitis (scrofula). *Am J Otolaryngol*. 1997;18:202–205.

153. Benson-Mitchell R, Buchanan G. Cervical lymphadenopathy secondary to atypical mycobacteria in children. *J Laryngol Otol*. 1996;110:48–51.

154. Jervis RN, Lee JA, Bull PD. Management of non-tuberculous mycobacterial per-sialadenitis in children: the Sheffield otolaryngology experience. *Clin Otolaryngol*. 2001;26:243–248.

第42章

连体双胞胎

Oksana Jackson and David W. Low

概要

- 连体双胞胎是最罕见的先天性畸形之一,其新生儿发病率大约为 1/50 000~1/100 000。
- 连体双胞胎根据融合部位是背侧或腹侧,以及融合部位的解剖区域来分类。
- 分离连体双胞胎需要多学科团队方案。
- 通过术前影像学研究和检查了解融合部位解剖结构是成功分离的关键。
- 详尽的手术计划和置入组织扩张器对于完成创面闭合很有必要。
- 重症监护监测和支持、营养补充和降压策略对于成功分离至关重要。

历史回顾

　　自古以来,社会就对连体双胞胎感到痴迷。人们对此的态度从怀疑和恐惧演变而来,随之而来的是源于宗教文化的社会排斥、剥削和暴行,再到现代媒体对罕见疾病、治疗和治愈的强烈兴趣。在古代,严重的异常现象被认为是来自神的警告。包括亚里士多德和希波克拉底在内的学者认为,未出生的孩子容易受到外界刺激。因此,母性印记和父母的罪过,经常被归咎于"可怕的出生",连体双胞胎被认为是典型的例子。那些幸存下来的人通常被视为宗教和社会弃儿[1-3]。

　　早期的理论专注于解剖因素和男性生育能力。亚里士多德在其教科书《动物繁殖》中提出了这样的理论:连体双胞胎是由于子宫太小,限制了双胞胎的种子,导致他们充血并结合。据报道,希波克拉底认为过多的种子会导致多胞胎和连体双胞胎,而"缺乏种子"则会导致肢体发育不全和身

体某些部位的缺失[3]。

　　最早的连体双胞胎证据是人造的,包括一个 17.2cm 高的女性连体胎大理石雕像,可以追溯到公元前 6 世纪。这幅被称为"双女神"的恰塔霍裕克姐妹的画像被收藏在土耳其安卡拉的安纳托利亚文明博物馆[4]。另一个早期的代表是在意大利菲耶索莱发现的臀部连体胎石雕,可以追溯到公元前 80 年,目前保存在佛罗伦萨的圣马可博物馆(图 42.1)[5,6]。

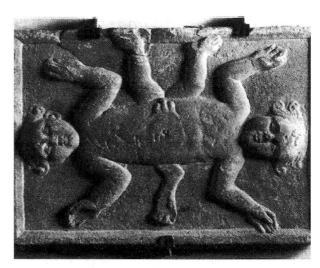

图 42.1 约公元前 80 年的臀部连体胎石雕,意大利佛罗伦萨菲耶索莱圣马可博物馆。(Reproduced from Spitz L.Surgery for conjoined twins. Ann R Coll Surg Engl. 2003;85:230-235.)

　　第一个有详细记载的连体双胞胎案例是比登登姐妹 Mary Chulkhurst 和 Eliza Chulkhurst,她们于 1100 年出生在英国,一直活到成年,从臀部到肩膀都是横向连接的。其中一个在 34 岁时死亡,另一个拒绝和姐姐分开,并说"我们一

起来,我们也会一起走",6小时后就去世了[7]。最早有文献记载的颅骨双胞胎案例是 1495 年出生在德国沃姆斯附近的一对女孩,她们活到了 10 岁,在当时被认为是上帝不满的象征。她们的额部相连,如约 1496 年创作的木刻图所示(图 42.2)[8,9]。

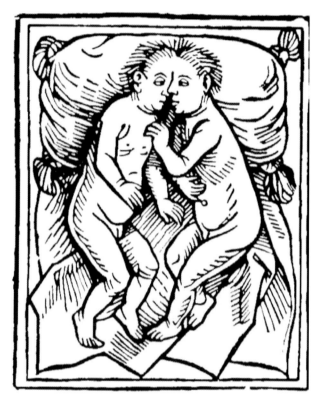

图 42.2 约 1496 年的颅部连体胎木刻图,被认为是现实生活中最早的颅部连体胎木刻图。(Reproduced from Winston KR.Craniopagi:anatomical characteristics and classification. Neurosurgery. 1987;21:769-781.)

也许最出名的一对连体双胞胎是 1818 年出生于泰国的 Eng Bunker 和 Chang Bunker(图 42.3)。他们被一位旅行中的苏格兰商人带到美国,在 P.T. 巴纳姆将他们以"泰国连体双胞胎"的名义在巴纳姆和贝利巡演马戏团展出后,他们因此声名狼藉。尽管他们腹部相连,但他们还是和一对姐妹结婚,生了 22 个孩子,一起生活了 63 年[10]。

据记载,最早的连体胎儿分离尝试发生在公元 970 年的亚美尼亚卡帕多基亚。这是由于一侧连体胎死亡而分离 30 岁男性坐骨连体胎的失败尝试[5]。第一个成功分离连体双胞胎的报道发生于 1689 年的瑞士巴塞尔。外科医生 Johannes Fatio 分离了一对脐腹双胞胎。另一位外科医生 Koenig 作为手术旁观者,以此作为自己的案例发表,因此经常被误认为是第一位成功分离连体双胞胎的人[11]。

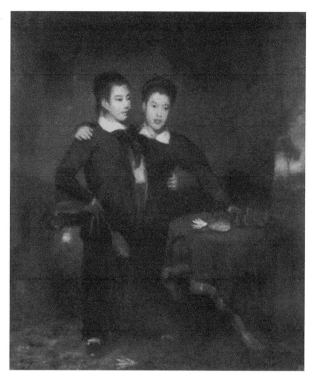

图 42.3 Chang 和 Eng 连体双胞胎。摘自 Irvine 在英国皇家外科医学院的油画。(Reproduced from Spitz L.Surgery for conjoined twins. Ann R Coll Surg Engl. 2003;85:230-235.)

基础科学 / 疾病进程

发病率

连体双胞胎是最罕见的先天性畸形之一。典型的同卵双胞胎发生率约为 4/1 000 活产,异卵双胞胎发生率约为 10/1 000~15/1 000。因此,双胞胎发生率为 1/90 活产[12]。体双胞胎在妊娠中的发生率约为 1/50 000~1/100 000。Spencer 的报告称,1% 的婴儿死产,40%~60% 的婴儿在出生后不久死亡,因此真实的连体双胞胎发病率约为 1/200 000 活产[5,13]。最近关于产前诊断的连体双胞胎的报告表明,超过 1/4 病例在子宫内死亡,一半在出生后立即死亡,只有 20% 的潜在幸存者活下来有待分离[14]。在所有报告中,女性与男性的比例约为 3:1。然而,在关于死胎连体双胞胎的报告中,男性多于女性[5,10,15-17]。

分类

存在许多分类系统。每一个分类系统都是根据连体双胞胎最突出的结合位点加上后缀"pagus"来进行分类,"pagus"是希腊词,意为"固定的"。最常用的分类系统,无论是临床还是历史文献,都是改编自 Potter 和 Craig 的建议,并简化为包括五种最常见的连体婴形式,此处列出由低到高的频率:胸腹、脐腹、臀腹、坐骨和颅骨[18]。这五种类型总结如下,如图 42.4 所示。此外,融合部位解剖结构的数量可

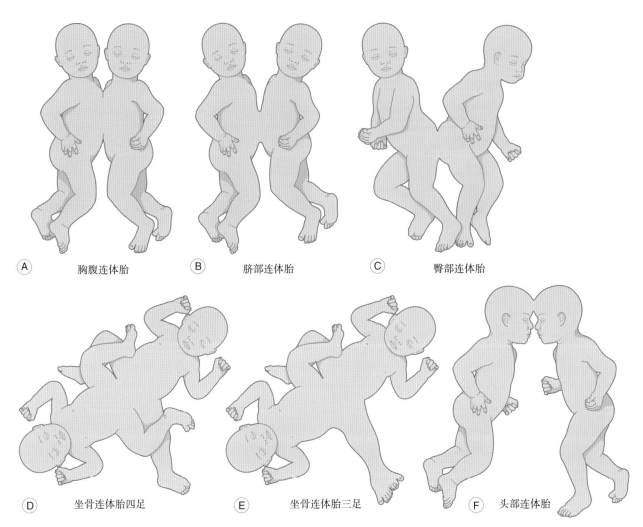

Ⓐ   胸腹连体胎   Ⓑ   脐部连体胎   Ⓒ   臀部连体胎

Ⓓ   坐骨连体胎四足   Ⓔ   坐骨连体胎三足   Ⓕ   头部连体胎

图 42.4   连体胎临床分类。（A）胸腹连体胎；（B）脐部连体胎；（C）臀部连体胎；（D）坐骨连体胎四足；（E）坐骨连体胎三足；（F）头部连体胎

以用前缀 "di-"、"tri-" 和 "tetra-"，结合融合的部位 "prospus"（脸）、"brachius"（上肢）和 "pus"（下肢）来描述。例如，ischiopagus twins 是指坐骨连体胎，可能有 3 条腿（三足）或 4 条腿（四足）。

胸腹连体胎是最常见的类型，发生在 74% 的病例中。有种对脸双胞连体胎的情况，主要是胸部和腹部之间融合，并可能有融合的肝脏、心脏和上消化道结构（见下文图 42.5、案例 6）。分离操作可能受限于心脏受累的程度。六室心脏连体胎在胸腹连体胎中很常见，从未被成功分离过；目前，心房连体胎分离成功的病例仅有 1 例[19]。产前诊断的进步和胎儿手术的发展提高了适时情况下围产期分离手术的存活率。例如，最近在费城儿童医院进行的胸腹双胞胎分离使用了分娩后子宫外治疗（ex utero intrapartum treatment，EXIT）。在该案例中，双胞胎中的一个有正常的心脏，给另一侧只有未成熟心脏的附属胎供血，EXIT 及时控制了通气，并在阻断脐带供血前形成自体血液循环，这样使得附属胎同样得以存活[14]。

在脐部连体胎中，腹部有融合，肝脏、胆道和胃肠道有不同程度的连接。在孤立的脐状畸形中，没有心脏部位连接（见下文案例 8）。

在臀部连体胎中，双胞胎在骶骨水平连接，通常背对背。常有一个共用融合的脊髓，会阴结构和直肠也可能融合。臀部连体胎占连体胎的 17%[12]。

在坐骨连体胎中，连接位于骨盆水平，共享泌尿生殖结构、直肠和肝脏（见下文图 42.5、案例 5、案例 7）。这些连体胎通常各有一条正常的腿和一条融合腿（被称为三叉戟），或者有四条腿。当存在三腿连体胎时，通常具有双套神经和血管供应，术前规划血供对分离计划很重要。通常情况下，三叉戟被牺牲，软组织用于闭合每个连体胎手术创面，留下每胎一条腿。在一些特殊案例中，Zuker 的病例报告中描述用死胎的肢体移植给活胎，从而使得活胎拥有双腿[20]。

最罕见的，也可能是最难分离的是颅部连体双胞胎，因为颅骨结合通常涉及各种神经和血管连接[12,21,22]。颅部连体双胞胎占连体双胞胎的 2%~6%，发病率为 1/250 万[9]。颅部连体双胞胎可以共用头皮、颅骨、硬脑膜窦和大脑表层，但面部、枕骨大孔和脊柱仍然是分开的。即使大脑皮质相

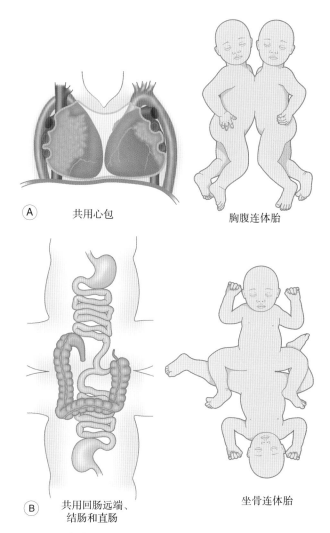

（A）共用心包 胸腹连体胎

（B）共用回肠远端、结肠和直肠 坐骨连体胎

图 42.5 在每一种结合类型中，连体双胞胎的解剖结构可能会有很大的变化。图中左边的解剖特征描述了右边双胞胎的解剖特征。这是两种常见类型的例子，可以通过手术分离。（A）胸腹双胞胎，心脏分开但心包共用。（B）从回肠远端和单结肠、直肠和肛门共享肠的坐骨四爪鱼双胞胎

连，颅部连体双胞胎也并不共享神经元通路，这一情况由完全独立的行为和脑电图研究所证明。面部和颅骨可能表现不对称，以及有其他颅内和颅外异常表现。融合的位置可以明显不同，并且围绕该结合部位的旋转可以产生各种解剖方向[3,8,21,23]。不同的研究者会根据双胞胎的部位、融合程度或对齐方式进行不同的分类[24,25]。文献中病例报告中描述的常见表型变异如图 42.6 所示。

Spencer 根据胚胎学数据和 1 200 多例畸形的分析，提出了另一种可选择的分类系统。她将连体双胞胎分为背侧和腹侧结合，在 8 个解剖位点之一进行连接（图 42.7）。该分类系统专门定义和规定了不同类型连体双胞胎融合的解剖结构，从而试图标准化命名，以预测可分离性、手术计划和术后结果，并为研究目的提供一致的文献记录[26]。在 Spencer 的胚胎分类系统中，腹部连体是腹腹或腹侧相连，总是包括脐部，而背部连体是背背或背侧相连，不包括胸或腹部脏器或脐。腹部连体可进一步分为嘴侧连、尾侧连和侧侧连。下

文列出了这八种类型及其定义和规定[26]。

腹部

头端

1. 颅部连体胎：从头顶到脐部的融合。
2. 胸部连体胎：从上胸到脐部融合，总是累及心脏。
3. 脐部连体胎：主要脐部区域融合，不累及心脏。

尾端

4. 坐骨连体胎：从脐部到骨盆融合，共用外生殖器和肛门。

侧端

5. 侧面连体胎：共用一个连接的骨盆，以及一个耻骨联合和一个或两个骶骨（见图 42.7E）。

背端

6. 颅部连体胎：除面部或枕骨大孔外，颅骨的任一部分均可融合，躯干部位任何区域均无融合。
7. 臀部连体胎：共用骶尾骨和会阴区域，有时也共用脊髓。
8. 脊柱连体胎：在骶骨上方背部融合，罕见。

不对称形式的连体双胞胎经常发生，导致较小和较大的双胞胎；他们被称为"寄生胎"，然后再以其最接近的分类称呼。当双胞胎中的一个明显较小，发育较差时，通常会营养不良，并有其他生理问题，这可能会使分离手术更复杂。在某些情况下，较小的双胞胎可能会死亡，死亡的双胞胎的大部分可能会被吸收。融合情况和解剖结构属于不同类型的连体双胞胎被称为"非典型连体双胞胎"[26]。

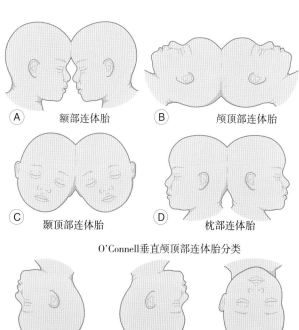

（A）额部连体胎　（B）颅顶部连体胎

（C）颞顶部连体胎　（D）枕部连体胎

O'Connell 垂直颅顶部连体胎分类

（E）Ⅰ型　（F）Ⅱ型　（G）Ⅲ型

图 42.6 颅部连体双胞胎比较常见的类型

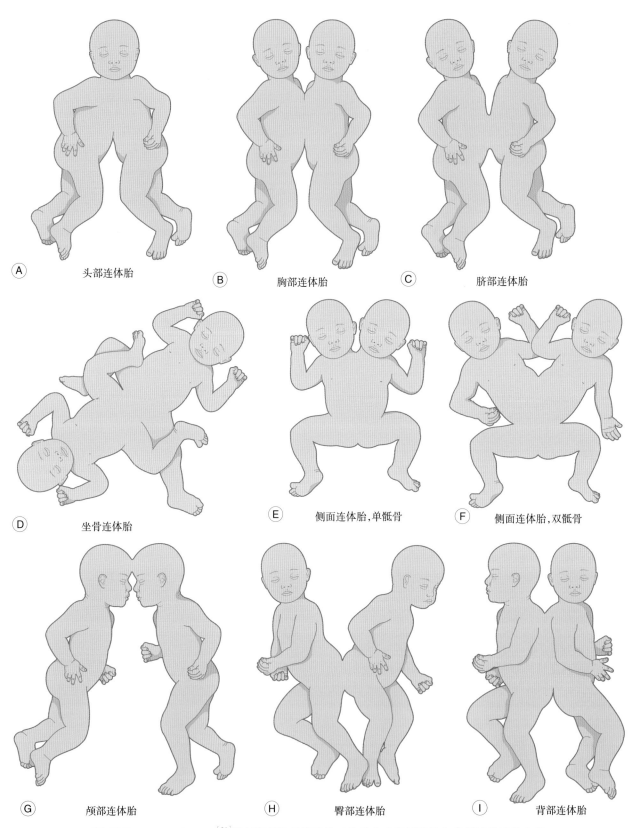

A　头部连体胎

B　胸部连体胎

C　脐部连体胎

D　坐骨连体胎

E　侧面连体胎,单骶骨

F　侧面连体胎,双骶骨

G　颅部连体胎

H　臀部连体胎

I　背部连体胎

图 42.7　Rowean Spencer[26] 根据解剖位置将连体双胞胎分为腹侧连接和背侧连接两类 8 型

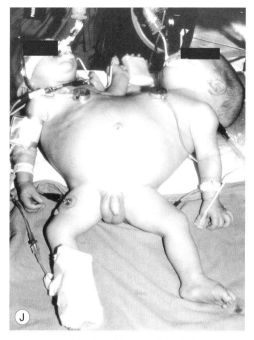

图 42.7（续）（J）同骨盆侧面连体胎

病因学

人们提出了两种理论来解释连体双胞胎的胚胎学结果。Zimmerman 描述的不完全裂变的经典理论[27]提出，在受精后的 13~16 天，单卵妊娠产生的双胞胎的胚胎盘不完全分离。最近，Spencer[28]提出了另一种理论，即两个最初分离的单胚盘的二次融合。该理论认为，在发育的第 3 周或第 4 周，以前分离的胚胎盘在背侧或腹侧的特定位置重新结合，而表面外胚层要么缺失，要么通常是融合或分解。这些部位包括心脏、横膈膜、口咽和泄殖腔膜、神经管和胚胎盘的周围，每个部位都对应于特定类型的连体双胞胎。结合总是同源的，这意味着融合会发生在头对头、尾对尾、前对前、后对后或肩并肩，但从来没有头对尾或前对后。Spencer 的"球形理论"提出了连体双胞胎在共同的卵黄囊中"漂浮"的观点。在这两种情况下，他们的朝向都可以从嘴侧到尾侧，这取决于融合过程中胚胎盘的相对时间 - 空间关系（图 42.8）[28]。

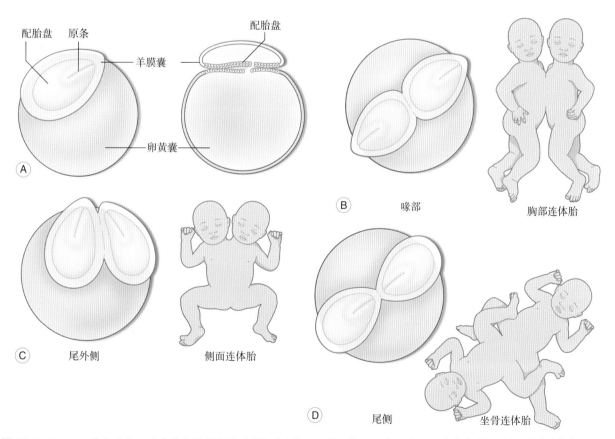

图 42.8 Spencer 关于两个胚胎盘结合的"球形理论"。（A）3~4 周正常三胚层胚胎。胚胎盘在腹侧联合，"漂浮"在一个共用卵黄囊球体内朝向（B）喙部（胸部连体胎）。（C）尾外侧（侧面连体胎）和（D）尾侧（坐骨连体胎）。胚胎盘背部融合，"漂浮"在一个共有的羊膜腔朝向

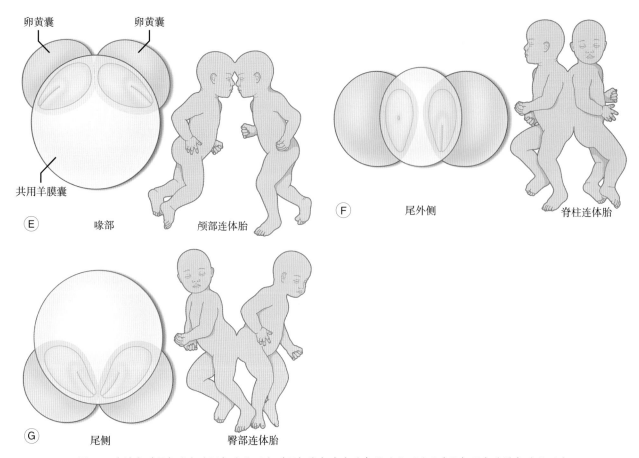

图 42.8（续）（E）喙部（颅部连体胎）。（F）背部中部（脊柱连体胎）和（G）尾部（臀部连体胎）

诊断 / 患者表现

产前评估

在产前超声检查中，早期在妊娠 12 周就可以对连体婴儿进行诊断。妊娠早期或早期妊娠中期超声检查提示连体双胞胎的发现包括连续检查时双胞胎身体的固定位置；双胞胎之间没有分离的膜，无法分清胎儿的身体和皮肤的轮廓[29,30]；一旦怀疑连体胎儿的诊断，应继续进行连续超声、磁共振成像（magnetic resonance imaging, MRI）和超声心动图评估，以更好地确定骨愈合的范围和共用器官的解剖，确定是否存在关联的异常，并监测妊娠并发症（图 42.9）[14]。

考虑到胸部连胎的高发率，仔细的心脏评估很有必要。超速胎儿 MRI 与三维重建和超声心动图都有助于确定心脏的结构和功能。产前超声心动图可能优于产后扫描，因为羊水为扫描提供了良好的缓冲，且传感器在出生后对小心包窗口的定位可能很困难。虽然晚期妊娠研究最可靠，但早在妊娠第 20 周就能勾画出心脏连体解剖[12,14,29]；如费城儿童医院的 Mackenzie 等所报道的，超声心动图可在胎盘支持期间用于 EXIT 操作，并被证明在显示血管关系为立即连体分离术做准备方面具有关键作用[14]。

其他异常现象的存在，即使是没有连体的器官系统中，也可能影响生存率，也需要在产前加以评估确认。观察到的

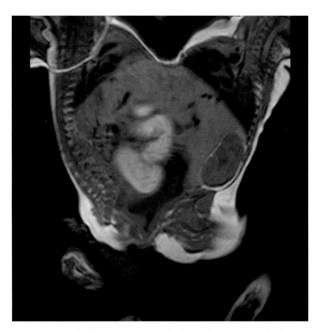

图 42.9 坐骨连体胎、结肠融合伴泄殖腔畸形的产前磁共振成像（案例 7）

异常包括先天性膈疝、腹壁缺损、神经管缺损、畸形足、肛门闭锁、食管闭锁和囊性水瘤[14]。连续监测也是必要的，以监测多胎妊娠不同的特殊并发症，如双胎输血综合征、双胎死亡和羊水过少 - 羊水过多序列征，以及交叉循环对妊娠的影

响如以及交叉治疗对妊娠的影响,如羊水过多和水肿。50%的连体双胞胎妊娠会出现羊水过多,可能需要在妊娠期间进行治疗,以防止早产等并发症[12,31]。

围绕连体双胞胎妊娠和分离的伦理、宗教与道德问题非常复杂。准确的产前诊断和早期确定双胞胎结合的程度与严重程度,可以确定分离的可行性和预测产后结局。这在与患儿家属的早期沟通中至关重要,因此可以讨论是否终止妊娠与近期剖宫产的选择。在某些情况下,需要建议选择性终止妊娠。如果有脑或心脏融合,当预期的畸形严重程度和分离后的生活质量不可接受时[12],父母也可以选择终止分离。早期评估还为父母适应和产前计划提供了时间;在这个决策和沟通过程中,心理学家、社会工作者和伦理学家的参与都是有益的。

治疗 / 手术技术

产科管理

建议在妊娠第36~38周确认肺成熟后在儿外科机构或其附近的机构进行近期剖宫产。虽然在文献中有一些阴道分娩的报道,但剖宫产是对胎儿和母亲最安全的管理首选。剖宫产也提供了机会,应用EXIT操作管理连体双胞胎预期会出现的快速心脏恶化。

存活下来的双胞胎可分为3组,主要由心脏解剖结构决定:出生后不久死亡的,通过计划分离存活的,以及出生后需要紧急分离的。在大多数病例中,不需要紧急分离的患者存活率可达80%~90%。当双胞胎中的一个死亡或即将死亡,威胁到另一个的生存时,或者当双胞胎中的一个或两个出现了危及生命的、可矫正的先天性畸形,如肠闭锁、旋转不良、脐膨出破裂或肛门直肠发育不全时,就需要紧急分离。在这种情况下,存活率下降到30%~50%。延迟分离的明显优势包括降低麻醉风险,能够确认解剖结构和评估其他先天性解剖结构,并能够通过分离前组织扩张确保充分的创面覆盖[12,14,15,32]。

术前计划

选择性分离可在分娩后2~4个月进行。在此期间在重症监护环境下的维持可以密切监测和稳定婴儿,并在术前进行必要的营养补充以优化生长和发育。出生后的详细调查可继续验证连体解剖和其他可能的先天性异常。除MRI外,计算机断层扫描(computed tomography, CT)可提供有关共享器官和骨骼解剖的有用信息,而MRI是勾画血管解剖的首选;胃肠造影和血管造影也可以使用,但帮助不大[3,10]。

由不同外科专科医生、新生儿专科医生、麻醉科医生和护士组成的多学科团队,以及制定全面的手术和围手术期管理计划,是双胞胎分离成功的关键。两组不同的麻醉和手术小组应组成,麻醉管理计划和手术步骤应预先确定和审查。原理图和三维模型在分离计划中都可能是有用的[3,33]。细节规划,包括患者的体位、手术室布线和监视器的放置,以及

手术室的布局和器械,不应被忽视。

必要的术前规划还包括分离时软组织创面覆盖的规划。如果共用的解剖结构允许两个双胞胎分离和生存,则分离后创面的闭合就成为一个关键问题。对预期的软组织缺损的评估将决定是否需要进行分离前组织扩张,以实现稳定的创面闭合。没有足够的皮瓣覆盖,患儿会有暴露重要脏器、裸露内脏和败血症的风险。如果封得太紧,心脏和肺功能受限,这也可能是致命的。当分离后产生较大的体壁缺损,特别是胸部、腹部和盆底缺损时,有必要使用额外的支撑材料。因此,整形外科医生是外科手术的重要组成部分。

血管皮肤区域的描述对于规划同卵双胞胎之间的分离线很重要,特别是在三叉戟连体胎的情况下,共同的腿被牺牲,软组织被分割,以重建和关闭两个双胞胎创面。虽然磁共振血管造影和血管造影研究可以说明大血管解剖和肢体血管灌注,但它们在评估骨盆水平和肢体沿线的精确皮肤血管区域方面仍有不足。荧光显影以前已被用于评估皮瓣、缺血性四肢、损伤肠和烧伤创面的灌注和生存能力[34-38]。传统的荧光素试验使用在紫外光下检查组织荧光素传递的定性视觉评估。Ross等报道的纤维灌注荧光计定量成像技术有助于辅助区费城儿童医院在1984年的一例复杂的坐骨连体胎之间的血管区域和分割线(图42.10)[39,40]。

整形外科医生的角色

连体双胞胎的分离对整形外科医生提出了挑战,需要提供足够的软组织来覆盖缺损的重要区域。双胞胎分离类似于简单或复杂的并指分离,这是一类整形外科医生熟悉的先天性异常修复重建。就像并指分离,如果没有足够的组织来修复重建连接的界面,除最简单的类型外,通常需要创面皮片移植。同样,连体双胞胎的软组织缺损面积是连体双胞胎连接部位的两倍[41]。文献报道了多种提供软组织覆盖的方法,包括皮片移植和皮肤替代产品的使用、局部皮瓣、气腹术和组织扩张。

对于这类患者,植皮是作用最小的覆盖方法。皮片移植只能用于最小的缺陷和需要一个完整的软组织移植床。只有在最极端的情况下,皮片移植才会主要用于腹部脏器,尽管皮片移植经常被用于二次处理并发症,但在连体婴分离术后并不常用。如今,各种各样的皮肤替代品也可以用于覆盖皮肤缺损部位,重建筋膜缺损[42-44]。与传统的腹壁和胸壁重建一样,可以使用合成材料和生物材料,但对于儿童人群和软组织覆盖可能不稳定的患者,更倾向于选用后者。真皮替代材料和其他生物补片也是有益的,因为它们能迅速血管化,促进新组织的生长;因此,它们与组织共同生长,如果发生暴露,也很容易处理[45-47]。随意型或动脉化皮瓣或肌皮瓣可以用来覆盖小的缺陷。文献中很少有病例报告描述它们的应用,除利用第三条腿牺牲三叉戟。事实上,许多成功的三叉戟连体胎分离术都牺牲第三条腿来覆盖软组织。

气腹术在过去已经被几个手术小组报道过。Mestel等利用气腹研究了一对坐骨鱼双胞胎。他们每3天注射500~1 500ml的空气,腹围增加了12cm。分离时,皮肤不够

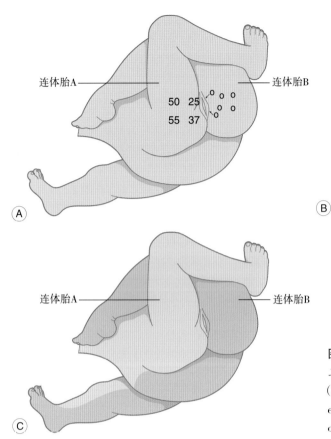

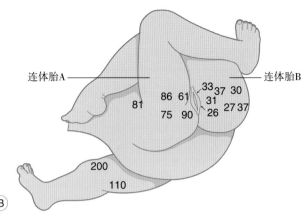

图 42.10 （A~C）皮肤荧光计定量成像技术显示坐骨三叉戟连体胎病例的骨盆和下肢的血管供血灌注情况。（Reproduced from Ross AJ 3rd, O'Neill JA, Jr., Silverman DG, et al. A new technique for evaluating cutaneous vascularity in complicated conjoined twins. J Pediatr Surg. 1985; 20: 743-746.）

用,为了成功闭合而牺牲了三叉戟部分[48]。Yokomori 等使用气腹联合组织扩张器治疗一对坐骨三叉戟连体胎,但在分离时再次牺牲三叉戟才能成功覆盖创面[49]。Wen-Sung Hung 及其同事也在分离坐骨三叉戟连体胎时使用气腹术,每周两次注入 500~1 500ml 的空气。周长"增加了 19cm,但第三条腿还是被牺牲了。"[50] 虽然感染被认为是气腹的潜在风险,但无任何学者报道。然而,在这 3 个病例中,如在不牺牲第三条共享腿的情况下,产生的软组织量可能不足,无法成功闭合分离后创面。

组织扩张代表了巨大的进步,为连体双胞胎分离提供了足够的软组织覆盖。尽管 Neumann 在 1957 年首次提出了组织扩张的概念,但直到 1976 年,随着 Radovan 扩张器的问世,组织扩张技术才开始流行起来。从那时起,该技术就被整形外科医生广泛应用于各种需要额外皮肤软组织的情况[51,52]。1986 年,Zuker 及其同事首次成功利用组织扩张技术进行连体双胞胎分离,成功分离了一对坐骨连体胎。手术使用了 5 个皮下扩张器和 2 个腹腔扩张器。其中一个双胞胎成功闭合,而另一个则需要聚乙烯先纤维网补片加强腹壁和中厚皮片移植来完成创面闭合[53]。随后也有大量关于组织扩张器在腹膜下和皮下应用的报道[41,53-55]。

作者提倡皮下组织扩张,在分离组织周围的所有区域放置尽可能大的组织扩张器。对于坐骨三叉戟连体胎案例,也应在四肢放置扩张器,以便于获得足够的皮肤和皮下组织瓣,而不牺牲下肢。使用光滑的加厚的组织扩张器有两个原因。婴儿的皮下组织层很薄,表面硬的组织扩张器会产生尖锐的边缘,会逐渐侵蚀扩张器边缘的皮肤。此外,随着时间的推移,光滑

的扩张器表面生物膜形成受限,从而防止皮肤进一步变薄。出于同样的原因,选择远端注射弧而不是集成注射弧的扩张器。覆盖在组织扩张器上的薄皮肤在扩张过程中会因反复注射而破裂,因此集成注射弧扩张皮肤会增加皮肤破溃的风险。

临床经验

以下 10 个案例回顾了 1980—2012 年在费城儿童医院分离连体双胞胎的经验。这些例子突出了在手术技术和患者管理方面的经验教训和现有原则,可能对未来尝试连体双胞胎分离的团队有帮助。

案例 1: 胸和坐骨连体胎（1980 年）

在一对男性胸和坐骨连体胎患儿 2.3 岁时进行手术分离（图 42.11）,这是该系列中首次使用组织扩张器（1980 年）。通过剑状区域的切口,将一个 1 000ml 的大圆形 Radovan 扩张器由剑突区切口置入腹部皮肤下,并将脐从腹壁连接处松解。尽管产生了额外的皮肤,但组织仍然不足,导致较小的胎儿创面关闭过于紧密,导致心肺功能不全。死胎的皮肤被收集后冷冻存储,最终用于覆盖幸存的双胞胎的开放性创面。按照 Lehr 及其同事的描述,皮片移植物经生理盐水中增加甘油浓度后,依次通过液氮冷冻[56]。利用生物膜和扩张的皮肤闭合存活胎的创面。在随后的几天里,肉芽组织在荚膜表面发育,死胎冻存的皮肤被成功移植给活胎修复肉芽创面。

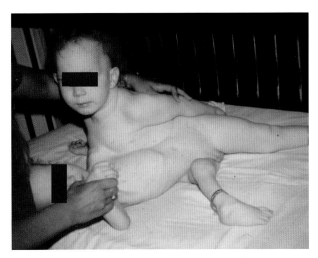

图 42.11　分离前胸和坐骨连体胎。1980 年,费城儿童医院首次使用组织扩张器,在分离之前产生额外的皮肤

案例 2: 坐骨连体胎(1984 年)

这对坐骨连体胎从胸骨到骨盆相连,共用肝脏、末端回肠和结肠。每个双胞胎都有一个独立的正常下肢和一个共同的下肢。荧光定量成像技术被用于此病例,并被证明在评估皮肤灌注区域和确定分离线方面非常有用。术前研究显示沿骨盆和四肢有一条明显的分离线,四肢的血液供应主要来自连体胎 A。

将双胞胎沿此线分离,将肢体给予连体胎 A。从共用大腿取组织带蒂皮瓣于连体胎 B,蒂连接下腹部行带蒂皮瓣,完成对连体胎 B 的分离创面的闭合。术中再次注射荧光剂,在闭合前评估带蒂皮瓣的存活能力,并修剪无法存活的组织。由于共享的肢体膝关节不稳定,膝关节是脱位的,采用远端皮瓣皮肤和肌肉完成连体胎 A 的创面闭合(见图 42.10)。

案例 3: 脐部和坐骨连体胎(1988 年)

这对脐部和坐骨连体胎从剑突到盆骨之间的联系不那么复杂。在共有的腹部皮下置入一个 1 000ml 的 Radovan 扩张器治疗。扩张器通过剑突区一个切口置入,并松解到脐部。扩张器在住院期间开始启动,后续扩张在门诊服务部开展。在 14.5 个月龄时成功手术分离,创面自体组织完全覆盖,没有困难,无需皮片移植。

案例 4: 坐骨连体胎(1992 年)

由于在以往一对双胞胎分离时软组织不足的经验,这对坐骨连体胎额外应用软组织扩张技术辅助。3 个月龄时,使用 700ml 圆形 Radovan 扩张器置入连体腹部区域,在背部使用两个较小的 250ml 矩形扩张器,所有扩张器都带有远端注水端口。术后 4 天,双胎上腹部皮肤局部坏死,被带回手术室清创。切除坏死区域,用两个较小

的 250ml 扩张器代替腹部组织扩张器。患者最初在常规住院病房床垫上接受治疗,从腹部到背部进行频繁、有规律的旋转。尽管如此,他们背部由于慢性受压潜在威胁扩张器外露。转移到 Clinitron 病床系统后有所好转,但后部的扩张器仍使得皮肤继续变薄。这促使医生提前启动分手术分离,在患儿 5 个月龄时进行。将扩张的腹部皮肤转化为双蒂皮瓣以达到闭合的目的,其余的缺损用自体中厚皮片移植。再一次表明,尽管使用了软组织扩张器技术,但扩张的皮肤没有达到足够的软组织来完全覆盖创面。进一步扩张软组织用于修复是需要的。

案例 5: 坐骨三叉戟连体胎(1993 年)

这对坐骨三叉戟连体胎在 3.5 岁时使用多个矩形组织扩张器治疗。将两个扩张器置于三叉戟共用的下肢,一个在大腿前部,另一个在大腿上部的后部;第三个扩张器插在背部;另有两个扩张器放置在腹部(图 42.12)。

在 3 个月的时间里,扩张器注入 6L 的生理盐水。在扩张过程中,矩形扩张器的坚固背衬对皮肤磨损有威胁,因此更换为光滑壁的扩张器。这对连体双胞胎在整个扩张期间都在 Clinitron 床上接受治疗,从而消除了背部皮肤磨损破裂的问题。然而,腿部的持续运动导致覆盖在扩张器上扩张的皮肤慢性磨损,因此腿部被固定在石膏中。最终手术分离成功,有足够的软组织用于覆盖创面而未牺牲三叉戟肢体。

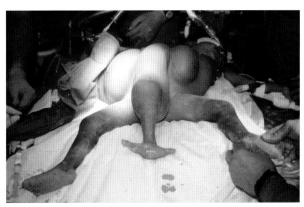

图 42.12　坐骨三叉戟连体胎,异常的三叉戟肢体清晰可见

病例 6: 胸脐连体胎(1999 年)

这对胸脐连体胎在 6 个月龄时被手术分离。虽然他们的心脏没有相接(图 42.13),但从胸骨柄到脐的水平,他们共用肝脏、横膈膜和胸腔。3 个月龄时,放置 3 个 500ml 的矩形远端注射端口的组织扩张器,其中一个放置于胸廓连接区域上方,另两个放置在下腹部连接区域的下外侧。在后续的 3 个月里,这些皮肤软组织被扩张,产生了充足的扩张皮肤组织。在分离过程中,普通外科医生用聚四氟乙烯补片闭合了双胞胎的胸腔;有足够的软组织可以顺利闭合创面。

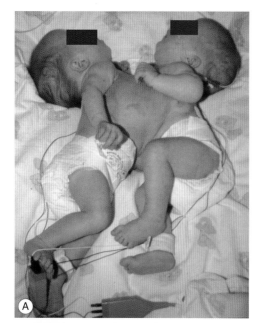

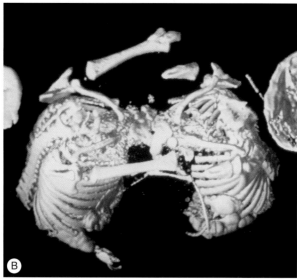

图 42.13 （A）胸脐连体胎。（B）三维 CT 有助于显示骨骼解剖结构

案例 7：坐骨连体胎（2001 年）

这对坐骨连体胎在 7 个月龄时被手术分离。他们的肝脏连接在一起，有一个共用的结肠，而且都有泄殖腔畸形，需要在出生后不久做结肠造口术。4 个扩张器最初在 3 个月龄时放置在胸部和腹部（图 42.14）。因扩张器并发症，患者在扩张过程中两次被带回手术室清创修复。胸部扩张因部分皮肤坏死被取出，腹侧扩张器因外露威胁和血清肿被取出。1 个月后，由于预期需要更多软组织，在胸部和腹部放置了两个额外的扩张器。扩张恢复正常后，3 个月后手术分离。由于结肠造口污染，医

生使用了薇乔网缝合腹壁，并计划在后续进行更明确的腹壁重建。使用胸腔和腹部皮肤的局部推进和旋转皮瓣，从而获得腹部缺损的完全覆盖。在第二个双胞胎中，腹部皮瓣旋转后仍有一个小的腹侧缺损；真空辅助闭合治疗加速创面愈合，缺损最终被自体皮片移植覆盖修复（图 42.14B）。

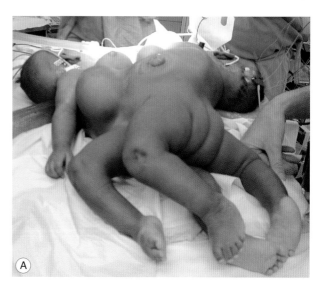

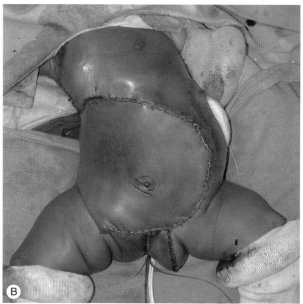

图 42.14 （A）坐骨连体胎，共用肝脏和结肠，组织扩张器已置入。结肠造口可见。（B）腹壁皮肤完全闭合的连体胎 A

案例 8：脐腹连体胎（2007 年）

这一对脐腹连体胎共用一部分肝脏和十二指肠。4 个扩张器被放置在皮下，但其中一个在扩张过程中发生漏液。脱细胞真皮基质用于辅助修复腹部中央皮肤覆盖不足（图 42.15）。

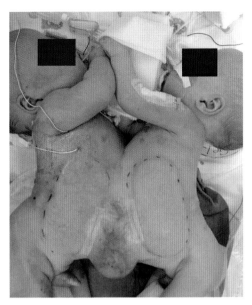

图 42.15 脐腹连体胎新置入扩张器。注射口位于背部。另外两个扩张器放置在对侧

病例 9：胸腹连体胎（2011 年）

这对复杂的胸腹连体胎相连的部分包括心包、膈肌、交通的心脏结构、长段空肠和胆道。其中一胎由于右心室发育不全和肺动脉狭窄，2 个月龄时通过右侧开胸行心脏手术。4 个扩张器在 3.5 个月龄时置入扩张器，在 8 个月龄时手术分离。对其中另一胎进行胸廓成形术，以复位肋骨和部分胸柄，然后对这对双胞胎使用聚四氟乙烯补片修补胸腔闭合重建。经复杂肝胆肠重建后，用可吸收薇乔网缝合双胎腹部缺损，再用猪真皮基质缝合。尽管术中皮瓣被积极动员，但仍有缺损，用真空负压海绵装置处理创面。其中一胎该区域是肉芽和上皮化结构，后续无需皮片移植。另一胎由于右心发育不良经历了复杂的术后心脏和呼吸系统并发症，最终在分离 8 个月后死亡。

病例 10：胸腹和脐腹连体胎（2012 年）

这一对胸腹和脐腹连体胎共用心包、横膈膜和肝脏。3 个月龄时，将 4 个组织扩张器置入靠近中央连体区的侧胸壁和腹壁皮下，注意避免损伤乳胚，5 个月后，胸腹和脐腹连体胎成功手术分离。用薇乔网片重建双胎大胸腹壁缺损，其外露的心脏、肝、膈、肠等部位由可吸收的猪真皮基质和扩张的皮肤覆盖。其中一胎出现部分创面裂开，并暴露出层状结构。在缓慢的二次愈合后，该部位出现腹疝，在 2 岁时用永久性补片成功修复。

术后护理

重症监护病房的支持性护理和细致的监测对分离婴儿的术后稳定至关重要。选择性肌松和通气 24~48 小时是术

后体液和电解质补充和心脏稳定的保障。围手术期应使用抗生素和严格的感染预防措施，以避免败血症。

围手术期减张策略是成功处理软组织的关键。在组织扩张过程中，建议使用 Clinitron 床，以优化软组织护理，防止受压区域或扩张器表面压力相关皮肤溃疡。在术后早期固定术期间应继续这样操作，以促进术后创面愈合，特别是当使用皮瓣和移植物封闭创面时。还应采用辅助技术，如频繁翻身、支持性凝胶填充和必要时固定肢体，以防止创伤性溃疡。

持续的营养支持同样至关重要。通常情况下，其中一个婴儿个头较小，营养不良。长期治疗和反复手术的压力加剧了这一问题，使婴儿面临更大的创面愈合和感染并发症的风险。在这种情况下，使用补充肠外或肠内喂养是有益的，在大多数情况下应予以考虑。

结果、预后及并发症

术后创面愈合并发症比较常见。术后真空负压闭合创面治疗可用于处理创面裂开或皮瓣坏死，而二次皮片移植和手术修复往往是处理软组织创面和瘢痕的主要手段。

连体双胞胎分离的整体成功取决于治疗团队的经验和准备，以及儿科专科机构可用的资源整合。影像学技术的最新进展使得手术在产前诊断、术前和术后重症监护管理和麻醉护理方面，总体上改善了结果，并提高了生存率。由多学科专业团队进行全面的长期护理是至关重要的患者管理方式，包括从产前诊断到术后随访，从而得以解决其复杂的问题。由于这些患者的解剖结构复杂，建议在同一机构进行随访，以更好地获得确定的长期疗效。

参考文献

1. Bates AW. Conjoined twins in the 16th century. *Twin Res.* 2002;5: 521–528.
2. Anderson T. Documentary and artistic evidence for conjoined twins from sixteenth century England. *Am J Med Genet.* 2002;109:155–159.
3. Redett R, Zucker RM. Conjoined twins. In: Bentz M, Bauer BS, Zucker RM, eds. *Principles and Practice of Pediatric Plastic Surgery.* St. Louis: Quality Medical Publishing; 2008:185–212. *A well-rounded account of perioperative and operative considerations relating to the separation of conjoined twins is presented.*
4. Geroulanos S, Jaggi F, Wydler J, et al. [Thoracopagus symmetricus. On the separation of Siamese twins in the 10th century AD by Byzantine physicians.]. *Gesnerus.* 1993;50:179–200.
5. Spitz L. Surgery for conjoined twins. *Ann R Coll Surg Engl.* 2003;85:230–235.
6. Spitz L, Kiely EM. Conjoined twins. *JAMA.* 2003;289:1307–1310. *The authors begin with an account of conjoined twin reports in history. A review of classification, diagnosis, and management follows.*
7. Bondeson J. The Biddenden Maids: a curious chapter in the history of conjoined twins. *J R Soc Med.* 1992;85:217–221.
8. Winston KR. Craniopagi: anatomical characteristics and classification. *Neurosurgery.* 1987;21:769–781.
9. Campbell S, Theile R, Stuart G, et al. Separation of craniopagus joined at the occiput. Case report. *J Neurosurg.* 2002;97:983–987.
10. Spitz L. Conjoined twins. *Br J Surg.* 1996;83:1028–1030. *This brief reports offers the author's perspective from an experience of 10 sets of conjoined twins over a decade. Special mention is made of the potential for heavy intraoperative blood loss and the fragility of these patients after separation.*
11. Rickham PP. The dawn of paediatric surgery: Johannes Fatio

(1649–1691) – his life, his work and his horrible end. *Prog Pediatr Surg.* 1986;20:94–105.

12. O'Neill JA Jr. Conjoined twins. In: Grosfeld JL, O'Neill JA Jr, Fonkalsrud EW, et al., eds. *Pediatric Surgery*. Philadelphia: Mosby; 2006. *This chapter is a review of topics ranging from prenatal diagnosis to ethical considerations related to conjoined twins. Particularly useful is the authors' systems-based approach to surgical technique.*

13. Spencer R. *Conjoined Twins: Developmental Malformations and Clinical Implications*. Baltimore: Johns Hopkins University Press; 2003.

14. Mackenzie TC, Crombleholme TM, Johnson MP, et al. The natural history of prenatally diagnosed conjoined twins. *J Pediatr Surg.* 2002;37:303–309.

15. O'Neill JA Jr, Holcomb GW 3rd, Schnaufer L, et al. Surgical experience with thirteen conjoined twins. *Ann Surg.* 1988;208: 299–312.

16. Edmonds LD, Layde PM. Conjoined twins in the United States, 1970–1977. *Teratology.* 1982;25:301–308.

17. Viljoen DL, Nelson MM, Beighton P. The epidemiology of conjoined twinning in Southern Africa. *Clin Genet.* 1983;24:15–21.

18. Potter EL, Craig JM. *Pathology of the Fetus and the Infant*. 3rd ed. Chicago: Year Book Medical Publishers; 1975:xiv, 697.

19. Synhorst D, Matlak M, Roan Y, et al. Separation of conjoined thoracopagus twins joined at the right atrial. *Am J Cardiol.* 1979;43:662–665.

20. Zuker RM, Redett R, Alman B, et al. First successful lower-extremity transplantation: technique and functional result. *J Reconstr Microsurg.* 2006;22:239–244.

21. Walker M, Browd SR. Craniopagus twins: embryology, classification, surgical anatomy, and separation. *Childs Nerv Syst.* 2004;20:554–566.

22. Votteler TP. Conjoined twins. In: Welch K, Randolph JG, Ravitch MM, et al., eds. *Pediatric Surgery*. Chicago: Year Book Medical Publishers; 1986:829–836.

23. Voris HC, Slaughter WB, Christian JR, et al. Successful separation of craniopagus twins. *J Neurosurg.* 1957;14:548–560.

24. O'Connell JE. Craniopagus twins: surgical anatomy and embryology and their implications. *J Neurol Neurosurg Psychiatry.* 1976;39:1–22.

25. Bucholz RD, Yoon KW, Shively RE. Temporoparietal craniopagus. Case report and review of the literature. *J Neurosurg.* 1987;66:72–79.

26. Spencer R. Anatomic description of conjoined twins: a plea for standardized terminology. *J Pediatr Surg.* 1996;31:941–944.

27. Zimmerman AA. Embryologic and anatomic considerations of conjoined twins. *Natl Foundation.* 1967;3:18.

28. Spencer R. Theoretical and analytical embryology of conjoined twins: part I: embryogenesis. *Clin Anat.* 2000;13:36–53. *This review spans over 1200 cases of conjoined twins. Observations drawn from these cases form the basis for a discussion of the embryology leading to this pathology.*

29. Barth RA, Filly RA, Goldberg JD, et al. Conjoined twins: prenatal diagnosis and assessment of associated malformations. *Radiology.* 1990;177:201–207.

30. van den Brand SF, Nijhuis JG, van Dongen PW. Prenatal ultrasound diagnosis of conjoined twins. *Obstet Gynecol Surv.* 1994;49:656–662.

31. Malone FD, D'Alton ME. Anomalies peculiar to multiple gestations. *Clin Perinatol.* 2000;27:1033–1046.

32. Spitz L, Kiely E. Success rate for surgery of conjoined twins. *Lancet.* 2000;356:1765.

33. Schultz RC, Danielson JR, Habakuk S. The use of uniform simulated models in the reconstruction of craniopagus twins. *Ann Plast Surg.* 1986;16:153–160.

34. Carter MS, Fantini GA, Sammartano RJ, et al. Qualitative and quantitative fluorescein fluorescence in determining intestinal viability. *Am J Surg.* 1984;147:117–123.

35. Denneny JC 3rd, Weisman RA, Silverman DG. Monitoring free flap perfusion by serial fluorometry. *Otolaryngol Head Neck Surg.* 1983;91:372–376.

36. Marfuggi RA, Greenspan M. Reliable intraoperative prediction of intestinal viability using a fluorescent indicator. *Surg Gynecol Obstet.* 1981;152:33–35.

37. Bulkley GB, Zuidema GD, Hamilton SR, et al. Intraoperative determination of small intestinal viability following ischemic injury: a prospective, controlled trial of two adjuvant methods (Doppler and fluorescein) compared with standard clinical judgment. *Ann Surg.* 1981;193:628–637.

38. Gatti JE, LaRossa D, Silverman DG, et al. Evaluation of the burn wound with perfusion fluorometry. *J Trauma.* 1983;23:202–206.

39. Ross AJ 3rd, O'Neill JA Jr, Silverman DG, et al. A new technique for evaluating cutaneous vascularity in complicated conjoined twins. *J Pediatr Surg.* 1985;20:743–746.

40. Silverman DG, LaRossa DD, Barlow CH, et al. Quantification of tissue fluorescein delivery and prediction of flap viability with the fiberoptic dermofluorometer. *Plast Reconstr Surg.* 1980;66:545–553.

41. Zubowicz VN, Ricketts R. Use of skin expansion in separation of conjoined twins. *Ann Plast Surg.* 1988;20:272–276.

42. Alaish SM, Strauch ED. The use of Alloderm in the closure of a giant omphalocele. *J Pediatr Surg.* 2006;41:e37–e39.

43. Bello YM, Falabella AF, Eaglstein WH. Tissue-engineered skin. Current status in wound healing. *Am J Clin Dermatol.* 2001;2:305–313.

44. Kremer M, Lang E, Berger AC. Evaluation of dermal–epidermal skin equivalents ('composite-skin') of human keratinocytes in a collagen-glycosaminoglycan matrix(Integra artificial skin). *Br J Plast Surg.* 2000;53:459–465.

45. Dasgupta R, Wales PW, Zuker RM, et al. The use of Surgisis for abdominal wall reconstruction in the separation of omphalopagus conjoined twins. *Pediatr Surg Int.* 2007;23:923–926.

46. Burns NK, Jaffari MV, Rios CN, et al. Noncross-linked porcine acellular dermal matrices for abdominal wall reconstruction. *Plast Reconstr Surg.* 2010;125:167–176.

47. Gupta A, Zahriya K, Mullens PL, et al. Ventral herniorrhaphy: experience with two different biosynthetic mesh materials, Surgisis and Alloderm. *Hernia.* 2006;10:419–425.

48. Mestel AL, Golinko RJ, Wax SH, et al. Ischiopagus tripus conjoined twins: case report of a successful separation. *Surgery.* 1971;69:75–83.

49. Yokomori K, Ohkura M, Kitano Y, et al. Comprehensive planning of operative strategy for separation of ischiopagus tripus twins with particular reference to quality of life. *J Pediatr Surg.* 1993;28: 833–837.

50. Hung WT, Chen WJ, Chen HT, et al. Successful separation of ischiopagus tripus conjoined twins. *J Pediatr Surg.* 1986;21: 920–923.

51. Neumann CG. The expansion of an area of skin by progressive distention of a subcutaneous balloon; use of the method for securing skin for subtotal reconstruction of the ear. *Plast Reconstr Surg.* 1957;19:124–130.

52. Radovan C. Breast reconstruction after mastectomy using the temporary expander. *Plast Reconstr Surg.* 1982;69:195–208.

53. Zuker RM, Filler RM, Lalla R. Intra-abdominal tissue expansion: an adjunct in the separation of conjoined twins. *J Pediatr Surg.* 1986;21:1198–1200.

54. Shively RE, Bermant MA, Bucholz RD. Separation of craniopagus twins utilizing tissue expanders. *Plast Reconstr Surg.* 1985;76: 765–773.

55. Spitz L, Capps SN, Kiely EM. Xiphoomphaloischiopagus tripus conjoined twins: successful separation following abdominal wall expansion. *J Pediatr Surg.* 1991;26:26–29.

56. Lehr HB, Berggren RB, Lotke PA, et al. Permanent survival of preserved skin autografts. *Surgery.* 1964;56:742–746.

第43章

先天性泌尿生殖器缺陷重建

Mohan S. Gundeti, Michael C. Large, and William R. Boysen

概要

- 尿道下裂很常见,发病率或仍在上升,手术方法众多。阴茎阴囊转位常伴随阴茎下弯,需要同时处理。

- 泄殖腔或泌尿生殖窦异常的重建较为复杂,往往需要多种术式和多期手术,以便获得外观和功能重建。

- 生殖器模糊外观的重建时机仍有争议,但对神经解剖学神经支配认识的进步促进了重建手术中功能的保护。

- 膀胱和泄殖腔外翻的修复技术还在发展中,对一期修复和分期修复仍存争议。

简介

先天性泌尿生殖器缺陷的重建手术范围较大,手术指征囊括了急诊手术和择期手术。本章将讨论泌尿生殖道的正常发育,然后讨论一些常见的女性和男性的泌尿生殖道异常及手术修复。讨论顺序先是尿道下裂的类型,然后是泄殖腔和尿生殖窦异常,随后简要讨论各种表现形式,包括阴蒂肥大、膀胱外翻和/或尿道上裂。对于每一种情况,本章将介绍诊断和评估、代表性的手术技术、并发症及其短期和远期预后。总体上,泌尿系统疾病的重建手术效果较为满意,但不能低估手术时机和患者选择的重要性。

泌尿生殖系统的正常发育

泄殖腔在胚胎发育的第 2 周出现,并在第 4 周形成尿道直肠隔(图 43.1)。第 7 周时,尿道直肠隔与泄殖腔膜融合。泄殖腔膜的缺陷可导致膀胱外翻、泄殖腔外翻和尿道上裂。Mullerian 管发育成子宫阴道管。在远端,尿生殖窦形成前庭,其中间部分的窦阴道球则管化形成阴道下段。因为发育中较为接近,副中肾管的异常经常合并同侧肾脏异常如肾缺如或肾融合畸形。当尿生殖窦未能正常发育成阴道远端时,则导致阴道闭锁。当核型为 46XX 的女性阴道上 1/3 段未能发育时,则表现为阴道发育不良。阴道横隔则是源于尿生殖窦和 Mullerian 管的融合管化失败。Mayer-Rokitansky-Kuster-Hauser 综合征包括 Mullerian 管发育不全,常伴有肾脏和颈胸椎发育不良。

外生殖器的分化在胚胎第 7~8 周左右开始。向男性性腺的分化基于 SRY 基因的表达,及产生的睾酮。肛门和殖器之间的距离增加,阴茎变长,生殖器褶皱融合,前庭褶皱形成并向背侧融合。在第 11 周,尿道褶向腹侧融合,在生殖器褶不能融合的情况下(如尿道下裂),包皮皱褶不向腹侧融合,导致背侧包皮过多。到第 16 周,尿道腺形成。尿道的腺体部分内衬尿生殖窦来源并分化的鳞状上皮[1]。组织学上,尿道下裂的尿道板包含尿道海绵体而不含瘢痕组织。尿道下裂的阴茎内部结构与正常的阴茎一样,阴部神经发出背侧神经在阴茎背侧中线两旁走行。

在女性中,泌尿生殖窦的褶皱保持开放发育成大阴唇,阴唇褶皱形成小阴唇,生殖窦小结节发育成为阴蒂,而尿生殖窦发育成为阴道下段和尿道。第 9~14 周时,宫内雄性激素的过量或缺失可以改变这一过程,导致外生殖器模糊。阴蒂的神经在进入体表组织之前沿阴蒂背侧表面走行,在重建过程中必须注意不要解剖或游离这一区域,以保持神经支配和未来的性功能。

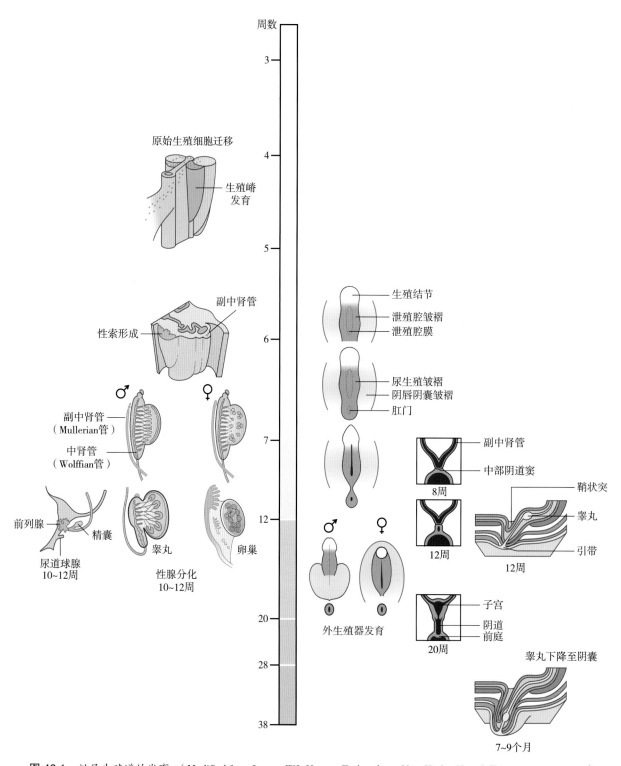

图 43.1 泌尿生殖道的发育。(Modified from Larsen WJ. Human Embryology. New York: Churchill Livingstone; 1997.)

尿道下裂

背景、诊断与患者选择

　　当尿道海绵体和包皮的发育被中断时，就会发生尿道下裂。表现为尿道开口位置不在龟头远端而位于近侧。尿道下裂常常伴随着阴茎下弯，源于正常的胚胎发育中阴茎下弯的自然改善进程被停滞。尿道下裂的严重程度由阴茎下弯程度、尿道板宽度、龟头体积、阴茎大小和尿道开口位置定义。尿道开口的范围从会阴到龟头不等（图 43.2、图 43.3）。尿道下裂越严重，合并阴茎下弯和阴茎阴囊转位更多见（图 43.4、图 43.5）。

　　尿道下裂在男性新生儿中的发生率大约为 1/300，比1970 年的 2/1 000 有所增加。在同卵双胞胎中尿道下裂的发生率会增加近 9 倍。病因可能是多基因、多因素的。大约5% 的病例可能会发现睾酮、双氢睾酮或雄性激素受体的缺陷。也有假说认为，母体的环境暴露于塑料中的邻苯二甲酸

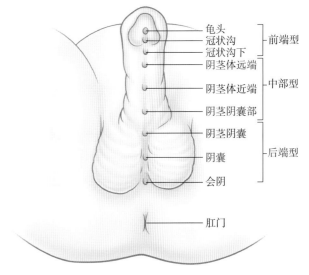

图 43.2　尿道下裂的分型。(Reproduced from Wein AJ, et al. Campbell-Walsh Urology, 9th edn. Philadelphia：Saunders；2007.)

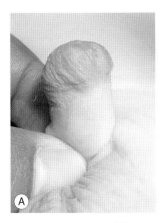
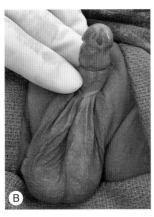
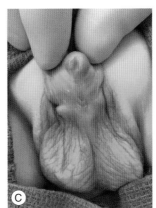
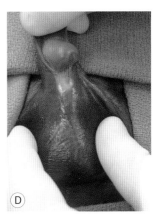

图 43.3　尿道下裂：（A）阴茎头型；（B）冠状沟型；（C）阴茎阴囊型；（D）会阴型

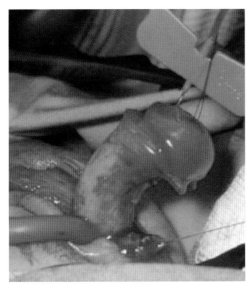

图 43.4　术中行勃起试验

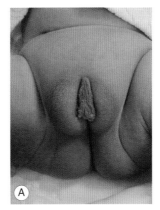
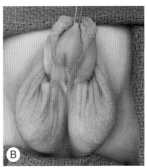

图 43.5　（A，B）阴茎阴囊转位

盐和食品、化妆品和杀虫剂中的雌激素,会增加尿道下裂的风险,但仍缺乏确切证据支持。尿道下裂中阴茎下弯的理论推断包括尿道板发育不全,尿道间质异常,以及海绵体不均匀等。

尿道下裂往往在出生时经查体即可被诊断,但后续的诊断也不少见。双侧性腺不可触及合并尿道下裂的患者,要警惕性发育异常的存在,因此推荐进行染色体核型分析。

患者的选择与尿道下裂的修复最为相关。肛门位置、龟头体积、阴茎长度、是否存在阴茎阴囊转位和 / 或阴茎下弯,以及尿道板的宽度和深度都是外科医生选择术式的重要依据。一般而言,程度较轻的远端尿道下裂可以选择尿道板切开卷管(tubularized incised plate,TIP)术式与尿道口和龟头成形(meatoplasty and glanuloplasty,MAGPI)术式进行修复。而近端型尿道下裂则经常选择分期皮瓣手术或岛状皮瓣加盖进行修复。

对于足月产的男婴,尿道下裂的最佳手术时机是 6 个月龄,考量是经历在 4 至 6 个月龄之间自然发生的雄激素增长使龟头和阴茎有所发育。约 92% 的小儿泌尿外科医生对远端尿道下裂选择 TIP 术式[2]。对于没有阴茎下弯的近端型尿道下裂,泌尿外科医生采用的方式不外乎 TIP 术式或岛状皮瓣加盖术式进行修复。而对于重度下弯的近端型尿道下裂,分期手术是最常见的选择[3]。术前肌内注射睾酮(每次 25mg 或 2mg/kg)常被尝试用于改善阴茎血管和组织的质量,以便于手术的进行。然而,对于术前雄激素影响术后并发症的研究报告的结果不一,目前认为术前使用雄激素的作用效果尚不明确[4]。根据作者的经验,对于术前有不利于手术因素的患者,如龟头直径过小和尿道板较窄的情况,术前睾酮有一定的作用。这类患者的预后也可能会受到术前雄激素应用之外的许多因素的影响,包括手术技术。

治疗 / 手术技术

尿道下裂修复术的目标是使患者可以站立排尿,并有正常的射精,同时修复成为一个裂隙状的尿道外口。该修复技术应该是简便易行,且效果易于被复制。包皮外观是否需要重建,则根据地区的文化和患者的期望,可以选择重建或不重建。对于明显的阴茎阴囊转位,则可以进行阴囊整形术(图 43.6)。Baskin 和 Ebbers 描述了所有尿道下裂修复术中显而易见的五个步骤:阴茎矫直、尿道成形术、尿道外口和龟头成形术、阴囊成形术以及皮肤覆盖成形术[5]。在此,作者将描述一些比较常见的修复技术。

尿道外口和龟头成形术

MAGPI 修复术最适合用于远端或头部型的尿道下裂。通常情况下,这类患者能够排尿成直线,但出于社会、文化或父母要求,需要进行修复手术。第一步的切口设计在龟头近端 5mm 处环切包皮,并进行包皮脱套,后续进行矫直手术

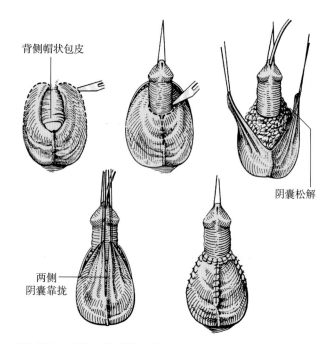

图 43.6　阴茎阴囊转位的矫治。(Reproduced from Wein AJ, et al. Campbell-Walsh Urology, 9th edn. Philadelphia:Saunders. 2007.)

(图 43.7)。切开尿道板上的任何横行桥状结构,然后通过 Heineke-Mikulicz 术式(纵切横缝)进行修复,使龟头段的尿道底板和近端尿道开口恢复连续性。使用牵引线,使缝合时将尿道口向远端推进,随后修剪龟头边缘并以分两层进行缝合。

尿道板切开卷管(TIP)修复法

对于各种远端型尿道下裂,建议外科医生选择一种单一的技术,其效果可复制,且成功率可达 95%。TIP 术式易于复制,是作者对远端型尿道下裂的最初选择。测量尿道板的宽度,并在拟行切口注射稀释的肾上腺素(尽管这不是作者的做法)。在尿道板的两侧边缘做一纵行切口,并在尿道开口的近端绕行将二侧切口延续。纵行切口的深度基于龟头直径和尿道板的尺寸,而绕行尿道口的切口应该特别表浅,仅仅是为了将阴茎腹侧皮肤与现有尿道进行游离,注意避免切破至现有尿道腔内(图 43.8)。与 MAGPI 修复类似,距离冠状沟边缘约 5mm 从纵行切口向两侧延伸作环切。将包皮脱套,评估下弯情况,如有必要,可以进行阴茎矫直。然后利用超细尖的眼科刀切开尿道板中线,并将尿道板包绕 5F 或 8F 的胃管作为尿道支架进行卷管。在两侧构建龟头瓣,使组织足够厚,以提供足够覆盖和无张力缝合。转移肉膜组织或疏松组织,以覆盖重建的新尿道。龟头分两层重建,并在中线处缝合关闭阴茎切口以完成修复。在尿道板很浅或龟头直径很小的情况下,可以在后部纵切尿道板后移入一块游离皮瓣来增加尿道的周长[6]。

图中标注:背侧帽状包皮、阴囊松解、两侧阴囊靠拢

岛状皮瓣加盖修复术

岛状皮瓣加盖修复通常用于阴茎体型尿道下裂,尽管也有应用于远端型尿道下裂[17]。在包皮的四角放置牵引线(图 43.9)。与 TIP 修复类似,进行 U 形尿道板切开和冠状沟环切。随后进行脱套和矫直,然后测量从尿道口到远端龟头的距离。设计一个矩形的包皮皮瓣,并顺其皮瓣蒂转到复测。在龟头重建和关闭切口之前,可以利用第二层带血供的包皮内板皮下组织进行覆盖。作者很少使用这种技术,因为在 TIP 不可行的情况下,作者更倾向于选择分期修复手术。

提示与要点

- 龟头牵引有助于术中对阴茎的控制和操作。
- 放置阴茎止血带有助于术野清晰,可以安全地阻断 45 分钟而不会影响结果(根据作者的经验)。
- 尽量减少组织钳夹和建立无张力吻合,能保证组织质量。
- 双极电凝比单极电刀更适合用于止血。
- 2.5 倍以上的放大镜或手术显微镜可以改善术中对组织的处理。

分期修复

对于近端型尿道下裂,分期修复通常最大程度提高了远期成功率。尽管需要有间隔 6 个月以上的多次手术。做一个冠状沟近端的环切,以及一个从龟头顶端到近端尿道口的纵向切口(图 43.10~ 图 43.12)。辨认健康的现有尿道,切除远端尿道板。纵行切开龟头部分,并测量尿道缺损长度。如果大小足够,可利用包皮作为带蒂皮瓣或游离皮瓣移入(视频 43.1)。如果包皮大小不够,可选取和缺损 1∶1 大小口腔黏膜作为游离移植物。颊部组织有一个广泛的血管固有层,因此远期挛缩较小。二期手术的修复是对首期手术的移植皮瓣进行卷管成形尿道,最后关闭阴茎皮肤前,做好覆盖(见图 43.11 和视频 43.2)。

阴茎矫直术

关于矫直的讨论可见其他章节(第 4 卷第 13 章),下文将简要介绍作者选择的矫形方法。阴茎完全脱套后,仍有不到 10% 的尿道下裂患者需要进一步的阴茎矫直[8]。进行勃起试验,阴茎根部收紧止血带,并将小号蝴蝶针穿过龟头直

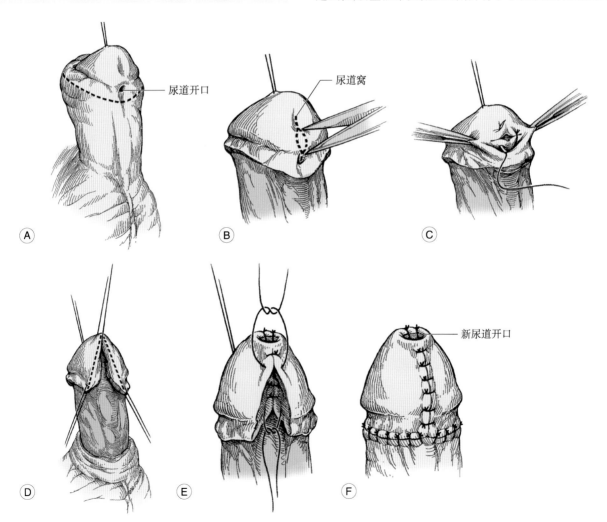

图 43.7 (A~F)远端型尿道下裂的尿道口和龟头成形(MAGPI)。(Reprinted from Duckett JW. Hypospadias. In: Walsh PC, Retik AB, Vaughan ED Jr, Wein AJ(eds). Campbell's Urology, 7th edn. Philadelphia, WB Saunders; 1998.)

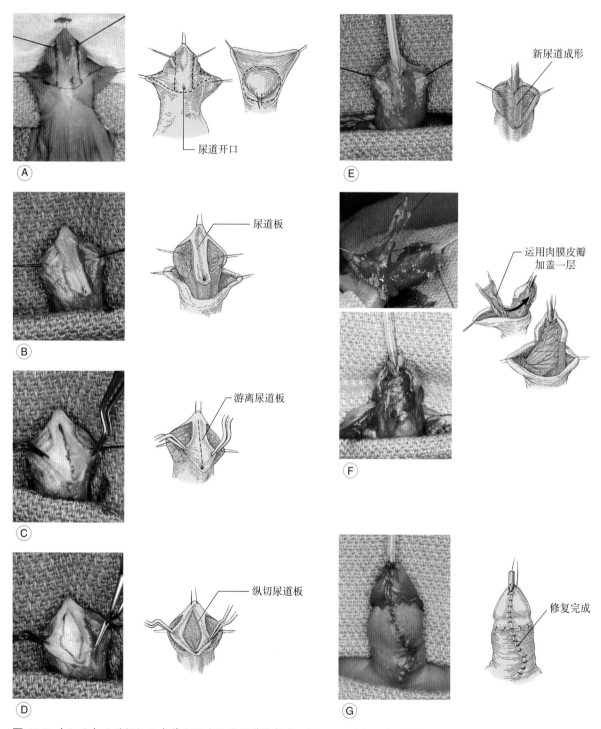

图43.8（A~G）尿道板切开卷管（TIP）尿道下裂修复术。（Reprinted from Retik AB，Borer JG. Primary and reoperative hypospadias repair with the Snodgrass technique. World J Urol. 1998；16：186.）

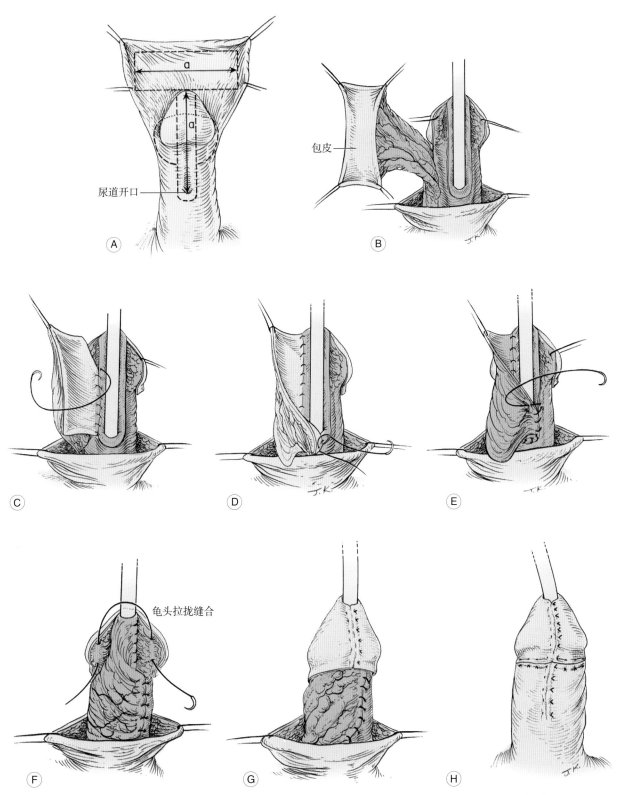

图 43.9 （A~H）岛状皮瓣加盖尿道下裂修复。（Reprinted from Atala A, Retik AB. Hypospadias. In: Libertino JA（ed.）. Reconstructive Urologic Surgery, 3rd edn. St.Louis: Mosby-Year Book; 1998.）

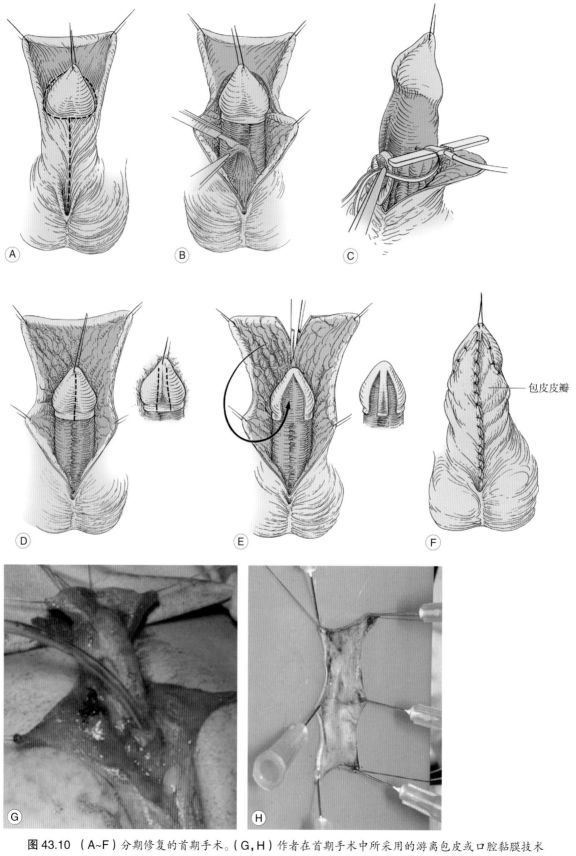

图 43.10（A~F）分期修复的首期手术。（G,H）作者在首期手术中所采用的游离包皮或口腔黏膜技术

包皮皮瓣

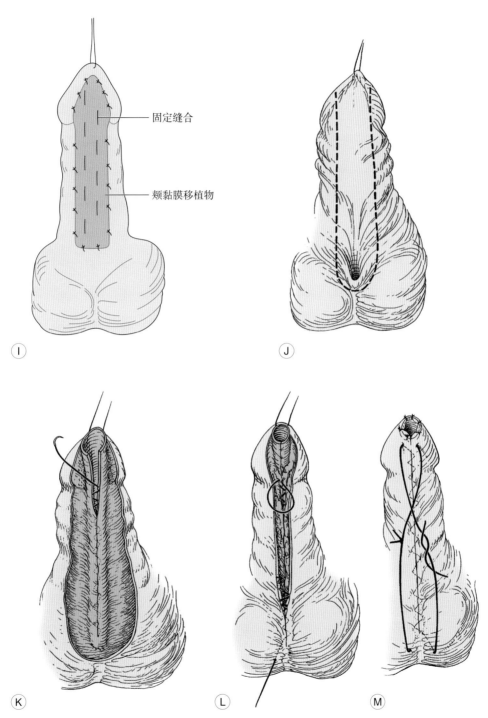

固定缝合

颊黏膜移植物

图 43.10（续）（I~M）二期手术。（Reprinted from Retik AB, Borer JG. Primary and reoperative hypospadias repair with the Snodgrass technique. World J Urol. 1998；16：186.）

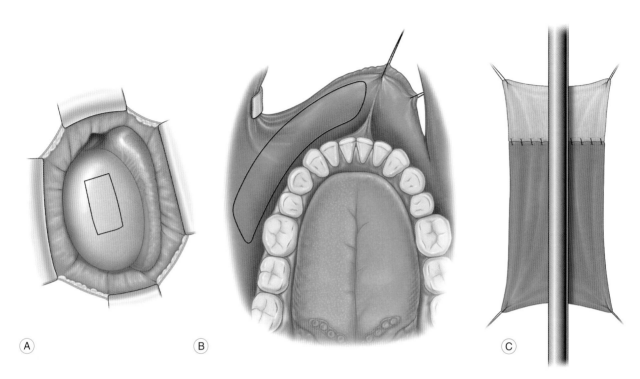

图 43.11 （A,B）获取口腔黏膜。（C）口腔黏膜加盖移植物,上置导管

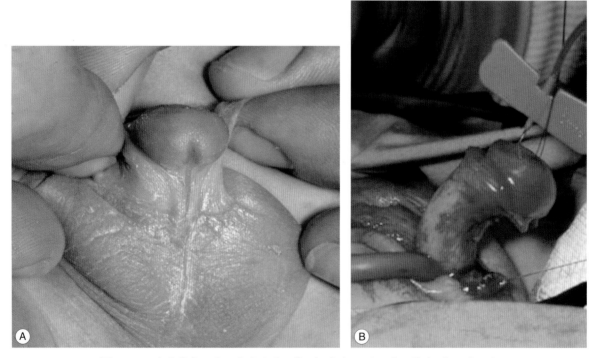

图 43.12 分期修复阴茎下弯的尿道下裂。(A)会阴型尿道下裂;(B)阴茎下弯

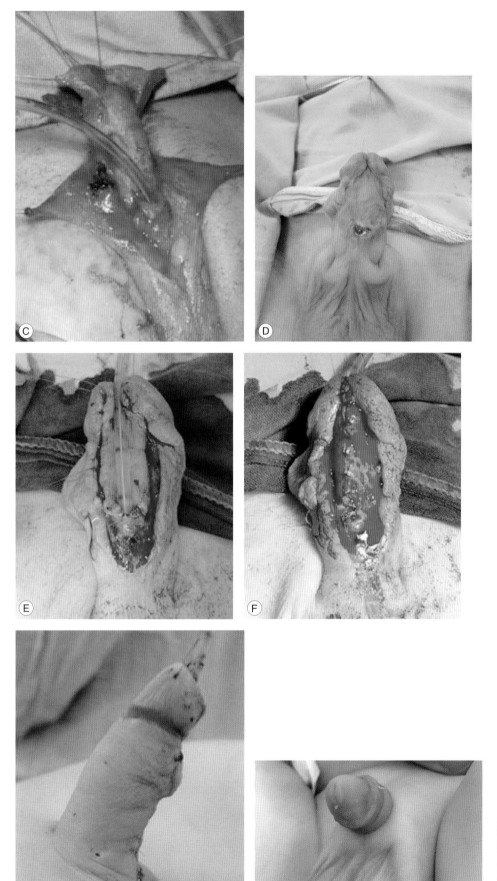

图 43.12(续)（C）阴茎矫直;（D）首期术后 6 个月外观;（E~G）二期修复中使用游离包皮和延期卷管;（H）末次手术后 1 年外观

接插入一侧海绵体，将无菌生理盐水缓慢地注入阴茎海绵体，直到实现勃起，以实现对下弯的评估。基于解剖学证据，在阴茎背侧 12 点钟位置缺乏或神经组织较少，作者长选择海绵体背侧中线位置的简单折叠来矫正下弯（图 43.13），而不再使用一些经典的复杂技术[5]。由于顾虑神经损伤、勃起功能障碍和静脉漏，作者倾向于避免使用 Nesbit 海绵体折叠或海绵体补片技术。然而，目前尚缺乏对这些技术远期预后的研究。

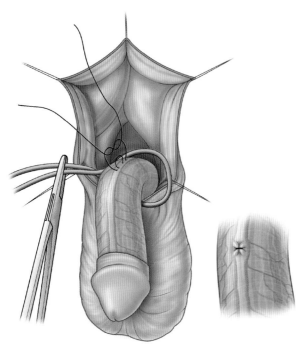

图 43.13　下弯矫直方法——12 点避开神经血管束折叠。（Reproduced from Baskin LS. Hypospadias: anatomy, embryology, and reconstructive techniques. Braz J Urol. 2000; 26: 621. ）

术后护理

　　尿道下裂修复术主要在门诊进行。术前进行骶管阻滞或局部神经阻断能改善术后镇痛。一般使用柔软的 5F 或 8F 的婴儿胃管充作尿道支撑。先使用 Tegaderm 透气胶包扎阴茎体，然后使用 3 层支持性的 DuoDerm 人工皮材料组成的敷料，以保持阴茎竖直，并最大限度地减少术后水肿。

提示与要点

- 两侧龟头之间的拉拢对于防止尿道口和龟头成形术（MAGPI 术式）后的尿道口后退至关重要。
- 对阴茎进行包皮脱套和矫直后，尿道开口可能后退至近端，需要进行更广泛的修复。同样，对于远端尿道组织较差的患者，近端游离到健康的海绵体，可能会将远端尿道开口后退至近端。
- 保留导尿管进行 5~7 天的尿液引流对于改善尿道预后至关重要。

并发症与结果

　　对于尿道下裂修复术，"第一次机会是最好的机会"的说法不无道理。虽然手术成功的情形下，阴茎是正常的，但手术效果不佳的患者有可能出现瘢痕和生殖器外观的异常、排尿困难以及远期的性生活和社交困难。出血和导尿管脱落是术后早期遇到的最常见问题。术中的第二层覆盖是防止尿道皮肤瘘形成的唯一最佳措施。不太常见的并发症包括尿道口狭窄、感染、尿道憩室和狭窄，以及干燥性龟头炎（balanitis xerotica obliterans, BXO）。尿道憩室、狭窄和 BXO 在分期修复或用口腔黏膜代尿道的修复后更为常见。

　　关于 MAGPI 修复，Duckett 和 Snyder 报道了对 1 000 名患者平均 2 个月的随访中，尿瘘的出现率为 0.5%，尿道口退缩的发生率为 0.06%，而阴茎下弯的出现率为 0.1%[9]。这些记录尚未能被其他作者再次创造，其他研究小组报道了在 2 年内有近 15% 的人出现了完全的尿道口回缩[10]。TIP 修复的数据在不断更新，一项对超过 2 000 名患者的多中心分析表明，并发症发生率为 9%[11]，尿道瘘的出现率为 5%，尿道外口狭窄的出现率为 2%，而龟头裂开的发生率为 5%[12]。

　　一项关于岛状皮瓣覆盖修复的大型病例研究表明，尿道瘘发生率为 6%，再手术率为 9%[13]。在一项对 600 名分期修复术（大多数运用包皮成形尿道）的患者回顾中，首期手术后有 4% 的患者需要进行修整，尽管使用肉膜皮瓣进行第二层覆盖已经降低了尿道瘘的发生率，但二期术后仍有 6% 的尿瘘发生率[14]。

　　在首次手术失败的情况下，有时需要进行尿道下裂的二次手术。尽管对于远端型或阴茎体部型尿道下裂修复术应该是一次完成且效果确切，然而当出现尿道瘘等并发症时，还是要注意修复方式。作者的经验与 Bracka 的经验一致，分期的口腔黏膜修复对于既往有过失败的尿道下裂修复术的患者是个不错的选择[14]。

　　有关远期外观、排尿功能和性功能的数据仍然相当有限，还有待继续研究。已经有许多有效评估量表被验证和使用，包括阴茎外观评分[15]和尿道下裂客观评价表（Hypospadias Objective Penile Evaluation, HOPE）[16]，这将有望促进未来在尿道下裂修复后外观等方面的研究。无论使用哪种评估量表，关于远期效果的数据都还是有限且多样化的，一些系列报告称，尿道下裂修复术后性功能障碍发生率较高，而另一些研究则表明与匹配的对照组相比没有差异[17]。正如人们所预期，尿道下裂严重程度与术后性功能障碍、外观不满意程度相关[18]。

模糊外生殖器、泄殖腔永存与尿生殖窦发育异常

背景、诊断与检查

　　泌尿生殖窦异常可能独立存在，或与先天性肾上腺皮质增生症（congenital adrenal hyperplasia, CAH）有关，最常见的病因是 21- 羟化酶的缺乏。本节提到的病症均罕见，CAH

的发生率约为 1/5 000~15 000,尿生殖窦异常的发生率为 0.6/10 000,而泄殖腔永存的发生率为 1/20 000。

对外生殖器模糊的新生儿的检查应包括多学科团队的会诊,并应排除 CAH 等重要因素。需要注意对水电解质平衡以及血压的观察。体格检查时应注意是否有耻骨上肿块或腹水、骶尾部凹陷、生殖器的下弯和大小、是否可触及性腺、肛门和尿道阴道开口的位置,以及色素沉着的情况。应进行染色体核型检查和肾上腺激素测定,在先天性肾上腺皮质增生的诊断下,应及时进行皮质醇和氟氢可的松的替代治疗。需要询问胎儿的宫内雄激素物质的暴露情况,以及有无婴儿死亡的家族史。对生殖器和泌尿道进行放射学和内镜评估,包括腹部 X 线和超声、尿生殖道造影、超声心动图、腰骶部的磁共振成像(用于 VACTERL 综合征相关泄殖腔畸形的评估),以及在设计手术修复方案前进行膀胱镜与阴道镜检查。

Prader 分类系统是用于描述泌尿生殖窦异常的经典分类方法,其可描绘广泛的从典型男性到典型女性之间的各种生殖器外观[19]。更新的分类系统则是在 Prader 分类系统描述的外观基础上,进一步注意了外生殖器的长度/宽度和阴道的位置[20]。这一更新的分类系统在临床上的应用仍不十分明确。

治疗/手术技术

手术修复的最佳时机仍有争议,其中还需考虑到儿童的远期心理发展和性别满意度[21]。建议在手术前与有经验的团队进行多学科沟通。泄殖腔修复术中的肛门成形部分尤其需要一位具有胃肠道手术经验的小儿外科医生参与。

泌尿生殖窦的异常可分为地位或高位共同通道。共同通道位于尿道括约肌下方的,被认为是低位;反之则为高位。共同通道的长度是否长于 3cm,也是常见的被用于区分低位和高位共同通道。向女性外生殖器整形的目标应包括创造正常外观的女性外生殖器,构建能控尿、无反复尿路感染的无梗阻尿道,并在成年后拥有正常的性功能和生殖功能[22]。修复可能包括保留神经束的阴蒂成形术、小阴唇成形术,以及构造一个通畅的阴道。除了高位共同通道的病例外,医生通常倾向于采用经会阴手术的方式,尽管此前倾向于采用俯卧位式术。

在低位共同通道的患者中,将融合阴唇的简单后切开、皮瓣移入阴道成形术或阴道下拉术进行修复可以进行阴道成形。在皮瓣移入式阴道成形术中,运用直肠前方的皮肤制作一个皮瓣移入直肠前方(图 43.14)。纵行切开尿生殖窦(共同通道)的后壁,然后将皮瓣两侧缝合移入形成阴道的后壁,而阴道前壁保持完整的原状。

对于部分低位共同通道和所有高位共同通道的患者,可能需要进行完全的尿生殖窦游离(total urogenital mobilization,TUM),并进行下拉式阴道成形术。也有作者描述过部分尿生殖窦游离(partial urogenital mobilization,PUM),在不需要对耻骨下方和膀胱颈进行解剖的情况下,便能获得充分松解。作者更倾向于使用 Rink 和 Cain 描述的技术进行尿生殖窦游离[23]。患儿取截石位,进行膀胱镜检

查和阴道镜检查,以评估共同通道情况。在阴道内放置一个气囊导管,在膀胱内放置一根 Foley 导尿管以便操作。然后将患儿恢复到仰卧位,牵引阴蒂。如有需要,可以按下文描述的步骤进行阴蒂成形术。在环形切开尿生殖窦后,开始尿生殖窦的整体游离。游离的边界,前方至耻骨后方的耻骨韧带处,后方至阴道,以便将整个尿生殖窦整体下移至会阴部。在尿生殖窦部分游离的情形下,解剖至耻骨韧带处即可,然后将尿生殖窦从海绵体表面游离。可以在开口处置牵引线以帮助暴露。然后向后做 Ω 形皮瓣,以暴露尿生殖窦的后部。尿生殖窦后方的游离具有一定难度,必须注意避免损伤直肠或损伤尿生殖窦。接下来,在留置缝线之间的 Fogarty 导管表面打开阴道后壁。如果不进一步游离,就无法实现与会阴的无张力吻合,则必须行尿生殖窦整体游离即在耻骨后方进行额外的松解后进行下拉式阴道成形术。用间断的可吸收缝合线将阴道与会阴部皮瓣或远端多余的黏膜进行缝合,关闭阴道口和皮肤之间的切口。

关于阴蒂成形术,要保留龟头阴蒂、白膜和神经血管束,而多余的海绵体可以保留或从侧面剥离切除[24]。Salle 等主张保留海绵体,而 Poppas 等则证实,可以剥离海绵体而不损伤背神经或影响阴蒂敏感性[25,26]。首先,从会阴部到阴蒂腹侧的前部建立一个 U 形瓣(图 43.15)。行单一的切口在中部汇合。然后将阴蒂脱套,牵起背侧神经束。切开 Buck 筋膜,将海绵体与外膜分离并缝扎。然后将阴蒂头与缩短的海绵体的根部固定。

提示与要点

- 内镜下明确汇合点对于规划尿生殖窦修复术至关重要(图 43.16)。
- 识别和保留神经血管束是成功的阴蒂成形术的关键。
- 在不分离阴道和尿道的情况下,尿生殖窦整体游离或部分游离可获得良好效果。

并发症与结果

如前所述,尿生殖窦异常和泄殖腔永存的手术目标包括建立正常外观的女性外生殖器,建立无失禁和无复发性感染的通畅尿路,以及保留正常的成人生殖功能和性功能/感觉。一项系列研究回顾了 22 例女性尿路生殖窦整体游离外阴修复的结果,并发症包括尿道狭窄(9%)、尿道阴道瘘(4.5%)、需要进一步手术的共同通道残留(4.5%),以及需要重新做后矢状位肛门整形术,以完成阴道和肛门关闭(4.5%)[27]。另一项小型研究包含 7 名接受了尿生殖窦整体游离的患者,显示术后的尿失禁发生率为 86%,其中一半患者能自主排尿,而另一半患者需要清洁间歇导尿(clean intermittent catheterization,CIC)。该项小型研究的尿动力学结果还提示存在逼尿肌活动不足或收缩力不足,其中 86% 的患者膀胱顺应性正常,而其余 14% 的患者膀胱顺应性较差[28]。关于尿失禁,另一项系列研究表明,接受尿生殖窦整体游离或部分游离的儿童,在尿失禁发生率方面没有明显的

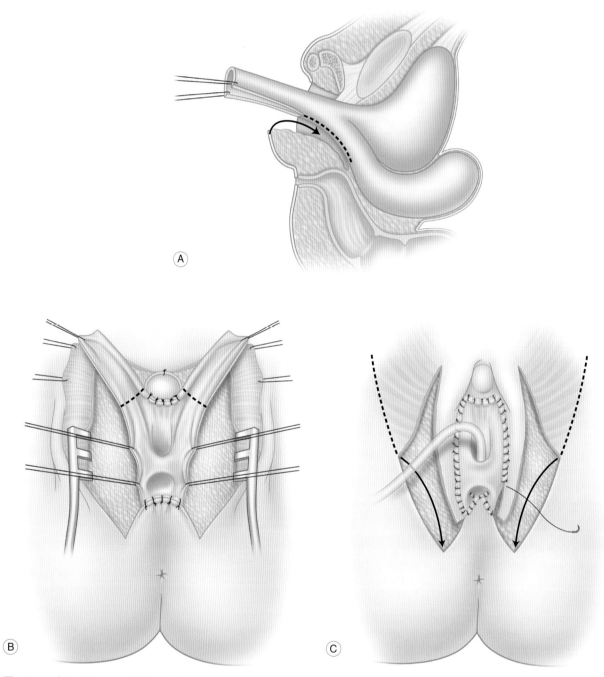

图 43.14 （A~C）尿生殖窦整形。(Reproduced from Rink RC, Cain MP. Urogenital mobilization for urogenital sinus repair. Br J Urol Int. 2008；102：1182-1197.)

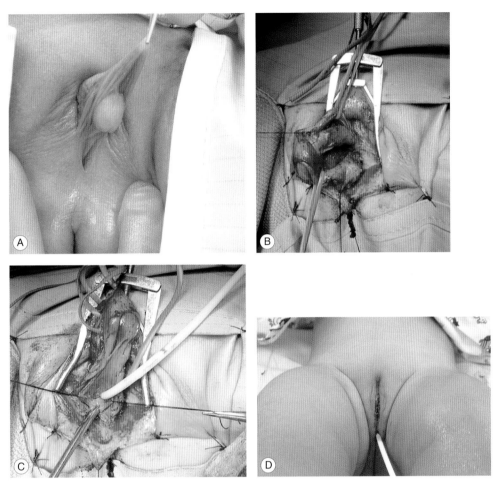

图 43.15　（A~D）女性外生殖器整形术中步骤

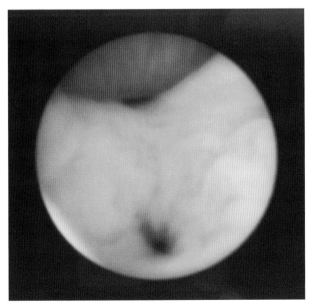

图 43.16　内镜下观察共同通道,确定尿道（腹侧）和阴道（背侧）开口

差异。该研究提到,无论采用何种手术方法,3 岁前的尿失禁总体发生率为 95.5%。因泄殖腔永存而接受尿生殖窦游离的儿童的尿失禁发生率(3 岁时为 87.5%)略低于尿生殖窦异常的儿童(3 岁时为 96.4%)[29]。

遗传、社会、激素和心理因素都会影响性活动相关预后。关于性功能的预后的长期随访数据有限,但初步研究提示,尽管在手术中努力保留神经血管束,但相对于对照组,接受女性生殖整形术的妇女的感觉明显受损。一项系列研究报道了 37 名外生殖器模糊的女性,其中 24 人接受了女性外生殖器整形术,而 13 人没有接受手术。接受手术的女性的无性生活的比例较高(26% vs 0%),但基于标准化问卷的性功能评分在两组之间没有发现差异。在所有外生殖器模糊的女性中,无论是否有手术史,性功能评分都明显较低,这表明疾病本身可能在性功能减退中起了作用,而不仅仅是手术引起的性功能评分低下[30]。尽管有多项此方面的研究,但受限于病历数量和标准化的评价工具。尽管存在这些局限性,但很明确的是,出生时有外生殖器模糊的儿童往往有性不满足和性需求减退的情况,而排尿困难的情况很少发生[31]。

膀胱外翻 - 尿道上裂复合畸形

背景与诊断

　　膀胱外翻往往发生在头胎、年轻母亲的生育中。后续生育中再次出现的风险为 1/275，而膀胱外翻后代中发生的风险为 1/70。该畸形发生率约为 1/30 000，男女之比为 3∶1。患儿脐带位置低，耻骨联合分离。耻骨缩短 30%，骨盆后部

有外旋。由于耻骨分离，阴蒂或阴茎短小，并呈分裂状，尿道括约肌发育不全。几乎所有患者合并有膀胱输尿管反流，合并腹股沟疝也常见。在女性中，尿道上裂的严重程度，可以从单纯的尿道外口裂开到尿道背侧完全分裂和尿道括约肌分离（图 43.17）。阴蒂可能分叉，阴阜较浅，小阴唇不发育。修复工作通常涉及尿道成形，背侧赘生物切除，以及外生殖器整形（图 43.18）。包绕导管进行尿道成形，并利用皮下组织作为第二层的覆盖。在 Ransley-Gundeti 改良术式中，切

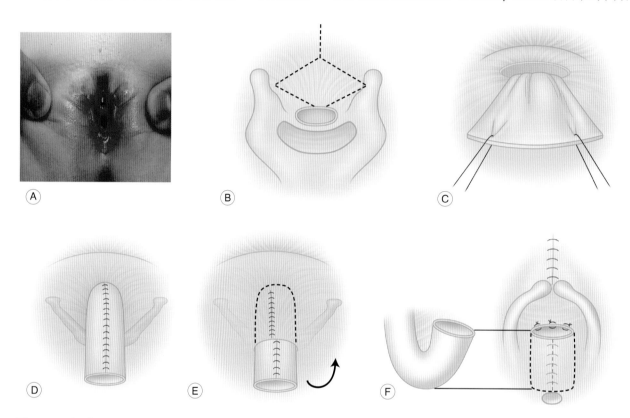

图 43.17　（ A ）Ransley-Gundeti 术式用于女性尿道上裂修复。（ B ）女性尿道上裂：在三角区取菱形皮瓣。（ C ）尿道板游离。（ D ）新尿道成形。（ E ）盆底组织拉拢覆盖新尿道。（ F ）完成女性尿道上裂修复，示意尿道的角度

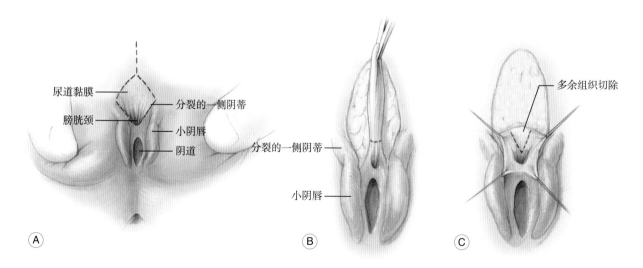

图 43.18　女性尿道上裂修复示意图。（ Reproduced from Wein AJ, et al. Campbell-Walsh Urology, 9th edn. Philadelphia：Saunders；2007. ）

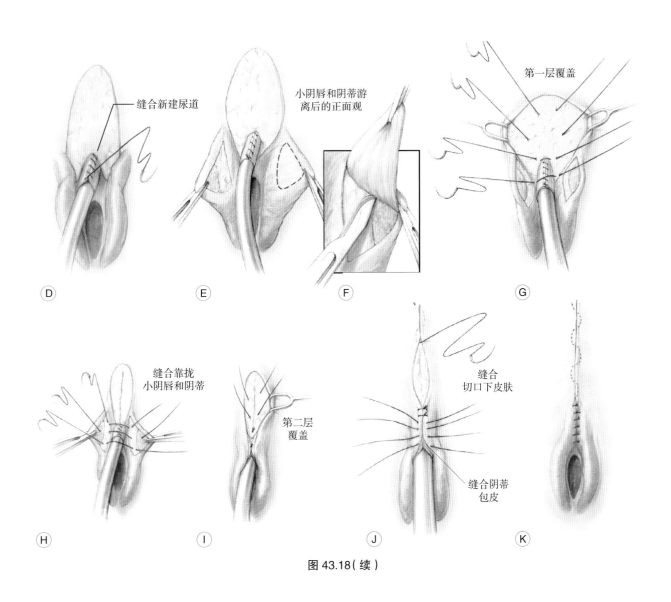

图 43.18（续）

除背侧多余的组织，后尿道卷管成形，重建前尿道生殖膈；而且，额外的缝合将尿道和重建的尿生殖膈结构进行固定（见图 43.18）。这种改良被认为是为了更容易重建女性远端尿道的生理性前倾角度。

治疗 / 手术技术

对于膀胱外翻 - 尿道上裂复合畸形，一般采用分期手术[32]。在出生后至手术前，用塑料保鲜膜或 Tegaderm 透气膜覆盖来保持膀胱黏膜的湿润。在新生儿期，膀胱和腹壁闭合术类似于二期泄殖腔外翻修复，并同时行双侧骨盆截骨术（图 43.19）。在 6~12 个月后，进行尿道上裂修复，如有必要，再过 4~5 年进行膀胱颈重建和输尿管再植，或根据需要进行膀胱扩大术。近年来，有学者描述了对膀胱外翻进行完全的一期修复，但作者更倾向于采用分期手术的方法（更完整的描述见第 4 卷第 13 章）。

并发症与结果

膀胱外翻的重要治疗目标是尿控、性功能和美观，这往往需要多次手术来实现。与分期修复相比，一期修复术有很高的龟头或海绵体丢失的发生率，尽管确切的发生率尚不清楚。有一项系列研究包含了 48 例接受分期膀胱外翻修复的患者数据，显示成功率为 90%，尽管 70% 的患者最终需要膀胱扩大来实现尿控，只有 1/3 的患者在膀胱颈重建术后实现了尿控[33]。尽管缺乏远期数据，但小型系列研究表明，33 例接受膀胱外翻修复的男性中有 71% 的病例评估自己的生殖器外观为良好或较好，63% 的病例精子数量正常，75% 的病例能够达到性高潮，并有正常的社交[34,35]。膀胱外翻 - 尿道上裂复合畸形的儿童需要密切随访，将来尚有可能需要额外的手术，如膀胱扩大或修复手术。

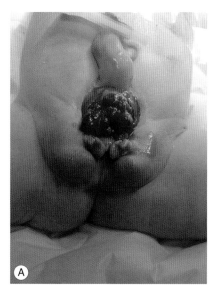 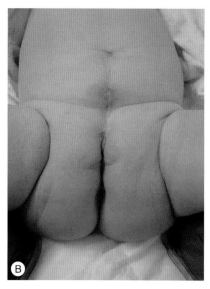 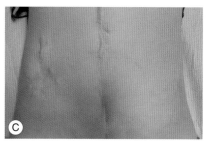

图 43.19 （A，B）女性膀胱外翻修复;（C）修复后外观

阴道发育不全

背景与诊断

　　阴道不发育发生率在女婴中为 1/5 000,与 Mayer-Rokitansky-Kuster-Hauser 综合征有关,即阴道的近端 2/3 缺失。中肾管异常被认为是病因,常常在原发性闭经的求诊中被诊断。

　　对于阴道发育不全的患者,手术的技术和时机仍有争议。显然,大多数在婴儿时期接受过阴道成形术的患者需要额外的阴道手术。当阴道发育不全与阴蒂肥大有关时,如在先天性肾上腺皮质增生症的患儿,外科医生有两个基本选择:进行一个不复杂的阴蒂成形术,并推迟阴道成形术,或在青春期后进行复杂的阴蒂阴道成形术,并推迟阴道口修复。

治疗 / 手术技术

　　重建可能涉及皮肤、肠道或口腔黏膜的移植。颊黏膜阴道成形术已被报道具有良好的成功率和持久性[36,37]。颊黏膜移植物可以是衬垫性质的,在新的阴道空间形成后,利用单个或多个移植物来构建阴道腔。在将移植物缝合到阴道床后,需要放置支架或模具。有些作者主张使用从双侧口腔移植物中机械式提取的 0.5mm² 的微黏膜移植物[38]。这些微黏膜移植物被铺在每个 2.5cm×6cm 的 5 个明胶条上,以 5mm 的间隔距离布置在阴道的前壁、后壁、顶端和侧壁。同样地,放置带有引流孔和管腔填充物的硅胶阴道支架以保持张力。无论采用何种技术,外科医生都必须重视患者的依从性,因为废用或不扩张可能导致阴道萎缩。作者的实践经验是,在患者考虑开始性活动或达到能定期进行人工扩张的年龄,才进行阴道成形术。

　　使用肠道作为替代物会导致黏液的产生,可能需要每天冲洗,有可能产生异味或溃疡[39]。历史上曾有人建议术前肠道准备,但作者认为并无必要[40,41]。使用潘氏切口进行手术是合适的,当然也可以采用中线切口。可将活动度较好的乙状结肠或回肠截取 10cm,直接吻合到会阴部皮肤凹陷处（图 43.20）。一些外科医生会将肠管去管化,然后折叠以形成新阴道,但作者认为这没有必要,用 2-0 可吸收缝线进行单纯的端端吻合即可。在近端闭锁的情况下,代阴道的肠管的远端以移入的方式与会阴皮瓣或发育不良的阴道做吻合。肠道吻合术可以用手缝或吻合器。近来在儿童患者中开始流行微创手术,可以通过机器人或腹腔镜辅助进行。

　　在肠道代阴道重建中,回肠的狭窄比结肠的狭窄更常发生[42]。使用何种肠道,取决于外科医生的偏好和患者的解剖结构（例如,泄殖腔外翻需要利用回肠作阴道成形术）。有些作者建议使用乙状结肠,因为其肠系膜更允许肠段无张力进入盆腔低处[43]。对于宫颈缺失的患者,阴道重建要警惕细菌上行可能导致严重的感染。

　　新阴道壁也可以考虑获取臀部和髋部的中厚皮片来重建,尽管这在目前的实践中并不常见。在成人盆腔根治术后,经常使用外阴、股薄肌或直肠肌皮瓣进行阴道重建。

　　采用连续扩张的非手术治疗也是一种方法。理想的患者是积极性高、依从性好、存在阴道口凹陷。大多数接受扩张治疗的患者具有良好的功能预后,其定义为能够令人满意地实现性交或容纳最大的扩张器而没有疼痛。而这一方法被报道的缺点包括阴道润滑不足、性高潮减少,以及较为罕见的性交疼痛[44]。

提示与要点

- 肠道阴道成形术的近端可以缝合到骶骨或脊柱旁韧带上,以减少脱垂风险[43]。
- 对于口腔黏膜代阴道修复,每侧颊部可产生约 3cm×7cm 的黏膜供移植。移植物应从朱红色边缘内侧采集,向后延伸至腮腺开口的下方。

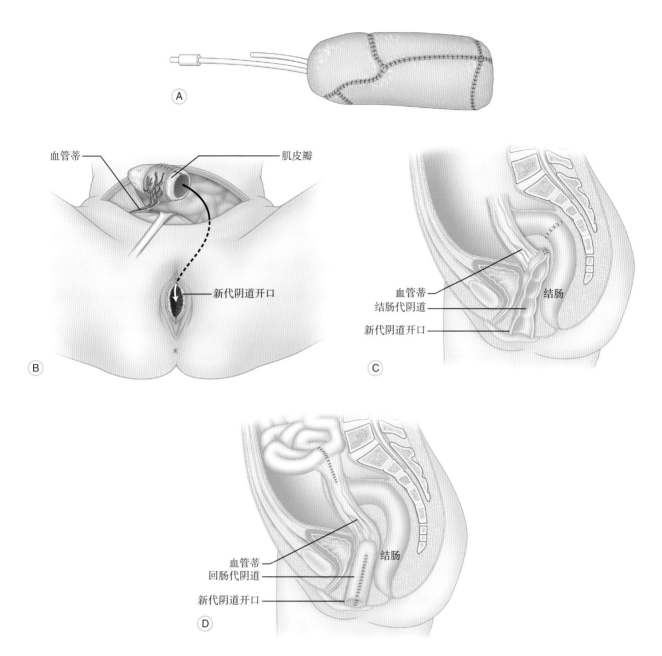

图 43.20 （A，B）皮肌瓣阴道成形术，肠代阴道成形术示意图；（C）结肠代阴道成形术示意图；（D）回肠代阴道成形术示意图

并发症与结果

　　阴道成形术后可能的并发症包括代阴道挛缩、邻近泌尿系统结构的损伤，以及远期术后活动性受限带来的问题。由于需要进行阴道成形术的情况罕见，因此关于远期预后和并发症的研究较少。代阴道的肠段缩窄或狭窄可能发生，通常通过扩张来处理。推迟到青春期后进行阴道成形术的总体并发症发生率较低（青春期前为 56.8%，青春期后为 14.8%），尽管青春期前的阴道成形术可在接受其他生殖器手术的儿童或出现反复尿路感染或排尿后滴尿等症状的儿童中进行[45]。一项对 57 名接受肠代阴道成形术的患者的分析表明了满意的性功能，78% 报告有性欲，33% 报告有性

唤起，33% 报告有性自信，78% 报告有性满足，只有 5% 报告有性生活障碍[46]。

结论

　　各类先天性泌尿生殖道畸形在严重程度、发生率上有很大差异，但一般都是由于正常胚胎发育的关键步骤异常。设计任何重建手术时，均应仔细考虑手术的时机以及是否需要多学科支持。虽然由于某些病症罕见而缺乏远期的研究数据，但总体而言，手术结果仍然良好。

参考文献

1. Kurzrock E, Baskin L, Cunha G. Ontogeny of the male urethra: theory of endodermal differentiation. *Differentiation*. 1999;64:115–122.

2. Nové-Josserand G. Traitement de l'hypospadias: nouvelle méthode. *Lyon Méd*. 1897;85:198.

3. Cook A, Khoury AE, Neville C, et al. A multicenter evaluation of technical preferences for primary hypospadias repair. *J Urol*. 2005; 174:2354–2357.

4. Snodgrass W, Bush N. Recent advances in understanding/ management of hypospadias. *F1000Prime Rep*. 2014;6:101.

5. Baskin LS, Ebbers MB. Hypospadias: anatomy, etiology, and technique. *J Pediatr Surg*. 2006;41:463–472. *A comprehensive review of hypospadias, highlighting recent advancements in surgical technique.*

6. Gundeti M, Qeuteishat A, Desai D, et al. Use of an inner preputial free graft to extend the indications of Snodgrass hypospadias repair (Snodgraft). *J Pediatr Urol*. 2005;1:395–396.

7. Elder JS, Duckett JW, Snyder HM. Onlay island flap in the repair of mid and distal penile hypospadias without chordee. *J Urol*. 1987; 138:376–379.

8. Baskin LS, Duckett JW, Lue TF. Penile curvature. *Urology*. 1996;48: 347–356.

9. Duckett J, Snyder H. Meatal advancement and glanuloplasty hypospadias repair after 1000 cases: avoidance of meatal stenosis and regression. *J Urol*. 1992;147:665–669.

10. Unluer ES, Miroglu C, Ozdiler E, et al. Long-term follow-up results of the MAGPI (meatal advancement and glanuloplasty) operations in distal hypospadias. *Int Urol Nephrol*. 1991;23:581–587.

11. Snodgrass W. Does tubularized incised plate hypospadias repair create neourethral strictures? *J Urol*. 1999;162:1159–1161.

12. Snodgrass W, Koyle M, Manzoni G, et al. Tubularized incised plate hypospadias repair: results of a multicenter experience. *J Urol*. 1996;156:839–841. *Results of 148 patients undergoing TIP repair at six centers are reported.*

13. Baskin LS, Duckett JW, Ueoka K, et al. Changing concepts of hypospadias curvature lead to more onlay island flap procedures. *J Urol*. 1994;151:191–196.

14. Bracka A. Hypospadias repair: the two stage alternative. *Br J Urol*. 1995;76:31–41. *A single surgeon's experience of 600+ two-stage hypospadias repairs.*

15. Weber DM, Landolt MA, Gobet R, et al. The Penile Perception Score: An instrument enabling evaluation by surgeons and patient self-assessment after hypospadias repair. *J Urol*. 2013;189: 189–193.

16. Van der Toorn F, de Jong T, de Gier RP, et al. Introducing the HOPE (Hypospadias Objective Penile Evaluation)-score: A validation study of an objective scoring system for evaluating cosmetic appearance in hypospadias patients. *J Pediatr Urol*. 2013;9:1006–1016.

17. Springer A. Assessment of outcomes in hypospadias surgery – a review. *Front Pediatr*. 2014;2:2.

18. Örtqvist L, Fossum M, Andersson M, et al. Long-term follow up of men born with hypospadias: urologic and cosmetic results. *J Urol*. 2015;193:975–981.

19. White PC, Speiser W. Congenital adrenal hyperplasia due to 21-hydroxlase deficiency. *Endocr Rev*. 2000;21:245–291.

20. Rink RC, Adams MC, Misseri R. A new classification system for genital ambiguity and urogenital sinus anomalies. *BJU Int*. 2005; 95:638–642.

21. Hughes IA, Houk C, Ahmed SF, et al. Consensus statement on management of intersex disorders. *Arch Dis Child*. 2006;91: 554–563.

22. Joint LWPES/ESPE CAH Working Group. Consensus statement on 21-hydroxylase deficiency from the Lawson Wilkins Pediatric Endocrine Society and the European Society for Paediatric Endocrinology. *J Clin Endocrinol Metab*. 2002;87:4048–4053.

23. Rink RC, Cain MP. Urogenital mobilization for urogenital sinus repair. *BJU Int*. 2008;102:1182–1197. *This article provides an excellent overview of the technical aspects of urogenital mobilization for management of urogenital sinus.*

24. Baskin LS, Erol A, Li YW, et al. Anatomical studies of the human clitoris. *J Urol*. 1999;162:1015–1020.

25. Salle JL, Braga LP, Macedo N. Corporeal sparing dismembered clitoroplasty: an alternative technique for feminizing genitoplasty. *J Urol*. 2007;178:1796–1800.

26. Poppas D, Hochsztein AA, Baergden RN. Nerve sparing ventral clitoroplasty preserves dorsal nerves in congenital adrenal hyperplasia. *J Urol*. 2007;178:1802–1806.

27. Leclair MD, Gundeti M, Kiely EM, et al. The surgical outcome of total urogenital mobilization for cloacal repair. *J Urol*. 2007;177:1492–1495.

28. Matsui F, Shimada K, Matsumoto F, et al. Bladder function after total urogenital mobilization for persistent cloaca. *J Urol*. 2009;182: 2455–2459.

29. Palmer BW, Trojan B, Griffin K, et al. Total and partial urogenital mobilization: focus on urinary continence. *J Urol*. 2012;187:1422–1426.

30. Creighton SM. Long-term outcomes of feminizing surgery: the London experience. *BJU Int*. 2004;93:44–46.

31. Lee P, Schrober J, Nordenstrom A, et al. Review of recent outcome data of disorders of sex development (DSD): Emphasis on surgical and sexual outcomes. *J Pediatr Urol*. 2012;8:611–615.

32. Baker LA, Gearhart JP. The staged approach to bladder exstrophy closure and the role of osteotomies. *World J Urol*. 1998;16:205–211.

33. Shaw MB, Rink RC, Kaefer M, et al. Continence and classic bladder exstrophy treated with staged repair. *J Urol*. 2004;172:1450–1453.

34. Avolio L, Koo HP, Bescript AC, et al. The long-term outcome in men with exstrophy/epispadias: sexual function and social integration. *J Urol*. 1996;156:822–825.

35. Ben-Chaim J, Jeffs RD, Reiner W, et al. The outcome of patients with classic bladder exstrophy in adult life. *J Urol*. 1996;155:1251–1252.

36. Lin WC, Cherry YYC, Shen YY, et al. Use of autologous buccal mucosa for vaginoplasty: a study of eight cases. *Hum Reprod*. 2003;18:604–607.

37. Grimsby GM, Baker LA. The use of autologous buccal mucosa grafts in vaginal reconstruction. *Curr Urol Rep*. 2014;15:428.

38. Zhao M, Pengcheng L, Senkai L, et al. Use of autologous micromucosa graft for vaginoplasty in vaginal agenesis. *Ann Plast Surg*. 2009;63:645–649.

39. Turner-Warwick R, Kirby RS. The construction and reconstruction of the vagina with the colocecum. *Surg Gynecol Obstet*. 1990;170:132–136.

40. Gundeti MS, Godbole PP, Wilcox DR. Is bowel preparation required before cystoplasty in children? *J Urol*. 2006;176:1574–1577.

41. Rajimwale A, Furness PD 3rd, Brant WO, et al. Vaginal construction using sigmoid colon in children and young adults. *Br J Urol Int*. 2004;94:115–119. *A large retrospective review of the surgeons' experience with sigmoid vaginoplasty, comparing pre- and postpubertal patient outcomes.*

42. Hensle TW, Dean GE. Vaginal replacement in children. *J Urol*. 1992; 148:677–679.

43. O'Connor JL, DeMarco RT, Pope JC 4th, et al. Bowel vaginoplasty in children: a retrospective review. *J Pediatr Surg*. 2004;39:1205–1208.

44. Dharamsi N, Sheldon C. Management quandary. Case 2005: management of vaginal agenesis. *J Pediatr Adolesc Gynecol*. 2005;18: 359–362.

45. Bergu B, Duffy PG, Cuckow P, et al. Long-term outcomes of vaginal reconstruction: comparing techniques and timing. *J Pediatr Urol*. 2007;3:316–320.

46. Hensle TW, Shabsigh A, Shabsigh R, et al. Sexual function following bowel vaginoplasty. *J Urol*. 2006;175:2283–2286.